YEARBOOK OF TRADITIONAL CHINESE MEDICINE OF CHINA

2019

中国中医药年鉴

周谷城题

总37卷

（行政卷）

国家中医药管理局　主办
中国中医药出版社　承办
《中国中医药年鉴（行政卷）》编委会　编

中国中医药出版社
·北　京·

图书在版编目（CIP）数据

中国中医药年鉴·行政卷.2019卷/中国中医药年鉴（行政卷）编委会编.—北京：中国中医药出版社，2019.12（2020.3重印）

ISBN 978－7－5132－5887－6

Ⅰ.①中… Ⅱ.①中… Ⅲ.①中国医药学—2019—年鉴 Ⅳ.①R2－54

中国版本图书馆CIP数据核字（2019）第260549号

责任编辑：高 欣 胡 楠

中国中医药出版社出版

北京经济技术开发区科创十三街31号院二区8号楼

邮政编码 100176

传真 010－64405750

山东临沂新华印刷物流集团有限责任公司印刷

各地新华书店经销

开本 880×1230 1/16 印张 39.5 彩插 9.5 字数 1920千字

2019年12月第1版 2020年3月第2次印刷

书号 ISBN 978－7－5132－5887－6

定价 398.00元

网址 www.cptcm.com

社长热线 010－64405720

购书热线 010－89535836

维权打假 010－64405753

微信服务号 zgzyycbs

微商城网址 https://kdt.im/LIdUGr

官方微博 http://e.weibo.com/cptcm

天猫旗舰店网址 https://zgzyycbs.tmall.com

如有印装质量问题请与本社出版部调换（010－64405510）

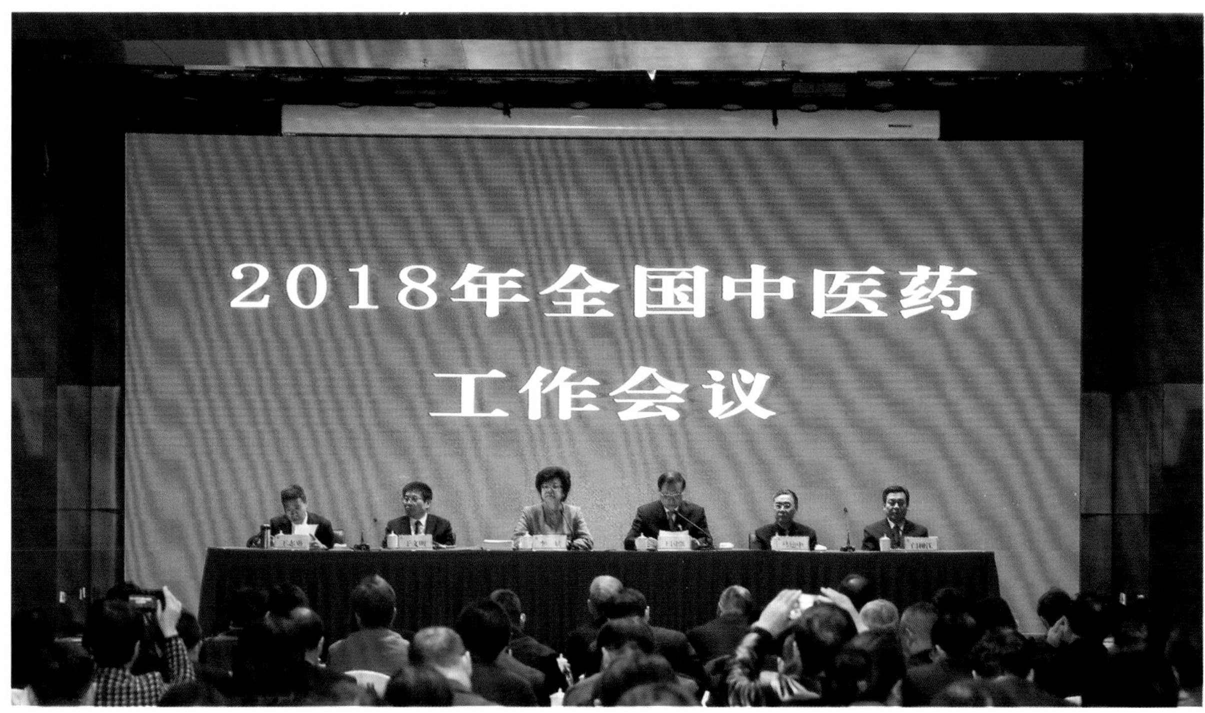

▲ 2018 年 1 月 15 ~ 16 日，由国家中医药管理局主办的 2018 年全国中医药工作会议在北京召开

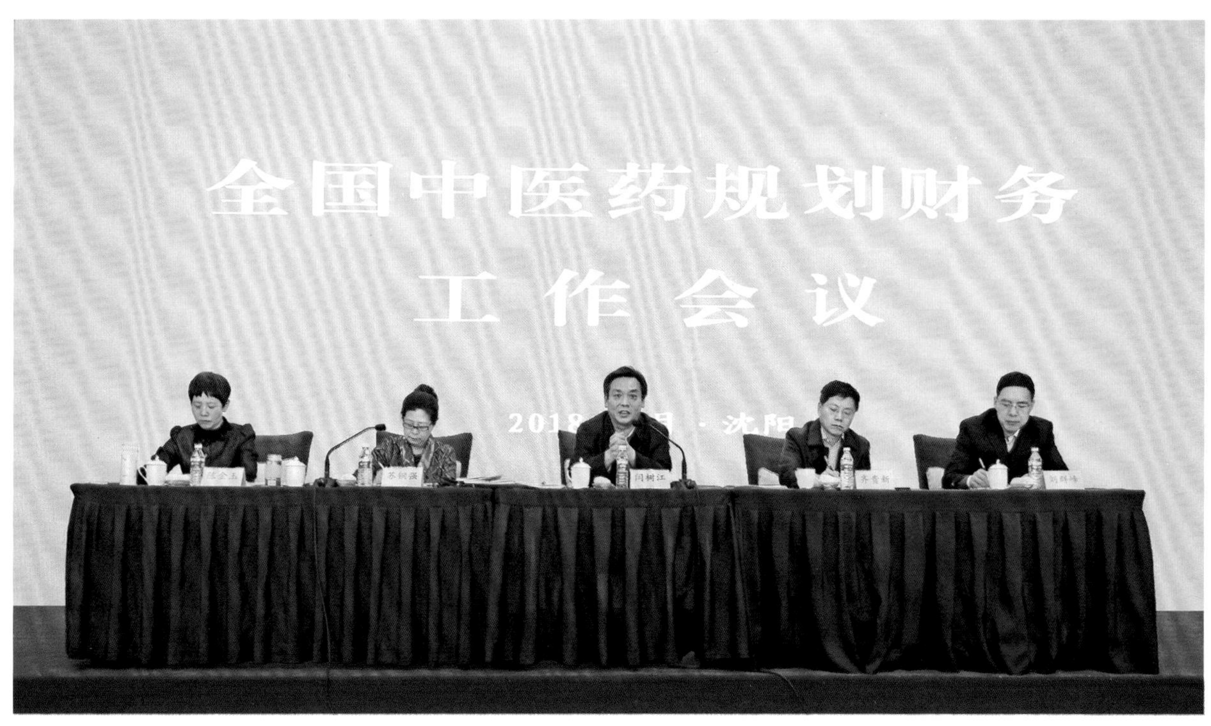

▲ 2018 年 3 月 30 日，由国家中医药管理局主办的 2018 年全国中医药规划财务工作会议在辽宁沈阳召开

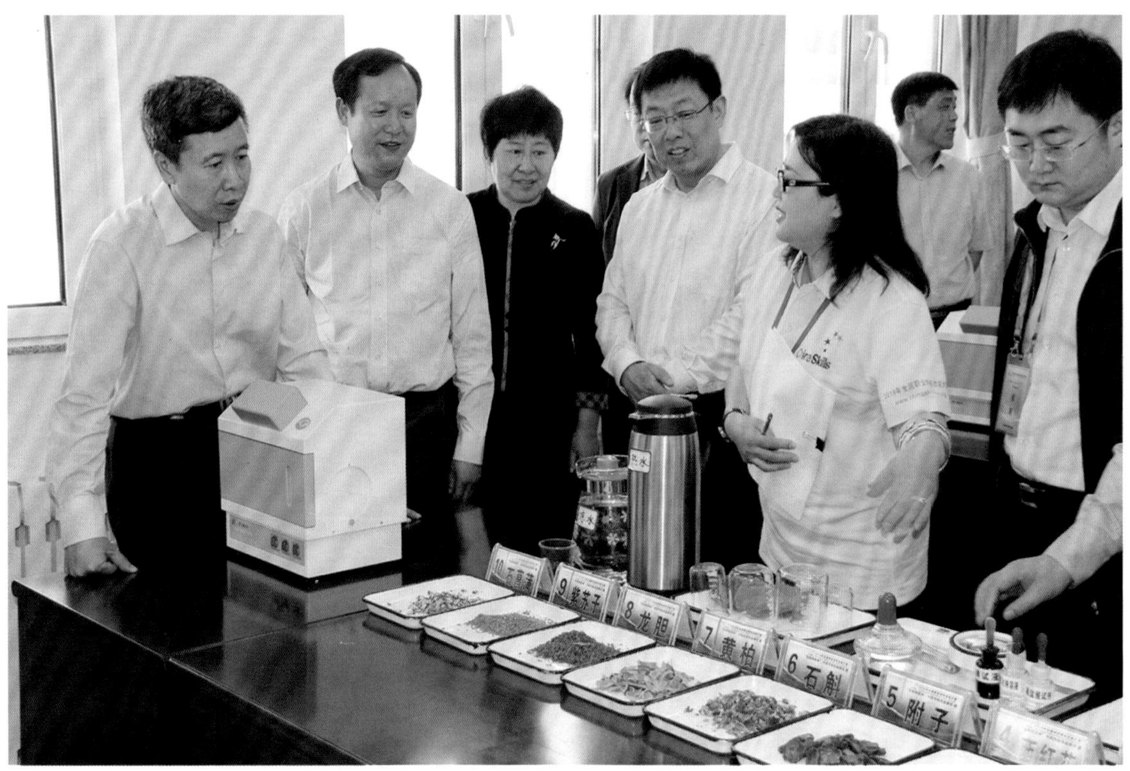
9 紫苏子
8 龙胆
7 黄柏
6 石斛
5 附子

▲ 2018 年 5 月 31 日～6 月 1 日，由教育部、国家中医药管理局等 35 个部门主办的 2018 年全国职业院校技能大赛——“东阿阿胶杯”中药传统技能赛项在山东烟台举办，国家中医药管理局党组成员、副局长王志勇视察比赛现场

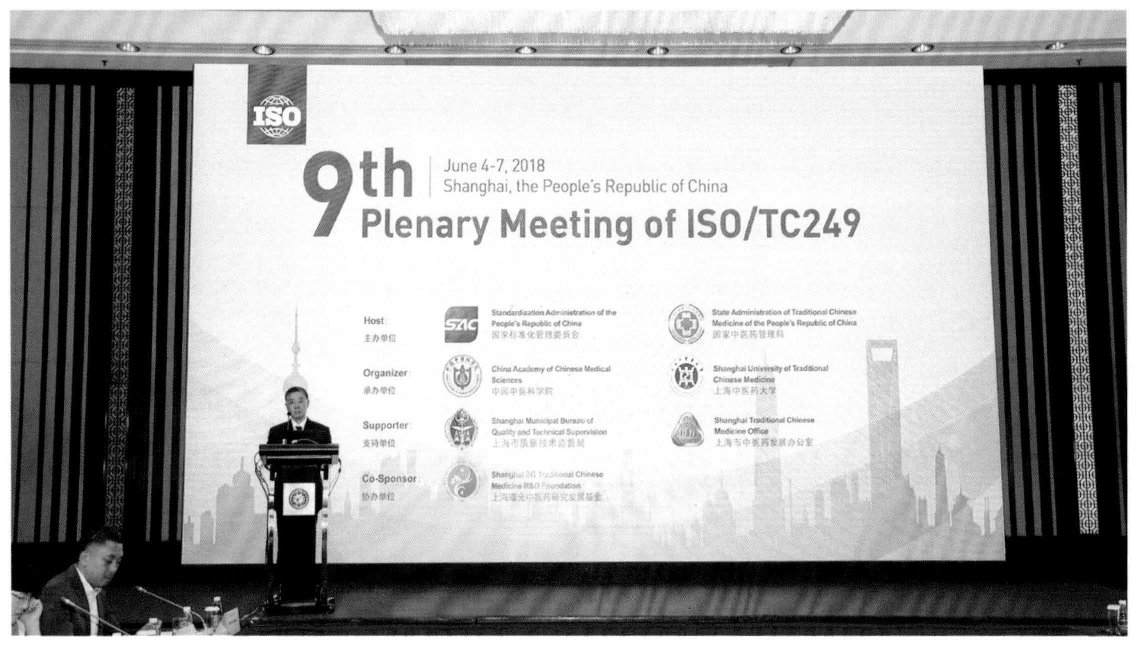
ISO
9th
June 4-7, 2018
Shanghai, the People's Republic of China
Plenary Meeting of ISO/TC249
Host
主办单位
Standardization Administration of the People's Republic of China
国家标准化管理委员会
State Administration of Traditional Chinese Medicine of the People's Republic of China
国家中医药管理局
Organizer
承办单位
China Academy of Chinese Medical Sciences
中国中医科学院
Shanghai University of Traditional Chinese Medicine
上海中医药大学
Supporter
支持单位
Shanghai Municipal Bureau of Quality and Technical Supervision
上海市质量技术监督局
Shanghai Traditional Chinese Medicine Office
上海市中医药发展办公室
Co-Sponsor
协办单位

▲ 2018 年 6 月 4 ～ 7 日，由国家中医药管理局、国家标准化管理委员会主办的国际标准化组织 / 中医药技术委员会（ISO/TC 249）第九次全体大会在上海召开

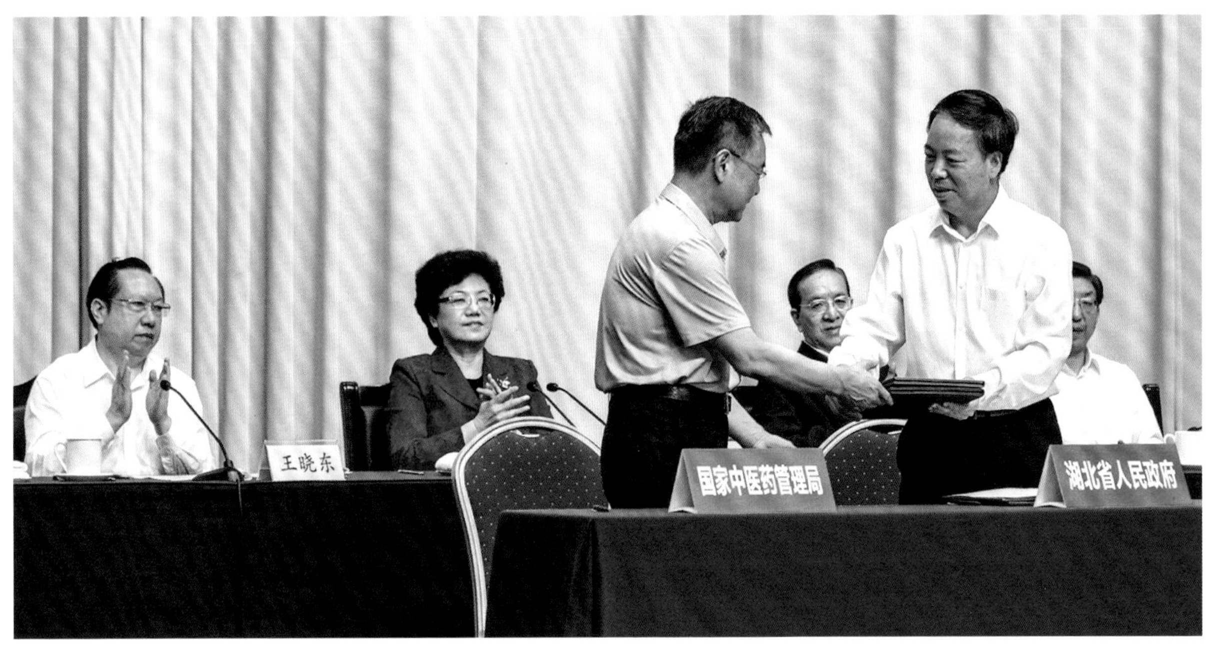

▲ 2018 年 6 月 5 日，由湖北省委、湖北省人民政府、国家中医药管理局主办的纪念李时珍诞辰 500 周年暨湖北省中医药振兴发展大会在武汉召开。国家中医药管理局与湖北省人民政府签订《推进湖北建设中医药强省合作框架协议》和《湖北中医药大学共建协议》

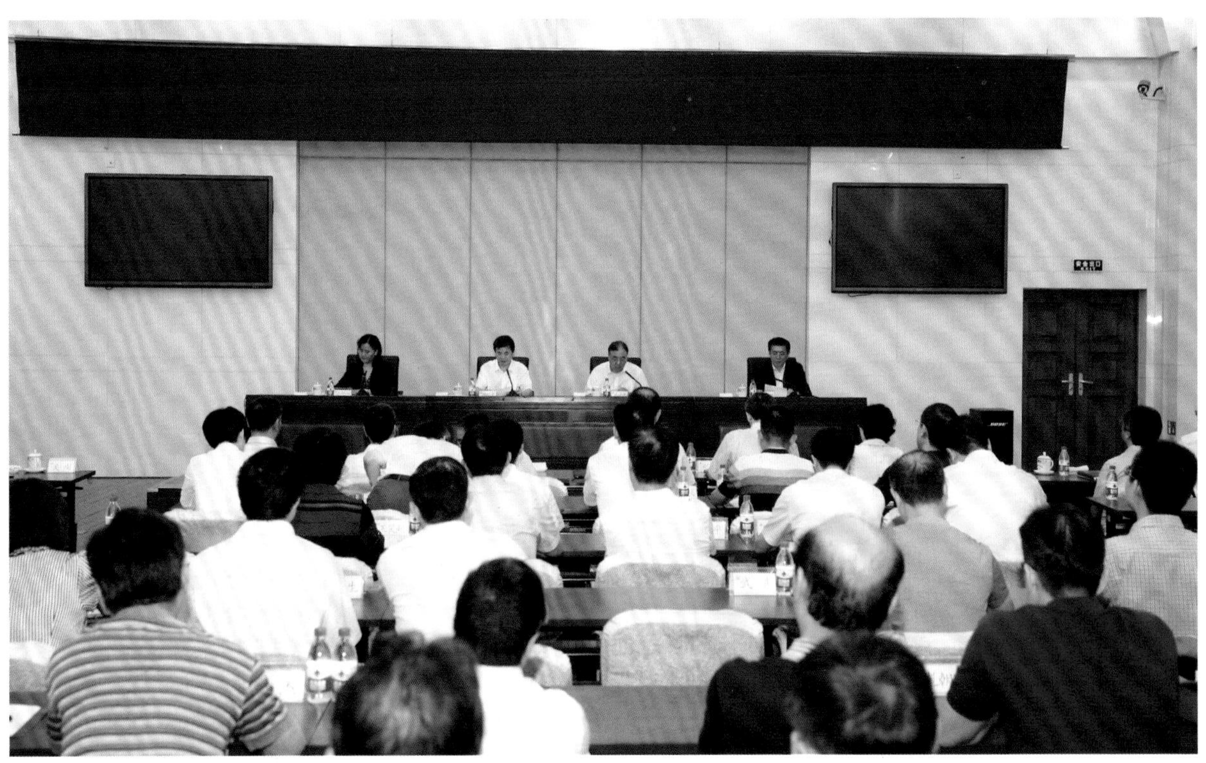

▲ 2018 年 6 月 28 日，国家中医药管理局召开领导干部会议。中央组织部副部长周祖翼宣布中央关于国家中医药管理局主要负责同志任职的决定，余艳红任国家中医药管理局党组书记、副局长，于文明任国家中医药管理局局长

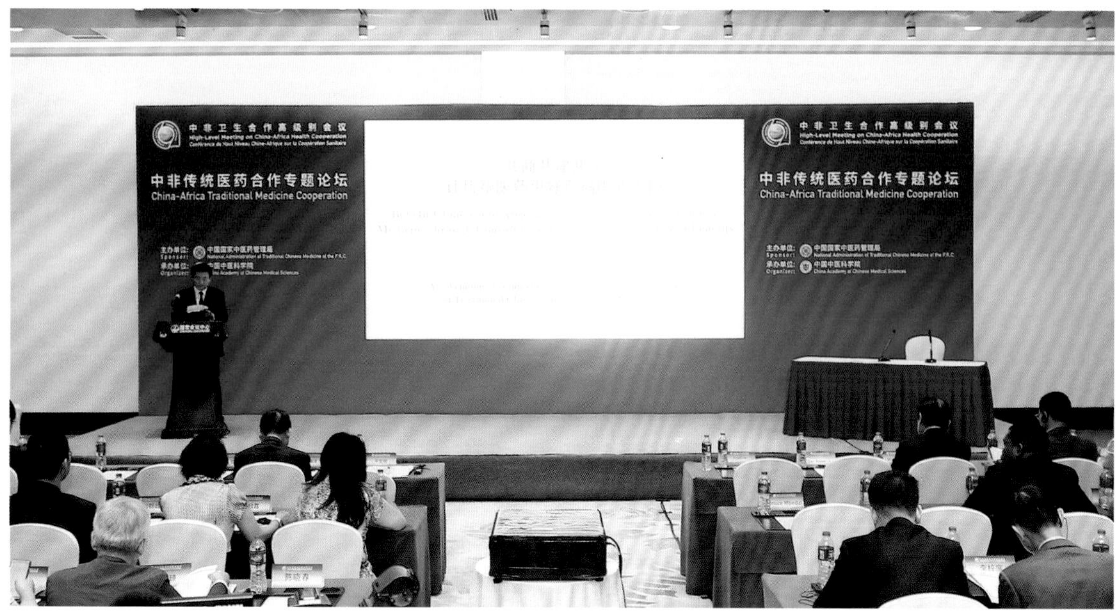

▲ 2018 年 8 月 17 ~ 18 日，由国家中医药管理局主办的中非卫生合作高级别会议中非传统医药合作专题论坛在北京举行

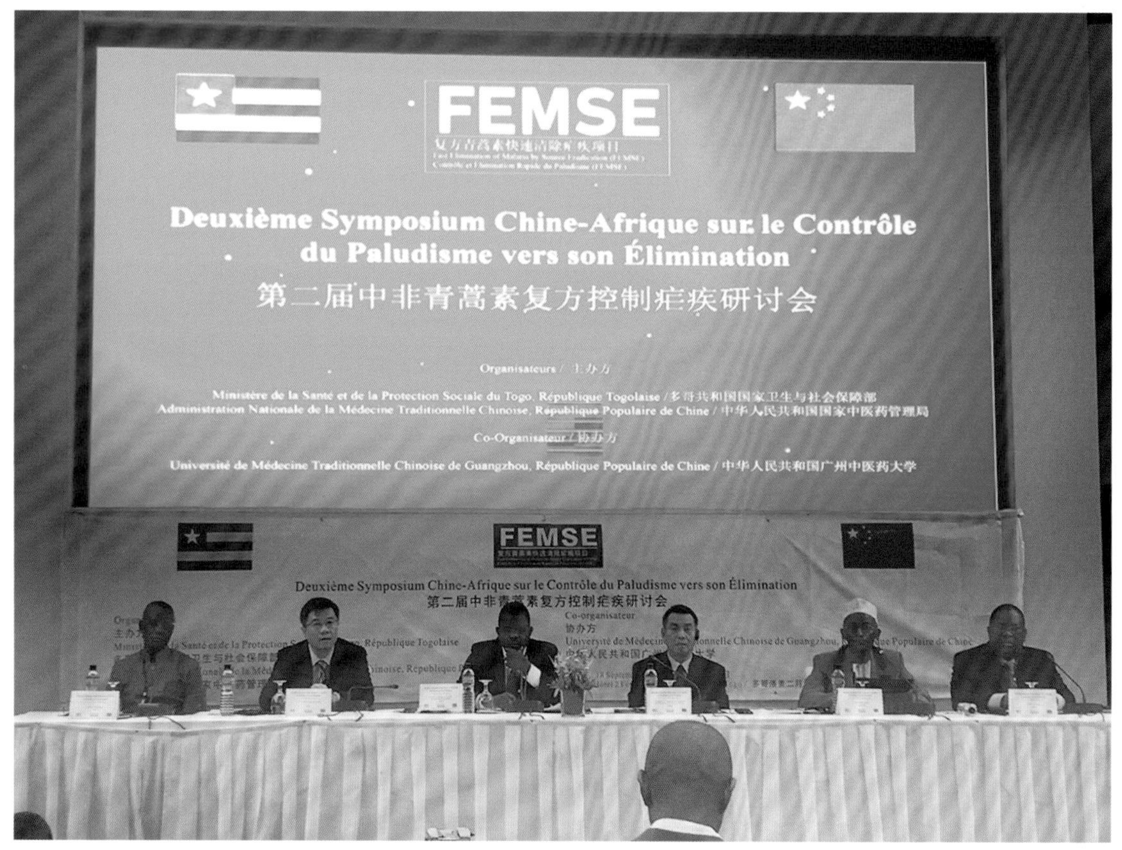

▲ 2018 年 9 月 18 日，由中国国家中医药管理局、多哥卫生和社会保障部主办的第二届中非青蒿素复方控制疟疾研讨会在多哥洛美召开

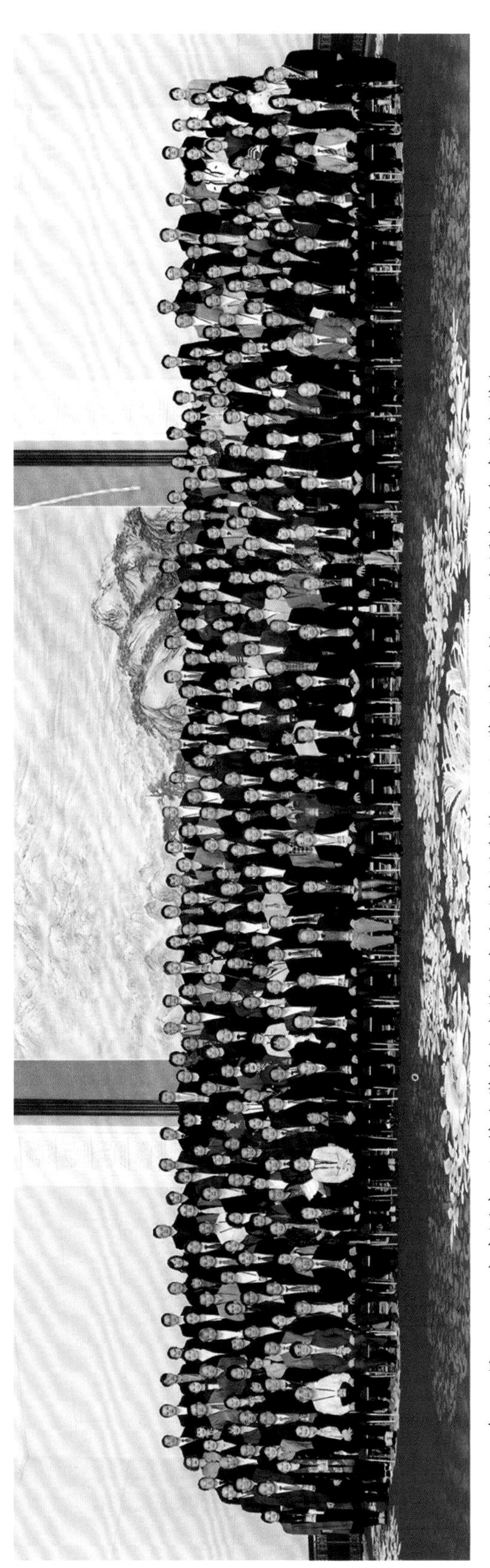

▲2018年10月11日，由中国中西医结合学会主办的纪念毛泽东同志关于西医学习中医批示六十周年大会在北京举行

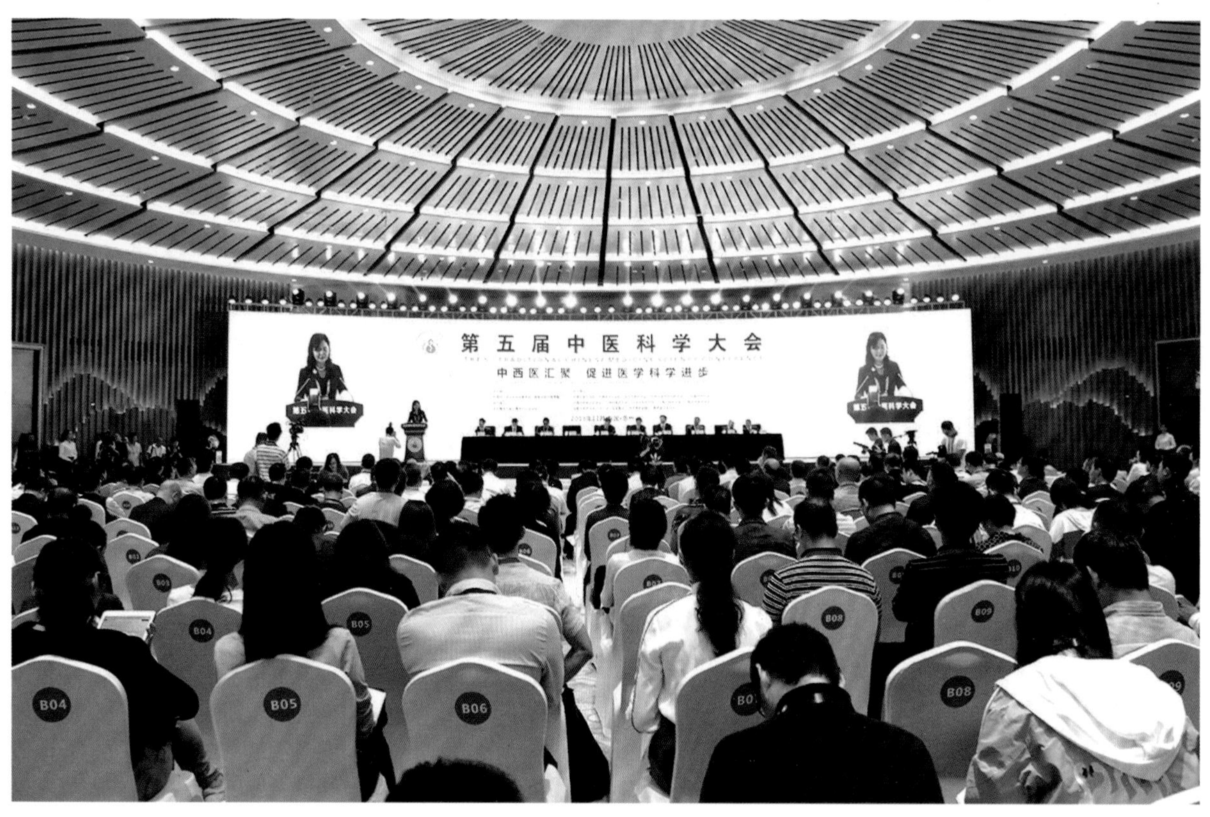

▲ 2018 年 11 月 7 ~ 8 日，由农工党中央、国家中医药管理局主办的第五届中医科学大会在广东惠州开幕

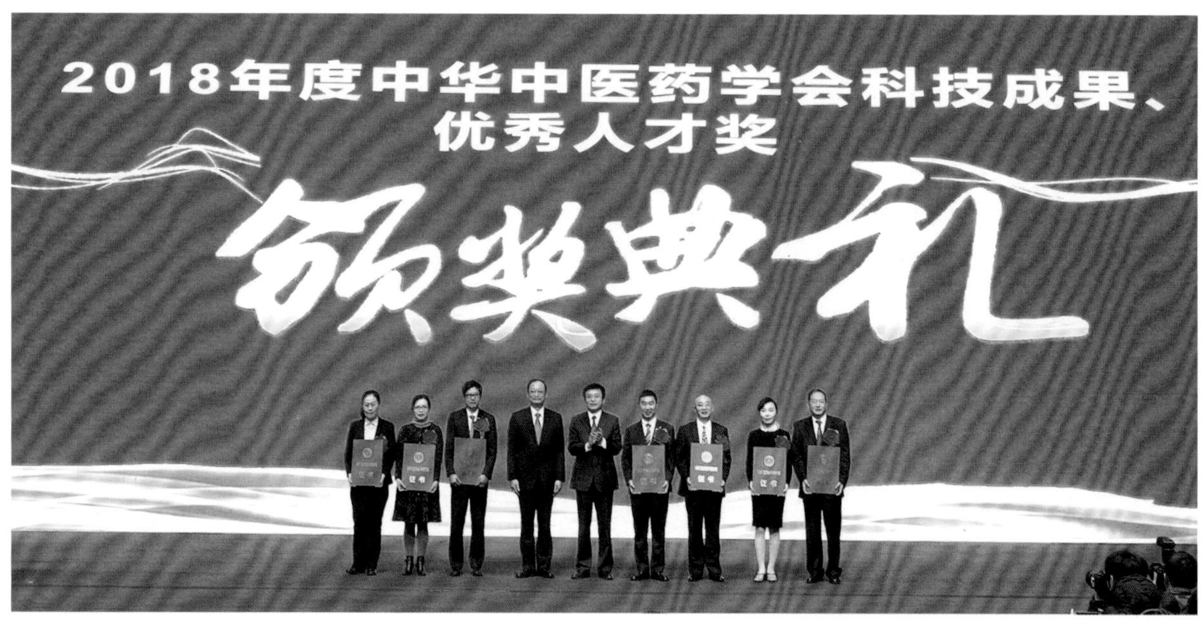

▲ 2018 年 11 月 25 日，由中华中医药学会主办的第五届岐黄论坛在北京召开。2018 年度中华中医药学会科技成果、优秀人才奖颁奖典礼举行

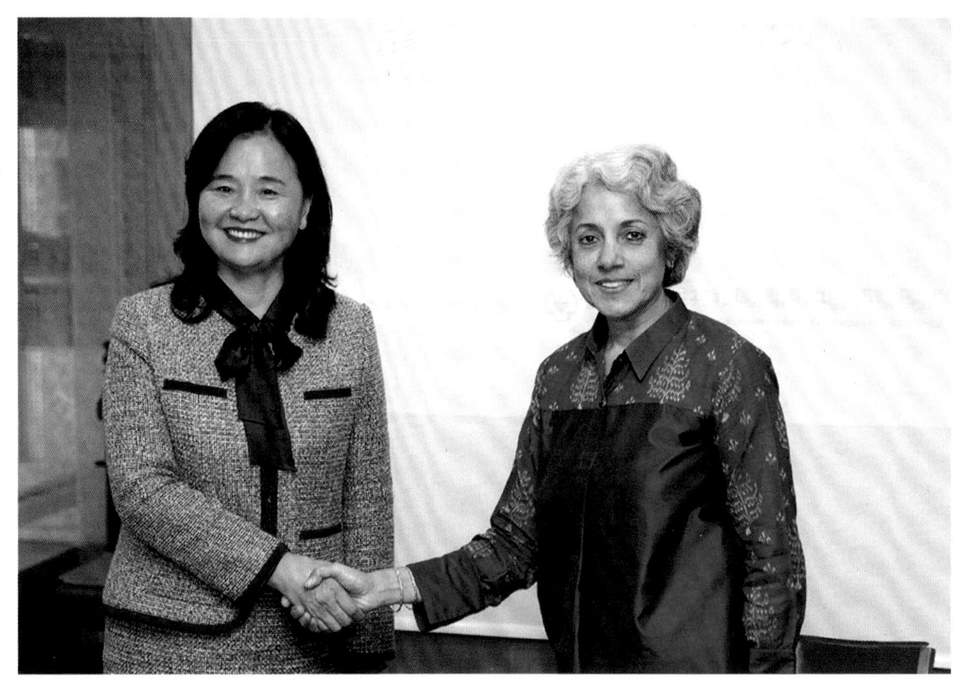

2018年12月3日，国家卫生健康委员会党组成员，国家中医药管理局党组书记、副局长余艳红与世界卫生组织副总干事索姆娅·斯瓦米娜珊签署《中华人民共和国国家中医药管理局与世界卫生组织关于传统医学合作的谅解备忘录》

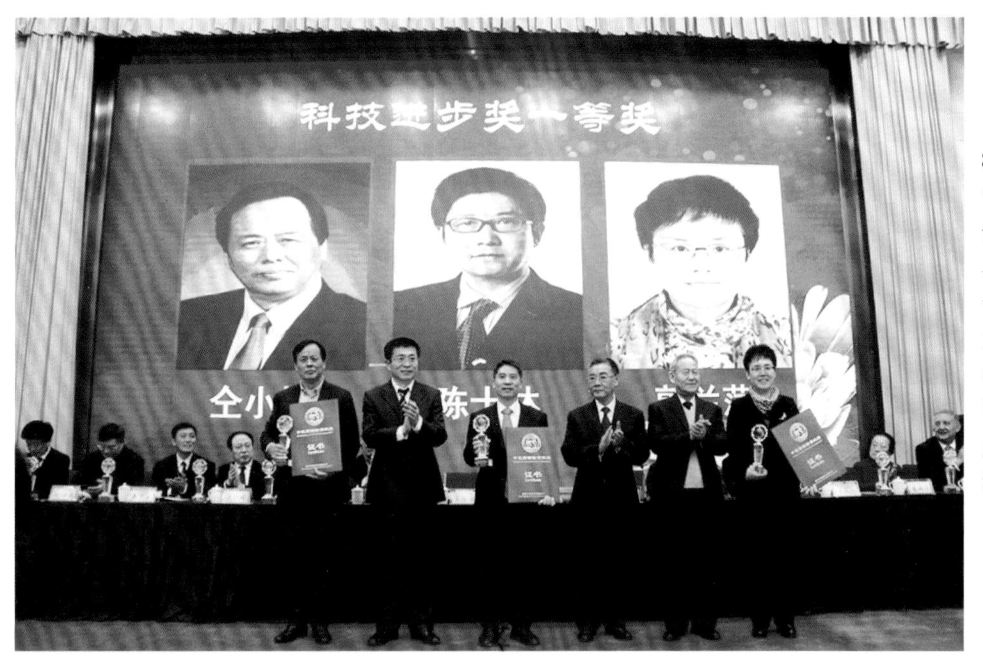

2018年12月8日，由国家中医药管理局、浙江省卫生健康委员会指导，世界中医药学会联合会、世界针灸学会联合会主办的首届世界中医药科技大会暨中医药国际贡献奖（科技进步奖）颁奖大会在浙江杭州召开

■2018 年 7 月 1 日是《中华人民共和国中医药法》实施一周年纪念日。从 1983 年中医药法立法被首次提出，到 2017 年 7 月 1 日《中华人民共和国中医药法》正式实施，中医药立法走过 30 多个年头

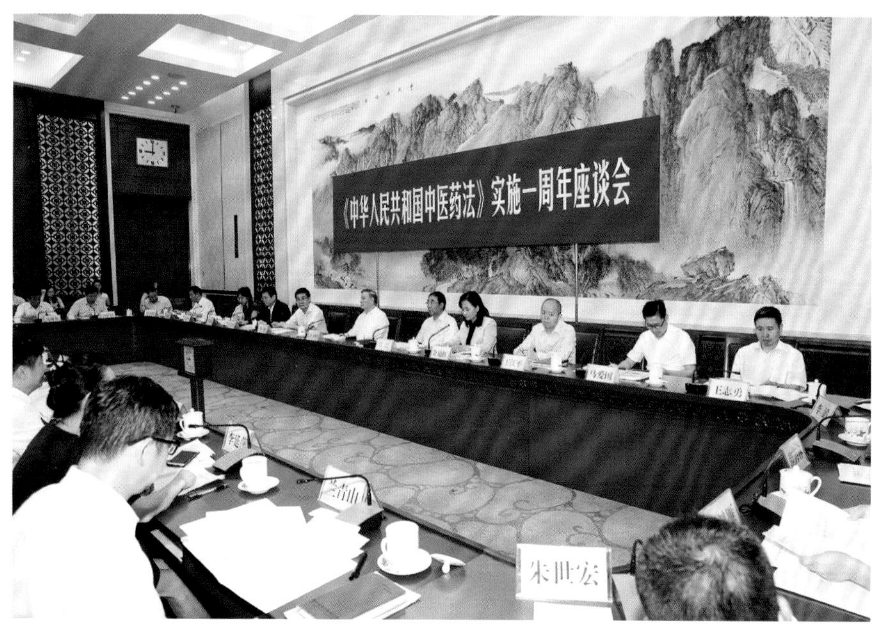

◀2018 年 7 月 26 日，由国家中医药管理局主办的《中华人民共和国中医药法》实施一周年座谈会在北京召开

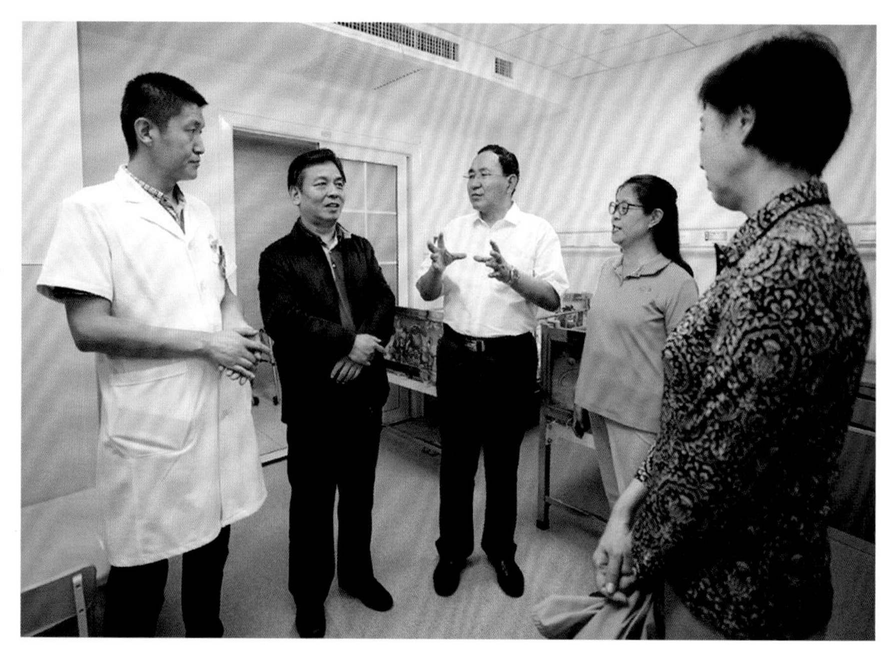

2018 年 6 月 8 日，国家中医药管理局党组成员、副局长闫树江一行赴陕西调研《中华人民共和国中医药法》贯彻落实情况▶

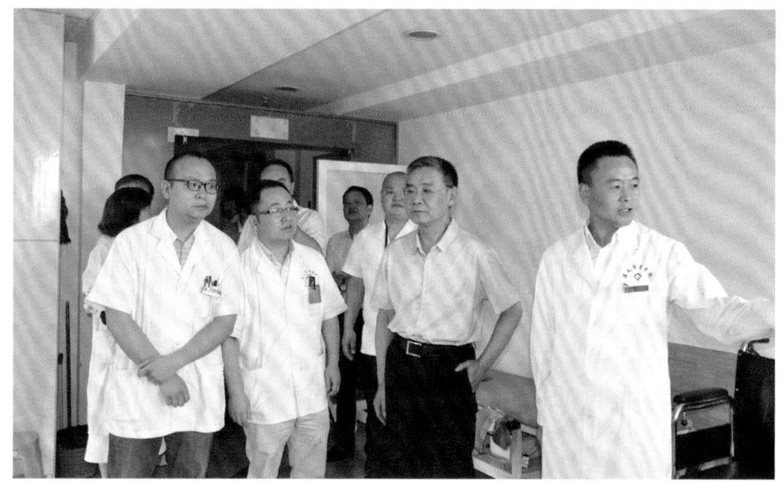

◀2018年6月13～15日，国家中医药管理局党组成员、副局长、直属机关党委书记马建中一行赴贵州调研《中华人民共和国中医药法》实施情况

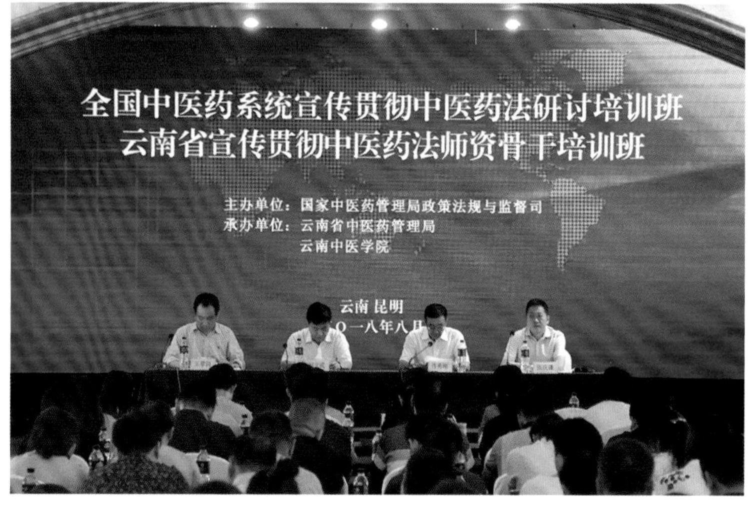

2018年8月29～31日，由国家中医药管理局主办的全国中医药系统宣传贯彻中医药法研讨培训班暨云南省宣传贯彻中医药法师资骨干培训班在云南昆明举办 ▶

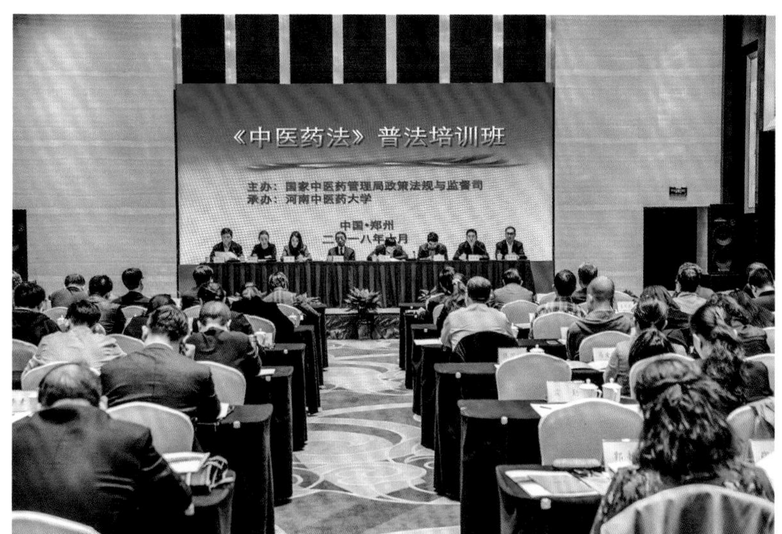

◀2018年10月31日～11月2日，由国家中医药管理局主办的《中医药法》普法培训班在河南郑州举办

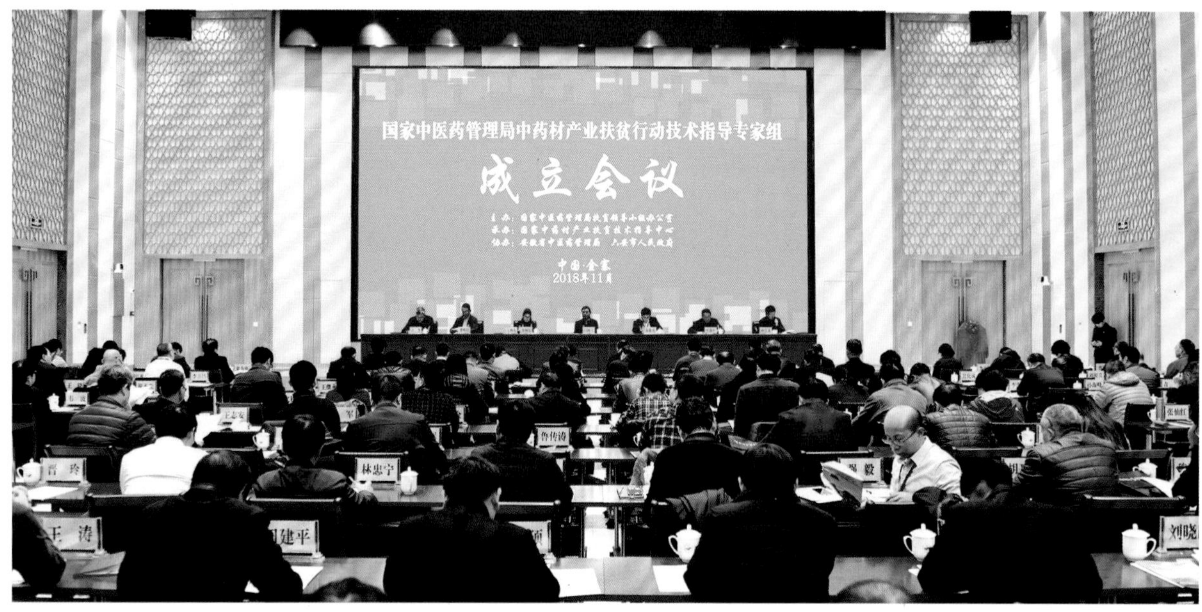

▲ 2018 年 11 月 26 ~ 27 日，由国家中医药管理局扶贫领导小组办公室主办的国家中医药管理局中药材产业扶贫行动技术指导专家组成立会议在安徽六安召开

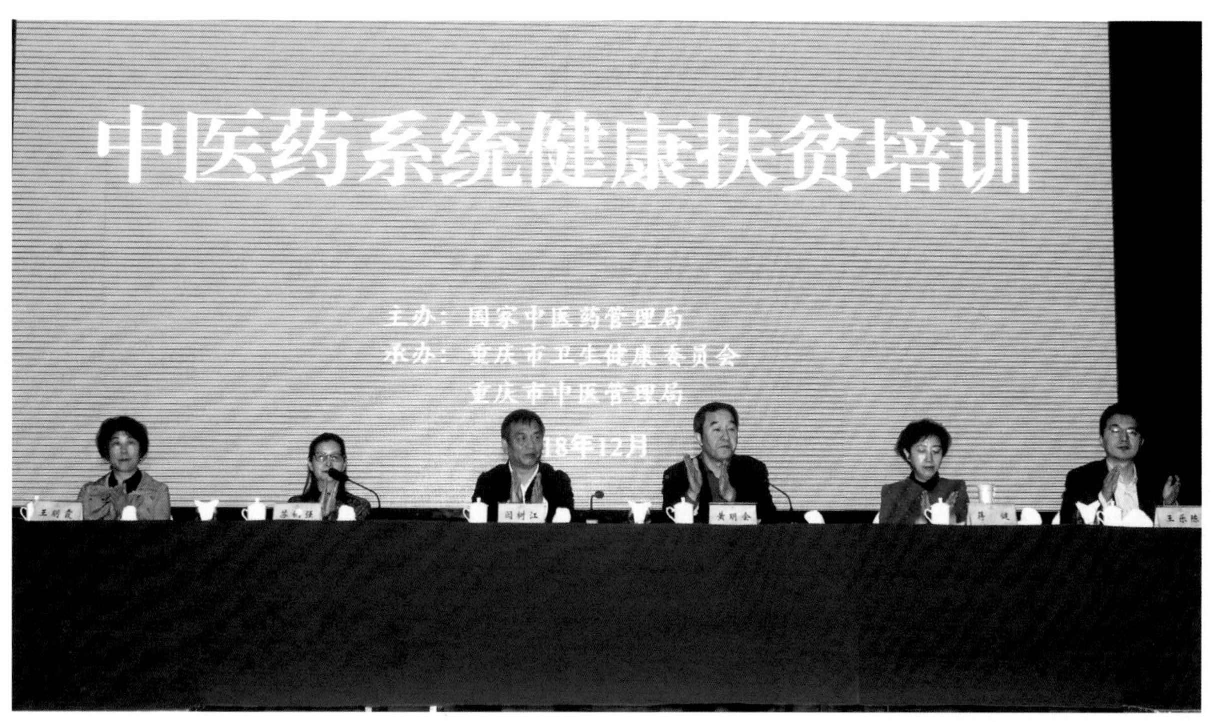

▲ 2018 年 12 月 24 日，由国家中医药管理局主办的全国中医药系统健康扶贫培训在重庆举办

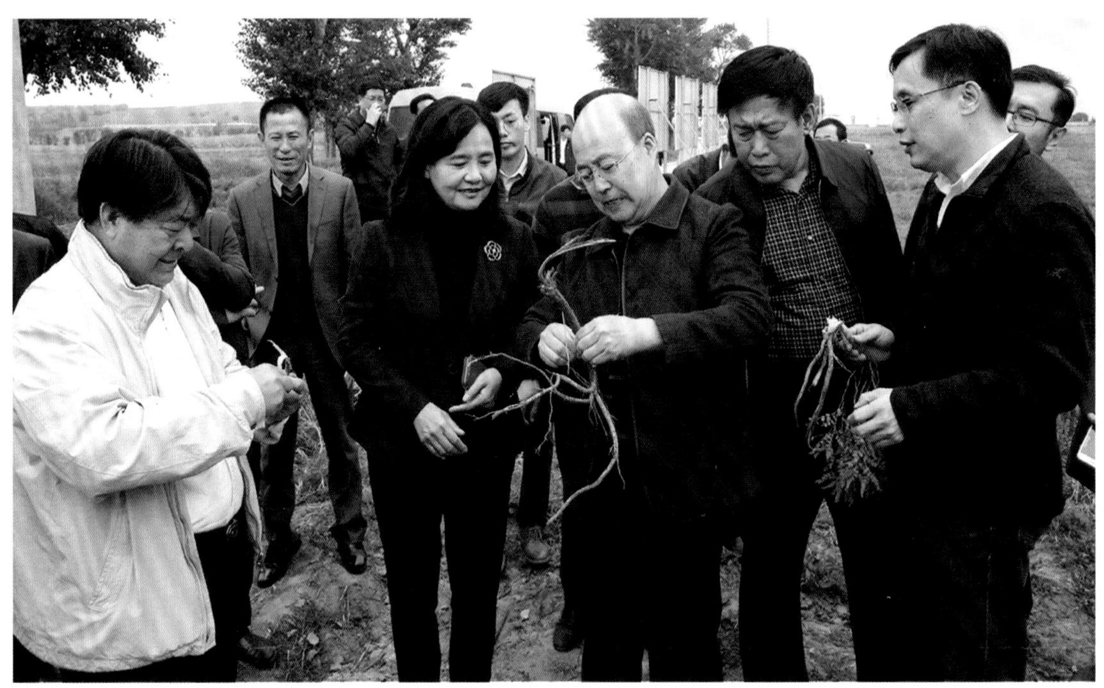

▲ 2018 年 9 月 25 ~ 26 日，国家中医药管理局赴山西五寨调研定点扶贫工作。图为国家卫生健康委员会党组成员，国家中医药管理局党组书记、副局长余艳红一行与中药材专家调研黄芪种植情况

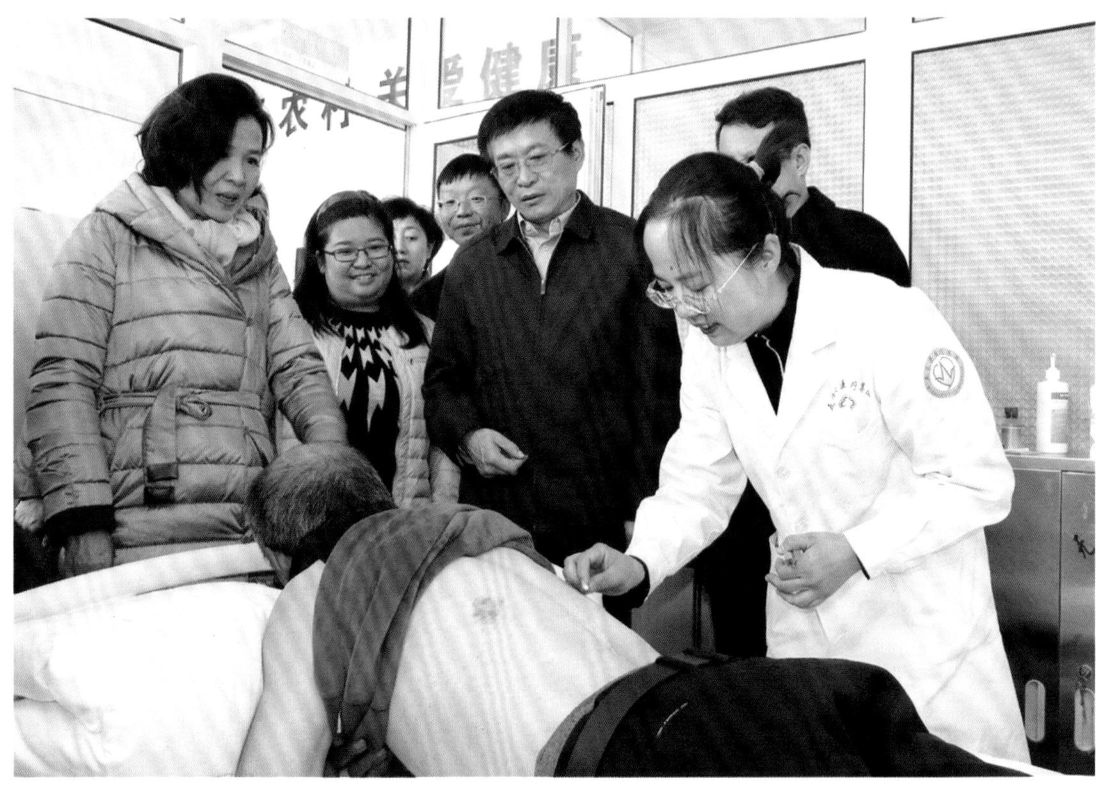

▲ 2018 年 11 月 1 日，国家中医药管理局赴山西五寨调研定点扶贫工作。图为国家中医药管理局局长于文明一行调研基层中医药服务工作

■2018 年 6 月 30 日，由中医中药中国行组委会、北京市人民政府主办的中医中药中国行——2018 年中医药健康文化大型主题活动在北京开幕。作为中医中药中国行第三阶段活动——中医药健康文化推进行动的一部分，2018 年中医药健康文化大型主题活动在全国各直辖市、各省会城市及地级市同期启动

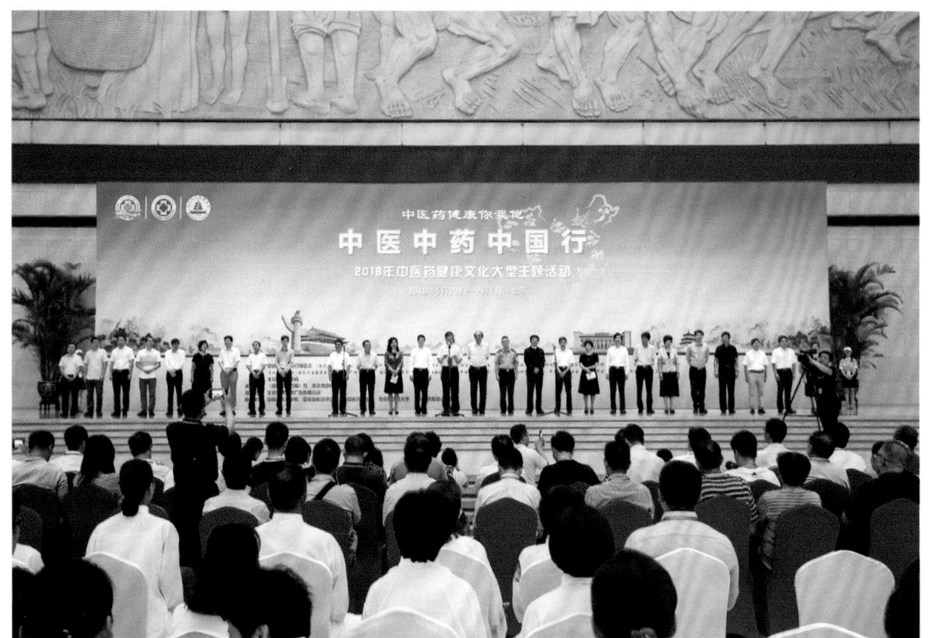

◀开幕式现场

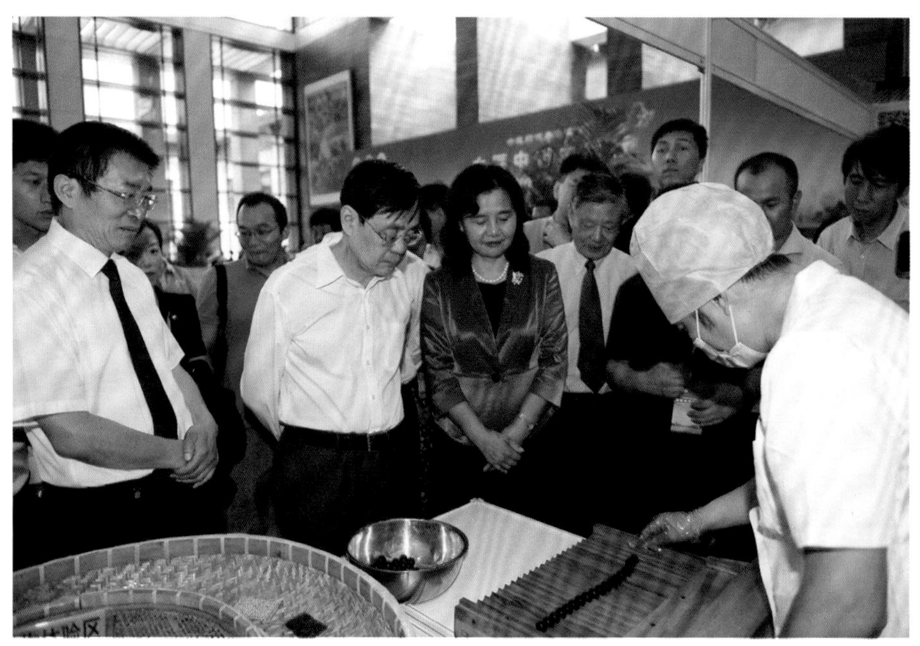

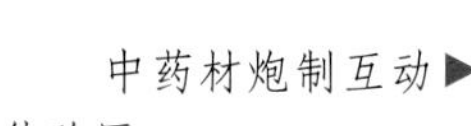

中药材炮制互动▶体验区

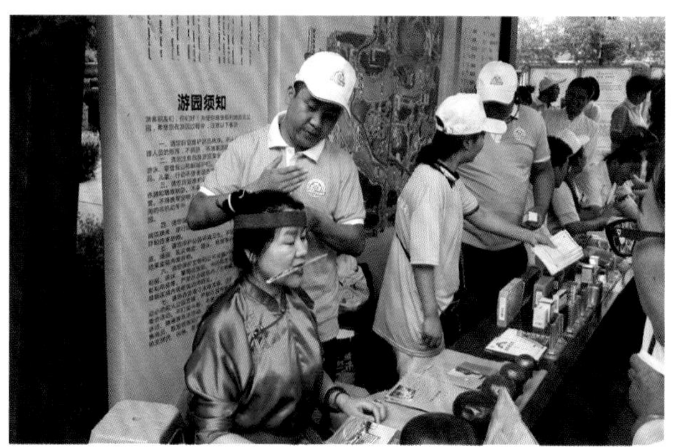

▲ 2018 年 7 月 1 日，内蒙古活动现场

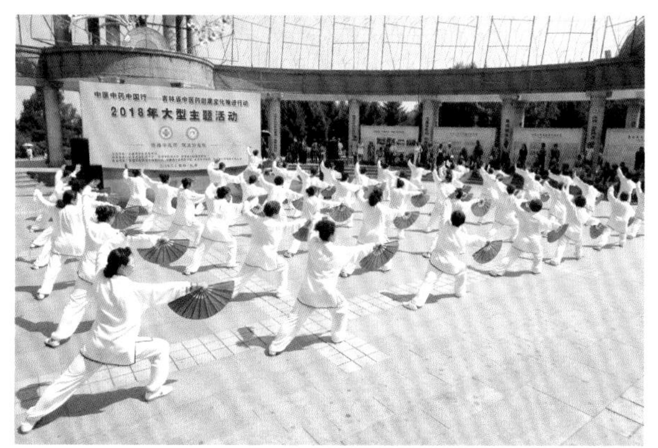

▲ 2018 年 7 月 1 日，吉林活动现场

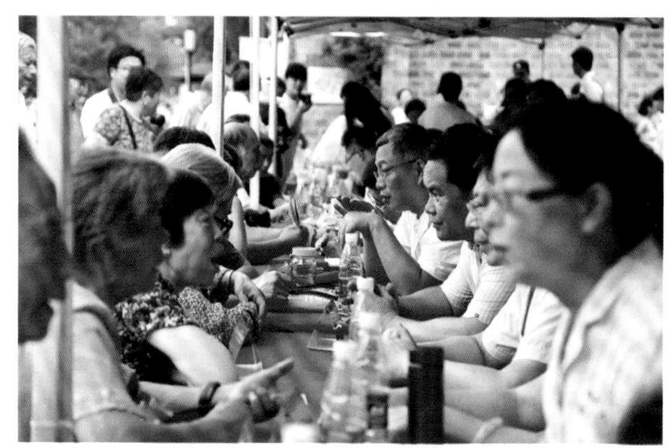

▲ 2018 年 7 月 1 日，江苏活动现场

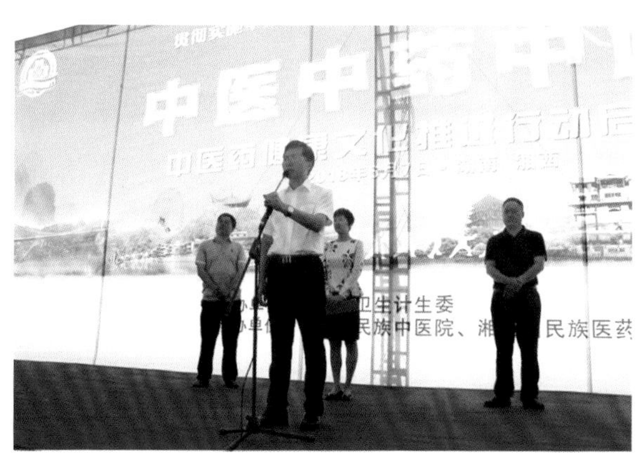

▲ 2018 年 6 月 7 日，湖南活动现场

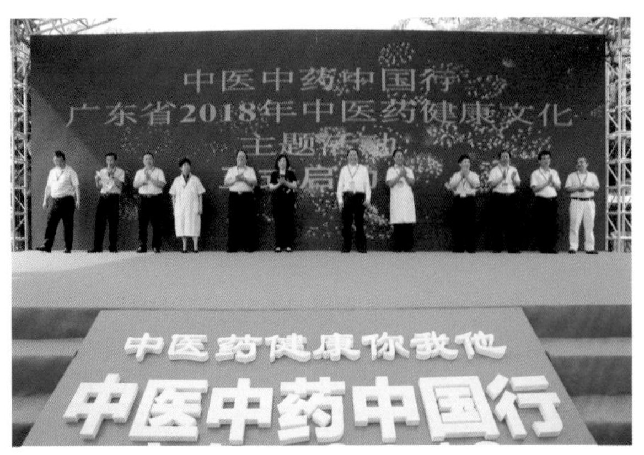

▲ 2018 年 7 月 1 日，广东活动现场

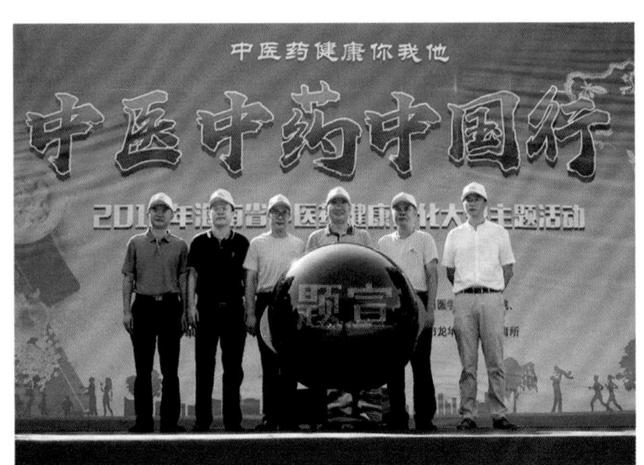

▲ 2018 年 7 月 1 日，海南活动现场

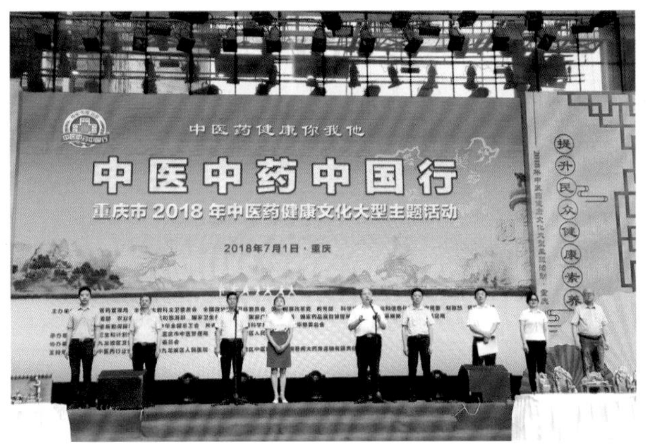

▲ 2018 年 7 月 1 日，重庆活动现场

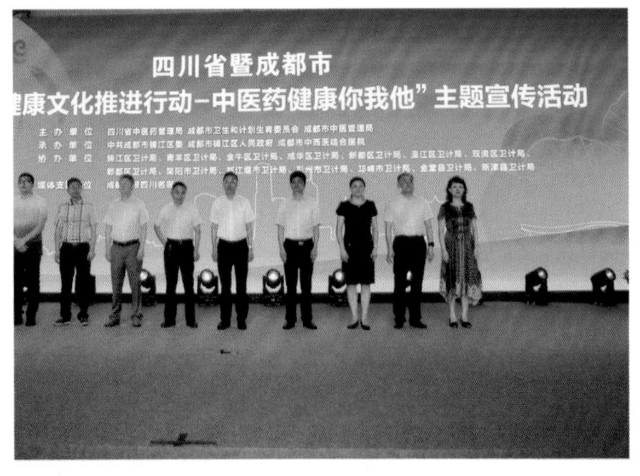

▲ 2018 年 7 月 1 日，四川活动现场

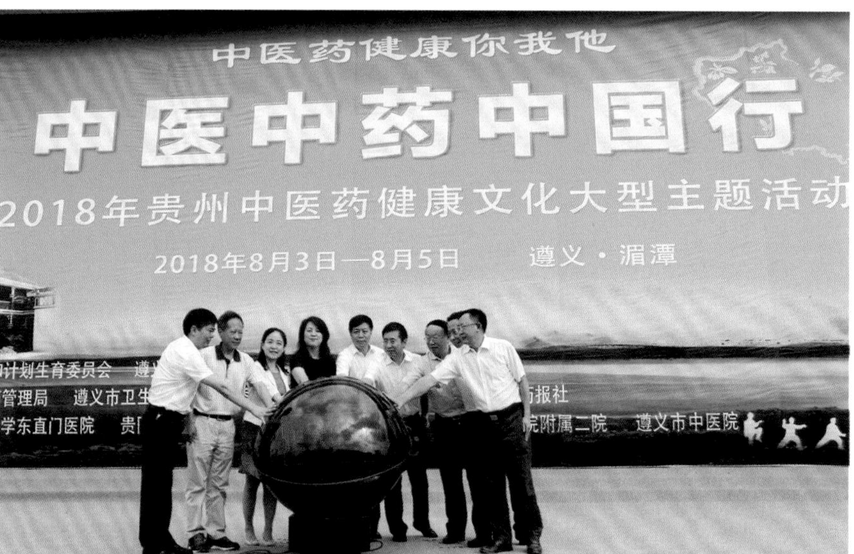

2018 年 8 月 3 ～ 5 日，贵州活动现场

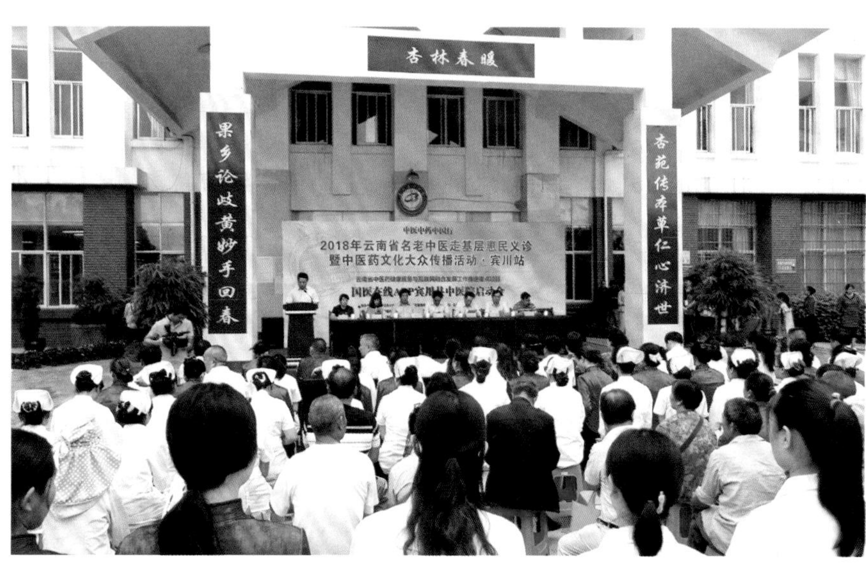

2018 年 6 月 30 日，云南活动现场

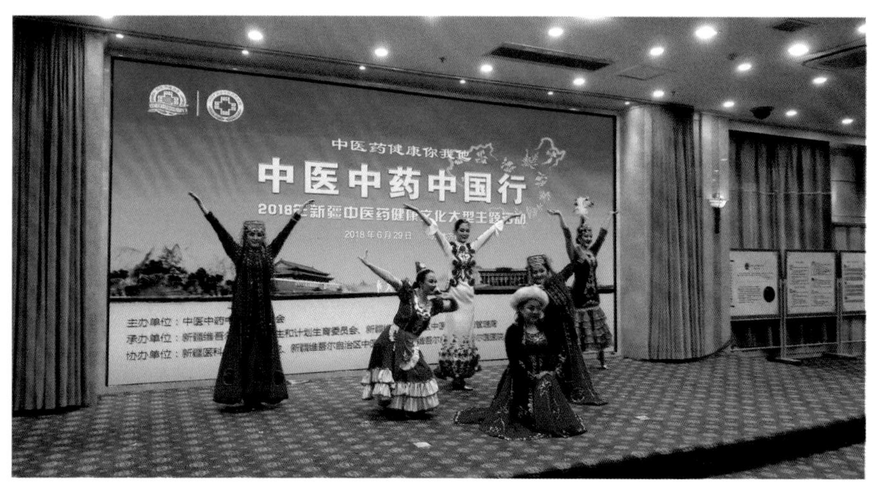

2018 年 6 月 29 日，新疆活动现场

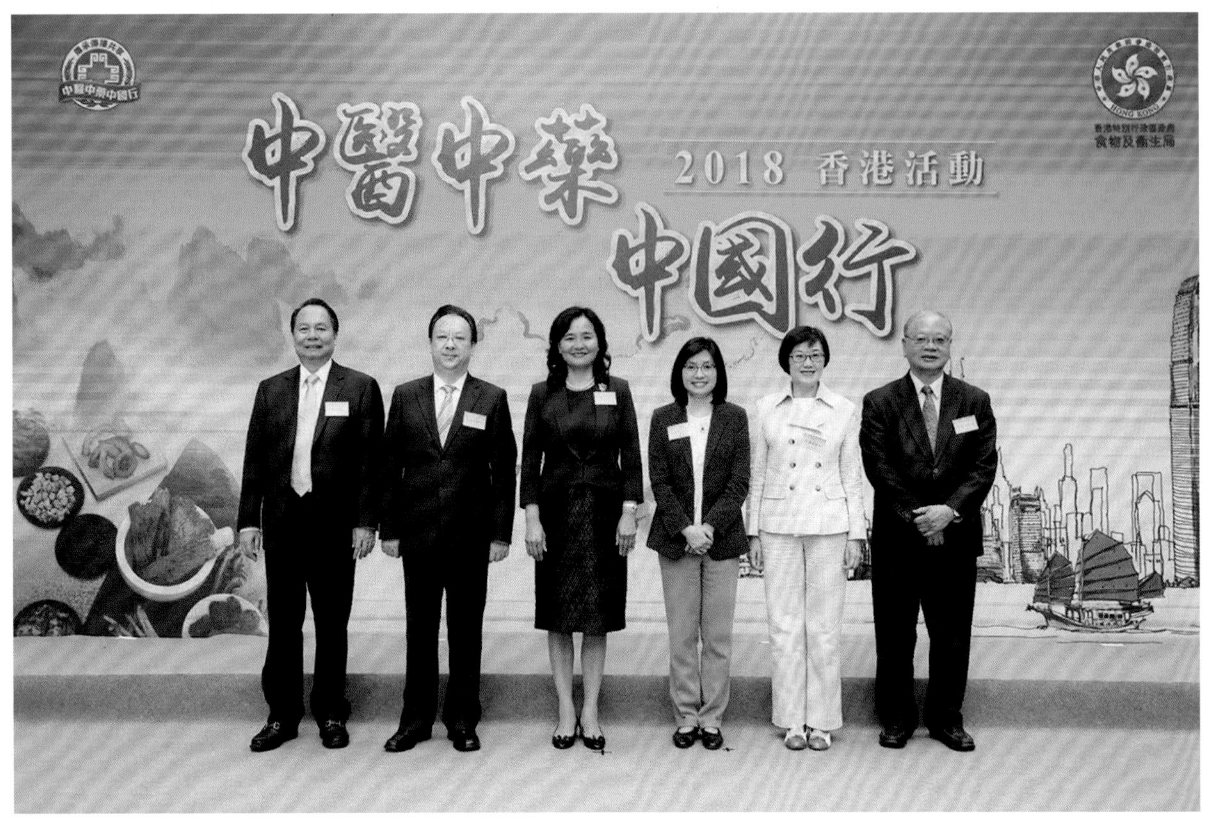

▲ 2018 年 10 月 25 日，香港活动现场

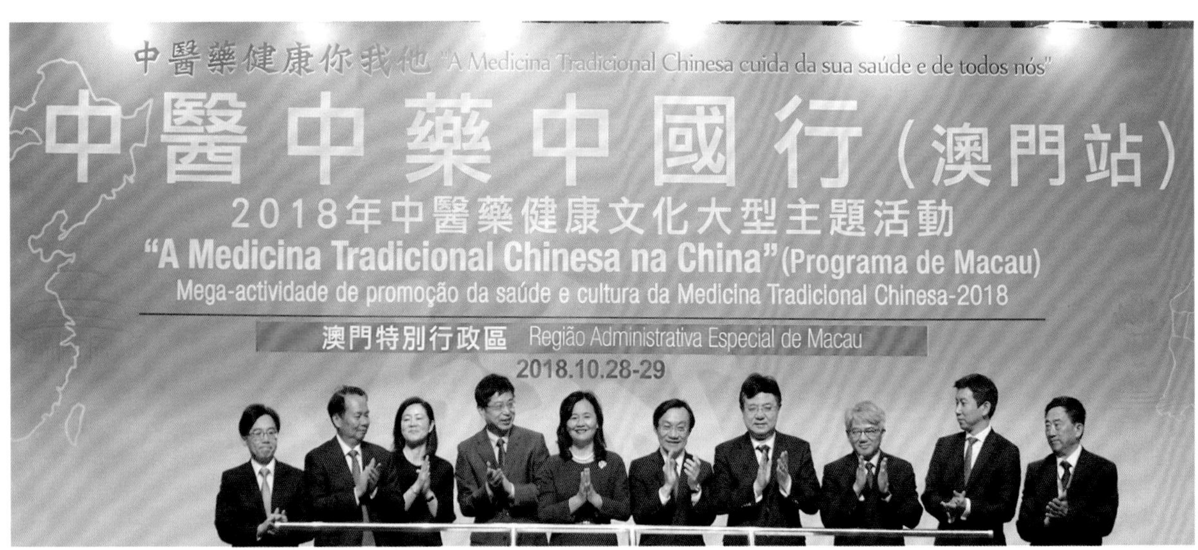

▲ 2018 年 10 月 28 ～ 29 日，澳门活动现场

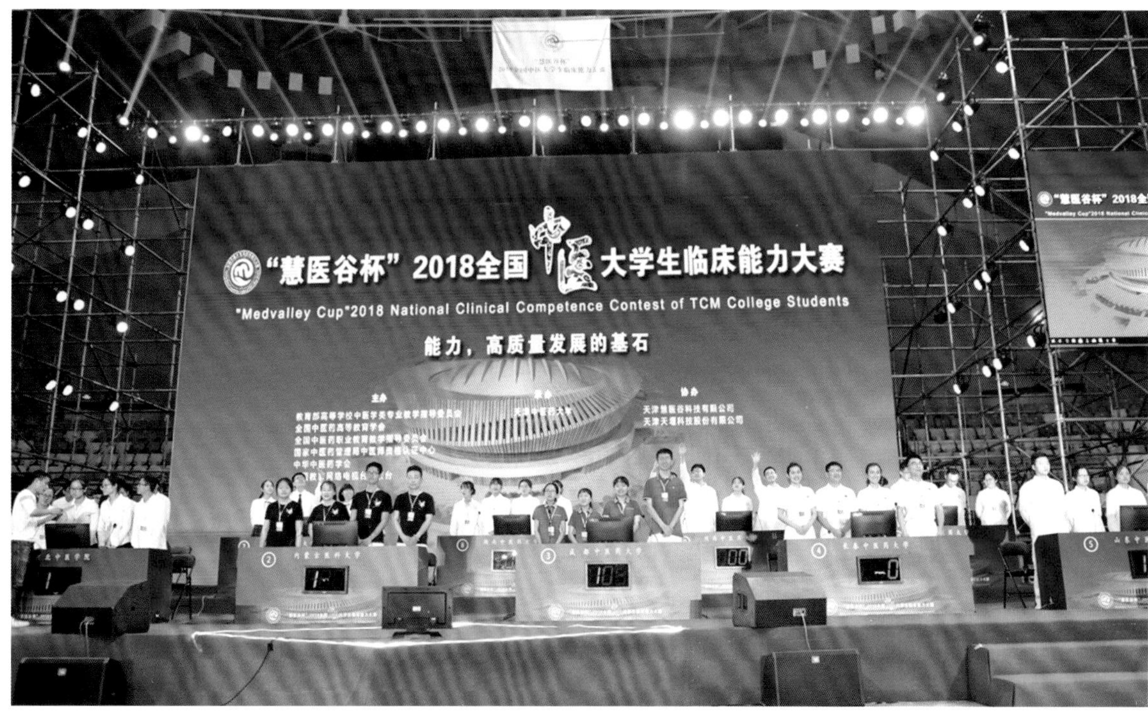

▲ 2018 年 5 月 25 ～ 27 日，由教育部高等学校中医学类专业教学指导委员会、全国中医药高等教育学会、全国中医药职业教育教学指导委员会、国家中医药管理局中医师资格认证中心、中华中医药学会、中国教育网络电视台健康台主办的首届“慧医谷杯”2018 全国中医大学生临床能力大赛在天津举行。图为比赛现场

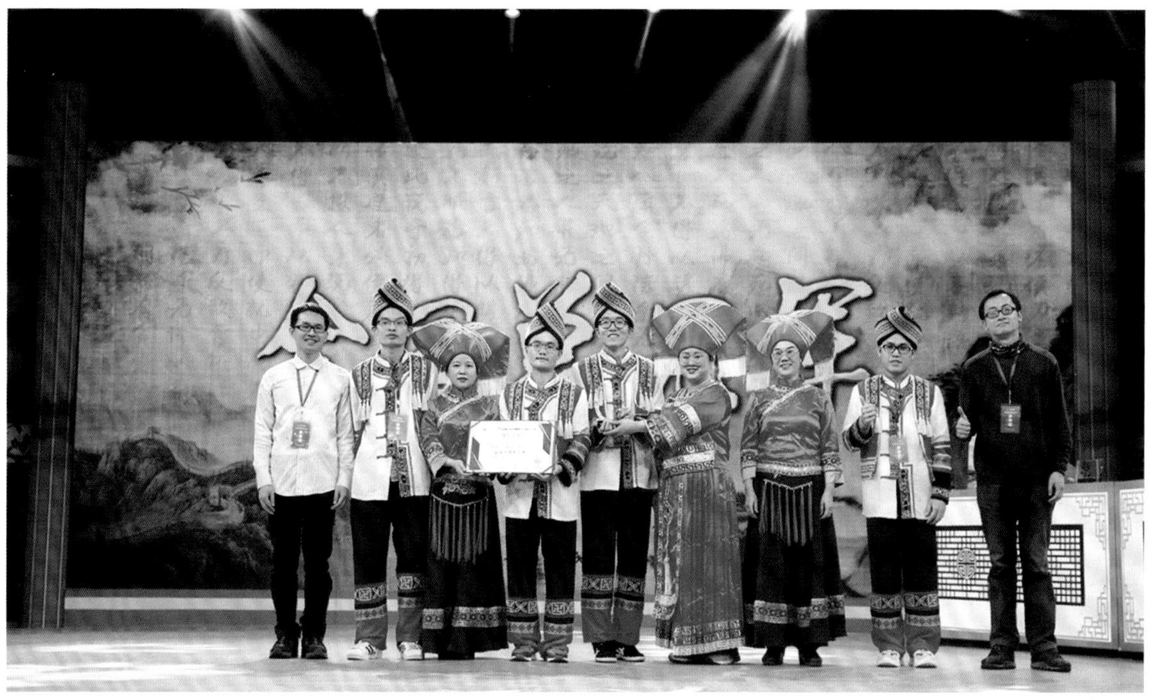

▲ 2018 年 12 月 16 日，由中医中药中国行组委会主办的全国中医药健康文化知识大赛历时 5 个月在北京闭幕。图为颁奖仪式现场

专题——中医药统计数据①

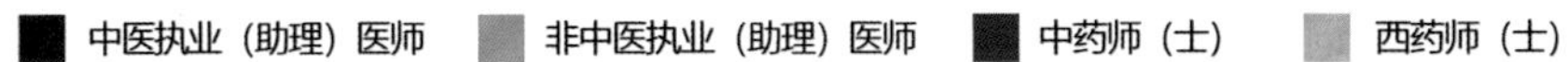

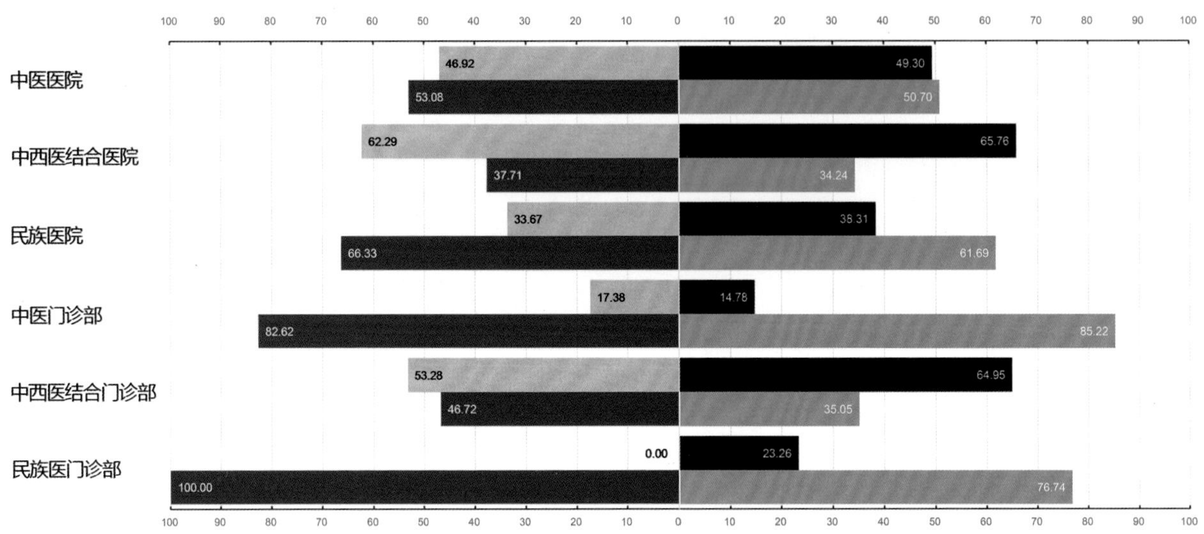

▲ 2018 年全国中医医疗机构执业人员构成比（%）

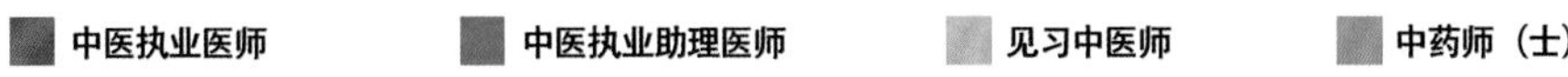

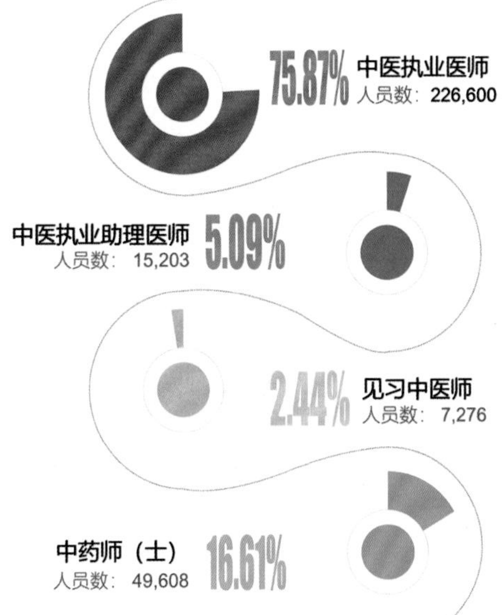

人员分类	人员数	构成（%）
1.中医执业医师	226,600	75.87
2.中医执业助理医师	15,203	5.09
3.见习中医师	7,276	2.44
4.中药师（士）	49,608	16.61
合计	298,687	100.00

▲ 2018 年全国中医机构中医人员、中药师（士）构成（%）

① 注：中医药统计数据专题图片来源于《2018 年全国中医药统计摘编》

单位：人

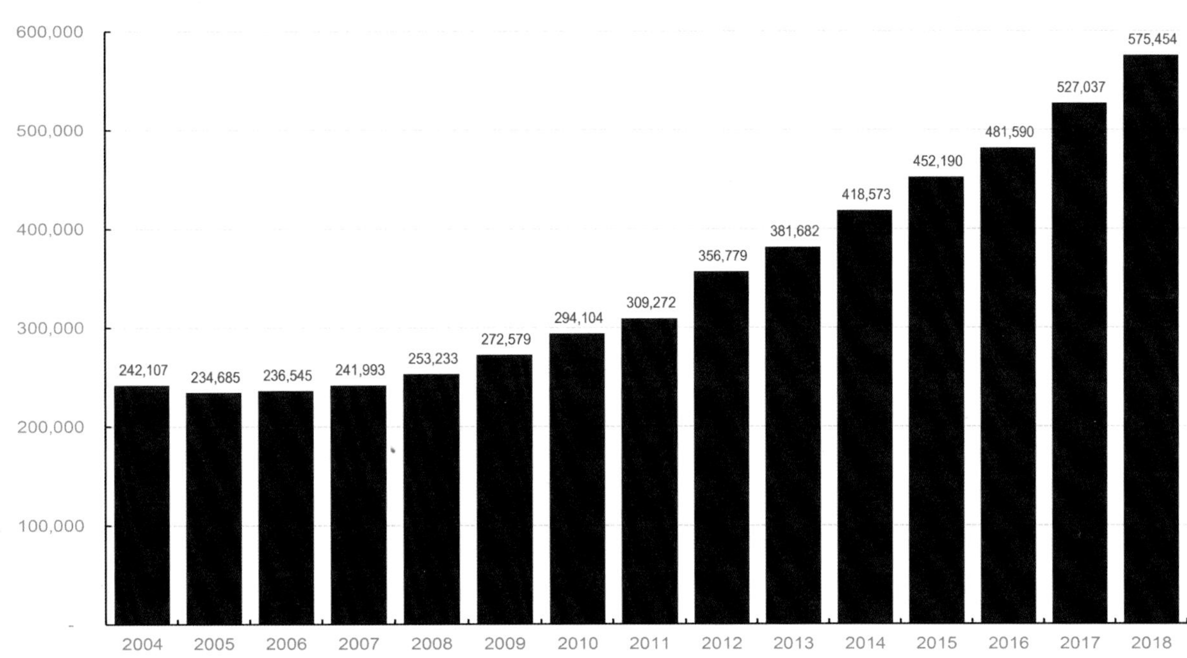

▲ 2004 ~ 2018 年全国卫生机构中医执业（助理）医师数增长趋势图

单位：个

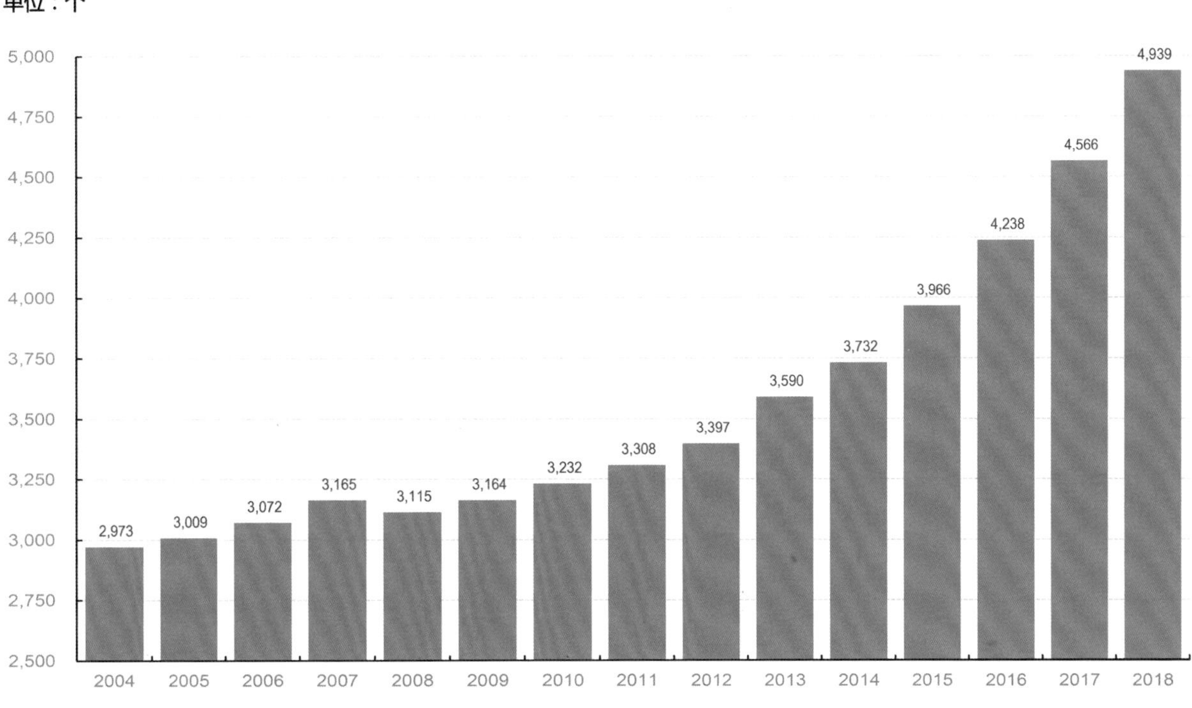

▲ 2004 ~ 2018 年全国中医类医院机构数增长趋势图

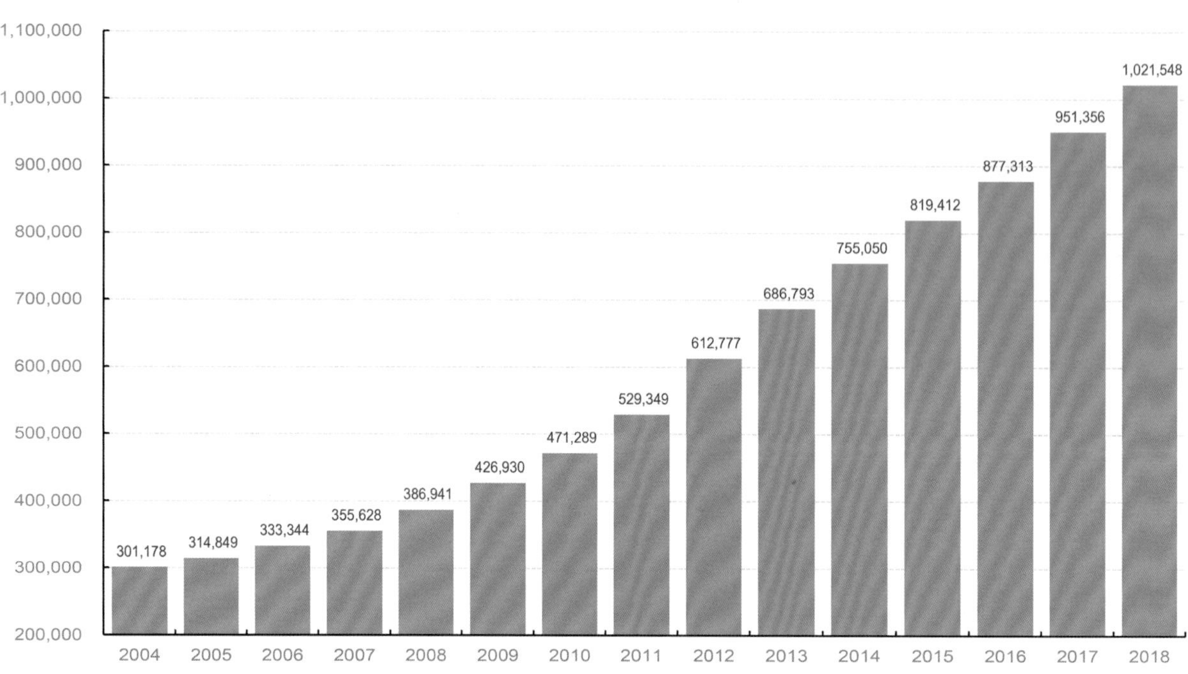

▲ 2004 ~ 2018 年全国中医类医院床位数增长趋势图

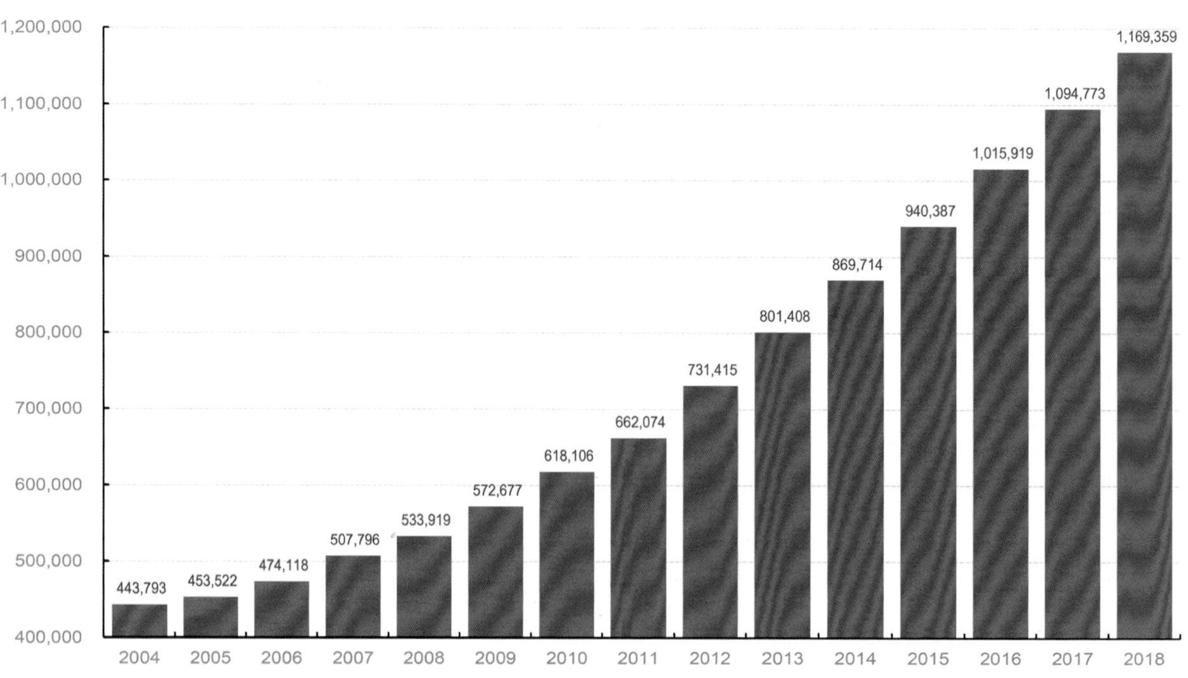

▲ 2004 ~ 2018 年全国中医类医院人员数增长趋势图

单位：万人次

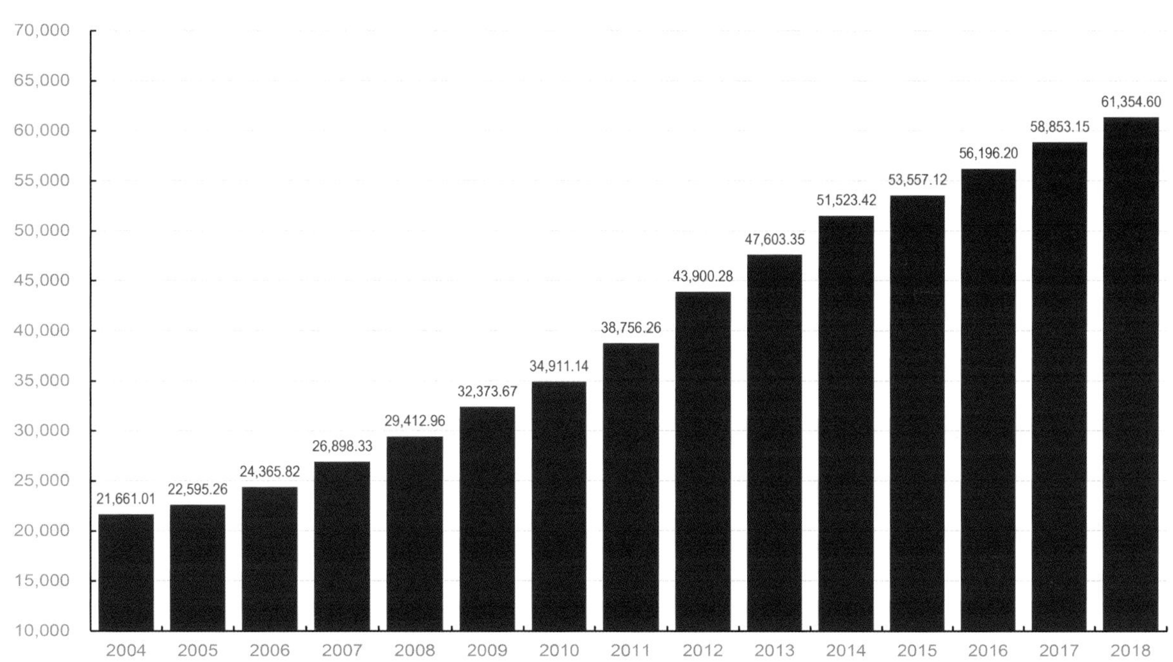

▲ 2004 ~ 2018 年全国中医类医院门急诊人次数增长趋势图

单位：万人

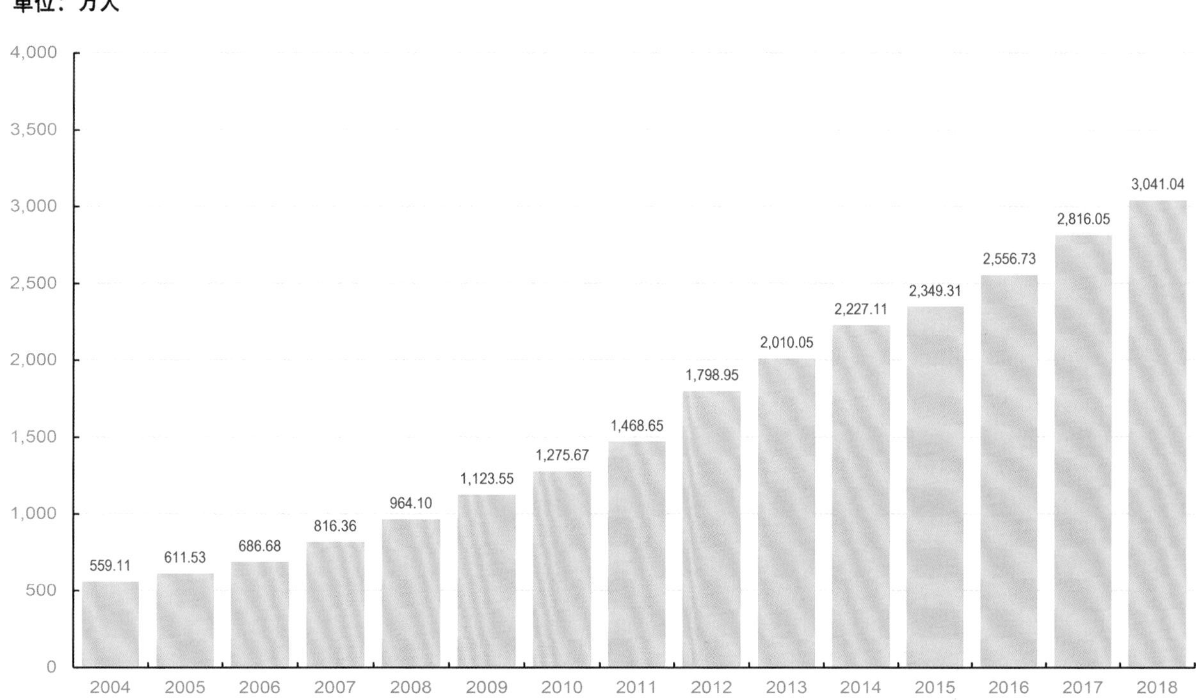

▲ 2004 ~ 2018 年全国中医类医院出院人数增长趋势图

2004 ~ 2018 年全国中医药院校招生数、毕业生数、在校生数增长趋势图

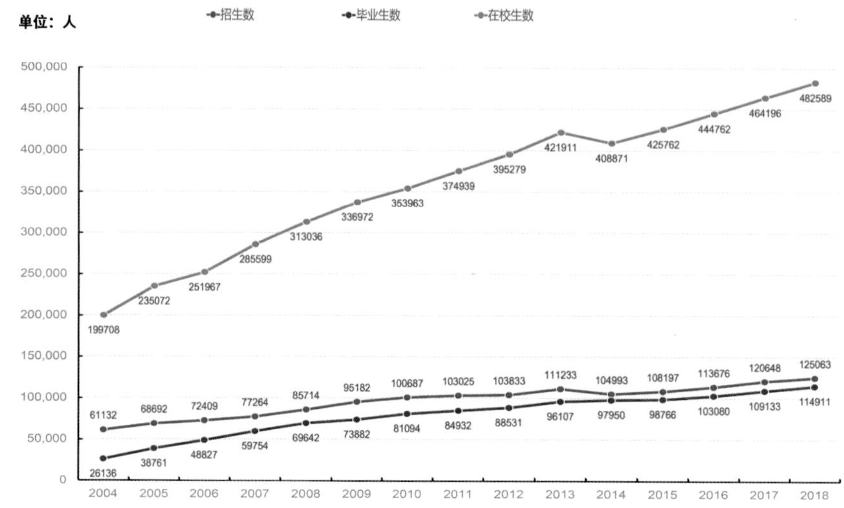

2004 ~ 2018 年全国高等中医药院校中医药类专业招生数、毕业生数、在校生数增长趋势图

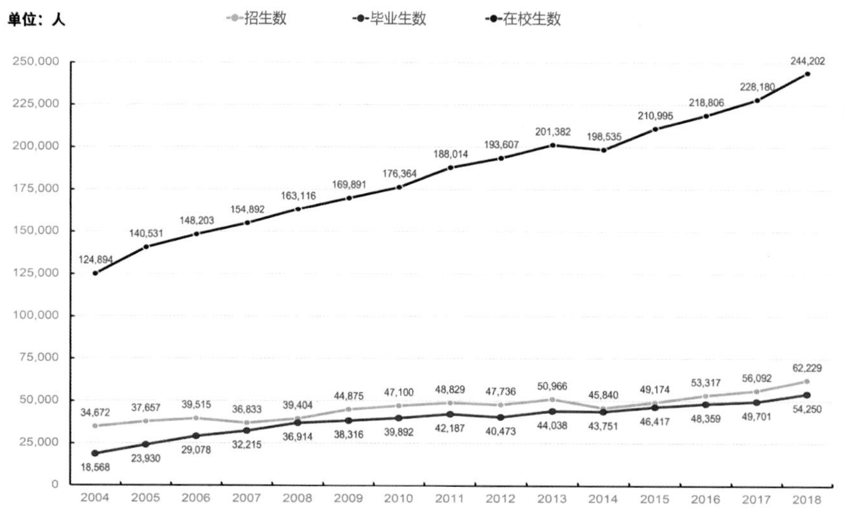

2004 ~ 2018 年全国高等中医药院校专任教师数增长趋势图

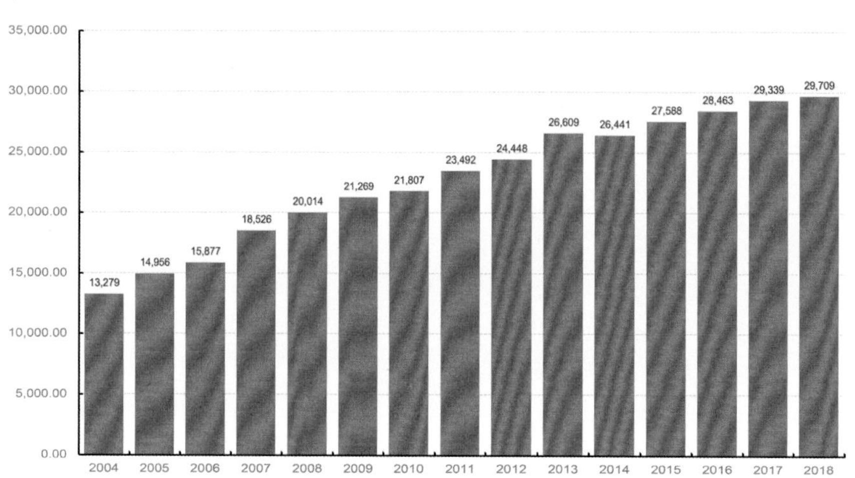

2019卷《中国中医药年鉴（行政卷）》编委会

鉴定指导中心）主任
刘　阳　中央军委后勤保障部卫生局医疗管理处处长（副师职）
屠志涛　北京市卫生健康委员会党委委员、北京市中医管理局局长
张富霞　天津市卫生健康委员会副主任
段云波　河北省卫生健康委员会党组成员、副主任
冯立忠　山西省卫生健康委员会党组成员、副主任
伏瑞峰　内蒙古自治区卫生健康委员会党组成员、副主任
高明宇　辽宁省卫生健康委员会党组成员、副主任
邢　程　吉林省卫生健康委员会副主任、吉林省中医药管理局局长
张晓峰　黑龙江省卫生健康委员会党组成员，黑龙江省中医药管理局党组书记、局长
张怀琼　上海市卫生健康委员会副主任、上海市中医药管理局副局长
朱　岷　江苏省卫生健康委员会副主任兼省中医药管理局局长、党组成员
谢国建　浙江省卫生健康委员会省中医药管理局局长
董明培　安徽省卫生健康委员会副主任、安徽省中医药管理局局长
陈　辉　福建省卫生健康委员会副主任
谢光华　江西省中医药管理局党组书记、局长
孙春玲　山东省中医药管理局局长
张智民　河南省卫生健康委员会党组成员、副主任
姚　云　湖北省卫生健康委员会党组成员、副主任
黄惠勇　湖南省卫生健康委员会党组副书记、副主任，湖南省中医药管理局局长
徐庆锋　广东省卫生健康委员会党组成员、副主任，广东省中医药局党组书记、局长
姚　春　广西壮族自治区中医药管理局局长
周国明　海南省卫生健康委员会副主任
方明金　重庆市卫生健康委员会巡视员
田兴军　四川省中医药管理局党组书记、局长
于　浩　贵州省中医药管理局党组书记、局长
陆　林　云南省卫生健康委员会副主任
德　吉　西藏自治区卫生健康委员会藏医药管理局局长
马光辉　陕西省卫生健康委员会党组成员、陕西省中医药管理局局长
王晓明　甘肃省卫生健康委员会党组成员、副主任，甘肃省中医药管理局局长
李秀忠　青海省卫生健康委员会副主任
马秀珍　宁夏回族自治区政协副主席，宁夏回族自治区卫生健康委员会主任，宁夏回族自治区中医药管理局局长
张刚强　新疆维吾尔自治区卫生健康委员会一级巡视员
艾麦尔江·吐尼牙孜　新疆生产建设兵团卫生健康委员会党组成员、副主任

2019卷《中国中医药年鉴（行政卷）》特约编辑

王雪薇　国家中医药管理局办公室信访办公室（综合处）四级主任科员
孙斯恒　国家中医药管理局人事教育司干部处四级主任科员
骆征洋　国家中医药管理局规划财务司综合与审计处一级主任科员
任　艳　国家中医药管理局政策法规与监督司法规与标准处副处长
薛静怡　国家中医药管理局医政司（中西医结合与民族医药司）综合处三级调研员
王　庆　国家中医药管理局科技司综合处副处长
马宁慧　国家中医药管理局国际合作司（港澳台办公室）亚美多边处副处长
刘　灿　国家中医药管理局直属机关党委办公室主任
庄　严　国家中医药管理局直属机关党委纪检监察室主任、一级调研员
丁忠涛　国家中医药管理局机关服务中心七级职员
李爱军　中国中医科学院院长办公室副主任
唐可人　中华中医药学会办公室职员
闫　锐　《中国中医药报》社有限公司办公室副主任（主持工作）
杨正夫　中国中医药出版社有限公司经理办公室副主任（主持工作）
冯新刚　中国中医药科技开发交流中心（国家中医药管理局人才交流中心）综合协调处副处长
万楚楚　国家中医药管理局传统医药国际交流中心综合人事处干部
穆利华　国家中医药管理局对台港澳中医药交流合作中心办公室主任
吴　桐　国家中医药管理局中医师资格认证中心（国家中医药管理局职业技能鉴定指导中心）综合处干部
郭建刚　中央军委后勤保障部卫生局医疗管理处副师职助理员
高　彬　北京市中医管理局办公室主任
杨　仰　天津市卫生健康委员会中医处三级主任科员
王艳波　河北省中医药管理局综合处干部
赵红娟　山西省卫生健康委员会中医药管理局一级调研员
岳红娟　内蒙古自治区卫生健康委员会蒙中医药综合处干部
刘　轶　辽宁省中医药管理局综合处一级主任科员
孟　姝　吉林省中医药管理局办公室副主任
曲　峰　黑龙江省中医药管理局综合处处长
奚之骏　上海市卫生健康委员会中医药传承发展处干部
朱　蕾　江苏省卫生健康委员会中医综合处副处长
陈良敏　浙江省中医药管理局二级调研员
王继学　安徽省中医药管理局主任科员
张锦丰　福建省卫生健康委员会中医处一级主任科员
郑林华　江西省中医药管理局四级调研员
王　玉　山东省卫生健康委员会四级主任科员
姜方方　河南省卫生健康委员会中医处科员
芦　妤　湖北省中医药管理局四级调研员
张昌盛　湖南省中医药管理局规划综合处一级主任科员
刘占峰　广东省中医药局办公室主任
蒋志敏　广西壮族自治区中医药管理局三级主任科员
易佳敏　海南省卫生健康委员会副主任科员
唐丽灵　重庆市中医管理局中医医政处处长
苏晓川　四川省中医药管理局办公室主任
周　茜　贵州省中医药管理局医政处处长
张旭芳　云南省卫生健康委员会中医发展处副处长
刘伟伟　西藏自治区卫生健康委员会藏医药管理局主任科员

李　刚　陕西省中医药管理局综合处副处长
刘正锁　甘肃省中医药管理局三级调研员
余　静　青海省中藏医药管理局一级主任科员
张　涛　宁夏回族自治区卫生健康委员会中医药管理处处长
曹玉景　新疆维吾尔自治区卫生健康委员会中医药管理处处长
张　欢　新疆生产建设兵团卫生健康委员会医政医管处副处长
张　悦　沈阳市卫生健康委员会中医综合医疗服务处主任科员
何勇健　长春市中医药管理局二级主任科员
张玉莉　哈尔滨市卫生健康委员会中医处处长
陈　霞　南京市卫生健康委员会中医处副处长
丁闻兰　杭州市卫生健康委员会中医处处长
韩秀香　济南市卫生健康委员会中医药处处长
王　璨　武汉市卫生健康委员会中医处副主任科员
蒙嘉平　广州市卫生健康委员会中医药处二级主任科员
赵春晓　成都市卫生健康委员会中医处处长
刘智敏　西安市中医药管理局三级调研员
范秀英　大连市卫生健康委员会中医处一级主任科员
褚小翠　宁波市中医药管理局四级调研员
巫　斌　厦门市卫生健康委员会中医处处长
范存亮　青岛市卫生健康委员会中医药处四级调研员
刘冬云　深圳市卫生健康委员会中医处处长

编写说明

《中国中医药年鉴》是由国家中医药管理局主办，综合反映中国中医药工作各方面情况、进展、成就的史料性工具书。《中国中医药年鉴》前身为《中医年鉴》，1989年更名为《中国中医药年鉴》，自1983年起已连续出版36卷，2003卷起《中国中医药年鉴》分为行政和学术两卷出版。本卷《中国中医药年鉴（行政卷）》（以下简称《年鉴》）为2019卷（总37卷），收编内容截至2018年底。

2019卷《年鉴》在2018卷基础上进行了改版，将2018卷《年鉴》18个篇目整合为10个篇目：①重要文选；②大事记；③专题工作；④国家中医药工作；⑤地方中医药工作；⑥港澳台地区中医药工作；⑦直属单位及社会组织；⑧机构与人物；⑨统计资料；⑩附录。

重要文选下设2个栏目：①党和国家领导人讲话、批示、文章与中共中央、国务院文件；②部门重要文件与领导讲话。

专题工作下设12个栏目：①改革开放40周年中医药发展；②贯彻落实孙春兰调研中医药工作讲话精神；③《中华人民共和国中医药法》实施；④中医药事业发展规划、政策和机制建设；⑤中医药健康服务发展；⑥中医药传承与创新“百千万”人才工程（岐黄工程）；⑦国家中医临床研究基地建设；⑧第四次全国中药资源普查；⑨中医药扶贫工作；⑩中医药“一带一路”发展；⑪国家中医药综合改革试验区（市、县）建设。⑫全国基层中医药工作先进单位建设。

国家中医药工作整合原综述篇、业务篇、会议与活动篇内容，下设3个栏目：①2018年中医药工作综述；②中医药业务进展；③会议与活动。其中，会议与活动栏目内容排序以时间为序，会议、活动类条目在前，全国性比赛类条目在后。

直属单位及社会组织整合原直属单位篇、社会组织篇内容。

社会组织收录全国性社会组织、总部设在中国的中医药国际组织、地方性社会组织。

机构与人物篇目整合原机构名录篇、院校篇、管理干部篇，以及荣誉篇中获奖人物的内容（荣誉篇其他内容归入中医药业务进展），下设4个栏目：①管理机构；②管理干部；③教育机构；④获奖人物。

统计资料篇目下设5个栏目：①中医资源；②中医医疗机构运营与服务；③中医教育；④中医药科研；⑤中医财政拨款。统计资料数据及图片来源于国家中医药管理局发布的《2018年全国中医药统计摘编》（不包括香港、澳门特别行政区及台湾地区数据）。

附录篇目下设2个栏目：①国外中医药发展；②2018年度发文目录。

历卷《年鉴》收录的医疗机构篇、科研机构篇因国家相关规定，本卷未予收录。部分社会组织因换届等原因未供稿，本卷未予收录。全文统一简称"中华人民共和国中医药法"为"中医药法"（原文件名称、原会议名称本身含有"中华人民共和国中医药法"者除外）。

《中国中医药年鉴（行政卷）》编辑部

2019年11月

目　　录

重要文选

一、党和国家领导人讲话、批示、文章与中共中央、国务院文件

（一）党和国家领导人讲话、批示、文章

（二）中共中央、国务院文件

二、部门重要文件与领导讲话

（一）部门重要文件

1. 联合印发文件

2. 国家中医药管理局印发文件

（二）领导讲话

大事记

专题工作

一、改革开放40周年中医药发展

二、贯彻落实孙春兰调研中医药工作讲话精神

三、《中华人民共和国中医药法》实施

四、中医药事业发展规划、政策和机制建设

五、中医药健康服务发展

六、中医药传承与创新"百千万"人才工程（岐黄工程）

七、国家中医临床研究基地建设

八、第四次全国中药资源普查

九、中医药扶贫工作

十、中医药“一带一路”发展

十一、国家中医药综合改革试验区（市、县）建设

十二、全国基层中医药工作先进单位建设

国家中医药工作

一、2018 年中医药工作综述

二、中医药业务进展

（一）政策法规与监督

（二）医政工作

（三）人才培养工作

（四）科技工作

（五）国际交流与合作

（六）港澳台地区交流与合作

（七）新闻宣传工作

（八）中医药投入与预算管理

（九）干部人事工作

港澳台地区中医药工作

直属单位及社会组织

一、直属单位

二、社会组织

（一）全国性社会组织

（二）总部设在中国的中医药国际组织

（三）地方性社会组织

机构与人物

一、管理机构

二、管理干部

三、教育机构

四、获奖人物

统计资料

一、中医资源

二、中医医疗机构运营与服务

三、中医教育

四、中医药科研

（一）科学研究与技术开发机构

（二）科学技术信息和文献机构

（三）R&D 活动单位

（四）县属研究与开发机构

五、中医财政拨款

附录

一、国外中医药发展

二、2018 年度发文目录

（一）2018 年国家中医药管理局联合印发文件

（二）2018 年国家中医药管理局印发文件

重要文选

一、党和国家领导人讲话、批示、文章与中共中央、国务院文件

（一）党和国家领导人讲话、批示、文章

中共中央总书记、国家主席、中央军委主席习近平在深入推动长江经济带发展座谈会上的重要讲话（有关中医药内容节选）

2018 年 4 月 26 日

治好“长江病”，要科学运用中医整体观，追根溯源、诊断病因、找准病根、分类施策、系统治疗。这要作为长江经济带共抓大保护、不搞大开发的先手棋。要从生态系统整体性和长江流域系统性出发，开展长江生态环境大普查，系统梳理和掌握各类生态隐患和环境风险，做好资源环境承载能力评价，对母亲河做一次大体检。要针对查找到的各类生态隐患和环境风险，按照山水林田湖草是一个生命共同体的理念，研究提出从源头上系统开展生态环境修复和保护的整体预案和行动方案，然后分类施策、重点突破，通过祛风驱寒、舒筋活血和调理脏腑、通络经脉，力求药到病除。要按照主体功能区定位，明确优化开发、重点开发、限制开发、禁止开发的空间管控单元，建立健全资源环境承载能力监测预警长效机制，做到“治未病”，让母亲河永葆生机活力。（新华社）

习近平考察珠海横琴新区粤澳合作中医药科技产业园

2018 年 10 月 22 日

中共中央总书记、国家主席、中央军委主席习近平考察珠海横琴新区粤澳合作中医药科技产业园。该产业园是《粤澳合作框架协议》下首个落地项目。习近平总书记结合视频、沙盘、中医药产品展示，了解横琴新区规划建设，以及产业园建设运营、中医药产业发展和国际交流合作情况。习近平走进车间，察看中药制品生产流程。在研发检测大楼，科研人员纷纷向总书记问好。习近平指出，中医药学是中华文明的瑰宝。要深入发掘中医药宝库中的精华，推进产学研一体化，推进中医药产业化、现代化，让中医药走向世界。（新华网）

携手开创中南友好新时代

——国家主席习近平在南非《星期日独立报》《星期日论坛报》《周末守卫者报》发表的署名文章（有关中医药内容节选）

近年来，中南通过互办国家年、正式启动中南高级别人文交流机制等举措，拉近了两国人民的心灵距离，增进了相互了解和友谊。两国教育、文化、科技、卫生、青年、妇女等领域交流合作不断扩大。南非已成为吸引中国游客最多、建立友好省市最多、设立孔子学院和孔子课堂最多的撒哈拉以南非洲国家。中国也已成为备受南非留学生和游客青睐的求学和旅游目的地。中国中医药企业正积极开拓南非市场，为南非民众通过针灸、拔罐等中医药疗法祛病除疾、增进健康提供了新选择。中国志愿者广泛动员在南

非的中资企业和华侨华人同当地动物保护组织合作，为非洲野生动物保护事业贡献力量。这些都是对中南、中非友好的生动诠释。

国务院总理李克强在第十三届全国人民代表大会第一次会议上的政府工作报告（有关中医药内容节选）

2018年3月5日

实施健康中国战略。提高基本医保和大病保险保障水平，居民基本医保人均财政补助标准再增加40元，一半用于大病保险。扩大跨省异地就医直接结算范围，把基层医院和外出农民工、外来就业创业人员等全部纳入。加大医护人员培养力度，加强全科医生、儿科医生队伍建设，推进分级诊疗和家庭医生签约服务。继续提高基本公共卫生服务经费人均财政补助标准。坚持预防为主，加强重大疾病防控。改善妇幼保健服务。支持中医药事业传承创新发展。鼓励中西医结合。

（中国政府网）

国务院副总理、孔子学院总部理事会主席孙春兰在第十三届孔子学院大会上的讲话（有关中医药内容节选）

2018年12月4日

构建人类命运共同体，推动各国共同繁荣发展，需要更好地发挥语言在增进理解、凝聚共识、促进合作、深化友谊中的独特作用。孔子学院要创新教学方法，加强师资队伍建设，健全质量评价体系，打造汉语教学权威平台。要开展丰富多彩文化活动，发挥汉学家的文化使者作用，培育人文交流综合平台。要实施“汉语＋”项目，因地制宜开设技能、商务、中医等特色课程，建立务实合作支撑平台。要坚持开门办学，发挥双方办学优长，培养更多熟悉对方国家的优秀人才，构建国家友好交往平台，为深化中外友好、构建人类命运共同体作出贡献。

（新华网）

中共中央政治局委员、国务院副总理孙春兰在调研中医药工作时强调加快推进中医药传承发展　为建设健康中国作出更大贡献

2018年8月24日

中共中央政治局委员、国务院副总理孙春兰在国家中医药管理局、中国中医科学院调研时强调，要深入学习贯彻习近平新时代中国特色社会主义思想，认真落实党中央、国务院关于中医药工作的决策部署，坚持中西医并重，以传承为根基，以创新为动力，推进中医药现代化和国际化，为健康中国建设、造福人类健康作出贡献。

孙春兰到中国中医科学院古籍善本库、中药资源中心、青蒿素研究中心，详细了解中医古籍和中药资源保护利用、中医药科研情况，并在国家中医药管理局与国医大师、专家学者座谈，听取意见建议。她指出，中医药是中华文化的瑰宝和中华文明的结晶，党的十八大以来，中医药法规政策不断完善，在防病治病、人才建设、科技创新、特色产业等方面取得显著成绩，迎来了振兴发展的大好时机。

孙春兰强调，从以治病为中心转变到以人民健康为中心，体现了大卫生、大健康的理念，中医药在保障人民健康中大有可为。要完善中医药服务网络、提升服务能力，充分发挥中医药在治未病、疾病治疗、康复保健中的重要作用。我国的医药典籍博大精深，要做好系统

挖掘、整理和利用，对散存在国医大师、老中医、老药工手里的中医药精髓进行抢救式保护。中医药的生命力在于创新，要利用现代科学技术加强关键技术装备和药物研发，中西医协同实施重大疾病科研攻关，不断提高科技含量。中医药的口碑在于老百姓口口相传，要加强中医药宣传，推广易于掌握的中医技术与方法，加强中药材和中药产品的质量监管，规范中医养生保健服务，让老百姓易接受、更放心地使用中医。

孙春兰强调，各地区各有关部门要把发展中医药事业作为弘扬传统文化、坚定“四个自信”的具体行动，充分发挥中医药在深化医改中的优势作用。要加大投入保障力度，健全符合中医药特点的法规政策、管理体系、评价和标准体系，推进中医药院校教育改革，健全人才评价和激励机制，切实把中医药这一祖先留给我们的宝贵财富继承好、发展好、利用好。（新华社）

国务院副总理刘延东在重庆调研时强调
加快社会事业改革发展　推进西部大开发形成新格局

2018年2月3日

国务院副总理刘延东在重庆调研时强调，要深入学习贯彻习近平新时代中国特色社会主义思想和党的十九大精神，坚定实施科教兴国战略、人才强国战略、创新驱动发展战略、健康中国战略，推动教科文卫等社会事业发展迈上新台阶，更好满足人民对美好生活的需要，为决胜全面建成小康社会作出新贡献。

刘延东深入重庆大学和城市管理职业学院、医药高等专科学校调研并看望师生，指出要把教育事业放在优先位置，落实立德树人根本任务，加快推进教育现代化，办好人民满意的教育，培养担当民族复兴大任的时代新人。要扎根中国大地，加强世界一流大学一流学科建设，推进高等教育提升质量、促进内涵式发展。要立足构建现代职业教育体系，促进教育链、人才链与产业链、创新链有机衔接，积极服务经济社会发展、产业转型升级和民生改善。要遵循教育规律，提升教师队伍水平，改革创新管理和办学体制机制，吸引集聚优质社会、行业、企业资源多元办学。职业教育要坚持面向需求、服务发展、促进就业的方向，坚持工学结合、知行合一、德技并修，坚持培育弘扬工匠精神，紧贴行业特色，发挥专业优势，造就高素质产业大军。

刘延东考察了重庆中医院和大溪沟社区卫生服务中心，慰问一线医务人员。她指出，要巩固公立医院取消以药养医改革成果，健全现代医院管理制度，持续提升医疗服务质量和效率。要加快理顺分级诊疗秩序，推进医疗联合体建设，提升基层服务能力，把人才技术和资源向基层倾斜，努力提供全方位全周期健康服务，增强群众的获得感。要做实做细家庭医生签约服务，利用信息技术优化服务流程，努力让老百姓在家门口享受优质服务。要加强中医药传承创新，挖掘宝库精华，推广适宜技术，建优扶强一批中医机构，促进基层中医药服务能力提质升级，充分发挥中医药在防病治病中的独特优势，更好造福人民健康。此外，还考察了红岩村原八路军重庆办事处等革命文物遗产和科技型创新企业。（中国政府网）

（二）中共中央、国务院文件

国务院关于支持自由贸易试验区
深化改革创新若干措施的通知（有关中医药内容节选）

国发〔2018〕38号

各省、自治区、直辖市人民政府，国务院各部委、各直属机构：

建设自由贸易试验区（以下简称自贸试验区）是党中央、国务院在新形势下全面深化改革和扩大开放的战略举措。党的十九大报告强调要赋予自贸试验区更大改革自主权，为新时代自贸试验区建设指明了新方向、提出了新要求。为贯彻落实党中央、国务院决策部署，支持自贸试验区深化改革创新，进一步提高建设质量，现将有关事项通知如下。

一、营造优良投资环境

（九）卫生健康行政部门对自贸试验区内的社会办医疗机构配置乙类大型医用设备实行告知承诺制。（负责部门：国家卫生健康委）

（十）自贸试验区内医疗机构可根据自身的技术能力，按照有关规定开展干细胞临床前沿医疗技术研究项目。（负责部门：国家卫生健康委）

四、推进人力资源领域先行先试

（五十一）鼓励在吸纳非卫生技术人员在医疗机构提供中医治未病服务、医疗机构中医治未病专职医师职称晋升、中医治未病服务项目收费等方面先行试点。（负责部门：国家中医药管理局）

五、切实做好组织实施

坚持党的领导。坚持和加强党对改革开放的领导，把党的领导贯穿于自贸试验区建设全过程。要以习近平新时代中国特色社会主义思想为指导，全面贯彻党的十九大和十九届二中、三中全会精神，深刻认识支持自贸试验区深化改革创新的重大意义，贯彻新发展理念，鼓励地方大胆试、大胆闯、自主改，进一步发挥自贸试验区全面深化改革和扩大开放试验田作用。

维护国家安全。各有关地区和部门、各自贸试验区要牢固树立总体国家安全观，在中央国家安全领导机构统筹领导下，贯彻执行国家安全方针政策和法律法规，强化底线思维和风险意识，维护国家核心利益和政治安全，主动服务大局。各有关省（市）人民政府依法管理本行政区域内自贸试验区的国家安全工作。各有关部门依职责管理指导本系统、本领域国家安全工作，可根据维护国家安全和核心利益需要按程序调整有关措施。

强化组织管理。各有关地区和部门要高度重视、密切协作，不断提高自贸试验区建设和管理水平。国务院自由贸易试验区工作部际联席会议办公室要切实发挥统筹协调作用，加强横向协作、纵向联动，进行差别化指导。各有关部门要加强指导和服务，积极协调指导自贸试验区解决发展中遇到的问题。各有关省（市）人民政府要承担起主体责任，完善工作机制，构建精简高效、权责明晰的自贸试验区管理体制，加强人才培养，打造高素质管理队伍。

狠抓工作落实。各有关地区和部门要以钉钉子精神抓好深化改革创新措施落实工作。国务院自由贸易试验区工作部际联席会议办公室要加强督促检查，对督查中发现的问题要明确责任、限时整改，及时总结评估，对效果好、风险可控的成果，复制推广至全国其他地区。各有关部门要依职责做好改革措施的细化分解，全程过问、一抓到底。各有关省（市）要将落实支持措施作为本地区重点工作，加强监督评估、压实工作责任，推进措施落地生效，同时研究出台本省（市）进一步支持自贸试验区深化改革创新的措施。需调整有关行政法规、国务院文件和部门规章规定的，要按法定程序办理。重大事项及时向党中央、国务院请示报告。

国务院

2018年11月7日

国务院办公厅关于改革完善全科医生培养与使用激励机制的意见

国办发〔2018〕3号

各省、自治区、直辖市人民政府，国务院各部委、各直属机构：

全科医生是居民健康和控制医疗费用支出的“守门人”，在基本医疗卫生服务中发挥着重要作用。加快培养大批合格的全科医生，对于加强基层医疗卫生服务体系建设、推进家庭医生签约服务、建立分级诊疗制度、维护和增进人民群众健康，具有重要意义。为贯彻党的十九大和全国卫生与健康大会精神，落实《“健康中国2030”规划纲要》要求，经国务院同意，现就改革完善全科医生培养与使用激励机制提出如下意见。

一、总体要求

（一）指导思想。以习近平新时代中国特色社会主义思想为指导，按照党的十九大提出的有关战略部署和工作要求，认真落实卫生与健康工作方针，以问题和需求为导向，遵循医疗卫生服务和临床医学人才成长规律，坚持政府主导，发挥市场机制作用，立足基本国情，借鉴国际经验，完善适应行业特点的全科医生培养制度，创新全科医生使用激励机制，为卫生与健康事业发展提供可靠的全科医学人才支撑。

（二）工作目标。到2020年，适应行业特点的全科医生培养制度基本建立，适应全科医学人才发展的激励机制基本健全，全科医生职业吸引力显著提高，城乡分布趋于合理，服务能力显著增强，全科医生与城乡居民基本建立比较稳定的服务关系，城乡每万名居民拥有2～3名合格的全科医生。到2030年，适应行业特点的全科医生培养制度更加健全，使用激励机制更加完善，城乡每万名居民拥有5名合格的全科医生，全科医生队伍基本满足健康中国建设需求。

二、建立健全适应行业特点的全科医生培养制度

（三）医教协同深化院校全科医

学教育改革。高等医学院校要高度重视全科医学学科建设，面向全体医学类专业学生开展全科医学教育和全科临床见习实习。鼓励有条件的高校成立全科医学教研室、全科医学系或全科医学学院，开设全科医学概论等必修课程。依托全科专业住院医师规范化培训基地和助理全科医生培训基地，建设一批全科医学实践教学基地。加强全科医学师资队伍建设，制订建设规划，在人员配备、职称评聘、工作量考核等方面给予支持。鼓励医学院校在全科医学实践教学基地聘请有教学潜质的全科医生承担教学任务，符合条件的可聘任相应的教师专业技术职务。

2018年起，新增临床医学、中医硕士专业学位研究生招生计划重点向全科等紧缺专业倾斜。继续实施农村订单定向医学生免费培养，推进农村基层本地全科人才培养。改革完善高职临床医学、中医学等相关专业人才培养模式，推进教育教学标准与助理全科医生培训标准有机衔接。

（四）建立健全毕业后全科医学教育制度。合理分配各专业住院医师规范化培训招收名额，扩大全科专业住院医师规范化培训招收规模，力争到2020年全科专业招收数量达到当年总招收计划的20%，并逐年增加。将全科专业招收任务完成情况纳入住院医师规范化培训基地考核，并与财政补助资金挂钩。继续开展助理全科医生培训。农村订单定向免费培养的本科医学生毕业后全部纳入全科专业住院医师规范化培训。对于单位委派参加住院医师规范化培训和助理全科医生培训的人员，委派单位应与其签订协议，就培训期间待遇、培训期满后服务年限、违约处理办法等进行约定。

认定为住院医师规范化培训基地的综合医院（含中医、中西医结合、民族医医院，下同）要加强全科专业基地建设，增加全科医疗诊疗科目，独立设置全科医学科，以人才培养为目的，开展全科临床、教学和科研工作，与基层医疗卫生机构联合培养全科医生。在培训基地内部分配中，合理确定全科医学科医务人员绩效工资水平，适当加大倾斜力度，吸引和稳定优秀专业人员。以县级综合医院为重点，加强助理全科医生培训基地建设，完善教育教学设施设备和学员住宿条件。严格培训基地动态管理，将全科专业基地建设和作用发挥情况作为培训基地考核评估的核心指标。

制定全科医学师资培训标准，实行双导师制，遴选建立一批全科医学师资培训基地，加强骨干师资培训，提高带教师资的教学意识和带教能力，将教学业绩纳入绩效考核，带教经历和教学质量作为职称晋升的重要因素。支持具有临床医学或中医硕士专业学位授予资格的高校与住院医师规范化培训基地建立协同教学关系，积极探索和完善全科专业住院医师规范化培训人员取得硕士专业学位的办法。稳妥推进全科专业专科医师规范化培训制度试点工作。

（五）巩固完善全科继续医学教育。制定全科医学继续教育指南，加快网络数字化课程、课件、教材开发，大力发展远程继续教育，普及全科适宜技术，实现全科医生继续医学教育全覆盖。积极开展基层全科医生进修培训和学历提升教育。强化继续医学教育基地建设，充分发挥县级综合医院在农村基层全科医生进修培训中的作用。加强对全科医生的中医药和康复医学知识与技能培训，将中医药作为其继续教育的重要内容，鼓励提供中医诊疗、养生保健康复、健康养老等服务。

扩大全科医生转岗培训实施范围，鼓励二级及以上医院有关专科医师参加全科医生转岗培训，对培训合格的，在原注册执业范围基础上增加全科医学专业执业范围，允许其在培训基地和基层医疗卫生机构提供全科医疗服务。实行乡村医生全员全科基本知识技能培训，并有计划地安排乡村医生到乡镇卫生院、县医院等上级医疗卫生机构进修学习，鼓励具有执业（助理）医师资格的乡村医生参加全科医生转岗培训。

三、全面提高全科医生职业吸引力

（六）改革完善全科医生薪酬制度。推进医疗服务价格改革，体现包括全科医生在内的医务人员技术劳务价值。按照“允许医疗卫生机构突破现行事业单位工资调控水平，允许医疗服务收入扣除成本并按规定提取各项基金后主要用于人员奖励”要求，合理核定政府办基层医疗卫生机构绩效工资总量，提升基层医疗卫生机构全科医生工资水平，使其工资水平与当地县区级综合医院同等条件临床医师工资水平相衔接。鼓励基层医疗卫生机构聘用经住院医师规范化培训合格的全科医生，地方要根据实际，在核定绩效工资总量时给予其进一步倾斜。建立基层医疗卫生机构绩效工资水平正常增长机制。完善绩效工资分配，调动基层医疗卫生机构医务人员工作积极性，内部绩效工资分配可设立全科医生津贴。

推进家庭医生签约服务，签约服务费作为家庭医生团队所在基层医疗卫生机构收入组成部分，可用于人员薪酬分配。将服务对象健康状况和居民满意度纳入考核指标，加强签约服务质量考核，考核结果与家庭医生团队的签约服务收入挂钩，确保签约服务质量。

（七）完善全科医生聘用管理办法。政府办基层医疗卫生机构在核定的编制内要保证全科医生的配备，对本科及以上学历医学毕业生或经住院医师规范化培训合格的全科医生要优先安排，简化招聘程序，可采取面试、组织考察等方式公开招聘。对经住院医师规范化培训合格到农村基层执业的全科医生，可实行“县管乡用”（县级医疗卫生机构聘用管理、乡镇卫生院使用）。对经助理全科医生培训合格到村卫生室工作的助理全科医生，可实行“乡管村用”（乡镇卫生院聘用管理、村卫生室使用）。

（八）拓展全科医生职业发展前景。基层医疗卫生机构在临床医师队伍建设中，对经住院医师规范化培训合格的本科学历全科医生，在人员招聘、职称晋升、岗位聘用等方面，与临床医学、中医硕士专业学位研究生同等对待，落实工资等相关待遇。

增加基层医疗卫生机构的中高级专业技术岗位比例，重点向经全科专业住院医师规范化培训和全科专业专科医师规范化培训合格的全科医生倾斜。本科及以上学历毕业、经全科专业住院医师规范化培训合格并到基层医疗卫生机构工作的，可直接参加中级职称考试，考试通过的直接聘任中级职称。基层全科医生参加中级职称考试或申报高级职称时，外语成绩可不作为申报条件，对论文、科研不作硬性规定，侧重评价临床工作能力，将签约居民数量、接诊量、服务质量、群众满意度等作为职称评审的重要依据；申报高级职称实行单独分组、单独评审。

（九）鼓励社会力量举办全科诊所。落实国家关于促进社会办医加快发展的政策措施，医疗机构相关规划布局不对全科诊所的设置作出限制，实行市场调节。支持符合条件的全科医生个体或合伙在城乡开办全科诊所，为居民就近提供医疗保健服务。鼓励二、三级综合医院与辖区内全科诊所建立双向转诊机制，畅通转诊渠道。加强政府监管、行业自律与社会监督，促进全科诊所规范发展。

对提供基本医疗卫生服务的非营利性全科诊所，在人才培养等方面执行与政府办基层医疗卫生机构同等补助政策，政府通过购买服务的方式，引导其参与当地基本医疗和基本公共卫生服务提供以及承接政府下达的相关任务，并逐步扩大购买范围；对符合条件的，按规定纳入医保定点范围；对具备条件的，可认定为全科医生基层实践基地，承担全科医生培养任务。对全科诊所基本建设和设备购置等发展建设支出，有条件的地方可通过财政补助等方式给予适当支持。

（十）增强全科医生职业荣誉感。坚持精神奖励与物质奖励相结合，实行以政府奖励为导向、单位奖励为主体、社会奖励为补充的全科医生奖励办法，提升全科医生职业荣誉感和社会地位。对长期扎根基层、作出突出贡献的全科医生，按照党和国家有关规定给予表彰奖励。在享受国务院政府特殊津贴人员推选和全国杰出专业技术人才、全国先进工作者、全国五一劳动奖章、全国优秀共产党员等评选工作中，向基层全科医生倾斜。鼓励各地按照有关规定开展全科医生表彰奖励工作。组织开展全科技能竞赛等活动，对优秀全科医生给予适当奖励。

四、加强贫困地区全科医生队伍建设

（十一）加快壮大贫困地区全科医生队伍。对集中连片特困地区县和国家扶贫开发工作重点县（以下统称贫困县）加大农村订单定向医学生免费培养力度。有关省份可结合实际，以贫困县为重点，订单定向免费培养农村高职（专科）医学生，毕业生经助理全科医生培训合格后，重点补充到村卫生室和艰苦边远地区乡镇卫生院。充分利用远程教育等信息化手段，面向贫困县免费实施国家继续医学教育培训项目。各地要加强县级以上医疗卫生机构对口支援农村基层医疗卫生机构力度，县级以上医疗卫生机构要通过远程教育等方式加强对基层的技术指导和培训。

（十二）扩大全科医生特岗计划实施范围。继续推进全科医生特岗计划试点工作，到 2020 年，逐步将试点范围覆盖到所有贫困县的乡镇卫生院，所需资金由中央和地方财政共同承担并适当提高补助标准。鼓励有条件的地区结合实际实施本地全科医生特岗计划，引导和激励优秀人才到基层工作。

（十三）职称晋升政策向贫困地区进一步倾斜。对长期扎根贫困县农村基层工作的全科医生，可突破学历等限制，破格晋升职称。全科专业住院医师规范化培训合格、取得中级职称后在贫困县农村基层连续工作满 10 年的，可经职称评审委员会考核认定，直接取得副高级职称，取得的副高级职称原则上应限定在基层医疗卫生机构聘任，由基层医疗卫生机构向上级医疗卫生机构流动时，应取得全省（区、市）统一的高级职称。

五、完善保障措施

（十四）加强组织领导。各地各部门要充分认识改革完善全科医生培养与使用激励机制的重要意义，将其作为深化医药卫生体制改革、建设健康中国的关键环节和重大任务，加强组织领导，强化部门协同，明确任务分工，确保各项改革举措落实到位。2018 年 3 月底前，各省（区、市）要按照本意见精神制订出台实施方案，综合医改试点省（区、市）和有关试点城市要率先落实。

（十五）深化医保支付方式改革。依托基层医疗卫生机构推行门诊统筹按人头付费，有条件的地区可以探索将签约居民的门诊基金按人头支付给基层医疗卫生机构或家庭医生团队，对于经基层向医院转诊的患者，由基层医疗卫生机构或家庭医生团队支付一定的转诊费用。总结推广地方成熟经验，对纵向合作的医疗联合体等分工协作模式可实行医保总额付费，并加强考核，合理引导双向转诊，发挥全科医生和家庭医生团队在医保控费方面的“守门人”作用，推动医疗卫生服务由以治病为中心向以健康为中心转变。

（十六）加强经费保障。各级政府要落实投入责任，通过政府投入、单位和基地自筹、社会支持等多渠道筹资，进一步加大对全科医生培养与使用激励的支持力度，各项补助经费专款专用，不得截留、挪用、挤占。

（十七）强化督导评估。国家卫生计生委、国务院医改办要会同有关部门加强政策培训，强化督导检查和第三方评估，认真总结经验，推广好的做法，推出一批全科医生培养与使用激励机制改革创新典型示范地区和单位。各地要将全科医生培养与使用激励等政策措施落实情况纳入医改目标责任考核，建立定期调研督导机制，及时研究解决实施中出现的问题和困难。

（十八）加强宣传引导。通过多种形式宣传解读全科医生培养与使用工作的重大意义和政策措施，广泛宣传全科医生成长成才典型事例和在基本医疗卫生服务中发挥的重要作用，增进医学生、医务人员、医学教育工作者和社会公众对全科医生的了解，为加快培养大批合格全科医生营造良好舆论环境。

国务院办公厅

2018 年 1 月 14 日

国务院办公厅关于促进全域旅游发展的指导意见

国办发〔2018〕15号

各省、自治区、直辖市人民政府，国务院各部委、各直属机构：

旅游是发展经济、增加就业和满足人民日益增长的美好生活需要的有效手段，旅游业是提高人民生活水平的重要产业。近年来，我国旅游经济快速增长，产业格局日趋完善，市场规模品质同步提升，旅游业已成为国民经济的战略性支柱产业。但是，随着大众旅游时代到来，我国旅游有效供给不足、市场秩序不规范、体制机制不完善等问题日益凸显。发展全域旅游，将一定区域作为完整旅游目的地，以旅游业为优势产业，统一规划布局、优化公共服务、推进产业融合、加强综合管理、实施系统营销，有利于不断提升旅游业现代化、集约化、品质化、国际化水平，更好满足旅游消费需求。为指导各地促进全域旅游发展，经国务院同意，现提出以下意见。

一、总体要求

（一）指导思想。全面贯彻党的十九大精神，以习近平新时代中国特色社会主义思想为指导，认真落实党中央、国务院决策部署，统筹推进“五位一体”总体布局和协调推进“四个全面”战略布局，牢固树立和贯彻落实新发展理念，加快旅游供给侧结构性改革，着力推动旅游业从门票经济向产业经济转变，从粗放低效方式向精细高效方式转变，从封闭的旅游自循环向开放的“旅游+”转变，从企业单打独享向社会共建共享转变，从景区内部管理向全面依法治理转变，从部门行为向政府统筹推进转变，从单一景点景区建设向综合目的地服务转变。

（二）基本原则。

统筹协调，融合发展。把促进全域旅游发展作为推动经济社会发展的重要抓手，从区域发展全局出发，统一规划，整合资源，凝聚全域旅游发展新合力。大力推进“旅游+”，促进产业融合、产城融合，全面增强旅游发展新功能，使发展成果惠及各方，构建全域旅游共建共享新格局。

因地制宜，绿色发展。注重产品、设施与项目的特色，不搞一个模式，防止千城一面、千村一面、千景一面，推行各具特色、差异化推进的全域旅游发展新方式。牢固树立绿水青山就是金山银山理念，坚持保护优先，合理有序开发，防止破坏环境，摒弃盲目开发，实现经济效益、社会效益、生态效益相互促进、共同提升。

改革创新，示范引导。突出目标导向和问题导向，努力破除制约旅游发展的瓶颈与障碍，不断完善全域旅游发展的体制机制、政策措施、产业体系。开展全域旅游示范区创建工作，打造全域旅游发展典型，形成可借鉴可推广的经验，树立全域旅游发展新标杆。

（三）主要目标。

旅游发展全域化。推进全域统筹规划、全域合理布局、全域服务提升、全域系统营销，构建良好自然生态环境、人文社会环境和放心旅游消费环境，实现全域宜居宜业宜游。

旅游供给品质化。加大旅游产业融合开放力度，提升科技水平、文化内涵、绿色含量，增加创意产品、体验产品、定制产品，发展融合新业态，提供更多精细化、差异化旅游产品和更加舒心、放心的旅游服务，增加有效供给。

旅游治理规范化。加强组织领导，增强全社会参与意识，建立各部门联动、全社会参与的旅游综合协调机制。坚持依法治旅，创新管理机制，提升治理效能，形成综合产业综合抓的局面。

旅游效益最大化。把旅游业作为经济社会发展的重要支撑，发挥旅游“一业兴百业”的带动作用，促进传统产业提档升级，孵化一批新产业、新业态，不断提高旅游对经济和就业的综合贡献水平。

二、推进融合发展，创新产品供给

（四）推动旅游与城镇化、工业化和商贸业融合发展。建设美丽宜居村庄、旅游小镇、风情县城以及城市绿道、慢行系统，支持旅游综合体、主题功能区、中央游憩区等建设。依托风景名胜区、历史文化名城名镇名村、特色景观旅游名镇、传统村落，探索名胜名城名镇名村“四名一体”全域旅游发展模式。利用工业园区、工业展示区、工业历史遗迹等开展工业旅游，发展旅游用品、户外休闲用品和旅游装备制造业。积极发展商务会展旅游，完善城市商业区旅游服务功能，开发具有自主知识产权和鲜明地方特色的时尚性、实用性、便携性旅游商品，增加旅游购物收入。

（五）推动旅游与农业、林业、水利融合发展。大力发展观光农业、休闲农业，培育田园艺术景观、阳台农艺等创意农业，鼓励发展具备旅游功能的定制农业、会展农业、众筹农业、家庭农场、家庭牧场等新型农业业态，打造一二三产业融合发展的美丽休闲乡村。积极建设森林公园、湿地公园、沙漠公园、海洋公园，发展“森林人家”“森林小镇”。科学合理利用水域和水利工程，发展观光、游憩、休闲度假等水利旅游。

（六）推动旅游与交通、环保、国土、海洋、气象融合发展。加快建设自驾车房车旅游营地，推广精品自驾游线路，打造旅游风景道和铁路遗产、大型交通工程等特色交通旅游产品，积极发展邮轮游艇旅游、低空旅游。开发建设生态旅游区、天然氧吧、地质公园、矿山公园、气象公园以及山地旅游、海洋海岛旅游等产品，大力开发避暑避寒旅游产品，推动建设一批避暑避寒度假目的地。

（七）推动旅游与科技、教育、文化、卫生、体育融合发展。充分利用科技工程、科普场馆、科研设施等发展科技旅游。以弘扬社会主义核心价值观为主线发展红色旅游，积极开发爱国主义和革命传统教育、国情教育等研学旅游产品。科学利用传统村落、文物遗迹及博物馆、纪念馆、美术馆、艺术馆、世界文化遗产、非物质文化遗产展示馆等文化场所开展文化、文物旅游，推动剧场、演艺、游乐、动漫等产业与旅游业融合开展文化体验旅游。加快开发高端医疗、中医药特色、康复疗养、休闲养生等健康旅游。大力发展冰雪运动、山地户外运动、水上运动、汽车摩托车运动、航空运动、健身气功养生等体育旅游，将城市大型商场、有条件景区、开发区闲置空间、体育场馆、运动休闲特色小镇、连片美丽乡村打造成体育旅游综合体。

（八）提升旅游产品品质。深入挖掘历史文化、地域特色文化、民族民俗文化、传统农耕文化等，实施中国传统工艺振兴计划，提升传统工艺产品品质和旅游产品文化含量。积极利用新能源、新材料和新科技装备，提高旅游产品科技含量。推广资源循环利用、生态修复、无害化处理等生态技术，加强环境综合治理，提高旅游开发生态含量。

（九）培育壮大市场主体。大力推进旅游领域大众创业、万众创新，开展旅游创客行动，建设旅游创客示范基地，加强政策引导和专业培训，促进旅游领域创业和就业。鼓励各类市场主体通过资源整合、改革重组、收购兼并、线上线下融合等投资旅游业，促进旅游投资主体多元化。培育和引进有竞争力的旅游骨干企业和大型旅游集团，促进规模化、品牌化、网络化经营。落实中小旅游企业扶持政策，引导其向专业、精品、特色、创新方向发展，形成以旅游骨干企业为龙头、大中小旅游企业协调发展的格局。

三、加强旅游服务，提升满意指数

（十）以标准化提升服务品质。完善服务标准，加强涉旅行业从业人员培训，规范服务礼仪与服务流程，增强服务意识与服务能力，塑造规范专业、热情主动的旅游服务形象。

（十一）以品牌化提高满意度。按照个性化需求，实施旅游服务质量标杆引领计划和服务承诺制度，建立优质旅游服务商名录，推出优质旅游服务品牌，开展以游客评价为主的旅游目的地评价，不断提高游客满意度。

（十二）推进服务智能化。涉旅场所实现免费WiFi、通信信号、视频监控全覆盖，主要旅游消费场所实现在线预订、网上支付，主要旅游区实现智能导游、电子讲解、实时信息推送，开发建设咨询、导览、导游、导购、导航和分享评价等智能化旅游服务系统。

（十三）推行旅游志愿服务。建立旅游志愿服务工作站，制定管理激励制度，开展志愿服务公益行动，提供文明引导、游览讲解、信息咨询和应急救援等服务，打造旅游志愿服务品牌。

（十四）提升导游服务质量。加强导游队伍建设和权益保护，指导督促用人单位依法与导游签订劳动合同，落实导游薪酬和社会保险制度，明确用人单位与导游的权利义务，构建和谐稳定的劳动关系，为持续提升导游服务质量奠定坚实基础。全面开展导游培训，组织导游服务技能竞赛，建设导游服务网络平台，切实提高导游服务水平。

四、加强基础配套，提升公共服务

（十五）扎实推进“厕所革命”。加强规划引导、科学布局和配套设施建设，提高城乡公厕管理维护水平，因地制宜推进农村“厕所革命”。加大中央预算内资金、旅游发展基金和地方各级政府投资对“厕所革命”的支持力度，加强厕所技术攻关和科技支撑，全面开展文明用厕宣传教育。在重要旅游活动场所设置第三卫生间，做到主要旅游景区、旅游线路以及客运列车、车站等场所厕所数量充足、干净卫生、实用免费、管理有效。

（十六）构建畅达便捷交通网络。完善综合交通运输体系，加快新建或改建支线机场和通用机场，优化旅游旺季以及通重点客源地与目的地的航班配置。改善公路通达条件，提高旅游景区可进入性，推进干线公路与重要景区连接，强化旅游客运、城市公交对旅游景区、景点的服务保障，推进城市绿道、骑行专线、登山步道、慢行系统、交通驿站等旅游休闲设施建设，打造具有通达、游憩、体验、运动、健身、文化、教育等复合功能的主题旅游线路。鼓励在国省干线公路和通景区公路沿线增设观景台、自驾车房车营地和公路服务区等设施，推动高速公路服务区向集交通、旅游、生态等服务于一体的复合型服务场所转型升级。

（十七）完善集散咨询服务体系。继续建设提升景区服务中心，加快建设全域旅游集散中心，在商业街区、交通枢纽、景点景区等游客集聚区设立旅游咨询服务中心，有效提供景区、线路、交通、气象、海洋、安全、医疗急救等信息与服务。

（十八）规范完善旅游引导标识系统。建立位置科学、布局合理、指向清晰的旅游引导标识体系，重点涉旅场所规范使用符合国家标准的公共信息图形符号。

五、加强环境保护，推进共建共享

（十九）加强资源环境保护。强化对自然生态、田园风光、传统村落、历史文化、民族文化等资源的保护，依法保护名胜名城名镇名村的真实性和完整性，严格规划建设管控，保持传统村镇原有肌理，延续传统空间格局，注重文化挖掘和传承，构筑具有地域特征、民族特色的城乡建筑风貌。倡导绿色旅游消费，实施旅游能效提升计划，降低资源消耗，推广使用节水节能产品和技术，推进节水节能型景区、酒店和旅游村镇建设。

（二十）推进全域环境整治。积极开展主要旅游线路沿线风貌集中整治，在路边、水边、山边、村边开展净化、绿化、美化行动，在重点旅游村镇实行改厨、改厕、改客房、整理院落和垃圾污水无害化、生态化处理，全面优化旅游环境。

（二十一）强化旅游安全保障。组织开展旅游风险评估，加强旅游安全制度建设，按照职责分工强化各有关部门安全监管责任。强化安全警示、宣传、引导，完善各项应急预案，定期组织开展应急培训和应急演练，建立政府救助与商业救援相结合的旅游救援体系。加强景点景区最大承载量警示、重点时段游客量调控和应急管理工作，提高景区灾害风险管理能力，强化对客运索道、大型游乐设施、玻璃栈道等设施设备和旅游客运、旅游道路、旅游节庆活动等重点领域及环节的监管，落实旅行社、饭店、景区安全规范。完善旅游保险产品，扩大旅游保险覆盖面，提高保险理赔服务水平。

（二十二）大力推进旅游扶贫和旅游富民。大力实施乡村旅游扶贫富民工程，通过资源整合积极发展旅游产业，健全完善"景区带村、能人带户"的旅游扶贫模式。通过民宿改造提升、安排就业、定点采购、输送客源、培训指导以及建立农副土特产品销售区、乡村旅游后备箱基地等方式，增加贫困村集体收入和建档立卡贫困人口人均收入。加强对深度贫困地区旅游资源普查，完善旅游扶贫规划，指导和帮助深度贫困地区设计、推广跨区域自驾游等精品旅游线路，提高旅游扶贫的精准性，真正让贫困地区、贫困人口受益。

（二十三）营造良好社会环境。树立"处处都是旅游环境，人人都是旅游形象"理念，面向目的地居民开展旅游知识宣传教育，强化居民旅游参与意识、形象意识和责任意识。加强旅游惠民便民服务，推动博物馆、纪念馆、全国爱国主义教育示范基地、美术馆、公共图书馆、文化馆、科技馆等免费开放。加强对老年人、残疾人等特殊群体的旅游服务。

六、实施系统营销，塑造品牌形象

（二十四）制订营销规划。把营销工作纳入全域旅游发展大局，坚持以需求为导向，树立系统营销和全面营销理念，明确市场开发和营销战略，加强市场推广部门与生产供给部门的协调沟通，实现产品开发与市场开发无缝对接。制订客源市场开发规划和工作计划，切实做好入境旅游营销。

（二十五）丰富营销内容。进一步提高景点景区、饭店宾馆等旅游宣传推广水平，深入挖掘和展示地区特色，做好商贸活动、科技产业、文化节庆、体育赛事、特色企业、知名院校、城乡社区、乡风民俗、优良生态等旅游宣传推介，提升旅游整体吸引力。

（二十六）实施品牌战略。着力塑造特色鲜明的旅游目的地形象，打造主题突出、传播广泛、社会认可度高的旅游目的地品牌，建立多层次、全产业链的品牌体系，提升区域内各类旅游品牌影响力。

（二十七）完善营销机制。建立政府、行业、媒体、公众等共同参与的整体营销机制，整合利用各类宣传营销资源和渠道，建立推广联盟等合作平台，形成上下结合、横向联动、多方参与的全域旅游营销格局。

（二十八）创新营销方式。有效运用高层营销、网络营销、公众营销、节庆营销等多种方式，借助大数据分析加强市场调研，充分运用现代新媒体、新技术和新手段，提高营销精准度。

七、加强规划工作，实施科学发展

（二十九）加强旅游规划统筹协调。将旅游发展作为重要内容纳入经济社会发展规划和城乡建设、土地利用、海洋主体功能区和海洋功能区划、基础设施建设、生态环境保护等相关规划中，由当地人民政府编制旅游发展规划并依法开展环境影响评价。

（三十）完善旅游规划体系。编制旅游产品指导目录，制订旅游公共服务、营销推广、市场治理、人力资源开发等专项规划或行动方案，形成层次分明、相互衔接、规范有效的规划体系。

（三十一）做好旅游规划实施工作。全域旅游发展总体规划、重要专项规划及重点项目规划应制订实施分工方案与细则，建立规划评估与实施督导机制，提升旅游规划实施效果。

八、创新体制机制，完善治理体系

（三十二）推进旅游管理体制改革。加强旅游业发展统筹协调和部门联动，各级旅游部门要切实承担起旅游资源整合与开发、旅游规划与产业促进、旅游监督管理与综合执法、旅游营销推广与形象提升、旅游公共服务与资金管理、旅游数据统计与综合考核等职责。发挥旅游行业协会自律作用，完善旅游监管服务平台，健全旅游诚信体系。

（三十三）加强旅游综合执法。建立健全旅游部门与相关部门联合执法机制，强化涉旅领域执法检查。加强旅游执法领域行政执法与刑事执法衔接，促进旅游部门与有关监管部门协调配合，形成工作合力。加强旅游质监执法工作，组织开展旅游执法人员培训，提高旅游执法专业化和人性化水平。

（三十四）创新旅游协调参与机制。强化全域旅游组织领导，加强部门联动，建立健全旅游联席会议、旅游投融资、旅游标准化建设和考核激励等工作机制。

（三十五）加强旅游投诉举报处理。建立统一受理旅游投诉举报机制，积极运用"12301"智慧旅游服务平台、"12345"政府服务热线以及手机APP、微信公众号、咨询中心等多种手段，形成线上线下联动、高效便捷畅通的旅游投诉举报受理、处理、反馈机制，做到及时公正，规范有效。

（三十六）推进文明旅游。加强文明旅游宣传引导，全面推行文明旅游公约，树立文明旅游典型，建立旅游不文明行为记录制度和部门间信息通报机制，促进文明旅游工作制度化、常态化。

九、强化政策支持，认真组织实施

（三十七）加大财政金融支持力度。通过现有资金渠道，加大旅游基础设施和公共服务设施建设投入力度，鼓励地方统筹相关资金支持全域旅游发展。创新旅游投融资机制，鼓励有条件的地方设立旅游产业促进基金并实行市场化运作，充分依托已有平台促进旅游资源资产交易，促进旅游资源市场化配置，加强监管、防范风险，积极引导私募股权、创业投资基金等投资各类旅游项目。

（三十八）强化旅游用地用海保障。将旅游发展所需用地纳入土地利用总体规划、城乡规划统筹安排，年度土地利用计划适当向旅游领域倾斜，适度扩大旅游产业用地供给，优先保障旅游重点项目和乡村旅游扶贫项目用地。鼓励通过开展城乡建设用地增减挂钩和工矿废弃地复垦利用试点的方式建设旅游项目。农村集体经济组织可依法使用建设用地自办或以土地使用权入股、联营等方式开办旅游企业。城乡居民可以利用自有住宅依法从事民宿等旅游经营。在不改变用地主体、规划条件的前提下，市场主体利用旧厂房、仓库提供符合全域旅游发展需要的旅游休闲服务的，可执行在5年内继续按原用途和土地权利类型使用土地的过渡期政策。在符合管控要求的前提下，合理有序安排旅游产业用海需求。

（三十九）加强旅游人才保障。实施“人才强旅、科教兴旅”战略，将旅游人才队伍建设纳入重点人才支持计划。大力发展旅游职业教育，深化校企合作，加快培养适应全域旅游发展要求的技术技能人才，有条件的县市应积极推进涉旅行业全员培训。鼓励规划、建筑、设计、艺术等各类专业人才通过到基层挂职等方式帮扶指导旅游发展。

（四十）加强旅游专业支持。推进旅游基础理论、应用研究和学科体系建设，优化专业设置。推动旅游科研单位、旅游规划单位与国土、交通、住建等相关规划研究机构服务全域旅游建设。强化全域旅游宣传教育，营造全社会支持旅游业发展的环境氛围。增强科学技术对旅游产业发展的支撑作用，加快推进旅游业现代化、信息化建设。

各地区、各部门要充分认识发展全域旅游的重大意义，统一思想、勇于创新，积极作为、狠抓落实，确保全域旅游发展工作取得实效。国务院旅游行政部门要组织开展好全域旅游示范区创建工作，会同有关部门对全域旅游发展情况进行监督检查和跟踪评估，重要情况及时报告国务院。

国务院办公厅
2018年3月9日

国务院办公厅关于促进“互联网+医疗健康”发展的意见

国办发〔2018〕26号

各省、自治区、直辖市人民政府，国务院各部委、各直属机构：

为深入贯彻落实习近平新时代中国特色社会主义思想和党的十九大精神，推进实施健康中国战略，提升医疗卫生现代化管理水平，优化资源配置，创新服务模式，提高服务效率，降低服务成本，满足人民群众日益增长的医疗卫生健康需求，根据《“健康中国2030”规划纲要》和《国务院关于积极推进“互联网+”行动的指导意见》（国发〔2015〕40号），经国务院同意，现就促进“互联网+医疗健康”发展提出以下意见。

一、健全“互联网+医疗健康”服务体系

（一）发展“互联网+”医疗服务

1. 鼓励医疗机构应用互联网等信息技术拓展医疗服务空间和内容，构建覆盖诊前、诊中、诊后的线上线下一体化医疗服务模式。

允许依托医疗机构发展互联网医院。医疗机构可以使用互联网医院作为第二名称，在实体医院基础上，运用互联网技术提供安全适宜的医疗服务，允许在线开展部分常见病、慢性病复诊。医师掌握患者病历资料后，允许在线开具部分常见病、慢性病处方。

支持医疗卫生机构、符合条件的第三方机构搭建互联网信息平台，开展远程医疗、健康咨询、健康管理服务，促进医院、医务人员、患者之间的有效沟通。（国家卫生健康委、国家发展改革委负责。排在第一位的部门为牵头部门，下同）

2. 医疗联合体要积极运用互联网技术，加快实现医疗资源上下贯通、信息互通共享、业务高效协同，便捷开展预约诊疗、双向转诊、远程医疗等服务，推进“基层检查、上级诊断”，推动构建有序的分级诊疗格局。

鼓励医疗联合体内上级医疗机构借助人工智能等技术手段，面向基层提供远程会诊、远程心电诊断、远程影像诊断等服务，促进医疗联合体内医疗机构间检查检验结果实时查阅、互认共享。推进远程医疗服务覆盖全国所有医疗联合体和县级医院，并逐步向社区卫生服务机构、乡镇卫生院和村卫生室延伸，提升基层医疗服务能力和效率。（国家卫生健康委、国家发展改革委、财政部、国家中医药管理局负责）

（二）创新“互联网+”公共卫生服务

1. 推动居民电子健康档案在线

查询和规范使用。以高血压、糖尿病等为重点，加强老年慢性病在线服务管理。以纳入国家免疫规划的儿童为重点服务对象，整合现有预防接种信息平台，优化预防接种服务。鼓励利用可穿戴设备获取生命体征数据，为孕产妇提供健康监测与管理。加强对严重精神障碍患者的信息管理、随访评估和分类干预。（国家卫生健康委负责）

2. 鼓励医疗卫生机构与互联网企业合作，加强区域医疗卫生信息资源整合，探索运用人群流动、气候变化等大数据技术分析手段，预测疾病流行趋势，加强对传染病等疾病的智能监测，提高重大疾病防控和突发公共卫生事件应对能力。（国家卫生健康委负责）

（三）优化“互联网+”家庭医生签约服务

1. 加快家庭医生签约服务智能化信息平台建设与应用，加强上级医院对基层的技术支持，探索线上考核评价和激励机制，提高家庭医生团队服务能力，提升签约服务质量和效率，增强群众对家庭医生的信任度。（国家卫生健康委、国家发展改革委、财政部、国家中医药管理局负责）

2. 鼓励开展网上签约服务，为签约居民在线提供健康咨询、预约转诊、慢性病随访、健康管理、延伸处方等服务，推进家庭医生服务模式转变，改善群众签约服务感受。（国家卫生健康委负责）

（四）完善“互联网+”药品供应保障服务

1. 对线上开具的常见病、慢性病处方，经药师审核后，医疗机构、药品经营企业可委托符合条件的第三方机构配送。探索医疗卫生机构处方信息与药品零售消费信息互联互通、实时共享，促进药品网络销售和医疗物流配送等规范发展。（国家卫生健康委、国家市场监督管理总局、国家药品监督管理局负责）

2. 依托全民健康信息平台，加强基于互联网的短缺药品多源信息采集和供应业务协同应用，提升基本药物目录、鼓励仿制的药品目录的遴选等能力。（国家卫生健康委、工业和信息化部、国家市场监督管理总局、国家药品监督管理局负责）

（五）推进“互联网+”医疗保障结算服务

1. 加快医疗保障信息系统对接整合，实现医疗保障数据与相关部门数据联通共享，逐步拓展在线支付功能，推进“一站式”结算，为参保人员提供更加便利的服务。（国家医疗保障局、人力资源社会保障部、国家卫生健康委等负责）

2. 继续扩大联网定点医疗机构范围，逐步将更多基层医疗机构纳入异地就医直接结算。进一步做好外出务工人员和广大“双创”人员跨省异地住院费用直接结算。（国家医疗保障局负责）

3. 大力推行医保智能审核和实时监控，将临床路径、合理用药、支付政策等规则嵌入医院信息系统，严格医疗行为和费用监管。（国家医疗保障局负责）

（六）加强“互联网+”医学教育和科普服务

1. 鼓励建立医疗健康教育培训云平台，提供多样化的医学在线课程和医学教育。构建网络化、数字化、个性化、终身化的医学教育培训体系，鼓励医疗工作者开展疑难杂症及重大疾病病例探讨交流，提升业务素质。（国家卫生健康委、教育部、人力资源社会保障部负责）

2. 实施“继续医学教育+适宜技术推广”行动，围绕健康扶贫需求，重点针对基层和贫困地区，通过远程教育手段，推广普及实用型适宜技术。（国家卫生健康委、人力资源社会保障部、国家中医药管理局负责）

3. 建立网络科普平台，利用互联网提供健康科普知识精准教育，普及健康生活方式，提高居民自我健康管理能力和健康素养。（国家卫生健康委、中国科协负责）

（七）推进“互联网+”人工智能应用服务

1. 研发基于人工智能的临床诊疗决策支持系统，开展智能医学影像识别、病理分型和多学科会诊以及多种医疗健康场景下的智能语音技术应用，提高医疗服务效率。支持中医辨证论治智能辅助系统应用，提升基层中医诊疗服务能力。开展基于人工智能技术、医疗健康智能设备的移动医疗示范，实现个人健康实时监测与评估、疾病预警、慢病筛查、主动干预。（国家发展改革委、科技部、工业和信息化部、国家卫生健康委、国家中医药管理局按职责分工负责）

2. 加强临床、科研数据整合共享和应用，支持研发医疗健康相关的人工智能技术、医用机器人、大型医疗设备、应急救援医疗设备、生物三维打印技术和可穿戴设备等。顺应工业互联网创新发展趋势，提升医疗健康设备的数字化、智能化制造水平，促进产业升级。（国家发展改革委、工业和信息化部、科技部、国家卫生健康委等按职责分工负责）

二、完善“互联网+医疗健康”支撑体系

（八）加快实现医疗健康信息互通共享

1. 各地区、各有关部门要协调推进统一权威、互联互通的全民健康信息平台建设，逐步实现与国家数据共享交换平台的对接联通，强化人口、公共卫生、医疗服务、医疗保障、药品供应、综合管理等数据采集，畅通部门、区域、行业之间的数据共享通道，促进全民健康信息共享应用。（国家发展改革委、工业和信息化部、公安部、人力资源社会保障部、国家卫生健康委、国家市场监督管理总局、国家医疗保障局、各省级人民政府负责）

2. 加快建设基础资源信息数据库，完善全员人口、电子健康档案、电子病历等数据库。大力提升医疗机构信息化应用水平，二级以上医院要健全医院信息平台功能，整合院内各类系统资源，提升医院管理效率。三级医院要在2020年前实现院内医疗服务信息互通共享，有条

件的医院要尽快实现。（国家卫生健康委负责）

3. 健全基于互联网、大数据技术的分级诊疗信息系统，推动各级各类医院逐步实现电子健康档案、电子病历、检验检查结果的共享，以及在不同层级医疗卫生机构间的授权使用。支持老少边穷地区基层医疗卫生机构信息化软硬件建设。（国家卫生健康委、国家发展改革委、财政部负责）

（九）健全“互联网 + 医疗健康”标准体系

1. 健全统一规范的全国医疗健康数据资源目录与标准体系。加强“互联网 + 医疗健康”标准的规范管理，制定医疗服务、数据安全、个人信息保护、信息共享等基础标准，全面推开病案首页书写规范、疾病分类与代码、手术操作分类与代码、医学名词术语“四统一”。（国家卫生健康委、国家市场监督管理总局负责）

2. 加快应用全国医院信息化建设标准和规范，强化省统筹区域平台和医院信息平台功能指引、数据标准的推广应用，统一数据接口，为信息互通共享提供支撑。（国家卫生健康委、国家市场监督管理总局负责）

（十）提高医院管理和便民服务水平

1. 围绕群众日益增长的需求，利用信息技术，优化服务流程，提升服务效能，提高医疗服务供给与需求匹配度。到 2020 年，二级以上医院普遍提供分时段预约诊疗、智能导医分诊、候诊提醒、检验检查结果查询、诊间结算、移动支付等线上服务。有条件的医疗卫生机构可以开展移动护理、生命体征在线监测、智能医学影像识别、家庭监测等服务。（国家卫生健康委、国家中医药管理局负责）

2. 支持医学检验机构、医疗卫生机构联合互联网企业，发展疾病预防、检验检测等医疗健康服务。推进院前急救车载监护系统与区域或医院信息平台连接，做好患者信息规范共享、远程急救指导和院内急救准备等工作，提高急救效能。推广“智慧中药房”，提高中药饮片、成方制剂等药事服务水平。（国家卫生健康委、工业和信息化部、国家中医药管理局负责）

（十一）提升医疗机构基础设施保障能力

1. 提升“互联网 + 医疗健康”服务保障水平，推进医疗卫生服务体系建设，科学布局，合理配置，实施区域中心医院医疗检测设备配置保障工程，国家对中西部等地区的贫困地区予以适当支持。加快基层医疗卫生机构标准化建设，提高基层装备保障能力。（国家卫生健康委、国家发展改革委、财政部负责）

2. 重点支持高速宽带网络普遍覆盖城乡各级医疗机构，深入开展电信普遍服务试点，推动光纤宽带网络向农村医疗机构延伸。推动电信企业加快宽带网络演进升级步伐，部署大容量光纤宽带网络，提供高速率网络接入。完善移动宽带网络覆盖，支撑开展急救车载远程诊疗。（工业和信息化部、国家卫生健康委按职责分工负责）

3. 面向远程医疗、医疗信息共享等需求，鼓励电信企业向医疗机构提供优质互联网专线、虚拟专用网（VPN）等网络接入服务，推进远程医疗专网建设，保障医疗相关数据传输服务质量。支持各医疗机构选择使用高速率高可靠的网络接入服务。（工业和信息化部、国家卫生健康委按职责分工负责）

（十二）及时制定完善相关配套政策

1. 适应“互联网 + 医疗健康”发展，进一步完善医保支付政策。逐步将符合条件的互联网诊疗服务纳入医保支付范围，建立费用分担机制，方便群众就近就医，促进优质医疗资源有效利用。健全互联网诊疗收费政策，加强使用管理，促进形成合理的利益分配机制，支持互联网医疗服务可持续发展。（国家医疗保障局负责）

2. 完善医师多点执业政策，鼓励执业医师开展“互联网 + 医疗健康”服务。（国家卫生健康委负责）

三、加强行业监管和安全保障

（十三）强化医疗质量监管

1. 出台规范互联网诊疗行为的管理办法，明确监管底线，健全相关机构准入标准，最大限度减少准入限制，加强事中事后监管，确保医疗健康服务质量和安全。推进网络可信体系建设，加快建设全国统一标识的医疗卫生人员和医疗卫生机构可信医学数字身份、电子实名认证、数据访问控制信息系统，创新监管机制，提升监管能力。建立医疗责任分担机制，推行在线知情同意告知，防范和化解医疗风险。（国家卫生健康委、国家网信办、工业和信息化部、公安部负责）

2. 互联网医疗健康服务平台等第三方机构应当确保提供服务人员的资质符合有关规定要求，并对所提供的服务承担责任。“互联网 + 医疗健康”服务产生的数据应当全程留痕，可查询、可追溯，满足行业监管需求。（国家卫生健康委、国家网信办、工业和信息化部、公安部、国家市场监督管理总局负责）

（十四）保障数据信息安全

1. 研究制定健康医疗大数据确权、开放、流通、交易和产权保护的法规。严格执行信息安全和健康医疗数据保密规定，建立完善个人隐私信息保护制度，严格管理患者信息、用户资料、基因数据等，对非法买卖、泄露信息行为依法依规予以惩处。（国家卫生健康委、国家网信办、工业和信息化部、公安部负责）

2. 加强医疗卫生机构、互联网医疗健康服务平台、智能医疗设备以及关键信息基础设施、数据应用服务的信息防护，定期开展信息安全隐患排查、监测和预警。患者信息等敏感数据应当存储在境内，确需向境外提供的，应当依照有关规定进行安全评估。（国家卫生健康委、国家网信办、工业和信息化部负责）

各地区、各有关部门要结合工作实际，及时出台配套政策措施，确保各项部署落到实处。中西部地区、农村贫困地区、偏远边疆地区要因地制宜，积极发展“互联网+医疗健康”，引入优质医疗资源，提高医疗健康服务的可及性。国家卫生健康委要会同有关部门按照任务分工，加强工作指导和督促检查，重要情况及时报告国务院。

国务院办公厅
2018 年 4 月 25 日

二、部门重要文件与领导讲话

（一）部门重要文件

1. 联合印发文件

关于公布 2017 年全国综合医院、专科医院、妇幼保健院中医药工作示范单位名单的通知

国中医药办医政发〔2018〕4 号

各省、自治区、直辖市卫生计生委、中医药管理局，新疆生产建设兵团卫生计生委，军队各有关单位：

为进一步推动综合医院、专科医院和妇幼保健院中医药工作，根据国家中医药管理局、原卫生部、原总后勤部卫生部《关于切实加强综合医院中医药工作的意见》《关于开展全国综合医院中医药工作示范单位创建活动的通知》等文件要求，国家中医药管理局、国家卫生计生委、中央军委后勤保障部卫生局 2017 年继续开展了全国综合医院、专科医院、妇幼保健院中医药工作示范单位创建活动。经过申报单位自评，省级中医药主管部门、卫生计生部门和军队卫生部门评估推荐、专家审查、社会公示等程序，确定北京大学第一医院等 187 家单位为 2017 年“全国综合医院中医药工作示范单位”“全国专科医院中医药工作示范单位”或“全国妇幼保健院中医药工作示范单位”（包括 94 家复审单位和 93 家新申报单位），现予以公布（见附件 1）。示范单位称号自发文之日起生效，有效期 5 年。

天津医科大学总医院等 8 家医院无正当理由连续两年未参加复审或复审不合格，取消“全国综合医院、专科医院、妇幼保健院中医药工作示范单位”荣誉称号，3 年内不得申请复审（见附件 2）。2017 年未参加复审及复审不合格单位（见附件 3、附件 4）限期整改，参加 2018 年复审，复审仍不合格或仍不参加复审的，取消“全国综合医院、专科医院、妇幼保健院中医药工作示范单位”荣誉称号，3 年内不得申请复审。

希望各示范单位进一步贯彻落实《中医药法》《中医药发展战略规划纲要（2016～2030 年）》对非中医类医疗机构中医药服务提出的各项任务要求，认真总结经验，巩固创建成果，提高建设水平与质量，为满足新时代人民健康需求、传承发展中医药事业、建设健康中国作出新贡献。

有关省级中医药主管部门、卫生计生部门和军队卫生部门要加强对示范单位的指导，注重推广示范单位的工作经验，发挥其典型示范带动作用，以点带面，进一步推动综合医院、专科医院和妇幼保健院中医药工作的开展。

国家中医药管理局将会同国家卫生计生委、中央军委后勤保障部卫生局对全国综合医院、专科医院、妇幼保健院中医药工作示范单位创建活动适时开展督导抽查。

附件：1. 2017 年全国综合医院、专科医院、妇幼保健院中医药工作示范单位名单

2. 取消“全国综合医院、专科医院、妇幼保健院中医药工作示范单位”称号单位名单

3. 2017 年未参加复审单位名单

4. 2017 年复审不合格单位名单

国家中医药管理局办公室
国家卫生计生委办公厅
中央军委后勤保障部卫生局
2018 年 3 月 9 日

附件1　2017年全国综合医院、专科医院、妇幼保健院中医药工作示范单位名单（复审单位）

北京市

北京大学第一医院

首都医科大学附属北京世纪坛医院

首都医科大学附属北京同仁医院

北京市第二医院

天津市

天津市蓟州区人民医院

河北省

石家庄市第二医院

三河市医院

清河县中心医院

山西省

山西医科大学第一医院

山西医科大学第二医院

太原市第三人民医院

晋中市第二人民医院

运城市中心医院

吉林省

吉林省人民医院

一汽总医院

长春市人民医院

长春市传染病医院

吉林大学中日联谊医院

上海市

上海市第六人民医院

上海市徐汇区大华医院

上海市徐汇区中心医院

江苏省

苏州大学附属第一医院

无锡市第五人民医院

常熟市第一人民医院

连云港市东方医院

东台市人民医院

浙江省

杭州市余杭区第一人民医院

湖州市第一人民医院

海宁市人民医院

金华市中心医院

安徽省

芜湖市第一人民医院

涡阳县人民医院

福建省

三明市第一医院

福州市第一医院

惠安县医院

江西省

南昌市第三医院

九江市第三人民医院

萍乡矿业集团有限责任公司总医院

大余县人民医院

山东省

威海市中心医院

潍坊市益都中心医院

青岛市第六人民医院（青岛市传染病医院）

聊城市人民医院

河南省

河南省人民医院

河南省肿瘤医院

郑州人民医院

郑州大学第一附属医院

焦作市第三人民医院

漯河市第二人民医院

驻马店市第一人民医院

湖北省

华中科技大学同济医学院附属同济医院

武汉大学中南医院

武汉市第三医院

武汉市黄陂区人民医院

湖南省

湘潭县人民医院

安乡县人民医院

广东省

暨南大学附属第一医院

广州医科大学附属第一医院

广州医科大学附属第三医院荔湾医院

深圳市第二人民医院

粤北人民医院

肇庆市高要区人民医院

江门市中心医院

广西壮族自治区

玉林市红十字会医院

百色市右江区人民医院

四川省

达州市中心医院

南充市中心医院

眉山市人民医院

重庆市

重庆市肿瘤医院

重庆医科大学附属第二医院

贵州省

贵阳市第一人民医院

凤岗县人民医院

首钢水城钢铁（集团）有限责任公司总医院

云南省

昭通市第一人民医院

陕西省

西安市红会医院

延安大学附属医院

宝鸡市中心医院

城固县医院

甘肃省

甘肃省第二人民医院

庆阳市人民医院

秦安县人民医院

青海省

青海省人民医院

宁夏回族自治区

宁夏回族自治区第三人民医院

固原市原州区人民医院

新疆维吾尔自治区

伊犁哈萨克自治州奎屯医院

军队系统

第202医院

天津疗养院

第451医院

青岛第一疗养院

南京总医院

第303医院

西藏军区总医院

火箭军总医院

第309医院

2017年全国综合医院、专科医院、妇幼保健院中医药工作示范单位名单（新申报单位）

北京市

北京市西城区展览路医院

河北省

河北医科大学第一医院

张家口市第二医院

唐山市人民医院

保定市第一医院

沧州市人民医院

辽宁省

辽宁省肿瘤医院

大连医科大学附属第一医院

吉林省

梅河口市妇幼保健计划生育服务中心

上海市

上海市第四人民医院

上海市静安区北站医院

江苏省

江苏省肿瘤医院

徐州市贾汪区人民医院

扬州市江都人民医院

建湖县人民医院

无锡市惠山区人民医院

昆山市第四人民医院

浙江省

杭州市西溪医院

宁波市第二医院

宁波市鄞州人民医院

桐乡市第二人民医院

宁波市妇女儿童医院

嘉兴市妇幼保健院

安徽省

安徽医科大学第一附属医院

皖南医学院弋矶山医院

合肥市第八人民医院

利辛县人民医院

福建省

福建医科大学孟超肝胆医院

厦门市仙岳医院

邵武市立医院

永春县医院

德化县医院

江西省

南昌市生殖医院

泰和县人民医院

分宜县人民医院

兴国县人民医院

上饶市妇幼保健院

山东省

青岛市第八人民医院

青岛大学附属医院

潍坊医学院附属医院

高密市人民医院

东平县人民医院

沂南县妇幼保健院

桓台县妇幼保健院

河南省

郑州市第一人民医院

郑州市第九人民医院

三门峡市中心医院

黄河三门峡医院

新乡新华医院

息县人民医院

郸城县人民医院

泌阳县人民医院

湖北省

湖北省第三人民医院

汉川市人民医院

南漳县人民医院

英山县人民医院

湖南省

湘潭市第二人民医院

广东省

南方医科大学皮肤病医院

广州市白云区第二人民医院

广州市花都区人民医院

深圳市坪山区人民医院

珠海市第五人民医院（珠海市平沙医院）

佛山市三水区人民医院

广西壮族自治区

南宁市第四人民医院

海南省

海南省人民医院

海南医学院第二附属医院

海口市人民医院

琼海市人民医院

四川省

德阳市人民医院

南充市顺庆区人民医院

内江市第一人民医院

邛崃市医疗中心医院

自贡市妇幼保健院

重庆市

重庆市沙坪坝区陈家桥医院

重庆市永川区妇幼保健院

重庆市潼南区妇幼保健计划生育服务中心

贵州省

贵阳市清镇市第一人民医院

遵义市第五人民医院

六盘水市钟山区人民医院

江口县人民医院

云南省

富源县人民医院

大姚县人民医院

陕西省

陕西省肿瘤医院

麟游县医院

杨凌示范区医院

山阳县人民医院

甘肃省

甘肃省肿瘤医院

榆中县第一人民医院

甘州区人民医院

民乐县人民医院

新疆维吾尔自治区

新疆维吾尔自治区第一济困医院

乌鲁木齐市米东区人民医院

莎车县人民医院

附件 2　取消全国综合医院、专科医院、妇幼保健院中医药工作示范单位称号单位名单

天津市
　　天津医科大学总医院
内蒙古自治区
　　通辽市医院
　　呼伦贝尔市人民医院
黑龙江省
　　哈尔滨市第二医院
福建省
　　莆田学院附属医院
河南省
　　新乡医学院第一附属医院
西藏自治区
　　西藏自治区人民医院
新疆生产建设兵团
　　石河子大学医学院第一附属医院

附件 3　2017 年未参加复审单位名单

山西省
　　吕梁市人民医院
上海市
　　上海市公共卫生临床中心
福建省
　　莆田市第一医院
湖北省
　　宜昌市中心人民医院
湖南省
　　湖南省肿瘤医院
　　长沙市中心医院
广西壮族自治区
　　贺州市人民医院
陕西省
　　铜川市人民医院
　　勉县医院

附件 4　2017 年复审不合格单位名单

山西省
　　长治医学院附属和平医院
河南省
　　黄河水利委员会黄河中心医院
宁夏回族自治区
　　银川市第一人民医院
　　石嘴山市第二人民医院

关于公布第一批罕见病目录的通知

国卫医发〔2018〕10 号

各省、自治区、直辖市及新疆生产建设兵团卫生计生委、科技厅（委、局）、工业和信息化主管部门、食品药品监督管理局、中医药管理局：

为贯彻落实中共中央办公厅、国务院办公厅《关于深化审评审批制度改革鼓励药品医疗器械创新的意见》，加强我国罕见病管理，提高罕见病诊疗水平，维护罕见病患者健康权益，国家卫生健康委员会等 5 部门联合制定了《第一批罕见病目录》。现印发你们，供各部门在工作中参考使用。

国家卫生健康委员会
科学技术部
工业和信息化部
国家药品监督管理局
国家中医药管理局
2018 年 5 月 11 日

附　　　　第一批罕见病目录

序号	中文名称	英文名称
1	21－羟化酶缺乏症	21－Hydroxylase Deficiency
2	白化病	Albinism
3	Alport 综合征	Alport Syndrome
4	肌萎缩侧索硬化	Amyotrophic Lateral Sclerosis
5	Angelman 氏症候群（天使综合征）	Angelman Syndrome
6	精氨酸酶缺乏症	Arginase Deficiency
7	热纳综合征（窒息性胸腔失养症）	Asphyxiating Thoracic Dystrophy（Jeune Syndrome）
8	非典型溶血性尿毒症	Atypical Hemolytic Uremic Syndrome
9	自身免疫性脑炎	Autoimmune Encephalitis
10	自身免疫性垂体炎	Autoimmune Hypophysitis
11	自身免疫性胰岛素受体病	Autoimmune Insulin Receptopathy（Type B insulin resistance）
12	β－酮硫解酶缺乏症	Beta－ketothiolase Deficiency
13	生物素酶缺乏症	Biotinidase Deficiency
14	心脏离子通道病	Cardic Ion Channelopathies
15	原发性肉碱缺乏症	Carnitine Deficiency
16	Castleman 病	Castleman Disease
17	腓骨肌萎缩症	Charcot－Marie－Tooth Disease
18	瓜氨酸血症	Citrullinemia
19	先天性肾上腺发育不良	Congenital Adrenal Hypoplasia
20	先天性高胰岛素性低血糖血症	Congenital Hyperinsulinemic Hypoglycemia
21	先天性肌无力综合征	Congenital Myasthenic Syndrome
22	先天性肌强直（非营养不良性肌强直综合征）	Congenital Myotonia Syndrome（Non－Dystrophic Myotonia，NDM）
23	先天性脊柱侧弯	Congenital Scoliosis
24	冠状动脉扩张病	Coronary Artery Ectasia
25	先天性纯红细胞再生障碍性贫血	Diamond－Blackfan Anemia
26	Erdheim－Chester 病	Erdheim－Chester Disease
27	法布雷病	Fabry Disease
28	家族性地中海热	Familial Mediterranean Fever
29	范可尼贫血	Fanconi Anemia
30	半乳糖血症	Galactosemia

（续表）

序号	中文名称	英文名称
31	戈谢病	Gaucher' s Disease
32	全身型重症肌无力	Generalized Myasthenia Gravis
33	Gitelman 综合征	Gitelman Syndrome
34	戊二酸血症Ⅰ型	Glutaric Acidemia Type I
35	糖原累积病（Ⅰ型、Ⅱ型）	Glycogen Storage Disease（Type I、II）
36	血友病	Hemophilia
37	肝豆状核变性	Hepatolenticular Degeneration（Wilson Disease）
38	遗传性血管性水肿	Hereditary Angioedema（HAE）
39	遗传性大疱性表皮松解症	Hereditary Epidermolysis Bullosa
40	遗传性果糖不耐受症	Hereditary Fructose Intolerance
41	遗传性低镁血症	Hereditary Hypomagnesemia
42	遗传性多发脑梗死性痴呆	Hereditary Multi - infarct Dementia（Cerebral Autosomal Dominant Arteriopathy with Subcortical Infarcts and Leukoencephalopathy，CADASIL）
43	遗传性痉挛性截瘫	Hereditary Spastic Paraplegia
44	全羧化酶合成酶缺乏症	Holocarboxylase Synthetase Deficiency
45	同型半胱氨酸血症	Homocysteinemia
46	纯合子家族性高胆固醇血症	Homozygous Hypercholesterolemia
47	亨廷顿舞蹈病	Huntington Disease
48	HHH 综合征	Hyperornithinaemia - Hyperammonaemia - Homocitrullinuria Syndrome
49	高苯丙氨酸血症	Hyperphenylalaninemia
50	低碱性磷酸酶血症	Hypophosphatasia
51	低磷性佝偻病	Hypophosphatemic Rickets
52	特发性心肌病	Idiopathic Cardiomyopathy
53	特发性低促性腺激素性性腺功能减退症	Idiopathic Hypogonadotropic Hypogonadism
54	特发性肺动脉高压	Idiopathic Pulmonary Arterial Hypertension
55	特发性肺纤维化	Idiopathic Pulmonary Fibrosis
56	IgG4 相关性疾病	IgG4 related Disease
57	先天性胆汁酸合成障碍	Inborn Errors of Bile Acid Synthesis
58	异戊酸血症	Isovaleric Acidemia
59	卡尔曼综合征	Kallmann Syndrome
60	朗格汉斯组织细胞增生症	Langerhans Cell Histiocytosis

（续表）

序号	中文名称	英文名称
61	莱伦氏综合征	Laron Syndrome
62	Leber 遗传性视神经病变	Leber Hereditary Optic Neuropathy
63	长链 3－羟酰基辅酶 A 脱氢酶缺乏症	Long Chain 3－hydroxyacyl－CoA Dehydrogenase Deficiency
64	淋巴管肌瘤病	Lymphangioleiomyomatosis（LAM）
65	赖氨酸尿蛋白不耐受症	Lysinuric Protein Intolerance
66	溶酶体酸性脂肪酶缺乏症	Lysosomal Acid Lipase Deficiency
67	枫糖尿症	Maple Syrup Urine Disease
68	马凡综合征	Marfan Syndrome
69	McCune－Albrigh 综合征	McCune－Albright Syndrome
70	中链酰基辅酶 A 脱氢酶缺乏症	Medium Chain Acyl－CoA Dehydrogenase Deficiency
71	甲基丙二酸血症	Methylmalonic Academia
72	线粒体脑肌病	Mitochodrial Encephalomyopathy
73	黏多糖贮积症	Mucopolysaccharidosis
74	多灶性运动神经病	Multifocal Motor Neuropathy
75	多种酰基辅酶 A 脱氢酶缺乏症	Multiple Acyl－CoA Dehydrogenase Deficiency
76	多发性硬化	Multiple Sclerosis
77	多系统萎缩	Multiple System Atrophy
78	肌强直性营养不良	Myotonic Dystrophy
79	N－乙酰谷氨酸合成酶缺乏症	N－acetylglutamate Synthase Deficiency
80	新生儿糖尿病	Neonatal Diabetes Mellitus
81	视神经脊髓炎	Neuromyelitis Optica
82	尼曼匹克病	Niemann－Pick Disease
83	非综合征性耳聋	Non－Syndromic Deafness
84	Noonan 综合征	Noonan Syndrome
85	鸟氨酸氨甲酰基转移酶缺乏症	Ornithine Transcarbamylase Deficiency
86	成骨不全症（脆骨病）	Osteogenesis Imperfecta（Brittle Bone Disease）
87	帕金森病（青年型、早发型）	Parkinson Disease（Young－onset，Early－onset）
88	阵发性睡眠性血红蛋白尿	Paroxysmal Nocturnal Hemoglobinuria
89	黑斑息肉综合征	Peutz－Jeghers Syndrome
90	苯丙酮尿症	Phenylketonuria
91	POEMS 综合征	POEMS Syndrome
92	卟啉病	Porphyria

（续表）

序号	中文名称	英文名称
93	Prader – Willi 综合征	Prader – Willi Syndrome
94	原发性联合免疫缺陷	Primary Combined Immune Deficiency
95	原发性遗传性肌张力不全	Primary Hereditary Dystonia
96	原发性轻链型淀粉样变	Primary Light Chain Amyloidosis
97	进行性家族性肝内胆汁淤积症	Progressive Familial Intrahepatic Cholestasis
98	进行性肌营养不良	Progressive Muscular Dystrophy
99	丙酸血症	Propionic Acidemia
100	肺泡蛋白沉积症	Pulmonary Alveolar Proteinosis
101	肺囊性纤维化	Pulmonary Cystic Fibrosis
102	视网膜色素变性	Retinitis Pigmentosa
103	视网膜母细胞瘤	Retinoblastoma
104	重症先天性粒细胞缺乏症	Severe Congenital Neutropenia
105	婴儿严重肌阵挛性癫痫（Dravet 综合征）	Severe Myoclonic Epilepsy in Infancy（Dravet Syndrome）
106	镰刀型细胞贫血病	Sickle Cell Disease
107	Silver – Russell 综合征	Silver – Russell Syndrome
108	谷固醇血症	Sitosterolemia
109	脊髓延髓肌萎缩症（肯尼迪病）	Spinal and Bulbar Muscular Atrophy（Kennedy Disease）
110	脊髓性肌萎缩症	Spinal Muscular Atrophy
111	脊髓小脑性共济失调	Spinocerebellar Ataxia
112	系统性硬化症	Systemic Sclerosis
113	四氢生物蝶呤缺乏症	Tetrahydrobiopterin Deficiency
114	结节性硬化症	Tuberous Sclerosis Complex
115	原发性酪氨酸血症	Tyrosinemia
116	极长链酰基辅酶 A 脱氢酶缺乏症	Very Long Chain Acyl – CoA Dehydrogenase Deficiency
117	威廉姆斯综合征	Williams Syndrome
118	湿疹血小板减少伴免疫缺陷综合征	Wiskott – Aldrich Syndrome
119	X – 连锁无丙种球蛋白血症	X – linked Agammaglobulinemia
120	X – 连锁肾上腺脑白质营养不良	X – linked Adrenoleukodystrophy
121	X – 连锁淋巴增生症	X – linked Lymphoproliferative Disease

关于加强新时代少数民族医药工作的若干意见

国中医药医政发〔2018〕15号

各省、自治区、直辖市卫生计生委、中医药管理局、国家发展改革委、教育厅（教委）、科技厅（委、局）、民（宗）委（厅、局）、财政厅（局）、人力资源社会保障厅（局）、商务主管部门、文化厅（局）、旅游发展委员会（旅游局）、食品药品监督管理局、知识产权局，新疆生产建设兵团卫生计生委、国家发展改革委、教育局、科技局、民宗局、财政局、人力资源社会保障局、文化广播电视局、商务主管部门（旅游局）、食品药品监督管理局、知识产权局：

中医药是包括汉族和少数民族医药在内的我国各民族医药的统称，是反映中华民族对生命、健康和疾病的认识，具有悠久历史传统和独特理论及技术方法的医药学体系。党的十八大以来，在以习近平同志为核心的党中央坚强领导下，包括少数民族医药在内的中医药事业取得历史性成就，但少数民族医药工作仍然存在发展不平衡不充分的问题。为全面深入贯彻党的十九大精神，以习近平新时代中国特色社会主义思想为指导，深入践行习近平总书记关于中医药工作和民族工作的系列重要指示精神，认真落实中央民族工作会议、全国卫生与健康大会和第四届全国少数民族医药工作会议精神，贯彻实施《中华人民共和国中医药法》和《中医药发展战略规划纲要（2016～2030年）》，进一步加强新时代少数民族医药工作，现提出以下意见。

一、指导思想、基本原则和发展目标

（一）指导思想。全面深入贯彻党的十九大精神，以习近平新时代中国特色社会主义思想为指导，深入践行习近平总书记关于中医药工作和民族工作的系列重要指示精神，紧紧围绕“五位一体”总体布局和“四个全面”战略布局，牢固树立创新、协调、绿色、开放、共享发展理念，立足健康中国战略，以实施中医药法和全面落实战略规划纲要为主线，以深化医药卫生体制改革、发展健康服务业、实施健康扶贫工程和推动中医药“一带一路”建设为契机，充分尊重少数民族医药自身发展规律，以保护和传承为基础，以提高服务能力为重点，以创新为驱动，继续加强少数民族医药服务网络建设，稳步推进少数民族医药在医疗、保健、教育、科研、产业、文化等方面的全面协调发展，为保障人民健康、传承民族文化、维护团结稳定、促进民族繁荣和经济社会发展、决胜全面建成小康社会和实现“两个一百年”奋斗目标作出贡献。

（二）基本原则。坚持党的领导，凝聚发展力量。铸牢中华民族共同体意识，在思想上行动上同党中央保持高度一致，强化政府在组织领导、规划制订、政策协调等方面的作用，营造推进少数民族医药工作的良好氛围。坚持以人民为中心，提升服务能力。围绕各族群众对少数民族医药的需求，切实提升少数民族医药服务能力，维护好人民群众的基本健康权益，满足人民日益增长的美好生活需要。坚持弘扬特色，推动传承发展。遵循少数民族医药自身发展规律和特点，以保护和传承为基础，稳步推进创新，发挥少数民族医药在健康服务中的特色和优势，为人民群众提供全方位全周期健康服务。坚持分类指导，促进协调发展。针对各少数民族医药所处的不同发展阶段，从实际出发，统筹各民族、各地区、各领域的关系，正确处理好各少数民族医药的共性与个性问题，推动少数民族医药稳步协调发展。

（三）发展目标。到2030年，在民族地区建立较为完善的少数民族医药健康服务网络；少数民族医药健康服务能力进一步提高，防治常见病、多发病、地方病及部分重大疾病能力进一步增强；少数民族医药人才培养体系得到完善，人才队伍稳步壮大，基本建立起符合少数民族医药特点的执业准入制度；少数民族医药得到全面传承保护，科技创新能力稳步提升，可持续发展能力有效提高；少数民族医药产业化水平逐步提高，核心竞争力逐步增强；少数民族医药标准化体系逐步健全，少数民族医药文化得到繁荣发展，少数民族医药国际交流与合作更加广泛。

二、切实提高少数民族医药医疗服务能力

（四）建立完善民族地区少数民族医医疗服务网络。加强少数民族医医疗机构基础设施建设，改善就医条件，鼓励有条件的民族自治地方举办少数民族医医院；鼓励民族地区各类医疗卫生机构设立少数民族医科室，推进民族地区基层医疗卫生机构加强少数民族医综合服务区建设；鼓励社会力量举办少数民族医医院和诊所。在藏、蒙、维等条件成熟的民族地区基本建成以少数民族医医院为主体、基层医疗卫生机构为基础、少数民族医诊所为补充、覆盖城乡的少数民族医医疗服务网络，力争地市级及以上少数民族医医院达到三级少数民族医医院标准，县级少数民族医医院达到二级少数民族医医院标准，85%的少数民族自治地方基层医疗卫生机构设置少数民族医综合服务区。各地要根据区域卫生规划和各少数民族医的特点，制定少数民族医医疗机构标准，逐步建立符合少数民族医药特色和发展规律的考核评价制

度。各地在规划设置少数民族医医疗资源时，可在区域卫生规划框架内，结合少数民族医药服务半径大等现状，在全国中医医院床位设置标准上适当提高民族地区床位设置标准。（国家中医药管理局、国家发展改革委、国家卫生健康委。列第一位者为牵头部门，其他有关部门按职责分工负责，下同）

（五）提高少数民族医药防病治病能力。加强少数民族医医院内涵建设，结合中医药传承创新工程，提升在区域内有影响力、特色优势明显的少数民族医医院的综合服务能力。支持少数民族医特色专科建设与发展，提高少数民族医药防治优势病种及部分重大疾病能力。贯彻落实乡村振兴战略，加强乡村中医药服务，持续实施基层中医药服务能力提升工程“十三五”行动计划，提高县级少数民族医医院和基层医疗卫生机构少数民族医药服务能力。整理规范少数民族医药特色诊疗技术和方法，并在少数民族医医疗机构特别是基层医疗卫生机构推广应用。参照中医医疗技术相关性感染预防与控制指南，加强对少数民族医医疗技术临床应用的风险防控，确保医疗安全。（国家中医药管理局、国家发展改革委、国家卫生健康委）

（六）提高少数民族药药事服务能力。参照《医院中药房基本标准》加强相关医疗机构少数民族药房建设。加强少数民族药药事管理，严格少数民族药采购、验收、储存管理，规范少数民族药代加工、配送等服务。加强少数民族药处方管理，落实处方点评制度，开展少数民族药临床药学服务，强化少数民族药临床合理应用。制定符合少数民族医特色和实际的少数民族医医疗机构制剂室建设和管理标准，加强少数民族医医疗机构制剂室建设，支持特色明显、安全有效、使用广泛的医疗机构少数民族药制剂的开发应用。落实好《关于加强医疗机构中药制剂管理的意见》，仅应用传统工艺配制的少数民族药医疗机构制剂品种，向医疗机构所在地省级药品监督管理部门备案后即可配制，不需要取得制剂批准文号。符合规定的少数民族药医疗机构制剂经省级药品监督管理部门批准，可在省（区、市）辖区内少数民族医医疗机构、其他类别医疗机构少数民族医科室和设置少数民族医综合服务区的基层医疗卫生机构之间调剂使用。少数民族药医疗机构制剂跨省（区、市）调剂使用，遵照国家有关规定执行。（国家中医药管理局、国家卫生健康委、国家药品监督管理局）

（七）积极推进少数民族医护理工作。加大对少数民族医护理工作的重视和支持力度，充分发挥少数民族医护理在提高临床疗效、维护促进健康中的重要作用。少数民族医医疗机构应合理配置护理人力资源，加强护理人员少数民族医药知识与技能培训，提高少数民族医特色护理能力。制定少数民族医特色护理操作技术规范，鼓励少数民族医医疗机构及基层医疗卫生机构广泛开展少数民族医特色护理技术服务。梳理、总结、提炼常见病和优势病种少数民族医护理经验，制订少数民族医护理方案，并推广实施。拓展少数民族医护理服务领域，发挥少数民族医护理在养生保健、慢病防治、康复服务中的作用，增强少数民族医护理服务的全程化和整体性。开展少数民族医特色优质护理服务，初步建立少数民族医护理质量评价考核体系。（国家中医药管理局、国家卫生健康委）

（八）加强少数民族医药信息化建设。支持少数民族医医院信息化基础设施建设，完善医院信息系统基本功能。积极研发双语管理信息系统和少数民族医电子病历，参照《中医电子病历基本规范》制定少数民族医电子病历基本规范。以电子病历为核心，开展少数民族医药信息标准体系和技术规范研究，逐步提升体现少数民族医药特色、反映少数民族医诊疗活动的信息化水平，提高少数民族医药服务质量和管理效率。逐步与居民电子健康档案有效衔接，促进区域医疗信息交换与共享。积极开展少数民族医远程会诊、远程教育、适宜技术推广等服务，为基层医疗机构提供少数民族医药技术指导和帮扶。鼓励少数民族医积极参与远程医疗、移动医疗、智慧医疗等新型医疗服务模式的探索。（国家中医药管理局、国家发展改革委、国家卫生健康委）

三、大力发展少数民族医药养生保健服务

（九）提升少数民族医药养生保健服务能力。实施治未病健康工程，加强少数民族医医疗机构治未病科室建设，丰富治未病服务内涵。在国家基本公共卫生服务中发挥少数民族医药作用，完善中医药健康管理服务项目内容。鼓励多元投资，加快市场培育，支持社会力量举办规范的少数民族医养生保健机构，不断增加服务供给。鼓励少数民族医医疗机构发挥自身技术人才等资源优势，为少数民族医养生保健机构规范发展提供支持。加强少数民族医药健康文化宣传，推广普及少数民族医养生保健知识、技术和方法，倡导健康文明生活方式。探索制定少数民族医养生保健服务类规范和标准，推进少数民族医养生保健服务的规范化、标准化发展。鼓励各类少数民族医养生保健服务提供机构开展人员培训、技术推广、产品研发，不断提升服务质量和水平。积极推动少数民族医药与养老服务融合发展，鼓励少数民族医医疗机构与养老机构合作，延伸提供健康养老服务，探索建立一批具有少数民族医药特色的医养结合机构。依托民族地区优越的自然生态环境和独特的文化医药资源，开发健康旅游路线，推进服务专业化、规范化发展，整合区域内医疗机构、养生保健机构、养生保健产品生产企业等资源，引入社会力量，建设一批具有少数民族医药特色的中医药健康旅游示范基地和中医药健康旅游综合体，推动少数民族医药健康服务与旅游产业有机融合。（国家中医药管理局、科技部、文化和旅游部、国家卫生健康委）

四、切实加强少数民族医药人才队伍建设

（十）大力发展少数民族医药院

校教育。鼓励和扶持民族地区办好少数民族医药高等教育，鼓励有条件的高等院校内设少数民族医药学院、少数民族医药系，或设立相应的专业，支持有条件的少数民族医药高校开展少数民族医药专业研究生教育；民族地区高等医学院校应开设少数民族医药课程。合理设置少数民族医药学科专业，重点发展少数民族医学、少数民族药学相关专业。支持少数民族医药重点学科建设，加强学科内涵建设和研究。继续推动少数民族医药教材编写工作。遵循少数民族医药人才成长规律，突出少数民族文化特色，提高教育质量。尊重少数民族医诊疗特点，推动包括少数民族医在内的住院医师规范化培训工作。（教育部、国家中医药管理局）

（十一）持续加强少数民族医药师承教育和继续教育。实施中医药传承与创新“百千万”人才工程（岐黄工程），培养少数民族医药领军人才和优秀人才。强化少数民族医药师承教育，通过名老少数民族医药专家学术经验继承工作、名老少数民族医药专家传承工作室和学术流派工作室建设等，加强少数民族医药专家学术思想和临床经验的继承，培养一批少数民族医药学科带头人和骨干人才。依托各地少数民族医药医疗、教育、科研机构，继续加强少数民族医药继续教育工作，积极开展少数民族医药继续教育项目，逐步建立少数民族医药继续教育精品课程资源库，深化少数民族医药继续教育内涵建设。依托现有机构，建立一批少数民族医药优势特色教育培训基地，传承、保护和利用好少数民族医药理论、方药、技艺。加强基层少数民族医药人才队伍建设，鼓励少数民族医药人员参加全科医生转岗培训，实施农村订单定向医学生免费培养，开展乡村医生少数民族医药知识与技能培训。鼓励在职在岗中医药、西医药人员积极学习并运用少数民族医药知识与技能。（国家中医药管理局、教育部、财政部、国家卫生健康委）

五、扎实推进少数民族医药传承与创新

（十二）加强少数民族医药传承保护与理论研究。深入推进少数民族医药文献抢救性发掘整理与系统研究。有计划地实施少数民族医药文献的校勘、注释、出版工作，对重要经典组织必要的翻译出版；对前期已开展文献整理、理论体系较完善的少数民族医药的经典文献开展系统的文献学研究，促进其成果转化应用与理论丰富发展；对尚未系统发掘整理的少数民族医药加强传承，对口传心授的医药资料尊重持有人意愿和权益，鼓励以师徒传承等传统方式维持保密或有限传播的原有状态，对濒临失传的加以必要的记录，保存下来；加快对少数民族医药文献与器物的数字化保存与整理，推动根据传播范围和保密状态分级管理的少数民族医药文献数据库建设。对名老少数民族医药专家的学术思想、临床经验、特色医技医术进行挖掘与传承，结合临床实践，以少数民族医治疗有优势或特色的病种相关理论、特色用药理论与方法等为重点，推动少数民族医药理论整理与提升。挖掘整理民间少数民族医药特色诊疗技术，开展筛选评价和开发利用等工作。推动包括少数民族医药在内的中医药学术传承项目和传承人遴选工作，并为传承活动提供必要的条件。（国家中医药管理局、科技部、国家卫生健康委）

（十三）开展少数民族医药服务能力提升关键技术研究。围绕少数民族医药治疗有优势或特色的病种，开展诊疗方案规范化、临床疗效评价及用药特点研究，形成疗效确切、规范实用、便于推广的诊疗方案，探索建立符合少数民族医药特色规律的临床评价方法与评价标准，促进少数民族医药的开发利用。开展少数民族医药医疗、保健、康复特色诊疗技术的临床应用研究，不断提高其有效性和安全性，制定相关技术规范和评价标准，促进技术的推广应用。结合现代医学推动少数民族医药诊疗技术方法创新。开展少数民族药质量标准研究，制定少数民族药质量评价技术规范，编制形成《少数民族药规范应用指南》。加强少数民族医药特色传统诊疗器具及设备的整理规范与推广应用；选择亟须创新研发、功能改进的仪器设备进行研发，形成一批可产业化生产的少数民族医药诊疗器具或设备。开展少数民族药特色炮制技术、制剂工艺等关键技术研究，形成相关技术规范与质量标准，保障质量稳定可控。（国家中医药管理局、科技部、国家卫生健康委、国家药品监督管理局）

（十四）加强少数民族医药科技支撑条件建设。加强少数民族医药科研基础设施建设，扶持建立一批少数民族医药传承工作室、重点研究室（实验室）、特色技术和方药筛选评价中心等。继续加强包括少数民族医在内的中医临床研究基地建设。加强少数民族医药科技人才队伍培养，在中医药传承与创新人才工程框架内，着重培育一批少数民族医药继承人及领军人才。鼓励其他相关机构和学科参与少数民族医药研究，探索少数民族医药多学科、跨部门的协同创新机制。加大宣传力度，增强少数民族医药知识产权保护意识，鼓励创新主体充分利用知识产权制度保护少数民族医药及其创新成果，加强中医药传统知识保护。（国家中医药管理局、科技部、人力资源社会保障部、国家卫生健康委、国家知识产权局）

（十五）积极开展少数民族医药标准化建设。根据各少数民族医药不同发展阶段和不同发展需要，分类指导、循序渐进地开展少数民族医药标准化、规范化建设工作。具备较为完整医学理论的少数民族医药要重点开展少数民族医药名词术语、少数民族医病证分类与代码等基础标准，临床诊疗指南、技术操作规范、疗效评价等技术标准和少数民族医药管理标准的研究制定；医学理论相对还不够完整的少数民族医药，要结合本少数民族医药的实际情况，比照较为完整医学理论的少数民族医药，本着先易后难、

突出重点的原则，开展规范化、标准化建设的前期研究；目前尚无医学理论的少数民族医药，要在做好发掘、收集、整理的基础上，进行研究总结，重点要对本少数民族医药治疗优势病种进行系统总结，逐步形成技术规范。完善民族药标准体系。支持少数民族医药标准研究推广基地建设，健全少数民族医药标准推广实施与应用评价机制。开展少数民族医药人员标准化知识培训，加强少数民族医药标准化人才队伍建设。（国家中医药管理局、科技部、人力资源社会保障部、国家卫生健康委、国家药品监督管理局）

六、推动少数民族医药产业发展

（十六）加强少数民族药资源保护利用。结合全国中药资源普查工作，积极推进少数民族药资源调查，构建少数民族药资源数据库和信息共享平台，编制《少数民族药资源濒危物种红皮书》。结合中药材资源保护工程，做好少数民族药材资源保护工作，建立濒危野生药用动植物保护区。以少数民族药特色、常用、珍稀、濒危品种为重点，建立少数民族药种质资源库，开展种质保存、评价、种子种苗规模繁育、规范化种植等关键技术研究，保障少数民族药资源的可持续利用。（国家中医药管理局、科技部、国家卫生健康委）

（十七）推进少数民族药材规范化种植养殖。以少数民族药常用、濒危、制剂大品种原料药材特色品种为重点，制定少数民族药材生产区划，开展人工繁育、规范化种植及产地加工等关键技术研究。探索适宜少数民族药材生物学、生态学特点的高原、山地、草原及荒漠化地区少数民族药材生态种植生产模式。制定少数民族药材种植养殖、采集、储藏技术标准，加强对少数民族药材种植养殖的科学指导。积极推动以公司＋农户＋科技＋商贸（物流）、种植养殖专业合作社、合作联社等多种形式，建立少数民族药材规范化、规模化种植养殖生产基地。引导民族地区贫困户以多种方式参与少数民族药材种植，推进精准扶贫。（国家中医药管理局、科技部、国家卫生健康委）

（十八）提升少数民族药产业化水平。以少数民族医经典名方、医疗机构制剂为重点，开展新药研发，形成一批具有自主知识产权、安全有效、临床价值高的创新少数民族药产品。选择具有临床价值及市场潜力、市场占有率高的少数民族药成药大品种，开展制药工艺技术改进研究、制药装备研发与产业化转化，促进少数民族药制药技术水平、少数民族药制药企业核心竞争力提升。支持大型少数民族药企业规模化发展，逐步推进产业数字化、网络化、智能化，培育少数民族药企业集团和产业集群。规范少数民族药材市场流通，打造传统经营与电子商务相结合的现代营销模式。（国家中医药管理局、科技部、商务部、国家卫生健康委、国家药品监督管理局）

七、大力弘扬少数民族医药文化

（十九）繁荣发展少数民族医药文化。对出土或濒临灭绝的少数民族医药文物、遗迹实施抢救性保护。推动《四部医典》等少数民族医药典籍进入世界记忆名录。加强少数民族医药文化宣传和知识普及，丰富传播内容和方式，积极开展各种形式的少数民族医药文化展示体验场所建设。在各类少数民族医药机构积极开展少数民族医药文化建设，从价值观念、行为规范、环境形象等方面大力弘扬少数民族医药文化核心价值和理念。配合国家“一带一路”建设，推动少数民族医药文化国际传播，展示少数民族医药文化魅力。推动少数民族医药文化产业发展，创作一批富有少数民族医药文化特色的创意产品和文化精品，编制好《少数民族医药志》。（国家中医药管理局、文化和旅游部、国家卫生健康委）

八、积极推动少数民族医药海外发展

（二十）加强少数民族医药对外交流与合作。发挥民族地区独特的区位优势，开展与“一带一路”沿线国家传统医药领域的交流与合作，提升我国少数民族医药的国际影响力。鼓励民族地区和沿边口岸少数民族医药机构面向沿线国家开展入境健康服务。吸引海外留学生来华接受少数民族医药学历教育和短期培训。推动有条件的少数民族医药技术、药物和服务企业或机构“走出去”，到海外开办医院、诊所和养生保健机构，开展对外投资和贸易。支持边境地区建设少数民族医药产业区，提升少数民族医药医疗、保健、健康旅游、服务贸易等综合健康服务能力。（国家中医药管理局、教育部、商务部、文化和旅游部、国家卫生健康委、国家药品监督管理局）

九、完善发展少数民族医药事业的政策措施

（二十一）加强对少数民族医药工作的组织领导。民族地区地方政府要将少数民族医药发展纳入经济社会发展规划，加强组织领导，健全少数民族医药发展统筹协调机制和工作机制。鼓励民族地区地方政府制订少数民族医药专项规划。各级政府要在土地利用总体规划和城乡规划中统筹考虑少数民族医药发展需要，扩大少数民族医药健康服务用地供给，落实对少数民族医药的投入政策，为少数民族医药发展提供必要的物质条件。各级中医药主管部门要加强组织领导，安排专人负责少数民族医药工作，在制订实施中医药工作计划和方案时，要将少数民族医药工作纳入其中。积极组织有条件的民族地区创建全国基层中医药工作先进单位。各地要积极拓展筹资渠道，广泛动员和筹集社会各方资金，加强少数民族医药传承发展。（国家中医药管理局、国家民委，各有关部门）

（二十二）完善少数民族医药法律保障措施。全面落实依法治国，推动相关法律法规少数民族医药条款的实施。各少数民族自治地方要根据《中华人民共和国中医药法》《中华人民共和国民族区域自治法》以及相关法律法规中有关少数民族医药的规定，结合当地实际情况，制修订相应的地方性法规和实施细则，推动本地区少数民族医药传承发展。研究制定配套政策法规和部门规章，在相关法律法规修订中，充分考虑少数民族医药特点和发展规律，构建适应少数民族医药发展需要的法律法规体系。（国家中医药管理局、国家民委、国家卫生健康委、国家药品监督管理局）

（二十三）加大少数民族医药政策扶持力度。逐步完善少数民族医药从业人员管理制度。改革少数民族医医师资格准入及执业管理制度，探索实行分类管理。继续实施好中医类别少数民族医专业医师资格考试，推动民族地区开展乡村全科执业助理医师考试。组织开展中医医术确有专长人员医师资格考核，鼓励符合条件的少数民族医医术确有专长人员通过省级中医药主管部门组织的考核取得医师资格，按照考核内容进行执业注册后，即可在注册的执业范围内，以个人开业的方式或者在医疗机构内从事少数民族医医疗活动。逐步推进少数民族药执业药师管理相关工作。完善少数民族医药医疗、药剂、护理等人员职称晋升和职务聘任制度。落实不取消少数民族药饮片加成和控制药占比不含少数民族药饮片政策。（国家中医药管理局、人力资源社会保障部、国家卫生健康委、国家药品监督管理局）

积极发挥少数民族医药在医疗保障体系建设中的作用。支持将符合条件的少数民族药品种按规定纳入医保药品目录，医保药品目录调整工作中，要充分听取少数民族医药专家意见。将符合条件的少数民族医诊疗项目按规定纳入基本医疗保险基金支付范围。将符合条件的少数民族医医疗机构按规定纳入医保定点范围。探索符合中医药服务特点的医保支付方式，鼓励民族地区提供和使用适宜的少数民族医药服务。结合少数民族医药特点，完善医疗服务价格管理。（国家医疗保障局）

在少数民族医药医疗、教育、科研机构的评审评估，少数民族医药科研项目立项评审和成果鉴定，国家基本药物目录少数民族药部分的调整等工作中，要成立专门的少数民族医药评审、评估、鉴定组织或者有少数民族医药专家参加。在评审、评估和鉴定活动的相关要求制定上，要充分考虑少数民族医药的特点。（国家中医药管理局、科技部、国家卫生健康委、国家药品监督管理局）

国家中医药管理局
国家民族事务委员会
国家发展和改革委员会
教育部
科学技术部
财政部
人力资源和社会保障部
商务部
文化和旅游部
国家卫生健康委员会
国家医疗保障局
国家药品监督管理局
国家知识产权局
2018 年 7 月 12 日

关于印发互联网诊疗管理办法（试行）等 3 个文件的通知

国卫医发〔2018〕25 号

各省、自治区、直辖市及新疆生产建设兵团卫生计生委、中医药管理局：

为贯彻落实《国务院办公厅关于促进“互联网 + 医疗健康”发展的意见》有关要求，进一步规范互联网诊疗行为，发挥远程医疗服务积极作用，提高医疗服务效率，保证医疗质量和医疗安全，国家卫生健康委员会和国家中医药管理局组织制定了《互联网诊疗管理办法（试行）》《互联网医院管理办法（试行）》《远程医疗服务管理规范（试行）》，现印发给你们，请遵照执行。

国家卫生健康委员会
国家中医药管理局
2018 年 7 月 17 日

附

互联网诊疗管理办法（试行）

第一章　总　则

第一条　为落实《国务院办公厅关于促进“互联网 + 医疗健康”发展的意见》，规范互联网诊疗活动，推动互联网医疗服务健康快速发展，保障医疗质量和医疗安全，根据《执业医师法》《医疗机构管理条例》等法律法规，制定本办法。

第二条　本办法所称互联网诊疗是指医疗机构利用在本机构注册的医师，通过互联网等信息技术开展部分常见病、慢性病复诊和“互联网 +”家庭医生签约服务。

第三条　国家对互联网诊疗活动实行准入管理。

第四条　国务院卫生健康行政部门和中医药主管部门负责全国互

联网诊疗活动的监督管理。地方各级卫生健康行政部门（含中医药主管部门，下同）负责辖区内互联网诊疗活动的监督管理。

第二章　互联网诊疗活动准入

第五条　互联网诊疗活动应当由取得《医疗机构执业许可证》的医疗机构提供。

第六条　新申请设置的医疗机构拟开展互联网诊疗活动，应当在设置申请书注明，并在设置可行性研究报告中写明开展互联网诊疗活动的有关情况。如果与第三方机构合作建立互联网诊疗服务信息系统，应当提交合作协议。

第七条　卫生健康行政部门受理申请后，依据《医疗机构管理条例》《医疗机构管理条例实施细则》的有关规定进行审核，在规定时间内作出同意或者不同意的书面答复。批准设置并同意其开展互联网诊疗的，在《设置医疗机构批准书》中注明同意其开展互联网诊疗活动。医疗机构按照有关法律法规和规章申请执业登记。

第八条　已经取得《医疗机构执业许可证》的医疗机构拟开展互联网诊疗活动，应当向其《医疗机构执业许可证》发证机关提出开展互联网诊疗活动的执业登记申请，并提交下列材料：

（一）医疗机构法定代表人或主要负责人签署同意的申请书，提出申请开展互联网诊疗活动的原因和理由；

（二）如果与第三方机构合作建立互联网诊疗服务信息系统，应当提交合作协议；

（三）登记机关规定提交的其他材料。

第九条　执业登记机关按照有关法律法规和规章对医疗机构登记申请材料进行审核。审核合格的，予以登记，在《医疗机构执业许可证》副本服务方式中增加“互联网诊疗”。审核不合格的，将审核结果以书面形式通知申请人。

第十条　医疗机构与第三方机构的合作协议应当明确各方在医疗服务、信息安全、隐私保护等方面的责权利。

第十一条　医疗机构开展互联网诊疗活动应当与其诊疗科目相一致。未经卫生健康行政部门核准的诊疗科目，医疗机构不得开展相应的互联网诊疗活动。

第三章　执业规则

第十二条　医疗机构开展互联网诊疗活动应当符合医疗管理要求，建立医疗质量和医疗安全规章制度。

第十三条　医疗机构开展互联网诊疗活动，应当具备满足互联网技术要求的设备设施、信息系统、技术人员以及信息安全系统，并实施第三级信息安全等级保护。

第十四条　开展互联网诊疗活动的医师、护士应当能够在国家医师、护士电子注册系统中查询。医疗机构应当对开展互联网诊疗活动的医务人员进行电子实名认证，鼓励有条件的医疗机构通过人脸识别等人体特征识别技术加强医务人员管理。

第十五条　基层医疗卫生机构实施“互联网+”家庭医生签约服务，在协议中告知患者服务内容、流程、双方责任和权利以及可能出现的风险等，签订知情同意书。

第十六条　医疗机构在线开展部分常见病、慢性病复诊时，医师应当掌握患者病历资料，确定患者在实体医疗机构明确诊断为某种或某几种常见病、慢性病后，可以针对相同诊断进行复诊。当患者出现病情变化需要医务人员亲自诊查时，医疗机构及其医务人员应当立即终止互联网诊疗活动，引导患者到实体医疗机构就诊。不得对首诊患者开展互联网诊疗活动。

第十七条　医疗机构开展互联网诊疗活动应当按照《医疗机构病历管理规定》和《电子病历基本规范（试行）》等相关文件要求，为患者建立电子病历，并按照规定进行管理。

第十八条　医疗机构开展互联网诊疗活动应当严格遵守《处方管理办法》等处方管理规定。医师掌握患者病历资料后，可以为部分常见病、慢性病患者在线开具处方。在线开具的处方必须有医师电子签名，经药师审核后，医疗机构、药品经营企业可委托符合条件的第三方机构配送。

第十九条　医疗机构开展互联网诊疗活动时，不得开具麻醉药品、精神药品等特殊管理药品的处方。为低龄儿童（6岁以下）开具互联网儿童用药处方时，应当确认患儿有监护人和相关专业医师陪伴。

第二十条　医疗机构应当严格执行信息安全和医疗数据保密的有关法律法规，妥善保管患者信息，不得非法买卖、泄露患者信息。发生患者信息和医疗数据泄露后，医疗机构应当及时向主管的卫生健康行政部门报告，并立即采取有效应对措施。

第二十一条　医疗机构开展互联网诊疗活动应当符合分级诊疗相关规定，与其功能定位相适应。

第二十二条　鼓励医联体内利用互联网技术，加快实现医疗资源上下贯通，提高基层医疗服务能力和效率，推动构建有序的分级诊疗格局。鼓励三级医院在医联体内通过互联网诊疗信息系统向下转诊患者。

第二十三条　三级医院应当优先发展与二级医院、基层医疗卫生机构之间的互联网医疗服务，为基层医疗卫生机构开展的互联网诊疗活动提供技术支持。

第四章　监督管理

第二十四条　医疗机构应当加强互联网诊疗活动管理，建立完善相关管理制度、服务流程，保证互联网诊疗活动全程留痕、可追溯，并向监管部门开放数据接口。

第二十五条　医师开展互联网诊疗活动应当依法取得相应执业资质，具有3年以上独立临床工作经验，并经其执业注册的医疗机构同意。

第二十六条　医疗机构开展互联网诊疗活动按照属地化管理的原则，由县级及以上地方卫生健康行政部门进行监督管理。

第二十七条 县级及以上地方卫生健康行政部门应当向社会公布允许开展互联网诊疗活动的医疗机构名单，公布监督电话或者其他监督方式，及时受理和处置违法违规互联网诊疗服务举报。发现不符合本办法规定的，应当及时告知有关主管部门。

第二十八条 下级卫生健康行政部门未按照《医疗机构管理条例》和本办法规定管理互联网诊疗活动的，上级卫生健康行政部门应当及时予以纠正。

第二十九条 县级及以上地方卫生健康行政部门应当充分发挥社会组织作用，加强互联网诊疗活动的行业监督和自律。

第五章 附 则

第三十条 本办法施行前已经开展互联网诊疗活动的医疗机构，自本办法施行之日起30日内，按照本办法要求重新提出执业登记申请。

第三十一条 远程医疗服务按照《远程医疗服务管理规范（试行）》等相关文件管理。互联网医院按照《互联网医院管理办法（试行）》管理。

第三十二条 本办法自发布之日起施行。

互联网医院管理办法（试行）

第一章 总 则

第一条 为落实《国务院办公厅关于促进“互联网+医疗健康”发展的意见》，推动互联网医院持续健康发展，规范互联网医院管理，提高医疗服务效率，保证医疗质量和医疗安全，根据《执业医师法》《医疗机构管理条例》等法律法规，制定本办法。

第二条 本办法所称互联网医院包括作为实体医疗机构第二名称的互联网医院，以及依托实体医疗机构独立设置的互联网医院（互联网医院基本标准见附录）。

第三条 国家按照《医疗机构管理条例》《医疗机构管理条例实施细则》对互联网医院实行准入管理。

第四条 国务院卫生健康行政部门和中医药主管部门负责全国互联网医院的监督管理。地方各级卫生健康行政部门（含中医药主管部门，下同）负责辖区内互联网医院的监督管理。

第二章 互联网医院准入

第五条 实体医疗机构自行或者与第三方机构合作搭建信息平台，使用在本机构和其他医疗机构注册的医师开展互联网诊疗活动的，应当申请将互联网医院作为第二名称。

实体医疗机构仅使用在本机构注册的医师开展互联网诊疗活动的，可以申请将互联网医院作为第二名称。

第六条 实施互联网医院准入前，省级卫生健康行政部门应当建立省级互联网医疗服务监管平台，与互联网医院信息平台对接，实现实时监管。

第七条 申请设置互联网医院，应当向其依托的实体医疗机构执业登记机关提出设置申请，并提交以下材料：

（一）设置申请书；

（二）设置可行性研究报告，可根据情况适当简化报告内容；

（三）所依托实体医疗机构的地址；

（四）申请设置方与实体医疗机构共同签署的合作建立互联网医院的协议书。

第八条 新申请设置的实体医疗机构拟将互联网医院作为第二名称的，应当在设置申请书中注明，并在设置可行性研究报告中写明建立互联网医院的有关情况。如果与第三方机构合作建立互联网医院信息平台，应当提交合作协议。

第九条 卫生健康行政部门受理设置申请后，依据《医疗机构管理条例》《医疗机构管理条例实施细则》的有关规定进行审核，在规定时间内作出同意或者不同意的书面答复。批准设置并同意其将互联网医院作为第二名称的，在《设置医疗机构批准书》中注明；批准第三方机构申请设置互联网医院的，发给《设置医疗机构批准书》。医疗机构按照有关法律法规和规章申请执业登记。

第十条 已经取得《医疗机构执业许可证》的实体医疗机构拟建立互联网医院，将互联网医院作为第二名称的，应当向其《医疗机构执业许可证》发证机关提出增加互联网医院作为第二名称的申请，并提交下列材料：

（一）医疗机构法定代表人或主要负责人签署同意的申请书，提出申请增加互联网医院作为第二名称的原因和理由；

（二）与省级互联网医疗服务监管平台对接情况；

（三）如果与第三方机构合作建立互联网医院，应当提交合作协议；

（四）登记机关规定提交的其他材料。

第十一条 执业登记机关按照有关法律法规和规章对互联网医院登记申请材料进行审核。审核合格的，予以登记。审核不合格的，将审核结果以书面形式通知申请人。

第十二条 互联网医院的命名应当符合有关规定，并满足以下要求：

（一）实体医疗机构独立申请互联网医院作为第二名称，应当包括“本机构名称+互联网医院”；

（二）实体医疗机构与第三方机构合作申请互联网医院作为第二名称，应当包括“本机构名称+合作方识别名称+互联网医院”；

（三）独立设置的互联网医院，名称应当包括“申请设置方识别名称＋互联网医院”。

第十三条　合作建立的互联网医院，合作方发生变更或出现其他合作协议失效的情况时，需要重新申请设置互联网医院。

第三章　执业规则

第十四条　互联网医院执行由国家或行业学协会制定的诊疗技术规范和操作规程。

第十五条　互联网医院信息系统按照国家有关法律法规和规定，实施第三级信息安全等级保护。

第十六条　在互联网医院提供医疗服务的医师、护士应当能够在国家医师、护士电子注册系统中进行查询。互联网医院应当对医务人员进行电子实名认证。鼓励有条件的互联网医院通过人脸识别等人体特征识别技术加强医务人员管理。

第十七条　第三方机构依托实体医疗机构共同建立互联网医院的，应当为实体医疗机构提供医师、药师等专业人员服务和信息技术支持服务，通过协议、合同等方式明确各方在医疗服务、信息安全、隐私保护等方面的责权利。

第十八条　互联网医院必须对患者进行风险提示，获得患者的知情同意。

第十九条　患者在实体医疗机构就诊，由接诊的医师通过互联网医院邀请其他医师进行会诊时，会诊医师可以出具诊断意见并开具处方；患者未在实体医疗机构就诊，医师只能通过互联网医院为部分常见病、慢性病患者提供复诊服务。互联网医院可以提供家庭医生签约服务。

当患者病情出现变化或存在其他不适宜在线诊疗服务的，医师应当引导患者到实体医疗机构就诊。

第二十条　互联网医院应当严格遵守《处方管理办法》等处方管理规定。在线开具处方前，医师应当掌握患者病历资料，确定患者在实体医疗机构明确诊断为某种或某几种常见病、慢性病后，可以针对相同诊断的疾病在线开具处方。

所有在线诊断、处方必须有医师电子签名。处方经药师审核合格后方可生效，医疗机构、药品经营企业可委托符合条件的第三方机构配送。不得在互联网上开具麻醉药品、精神类药品处方以及其他用药风险较高、有其他特殊管理规定的药品处方。为低龄儿童（6岁以下）开具互联网儿童用药处方时，应当确定患儿有监护人和相关专业医师陪伴。

第二十一条　互联网医院开展互联网诊疗活动应当按照《医疗机构病历管理规定》和《电子病历基本规范（试行）》等相关文件要求，为患者建立电子病历，并按照规定进行管理。患者可以在线查询检查检验结果和资料、诊断治疗方案、处方和医嘱等病历资料。

第二十二条　互联网医院发生的医疗服务不良事件和药品不良事件按照国家有关规定上报。

第二十三条　互联网医院应当严格执行信息安全和医疗数据保密的有关法律法规，妥善保管患者信息，不得非法买卖、泄露患者信息。发生患者信息和医疗数据泄露时，医疗机构应当及时向主管的卫生健康行政部门报告，并立即采取有效应对措施。

第二十四条　实体医疗机构或者与实体医疗机构共同申请互联网医院的第三方，应当为医师购买医疗责任保险。

第二十五条　互联网医院提供医疗服务应当符合分级诊疗相关规定，与依托的实体医疗机构功能定位相适应。

第二十六条　鼓励城市三级医院通过互联网医院与偏远地区医疗机构、基层医疗卫生机构、全科医生与专科医生的数据资源共享和业务协同，促进优质医疗资源下沉。

第四章　监督管理

第二十七条　互联网医院应当严格按照国家法律法规加强内部各项管理。

第二十八条　互联网医院应当建立互联网医疗服务不良事件防范和处置流程，落实个人隐私信息保护措施，加强互联网医院信息平台内容审核管理，保证互联网医疗服务安全、有效、有序开展。

第二十九条　互联网医院提供诊疗服务的医师，应当依法取得相应执业资质，在依托的实体医疗机构或其他医疗机构注册，具有3年以上独立临床工作经验。互联网医院提供服务的医师，应当确保完成主要执业机构规定的诊疗工作。

第三十条　省级卫生健康行政部门与互联网医院登记机关，通过省级互联网医疗服务监管平台，对互联网医院共同实施监管，重点监管互联网医院的人员、处方、诊疗行为、患者隐私保护和信息安全等内容。将互联网医院纳入当地医疗质量控制体系，相关服务纳入行政部门对实体医疗机构的绩效考核和医疗机构评审，开展线上线下一体化监管，确保医疗质量和医疗安全。

第三十一条　县级及以上地方卫生健康行政部门应当向社会公布互联网医院名单及监督电话或者其他监督方式，及时受理和处置违法违规互联网医疗服务的举报。发现不符合本办法规定的，应当及时告知相关主管部门。

第三十二条　取得《医疗机构执业许可证》的互联网医院，独立作为法律责任主体；实体医疗机构以互联网医院作为第二名称时，实体医疗机构为法律责任主体。互联网医院合作各方按照合作协议书承担相应法律责任。

患者与互联网医院发生医疗纠纷时，应当向互联网医院登记机关提出处理申请，按照有关法律、法规和规定追偿法律责任。

第三十三条　医疗机构和医务人员在开展互联网医疗服务过程中，有违反《执业医师法》《医疗机构管理条例》《医疗事故处理条例》和《护士条例》等法律、法规行为的，按照有关法律、法规规定处理。

第三十四条　下级卫生健康行政部门未按照《医疗机构管理条例》和本办法规定管理互联网医院的，上级卫生健康行政部门应当及时予以纠正。

第五章 附 则

第三十五条 本办法施行前已经批准设置或备案的互联网医院，自本办法施行之日起30日内，按照本办法要求重新提出设置和执业登记申请。

第三十六条 本办法自发布之日起施行。

附录 互联网医院基本标准（试行）

申请设置互联网医院或者以互联网医院作为第二名称的，应当符合本标准。

一、诊疗科目

互联网医院根据开展业务内容确定诊疗科目，不得超出所依托的实体医疗机构诊疗科目范围。

二、科室设置

互联网医院根据开展业务内容设置相应临床科室，并与所依托的实体医疗机构临床科室保持一致。必须设置医疗质量管理部门、信息技术服务与管理部门、药学服务部门。

三、人员

（一）互联网医院开设的临床科室，其对应的实体医疗机构临床科室至少有1名正高级、1名副高级职称的执业医师注册在本机构（可多点执业）。

（二）互联网医院有专人负责互联网医院的医疗质量、医疗安全、电子病历的管理，提供互联网医院信息系统维护等技术服务，确保互联网医院系统稳定运行。

（三）有专职药师负责在线处方审核工作，确保业务时间至少有1名药师在岗审核处方。药师人力资源不足时，可通过合作方式，由具备资格的第三方机构药师进行处方审核。

（四）相关人员必须经过医疗卫生法律法规、医疗服务相关政策、各项规章制度、岗位职责、流程规范和应急预案的培训，确保其掌握服务流程，明确可能存在的风险。

四、房屋和设备设施

（一）用于互联网医院运行的服务器不少于2套，数据库服务器与应用系统服务器需划分。存放服务器的机房应当具备双路供电或紧急发电设施。存储医疗数据的服务器不得存放在境外。

（二）拥有至少2套开展互联网医院业务的音视频通讯系统（含必要的软件系统和硬件设备）。

（三）具备高速率高可靠的网络接入，业务使用的网络带宽不低于10Mbps，且至少由两家宽带网络供应商提供服务。鼓励有条件的互联网医院接入互联网专线、虚拟专用网（VPN），保障医疗相关数据传输服务质量。

（四）建立数据访问控制信息系统，确保系统稳定和服务全程留痕，并与实体医疗机构的HIS、PACS/RIS、LIS系统实现数据交换与共享。

（五）具备远程会诊、远程门诊、远程病理诊断、远程医学影像诊断和远程心电诊断等功能。

（六）信息系统实施第三级信息安全等级保护。

五、规章制度

建立互联网医疗服务管理体系和相关管理制度、人员岗位职责、服务流程。规章制度应当包括互联网医疗服务管理制度、互联网医院信息系统使用管理制度、互联网医疗质量控制和评价制度、在线处方管理制度、患者知情同意与登记制度、在线医疗文书管理制度、在线复诊患者风险评估与突发状况预防处置制度、人员培训考核制度，停电、断网、设备故障、网络信息安全等突发事件的应急预案。

远程医疗服务管理规范（试行）

为贯彻落实《国务院办公厅关于促进"互联网＋医疗健康"发展的意见》（国办发〔2018〕26号），进一步推动远程医疗服务持续健康发展，优化医疗资源配置，促进优质医疗资源下沉，推进区域医疗资源整合共享，提高医疗服务能力和水平，制定本规范。

一、管理范围

本规范所称远程医疗服务包括以下情形：

（一）某医疗机构（以下简称邀请方）直接向其他医疗机构（以下简称受邀方）发出邀请，受邀方运用通讯、计算机及网络技术等信息化技术，为邀请方患者诊疗提供技术支持的医疗活动，双方通过协议明确责权利。

（二）邀请方或第三方机构搭建远程医疗服务平台，受邀方以机构身份在该平台注册，邀请方通过该平台发布需求，由平台匹配受邀方或其他医疗机构主动对需求作出应答，运用通讯、计算机及网络技术等信息化技术，为邀请方患者诊疗提供技术支持的医疗活动。邀请方、平台建设运营方、受邀方通过协议明确责权利。

邀请方通过信息平台直接邀请医务人员提供在线医疗服务的，必须申请设置互联网医院，按照《互联网医院管理办法（试行）》管理。

二、开展远程医疗服务的基本条件

（一）医疗机构基本条件。

1. 有卫生健康行政部门（含中医药主管部门，下同）批准、与所开展远程医疗服务相应的诊疗科目。

2. 有在本机构注册、符合远程医疗服务要求的专业技术人员。

3. 有完善的远程医疗服务管理制度、医疗质量与医疗安全、信息化技术保障措施。

（二）人员基本条件。

邀请方与受邀方应当根据患者病情安排相应医务人员参与远程医疗服务。邀请方至少有1名执业医师（可多点执业）陪同，若邀请方为基层医疗卫生机构，可以由执业助理医师或乡村医生陪同；受邀方至少有1名具有相应诊疗服务能力、独立开展临床工作3年以上的执业医师（可多点执业）为患者提供远程医疗服务。根据患者病情，可提供远程多学科联合诊疗服务。

有专职人员负责仪器、设备、设施、信息系统的定期检测、登记、维护、改造、升级，符合远程医疗相关卫生信息标准和信息安全的规定，保障远程医疗服务信息系统（硬件和软件）处于正常运行状态，满足医疗机构开展远程医疗服务的需要。

（三）设备设施基本条件。

1. 远程医疗信息系统应当满足图像、声音、文字以及诊疗所需其他医疗信息的安全、实时传输，图像清晰，数据准确，符合《远程医疗信息系统建设技术指南》，满足临床诊疗要求。

2. 重要设备和网络应当有不间断电源。

3. 远程医疗服务网络应当至少有2家网络供应商提供的网络，保障远程医疗服务信息传输通畅。有条件的可以建设远程医疗专网。

三、远程医疗服务流程及有关要求

（一）签订合作协议。医疗机构间直接或通过第三方平台开展远程医疗服务的，要签订远程医疗合作协议，约定合作目的、合作条件、合作内容、远程医疗流程、各方责任权利义务、医疗损害风险和责任分担等事项。合作协议可以以电子文件形式签订。

（二）知情同意。邀请方应当根据患者的病情和意愿组织远程医疗服务，并向患者说明远程医疗服务内容、费用等情况，征得患者书面同意，签署远程医疗服务知情同意书。不宜向患者说明病情的，应当征得其监护人或者近亲属书面同意。

（三）远程会诊。医疗机构之间通过远程进行会诊，受邀方提供诊断治疗意见，邀请方明确诊断治疗方案。

1. 发出邀请。邀请方需要与受邀方通过远程医疗服务开展个案病例讨论的，需向受邀方直接或通过第三方平台提出邀请，邀请至少应当包括邀请事由、目的、时间安排、患者相关病历摘要及拟邀请医师的专业和技术职务任职资格等。医疗联合体内可以协商建立稳定的远程心电诊断、远程影像诊断、远程病理诊断等机制，加强上级医院对基层医疗机构的技术支持。

2. 接受邀请。受邀方接到邀请方或第三方平台发出的远程医疗服务邀请后，要及时作出是否接受邀请的决定。接受邀请的，须告知邀请方，并做好相关准备工作；不接受邀请的，及时告知邀请方并说明理由。第三方平台参与匹配的，还要同时将是否接受邀请告知第三方平台运营方。

3. 实施服务。受邀方应当认真负责地安排具备相应资质和技术能力的医务人员，按照相关法律、法规和诊疗规范的要求，提供远程医疗服务，及时将诊疗意见告知邀请方，并出具由相关医师签名的诊疗意见报告。邀请方根据患者临床资料，参考受邀方的诊疗意见，决定诊断与治疗方案。

（四）远程诊断。邀请方和受邀方建立对口支援或者形成医疗联合体等合作关系，由邀请方实施医学影像、病理、心电、超声等辅助检查，由受邀的上级医疗机构进行诊断，具体流程由邀请方和受邀方通过协议明确。

（五）妥善保存资料。邀请方和受邀方要按照病历书写及保管有关规定共同完成病历资料，原件由邀请方和受邀方分别归档保存。远程医疗服务相关文书可通过传真、扫描文件及电子签名的电子文件等方式发送。医务人员为患者提供咨询服务后，应当记录咨询信息。

四、管理要求

（一）机构管理。开展远程医疗服务的医疗机构应当按照以下要求开展工作：

1. 制定并落实管理规章制度，执行国家发布或者认可的技术规范和操作规程，建立应急预案，保障医疗质量与安全。

2. 设置专门的医疗质量安全管理部门或配备专职人员，负责远程医疗服务质量管理与控制工作，履行以下职责：

①对规章制度、技术规范、操作规程的落实情况进行检查；

②对医疗质量、器械和设备管理等方面进行检查；

③对重点环节和影响医疗质量与安全的高危因素进行监测、分析和反馈，提出预防与控制措施；

④对病历书写、资料保存进行指导和检查等。

3. 医疗质量安全管理人员应当具备相关专业知识和工作经验。

4. 参与远程医疗运行各方应当加强信息安全和患者隐私保护，防止违法传输、修改，防止数据丢失，建立数据安全管理规程，确保网络安全、操作安全、数据安全、隐私安全。

5. 与第三方机构合作发展远程医疗服务的，要通过协议明确各方权利、义务和法律责任，落实财务管理各项制度。

（二）人员管理。

1. 医疗机构应当制订并落实远程医疗服务相关医务人员的培训计划，使其具备与本职工作相关的专业知识。建立对技术人员的专业知识更新、专业技能维持与培养等管理的相关制度和记录。落实相关管理制度和工作规范。

2. 医务人员对患者进行远程医疗服务时应当遵守医疗护理常规和诊疗规范。

（三）质量管理。开展远程医疗服务的医疗机构应当按照以下要求开展医疗质量管理工作：

1. 按照国家发布或认可的诊疗技术规范和操作规程有关要求，建立并实施医疗质量管理体系，遵守相关技术规范和标准，实行患者实名制管理，持续改进医疗质量。

2. 积极参与省级以上远程医疗服务质控中心组织的医疗质量管理与控制相关工作，接受卫生健康行政部门和质控中心的业务指导与监管。

3. 医疗质量安全管理人员督促落实各项规章制度和日常管理工作，并对本机构远程医疗服务行为进行定期巡视。

4. 信息技术专业人员做好远程医疗设备的日常维护，保证其正常运转。

5. 受邀方参与远程医疗服务的医务人员应当具有应急处理能力。

6. 提供医学检查检验等服务的远程医疗服务中心，应当配备具有相应资质的卫生专业技术人员，按照相应的规范开展工作。

7. 建立良好的医患沟通机制，保障患者知情同意权，维护患者合法权益。

8. 严格按照有关规定与要求，规范使用和管理医疗设备、医疗耗材、消毒药械和医疗用品等。

五、加强监管

（一）地方各级卫生健康行政部门应当加强对辖区内医疗机构提供远程医疗服务的监督管理，将远程医疗服务纳入当地医疗质量控制体系，确保远程医疗服务质量和安全。

（二）在远程医疗服务过程中发生医疗争议时，患者向邀请方所在地卫生健康行政部门提出处理申请。远程会诊由邀请方承担相应法律责任，远程诊断由邀请方和受邀方共同承担相应法律责任。

（三）医疗机构与第三方机构合作开展远程医疗服务发生争议时，由邀请方、受邀方、第三方机构按照相关法律、法规和各方达成的协议进行处理，并承担相应的责任。

（四）医疗机构和医务人员在开展远程医疗服务过程中，有违反《执业医师法》《医疗机构管理条例》《医疗事故处理条例》和《护士条例》等法律、法规行为的，由卫生健康行政部门按照有关法律、法规规定处理。

关于加强医教协同实施卓越医生教育培养计划2.0的意见

教高〔2018〕4号

各省、自治区、直辖市教育厅（教委）、卫生计生委、中医药管理局，新疆生产建设兵团教育局、卫生计生委，有关部门（单位）教育司（局），部属各高等学校、部省合建各高等学校：

为深入贯彻全国卫生与健康大会精神，全面落实《国务院办公厅关于深化医教协同进一步推进医学教育改革与发展的意见》，根据《教育部关于加快建设高水平本科教育全面提高人才培养能力的意见》，现就实施卓越医生教育培养计划2.0提出以下意见。

一、总体思路

紧紧围绕健康中国战略实施，树立“大健康”理念，深化医教协同，推进以胜任力为导向的教育教学改革，优化服务生命全周期、健康全过程的医学专业结构，促进信息技术与医学教育深度融合，建设中国特色、世界水平的一流医学专业，培养一流医学人才，服务健康中国建设。

二、目标要求

经过5年的努力，以“5+3”为主体的具有中国特色的医学人才培养体系全面建立，医教协同育人机制更加健全，综合大学医学教育管理体制机制更加完善，医学教育质量文化建设取得显著成效，建设一批一流医学专业，推出一批线上线下精品课程，人才培养质量显著提升，服务卫生健康事业发展的能力明显增强。

三、改革任务和重点举措

建设健康中国是实现国家实力全面提升和中华民族伟大复兴中国梦的重要基础。全方位全周期维护群众健康需要医学教育变革，健康服务业快速发展催生医学教育变革，健康领域科技进步孕育医学教育变革。医学教育要主动适应新要求，以创新促改革，以改革促发展，着力培养大批卓越医学人才。

1. 全面加强德医双修的素质能力培养。把德育作为医学人才培养的首要内容，将思想政治教育和职业素养教育贯穿教育教学全过程，进一步加强以医学职业道德、职业态度和职业价值观为基本内容的职业素质教育，着力培养学生“珍爱生命、大医精诚”的救死扶伤精神，引导学生将预防疾病、解除病痛和维护群众健康权益作为从医的神圣职责。实现素质教育与专业教育的有机结合，增加学生所学知识的深度和广度，激发学生创新思维。加强学生交流沟通能力的培养，提升学生团队合作能力；加强学生职业能力培养，提升学生促进健康和解决临床实际问题的能力、批判性思维能力、信息管理能力以及终身学习能力。

2. 全覆盖建设一批特色鲜明的一流医学专业。主动适应医学新发展、群众健康服务新需求、健康产业发展新要求，加快现有医学专业的改革升级，优化医学人才培养的知识能力素质结构；推动医科与工科、理科等多学科交叉融通，前瞻性布局新兴医学或医学相关专业建设。

支持不同类型医学院校找准办学定位，突出办学特色，加快建成400个左右一流医学专业。更新人才培养理念，加快医学教育由“以疾病治疗为中心”向“以促进健康为中心”转变，根据专业人才培养目标推进课程体系改革，培养医学生预防、诊疗、养生保健、康复等服务健康全过程的知识能力素质，强化医学生基本理论、基本知识、基本技能的培养。加强全科医学教育，强化实践教学，严格毕业实习管理和考核，构建覆盖诊疗全过程的临床实践教学基地体系，建设100个左右国家临床教学培训示范中心、100个左右国家全科医学实践教学示范基地。及时将“互联网+健康医疗”“人工智能+健康医疗”等医学领域最新知识、最新技术、最新方法更新到教学内容中，让学生紧跟医学最新发展。深入推进以学生自主学习为导向的教学方式方法改革，开展基于器官/系统的整合式教学和基于问题导向的小组讨论式教学，完善以能力为导向的形成性与终结性相结合的评价体系。

把加快推进现代信息技术与医学教育教学的深度融合作为改革的战略选择，推进“互联网+医学教育”，用新技术共建共享优质医学教育资源，建设400个左右医学国家虚拟仿真实验教学项目，分区域建设国家医学教学案例共享资源库，推出1000门左右医学国家线上线下精品课程，广泛开展混合式教学和在线教育，实现教育教学质量的变轨超车。

3. 全类型推进医学人才培养模式改革。围绕全周期全过程维护群众健康需要，深化临床医学类、口腔医学类、公共卫生与预防医学类、中医学类、中西医结合类、医学技术类、护理学类专业人才培养模式改革，加快培养不同类型医学人才。

深化基础性本科医学人才培养改革，夯实本科人才培养在医学人才成长中的基础地位，推进以胜任力为导向的教育教学改革，着力提升医学生职业素养和临床实践能力。

深化服务健康乡村建设的全科医学人才培养改革，深入推进农村订单定向本科医学教育改革，提升服务基层的责任感、荣誉感，加强医学生诚信教育，着力提升医学生解决农村医疗卫生实际问题的能力；深入推进三年制专科医学人才培养改革，构建“3+2”（三年医学专科教育加两年毕业后全科医生培训）助理全科医生培养模式。

深化院校教育与毕业后教育相衔接的高素质医学人才培养改革，深入推进“5+3”一体化人才培养改革，推动本科教育、专业学位研究生教育、住院医师规范化培训的有效衔接，加快培养高素质临床医师；深入推进临床医学、口腔医学、中医硕士专业学位研究生培养改革，统筹优化临床培养培训内容和时间，促进硕士专业学位研究生教育与住院医师规范化培训有机衔接，加强硕士专业学位研究生临床科研思维能力的培养，提升硕士专业学位研究生临床综合能力。

深化拔尖创新医学人才培养改革，深入推进八年制医学（九年制中医学）教育改革，夯实医学生全面发展的宽厚基础，提升医学生临床综合能力，培育医学生临床科研潜质，拓展医学生国际视野，培养少而精、高层次、高水平、国际化的医学未来领军人才；深入推进“医学+”复合型高层次医学人才培养改革，主动应对国际医学竞争，瞄准医学科技发展前沿，对接精准医学、转化医学、智能医学新理念，大力促进医学与理科、工科等多学科交叉融通，开展“医学+X”复合型高层次医学人才培养改革试点，培养多学科背景的复合型高层次医学人才。

4. 全方位推进医教协同育人。着力健全中央和省级教育、卫生健康、中医药等部门协调机制，加快建立医学人才招生、培养、就业、使用等方面的协同联动机制，密切人才培养部门与使用部门的合作，共同确定培养目标，共同开发使用优质教学资源，共同开展人才培养质量评价，推动政策取向相互配合、改革过程相互促进、改革成效相得益彰。

完善综合大学医学教育管理体制机制，按照有利于发挥综合性大学举办医学教育的优势、有利于培养卓越医学人才的原则，加强大学对医学人才培养的统筹协调，加强医学院（部）对医学教育的统筹管理，实化医学院（部）职能，强化医学院（部）对附属医院医教研的管理，保持医学教育完整性。附属医院要把医学人才培养作为重大使命，处理好医疗、教学和科研工作的关系，健全教学组织机构，围绕人才培养优化调整临床科室设置，鼓励成立基于器官系统等方式的综合性科室。完善考核评价机制，将教学工作量和人才培养质量纳入附属医院绩效考核以及院长年度和任期目标责任考核的重要内容，作为医务人员职称晋升、工作考评和绩效分配的重要指标。教育部、国家卫生健康委员会、国家中医药管理局与省级人民政府共建一批医学院校和附属医院，在人才培养、科学研究、经费投入等方面给予政策倾斜，提升共建院校办学能力和水平。

5. 全维度打造医德高能力强的教师队伍。把师资队伍建设作为医学院校最为重要的基础工程，加强师德、医德建设，充分发挥教师特别是临床教师在教书育人、提升医学生职业素养中的主导作用。在医学院校建设20个左右国家教师发展示范中心，满足教师职业发展需要，提升教师专业技术水平和教学能力。

医学院校教师队伍发展规划要着力加强基础医学师资和临床带教师资队伍建设，优化基础医学师资学科专业结构，积极引导高水平临床医师从事临床和基础教学工作，建设一批由基础和临床教师融合的教学团队。

6. 全过程培育医学教育质量文化。推动医学院校将质量价值观落实到理论教学、临床实践教学等人才培养各环节。加快推进医学教育专业认证，构建医学专业三级认证体系，到2020年完成本科临床医学专业首轮认证全覆盖，建立起具有中国特色、国际实质等效的医学教育专业认证制度。建立有效的专业认证激励机制，将认证结果通过适当方式向社会公布。

四、完善计划保障机制

1. 构建三级实施体系。教育部、国家卫生健康委、国家中医药管理局统筹计划的组织实施工作，做好总体规划，成立卓越医生教育培养计划2.0专家委员会，协调解决实施过程中重大问题。各省（区、市）教育、卫生健康、中医药行政部门要结合实际情况，制订实施省级卓越医生教育培养计划2.0。各高校要结合本校实际，制订落实计划2.0的具体实施方案，纳入学校整体发展规划。

2. 加强政策支持。教育部等部门在专业设置、人员聘用与评价制度、国际合作交流等方面给予相关高校统筹支持，加大对中西部医学院校、部委局（省）共建医学院校的支持力度。各省（区、市）教育等行政部门要加强省域内政策协调配套，提供有力的政策保障。各高校要根据本校实际情况，加大国家、省、校政策的衔接、配套、完善、执行力度。

3. 加大经费保障。中央高校应统筹利用中央高校教育教学改革专项等中央高校预算拨款和其他各类资源，结合学校实际，支持计划的实施。各省（区、市）应结合教育教学改革实际情况，统筹地方财政高等教育资金和中央支持地方高校改革发展资金，引导支持地方高校实施好计划。

4. 强化监督检查。教育部会同有关部门指导计划实施，采取适当方式进行绩效评价，建立动态调整机制；加强对典型案例的总结宣传，发挥示范引领作用。各省（区、市）教育、卫生健康、中医药行政部门加强对计划实施过程跟踪，及时发现建设中存在的问题，提出改进意见和建议；加强实施过程管理，强化动态监测，形成激励约束机制，增强建设实效。各高校要对照本校计划实施方案，在实施过程中及时总结，主动发布自评报告、进展情况及标志性成果，接受社会监督，确保各项改革举措落到实处、取得实效。

教育部

国家卫生健康委员会

国家中医药管理局

2018 年 9 月 17 日

关于规范家庭医生签约服务管理的指导意见

国卫基层发〔2018〕35 号

各省、自治区、直辖市及新疆生产建设兵团卫生计生委、中医药管理局：

为贯彻落实《国务院办公厅关于推进分级诊疗制度建设的指导意见》（国办发〔2015〕70 号）和《关于推进家庭医生签约服务的指导意见》（国医改办发〔2016〕1 号）要求，提升家庭医生签约服务规范化管理水平，促进家庭医生签约服务提质增效，现提出如下意见。

一、规范签约服务提供主体

（一）开展家庭医生签约服务的机构。家庭医生签约服务主要由各类基层医疗卫生机构提供，鼓励社会办基层医疗机构结合实际开展适宜的签约服务。承担签约服务的医疗机构应当依法取得《医疗机构执业许可证》，并配置与签约服务相适应的人员及设施设备。

（二）家庭医生。现阶段家庭医生主要包括基层医疗卫生机构注册全科医生（含助理全科医生和中医类别全科医生），具备能力的乡镇卫生院医师、乡村医生和中医类别医师；执业注册为全科医学专业或经全科医生相关培训合格、选择基层医疗卫生机构开展多点执业的在岗临床医师；经全科医生相关培训合格的中级以上职称退休临床医师。原则上每名家庭医生签约人数不超过 2000 人。

（三）家庭医生团队。原则上以团队服务形式开展家庭医生签约服务。每个团队至少配备 1 名家庭医生、1 名护理人员，原则上由家庭医生担任团队负责人。家庭医生团队可根据居民健康需求和签约服务内容选配成员，包括但不限于：公共卫生医师（含助理公共卫生医师）、专科医师、药师、健康管理师、中医保健调理师、心理治疗师或心理咨询师、康复治疗师、团队助理、计生专干、社工、义工等。开展家庭医生签约服务的机构要建立健全家庭医生团队管理制度，明确团队工作流程、岗位职责、考核办法、绩效分配办法等。团队负责人负责本团队成员的任务分配、管理和考核。

二、明确签约服务对象及协议

（一）服务对象范围。家庭医生签约服务对象主要为家庭医生团队所在基层医疗卫生机构服务区域内的常住人口，也可跨区域签约，建立有序竞争机制。现阶段，家庭医生签约服务重点人群包括：老年人、孕产妇、儿童、残疾人、贫困人口、计划生育特殊家庭成员以及高血压、糖尿病、结核病和严重精神障碍患者等。

（二）签约居民的责任与义务。签约居民可自愿选择家庭医生团队签约，并对协议签订时提供的证件、资料的合法性和真实性负责。签约居民须履行签约服务协议中约定的各项义务，并按照约定支付相应的签约服务费。

（三）服务协议。原则上每位居民在签约周期内自愿选择 1 个家庭医生团队签约。协议签订前，家庭医生应当充分告知签约居民约定的服务内容、方式、标准、期限和权利义务等信息；协议有效期原则上为 1 年；协议内容应当包括居民基本信息，家庭医生服务团队和所在机构基本信息、服务内容、方式、期限、费用，双方的责任、权利、义务以及协议的解约和续约情况等。签约团队需在签约期满前向签约居民告知续约事宜。服务期满后需续约、解约或更换家庭医生团队的，应当重新办理相应手续。基层医疗卫生机构对持有《母子健康手册》的孕产妇及儿童，在充分告知的基础上，视同与其签订家庭医生服务协议。

三、丰富签约服务内容

家庭医生团队在医疗机构执业登记和工作职责范围内应当根据签

约居民的健康需求，依法依约为其提供基础性和个性化签约服务。基础性签约服务包括基本医疗服务和基本公共卫生服务。个性化签约服务是在基础性签约服务的内容之外，根据居民差异化的健康需求制定针对性的服务内容。

家庭医生团队应当结合自身服务能力及医疗卫生资源配置情况，为签约居民提供以下服务：

（一）基本医疗服务。涵盖常见病和多发病的中西医诊治、合理用药、就医指导等。

（二）公共卫生服务。涵盖国家基本公共卫生服务项目和规定的其他公共卫生服务。

（三）健康管理服务。对签约居民开展健康状况评估，在评估的基础上制订健康管理计划，包括健康管理周期、健康指导内容、健康管理计划成效评估等，并在管理周期内依照计划开展健康指导服务等。

（四）健康教育与咨询服务。根据签约居民的健康需求、季节特点、疾病流行情况等，通过门诊服务、出诊服务、网络互动平台等途径，采取面对面、社交软件、电话等方式提供个性化健康教育和健康咨询等。

（五）优先预约服务。通过互联网信息平台预约、现场预约、社交软件预约等方式，家庭医生团队优先为签约居民提供本机构的专科科室预约、定期家庭医生门诊预约、预防接种以及其他健康服务的预约服务等。

（六）优先转诊服务。家庭医生团队要对接二级及以上医疗机构相关转诊负责人员，为签约居民开通绿色转诊通道，提供预留号源、床位等资源，优先为签约居民提供转诊服务。

（七）出诊服务。在有条件的地区，针对行动不便、符合条件且有需求的签约居民，家庭医生团队可在服务对象居住场所按规范提供可及的治疗、康复、护理、安宁疗护、健康指导及家庭病床等服务。

（八）药品配送与用药指导服务。有条件的地区，可为有实际需求的签约居民配送医嘱内药品，并给予用药指导服务。

（九）长期处方服务。家庭医生在保证用药安全的前提下，可为病情稳定、依从性较好的签约慢性病患者酌情增加单次配药量，延长配药周期，原则上可开具4～8周长期处方，但应当注明理由，并告知患者关于药品储存、用药指导、病情监测、不适随诊等用药安全信息。

（十）中医药“治未病”服务。根据签约居民的健康需求，在中医医师的指导下，提供中医健康教育、健康评估、健康干预等服务。

（十一）各地因地制宜开展的其他服务。

四、落实签约服务费

（一）签约服务费的内涵。签约服务费是家庭医生团队与居民建立契约服务关系、在签约周期内履行相应的健康服务责任的费用，体现医务人员作为“健康守门人”和“费用守门人”的劳务价值。家庭医生在为签约居民提供基本医疗和基本公共卫生服务之外，按照签约服务全方位全过程健康服务的要求，签订协议、提供健康咨询，了解签约居民健康状况并实施健康干预、评估、管理，协调转诊、康复指导等服务所需劳务成本，由签约服务费予以补偿。

（二）签约服务费的来源及分配。签约服务费可由医保基金、基本公共卫生服务经费和签约居民付费等分担。要积极争取财政、扶贫、残联等部门支持，拓宽签约服务费筹资渠道。依据各地实际情况，合理核算家庭医生签约服务费收费标准。签约服务费作为家庭医生团队所在基层医疗卫生机构收入组成部分，按照“两个允许”的要求用于人员薪酬分配，体现多劳多得。原则上应当将不低于70%的签约服务费用于家庭医生团队，并根据服务数量、服务质量、居民满意度等考核结果进行合理分配。

五、优化签约服务技术支撑

（一）推动优质医疗资源向基层流动。鼓励医联体内二级及以上医疗机构卫生技术人员依法到基层医疗卫生机构执业，参与家庭医生签约服务。鼓励各级中医医疗机构选派中医类别医师为家庭医生团队提供技术支持和业务指导，推广中医药服务。通过科室共建、全专科联合门诊、带教示范等形式，加强对家庭医生团队的业务培训和技术指导。通过远程会诊、远程心电诊断、远程影像诊断等服务，促进医联体内机构间检查检验结果实时查阅、互认共享。将医联体内二级及以上医疗机构支持基层医疗卫生机构开展签约服务纳入对医联体的考核评价体系。

（二）推动区域医疗卫生资源共建共享。鼓励通过购买服务等形式，将二级及以上医疗机构的检查检验、医学影像、消毒供应等资源向基层医疗卫生机构开放，有条件的地区可建立区域医学影像中心、检查检验中心、消毒供应中心、后勤服务中心等，提升基层医疗服务能力和效率。

六、完善双向转诊机制

（一）畅通上转渠道。二级及以上医疗机构要为基层医疗卫生机构开设绿色通道，指定专人负责与家庭医生对接，对需转诊的患者及时予以转诊。要赋予家庭医生一定比例的医院专家号、住院床位等资源，对经家庭医生团队转诊的患者提供优先接诊、优先检查、优先住院等服务。

（二）精准对接下转患者。经上级医院治疗后的急性病恢复期患者、术后恢复期患者及危重症稳定期患者，应当及时下转至基层医疗卫生机构，由家庭医生团队指导或协调继续治疗与康复。

（三）提高转诊保障能力。根据下转签约患者的实际用药需求，适当放宽基层医疗卫生机构用药目录，与上级医院有效衔接，依据病情可延用上级医院医嘱处方药品。利用信息化手段完善医联体内沟通交流机制，保障转诊签约患者在上下级医疗机构诊疗信息的连续性。

七、推进“互联网+”家庭医生签约服务

（一）加快区域智能化信息平台

建设与应用。加强二级及以上医疗机构对基层医疗卫生机构的信息技术支撑，促进医联体内不同层级、不同类别医疗机构间的信息整合，逐步实现医联体内签约居民健康数据共建共享。探索利用智能化信息平台对签约服务数量、履约情况、居民满意率等进行管理、考核与评价，提高签约服务工作的管理效率。

（二）搭建家庭医生与签约居民交流互动平台。鼓励家庭医生利用网站、手机应用程序等媒介，为签约居民在线提供健康咨询、预约转诊、慢性病随访、健康管理、延伸处方等服务，借助微博、微信等建立签约居民“病友俱乐部”“健康粉丝群”等互动交流平台，改善签约居民服务感受。

（三）开展网上签约。鼓励有条件的地区开展网上签约服务，建立签约服务网站、手机客户端等网上签约平台，居民可通过网上签约平台向家庭医生提出签约申请，在阅读且同意签约协议、提交身份认证信息进行审核后，视为签订服务协议。

八、强化签约服务的管理与考核

（一）加强行政部门对签约服务的考核。省级、市级卫生健康行政部门和中医药主管部门加强与相关部门的沟通，健全签约服务考核评价机制，组织开展考核评价工作。县区级卫生健康行政部门对辖区内基层医疗卫生机构签约服务工作实施考核，可根据实际情况与其他考核统筹安排。以签约对象数量与构成、服务质量、健康管理效果、签约居民基层就诊比例、居民满意度等为核心考核指标。考核结果与基层医疗卫生机构绩效工资总量和主要负责人薪酬挂钩。

（二）健全机构内部管理机制。基层医疗卫生机构应当完善家庭医生签约服务管理考核工作机制。以家庭医生团队组成、服务对象的数量、履约率、续约率、服务数量、服务质量、签约居民满意度和团队成员满意度等为核心考核指标，考核结果同家庭医生团队和个人绩效分配挂钩。

（三）建立居民反馈机制。基层医疗卫生机构建立畅通、便捷的服务反馈渠道，及时处理签约居民的投诉与建议，并将其作为家庭医生团队绩效考核的重要依据。

（四）严格依法执业。家庭医生团队在开展诊疗活动过程中应当遵守国家法律法规及政策的相关要求。超出执业范围、使用非卫生技术人员从事诊疗工作、使用未经批准使用的药品、消毒药剂和医疗器械的，由有关部门依法依规处理。

九、加强签约服务的宣传与培训

（一）广泛开展宣传。各地要充分发挥公共媒体作用，加强对现阶段我国家庭医生签约服务内涵和特点的宣传，合理引导居民预期。要积极挖掘树立服务质量好、百姓认可度高的优秀家庭医生典型，发挥正面示范作用，增强家庭医生职业荣誉感，提高社会认可度，为家庭医生签约服务营造良好的社会氛围。

（二）做好相关培训。各地要开展对基层医疗卫生机构管理人员的政策培训，进一步统一思想、形成共识。加强对家庭医生团队常见病、多发病诊疗服务能力的技能培训，提升高血压、糖尿病、结核病、严重精神障碍等管理能力和儿科、口腔、康复、中医药、心理卫生、避孕节育咨询指导等服务能力。

国家卫生健康委员会
国家中医药管理局
2018 年 9 月 29 日

关于印发《全国道地药材生产基地建设规划（2018～2025 年）》的通知

农农发〔2018〕4 号

各省、自治区、直辖市农业农村（农牧）、畜牧、农垦厅（局、委），新疆生产建设兵团农业局：

为推进道地药材基地建设，加快发展现代中药产业，促进特色农业发展和农民持续增收，助力乡村振兴战略实施，农业农村部会同国家药品监督管理局、国家中医药管理局编制了《全国道地药材生产基地建设规划（2018～2025 年）》，现印发给你们。请结合实际，认真组织实施。

农业农村部
国家药品监督管理局
国家中医药管理局
2018 年 12 月 18 日

附 全国道地药材生产基地建设规划（2018～2025年）

引 言

中医药是我国传统文化灿烂宝库中的重要组成部分，是中华民族五千年优秀文化历史沉淀的结晶，是现今世界上保留最完整的传统医学体系。当前，中国特色社会主义进入新时代，加快实施健康中国战略，满足人民群众美好生活的需要，必须加快发展中医药等健康服务业。中药材是中医药事业传承和发展的物质基础，道地药材是我国传统优质药材的代表。但道地药材资源无序开发、品种创新不足、质量安全水平不高，影响中医药持续健康发展。加快道地药材基地建设，对促进特色农业发展和农民持续增收、加快发展现代中药产业、实现乡村振兴具有重要意义。

党中央、国务院高度重视中医药发展，明确提出推进中药材规范化种植，全面提升中药产业发展水平。按照《中医药发展战略规划纲要（2016～2030年）》和《全国农业现代化规划（2016～2020年）》的要求，农业农村部会同国家药品监督管理局、国家中医药管理局编制了《全国道地药材生产基地建设规划（2018～2025年）》（以下简称《规划》）。

本《规划》的期限为2018～2025年。

一、重要性和紧迫性

道地药材是指经过中医临床长期应用优选出来的，产在特定地域，与其他地区所产同种中药材相比，品质和疗效更好，且质量稳定，具有较高知名度的药材。历史上道地药材多数来源于野生资源，区域特征明显，数量有限。近代特别是改革开放以来，随着技术进步和用药量的增加，人工栽培药材逐步取代野生药材的步伐不断加快，道地药材加快发展。目前，我国常用中药材600多种，其中300多种已实现人工种养，种植面积达到3300多万亩，初步形成了四大怀药、浙八味、川药、关药、秦药等一批产品质量好、美誉度高的道地药材优势产区，道地药材种植已成为偏远山区的特色产业和农民收入的重要来源。我国已成为世界上规模最大、品种种类最多、生产体系最完整的中药材生产大国。

道地药材源自特定产区、具有独特药效，需要在特定地域内生产，才能保证其优良的品质。多年来，资源过度开发，一些野生药材资源濒临枯竭。同时，适宜产区种植不规范，非适宜区盲目扩种，造成药效下降、道地性丧失。道地药材是中医药事业发展的基石，加强道地药材资源保护和生产管理，规划引导道地药材生产基地建设，推进标准化、规范化生产，稳步提升中药材质量，对于实施健康中国战略和乡村振兴战略具有十分重要的意义。

（一）发展道地药材是提高人民健康水平的迫切需要。党的十九大提出全面实施健康中国战略。这充分体现了以习近平同志为核心的党中央以人民为中心的发展理念，展现了满足人民群众对健康生活需要的坚定决心。中医药具有“治未病”的主导作用，又有重大疾病治疗的协同作用，更有疾病康复的核心作用，群众认知度高、需求量大。预计未来一个时期，社会对中药材的需求将以每年15%的速度增长。加快发展道地药材，增加优质药材供给，促进中医药产业发展，利于更好地满足人民群众对健康生活的需要。

（二）发展道地药材是促进资源保护和环境友好的迫切需要。道地药材是独特资源、特色产业。近些年，一些地方过度采挖野生优质药材，造成野生资源蕴藏量急剧下降，冬虫夏草、川贝母、红景天等部分野生药材资源濒临枯竭，加强药材资源保护迫在眉睫。同时，甘草、麻黄等一些生态型药材的乱挖滥采，导致草场等植被生态遭到严重破坏。加快发展道地药材种植，保护濒危药材资源，推进野生品种驯化，推广药材抚育技术和仿生栽培，有利于提升道地药材供给能力，保护生态环境，实现永续发展。

（三）发展道地药材是助力农民增收脱贫的迫切需要。全面建成小康社会，时间紧迫、任务艰巨，难点在农村，重点在老少边穷地区。道地药材生产大多分布在贫困山区，是当地的特色产业和农民增收的主导产业，对促进脱贫攻坚至关重要。加快发展道地药材，推进规模化、标准化、集约化种植，提升质量效益，带动农民增收，是确保2020年实现同步进入小康社会的重要举措。

（四）发展道地药材是弘扬中华传统文化的迫切需要。当前，我国改革开放深入推进，“一带一路”倡议加快实施，与世界深度融合，讲好中国故事，弘扬中国文化，才能让世界更好地了解中国。中医药文化作为中华民族优秀传统文化的代表，已传播到世界180多个国家和地区，建设了10个海外中医药中心，中医药已被世界广泛认同和应用推广。道地药材承载着中医药文化的精髓，加快发展道地药材，有助于弘扬中医药传统文化，推动中医药对外交流，搭建起与世界交流的平台，有利于提高我国文化软实力、增强中华文化的影响力。

二、总体要求

（一）总体思路。

认真贯彻落实党的十九大精神和习近平新时代中国特色社会主义思想，按照“五位一体”总体布局和“四个全面”战略布局，牢固树立新发展理念，围绕农业供给侧结构性改革这一主线，坚持质量优先、注重品质、确保安全，以中医药与现代农业融合为重点，以提升道地药材供给能力、农民收入增长为目标，发挥资源优势，优化区域布局，创新服务机制，推行标准化引领、基地建设带动、科技创新驱动、产业融合促动，建设一批设施标准、管理规范、特色鲜明的道地药材生产基地，培育一批创新力强、规模大的中药企业集团，创响一批有信誉、有影响的中药知名品牌，努力提升中药材质量效益和产业竞争力，助力健康中国战略和乡村振兴战略实施，为决胜全面建成小康社会，实现中华民族伟大复兴作出贡献。

（二）基本原则。

——坚持标准引领、绿色发展。遵循中医药与医疗规律，促进中药材生产与现代农业发展相一致，以中药产品标准为源头，建立健全道地药材生产标准、产品标准、加工标准、贮藏标准。强化尊重自然、顺应自然、保护自然的理念，转变发展方式，综合运用安全投入、物理技术、信息技术、绿色防控等措施，节约资源，保护环境和生物多样性，促进中药材生产与生态协调发展。

——坚持道地特性、优化布局。依据气候资源、立地条件等区域特点，定品种、定产地，建设道地药材生产基地，发挥道地药材的品质特性。规范道地药材生产基地管理，推行道地药材品种、投入品使用、销售情况台账管理制度，加快形成布局合理、特色鲜明、供给有力的道地药材生产格局。

——坚持保护开发、产业融合。强化野生中药材资源保护和抚育，加快野生道地药材的驯化和人工繁育，降低对野生资源的依赖程度。构建中药材品种保护、良种扩繁、生产基地建设体系，保障道地药材有序开发、永续利用。推进道地药材生产、加工和临床应用协调发展，弘扬中医药传统文化，大力发展中医药休闲、康养产业，促进一二三产业融合。

——坚持创新驱动、质量优先。把握继承与创新的关系，坚持中医的临床思维，推进中医药理论与实践的发展。加强中药材基础研究，应用基因组学、分子生物学等现代育种技术，加快道地药材育种创新，培育一批抗逆性强、品质优良、质量稳定的道地药材品种，推动建立体现质量第一、效益优先导向的市场定价标准，在创新中形成新特色、新优势。

——坚持政府引导、市场主体。发挥政府的引导作用，加强规划引导，规范市场行为。发挥市场配置资源的决定性作用，培育道地药材市场主体。加强道地药材品牌创建，打造一批品质高、口碑好、影响大的道地药材品牌。适应中医药现代化发展需要，加强数字化建设，科学应用大数据，引导医疗机构、加工企业等社会资本参与道地药材生产基地建设。

（三）发展目标。

到2020年，建立道地药材标准化生产体系，基本建成道地药材资源保护与监测体系，加快建设覆盖道地药材重点产区的生产基地。

到2025年，健全道地药材资源保护与监测体系，构建完善的道地药材生产和流通体系，建设涵盖主要道地药材品种的标准化生产基地，全面加强道地药材质量管理，良种覆盖率达到50%以上，绿色防控实现全覆盖。

三、重点任务

（一）提升道地药材生产科技水平。加强基础研究。深入开展道地药材野生资源保护、优良品种选育、生态种植等基础研究，保障野生资源永续利用和药材的优质生产。推进育种创新。保护利用道地药材种质资源，组织科研单位与企业开展联合攻关，推进特色品种提纯复壮，加快选育一批道地性强、药效明显、质量稳定的新品种。加快建设一批标准高、规模大、质量优的道地药材种子种苗繁育基地，提高道地药材供种供苗能力。加强种子（苗）质量监管，贯彻新修订的《种子法》，加快制定《中药材种子（苗）管理办法》，将中药材品种列入《农业植物新品种保护名录》，实施品种登记制度，强化品种保护和监管。推进集成创新。促进农机农艺融合，集成组装适宜不同区域、不同品种的道地药材绿色高质高效技术模式，加快推广应用，示范带动更大范围节本增效、提质增效。

专栏1　道地药材种子种苗繁育体系建设

1. 濒危稀缺道地药材种质资源保护。建设濒危稀缺道地药材生产基地，开展野生资源保护和抚育，加强野生抚育与人工种植驯化技术研究。

2. 道地药材良种繁育。分品种、分区域集成道地药材种子种苗繁育技术规范，开展道地药材提纯复壮、扩大繁育和展示示范，提升优良种子（苗）供应能力。

3. 道地药材品种创新。加大科研联合攻关力度，加快现代生物技术在中药材育种领域的应用，选育一批道地性强、药效明显、质量稳定的新品种。

专栏2　道地药材标准化生产体系建设

根据中医临床和中药企业提出的药材品质要求，组织专家研究制定中药材种植环节的技术标准。

1. 生态种植技术。在全国道地药材生产基地开展测土配方施肥、有机肥替代化肥行动，减少化肥用量，减轻面源污染。开展物理防治、生物防治等绿色防控技术，减少农药用量，提升药材品质。

2. 机械化生产技术。研发推广适用于各类道地药材生产、采收、加工、病虫害防控的高效实用机具，提升道地药材生产效率。

3. 信息化管理技术。加快人工智能、环境监测控制、物联网等信息化技术在道地药材生产的应用，提升道地药材生产信息化水平。

（二）提升道地药材标准化生产水平。健全标准体系。在梳理现有标准的基础上，按照绿色发展的要求，制定完善道地药材标准框架，建立健全生产技术、产地初加工、质量安全等标准体系。推进按标生产。依托龙头企业、农民合作社等新型经营主体，构建“龙头企业+

合作社（种植大户）+基地”的生产经营模式，带动农民按标生产、规范管理，推进道地药材全程标准化生产。按照统一规划、合理布局、集中连片的原则，加强基础设施建设，配套水肥一体设施，建成能排能灌、土质良好、通行便利、抗灾能力较强的高标准道地药材生产基地。推进优质优价。以道地性和临床疗效为主要评价依据，制定完善道地药材商品规格等级标准，推动建立以优质优价为导向的价格形成机制。创响道地药材品牌。突出道地特色和产品特性，与特色农产品优势区建设规划相衔接，打造一批种植规模化、设施现代化、生产标准化的道地药材特色生产基地，培育一批道地药材品牌。

专栏3 道地药材生产服务体系建设

1. 道地药材经营主体培育。推动专业大户、家庭农场、农民合作社等新型经营主体参与道地药材生产，加快道地药材生产由分散生产向规模化生产转变。

2. 创新生产经营模式。引导构建“龙头企业+合作社+基地”“龙头企业+种植大户+基地”等生产经营模式，鼓励社会资本参与道地药材生产，支持开展强强联合、共建共享。

3. 道地药材产销信息监测体系。构建道地药材产销信息监测网络，适时发布信息，引导合理安排生产，促进产销衔接。

4. 道地药材流通体系。加强道地药材产品营销，推动产销衔接，大力发展道地药材流通新业态、新模式，构建完善的道地药材流通网络。

5. 道地药材技术推广体系。构建道地药材生产服务网络，加强道地药材生产标准化集成技术的推广应用，促进基地建设健康发展。

（三）提升道地药材产业化水平。加强现代化加工基地建设。鼓励中药企业在产地建设加工基地，加强采收、净选、切制、干燥、分级、保鲜、包装、贮藏等设施建设，配套现代化加工装备，实现清洁化、连续化、自动化、标准化加工。重点开展中药材产地加工，开发中药材功能性食品及保健品，提高产品附加值。推进加工工艺创新。集成道地药材特色采收加工技术模式，制定道地药材产地加工技术规范，重点推广应用低温冷冻干燥、节能干燥、无硫处理、气调贮藏等新技术，加强综合利用，减少药效损失，提高产品档次。大力培育知名品牌。创建地域特色突出、产品特性鲜明的中药材区域公用品牌。鼓励企业通过技术创新和工艺改进，塑造品牌核心价值，创响一批品质好、叫得响、占有率高的道地药材知名品牌。加快构建道地药材流通网络。采取现代化物流、信息化技术、标准化控制等运营方式，大力发展道地药材流通新业态、新模式，构建完善的道地药材流通网络，更好地拓展市场。

专栏4 道地药材产地加工体系建设

1. 产地加工能力建设。在继承与研究道地药材传统加工技艺基础上，制定道地药材产地技术规范，建设清洁、规范、安全、高效的现代化药材加工基地，综合运用化学、生物、工程、环保、信息等技术，提高药材质量。

2. 产地贮藏能力建设。加快道地药材生产基地产地贮藏设施设备建设，应用低温冷冻干燥、节能干燥、无硫处理、气调贮藏等新技术，提升药材保鲜能力，最大程度保持药效。

3. 综合利用能力建设。对药材生产过程产生的非药用部位、药材及饮片加工过程产生的下脚料等进行资源化利用，延伸产业链，提高综合收益。

（四）提升道地药材质量安全水平。在加快标准化生产的基础上，突出重点、突破难点，提升道地药材的质量安全水平，确保道地药材产品符合国家相关标准要求。推广绿色生产技术。鼓励按照中药材生产质量管理规范，推广有机肥替代化肥、绿色防控替代化学防治等关键技术，减少化肥、农药用量。推进产地环境改善，用最适宜的土壤生产最优质的道地药材。加快道地药材适用农药登记，支持科研教学单位、农药企业开发道地药材适用农药新品种，优化审批程序，加快登记进程，完善道地药材主要农药限量标准，解决道地药材生产无专用药的问题。加强质量追溯体系建设。建立生产档案记录制度，构建覆盖种养、加工、收购、贮藏、运输、销售等各环节的质量追溯体系，实现来源可查、质量可追、责任可究。加强产品质量检测。配备水分、灰分、浸出物等常规质量检测仪器，对生产基地的产品进行检测，确保不符合质量标准的产品不采收、不销售。

专栏5 道地药材质量管理体系建设

1. 道地药材标准体系。制定道地药材种子种苗等产品质量标准以及药材商品规格等级标准，完善道地药材田间管理、投入品使用、科学采收、产地加工、包装贮藏等技术体系。

2. 道地药材质量检测体系。围绕道地药材生产基地建设，健全中药材检测机构，提升检测能力，完善检测制度，加大抽样检测力度，鼓励第三方检测机构参与道地药材质量检测。

3. 道地药材可追溯体系。构建道地药材全程质量管理体系，完善投入品管理、档案记录、产品检测、合格证准出等制度，实现全程可追溯，确保产品质量安全。

四、建设布局

以品种为纲、产地为目，定品种、定产地和定标准相结合，优化道地药材生产布局。定品种。通过历代本草考证，参考道地药材相关专著和标准，依据临床使用频次高、用量大的原则，选定一批重点道地药材。定重点县。综合考虑资源禀赋、生态条件和产业基础等因素，并根据第三次、第四次全国中药资源普查结果，确定道地药材生产重点县（市、区）（具体名单依据拟发布的《道地药材目录》分批发布）。定产区。将重点县较为集中的区域，划定为道地药材重点产区。按照因地制宜、分类指导、突出重点的思路，将全国道地药材基地划分为7大区域。

——东北道地药材产区

1. 区域特点。本区域大部属温带、寒温带季风气候，是关药主产区。包括内蒙古东北部、辽宁、吉林及黑龙江等省（区），中药材种植面积约占全国的5%。

2. 主要品种。本区域优势道地药材品种主要有人参、鹿茸、北五味、关黄柏、辽细辛、关龙胆、辽藁本、赤芍、关防风等。

3. 主攻方向。优质林下参种植，园参连作障碍治理，梅花鹿、马鹿人工养殖，赤芍、防风仿野生种植等。

4. 建设目标。到2025年，建设道地药材生产基地140万亩以上。

——华北道地药材产区

1. 区域特点。本区域大部属亚热带季风气候，是北药主产区。包括内蒙古中部、天津、河北、山西等省（区、市），中药材种植面积约占全国的7%。

2. 主要品种。本区域优势道地药材品种主要有黄芩、连翘、知母、酸枣仁、潞党参、柴胡、远志、山楂、天花粉、款冬花、甘草、黄芪等。

3. 主攻方向。开展黄芪、黄芩、连翘野生抚育，规范柴胡生产，提升党参、远志加工贮藏技术等。

4. 建设目标。到2025年，建设道地药材生产基地180万亩以上。

——华东道地药材产区

1. 区域特点。本区属热带、亚热带季风气候，是浙药、江南药、淮药等主产区。包括江苏、浙江、安徽、福建、江西、山东等省，中药材种植面积约占全国的11%。

2. 主要品种。本区域优势道地药材品种主要有浙贝母、温郁金、白芍、杭白芷、浙白术、杭麦冬、台乌药、宣木瓜、牡丹皮、江枳壳、江栀子、江香薷、茅苍术、苏芡实、建泽泻、建莲子、东银花、山茱萸、茯苓、灵芝、铁皮石斛、菊花、前胡、木瓜、天花粉、薄荷、元胡、玄参、车前子、丹参、百合、青皮、覆盆子、瓜蒌等。

3. 主攻方向。恢复生产杭白芍、杭麦冬、浙白术、茅苍术、杭白芷、苏芡实、建泽泻等传统知名药材，大力发展凤丹皮、江栀子、温郁金等产需缺口较大的药材。

4. 建设目标。到2025年，建设道地药材生产基地280万亩以上。

——华中道地药材产区

1. 区域特点。本区属温带、亚热带季风气候，是怀药、蕲药等主产区。包括河南、湖北、湖南等省，中药材种植面积约占全国的16%。

2. 主要品种。本区域优势道地药材品种主要有怀山药、怀地黄、怀牛膝、怀菊花、密银花、荆半夏、蕲艾、山茱萸、茯苓、天麻、南阳艾、天花粉、湘莲子、黄精、枳壳、百合、猪苓、独活、青皮、木香等。

3. 主攻方向。开展怀山药、怀地黄、怀牛膝、怀菊花提纯复壮，治理连作障碍，大力发展荆半夏、蕲艾生态种植，提升怀山药采收加工技术等。

4. 建设目标。到2025年，建设道地药材生产基地430万亩以上。

——华南道地药材产区

1. 区域特点。本区属热带、亚热带季风气候，气温较高、湿度较大，是南药主产区。包括广东、广西、海南等省（区），中药材种植面积约占全国的6%。

2. 主要品种。本区域优势道地药材品种主要有阳春砂、新会皮、化橘红、高良姜、佛手、广巴戟、广藿香、广金钱草、罗汉果、广郁金、肉桂、何首乌、益智仁等。

3. 主攻方向。恢复阳春砂生产，提升何首乌、巴戟天、佛手生产技术水平等。

4. 建设目标。到2025年，建设道地药材生产基地160万亩以上。

——西南道地药材产区

1. 区域特点。本区域气候类型较多，包括亚热带季风气候及温带、亚热带高原气候，是川药、贵药、云药主产区。包括重庆、四川、贵州、云南等省（市），中药材种植面积约占全国的25%。

2. 主要品种。本区域优势道地药材品种主要有川芎、川续断、川牛膝、黄连、川黄柏、川厚朴、川椒、川乌、川楝子、川木香、三七、天麻、滇黄精、滇重楼、川党、川丹皮、茯苓、铁皮石斛、丹参、白芍、川郁金、川白芷、川麦冬、川枳壳、川杜仲、干姜、大黄、当归、佛手、独活、青皮、姜黄、龙胆、云木香、青蒿等。

3. 主攻方向。开展丹参、白芍、白芷提纯复壮，开展麦冬、川芎安全生产技术研究与推广，发展优质川药，大力发展重楼等相对紧缺品种，开展三七连作障碍治理。

4. 建设目标。到2025年，建设道地药材生产基地670万亩以上。

——西北道地药材产区

1. 区域特点。本区域大部属于温带季风气候，较为干旱，是秦药、藏药、维药主产区。包括内蒙古西部、西藏、陕西、甘肃、青海、宁夏、新疆等省（区），中药材种植面积约占全国的30%。

2. 主要品种。本区域优势道地药材品种主要有当归、大黄、纹党参、枸杞、银柴胡、柴胡、秦艽、红景天、胡黄连、红花、羌活、山茱萸、猪苓、独活、青皮、紫草、款冬花、甘草、黄芪、肉苁蓉、锁阳等。

3. 主攻方向。提升当归、枸杞、党参、红花等药材品质，发展高海拔地区大黄、红景天生产，推广秦艽、胡黄连优质栽培技术，大力发展羌活人工种植，提升党参加工贮藏技术。

4. 建设目标。到2025年，建设道地药材生产基地800万亩以上。

五、资金筹措及建设进度

（一）资金筹措。建立中央、地方、社会多方投入建设机制。各级农业农村部门要充分利用现有国家投资渠道和各项财政支持政策，努力争取拓宽投资来源，吸引金融、社会等资本参与建设，为规划实施提供基础保障。中央财政重点支持种质资源收集保护，信息监测体系、质量检测体系、可追溯体系等建设。加大对标准化基地的支持力度，优先支持中药企业自建基地、中药材种植专业合作社或与地方政府联建基地等有稳定销路的道地药材生产基地。

（二）建设进度。道地药材生产基地建设分年度开展。2018～2025年，每年在全国建设道地药材生产基地300万亩以上。到2025年，全国建成道地药材生产基地总面积2500万亩以上，形成覆盖全国主要道地药材产区的质量追溯系统、产销信息监测体系和流通体系。

六、效益分析

通过道地药材生产基地建设，构建与现代农业相适应的道地药材生产体系，提升优质道地药材生产能力，社会、经济、生态效益显著。

（一）社会效益。推动道地药材产业链全面升级，提升道地药材品种选育能力、集成创新能力、优质道地药材供给能力，实现中药材生产区域布局和产品结构优化，提质增效、转型升级，夯实中医药发展物质基础。在技术上，集成创新、示范推广一批道地药材绿色生产技术和种植模式，形成全国道地药材生产技术服务网络，提高中药材生产技术水平。在产品上，提升道地药材品质和供给能力，实现优质道地药材稳定有效供应，提高中医药诊疗效果。在文化上，通过基地建设，促进传统中医药理论与现代科学新理论、新技术和新模式融合，传承发展传统中医药文化。

（二）经济效益。通过道地药材生产基地建设，为现代农业和中医药产业发展提供坚实基础，利于进一步提升产业经济效益。在促进农民增收上，通过改善基地生产条件，稳定提高药材品质，吸纳农民务工就业，带动基地和农民增收致富，助力精准扶贫、精准脱贫。在提高企业效益上，推动中药材供给侧结构性改革，建立道地药材稳定产销体系，实现优质优价，促进中医药企业提质增效。在提升综合效益上，合理规划基地建设布局，发展中药材乡村旅游等新产业、新业态，延伸产业链，提升价值链。

（三）生态效益。实施道地药材生产基地建设，加强道地药材生产基地生态环境保护，具有良好的生态效益。在药材资源保护上，改善基地生产条件，增加道地药材人工种养数量，减少野生采挖，开展野生药材抚育，有效避免物种资源枯竭，保护生态多样性。在生态环境保护上，选育和推广一批优良品种、绿色生产技术模式，减少化肥农药用量，从源头上控制面源污染，保护土壤、空气、水域环境，促进可持续发展。

七、保障措施

道地药材生产基地建设是一项长期而艰巨的任务，也是一项系统工程，需要加强规划引导，聚焦重点，聚合资源，聚集力量，合力推进。

（一）加强组织领导。在国务院中医药工作部际联席会议制度框架下，建立中药材生产协调机制，构建“分段负责、省（市）主体、县（市）主抓”的工作机制。各省（区、市）参照国务院中医药部际联席会议的组织架构，成立由分管负责同志任组长的工作指导组，加强统筹协调，明确工作责任，推进措施落实。县（市）政府应成立由主要负责同志任组长的领导小组，扛起责任，推进落实。农业农村部会同国家中医药管理局，加强顶层设计，强化监督考核，指导规划实施。国家中医药管理局推广道地药材临床使用，将道地药材使用比例纳入医院考核指标。省级农业农村部门会同中医药管理部门扎实推进道地药材生产基地建设，加强标准化生产指导服务和监督管理，确保规划顺利实施并取得实效。

（二）强化政策扶持。统筹支农资金，加大道地药材生产基地建设投入。创新金融服务，建立多元化投融资机制，吸引工商资本、社会资本投入道地药材生产，打造优势道地药材产业集群。将道地药材纳入地方农业政策性保险支持范围，开展道地药材生产保险试点。完善道地药材生产基地用地政策，支持道地药材加工、仓储、物流等设施建设。

（三）推进科技创新。推进农科教合作，加快科技创新和技术推广。贯彻落实新修订的《种子法》，加强道地药材品种登记和保护，鼓励道地药材生产基地开展新品种的引进和选育。支持科研院校与道地药材生产基地共建技术创新平台，开展基础研究和关键技术攻关，加快成果转化应用。加快技术集成创新，组装推广绿色高质高效技术模式，示范带动更大范围推广应用，提高技术到位率和道地药材科技水平。

（四）创新服务机制。培育新型经营主体，重点培育种植大户、农民合作社、龙头企业等新型经营主体，推进规模化经营，引领标准化生产。培育新型服务组织，开展种苗统育统供、病虫统防统治、肥料统配统施、市场营销等服务，提高生产组织化程度。创新经营方式，推广订单生产、定制药园等，构建新型利益联结机制。积极发展新业态，推进中药材生产与产业扶贫、休闲旅游、美丽乡村和康养小镇建设相结合，弘扬中医药传统文化，培育和发展中药材新业态新模式，提高综合效益和竞争力。

（五）强化监督考核。农业农村部、国家中医药管理局建立道地药材生产基地建设考核机制，制定考核办法，组织开展工作督导。地方各级政府也应建立相应监督考核制度，督促重点县（市）落实各项措施，推进基地建设有序开展，运用现代生物技术，强化诚信建设和监督检查，探索第三方评估，对基地建设进展和成效进行科学评估。实行动态管理，接受社会监督，严格淘汰制度，对建设工作成效显著的重点县（市），给予投资倾斜并组织全国观摩学习。

（六）加强宣传引导。总结各地道地药材基地建设的好经验、好做法，注重典型带动，推广先进经验。充分利用报刊、广播、电视、互联网等媒体，全方位、多角度、立体化地宣传道地药材生产基地建设成就。通过博览会、交易会、推介会等多种形式，开展优质道地药材推介。依托中介组织定期开展道地药材产品的推介活动，扩大道地药材品牌影响力，提升市场认可度。

关于印发《中药材产业扶贫行动分工实施方案》的通知

国中医药办规财发〔2018〕11号

河北省、山西省、内蒙古自治区、辽宁省、吉林省、黑龙江省、安徽省、福建省、江西省、山东省、河南省、湖北省、湖南省、广西壮族自治区、海南省、重庆市、四川省、贵州省、云南省、西藏自治区、陕西省、甘肃省、青海省、宁夏回族自治区、新疆维吾尔自治区、新疆生产建设兵团中医药管理局、工业和信息化主管部门、农业农村主管部门、中国农业发展银行分行及总行营业部：

为贯彻落实党中央、国务院《关于打赢脱贫攻坚战三年行动的指导意见》，明确中药材产业扶贫行动中有关部门的工作分工，进一步推进实施中药材产业扶贫行动计划，国家中医药管理局、工业和信息化部、农业农村部和中国农业发展银行联合制订了《中药材产业扶贫行动分工实施方案》。现印发给你们，请认真组织实施。

国家中医药管理局办公室
工业和信息化部办公厅
农业农村部办公厅
中国农业发展银行办公室
2018年12月14日

附

中药材产业扶贫行动分工实施方案

为贯彻《关于打赢脱贫攻坚战三年行动的指导意见》，加快落实中药材产业扶贫行动各项任务，根据有关部门和单位的职责，现提出如下分工方案（列在分工首位的为牵头单位，其他为主要参加单位）。

一、任务分工

（一）打造一批药材基地，形成产业精准扶贫新格局。

1. 优化产业布局。编制贫困县大宗、道地药材种植推荐目录，指导贫困县因地制宜、科学布局中药材产业发展，促进道地药材向最佳生产区域集中。（农业农村部、国家中医药管理局）

2. 建设示范基地。鼓励中药企业建设“中药材产业扶贫示范基地”，打造中药材规模化基地。鼓励医药企业在贫困地区设立“扶贫车间”，多渠道开发就业岗位，吸纳贫困人口在家乡就地就近就业。（工业和信息化部、国家中医药管理局）

3. 建立“定制药园”。推动医药企业到贫困县设立“定制药园”作为原料药材供应基地。鼓励公立中医医院优先采购以“定制药园”中药材为主要原料的药品（含中药饮片）。（国家中医药管理局、工业和信息化部）

4. 建设良繁基地。支持贫困地区建设区域性中药材良种繁育基地，加强良种繁育技术推广，培育质量稳定、供应充足的种子种苗，切实保障中药材种植贫困户优良种源供应。（农业农村部、国家中医药管理局）

（二）推动农企联结，提升产业精准扶贫成效。

1. 推动农企联结。引导企业完善订单带动、利润返还、股份合作等“中药企业＋种植大户＋农户”“中药企业＋专业合作社＋农户”的利益联结机制。地方应将新型农业经营主体带动贫困户数量和成效作为相关财政支农资金和项目审批、验收的重要参考依据。（工业和信息化部、农业农村部）

2. 加强金融支持。农业政策性银行应积极创新符合贫困地区中药材产业发展的金融产品和服务方式。（中国农业发展银行）

（三）发展一批健康产业，推动业态产业融合。

1. 推动业态融合。开发一批具有地域特色的中医药健康旅游产品和线路，建设一批国家中医药健康旅游示范基地，推动中药材种植基地建设与乡村旅游、文化推广、生态建设、健康养老等产业深度融合。（国家中医药管理局、农业农村部）

2. 强化中药材质量标准体系建设。制定道地药材、示范基地建设等标准规范，不断提高中药材生产、产业化水平。（国家中医药管理局、农业农村部）

3. 促进综合利用。引导企业开发中药材为主要原料的功能性食品、保健食品、化妆品、添加剂、日用品、植物提取物等产品，提高贫困地区中药材的综合利用率和附加值。鼓励对“传统非药用部位”、药材及饮片加工过程中下脚料等废弃物开展再生利用研究。（工业和信息化部、国家中医药管理局）

（四）搭建一批服务平台，支撑扶贫产业可持续发展。

1. 发展信息服务平台。鼓励贫困地区建立中药材产地电子交易中心，利用知名网络营销媒体，拓展中药材电商营销渠道。在中药材主产区建设一批中药材种植信息监测

站，逐步构建贫困地区中药材种植溯源体系。（国家中医药管理局）

2. 构建技术培训平台。充分发挥农业技术推广中心（站）、中药原料质量监测信息和技术服务中心（站）等服务机构的作用，对各级技术推广机构和技术人员开展培训，建立农技服务精准到户机制，确保中药材种植贫困户中至少有1名成员掌握规范化种植技术。鼓励中医药院校在贫困地区建立教学实验培训基地。（农业农村部、国家中医药管理局）

二、工作要求

（一）各部门要高度重视，加强组织领导，认真做好中央扶贫政策的落实，抓好各项分工任务。牵头单位对分工任务负总责，加强协调，及时推进和汇总工作进展情况。参加单位根据各自职责分工，积极配合，主动作为。

（二）针对分工任务中的项目、工程，要尽快制订具体落实方案和进度安排，抓紧实施。各牵头单位要会同相关部门对贫困地区实施的重点项目进行集中督导。

（三）国家中医药管理局将按照有关要求，会同各有关部门及时研究解决行动计划实施中的重要问题，并加强对行动计划实施效果的监督和评估。

2. 国家中医药管理局印发文件

国家中医药管理局关于印发《2018年中医药工作要点》的通知

国中医药办发〔2018〕2号

各省、自治区、直辖市卫生计生委、中医药管理局，新疆生产建设兵团卫生局，局机关各部门、直属各单位：

现将《2018年中医药工作要点》印发给你们，请结合本地区、本单位实际，认真贯彻落实，并及时将工作进展情况报告我局。

国家中医药管理局

2018年1月20日

附 2018年中医药工作要点

2018年中医药工作的总体要求是：全面贯彻党的十九大精神，以习近平新时代中国特色社会主义思想为指导，以坚持中西医并重、传承发展中医药事业为统领，坚持稳中求进工作总基调，坚持新时代卫生与健康工作方针，深入贯彻实施中医药法和中医药发展战略规划纲要，全面落实中医药发展“十三五”规划，加快推进深化中医药改革，加快推进中医药发展方式转变，加快推进中医药治理体系和治理能力现代化，着力提高发展质量和效益，着力提高服务能力和水平，为实施健康中国战略、决胜全面建成小康社会作出新贡献。

一、深入学习贯彻党的十九大精神，用习近平新时代中国特色社会主义思想武装头脑、指导实践、推动工作

1. 切实学懂弄通做实党的十九大精神。全面落实《中共中央关于认真学习宣传贯彻党的十九大精神的决定》，在学懂弄通做实上下功夫，坚持领导干部带头、以上率下，深入学习贯彻习近平新时代中国特色社会主义思想，继续原原本本学习党的十九大报告和党章等重要文件，主动对标对表党的十九大做出的各项决策部署，与贯彻落实习近平总书记发展中医药的新思想新论断新要求结合起来，开展多形式、分层次、全覆盖的党员干部培训轮训，切实把中医药系统广大干部职工的思想统一到党的十九大精神上来。督促检查各级党组织学习贯彻党的十九大精神情况。

2. 加强党对中医药工作的领导。坚定不移贯彻落实以习近平同志为核心的党中央的各项决策部署，推动在中医药系统落地生根。推动完善国务院中医药工作部际联席会议制度和跨部门协调机制。推动各级党委政府切实加强对中医药工作的领导，及时研究中医药的重大问题。召开推进落实支持地方中医药发展意见协议专题座谈会，健全局省合作机制。

3. 全面加强中医药系统党的建设。坚持以政治建设为统领，推动中医药系统各级党组织和党员干部坚决维护习近平总书记在党中央、全党的核心地位，坚决维护党中央权威和集中统一领导。持续推进“两学一做”学习教育常态化制度化。以提升组织力为重点，推动中医药系统基层党组织全面进步、全面过硬，夯实基层组织建设，严格党员日常管理。严肃党内政治生活，落实组织生活制度。推广基层党建典型经验做法。完善社会组织党委管理机制。

4. 推动全面从严治党向纵深发展。全面落实《关于贯彻落实〈中共中央政治局贯彻落实中央八项规定的实施细则〉的实施办法》，开展“超标准接待、超标准出行”专项治理，一个节点一个节点坚守，一个问题一个问题突破，重点纠正形式主义、官僚主义，锲而不舍落实中央八项规定精神。深化政治巡视，启动新一轮巡视工作，持续监督执纪问责。

5. 深入开展主题教育。按照中央部署，以处级以上干部为重点，开展“不忘初心、牢记使命”主题教育，教育引导中医药系统党员干部悟初心、守初心、践初心，更加自觉地为传承发展中医药事业、实现新时代党的历史使命不懈奋斗。

二、深入贯彻落实中央关于中医药工作的决策部署

6. 全面推进《中医药法》贯彻实施。协调全国人大常委会开展中医药法实施调研，召开中医药法施行一周年座谈会。统筹推进中医药传统知识保护条例、中医药学术传承项目和传承人制度、中药制剂备案管理办法、古代经典名方中药复方制剂简化注册审批管理规定、古代经典名方目录等法规制度制定。加快中医药地方性法规制修订进程，做好中医药法学习培训、执法监督和贯彻实施等工作。

7. 推进《中医药发展战略规划纲要（2016～2030年）》实施。各地全部出台贯彻战略规划纲要实施方案，并推动落地落实。开展战略规划纲要实施年度监测和督导，动态把握目标任务进展情况。抓好已启动的中医药传承创新工程、岐黄工程等重大项目实施，做好其他重大项目启动实施准备工作。持续做好全民健康保障工程中健康扶贫工程的县级中医医院建设。开展《中医药健康服务发展规划（2015～2020年）》《中医药发展“十三五”规划》及各专项规划实施中期评估。实施京津冀中医药协同发展行动，统筹谋划雄安新区中医药有关项目。

8. 服务打赢脱贫攻坚战。积极参与健康扶贫工程，做好工程实施评估。实施《中药材产业扶贫行动计划（2017～2020年）》，统筹推进“四个一批”建设。做好中央国家机关定点扶贫工作，帮助五寨县如期完成脱贫任务。

三、充分发挥中医药在深化医改中的独特优势

9. 推动建立分级诊疗制度。中医医院全部参与医联体建设，开展城乡对口支援工作。推进中医药参与家庭医生签约服务，研究家庭医生签约服务的中医基本医疗服务包和推荐使用的个性化中医治未病服务包，鼓励二级以上中医医院中医类别医师下沉基层牵头或参加签约团队。

10. 纵深推进公立中医医院综合改革。推动中医医院建立现代医院管理制度，继续推广广东省中医院等单位典型经验。国家中医药管理局直属管医院和20%的二级以上公立中医医院制定章程。细化落实对中医医院的投入倾斜政策，持续探索有利于中医药特色优势发挥的医院运行新机制。推动调整中医医疗服务项目和价格，充分体现中医药技术劳务价值。建立以质量为核心、公益性为导向的中医医院考评机制，同步开展人事薪酬制度改革试点。深化国家中医药管理局直属管医院参加北京市公立医院综合改革，开展综合绩效考评。

11. 探索符合中医药特点的医保支付方式。落实《关于进一步深化基本医疗保险制度支付方式改革的指导意见》，完善中医药参与医保支付方式改革联系点机制，探索符合中医药特点的支付方式。在疾病诊断相关分组（DRGs）收付费试点探索中医药收付费方式，推进中医优势病种收付费方式改革。实施新修订的100个中医临床路径。

12. 深入实施基层中医药服务能力提升工程“十三五”行动计划。开展行动计划实施中期督导。修订《全国基层中医药工作先进单位建设标准》《乡镇卫生院中医药服务管理基本规范》和《社区卫生服务中心中医药服务管理基本规范》，评选全国基层中医药工作先进单位，加强乡镇卫生院、社区卫生服务中心中医综合服务区（中医馆）建设。探索建立中医药适宜技术推广新机制。

13. 加快推进社会办中医。深入实施《关于支持社会力量提供中医医疗和健康服务的意见》，落实《中医诊所备案管理暂行办法》，促进有实力的社会办中医诊所和门诊部（中医馆、国医堂）做大做强，推动跨省连锁经营、规模发展。

四、着力提升中医药服务能力

14. 提升中医医院服务能力。开展大型中医（中西医结合、少数民族医）医院巡查，做好中医医院等级评审工作。加强中医重点专科（专病）防治体系建设，启动区域中医（专科）诊疗中心建设。实施新一轮进一步改善医疗服务行动计划，深入开展“服务百姓健康行动”全国大型义诊活动周，深化三级医院对口帮扶工作。深化中医诊疗模式创新试点。强化中医医院医疗质量管理，开展省级中医医疗质量控制中心建设，举办中医医疗质量管理培训班。开展医疗机构中药饮片管理抽查，做好中医医院抗菌药物应用监测和细菌耐药监测。

15. 做好中医药应急和传染病防控工作。积极参与新发、突发重大传染病防控和灾害事故等卫生应急工作。落实《中国遏制与防治艾滋病“十三五”行动计划》，健全中医药参与艾滋病防治诊疗工作机制，扩大中医药治疗覆盖面。

16. 促进中西医协同。实施重大疑难疾病中西医临床协作试点。印发《中西医结合医院工作指南（2018年版）》。开展综合医院、专科医院和妇幼保健院中医药工作示范单位创建，提升非中医类医疗机构中医药服务能力。参与慢性病综合防控示范区、健康城市建设、爱国卫生等工作。

17. 促进少数民族医药发展。贯彻第四届全国少数民族医药工作会议精神，印发《关于加强新时代少数民族医药工作的若干意见》。推广一批少数民族医医疗技术操作规范，整理一批少数民族医药特色养生保健技术。

五、加快发展中医药健康服务

18. 促进中医养生保健发展。印发《中医养生保健服务规范》。建设一批全国中医养生保健示范区和示范基地。制定妇幼健康服务机构治未病工作指南。推广一批针对特定人群的中医治未病调理方案，发布一批治未病特色技术方法。提高中医药健康管理覆盖率和服务水平，开展效果评价。

19. 发展中医药健康养老。落实《关于促进中医药健康养老服务发展的实施意见》，支持社会力量举办中医药健康养老服务提供机构，推动普遍性服务和个性化服务协同发展，建设一批中医药特色医养结合示范基地。

20. 推动中医药健康旅游发展。深化中医药健康旅游示范区创建，遴选第二批国家中医药健康旅游示范区创建单位，开展示范项目创建。推进中医药健康旅游相关标准体系建设。

六、推进中医药传承创新

21. 健全中医药科技创新制度。印发《关于加强中医药健康服务科技创新的指导意见》《关于加强中医医疗器械科技创新的指导意见》。制订中医药科技创新体系建设工作方案。研究制定中医药科技评价体系建设政策。编制中医药实验动物平台体系建设规划。

22. 建设中医药科技平台。启动第二批国家中医临床研究基地建设。推进国家中医临床医学研究中心试点建设。培育中医药国家重点实验室。加强中医药传承创新工程重点中医医院和重点中医药科研机构的科研能力建设。优化国家中医药管理局重点研究室布局。加强中医药康复科研协作体系建设。

23. 加强中医药传承。推进《中华医藏》编纂。加强中药炮制技术的传承基地数据库建设。做好非物质文化遗产的抢救、保护与传承。加强中医药传统知识保护数据库、保护名录建设。

24. 强化重大科研项目管理。做好“973”计划、国家科技支撑计划和中医药行业科研专项等项目的过程管理和结题验收。推动重点研发计划“中医药现代化”专项第二批项目任务实施。

25. 加强中药资源保护与利用。推进第四次全国中药资源普查，制定国家道地药材目录。持续实施中药标准化项目，建设中药第三方质量检验机构、中药质量标准库等支撑体系。会同有关部门推进中药标准化项目标准规范制定与中药专利质量提升及快审工作。

七、加强中医药人才队伍建设

26. 医教协同深化院校教育教学改革。落实《关于医教协同深化中医药教育改革与发展的指导意见》，持续实施卓越医师（中医）教育培养计划，全面推进中医药教育综合改革。深化省（部）局共建中医药院校。

27. 加强高层次人才培养。深入实施中医药传承与创新“百千万”人才工程（岐黄工程），启动国家中医药领军人才支持计划，统筹推进第四批全国中医（西学中、少数民族医药）优秀人才研修项目及全国中药特色技术传承人才、中医护理骨干人才、中医优势特色技术传承人才、民族医药骨干人才培训项目。推进国家中医药人才培训平台建设。开展全国中医药行业财务骨干人员培训。

28. 深化中医药师承教育和继续教育。印发《关于进一步深化中医药师承教育的指导意见》。推进第六批全国老中医药专家学术经验继承工作，建设国医大师、全国名中医、全国名老中医药专家传承工作室。完善中医药继续教育制度，实施好中医药继续教育项目。

29. 加强中医药基层人才培养和中医住院医师规范化培训。继续建设一批基层名老中医药专家传承工作室。推进中医类别全科医生培养，继续实施农村订单定向免费医学生培养和全科医生特设岗位计划。开展基层卫生技术人员中医药知识与技能培训。加强中医住院医师规范化培训基地建设，强化师资培养，严格结业考核和评估，提升培训质量。

30. 推进中医类别医师资格准入和执业管理制度改革。实施《中医医术确有专长人员医师资格考核注册管理暂行办法》，做好中医医术确有专长人员医师资格考核工作。推进中医类别医师资格考试改革，制定《少数民族医医师资格考试开考标准》。做好职业技能鉴定和专业技术资格考试工作。

八、弘扬中医药文化

31. 推动中医药文化传承创新。制定促进中医药健康养生文化创造性转化创新性发展的指导意见。深化中医机构文化建设。推动中医药文化进校园、进课堂、进教材。支持中医药文化产品开发，鼓励中医药影视、动漫、游戏等文化精品创作，促进中医药文化产业发展。办好纪念李时珍诞辰500周年系列活动。

32. 打造中医药文化传播平台。实施中医药健康文化提升工程，深入推进“中医中药中国行——中医药健康文化推进行动”，开展中医药健康文化知识角建设，举办中医药知识大赛等活动。深化中医药文化宣传教育基地建设，国家中医药文化宣传教育基地考核机制更加完善并实现省域全覆盖。继续做好中医药健康文化素养调查，加强中医药文化科普人才队伍建设。加强宣传引导，做好舆情监测，健全应对机制。发挥新媒体作用，拓宽传播渠道，传播中医药健康文化知识。

九、深化中医药国际交流合作

33. 推动中医药“一带一路”建设。落实《中医药“一带一路”发展规划（2016～2020年）》，召开全国中医药对外交流与合作工作会议，实施新一轮中医药国际合作专项。

34. 深化中医药双多边合作。举办世界传统医药大会。召开第二届中非青蒿素快速控疟研讨会。推进与世界卫生组织、国际标准化组织以及欧盟、中东欧国家、非盟、东盟、金砖国家等多边合作，巩固与发展中国家、周边国家以及大国之间的中医药双边合作成果，推动中医药在国际上的传播与应用。

35. 深化两岸四地联系。开展中医中药港澳行、台湾行等活动。支持香港举办中医药国际学术会议。支持澳门以中医药为抓手促进经济适度多元发展。

36. 加强中医药国际标准工作。持续推进世界卫生组织传统医学疾病分类（ICTM）项目，继续支持国际标准化组织中医药技术委员会（ISO/TC249）秘书处建设，促进更多中医药标准在国际上应用。

37. 促进中医药服务贸易。参与中外自由贸易区谈判、自由贸易试验区建设和中外服务贸易合作机制。深入推进中医药服务贸易先行先试重点区域、骨干企业（机构）建设工作，发展中医药服务贸易。

十、完善中医药发展政策机制

38. 加强法规制度建设。加强基本医疗卫生与健康促进法、药品管理法等重点法律法规有关中医药制度研究，积极参与相关立法工作。加强规范性文件管理，做好合法性审查。深化中医药法及配套制度施行的行政复议与行政诉讼风险研究，完善有关行政复议与行政诉讼工作制度。落实普法责任制，做好中医药行业“七五”普法中期评估。

39. 加强中医药监督工作。开展中医药监督知识与能力骨干培训，启动《中医药监督工作指南》试点，编制《中医药监督工作规范》、中医药监督执法规范用语。推动在卫生计生综合监管中开展中医药监督执法“双随机一公开”工作，开展中医药违法违规事件法律问题研究，做好中医药监督执法示范单位建设，实施中医医疗机构依法执业、传染病防治和感染防控监督执法专项检查。开展中医药健康服务信用信息平台建设，做好虚假违法中医医疗广告监测与整治。

40. 深化中医药重大问题研究。深化贯彻落实全国卫生与健康大会精神重点专题研究，产出一批具有一定理论水平和实践意义的研究成果。开展国际传统医药发展经验模式分析研究，开展中医药发展重大政策实施效果、地方政府落实发展中医药责任相关政策措施评估。

41. 深化中医药综合改革实践探索。深入推进国家中医药综合改革试验区建设，健全工作机制，扩大改革试点，强化建设评估，推广成熟经验。深化中医药改革重大问题研究，发挥好国家中医药管理局中医药改革发展专家咨询委员会等智库的作用，举办好第七届国家中医药改革发展上海论坛。

42. 提高财政资金使用绩效。强化各级财政中医药专项资金的预算编制和执行，加强中医药资金绩效评价。做实中央对地方转移支付中医药项目库，下达年度项目资金和绩效目标，加强预算执行监管。做好中央对地方转移支付中医药资金绩效评价，强化绩效评价结果应用。加强内部审计工作。

十一、推进中医药信息化、标准化建设

43. 加快中医药信息化建设。推进中医药健康服务与互联网融合发展。加快推进省级中医药数据中心建设。组织实施全民健康保障信息化工程（中医药）、中医馆健康信息平台、中央直属管中医医院信息集成平台等项目。推广“看中医减少跑”活动经验，加强中医医院信息化建设。制修订中医药信息标准。

44. 加强中医药标准化工作。制修订《中医药标准制定管理办法（试行）》《中医药团体标准管理办法》和《中医药标准项目管理办法》。实施中医药标准化三年行动计划。加强中医药标准化体系建设，提升标准制修订能力，加快推进急需和重点标准的制修订。完善中医药标准信息平台建设。

关于深化中医药师承教育的指导意见

国中医药人教发〔2018〕5号

各省、自治区、直辖市卫生计生委、中医药管理局，新疆生产建设兵团卫生局，中国中医科学院：

中医药师承教育是独具特色、符合中医药人才成长和学术传承规律的教育模式，是中医药人才培养的重要途径。发展中医药师承教育，对发挥中医药特色优势、加强中医药人才队伍建设、提高中医药学术水平和服务能力具有重要意义，是传承发展中医药事业，服务健康中国建设的战略之举。为深入贯彻落实《中华人民共和国中医药法》《中医药发展战略规划纲要（2016～2030年）》，逐步建立健全中医药师承教育制度，现就深化中医药师承教育提出如下指导意见。

一、指导思想

全面贯彻党的十九大精神，以习近平新时代中国特色社会主义思想为指导，认真落实党中央、国务院决策部署，牢固树立和贯彻落实新发展理念，以传承发展中医药事业为统领，以解决中医药师承教育发展的重点难点问题为突破口，以中医药师承教育体系建设为重点，以中医药师承教育政策机制建立为支撑，进一步深化中医药师承教育，逐步建立健全中医药师承教育制度，为推进中医药人才队伍建设和中医药事业传承发展提供有力保障。

二、基本原则

——遵循规律，特色发展。坚持继承与创新并举，准确把握中医药人才成长规律和师承教育特点，明确师承教育内涵，充分发挥师承教育的独特作用。

——注重质量，规范发展。坚持开展师承教育研究，加强师承教育考核管理与质量监控，探索建立师承教育质量评价机制，推进师承教育规范发展。

——统筹兼顾，协调发展。坚持统筹规划，建立师承教育指导老师和师承人员遴选标准、出师标准，推进不同层级、不同类型、不同模式的中医药师承教育协调发展。

——深化改革，创新发展。坚持深化机制改革，鼓励中医药高等院校、医疗机构和社会组织发展师承教育，逐步建立政府主管、专家支持、多方参与、多元发展的发展机制。

三、总体目标

构建师承教育与院校教育、毕业后教育和继续教育有机结合，贯穿中医药人才发展全过程的中医药师承教育体系，基本建立内涵清晰、模式丰富、机制健全的中医药师承教育制度。到 2025 年，师承教育在院校教育、毕业后教育和继续教育中的作用充分发挥，师承教育指导老师队伍不断壮大，以师承教育为途径的中医药人才培养模式不断丰富，基本实现师承教育常态化和制度化。

四、主要举措

（一）发展与院校教育相结合的师承教育。

推动师承教育与院校教育相结合的人才培养模式改革。深化医教协同，夯实中医药类专业学生中医药理论基础，切实加强医德培养和人文素质教育，推动人文教育和专业教育的有机结合。推进中医药经典理论教学与临床（实践）相融合，支持国医大师、名老中医药专家、中医学术流派代表性传承人“进课堂”传授学术思想和临床（实践）经验。鼓励有条件的中医药院校开设中医药师承班，逐步实现将师承教育全面覆盖中医药类专业学生。探索师承教育制度与学位和研究生教育制度衔接的政策机制，进一步完善全国老中医药专家学术经验继承工作与中医专业学位衔接政策，支持符合条件的继承人申请中医硕士、博士专业学位。

（二）加强与毕业后教育相结合的师承教育。

发挥师承教育在毕业后教育中的作用，建立符合中医药特点的毕业后教育制度。建立具有中医特色的住院医师规范化培训模式，加强住院医师规范化培训基地中医特色优势建设，遴选中医住院医师规范化培训的师承指导老师，强化中医住院医师中医思维培养，提高中医临床诊疗水平，并将师承考核作为中医住院医生规范化培训结业考核的重要内容。试点开展以传承名老中医药专家学术思想与临床经验，提升中医医师专科诊疗能力与水平为主要内容的中医医师专科规范化培训。

（三）推进与继续教育相结合的师承教育。

省级及以上中医药主管部门应当在中医药继续教育项目中设置师承教育专项，开展不同层次的以师承教育为主要模式、以名老中医药专家学术经验和技术专长为主要内容的中医药继续教育，引导中医药专业技术人员获取师承教育专项学分，逐步将师承教育专项学分作为中医药人员专业技术职称评审与岗位聘用的重要依据。参加省级以上老中医药专家学术经验继承工作的中医药专业技术人员，经考核合格，符合职称晋升有关规定的，在同等条件下优先评审高一级职称。

鼓励中医药专家积极开展多形式的中医药继续教育活动，国医大师申报以其学术经验为主要内容的国家级中医药继续教育项目可直接入选。医疗机构应当积极推进继续教育和师承教育相结合，通过开展中医药专家学术经验继承、传承工作室建设等师承教育，提高中医药专业技术人员学术水平和服务能力。医疗机构开展继续教育和师承教育的质量评价将作为医院等级评审与综合考核等的重要内容。

实施中医药人才培养专项推动师承教育。国家中医药主管部门组织实施中医药传承与创新“百千万”人才工程（岐黄工程），持续推进全国老中医药专家学术经验继承工作、全国中医临床优秀人才研修项目、全国名老中医药专家和中医学术流派传承工作室建设等国家级中医药师承教育人才培养专项。省级中医药主管部门应当根据本地区实际，组织开展省级中医药师承教育人才培养工作。探索以学术共同体为特征的师承教育资源的共享模式，加强师承教育的相互交流。

（四）支持以师承方式学习中医中药的师承教育。

鼓励临床医学（含口腔、公卫）专业人员以师承教育学习中医，省级及以上中医药主管部门应当制定西医学习中医的政策措施，建立更加完善的西医学习中医制度，引导西医人员通过师承方式学习掌握中医药理论和诊疗技术，开展中西医结合临床诊疗工作。

规范非医药类人员以师承方式学习中医中药，省级中医药主管部门应当加强考核和执业管理，按照《中华人民共和国执业医师法》《中华人民共和国中医药法》及其相关配套文件等有关规章准则规定，开展中医医术确有专长人员医师资格考核工作或中药鉴定、炮制等相关技术考核工作。设区的市及县级中医药主管部门应当加强对指导老师带教、师承人员跟师学习的过程管理，做好质量监控和评价等相关工作。

各级中医药主管部门应支持经多年实践、确有专长的中医（专长）医师，通过师承方式传承其独特技术专长。中医（专长）医师应当按中医药继续教育相关规定，履行接受中医药继续教育的权利与义务，积极参加各级中医药主管部门开展的有关卫生和中医药法律法规基本知识及相关业务的培训，不断提高专业素质和业务水平。

（五）加强师承教育指导老师队伍建设。

各级中医药主管部门应当支持恪守职业道德，具有扎实中医药理论基础、丰富临床（实践）经验和技术专长，有较高的带教水平和传承能力，能够坚持师承带教的中医药专业技术人员参与师承教育，履行指导老师的责任和义务，在执业和业务活动中带徒授业，传授中医药理论、临床经验和技术方法，培养中医药人员。应当结合实际制定不同层级指导老师的遴选条件和准入标准，建立健全结构合理、相对稳定、不同层级有序衔接的指导老师队伍，逐步实现指导老师认证管理。

各级中医药主管部门应当建立完善师承教育指导老师激励约束机制。支持国家级师承教育指导老师优先被推荐评选国医大师、全国名中医，省级师承教育指导老师优先被推荐评选省级名中医。杜绝利用师承教育活动进行不当炒作或进行不当商业牟利的中医药专业技术人员入选中医药主管部门组织开展的师承教育项目指导老师。

指导老师自主开展带徒授业等师承教育活动，应当与继承人签订正式的跟师学习合同，明确学习时间、学习内容、职责规范及达到的预期目标，并向当地中医药主管部门申请备案，当地中医药主管部门可根据具体情况进行相关审核。国医大师、全国名中医和教学名师等中医药专家应当在省级中医药主管部门备案，并在师承教育中发挥示范带头作用。

（六）加强师承教育考核管理。

各级中医药主管部门及机构组织开展的师承教育，要结合其模式与特点，制定相应的考核及出师管理办法，确保师承教育质量。各级中医药主管部门要规范指导老师和师承人员自主开展的师承教育，根据其备案的师承内容、跟师时间与职责规范，经师承人员申请后，采取指导老师评价、或现场陈述回答、或实践操作等不同方式进行出师考核，并将出师的师承人员名单在本区域内予以公布并提供查询。

（七）加强师承教育制度建设。

建立贯穿中医药人才发展全过程的中医药师承教育体系，推进师承教育与院校教育、毕业后教育、继续教育相结合，逐步实现中医药人员在不同阶段均可参与师承教育。完善传统师承教育模式，结合现代科技发展师承教育新模式。加强中医药师承教育内涵、外延及政策研究，探索建立师承教育与执业注册、表彰激励、专业学位和研究生教育制度、职称评定等相衔接的政策机制，建立健全中医药师承教育制度。

五、组织实施

（一）强化组织落实。国务院中医药主管部门负责建立健全中医药师承教育体系与制度。省级中医药主管部门根据不同层级的师承教育，制定相应的指导老师和继承人的准入条件、考核标准、评价指标等相关管理办法。设区的市及县级中医药主管部门加强师承教育动态管理和相关考核，保证师承教育质量。用人单位负责日常管理，为开展师承教育提供必要条件。

（二）加大支持力度。逐步建立政府投入与用人单位、社会组织、个人投入相结合的多元投入机制。中央财政支持实施中医药传承与创新“百千万”人才工程（岐黄工程）。各级财政根据工作需要按规定落实投入政策。用人单位设置专项经费支持师承教育活动，并充分保障指导老师、师承人员跟师学习期间工资津贴及其他福利待遇。鼓励用人单位和社会组织建立中医药师承教育发展基金。

（三）加强部门协调。省级以上中医药主管部门要高度重视师承教育工作，加强组织领导，主动协调人力资源社会保障、教育、卫生计生、财政等相关部门，加大相关衔接政策的落实力度，建立健全中医药师承教育的政策支持和制度保障。

（四）营造良好氛围。通过政策支持、项目引导和相关措施，积极推进中医药师承教育工作。加大师承教育宣传力度，及时总结典型经验、主要做法和突出成效并加以宣传推广，营造有利于推动师承教育发展的良好社会氛围。

国家中医药管理局
2018 年 2 月 14 日

国家中医药管理局关于印发《国医大师、全国名中医学术传承管理暂行办法》的通知

国中医药人教发〔2018〕6 号

各省、自治区、直辖市卫生计生委、中医药管理局，新疆生产建设兵团卫生局，中国中医科学院：

为充分发挥国医大师、全国名中医的榜样引领作用，确保国医大师、全国名中医荣誉称号的严肃性、权威性和先进性，我局研究制定了《国医大师、全国名中医学术传承管理暂行办法》，现印发给你们，请认真贯彻执行。

国家中医药管理局
2018 年 2 月 14 日

附　　　　国医大师、全国名中医学术传承管理暂行办法

第一条 为加强国医大师、全国名中医学术传承管理，充分发挥国医大师、全国名中医在中医药学术传承、人才培养的榜样引领作用，维护国医大师、全国名中医荣誉称号的严肃性、权威性和先进性，依据《中华人民共和国中医药法》，特制定本办法。

第二条 本办法所称国医大师、全国名中医是指由人力资源和社会保障部、国家卫生和计划生育委员会、国家中医药管理局三部门联合评选表彰的中医药行业杰出代表。

第三条 国医大师、全国名中医应当承担传承发展中医药学术的责任与义务，承担各级中医药主管部门组织开展的中医药学术传承及人才培养工作，并根据自身实际情况自主开展相关学术传承活动。

第四条 国医大师、全国名中医开展学术传承活动应当珍惜荣誉，强化榜样意识，争做道德楷模，坚持正确价值观，应遵守行业规范，坚持继承和弘扬学术思想和临床实践经验，培养高层次中医药人才，推进中医药学术传承与创新。

第五条 国医大师、全国名中医应当优先承担省级及以上中医药主管部门组织开展的老中医药专家学术经验继承工作、传承工作室建设等高层次中医药人才培养项目，其学术传承工作按照相关项目要求进行管理与考核。

第六条 国医大师、全国名中医自主开展学术传承活动，应当根据学术特点，结合自身健康状况及实际的带教能力，明确学术传承人的遴选标准和传承工作室的建设标准，合理确定数量，确保人才培养和学术传承质量。

第七条 国医大师、全国名中医自主开展学术传承活动，应当与学术传承人签订跟师学习合同，明确学习时间、内容、职责规范及达到的预期成效；与传承工作室依托单位签订建设任务合同，明确建设任务、职责规范及预期目标。并向所在地省级中医药主管部门备案，省级中医药主管部门根据具体情况进行相关审核。

第八条 各级中医药主管部门应当积极营造氛围、创造条件、制定举措，为国医大师、全国名中医开展学术传承做好服务与管理工作。

第九条 各级中医药主管部门应当鼓励支持国医大师、全国名中医开展学术传承活动和培养学术传承人。支持国医大师、全国名中医及其团队申报以学术思想和临床实践经验为主要内容的中医药继续教育项目、科研课题，推广国医大师、全国名中医的学术思想和临床实践经验，组织开展相关研究。

第十条 省级中医药主管部门按照属地管理的原则，与本地区的国医大师、全国名中医建立经常性联系制度，履行学术传承服务管理责任，掌握其基本情况，做好关爱支持、服务管理和示范引领等工作。

第十一条 鼓励和支持中医药机构、社会组织或个人通过多种方式和途径，支持国医大师、全国名中医开展学术传承活动。任何机构、社会组织或个人不得利用国医大师、全国名中医荣誉称号进行不当炒作或进行不当商业牟利。

第十二条 国医大师、全国名中医开展学术传承活动不得以追求名利为目的，不得以国医大师、全国名中医的名义开展牟利性的商业活动；不得利用工作便利为本人或者他人直接或间接谋取不正当利益。

第十三条 国医大师、全国名中医因不当行为在行业内或社会上造成严重不良影响并经省级中医药主管部门进行诫勉警示、责令整改后仍不改正的，由省级中医药主管部门向人力资源和社会保障部、国家卫生和计划生育委员会、国家中医药管理局提交调查报告，报请批准后，撤销其国医大师、全国名中医荣誉称号，并收回奖章、荣誉证书，停止享受有关待遇。

第十四条 本办法自发布之日起施行。

国家中医药管理局关于发布《古代经典名方目录（第一批）》的通知

国中医药科技发〔2018〕9号

各省、自治区、直辖市卫生计生委、中医药管理局，各有关单位：

为贯彻落实《中华人民共和国中医药法》，推动来源于古代经典名方的中药复方制剂稳步发展，为人民群众健康提供更好保障，国家中医药管理局会同国家药品监督管理局制定《古代经典名方目录（第一批）》，现予以公布。

附件：古代经典名方目录（第一批）

国家中医药管理局

2018年4月13日

附件

古代经典名方目录（第一批）

编号	方名	原文			剂型
		出处	处方	制法及用法	
1	桃核承气汤	《伤寒论》（汉·张仲景）“太阳病不解，热结膀胱，其人如狂，血自下，下者愈。其外不解者，尚未可攻，当先解其外；外解已，但少腹急结者，乃可攻之，宜桃核承气汤。”	桃仁五十个（去皮尖），大黄四两，桂枝二两（去皮），甘草二两（炙），芒硝二两。	上五味，以水七升，煮取二升半，去滓，内芒硝，更上火，微沸下火，先食温服五合，日三服。	汤剂
2	旋覆代赭汤	《伤寒论》（汉·张仲景）“伤寒发汗，若吐若下，解后，心下痞鞕，噫气不除者，属旋覆代赭石汤。”	旋覆花三两，人参二两，生姜五两，代赭一两，甘草三两（炙），半夏半升（洗），大枣十二枚（擘）。	上七味，以水一斗，煮取六升，去滓，再煎取三升，温服一升，日三服。	汤剂
3	竹叶石膏汤	《伤寒论》（汉·张仲景）“伤寒解后，虚羸少气，气逆欲吐，竹叶石膏汤主之。”	竹叶二把，石膏一斤，半夏半升（洗），麦门冬一升（去心），人参二两，甘草二两（炙），粳米半斤。	上七味，以水一斗，煮取六升，去滓，内粳米，煮米熟，汤成去米，温服一升，日三服。	汤剂
4	麻黄汤	《伤寒论》（汉·张仲景）“①太阳病，头痛发热，身疼腰痛，骨节疼痛，恶风无汗而喘者，麻黄汤主之。②太阳病，脉浮紧，无汗，发热，身疼痛，八九日不解，表证仍在，此当复发汗。服汤已，微除，其人发烦目瞑，剧者必衄，衄乃解。所以然者，阳气重故也，宜麻黄汤。③脉浮而紧，浮则为风，紧则为寒，风则伤卫，寒则伤荣，荣卫俱病，骨节烦疼，可发其汗，宜麻黄汤。”	麻黄三两（去节），桂枝二两（去皮），甘草一两（炙），杏仁七十个（去皮尖）。	上四味，以水九升，先煮麻黄，减二升，去上沫，内诸药，煮取二升半，去滓，温服八合，覆取微似汗，不须啜粥，余如桂枝法将息。	汤剂
5	吴茱萸汤	《伤寒论》（汉·张仲景）“①食谷欲呕，属阳明也，吴茱萸汤主之。②干呕，吐涎沫，头痛者，吴茱萸汤主之。”	吴茱萸一升（洗），人参三两，生姜六两（切），大枣十二枚（擘）。	上四味，以水七升，煮取二升，去滓，温服七合，日三服。	汤剂
6	芍药甘草汤	《伤寒论》（汉·张仲景）“伤寒脉浮，自汗出，小便数，心烦，微恶寒，脚挛急。……若厥愈足温者，更作芍药甘草汤与之，其脚即伸。”	白芍药、甘草各四两（炙）。	上二味，以水三升，煮取一升五合，去滓，分温再服。	汤剂

（续表）

编号	方名	原文			剂型
		出处	处方	制法及用法	
7	半夏泻心汤	《伤寒论》（汉·张仲景）“若心下满而鞕痛者，此为结胸也，大陷胸汤主之。但满而不痛者，此为痞，柴胡不中与之，宜半夏泻心汤。”	半夏半升（洗），黄芩、干姜、人参、甘草（炙）各三两，黄连一两，大枣十二枚（擘）。	上七味，以水一斗，煮取六升，去滓，再煎取三升，温服一升，日三服。	汤剂
8	真武汤	《伤寒论》（汉·张仲景）“①太阳病发汗，汗出不解，其人仍发热，心下悸，头眩，身瞤动，振振欲擗地者，真武汤主之。②少阴病，二三日不已，至四五日，腹痛，小便不利，四肢沉重疼痛，自下利者，此为有水气，其人或咳，或小便利，或下利，或呕者，真武汤主之。”	茯苓、芍药、生姜（切）各三两，白术二两，附子一枚（炮，去皮，破八片）。	上五味，以水八升，煮取三升，去滓，温服七合，日三服。	汤剂
9	猪苓汤	《伤寒论》（汉·张仲景）“①若脉浮发热，渴欲饮水，小便不利者，猪苓汤主之。②少阴病，下利六七日，咳而呕渴，心烦不得眠者，猪苓汤主之。”	猪苓（去皮）、茯苓、泽泻、阿胶、滑石（碎）各一两。	上五味，以水四升，先煮四味，取二升，去滓，内阿胶烊消，温服七合，日三服。	汤剂
10	小承气汤	《伤寒论》（汉·张仲景）“①阳明病脉迟，虽汗出不恶寒者，其身必重，短气，腹满而喘，有潮热者，此外欲解，可攻里也。手足濈然而汗出者，此大便已鞕也，大承气汤主之。若汗多，微发热恶寒者，外未解也，其热不潮，未可与承气汤。若腹大满不通者，可与小承气汤，微和胃气，勿令至大泄下。②下利谵语者，有燥屎也，宜小承气汤。③若不大便六七日，恐有燥屎，欲知之法，少与小承气汤，汤入腹中，转矢气者，此有燥屎也，乃可攻之。若不转矢气者，此但初头鞕，后必溏，不可攻之，攻之必胀满，不能食也，欲饮水者，与水则哕。其后发热者，大便必复鞕而少也，以小承气汤和之。不转矢气者，慎不可攻也。”	大黄四两（酒洗），厚朴二两（炙，去皮），枳实三枚（大者，炙）。	上三味，以水四升，煮取一升二合，去滓，分温二服。初服汤当更衣，不尔者，尽饮之，若更衣者，勿服之。	汤剂

（续表）

编号	方名	原文			剂型
		出处	处方	制法及用法	
11	甘草泻心汤	《伤寒论》（汉·张仲景）“伤寒中风，医反下之，其人下利日数十行，谷不化，腹中雷鸣，心下痞鞕而满，干呕心烦不得安，医见心下痞，谓病不尽，复下之，其痞益甚，此非结热，但以胃中虚，客气上逆，故使鞕也，属甘草泻心汤。”	甘草四两（炙），黄芩三两，干姜三两，大枣十二枚（擘），半夏半升（洗），黄连一两。	上六味，以水一斗，煮取六升，去滓，再煎取三升，温服一升，日三服。	汤剂
12	黄连汤	《伤寒论》（汉·张仲景）“伤寒胸中有热，胃中有邪气，腹中痛，欲呕吐者，黄连汤主之。”	黄连三两，甘草三两（炙），干姜三两，桂枝三两（去皮），人参二两，半夏半升（洗），大枣十二枚（擘）。	上七味，以水一斗，煮取六升，去滓，温服，昼三服夜二服。	汤剂
13	当归四逆汤	《伤寒论》（汉·张仲景）“①手足厥寒，脉细欲绝者，当归四逆汤主之。②下利脉大者，虚也，以强下之故也。设脉浮革，因尔肠鸣者，属当归四逆汤。”	当归三两，桂枝三两（去皮），芍药三两，细辛三两，甘草二两（炙），通草二两，大枣二十五枚（擘）。	上七味，以水八升，煮取三升，去滓，温服一升，日三服。	汤剂
14	附子汤	《伤寒论》（汉·张仲景）“少阴病，得之一二日，口中和，其背恶寒者，当灸之，附子汤主之。”	附子二枚（炮，去皮，破八片），茯苓三两，人参二两，白术四两，芍药三两。	上五味，以水八升，煮取三升，去滓，温服一升，日三服。	汤剂
15	桂枝芍药知母汤	《金匮要略》（汉·张仲景）“诸肢节疼痛，身体魁羸，脚肿如脱，头眩短气，温温欲吐，桂枝芍药知母汤主之。”	桂枝四两，芍药三两，甘草二两，麻黄二两，生姜五两，白术五两，知母四两，防风四两，附子二两（炮）。	上九味，以水七升，煮取二升，温服七合，日三服。	汤剂
16	黄芪桂枝五物汤	《金匮要略》（汉·张仲景）“血痹，阴阳俱微，寸口关上微，尺中小紧，外证身体不仁，如风痹状，黄芪桂枝五物汤主之。”	黄芪三两，芍药三两，桂枝三两，生姜六两，大枣十二枚。	上五味，以水六升，煮取二升，温服七合，日三服。	汤剂
17	半夏厚朴汤	《金匮要略》（汉·张仲景）“妇人咽中如有炙脔，半夏厚朴汤主之。”	半夏一升，厚朴三两，茯苓四两，生姜五两，干苏叶二两。	上五味，以水七升，煮取四升，分温四服，日三夜一服。	汤剂
18	瓜蒌薤白半夏汤	《金匮要略》（汉·张仲景）“胸痹不得卧，心痛彻背者，瓜蒌薤白半夏汤主之。”	瓜蒌实一枚，薤白三两，半夏半斤，白酒一斗。	上四味，同煮，取四升，温服一升，日三服。	汤剂

（续表）

编号	方名	原文			剂型
		出处	处方	制法及用法	
19	苓桂术甘汤	《金匮要略》（汉·张仲景）“①心下有痰饮，胸胁支满，目眩，苓桂术甘汤主之。②夫短气有微饮，当从小便去之，苓桂术甘汤主之。”	茯苓四两，桂枝、白术各三两，甘草二两。	上四味，以水六升，煮取三升，分温三服。	汤剂
20	泽泻汤	《金匮要略》（汉·张仲景）“心下有支饮，其人苦冒眩，泽泻汤主之。”	泽泻五两，白术二两。	上二味，以水二升，煮取一升，分温再服。	汤剂
21	百合地黄汤	《金匮要略》（汉·张仲景）“百合病，不经吐、下、发汗，病形如初者，百合地黄汤主之。”	百合七枚（擘），生地黄汁一升。	上以水洗百合，渍一宿，当白沫出，去其水，更以泉水二升，煎取一升，去滓，内地黄汁，煎取一升五合，分温再服。中病，勿更服，大便当如漆。	汤剂
22	枳实薤白桂枝汤	《金匮要略》（汉·张仲景）“胸痹心中痞，留气结在胸，胸满，胁下逆抢心，枳实薤白桂枝汤主之。”	枳实四枚，厚朴四两，薤白半斤，桂枝一两，瓜蒌实一枚（捣）。	上五味，以水五升，先煮枳实、厚朴，取二升，去滓，内诸药，煮数沸，分温三服。	汤剂
23	大建中汤	《金匮要略》（汉·张仲景）“心胸中大寒痛，呕不能饮食，腹中寒，上冲皮起，出见有头足，上下痛而不可触近，大建中汤主之。”	蜀椒二合（去汗），干姜四两，人参二两。	上三味，以水四升，煮取二升，去滓，内胶饴一升，微火煮取一升半，分温再服；如一炊顷，可饮粥二升，后更服。当一日食糜，温覆之。	汤剂
24	橘皮竹茹汤	《金匮要略》（汉·张仲景）“哕逆者，橘皮竹茹汤主之。”	橘皮二升，竹茹二升，大枣三十枚，生姜半斤，甘草五两，人参一两。	上六味，以水一斗，煮取三升，温服一升，日三服。	汤剂
25	麦门冬汤	《金匮要略》（汉·张仲景）“大逆上气，咽喉不利，止逆下气者，麦门冬汤主之。”	麦门冬七升，半夏一升，人参二两，甘草二两，粳米三合，大枣十二枚。	上六味，以水一斗二升，煮取六升，温服一升，日三夜一服。	汤剂
26	甘姜苓术汤	《金匮要略》（汉·张仲景）“肾著之病，其人身体重，腰中冷，如坐水中，形如水状，反不渴，小便自利，饮食如故，病属下焦。身劳汗出，衣里冷湿，久久得之，腰以下冷痛，腹重如带五千钱，甘姜苓术汤主之。”	甘草、白术各二两，干姜、茯苓各四两。	上四味，以水五升，煮取三升，分温三服。	汤剂
27	厚朴七物汤	《金匮要略》（汉·张仲景）“病腹满，发热十日，脉浮而数，饮食如故，厚朴七物汤主之。”	厚朴半斤，甘草、大黄各三两，大枣十枚，枳实五枚，桂枝二两，生姜五两。	上七味，以水一斗，煮取四升，温服八合，日三服。	汤剂

（续表）

编号	方名	原文			剂型
		出处	处方	制法及用法	
28	厚朴麻黄汤	《金匮要略》（汉·张仲景）“咳而脉浮者，厚朴麻黄汤主之。”	厚朴五两，麻黄四两，石膏如鸡子大，杏仁半升，半夏半升，干姜二两，细辛二两，小麦一升，五味子半升。	上九味，以水一斗二升，先煮小麦熟，去滓，内诸药，煮取三升，温服一升，日三服。	汤剂
29	当归建中汤	《千金翼方》（唐·孙思邈）“治产后虚羸不足，腹中疾痛不止，吸吸少气，或若小腹拘急挛痛引腰背，不能饮食，产后一月，日得服四五剂为善，令人强壮内补方。”	当归四两，桂心三两，甘草二两（炙），芍药六两，生姜三两，大枣十二枚（擘）。	右六味，㕮咀，以水一斗，煮取三升，分为三服，一日令尽。	汤剂
30	温脾汤	《备急千金要方》（唐·孙思邈）“治下久赤白连年不止，及霍乱，脾胃冷，实不消。”	大黄四两，人参、甘草、干姜各二两，附子一枚（大者）。	右五味，㕮咀，以水八升煮取二升半，分三服。临熟下大黄。	汤剂
31	温胆汤	《备急千金要方》（唐·孙思邈）“治大病后，虚烦不得眠，此胆寒故也，宜服温胆汤。”	半夏、竹茹、枳实各二两，橘皮三两，生姜四两，甘草一两。	右六味，㕮咀，以水八升煮取二升，分三服。	汤剂
32	小续命汤	《备急千金要方》（唐·孙思邈）“治卒中风欲死，身体缓急，口目不正，舌强不能语，奄奄忽忽，神情闷乱，诸风服之皆验，不令人虚方。”	麻黄、防己、人参、黄芩、桂心、甘草、芍药、川芎、杏仁各一两，附子一枚，防风一两半，生姜五两。	右十二味，㕮咀，以水一斗二升，先煮麻黄三沸，去沫，内诸药，煮取三升。分三服，甚良。不瘥，更合三、四剂，必佳。	汤剂
33	开心散	《备急千金要方》（唐·孙思邈）“开心散，主好忘方。”	远志、人参各四分，茯苓二两，菖蒲一两。	右四味治下筛，饮服方寸匕，日三。	散剂
34	槐花散	《普济本事方》（宋·许叔微）“治肠风脏毒，槐花散。”	槐花（炒），柏叶（烂杵焙），荆芥穗，枳壳（去穰细切，麸炒黄）。	右修事了，方秤等分，细末，用清米饮调下二钱，空心食前服。	散剂
35	竹茹汤	《普济本事方》（宋·许叔微）“治胃热呕吐，竹茹汤。”	干葛三两，甘草三分（炙），半夏三分（姜汁半盏，浆水一升煮耗半）。	右粗末，每服五钱，水二盏，生姜三片，竹茹一弹大，枣一个，同煎至一盏，去滓温服。	煮散
36	辛夷散	《严氏济生方》（宋·严用和）“治肺虚，风寒湿热之气加之，鼻内壅塞，涕出不已，或气息不通，或不闻香臭。”	辛夷仁、细辛（洗去土、叶）、藁本（去芦）、升麻、川芎、木通（去节）、防风（去芦）、羌活（去芦）、甘草（炙）、白芷各等分。	右为细末，每服二钱。食后茶清调服。	散剂

（续表）

编号	方名	原文			剂型
		出处	处方	制法及用法	
37	当归饮子	《严氏济生方》（宋·严用和）"治心血凝滞，内蕴风热，发见皮肤，遍身疮疥，或肿或痒，或脓水浸淫，或发赤疹㾦瘟。"	当归（去芦）、白芍药、川芎、生地黄（洗）、白蒺藜（炒，去尖）、防风（去芦）、荆芥穗各一两，何首乌、黄芪（去芦），甘草（炙）各半两。	右㕮咀，每服四钱，水一盏半，姜五片，煎至八分，去滓温服。不拘时候。	煮散
38	实脾散	《严氏济生方》（宋·严用和）"治阴水，先实脾土。"	厚朴（去皮，姜制，炒）、白术、木瓜（去瓤）、木香（不见火）、草果仁、大腹子、附子（炮、去皮脐）、白茯苓（去皮）、干姜（炮）各一两，甘草（炙）半两。	右㕮咀，每服四钱，水一盏半，生姜五片，枣子一枚，煎至七分，去滓温服，不拘时候。	煮散
39	温经汤	《妇人大全良方》（宋·陈自明）"若经道不通，绕脐寒疝痛彻，其脉沉紧。此由寒气客于血室，血凝不行，结积血为气所冲，新血与故血相搏，所以发痛。譬如天寒地冻，水凝成冰。宜温经汤及桂枝桃仁汤、万病丸。"	当归、川芎、芍药、桂心、牡丹皮、莪术各半两，人参、甘草、牛膝各一两。	右㕮咀，每服五钱。水一盏半，煎至八分，去滓温服。	煮散
40	泻白散	《小儿药证直诀》（宋·钱乙）"治小儿肺盛，气急喘嗽。"	地骨皮（洗去土，焙）、桑白皮（细锉炒黄）各一两，甘草（炙）一钱。	上锉散，入粳米一撮，水二小盏，煎七分，食前服。	煮散
41	清心莲子饮	《太平惠民和剂局方》（宋·太平惠民和剂局）"治心中蓄积，时常烦躁，因而思虑劳力，忧愁抑郁，是致小便白浊，或有沙膜，夜梦走泄，遗沥涩痛，便赤如血；或因酒色过度，上盛下虚，心火炎上，肺金受克，口舌干燥，渐成消渴，睡卧不安，四肢倦怠，男子五淋，妇人带下赤白；及病后气不收敛，阳浮于外，五心烦热。药性温平，不冷不热，常服清心养神，秘精补虚，滋润肠胃，调顺血气。"	黄芩、麦门冬（去心）、地骨皮、车前子、甘草（炙）各半两，石莲肉（去心）、白茯苓、黄芪（蜜炙）、人参各七钱半。	右剉散。每三钱，麦门冬十粒，水一盏半，煎取八分，去滓，水中沉冷，空心，食前服。	煮散

（续表）

编号	方名	原文			剂型
		出处	处方	制法及用法	
42	甘露饮	《太平惠民和剂局方》（宋·太平惠民和剂局）"治丈夫、妇人、小儿胃中客热，牙宣口气，齿龈肿烂，时出脓血，目睑垂重，常欲合闭；或频饥烦，不欲饮食，及赤目肿痛，不任凉药，口舌生疮，咽喉肿痛，疮疹已发、未发，皆可服之。又疗脾胃受湿，瘀热在里，或醉饱房劳，湿热相搏，致生疸病，身面皆黄，肢体微肿，胸满气短，大便不调，小便黄涩，或时身热，并皆治之。"	枇杷叶（刷去毛）、干熟地黄（去土）、天门冬（去心，焙）、枳壳（去瓤，麸炒）、山茵陈（去梗）、生干地黄、麦门冬（去心，焙）、石斛（去芦）、甘草（炙）、黄芩。	右等分，为末。每服二钱，水一盏，煎至七分，去滓温服，食后，临卧。小儿一服分两服，仍量岁数加减与之。	煮散
43	华盖散	《太平惠民和剂局方》（宋·太平惠民和剂局）"治肺感寒邪，咳嗽上气，胸膈烦满，项背拘急，声重鼻塞，头昏目眩，痰气不利，呀呷有声。"	紫苏子（炒）、赤茯苓（去皮）、桑白皮（炙）、陈皮（去白）、杏仁（去皮、尖，炒）、麻黄（去根、节）各一两，甘草（炙）半两。	右七味为末。每服二钱，水一盏，煎至七分，去滓，食后温服。	煮散
44	三痹汤	《妇人大全良方》（宋·陈自明）"治血气凝滞，手足拘挛，风痹，气痹等疾皆疗。"	川续断、杜仲（去皮，切，姜汁炒）、防风、桂心、细辛、人参、茯苓、当归、白芍药、甘草各一两，秦艽、生地黄、川芎、川独活各半两，黄芪、川牛膝各一两。	右㕮咀为末，每服五钱。水二盏，姜三片，枣一枚，煎至一盏，去滓热服，无时候，但腹稍空服。	煮散
45	升阳益胃汤	《脾胃论》（金·李东垣）"脾胃之虚，怠惰嗜卧，四肢不收，时值秋燥令行，湿热少退，体重节痛，口苦舌干，食无味，大便不调，小便频数，不嗜食，食不消。兼见肺病，洒淅恶寒，惨惨不乐，面色恶而不和，乃阳气不伸故也。当升阳益胃，名之曰升阳益胃汤。"	黄芪二两，半夏（汤洗）、人参（去芦）、甘草（炙）各一两，防风、白芍药、羌活、独活各五钱，橘皮（连穰）四钱，茯苓、泽泻、柴胡、白术各三钱，黄连二钱。	上㕮咀，每服三钱，生姜五片，枣二枚，去核，水三盏，同煎至一盏，去渣，温服，早饭、午饭之间服之，禁忌如前。其药渐加至五钱止。	煮散
46	清胃散	《兰室秘藏》（金·李东垣）"治因服补胃热药，致使上下牙疼痛不可忍，牵引头脑、满面发热，大痛。足阳明之别络入脑，喜寒恶热，乃是手足阳明经中热盛而作也。其齿喜冷恶热。"	当归身、择细黄连、生地黄（酒制）各三分，牡丹皮五分，升麻一钱。	上为细末，都作一服，水一盏半，煎至一盏，去滓，带冷服之。	煮散

（续表）

编号	方名	原文			剂型
		出处	处方	制法及用法	
47	当归六黄汤	《兰室秘藏》（金·李东垣）“治盗汗之圣药也。”	当归、生地黄、熟地黄、黄柏、黄芩、黄连各等分，黄芪加一倍。	上为粗末，每服五钱，水二盏，煎至一盏，食前服。小儿减半服之。	煮散
48	圣愈汤	《兰室秘藏》（金·李东垣）“治诸恶疮，血出多而心烦不安，不得睡眠，亡血故也，以此药主之。”	生地黄、熟地黄、川芎、人参各三分，当归身、黄芪各五分。	上㕮咀，如麻豆大，都作一服。水二大盏，煎至一盏，去滓，稍热无时服。	煮散
49	乌药汤	《兰室秘藏》（金·李东垣）“治妇人血海疼痛。”	当归、甘草、木香各五钱，乌药一两，香附子二两（炒）。	上㕮咀，每服五钱，水二大盏，去滓，温服，食前。	煮散
50	羌活胜湿汤	《内外伤辨惑论》（金·李东垣）“肩背痛不可回顾者，此手太阳气郁而不行，以风药散之。脊痛项强，腰似折，项似拔，此足太阳经不通行，以羌活胜湿汤主之。”	羌活、独活各一钱，藁本、防风、甘草（炙）、川芎各五分，蔓荆子三分。	上㕮咀，都作一服，水二盏，煎至一盏，去渣，大温服，空心食前。	煮散
51	当归补血汤	《内外伤辨惑论》（金·李东垣）“治肌热，燥热，困渴引饮，目赤面红，昼夜不息。其脉洪大而虚，重按全无。”	黄芪一两，当归二钱（酒洗）。	上件㕮咀，都作一服。水二盏，煎至一盏，去渣，温服，空心食前。	煮散
52	厚朴温中汤	《内外伤辨惑论》（金·李东垣）“治脾胃虚寒，心腹胀满，及秋冬客寒犯胃，时作疼痛。”	厚朴（姜制）、橘皮（去白）各一两，甘草（炙）、草豆蔻仁、茯苓（去皮）、木香各五钱，干姜七分。	上为粗散，每服五钱匕。水二盏，生姜三片，煎至一盏，去渣，温服，食前。忌一切冷物。	煮散
53	地黄饮子	《黄帝素问宣明论方》（金·刘完素）“喑痱证，主肾虚。内夺而厥，舌喑不能言，二足废不为用。肾脉虚弱，其气厥不至，舌不仁。经云：喑痱，足不履用，音声不出者。地黄饮子主之，治喑痱，肾虚弱厥逆，语声不出，足废不用。”	熟干地黄、巴戟（去心）、山茱萸、石斛、肉苁蓉（酒浸，焙）、附子（炮）、五味子、官桂、白茯苓、麦门冬（去心）、菖蒲、远志（去心）各等分。	右为末，每服三钱，水一盏半，生姜五片，枣一枚，薄荷，同煎至八分，不计时候。	煮散
54	大秦艽汤	《素问病机气宜保命集》（金·刘完素）“中风，外无六经之形证，内无便溺之阻格，知血弱不能养筋，故手足不能运动，舌强不能言语，宜养血而筋自荣，大秦艽汤主之。”	秦艽三两，甘草二两，川芎二两，当归二两，白芍药二两，细辛半两，川羌活、防风、黄芩各一两，石膏二两，吴白芷一两，白术一两，生地黄一两，熟地黄一两，白茯苓一两，川独活二两。	右十六味，剉，每服一两，水煎，去渣，温服，无时。	煮散

（续表）

编号	方名	原文			剂型
		出处	处方	制法及用法	
55	三化汤	《素问病机气宜保命集》（金·刘完素）“中风外有六经之形证，先以加减续命汤，随证治之，内有便溺之阻格，复以三化汤主之。”	厚朴、大黄、枳实、羌活各等分。	右剉如麻豆大，每服三两，水三升，煎至一升半，终日服之。以微利为度，无时。	汤剂
56	清金化痰汤	《医学统旨》（明·叶文龄）“清金化痰汤，因火者，咽喉干痛，面赤，鼻出热气，其痰嗽而难出，色黄且浓，或带血丝，或出腥臭。”	黄芩、山栀各一钱半，桔梗二钱，麦门冬（去心）、桑皮、贝母、知母、瓜蒌仁（炒）、橘红、茯苓各一钱，甘草四分。	水二盅，煎八分，食后服。	汤剂
57	桑白皮汤	《景岳全书》（明·张景岳）“治肺气有余，火炎痰盛作喘。”	桑白皮、半夏、苏子、杏仁、贝母、山栀、黄芩、黄连各八分。	水二盅，姜三片，煎八分，温服。	汤剂
58	金水六君煎	《景岳全书》（明·张景岳）“治肺肾虚寒，水泛为痰，或年迈阴虚，血气不足，外受风寒，咳嗽呕恶，多痰喘急等证。”	当归二钱，熟地三、五钱，陈皮一钱半，半夏二钱，茯苓二钱，炙甘草一钱。	水二盅，生姜三、五、七片，煎七、八分，食远温服。	汤剂
59	暖肝煎	《景岳全书》（明·张景岳）“治肝肾阴寒，小腹疼痛，疝气等证。”	当归二、三钱，枸杞三钱，茯苓二钱，小茴香二钱，肉桂一、二钱，乌药二钱，沉香一钱或木香亦可。	水一盅半，加生姜三、五片，煎七分，食远温服。	汤剂
60	玉女煎	《景岳全书》（明·张景岳）“治水亏火盛，六脉浮洪滑大，少阴不足，阳明有余，烦热干渴，头痛牙疼，失血等证。若大便溏泄者，乃非所宜。”	生石膏三、五钱，熟地三、五钱或一两，麦冬二钱，知母、牛膝各一钱半。	水一盅半，煎七分，温服或冷服。	汤剂
61	保阴煎	《景岳全书》（明·张景岳）“治男妇带浊遗淋，色赤带血，脉滑多热，便血不止，及血崩血淋，或经期太早，凡一切阴虚内热动血等证。”	生地、熟地、芍药各二钱，山药、川续断、黄芩、黄柏各一钱半，生甘草一钱。	水二盅，煎七分。食远温服。	汤剂
62	化肝煎	《景岳全书》（明·张景岳）“治怒气伤肝，因而气逆动火，致为烦热胁痛，胀满动血等证。”	青皮、陈皮各二钱，芍药二钱，丹皮、栀子（炒）、泽泻各一钱半，土贝母二、三钱。	水一盅半，煎七、八分。食远温服。	汤剂
63	济川煎	《景岳全书》（明·张景岳）“凡病涉虚损，而大便闭结不通，则硝、黄攻击等剂必不可用，若势有不得不通者，宜此主之。”	当归三、五钱，牛膝二钱，肉苁蓉（酒洗去咸）二、三钱，泽泻一钱半，升麻五分、七分或一钱，枳壳一钱。	水一盅半，煎七八分，食前服。	汤剂

（续表）

编号	方名	原文			剂型
		出处	处方	制法及用法	
64	固阴煎	《景岳全书》（明·张景岳）"治阴虚滑泄，带浊淋遗，及经水因虚不固等证。此方专主肝肾。"	人参随宜，熟地三、五钱，山药二钱（炒），山茱萸一钱半，远志七分（炒），炙甘草一、二钱，五味子十四粒，菟丝子二、三钱（炒香）。	水二盅，煎七分，食远温服。	汤剂
65	托里消毒散	《外科正宗》（明·陈实功）"治痈疽已成不得内消者，宜服此药以托之，未成者可消，已成者即溃，腐肉易去，新肉易生，此时不可用内消泄气、寒凉等药致伤脾胃为要。"	人参、川芎、白芍、黄芪、当归、白术、茯苓、金银花各一钱，白芷、甘草、皂角针、桔梗各五分。	水二盅，煎八分，食远服。	汤剂
66	清上蠲痛汤	《寿世保元》（明·龚廷贤）"论一切头痛主方，不论左右偏正新久，皆效。"	当归一钱（酒洗），小川芎一钱，白芷一钱，细辛三分，羌活一钱，独活一钱，防风一钱，菊花五分，蔓荆子五分，苍术一钱（米泔浸），片芩一钱五分（酒炒），麦门冬一钱，甘草三分（生）。	上锉一剂，生姜煎服。	煮散
67	清肺汤	《万病回春》（明·龚廷贤）"治一切咳嗽，上焦痰盛。"	黄芩（去朽心）一钱半，桔梗（去芦）、茯苓（去皮）、陈皮（去白）、贝母（去心）、桑白皮各一钱，当归、天门冬（去心）、山栀、杏仁（去皮尖）、麦门冬（去心）各七分，五味子七粒，甘草三分。	上锉，生姜、枣子煎，食后服。	煮散
68	养胃汤	《证治准绳》（明·王肯堂）"治外感风寒，内伤生冷，憎寒壮热，头目昏疼，不问风寒二证，夹食停痰，俱能治之，但感风邪，以微汗为好。"	半夏（汤洗七次）、厚朴（去粗皮、姜汁炒）、苍术（米泔浸一宿，洗切，炒）各一两，橘红七钱半，藿香叶（洗去土）、草果（去皮膜）、茯苓（去黑皮）、人参（去芦）各半两，炙甘草二钱半。	右㕮咀，每服四钱，水一盏半，姜七片，乌梅一个，煎六分，热服。	煮散
69	清骨散	《证治准绳》（明·王肯堂）"专退骨蒸劳热。"	银柴胡一钱五分，胡黄连、秦艽、鳖甲（醋炙）、地骨皮、青蒿、知母各一钱，甘草五分。	水二盅，煎八分，食远服。	汤剂

（续表）

编号	方名	原文			剂型
		出处	处方	制法及用法	
70	石决明散	《普济方》（明·朱橚）“石决明散，治风毒气攻入头系眼昏暗，及头目不利。”	石决明、羌活（去芦头）、草决明、菊花各一两，甘草（炙，剉）半两。	右为散，每服二钱，以水一盏。煎六分，和滓，食后、临卧温服。	煮散
71	保元汤	《简明医彀》（明·孙志宏）“治元气虚弱，精神倦怠，肌肉柔慢，饮食少进，面青㿠白，睡卧宁静，……及有杂证，皆属虚弱，宜服。”	人参一钱，黄芪二钱，甘草五分，肉桂二分。	右加生姜一片，水煎服。	汤剂
72	达原饮	《瘟疫论》（明·吴又可）“瘟疫初起先憎寒而后发热，日后但热而无憎寒也，初起二三日，其脉不浮不沉而数，昼夜发热，日晡益甚，头疼身痛，其时邪在伏脊之前，肠胃之后。虽有头疼身痛，此邪热浮越于经，不可认为伤寒表证，辄用麻黄、桂枝之类强发其汗。此邪不在经，汗之徒伤表气，热亦不减。又不可下，此邪不在里，下之徒伤胃气，其渴愈甚。宜达原饮。”	槟榔二钱，厚朴一钱，草果仁五分，知母一钱，芍药一钱，黄芩一钱，甘草五分。	右用水一盅，煎八分，午后温服。	汤剂
73	升陷汤	《医学衷中参西录》（清·张锡纯）“治胸中大气下陷，气短不足以息……”	生黄芪六钱，知母三钱，柴胡一钱五分，桔梗一钱五分，升麻一钱。	水煎服。	汤剂
74	三甲复脉汤	《温病条辨》（清·吴瑭）“①下焦温病，热深厥甚，脉细促，心中憺憺大动，甚则心中痛者，三甲复脉汤主之。②燥久伤及肝肾之阴，上盛下虚，昼凉夜热，或干咳，或不咳，甚则痉厥者，三甲复脉汤主之。”	炙甘草六钱，干地黄六钱，生白芍六钱，麦冬五钱（不去心），阿胶三钱，麻仁三钱，生牡蛎五钱，生鳖甲八钱，生龟板一两。	水八杯，煮取八分三杯，分三次服。	汤剂
75	沙参麦冬汤	《温病条辨》（清·吴瑭）“燥伤肺胃阴分，或热或咳者，沙参麦冬汤主之。”	沙参三钱，玉竹二钱，生甘草一钱，冬桑叶一钱五分，麦冬三钱，生扁豆一钱五分，花粉一钱五分。	水五杯，煮取二杯，日再服。	汤剂

（续表）

编号	方名	原文			剂型
		出处	处方	制法及用法	
76	新加香薷饮	《温病条辨》（清·吴瑭）“手太阴暑温，如上条证，但汗不出者，新加香薷饮主之。”	香薷二钱，银花三钱，鲜扁豆花三钱，厚朴二钱，连翘二钱。	水五杯，煮取二杯，先服一杯，得汗止后服，不汗再服，服尽不汗，再作服。	汤剂
77	桑杏汤	《温病条辨》（清·吴瑭）“秋感燥气，右脉数大，伤手太阴气分者，桑杏汤主之。”	桑叶一钱，杏仁一钱五分，沙参二钱，象贝一钱，香豉一钱，栀皮一钱，梨皮一钱。	水二杯，煮取一杯，顿服之，重者再作服。	汤剂
78	益胃汤	《温病条辨》（清·吴瑭）“阳明温病，下后汗出，当复其阴，益胃汤主之。”	沙参三钱，麦冬五钱，冰糖一钱，细生地五钱，玉竹一钱五分（炒香）。	水五杯，煮取二杯，分二次服，渣再煮一杯服。	汤剂
79	蠲痹汤	《医学心悟》（清·程国彭）“通治风、寒、湿三气，合而成痹。”	羌活、独活各一钱，桂心五分，秦艽一钱，当归三钱，川芎七分，甘草五分（炙），海风藤二钱，桑枝三钱，乳香、木香各八分。	水煎服。	汤剂
80	二冬汤	《医学心悟》（清·程国彭）“治上消者，宜润其肺，兼清其胃，二冬汤主之。”	天冬二钱（去心），麦冬三钱（去心），花粉一钱，黄芩一钱，知母一钱，甘草五分，人参五分，荷叶一钱。	水煎服。	汤剂
81	半夏白术天麻汤	《医学心悟》（清·程国彭）“眩，谓眼黑；晕者，头旋也。……有湿痰壅遏者，书云，头旋眼花，非天麻、半夏不除是也，半夏白术天麻汤主之。”	半夏一钱五分，天麻、茯苓、橘红各一钱，白术三钱，甘草五分。	生姜一片，大枣二枚，水煎服。	汤剂
82	藿朴夏苓汤	《医原》（清·石寿棠）“湿之化气，为阴中之阳，氤氲浊腻，故兼证最多，变迁最幻，愈期最缓。其见证也，面色混浊如油腻，口气浊腻不知味，或生甜水，舌苔白腻，膜原邪重则舌苔满布，厚如积粉，板贴不松，脉息模糊不清，或沉细似伏，断续不匀，神多沉困嗜睡。斯时也，邪在气分，即当分别湿多热多。”	杜藿香二钱，真川朴一钱，姜半夏钱半，赤苓三钱，光杏仁三钱，生薏仁四钱，白蔻末六分，猪苓钱半，淡香豉三钱，建泽泻钱半。	选用丝通草三钱，或五钱煎汤代水，煎上药服。	汤剂
83	丁香柿蒂散	《伤寒瘟疫条辨》（清·杨栗山）“治久病呃逆，因下寒者。”	丁香、柿蒂各二钱，人参一钱，生姜三钱。	水煎温服。	汤剂

（续表）

编号	方名	原文			剂型
		出处	处方	制法及用法	
84	一贯煎	《医方絜度》（清·钱敏捷）“一贯煎（柳洲）主肝血衰少，脘痛，胁疼。”	北沙参、麦冬、当归各一钱五分，枸杞、生地各三钱，川楝子二钱。	水煎服。	汤剂
85	易黄汤	《傅青主女科》（清·傅山）“妇人有带下而色黄者，宛如黄茶浓汁，其气腥秽，所谓黄带是也。……法宜补任脉之虚，而清肾火之炎，则庶几矣。方用易黄汤。”	山药一两（炒），芡实一两（炒），黄柏二钱（盐水炒），车前子一钱（酒炒），白果十枚（碎）。	水煎服。	汤剂
86	宣郁通经汤	《傅青主女科》（清·傅山）“妇人有经前腹疼数日，而后经水行者，其经来多是紫黑块，人以为寒极而然也，谁知是热极而火不化乎！……治法似宜大泄肝中之火，然泄肝之火，而不解肝之郁，则热之标可去，而热之本未除也，其何能益！方用宣郁通经汤。”	白芍五钱（酒炒），当归五钱（酒洗），丹皮五钱，山栀子三钱（炒），白芥子二钱（炒研），柴胡一钱，香附一钱（酒炒），川郁金一钱（醋炒），黄芩一钱（酒炒），生甘草一钱。	水煎服。	汤剂
87	完带汤	《傅青主女科》（清·傅山）“妇人有终年累月下流白物，如涕如唾，不能禁止，甚则臭秽者，所谓白带也。……治法宜大补脾胃之气，稍佐以舒肝之品，使风木不闭塞于地中，则地气自升腾于天上，脾气健而湿气消，自无白带之患矣。方用完带汤。”	白术一两（土炒），山药一两（炒），人参二钱，白芍五钱（酒炒），车前子三钱（酒炒），苍术三钱（制），甘草一钱，陈皮五分，黑芥穗五分，柴胡六分。	水煎服。	汤剂
88	清经散	《傅青主女科》（清·傅山）“妇人有先期经来者，其经甚多，人以为血热之极也，谁知是肾中水火太旺乎。……治之法但少清其热，不必泄其水也。方用清经散。”	丹皮三钱，地骨皮五钱，白芍三钱（酒炒），大熟地三钱（九蒸），青蒿二钱，白茯苓一钱，黄柏五分（盐水浸，炒）。	水煎服。	汤剂
89	清肝止淋汤	《傅青主女科》（清·傅山）“妇人有带下而色红者，似血非血，淋沥不断，所谓赤带也。……治法须清肝火而扶脾气，则庶几可愈。方用清肝止淋汤。”	白芍一两（醋炒），当归一两（酒洗），生地五钱（酒炒），阿胶三钱（白面炒），粉丹皮三钱，黄柏二钱，牛膝二钱，香附一钱（酒炒），红枣十个，小黑豆一两。	水煎服。	汤剂

（续表）

编号	方名	原文			剂型
		出处	处方	制法及用法	
90	两地汤	《傅青主女科》（清·傅山）“又有先期经来只一、二点者，人以为血热之极也，谁知肾中火旺而阴水亏乎。……治之法不必泄火，只专补水，水既足而火自消矣，亦既济之道也。方用两地汤。”	大生地一两（酒炒），元参一两，白芍药五钱（酒炒），麦冬肉五钱，地骨皮三钱，阿胶三钱。	水煎服。	汤剂
91	四妙勇安汤	《验方新编》（清·鲍相璈）“此症生手、足各指，或生指头，或生指节、指缝。初生或白色痛极，或如粟米起一黄泡。其皮或如煮熟红枣，黑色不退，久则溃烂，节节脱落，延至手足背腐烂黑陷，痛不可忍。……宜用顶大甘草，研极细末，用香麻油调敷。……再用金银花、元参各三两，当归二两，甘草一两，水煎服。”	金银花、元参各三两，当归二两，甘草一两。	水煎服。	汤剂
92	身痛逐瘀汤	《医林改错》（清·王清任）“凡肩痛、臂痛、腰痛、腿痛，或周身疼痛，总名曰痹症。明知受风寒，用温热发散药不愈；明知有湿热，用利湿降火药无功。久而肌肉消瘦，议论阴亏，随用滋阴药又不效。至此便云：病在皮脉，易于为功；病在筋骨，实难见效。因不思风寒湿热入皮肤，何处作痛。入于气管，痛必流走；入于血管，痛不移处。如论虚弱，是因病而致虚，非因虚而致病。……古方颇多，如古方治之不效，用身痛逐瘀汤。”	秦艽一钱，川芎二钱，桃仁三钱，红花三钱，甘草二钱，羌活一钱，没药二钱，当归三钱，灵脂二钱（炒），香附一钱，牛膝三钱，地龙二钱（去土）。	水煎服。	汤剂
93	除湿胃苓汤	《医宗金鉴》（清·吴谦）“此证俗名蛇串疮，有干湿不同，红黄之异，皆如累累珠形。……湿者色黄白，水疱大小不等，作烂流水，较干者多疼，此属脾肺二经湿热，治宜除湿胃苓汤。”	苍术（炒）、厚朴（姜炒）、陈皮、猪苓、泽泻、赤茯苓、白术（土炒）、滑石、防风、山栀子（生，研）、木通各一钱，肉桂、甘草（生）各三分。	水二盅，灯心五十寸，煎八分，食前服。	汤剂

（续表）

编号	方名	原文			剂型
		出处	处方	制法及用法	
94	枇杷清肺饮	《医宗金鉴》（清·吴谦）“此证由肺经血热而成。每发于面鼻，起碎疙瘩，形如黍屑，色赤肿痛，破出白粉汁，日久皆成白屑，形如黍米白屑。宜内服枇杷清肺饮。”	人参三分，枇杷叶二钱（刷去毛，蜜炙），甘草三分（生），黄连一钱，桑白皮二钱（鲜者佳），黄柏一钱。	水一盅半，煎七分，食远服。	汤剂
95	黄连膏	《医宗金鉴》（清·吴谦）“此证生于鼻窍内，初觉干燥疼痛，状如粟粒，甚则鼻外色红微肿，痛似火炙。由肺经壅热，上攻鼻窍，聚而不散，致成此疮。内宜黄芩汤清之，外用油纸捻粘辰砂定痛散，送入鼻孔内。若干燥者，黄连膏抹之立效。”	黄连三钱，当归尾五钱，生地一两，黄柏三钱，姜黄三钱。	香油十二两，将药煠枯，捞去渣；下黄蜡四两溶化尽，用夏布将油滤净，倾入磁碗内，以柳枝不时搅之，候凝为度。	膏剂
96	五味消毒饮	《医宗金鉴》（清·吴谦）“夫疔疮者，乃火证也。……初起俱宜服蟾酥丸汗之；毒势不尽，憎寒壮热仍作者，宜服五味消毒饮汗之。”	金银花三钱，野菊花、蒲公英、紫花地丁、紫背天葵子各一钱二分。	水二盅，煎八分，加无灰酒半钟，再滚二、三沸时，热服。渣，如法再煎服，被盖出汗为度。	汤剂
97	桃红四物汤	《妇科冰鉴》（清·柴得华）“血多有块，色紫稠粘者，有瘀停也，桃红四物汤随其流以逐之。”	生地三钱（酒洗），当归四钱（酒洗），白芍钱五分（酒炒），川芎一钱，桃仁十四粒（去皮尖研泥），红花一钱（酒洗）。	水煎温服。	汤剂
98	散偏汤	《辨证录》（清·陈士铎）“人有患半边头风者，或痛在右，或痛在左，大约痛于左者为多，百药治之罔效，人不知其故。此病得之郁气不宣，又加风邪袭之于少阳之经，遂致半边头痛也。其病有时重有时轻，大约遇顺境则痛轻，遇逆境则痛重，遇拂抑之事而更加之风寒之天，则大痛而不能出户。痛至岁久，则眼必缩小，十年之后，必至坏目，而不可救药矣。治法急宜解其肝胆之郁气。虽风入于少阳之胆，似乎解郁宜解其胆，然而胆与肝为表里，治胆者必须治肝。况郁气先伤肝而后伤胆，肝舒而胆亦舒也。方用散偏汤。”	白芍五钱，川芎一两，郁李仁一钱，柴胡一钱，白芥子三钱，香附二钱，甘草一钱，白芷五分。	水煎服。	汤剂

（续表）

编号	方名	原文			剂型
		出处	处方	制法及用法	
99	清燥救肺汤	《医门法律》（清·喻嘉言）“治诸气膹郁，诸痿喘呕。”	桑叶三钱（去枝梗），石膏二钱五分（煅），甘草一钱，人参七分，胡麻仁一钱（炒，研），真阿胶八分，麦门冬一钱二分（去心），杏仁七分（炮，去皮尖，炒黄），枇杷叶一片（刷去毛，蜜涂炙黄）。	水一碗，煎六分，频频二、三次滚热服。	汤剂
100	凉血地黄汤	《外科大成》（清·祁坤）“治痔肿痛出血。”	归尾一钱五分，生地二钱，赤芍一钱，黄连（炒）二钱，枳壳一钱，黄芩一钱（炒黑），槐角三钱（炒黑），地榆二钱（炒黑），荆芥一钱（炒黑），升麻五分，天花粉八分，甘草五分。	右一剂。加生侧柏二钱，用水二大盅，煎一盅，空心服三、四剂，则痛止肿消，更外兼熏洗。	汤剂

国家中医药管理局关于印发《中医药传承与创新“百千万”人才工程（岐黄工程）——国家中医药领军人才支持计划》的通知

国中医药人教发〔2018〕12号

各省、自治区、直辖市卫生计生委、中医药管理局，新疆生产建设兵团卫生计生委，中国中医科学院，北京中医药大学：

为加强中医药领军人才队伍建设，根据《中医药传承与创新“百千万”人才工程（岐黄工程）实施方案》（国中医药人教发〔2017〕9号）要求，我局决定组织实施国家中医药领军人才支持计划，并制定了《中医药传承与创新“百千万”人才工程（岐黄工程）——国家中医药领军人才支持计划》，现予以印发。

国家中医药管理局

2018年6月4日

附　中医药传承与创新“百千万”人才工程（岐黄工程）——国家中医药领军人才支持计划

第一章　总　则

第一条　为贯彻落实习近平新时代中国特色社会主义思想和党的十九大精神，加快实施人才强国战略，推进中医药领军人才队伍建设，根据《中医药传承与创新“百千万”人才工程（岐黄工程）实施方案》（国中医药人教发〔2017〕9号）部署要求，国家中医药管理局决定组织实施国家中医药领军人才支持计划。

第二条　通过实施国家中医药领军人才支持计划（以下简称“本计划”），探索建立中医药领军人才选拔、培养和使用制度。

本计划支持的中医药领军人才，包括“岐黄学者”和“中医药首席科学家”，其中“岐黄学者”分临床型和科研型。

第三条 实施本计划旨在贯彻落实党和国家对高层次人才的相关政策，创造有利于领军人才成长和发展环境，充分发挥领军人才的引领带动作用，推动中医药事业传承发展。

第四条 实施本计划遵循以下原则：

（一）坚持遵循规律。遵循中医药发展规律及中医药人才成长规律，坚持在传承中创新、在创新中发展，坚持中医药原创思维并利用现代科学技术方法推进中医药传承发展。

（二）坚持需求导向。围绕中医药事业和健康服务业发展需求，将中医药领军人才培养与中医药重点发展需求紧密结合，引导中医药领军人才在推进中医药发展中锻炼成长，在成长中为中医药事业发展发挥重要作用。

（三）坚持机制创新。通过本计划的实施，进一步创新和完善高层次中医药人才发现、培养、使用、评价和激励等机制，推动中医药人才工作体制机制创新，营造有利于人才发展的良好环境。

（四）坚持统筹协调。树立全局意识，统筹兼顾，支持中医药领军人才的研究方向兼顾中医药各个领域的发展需求和重点问题，推进中医药事业全面、协调、持续发展。

第五条 围绕中医药振兴发展的国家战略部署实施本计划，遴选100名岐黄学者和10名中医药首席科学家，逐步形成和不断壮大支撑中医药事业传承发展的高层次人才团队，为健康中国建设作出更大贡献。

第六条 遴选中医药领军人才分阶段进行，首先遴选100名岐黄学者，再择优遴选10名中医药首席科学家。

第二章 遴选条件

第七条 本计划遴选的岐黄学者应当在中医药临床实践或中医药基础理论研究、应用研究中取得重大成果，所从事的工作取得突出成绩，在国内外具有较高学术影响力的专业技术人员。

第八条 岐黄学者（临床型）应当同时具备以下遴选条件：

（一）品德高尚，热爱中医药事业，坚持学术传承与创新，严守学术道德规范，坚持求真务实和勇于创新的科学精神。

（二）2018年12月31日未满65周岁。

（三）具有正高级专业技术职称。

（四）长期坚持中医临床或与中医临床相关的中药实践工作，有丰富独到的学术经验和技术专长，临床诊疗或实践能力突出。

（五）中医药理论扎实，学术成果丰硕，在全国有重要学术影响力，具有引领本学科（专科）发展的能力。主持并完成省部级及以上中医药临床研究项目或课题。撰写并出版与本人研究领域相关、体现本人学术思想或研究成果的专著，或在国内外期刊发表与本人临床研究或实践领域相关、体现本人学术思想或研究成果的高水平学术论文。

（六）依托单位提供不低于中央财政专项资金2倍的经费支持，并配备人员稳定、结构合理、具有较强传承创新能力的人才团队。

第九条 岐黄学者（科研型）应当同时具备以下遴选条件：

（一）品德高尚，热爱中医药事业，坚持学术传承与创新，严守学术道德规范，坚持求真务实和勇于创新的科学精神。

（二）2018年12月31日未满65周岁。

（三）具有正高级专业技术职称。

（四）长期从事中医药基础研究、应用研究工作，坚持中医药原创思维，运用现代科技手段开展相关研究，具有引领本学科创新发展方向的能力。

（五）主持并完成国家级科技计划项目或课题。作为第一完成人获得省部级自然科学奖或科技进步奖或技术发明奖一等奖及以上奖励。撰写并出版与本人研究领域相关、体现本人学术思想和研究能力或成果的专著，或在国内外期刊发表与本人研究领域相关、体现本人学术思想和研究能力或成果的高水平学术论文。

（六）依托单位提供不低于中央财政专项资金2倍的经费支持，并配备人员稳定、结构合理、具有较强传承创新能力的人才团队。

第十条 申报岐黄学者符合以下条件的，在同等条件下优先入选：

（一）国医大师、全国名中医、全国老中医药专家学术经验继承工作指导老师、全国优秀中医临床人才。

（二）国家重大科研计划项目（课题）负责人或入选国家级人才项目的人员。

（三）国家级及国家中医药管理局重点学科学科带头人或重点专科学术带头人、国家中医药管理局重点研究室负责人、国家中医临床研究基地重点病种负责人。

第十一条 遴选重点考虑以下几个方面：

（一）前期工作基础、领衔团队建设、发展能力、人才培养规划等。

（二）研究内容或方向的创新性和科学价值，是否符合中医药发展急需解决的重大问题、重点方向或重点领域。

（三）对本学科领域或者相关学科领域发展的推动作用。

（四）预期研究成果对中医药事业发展的影响。

第十二条 本计划的中医药首席科学家的遴选条件，将另行制定。

第三章 遴选程序

第十三条 遴选本计划的岐黄学者，需经个人申请、依托单位审核、2位本专业领域全国知名专家（院士、国医大师、全国名中医）推荐后，由所在省级中医药主管部门经公示无异议后，向国家中医药管理局推荐。

第十四条 国家中医药管理局

负责本计划的遴选工作，包括遴选工作专家库的组建和遴选事务性工作。

第十五条　国家中医药管理局组建遴选工作专家库，专家条件和要求另行制定。

第十六条　岐黄学者遴选分为初选和会议遴选。

（一）初选：按照同学科领域或专业评选原则，从遴选工作专家库中随机抽取专家，采用通讯或网上遴选的方式进行初选。

（二）会议遴选：按学科领域或专业组建专家组，对通过初选确定进入会议遴选的人选，采取审阅材料、现场答辩、无记名投票等程序，产生入选建议名单。

第十七条　入选建议名单由国家中医药管理局局长会审定并在全国范围内进行公示后，予以公布。

第十八条　中医药首席科学家的遴选方法将根据本计划的实施情况，结合实际参照执行。

第四章　任务保障

第十九条　岐黄学者，应结合所从事研究领域，围绕中医药发展需求和重点问题，开展创新性、探索性和应用性研究，加强团队建设，积极推动解决中医药领域发展中面临的临床或科研难题，形成行业内外有较大影响力的标志性成果，中医药研究和服务能力明显提升，成为中医药领军人才。

第二十条　中医药首席科学家，应结合所从事研究领域，聚焦中医药重点发展需求和重大科学问题，开展原创性、探索性研究，建设创新团队，形成国内外有较大影响力的标志性成果，在本领域内产生较大经济效益或社会效益，成为中医药战略型领军人才。

第二十一条　中央财政为岐黄学者、中医药首席科学家分别安排人均不高于60万元、100万元的经费支持，用于自主选题研究、学习交流、人才培养和团队建设等。经费使用管理按照《中医药传承与创新“百千万”人才工程（岐黄工程）资金管理暂行办法》（国中医药规财发〔2017〕32号）执行。

第二十二条　充分发挥中医药领军人才在重大项目攻关、学科建设和人才培养中的作用。鼓励和支持中医药领军人才承担国家中医药重大科技项目、重点建设专项、重点学科、重点专科（专病）等重大建设任务，以项目实施提升中医药领军人才传承与创新能力，带动人才培养和团队建设。

第二十三条　委托相关机构组织对岐黄学者进行专题培训，鼓励岐黄学者参加高层次的政治、经济、管理等方面的理论知识培训，拓宽学术视野，提高创新能力。通过组织选派或自行联系方式，选派岐黄学者到国内外知名大学、研究机构、企业担任高级访问学者，或到国家重点学科、重点实验室等学习进修。

第二十四条　设立岐黄学者工作室，实行岐黄学者负责制，组建传承创新团队，开展中医药学术传承及创新，培养中医药人才。设立中医药首席科学家工作室，实行中医药首席科学家负责制，组建科技创新团队，支持开展中医药重大科学问题研究。

第二十五条　各省级中医药主管部门应加强支持政策的配套衔接，整合资源优势，形成支持合力。中医药领军人才在申报重大研究计划、重大成果转化、重点学科、重点专科建设等项目时，优先推荐。充分发挥中医药领军人才依托单位的主体作用，鼓励支持他们参加国内外学术交流等活动，并在时间和经费上给予保证，优先推荐中医药领军人才申报享受国务院政府特殊津贴、国家或省级有突出贡献专家。

第二十六条　围绕经济社会和中医药事业发展的需求，组织中医药领军人才到基层、企业开展多种形式的学术传承、科技咨询、技术服务和推广培训活动，促进中医药学术经验和科技成果向中医药服务能力的转化。鼓励中医药领军人才多途径多形式培养基层中医药人才，支持中医药领军人才每年度举办1～2项国家级中医药继续教育项目。

第五章　考核评价

第二十七条　国家中医药管理局为管理主体，可以根据实际需求委托第三方进行评价管理。省级中医药主管部门接受国家中医药管理局的委托承担日常管理。

第二十八条　本计划入选者制订个人、团队、学术、科研等方面的发展计划，提出明确的发展目标、年度目标和工作计划，经逐级审核同意后，与依托单位、省级中医药主管部门和国家中医药管理局签订任务书，作为考核与评价的主要依据。

第二十九条　本计划实施周期为期3年，为创造宽松的学术传承与创新环境，考核评价采取中期考核、终期评价的方式进行。省级中医药主管部门负责中期考核，并将考核结果报国家中医药管理局。国家中医药管理局第三年组织终期评价。

第三十条　终期评价委托第三方机构对中医药领军人才开展的学习交流、自主研究、团队建设、标志性成果等进行评价，重点评价其标志性成果的国内外同行评价情况及应用前景、团队建设情况等。

第三十一条　对弄虚作假获得入选资格，或违反职业道德、学术不端造成不良社会影响，或触犯国家法律法规，或获得本计划支持后发现不符合本计划要求的，国家中医药管理局调查核实后予以清退。

第六章　组织实施

第三十二条　本计划由国家中医药管理局负责组织实施。国家中医药管理局建立相应的评审机制、评价机制和监督机制，负责本计划的组织实施、过程管理和全程监督，严肃查处本计划实施过程中的违纪违规行为，确保本计划公信力。

第三十三条　省级中医药主管部门制定并落实本省（区、市）入选者的支持政策，统筹协调相关支持工作。协助国家中医药管理局负责过程管理，协助做好本计划的人员遴选、服务、管理与评价等相关工作。

第三十四条 依托单位制定经费投入和政策保障办法，负责本计划入选者的培养、使用、管理、服务等具体工作，为中医药领军人才成长和发挥作用提供必要工作条件和团队支持。

（二）领导讲话

国家卫生计生委党组书记、主任李斌在2018年全国中医药工作会议上的讲话

2018年1月15日

党中央、国务院对这次会议高度重视，李克强总理、刘延东副总理作出重要批示，充分肯定党的十八大以来全国中医药战线认真贯彻党中央、国务院决策部署，开展了扎实有效的工作，推动中医药战略地位显著提升，法治建设取得突破性进展，中医药服务能力、传承创新、国际影响取得长足进步，振兴发展迈出坚实步伐。勉励广大干部职工以习近平新时代中国特色社会主义思想为指导，坚持中西医并重，充分发挥中医药独特优势，传承中医药宝库精髓，进一步完善中医药服务体系，推动发展升级，为建设健康中国、保障人民健康作出更大贡献。要认真学习领会，抓好贯彻落实。

一、充分肯定党的十八大以来中医药工作取得的显著成就

5年来，观大势、谋大事、成大事，推动中医药战略地位明显提升。党的十八大以来，以习近平同志为核心的党中央高度重视中医药工作。习近平总书记深刻指出，“中医药学是中国古代科学的瑰宝，也是打开中华文明宝库的钥匙”；作出“中医药振兴发展迎来天时、地利、人和的大好时机”重大战略判断；在全国卫生与健康大会上对推进中医药工作作出总体部署；把中医药作为中华优秀传统文化的杰出代表向全球推介。这些标志着党和国家对中医药重大价值和作用的认识提升到了前所未有的新高度。5年来，大家牢牢把握机遇，主动自觉将中医药事业融入“五位一体”总体布局和“四个全面”战略布局之中，将中医药“五种资源”的重要特性与“创新、协调、绿色、开放、共享”五大发展理念紧密契合，指导思想更加明确，发展思路日益清晰。

《中华人民共和国中医药法》颁布实施，为中医药振兴发展提供了有力的保障。制定中医诊所备案管理办法等一批配套法规规章。国务院印发《中医药发展战略规划纲要（2016～2030年）》，从国家战略层面明晰中医药发展总体目标、重点任务和保障措施。编制中医药文化建设、人才发展、科技创新、信息化建设等一系列专项规划。国务院建立中医药部际联席会议制度，形成多部门协同推进机制，基本形成了医疗、保健、科研、教育、产业、文化“六位一体”互动格局。

5年来，深化改革、强化扶持，中医药振兴发展的路径更加清晰。在深化医改中同步部署中医药改革，加大政策倾斜力度，完善有利于激发和释放中医药发展活力的政策机制。从中医药发展实际出发，鼓励发挥中医药优势，提供中医药服务，将符合条件的中医诊疗项目列入基本医保支付范围。逐步提高中医诊疗项目收费标准，合理体现中医药人员技术劳务价值。将中医药健康管理服务纳入国家基本公共卫生服务项目。在全国推广以创新中医医疗模式等为代表的改革经验，放大医改惠民效果。

5年来，夯实基层、健全体系，服务能力大幅提升。把建立覆盖城乡的中医医疗服务体系作为基础性工程，开展中医医院标准化建设，实施基层中医药服务能力提升工程，推进“国医堂”“国医馆”建设，加快发展社会办中医。中医医疗资源总量持续增加，服务体系日益健全，服务能力、可及性提升。全国现有中医机构和中医类医疗机构诊疗量大幅增长。绝大部分基层医疗卫生机构能够提供中医药服务，治未病、防治重大疾病和康复的重要作用得到较为充分发挥，进一步赢得群众信赖。

5年来，古树新花，薪火相继，中医药传承创新成效显著。实施中医药传承与创新“百千万”人才工程（岐黄工程），加强名老中医药专家传承工作室建设，改革传统医学师承和确有专长人员执业资格准入制度。隆重评选表彰第二、三届国医大师，开展全国名中医评选，构建中医药人才褒奖机制。完善中医药防治传染病和慢病的临床科研网络，建设了一批国家工程（技术）研究中心等科研平台，50多项成果获得国家科技奖励，130多项中医药类项目列入国家级非物质文化遗产项目名录。屠呦呦研究员荣获诺贝尔生理学或医学奖、国家最高科学技术奖，彰显了中医药对人类健康的突出贡献。

5年来，服务大局、开放包容，

中医药“走出去”步伐明显加快。习近平总书记历史性访问世界卫生组织总部，并赠送针灸铜人塑像。发布《中国的中医药》白皮书，成功举办金砖国家传统医药高级别会议，主导制定发布一批国际标准。制订中医药“一带一路”发展规划，布局建设了32个海外中医药中心，中医药已经传播到180多个国家和地区，振兴发展的国际环境不断优化。

过去5年，是中医药事业发展速度快、服务能力不断提升、对外影响扩大的5年；是改革成效显著、群众获得感显著增强的5年。这些成绩的取得，是以习近平同志为核心的党中央坚强领导的结果，是习近平新时代中国特色社会主义思想科学指引的结果，是国务院中医药工作部际联席会议成员单位履职尽责、协同配合的结果，是中医药系统广大干部职工同心同德、努力拼搏的结果。

二、以习近平新时代中国特色社会主义思想为指导，奋力开启中医药振兴发展新征程

党的十八大以来，习近平总书记创造性地把马克思主义基本原理同我国卫生与健康工作实际相结合，提出了一系列新理念新思想新论断，作出一系列新部署新要求，实现了卫生健康事业指导思想的新飞跃，成为习近平新时代中国特色社会主义思想重要组成部分，是新时代实施健康中国战略的行动指南，包括中医药战线在内全国卫生计生系统必须长期坚持。一是坚持党对卫生与健康工作的领导，要求各级党委和政府把这项重大民心工程摆上重要日程，强化责任担当，狠抓推动落实，建立健全党委统一领导、党政齐抓共管的工作格局。二是坚持以人民为中心的发展思想，始终把维护人民群众健康权益放在第一位，坚持为人民健康服务，让改革发展成果更多更公平惠及全体人民。三是坚持人民健康优先发展的战略地位，以普及健康生活、优化健康服务、完善健康保障、建设健康环境、发展健康产业为重点，抓紧补齐短板，加快推进健康中国建设。四是坚持新时代卫生与健康工作方针，以基层为重点，以改革创新为动力，预防为主，中西医并重，把健康融入所有政策，人民共建共享。五是坚持“大卫生、大健康”的发展理念，推动“以治病为中心”向“以人民健康为中心”转变，努力全方位、全周期维护人民健康。六是坚持基本医疗卫生事业的公益性质，正确处理政府与市场、基本与非基本的关系，无论社会发展到什么程度，都要毫不动摇把公益性写在医疗卫生事业的旗帜上。七是坚持始终把广大人民群众健康安全摆在首要位置，把质量安全作为卫生健康工作的“生命线”，不断完善制度，规范管理，扩展服务，提高质量。八是坚持发挥广大医务人员主力军作用，从薪酬待遇、发展空间、执业环境、社会地位等方面入手，调动医务人员的积极性、主动性、创造性。九是坚持医疗卫生国际合作促进建设人类命运共同体，积极参与全球健康治理，为增进全人类健康福祉作出积极贡献。广大中医药工作者要深刻学习领会，融会贯通，落实到工作全过程、各环节。

（一）深入发掘中医药宝库精华，彰显文化自信。要始终坚持中医药的本源和灵魂，做好中医药保护继承工作。以只争朝夕的紧迫感，蹄疾步稳加快推进中医古籍、传统知识和诊疗技术的保护、抢救、整理，深入发掘中医药宝库精髓。要大力弘扬中医药文化，做好科学普及工作。深入实施中医药健康文化素养提升工程和中医药健康文化推进行动等，让藏在古籍、用在临床、融入生活、散在民间的中医药健康养生文化，更好地与现代健康理念相融相通，转变成可及服务，研发出相关产品。同时，向广大群众宣传普及中医药知识和理念，引导群众形成合理预期、理性认识。会同相关部门坚决打击打着中医旗号，以健康之名行欺诈之实的违法行为。要加强中医药国际交流合作，做好中医药文化传播工作。今年要筹备召开好世界传统医药大会，推进各方传统医药互学互鉴，加快中医药走向世界的步伐。落实中医药“一带一路”发展规划，讲好中医药故事，弘扬中国精神。

（二）坚持中西医并重，在深化医改中充分发挥中医药优势和作用。要在深化医改中融入更多“中医药元素”。巩固公立中医院改革成果，优化调整中医诊疗服务价格，推进中医优势病种支付方式改革，研究制定符合公立中医院特点的薪酬制度，提高人员支出占医院业务支出比例，制定中医院章程，逐步建立符合中医药行业特点的现代医院管理制度。要针对老年人、慢性病人等需求急迫的重点人群，发挥好中医药独特优势，做细做实签约服务包。落实《中医诊所备案管理暂行办法》，推进中医医师多点执业，促进社会力量做大做强中医诊所和门诊部（中医馆、国医堂）等机构。

（三）传承创新发展中医药，推动中医药现代化。努力构建更加完备的中医药理论体系，处理好科学与哲学、医理与哲理的关系，构建起符合唯物辩证法原则，与现代系统科学方法论并行不悖的中医药理论体系，将是中医药工作者的历史使命。积极应用现代科学技术、方法和手段发展中医药，布局建设一批区域中医（专科）诊疗中心和重大疑难疾病中西医协作试点，提高中医药疑难疾病诊疗能力和水平。实施好中医药现代化研究重点专项，推进中医药理论、技术、产品和服务创新，特别是推动中医药防治重大疾病取得成效。建立符合中医药行业特点的人才培养和激励机制，创造有利于营造优秀中医药人才脱颖而出的良好氛围，不断培养和造就一批新名医、一批优秀的学科带头人和大量合格的中医药人才。印发《关于进一步深化中医药师承教育的指导意见》，落实《中医医术确有专长人员医师资格考核注册管理暂行办法》。

（四）贯彻“四个建立健全”，推动中医药高质量发展。建立健全中医药法规，加快推进《中医药法》配套法规制度，初步构建符合中医药特点规律的法律、规划、政策体系，推动中医药事业更有效率、更有质量、更可持续发展。建立健全中医药发展的政策举措，深入实施基层中医药服务能力提升工程“十三五”行动计划，进一步提高中医药服务可及性。发挥中医药“简便验廉”的特点，以较少费用放大惠民效果，助力脱贫攻坚和乡村振兴。要发挥好信息化、大数据支撑作用，研究开发中医诊疗设备配置到基层、到村卫生室，快速有效协助基层医生提高诊疗水平。建立健全中医药管理体系，要以深化综合监管制度改革为契机，探索包容而有效的审慎监管方式，加快推进中医药与养老、旅游、体育、食品、互联网的融合发展，促进中医药服务贸易发展，不断释放中医药健康服务的潜力。建立健全适合中医药发展的评价体系、标准体系，实施中医药标准化项目，开发临床诊疗标准规范、关键技术和拥有自主知识产权的中药新药，争取获得更完善的中医药传统知识保护机制。会同相关部门从药材种植抓起，建立更严格的质量控制标准和监控体系，发展中药质控及有害物质检测技术等，减少中药农药和重金属残留等。

三、加强党的领导和党的建设，狠抓工作落实

坚持党的领导是做好新时代中医药工作的根本保证。要认真贯彻落实新时代党的建设总要求，全面加强党对中医药工作的领导，坚决维护以习近平同志为核心的党中央权威和集中统一领导，始终在思想上政治上行动上与党中央保持高度一致。全面贯彻党的十九大精神，以习近平新时代中国特色社会主义思想为指导，增强“四个意识”，坚定“四个自信”，切实在学懂弄通做实上下功夫。要认真贯彻习近平总书记在十九届中央纪委第二次全体会议上的重要讲话精神，以永远在路上的执着把全面从严治党引向深入，提升全系统各级基层党组织的组织力，确保中央各项决策部署落地生根。从严落实中央八项规定及实施细则精神，切实加强作风建设，力戒形式主义、官僚主义，驰而不息纠正四风。要提高抓工作落实的本领，拿出实实在在的举措，以钉钉子精神抓落实，以求真务实的工作作风推动工作取得更大成效，努力为群众提供更加优质高效的中医药服务。

委党组将坚决贯彻党中央、国务院的决策部署，坚持中西医并重，在卫生计生全局中进一步加强中医药工作，同部署、同推动、同考核，委局机关要共同召开重要会议、开展重大活动，联合印发重要文件，一起实施重大项目，为中医药改革发展提供强大保障。

国家卫生健康委党组书记、主任马晓伟在纪念毛泽东同志关于西医学习中医批示六十周年大会的讲话

2018年10月11日

60年前，毛泽东同志在卫生部党组《关于组织西医离职学习中医班的总结报告》上作出“西医学习中医”的重要批示，拉开了西医学习中医、中西医结合发展的帷幕，意义重大、深远影响。

60年来，在毛泽东同志批示号召下，一大批医务工作者积极响应，虚心学习，推陈出新，勇于实践，取得了丰硕成果，不仅长久地惠及人民健康，而且对中西医学的发展理念、临床思维、服务模式等都产生了重要影响。一是博采众长、自成一派，培养出一批学贯中西的名医大家，涌现出更多扎根基层，中西医结合的好医生，深得人民群众信赖。二是兼收并蓄、锐意创新，取得了一批重要原创性成果，如屠呦呦研究员研发的青蒿素，挽救了数以百万计疟疾患者的生命；从中药砒霜中开发的联合疗法，使急性早幼粒细胞白血病成为第一个基本可以治愈的白血病，为患者带来福音。三是结合实际、服务人民，创造了符合国情的医疗卫生服务模式。借鉴中医药“简便验廉”的特点，重点解决群众的常见病、多发病，在当时经济发展水平不高的情况下，取得了“低收入发展中国家举世无双的成就”。四是开放包容、融合发展，开辟了世界医学发展新思路。中医与西医理论体系不同，各有所长，共同为维护人类健康作出了重要贡献。毛泽东同志批示的核心要义，就是把中西医学各自优势有机结合，互学互鉴，相辅相成，融合发展，其重大价值和现实指导作用将日益彰显。

当前，中国发展进入新时代，以习近平同志为核心的党中央继承和发扬我们党高度重视中医药的优良传统，将“中西医并重”列为新时代党的卫生健康工作方针的重要内容。中医药振兴发展的指导思想更加明确，战略部署日趋完备，实施路径更加清晰，环境不断优化。我们重温毛泽东同志的重要批示，回顾中西医结合的发展道路，展望中西医结合的发展前景，就是要倍加珍惜中医药振兴发展天时、地利、人和的大好时机，把中西医相互补充、协调发展的显著优势发挥好。

一是强化引领，在健康中国建设中融入更多中医药元素。聚焦重大疾病、重要健康影响因素和重点人群，努力提供覆盖全生命周期、系统连续的卫生健康服务，推动从

以治病为中心向以人民健康为中心转变。

二是毫不动摇坚持中西医并重，为解决好群众看病就医问题作出新贡献。坚持把中医药与西医药摆在同等重要的位置，在重大规划编制、政策制定、项目实施、工程推进、资金安排等方面给予适当倾斜，为群众提供优质中医药服务，放大惠民效果。

三是突出能力建设，发挥中西医结合的独特优势。坚持中医药原创思维，充分利用现代科技方法和手段，加强基础研究、临床研究、新药研发，形成一批代表国家水平、有国际影响力的创新成果。

最后，希望广大卫生健康工作者更加深刻理解和把握毛泽东同志重要批示的精髓，以习近平新时代中国特色社会主义思想为引领，坚持新时代党的卫生健康工作方针，秉承西医学习中医、中西互学互鉴的思路，凝心聚力、开拓进取，让历史悠久的中医药在新时代焕放出更加蓬勃的生机与活力，让人民群众享受到更多健康福祉。

国家卫生健康委党组成员、国家中医药管理局党组书记余艳红在全国中医药局长专题学习研讨班上的讲话

2018年9月13日

这次专题学习研讨班的主要任务是：以习近平新时代中国特色社会主义思想为指导，坚决贯彻落实党的十九大对中医药工作作出的部署，深入学习贯彻习近平总书记关于发展中医药的重要论述，传达贯彻落实孙春兰副总理来局调研讲话精神，坚定发展自信，强化使命担当，狠抓工作落实，奋力开创新时代中医药事业传承发展的新格局。

一、习近平总书记关于发展中医药的重要论述为新时代中医药工作提供了根本遵循和行动指南

党的十八大以来，习近平总书记以强烈的民族担当、深厚的为民情怀、科学的辩证思维，提出了一系列关于发展中医药的新观点新论断新要求。习近平总书记关于发展中医药的重要论述，是习近平新时代中国特色社会主义思想的重要组成部分，是我们党深化中医药工作规律性认识的理论创新成果，为我们推动新时代中医药事业传承发展提供了根本遵循和行动指南。国家中医药管理局新班子组建伊始，就把学习习近平总书记关于发展中医药的重要论述作为履新“第一课”，提高政治站位、增强政治自觉，坚决维护习近平总书记在党中央和全党的核心地位、坚决维护党中央权威和集中统一领导。在全行业迅速部署开展“大学习、深调研、细落实”工作，学懂弄通做实习近平新时代中国特色社会主义思想和党的十九大精神，用习近平总书记关于发展中医药的重要论述武装头脑、统一思想、凝聚共识、指导实践，开展“深调研”，广泛征求行业管理干部和专家代表意见建议，推动学习贯彻习近平新时代中国特色社会主义思想和党的十九大精神，以及发展中医药的重要论述往深里走、往实里抓。

第一，学习贯彻习近平总书记关于发展中医药的重要论述，根本是要进一步坚定传承发展中医药的文化自信。习近平总书记深刻指出，“中医药是中国古代科学的瑰宝，也是打开中华文明宝库的钥匙”“中医药学是我国各族人民在长期生产生活和同疾病作斗争中逐步形成并不断丰富发展的医学科学，是我国具有独特理论和技术方法的体系”“凝聚着中华民族几千年的健康养生理念及其实践经验”。中医药以其在疾病预防、治疗、康复等方面的独特优势，为中华民族的生生不息作出了巨大贡献，既符合现代医学的发展方向，也符合马克思主义哲学、辩证唯物主义的观点。必须更加坚定地认识和坚持发展中医药的文化自信和文化自觉，深度提炼总结涵养其中的文化精髓，深刻把握“中医药振兴发展迎来天时、地利、人和的大好时机”的历史方位，讲好中医药故事，理直气壮地宣传中医药、使用中医药、发展中医药。

第二，学习贯彻习近平总书记关于发展中医药的重要论述，核心是要深刻理解传承发展中医药的内涵要求。“着力推动中医药振兴发展”，是习近平总书记着眼中医药所处的时代背景和发展方位提出的总体要求，必须作为中医药一切工作的总纲领，确保各项工作沿着正确方向前进。实现振兴发展，从外部看，要坚持中西医并重，推动中医药与西医药相互补充、协调发展；从内部看，就是要深入挖掘中医药宝库中的精华，充分发挥中医药独特优势，推进中医药现代化，推动中医药走向世界。总之，推动中医药振兴发展，其目的是切实把中医药这一祖先留给我们的宝贵财富继承好、发展好、利用好，在建设健康中国、实现中国梦的伟大征程中谱写新的篇章。

第三，学习贯彻习近平总书记关于发展中医药的重要论述，重点是要准确把握传承发展中医药的路径方法。新时代传承发展中医药事业，必须坚持党的领导，坚持新发展理念，坚持中西医并重，把服务健康中国建设、满足人民对美好生活向往的中医药需求作为中医药一切工作的出发点和落脚点。必须以

“建立健全中医药法规，建立健全中医药发展的政策举措，建立健全中医药管理体系，建立健全适合中医药发展的评价体系、标准体系”为保障，推动中医药充分发挥在治未病、重大疾病治疗、疾病康复中的重要作用，不断激发和释放中医药“五种资源”的活力和潜力。必须以传承为根基、以创新为动力，推进中医药健康养生文化的创造性转化、创新性发展，推进中医药现代化，推动中医药走向世界，推动中医药产业成为国民经济的重要支柱。

第四，学习贯彻习近平总书记关于发展中医药的重要论述，关键是要知行合一。习近平总书记强调，知是基础、是前提，行是重点、是关键，必须以知促行、以行促知，做到知行合一。要提高政治站位，树牢“四个意识”，坚定“四个自信”，吃透习近平总书记关于发展中医药的重要论述的精神实质，掌握贯穿其中的马克思主义立场观点方法，坚持理论和实践、历史和现实、当前和未来相结合，坚持知行合一，将其转化为推动中医药事业传承发展的强大力量。做到知行合一，关键在于党员领导干部，尤其是在座的“关键少数”要身先士卒、率先垂范，学以致用、带头实践，提高通观全局、驾驭全局的本领，提高分析问题、解决问题的能力，提高解放思想、干事创业的本领，提高底线思维、防范风险的能力，增强狠抓落实、善于攻坚的本领，推动习近平总书记关于发展中医药的重要论述在行业内落细落实，推动中医药工作不断迈上新台阶。

二、孙春兰副总理来局调研讲话对全力推动新时代中医药工作提出了新的更高要求

8月24日，中共中央政治局委员、国务院副总理孙春兰同志调研国家中医药管理局、中国中医科学院，主持召开座谈会并发表了重要讲话。要深入学习领会，认真贯彻落实。

第一，充分认识孙春兰副总理对中医药发展寄予的殷切期望。她指出，中医药是中华文化的瑰宝和中华文明的结晶，凝聚了深邃的哲学智慧和中华民族的健康养生理念，具有数千年的临床实践基础。她强调，要深入学习贯彻习近平新时代中国特色社会主义思想，认真落实党中央、国务院关于中医药工作的决策部署，坚持中西医并重，以传承为根基，以创新为动力，推进中医药现代化和国际化，为健康中国建设、造福人类健康作出贡献。这是孙春兰副总理对新时代中医药事业传承发展寄予的殷切期望。期望是召唤、是激励、是鞭策，一定要开好局、带好头、有新作为。

第二，全面落实孙春兰副总理明确提出的各方面的具体任务。她强调，从以治病为中心转变到以人民健康为中心，体现了大卫生、大健康的理念，中医药在保障人民健康中大有可为。要从完善发展思路、加强顶层设计，优化服务体系、提升服务能力，全面深化改革、健全政策机制，推进传承创新、促进产业发展，加强行业监管、净化发展环境等方面深刻把握孙春兰副总理对中医药工作作出的新部署新要求，加强调查研究，全面深化改革，充分发挥中医药“三个作用”，推进“四个建立健全”，激发中医药“五种资源”活力和潜力。目标已确定，任务已明确，关键在落实。要展卷作业、挂图作战，以钉钉子的精神，一项一项去落实。

第三，深刻把握孙春兰副总理给予的两大利好政策支持。孙春兰副总理对我局提出的两项请求当场表示完全赞同和支持。一是支持完善中医药工作部际联席会议制度，将担任召集人，从国务院层面加强对中医药事业发展的组织领导和统筹协调。二是支持大力加强中医药科技创新体系建设，要求有关部门要加大对中医药科研的投入倾斜，布局一批中医药国家重点实验室、国家临床研究中心、国家医学中心等等。

三、以新使命新担当新作为推动新时代中医药事业传承发展，努力构建新时代传承发展中医药事业的新格局

当前，推动中医药高质量发展、构建传承发展新格局具备了坚实的理论基础、实践基础、群众基础，传承发展中医药事业的目标任务、外部环境、实践要求发生了深刻变化，中医药已由快速发展阶段转向振兴发展阶段。但还要看到，中医药发展不平衡不充分的问题仍然存在，现有的实践平台、体制机制、人才队伍，还不能很好地支撑中医药高质量发展。

下一步，要深入学习贯彻习近平新时代中国特色社会主义思想，特别是总书记关于发展中医药的重要论述，坚持党对中医药工作的全面领导，坚持新发展理念，坚持新时代卫生健康工作方针，把满足人民对美好生活向往的中医药需求作为一切工作的出发点和落脚点，以加强中医药服务体系能力建设为基础，以中医药人才队伍和干部队伍建设为支撑，以中医药临床疗效为导向，以事关中医药发展的重大问题为切入点，完善顶层设计，强化高位引领，全面深化改革，优化政策环境，凝聚发展合力，发挥特色优势，着力打造一批引领中医药事业发展的品牌中医医院、一流学科、重大科研平台、拔尖领军人才，全面加强中医药局党的建设，努力构建中医药事业传承发展的新格局，充分发挥中医药“三个作用”和“五种资源”优势，促进中医药与西医药相互补充、协调发展，切实把中医药这一老祖宗留给我们的宝贵财富继承好、发展好、利用好。

第一，着力引领发展新征程，加强党对中医药工作的全面领导。

做好中医药工作，关键在坚持党的领导，充分发挥党组的领导核心作用，把方向、谋大局、定政策、促改革，充分调动地方党委、政府的积极性，汇聚社会各界力量。

一要完善党领导中医药工作的机制，确保中医药事业始终沿着正确的政治方向发展。要推动各级党委把中医药工作摆到全局工作的重要位置，加强党对中医药工作的全面领导。要推动完善国务院中医药工作部际联席会议制度，从宏观层面加强对中医药工作的统筹指导。各地要参照国家中医药管理局的做法，推动本地区建立健全跨部门联席会议制度。要推动各地公立中医医院落实《关于加强公立医院党的建设工作的意见》，充分发挥公立中医医院党委的领导作用，把加强党的领导体现到医院工作的方方面面。

二要推进中医药系统全面从严治党，为中医药事业发展提供坚强政治保证。贯彻新时代党的建设总要求，以党的政治建设为统领，贯彻落实习近平总书记对推进中央和国家机关党的政治建设的重要批示精神，深入学习贯彻习近平新时代中国特色社会主义思想和党的十九大精神，深入学习贯彻习近平总书记关于发展中医药的重要论述，坚决维护习近平总书记核心地位，坚决维护党中央权威和集中统一领导。凡属国家中医药管理局和各地职权范围内的工作部署，都要以坚决贯彻党中央决策部署为前提，做到令行禁止。要贯彻落实全国组织工作会议精神，加强中医药系统基层党组织建设，以提升组织力为重点，突出政治功能，引导干部职工自觉贯彻党的主张，促进中心业务工作更好地发展。要建立健全中医药系统对执行党中央决策部署考核、奖惩等工作机制，落实主体责任，与资金分配、项目安排、评审表彰等挂钩，决不允许中央的部署要求在中医药系统打折扣、不落实，确保政令畅通。

三要打造过硬的高素质干部队伍和人才队伍，支撑中医药事业高质量发展。干部队伍和人才队伍是制约中医药事业发展的突出短板。要聚焦选什么样的人、从哪里选人、怎么用人等重大问题，坚持好干部标准，打开视野、不拘一格，从各个领域选拔优秀的干部从事中医药工作。要加大局机关和地方、机关和事业单位干部交流挂职力度，给优秀年轻干部压担子、压任务，让他们多一些磨砺、多一些历练，尽快成长起来。要以办好中医药系统治理能力培训班为带动，形成层次多、覆盖广的干部教育培养体系，让中医药系统的每一名管理干部都有系统接受培训、增强管理能力的机会。干部干部，要干字当头。要在行业内大力弘扬实干苦干、担当作为的良好风气，对那些想干事、真干事、会干事的干部要撑腰鼓劲，并且通过多方式、多渠道给予激励，为这些担当有为的干部搭建平台；对那些不干事、怕担事、推脱事甚至贯彻党中央、国务院决策部署不力的干部，该向地方党委通报的就通报、该批评的就严厉批评。中医药系统的干部要大胆解放思想、敢于自我革新，只有解放思想，才能看到事业发展中的短板和问题，只有敢于革新，才能主动解决事业发展中的瓶颈问题。希望大家大胆探索、锐意改革，为从事业发展全局上推动深化改革提供鲜活的经验和生动的实践。

要把中医药人才队伍建设摆在更加突出的位置。要用好人才培养的主阵地，采取更大力度、更实举措，深化局省（部）共建中医药院校工作，推动中医药院校深化教育教学改革，创新人才培养模式，优化学科结构和专业布局，支持一流学科建设，培养适应中医药事业传承发展需要的人才。要建好人才脱颖而出的平台，加快实施中医药传承与创新“百千万”人才工程，遴选100名岐黄学者，设计更多的高层次人才培养项目，尽快打造一支高素质的中医药领军人才队伍。要厚植人才成长的土壤，营造有利于人才成长的宽松政策环境，推进中医药人才评价机制分类改革，健全人才激励和表彰机制，引导中医药人才向基层流动，为事业发展提供坚强的人才保障。

第二，着力健全发展新机制，努力营造中医药良好的发展环境。

推动中医药高质量发展，必须有与之相适应的政策环境。一要全力推进依法发展中医药。中医药法是发展中医药的重要保障。要推动更多人学法懂法，加大中医药法宣传力度，扩大宣传对象，放大宣传效果，让中医药法的制度要义既要飞进“旧时王谢堂前”，又要“飞入寻常百姓家”，为中医药法的贯彻实施营造良好社会氛围、奠定坚实社会基础。要把中医药法的制度设计和安排进一步细化实化，加快推进配套制度建设，切实抓好诊所备案、确有专长人员考核等制度的实施，加快推进《中医养生保健服务规范》的制定，全面推动各地地方性中医药法规的制修订进程，让中医药法明确的法规制度立起来、硬起来。要带头守法用法，特别是各级中医药管理部门要带头依法办事，不断提高运用法治思维和法治方式的能力，坚持扶持与规范并重，在加快推动中医药事业传承的同时，注意预防和控制风险，保障医疗服务和用药安全。

二要健全规划纲要落地落实的机制。一分部署，九分落实。要建立健全部门协同、上下联动、多方参与的工作机制，形成推动规划纲要实施的强大合力。要深入查摆影响规划纲要落地落实的因素，拿出有针对性的举措，逐个击破，逐一化解。要建立年度监测、阶段评估、进展通报、督查督办等制度，及时掌握规划纲要实施情况和存在的问题，压紧压实落实的责任。

三要助力建立中国特色基本医疗卫生制度。实践证明，中医药在扩大服务供给、优化资源配置、控制费用增长等方面发挥了重要作用。但同时也要看到，受医疗服务价格、医保支付政策等因素影响，中医药的许多特色技术方法没有得到很好的推广和使用，独特优势没有得到充分发挥，医务人员的积极性没有调动起来。在深化医改中，要通过改革扭转这种现象，让中医药在深化医改中更有用武之地。要围绕分级诊疗、现代医院管理、全民医保、药品供应保障、综合监管5项基本医疗制度建设发力，深化公立中医医院改革，落实好“两个允许”的要求，推进中医优势病种支付方式改革，完善激励中医药服务提供和利用的政策机制，为走出一条具有中国特色的医改之路注入源源不断的中医药动力和元素。

第三，要着力释放发展新优势，提升中医药服务健康中国的能力。

中医药“五种资源”是一个有

机贯通的整体，其中卫生资源是根，根深方能叶茂，叶茂才能参天。要使中医药“五种资源”的优势得到充分发挥，关键是要把中医药作为独特卫生资源的潜力充分释放出来。

一要在发展治未病和疾病康复上下大功夫。要认真总结10年来中医治未病健康工程实施的经验和做法，查摆制约治未病发展的关键问题和核心症结，创新服务模式，健全标准规范，打造中医治未病健康工程的“升级版”，切实做到关口前移，让老百姓不生病、少生病。要尽快实施中医康复能力提升工程，布局建设一批中医康复区域诊疗中心，加快推进三级中医医院康复科建设，争取在今年年底前普遍设立。

二要在提升重大疾病防治水平上下大功夫。要坚持重点带动、品牌引领，建设一批国家级中医中心、区域中医诊疗中心和优势重点专科群，把中医药的优势总结出来、发扬光大。要总结中西医结合治疗白血病、急腹症等重大疾病的成果和经验，总结临床研究基地取得的成果，探讨理论本质、揭示防治原理、阐明作用机制。

三要在做强基层上下大功夫。要立足各地实际，优化资源配置和资金投入，有针对性地补短板、强弱项，缩小城乡间中医药发展差距，做强县级中医医院“龙头”，推进中医馆、国医堂提质升级，做实中医药家庭医生签约服务工作，推动中医医院积极参与医联体建设，鼓励中医诊所品牌化、连锁化、规模化发展，促进优质中医医疗资源有效有序流动、下沉到基层，提升基层中医药服务能力，让老百姓在家门口把病看得好、看得舒心。需要强调的是，强基层最大的瓶颈是人才问题，是人才要强起来。要统筹资源，创新基层人才培养和使用机制，推动更多的人愿意到基层、愿意扎根基层为老百姓服务。

第四，要着力点燃发展新动力，推动中医药现代化。

传承和创新是中医药发展的双轮驱动。一要突出传承重点。中医药宝库中的精华既记载在浩如烟海的医学典籍中，又散存在老中医、老药工的手中。要通过古籍挖掘、整理编纂、影印回归等措施，把老祖宗留下的中医典籍完整地保护下来，通过建工作室、深化师承教育，让老专家愿意带、乐意传，做好活态传承。

二要建强创新平台。要集中全行业资源，强化中医药“国家队”战略力量，建设若干个中医药国家实验室、国家重点实验室、国家临床研究中心，进一步凝练中医药科研的主攻方向，支撑在重大疾病防治、重大技术攻关、重大新药创制等方面取得重大科研突破。要开门搞合作，放大科研平台的集聚功能和辐射效应，汇聚更多的力量提升中医药的科技创新能力。

三要实现重大突破。要认真落实习近平总书记的重要批示精神，协调有关部门设立“中医药关键技术装备”重大专项，推动中医药关键技术、重大装备实现现代化，为发展中医药健康服务业、提升中药产业发展水平提供科研支撑。同时，也要注重从理论上进行突破。

第五，要着力营造发展新局面，营造风清气正、正气充盈的环境。

良好的发展局面，必须扶正祛邪、固本清源。一要营造良好的舆论氛围。要贯彻全国宣传思想工作会议精神，坚持正确的政治方向，推动中医药系统宣传思想工作不断强起来，精心组织主题宣传、形势宣传、政策宣传、成就宣传、典型宣传，科学有效开展热点引导和舆情应对，努力形成强大主流舆论场。要正确区分政治原则问题、思想认识问题、学术观点问题，发扬斗争精神，讲究斗争艺术，对那些恶意诋毁中医、唱衰中医、歪曲中医等历史虚无主义的做法，必须旗帜鲜明地予以反驳、表明立场。

二要大力加强行风建设。行风正则清气升、浊气降。要深入挖掘中医药文化中蕴含的思想观念、人文精神、道德规范，用普遍认同的“仁心仁术”“大医精诚”“悬壶济世”等价值理念滋养社会主义核心价值观，并转化为广大医务人员共同遵守的行为准则。要深入推进中医药领域的道德建设，提出切实管用的政策举措，选树先进模范典型，更好地弘扬职业道德、职业精神、职业操守。要发展积极健康向上、清风正气朗朗的行风，把政风行风建设、中医药文化建设紧密结合起来，与党的政治建设熔铸到一起，引导中医药系统广大党员干部永葆政治本色、擦亮政治底色、锤炼政治成色。

三要加强行业综合监管。中医药的主流是好的，老百姓是充分认可的。但一些“伪大师”“假神医”招摇撞骗，骗人钱财，害人性命，一些中医养生保健机构良莠不齐、服务不规范，民营医院存在非法行医问题，严重抹黑了中医药的形象。要主动去排查风险，加以防范。

第六，要着力拓展发展新空间，为构建人类命运共同体作出贡献。

中医药既是民族的也是世界的，是人类共同拥有的财富。一要推动中医药“一带一路”建设。要深入实施《中医药“一带一路”发展规划（2016~2020年）》，深化中医药国际合作专项，深耕细作每一个双多边合作项目，高标准推进中医药海外中心建设。要深度参与中非合作“健康卫生行动”，总结科摩罗快速控疟中医药模式，在防控新发再发传染病、艾滋病、疟疾等方面深化与中非国家的中医药合作项目，援派更多的中医药专家支持非洲卫生健康事业发展。

二要大力发展中医药服务贸易。中医药服务贸易快速发展，成为国家软实力的重要体现。要提高统筹利用国际国内两个市场、两种资源的能力，以适应服务贸易发展引导中医药产业提质升级、快速发展，既要引导中医药企事业单位更加注重强化风险管理、遵守东道国法律法规，行稳致远地“走出去”，又要大力吸引外国人来华看中医、买中药，提高中医药服务贸易的含金量。

三要巩固传统优势地位。要为完善世界卫生治理、主导世界传统医药发展提出更多主张、贡献更多力量。要提高运用国际规则的能力和水平，深化与世卫组织、国际标准化组织等国际组织的合作，用好世界中联、世界针联两张名片，借力国际标准化组织中医药技术委员会等平台推行中医药国际标准，巩固我主导地位和传统优势。

同志们，新时代赋予新使命，新起点开启新征程。这是一个奋斗担当的时代。各级中医药主管部门要对标对表党中央、国务院的重大决策，把中医药放到新时代党和国家事业发展的大格局、摆到本地区经济社会发展全局中来谋划和推动，主动作为、担当尽责、开拓进取，在实施健康中国战略、推进“一带一路”建设、实施乡村振兴战略、打赢脱贫攻坚战、建设生态文明中打好中医药牌，为实现“两个一百年”奋斗目标、实现中华民族伟大复兴中国梦作出新的更大的贡献。

国家中医药管理局局长于文明在全国中医药局长专题学习研讨班上的总结讲话

2018年9月14日

这次全国中医药局长专题学习研讨班，是在中医药系统进一步深入学习贯彻习近平新时代中国特色社会主义思想和党的十九大精神，全面落实习近平总书记关于发展中医药的重要论述，全面贯彻落实全国卫生健康大会精神，学习贯彻孙春兰副总理讲话精神，扎实推进中医药工作的形势背景下举办的。

昨天上午，艳红同志结合全局工作，就进一步深入学习贯彻习近平新时代中国特色社会主义思想和党的十九大精神，进一步部署中医药工作，体现了贯彻落实党中央、国务院部署要求、扎实推动中医药工作求实精神，具有很强的指导性，请各地、各部门、各单位认真学习，抓好贯彻落实。建中同志介绍了有关文件起草思路、基本原则、框架体系、总体考虑。几位局领导也深入到各组广泛听取大家的意见建议。刚才，几位同志汇报了分组讨论情况，作了交流发言，大家的发言和意见建议都很好，谈了学习体会，讲了遇到的问题，梳理了取得的成绩和经验，提出了工作建议，对下一步落实总书记的重要批示指示精神、落实春兰副总理调研讲话精神、推动传承发展中医药事业、制定好有关文件，起到非常好的作用，也从不同侧面反映了这次专题学习研讨班取得的成果。归纳起来有这样几个特点：一是学习研讨重点主题突出。大家紧扣深入学习贯彻习近平新时代中国特色社会主义思想和党的十九大精神，紧扣深入学习贯彻习近平总书记关于发展中医药的重要指示精神，紧扣深入贯彻落实全国卫生健康大会精神，紧扣深入学习贯彻孙春兰副总理讲话精神，进行学习研讨，通过学习研讨进一步提高了认识、提高了站位、明确了方向、激发了推动中医药振兴发展的热情。二是务虚务实结合研讨深入。大家结合中医药工作实际，结合本地区本单位的情况，针对事关中医药长远发展的重大问题提出了很好的意见建议，这对有关文件起草，起到了积极作用。三是学以致用联系实际。大家紧紧围绕学习领会习近平总书记关于发展中医药的重要指示精神，坚持把自己摆进去，坚持把本地区、本部门、本单位的工作实践摆进去，对贯彻落实习近平总书记关于中医药的重要指示精神、孙春兰副总理讲话精神，指导本地区、本部门、本单位工作具有很重要的现实意义。

今年以来，各地、各部门、各单位以习近平新时代中国特色社会主义思想为指导，全面落实习近平总书记关于发展中医药的重要论述，认真贯彻落实党中央、国务院决策部署，按照年初全国中医药工作会议作出的安排，突出工作重点，狠抓任务落实，推动各项工作取得了积极进展和成效。一是贯彻党中央、国务院决策部署态度坚决、行动迅速。各地认真贯彻实施“健康中国2030”规划纲要、中医药法和中医药发展战略规划纲要等一系列中医药的重大政策，加快推进地方性中医药法规制修订进程，制定了有针对性的地方文件，出台实施了一系列重要的中医药政策，推动各地中医药工作稳步发展。二是服务健康中国建设发挥中医药独特作用，担当尽责、积极有为。各地扎实推进深化医改中医药工作，在完善服务体系、改革支付方式、调整服务价格等方面创造了许多好的经验。各地注重优化中医药服务供给，注重人民群众的获得感，完善医疗质量控制体系，强化临床用药安全，发挥中医药的“三大作用”，为老百姓提供高质量的中医药服务，得到了当地党委、政府和人民群众的认可和欢迎。三是各项重点工作统筹推进、成效突出。各地坚持目标导向、任务导向，突出工作重点，合理调度力量，狠抓工作落实，统筹推进年初部署的各项重点工作，实现了时间和任务的“双过半”。

大家取得的成绩有目共睹，这些成绩的取得，得益于党中央、国务院的坚强领导，得益于各地党委、政府的大力支持，也凝结着中医药系统广大干部职工特别是在座各位中医药主管部门负责同志的智慧和汗水。在此，我代表国家中医药管理局向各地、各部门、各单位，向中医药系统的广大干部职工表示诚挚的谢意！

同志们，深入学习贯彻习近平新时代中国特色社会主义思想和党的十九大精神，全面贯彻落实习近平总书记关于发展中医药的重要论述，全面贯彻落实全国卫生健康大会精神，认真学习贯彻孙春兰副总理讲话精神，扎实推进中医药事业振兴发展，是一项长期的任务。下面，我结合全局工作的“聚焦思考”，讲几点意见。

一、聚焦新时代新思想新形势新任务新要求，深刻理解把握党中央、国务院的决策要求，切实担负起中医药振兴发展的责任使命

党的十九大报告部署了“坚持中西医并重，推动中医药事业传承发展”的重大任务。国家中医药管理局新班子组建后，多次召开党组会、局长会，推动全局上下深入开展“大学习、深调研、细落实”工作，紧扣贯彻落实党的十九大的战略部署和全面落实习近平总书记关于发展中医药的重要论述，研究提出了当前和今后一个时期中医药工作的总体考虑和下一步工作计划。要增强“四个意识”，坚定“四个自信”，紧紧围绕党和国家中心工作，立足服务建设健康中国，牢固树立大卫生、大健康理念，把保障人民健康作为中医药工作的出发点和落脚点，坚持目标任务导向和问题导向相结合，全面深化改革，统筹中医药事业传承发展，彰显时代特征，努力把中医药这一祖先留给我们的宝贵财富继承好、发展好、利用好，提升中医药对经济社会发展和保障人民群众健康的贡献率、显示度。

二、聚焦顶层设计，推动作出新时代传承发展中医药事业总体部署

我们要会同党中央、国务院有关部门，深入调查研究，提出新时代传承发展中医药事业的指导思想、基本原则、目标任务和政策举措。充分发挥中医药工作部际联席会议的作用，共同推动中医药法、中医药发展战略规划纲要等重大政策举措实施。积极推动“四个建立健全”全面落实。政策文件能不能起草好，政策措施实不实，会议能不能开得好，要靠在座各位和全国中医药系统各位同仁共同努力。希望大家积极参与，贡献智慧和力量。

三、聚焦人民健康，完善优化中医药服务体系和增强服务能力

要把人民健康摆在优先发展战略位置，作为中医药工作的出发点和落脚点。发挥中医药在治未病、重大疾病治疗、疾病康复中的重要作用，完善和优化覆盖全生命周期的中医药服务体系。推进深化医改中医药工作，完善有利于发挥中医药作用的政策机制。深入实施基层中医药服务能力提升工程，加强中医药专科专病体系建设。推进重大疾病中西医协作攻关，提高重大疾病临床疗效，彰显两种医学协同互补的优势。当前的重点，就是要按照党中央、国务院的部署，着眼于全国卫生健康大会精神的贯彻落实，着眼于健康中国建设各项工作的落实，着眼于“看病难”“看病贵”问题的解决，扎实做好深化医改中医药工作。7 月 26 日全国医改领导小组召开了第一次全体会议，研究通过的一系列政策文件；8 月 27 日，国务院医改领导小组又召开了全国深化医改工作电视电话会议，李克强总理作了重要批示，春兰副总理作了重要讲话，部署了全面落实深化医改部署的重点任务。各地中医药主管部门应认真贯彻落实会议精神，推动落实各项工作。中医药应该在深化医改中发挥独特优势和作用，完善中医药服务体系和增强服务能力是必须扎实推进的工作。

四、聚焦队伍建设，改革健全中医药人才培养和使用机制

人才是事业发展的基础，中医药人才队伍建设是中医药事业发展的关键。教育培养和引进使用政策机制对人才队伍建设至关重要，要认真学习贯彻落实全国卫生健康大会精神，学习贯彻落实全国教育大会精神，把教育培养适应中医药事业传承发展的人才摆在更加突出的位置，深化中医药院校教育教学改革，创新中医临床人才培养模式，支持中医药院校一流学科建设，强化中医思维和知识能力培养，培养高素质中医药人才。实施中医药传承与创新“百千万”人才工程（岐黄工程），健全中医药人才使用和激励机制，激发中医药人才服务热情和服务主动性。国家中医药管理局将继续推进国医大师、全国名中医的评选表彰工作，各地也要在建立健全省级名中医评选表彰制度的基础上，探索建立青年名中医、基层名中医等评选表彰制度。建立健全吸引、稳定基层中医药人才的保障和长效激励机制，提升基层中医药服务能力。

五、聚焦能力提升，加快中医药传承创新发展

继承和创新是事物发展的统一整体。中医药的发展需要传承，也需要创新，传承是中医药发展的根本，创新是中医药发展的生命力，没有传承，中医药发展就没有根本，没有创新，中医药发展就没有时代活力，传承和创新是推动中医药事业发展的双轮驱动，是提升中医药服务能力的根本举措。要加强中医文献传承，系统挖掘、整理和利用中医医籍文献理法方药知识精华，加快推进中医文献整理研究。要加强当代名医经验研究，制订国医大师、全国名中医、老中医、老药工等老中医药专家学术思想和经验传承工作方案，传承老专家学术思想，加快建立健全中医药学术传承项目与传承人制度，重视民间口碑相传确有疗效的方法、技术研究。加强对民间具有重要学术价值的中医药理论技术方法的传承保护。提升中医药当代服务的应用价值。贯彻落实习近平总书记的重要批示精神，协调有关方面，增加科研投入。建立多学科、跨领域共同参与的中医药科技创新体系，完善临床科研一体化机制，建立符合中医药特点的中医药科研方法学体系和评价机制，力争在重大疾病防治、重大新药创制、重大技术攻关等方面取得重大突破。发挥中医临床研究基地作用，提高中医药传承创新发展能力。

六、聚焦高质量发展，提升中医药服务健康中国建设贡献率和增强人民群众获得感

高质量发展具体到中医药领域，就是要提升中医药在健康中国建设中的贡献率和显示度，就是要为人民群众提供安全、有效的中医药服务供给，增强人民群众的获得感。要推进中医药领域供给侧结构性改革，大力推进“互联网＋中医药”服务，完善中医医疗质量管理体系，改进中医药服务流程，优化中医药服务供给，依法加强中医养生保健服务监管，重视中药质量安全使用，实施中药标准化项目，推动中医药服务从粗放型发展向质量效益提升转变，促进中医药参与健康领域基本公共服务，让人民群众获得优质安全有效便捷的中医药服务。

七、聚焦国家战略，充分发挥中医药“五种资源”作用

激发中医药“五种资源”活力，要统筹做好中医药产业扶贫、健康扶贫、定点扶贫工作，切实加强乡村中医药服务，助力脱贫攻坚和乡村振兴战略实施；实施中医药“一带一路”规划，完善政府间交流合作机制，优化中医药海外发展，服务“一带一路”建设；服务京津冀协同发展战略，积极参与雄安新区建设。

以上7个方面的“聚焦思考”，是这一段时期大家的学习体会和研讨成果，是推动中医药工作的总体思考和工作落实，也得到了孙春兰副总理的高度肯定。

同志们，新时代推动中医药事业发展，要有新担当，要有新作为。让我们更加紧密地团结在以习近平同志为核心的党中央周围，以习近平新时代中国特色社会主义思想为指导，全面落实习近平总书记关于发展中医药的重要论述，认真贯彻孙春兰副总理讲话精神，脚踏实地，尽心竭力，确保完成全年既定的工作任务，为健康中国建设、实现中华民族伟大复兴中国梦作出新的更大的贡献。

国家中医药管理局局长于文明
在纪念毛泽东同志关于西医学习中医批示六十周年大会的讲话

2018年10月11日

今天，我们怀着十分崇敬的心情，在这里隆重集会，纪念毛泽东同志关于西医学习中医重要批示发表60周年。首先，我代表国家中医药管理局，向大会的召开表示热烈的祝贺，向长期战斗在工作一线的广大中西医结合工作者致以崇高的敬意，向长期以来关心支持中医药工作的各级党委政府及社会各界表示诚挚的感谢！

毛泽东等老一辈无产阶级革命家对祖国医学高度信赖，对中医药发展高度重视，多次作出重要批示。60年前的今天，毛泽东同志在卫生部党组呈送的《关于组织西医学中医离职班总结报告》上作出重要批示，肯定西医（离职）学习班办得很好，强调“中国医药学是一个伟大的宝库，应当努力发掘，加以提高”，强调指出“我看如能在1958年每个省、市、自治区各办一个70～80人的西医离职学习班，以两年为期，则在1960年冬或1961年春，我们就有大约2000名这样的中西结合的高级医生”。毛泽东同志的重要批示充分表明了党对发展中医药的鲜明态度，体现了对中医药学的信赖、关心和支持，为中西医结合奠定了科学支撑和政策基础，也为我国高层次医药人才的培养指明了探索的方向。

我们十分欣喜地看到，60年来，经过广大中西医结合工作者的艰辛探索和勤奋工作，中西医结合在服务体系、人才培养、科学研究等方面都取得了长足进展，已经成为我国中医药事业的重要组成部分，成为推动健康中国建设的重要力量。截至2018年6月底，全国中西医结合医院已有609所，床位共101991张。83.6%的二级及以上公立综合医院设置了中医、中西医结合科室，越来越多的人民群众在接受中西医两法诊治服务。48所高校开设了中西医结合专业医学教育，形成了较为系统的人才培养体系，全国中西医结合专业执业医师达24万余人。涌现出一大批中西医结合专家和领军人才，取得了多项令世人瞩目的研究成果，比如获得诺贝尔奖和国家最高科学技术奖的中国中医科学院屠呦呦研究员，获得舍贝里奖的陈竺院士，获得国家科技进步一等奖的国医大师陈可冀院士，中央军委一等功获得者陈香美院士等都是西医学习中医的中西医结合优秀人才。

综上这些成绩的取得，离不开党中央、国务院的关心支持，离不开一代代中西医结合工作者的艰苦努力、拼搏奋斗，离不开各级党委政府、各界人士对中西医结合工作的关心与支持。在这里，我代表国家中医药管理局对大家表示衷心的感谢和崇高的敬意！

我们今天在这里纪念毛泽东同志关于西医学习中医重要批示发表60周年，既是回顾我国中西医结合发展走过60年光辉历程，也是总结60年中西医结合取得的丰硕成果，是重温党中央坚持中西医并重、传承发展中医药事业亲切关怀的60年。

党的十八大以来，党中央、国务院从战略和全局高度，坚持“中西医并重”卫生健康工作方针，在卫生健康的各个领域都统筹谋划和推进中西医协调发展。2016年8月，习近平总书记在全国卫生与健康大会上指出“坚持中西医并重，推动中医药和西医药相互补充、协调发展，是我国卫生与健康事业的显著优势”，精辟阐明了中西并重、中西结合、中西医融合协同发展的关系，为中西医协同发展、共同建设健康中国、保障人民群众健康指明了方向、提供了遵循。2016 年 12 月颁布《中医药法》，从法律层面规定国家鼓励“中医西医相互学习，相互补充，协调发展，发挥各自优势，促进中西医结合”“运用现代科学技术和传统中医药研究方法，开展中医药科学研究，加强中西医结合研究，促进中医药理论和技术方法的继承和创新”。2016 年 10 月中共中央、国务院印发的《健康中国“2030”规划纲要》和 2016 年 2 月国务院印发的《中医药发展战略规划纲要（2016 ~ 2030 年）》描绘了当前和未来一段时期卫生与健康事业、中医药事业发展的宏伟蓝图，制定了一系列事关中西医结合根本性、全局性发展的政策措施。

党的十八大以来，特别是党的十九大胜利召开后，中国特色社会主义进入新时代，党中央更加关心和关怀中医药事业发展。以习近平同志为核心的党中央从党和国家事业全局出发，从维护和保障人民健康着力，在十九大报告中作出“坚持中西医并重，传承发展中医药事业”的战略部署，今年的政府工作报告中进一步明确“支持中医药事业传承创新发展。鼓励中西医结合。”党和国家的有关决策部署充分彰显了新时代党和国家坚定不移维护人民健康、坚定不移发展中医药事业的坚强决心和信心，为中西医结合发展带来巨大的发展前景和广阔的发展空间。

中医药事业发展迎来了天时、地利、人和的大好时机，中西医结合事业也站在了一个新的历史起点上。新时代推动中西医结合发展，有利于促进中医药学术传承创新和科技进步；有利于推进卫生与健康领域的供给侧结构性改革，优化健康服务供给，满足人民群众多层次、个性化的健康需求；有利于促进卫生与健康工作方式转变，全方位全周期保障人民健康。新时代，我们重温并领会毛泽东同志等老一辈党和国家领导人关怀中医药学发展的同时，更加深刻领略到以习近平同志为核心的党中央对中医药事业发展和中西医结合工作的关怀。我们在学习贯彻习近平新时代中国特色社会主义思想和党的十九大精神、全面落实全国卫生与健康大会精神、全面落实习近平总书记对中医药系列重要论述指示精神、推动健康中国建设和深化医改发挥中医药作用中，深感党中央的关心关怀，深感振兴发展中医药、推进中西医结合、促进中西医融合发展的责任重大。

鉴于此，我讲几点意见，请大家参考和批评指正。

一是要坚持中医发展自信，坚持中西医结合。习近平总书记指出，中医药学是中国古代科学的瑰宝，是打开中华文明宝库的钥匙，是中华各民族与疾病斗争、长期实践而形成的防病治病的医学科学，是我国独创的医学理论体系和技术体系。是根植于中国传统文化的沃土，不断吸收同时代科学技术，并在临床实践中不断丰富和发展的医学科学，为中华民族的繁衍昌盛和健康保健作出了巨大贡献。中西医结合也是典型的例证。60 年的实践充分证明，中西医结合在解决影响人类健康的重大问题方面屡建奇功。我们要充分认识到，在更高层次、更深程度、更广范围推进中西医结合，有利于增强中华民族文化自信，有利于优化当代健康服务供给，提升应对人类健康问题的解决能力，实现人人享有健康的美好愿景。我们要进一步坚定中医发展自信，坚持中西医结合，更加主动自觉地肩负起党中央赋予我们的历史使命和光荣责任，把中医药这一祖先留给我们的宝贵财富继承好、发展好、利用好，推动中西医结合更好的发展，为健康中国建设和人民健康，发挥应有价值作用。

二是要坚持中西医优势互补，提高防病治病能力。中医药与西医药作为两种不同的医学体系，各具特色，各有优势，各有专长。中医药与西医药相互补充、协调发展，共同承担着维护和增进人民健康的任务，已经成为我国医药卫生事业的重要特征和显著优势。现在，越来越多的患者在治疗中采用中医药与西医药联用、并用，提高了临床疗效，改善了患者的生活质量，降低了医疗成本和患者费用。中西医结合在防治肿瘤、心脑血管病等重大疾病，免疫系统、神经系统等疑难疾病，艾滋病、乙肝等重大传染病等方面，都显示出不可替代的优势，甚至在一些领域的诊治水平处于国际领先水平。中西医结合不是简单的一加一，是两种医学体系从理论到技术的相互影响、相互渗透、相互融合、优势互补。中西医结合，最关键的就是在应用的统筹上下功夫，在优势融合上做文章，在疗效提高上求突破，努力实现中、西医在防病治病中的最大优势、最大效益、最好疗效。“看别人看不了的病”“解决别人无法解决的医学难题”，形成本学科持续发展的内在优势和核心竞争力。

三是要坚持开放包容，促进传统医学和现代医学更好融合。到目前为止，世界上还没有任何一种医学，可以“包治百病”“包打天下”。习近平总书记强调“我们要继承好、发展好、利用好传统医学，用开放包容的心态促进传统医学和现代医学更好融合发展。”中医整体观、辩证思维对现代医学的启迪，现代医学技术对中医诊治的帮助，使他们能够在同一平台上相互学习借鉴，解决了一些单纯靠中医或西医难以解决的医学难题。中西医结合能否健康持续发展，关键在于坚持尊重差异、和谐共生理念，以包容开放心态，相互学习、共同实践。只有相互学习，才能了解认清对方之长；只有敢于面对自己之短，认真学习对方之长，才能使两者的优势相加和互补。两个医学融合发展有利于解决现代难治疾病，有利于维护人类健康。

四是要坚持需求导向，服务人民群众健康。健康是人类生存和发展的基础，也是重要的民生领域。习近平总书记指出，没有全民健康，就没有全面小康。实现人人享有健康是人类共同的美好愿景，也是我们所有医学工作者必须为之努力和奋斗的方向。通过整合中西医两种资源，促进优势互补，服务人民群众健康，是落实“中西医并重”卫生健康工作方针的重要举措，是实施健康中国战略的重大任务，是发展中国特色医药卫生事业的必然道路。进入新时代，人民群众更加重视生命质量和健康安全，对健康的期待不断提升。新时代，我们要紧紧围绕人民群众日益增长的健康需求，以为人民群众提供更加优质高效的健康服务为目标，完善优化中医药服务体系，增强服务能力，扎实推进中西医结合，充分发挥中医药在治未病、重大疾病治疗和疾病康复中的重要作用，解决好人民群众最关心、最直接、最现实的健康和疾病防治问题，助力实施健康中国战略。

五是要坚持高质量发展，增强人民群众获得感。高质量发展具体到中医药领域，就是要提升中医药在健康中国建设中的贡献率和显示度，就是要为人民群众提供安全、有效的中医药服务供给，增强人民群众的获得感。高质量发展中的优质健康服务，最基本的就是“安全有效”，保障安全有效，中医、中西医结合人才是基础、是关键。我们要紧紧围绕实施健康中国战略和中医药事业发展需要，遵循中医药人才成长规律，探索新时代中西医结合人才培养模式，造就一批高水平、富有活力的创新型中西医结合领军人才。广大中西医结合工作者要发挥各学科优势和专科特色，培养中医、中西医结合人才，打造中西医两种医学互学互鉴、融合发展的优势，围绕临床诊疗难点，认真探索特点规律，总结经验做法，力争取得实质性成果和突破性进展，推动中医药服务和中西医结合高质量发展，提升防治能力水平，提高中医、中西医结合服务质量，增强人民群众获得感。

新时代的卫生与健康方针对中医药事业和中西医结合工作提出了新的要求，健康中国建设和深化医改发挥中医药独特作用，也为中医药事业和中西医结合工作赋予了新的使命和要求。让我们更加紧密地团结在以习近平同志为核心的党中央周围，认真贯彻落实党中央、国务院的各项决策部署，主动担当、锐意进取，为维护人民群众健康福祉，为建设健康中国、全面建成小康社会，实现中华民族伟大复兴的中国梦作出新的更大贡献！

全面贯彻落实党的十九大精神　奋力开创新时代中医药工作新局面

——国家卫生计生委副主任、国家中医药管理局局长王国强在2018年全国中医药工作会议上的报告

2018年1月15日

这次会议是在中医药系统深入学习贯彻党的十九大精神关键时期召开的一次重要会议。主要任务是，全面贯彻落实党的十九大精神，以习近平新时代中国特色社会主义思想为指导，认真贯彻中央经济工作会议和全国卫生与健康大会精神，落实全国卫生计生工作会议部署，回顾总结2017年工作和党的十八大以来取得的成绩，研究部署2018年重点任务，奋力开创新时代中医药工作新局面。

党中央、国务院对开好这次会议高度重视。李克强总理专门作出重要批示，充分肯定党的十八大以来中医药系统围绕促进中医药发展、提升中医药服务能力等做了大量扎实有效的工作，勉励我们在新的一年要全面深入贯彻党的十九大精神，以习近平新时代中国特色社会主义思想为指导，认真落实全国卫生与健康大会部署，坚持中西医并重，充分发挥中医药独特优势，传承中医药宝库精髓，进一步完善中医药服务体系，积极应用现代化技术大力发展中医药，推动在重大疾病防治、重大新药创制、重大技术攻关等方面取得突破，大力培养中医药人才，推动中医药发展升级，助力脱贫攻坚和乡村振兴，为建设健康中国、保障人民健康作出更大贡献。刘延东副总理也作出重要批示，高度肯定党的十八大以来中医药系统凝心聚力、开拓进取，推动中医药战略地位显著提升，法治建设取得突破性进展，服务能力、传承创新、国际影响长足进步，振兴发展迈出坚实步伐。勉励我们要深入调查研究，坚持问题导向，坚定不移深化中医药改革，力争在发挥中医药“三个作用”、推进“四个建立健全”、激发和释放中医药“五种资源”潜力和活力上有更大作为，传承发展祖国医学财富，努力实现创造性转化、创新性发展。李克强总理和刘延东副总理的重要批示，为我们做好当前和今后一个时期的中医药工作指明了方向、提供了遵循。刚才，李斌主任发表了重要讲话。我们要认真学习，全面落实。下面，我讲4个方面的意见。

一、2017年工作取得显著成绩

刚刚过去的一年，在以习近平同志为核心的党中央坚强领导下，我们深入学习贯彻党的十九大精神，坚决贯彻党中央、国务院决策部署，狠抓落实，开拓进取，圆满完成既

定任务，中医药振兴发展迈出坚实的一大步。

（一）以实施“一法一纲要”为重点，贯彻中央决策部署更加有力。我们把贯彻落实党中央发展中医药的重大决策部署作为树牢“四个意识”的重要体现。配合全国人大常委会召开宣传贯彻中医药法座谈会，组织开展形式多样的学习宣传活动，仅省级层面开展的培训就达80多次、培训1.8万余人，中医药法核心要义入心入脑。推进中医药法配套制度建设，《中医诊所备案管理暂行办法》《中医医术确有专长人员医师资格考核注册管理暂行办法》经国家卫生计生委审议后颁布实施，已有21个省备案了129个中医诊所。各地加强中医药地方性法规建设，河北率先修订中医药条例并正式实施。中医药发展战略规划纲要实施的部门联动、上下协同机制基本建立，编制了中医药科技创新专项规划等重要规划，实施了中医药传承创新工程等重大项目，推进了《中华医藏》编撰等重点工程，开展了中医中药中国行——中医药健康文化推进行动等重大活动，28个省出台了实施意见。在推进健康扶贫打赢脱贫攻坚战中主动作为，会同有关部门启动中药材产业扶贫行动计划，组织234所三级中医医院对口帮扶407个贫困县的医疗机构，东部64所中医医院对贵州所有中医医院进行帮扶实现全覆盖。

（二）以推进深化医改中医药工作为关键，中医药服务能力更加突显。我们把参与中国特色基本医疗卫生制度建设作为深化医改中医药工作的主攻方向。参与26份医改文件的制定，助力医改完成立柱架梁的基本任务。举办医改中医药工作培训班，开展督导推动政策落地，涌现一批鲜活经验。深化公立中医医院综合改革，推进中医医院医联体建设，全面破除以药养医（中药饮片除外）的机制，总结推广广东省中医院开展现代医院管理制度建设的经验，公立中医医院的运行新机制正逐步建立、公益性明显强化、特色优势不断彰显。实施改善医疗服务行动计划，推动中医药积极参与家庭医生签约服务制度建设。修订三级中医类医院评审标准，开展大型中医医院巡查和中药饮片管理督查。召开第四届全国少数民族医药工作会议，对新时代少数民族医药工作作出部署。全面实施基层中医药服务能力提升工程“十三五”行动计划，67%的乡镇卫生院和社区卫生服务中心建设了中医馆，总数超过3万个。2017年1～9月，中医类医院诊疗量为4.38亿人次，占全国医院总诊疗量的17.5%；中医类医院出院人数为2037.7万人次，占全国医院总出院人数的15.0%。

（三）以促进融合发展为突破，中医药健康服务供给更加多元。我们把发展中医药健康服务作为推进中医药供给侧结构性改革的重大举措。经国务院同意，国家中医药管理局会同国家发展改革委、国家卫生计生委批复甘肃省建设国家中医药产业发展综合试验区；会同12部门印发《关于促进中医药健康养老服务发展的实施意见》，制定支持社会力量提供中医医疗和健康服务、推进中医药健康服务与互联网融合发展等指导意见；支持社会办中医，制定《中医诊所基本标准》《中医（综合）诊所基本标准》，截至2017年9月，中医类诊所已达4.58万个；会同国家旅游局遴选首批15个国家中医药健康旅游示范区。中医药健康养老、健康旅游、“互联网+”等新业态快速发展，持续释放新需求、优化新供给、激发新动能。

（四）以提升科技创新能力为支撑，创新驱动发展的成效更加明显。我们把传承创新作为推动中医药振兴发展的重要动力。屠呦呦研究员荣获国家最高科学技术奖。召开2017年全国中医药科技创新工作会议，部署“十三五”时期重点任务。强化以23个国家中医临床研究基地为主体的临床科研体系建设，优化重点研究室布局，推进中医药康复科研体系建设，实施重点研发计划“中医药现代化”专项。全面启动第四次全国中药资源普查，新增410个普查县。实施中药标准化项目，着力构建临床大宗常用中药饮片和中成药大品种的全过程质量监控体系。

（五）以人才队伍建设为基础，人才脱颖而出的局面更加生动。我们把人才队伍建设作为事业发展的重要支撑。评选表彰30名国医大师和100名全国名中医。启动中医药传承与创新“百千万”人才工程，推进第六批师承，以及中医、中药、中医护理等人才项目，中央财政资助培训4700余人，队伍结构进一步优化。联合教育部、国家卫生计生委召开全国医学教育改革发展工作会议，会同教育部印发《关于医教协同深化中医药教育改革与发展的指导意见》，6所中医药院校入选国家一流学科建设高校，推进中医住院医师规范化培训工作，中医药教育改革成效显现。

（六）以服务“一带一路”建设为导向，中医药“走出去”的步伐更加稳健。我们把大力推动中医药纳入国家全方位对外开放新格局作为重要任务。会同国家卫生计生委成功举办金砖国家卫生部长会暨传统医药高级别会议，习近平主席向会议发了贺信，发布《金砖国家加强传统医药合作联合宣言》，开创金砖国家传统医药合作的新模式。中医药列入“一带一路”合作成果清单，中医药交流合作纳入《中国－中东欧国家合作布达佩斯纲要》《中匈关于建立全面战略伙伴关系的联合声明》。实施国际合作专项，支持建立了15个中医药海外中心、21个中医药国际合作基地。

（七）以迎接学习贯彻党的十九大精神为主线，推进全面从严治党更加有力。我们把加强党的建设作为推动各项工作的政治保障。积极参与“砥砺奋进的五年”成就展布展，中央主流媒体宣传报道中医药的数量和质量全面提升，在中医药系统营造迎接十九大召开的良好氛围。全方位传达学习贯彻党的十九大精神，按照学懂弄通做实的要求，层层动员部署，抓好学习培训，集中组织宣讲，将学习成效转化为推动传承发展中医药事业的实际行动。扎实推进“两学一做”学习教育常态化制度化，全系统广大党员干部在学上下功夫、在做上见成效，思想信念之魂得到锤炼，尊崇党章之心更加坚定。发挥巡视利剑作用，突出政治巡视，积极推进整改，全面从严治党的螺丝越拧越紧、责任越压越实。

二、党的十八大以来中医药事业取得历史性成就

5 年来，习近平总书记多次对卫生与健康工作作出重要指示，其中涉及中医药的就有近 20 次。李克强总理多次主持会议审议中医药重要政策文件并作出重要批示。刘延东副总理多次出席中医药重大活动，协调推动中医药工作。这 5 年，我们注重抓谋划、抓大事、抓改革、抓协调、抓落实，坚定不移贯彻党中央、国务院决策部署，办成了许多过去想办而没有办成的大事，推动中医药步入发展的快车道，形成了"六位一体"协调发展的新格局。可以说，中医药的认识高度、实践深度、影响广度前所未有，取得了历史性成就。

（一）中医药战略地位跃上新高度。党中央、国务院印发《"健康中国 2030"规划纲要》，提出了在健康中国建设中发挥中医药作用的一系列重要任务和重大举措。国务院印发《中医药发展战略规划纲要（2016～2030 年）》，建立中医药工作部际联席会议制度，把发展中医药上升为国家战略。国务院办公厅印发转发中医药健康服务发展规划、中药材保护和发展规划两个专项规划，国务院新闻办发布《中国的中医药》白皮书。经初步梳理，5 年来中央层面的文件中涉及中医药的有 80 余份，31 个省出台促进中医药发展的专门文件达 110 多份，充分表明中医药"五种资源"的定位得到广泛认可，全面融入了"五位一体"总体布局。

（二）中医药法治建设实现新跨越。我国首部中医药专门法律《中华人民共和国中医药法》颁布实施，开启了依法发展中医药的新征程。印发《关于全面推进中医药法治建设的指导意见》，制订《完善中医药政策体系建设规划（2015～2020 年）》，组建中医药改革发展专家咨询委员会，建立法律顾问制度，深化中医药标准体系建设，印发《关于加强中医药监督管理工作的意见》，编制《中医药监督工作指南》，中医药法治体系初步建立。

（三）中医药服务能力有了新提升。充分发挥中医药独特优势，以较少的资源总量提供了较多的服务份额，放大了医改惠民效果。中央财政投资 399 亿元支持中医药系统基础设施和服务能力建设。2016 年，中医类医院达 4238 所、实有床位 87.73 万张，分别比 2012 年增长 24.76%、42.97%；中医类医院诊疗量和出院人数分别为 5.77 亿人次、2556.73 万人次，分别比 2012 年增长 27.81%、42.12%；97.5% 的社区卫生服务中心、94.3% 的乡镇卫生院、83.3% 的社区卫生服务站和 62.8% 的村卫生室能够提供中医药服务，与基层服务能力提升工程实施前相比，分别提高了 21.9%、27.8%、31.7%、5.3%，中医药服务的可及性显著增强。深化"放管服"改革，大力发展中医药健康服务，中医药与养老、旅游、体育、食品、互联网等融合发展的趋势更加凸显、潜力持续释放。

（四）中医药科技创新取得新突破。屠呦呦研究员获得诺贝尔生理学或医学奖、国家最高科学技术奖。中医药领域荣获国家科技奖励 41 项，其中国家科技进步一等奖 6 项。14 类重大疾病中医药防治疗效获得循证依据，完善了中医药防治传染病和慢病临床科研网络，建立了符合中医药发展规律的临床科研一体化新模式，建设了一批国家工程（技术）研究中心、工程实验室和企业技术中心，一批科研成果转化为诊疗规范和中药新药，400 余本中医古籍全部完成校注整理出版。对 1332 个县开展中药资源普查，基本建立中药资源动态监测和种质资源保护体系。

（五）中医药人才队伍建设呈现新局面。完善人才褒奖激励机制，评选表彰 60 名国医大师、100 名全国名中医和 60 名中医药高校教学名师。优化中医药学科结构，推进院校教育与师承教育相结合的改革实践，中医药特色医学教育模式逐步健全，44 所高校实施卓越医生（中医）教育培养计划，14 所中医药院校开展省（部）局共建，建设 185 个国家中医住院医师规范化培训基地、1741 个名老中医药专家传承工作室、794 个中医药重点学科。截至 2016 年，中医执业（助理）医师数 48.16 万人，比 2012 年增长 34.98%；每万人口卫生机构中医执业（助理）医师数达到 3.48 人，比 2012 年增长 32.32%，人才支撑事业发展的作用更加突显。

（六）中医药文化发展迈上新台阶。实施中医药健康文化素养提升工程和中医药健康文化推进行动，推动中医药进乡村、进社区、进家庭，开展公民中医养生保健素养调查，中医药科普率达到 91.86%。深化中医药文化宣传教育基地建设，收藏展出中医药文物和展品 10 万余件。支持创作一批以《本草中国》为代表的精品力作，出版制作中医药文化科普作品 1500 余部，中医药文化产业蓬勃发展。

（七）中医药海外发展书写新篇章。中医药传播到 183 个国家和地区，签署 88 个中医药对外合作协议，布局建设 32 个中医药海外中心，成为卫生与健康领域国际交流合作的新亮点。主动服务国家外交大局，成为"一带一路"国际合作高峰论坛、第九届全球健康促进大会、金砖国家卫生部长会暨传统医药高级别会议、中国－中东欧卫生部长论坛的重要议题。以中医药为代表的传统医学纳入世界卫生组织国际疾病分类代码（ICD－11），ISO/TC 249 正式命名为国际标准化组织中医药技术委员会，已颁布 22 项中医药国际标准。参与 14 个中外自贸区谈判，中医药服务贸易连年增长。中医关怀计划列入惠侨工程，走进 11 个国家，惠及万余侨胞。

（八）全面从严治党焕发新气象。全系统旗帜鲜明讲政治，坚决维护党中央权威和集中统一领导，牢固树立“四个意识”，坚定“四个自信”，自觉在思想上政治上行动上同以习近平同志为核心的党中央保持高度一致。加强党的建设，以政治建设为统领，扎实开展党的群众路线教育实践活动、“三严三实”专题教育和“两学一做”学习教育，认真践行“大医精诚”的优良传统，大力弘扬敬佑生命、救死扶伤、甘于奉献、大爱无疆的职业精神，深入开展向全国优秀共产党员屠呦呦同志学习活动，宗旨意识得到增强、工作作风明显改进、服务水平不断提高。认真履行管党治党主体责任，从改文风、转会风、抓调研、盯节点等一件件事情做起，锲而不舍落实中央八项规定精神，扎实有力推进巡视整改，综合运用监督执纪“四种形态”，努力营造中医药系统风清气正的政治生态。

5年来，我们从政治上认识中医药、从大势上谋划中医药、从大局上推进中医药，把握“五种资源”定位，落实新发展理念，推动发展方式转变，在探索医改“中国方案”、推动健康产业发展、发掘自主创新潜力、弘扬优秀传统文化、促进美丽中国建设中发挥了独特优势，对经济社会发展的贡献率和显示度明显提升。这5年，是党中央高度重视、政策密集出台、实践创新发展的5年，是深度融入大局、全面深化改革、持续激发活力的5年，是发展提速加力、能力大幅提升、优势不断彰显的5年，是人民获得感和行业自豪感显著增强的5年，是中医药发展极不平凡的5年。这些成绩来之不易，是以习近平同志为核心的党中央坚强领导的结果，是生动实践习近平总书记发展中医药的新思想新论断新要求的结果，是中医药工作部际联席会议成员等单位、各级党委政府和社会各界支持帮助的结果，是中医药系统全体干部职工奋力拼搏的结果。在此，我代表国家中医药管理局，向大家表示衷心的感谢并致以崇高的敬意!

走过砥砺奋进的5年，我们深深感到，中医药事业之所以取得这些历史性成就，最根本的是在于习近平新时代中国特色社会主义思想的指引，在于以习近平同志为核心的党中央的坚强领导，在于英明领袖习近平总书记的亲切关怀和大力推进。5年来的实践充分证明，推动中医药事业振兴发展，必须始终坚持和加强党对中医药工作的领导，坚决维护党中央权威和集中统一领导，牢固树立“四个意识”，坚持新时代卫生与健康工作方针，深入学习贯彻习近平总书记发展中医药的新思想新论断新要求，自觉在思想上政治上行动上同以习近平同志为核心的党中央保持高度一致；必须始终坚持服务服从大局，把准中医药工作的方向定位，做到在大局下思考、在大局下行动，因势而谋、顺势而为、乘势而上，自觉融入“五位一体”总体布局；必须始终坚持以人民为中心的发展思想，把维护和增进人民健康作为一切工作的出发点和落脚点，坚持中医药事业公益性，全方位全周期保障人民健康；必须始终坚持深化改革不动摇，强化问题导向，坚持试点先行，创新体制机制，激发发展活力，充分调动中医药工作者的积极性创造性，推进中医药治理体系和治理能力现代化；必须始终坚持正确的工作策略方法，坚持稳中求进工作总基调，深化“三观互动”的工作机制，保持战略定力，发扬钉钉子精神，坚持一张蓝图绘到底，锲而不舍抓落实；必须始终坚持奋发有为的精神状态，抢抓难得机遇，增强忧患意识，勇于担当作为，撸起袖子加油干，在破解发展难题中砥砺前行；必须始终坚持全面从严治党，更好地担当起管党治党的政治责任，始终保持赶考姿态，锻造自我革新的品格，夯实勇往直前的底气，形成正气充盈的政治生态。这些实践中积累的经验弥足珍贵，我们要倍加珍惜、长期坚持。

三、深入学习贯彻习近平新时代中国特色社会主义思想和党的十九大精神，准确把握新时代中医药工作的新任务新要求

党的十九大作出的一个重大的政治判断，就是中国特色社会主义进入新时代。党的十九大一个重大的历史贡献，就是把习近平新时代中国特色社会主义思想确立为我们党必须长期坚持的指导思想，并写入党章。党的十九大对中医药工作作出的重点部署，就是“坚持中西医并重，传承发展中医药事业”。我们要深入学习贯彻习近平新时代中国特色社会主义思想和党的十九大精神，真正做到学懂弄通做实，奋力开创新时代中医药工作新局面。

（一）学深悟透习近平总书记发展中医药的新思想新论断新要求。习近平新时代中国特色社会主义思想内涵十分丰富，涵盖治国理政的方方面面。具体到中医药领域，就是把马克思主义基本原理同中医药工作实践相结合，把中医药放在5000多年中华文明传承发展的历史长河中来审视，紧紧围绕怎么看中医药、发展什么样的中医药、怎么发展中医药等重大理论和实践问题，提出了一系列新思想新论断新要求，是中医药工作最直接、最管用的行动指南，是传承发展中医药事业的根本遵循。

一要深刻认识和把握习近平总书记发展中医药的新思想。习近平总书记以宽广的历史视野、强烈的使命担当、真挚的为民情怀、科学的辩证思维、长远的战略考量，提出了一系列振兴发展中医药的新思想。一是鲜明提出了中医药发展的总体任务，强调要切实把老祖宗留给我们的宝贵财富传承好、发展好、利用好，着力推动中医药振兴发展。二是高度肯定了中医药蕴含的道德规范，指出我国传统医学历来强调救死扶伤、道济天下的医德。三是精准划定了中医药所处的时代坐标，指出当前中医药振兴发展迎来了天时、地利、人和的大好时机。四是深刻论述了中医药的独特优势，强调中医药副作用小、疗效好，要在全民医保中发挥更大作用；充分发挥中医药在治未病、重大疾病治疗、疾病康复中的重要作用；要坚持古为今用，推动中医药健康养生文化的创造性转化、创新性发展，使之与现代健康理念相融相通，服务于人民健康。五是精辟阐明了中医药和西医药的辩证关系，强调坚持中西医并重，推动中医药与西医药相互补充、协调发展，是我国卫生与健康事业的显著优势；促进传统医药与现代医药融合发展，促进中西医结合。这些新思想，既从历史进程中把握发展趋势，又从现实逻辑中确定历史方位，还从时空角度明确方向目标，体现了我们党对中医药发展规律的深刻把握，回答了事关中医药发展最紧要、最现实的重大理论和实践问题。

二要深刻认识和把握习近平总书记发展中医药的新论断。习近平总书记从历史和现实、理论和实践的结合上要求我们正确认识中医药，深刻指出中医药是中国古代科学的瑰宝，是打开中华文明宝库的钥匙，凝聚着深邃的哲学智慧和中华民族几千年的健康养生理念及其实践经验。强调中医药学是我国各族人民在长期生产生活和同疾病作斗争中逐步形成并不断丰富发展的医学科学，是我国具有独特理论和技术方法的体系。指出传统医药是优秀传统文化的重要载体，在促进文明互鉴、维护人民健康等方面发挥着重要作用。中医药是其中的杰出代表，以其在疾病预防、治疗、康复等方面的独特优势受到许多国家民众广泛认可，中医药学为人类健康作出了重要贡献。这些重要论断，充分肯定了中医药的历史地位和时代价值，彰显了深沉的文化自信，体现了我们党对中医药的认识达到了新的高度，回答了一系列事关中医药发展的根本性、长远性的重大问题。

三要深刻认识和把握习近平总书记发展中医药的新要求。习近平总书记坚持鲜明的实践导向，既部署了任务，又明确了举措。一是在传承发展方面，强调既要深入发掘中医药宝库中的精华，加强中医古籍、传统知识和诊疗技术的保护、抢救、整理；也要增强民族自信，勇攀医学高峰，推进中医药现代化，推进中医药科技创新，力争在重大疾病防治方面有所突破，在建设健康中国、实现中国梦的伟大征程中谱写新的篇章。二是在保障发展方面，强调要建立健全中医药法规，建立健全中医药发展的政策举措，建立健全中医药管理体系，建立健全适合中医药发展的评价体系、标准体系。三是在海外发展方面，强调传统医学是各方合作的新领域，中方愿同各国合作建设中医医疗机构，充分利用传统医学资源为各国人民健康服务；提出加强中医药对外交流合作，推进各方传统医药互学互鉴，推动中医药走向世界；倡导世界卫生组织为促进传统医学振兴发展发挥更大作用，为促进人类健康、改善全球卫生治理作出更大贡献，实现人人享有健康的美好愿景。这些新要求，坚持两点论和重点论的统一，坚持具体问题具体分析，为振兴发展中医药指明了方向。充分表明我们党不仅有信心、有能力传承好、发展好、利用好祖国的医学宝库，而且有信心、有能力同世界各国一道，推动中医药造福人类健康。

（二）准确把握新时代中医药工作的新使命新任务。中国特色社会主义进入新时代。进入新时代，我们要牢牢把握我国发展新的历史方位，从新的发展阶段、新的时代坐标来思考和谋划中医药工作，更加全方位地融入“五位一体”总体布局，激发和释放中医药“五种资源”潜力和活力，谱写中国特色社会主义的中医药新篇章。

进入新时代，我们要紧扣我国社会主要矛盾的变化，找准中医药发展不平衡不充分的症结，提出解决的新思路、新策略、新举措，辨证施治、遣方用药，推动中医药高质量发展，不断满足人民日益增长的中医药服务需求。

进入新时代，我们要坚持以人民为中心的发展思想，不忘初心，牢记使命，以维护和增进人民健康福祉为出发点和落脚点，以人民满意不满意、幸福不幸福为最高标准，为人民群众提供全方位全周期的中医药健康保障。

进入新时代，我们要在实施健康中国战略中发挥中医药独特优势，推动中医药瞄准普及健康生活、优化健康服务、完善健康保障、建设健康环境、发展健康产业等重点领域用劲发力，协同推动卫生与健康发展方式转变，促进共建共享、全民健康。

进入新时代，我们要在乡村振兴战略中有位有为，把握总要求，找准着力点，提升基层中医药服务能力，助推农业供给侧结构性改革，助力打赢脱贫攻坚战，让亿万农民有更多的获得感、幸福感。

进入新时代，我们要坚定不移地深化中医药改革，着眼实现中医药治理体系和治理能力现代化，统筹把握中医药发挥“三个作用”、推进“四个建立健全”等重点改革任务，深化国家中医药综合改革试验区建设等改革试点，激发中医药发展活力，将改革进行到底。

进入新时代，我们更要清醒地看到，中医药传承发展还存在不平衡不充分的问题，主要表现在：一是宝库精华传承挖掘不足，科技创新引领不强，与事业发展要求和社会各方期待还不相适应；二是服务体系还不完善，与转变发展方式、创新服务业态模式还不相适应；三是服务提供还不均衡，结构不均衡、区域不均衡等问题比较突出，特别是基层中医药服务能力还比较薄弱，与人民群众多层次多元化的中医药服务需求还不相适应；四是治理体系还不健全，治理能力尤其是抓落实的能力与中医药振兴发展的要求还不相适应。这就要求我们要从注重量向更加注重质转变，实现从“有没有”到“好不好”的转变，推动中医药高质量发展。

四、扎实落实今年中医药工作的重点任务

2018年是全面贯彻落实党的十九大精神的开局之年，是改革开放40周年，是决胜全面建成小康社会、实施“十三五”规划承上启下的关键一年。做好今年中医药工作的总体要求是，全面贯彻落实党的十九大精神，以习近平新时代中国特色社会主义思想为指导，以坚持中西医并重、传承发展中医药事业为统领，坚持稳中求进工作总基调，坚持新时代卫生与健康工作方针，深入贯彻实施中医药法和中医药发展战略规划纲要，全面落实中医药发展“十三五”规划，加快推进深化中医药改革，加快推进中医药发展方式转变，加快推进中医药治理体系和治理能力现代化，着力提高发展质量和效益，着力提高服务能力和水平，为实施健康中国战略、决胜全面建成小康社会作出新贡献。

坚持稳中求进工作总基调，是我们党治国理政的重要原则。“稳”和“进”是辩证统一的，要作为一个整体来把握。中医药工作要坚持正确方法论，既保持战略定力的“稳”，做到尽力而为、量力而行，又要在求进上奋发有为，把握好工作力度、发展速度和社会承受度的关系，坚持从实际出发，把握发展规律，正确处理好改革与发展、近期与远期、量变与质变的辩证关系，既不盲目冒进也不裹足不前，既不求稳守成也不急功近利，坚持久久为功，积小胜为大胜，一步一个脚印地推动中医药高质量发展。

2018 年的中医药工作要点已印发会议讨论，这里我着重强调几点。

第一，在学懂弄通做实上下功夫，进一步把学习贯彻习近平新时代中国特色社会主义思想和党的十九大精神引向深入。这是首要的政治任务，必须不折不扣地落实。

一要深入学习贯彻习近平新时代中国特色社会主义思想。这一思想是党的十九大精神的灵魂、纲领和旗帜。要按照党中央部署，开展好“不忘初心、牢记使命”主题教育，用习近平新时代中国特色社会主义思想武装头脑、指导实践、推动工作，准确把握基本观点、精神实质、核心要义，把学习成效转化为坚决维护习近平总书记在党中央和全党核心地位的政治自觉，转化为改造主观世界、坚定理想信念、锤炼坚强党性的思想自觉，转化为指导工作实践、推动事业发展的行动自觉。

二要坚持和加强党对中医药工作的领导。做好新时代中医药工作，必须坚持和加强党的领导。要推动把中医药工作摆上各级党委政府的重要议事日程，及时研究解决重大问题，巩固发展全党全社会关心支持中医药工作的良好局面。要用好国务院中医药工作部际联席会议制度和省级跨部门协调机制这个重要平台，把方方面面的积极性调动起来，把上下左右的力量凝聚起来。

三要对标党的十九大精神完善中医药的发展战略。要对照“两步走”战略安排，完善中医药发展思路、目标、任务和路径，推动中医药事业踏上新征程。到 2020 年，人人基本享有中医药服务，中医医疗、保健、科研、教育、产业、文化各领域得到全面协调发展，中医药标准化、信息化、产业化、现代化水平不断提高；中医药健康服务能力明显增强，服务领域进一步拓宽，中医医疗服务体系进一步完善；符合中医药发展规律的法律体系、标准体系、监督体系和政策体系基本建立，中医药管理体制更加健全。在此基础上，从 2020 年到 2035 年，中医药振兴取得决定性进展，人人享有中医药服务，基本实现中医药治理体系和治理能力现代化；中医药服务领域实现全覆盖，中医药健康服务能力显著增强，在治未病中的主导作用、在重大疾病治疗中的协同作用、在疾病康复中的核心作用得到充分发挥；实现中医药继承创新发展、统筹协调发展、生态绿色发展、包容开放发展和人民共享发展，为健康中国建设奠定坚实基础。到本世纪中叶，中医药全面振兴，人人享有优质的中医药服务，实现中医药治理体系和治理能力现代化。

第二，在持续统筹推进上下功夫，进一步贯彻实施中医药法和中医药发展战略规划纲要。“一法一纲要”集中体现了党中央、国务院发展中医药的战略部署，是中医药振兴发展的双驱动。要继续贯彻实施好中医药法。既要抓配套制度建设不松劲，扎实推进中医药传统知识保护条例、医疗机构中药制剂备案、中医养生保健服务规范、师承教育制度、经典名方目录及注册等法规政策制定，尽快形成支撑中医药法落地的制度体系。又要抓法的贯彻实施不畏难，诊所备案、确有专长人员医师考核注册等法规，各地要切实抓紧落实到位。要坚持底线思维，把风险想得多一点，把措施做得细一点，把监督跟得紧一点，确保法律法规有力有序有效实施。要强化法治思维，坚持放管结合，运用法治手段，履行监管职责，建立健全适合中医药特点的监督管理体系，依法发展中医药。各地要结合当地实际，抓紧推进中医药地方性法规建设，既要与上位法保持一致，更要突出地域特色、注重可操作性，不能搞成上下一般粗、左右一个样。

要继续贯彻实施好中医药发展战略规划纲要。实施战略规划纲要是一个系统工程。各地相继制定了落实规划纲要的实施意见，要调动各方面的积极性，形成科学的协同机制，强化督促检查，合力攻坚克难，确保各项任务按时保质落到实处。要统筹近期、中期、长期的阶段任务，把战略规划纲要的总体部署分解为年度可操作、可量化、可评估的工作任务，转化为具有基础性、引领性、标志性的重大政策、重大工程、重大项目，并做好年度实施监测，及时发现实施中存在的难点和不足，及时总结好做法好经验。已经启动实施的中医药传承创新工程、岐黄工程等要抓好深耕细作，尽快产出成果。尚未启动的工程，要尽快动起来，画好施工图，制定好目标，落实好经费，设计好路径，取得好成效。

第三，在激发发展活力上下功夫，进一步深化中医药改革。深化中医药改革已具备了坚实的基础，但一些改革部署和重大政策措施还需要进一步落实，任务仍然艰巨而繁重。我们要坚持正确的改革方向，锲而不舍推进中医药各领域改革。

一要纵深推进深化医改中医药工作。要推动中医药在中国特色基本医疗卫生制度、医疗保障制度和优质高效的医疗卫生服务体系中发挥更大作用，不断增强深化医改中医药工作的整体性、系统性、协同性。在服务体系建设中，要落实中医药法和《全国医疗卫生服务体系规划纲要（2015～2020年）》的有关要求，扶持有中医药特色和优势的医疗机构发展，力争每个县至少有1个公立的中医类医院，建立功能布局合理、满足人民需要的中医药服务体系。在分级诊疗制度建设中，中医医院全部参与医联体建设，注意总结中医医联体建设经验，完善医联体内部管理措施和考核机制，推动区域内中医医疗资源有序流动、有效共享。研究制定家庭医生签约服务的中医药健康服务包，深化中医药参与家庭医生签约服务制度的机制。在现代医院管理制度建设中，推进公立中医医院章程制定，形成维护公益性、调动积极性、保障可持续的公立中医医院运行新机制，建立鼓励中医药使用的绩效考核机制，推动中医医院内部管理规范化、精细化、科学化，促进中医医院治理体系和管理能力现代化。扩大公立中医医院薪酬制度改革试点，落实习近平总书记“两个允许”的要求，推动建立多劳多得、优绩优酬激励机制。在全民医保制度建设中，探索符合中医药特点的医保支付方式，推进中医优势病种收付费方式改革，实施新修订的100个中医临床路径，鼓励中医药服务提供和使用。在药品供应保障制度建设中，巩固药品购销“两票制”，落实改革完善高值医用耗材生产流通使用政策的若干意见，挤掉虚高的水分，强化医疗机构中药饮片管理，让老百姓看中医更安全、更有获得感。在综合监管制度建设中，要参与制定《关于改革完善医疗卫生行业综合监管制度的指导意见》，提出符合中医药特点的思路和举措，并抓好组织实施。对各地推进深化医改中医药工作中的探索，只要符合中医药特点和规律，只要有利于传承发展中医药事业，就要给予支持，鼓励试、激励改。

二要深化中医药科技体制改革。推进中医药科技创新，要确保原创思维不能丢，丢了就丧失了根本。要建立更加协同、高效、开放的中医药科技创新体系，改革中医药科技创新评价机制，培育国家实验室、国家重点实验室，推进国家中医临床医学研究中心、国家中医临床研究基地、重点研究室等平台建设，推动各类创新要素聚焦中医药防病治病水平的提高来布局和优化。深入发掘中医药宝库精华，协调推进《中华医藏》编纂工作，加强传统知识产权保护，构建中医药传承创新技术服务平台，实现学术传承与产权保护双提升。坚持互学互鉴、开放包容，实施好重点研发计划“中医药现代化”专项，吸收融合系统生物学、大数据、人工智能等多学科前沿技术，在重大疾病防治、重大新药创制、重大技术攻关等方面实现突破。实施好第四次全国中药资源普查、中药标准化等重大项目，既摸清中药材这一关系国计民生重要资源的家底，又促进规模化、规范化种植养殖，建立严格的质量控制标准，实现中药资源保护和利用相统一。

三要促进中医药健康服务发展。深化“放管服”改革，推进中医药供给侧结构性改革，发挥市场在资源配置中的决定性作用，优化中医药服务供给，提高服务质量和水平。进一步促进中医药与养老、旅游、食品、体育、互联网融合发展，深化国家中医药健康旅游示范区、示范基地、示范项目建设，建设一批中医药特色健康养老示范基地，引导社会办中医连锁化、规模化发展。需要强调的是，人民群众个性化、多样化和不断升级的中医药服务需求，必然催生新业态、新模式，在这方面社会力量已经并将继续发挥不可替代的重要作用。我们要满腔热情大力支持并引导社会力量规范发展中医药健康服务，要探索包容有效审慎的监管模式。对借中医之名行损中医之实、危害人民健康的违法行为，我们必须坚决予以打击。

四要深化中医药人才发展机制改革。振兴发展中医药事业，最核心最关键还要靠人才。要把中医药人才工作摆在更加突出的位置，进一步完善人才发展机制，改革人才评价体系。全面实施中医药传承与创新“百千万”人才工程，实施好国家中医药领军人才支持计划，发挥领军人才的“头雁效应”。各地要统筹做好中医优秀临床人才、中药优势特色技术传承人才、中医护理骨干、中医药行业会计领军人才等各类人才项目实施和中医住院医师规范化培训工作，把人才队伍的中坚群体培养好建设好。要促进优秀人才向基层流动，建设一支下得去、留得住、干得好的队伍。要坚持医教协同，深化中医药教育改革，加强重点学科建设，发挥中医药院校人才培养的主渠道作用，引导中医药院校办出中医药特色、展示中医药风格、形成中医药气派、创新中医药模式。稳妥推进中医类别医师资格考试改革，制定《少数民族医医师资格考试开考标准》，完善符合中医药特点的执业医师准入制度。

五要推进中医药文化创造性转化、创新性发展。中医药蕴含着中华民族几千年的养生实践及经验，要坚持古为今用、推陈出新，聚焦找出来、用起来、活起来，让藏在古籍、用在临床、融入生活、散在民间的中医药健康养生文化，更好地与现代健康理念相融相通，形成完善的理论体系，转化为可学的知识和可及的服务。持续开展中医药健康文化推进行动，完善传播体系，创新传播方式，拓展传播平台，推出精品力作，努力把中医药的历史、文化、作用说清楚讲明白，不虚化不神化，引导人民群众理性认识、科学使用。

六要健全中医药“走出去”行稳致远的机制。中医药是民族的，也是世界的，是人类共同拥有的宝贵财富。要把《中医药“一带一路”发展规划（2016～2020年）》这幅“写意图”，通过实施国际合作专项等重点项目，画成“工笔画”，尤其要优化中医药海外中心布局，健全运行机制，让每个中心运营可持续、发展有保障、影响有提升。要顺应主场外交的新要求，举办好世界传统医药大会，把中医药打造为中外合作共建人类健康命运共同体的创新品牌和民心工程，增强中医药国际影响，展示中华文明魅力。

第四，在建高地筑网底拓空间促协调上下功夫，进一步提升中医药的发展质量和水平。有为才有位，有位更有为。历史和现实告诉我们，决定中医药地位的，归根到底是在促进经济社会发展和维护人民健康中所发挥的作用。一要建高地。“疗效”是中医药赖以生存发展的生命线，发挥中医药特色优势，任何时候任何情况都不能离开这个核心要求。要建优扶强110个中医医疗和科研高地，布局建设一批区域中医（专科）诊疗中心、重大疑难疾病中西医临床协作试点，提升中医药防病治病能力，力争在重大疾病防治方面有所突破。

二要筑网底。强基层是我们必须牢牢把握始终坚持的重点。实施基层中医药服务能力提升工程，夯实了中医药的发展根基，得到了各方面的充分肯定，广大人民群众的获得感和满意度明显提升。我们要继续扭住“十三五”行动计划这个关键，开展中期督导，修订完善相关制度规范，从广覆盖转向强能力，从数量增长转向提高质量，促进基层中医药服务能力换挡升级，补齐基层服务这块短板，让人民群众在家门口就能看上好中医、吃上好中药。

三要拓空间。要适应信息技术和人类生产生活交汇融合，网络购物、移动支付等数字经济蓬勃发展的趋势，大力发展“互联网+”中医药，完善信息基础设施和信息资源建设，强化省级中医药数据中心建设，推进全民健康保障信息化工程中医药项目建设，努力做到数据共享、数据融合、流程优化、模式创新、管理智能，提升中医药服务的均等化、普惠化、便捷化水平，让百姓看中医少跑路、更方便。

四要促协调。要鼓励中医西医相互学习，相互补充，协调发展，发挥各自优势，培养高层次中西医结合人才，加强中西医结合研究，促进中西医结合；要做好新时代少数民族医药工作，加强顶层设计，完善政策举措，给予倾斜支持，推动少数民族医药在健康中国建设和融入脱贫攻坚、区域协调、乡村振兴、兴边富农等重大战略中加快发展；要着眼于打赢脱贫攻坚战，积极参与健康扶贫工程，实施好中药材产业扶贫行动计划，在精准扶贫中担当有为；要着眼于京津冀协同发展，实施京津冀中医药协同发展行动计划，走出中医药协同发展的新路子；要着眼于区域协调、乡村振兴等重大战略，找准中医药的切入点和着力点，缩小中医药发展的区域差距、城乡差距。

第五，在加强党的政治建设上下功夫，进一步推进全面从严治党。要把党的政治建设摆在首位。党的政治建设是党的根本性建设，决定党的建设方向和效果。一要旗帜鲜明讲政治。必须提高政治站位，树牢“四个意识”，坚定“四个自信”，严守党的政治纪律和政治规矩，知敬畏、存戒惧、守底线，自觉尊崇党章、模范践行党章、忠诚捍卫党章，严格执行新形势下党内政治生活若干准则，坚决维护习近平总书记在党中央和全党的核心地位，坚决维护党中央权威和集中统一领导，在政治立场、政治方向、政治原则、政治道路上同以习近平同志为核心的党中央保持高度一致，始终做政治上的明白人。

二要增强8种本领。传承发展中医药事业，既要政治过硬，也要本领高强。要加强中医药系统干部队伍建设，全面增强学习本领、政治领导本领、改革创新本领、科学发展本领、依法执政本领、群众工作本领、狠抓落实本领、驾驭风险本领，努力建设高素质专业化干部队伍，努力做到善于抓改革促发展、善于化解矛盾解决问题、善于谋事干事成事，真正成为推动事业发展，政治强业务精的行家里手。

三要全面从严治党。按照新时代党的建设总要求，贯彻落实十九届中央纪委二次全会精神，坚决扛起全面从严治党的政治责任，以永远在路上的执着把全面从严治党引向深入。要加强制度建设和纪律建设，增强全面从严治党的系统性、创造性、时效性，构建不敢腐、不能腐、不想腐的有效机制。严格遵守中央八项规定精神，继续在常和长、严和实、深和细上下功夫，坚决反对“四风”，重点纠正形式主义、官僚主义。强化监督执纪问责，有效运用“四种形态”，发挥巡视利剑作用，加强权力监督制约。切实加强行业作风建设，严格执行“九不准”的规定，大力弘扬“大医精诚”传统美德。

同志们，新时代开启新征程，新时代呼唤新作为。让我们更加紧密团结在以习近平同志为核心的党中央周围，深入学习贯彻党的十九大精神和习近平总书记发展中医药的新思想新论断新要求，锐意进取、埋头苦干，奋力开创新时代中医药振兴发展的新局面，为建设健康中国、决胜全面建成小康社会、夺取新时代中国特色社会主义伟大胜利、实现中华民族伟大复兴的中国梦、实现人民对美好生活的向往作出新的更大贡献！

国家卫生计生委副主任、国家中医药管理局局长王国强在2018年全国中医药工作会议上的总结讲话

2018年1月16日

这次全国中医药工作会议是中国特色社会主义进入新时代后中医药系统召开的第一个重要会议，是中医药系统深入学习贯彻习近平新时代中国特色社会主义思想的重大举措，是中医药系统深入学习贯彻党的十九大精神的一次思想再动员、任务再明确、工作再推进。

会上，我们传达学习了李克强总理、刘延东副总理对本次会议专门作出的重要批示。大家一致认为，李克强总理第一次对全国中医药工作会议作出重要批示，充分体现了克强总理对中医药的高度重视，对中医药系统干部职工的亲切关怀，对中医药工作的大力支持，使我们更加清醒地认识到中医药在经济社会发展大局中的责任使命，更加明晰中医药的发展优势和前进方向，为我们在新时代传承发展中医药事业注入了强大动力、提供了行动遵循。大家倍感振奋、倍受鼓舞、倍增信心。大家表示，克强总理充分肯定党的十八大以来中医药的发展成绩，是对中医药系统干部职工的厚爱和勉励，更是对我们的有力鞭策和鼓舞，必将极大增强我们传承发展中医药事业的信心和决心。克强总理要求我们要发挥中医药独特优势，传承中医药宝库精髓，进一步完善中医药服务体系，积极应用现代技术大力发展中医药，推动在重大疾病防治、重大新药创制、重大技术攻关等方面取得突破，既是对中医药工作的殷切期望，更是对我们提出的新的更高要求。

大家一致认为，刘延东副总理连续5年对全国中医药工作会议作出批示，充分体现了延东副总理对中医药和中医药工作者的深厚感情、深切关怀、殷切期望。这些重要批示，是对中医药系统干部职工的一次次鞭策激励，是对中医药工作的一次次有力指导，指引我们推动中医药工作理论和实践不断创新发展，办成一件又一件大事。大家表示，延东副总理今年的重要批示，饱含着对中医药发展的殷切嘱托，充分肯定了党的十八大以来中医药事业取得的新成就，明确提出了明年的工作重点，是我们努力开创新时代中医药工作新局面的重要遵循。

大家一致表示，要学深悟透习近平新时代中国特色社会主义思想和发展中医药的新思想新论断新要求，把李克强总理对这次会议的重要批示和对中医药的历次重要批示紧密结合起来，把刘延东副总理对这次会议作出的重要批示和出席中医药重大活动发表的历次重要讲话、作出的历次重要批示紧密结合起来，系统学习领会、整体贯彻落实，转化为干事创业的强大动力。进一步认清所处的历史方位，认清肩负的使命责任，进而理清发展思路、完善发展战略、制定发展举措，一步一个脚印地推动中医药向高质量发展。

国家卫生计生委主任李斌同志出席会议并发表讲话，从5个方面充分肯定了中医药工作取得的显著成效，指出中医药系统凝心聚力，开拓创新，苦干实干，推动中医药战略地位显著提升，中医药振兴发展的路径更加清晰，中医药服务能力大幅提升，中医药传承创新成效显著，中医药"走出去"步伐明显加快；要求我们从"九个坚持"来深刻领会把握习近平总书记关于健康中国建设系列重要论述的核心要义，从4个方面对做好2018年的工作提出了具体要求。李斌主任的讲话内涵丰富、要求明确，具有很强的政治性、思想性、指导性。我们要深入学习并抓好贯彻落实。

会上，11个地方和单位的负责同志进行了大会交流，23个单位进行了书面交流，充分体现了党的十八大以来各地各有关方面推动中医药振兴发展的生动实践和鲜活经验，希望各地互学互鉴，共同推广复制这些好经验好做法。

会议期间，同志们紧紧围绕学习贯彻习近平新时代中国特色社会主义思想、国务院领导同志对这次会议的重要批示、李斌主任重要讲话以及工作报告，进行了认真学习和深入讨论，联系本地区本部门本单位工作实际，敞开思想、深入交流、相互启发，既有对重大理论问题的思考，也有对实践经验的感悟总结，还有对做好新时代中医药工作的意见建议，弘扬了良好学风和作风。大家认真贯彻中央八项规定精神，严守各项纪律和要求，营造了简朴务实、紧凑高效、风清气正的会风会纪，切实保证了会议的质量和效率。

下面，结合大家的讨论，我讲几点意见。

一、会议开得很好，达到了预期目的

大家高度评价了党的十八大以来中医药事业取得的历史性成就和实践积累的基本经验，完全赞同会议对当前中医药工作形势的研判和对明年重点任务的部署。普遍认为，这次会议开得很成功，达到了鼓舞士气、明确目标、坚定信心、凝聚共识、催人奋进的目的。会议成效主要体现在以下几个方面。

一是进一步坚定了做好新时代中医药工作的信心决心。大家一致

认为，党的十八大以来，在以习近平同志为核心的党中央的坚强领导下，对中医药的认识高度和重视程度前所未有，振兴发展中医药的政策密度和工作力度前所未有，中医药发展的成果显示度和群众满意度前所未有。中医药“五种资源”的定位科学精准，中医药振兴发展的步伐强健有力，取得了历史性成就，在发展史上写下了浓墨重彩的新篇章，为建设健康中国作出了重要贡献，成为5年来党和国家事业取得历史性成就、发生历史性变革的重要组成部分，是深入贯彻习近平总书记发展中医药的新思想新论断新要求的生动实践。大家纷纷表示，5年来的实践充分证明，我们把握“五种资源”的定位，做到7个“始终坚持”，推动中医药融入“五位一体”总体布局，是完全符合中医药实际的。只要坚定不移贯彻党中央关于中医药工作的各项决策部署，传承发展中医药事业必将迎来更加灿烂的明天。

二是进一步增强了学习贯彻习近平新时代中国特色社会主义思想的政治自觉思想自觉和行动自觉。大家一致认为，习近平新时代中国特色社会主义思想是党的十九大精神的灵魂，是当代中国的马克思主义、是21世纪的马克思主义。要把深入学习贯彻这一思想转化为武装头脑、指导实践、推动工作的强大力量，转化为坚决维护习近平总书记在党中央和全党核心地位，坚决维护党中央权威和集中统一领导，树牢“四个意识”，坚定“四个自信”的思想自觉行动自觉。大家表示，要把学习贯彻习近平新时代中国特色社会主义思想作为即将开展的“不忘初心、牢记使命”主题教育的重要内容，结合“两学一做”学习教育常态化制度化，抓住经常、融入日常，准确把握基本观点、精神实质、核心要义，做到学而信、学而用、学而行，努力在解决发展难题、推动事业发展上不断取得新突破。

三是进一步加深了对习近平总书记发展中医药的新思想新论断新要求的认识和把握。大家一致认为，党的十八大以来，习近平总书记围绕发展中医药提出的一系列新思想新论断新要求，深刻阐明了中医药工作对增进人民健康福祉、传承中华优秀文明的特殊重要性，科学回答了新时代我们怎么看中医药、发展什么样的中医药、怎样发展中医药等一系列重大理论和实践问题，把我们党对中医药工作的认识提升到一个新的高度，是习近平新时代中国特色社会主义思想的重要组成部分，是指导中医药振兴发展理论武器和思想源泉。大家表示，习近平总书记发展中医药的新思想新论断新要求是在新的历史起点上做好中医药工作的行动指南，一定要在进一步学懂弄通做实上下功夫，学出本领，学出担当，学出自信，学出成效。

四是进一步明晰了做好新时代中医药工作的总体要求和重点任务。大家一致认为，统筹推进“五位一体”总体布局和协调推进“四个全面”战略布局，实施健康中国战略，满足人民日益增长的美好生活需要，迫切需要发挥中医药独特优势，迫切需要激发和释放中医药“五种资源”潜力和活力，迫切需要中医药向高质量发展。大家表示，有为才有位，有位更要有为。传承发展中医药事业正处于一个大有可为的历史机遇期。要深入学习贯彻党的十九大精神，坚持党对中医药工作的领导，坚持稳中求进工作总基调，落实新发展理念，紧扣我国社会主要矛盾的变化，坚决扛起传承发展中医药事业的政治责任，牢牢把握高质量发展的根本要求，坚定不移将深化中医药改革引向深入，贯彻实施好中医药法和中医药发展战略规划纲要，加快推进中医药治理体系和治理能力现代化，着力提高发展质量和效益，着力提高服务能力和水平。

二、需要把握的几个重点问题

昨天下午，各位局领导深入各个讨论组，面对面听取大家的意见建议，并就大家关心的问题一一作了回应。大家重点围绕坚持中西医并重、传承发展中医药事业、实施中医药法和中医药发展战略规划纲要的关键举措、重点环节、改革领域，提出了许多真知灼见。比如，推动把坚持中西医并重的要求贯穿和体现到卫生计生工作全局中，完善中医药发展的政策体系，推动中医药与西医药协调发展、相互补充；健全中医药管理体系，推进中医药治理体系和治理能力现代化；加大对中医药投入的倾斜力度，落实政府办医的责任；调整中医药服务项目和价格，彻底改变价格扭曲的现状，充分体现中医药技术劳务价值；加强中医药人才队伍建设，坚持医教协同，推进中医药高等教育改革，为人才队伍建设注入“源头活水”，等等。对这些，我们高度重视，进行了认真梳理，并在今后的工作中加以吸收、完善政策、改进工作。这里，我再着重强调几个问题。

第一，深刻领会习近平总书记和中央领导同志对中医药工作的要求。从我们中医药系统来讲，坚决维护以习近平同志为核心的党中央权威和集中统一领导，最根本的是坚持和加强党对中医药工作的领导，学好用活习近平总书记发展中医药的新思想新论断新要求。我们连续两年在工作报告中，系统阐述习近平总书记发展中医药的新思想新论断新要求，就是要让大家全面理解准确把握习近平总书记关于中医药的一系列重要论述的深刻内涵，更好地用习近平总书记发展中医药的新思想新论断新要求统一中医药系统干部职工的思想和行动，从而树立历史思维知大势，提升辩证思维增智慧，增强战略思维谋全局，强化系统思维聚合力，坚持法治思维求善治，把习近平总书记为中医药事业勾画的美好蓝图变为现实，不辜负党中央和习近平总书记的期望和重托。同时，还要在工作实践中把李克强总理、刘延东副总理等党和国家领导对中医药的一系列新要求，转化为推动中医药振兴发展的强大动力，实化为一项项工作举措并抓好落实。

第二，抓好中医药法的全面实

施。坚持中西医并重，传承发展中医药事业，需要从法治上提供可靠保障。从中医药法实施的情况来看，推进配套制度建设还需进一步发力，推进部门规章实施还需进一步协同，推进中医药地方性法规建设进程还需进一步加快，依法发展中医药的法治思维还需进一步强化，行业管理的法治化水平还需进一步提升。诊所备案管理已实施一个半月了，实施效果低于我们的预期，各地要加强对县级中医药主管部门的指导和培训，使各地做到政策明、措施清、备案快，坚决消除备案过程中的隐性障碍和“玻璃门”。确有专长人员医师资格考核也已正式实施了，各地要尽快把这个规章细化、具体化、可操作化，制定好本地的实施细则，尽快开展考核工作。要继续协调有关部门做好配套制度建设，推动中医药传统知识保护条例纳入国务院立法工作计划。我们两次请河北给大家介绍地方中医药条例的修订情况，就是请大家学习他们推进工作的做法和经验，表明了国家中医药管理局推进中医药地方性法规建设的态度和决心。从大家昨天的讨论中，我了解到，各地在推进中医药地方性法规建设方面做了大量的工作，已经纳入了本地立法工作计划的要加快推进，统筹做好法规起草、征求意见、审议等工作，把中医药法明确的制度创新进一步细化、部署的关键举措进一步具体化，力争年底前颁布；还没有纳入本地立法工作计划的要积极协调，主动沟通，争取支持，依靠法治激发中医药的发展活力。局有关部门要加强对各地的指导，帮助各地做好中医药法培训、部门规章实施、中医药地方性法规建设等工作。

第三，开展贯彻实施中医药发展战略规划纲要情况督导。战略规划纲要是我国首个中医药发展的战略性、综合性、基础性规划，体现了党中央、国务院对发展中医药的总体部署和统筹安排。制订好这个战略规划纲要不容易，实施好更不容易。战略规划纲要已经印发快两年了，仍有 3 个省份还没有出台实施意见，严重滞后于我们早期的工作安排；已经出台实施意见的，也有个别省份还存在工作不够落实、政策落地不足的问题，一些贯彻实施的具体政策举措还没有走出办公室，有的甚至还在“呼呼睡大觉”。实施好战略规划纲要，绝不是发个文、开个会就贯彻落实了，关键要推出实打实的举措，把战略规划纲要这个“设计图”变成一个个具体的“施工图”，扎实推进各项目标任务落地落实。在实施的过程中，要注重运用好统筹协调的机制，把各部门的力量调动和凝聚起来，建立科学的协同机制，既要争取有关部门支持中医药工作，也要推动中医药融入相关部门的中心工作。今年，我们将聚焦战略规划纲要的贯彻实施情况，开展一次大督导，制订督导方案，明确督导内容，创新督导方式，强化督导结果运用，切实纠正庸政懒政怠政不作为，督促各地增强贯彻中央决策部署的自觉性，落实好发展中医药的责任。总之，既要从面上了解规划纲要实施的整体进展，也要从点上摸清贯彻实施的具体情况。

第四，加强对深化医改中医药工作典型经验的总结推广。深化医改“立柱架梁”的任务已基本完成。在深化医改中医药工作爬坡过坎的关键时期，树立改革典型，坚持典型引路，发挥以点带面的示范效应，有利于进一步增强改革定力，加大改革力度，推动各项医改政策的精准落地。党的十八大以来，我们推动中医药融入深化医改大局，在顶层设计上注重完善政策，在改革探索中注重典型培育，发现和掌握了一大批好经验好做法。这次会上我们印发了医改中医药工作典型经验和中医药综合改革试验区典型做法两个汇编材料，便于大家借鉴推广。各地要坚持问题导向，尊重基层实践，正确看待新事物新做法，调动各方主动性创造性，对基层在深化医改中医药工作中探索的经验做法，只要是证明行之有效的，就要做好成效评估，及时总结提炼，在面上复制推广，做到胸中有全局、手中有典型，拨亮一盏灯、照亮一大片。我们将重点推广广东省中医院开展现代医院管理制度建设、山东威海等地推进中医优势病种收付费方式改革等经验，各地要深刻认识推广这些改革经验和做法的重大意义，把推广这些改革经验和做法列为本地的重点工作，深入研究领会改革思路、步骤和方法，制订借鉴推广的工作方案，明确具体任务和时间节点，因地制宜地做好复制和“嫁接”，使这些好经验好做法从“树木”变成“森林”，开枝散叶、开花结果。

第五，实施好国家中医药领军人才支持计划。这是中医药传承与创新“百千万”人才工程的重大项目。在人才这个问题上，我们之所以下这么大气力、投这么多经费，就是要努力营造人才辈出、人才济济的生动局面，让高层次人才发挥好“头雁”领航的作用。今年，我们将在全面实施“千”和“万”两个层面的人才培养项目基础上，做好“百”这篇文章，启动国家中医药领军人才支持计划，遴选 100 名“岐黄学者”给予重点支持。需要强调的是，遴选“岐黄学者”是改革中医药人才评价机制的一次重要探索。各地要按照国家中医药管理局的统一部署，把品德、能力和业绩评价摆在突出位置，注重凭能力、实绩和贡献评价人才，把德才兼备、真才实学的人推出来、选出来、用起来。同时，各省要通过实施中医药传承与创新“百千万”人才工程，进一步摸清人才队伍家底，找准人才工作的短板，明确努力的方向，把本省的中医药人才队伍建设好发展好。

第六，做好第四次全国中药资源普查工作。开展第四次全国中药资源普查，目的是查清当前我国中药资源的状况，掌握真实准确的中药材资源数据，健全中药材资源保护、监测和利用制度，满足传承发展中医药事业的需要。经过这几年的努力，目前开展中药资源普查的县已达 1300 多个，占全国县级行政区划的近二分之一，基本建立了中药资源动态监测体系和种子种苗繁育体系。今年，我们将全面启动第四次中药资源普查工作。各地要发扬开展普查试点时创造的好经验好做法，加强组织领导，强化统筹协调，组建专业队伍，多方筹措经费，保障普查工作顺利实施。各地还要注重用好普查成果，把数据做实，把情况摸清，为实施中药材产业扶贫行动计划、制订本地中药产业发展规划等提供必要的参考。

第七，办好世界传统医药大会。这个大会是时隔10年后中医药的又一次重大的“主场外交”活动，是一次体现大国担当、传播中华文明、展示中医药形象的重要会议。我们将本着友好、协商、开放、包容的精神，推动世界各国充分发挥传统医药的独特优势，相互尊重、加强沟通、求同存异、互学互鉴、密切协作，共同应对人类健康的重大问题，开辟推动传统医药振兴发展的新路子。我们将会同世界卫生组织，以“传承·创新·合作——传统医学构建人类健康命运共同体”为主题，纪念《阿拉木图宣言》发布40周年，回顾《北京宣言》发布以来传统医药发展的新进展新成绩，推介中国政府发展中医药的新经验新做法，推动构建人类健康命运共同体。各地要积极参与进来，借台唱戏，搭船出海，充分展示本地中医药的工作成就，深化与有关方面的合作交流，拓展本地中医药的发展空间。

第八，深度参与打好精准脱贫攻坚战。这几年，我们立足中医药的资源禀赋，积极主动作为，在健康扶贫、产业扶贫中发挥了作用。打好精准脱贫这场攻坚战是党中央决胜全面建成小康社会的重大决策部署。我们要在这场攻坚战中，按照党中央的部署，采取更集中的支持、更有力的举措、更精细的工作，瞄准深度贫困地区、特定贫困群众精准帮扶。在资金安排上，各级财政转移的中医药资金要向深度贫困地区倾斜。在健康扶贫上，各地要组织三级中医医院开展对口帮扶，迅速提升贫困地区医疗卫生机构的服务能力，扎实开展好贫困地区的基层中医药服务能力提升工程“十三五”行动计划，让贫困群众享有更加可及和更为优质的中医药服务，能够及时看得上病、看得好病。在产业扶贫上，各地要坚持因地制宜、一地一品，实施好中药材产业扶贫行动计划，帮助贫困地区制订好中药材产业规划，引导贫困群众规模种植、规范种植，发展农村特色产业，激发内生动力，走出绿色发展的富裕路。

三、关于做好今年中医药工作的几点要求

一分部署，九分落实。现在任务已经明确，接下来的关键是集中精力抓好落实，勤勉尽责干事创业。

一要旗帜鲜明讲政治。习近平总书记强调，党中央作出的决策部署，所有党组织都要不折不扣贯彻落实，始终在政治立场、政治方向、政治原则、政治道路上同党中央保持高度一致。我们讲政治，不是一句口号，而是要落实到行动中。具体到我们中医药工作，就是要把党的十九大作出的决策部署和习近平总书记发展中医药的新思想新论断新要求，在中医药系统不折不扣地落地生根、开花结果。这是最大的政治，是坚决维护习近平总书记在党中央和全党的核心地位，坚决维护党中央权威和集中统一领导的具体体现。在这一点上，我们要时刻保持清醒的认识，确保政治方向不偏、政治立场不移、政治原则不失。

二要求真务实抓调研。习近平总书记强调，正确的决策离不开调查研究，正确的贯彻落实同样也离不开调查研究。我们要深刻认识到，要推动中央出台的好文件好政策落地、要解决中医药振兴发展进程中遇到的新情况新问题、要发现推广各地创造的新经验新做法，就必须按照中央的要求，大兴调查研究之风，扎扎实实地开展调查研究，把实际情况摸清楚，把短板弱项搞明白，找准主攻方向，做到有的放矢。调查研究是一门功课，也是一项本领。总得看，有的调研目的不清，下去不知道要看什么听什么，轰轰烈烈“被调研”；有的不深入，走马观花，浅尝辄止；有的只调查，不研究；有的只想听顺耳话，不愿听逆耳言，等等。我们要坚持问题导向和目标导向，要有眼睛向下的决心和甘当小学生的精神，既要到工作局面好和先进的地方去总结经验，又要到困难较多、情况复杂、矛盾尖锐的地方去研究问题，既身入更心至，广调研深研究，在调查研究中找到事物的本质规律，找到解决问题的正确办法，提高调查研究的水平和质量，真正能够推动问题解决，促进事业发展。

三要深化改革促发展。习近平总书记强调，事业发展出题目，深化改革做文章。党的十八大以来，中医药工作取得历史性成就，一个重要原因就是坚持深化改革，推进体制机制创新。一方面，我们要坚持正确的方法策略，坚持顶层设计和基层探索相结合，整体推进和重点突破相结合，密集部署和督导落实相结合，试点先行和全面推开相结合，既要合理摆布深化中医药改革的各项任务，又要理出优先顺序，分清轻重缓急，把发挥“三个作用”、推进“四个建立健全”等重点改革牢牢抓在手中，抓紧抓牢直至抓出成效。另一方面是要发挥国家中医药综合改革试验区等改革试点的示范、突破、带动作用，引导各地和有关方面善于从医改工作的重点、群众关注的焦点、事业发展的难点中寻找改革切入点，科学组织实施，大胆改革探索，创新制度机制，为我们提供生动的实践探索。

四要勇于担当抓落实。习近平总书记强调，抓落实来不得花拳绣腿，光喊口号、不行动不行，单单开会、发文件不够，必须落到实处。“幸福都是奋斗出来的”，中医药振兴发展也是“撸起袖子加油干”出来的。历史的机遇往往稍纵即逝，我们正面对着推动中医药振兴发展的重要历史机遇，机不可失，时不再来，必须紧紧抓住。唯有靠狠抓落实，我们才能抓住机遇。当前，抓而不实甚至不落实的问题比较突出。长此以往，再好的机遇也会消磨殆尽。现在，全党全社会关心支持中医药发展的氛围已经形成，我们初步统计了一下，5年来仅省级层面制定的促进中医药发展的文件就达110份之多，落实不好这些政策，发展不好中医药，我们就对不起这个时代、对不起肩负的使命。我们要增强忧患意识，坚持干字当头，按照党中央、国务院决策部署，拿出真抓的实劲、敢抓的狠劲、善抓的巧劲、常抓的韧劲，一锤接着一锤敲，一年接着一年干，积小胜为大胜，在推动中医药振兴发展的进程中取得一个又一个新的胜利。

五要持之以恒转作风。习近平总书记强调，纠正“四风”不能止步，作风建设永远在路上。形式主义、官僚主义是传承发展中医药事业的大敌。这几年，各地的中医药工作都取得了长足进展，呈现出强劲的发展势头。这更要求我们务必保持戒骄戒躁、奋发有为的精神状态，务必克服和纠正形式主义、官僚主义。我们在座的是中医药系统的关键少数，要发挥“头雁”作用，锲而不舍地贯彻执行中央八项规定精神，带头改作风、带头转作风，把干实事、抓落实、求实效作为检验党性的根本标尺，对定下来的事情要全程过问全程负责一抓到底，对重大工作要亲力亲为挂帅出征，直接抓盯着抓直到抓出成效。

六要坚持不懈强本领。习近平总书记强调，我们党既要政治过硬，也要本领高强。中医药发展环境的深刻变化，涉及领域的深刻变化，群众需求的深刻变化，对我们的能力和水平提出了更高的要求。我们领导中医药工作，涉及多个领域，需要多个方面的知识。对此，我们知识储备不足，本领不够高强，能力难以适应。大家一定要依靠学习增强本领，自觉学习各种科学文化知识，主动加快知识更新、优化知识结构、拓宽眼界和视野，避免陷入少知而迷、不知而盲、无知而乱的困境，切实克服本领不足、本领恐慌、本领落后的问题。我们要保持如饥似渴的学习状态，既向书本学又向实践学，既向领导和同事学又向专家、基层和群众学，既向传统学又向现代学，切实培养专业能力，弘扬专业精神，增强八种本领，做到五个过硬，努力成为总书记要求的“兼收并蓄、融会贯通的通达之才”。

同志们，习近平总书记强调，昨天的成功并不代表着今后能够永远成功，过去的辉煌并不意味着未来可以永远辉煌。传承发展中医药事业，是党中央赋予我们的历史使命，是我们必须扛起的政治责任。让我们更加紧密地团结在以习近平同志为核心的党中央周围，以习近平新时代中国特色社会主义思想为指导，始终保持革命的精神，始终保持赶考的姿态，始终保持昂扬的斗志，决不能因为胜利而骄傲，决不能因为成就而懈怠，决不能因为困难而退缩，当好新时代的答卷人，在实施健康中国战略、决胜全面建成小康社会的进程中，展现中医药的新气象新作为，切实把老祖宗留给我们的宝贵财富传承好、发展好、利用好！

国家中医药管理局副局长王志勇
在第四次全国中药资源普查工作推进会上的讲话

2018年6月21日

今天的会议是局党组批准召开的一次非常重要的会议。国家中医药管理局高度重视中药资源普查工作，每年都将其列为重点工作加以统筹推进。

下面，我根据局党组的要求，就深入推进第四次全国中药资源普查工作，讲3点意见。

一、提高对新时代深入开展全国中药资源普查重要性的再认识

从普查试点开始至今已有7年，中医药发展的形势、任务和要求都发生了重大改变，中药资源普查的基础条件、人员队伍、技术支撑也有了显著提升，人民的期待越来越高、中医药的分量越来越沉、我们的责任也越来越重。我们应该站在更高的高度上和更广的视野上，以再出发、再奋进的姿态，进一步加强对新时代中药资源普查工作重要性的再认识。

（一）把握中医药发展的新形势，明确中药资源保护利用的新定位新要求

党的十八大以来，以习近平同志为核心的党中央高度重视中医药事业发展，从推进中华文化传承和建设健康中国的战略高度出发，深刻回答了为什么要发展中医药、发展什么样的中医药、怎样发展中医药等重大理论和实践问题，出台了一系列重大方针政策，推出了一系列重大举措，形成了习近平总书记发展中医药的新思想新论断新要求，中医药振兴发展迎来天时、地利、人和的大好时机，步入了发展的快车道，站在了新的历史起点上。特别是党的十九大部署了“坚持中西医并重，传承发展中医药事业”的重要任务，为我们在新时代推动中医药事业传承发展指明了方向、提供了遵循。

今年的全国两会报告也明确提出支持中医药事业传承创新发展，充分发挥中医药独特作用。在新时代国家大力推进“健康中国战略”“乡村振兴战略”，加强国家生态文明建设的大背景下，切实加强中药资源的有效保护利用，不仅需要我们用新思想武装头脑、用新要求明确方向，更需要我们找准定位、坚持探索、科学实践。

从中医药传承创新的发展规律看，中药资源一直是中医事业和中药产业发展的重要物质基础；中医与中药两者互相联结，互相依赖，互相促进。中药为“救命草”，中医为“治病工”，二者在治病活动中紧密地联结在一起。只有医术高明，才能发挥药物的更大效能；只有药材质优，才能保证医疗的更高水平。中医事业的快速发展和中药产业的不断壮大，对中药资源的依赖程度越来越高，也对中药资源的保护、开发和合理利用提出了更高的要求。应该说，中药资源的有效保护和可持续发展关系着中医药独特优势的有效发挥，关系着中医药宝库精髓的充分挖掘，关系着中医药服务能力的提升，也关系着中药产业及中医药健康服务业向高质量飞跃。

（二）深入开展全国中药资源普查是做好中药资源保护发展的基础保障，是贯彻落实国家多项事业、产业规划的关键部署

2009年国务院发布了《关于扶持和促进中医药事业发展的若干意见》，明确提出要开展全国中药资源普查，加强中药资源监测和信息网络建设，促进中药资源可持续发展，加强对中药资源的保护、研究开发和合理利用。“组织开展中药资源普查，促进中药资源的保护、开发和合理利用”等职能纳入我局“三定”工作方案。在近年来出台的《中药材保护和发展规划》《中医药发展战略规划纲要》和中医药法中，都对中药资源保护监测和科学合理使用提出了明确的工作任务。因此，实施中药资源普查工作，既是贯彻落实中医药法、中医药发展战略规划纲要等法规文件精神的具体举措，又是推动中医药事业向高质量发展、更好惠及百姓健康的重要保障。

近年来，随着中药工业产值以年均20%的速度增长，中药资源的利用需求不断增加，面临的压力逐年加大。一方面，由于土地资源减少，生态环境恶化，部分野生中药材资源流失、枯竭，中药材供应短缺的问题日益突出；另一方面，中药材生产技术相对落后，重产量轻质量，滥用化肥、农药等现象较为普遍，导致中药材品质下降，影响中药质量和临床疗效。当前，加强中药质量安全，保障中药产业健康发展已成为行业内外共同关注的焦点。全国中药资源普查是获取我国药用资源信息大数据的有效途径，对于引导产业有序发展、促进产业提质增效，加强中药原料质量保障，具有科学客观的带动作用。同时，全面掌握中药资源本底情况，也是制订国家发展战略规划、优化中医药产业布局和各类资源配置的重要依据。

（三）认真剖析现有工作中的不足与困难，找准深入推进全国中药资源普查工作的切入点和主方向

2011年我局启动了第四次全国中药资源普查试点工作，取得了阶段性成效。但同时，也还存在一些不足与问题。主要体现在以下几个方面：

1. 中药资源普查各项任务进度不均、落实不够。

一是在前期普查工作中，部分区域面积小的省份，已完成中药资源普查4项任务，普查工作接近尾声；部分区域面积大的省份，相关任务在省域内布局才完成过半，还有大量工作需要延续开展。同时，随着中央部门预算管理改革，各地的普查经费安排也出现脱节和滞后，额度也不均。

二是各地对中药资源调查工作认识不一，调查质量参差不齐。部分省份对中药资源调查工作认识不高，重视不够，中药资源调查工作进展不平衡。如部分省份的外业调查数据汇总整理方面进展较快，标本实物汇总整理方面进展相对滞后，数据和实物汇交进度较慢。部分省份在药用植物方面调查工作成效显著，药用动物和矿物方面调查相对较弱。部分省份有些县在野外调查中仅对样方内的资源进行调查，忽略了样方之间样带的调查，区域内资源调查不够全面；重点调查中的样地样方任务完成较好，一般调查方面的任务完成较差。

三是中药资源动态监测体系建设进度不一，作用发挥不突出。前期，通过资源普查工作建设的1个中心平台、28个省级中药原料监测和技术服务中心、65个动态监测站，其建设进展不一，对中药材流通及价格变化动态信息不够及时，不够全面，也不够精准，对中药产业服务支撑作用还有待加强，管理运行机制还有待创新。

四是繁育基地尚不能发挥应有作用。目前多数基地依托企业原有的种植基地建设繁育基地，种植品种仍以原有品种为主，尚未达到繁育基地针对区域中药材“原种”“良种”进行繁育的建设要求。还不能对中药资源普查中收集种子种苗进行有效保存，承接调查所收集实物的能力有待提高。

2. 中药资源普查服务于中药产业高质量发展的作用还没有彰显。

通过前期普查工作中对栽培资源和市场的调查发现，现阶段，中药材生产的供给侧存在着发展不平衡和不充分的问题，中药材供过于求和供需错位现象日趋严重。当前，随着中药行业发展，对全国中药资源普查提出的要求，已经由最初的解决区域间中药资源种类的多少、分布有无的问题，重点药材数据量的蕴藏量和产量多少问题，转变为如何科学保持中药材供求平衡的问题。而随着需求层次的提升，对中药材质量和安全性提出了更高要求，中药材除了要满足中成药和中药饮片等中药工业的原料需求外，还要满足大健康产业对中药保健产品、药食同源类健康食品和其他健康养生产品的多层次需求。

如何通过全国中药资源普查，在编制中药材尤其是道地药材目录及生产基地建设规划，针对中药材需求市场不同研究建立分类质量标准等，解决中药材的“有无”“多少”“优劣”等具体问题上我们还大有可为；在结合中药产业供给侧改

革，探索推进中药材生产统计制度建设，中药材收储制度建设，供应保障制度建设，以及在推动中药材市场监管优化等方面，我们也有巨大的发展空间。

对照我们的目标和任务，要更加审慎地剖析现有普查工作的不足，更加客观地找准努力的方向。在普查试点之初，主要困难与挑战更多来自于制约普查工作开展的外部因素，受制于人员、经费、条件及地方各部门的配合与支持；当前，更应该重视制约普查工作深入开展的内部因素，如结合实际情况解决问题的思路创新、原有推进的路径优化、普查的成果及时有效转化等。按照普查的总体时间安排，能否在2020年前顺利完成预期的各项目标，能否将具体的普查工作转化为不断更新的长效机制，是摆在我们面前的巨大挑战。

二、明确深入推进全国中药资源普查工作的思路和基本原则

要将普查前期工作已取得的有效经验和工作原则传承下去，也要面对新情况新挑战，针对工作中的不足有的放矢，创新工作思路，明确基本原则。

（一）坚持前期执行中的“三结合”工作思路

一是坚持普查工作和资源基础条件建设相结合，切实做好相关基础设施建设、成果承接和转化等工作；二是坚持普查工作与解决药材产业发展中的关键问题相结合，不断探索制约行业发展关键问题的解决办法；三是坚持普查工作和建立长效机制相结合，促进中药资源动态管理机制的建立。

（二）把握后续推进中的“时效性、协调性、科学性”基本原则

一是时效性。本项工作自2011年启动以来，已近7年时间，2020年前将全面完成第四次全国中药资源普查工作。为确保普查成果不因开展时间长影响普查结果的时效性，各省局要共同努力，在2018年、2019年全面部署所有还未开展的960个县（区）的资源普查任务，同时也要按时完成前期部署任务的数据提交和总结验收。

二是协调性。在后续推进工作中，各地要加强沟通协调，对内要强调学科交叉、强化任务组织、技术指导、经费保障的总体协调；对外要完善部门及各县的合作机制，加强协同、群策群力，以目标为牵引，优化资源配置和队伍组织；实现全过程管理，确保普查工作早出成果、多出成果、出好成果、出大成果。

三是科学性。资源普查的核心目标和导向是服务于中药产业及中医药事业的长远发展。虽然后续普查工作时间紧、任务重，各地更要实事求是，客观反映当前工作现状、工作成绩，真实反映区域内中药资源家底情况，不要人为扩大或缩小中药资源调查的种类情况；要认真做好数据分析，结合当地普查情况和中药产业发展的客观实际，参与中药产业规划制订或提出科学政策建议。

三、强化目标导向，确保完成全国中药资源普查各项重点任务

各地要发扬普查试点工作中积累的好经验好做法，加强组织领导，强化目标导向，按照2018年全国中药资源普查工作要点，根据各地实际情况抓好任务落实。重点要抓好以下5个方面。

（一）省级中医药管理部门重点做好协调工作，落实好“人、财、事”

一是落实好人员。普查工作要尽量保持工作的延续性、强化责任人的主体责任。各省应尽快明确省级中药资源普查工作技术牵头单位和负责人，以及明确县级普查负责机构和人员构成。

二是落实好经费。各省局在安排2018年中医药部门公共卫生服务补助资金20%结余经费时，应按照局党组的要求，填平补齐，精准落实普查工作经费，保障2018年普查目标任务的完成。

三是落实好任务。各地要尽快明确2018年开展中药资源普查具体县的调查任务，与各县做好对接，制定开展普查的时间表。

（二）各省技术牵头单位要重点推进外业调查，扎实做好调查数据采集和实物采集工作

各技术承担单位应及时组织召开省级启动会或推进会，部署相关工作任务，开展技术人员培训，按照《全国中药资源普查技术规范》有关要求尽快开展各县外业调查工作，采集好数据，采集好实物，汇交资源普查资料。

（三）专家组要积极参与，加强技术咨询和专业指导，切实把好质量关

专家组应充分发挥技术支撑和指导作用，不仅为全国中药资源普查工作提供技术咨询和建议，共同研究解决各地普查工作面临的技术问题，还要重点抓好普查的过程监督、验收核查，把好数据质量关。

（四）中药资源中心应及时跟进各地普查进展、加强成果转化、谋划好总体验收

中国中医科学院中药资源中心，应结合普查推进，成立《中国中药资源大典》系列专著编辑委员会，系统梳理第四次全国中药资源普查成果。积极做好地方卷、山脉卷等的落地工作，为全国中药资源普查传承和服务工作奠定基础；及时梳理各地普查成果，总结推广现有经验，加强信息服务能力建设。

（五）分工合作，共同加强中药资源保护与利用长效机制建设

一是做好中药种质资源的保障与供应长效机制建设。中药材种子种苗繁育基地、种质资源库是保护、保存中药种质资源，为中药材生产提供优良种源和生物多样性保护的重要平台。要逐步建成国家名贵道地、大宗常用，以及稀缺濒危药材种子种苗规模化、规范化的繁育基地，推广使用优良的中药材种子种苗，从源头上保障种植中药材的质量。加强对珍稀濒危品种保护、繁育研究，对繁育生产有困难的品种进行集中攻关，突破一批珍稀濒危药材的繁育瓶颈，聚合中药材种植经营企业、中药材种子种苗科研机构等多方面力量，构建开放性、专业性的平台，促进珍稀濒危资源数

量的恢复与增长。收集保存好中药资源普查工作获得的大量中药材种子种苗，保护和保存好药用生物物种资源。

二是各地要积极探索监测站的服务模式，增强自我造血功能。前期工作投入的动态监测站建设经费为引导资金，主要支持条件建设，各地要在基础条件建设完成后，积极探索监测体系的服务模式。监测站要做好区域内中药材质量、价格、产量和流通量等信息服务，主动对接地方政府和有关市场，不断增强造血功能，保持动态监测站的良好运行。

同志们，全国中药资源普查工作已经进入关键时期，让我们在习近平新时代中国特色社会主义思想指引下，齐心协力、迎难而上，高质量完成全国中药资源普查任务，向国家和人民交上一份满意的答卷，为传承发展中医药事业作出新的贡献！

国家中医药管理局副局长闫树江在全国中医药规划财务工作会议上的讲话

2018 年 3 月 30 日

这次会议是在中医药系统深入学习贯彻习近平新时代中国特色社会主义思想和党的十九大精神，深入学习贯彻全国两会精神的关键时期召开的一次重要会议。主要任务是，深入学习贯彻习近平总书记发展中医药的新思想新论断新要求，按照 2018 年全国中医药工作会议部署，总结党的十八大以来中医药规划财务工作，研究部署下一步重点任务，为传承发展中医药事业提供重要支撑。

一、十八大以来中医药规划财务工作取得明显成效

党的十八大以来，我们深入贯彻党中央决策部署，按照局党组的工作要求，把中医药规划财务工作放在中医药事业发展全局和经济社会发展大局中来考量、谋划和部署，注重强化顶层设计，注重强化统筹协调，注重强化财政保障，推动“十二五”规划圆满完成、“十三五”规划全面实施，为中医药事业取得历史性成就提供了坚实基础和重要保障。

（一）强化顶层设计，构建起引领中医药发展的规划体系。国务院印发《中医药发展战略规划纲要（2016 ~ 2030 年）》，标志着发展中医药上升为国家战略；国务院办公厅印发《中医药健康服务发展规划（2015 ~ 2020 年）》、转发《中药材保护和发展规划（2015 ~ 2020 年）》，首次从国家层面对中医药两个专项工作作出全面部署；在全面评估《中医药事业发展“十二五”规划》的基础上，科学编制《中医药发展“十三五”规划》，组织编制中医药人才发展、科技创新、信息化建设、文化建设、“一带一路”5 个专项规划。同时，推动在《“健康中国 2030”规划纲要》《国民经济和社会发展第十三个五年规划纲要》等国家重大规划中部署中医药工作，确保中医药事业与党和国家的事业同步发展。

（二）抓实规划实施，发挥重大工程的示范和带动作用。落实《全民健康保障工程建设规划（2016 ~ 2020 年）》，实施中医药传承创新工程，遴选确定了 110 个单位入选项目库，计划投入 100 余亿，着力打造中医医疗和中医药科研的“高地”。指导各地贯彻实施中医药发展战略规划纲要，开展中医药健康服务发展规划实施的专项督导，印发推进中医药健康服务与互联网融合发展的指导意见，推动各地大力发展中医药健康服务。统筹协调中医药传承与创新“百千万”人才工程、第四次全国中药资源普查、中药标准化项目、中医药国际合作专项等重大工程的实施。

（三）优化资源配置，推动健全中医药服务体系、提升中医药服务能力。树立以人民为中心的发展思想，适应卫生与健康工作方式由以治病为中心向以健康为中心转变的要求，突出抓重点、补短板、强弱项，发挥财政资金的导向作用，推动中医药服务体系不断健全，中医药服务能力持续提升。十八大以来，在国家发展改革委、财政部和原国家卫生计生委的大力支持下，中央财政累计投入中医药领域的资金达 531.58 亿元，为中医药振兴发展迈出坚实步伐提供坚强有力的财力保障。

（四）创新体制机制，提升预算财务管理能力和水平。强化绩效目标管理，突出绩效评价和内部审计，加强评价结果应用。牢固树立“有钱必有责、花钱必问效”的理念，不断加强和改进转移支付中医药资金和重点项目绩效评价。强化内控和内审机制建设，印发会议费、培训费、国有资产管理、合同管理、政府采购等 40 个制度性文件；成立专门的内部审计机构，制定实施内部审计工作办法。

（五）加强统筹协调，夯实中医药规划财务的工作基础。支持开展贯彻全国卫生与健康大会精神 8 个重点专题研究，为制订规划、科学决策提供依据。印发《关于加快推进三级公立医院建立总会计师制度的意见》，举办中医药行业会计领军人才培训班，选拔培养了 74 名领军及后备领军人才，开展全国中医院财务骨干人员培训，累计培训2.9万人次，中医药行业财务人员队伍结构显著优化、能力水平明显提升。

在充分肯定成绩的同时，我们也要看到中医药规划财务工作还面临着一些困难和挑战。一是重规划编制轻规划落实，“规划规划，墙上一挂”的情况依然存在，推动规划落地的合力还有待进一步增强。二是重资金分配轻绩效管理，资金分配对资源配置的导向作用还有待进一步强化，项目管理的水平还有待进一步提升，预算执行的进度有待进一步加快。三是重惯性运转轻改革创新，工作上依赖老习惯、旧办法，改革动力不强、创新意识不足，科学化水平还有待进一步提升。

二、准确把握新时代中医药规划财务面临的新任务新要求

中医药作为党和国家事业的重要组成部分，在决胜全面建成小康社会、实现中华民族伟大复兴中国梦的进程中扮演着重要角色。规划财务工作是中医药工作的重要组成部分，承担着“定盘子”“理路子”、管好“钱袋子”的重要职责。我们要深入学习贯彻党的十九大和全国两会精神，以习近平新时代中国特色社会主义思想为指导，紧扣我国社会主要矛盾的变化，主动适应卫生健康工作方式的转变，准确把握中医药所处的历史方位，更好地发挥规划财务工作对传承发展中医药事业的基础支撑作用。

（一）中国特色社会主义进入新时代对中医药规划财务工作提出了新任务新要求。要深刻把握“分两步走”的新目标及我国社会主要矛盾发生转化对中医药发展提出的新任务新要求，聚焦解决中医药发展不平衡不充分的问题，着眼满足人民群众日益增长的中医药服务需求，立足高质量发展的根本要求，提出规划财务推动中医药传承发展的新的思路、新的战略、新的举措。

（二）实施健康中国战略对中医药规划财务工作提出了新任务新要求。要把人民健康放在优先发展的战略位置，推动由以治病为中心向以健康为中心转变。要坚持中西医并重，推动中医药和西医药相互补充、协调发展。要在经济社会发展规划中彰显中医药特色，在公共政策制定实施中体现中医药特点，在财政投入上保障中医药服务，切实保障中医药在全方位全周期服务人民健康中发挥独特优势。

（三）加快建立现代财政制度对中医药规划财务工作提出了新任务新要求。要积极主动适应改革，进一步明确中医药领域的财政事权与支出责任划分，搞清楚哪些是由中央财政承担支出责任、哪些是由地方财政承担支出责任、哪些是由中央与地方共同承担支出责任，强化资金管理，改进绩效评价，优化资金分配，加强内部审计，严肃财经纪律，提高中医药预算管理能力和水平，让每一分钱花得好、花得值。

（四）传承发展中医药事业对中医药规划财务工作提出了新任务新要求。要强化规划引领，优化资源配置，实施重大项目，推动要素改革，引导各类资源向完善中医药服务体系、优化中医药健康服务、发展中医药健康产业集成和集聚，促进服务体系改革、服务领域拓展、服务能力提升，更好地充分发挥中医药在治未病中的主导作用、重大疾病治疗中的协同作用、疾病康复中的核心作用，更好地激发和释放中医药“五种资源”的潜力和活力，更好地服务健康中国战略和经济社会发展。

三、扎实做好今年中医药规划财务工作

（一）把党的政治建设摆在首位，进一步学懂弄通做实习近平新时代中国特色社会主义思想。中医药规划财务工作要把讲政治摆在首位，切实增强“四个意识”，自觉从政治上考量、在大局下行动，同以习近平同志为核心的党中央保持高度一致。在学懂弄通做实上下功夫，坚持用习近平新时代中国特色社会主义思想武装头脑、指导实践、推动工作，着眼于传承发展中医药事业，着眼于全方位全周期保障人民群众健康。

（二）统筹推进中医药各类规划实施，进一步提升狠抓规划落实的能力。强化任务调度，把规划部署的重大工程、重大政策、重大项目有机分解到年度的工作计划中。开展中医药发展战略规划纲要专项督导，了解总体进展，总结推广好经验好做法。对落实不力的，将给予通报批评。统筹做好中医药健康服务发展规划、中医药发展“十三五”规划的中期评估。实施好中医药传承创新工程，持续推进项目储备库项目建设。完善中医药信息化网络建设，开展省级中医馆健康信息平台项目验收。服务国家重大战略，找准中医药在京津冀协同发展、雄安新区建设中的切入点，抓紧出台、实施好京津冀中医药协同发展行动。

（三）推进中医药供给侧结构性改革，进一步提升中医药服务能力。在中央和省级两个层面加大对中医药投入的倾斜力度，确保中医药的投入占卫生与健康领域的投入保持一定的比例。要充分发挥中央财政资金对完善服务体系和提升服务能力的导向和调节功能，促进中医药充分发展、均衡发展，全力抓好今年重大专项投入工作。完善转移支付“因素法”分配机制，继续使用第三方评价方式，加强绩效评价，强化评价结果运用，提高评价结果在经费分配因素中的占比。加大对西部地区、老工业基地、革命老区、民族地区、边疆地区、贫困地区尤其是深度贫困地区倾斜，促进中医药发展区域协调。

（四）积极主动作为，进一步在打赢精准脱贫攻坚战中发挥中医药特色优势。以超常规的手段推进产业扶贫，各地、各单位要因地制宜、精准施策，加快建设中药材产业扶贫示范基地，局直属管医院、东部地区的中医医院要抓紧在集中连片地区布局一批“定制药园”。要建立中药材产业扶贫项目库，尤其是推动各类资金和项目向贫困地区聚焦和倾斜。以更大的定力参与健康扶贫，通过建立中医医院医联体、对口支援帮扶、组派巡回医疗队等措施，引导优质资源有序流动，下沉到基层，切实提升基层中医药服务能力，让老百姓在家门口看上好中医、吃上好中药、看病有保障。以更实的举措帮扶山西五寨，促使其脱真贫、真脱贫。各地也要立足自身实际，做好所承担的定点帮扶的职责和任务。

（五）强化财务管理监督，进一步提高规划财务管理能力和水平。强化内部审计，健全内部审计工作机制，做好预算单位年度审计工作，改进转移支付绩效评价，进一步严肃财经纪律，督促各单位抓紧建立并执行好内控制度。开展政府会计制度改革研究，持续推进中医药统计制度建设，深化公立中医医院经济管理制度研究，不断提高中医药规划财务管理的政策研究能力。强化财务人员队伍建设，开展第三批全国中医药行业会计领军（后备）人才培养，做好中医药行业财务人员培训，提升基层财务人员业务水平。

四、做好当前中医药规划财务工作的几点要求

（一）加强统筹协调。要坚持上下联动，部门协同，克服管理机制不健全、人手严重不足的困难，加强业财融合，按照年度工作重点，强化与地方发改、财政、卫生健康等相关部门沟通协调，聚焦重点，制定出台一些符合地方实际、保障人民健康、推进中医药发展的政策、工程和项目。

（二）提高履职能力。要提高战略思维能力，加强对中医药发展战略的研究，加强对事关中医药发展重大问题的研究，发挥好科学决策的参谋助手作用。要提高辨证思维能力，探索和掌握中医药发展内在规律，坚持用发展和联系的观点分析问题，增强驾驭规划财务保障中医药事业发展的本领。要提高法治思维能力，坚持依法理财，自觉守规矩、讲纪律，始终绷紧财经纪律这根弦，始终做明白人、干净人、清廉人。

（三）改进工作作风。要认真开展调查研究，规划的编制、政策的出台、项目的设计都必须建立在深入基层调研的基础上，把问题弄清弄透，把措施定准定实。要秉持求真务实精神，既尽力而为，又量力而行，使中医药规划财务工作更加符合中医药治理体系和治理能力现代化的要求。要加强党风廉政建设，建立项目资金分配的公开机制，执行资金安排、招标采购、资产管理等有关制度，保持廉洁自律，让权力在阳光下运行。

（四）加强督查问责。要牢固树立“四个意识”，坚决维护以习近平同志为核心的党中央权威和集中统一领导，用担当的行动诠释对党和人民的忠诚。规划财务部门要综合运用预算编制、绩效评价、内部审计等措施，将各单位、各地贯彻落实中央决策部署的情况，作为内部审计和绩效评价的重要内容，并将结果作为编制预算的重要因素。

同志们，中医药规划财务工作在中医药振兴发展进程中任务艰巨，责任重大。让我们更加紧密地团结在以习近平同志为核心的党中央周围，按照局党组工作部署，以更加强烈的责任意识、更加奋发的进取精神、更加务实的工作作风，落实好规划财务工作各项任务，为建设健康中国、实现新时代中医药事业传承发展而奋斗！

国家中医药管理局副局长马建中在2018年全国中医医政工作会议暨改善医疗服务工作经验交流会议上的讲话

2018年3月27日

在全国上下深入学习贯彻党的十九大精神、全国两会刚刚结束之际，我们在京召开2018年全国中医医政工作会议暨改善医疗服务工作经验交流会议。刚刚结束的全国两会，是一次体现人民意愿、凝聚新时代共识、鼓舞亿万人民朝着新目标开启新征程的大会。党的十九大报告提出“坚持中西医并重，传承发展中医药事业”，今年的政府工作报告明确要求“支持中医药事业传承创新发展。鼓励中西医结合。”这充分体现了党中央、国务院对中医药事业发展的高度重视。这次会议的主要任务就是深入学习贯彻党的十九大精神，以习近平新时代中国特色社会主义思想为指导，全面落实2018年全国卫生计生工作会议和全国中医药工作会议精神，总结2017年和党的十八大以来全国中医医政工作，交流中医药系统改善医疗服务等工作经验，部署2018年重点工作任务。

在前面的议程里，医政司已经就大型中医医院巡查、区域中医（专科）诊疗中心、基层中医药服务能力提升工程、综合医院中医药工作示范单位、重大疑难疾病中西医临床协作试点及中医类别医师资格考试等进行了专题工作通报和部署；北京协和医学院公共卫生学院还通报了部分省级及以上中医类医院改善医疗服务行动计划2015～2017年第三方评估报告；四川省中医药管理局、广东省中医院等11个单位，分别围绕加强基层中医药工作、创建基层先进单位、加强中医专科建设、中西医协同发展，以及建设医联体、医共体、改善医疗服务等多个方面，介绍了做法，交流了经验。这些方面，都是国家中医药管理局当前重点推进的工作，希望大家回去以后认真学习，结合各自的工作细化贯彻落实。我讲3点意见。

一、充分肯定2017年以及十八大以来中医医政工作取得的成绩

2017年是中医药发展史上具有里程碑意义的一年。回顾2017年，中医医政工作全面贯彻习近平新时代中国特色社会主义思想和党的十九大精神，全面贯彻习近平总书记发展中医药的新思想新论断新要求，坚定不移地贯彻落实党中央、国务院的决策部署，紧紧把握中医药振兴发展这个主题，大力发展中医药服务，各项工作取得了积极进展。

一是推进依法行政，大力实施《中医药法》。运用法治思维加强中医医政管理，制订发布了《中医诊所备案管理暂行办法》《中医医术确有专长人员医师资格考核注册管理暂行办法》。各地加快推进贯彻落实，截至2018年2月底，已有29个省（区、市）的922个中医诊所完成备案。启动制定《中医养生保健服务规范》。配合国家药品监管部门制定发布对医疗机构应用传统工艺配制中药制剂实施备案管理的公告。

二是以改革创新为动力，不断完善中医药政策机制。加强政策调研评估和预判，全年起草和参与起草医改文件26个，在国家医改顶层设计中进一步体现中医药特点。推进中医医院建立现代医院管理制度，举办专题培训班，多种措施推广广东省中医院在建立现代医院管理制度方面的做法和经验。三级公立中医医院全部参与引领医联体建设，通过举办培训、汇编范例等方式，分类指导各级中医医院建立务实有效、互利共赢的医联体模式，推进优质中医药资源下沉基层。与原国家卫生计生委联合发文，坚决制止部分地区取消、合并、改制中医医院行为。总结推广威海经验，河北、安徽等9省开展中医优势病种收付费方式改革。推进国家中医药管理局属管医院参与北京市医药分开综合改革，发挥“国家队”的示范作用。印发一批医改中医药工作典型经验，举办医改政策培训班，对地市级以上中医药管理部门全员培训，推动政策落地落实。

三是围绕主要矛盾转化，着力补齐中医药服务体系短板。着力解决发展不平衡、不充分的问题，实施基层中医药服务能力提升工程“十三五”行动计划，促进基层中医药服务扩面提质增效。全国已有67%的社区卫生服务中心和乡镇卫生院建成中医馆。落实“放管服”要求，印发《关于支持社会力量提供中医医疗和健康服务的意见》，开展社会办中医试点，支持促进社会办中医做大做强。12部门印发《关于促进中医药健康养老服务发展的实施意见》，推动中医药与养老融合发展。

四是提升治理能力，建立完善中医医院综合监管体系。以问题为导向，以进一步强化党建、行风、中医临床等工作为重点，修订中医医院评审标准，完善评审工作安排，顺利完成为期3年的大型中医医院巡查，进一步健全了中医医院评审评价体系和机制。以完善中药饮片质量监管机制为重点，继续开展中药饮片管理专项检查，召开视频会议，印发进一步加强管理工作的通知，切实保障人民群众用药安全。以质量安全为核心，开展全国督查，召开视频会议，举办培训班，制定中医医疗技术感染防控指南，推动中医医院补短板、抓重点，努力维护人民群众健康权益。确定了58个重大疑难疾病中西医临床协作试点项目。开展区域中医（专科）诊疗中心遴选。

五是以人民为中心，多种措施提升人民群众获得感。改善医疗服务第一个3年计划收官，与原国家卫生计生委联合启动第二个3年计划，出台一系列改善服务措施。中医诊疗模式创新试点不断推进，广东省中医院经典病房模式开始复制推广。“服务百姓健康”全国大型义诊周活动顺利开展。与原国家卫生计生委联合印发《关于加强卫生计生系统行风建设的意见》，加快建立中医医院行风建设长效机制。

六是增强中华民族共同体意识，扎实推进少数民族医药发展。与国家民委共同召开第四届全国少数民族医药工作会议，刘延东副总理与代表座谈并作重要讲话，为做好新时代少数民族医药工作指明了方向，提出了要求。制定《关于加强新时代少数民族医药工作的若干意见》。2017年版国家医保药品目录增加43个少数民族药品种，增幅达95%。

同志们，十八大以来的5年，是我国发展进程中极不平凡的5年，对于中医医政工作而言，同样也是极不平凡的5年。回首过去5年，全国中医医政工作者不断增强政治意识、大局意识、核心意识、看齐意识，从政治上认识中医药、从大势上谋划中医药、从大局上推进中医药，在坚持中深化，在深化中发展，在发展中提升，推动中医药特色优势不断彰显，人民群众的获得感和行业的自豪感显著增强，中医医政工作取得了新飞跃。

十八大以来，我们坚持深化改革，推动中医医政工作政策机制取得新突破。所有公立中医医院全部开展综合改革，在功能定位、医保支付、价格调整、绩效考核、取消药品加成、参与分级诊疗制度建设等方面探索实施差别化的政策，推动有利于中医药特色优势发挥的公立中医医院运行新机制基本建立。中医医院开始探索建立现代医院管理制度。中医药融入4个“基本”，在基本医疗、基本公共卫生服务、基本药物和基本医疗保险制度建设中，中西医并重的方针、中西药并重的原则得到落实。中医类别医师资格考试改革逐步深化，更加突出中医临床思维，确保考出“真中医”。截至2018年3月，全国共115万人取得中医类别医师资格，83.5万人经注册取得执业资格，比2012年增长了35.6%。

十八大以来，我们坚持突出特色，中医药服务能力提升取得新进步。以发挥中医药特色优势为核心，以坚持中医为主的办院方向为主线，逐步建立完善中医医院评审评价长效机制。组织开展新一轮中医医院评审工作和持续改进活动，连续3年对全国88家大型中医医院开展了巡查。持续加强中医重点专科建设，谋划布局区域中医（专科）诊疗中心建设。中医药防治重大疾病能力明显增强，艾滋病常见病症中医诊疗方案发布实施，19个中医药治疗艾滋病试点省累计治疗患者3.38万余人。积极参与地震等公共事件卫生应急和人感染H7N9禽流感等突发传染病防治工作，中医药行业以高度的责任感、迅速的行动力、显著的疗效，发挥了积极作用，受到了广泛好评。通过持续努力，中医医院的公益性得到坚持，中医药临床疗效得到提高，中医医院综合服务能力得到加强，中医特色指标呈现稳步上升趋势。2016年底，中医医院院平均开展中医医疗技术19种，中药制剂品种66个，门诊中医处方数的比例达49.26%。

十八大以来，我们坚持培基固本，推动基层中医药服务有了新局面。5部门联合实施基层中医药服务能力提升工程，着力补短板、强弱项、抓重点，为基层群众提供了“看得见、摸得着、享受得到”的中医药服务。2016年底，97.5%的社区卫生服务中心，94.3%的乡镇卫生院，83.3%的社区卫生服务站和62.8%的村卫生室能够提供中医药服务，中医馆、国医堂由点到片再到面，已经成为基层卫生一道亮丽的风景线。中医药健康管理纳入国家基本公共卫生服务项目范围，覆盖面不断扩大，2016年全国46.3%的65岁以上老年人接受了中医体质辨识及健康干预服务，58.1%的0～36个月儿童接受了一年两次的中医调养服务。中医药在家庭医生签约服务中的特色和优势开始显现。全国基层中医药工作先进单位创建活动扎实开展，目前已有48个市级先进单位和807个县级先进单位，典型示范的带动作用日益彰显。城乡基层作为中医药“源头活水”的作用正在逐步显现。

十八大以来，我们坚持改善服务，推动人民群众中医药服务获得感有了新提升。将人民群众看病就医反映最强烈的“痛点”作为我们工作的着力点，与原国家卫生计生委联合实施改善医疗服务三年行动计划，持续改善服务环境，创新服务举措，优化服务流程，改进服务模式，不断改善人民群众感受。第三方评估显示，省级以上中医医院的门诊患者满意度保持在90%以上，住院患者满意度保持在97%以上。扎实开展中医药健康扶贫，通过东部支援西部、三级支援二级，贫困县中医医院综合服务能力和中医药特色服务能力不断提升，优质医疗资源加速下沉基层。连续5年开展“服务百姓健康”全国大型义诊周活动，中医药系统共有近26万医务工作者参与义诊，服务群众696万人次，让老少边穷和革命老区人民群众便捷享受优质中医药服务。按照“管行业必须管行风”的原则，扎实推进中医药系统行风建设，深入落实“九不准”要求，加大重要案件查处力度，推动行风持续向好。会同有关部门扎实推进“平安医院”建设，维护良好就医秩序，保障人民群众和医务人员正当权益。

十八大以来，我们坚持“放管服”，推动中医医政管理有了新举措。创新中医医疗机构准入管理，将中医诊所由审批制调整为备案制。创新中医药人员准入管理，对通过师承、家传等非学历教育方式学习中医的人员突出实践技能及效果的考核评估，明确了“会什么、考什么”“考什么、用什么”的管理思路。创新中医医院评审工作，充分发挥省级中医药管理部门作用，将三级中医医院评审结论的审核、新增三级中医医院的评审审核职责下放到省级中医药管理部门负责。创新中医重点专科管理，强化各级中医药管理部门和中医医院的管理职责，国家中医药管理局负责统筹规划、标准制定和指导监督。将只提供传统中医药服务的中医门诊部、诊所和中医专科医院作为社会办中医的优先领域，多种措施支持和鼓励连锁化规模化发展。

十八大以来，我们坚持协调发展，推动中西医结合工作迈出新步伐。围绕中医诊疗具有优势的重大疑难疾病，以提高临床疗效为目的，创新开展重大疑难疾病中西医临床协作试点，探索中西医结合防治疾病的新思路、新方法和新模式。持续加强非中医医疗机构中医药服务能力建设，2017年底，83.4%的二级及以上公立综合医院设有中医临床科室，较2012年增长了4.8%，其中692所成为中医药工作示范单位。中西医结合医院得到快速发展，2017年底，全国中西医结合医院共533所，床位达8.9万张，均较2012年增长70%以上。

十八大以来，我们坚持预防为主，推动中医药健康服务有了新发展。中医治未病健康工程深入实施，治未病服务网络初步构建，服务可及性显著增强。84.4%的县级以上公立中医医院建有治未病科室，每年为群众提供服务1400多万人次，中医医院逐步由重治疗向提供全方位全周期健康服务转变，中医药在养生保健方面的优势不断释放，治未病学术水平不断提升，服务方式和内容不断拓展丰富。中医养生保健服务市场日益繁荣，越来越多的城乡居民享受到便捷的中医养生保健服务。

十八大以来，我们坚持倾斜扶持，少数民族医药工作有了新进展。《中医药法》从法律层面明确了中医药是包括汉族和少数民族医药在内的我国各民族医药的统称。国家基本药品目录中首次列入藏、蒙、维等5种少数民族药，国家医保药品目录中少数民族药品种数大幅增加。10所少数民族医药机构纳入中医药传承创新工程项目库，22所纳入区域中医诊疗中心项目库。2016年全国少数民族医医院266所，实有床位2.6万张，分别较2012年增长33.7%、77%，规模数量、基础设施、服务能力都实现了跨越式发展。

这些成绩的取得，是以习近平同志为核心的党中央坚强领导的结果，是习近平新时代中国特色社会主义思想科学指引的结果，是广大中医医政工作者深入贯彻落实习近平总书记发展中医药的新思想新论断新要求、勠力同心和顽强拼搏的结果，是国家卫生健康委相关司局和中央军委后勤保障部卫生局长期以来大力支持和帮助的结果。在此，我代表国家中医药管理局，对大家致以崇高的敬意并表示衷心的感谢。

肯定成绩的同时，更要清醒地看到新时代中医医政工作面临的困难和问题。中医药服务发展不平衡不充分问题依然突出存在，基层中医药服务能力还比较薄弱，中医医院中医药特色优势发挥还需要进一步发力；中医药健康服务发展、中西医结合、少数民族医药工作还需要进一步加强；有利于中医药特色优势发挥的政策机制还需要进一步完善和推进落实；工作中还有不少短板弱项，服务质量和效率还有待于进一步提高。我们必须拿出切实可行的措施，加快予以解决。

二、扎实做好 2018 年中医医政工作

2018 年是全面贯彻落实党的十九大精神的开局之年，是改革开放 40 周年，是决胜全面建成小康社会、实施“十三五”规划承上启下的关键一年。中医医政工作，要以习近平新时代中国特色社会主义思想为指导，深入学习贯彻习近平总书记发展中医药的新思想新论断新要求，以为人民群众提供全方位全周期健康服务为目标，以解决中医药服务发展不平衡、不充分的问题为着力点，扎实推进中医药服务供给侧结构性改革，努力发挥中医药“三个作用”，助力实施“健康中国”战略。

第一，增强四个意识，坚持党对中医医政工作的全面领导。习近平新时代中国特色社会主义思想鲜明提出，中国特色社会主义最本质的特征是中国共产党领导，中国特色社会主义制度最大的优势是中国共产党领导，党是最高政治领导力量；强调党政军民学，东西南北中，党是领导一切的，必须坚持党对一切工作的领导。中医医政工作必须坚持党的领导，旗帜鲜明讲政治，牢固树立政治意识、大局意识、核心意识、看齐意识，确保政治过硬。要自觉维护党中央权威和集中统一领导，始终在思想上政治上行动上同以习近平同志为核心的党中央保持高度一致。要把中医医政工作放到落实党中央实施健康中国战略、振兴发展中医药事业的决策部署的高度去认识、去谋划、去实施、去评价，坚定不移向党中央决策部署看齐，更加扎实地把党中央的各项决策部署落到实处。

第二，坚持放管结合，扎实做好《中医药法》配套文件制定实施工作。要把深入实施《中医药法》、做好两个配套文件贯彻落实工作作为当前的一项重点工作，切实加强培训指导，密切关注实施进展，及时研究解决出现的问题，防范可能出现的各种风险。各地要积极稳妥做好首次中医医术确有专长人员医师资格考核工作，周密组织，精心安排，制订好应急预案，确保客观公正评价每一个考生，确保不出现群体性事件。要继续抓好配套文件制定，力争在 7 月 1 日前发布《中医养生保健服务规范》。各地要积极引导中医养生保健机构按照《服务规范》规范服务行为，提升服务质量。各地还要积极关注中药制剂备案政策的实施情况，掌握本地区医疗机构中药制剂基本情况，帮助和推动中医医疗机构享受政策红利的同时确保药品质量安全。要深入实施《关于支持社会力量提供中医医疗和健康服务的意见》，促进有实力的社会办中医诊所和门诊部做大做强，推动跨省连锁经营、规模发展。

第三，筑牢基层网底，充分发挥中医药在乡村振兴战略中的作用。实施乡村振兴战略，是党的十九大作出的重大决策部署，是决胜全面建成小康社会、全面建设社会主义现代化国家的重大历史任务，是新时代“三农”工作的总抓手。《中共中央国务院关于实施乡村振兴战略的意见》明确提出“加强乡村中医药服务”。国家中医药管理局对此高度重视，并作为当前工作的重中之重，正在起草贯彻落实乡村振兴战略加强乡村中医药服务的指导意见和项目方案，推动乡村中医药服务从“有没有”到“好不好”再到“强不强”的发展和提升。各地要以项目为引领、以问题和需求为导向，围绕加强基层医疗卫生服务体系建设、支持乡镇卫生院和村卫生室改善条件、加强慢性病综合防控、开展和规范家庭医生签约服务等方面工作，全面加强乡村中医药服务，切实推进县、乡、村三级中医药服务环境改善，有效提升服务能力、丰富服务内涵，加快让基层群众就近看上中医、用上中药，满足其日益增长的健康需求。今年国家中医药管理局还将会同有关部门联合开展提升工程“十三五”行动计划中期督导，推动各项任务落实，促进基层中医药工作提质增效、换档升级。

第四，建强医疗高地，进一步提升中医药服务核心竞争力。临床疗效是中医药发展的核心竞争力，必须整合优势资源，做强、争先、建高地。一是在总结“十二五”重点专科建设的基础上，强化重点专科的内涵建设和管理。扎实推进区域中医（专科）诊疗中心建设，发挥辐射带动作用，提升中医药防病治病能力。二是实施好重大疑难疾病中西医临床协作试点，力争取得原创性重大协作攻关成果，加快将成果更多更好地转化为造福人民健康的服务，推动我国医学领域的创新发展。三是开展新一轮大型中医医院巡查工作，指导做好中医医院评审，继续开展中药饮片管理抽查，持续强化中医医院医疗质量安全。

第五，坚定深化改革，进一步完善保障中医药特色优势发挥的政策机制。医改永远在路上。要按照国家深化医改总体部署，扎实推进“三医联动”改革。要持续推动中医医院建立现代医院管理制度，继续推广广东省中医院等单位典型经验。国家中医药管理局属管医院和 20% 的二级以上公立中医医院今年要制定好医院章程，保障和坚持中医为主的办院方向。协调细化落实对中医医院的投入倾斜政策，持续探索有利于中医药特色优势发挥的医院运行新机制。要推动中医医疗服务项目和价格加快调整，充分体现中医药技术劳务价值。要建立以质量为核心、公益性为导向的中医医院考评机制。落实好《关于进一步深化基本医疗保险制度支付方式改革的指导意见》，持续探索符合中医药特点的支付方式。各地要认真学习借鉴威海等地区中医优势病种收付费方式改革经验，争取更多的地区将更多的中医优势病种纳入按病种收付费范围，合理确定收付费标准，用支付方式这个杠杆来鼓励和引导中医药服务提供和使用。要实施好新修订的100个中医临床路径。开展疾病诊断相关分组（DRG）收付费试点的地区，要探索符合中医药诊疗特点的分组方式。要深入推进中医类别医师资格考试改革，侧重对中医思维和临床技能的考核。

第六，持续改善服务，进一步提升群众中医药服务获得感。今年年初，原国家卫生计生委和国家中医药管理局在过去3年改善医疗服务行动的基础上，制订印发了新3年改善医疗服务行动计划，明确了建立健全5项工作制度和实施10项具体措施的任务。省级中医药管理部门要坚持改革与改善并重，以严谨细致的工作作风，继续加强对改善医疗服务工作的组织领导，将改善医疗服务与深化医改同部署、同推进，结合本地中医医疗服务实际情况，巩固和深化已经取得的经验成效，细化行动计划实施方案并强化落实。要经常研究分析行动计划实施过程中的新情况、新问题，有针对性地调整重点任务，既尽力而为又量力而行，一件事情接着一件事情办，一年接着一年干，积小胜为大胜，久久为功。特别是中医诊疗模式创新，国家中医药管理局将在前期试点工作基础上印发一批中医诊疗模式创新的典型经验。各地要加大推广力度，全面落实以病人为中心的服务理念，让“患者围着科室转”变为“科室围着患者转”成为常态，为患者提供最优的诊疗方案。还要关心关爱医务人员，加快推进薪酬制度改革，深入一线与他们交朋友，做到精神上鼓励、工作上帮助、事业上支持、生活上保障，调动好他们的积极性，充分发挥健康中国建设主力军的作用。

第七，发挥主导作用，进一步促进中医治未病服务发展。要主动顺应人民群众对健康服务更加多元和更高质量的需求，加快市场培育，支持社会力量举办规范的中医养生保健机构，推动特色健康产业加快发展。今年国家中医药管理局将启动全国中医养生保健示范区和示范基地建设。各地要通过资源整合、丰富内涵、模式创新、政策探索等措施，推进中医养生保健服务规范化、专业化、规模化发展，打造区域中医治未病服务试点升级版，发挥示范性、引领性作用。要在国家基本公共卫生服务中发挥好中医药作用，进一步扩大中医药健康服务管理项目覆盖面。今年国家卫生健康委和国家中医药管理局将开展国家基本公共卫生服务项目10年评估。各地要高度重视，把效果评估好、问题搞清楚，把经验总结好、项目提炼好，为下一步工作奠定基础。要落实《关于促进中医药健康养老服务发展的实施意见》，支持社会力量举办中医药健康养老服务提供机构，推动普遍性服务和个性化服务协同发展。启动建设一批中医药特色医养结合示范基地。

第八，以党风正行风，进一步加强中医医院行业行风建设。坚持党建引领，以党建促改革、促发展，以党风正行风、正医风。近段时间以来，个别医疗机构涉嫌套取医保资金的问题媒体时有报道，这给我们的医院行风建设敲了警钟提了醒。省级中医药管理部门和各级中医医院都要以此为戒，突出问题导向，对围绕医保和救助资金院内全环节开展自查自纠，进行风险排查，完善内控措施，杜绝此类事情发生。要进一步深入贯彻落实“九不准”，聚焦苗头性、倾向性问题，全方位、多层次、立体化，织密筑牢“高压网”。要把职业道德和行风建设深入到设备采购、药品和耗材采购、工程建设、医院创收、索要红包、科室承包、药房托管、项目许可、接受捐赠、投融资等重点领域、重点部位和重点环节，严格管权、管人、管事、管钱、管物的各项监管措施，从源头上预防腐败和治理不正之风。

三、切实加强组织领导，确保2018年工作任务落实

第一，要切实增强本领。习近平总书记强调“领导干部不仅要有担当的宽肩膀，还得有成事的真本领”。党的十九大报告提出要增强“八种本领”。我们做好中医医政工作，必须要在提高这8种本领上下功夫，而且这8种本领缺一不可。一是增强学习本领，要结合开展“不忘初心，牢记使命”主题教育，推进“两学一做”学习教育常态化制度化，切实用习近平新时代中国特色社会主义思想武装头脑、指导实践、推动工作。二是增强政治领导本领，牢固树立“四个意识”，既要“埋头拉车”，更要“抬头看路”，确保中央决策部署落地生根、开花结果。三是增强改革创新本领，创新是第一动力，要敢于自我革命，创新中医医政工作思路方法；要敢于放权放手，最大限度调动基层的积极性、创造性。四是增强科学发展本领，要立足中医药服务可持续发展，权衡好“大与小”“远与近”“利与弊”，算大账，守底线，绝不能急功近利。五是增强依法执政本领，要增强法治、制度、规则意识，自觉用法治思维和法治方式想问题、做决策、办事情。六是增强群众工作本领，从群众中来，到群众中去，拉群众的手，听群众的声，走好群众路线。七是增强狠抓落实本领，既要运筹帷幄当好“指挥员”，又要冲锋陷阵当好“战斗员”，干在实处、走在前列。八要增强驾驭风险本领，要居安思危、居危思进，时刻保持政治敏锐性，增强风险防控意识，及时察觉苗头倾向性问题，健全风险防控体系和工作机制。

第二，要狠抓工作落实。习近平总书记在谈到落实党的十九大确定的目标任务时强调，“抓落实来不得花拳绣腿，光喊口号、不行动不行，单单开会、发文件不够，必须落到实处。”我们要把狠抓落实作为中医医政工作的一项基本功，发扬钉钉子精神，钉好抓落实的钉子。

一是要想抓，要牢固树立为人民服务的宗旨意识，勇于担当，敢于碰硬。二是要敢抓，要有“明知山有虎偏向虎山行”的勇气和智慧。三是要会抓，要画好施工图，明确时间表、路线图，责任到人，计划到点；要大兴调查研究之风，坚持深入基层，到基层去想办法、找思路；要善于总结，既要总结典型示范，也要直面问题。四是要恒抓，要有“咬定青山不放松，不达目的不罢休”的韧劲儿，认准了、看好了就盯着抓、盯到底，善始善终、善作善成。

第三，要强化工作纪律。当前，我们工作中还存在这样一些问题，一是个别地区上面任你喊破喉咙，下面我自岿然不动，或者我行我素，你说你的，我干我的。二是国家中医药管理局千方百计谋划协调争取了很多很好的政策、措施、项目，文件印发了，开会部署了，培训解读了，但个别地区看到文件后不汇报和传达，开会回去后也不汇报和传达，看到先进地区的好经验好做法无动于衷，造成信息中断、梗阻，上级领导和基层都无从得知也就无法落实。三是个别地区出现了重大医疗质量安全、行风、应急等事件，以及部分中医医院被撤并改制等问题，不及时向上级汇报甚至不报告，导致工作处置和应对出现被动。这些现象和问题的背后，其实就是一种懒政惰政和为官不为。省级中医药管理部门和各个医院一定要从持续反“四风”的高度和要求强化工作纪律，一是要强化请示报告制度，保持上下信息畅通。二是要强化上下联动机制，确保上有所呼，下有所应。三是要强化部门协同机制，充分发挥中医药部门协调机制的作用，主动协调，确保中医药政策出得了门、落得了地。

同志们，新时代的宏伟蓝图已经绘就，新时代的伟大征程已经开启。让我们更加紧密地团结在以习近平同志为核心的党中央周围，以真抓的实劲、敢抓的狠劲、常抓的韧劲，真刀实枪抓好2018年各项工作任务落实，为振兴发展中医药事业，为推进健康中国建设、全面建成小康社会作出我们应有的贡献！

大事记

【2018 年中医药大事记】

1 月 2 日 中共中央、国务院印发《关于实施乡村振兴战略的意见》，对实施乡村振兴战略进行全面部署。其中第七部分“提高农村民生保障水平，塑造美丽乡村新风貌”提出，推进健康乡村建设，加强乡村中医药服务。

1 月 8 日 2017 年度国家科学技术奖励大会在北京人民大会堂举行，共评出 271 个项目和 9 名科技专家，其中 4 个中医药项目获得国家科学技术进步奖二等奖。

1 月 10 日 国务院总理李克强在柬埔寨金边出席澜沧江－湄公河合作第二次领导人会议并发表讲话。李克强指出要加强中医药推广等合作。

1 月 14 日 国务院办公厅印发《关于改革完善全科医生培养与使用激励机制的意见》，从总体要求、建立健全适应行业特点的全科医生培养制度、全面提高全科医生职业吸引力、加强贫困地区全科医生队伍建设、完善保障措施几个方面提出改革完善全科医生培养与使用激励机制。

1 月 15～16 日 2018 年全国中医药工作会议在北京召开。会议回顾总结 2017 年中医药工作和党的十八大以来中医药取得的成就，并研究部署 2018 年重点任务。国务院总理李克强作出重要批示。

2 月 3 日 国务院副总理刘延东调研重庆市中医院，强调要深入学习贯彻习近平新时代中国特色社会主义思想和党的十九大精神，充分发挥中医药在防病治病中的独特优势，为建设健康中国、让群众享有更多获得感幸福感作出中医药独特贡献。

3 月 5 日 国务院总理李克强在第十三届全国人民代表大会第一次会议上的政府工作报告中提出：支持中医药事业传承创新发展，鼓励中西医结合。

3 月 14 日 国家中医药管理局举办第十三期中医药改革发展讲坛。本次讲坛旨在学习贯彻习近平总书记在纪念周恩来同志诞辰 120 周年座谈会上的重要讲话精神，增强中医药干部职工不忘初心，坚守信仰的责任感和使命感。

3 月 17 日 教育部办公厅公布第三批国家高层次人才特殊支持计划教学名师入选人员名单。北京中医药大学张冰、山东中医药高等专科学校张钦德、湖南中医药大学常小荣、成都中医药大学梁繁荣、西藏藏医学院格桑顿珠 5 位教师入选。

3 月 27～28 日 2018 年全国中医医政工作会议暨改善医疗服务工作经验交流会在北京召开。会议肯定 2017 年及十八大以来的中医医政工作，部署 2018 年重点工作。会议要求，坚持党对中医医政工作的全面领导，扎实做好中医药法实施工作，充分发挥中医药在乡村振兴战略中的作用，进一步提升中医药服务核心竞争力，继续推进“三医联动”改革，持续改善医疗服务，进一步促进中医治未病服务发展。国家卫生健康委相关司局、国家中医药管理局机关及直属有关单位、各地中医药管理部门和部分省级以上中医院的负责同志参加会议。

3 月 28 日 国家中医药管理局召开干部大会，通报中央关于王国强不再担任国家中医药管理局党组书记、局长的决定，国家卫生健康委员会党组研究决定由委党组成员、副主任曾益新分管国家中医药管理局，国家中医药管理局党组成员、副局长马建中负责局日常工作。曾益新、王国强出席会议并讲话，马建中主持会议。

3 月 30 日 2018 年全国中医药规划财务工作会议在辽宁沈阳召开。会议充分肯定党的十八大以来规划财务工作取得的成绩，研究部署下一步重点任务，围绕中医药规划实施与管理、中药材产业扶贫行动、转移支付中医药资金安排与管理进行专题部署。国家卫生健康委相关司局、国家中医药管理局机关及部分直属（管）单位、各地中医药管理局规划财务工作负责同志参加会议。

4 月 13 日 由国家中医药管理局主办、四川省中医药管理局承办的对中东欧国家中医药合作协作组第一次会议在四川成都召开。12 家协作组成员单位参加会议。会议对中东欧国家整体形势、中医药合作情况及中东欧地区中医药中心建设经验进行分享交流，并通过《国家中医药管理局对中东欧国家中医药合作协作组章程》。

4 月 14～15 日 由国家中医药管理局主办的全国中医药系统办公室工作培训班在浙江杭州举办。培训围绕转作风、抓督查、促落实，对 2018 年工作进行部署。培训强调，要贯彻全国“两会”部署的中医药重点任务和全国中医药工作会议要求，重视信息报送，加强新闻宣传，推进文化建设，做好信访工作和督查工作，提升办公室工作科学化、规范化水平。各地中医药主管部门办公室（综合处）主任（处长），国家中医药管理局机关各部门综合处处长、司秘，局直属各单位办公室（综合处）主任（处长）等参会。

4 月 26 日 中共中央总书记、国家主席、中央军委主席习近平在深入推动长江经济带发展座谈会上讲话强调：治好“长江病”，要科学运用中医整体观，追根溯源、诊断病因、找准病根、分类施策、系统治疗。

4 月 28 日 庆祝“五一”国际劳动节暨“当好主人翁　建功新时代”劳动和技能竞赛推进大会在北京人民大会堂举行。马福彦、伦静菲、向玉华、郭平牯、羊云彬、次仁措姆 6 位中医药人士获“全国五一劳动奖章”，大理药业股份有限公司获“全国五一劳动奖状”。

5 月 3～4 日 由国家中医药管理局主办，《中国中医药报》社承办的 2018 年中医药新闻传播领导能力培训班在北京举办。培训强调，要做大做强主流舆论，做深做好内容表达，做准做正舆论引导，做宽做新传播手段，提升中医药新闻宣传工作水平，凝聚行业共识，增进民众认同，为中医药事业发展营造良好的社会氛围。国家中医药管理局机关各部门及直属单位负责人、新闻联络员，各省（区、市）中医药主管部门新闻宣传工作负责人，省级中医医院相关负责人等参加培训。

5月8日　文化和旅游部确定并公布第五批国家级非物质文化遗产代表性项目代表性传承人名单，全国共1082名传承人入选，其中中医药非物质文化遗产项目代表性传承人58名。

5月10日　由中国澳门特别行政区政府和中国国家中医药管理局主办的2018传统医药国际发展论坛（泰国）在泰国曼谷举行，来自中国、泰国、柬埔寨、菲律宾、新加坡、马来西亚及印度尼西亚等国的卫生部门官员、专家，以及行业协会、企业负责人等近400人出席。嘉宾围绕传统医药法律法规、教育培训、国际贸易、产品开发等进行研讨交流。

5月17~18日　国家中医药管理局在福建福州举办全国中医药系统行政复议与行政诉讼专题培训班，通过进一步夯实法律知识、强化法治意识、把握关键环节，不断防范系统风险，提高行政复议与行政诉讼工作能力和水平。国家中医药管理局机关各司办、各直属单位，全国各省（区、市）中医药主管部门相关工作负责同志共100余人参加培训。

5月25~27日　由教育部高等学校中医学类专业教学指导委员会、全国中医药高等教育学会等主办，天津中医药大学承办的首届"慧医谷杯"2018全国中医大学生临床能力大赛在天津中医药大学团泊新校区举办。全国共有48所本科院校和20所高职院校的68支队伍参赛。

5月30日　藏医药巨著《四部医典》入选"世界记忆亚太地区名录"。

5月31日　由中华中医药学会主办，广东省中医院和广东省中医药学会承办的2018年全国中医药学会工作会议暨2017年度中华中医药学会科技成果、优秀人才奖励大会在广东广州召开。会议举行中华中医药学会科学技术奖等奖项的颁奖仪式。各省（区、市）及副省级市中医药学会会长、秘书长，各分会主任委员、秘书长，系列期刊负责人，获奖代表，特邀会员单位代表等参加会议。

5月31日~6月1日　由教育部、国家中医药管理局等主办的2018年全国职业院校技能大赛"东阿阿胶杯"中药传统技能赛项在山东中医药高等专科学校举办。大赛分为中药性状与真伪鉴别、中药显微鉴定、中药调剂、中药炮制4个子项目。来自全国27个省（区、市）69个院校的115名选手参加比赛。通过竞赛，12名选手获得大赛一等奖，23名选手获得二等奖，35名选手获得三等奖，12名一等奖选手的指导老师荣获优秀指导教师。

6月2日　由国家中医药管理局教材建设工作委员会办公室、中国中医药出版社主办的全国中医药行业职业教育教材建设工作会议暨全国中医药行业职业教育"十三五"规划教材发布会在北京召开，规划教材新书共133种正式亮相。

6月4~7日　由国家中医药管理局和国家标准化管理委员会主办，中国中医科学院和上海中医药大学承办的国际标准化组织/中医药技术委员会（ISO/TC 249）第九次全体大会在上海召开。来自中国、日本、韩国、美国、德国、澳大利亚、泰国、沙特等14个成员体和多个联络组织，如世界卫生组织（WHO）、国际标准化组织/健康信息技术委员会（ISO/TC 215）、世界中医药学会联合会（WFCMS）、世界针灸学会联合会（WFAS）的226位代表出席此次大会。本次大会共收到来自中国、韩国，以及世界中医药学会联合会共33项新提案。

6月5日　湖北省委省人民政府纪念李时珍诞辰500周年暨湖北省中医药振兴发展大会在湖北武汉召开。大会动员全省上下深入学习贯彻习近平总书记视察湖北重要讲话精神，传承弘扬中医药文化，推动湖北省中医药振兴发展，加快中医药强省建设步伐。全国政协副主席李斌出席大会并讲话。国家中医药管理局同湖北省人民政府签订《推进湖北建设中医药强省合作框架协议》和《湖北中医药大学共建协议》。

6月8日　中国-德国中医药中心（汉诺威）在汉诺威医科大学康复中心正式成立，同期召开中国-德国中医药学术研讨会，中心由中国中医科学院、德国中医学会、汉诺威医科大学和天士力集团参与建设，是中德卫生领域合作的重要成果之一。

6月8~9日　国家中医药管理局在贵州贵阳举办第一期中医药标准化知识和应用培训班。本次培训内容涵盖标准化改革和发展，中医药标准制修订、实施、应用评价等关键环节的技术要点和知识，相关社会团体、基地对标准化工作进行经验交流。42家中医药标准研究推广基地，中医药各专业标准化技术委员会，中医药行业社会团体以及承担中医药标准化项目的相关负责人等100余人参加。

6月9~10日　由国家中医药管理局、厦门市人民政府主办的2018海峡两岸中医药发展与合作研讨会暨中医药创新驱动发展论坛在福建厦门举办。研讨会以"传承中医智慧　助力健康中国"为主题，聚焦两岸中医药学术期刊，旨在以期刊建设引领两岸中医药学术创新与传承发展。两岸中医药领域专家、学者550余人参加会议。

6月21日　第四次全国中药资源普查工作推进会在北京召开。会议主要针对第四次全国中药资源普查任务进行总体部署和动员，相关部委领导为中药资源普查工作提出明确要求并为专家组成员颁发聘书。相关领导及专家组研讨了2018年全国中药资源普查工作进展，各省（区、市）交流了试点工作进展情况和经验并展示了全国中药资源普查试点工作成果。

6月23日　由国家中医药管理局、江西省人民政府指导，世界中医药学会联合会、江西省卫生计生委等单位主办的世界中医药大会第四届夏季峰会在江西南昌开幕。大会以"中医药国际化新时代、新机遇、新挑战"为主题，旨在加强政策对话、促进学术创新、推动产业发展、倡导互学互鉴，为中医药走向世界注入新的动力。

6月28日 国家中医药管理局召开领导干部会议。中央组织部副部长周祖翼宣布了中央关于国家中医药管理局主要负责同志任职的决定，余艳红任国家中医药管理局党组书记、副局长，于文明任国家中医药管理局局长。

6月30日~7月1日 国家中医药管理局会同全国人大教科文卫委员会、全国政协教科卫体委员会等22个部门组成的中医中药中国行组委会联合北京市人民政府，在中国国家博物馆主办中医中药中国行——2018年中医药健康文化大型主题活动。活动围绕“传播中医药健康文化、提升民众健康素养”这一目标，精心设计了开幕式、展览展示、体验互动、健康咨询（义诊）、健康讲座、中医传统健身表演和科普资料发放7大板块内容。

7月5日 国家药品监督管理局发布关于实施《中华人民共和国药典》2015年版第一增补本的公告，指出《中华人民共和国药典》2015年版第一增补本已编制完成，自2019年1月1日起施行。《中华人民共和国药典》2015年版第一增补本新增了裸花紫珠等33个中药品种。

7月7日 中国国务院总理李克强出席在保加利亚首都索非亚举行的第七次中国－中东欧国家领导人会晤，与会各方发表《中国－中东欧国家合作索非亚纲要》。纲要指出：各方支持匈牙利、捷克、黑山等国现有的中医药中心，愿探讨在其他国家合作建立中医药中心。欢迎中国中医科学院及地方中医药大学与中东欧国家医科大学间开展直接合作。探讨在中东欧国家建立中草药种植基地。

7月16日 由国家中医药管理局主办的全国中医药行业会计领军人才第一、二期毕业典礼暨第三期开班仪式在北京举行。71位学员获全国中医药行业会计领军人才证书，61位学员参加第三期培训。

7月22日 国家主席习近平在南非《星期日独立报》《星期日论坛报》《周末守卫者报》发表题为《携手开创中南友好新时代》的署名文章，文章中提到：“中国中医药企业正积极开拓南非市场，为南非民众通过针灸、拔罐等中医药疗法祛病除疾、增进健康提供了新选择。”

7月26日 国家中医药管理局在北京召开《中华人民共和国中医药法》实施一周年座谈会，全国人大常委会副委员长艾力更·依明巴海出席会议。会议由国家卫生健康委党组成员，国家中医药管理局党组书记、副局长余艳红主持，围绕中医药法实施一周年来有关情况进行专题座谈。国家中医药管理局局长于文明汇报中医药法实施一周年有关情况。

8月5日 由香港注册中医学会主办，世界中医药学会联合会、中华中医药学会合办，国家中医药管理局指导，香港特别行政区政府食物及卫生局、香港特别行政区政府卫生署支持，香港大学中医药学院、香港中文大学中医学院、香港浸会大学中医药学院协办的国际中医药香港高峰论坛在香港会议展览中心召开，共同讨论传承中医药文化、治疗新优势。香港特别行政区行政长官林郑月娥，国家卫生计生委原副主任、国家中医药管理局原局长、中华中医药学会会长王国强，国家中医药管理局副局长、世界中医药学会联合会主席马建中等出席开幕式并致辞。来自中国内地、香港、澳门，以及美国、英国、德国和澳大利亚的知名专家学者参加论坛。

8月6日 国家中医药管理局发布中医药宣传片《我们的中医药》，回顾中医药发展历程，详细介绍当前中医药发展情况与取得成果。

8月9日 粤港澳大湾区中医药创新中心研讨会在广东广州召开。国家卫生健康委党组成员，国家中医药管理局党组书记余艳红出席会议并指出，粤港澳大湾区中医药创新中心是国家中医药管理局中医药国际合作专项立项支持项目之一，将进一步发挥粤港澳三方研究特长，以搭建开放共享的中医药免疫研究平台为起点，形成可持续发展的合作机制，推动中医药积极融入粤港澳大湾区发展战略，服务国家“一带一路”倡议。香港浸会大学、澳门大学等合作单位及相关领域专家参加会议。参会人员共同见证粤港澳大湾区中医药创新中心和广东国际传统医学临床指南研究院项目的正式启动，重点研讨粤港澳中医药科技合作、中医临床证据与指南及标准。

8月17~18日 由国家中医药管理局主办、中国中医科学院承办的2018中非卫生合作高级别会议在北京举行，中非传统医药合作专题论坛同期召开。国家中医药管理局局长于文明出席大会开幕式和专题论坛并分别致辞。来自摩洛哥、南非等14个非洲国家卫生部门和医疗机构及国内中医药领域代表约120余人参加活动。广州中医药大学与科摩罗联盟卫生总局的代表在会上签署合作备忘录。

8月24日 中共中央政治局委员、国务院副总理孙春兰调研国家中医药管理局、中国中医科学院，并强调要深入学习贯彻习近平新时代中国特色社会主义思想，认真落实党中央、国务院关于中医药工作的决策部署，坚持中西医并重，以传承为根基，以创新为动力，推进中医药现代化和国际化，为健康中国建设、造福人类健康作出贡献。

8月27日 由国家中医药管理局主办的2018年度中医药国际合作专项工作会议在北京召开。国家中医药管理局国际合作司就2015~2018年度中医药国际合作专项工作进展情况做专题报告。会议听取中国中医科学院、黑龙江中医药大学、云南中医药大学、山西中医药大学、广东省中医院、上海中医药大学等7家专项承担单位的经验分享，并听取国家中医药管理局规划财务司对中医药国际合作专项财政绩效考核要求的专题介绍。

8月29~31日 由国家中医药管理局主办的宣传贯彻中医药法研讨培训班在云南昆明举办。来自全国31个省、自治区、直辖市中医药主管部门法治及相关工作负责人、国家中医药管理局各部门学法用法工作人员共计228人参加培训班。培训内容包括介绍全国人大的卫生立法和监督工作、介绍《中华人民共和国中医药法》实施一周年情况调研报告、解读《古代经典名方目录（第一批）》《古代经典名方中药复方制剂简化注册审批管理规定》，部分省级中医药主管部门结合自身贯彻落实中医药法及配套制度工作情况进行经验交流。

9月11～12日　ISO/TC 249秘书处受邀参加第六届中国－东盟技术转移与创新合作大会，与东盟相关国家就中医药国际标准化发展及国际标准制定进行深入地沟通与交流。

9月13～14日　2018年全国中医药局长专题学习研讨班在北京举办，国家卫生健康委党组成员、国家中医药管理局党组书记余艳红出席并讲话，国家中医药管理局局长于文明主持开班仪式并作总结讲话，国家中医药管理局副局长马建中、王志勇、闫树江出席。各省、自治区、直辖市及副省级市中医药主管部门主要负责人，国家中医药管理局机关各部门负责人和直属各单位主要负责人参加学习并研讨。

9月18日　第二届中非青蒿素复方控制疟疾研讨会在多哥洛美召开，会议由中国国家中医药管理局、多哥卫生和社会保障部主办，广州中医药大学承办。来自中国、多哥、马拉维、科摩罗、圣多美和普林西比的近百名卫生管理部门官员和专家参加了会议。代表们积极评价方案在科摩罗和多哥等国实施以来取得的成绩，讨论青蒿素复方快速清除疟疾方案的完善建议和实施策略，特别是针对非洲大陆国家实施项目面临的人口流动频繁等问题和挑战，交流推进项目的意见和建议。

9月19～20日　由国家卫生健康委、国家中医药管理局、国家民族事务委员会、广西壮族自治区人民政府主办的第五届中国－东盟传统医药论坛于“健康丝绸之路”建设暨第二届中国－东盟卫生合作论坛期间在广西南宁举行。国家中医药管理局国际合作司、国家民族事务委员会文宣司和广西壮族自治区卫生健康委有关领导出席论坛并致辞。国家中医药管理局国际合作司副司长及柬埔寨、老挝、马来西亚、缅甸、菲律宾、新加坡和泰国等东盟国家的传统医药官员和专家发表主旨演讲。

10月11日　由中国中西医结合学会主办的纪念毛泽东同志关于西医学习中医批示六十周年大会在北京召开。全国政协副主席何维、国家卫生健康委主任马晓伟、国家中医药管理局局长于文明出席并讲话。60年来，中西医结合、优势互补已成为我国医药卫生制度的突出优势。

10月11～14日　由国家卫生健康委、中国国际贸易促进委员会、国家中医药管理局、甘肃省人民政府主办的2018中国（甘肃）中医药产业博览会暨甘肃省建设国家中医药产业发展综合试验区论坛在甘肃陇西县举行，全国政协副主席李斌致辞并宣布2018中国（甘肃）中医药产业博览会开幕。中医药发展国际论坛、中医药助推大健康产业论坛、中药材产业发展论坛、陇药大品种品牌培育推进会等同期举办。

10月15日　由国家中医药管理局主办、黑龙江中医药大学承办的对俄中医药合作协作组第八次会议在黑龙江哈尔滨召开。会议由国家中医药管理局国际合作司副司长主持，16家协作组成员单位参加此次会议。会议通报了对俄中医药合作整体形势，分享对俄中医药合作经验，讨论并通过《国家中医药管理局对俄中医药合作协作组章程》，研究下一步工作方向。

10月20日　由国家中医药管理局对台港澳中医药交流合作中心、澳门心理研究学会主办的2018年中国中医药发展国际（澳门）论坛暨中医心理睡眠与全民健康论坛在澳门开幕。此次论坛以“中医药与心身健康”为主题，邀请来自中国内地、澳门、香港、台湾等地区，以及日本、韩国等国家的专家、学者、当地民众约200余人出席。论坛已连续举办3届。

10月22日　中共中央总书记、国家主席、中央军委主席习近平考察珠海横琴新区粤澳合作中医药科技产业园。该产业园是《粤澳合作框架协议》下首个落地项目。习近平指出，中医药学是中华文明的瑰宝。要深入发掘中医药宝库中的精华，推进产学研一体化，推进中医药产业化、现代化，让中医药走向世界。

10月23日　国家中医药管理局在北京召开2018年中药资源普查实施方案审核会。2018年各地新增开展750个县域的中药资源普查工作，第四次全国中药资源普查工作范围累计超过2000个县级行政区划单元。

10月25日　“中医中药中国行香港活动”启动仪式在香港举行，国家卫生健康委党组成员、国家中医药管理局党组书记余艳红，香港中联办副主任谭铁牛，香港食物及卫生局常任秘书长谢曼怡，以及卫生署署长陈汉仪出席启动仪式。

10月28～29日　由中医中药中国行组委会主办，《中国中医药报》社、广东省中医药局、世界卫生组织传统医药合作中心（澳门）、粤澳中医药科技产业园等承办的中医中药中国行（澳门站）启动仪式在澳门综艺馆举行。国家卫生健康委党组成员、国家中医药管理局党组书记余艳红，澳门中联办副主任薛晓峰等出席。

10月30日　由科技部、国家中医药管理局、广东省人民政府主办的国家中医药发展会议（“珠江会议”）第二十八届学术研讨会在广东广州召开。本次会议的主题是中医药现代化关键技术装备需求与策略。与会专家围绕主题，分别从中医药现代化关键技术装备的发展重点、现代技术与中医药关键技术装备、中医药现代化关键技术装备推进策略3方面议题进行讨论。

10月31日～11月2日　由国家中医药管理局主办，河南中医药大学承办的《中医药法》普法培训班在河南郑州举办。培训班上分别介绍中医药法实施以来河南省中医药事业发展取得的成绩、中医药法颁布实施后全国上下贯彻落实中医药法的基本情况，参会代表作会议交流。来自全国近20所中医药高等院校、综合及医科大学的中医药学院、河南中医药大学附属医院等150余名学员参加培训。

11月6日 全国哲学社会科学规划办公室公布2018年度国家社科基金重大项目立项名单，南京中医药大学中医文化研究中心投标的“中医药文化国际传播认同体系研究”获批立项。该研究以北京中医药大学等为主要合作单位，是我国中医药文化国际传播研究领域内首个获得国家社科基金“重大项目”立项的课题。

11月7日 国务院知识产权战略实施工作部际联席会议办公室发布《关于支持自由贸易试验区深化改革创新若干措施的通知》，指出鼓励在吸纳非卫生技术人员在医疗机构提供中医治未病服务、医疗机构中医治未病专职医师职称晋升、中医治未病服务项目收费等方面先行试点，由国家中医药管理局负责。

11月7日 由国家中医药管理局主办的对澳中医药合作协作组第三次会议在北京召开。中国中医科学院、北京中医药大学、南京中医药大学、广东省中医院、天津天士力集团有限公司等13家协作组成员单位参加会议，上海中医药大学专家应邀参会并作了主旨报告。会议学习国家领导人关于中医药工作的重要论述，通报澳大利亚整体形势及中医药合作情况，分享中澳中医药中心建设经验，研究下一步工作方向。

11月7~8日 由农工党中央、国家中医药管理局主办的第五届中医科学大会在广东惠州召开。大会以“中西医汇聚，促进医学科学进步”为主题，3位诺贝尔奖获得者、12位两院院士和10余位国医大师、全国名中医，以及来自海内外生命科学领域、中医药学领域的专家学者参加了大会。

11月12~13日 由国家中医药管理局主办的2018年度普法培训班在广东广州举办。会议由广东省中医药局、广东省中医院承办。国家中医药管理局各部门、各直属单位学法用法工作人员，全国各省中医药主管部门法治工作负责同志及普法师资共120余人参加培训。

11月13日 由中宣部、中央改革办等主办的“伟大的变革——庆祝改革开放40周年”大型展览在中国国家博物馆举办，共设6个主题内容展区。历史巨变展区展出中医药事业在改革开放40年间取得的代表性成就。

11月14日 “中国-法国中医药中心（塞纳）”在法国塞纳市中心医院正式揭牌。

11月15~16日 由国家中医药管理局主办的“中医药传承创新工程”建设单位科研能力提升培训会在海南海口召开，培训班主要在中医临床科研能力、科研管理模式、科研平台建设和中医临床研究方法学等方面对工程建设单位科研管理人员进行专题培训。

11月15~17日 为庆祝中医药针灸被列入“人类非物质文化遗产名录”8周年，世界针灸学会联合会、中国中医科学院和中宣部五洲传播中心主办世界针灸日走进联合国教科文组织暨世界针灸学会联合会2018国际针灸学术研讨会。活动是中宣部“中华之美海外传播工程”支持项目之一，也是国家中医药管理局“一带一路”中医药国际合作专项和中国科学技术协会“一带一路”国际科技组织合作平台建设项目。

11月17日 由世界中医药学会联合会主办的第十五届世界中医药大会暨“一带一路”中医药文化周在意大利罗马开幕，并将每年的10月11日定为“世界中医药日”。

11月25日 由中华中医药学会主办，以“传承·创新·发展”为宗旨，以“传承创新发展，助力健康中国”为主题的第五届岐黄论坛在北京召开，设主论坛和中华中医药学会内科分会2018学术年会暨董建华学术传承研讨会等8个分论坛，并进行2018年度中华中医药学会科技成果、优秀人才奖颁奖仪式。国医大师、院士，以及来自中医药领域的2500余位专家参会。

11月26~27日 由国家中医药管理局扶贫领导小组办公室主办的中药材产业扶贫行动技术指导专家组成立会议暨专家培训会在安徽省金寨县举办，安徽省中医药管理局、安徽金寨县、陕西宁陕县、山西五寨县、安徽岳西县等有关同志介绍了推进中药材产业扶贫的情况和经验，来自各地150余位专家成员参加培训。

11月28日 联合国教科文组织保护非物质文化遗产政府间委员会批准中国申报的“藏医药浴法”列入人类非物质文化遗产代表作名录。这是继2010年“中医针灸”申遗成功后，包含少数民族医药在内的中医药再次列入人类非物质文化遗产。

11月29日 由国家中医药管理局主办的中医药文化科普巡讲活动走进国家民族事务委员会，这是中医中药中国行第三阶段健康文化推进行动的重要部分。

11月29日 由国家中医药管理局主办，中国中医科学院研究生院承办的第六期“中医医院职业化管理高级研修班”结业式在北京举行。来自全国31个省（区、市）的70名中医医院院长完成此次研修。

11月30日 国家中医药管理局第二届中医药改革发展专家咨询委员会第二次全体会议在北京召开，会议传达习近平总书记考察广东时对中医药工作作出的重要指示精神和孙春兰副总理来国家中医药管理局调研讲话精神，就推动中医药事业发展听取意见建议。

12月3日 国家中医药管理局党组书记余艳红率中医药代表团访问世界卫生组织总部，与世界卫生组织副总干事索姆娅·斯瓦米娜珊举行工作会谈，签署《中华人民共和国国家中医药管理局与世界卫生组织关于传统医学合作的谅解备忘录》。

12月4日 国务院副总理、孔子学院总部理事会主席孙春兰在第十三届孔子学院大会上的讲话指出，要实施“汉语+”项目，因地制宜开设技能、商务、中医等特色课程，建立务实合作支撑平台。

12月6日　国家中医药管理局在四川成都举办中药材产业扶贫推进活动，国家中医药管理局副局长闫树江，四川省人民政府副秘书长王海峰出席。四川、湖北、重庆、陕西4省市中医药主管部门和有关县市政府、中药企业汇报了中药材产业扶贫相关情况，14组单位进行中药材产业扶贫基地及定制药园的签约。

12月8日　由国家中医药管理局、浙江省卫生健康委指导，世界中医药学会联合会和世界针灸学会联合会主办的首届世界中医药科技大会暨中医药国际贡献奖（科技进步奖）颁奖大会在浙江杭州召开。世界中医药学会联合会科技发展委员会、真实世界研究专业委员会同期成立。

12月10日　财政部批复《中国中医药报》社公司制改制有关事项、中国中医药出版社公司制改制有关事项。

12月10～13日　由国家中医药管理局、中国高级公务员培训中心举办的中医药管理干部深入学习党的十九大精神提升治理能力培训班在北京举行。本次培训是在中医药系统全面深入学习贯彻习近平新时代中国特色社会主义思想和习近平总书记关于发展中医药的重要论述背景下举行的。全国部分地市级中医药主管部门负责同志和局直属单位处级干部约240人参加培训。

12月12日　中共中央政治局委员、国务院副总理、中央代表团副团长孙春兰率中央代表团二分团看望慰问钦州各族各界干部群众时指出，希望企业加大技术创新力度，发挥中医药独特优势，为治疗肿瘤等重大疾病作出积极贡献。

12月14日　文化和旅游部在北京召开“藏医药浴法”列入联合国教科文组织人类非物质文化遗产代表作名录保护工作座谈会。

12月16日　全国中医药健康文化知识大赛总决赛在北京举行。广西代表队获得冠军，广东代表队和在“杏林王者”微信小程序海选赛中脱颖而出的百人团代表队获得亚军，黑龙江代表队、北京代表队以及百人团选出的第二支代表队获得季军。全国中医药健康文化知识大赛由中医中药中国行组委会主办，中国中医药出版社，中国教育网络电视台健康台，各省、自治区、直辖市中医药主管部门及新疆生产建设兵团卫生局承办。

12月18日　庆祝改革开放40周年大会在人民大会堂举行。屠呦呦作为中医药科技创新的优秀代表出席此次大会，被授予改革先锋称号，获颁改革先锋奖章。

12月20日　由国家中医药管理局、广东省人民政府港澳事务办公室、广东省卫生健康委指导，广东省中医药局主办的首届粤港澳大湾区中医药传承创新发展大会在广东深圳举行。来自粤港澳和全国各地政府、中医药教育机构、医疗和产业界代表约200人参加会议。

12月24日　岐黄工程——国家中医药领军人才支持计划第一阶段遴选完成，99名岐黄学者名单公布。这是国家中医药管理局根据《中医药传承与创新“百千万”人才工程（岐黄工程）实施方案》部署，组织实施国家中医药领军人才支持计划的具体举措，对发挥领军人才的引领带动作用、推动中医药事业传承发展有重要意义。

12月24日　全国中医药系统健康扶贫培训班在重庆举办，国家中医药管理局党组成员、副局长闫树江出席会议并讲话。国家卫生健康委、国家中医药管理局相关负责同志就三级中医医院对口帮扶、贫困地区县级中医院标准化建设及远程医疗服务、基层中医药服务能力提升及中医适宜技术推广等内容进行详细讲解。云南、辽宁、浙江、甘肃、河南、宁夏6省中医药管理局和有关帮扶单位、被帮扶单位作了经验交流。

12月31日　香港特别行政区政府卫生署公布第九期香港中药材标准（以下简称“港标”），包括24种常用中药材的安全和品质参考标准。卫生署发言人表示，“港标”计划自2002年推行以来，多年来有赖各合作伙伴的努力，在中药的测试和认证方面，已成为获得广泛接受的参考标准。

专题工作

一、改革开放40周年中医药发展

【改革开放40周年中医药大事记】

1978年9月 中共中央〔1978〕56号文件转发卫生部党组《关于认真贯彻党的中医政策，解决中医队伍后继乏人问题的报告》。邓小平批示指出："这个问题应该重视，特别是要为中医创造良好的发展与提高的物质条件。"

1979年5月 中华全国中医学会成立，为我国最大的全国性中医药学术团体。

1981年11月 中国中西医结合研究会成立，为我国最大的全国性中西医结合学术团体。

1982年4月 卫生部在衡阳召开全国中医医院和高等中医教育工作会议，制定《关于加强中医医院整顿和建设的意见》《努力提高教育质量，切实办好中医学院》等文件。

1982年12月 我国宪法首次明确规定"发展现代医药和我国传统医药"。

1983年8月 世界卫生组织在传统医学基础较好的国家和地区设立20多个"世界卫生组织传统中医合作中心"，7个设在中国。

1984年9月 卫生部和国家民委在内蒙古呼和浩特召开中华人民共和国成立以来的第一次民族医药工作会议。

1985年6月 中共中央书记处在关于卫生工作的决定中指出："根据《宪法》'发展现代医药和我国传统医药'的规定，要把中医和西医摆在同等重要的地位。"

1986年1月 国务院常务会议决定成立国家中医管理局。7月，国务院印发《关于成立国家中医管理局的通知》，明确国家中医管理局是国务院直属机构，由卫生部代管。10月，任命卫生部副部长胡熙明兼任国家中医管理局局长。12月，国家中医管理局正式成立。

1986年10月 卫生部召开全国县级中医医院工作会议，首次提出普及县级中医医院或民族医院的目标。

1987年9月 国家中医管理局向坦桑尼亚派出第一批中医专家组，开展中医药防治艾滋病研究。

1988年5月 国务院常务会议决定成立国家中医药管理局，把中药管理职能由国家医药管理局划归国家中医药管理局。

1990年6月 人事部、卫生部和国家中医药管理局联合作出《关于采取紧急措施做好老中医药专家学术经验继承工作的决定》，启动第一批全国老中医药专家学术经验继承工作。

1991年10月 国家中医药管理局与世界卫生组织联合召开国际传统医药大会，并确定每年10月22日为世界传统医药日。

1992年10月 《中药品种保护条例》颁布。

1996年7月 国家科委、国家中医药管理局组织启动"中药现代化发展战略"研究。

1996年12月 江泽民出席全国卫生工作会议并强调，既要认真继承中医药的特色和优势，又要勇于创新，积极利用现代科学技术，促进中医药理论和实践的发展，实现中医药现代化，更好地保护和增进人民健康。中西医工作者要加强团结、相互学习、相互补充，促进中西医结合。

1997年1月 《中共中央、国务院关于卫生改革与发展的决定》明确将"中西医并重"作为我国新时期卫生工作方针之一。

2003年4月 《中华人民共和国中医药条例》颁布。

2003年10月 世界卫生组织与国家中医药管理局共同召开中医、中西医结合治疗SARS国际研讨会，充分肯定中西医结合治疗SARS安全有效。

2006年10月 党的十六届六中全会部署"大力扶持中医药和民族医药发展"的重点任务。中央政治局举行第35次集体学习，胡锦涛强调要"制定扶持中医药和民族医药发展的政策措施"。

2006年11月 世界卫生组织对针灸361个人体穴位的取穴定位制定国际统一标准，360个穴位的定位标准采纳中国专家方案。

2007年3月 国务院成立中医药工作部际协调小组。

2007年7月 中医中药中国行大型科普宣传活动启动。

2007年10月 党的十七大召开，"中西医并重"及"扶持中医药和民族医药事业发展"首次写入中国共产党全国代表大会报告。

2008年11月 世界卫生组织首届传统医学大会在北京举办，通过《北京宣言》。

2009年3月 《中共中央国务院关于深化医药卫生体制改革的意见》发布，提出充分发挥中医药（民族医药）在疾病预防控制、应对突发公共卫生事件、医疗服务中的作用。

2009年4月 《国务院关于扶持和促进中医药事业发展的若干意见》颁布，这是中华人民共和国成立以来党和国家发展中医药事业方针政策的高度概括和系统总结。

2009年6月 人力资源社会保障部、卫生部、国家中医药管理局在北京召开国医大师表彰暨座谈会，表彰首届30位国医大师。

2010年6月 在澳大利亚访问的国家副主席习近平20日出席皇家墨尔本理工大学中医孔子学院授牌仪式。

2010年11月 中医针灸正式被联合国教科文组织列入人类非物质文化遗产代表作名录。

2011年5月 《黄帝内经》《本草纲目》被联合国教科文组织列入世界记忆名录。

2012年8月 国家中医药管理局等5部门联合印发《关于实施基层中医药服务能力提升工程的意见》。

2012年11月8日 党的十八大召开，大会报告强调"坚持中西医并重""扶持中医药和民族医药事业发展"。

2013年8月20日 习近平主席会见世界卫生组织总干事陈冯富珍，

表示愿继续加强双方合作，促进中西医结合及中医药在海外发展。

2013年9月11日　习近平主席在吉尔吉斯斯坦比什凯克见证国家中医药管理局与吉尔吉斯斯坦卫生部签署《中医药领域合作谅解备忘录》。

2013年11月12日　党的十八届三中全会通过《中共中央关于全面深化改革若干重大问题的决定》，提出“完善中医药事业发展政策和机制”。

2014年2月　首个ISO中医药国际标准《一次性使用无菌针灸针》正式发布。

2014年5月　第67届世界卫生大会审议并通过由我国发起提出的传统医学决议。

2015年4月27日　国务院办公厅转发工信部、国家中医药管理局等12部门联合发布的《中药材保护和发展规划（2015～2020年）》，这是我国第一个关于中药材保护和发展的国家级专项规划。

2015年5月7日　国务院办公厅印发《中医药健康服务发展规划(2015～2020年)》，这是国家层面制订的首个中医药健康服务领域的专项发展规划。

2015年10月5日　中国中医科学院研究员屠呦呦获2015年诺贝尔生理学或医学奖。

2015年12月22日　习近平总书记致信祝贺中国中医科学院成立60周年。

2016年2月26日　国务院印发《中医药发展战略规划纲要（2016～2030年)》，标志着中医药发展上升为国家战略。

2016年8月19日　全国卫生与健康大会召开。大会明确新形势下卫生与健康工作方针“以基层为重点，以改革创新为动力，预防为主，中西医并重，将健康融入所有政策，人民共建共享”。

2016年8月25日　国务院建立中医药工作部际联席会议制度，由36个部门和单位组成，国务院分管中医药工作的领导担任联席会议召集人。

2016年10月25日　中共中央、国务院印发《“健康中国2030”规划纲要》，提出到2030年，中医药在治未病中的主导作用、在重大疾病治疗中的协同作用、在疾病康复中的核心作用得到充分发挥。

2016年12月6日　国务院新闻办发表《中国的中医药》白皮书，向世界宣告中国坚定发展中医药的信心和决心。

2016年12月25日　第十二届全国人民代表大会常务委员会第二十五次会议表决通过《中华人民共和国中医药法》。习近平签发主席令公布，自2017年7月1日起施行。

2016年12月26日　国家中医药管理局、国家发展改革委联合颁布《中医药“一带一路”发展规划(2016～2020)》。

2016年12月29日　教育部、人力资源社会保障部、国家中医药管理局共同表彰60名中医药高等学校教学名师，这是中华人民共和国成立以来首次专门面向中医药高等学校开展此类评选表彰。

2017年1月9日　屠呦呦获得2016年度国家最高科学技术奖。

2017年1月18日　习近平主席出席中国向世界卫生组织赠送针灸铜人雕塑仪式。

2017年6月29日　人力资源社会保障部、国家卫生计生委、国家中医药管理局召开第三届国医大师、首届全国名中医表彰大会，表彰30位国医大师、100位全国名中医。

2017年7月　金砖国家卫生部长会暨传统医药高级别会议在天津开幕，国家主席习近平致贺信。

2017年8月　国务院扶贫办等5部门发布《关于印发中药材产业扶贫行动计划（2017～2020年）的通知》。

2017年10月18日　党的十九大开幕。习近平作了题为《决胜全面建成小康社会　夺取新时代中国特色社会主义伟大胜利》的报告，指出“坚持中西医并重，传承发展中医药事业”。

2018年10月22日　习近平总书记在广东考察横琴新区粤澳合作中医药科技产业园时提出，深入发掘中医药宝库中的精华，推进产学研一体化，推进中医药产业化、现代化，让中医药走向世界。

2018年11月28日　联合国教科文组织保护非物质文化遗产政府间委员会批准中国申报的“藏医药浴法”列入人类非物质文化遗产代表作名录。

2018年12月18日　庆祝改革开放40周年大会在北京举行。中医药科技创新的优秀代表屠呦呦因致力于中医科研实践，带领团队攻坚克难，研究发现青蒿素，挽救了全球特别是发展中国家数百万人的生命，荣获改革开放40年改革先锋称号。

2018年12月24日　岐黄工程——国家中医药领军人才支持计划第一阶段遴选完成，99名岐黄学者名单公布。　（王　鹏、赵瑶琴）

【改革开放40周年中药产业、中医药教育、中医药医疗保健数据】

一、中药产业

改革开放以来，我国医药产业总体规模不断发展壮大，成为国民经济中发展最快的行业之一。回顾40年，我国医药行业高速发展，工业总产值从1978年的73亿元，增长到2017年的29826亿元。其中，中药工业产值保持较快增长速度。2017年，我国中药工业主营业务收入7901.1亿元，占规模以上医药企业主营业务收入的26.5%，与2012年相比增长53.2%。中药饮片加工子行业主营业务收入2165.3亿元，与2012年相比增长112.3%。中成药生产子行业主营业务收入5735.8亿元，与2012年相比增长38.7%。

二、中医药教育

1980年，全国高等中医药院校有22所，全国高等中医药院校在校生数为20442人。截至2017年底，有高等中医药院校43所，设置中医药专业的高等西医药院校110所、高等非医药院校164所；全国高校中医药类专业在校生数为858256人，此外全国中等学校中医药类专业在校生数为176518人。

截至2017年底，6所中医药院校入选“双一流”建设高校名单，11个中医药相关学科入选“双一流”建设学科名单，国家中医药管理局共建设794个中医药重点学科；建设1190个全国名老中医药专家传承工作室、605个基层名老中医药专家传承工作室、64个中医学术流派传承工作室；评选表彰三届共90名国医大师和首届100名全国名中医、60名中医药高等学校教学名师。（数据来源于有关年鉴，由于数据统计归口问题，最原始的数据从1980年开始）

三、中医药医疗保健

1978年，全国中医医院仅有447所，占全国医院比例不到0.7%；中医药卫生技术人员数为34.6万，占全国卫生技术人员的14.0%。

截至2017年底，中医类医疗卫生机构数为54243个。其中，中医类医院4566个，比1978年增加9.2倍，占全国医院总数的15.1%；中医类医院的床位数由1978年的32366张增长到2017年的951356张，增长28.4倍。中医医疗机构卫生技术人员达104万，占全国医疗卫生机构卫生技术人员数8.9%。其中，中医类别执业（助理）医师52.7万人。据有关统计，全国每万人口的中医类医院中医执业（助理）医师数从1988年的2.6提高到2017年的3.5。中医类医疗机构总诊疗量达10.2亿人次，占全国医疗卫生机构总诊疗量的15.9%。其中，广东省中医院年服务患者人次接近760万，连续23年居全国医院的首位。中医类医院的平均住院日为9.7天，与1978年的28.5天相比下降18.8天。98.2%的社区卫生服务中心、96.0%的乡镇卫生院、85.5%的社区卫生服务站和66.4%的村卫生室能够提供中医药服务，分别比2012年底提高22.6%、29.5%、33.9%、8.9%。（李希贤、陈　锐）

【伟大的变革——庆祝改革开放40周年大型展览中医药板块】 2018年11月13日，由中共中央宣传部、中央改革办等共同主办的“伟大的变革——庆祝改革开放40周年”大型展览在中国国家博物馆举办，共设6个主题内容展区。历史巨变展区展出中医药事业在改革开放40年间取得的代表性成就。展板上介绍了屠呦呦获诺贝尔奖的伟大成果，列举了中医药法颁布、中医现代化诊断系统等中医药事业发展的关键节点和内容。（李希贤）

【各地改革开放40周年中医药发展】

◆ 北京市

改革开放40年来，北京市中医药事业取得巨大成就，全市健康水平显著提高。公共卫生体系建设进一步完善，妇幼保健工作卓有成效，中医服务网络日渐完善。

公共卫生体系建设显著增强。北京市开展中医药应急能力和体系建设；组织开展中医医疗机构急诊及传染病应急处理的演练比武，推进中医医疗机构应急能力及中医药防治突发传染病应急体系建设，在抗击H7N9禽流感、埃博拉出血热、甲型流感、乙型流感等疫情中，中医药发挥了积极作用，为维护群众健康和生命作出突出贡献。

社区卫生服务体系形成。北京市提升基层中医药服务能力，完成基层中医药服务能力“十二五”提升工程，部署推进基层中医药服务能力提升工程“十三五”行动计划；研究推广100种专病基层诊疗常规，完成基层1000名社区医生和乡村医生轮训任务，培养5000多名中医养老护理员；在333所社区卫生服务中心（乡镇卫生院），建立独立的中医药综合服务诊区（中医馆）；100%社区卫生服务中心和社区卫生服务站均能提供中医药服务。

持续开展国家基本公共卫生中医药健康管理项目。2017年，北京市接受中医药健康管理服务的65岁及以上常住居民共1071588人，中医药健康管理服务率为47.48%，接受中医药健康管理服务的0～36个月儿童共433451人，中医药健康管理服务率为69.32%。

稳步推进市政府为民办实事项目。中医药服务连续4年被列入北京市人民政府为民办实事项目，开展北京中医健康乡村（社区）试点建设工程、北京中医药健康养老身边工程、北京中医治未病健康促进工程、北京名中医身边工程，推进中医药健康服务落实、落小、落细，惠及数百万群众，大幅提升中医药在首都民生建设中的显示度和贡献率。

妇幼保健工作卓有成效。积极推进北京市妇幼保健机构中医药服务全覆盖工程。北京市为推进中西医结合妇幼保健服务体系建设，完善并规范妇幼保健机构中医药服务，2017年启动北京市妇幼保健机构中医药服务全覆盖工程试点工作。聘请中医药妇幼名家为代表的中医妇幼保健专家智库开展指导和培训等工作，推进妇幼保健机构中医药临床科室标准化建设，创建中医药妇幼保健信息化平台，建立中医妇幼保健知识库，制定中医妇幼保健技术服务包，纳入妇女孕前、孕中和产后及儿童保健的各个环节中，形成妇幼保健中医药健康服务新模式，充分发挥中医药在保障妇女儿童人群健康的作用。

中医服务网络日渐完善。北京市中医事业发展规模进一步扩大，中医医疗资源不断优化；已建立功能齐全，多层次、多类型、覆盖城乡的中医服务网络，基本满足不同人群、不同层次的中医医疗服务需求。截至2017年底，北京市共有中医类机构1097个，占全市医疗机构总数的10.13%；全市医疗机构中医类别医师共计1.81万人，占全市医疗机构医师总人数的19.59%；医疗机构中医类医院实有床位数共计24746张，占全市医院实有床位数的21.79%；各级各类医疗机构中医门急诊服务总人次达5760.50万人次，占全市总诊疗人次的25.71%；中医类医院出院总人次44.15万人次，占全市出院总量的13.46%。（高　彬）

◆ 河北省

改革开放40年来，河北省中医药管理机构更加完善，1979年河北省卫生局设中医处，1988年中医处改为中医管理局；1995年保留河北省中医管理局（正处级），内设综合科、医政科、科教科3个职能科，人员编制15名；2000年更名为河北省中医药管理局（正处级），行政编制减至10名；2014年重新组建河北省中医药管理局（副厅级），内设综合处、中医处、中药处，人员编制20名；2018年河北省中医药管理局机构规格仍为副厅级，内设综合处、中医处、中药处、法规监督处，人员编制19名。中医医疗机构和人员快速增长，1978年，河北省共有7家中医院，其中省级中医院1家、地区中医院1家、市级中医院5家，床位520张，在岗职工1386人，其中中医302人；截至2018年底，河北省共有中医类医院283家，其中三级中医医院25家（三级甲等医院12家）、二级中医医院141家（二级甲等医院91家），一级中医医院93家，实有床位5.1万张，在岗职工5.7万人，其中中医类别执业（助理）医师3.4万人。（王艳波）

◆ **内蒙古自治区**

改革开放40年来，内蒙古自治区坚持贯彻蒙中西医并重的方针，注重蒙医药中医药的继承创新，推动传统医药与社会现代化协调发展。内蒙古自治区人大颁布实施《内蒙古自治区蒙医药中医药条例》，内蒙古自治区人民政府出台一系列政策措施，持续加大对蒙医药中医药事业的人力、财力保障力度，开展名老蒙中医药专家学术经验继承工作，实施基层蒙医药中医药服务能力提升工程和振兴蒙医药行动计划，改善各级蒙医中医医院基础设施和设备配备，建设基层医疗机构蒙医馆、中医馆，培育蒙医药中医药的特色优势学科，深化公立蒙医中医医院的综合改革，建立蒙医药中医药数据中心和远程医疗协作网，发展蒙医药中医药健康服务和养老旅游，弘扬蒙医药中医药的传统文化。内蒙古自治区的蒙医药中医药保障群众健康的特色优势日益凸显。到2018年，内蒙古自治区蒙医中医医院由1990年的24所增加到202所；蒙医中医病床从0.5万张上升到2.6万张；蒙中医药专业技术人员从1947年的不足4000人增长到1.8万余人。挖掘整理蒙医药古籍文献100多部，制定14部蒙医药标准。内蒙古自治区各级蒙医中医医院秉承开放包容、交融互鉴的思想，积极开展对外交流与合作，与沿线国家签订合作协议近30项，建成2个院士工作站，建立远程医疗协作关系，举办两届“中国·蒙古国博览会——蒙医药学术论坛和蒙医药成就展”。2012年，内蒙古蒙医药专家代表团受邀在联合国总部作了题为《中国蒙医药在城乡居民健康中发挥的作用和角色》的主旨发言，受到普遍关注。内蒙古自治区的蒙医药中医药在“一带一路”建设中发挥了积极独特的作用。（岳红娟）

◆ **吉林省**

行政管理体系建设。改革开放40年来，吉林省中医药事业迅速发展。1987年3月14日，吉林省人民政府批复同意成立吉林省中医管理局。2004年6月，吉林省人民政府批准设置副厅级建制的吉林省中医药管理局，内设4个处（室）。2009年，吉林省中医药管理局设立党组。吉林省是全国第一个着手建设并形成最健全的省市县中医药行政管理体系的省份，全省9个市（州）卫生计生委、60个县（市、区）卫生计生局全部加挂中医药管理局牌子，实现省市县中医药行政管理机构全覆盖。全省落实中医药工作联席会议机制，健全省级卫生健康工作与中医药工作同研究、同部署、同落实工作机制。

中医药服务能力。1978年以来，吉林省中医医疗资源不断增加，基层中医药服务环境大幅度改善，服务能力有效提升。截至2018年底，吉林省共有县级以上公立中医医院（含民族医院、中西医结合医院、中医类别专科医院，下同）68家，民营中医院60家，设立中医科的综合医院93家、妇幼保健院及专科医院30家；建设中医馆848家，占基层医疗卫生机构总数的85.57%；吉林省97.20%的社区卫生服务中心、93.70%的乡镇卫生院能够提供中医药服务。吉林省有中医类别执业医师7408人，中医类别执业助理医师1088人，能够提供中医药服务的乡村医生9147人。5个城市创建为全国地市级中医药工作先进单位，43个县（市、区）创建为全国基层中医药工作先进单位，占吉林省县区总数的71.67%。吉林省形成以各级公立中医医院为龙头，以乡镇卫生院、社区卫生服务中心为枢纽，村卫生室为网底，社会办中医诊所、中医保健机构为补充的城乡中医医疗服务体系。

中医药人才队伍。吉林省中医药人才培养遵循人才成长特点和规律，经过40年的努力，实现国家、省、市、县、乡中医药师承教育全覆盖。截至2018年底，吉林省3人获评国医大师，3人获评全国名中医，2人获评全国中医药高等教育教学名师，2人获评岐黄学者；评选表彰吉林省名中医116名、省基层优秀中医100名；建设名老中医药专家工作室76个、中医学术流派传承工作室2个；建设国家级中医住院医师规范化培训基地4个，培养省级青年优才200人。长春、吉林、四平被确定为国家级中医类别医师资格实践技能考试基地，为中医药发展提供了坚实的人才基础。

中医药科学研究。改革开放40年来，吉林省中医药科学研究遵循中医药发展规律，围绕中医药事业发展重点任务，科学调整研究方向，加强中医药政策与发展研究，吉林省名老中医学术经验整理研究，吉林省中药材质量标准、炮制标准研究，促进开发疗效确切的院内制剂和中医诊疗技术；发挥中医药科技原创资源优势，形成一批基础研究、应用研究成果；获批30个国家级科研平台、评审确定181个省级科研平台；两家中医医疗机构入选国家临床研究基地，长春中医药大学附属医院中风病、冠心病研究处于全国

先进水平。 （孟 姝）

◆ 上海市

上海市卫生健康委与文汇报社联合开展庆祝改革开放40周年——推选上海卫生改革发展20件事，经过基层推荐申报、入围项目遴选、网络投票和专家评审，最终推选产生上海卫生改革发展20件事。中医药行业推荐的“上海加快中医药事业改革发展，提升中医药国际标准的话语权”“援外医疗搭建中非友谊之桥，海外中医中心落实‘一带一路’倡议”2项内容入选上海市庆祝改革开放40周年上海卫生改革发展20件事。

上海不断健全完善中医药服务三级网络，加强顶层设计、创新服务模式，基层中医药固本培元，强筋健骨，建成一张覆盖全市240余个街镇社区卫生服务中心的基层中医药服务网络，树立一批特色鲜明的中医药示范中心与特色项目品牌，造就一支中西融合的居民健康守门人队伍。百姓在家门口的社区卫生服务中心就能享受到优质便捷的中医服务，中医药在维护居民健康、助力“健康上海”建设中作用更加凸显。上海2001年创造性地提出：以建立名老中医工作室为载体，全面推进中医药继承、发展和创新。龙华医院在全国率先成立首批名老中医工作室，并迅速在本市和全国范围内得到推广。上海市共建有全国名老中医药专家传承工作室63个，全国基层名老中医药专家传承工作室8个，形成一支传承和发扬名老中医学术思想与临床经验的高水平队伍。

180多个国家和地区加入中医药的“朋友圈”。2009年，国际标准化组织中医药技术委员会（ISO/TC 249）秘书处落户上海，确立了制定中医药国际标准的主导权和话语权。秘书处已有39个成员国和7个工作组，发布31项中医药国际标准，实现中医药国际标准零的突破。2018年6月，世界卫生组织发布国际疾病分类第11版预览版（ICD-11），首次将传统医学列入该分类系统，这对于中医药走向世界、进入各国医疗卫生体系和医疗保险系统具有标志性意义。

为响应国家“一带一路”倡议，由上海市卫生健康委牵头，上海中医药大学附属曙光医院与捷克赫克医院合作共建的“中国-捷克中医中心”于2015年成立，成为中东欧地区第一个由政府支持建设的中医医疗机构。该项目是卫生领域第一个“一带一路”国家项目。上海中医药大学在马耳他、泰国、美国、毛里求斯建立中医中心，摩洛哥中医中心也进入筹建阶段。中医药国际品牌不断增强影响力、辐射力。

（王 翀）

◆ 江苏省

改革开放40年来，在党的方针政策和国家法律法规的有力支持下，江苏省委、省人民政府高度重视中医药工作，江苏中医药全面发展。1985年和1986年，江苏省人民政府连续召开振兴中医大会，制定《关于振兴中医的决定》，设立江苏省中医管理局，中医经费预算单列。1994年、2002年，江苏省人民政府又两次召开全省中医工作会议，分别印发中医药改革发展的意见。1999年，江苏省人大颁布《江苏省发展中医条例》，是全国较早颁布中医药地方性法规的省份。2007年，江苏省人民政府成立由分管副省长任组长、18个职能部门为成员的江苏省中医药工作领导小组。2008年，江苏省人民政府再次召开全省中医药工作会议，印发《关于进一步加快中医药事业发展的意见》，提出建设中医药强省的决策部署。2012年，江苏省人民政府与国家中医药管理局就促进江苏省中医药事业发展签署合作协议。2013年，中国中医科学院首家地方分院在南京成立。2017年，江苏省人民政府办公厅印发《江苏省中医药发展战略规划（2016~2030年）》《江苏省“十三五”中医药健康服务发展规划》，明确今后一个时期江苏省中医药事业发展的目标和任务。

改革开放40年以来，江苏中医药事业整体水平继续保持全国第一方阵。在中医药服务体系建设方面。江苏省拥有中医类医疗机构1557个，中医床位58827张，每千人口中医床位数达到0.73张；全省社区卫生服务中心、乡镇卫生院中医科设置率分别达到96%、98%。基本建成以省、市级中医医院为龙头，县级中医医院为骨干，综合医院中医科为重要力量，基层中医诊疗服务网点为基础，覆盖城乡的中医药服务体系。在中医药服务能力建设方面。江苏省拥有三级中医医院40所，其中三级甲等中医医院18所；建有国家中医药管理局重点专科27个，建设单位30个，培育单位11个，国家临床重点专科（中医专业）建设项目21个，国家中医药管理局区域中医（专科）诊疗中心建设项目6个，初步形成层次分明、特色明显、功能互补的中医重点专科群；建成全国综合医院中医药工作先进单位36个、全国基层中医药工作先进单位59个（县级55个，市级4个）。在中医药人才队伍建设方面。1978年，江苏省拥有中医药人员19447人，其中中医人员14770人，中药人员4677人。改革开放以来，江苏省委省人民政府高度重视中医药人才队伍建设，截至2017年底，江苏省中医药人员达到33419人，其中中医类别执业（助理）医师26117人，中药师6297人，分别较1978年增长71.85%、76.82%、34.64%。1978年，江苏率先在全国开展名老中医评选工作，并开展四批江苏省名老中医评选工作，截至2018年底，拥有434名省名中医，其中有6名被评为国医大师，有4名被评为全国名中医，江苏成为拥有国医大师人数最多的省份。在中医药传承创新方面。江苏依靠科技进步发展中医药，取得显著成绩，拥有全国老中医药专家学术经验继承工作指导老师116名，建有国医大师、名老中医药专家传承工作室55个、流派传承工作室5个；拥有国家中医临床研究基地2个、国家中医药管理局三级实

验室13个、重点学科35个、重点研究室13个；获得省部级以上科技成果奖近400项。（朱 蕾）

◆ 广东省

改革开放40年来，广东省高度重视中医药工作，推动中医药发展实现历史性跨越。一是广东省委省人民政府高位推动。1978年12月、1985年11月和1995年10月3次以省人民政府名义召开振兴中医工作会议；2006年1月，广东省委省人民政府在全国率先召开建设中医药强省大会；2012年12月，广东省委省人民政府召开推进中医药强省建设大会。二是中医药管理体系不断完善。1988年8月，广东省人民政府批准成立广东省中医药管理局，1990年1月对外办公；2000年3月更名为广东省中医药局，2006年起广东省中医药局设办公室（与直属机关党委办公室合署）、规划财务处（挂人事处牌子）、医政处、科教处4个内设机构，现有行政编制27人；至2018年，广东省21个地级市中已有18个市在卫生健康部门设置了中医药管理机构。三是议事协调机构持续发展。2005年5月，广东省成立由省委书记、省长为顾问，常务副省长为组长的广东省中医药振兴计划领导小组；2007年10月更名为广东省中医药强省建设领导小组；2009年3月调整为广东省中医药强省建设联席会议，由常务副省长任总召集人，分管副省长任召集人。2018年完善《广东省中医药强省建设联席会议制度》，成员单位增至34个。四是政策法规体系不断完善。1995年广东省人民政府印发《关于加快发展广东中医工作的通知》，2000年广东省人大常委会颁布实施《广东省发展中医条例》，2006年出台《广东省委、省政府关于建设中医药强省的决定》，2014年广东省人民政府出台《推进中医药强省建设行动纲要（2014～2018年）》，2016年广东省人大常委会颁布《广东省岭南中药材保护条例》，2017年3月1日起实施。五是全省中医药服务能力不断提升。2018年，广东省有中医医院178家，比1978年（38家）增长368.42%；中医医疗机构床位数5.60万张，是1978年（约3000张）18倍；中医类别执业医师4.32万人，比1978年（15545人）增长177.90%。全省建成34家三级甲等中医医院、72家二级甲等中医医院，建设1682个基层中医综合服务区（中医馆）。广东省100%的乡镇卫生院、100%的社区卫生服务中心、97.88%的社区卫生服务站、88.60%的村卫生室能够提供中医药服务，基层中医诊疗量占比34%。

（钟 鸿）

◆ 宁波市

中医药管理机构变化。1978年，宁波地、市革委会生产指挥组卫生局分别改名为宁波地区卫生局和宁波市卫生局。1986年8月，宁波市卫生局设立中医科。2016年1月，宁波市编制委员会办公室正式批复同意宁波市卫生计生委中医药管理处更名为中医药管理局，成立浙江省内首个地市级中医药管理局，以进一步加强中医药工作的全面指导和规范管理。

中医医疗资源发展。1977年，宁波市中医院成立，床位数50张。1978年后，陆续成立余姚市中医医院、象山县中医医院、宁海县中医医院、奉化市中医医院、镇海区中医医院、慈溪市中医医院、海曙区中医医院、北仑区中医医院、江东区中医医院，逐渐替代中医个体开业、坐堂看病、摆摊串巷的传统方式。截至2018年12月31日，宁波市中医类医疗机构316家，其中中医类医院18家，宁波市中医类床位数2749张。1978年1月，宁波市中医人员合计225名，截至2018年12月31日，宁波市中医类执业（含助理）医师4088人。

基层中医药服务能力建设。2006年，宁波市中医工作重点向发展社区中医药服务倾斜，“简、便、验、廉”的中医药服务开始融入整个社区卫生服务。2008年，海曙区被评为全国基层中医药工作先进单位。截至2018年12月31日，宁波市全国基层中医药工作先进单位达8个，占比80%。2014年，创新性开展社区卫生服务中心（乡镇卫生院）星级中医药门诊（馆）创建活动。截至2018年12月31日，宁波市星级中医药门诊（馆）创建设成功率达92.62%。

名院名科名医建设。2008年，宁波市实施中医“三名”（名院、名科、名医）战略，发挥中医药特色和优势。在“三名”建设带动下，宁波市中医院、奉化市中医医院、象山县中医医院成为浙江省第一批中医“名院”项目建设单位。“三名”建设促进中医专科优势凸显和人才培养。截至2018年12月31日，宁波市有市级以上重点学科专科69个，其中国家中医药重点专科1个、国家中医药管理局重点专科2个。宁波市共培养出全国老中医药专家学术经验继承工作指导老师9名，浙江省国医名师1名，浙江省名中医20名，浙江省基层名中医15名，浙江省中青年临床名中医2名，宁波市名中医药师33名，宁波市基层名中医药师25名，宁波市中青年名中医药师28名。（褚小翠）

◆ 青岛市

中医药服务能力实现新跨越。1979年，青岛开展民间确有专长中医药人才筛选工作，选拔89名中医药人员（其中5名为名老中医）到各医疗单位和教学单位工作，充实中医药队伍。1988年成立青岛市中医管理局，与青岛市卫生局一套机构、两块牌子，2014年组建正局级青岛市中医药管理局，挂靠青岛市卫生计生委。1995年青岛市中医医院、山东青岛中西医结合医院通过三级甲等中医（中西医结合）医院评审；2012年、2018年，黄岛区中医医院、即墨区中医医院分别晋升三级甲等中医医院。截至2018年底，青岛市拥有34所中医医院，其中三级甲等中医医院和二级甲等中医医院各4所，中医类别执业医师3421人，中医床位共计6550张。2003年春，非典型肺炎疫情在全国蔓延，青岛市编写了《青岛市非典型肺炎中医药防治技术方案》，向广大市民推荐用于一般健康人群预防非典的中药处方——养肺汤。2010 年起，青岛在全国率先试点将老年人中医体质辨识调养指导纳入基本公共卫生服务项目，研制具有自主知识产权的中医体质量化辨识与调养指导公共卫生服务计算机操作系统，为国家将该项目纳入全国基本公共卫生服务项目奠定了基础。2016 年 1 月，青岛被国家中医药管理局确定为国家中医药综合改革试验区，主要围绕“建立中医药健康服务发展协调机制”这一试验主题先行先试，初步形成一批可复制、可推广的经验。

中医药技术水平迈上新台阶。1978 年，青岛市市北区医院孙明仙在多年实践基础上，将外眼和内眼常见病的治疗概括为 8 种方法，即“眼科八法”，逐渐形成“孙氏中医眼科”流派。80 年代初，青岛市崂山县人民医院贾立惠医师参考中国传统武术的点穴手法，创立崂山点穴疗法治疗临床疾病，1983 年北京科学教育电影制片厂制作拍成《点穴治难疾》电视、电影片发行国内外，该片记录了贾立惠医师用点穴疗法救治瘫痪病人的事迹。1986 ~ 1990 年，青岛市中医医院儿科在传承老中医李德修（清朝三字经流派推拿继承人）推拿疗法的基础上，加以中药治疗小儿疾病，疗效明显；1993 年，赵鉴秋总结了小儿常见病的推拿治疗方法，编撰出版《幼科推拿三字经派求真》一书；同年，王蕴华整理出版《李德修小儿推拿》一书，详细介绍了李氏推拿手法；2000 年，青岛市中医医院葛湄菲继承传统“三字经”推拿流派，对 3 岁以下儿童采用“三字经”流派推拿，3 岁以上采用脏腑流派推拿，2013 年小儿“三字经”流派推拿入选山东省非物质文化遗产。2007 年 10 月，中华中医药学会血栓病分会在青岛成立，青岛市中医医院院长吉中强教授担任主任委员。

（范存亮）

二、贯彻落实孙春兰调研中医药工作讲话精神

【国家中医药管理局党组传达学习贯彻孙春兰副总理来局调研讲话精神】 2018 年 8 月 27 日，国家中医药管理局党组书记余艳红主持召开党组会议，专题传达学习贯彻孙春兰副总理来国家中医药管理局调研讲话精神，研究部署贯彻落实措施。党组成员王志勇、闫树江出席会议，局长于文明列席会议。

会议指出，孙春兰副总理来国家中医药管理局、中国中医科学院调研并发表讲话，充分体现了以习近平为核心的党中央对中医药工作的高度重视和亲切关怀，对中医药工作取得的成绩和下一步总体思路及打算给予充分肯定，对加快推进中医药事业传承发展、为建设健康中国作出更大贡献提出明确要求和殷切期待，对于新时代做好中医药工作具有十分重要的指导意义。我们要以习近平新时代中国特色社会主义思想为指导，深入学习贯彻习近平总书记关于发展中医药的重要论述，认真贯彻落实孙春兰副总理讲话精神，切实把思想和行动统一到党中央、国务院对中医药工作的决策部署上来。

会议强调，学习贯彻孙春兰副总理讲话精神是一项重点工作。要深刻把握孙春兰副总理对中医药工作提出的新目标、新要求、新任务，通过召开党组会、中心组理论学习会、支部会等形式，传达学习贯彻讲话精神，进一步统一思想、提高认识，不断增强学习贯彻的自觉性和坚定性。要坚持和加强党对中医药工作的领导，增强“四个意识”，坚定“四个自信”，提振发展中医药的信心，坚决维护习近平总书记的核心地位，坚决维护党中央权威和集中统一领导，确保中医药工作始终沿着正确的方向前进。要研究制订贯彻落实工作方案，细化工作任务，压实工作责任，深入调查研究，进一步理清发展思路和举措，确保孙春兰副总理部署的工作任务不折不扣落到实处、见到实效。要以传承为根基，以创新为动力，充分发挥中医药在治未病中的主导作用、在重大疾病治疗中的协同作用、在疾病康复中的核心作用，激发和释放中医药“五种资源”的潜力和活力，推进中医药现代化和国际化，健全符合中医药特点的法规政策、管理体系、评价和标准体系，更好地服务健康中国建设和经济社会发展。要全面落实习近平总书记关于发展中医药的重要论述，抢抓中医药发展迎来天时、地利、人和的大好时机，不断增强传承发展中医药事业的历史责任感和使命感，汇聚各方力量，优化政策环境，发挥特色优势，深化中医药发展体制机制改革，奋力开创新时代中医药工作新局面，努力构建中医药事业发展新格局，为健康中国建设作出新的更大贡献。

（李希贤）

【2018 年全国中医药局长专题学习研讨班】 2018 年 9 月 13 ~ 14 日，2018 年全国中医药局长专题学习研讨班在北京举办，国家卫生健康委党组成员、国家中医药管理局党组书记余艳红出席并讲话，国家中医药管理局局长于文明主持开班仪式并作总结讲话，国家中医药管理局副局长马建中、王志勇、闫树江出席。

余艳红指出，党的十八大以来，习近平总书记对发展中医药作出了一系列重要论述，为推动新时代中医药事业传承发展提供了根本遵循和行动指南。学习贯彻习近平总书记关于发展中医药的重要论述，根本是要进一步坚定传承发展中医药的文化自信，核心是要深刻理解传承发展中医药的内涵要求，重点是要准确把握传承发展中医药的路径方法，关键是要知行合一，吃透习近平总书记关于发展中医药重要论述的精神实质，掌握贯穿其中的马克思主义立场观点方法，将其转化为推动传承发展中医药事业的强大

力量。孙春兰副总理调研国家中医药管理局，对中医药发展寄予殷切期望，对传承发展中医药事业作出系统部署、提出明确要求。我们要深刻把握孙春兰副总理对中医药工作作出的新部署，以钉钉子的精神，一项一项地抓好落实。

余艳红强调，要以新使命新担当新作为推动新时代中医药事业传承发展，努力构建新时代传承发展中医药事业的新格局。一要着力引领发展新征程，加强党对中医药工作的全面领导，完善党领导中医药工作的机制，确保中医药事业始终沿着正确的政治方向发展，推进中医药系统全面从严治党，为中医药事业发展提供坚强政治保证，打造过硬的高素质干部队伍和人才队伍，支撑中医药事业高质量发展。二要着力健全发展新机制，努力营造中医药良好的发展环境，全力推进依法发展中医药，健全中医药发展战略规划纲要落地落实机制，助力建立中国特色基本医疗卫生制度，为走出一条具有中国特色的医改之路注入源源不断的中医药动力和元素。三要着力释放发展新优势，在发展治未病和疾病康复上下大功夫，在提升重大疾病防治水平上下大功夫，在做强基层上下大功夫，提升中医药服务健康中国的能力。四要着力点燃发展新动力，做好文献传承和活态传承，推动中医药现代化，建强创新平台，汇聚更多的力量提升中医药科技创新能力，实现重大突破，为发展中医药健康服务业、提升中药产业发展水平提供科研支撑。五要着力营造发展新局面，营造风清气正、正气充盈的环境，营造良好的舆论氛围，大力加强行风建设，加强行业综合监管。六要着力拓展发展新空间，推动中医药“一带一路”建设，大力发展中医药服务贸易，为构建人类命运共同体作出贡献。

于文明在总结讲话中强调，全国中医药系统要认真贯彻落实习近平总书记关于发展中医药的重要论述，认真学习贯彻孙春兰副总理讲话精神，扎实推进中医药事业传承发展。一要聚焦新时代新思想新形势新任务新要求，深刻理解把握党中央、国务院的决策要求，切实担负起中医药振兴发展的责任使命。要把保障人民健康作为中医药工作的出发点和落脚点，坚持目标导向和问题导向相结合，全面深化改革，推进传承发展，提升中医药对经济社会和保障人民群众健康的贡献率、显示度。二要聚焦顶层设计，推动作出新时代传承发展中医药事业总体部署。要提出新时代传承发展中医药事业的指导思想、基本原则、目标任务和政策举措，充分发挥国务院中医药工作部际联席会议作用，着力推动“四个建立健全”。三要聚焦人民健康，完善优化中医药服务体系和增强服务能力。发挥中医药在治未病、重大疾病治疗、疾病康复中的重要作用，完善和优化覆盖全生命周期的中医药服务体系，推进深化医改中医药工作，提升基层中医药服务能力，推进重大疾病中西医临床协作。四要聚焦队伍建设，改革健全中医药人才培养和使用机制。贯彻落实全国教育大会精神，深化中医药院校教育教学改革，创新中医临床人才培养模式，实施中医药传承与创新“百千万”人才工程，健全中医药人才使用和激励机制。五要聚焦能力提升，加快中医药传承创新发展。加强中医药文献传承，继承老专家学术经验，建立多学科、跨领域共同参与的中医药科技创新体系，完善临床科研一体化机制，力争在重大疾病防治、重大新药创制、重大技术攻关等方面取得重大突破。六要聚焦高质量发展，提升中医药服务健康中国建设贡献率和增强人民群众获得感。推进中医药领域供给侧结构性改革，大力推进“互联网＋中医药”，完善中医医疗质量管理体系，改进中医药服务流程，依法加强中医养生保健服务监管，重视中药质量安全使用，优化中医药服务供给。七要聚焦国家战略，充分发挥中医药“五种资源”作用，统筹做好中医药产业扶贫、健康扶贫、定点扶贫工作，切实加强乡村中医药服务，实施中医药“一带一路”规划。

各省、自治区、直辖市及副省级市中医药主管部门的主要负责人，国家中医药管理局机关各部门负责人和直属各单位主要负责人紧扣深入学习贯彻习近平新时代中国特色社会主义思想和党的十九大精神，紧扣深入学习贯彻习近平总书记关于发展中医药的重要论述，紧扣深入贯彻落实全国卫生与健康大会精神，紧扣深入学习贯彻孙春兰副总理调研讲话精神，认真深入学习，联系实际研讨，进一步提高认识、提高站位、明确方向、凝聚共识，激发推动中医药振兴发展的热情。

（李希贤）

三、《中华人民共和国中医药法》实施

【概述】　国家中医药管理局和国家药品监督管理局按照各自职责分工，相互协调配合，有序推进配套制度起草工作，出台并实施《国家食品药品监督管理总局关于对医疗机构应用传统工艺配制中药制剂实施备案管理的公告》（2018 年第 19 号）、《古代经典名方目录（第一批）》（国中医药科技发〔2018〕9 号）、《古代经典名方中药复方制剂简化注册审批管理规定》（国家药品监督管理局 2018 年第 27 号公告）。这 3 部重要配套制度的及时出台为落实中医药法、促进中医药发展提供了可具体操作的规范，推进了相关法律制度实施落地。积极推进中医药传统知识保护条例、中医养生保健服务规范等配套制度起草工作。

（任　艳）

【《中华人民共和国中医药法》实施一周年座谈会】　2018 年 7 月 26 日，国家中医药管理局在北京人民大会堂召开《中华人民共和国中医药法》实施一周年座谈会，这次会议是中医药法贯彻实施一周年系列活动的重要任务之一。全国人大常委会副委员长艾力更·依明巴海出

席会议，全国人大宪法和法律委员会副主任委员、全国人大教科文卫委员会委员、全国人大常委会法制工作委员会副主任，国家卫生健康委、国家发展改革委、教育部、科学技术部、工业和信息化部、司法部、财政部、人力资源社会保障部、农业农村部、国家医疗保障局、国家药品监督管理局相关部门负责同志，国家中医药管理局领导及机关各部门负责同志，地方人大和政府代表、地方中医药主管部门代表，中医药医疗、教育、科研、企业代表，国家中医药管理局直属单位及有关行业组织负责同志参加会议。会议由国家卫生健康委党组成员，国家中医药管理局党组书记、副局长余艳红主持。代表们围绕中医药法实施一周年有关情况进行专题座谈。国家中医药管理局局长于文明汇报中医药法实施一周年有关情况。他指出，1 年来，中医药法法治宣传教育广泛开展，为中医药传承创新发展、服务人民群众健康营造了良好法治氛围。各部门协调配合，有序推进了中医药法配套法规制定，《中医诊所备案管理暂行办法》等 5 个配套制度出台并实施。各地多措并举，落实法定职责，各省均将中医药事业列入国民经济和社会发展规划，已有 28 个省启动中医药地方条例制修订工作，河北已率先完成修订并颁布实施。全国人大常委会副委员长艾力更·依明巴海作重要讲话。他指出，中医药法实施 1 年来，经过各部门各地努力，出台许多配套法规和政策举措，有力地促进了中医药事业的传承创新发展，推动了中医药在建设健康中国中发挥更大作用。要进一步深化对贯彻实施中医药法重要意义的认识，抓紧抓好抓实中医药法的贯彻实施和配套法规政策措施的制定，促进“继承好、发展好、利用好”中医药这一宝贵财富，为推进健康中国建设、决胜全面小康做出新的贡献。全国人大常委会将适时安排中医药法执法检查。全国人大教科文卫委、国家卫生健康委、国家药品监督管理局有关负责人介绍了各部门各系统推动中医药法落实有关情况。河北省人大、广东省深圳市人民政府、四川省中医药管理局、山东省济南市中医药管理局，以及中医药科研、教育、医疗、产业代表介绍了推动中医药法落实的经验做法。

（任　艳）

【《中华人民共和国中医药法》实施一周年情况调研】 2018 年 5 ~ 7 月，国家中医药管理局在听取全国人大教科文卫委等部门意见基础上，专门研究制订《中医药法实施情况调研方案》《中医药法实施情况调研指标》，成立 4 个调研组，分别由国家中医药管理局领导、全国人大教科文卫委人口体育室领导带队，重点围绕各地中医药法宣传和配套制度建设、地方政府依法履职情况、中医药法重要制度执行情况，以及中医药法实施中的经验、问题开展调研。这次活动是中医药法贯彻实施一周年系列活动的重要任务之一。调研采取座谈汇报交流、实地考察、现场问卷等方式，听取 25 个省（市）中医药主管部门、13 个政府相关主管部门（包括省人大法工委、省人民政府法制办、食药监局、卫生计生委）、5 个中医药机构（包括省/市级中医医院、中医药监督部门、备案中医诊所）的中医药法实施情况汇报；深入到 18 个中医药机构（包括省/市/县/民办中医医院、社区医院、备案中医诊所、中医药研究院、中医药企业）进行实地考察。通过调研，对地方中医药法贯彻实施情况进行调查摸底，督促地方依法传承发展中医药事业，并总结好的经验做法，查找问题与不足，为开好中医药法实施一周年座谈会做好准备，为下一步继续推动中医药法的贯彻实施提供依据。

（任　艳）

【宣传贯彻《中华人民共和国中医药法》研讨培训班】 2018 年 8 月 29 ~ 31 日，由国家中医药管理局主办的宣传贯彻中医药法研讨培训班在云南昆明举办，会议由云南中医学院承办。这次培训是中医药法贯彻实施一周年系列活动的重要任务之一。来自全国 31 个省、自治区、直辖市中医药主管部门法治及相关工作负责人、国家中医药管理局各部门学法用法工作人员共计 228 人参加了本次宣传贯彻中医药法研讨培训班，其中云南省各级中医药主管部门相关工作负责人 100 人。培训邀请全国人大教科文卫委员会人口卫生体育室丁巍主任介绍全国人大的卫生立法和监督工作，华中科技大学医药卫生管理学院张亮教授介绍《中华人民共和国中医药法》实施一周年情况调研报告，中国中医科学院中医药发展研究中心蔡秋杰副研究员解读《古代经典名方目录（第一批）》《古代经典名方中药复方制剂简化注册审批管理规定》，吉林省中医药管理局、山东省中医药管理局、重庆市中医管理局、青海省中藏医药管理局结合自身贯彻落实中医药法及配套制度工作进行经验交流。

（任　艳）

【全国中医药教育系统《中医药法》普法培训班】 2018 年 10 月 31 日 ~ 11 月 2 日，由国家中医药管理局主办，河南中医药大学承办的《中医药法》普法培训班在河南郑州举办。培训班上分别介绍中医药法实施以来河南省中医药事业发展取得的成绩、中医药法颁布实施后全国上下贯彻落实中医药法的基本情况；有关领导专家分别作了《国医大师之路》《贯彻落实〈中医药法〉医教协同深化中医药教育改革》《〈中医药法〉解读》《高新技术企业认定与成果转化的金融支持政策》等专题报告；有关代表围绕《贯彻落实中医药法，提升中医药人才培养质量》《深入贯彻落实中医药法，推进中医药院校教育改革发展的实践》《中医药政策法规进课堂探索》的主题进行会议交流。参会代表纷纷表示将以此次培训为契机，推动中医药法在中医药高等院校、综合及医科大学的中医药学院和附属医院落地生根，不断提高依法治理能力和水平。培训期间，学员们参观了河南中医药大学中医药博物馆、中药植物园等中医药文化景观。

国医大师唐祖宣，国家中医药管理局人事教育司、政策法规与监督司，河南省中医管理局办公室，全国人大常委会法工委行政法室，科技部中国科学技术发展战略研究院科技投资研究所，河南中医药大学相关人员参加开班仪式。来自全国近 20 所中医药高等院校、综合及医科大学的中医药学院、河南中医药大学附属医院等 150 余名学员参加培训。（任　艳）

【全国中医药系统 2018 年度普法培训班】　2018 年 11 月 12 ~ 13 日，由国家中医药管理局主办的 2018 年度普法培训班在广东广州举办。会议由广东省中医药局、广东省中医院承办。国家中医药管理局各部门、各直属单位学法用法工作人员，全国各省中医药主管部门法治工作负责同志及普法师资共 120 余人参加培训。培训邀请全国人大常委会法工委宪法室黄宇菲副调研员讲解认真学习贯彻宪法坚定不移推进全面依法治国、国家卫生健康委医政医管局高新强处长介绍《医疗纠纷预防和处理条例》、中共中央党校（国家行政学院）政治和法律教研部高长见教授介绍深化依法治国实践、南京中医药大学卫生经济管理学院田侃教授介绍建立健全中医药法规体系及其深化研究，河北、吉林、上海、福建、河南、湖北、广东、四川、云南等省交流了地方中医药条例制修订经验。（任　艳）

【贯彻实施《中华人民共和国中医药法》主题有奖征文活动】　2018 年 6 ~ 12 月，开展由国家中医药管理局主办，《中国中医药报》社承办的贯彻实施中医药法主题有奖征文活动。这次活动是中医药法贯彻实施一周年系列活动的重要任务之一。活动主题为深入贯彻实施中医药法，依法传承发展中医药事业。活动自 2018 年 6 月 10 日起，历时 6 个月，共收到 228 篇投稿文章。12 月 25 日，经过两轮专家评选，贯彻实施中医药法主题有奖征文活动获奖名单揭晓，共有 50 篇文章、14 家单位获奖，最终评选出一等奖 3 名，二等奖 10 名，三等奖 20 名，优秀奖 17 名，组织奖 14 名。这次活动是中医药行业深化依法治国实践，推动中医药法落实落地的重要举措，通过活动加强了对中医药法的普及宣传。（任　艳）

【各地《中华人民共和国中医药法》相关配套法律法规制修订及实施情况】

◆　**北京市**

自 2017 年底北京市中医管理局启动中医诊所备案工作以来，首批实施的 9 个区均规范开展备案工作，城六区和通州区也在积极筹备启动实施中医诊所备案工作。北京市有备案制诊所 50 余家。针对实施工作中出现的较为突出的问题，为进一步规范北京市中医诊所备案工作，北京市中医管理局根据《中医诊所备案管理暂行办法》制定《北京市中医管理局关于进一步做好中医诊所备案工作的通知（征求意见稿）》。

为切实做好北京市中医医术确有专长人员医师资格考核注册管理，根据原国家卫生计生委《中医医术确有专长人员医师资格考核注册管理暂行办法》（卫生计生委第 15 号令），北京市中医管理局组织相关专家制定《北京市中医医术确有专长人员医师资格考核注册管理实施细则（试行）》，于 2018 年 12 月 25 日在网上公开发布，并开始组织相关报名工作。

为了更好地贯彻国家和北京市关于中医药发展的政策战略，落实中医药法规定的法律制度，固化中医药发展实践中取得的经验，扶持和规范北京市中医药事业的发展，北京市中医管理局对《北京市发展中医条例》的修订开展一系列的调研论证工作，形成《北京市发展中医条例的立项论证报告（征求意见稿）》。（高　彬）

◆　**天津市**

推动《天津市中医药条例》立法工作。天津市成立立法工作领导小组、专家咨询组和起草工作组，制订立法调研工作方案，并赴江苏省、山东省、河北省及天津市河西区、西青区、武清区、京万红药业有限公司实地调研，形成《天津市中医药条例（草案）》初稿；出台《天津市中医医术确有专长人员医师资格考核及注册管理办法实施细则（试行）》和 2018 年天津市中医医术确有专长人员医师资格考核通告及报名指南，并组织考核。2018 年天津市共有 1200 余人在中医医术确有专长人员医师资格考核报名平台上注册、800 余人提交报名申请、75 人通过区级审核、54 人通过市级审核并参加中医药基本知识纸笔考核、41 人参加综合技能考核，最终 3 人通过 2018 年度中医医术确有专长人员医师资格考核。（杨　仰）

◆　**河北省**

《河北省中医药条例》自 2018 年 1 月 1 日起施行，河北中医药步入依法发展轨道。河北省卫生计生委出台《河北省中医医术确有专长人员医师资格考核注册管理实施细则（暂行）》，共分总则、考核申请、考核发证、考核组织、执业注册、监督管理、法律责任、附则 8 章 40 条。（王艳波）

◆　**黑龙江省**

2018 年，黑龙江省共举办中医药法培训班 6 期，培育了学法、守法、用法的良好风尚；印发《黑龙江省中医药管理局关于做好中医诊所备案管理工作的通知》，出台《黑龙江省中医医术确有专长人员医师资格考核注册管理实施细则》；计划根据中医药法和黑龙江省中医药事业实际，吸收最新的扶持中医药事业发展的政策，以全面优化黑龙江省中医药事业发展的法制环境，着手重新制定《黑龙江省发展中医药条例》。（曲　峰）

◆　**上海市**

《上海市发展中医条例》修订取

得实质性进展，正式被上海市人大列入2018～2022年立法规划。上海市制定出台《上海市中医医术确有专长人员医师资格考核注册管理实施细则（试行）》并启动相关考核工作。中医诊所备案管理有序推进，备案诊所90余家。（王 翀）

◆ 江苏省

中医药法颁布实施以来，江苏省中医药管理局除了继续做好中医药法的学习宣传工作外，还将中医药法配套制度建设情况列入2018年度工作要点，主要是落实《中医诊所备案管理暂行办法》、启动《江苏省发展中医条例》修订进程、制定出台《江苏省中医医术确有专长人员医师资格考核注册管理实施细则》，进一步推动中医药事业依法发展。

2018年，江苏省已备案中医诊所547家。开展地方性法规制修订工作。一是参与并开展中医药地方性法规及制度清理工作，对不符合中医药法要求的法规及制度提出废止建议；二是将《江苏省中医药条例》修订工作列入2018年重大行政决策事项，同时，要求各设区市要以中医药法实施为契机，积极与地方立法机关和有关部门沟通，推动中医药地方性法规的制定。制定出台《江苏省中医医术确有专长人员医师资格考核注册管理实施细则》。为落实中医药法，2018年江苏省中医药管理局将制定相关配套政策文件工作列入年度重点工作。按照规范性文件制定程序要求，2018年3月完成江苏省实施细则卫生系统内征求意见；5月底完成向社会公开征求意见，共收集意见24条；7～8月召开专家论证会2次，在完成社会稳定风险评估、合法性和公平竞争审查及廉洁性评估基础上，2018年9月29日印发《江苏省中医医术确有专长人员医师资格考核注册管理实施细则》。该实施细则进一步明确了各级中医药主管部门的职责，加强了对师承人员学习的过程管理，并细化了考核程序、方法和具体内容。江苏省实施细则发布后，江苏省中医药管理局2018年11月组织江苏省各市、县级中医医政工作人员、综合监督执法人员进行培训，解读江苏省实施细则，并对下一步的具体报名、考核和监督工作进行交流答疑，共计培训800余人次。为组织开展江苏省中医医术确有专长人员医师资格考核报名工作，江苏省中医药管理局印发《关于做好2018年江苏省中医医术确有专长人员医师资格考核报名工作的通知》《2018年江苏省中医医术确有专长人员医师资格考核报名指南》，发布报名公告，确保考核报名工作顺利推进。2018年已完成报名工作，并已组织遴选考核专家。（朱 蕾）

◆ 安徽省

2018年9月14日，安徽省卫生计生委、安徽省中医药管理局联合颁布《安徽省中医医术确有专长人员医师资格考核注册管理实施细则（试行）》（以下简称《细则》）。《细则》共8章48条，对申请参加中医医术确有专长人员医师资格考核的条件、推荐医师和指导老师的条件、考核的程序和方法、考核的组织领导和注册管理等均作出明确规定。

（王继学）

◆ 山东省

做好《中华人民共和国中医药法》宣传贯彻。2018年，山东省举办中医药法专题培训班，500余人参加；开展中医药法和中医药健康文化知识竞赛，威海市获得一等奖并代表山东省参加全国决赛，获得优秀组织单位奖；开展贯彻实施中医药法有奖征文活动，在全国比赛中获得优秀组织奖和5个单项奖，数量居全国第一；对中医药法贯彻落实情况进行调研，成立山东省法学会中医药法研究会，中医药法学习宣传的热潮正在不断兴起。

完善山东省中医药法配套政策。山东省制定印发《山东省中医医术确有专长人员医师资格考核注册管理暂行办法实施细则》，推动考核报名注册管理系统建设；加强中医诊所备案制管理，备案数量达到698家，其中济南市备案198家，数量位居全省首位，经验在全国进行推广。

（王 玉）

◆ 河南省

中医备案诊所。河南省根据《中医诊所备案管理暂行办法》，开展中医诊所备案工作。2018年河南省中医管理局组织召开中医诊所备案管理工作座谈会，了解备案工作中存在的困难，对反馈问题进行解答，并指导各地加强中医诊所备案管理业务培训和备案信息核查工作，确保中医诊所备案工作平稳推进。截至2018年12月底，河南省已有478家备案诊所。

中医医术确有专长人员医师资格考核。河南省根据《中医医术确有专长人员医师资格考核注册管理暂行办法》（国家卫生计生委令第15号）有关规定，2018年9月，制定印发《河南省中医医术确有专长人员医师资格考核注册管理实施细则（暂行）》，并发布政策解读。2018年9月，河南省发布《河南省中医管理局关于中医医术确有专长人员医师资格考核的第一次公告》，启动中医医术确有专长医师资格考核登记备案工作，为报名考核工作做好准备，备案工作截至2019年6月30日。2018年11月，河南省印发《河南省中医管理局关于做好2018年度中医医术确有专长人员医师资格考核报名工作的通知》，同时发布《河南省中医管理局关于2018年中医医术确有专长人员医师资格考核第二次公告》，正式启动2018年度中医医术确有专长人员医师资格考核报名工作。2018年11月，河南省召开2018年中医医术确有专长人员医师资格考核报名审核工作培训会，部署2018年中医医术确有专长人员医师资格考核报名审核工作任务，解读报名政策和审核要求，培训报名系统操作技术，同时印发《河南省中医管理局关于开展河南省中医医术确有专长医师资格考核报名审核负责人员备案的通知》，启动河南省中医医术确有专长医师资格考核报名审核负责人员备案工作，保障报名审核工作的安全、公正，共9007人网上提交了报名手续。（宋军伟）

◆ 湖南省

2018年，湖南省举办3期中医药法宣传贯彻培训班，培训近500人次；规范中医诊所备案管理，分批组织市县两级中医药主管部门共320余人专题培训，湖南省共备案中医诊所260余家；稳步实施确有专长人员考核；组织湖南省中医药单位开展中医药法实施一周年主题宣传活动，全省各市州和区县同步举办，据统计全省参与人数59784人次、发放科普宣传资料149643本、义诊专家1038人；以“中医药在你身边”为主题，组织专家深入社区、农村、机关等开展巡讲活动；分别在长沙市岳麓区和长沙县开展中医药科普讲座，活动现场播放中医药宣传片，让参加群众初步了解中医药文化的历史与理念，学习中医在现代的发展与疗效。（王文雄）

◆ 重庆市

2018年，重庆市开展《重庆市中医药条例》修订工作；组织召开立法启动会、专家座谈会、论证会等多次专题会议，研究确定立法方向和工作方案；组建立法工作小组，开展立法事项研究，梳理全市中医药发展存在的困难和问题，提出需要通过立法予以解决的核心问题；完成《重庆市中医药条例》（以下简称《条例》）大纲和《条例（草拟稿）》的起草工作。《条例》制定正式被纳入《重庆市人民政府2019年立法工作计划》预备项目。重庆市出台中医药法系列配套政策；制定出台《重庆市中医医术确有专长人员医师资格考核注册实施细则》，启动专长人员医师资格考试报名工作，报名人员资格审核进入二审公示阶段，实施备案制中医诊所168家。重庆市中医管理局会同重庆市人社局研究建立中医药专业技术人员二级岗特设指标激励机制，制定《二级中医肿瘤医院建设规范》被纳入重庆市地方标准立项。（唐丽灵）

◆ 四川省

2018年2月，四川省人大将《四川省中医药条例》修订纳入自主立法计划，并带队赴四川雅安、广东湛江及茂名、云南西双版纳等地进行调研。2018年9月《四川省中医药条例（修订草案）》议案提请四川省第十三届人大常委会第六次会议第一次审议。（宋　平）

◆ 贵州省

按照国家中医药管理局工作部署，贵州省中医药管理局于2018年1月委托贵阳中医学院人文与管理学院，具体负责《贵州省中医医术确有专长人员医师资格考核注册管理实施细则》制定及相关工作。在深入基层实地调研，多方听取意见建议，组织召开专家论证会的基础上，征求行业内意见，并挂贵州省卫生计生委官网向社会公开征求意见后，形成《贵州省中医医术确有专长人员医师资格考核注册管理实施细则（暂行）》送审稿，后经贵州省委法制处合法性审查，并通过贵州省卫生健康委主任办公会议审定后，报贵州省法制办备案。2018年11月30日，贵州省卫生健康委、省中医药管理局印发《关于印发〈贵州省中医医术确有专长人员医师资格考核注册管理实施细则（暂行）〉的通知》（黔卫健发〔2018〕3号），于12月5日在贵州省卫生健康委官方网站公布。积极启动贵州省中医医术确有专长人员医师资格考核工作的前期相关工作，于2018年12月29日将《关于开展2018年贵州省中医医术确有专长人员医师资格考核报名工作的公告》在贵州省卫生健康委网站公布。（周　茜）

◆ 云南省

为切实保障中医药法在云南的深入贯彻落实和其统一性和权威性，积极推进云南省中医药强省战略的推进实施，2017年10月，云南省中医药管理局适时启动《云南省发展中医药条例》的修订工作。通过省内外考察调研，学习兄弟省区的经验，掌握省内各州市的中医药工作开展情况及存在的困难和问题，进一步梳理制约云南省中医药事业发展的瓶颈问题。同时，对近年来云南省制定实施的发展中医药工作的政策措施进行梳理总结。收集河北、北京、四川、广东、广西、贵州、内蒙古、上海等省市区发展中医药条例资料，整理总结其经验。在此基础上，结合《中华人民共和国中医药法》及相关配套政策措施，起草提出《云南省发展中医药条例》修订征求意见稿，2018年完成初稿的内部论证，列入云南省人大常委会2018～2022年立法规划项目、云南省人民政府2019年立法计划项目（二档）。（张旭芳）

◆ 陕西省

陕西省中医药管理局加快《陕西省发展中医条例》修订工作，2018年4月，成立领导小组，印发工作方案，明确起草小组职责分工、工作流程与时间节点。由陕西省中医药管理局牵头，联合陕西省卫生健康委政策法规、药政、综合监督等处室，组织陕西中医药大学、陕西省中医医院等单位于5月形成《陕西省中医药条例》修订草案初稿。陕西省中医药管理局召开专家论证会，广泛吸取各级中医药主管部门、医疗机构、制药企业、民间医药等各界代表意见建议；会同陕西省人大教科文卫委员会赴河北省和陕西省部分市县的中医医院、中药种植基地、中药制药企业进行调研；书面征求陕西省人民政府23个部门、10个设区市卫生计生部门的意见，并在网络发布征求意见稿。在充分吸纳省直部门、地市、社会各界17条修改意见的基础上，形成《陕西省中医药条例》修订草案。随后陕西省中医药管理局会同陕西省司法厅赴陕西省部分市县调研，反复修订之后报送陕西省人民政府常务会讨论。《陕西省中医药条例》被陕西省人大常委会列入2019年立法计划项目。《陕西省中医药条例》草案是以原《陕西省发展中医条例》为蓝本，结合陕西省中医药事业发展实际，将中医药法条款细化后增补到条例草案中，《陕西省中医药条例》在章节、条文表述中，将“中医”表述为“中医药”，条例草案共9章67条，重点对中医药服务、中药保护与产业发展、中医药教育、中医药科学研究、中医药传承与文化传播、保障措施、法律责任等方面进行规范。《陕西省中医药条例》的修订将使陕西省中医药事业发展有规范可循，有标准可依，实现法制化管理的要求，提高中医药行业依法管理、依法治业的自觉性，加强中医药的执法监督，满足广大人民群众的需要，实现中医药现代化。

为贯彻落实中医药法和《中医医术确有专长人员医师资格考核注册管理暂行办法》，加快中医人才选拔，陕西省中医药管理局组织专家学者召开6次论证会，在陕西省范围内征求、收集中医药各级管理人员、专家教授、民间中医从业者、法律顾问等社会各界人士意见建议368条，形成《陕西省中医医术确有专长人员医师资格考核注册管理实施细则（试行稿）》。2018年6月13日，陕西省中医医术确有专长人员医师资格先行考核率先在西安开展，共144位（其中年龄最大者72岁）考生参加本次考核。试行考核分为3站，包括陈述问答考核、技能技术考核及中药辨识考核。为确保考核的公平公正，陕西省中医药管理局加强考核管理工作，坚持国家确定的“会什么、考什么，考什么、用什么”原则，认真制订考务工作方案，明确岗位职责，严格筛选考官，加强考风考纪监管，确保考核顺利进行。7月11日，《陕西省中医医术确有专长人员医师资格考核注册管理实施细则（暂行）》（陕卫中医发〔2018〕57号）正式出台，成为全国第6个出台本省实施细则的省份。8月15日，实施细则的配套文件《陕西省中医医术确有专长人员医师资格考核报名暂行规定》（陕中医药发〔2018〕23号）印发，保障了考核政策落到实处，补充完善陕西省中医药人才队伍，为全面开展考核奠定了坚实基础，成为全国该办法的推行提供了优秀样板，有6个兄弟省市来陕西省交流学习。

（李　刚）

◆ 深圳市

深圳市为广东唯一全国推进社会办中医试点城市，颁布实施《深圳经济特区中医药条例》和《深圳经济特区医疗条例》，制定完善系列政策措施，大力推进社会办中医发展。截至2018年底，深圳市共有中医医疗机构781家，占全市医疗机构的18.10%，其中中医、中西医结合医院8家（社会办1家）；中医门诊类医疗机构773家，其中中医门诊部17家、中医馆100家、中医诊所622家、中医坐堂医诊所34家。主要做法和成效如下。

大力推进社会办中医发展。深圳市放开准入限制，简化社会办医手续，颁布实施《深圳经济特区医疗条例》，鼓励支持社会力量依法举办医疗机构；降低医保门槛，放开社会办医医保限制；颁布实施《深圳市社会医疗保险定点医疗机构管理办法》，截至2018年6月，有131家社会办中医医疗机构被纳入医保定点；出台倾斜政策，推进基层社康机构发展；出台《市卫生计生委关于推动社会力量举办社区健康服务机构有关事项的通知》等政策，实施“社区健康服务中心打七折优惠”措施。

大力发展传统中医药服务。深圳市大胆改革创新，多模式发展传统中医药服务，创立中医馆、中医坐堂医诊所模式，推进中医诊所备案模式；《中医诊所备案管理办法》实施至2018年底，共办理中医诊所备案167家，位居广东省前列；创新名中医诊疗中心模式，实施《市卫生计生委关于建设名中医诊疗中心的指导意见》，成立5家社会办名中医诊疗中心；探索纯中医治疗医院模式，2019年3月制定印发《深圳市纯中医治疗医院设置标准（试行）》，3月18日全国首家宝安纯中医治疗医院开业；鼓励连锁经营，推进品牌中医医疗机构发展。深圳本土企业和顺堂采用“名药、名医、名馆、名厂”3+1模式经营连锁中医机构，截至2018年底已在全国香港、深圳等8地开设90多家连锁国医药馆，并在深圳、东莞等地30多家医院开设精品中药房，还进入日本市场。

支持社会办医疗机构发展。深圳市出台政策鼓励扶持社会举办大型医院，出台《深圳市推动社会办医加快发展的若干政策措施》《关于鼓励社会资本举办三级医院的若干规定》和《关于印发深圳市社会办医财政扶持政策实施细则（试行）的通知》等文件，鼓励社会资本来深举办高层次、高水平的三级综合或专科医院，享受基本医疗、医学重点学科补助和奖励，优先配置大型医用设备；给予社会办医税费优惠和财政补贴奖励，出台《深圳市推动社会办医加快发展的若干政策措施》《关于完善我市医疗废物处置收费政策有关问题的通知》等，对社会办医水电费、医疗废物处置费、三级医院的用地、大型医用设备配置等依规给予优惠；给予学科建设和引才同等待遇，社会办中医医疗机构享受与公立医院同等的学科建设扶持政策，取得市级医学重点学科、中医特色专科资格的，被纳入深圳市医学重点学科、中医特色专科建设体系给予同等经费资助；将社会办机构纳入中医医联体，深圳市成立了中医医疗联盟，首批将31家社会办中医医疗机构纳入医联体内。

完善中医医疗机构监管机制。深圳市发挥行业协会自律作用，成立深圳市非公立医疗机构协会；建立长效监管机制，将医疗机构审批、监管和校验相结合，建立医疗机构不良执业行为记分管理；统一医疗质量绩效评估，制定《深圳市医疗服务质量整体评估管理办法》《深圳市医疗服务整体管理与质量控制评估实施细则》，将非公立和公立医疗机构统一纳入评估管理；完善医疗

机构合约管理，鼓励社会办中医医疗机构完善用人机制和医患纠纷第三方调解机制。（刘冬云）

四、中医药事业发展规划、政策和机制建设

【《中共中央国务院关于实施乡村振兴战略的意见》印发】 2018年1月2日，《中共中央国务院关于实施乡村振兴战略的意见》印发，对实施乡村振兴战略进行全面部署。其中第七部分“提高农村民生保障水平，塑造美丽乡村新风貌”提出，推进健康乡村建设，加强乡村中医药服务。文件从提升农业发展质量、推进乡村绿色发展、繁荣兴盛农村文化、构建乡村治理新体系、提高农村民生保障水平、打好精准脱贫攻坚战、强化乡村振兴制度性供给、强化乡村振兴人才支撑、强化乡村振兴投入保障、坚持和完善党对“三农”工作的领导等方面进行安排部署。文件提出，提高农村民生保障水平，塑造美丽乡村新风貌。加强农村社会保障体系建设。完善统一的城乡居民基本医疗保险制度和大病保险制度，做好农民重特大疾病救助工作。巩固城乡居民医保全国异地就医联网直接结算。完善城乡居民基本养老保险制度，建立城乡居民基本养老保险待遇确定和基础养老金标准正常调整机制。统筹城乡社会救助体系，完善最低生活保障制度，做好农村社会救助兜底工作。将进城落户农业转移人口全部纳入城镇住房保障体系。构建多层次农村养老保障体系，创新多元化照料服务模式。健全农村留守儿童和妇女、老年人及困境儿童关爱服务体系。加强和改善农村残疾人服务。在推进健康乡村建设方面，文件提出强化农村公共卫生服务，加强慢性病综合防控，大力推进农村地区精神卫生、职业病和重大传染病防治。完善基本公共卫生服务项目补助政策，加强基层医疗卫生服务体系建设，支持乡镇卫生院和村卫生室改善条件。加强乡村中医药服务。开展和规范家庭医生签约服务，加强妇幼、老人、残疾人等重点人群健康服务。倡导优生优育。深入开展乡村爱国卫生运动。文件强调，坚持农业农村优先发展。把实现乡村振兴作为全党的共同意志、共同行动，做到认识统一、步调一致，在干部配备上优先考虑，在要素配置上优先满足，在资金投入上优先保障，在公共服务上优先安排，加快补齐农业农村短板。（朱蕗鋆）

【《关于改革完善全科医生培养与使用激励机制的意见》印发】 2018年1月25日，国务院新闻办公室举行《关于改革完善全科医生培养与使用激励机制的意见》（以下简称《意见》）发布会，国家卫生计生委副主任曾益新、教育部高等教育司司长吴岩、国家中医药管理局人事教育司司长卢国慧介绍《意见》并回答记者提问。

曾益新表示，全科医生是居民健康的“守门人”。《意见》坚持政府主导，发挥市场机制作用，完善适应行业特点的全科医生培养制度，创新全科医生使用激励机制，明确提出，到2020年，城乡每万名居民拥有2～3名合格的全科医生；到2030年，城乡每万名居民拥有5名合格的全科医生，全科医生队伍基本满足健康中国建设需求。下一步，将指导各地制订实施方案，总结推广好经验好做法，加快建立具有中国特色的全科医生制度。

卢国慧介绍，中医药学蕴含着丰富的全科医学理念，在承担基层常见病多发病诊疗、预防保健、病人康复和慢性病管理等一体化服务方面具有十分明显的优势。国家中医药管理局已出台中医全科医生规范化培训标准等相关政策文件，建立完善中医全科医生培训制度；设立9个中医全科医学重点学科，探索推进中医全科医学学术发展和领军人才培养；批准设立185个中医住院医师规范化培训基地，招收培养中医全科医生。截至2017年，已培养培训中医全科医生2.8万余人。下一步，国家中医药管理局将进一步加强中医全科医生（助理全科医生）规范化培训、转岗培训、订单定向培养等工作，不断增加中医全科医生规模；充分发挥中医药师承教育作用，依托基层名老中医药专家传承工作室，通过师承方式培养一批中医全科骨干人才，不断提升中医全科医生服务水平；探索建立吸引、稳定中医全科医生队伍的长效保障和激励机制，实施基层中医药服务能力提升工程“十三五”行动计划，搭建中医全科医生服务平台，鼓励中医全科医生牵头或参与家庭医生团队，不断拓展中医全科医生服务范围。

《意见》要求，2018年起，新增临床医学、中医硕士专业学位研究生招生计划重点向全科等紧缺专业倾斜。改革完善高职临床医学、中医学等相关专业人才培养模式，推进教育教学标准与助理全科医生培训标准有机衔接。加强对全科医生的中医药和康复医学知识与技能培训，将中医药作为其继续教育的重要内容，鼓励提供中医诊疗、养生保健康复、健康养老等服务。

《意见》明确，从3个方面改革完善全科医生培养与使用激励机制。一是建立健全适应行业特点的全科医生培养制度。高校面向全体医学类专业学生开展全科医学教育，加强全科临床见习实习。有教学潜质、符合条件的全科医生可以聘任相应教师专业技术职务。扩大全科专业住院医师规范化培训招收规模。支持认定为住院医师规范化培训基地的综合医院（含中医、中西医结合、民族医医院）独立设置全科医学科，与基层实践基地联合培养全科医生。二是全面提高全科医生职业吸引力。推进基层医疗卫生机构绩效工资改革，使基层全科医生工资水平与当地县区级综合医院同等条件临床医师工资水平相衔接。到基层工作的本科及以上学历或经住院医师规范化培训合格的全科医生，可采取面试、组

织考察等方式公开招聘。对经住院医师规范化培训合格到农村基层执业的全科医生，可实行“县管乡用”和“乡管村用”。住院医师规范化培训合格本科学历全科医生到基层工作的，在人员招聘、职称晋升、岗位聘任等方面，与临床硕士研究生同等对待。鼓励社会力量举办全科诊所。非营利性全科诊所享受政府办基层医疗卫生机构同等待遇。三是加强贫困地区全科医生培训力度。扩大全科医生特岗计划实施范围并适当提高财政补助标准。经住院医师规范化培训合格，取得中级职称后在贫困县农村基层连续工作满10年，可经考核认定取得副高职称。

《意见》强调，各地各部门要将改革完善全科医生培养与使用激励机制作为深化医改、建设健康中国的关键环节和重大任务，制订实施方案，强化部门协同，明确任务分工，加强经费保障，完善医保支付政策，加强宣传引导，狠抓贯彻落实。2018年3月底，各省（区、市）要按照《意见》精神制订出台实施方案，综合医改试点省（区、市）和有关试点城市要率先落实。（《意见》原文见重要文选部分）

（赵维婷）

【《对医疗机构应用传统工艺配制中药制剂实施备案管理的公告》印发】 2018年2月12日，国家食品药品监管总局发布《对医疗机构应用传统工艺配制中药制剂实施备案管理的公告》，明确将由中药饮片经水提取制成的颗粒剂，以及由中药饮片经粉碎后制成的胶囊剂等医疗机构应用传统工艺配制中药制剂实行备案管理；传统中药制剂限于取得该制剂品种备案号的医疗机构使用，一般不得调剂使用，需要调剂使用的，按照国家相关规定执行；不得在市场上销售或变相销售，不得发布医疗机构制剂广告。

（国家食品药品监管总局官网）

【《关于促进全域旅游发展的指导意见》印发】 2018年3月9日，国务院办公厅印发《关于促进全域旅游发展的指导意见》（以下简称《意见》），就加快推动旅游业转型升级、提质增效，全面优化旅游发展环境，走全域旅游发展的新路子作出部署。其中指出加快开发高端医疗、中医药特色、康复疗养、休闲养生等健康旅游。《意见》强调，要全面贯彻党的十九大精神，以习近平新时代中国特色社会主义思想为指导，加快旅游供给侧结构性改革，着力推动旅游业从门票经济向产业经济转变，从粗放低效方式向精细高效方式转变，从封闭的旅游自循环向开放的“旅游+”转变，从企业单打独享向社会共建共享转变，从景区内部管理向全面依法治理转变，从部门行为向政府统筹推进转变，从单一景点景区建设向综合目的地服务转变。《意见》提出，发展全域旅游要坚持统筹协调、融合发展，因地制宜、绿色发展，改革创新、示范引导的原则，将一定区域作为完整旅游目的地，以旅游业为优势产业，统一规划布局、优化公共服务、推进产业融合、加强综合管理、实施系统营销，有利于不断提升旅游业的现代化、集约化、品质化、国际化水平，更好满足旅游消费需求。《意见》要求，发展全域旅游要落实好8个方面重点任务。一是推进融合发展，创新产品供给。做好“旅游+”，推动旅游与城镇化、工业化，以及商贸业、农业、林业、水利等融合发展。二是加强旅游服务，提升满意指数。以标准化提升服务品质，以品牌化提升满意度，推进服务智能化。三是加强基础配套，提升公共服务。扎实推进“厕所革命”，构建畅达便捷交通网络。四是加强环境保护，推进共建共享。推进全域环境整治，大力推进旅游扶贫和旅游富民。五是实施系统营销，塑造品牌形象。把营销工作纳入全域旅游发展大局，坚持以需求为导向，实施品牌战略。六是加强规划工作，实施科学发展。将旅游发展作为重要内容纳入经济社会发展规划和城乡建设等相关规划中，完善旅游规划体系。七是创新体制机制，完善治理体系。推进旅游管理体制改革，加强旅游综合执法，创新旅游协调参与机制。八是强化政策支持，认真组织实施。进一步加强财政金融、用海用地、人才保障和专业支持，优化全域旅游发展政策环境。（《意见》原文见重要文选部分）

（新华网）

【《关于促进“互联网+医疗健康”发展的意见》印发】 2018年4月25日，国务院办公厅印发《关于促进“互联网+医疗健康”发展的意见》（以下简称《意见》），就促进互联网与医疗健康深度融合发展作出部署。《意见》指出，要深入贯彻落实习近平新时代中国特色社会主义思想和党的十九大精神，推进实施健康中国战略，提升医疗卫生现代化管理水平，优化资源配置，创新服务模式，提高服务效率，降低服务成本，满足人民群众日益增长的医疗卫生健康需求。要突出包容审慎、鼓励创新的政策导向，鼓励医疗机构运用“互联网+”优化现有医疗服务，“做优存量”；推动互联网与医疗健康深度融合，“做大增量”，丰富服务供给。《意见》提出了促进互联网与医疗健康深度融合发展的一系列政策措施。一是健全“互联网+医疗健康”服务体系。从发展“互联网+”医疗服务，创新“互联网+”公共卫生服务，优化“互联网+”家庭医生签约服务，完善“互联网+”药品供应保障服务，推进“互联网+”医疗保障结算服务，加强“互联网+”医学教育和科普服务，推进“互联网+”人工智能应用服务7个方面，推动互联网与医疗健康服务融合发展。二是完善“互联网+医疗健康”支撑体系。加快实现医疗健康信息互通共享，健全“互联网+医疗健康”标准体系，提高医院管理和便民服务水平，提升医疗机构基础设施保障能力，及时制定完善相关配套政策。三是加强行业监管和安全保障。强化医疗质量监管，保障数据安全。《意见》强调，各地区、各有关部门要结合工作实际，及时出台配套政策措施，确保各项部署落到实处。

中西部地区、农村贫困地区、偏远边疆地区要因地制宜，积极发展“互联网+医疗健康”，引入优质医疗资源，提高医疗健康服务的可及性。(《意见》原文见重要文选部分)

（新华社）

【《母婴安全行动计划（2018～2020年）》和《健康儿童行动计划（2018～2020年）》发布】 2018年4月27日，国家卫生健康委员会发布《母婴安全行动计划（2018～2020年）》和《健康儿童行动计划（2018～2020年）》，旨在进一步保障母婴安全和儿童健康。计划明确，积极推广中医适宜技术和方法，开展中成药合理使用培训，促进孕产妇和婴幼儿安全应用中药。发挥中医药在儿童医疗保健服务中的作用。《母婴安全行动计划（2018～2020年）》提出，积极推广中医适宜技术和方法，开展中成药合理使用培训，促进孕产妇和婴幼儿安全应用中药。加强危急重症中西医临床协作，提升诊疗救治能力。发挥中医治未病优势，推广应用中医防病保健方法，扩大中医药在孕育调养、产后保健等方面的作用。计划提出开展危急重症救治、质量安全提升、便民优质服务等行动，旨在到2020年全国孕产妇死亡率下降到18/10万，全国婴儿死亡率下降到7.5‰。《健康儿童行动计划（2018～2020年）》在儿童医疗卫生服务改善行动方面做出要求，要求发挥中医药在儿童医疗保健服务中的作用。加强医疗机构中医儿科建设，积极推广应用儿科中医适宜技术，推进儿童健康领域中医药公共卫生服务项目的实施。开展儿科中成药合理使用培训，提高医疗机构中医药防治儿童疾病能力。加强儿童重大疑难疾病中西医临床协作，提高儿科疑难病、急危重症诊疗水平。发挥中医治未病优势，开展中医药科普宣传及健康教育活动，推动中医药文化进家庭、进社区。计划明确，到2020年，覆盖城乡的儿童健康服务体系进一步完善，儿童医疗保健服务能力不断提升，儿童健康水平得到提高。婴儿死亡率和5岁以下儿童死亡率分别控制在7.5‰和9.5‰以下。0～6个月婴儿纯母乳喂养率达到50%以上。

（张斯文）

【《关于做好2018年中央财政支持中西部农村订单定向免费本科医学生招生培养工作的通知》印发】 2018年5月2日，教育部印发《关于做好2018年中央财政支持中西部农村订单定向免费本科医学生招生培养工作的通知》，明确2018年中央财政支持高等医学院校为中西部乡镇卫生院培养订单定向免费五年制本科医学生共计6483人，其中中医、蒙医、藏医和傣医医学生分别为1295、60、110和40人。通知显示，报考免费医学定向招生计划的考生均须参加当年全国统一高考，实行单列志愿、单设批次、单独划线，只招收农村生源，在本科提前批次录取。报考学生本人及父母或法定监护人户籍地须在农村且本人具有当地连续3年以上户籍。有条件的省份可结合本地区实际情况，积极探索按照考生户籍以县为单位定向招生的办法，由各省级教育行政部门根据用人需求以县为单位安排招生计划。

（黄 蓓）

【《二级中医医院、中医骨伤医院、中医专科医院（不含中医骨伤医院）评审标准》印发】 2018年5月29日，为做好中医医院（含中医专科医院）评价工作，国家中医药管理局在总结评估以往中医医院评审工作的基础上，对2012版二级中医医院、中医骨伤医院、中医专科医院（不含中医骨伤医院）评审标准等有关文件进行修订，印发《二级中医医院评审标准（2018年版）》《二级中医医院分等标准和评审核心指标（2018年版）》《二级中医医院评审标准实施细则（2018年版）》《二级中医骨伤医院评审标准（2018年版）》《二级中医骨伤医院分等标准和评审核心指标（2018年版）》《二级中医骨伤医院评审标准实施细则（2018年版）》《二级中医专科医院（不含中医骨伤医院）评审标准（2018年版）》《二级中医专科医院（不含中医骨伤医院）分等标准和评审核心指标（2018年版）》《二级中医专科医院（不含中医骨伤医院）评审标准实施细则（2018年版）》。《二级中医医院评审标准（2018年版）》等有关文件是开展二级中医医院评审的基本依据。

（国家中医药管理局）

【《2018年二级中西医结合医院、二级民族医医院评审标准》印发】 2018年6月12日，国家中医药管理局办公室印发《二级中西医结合医院评审标准（2018年版）》《二级民族医医院评审标准（2018年版）》，是开展二级中西医结合医院、二级民族医医院评审的基本依据。

（国家中医药管理局）

【《关于做好2018年国家基本公共卫生服务项目工作的通知》印发】 2018年6月13日，国家卫生健康委、财政部、国家中医药管理局联合发布《关于做好2018年国家基本公共卫生服务项目工作的通知》（以下简称《通知》）。作为年度风向标，2018年的《通知》提出，各地要继续实施建立居民健康档案、健康教育、预防接种等12类项目，在完成2017年工作任务的基础上，坚持实事求是的原则，着力提高工作质量，不搞层层加码，杜绝弄虚作假，合理确定农村地区乡村两级任务分工，把各项任务抓实抓好。《通知》提出，稳妥推进基层高血压医防融合试点、积极开展基层糖尿病医防融合管理工作、推动电子健康档案向个人开放，并将以上3点作为年度重点工作。据了解，国家卫生健康委员会已在贵州、云南两省开展基层高血压医防融合试点，并在全国范围内组织开展培训，2018年将选取积极性高、工作基础好的省份进一步扩大试点范围；《国家基层糖尿病防治管理指南》正在制定，指导地方在开展糖尿病医防融合管理试点时“统一管理指南、统一人员考核、统一质量评价、统一监测评估、统一宣教内容”；电子健康档案开放将以高血压、糖尿病等慢性病患者、孕产妇、0~6岁儿童、65岁以上老年人等重点人群为突破口，通过智能客户端、电视、APP、网站等形式，在保障个人信息安全的情况下，方便群众查询自身健康信息。在《通知》中，这3项工作并没有提出任务要求和具体指标，原有12类项目也没有提出新的任务要求。记者了解到，2018年的《通知》延续了兼顾基层医务人员工作负荷和老百姓现实需求的主要思路，力求不给基层医务人员增加新的负担，而是在提质增效上下功夫；同时，针对基层卫生工作的实际情况，立足于防治结合，加强基本卫生和基本医疗“两手抓”，以确保基本公共卫生服务经费花出更大效益。据了解，2018年人均基本公共卫生服务经费补助标准从50元提高至55元。《通知》明确，新增经费主要用于以下方面：一是巩固12类项目，扩大服务覆盖面，适当提高服务补助水平，细化和完善服务内容，提高服务质量；二是统筹安排免费提供避孕药具和健康素养促进两个项目经费。2017年基本公共卫生服务项目增加免费提供避孕药具和健康素养促进两类项目。两年间，基本公共卫生服务经费在原有基础上总共增加了10元。经过测算，10元当中的1.2元主要用于免费提供避孕药具和健康素养促进，剩下的8.8元由于任务要求没有“加码”，因此主要用于应对物价上涨及提高服务补助水平，从而提升服务质量、增加老百姓的获得感。（叶龙杰）

【《关于进一步改革完善医疗机构、医师审批工作的通知》印发】
2018年6月19日，国家卫生健康委、国家中医药管理局联合印发《关于进一步改革完善医疗机构、医师审批工作的通知》（以下简称《通知》），提出公立医院部分服务可委托给第三方医疗机构，实施二级及以下医疗机构设置审批与执业登记“两证合一”。《通知》提出，在保障医疗质量安全的前提下，医疗机构可以委托独立设置的医学检验实验室、病理诊断中心、医学影像诊断中心、医疗消毒供应中心或者有条件的其他医疗机构提供医学检验、病理诊断、医学影像、医疗消毒供应等服务。卫生健康行政部门可以将该委托协议作为医疗机构相关诊疗科目的登记依据，并在诊疗科目后备注“协议”。除三级医院、三级妇幼保健院、急救中心、急救站、临床检验中心、中外合资合作医疗机构、港澳台独资医疗机构外，举办其他医疗机构的，卫生健康行政部门不再核发《设置医疗机构批准书》，仅在执业登记时发放《医疗机构执业许可证》。《通知》还强调，地方各级卫生健康行政部门（含中医药主管部门）要加快建立审批信息共享机制，进一步简化审批流程，提高审批效率。2018年6月底，全国全面实施电子化注册管理。（黄蓓）

【《医疗机构处方审核规范》印发】
2018年7月10日，国家卫生健康委、国家中医药管理局、中央军委后勤保障部办公厅联合印发《医疗机构处方审核规范》，共包括7章23条，对处方审核的基本要求、审核依据和流程、审核内容、审核质量管理、培训等作出规定。通过规范处方审核行为，一方面提高处方审核的质量和效率，促进临床合理用药；另一方面体现药师专业技术价值，转变药学服务模式，为患者提供更加优质、人性化的药学技术服务。对处方审核的基本要求、审核依据和流程、审核内容、审核质量管理、培训等作出规定，明确药师是处方审核工作的第一责任人，所有处方均应当经审核通过后方可进入划价收费和调配环节，未经审核通过的处方不得收费和调配。规范对适宜性审核做出要求，明确对于西药和中成药处方，应审核处方中的西药、中成药、中成药与西药、中成药与中药饮片之间是否存在重复给药和相互作用，是否存在配伍禁忌。对于中药饮片处方，应当审核中药饮片处方用药与中医诊断是否相符；饮片的名称、炮制品选用是否正确，煎法、用法、脚注等是否完整、准确；毒麻贵细饮片是否按规定开方；特殊人群如儿童、老年人、孕妇及哺乳期妇女、脏器功能不全患者用药是否有禁忌使用的药物等。二级以上医院、妇幼保健院和专科疾病防治机构应当按照规范执行，其他医疗机构参照执行。（黄蓓）

【《关于改革完善医疗卫生行业综合监管制度的指导意见》印发】
2018年7月18日，国务院办公厅印发《关于改革完善医疗卫生行业综合监管制度的指导意见》（以下简称《意见》），对新时期医疗卫生行业综合监管工作作出部署。《意见》指出，要全面贯彻党的十九大和十九届二中、三中全会精神，以习近平新时代中国特色社会主义思想为指导，认真落实党中央、国务院关于深化医改的决策部署，深化转职能、转方式、转作风，从重点监管公立医疗卫生机构转向全行业监管，从注重事前审批转向注重事中事后全流程监管，从单项监管转向综合协同监管，从主要运用行政手段转向统筹运用行政、法律、经济和信息等多种手段，提高监管能力和水平，为实施健康中国战略、全方位全周期保障人民健康提供有力支撑。《意见》提出，建立严格规范的医疗卫生行业综合监管制度，是全面建立中国特色基本医疗卫生制度、推进医疗卫生治理体系和治理能力现代化的重要内容。改革完善医疗卫生行业综合监管制度要坚持“政府主导，综合协调；依法监管，属地化全行业管理；社会共治，公开公正；改革创新，提升效能”的原则。

《意见》强调，要着力加强三方面政策措施：一是明确监管主体和责任。要加强党的领导、强化政府主导责任、落实医疗卫生机构自我管理主体责任、发挥行业组织自律作用、加强社会监督，推动形成机构自治、行业自律、政府监管、社会监督相结合的多元治理格局。二是加强全过程监管。要优化医疗卫生服务要素准入，加快行政审批制度改革；加强医疗服务质量和安全监管，严格落实质量和安全管理核心制度；加强医疗卫生机构运行监管，严格执行医疗机构分类管理要求；加强公共卫生服务监管，提升服务水平；加强从业人员监管，严肃查处违法违规行为；加强行业秩序监管，建立健全联防联控机制；加强健康产业监管，建立健全包容审慎有效的监管机制。三是创新监管机制。要完善规范化行政执法机制，确保严格规范、公正文明执法；全面推行“双随机、一公开”抽查机制，对重点机构加大抽查力度；建立健全医疗卫生行业信用机制，加强信用记录应用；健全信息公开机制，定期公开相关信息；建立风险预警和评估机制，运用信息技术提高发现问题和防范化解重大风险的能力；形成网格化管理机制，建立健全线上线下一体化的监管方式；建立综合监管结果协同运用机制，统筹运用监管结果。《意见》强调，加强综合监管制度建设的保障落实。要落实部门责任，加大责任追究力度，建立权威有效的督察机制。要完善法律法规和标准体系，提升信息化水平，加强队伍和能力建设，加强宣传引导，动员社会各方共同推进综合监管制度建设。

（新华社、中国政府网）

【各地中医药事业发展规划、政策和机制建设情况】

◆ 北京市

2018年，北京市继续实施《北京市人民政府关于支持中医药振兴发展的意见》，推进中医药卫生资源服务体系的完善和提升，进一步拓宽中医药服务领域，推进优质中医药资源下沉基层，促进中医药资源提质增效；推进中医药文化资源的创造性转化，建立中医药文化传承传播、资源保护制度，着力推进中医药文化产业发展，提升广大人民群众的健康素养；推进中医药原创科技资源的创新引领，建立中医药科技创新、中医药传承制度，着力完善中医药人才体系，强化中医药科研布局；推进中医药特色经济资源的跨界融合发展，搭建中医药产业公共服务平台，大力发展中医药养生保健和中医药服务贸易，推进中医药与产业的深度融合；推进中医药生态资源的集约优化，推动中药技术创新，加快形成中药产业发展链条；推进中医药治理能力现代化，建立区域发展评价和行业诚信制度，提升信息化支撑水平，加强中医药标准建设。（高 彬）

◆ 天津市

2018年，参照国务院中医药部际联席会议制度，天津市政府建立中医药工作联席会议制度。联席会议由分管中医药工作的市领导任组长，由天津市委宣传部、市发展改革委、市民政局等20个部门和单位组成，天津市卫生计生委中医一处为联席会议办公室。天津市中医药管理局组织基层单位、天津市发展改革委、市场建管委等部门对《天津市“十三五”规划》《中医药健康服务发展规划》进行中期评估。

（杨 仰）

◆ 河北省

2018年，河北省中医药管理局、省发展改革委、省卫生计生委联合印发《河北省促进中医药“一带一路”发展的实施意见（2018～2022年)》，提出到2020年，力争建立1～2个中医药国际合作平台、1～2个中医药海外中心、2～4个中医药国际合作交流基地，在海外注册一批中药产品和保健品，建成1～2家具有国际水准的区域中医医疗中心、2～3个国家级中医药健康旅游示范区、一批国家级示范基地和示范项目，明确完善中医药“一带一路”建设机制、推进京津冀中医药国际合作协同发展、与沿线国家共享中医药服务、促进与沿线国家民心相通、加快中医药科技推广、发展中医药健康服务业等6项重点任务，推动河北省中医药机构积极参与国家“一带一路”建设。河北省卫生计生委、省财政厅、省人力资源社会保障厅、省教育厅、省农业厅、省科技厅、省食品药品监管局、省中医药管理局8部门制发《河北省中医药强省建设人才支撑计划（2018～2030年)》，提出到2030年，河北省中医师达到6万人，占河北省医师总数的比例提高到15%，每万人口中医师达到8个，国医大师、院士、全国名中医不少于10名，省级名中医150名，市级名中医达到1000名，中医药中青年骨干人才达到2000名；明确了优化中医药人才梯队结构、提升中医药人才培养质量、完善体制机制、强化保障措施等重点任务。（王艳波）

◆ 山西省

2018年，根据国家中医药管理局、国家卫生计生委、人力资源社会保障部、国家食品药品监管总局、中央军委后勤保障部《关于印发基层中医药服务能力提升工程“十三五”行动计划的通知》（国中医药发〔2016〕33号）文件精神，山西省中医药管理局联合山西省人力资源社会保障厅、山西省食品药品监管局出台《关于印发山西省基层中医药服务能力提升工程“十三五”行动计划的通知》（晋卫中医药发〔2017〕6号）。

一、行动计划组织实施情况

为加强对基层中医药服务能力提升工程的领导，进一步做好提升工程实施工作，山西省卫生健康委联合山西省人力资源社会保障厅、山西省食品药品监管局成立山西省基层中医药服务能力提升工程领导小组，各市、县（市、区）均成立提升工程工作领导组，结合该地区实际，制订实施方案，建立工作协调机制，对中医药服务能力提升工程进行安排部署，将提升工程“十三五”行动计划内容列入政府工作或中医药重点工作，为基层中医药服务能力提升工程“十三五”工作的开展提供了坚实的组织保障。

二、基层中医药政策措施制定和落实

山西省深入贯彻实施《国务院关于印发中医药发展战略规划纲要（2016～2030年）的通知》《国务院关于促进健康服务业发展的若干意见》《国务院办公厅关于印发中医药健康服务发展规划（2015～2020年）的通知》《国务院办公厅关于推进分级诊疗制度建设的指导意见》等对

中医药工作的部署和要求，并根据山西省的实际情况制定《山西省发展中医药条例》《山西省医疗卫生服务体系规划（2016～2020年）》《关于印发山西省基层中医药服务能力提升工程“十三五”行动计划的通知》等一系列文件和政策，从管理与运行等方面加强基层中医药的政策落实。山西省内11个市根据省级政策分别出台各市的政策文件，将中医药工作纳入该地区经济发展规划、医疗卫生服务体系规划或政府年度工作目标。

长治市襄垣县为深入贯彻落实各项政策，将中医药工作纳入基层卫生服务机构年度考核指标体系，从组织管理、科室设置、人员配备、基本医疗服务、基本公共卫生服务5个方面明确中医药工作任务，中医药服务分值占比提升15.2%；将考核结果与项目经费补助核拨紧密挂钩，有效推动基层中医药工作的开展。

三、主要指标、重点任务完成情况，重点项目执行情况

山西省共有社区卫生服务中心213个，可以提供6类以上的中医药技术服务的202个，占比94.8%；社区服务站677个，能够提供4类以上中医药技术方法的636个，占比93.9%；乡镇卫生院1199个，能够提供6种以上的中医药技术方法的1008个，占比84.1%；村卫生室总数28200个，能够提供4类以上中医药技术方法的村卫生室18184个，占比为64.5%。2017年基层医疗卫生机构中医诊疗量11106581人次，同类机构诊疗总量29348703人次，占比37.8%。中医类别医师占同类机构医师总数比例达到20%的社区卫生服务中心171个，占比80.3%；乡镇卫生院827个，占比69.0%；至少配备1名中医类别医师或能够提供中医药服务的临床类别医师的社区卫生服务站569个，占比为84.0%；至少配备1名能够提供中医药服务的乡村医生或中医类别（临床类别）医师或乡村全科执业助理医师的村卫生室15235个，占比为54.0%。2016～2017年县乡村中医临床技术骨干培训26700人，基层卫生计生人员中医药知识与技能培训人数49103人。山西省共有县（市、区）中医医院109个，达到二级甲等中医医院水平38个，占比34.9%。设立中医馆、国医堂等中医综合服务区的社区卫生服务中心133个，占比62.4%；设立中医馆、国医堂等中医综合服务区的乡镇卫生院635个，占比53.0%。2017年度65岁以上老年人数为3401684人，接受中医药健康管理2183214人，占比63.3%；0～36个月儿童1023618人，接受中医药健康管理6788713人，占比65.6%。山西省贫困县中医医院均有确定对口帮扶关系的三级中医医院，按照国家工作方案要求开展对口帮扶工作，完成帮扶工作目标。山西省建有中医药健康知识展板、阅报栏、宣传墙等的社区卫生服务中心有210个，占比为98.4%；建有中医药健康知识展板、阅报栏、宣传墙等的乡镇卫生院有1174个，占比为97.5%。

（赵红娟）

◆ 内蒙古自治区

2018年，内蒙古自治区党委政府深入贯彻习近平总书记关于发展中医药的重要论述，着力做大做强蒙医蒙药，出台《振兴蒙医药行动计划（2017～2025年）》，以发挥内蒙古自治区独特原创的蒙医药卫生资源优势为主体，以发展健康服务旅游业，提升蒙药产业水平为驱动，加大推动蒙医药传承创新和文化弘扬的力度，推进蒙医药标准化、规范化、产业化、国际化发展。《振兴蒙医药行动计划（2017～2025年）》从解决制约蒙医药发展的瓶颈问题入手，提出10个方面30项具体任务。其中，在完善蒙医药服务体系方面，明确各级政府要优先办好蒙医医院，盟市级蒙医医院达到三级甲等、旗县级达到二级甲等以上标准，未单独设置蒙医医院的地区，在中医医院内确定蒙医内设机构；在培育蒙医药临床优势方面，提出评选“名院、名科、名医”，遴选“名药、名方”，打造蒙医药区域诊疗中心和蒙西医结合急救中心；在推进蒙医药养生养老方面，规定蒙医中医医院要与养老机构建立医养合作关系，有条件的养老机构可设置蒙医诊室，二级以上蒙医医院开设老年病科，开通诊疗“绿色通道”，鼓励社会资本建设以蒙医药健康养老为主的护理院、疗养院；在蒙医药人大队伍建设方面，提出继续开展蒙医药学术经验继承，完善高层次人才引进机制，发挥国医大师及国家级名老中医药专家、学科带头人在人才培养中的作用；在传承蒙医药文化传播方面，明确发掘蒙医药文化资源，建立资源数据库，保护蒙医药非物质文化遗产，支持与邻国开展交流合作，举办蒙医药文化巡展和科普宣传；在推进蒙药产业发展方面，指出鼓励蒙药新药研发和剂型改良，开展蒙药配方颗粒研究，建设蒙药工程技术研究中心，筹建蒙药产业孵化基地，构建蒙药流通体系，培育蒙药自主品牌，推动地方蒙医药标准提升为全国行业标准和国家标准；在促进特色优势发挥方面，提出落实蒙医药的倾斜政策，包括基本医保付费总额控制指标和医疗服务支付标准向蒙医医院倾斜，调整蒙医传统诊疗技术服务价格和蒙药制剂价格，在“农牧民健康小药箱”中加入蒙药品种；制定蒙药产业税收减免政策，建立表彰奖励机制，鼓励社会力量参与等；在保障落实方面，明确要成立自治区蒙医药发展领导组织机构，建立蒙医药发展专家咨询委员会，将蒙医药事业发展纳入当地经济社会发展规划和区域卫生规划，加大投入，制定引导和激励蒙药产业发展和投融资政策，对有发展潜力的蒙药项目加大资金支持力度。《振兴蒙医药行动计划（2017～2025年）》的出台，为内蒙古自治区振兴发展蒙医药事业提出了目标，指明了方向，规划了路径。

（岳红娟）

◆ 黑龙江省

2018年，黑龙江省中医药管理局开展产业调研，赴甘肃、河北、四川、贵州、广西、浙江等省进行广泛调研，形成发展黑龙江省中药材产业的建议上报黑龙江省人民政府；开展中药材产业扶贫行动，国家中医药管理局以黑龙江省为先进典型，在黑龙江省召开中药材产业扶贫东北片区推进会议；指导中医医院与企业合作，在贫困地区建设定制药园1.3万亩，受益贫困户389户。（曲 峰）

◆ 上海市

2018年5月10日，上海市人民政府办公厅转发《上海市进一步加快中医药事业发展三年行动计划（2018～2020年）》，专项投入资金3.23亿元。10月15日，上海市人民政府印发《上海市中医药发展战略规划纲要（2018～2035年）》。《上海市中医药事业发展“十三五”规划》推进有力，达到预期建设目标。（王 翀）

◆ 浙江省

2018年6月29日，围绕“患者减轻负担、医保可以承受、中医发挥优势”的改革目标，浙江省人力社保厅、省卫生计生委、省中医药管理局印发《关于开展基层中医门诊常见病按病种支付方式改革的通知》，将手足口病、上呼吸道感染、咳嗽、痛经、子宫复旧不全、消化不良、便秘、慢性咽炎8个病种9种证型，以及全省二级及以下医保定点医疗机构开具的中药饮片和中药配方颗粒纳入医保支付范围，继续实施帖均费用控制。2018年12月，浙江省卫生健康委、省文化和旅游厅、省中医药管理局联合印发《浙江省中医药文化推进行动计划2019～2015年》，确定未来7年浙江省打造“浙派中医”文化品牌、搭建中医药文化平台、推进中药文化建设、加强中医药文化传播、推动中医药文化产业发展5个方面20项任务。（陈良敏）

◆ 山东省

山东省委省人民政府印发的深化医改文件中明确对中医药倾斜政策，山东省委改革办将健全中医药健康服务体系纳入对各市重点领域考核，山东省食药监局筛选700个中药制剂品种在全省调剂使用，山东省发展改革委、财政厅出台一技之长考核工作立项收费政策，其他有关部门也按照任务分工，出台一系列促进中医药事业发展的有利举措。山东省16个市成立市级中医药联席会议制度，15个市以市人民政府名义出台贯彻落实国家中医药战略发展规划纲要文件，各级党委政府关心支持中医药事业发展的局面不断形成。（王 玉）

◆ 四川省

2018年，四川省为深入贯彻落实省委十一届三次全会精神，全面落实《中共四川省委关于深入学习贯彻习近平总书记对四川工作系列重要指示精神的决定》和《中共四川省委关于全面推动高质量发展的决定》，制定印发《四川省中医药管理局关于贯彻落实省委十一届三次全会精神全面推动中医药高质量发展的意见》（川中医药发〔2018〕19号）；会同省卫生健康委在全省基本构建“1个监管平台、26项核心监管指标、6项监管机制”的综合监管新模式，印发《医疗“三监管”指标（2018版）》（川卫发〔2018〕89号），积极建立完善中医监管指标体系；为进一步推进依法行政，会同省卫生健康委印发《关于印发四川省卫生计生行政处罚程序实施细则的通知》（川卫发〔2018〕15号）。《推进全省卫生计生领域信用体系建设实施方案》（川卫发〔2018〕66号）和《关于集中治理医疗卫生计生系统诚信缺失突出问题的工作细则》；深入推进“互联网＋政务服务”建设，开展“最多跑一次”改革，调整完善20个大项的行政权力和4个大项公共服务事项，建立行政审批项目评审专家库、重大行政审批项目会审会商工作制度。（宋 平）

◆ 大连市

2018年，为贯彻落实国家和辽宁省关于发展中医药事业的政策和措施，加快推进大连市中医药事业发展，大连市人民政府印发实施《促进中医药发展实施方案（2018～2020）》（以下简称《实施方案》）。《实施方案》在全面贯彻落实国务院、辽宁省人民政府促进中医药发展精神的同时，紧密结合大连市中医药发展工作实际，认真分析工作形势，明确主要目标，并提出具体工作任务和保障措施。突出大连市中医医疗和预防保健服务体系全、中医药健康养老和中医药健康旅游快速发展、扶持中医药发展保障力度大等特色。《实施方案》明确至2020年，每千人口公立中医类医院床位数达到0.55张，每千人口卫生机构中医类执业（助理）医师数达到0.40人。基本确立中医药在治未病中的主导作用、在重大疾病治疗中的协同作用、在疾病康复中的核心作用。创建1个国家级中医专科专病诊疗中心和2个以上的省级中医专科专病诊疗中心，工作目标明晰具体，可操作性强，经努力均可实现。《实施方案》紧跟“一带一路”国家倡议，扩大中医对外合作项目，引领有条件中医医疗机构到海外开展服务业务。鼓励中医药机构开展中药材海外资源开发，鼓励中医药企业走出去，加强海外中药材生产流通质量管理。积极发展入境中医健康旅游，建设一批涉外中医药养生保健旅游基地，承接中医药服务外包。加强中医药服务贸易对外整体宣传和推介。（范秀英）

◆ 青岛市

2018年，青岛市完善中医药发展工作机制，将“健全中医药健康服务体系”纳入市委全面深化改革考核指标，将“中医药资源配置情况”列入公立医院综合绩效考核指标，将“中医药健康文化素养”纳入区市党委政府人口与计划生育目标责任制考核。完善政府引领统筹的组织协调机制、卫生计生（中医药）与其他部门的双边协作机制、社会参与市场驱动的多边联动机制（“1＋2＋X”模式）；召开青岛市政府中医药工作联席会议，建立青岛市中医药改革发展专家咨询委员会，提高决策民主化、科学化水平。

（范存亮）

五、中医药健康服务发展

【中医中药中国行】 2018年5月，中医中药中国行组委会印发《中医中药中国行——中医药健康文化推进行动2018年活动方案》（中国行组办〔2018〕1号），开展以下活动。

一、中医药健康文化大型主题活动

2018年6月30日~7月1日，国家中医药管理局会同全国人大教科文卫委员会、全国政协教科卫体委员会等22个部门组成的中医中药中国行组委会联合北京市人民政府，在中国国家博物馆共同主办中医中药中国行——2018年中医药健康文化大型主题活动。活动围绕“传播中医药健康文化、提升民众健康素养”的目标，精心设计开幕式、展览展示、体验互动、健康咨询（义诊）、健康讲座、中医传统健身表演和科普资料发放七大板块内容，在延续以往展示内容的基础上，新增互动性、获得感强的青少年体验专场，公安、交警、环卫工人健康咨询（义诊）专场。中医药展示首次走进中国国家博物馆，引起了行业内外的广泛关注，得到各方的一致好评。

2018年7月1日前后，省会城市、地级市同期举办以“中医药健康你我他”为主题的大型活动。活动形式主要有：展览展示，宣传展现党的十八大以来中医药事业发展成就，中医药法及其配套文件的相关内容和实施一周年的成果，中医药历史渊源和养生保健知识，中医药文化作品等。健康咨询（义诊），向广大群众提供免费中医药健康咨询（义诊）服务。互动体验，开展中医养生操示范、中医智能设备体验、中药材炮制、中医儿童剧或卡通片观看等活动。健康讲座，邀请专家现场讲授或运用多媒体滚动播放中医药养生保健知识。发放科普资料，向群众免费赠送中医药养生保健书籍、用品等。

二、中医药健康文化知识大赛

全国中医药健康文化知识大赛于2018年6月30日正式启动，大赛历时5个多月，历经全国海选、各省选拔和全国淘汰赛、复赛、总决赛，共吸引近3000家机构报名参赛、超过6000万人次关注和参与投票。大赛紧扣“生活处处有中医”的主题，以中医药核心价值理念、《黄帝内经》等中医药经典，以及《中国公民中医养生保健素养》等为主要内容，融汇知识性、科普性、竞技性、趣味性于一体，努力营造广大群众认识中医药、认同中医药、使用中医药的良好氛围，在传播中医药文化、提升群众中医药健康文化素养等方面发挥了积极作用。2018年12月16日，大赛总决赛在北京举办，经过激烈角逐，广西代表队获得冠军，广东代表队和百人团代表队获得亚军，黑龙江代表队、北京代表队和另一支百人团代表队获得季军，大赛还评选出最佳选手奖、最佳人气奖、最佳指导老师奖、最佳组织单位等。

三、中医药健康文化精品遴选活动

2018年6月12日，中医药健康文化精品遴选活动正式启动，活动历时7个多月，经过各省、自治区、直辖市推荐，各省中医药学会、专科分会推荐，初审和网络投票环节、终审环节，共吸引17个省市60家单位报名参赛、超过10万人次关注和参与投票，总投票18万余次。大赛紧扣“弘扬中医药文化、发现中医之美、引领健康生活”的主题，以适合新媒体传播的中医药文化作品、文创作品（产品）等为主要内容，融汇思想性、艺术性、感染力于一体，努力营造广大群众认识中医药、喜爱中医药、运用中医药的良好氛围，在传播中医药文化、提升群众中医药健康文化素养等方面发挥了积极作用。2019年2月28日，活动终审会在北京召开，经过专家评审，获得文创作品（产品）组前三名的作品有《十四经络图》《上工香囊》、中医导引文化围巾，获得图文作品组前三名的作品有《中医历史画作一组（16幅）》《八段锦养生操教学手册》《杏林往事》，获得微视频组前三名的作品有《时间》《五台采药人》《十二生肖养生功》，此外，多功能组合枕等10个作品获得人气奖。

四、第五届全国悦读中医活动

为了进一步传播中医文化，助力全民阅读，2018年5月第五届全国悦读中医活动启动。活动以“悦读中医，健康中国”为主题，组织中医药院校师生、行业人员和中医药爱好者，开展中医药图书、报纸、期刊全民阅读活动，普及一批中医药科普读本和挂图，创作一批阅读作品。经过作品推荐征集、网络推选、大众投票及专家审核等环节，推选出80篇悦读中医好感悟、50位悦读中医好声音、15篇悦读中医好漫画、5种悦读中医活动网络人气作品、10本最受欢迎的十大中医药好书

五、中医药文化进校园活动

2018年中医药文化进校园活动以“普及中医药知识，传承中华文化”为主题，通过组织开展中医药文化公开课、中医非药物治疗体验、中药材辨识、中医药保健功法练习等，推动中医药文化进校园活动规范化，帮助中小学生认识和了解中医药基础知识、感受中医药的智慧和文化，养成良好的健康意识和生活习惯，激发对中华传统文化的自豪感与自信心。“中医药文化进校园”成都站、五寨站于12月21日、28日在四川省成都市泡桐树小学和山西省五寨县第四小学举办。国医大师刘敏如、国家中医药管理局有关领导，以及来自全国部分省区市中医药文化工作负责人、部分高校专家、四川省有关负责人参加了成都站的活动，并在同时召开的全国中医药文化进校园工作座谈会就中医药文化进校园的探索实践、顶层设计等展开交流研讨，引起行业内外的广泛关注。

六、中医药文化科普巡讲活动

2018年中医药文化科普巡讲活动以“中医药在你身边”为主题，组织专家深入社区、农村、部队、

机关等，讲授中医药饮食、起居、情志调摄、食疗药膳、运动锻炼等养生保健知识。此外，还运用电视、网络、微信等多种手段开展中医药文化知识的线上科普巡讲。

七、建设中医药健康文化知识角

2018年9月3日，国家中医药管理局办公室制定印发《中医药健康文化知识角建设指南》（国中医药办新函〔2018〕156号）及模板，指导各地在基层医疗卫生机构建设中医药健康文化知识角，要求各省（区、市）中医药主管部门要在本地区县级中医医院，以及基层医疗卫生机构中医综合服务区（中医馆、国医堂）建设不少于30个中医药健康文化知识角。县级中医医院及基层医疗卫生机构中医综合服务区（中医馆、国医堂），通过设立展板、实物、模型、中医养生保健体验设备、中医阅读角或运用电子触摸屏、LED屏视等新媒体手段，帮助城乡居民体验感受中医药文化，掌握中医药养生保健知识。

八、建设中医药健康养生文化体验场馆

2018年新增全国中医药文化宣传教育基地12家，分别为山西中医博物馆、浙江胡庆余堂中药博物馆、山东省中医药博物馆、山东省中医药文化博物馆、济南宏济堂博物馆、广东太安堂药业股份有限公司、无限极（中国）有限公司（新会基地）、湛江中医学校、博鳌国际名中医健康医疗中心、三亚市中医院、四川省中医药博物馆（成都中医药大学博物馆）、和田地区维吾尔医医院，实现了基地在31个省（自治区、直辖市）的全覆盖。

九、中医药健康文化素养调查

中医药健康文化素养调查旨在掌握全国乡村、社区、家庭中医药健康文化知识普及情况基础信息和全国中医药健康文化素养水平。

2018年8月，国家中医药管理局办公室联合国家卫生健康委办公厅印发《2018年中国公民中医药健康文化素养调查工作方案》（国中医药办新函〔2018〕174号）。调查工作按照各省（区、市）调查点抽样，调查方案制订，国家级、省级培训，现场入户调查，数据汇总，数据复核，数据清洗，数据加权，数据分析等8个步骤进行。由北京中医药大学负责调查方案及问卷设计、数据处理分析等工作；中国健康教育中心负责调查点抽样及指导各省级机构完成省级培训及入户调查等工作，省级中医药主管部门、省级健促机构负责本地区培训、入户调查及数据汇总等工作。

2018年12月，国家中医药管理局发布《2017年中国公民中医药健康文化素养调查结果》，调查包括全国中医药健康文化知识普及工作和中国公民中医药健康文化素养水平两个方面的内容，在全国30个省（自治区、直辖市）随机抽取调查点328个，调查常住人口89107人。调查显示，全国中医药健康文化知识普及工作稳步推进，中国公民中医药健康文化素养水平为13.39%，较2016年提高0.54%。

（王　鹏、赵瑶琴）

【纪念李时珍诞辰500周年系列活动】　2018年，国家中医药管理局将“办好纪念李时珍诞辰500周年系列活动”列入《2018年中医药工作要点》（国中医药办发〔2018〕2号）。2018年6月，纪念李时珍诞辰500周年暨湖北省中医药振兴发展大会、纪念李时珍诞辰500周年暨第八届海峡两岸李时珍文化与产业合作发展论坛、纪念李时珍诞辰500周年暨李时珍中医药大健康国际高峰论坛等系列宣传活动在湖北举办。全国政协副主席李斌、中共湖北省委书记蒋超良、省长王晓东、国家卫生健康委员会副主任曾益新、中华中医药学会会长王国强、国家中医药管理局副局长马建中等领导出席了有关活动。国家中医药管理局与湖北省人民政府签订《推进湖北建设中医药强省合作框架协议》《关于共建湖北中医药大学的协议》，进一步明确了湖北省中医药振兴发展的方向及要求。

（王　鹏、赵瑶琴）

【中医药健康旅游】　中医药健康旅游是新形势下健康服务与旅游服务融合的新业态，是我国健康服务产业的重要组成部分。近年来，为推动中医药健康旅游产业发展，将中医药健康旅游有关内容纳入国务院《中医药发展战略规划纲要（2016～2030年）》《中医药健康服务发展规划（2015～2020年）》《关于促进旅游业改革发展的若干意见》《关于进一步促进旅游投资和消费的若干意见》《关于支持社会力量提供多层次多样化医疗服务的意见》等文件。

2014年2月，国家中医药管理局与原国家旅游局签署《国家旅游局和国家中医药管理局关于推进中医药健康旅游发展的合作协议》。2015年11月，出台《国家旅游局、国家中医药管理局关于促进中医药健康旅游发展的指导意见》（旅发〔2015〕244号）。2016年7月，两局正式印发《国家旅游局、国家中医药管理局关于开展国家中医药健康旅游示范区（基地、项目）创建工作的通知》（旅发〔2016〕87号），对推动中医药健康旅游工作起到了重要作用。之后，两部门共同组建国家中医药健康旅游专家委员会、设置国家中医药健康旅游示范创建工作办公室，进一步完善工作机制，并分别于2017年9月12日、2018年3月13日公布第一批15家国家中医药健康旅游示范区创建单位和第一批72家国家中医药健康旅游示范基地创建单位。　（魏春宇）

【中医药健康养老服务工作】　持续推进中医药健康养老服务，17个省（区、市）出台专门的中医药健康养老规划或在出台的健康服务相关文件中涉及中医药健康养老服务，8个省、直辖市建立比较系统的中医药健康养老服务政策体系、标准规范、管理制度。公立中医医院老年病科建设明显加快，全国共有196家三级公立中医医院和272家二级公立中医医院设立老年病科。持续实施治未病健康工程，加强中医医疗机构治未病科和基层医疗机构中医综合服务区（国医堂、中医馆）建设，为包括老年患者等人群提供中医健康状态辨识评估、干预调理及健康管理、健康教育等服务。截至2018年底，全国84.37%的县级以上公立中医类医院建立治未病科室。

（严华国）

【基层中医药服务能力提升工程“十三五”行动计划实施工作】 2018年，国家中医药管理局、国家卫生健康委等6部门联合印发《基层中医药服务能力提升工程“十三五”行动计划督查方案》，省、市、县三级全面开展督查工作，以了解党中央、国务院制定的中医药政策在基层的落实情况为重点，以地方各级卫生计生、中医药等有关部门、县级中医医院和部分基层医疗卫生机构为对象，通过听取汇报、人员访谈等形式，着力推动行动计划各项目标任务完成，进一步提升基层中医药服务能力和质量。

通过实施行动计划，基层中医药服务能力有效提升，中医诊所备案管理在基层得到贯彻落实，截至2018年底，全国共备案中医诊所8404个。基层中医馆建设深入推进，2018年继续投入中央转移支付资金5.6亿元，重点加强不少于3568个乡镇卫生院、社区卫生服务中心中医综合服务区（中医馆、国医堂）建设。国家中医药管理局与国家卫生健康委联合开展优质服务基层行活动，提升乡镇卫生院、社区卫生服务中心综合服务能力和中医药服务能力。共同实施“基层卫生人员能力提升培训”项目，将中医药培训项目作为重要内容。联合印发《关于规范家庭医生签约服务管理的指导意见》，将中医治未病服务作为重点内容。（吴　凯、杨　琪）

【2018年“服务百姓健康行动”全国大型义诊活动】 2018年9月3日，国家卫生健康委办公厅、国家中医药管理局办公室、中央军委后勤保障部卫生局联合印发《关于开展2018年“服务百姓健康行动”全国大型义诊活动周的通知》（国卫办医函〔2018〕757号），国家中医药管理局组织全国中医药系统认真开展义诊活动。2018年9月6～12日，国家中医药管理局选派来自中国中医科学院广安门医院、望京医院、西苑医院的40名中医专家组建3支国家中医医疗队，分别赴甘肃、青海、陕西的深度贫困地区开展义诊。义诊期间，专家们连续7天深入贫困艰苦地区，充分发扬“不畏艰苦、甘于奉献、救死扶伤、大爱无疆”的职业精神，积极参加县中医医院专科门诊、疑难病例会诊、教学查房等活动，认真指导县中医医院专科建设和乡镇卫生院中医药服务能力建设，帮助开展中医医疗技术和医院管理业务培训20余次，培训约900人次，并在公共场所举办7场义诊活动，服务群众5700余人次，为贫困地区百姓提供了优质便捷的中医医疗保健服务，受到基层单位和当地群众普遍欢迎。

全国各级各类中医医疗机构积极参加“服务百姓健康行动”全国大型义诊活动，广泛开展公共场所义诊活动、城乡对口支援义诊、二级以上中医医院院内义诊、进军营义诊、中医健康大讲堂等活动。全国共有6631家中医医疗机构（含中医类医院、综合医院中医科、中医门诊部等）参加义诊活动；参加义诊的医师47924人，其中主任医师5921人、副主任医师10897人、主治医师16274人、住院医师14832人；义诊患者179.4万人次，收住院31983人次，为住院患者义诊手术9216台次；各级各类中医医疗机构共减免患者挂号费、诊疗费、检查费、住院费和手术费合计人民币1315.5万元。

（吴　凯、杨　琪）

【区域中医（专科）诊疗中心建设】 2018年，国家中医药管理局根据《中医药健康服务发展规划（2015～2020年）》中提出的“建立由国家、区域和基层中医专科专病诊疗中心3个层次构成的中医专科专病防治体系”要求，开展区域中医（专科）诊疗中心建设工作，遴选公布217个区域中医（专科）诊疗中心建设单位和培育单位。（郇媛媛）

【各地中医药健康服务发展情况】

◆ **北京市**

一、基层中医药服务能力提升工程

2018年，北京市落实《北京城市总体规划（2016～2035年）》，协同北京市卫生健康委编制《北京市医疗服务设施规划》，确定将北京市16个区的区域中医医疗中心建设纳入规划；加强妇幼保健机构中医临床科室建设，实施妇幼保健机构中医药服务全覆盖工程，投入280万元用于建设中医临床科室，并组织开展工作督导，北京市16个区妇幼保健机构中，有15个完成中医临床科室建设，达标率为93.75%；加强院前急救体系的中医院布局，北京市财政投入290万元，用于各区级中医医院院前急救站点建设，已有13个区在区中医、中西医结合医院按照标准设置急救站点，纳入北京市院前急救体系统一调度；切实加强基层中医药人才培养，开展北京中医药高层次人才基层扎根五联动示范工程，印发《关于开展“五联动示范工程”培养人遴选工作的通知》《关于召开北京中医药高层次人才扎根基层五联动示范工程人员选拔工作的通知》，通过各区推荐、候选人资格审查、基础条件评定、现场答辩、实时当场公布分数排名情况的方式确定入选名单32人，在开展传承、学术、科技、服务和发展潜力等方面进行联动改革，确保实现高层次人才的学术传承有培养特长、基层中医药专业平台有特殊支撑、基层中医药科研创新有特色体系、基层中医药服务模式有特点效应、基层中医药发展潜力有特色格局，并最终建立基层中医药服务品牌，使中医药成为提升基层服务能力的重要力量；积极推进中医医疗服务能力建设，北京市有4个区按照国家中医药管理局《县级中医医院服务能力建设基本标准》实现达标，并再次推荐3个区级中医医院创建达标工作；进一步加强中药使用管理，开展社区卫生服务机构中药饮片质量的检查。2018年，北京中医健康乡村（社区）试点工作充分释放3年建设形成的模式固化红利；

开展指数标准制定的研究，明确影响指数的各要素基础调查路径与评估方法，形成指数标准主题架构并试点调查摸底工作；开展领军人才团队整合与扩编，团队总数量扩展到60支，遴选中医药健康服务不均衡的地区，健康问题突出的地区实施服务，并拓展到京津冀地区。2018年，团队共开展驻村驻社区135次，派出人才1029人次，服务人群35318人次，开展科普宣教174次，健康大讲堂累计接待听众7000余人次，科普视频课件累计播放2千余次，健康书籍发放1万余册。各团队开展专病免费筛查累计超3000余人次，根据抽调数据显示，仅2018年，8家团队医院接受基层转诊人数150人，分诊转回社区进行康复105人，接受慢病预约1010人，健康管理、重点监测4000余人次，团队入户诊疗咨询198人。37个团队师带徒36人，时长达2084课时，技法传授1386人次。

二、中医治未病健康工程

北京市中医管理局承担北京市政府为民办实事项目（北京中医治未病健康促进工程），在东城、西城、朝阳、海淀、丰台、石景山、通州7个区试点实施中医治未病健康促进工程；遴选10万名慢性病患者（高血压、糖尿病）等重点人群，推广使用中医药治未病服务，推广中医养生保健方法，提高群众健康水平。通过创新学术模式、服务模式和管理模式，坚持落实、落细、落小原则，紧紧围绕百姓的获得感和幸福感，扎实超额完成工程任务，北京中医治未病网络管理平台显示，中医治未病管理人数为134746人，惠及人数为316642人，管理人数和惠及人数仍在持续增长中，未来北京市将向服务百万级、千万级百姓努力，发挥中医在治未病中的主导作用，努力开创新时代健康北京建设新局面。

三、服务百姓健康行动

实施名中医身边工程。北京名中医身边工程以三级中医医疗机构的知名专家为主体、以二级以上中医医疗机构业务骨干为支撑，吸纳整合各综合医院的中医药知名专家资源，并依托互联网平台统筹布局北京地区优质中医专家资源，组织名中医每周到全市333个社区卫生服务中心（乡镇卫生院）坐诊，5.5万人次在家门口接受名中医服务。建立北京名中医身边服务地图系统，让基层百姓一键选择在家门口看名医，并得到慢病危险因素祛除提示单等中医药个体化解决方案，打造互联网+名中医服务基层的创新模式，让百姓切实体验到政府为基层百姓提供的更便捷的全过程中医药服务。创建名中医团队基层服务电子地图。遴选建立333个名中医专家团队一对一与全市333个社区卫生服务中心进行点位匹配并制作成手机电子地图，使社区百姓可以通过手机地图查询到名中医身边工程名中医团队的2600余名中医专家出诊的机构地址、出诊时间等实用信息，将名中医专家团队的诊疗信息全部向社会公开，方便广大患者选择就医。实现一键选择名中医团队，名中医身边工程，开发出“名中医在身边”微信公众号平台，设置一键选择就医功能键，使社区百姓可以就近便捷地选择名中医专家团队服务。北京名中医身边工程创新服务模式，开设门诊中医治未病处方，一改过去的单一治疗方式，已病未病联动，使每个患者都能在得到名医团队治疗的同时，享受到名医团队的中医药健康生活方式指导。实施团队带团队“互联网新型传承带教”模式培育基层中医药技术骨干。助力培养社区各科兼通、医针药综合服务全能的中医全科医师，提高社区中医药服务能力。

推进北京中医药健康养老示范工程。2018年，海淀、门头沟、顺义、平谷、怀柔、密云、延庆被纳入第三批试点区范畴，并陆续启动，实现了北京市中医健康养老示范工程服务工作的全面覆盖。创新健康养老医养结合新模式，东城区首个中医特色养老驿站——新中街养老服务驿站，由北京市鼓楼中医医院自主经营，以中医药特色服务与社区养老相结合，中医药养生文化与科普相结合，药食同源与健康饮食相结合的形式，将医疗、医保和医药服务嵌于社区养老驿站中，逐步形成标准化、专业化、一体化的服务模式。在北京通－老人助残卡中试点开通中医药健康养老服务功能，老年人持卡可到中医药健康养老联合体内消费中医药健康养老服务；研究制定中医药健康养老的普惠包和50余种分类技术服务包，供老年人在居家、社区和机构养老中选择使用。在医院、社区服务机构、养老机构等场所设置“诊疗岗、调理岗、咨询岗”。2018年，抽调105家试点单位健康养老服务工作数据显示，三岗共服务老年人2679505人次，其中诊疗岗1444531人次，调理岗462628人次，咨询岗772346人次，减免医事服务费3814123.50元。为87727名老人提供免费中医体质辨识，减免服务费1196218元；为20678名老人提供上门诊疗服务，为16181名老人提供上门身体检查服务。为医养联合体实现老年人转诊12089人次，分诊转回（康复治愈）462人，重点监测2075人，为7305人次的托底老人开展健康养护工作。实施第二期中医药健康养老人才骨干培养计划。遴选朝阳、丰台、石景山、通州、大兴、房山、昌平7个试点区共454名基层医疗人员参加第二期中医药健康养老10项适宜技术（中医心理疗法、中医刁式脊椎病诊疗法、药管术、调脊术、贺氏火针、经络腿足疗法、微针强通法、振腹疗法、贺氏管针、葛氏捏筋拍打疗法）的分类培训，分别通过四阶段学习，83%的学员合格毕业，109人成绩优秀，进入北京中医药健康养老适宜技术骨干人才团队，进行为期3个月的跟师深度学习。实施中医医疗辅助护理员及其师资培养。组织并完成800名医疗辅助护理员（中医健康养老护理员）师资培训。另有2620人完成医疗辅助护理员（中医健康养老护理员）培训并考核合格，取得人社部颁发的证书。

成立北京地区中医药肿瘤、心血管病、脑血管病、糖尿病防治办公室。实现以治病为中心转向以健康为中心的服务模式，强化北京中医药在预防和治疗肿瘤、心脑血管病、糖尿病中的重要作用，北京市中医管理局依托西苑医院成立北京中医药肿瘤防治办公室、依托北京中医医院成立北京中医药心血管病防治办公室、依托东直门医院和北京中医医院成立北京中医药脑血管病防治办公室、依托广安门医院成立北京中医药糖尿病防治办公室。防治办公室将搭建北京地区中医药防治四种重大疾病的信息平台，利用大数据，收集整理并科学分析北京地区中医药防治相关疾病的相关信息资料，明确中医药防治相关疾病的特点、优势、发展方向、重大技术及措施。建立中医药防治相关疾病的信息发布机制。发挥中医单病种质控作用，规范诊疗行为，实现中医单病种同质化管理。探索中医医疗学术模式、服务模式、管理模式的转变提升，改革、改善中医医疗服务。推广普及中医药防治知识，组织开展北京地区中医药防治相关疾病的学术交流和培训教育，提高北京地区相关疾病的防治水平。

四、中医中药中国行

组织中医中药中国行系列宣传活动。2018 年 6 月 30 日，“中医中药中国行——中医药健康文化推进行动”2018 年中医药健康文化大型主题活动在中国国家博物馆拉开帷幕，国家中医药管理局领导余艳红、于文明、马建中、王志勇、闫树江，北京市人民政府副秘书长陈蓓，以及中医中药中国行组委会其他 22 个成员单位相关负责人出席，中医药展示首次走进中国国家博物馆，引起行业内外的广泛关注，得到各方的一致好评。

推动全国中医药文化宣传教育基地建设。2018 年，北京地区的三家中医药文化宣传教育基地积极通过组织博物馆活动、中小学科普教育等方式，大力推进中医药文化宣传教育。5 月，第十一届北京中医药文化宣传周暨第十届地坛中医药健康文化节在北京地坛公园举办，位于地坛公园内的中医药养生文化园也同步安排名医问诊、健身功法教学、香囊制作体验等丰富多彩的宣传活动，在市民中引起热烈反响。

五、推进中医药健康旅游

以培育中医药医疗旅游、养生旅游和文化旅游产品，在京津冀范围内共同打造中医药特色旅游服务品牌，持续推进中医药文化旅游。北京市中医管理局与北京市旅游委开展第四批北京中医药文化旅游示范基地评选。推进国家中医药健康旅游示范区（基地、项目）建设工作。强化北京中医药文化旅游示范基地旅游设施和文化内涵建设，发布北京市地方标准《北京中医药文化旅游基地设施和服务标准》，引导社会资本建设一批融观赏休闲、京城文化、养生保健于一体的中医药旅游基地。加大对中医药旅游产品的宣传，与北京市旅游委联合举办北京中医药旅游产品培训暨对接洽谈会，对导游群体、旅行社从业人员开展北京中医药文化专项培训。借助国内外各类旅游展会和互联网途径，专题推介北京和津冀中医药旅游产品。（高　彬）

◆ 天津市

一、基层中医药服务能力提升工程

2018 年，天津市进一步提升基层医疗机构中医药服务能力，形成年度项目建设方案，完善 29 个社区卫生中心和乡镇卫生院国医堂建设，增强完善市级适宜技术推广中心工作，在原有 6 个区级适宜技术服务能力建设项目单位的基础上再完成 3 个项目单位建设。结合天津市实际情况，开展创建中医药特色达标社区卫生服务站（村卫生室）活动，天津市 95% 的社区卫生服务站和 90% 的村卫生室能够提供中医药服务。依托各区基层适宜技术推广培训中心集中开展拔罐、推拿、艾灸、穴位贴敷、针刺等 6 类 22 项适宜技术推广，共举办培训班 78 次，培训基层医师 9500 余人次，覆盖社区中心、乡镇卫生院 100%，社区卫生服务站、村卫生室 90% 以上，同时组织区中医医院主任下基层现场指导与推广相结合，进行临床指导 303 次，惠及患者 2700 余人。通过基层中医药适宜技术推广培训工作，基层医疗机构中医药服务能力显著上升，全市 98.8% 的社区卫生服务中心和乡镇卫生院能够提供 6 类以上中医药适宜技术服务；94.6% 的社区卫生服务站和 89.2% 的村卫生室能够提供 4 类以上的中医药适宜技术服务。

二、中医治未病健康工程

提升治未病服务能力。为加强三伏贴技术应用管理，规范临床应用，保障医疗安全，提高临床疗效，天津市于 6 月 26 日和 7 月 3 日举办 2 期冬病夏治三伏贴技术培训班，来自全市社区卫生服务中心的 260 余名医护人员参加了培训，此次培训对全市基层医疗机构开展冬病夏治三伏贴的规范和管理具有很好的指导作用。充分发挥中医治未病作用，设计制作常见病中医药保健、节气养生等中医药健康教育宣传册共 12 种，设计制作四季养生宣传海报 4 种，向居民宣传中医药预防保健知识。2018 年中医体质辨识人数 27697 人次，中医健康干预人数 32911 人次，健康治未病产品 6 个系列 26 种，建立中医健康档案 5214 人次，健康讲座 200 余场次，健康宣教受众将近十万人次。

三、中医中药中国行

天津市印发《市卫生计生委关于印发天津市第三届中医药健康文化惠民月暨中医药普法宣传活动实施方案的通知》，结合中医药法实施一周年，自 2018 年 7 月 1 ~ 31 日，开展为期 1 个月的大型普法宣传活动。活动同期举办中医药法主题讲座、中医药在身边、中药材辨识、膏方演示和大型专家义诊咨询等形式多样的中医药文化科普宣传活动。

四、中医养生保健素养调查

天津市印发《天津市 2018 年中国公民中医药健康文化素养调查工作方案》，组织开展 8 个区的素养调查。10 月 30 日召开天津市中医药健康素养调查培训会，培训 80 人次。已完成 8 个区的问卷调查和复核。

五、中医药健康旅游

天津市根据《国家旅游局、国

家中医药管理局关于公布第一批国家中医药健康旅游示范基地创建单位名单的通知》（旅发〔2018〕30号），天津市天士力大健康城、天津乐家老铺沽上药酒工坊被列为第一批国家中医药健康旅游示范基地。

（杨　仰）

◆　河北省

一、基层中医药服务能力提升工程

2018年，河北省开展基层中医药服务能力提升工程"十三五"行动计划督导检查，全省98%的社区卫生服务中心、84%的乡镇卫生院、94%的社区卫生服务站和71%的村卫生室能够提供中医药服务。石家庄、邯郸两市申报为地市级全国基层中医药工作先进单位，11个县（市、区）通过全国基层中医药工作先进单位期满复核。新建国医堂200个，并针对国医堂管理人员、技术人员分别开展中医药管理政策、适宜技术培训。

二、中医中药中国行活动

河北省组织中医药健康文化知识大赛河北选拔赛，并在全国大赛中获优秀组织单位奖。2018年7月1～7日河北省举办学习贯彻《中医药法》《河北省中医药条例》宣传周，现场开展中医义诊、功法舞蹈表演、非物质文化遗产项目展示、药材炮制展示等活动，期间全省共派出5700余位义诊专家，举办巡讲951场，参与活动群众近23万人。9月在河北省部署开展中医药百院千场健康大讲堂活动月活动，期间开展科普宣传800余场，派出专家900余人，参与群众12万人，全年开展科普宣传1700余场，派出专家2000人，参与群众52万人。

三、中医药健康旅游活动

河北省中医药管理局、河北省旅游委开展中医药健康旅游基地创建活动，制定发布河北省中医药健康旅游基地评定规范地方标准，安国市获批国家级示范区，3个单位获批国家级基地，32个单位成为省级基地建设或培育单位。　（王艳波）

◆　山西省

一、"中医药健康你我他"主题活动

2018年7月1日，山西省11个市和大部分县举办以"中医药健康你我他"为主题的大型活动。省级活动现场举行大型中医药文化惠民服务活动，市民可观看中医药文化特色表演，体验中医药特色服务，参观国家级中医药文化宣传教育基地——山西中医博物馆，51名中医药专家为市民义诊及健康咨询，参加人数1千余人，发放宣传资料2千余份。活动首次开通网络直播，观看直播视频人数达3万余人。在中医药互动体验区，市民可以体验中医脉诊，经络穴位互动及中医养生功法现场教学。市级活动通过设置宣传展板、海报、横幅、发放宣传资料等方式向群众深入宣传中医药法、中医养生保健等方面知识。组织专家义诊、咨询和现场演示等，为群众提供中医体质辨识、健康咨询、慢病康复指导和保健指导等服务。在各地电视台开设中医养生保健栏目，普及中医药健康知识，正确引导群众运用中医药知识健康养生。

二、中医药健康文化知识大赛

2018年，山西省卫生计生委办公室印发《关于开展全省中医药健康文化知识大赛的通知》，召开中医药健康文化知识大赛工作推进会。9月14日，山西省中医药健康文化知识大赛决赛在山西中医学院附属医院举办，来自山西省11个市、6家委直医疗机构和2家中药企业的选手参加决赛。决赛通过山西中医治未病微信公众平台进行直播，平台累计访问量达170余万。

三、中医药健康文化素养调查

2018年，山西省继续承担中国公民中医药健康文化素养调查工作，涉及太原市迎泽区、古交市，大同市云岗区，晋城市阳城县、高平市，晋中市榆次区、灵石县，运城市盐湖区，吕梁市文水县、临县6市10个监测县区。举办2018年健康素养促进行动项目启动暨中医药健康文化素养调查培训班，制订印发《2018年山西省居民中医药健康文化素养调查工作方案》，督促各市及监测县区积极开展调查工作，确保调查任务完成。印发《关于开展健康素养烟草流行监测与中医药健康文化素养调查省级复核的函》，要求各市卫生计生委主管科室、健康教育机构及各县区监测点提前整理好监测相关资料以便复核工作开展。山西省健康教育中心向国家中医药管理局办公室提交山西省中医药健康文化素养调查问卷答题卡及完成情况汇总表、上报表等资料，共完成问卷2619份。

四、中医药文化进校园和中医药文化科普巡讲活动

2018年，太原市卫生计生委、委直各医院联合当地教育部门组织开展中医药文化进校园活动。大同市专家深入大同三中举办以"神奇的中医"为主题的中医药知识讲座。晋中市各县（区、市）中医院组织中医药专家深入辖区中小学开展中医药文化进校园行动。朔州市组织开展中医药健康文化进学校、进社区活动，组织专家深入朔城区第十中学和振华社区，就怎样运用中医预防治疗流感进行讲座。阳泉市《阳泉日报》组织校园小记者们走进慧慈中医院体验中医药文化，认识形态各异的中药，参观中药制作间，观摩并体验针灸、拔火罐、推拿等中医诊疗的操作方法。

五、其他

2018年，山西省继续开展中医药文化宣传教育基地建设，山西省中医院被国家中医药管理局确定为全国中医药文化宣传教育基地；组织拍摄《山西中医药》纪录片；参加以"悦读中医，健康中国"为主题的第五届全国悦读中医活动。山西省卫生计生委、山西省中医药管理局与山西健康之声广播共同举办传承经典、品读中医朗诵会暨《中医百草园》节目听友见面会活动。山西中医药大学获第四届全国悦读中医活动悦读中医好声音、好视频、金牌成员等多个奖项。

各市积极开展县级中医医院及基层医疗卫生机构中医综合服务区

（中医馆、国医堂）建设，县级中医医院及基层医疗卫生机构中医综合服务区（中医馆、国医堂）不少于3个中医药健康文化知识角。各中医药健康文化知识角，通过电子屏、中医药健康知识展板、宣传墙等形式，向居民宣传普及中医药健康文化，依据中医药健康文化内涵、中医药健康教育基本内容，深入基层开展中医药健康教育，传播中医药健康文化，普及具有中国特色的健康生活方式。如晋中市在全市各县级中医院、乡镇卫生院、社区卫生服务中心等基层医疗机构，特别是已建成中医综合服务区（中医馆）的基层医疗机构，开展中医药健康文化知识角建设，将中医药法、中医药历史文化、中医药养生常识、中医药保健技能、中医药特色诊疗方式等，通过中医药健康知识展板、宣传墙等形式，向广大群众宣传中医药健康文化知识。（赵红娟）

◆ 内蒙古自治区

按照内蒙古自治区人民政府出台的《内蒙古自治区蒙医药中医药健康服务发展规划（2016～2020年）》，内蒙古自治区各盟市高度重视，认真落实，相继出台具体实施方案或意见，强化责任、明确任务、提出具体措施。一是持续推进蒙医中医医院基础设施标准化建设，每年投入专项资金，加强蒙医中医医院急诊急救能力、制剂室能力和特色优势重点专科建设，实施“十三五”基层服务能力提升行动计划，内蒙古自治区蒙医药中医药医疗服务体系进一步完善。二是蒙医中医医疗机构养生保健科室建设得到加强，治未病科作为一级科室进行设置和管理，三级蒙医中医医院设置了治未病中心，二级蒙医中医医院设置治未病科，规范设置了蒙医中医体质辨识区、健康体检区、健康咨询指导区、健康干预调养区、慢病康复区、健康宣教区等。各级蒙医中医医院发挥医疗资源优势，加强康复科建设，拓宽服务范围，与当地残疾人康复中心、工伤康复中心、民政康复机构、特殊教育学校，以及社区服务中心、苏木乡镇卫生院等机构合作开展蒙医药中医药特色康复服务，提供脑病康复、骨科康复、小儿脑瘫康复、老年慢病康复、心肺康复、眼病康复等技术与服务。三是二级以上蒙医中医医院开设老年病科，开通老年人预约就诊绿色通道，增加老年病床数量，与当地2～3所养老机构建立合作关系，开展老年慢病防治和康复护理。三级蒙医中医医院积极探索将老年病科建设成为老年病健康中心，立足资源禀赋和医疗特长，发挥蒙医药中医药在养生保健、重大疾病预防、慢病早期干预和健康管理方面的优势。四是各盟市落实《内蒙古自治区关于促进蒙医药中医药健康旅游发展的实施意见》，利用当地的旅游资源，试点在景区开展蒙医药中医药健康服务区，开展蒙医中医诊疗体验、养生保健操互动、实物标本展览、健康讲座、专家咨询等系列活动。内蒙古鄂托克前旗阿吉泰健康养生园、呼伦贝尔市蒙医医院、内蒙古呼伦贝尔蒙古之源蒙医药原生态旅游景区列入第一批国家中医药健康旅游示范基地创建单位。五是内蒙古自治区的各级蒙医药中医药主管部门及蒙医中医医院利用多种媒体，积极宣传蒙医中医养生保健服务的理念、方法与产品，增强社会对蒙医中医养生保健服务的认同感和接受度，培育和激发民众的蒙医中医养生保健服务需求。各级蒙医中医医院加强蒙医药中医药文化建设，建立蒙医药中医药文化科普队伍，创建医院微信公众平台，设立《蒙医药中医药养生保健》专栏，通过“中医中药中国行·蒙医蒙药内蒙古行”、知识技能竞赛等形式宣传普及蒙医药中医药健康知识，加强对民众健康意识和健康生活习惯的引导，提升民众养生保健素养。有2所医院被国家中医药管理局命名为中医药文化宣传教育基地，5家单位命名为自治区级蒙医药中医药文化宣传教育基地。六是内蒙古自治区梳理蒙医药中医药健康服务行业行政事项，优化审批程序，提高工作效率。鼓励社会资本投资蒙医药中医药健康服务项目，凡是法律法规没有明令禁入的蒙医药中医药健康服务领域，都要向社会资本开放，并不断扩大开放领域；凡是对本地资本开放的蒙医药中医药健康服务领域，都要向外地资本开放。

（岳红娟）

◆ 辽宁省

一、基层中医药服务能力提升工程

2018年，辽宁省稳步推进基层中医药服务能力提升工程“十三五”行动计划。一是将提升工程核心指标纳入省市政府卫生与健康工作目标责任书，确保完成工作进度。二是加快中医馆建设。2018年新建中医馆198个，联合省财政厅印发《关于进一步加强中医综合服务区（中医馆）建设的通知》，要求各市将中医馆建设资金纳入财政预算，倒排工期，加快中医馆建设。同时，制定《辽宁省中医馆现场验收评分表（2018版）》，完成2017年度中医馆建设项目验收工作，现场验收中医馆234个，合格218个。三是开展多部门联合督导。联合省财政厅、省人社厅、省食药监局开展本年度基层中医药服务能力提升工程“十三五”行动计划省级督查，抽查28个县（市、区），实地检查112个基层医疗机构。四是持续开展中医药适宜技术推广工作。分3批次培训市县师资318人。《中国中医药报》头版头条刊登了《辽宁基层中医药适宜技术推广迅速》的专题报道，国家中医药管理局领导作了批示，并来辽宁省调研。五是完成14个县区全国基层中医药工作先进单位复审工作。

二、中医中药中国行

辽宁省以中医药法实施一周年为契机，结合本省实际，在全省14个市同步举办以“中医中药中国行——中医药健康你我他”为主题的大型宣传活动。全省各级中医医疗机构，综合医院中医科、基层卫生机构中医示范区等均制订详细的活动方案，通过展览展示、健康咨询（义诊）、中医适宜技术体验、健康讲座、普法论坛、科普资料发放、建设中医药健康养生文化体验场馆等多种形式，重点展现党的十八大以来中医药事业发展成就，解读中医药法及其配套文件的相关内容和实施一周年的成果。据统计，全省开展的中医药健康文化宣传活动达600余场，参与人数超过9万人次。通过一系列的宣传活动，充分展示了中医药的悠久历史、深厚文化和特色服务，使得更多的群众认识中医药、了解中医药，传承中医国粹，促进人民健康水平提升。中医药宣传推广工作在保持原有的进社区、进校园、进机关的基础上，与辽宁省教育厅联合印发中医药文化进校园试点工作通知和工作方案，组建中医药讲师团，在沈阳、鞍山、丹东3个市和东北大学等3所高校试点开展“中医药文化进校园·进课堂”专项活动，并将此项活动形成长效机制。各市、县基层单位及基层医疗卫生机构中医综合服务区（中医馆、国医堂）建设了中医药健康文化知识角，以中医药健康知识宣传墙、展板、漫画等形式向居民宣传普及中医药健康文化知识。

通过中医药健康文化活动的积极开展，全省中医药健康文化活动蓬勃向上，提升了全省中医药服务能力水平，增强了群众中医药文化体验感及获得感。全省紧紧围绕发展中医药事业的核心，积极推进中医药的各项工作，有力带动辽宁省中医药事业的全面发展。（刘　轶）

◆ 吉林省

一、中医药特色老年健康中心

2018年，吉林省继续在6家县级中医医院开展中医药特色老年健康中心建设，此项工作已连续3年被纳入吉林省人民政府民生实事。截至2018年12月，6家项目单位老年病门诊诊疗人次累计50892人次，疗区开放床位234张，出院病人5364人次；开展中医药健康教育讲座43次；与区域内14家养老机构建立协作关系，提供中医药健康指导服务。2家市级中医院（白城、延边）积极构建市级中医药特色医养结合服务体系，试点中医药健康养老中心建设。

二、基层中医药服务能力提升工程

吉林省积极推进基层中医药服务能力提升工程深入开展，7月对各地区进行中期督导，各项重点工作进展顺利。一是开展基层医疗卫生机构中医综合服务区（中医馆）建设，进一步提高基层中医药服务能力水平，扩大中医药服务可及率。二是通过组建多种形式的中医医疗联合体，引导优质中医药资源下沉。三是推进了家庭医生签约服务。逐步实现每个家庭医生团队都有能够提供中医药服务的医师或乡村医生。四是提高了中医药健康管理服务能力。基本公共卫生服务中65岁以上老年人和0～36个月儿童中医药服务覆盖率指标提高到50%。组建省级基本公共卫生服务培训指导中心，指导全省开展基本公共卫生中医药服务和监督管理。五是加强县级中医医院基础设施建设，基层中医药服务能力不断加强。截至2018年底，建成市级全国基层中医药工作先进单位5个，县级先进单位43个，占全省县区总数的71.67%。建成中医馆848个，占基层医疗卫生机构总数的85.57%。

三、中医中药中国行

2018年初，吉林省制订印发活动方案。7月，举办“传播中医药，健康你我他”大型主题活动。开展吉林中医药惠民走基层义诊活动200余场、《中医大讲堂》活动4场，受益百姓人数10万余人次。双辽市试点中医药文化进校园，将《小学生中医健康素养读本》纳入156所小学五年级校本课程。确定省级中医药文化宣传教育基地6家。举办首届中医药健康文化知识大赛。评选首届悦读中医活动获奖作品69份。10个县市区开展中医药素养调查。

四、中医药服务健康城市

吉林省开展中医药服务健康城市试点工作。长春市中医院、吉林市中医院、辽源市中医院等研发中医药特色产品服务包，与当地基层医疗卫生机构合作，探索中医药慢病管理模式，受益群众达2万人次。白山市浑江区卫生计生局以“传播中医文化、打造健康浑江”为主题，开展专家义诊、家庭医生签约、人员培训、改善医疗服务条件等工作。

五、中医药健康旅游

吉林长白山一山一蓝康养旅游基地、吉林盛世华鑫林下参旅游基地创建为全国中医药健康旅游示范基地。中医药康养旅游被纳入《吉林省“双线”旅游发展规划》。

（孟　姝）

◆ 黑龙江省

2018年，黑龙江省制订《健康龙江2030规划》，专章规划了中医药发展目标；要求提高中医药服务能力，实施中医临床优势专科培育工程，提高重大疑难病、急危重症临床疗效；加强中医药重点专科建设，加强各级重点专科间的协作，促进城乡中医药重大疑难病诊疗服务的均等化；大力发展中医非药物疗法，进一步完善基层中医药适宜技术推广网络；发展中医特色康复服务，健全覆盖城乡的中医医疗保健服务体系；发展中医治未病服务，在疾病预防与控制中积极运用中医药方法与技术，扩大中医养生保健服务的供给；推进中医药继承创新，实施中医药传承创新工程；建立中医药传统知识保护制度，发展中医药服务贸易；保护重要中药资源和生物多样性，开展中药资源普查及动态监测。（曲　峰）

◆ 上海市

一、基层中医药服务能力提升工程

2018年，上海市推进基层中医药服务能力提升工程“十三五”行动计划各项重点任务落实，围绕新时期基层中医药服务高质量发展要求和目标任务，上海基层中医药工作始终坚持“中医药融入社区，服务基层”的理念，以家庭医生中医药服务示范岗、中医药融入家庭医生服务试点区和新一轮中医药特色社区卫生服务示范中心建设为抓手，全面推进中医药融入社区卫生服务发展。持续强化基层中医药人才队伍建设，在“基层名老中医药专家传承工作室建设”“杏林新星”“百名中医专家社区师带徒”等不同层次、类型的人才培养计划中，加大对基层中医药人员的培养力度。强化对基层中医药工作的督导评估，徐汇、嘉定、奉贤、长宁、虹口5个区通过全国基层中医药工作先进单位期满复审现场评估。

二、中医治未病健康工程

上海市高度重视治未病服务发展工作，出台《上海市中医药健康服务发展规划（2016～2020年）》，设立治未病服务发展专项，加快治未病技术与方法融入现有预防保健服务体系，在全生命周期、全人群健康管理中充分发挥中医药特色与优势。全市所有公立中医类医院均设置治未病科，所有社区卫生服务中心均可提供中医药健康管理服务。上海市还研究制定了老年人、妇女与儿童等重点人群保健，以及脑卒中、高血压、糖尿病等社区高危人群的治未病服务包，推进中医药技术方法在重点人群和重点病种健康管理、健康教育中的应用和把中医药融入养老服务。推进治未病行业组织建设。

三、中医中药中国行

按照国家中医药管理局和上海市委、市人民政府的工作部署和要求，以“传播中医药健康文化、提升市民健康素养”为主题，上海市卫生健康委员会、上海市中医药管理局印发《上海市“中医中药中国行——中医药健康文化推进行动”2018年实施方案》（沪卫计中发〔2018〕013号）对年度重点工作进行部署，在全市开展“中医中药中国行——中医药健康文化推进行动”。

积极参与各项国家活动。在全国首届中医药健康文化知识大赛中，上海市共78家单位参加线上答题，位列全国第六；参与单位达标数56家，位列全国第五；答题达标率71.7%，位列全国第二。在总决赛环节，上海市代表队荣获全国总决赛优秀团队及最佳组织奖两项殊荣；5位选手入选“百人团”，入选人数位列全国第二，其中一位上海市“百人团”选手获得总决赛季军。在全国贯彻实施中医药法主题有奖征文活动中，上海市报送作品数、获奖作品数均位列全国第一，推荐作品共获得大赛二等奖1个、三等奖1个、优秀奖4个。在第五届全国悦读中医活动中，上海市报送作品数、进入复赛作品数、获奖作品数均位列全国第一。

推进上海市中医药文化建设重点工作。2018年11月15日，上海市中医药管理局（原上海市中医药发展办公室）等单位共同承办“大美中医·大师论坛”。3位院士、13位国医大师、19位全国名中医、近百位相关领域国内外资深专家出席；12月9日，上海市卫生健康委、上海市中医药管理局开展中医中药中国行——上海中医药非物质文化遗产传承人专家义诊活动，将中医药健康文化宣传与非物质文化遗产项目展示推广有机结合；12月26日，上海市卫生健康委、上海市中医药管理局举办“太极健康·你我同行——2018年上海市中医传统功法大赛”，现场600余名市民群众参加活动，网络图片直播点击率突破118万人次。指导上海广播电视台策划制作全国首档中医药传承人电视深度访谈《听·传人说》，本市中医药界国医大师、流派传承人、非物质文化遗产项目传承人等参加；协调推进上海广播电视台《解码中医地图》大型中医药纪录片摄制；立项“漫话中药”系列科普动漫制作、国医大师原创话剧《裘沛然》巡演、“中医之旅”本草经络益智游戏开发等多个中医药文化创作项目，预计投入资金774万元，已拨付首批资金，开展项目建设。

四、中医药健康旅游

上海市继续做好浦东新区、徐汇区国家和上海市中医药健康旅游示范区建设工作，新增上海中医药博物馆、益大本草园等2个国家中医药健康旅游示范基地。（王　翀）

◆ 江苏省

基层中医药服务能力有效提升。江苏省印发《关于加强基层医疗卫生机构中医馆和中医阁建设的通知》，遴选确定264个2018年度基层医疗卫生机构中医药综合服务区（中医馆）；遴选30个2018年度省乡镇卫生院示范中医科建设项目，以及20个省级中医药特色社区卫生服务中心建设项目；完成2016年度30个省乡镇卫生院示范中医科、20个省中医药特色社区卫生服务中心建设项目验收工作；完成“全面提升县级中医医院临床专科服务能力建设”项目中期评估，继续扶持36所县级中医医院180个中医特色优势专科（专病）和临床薄弱专科；印发《关于开展中医药适宜技术推荐和遴选工作的通知》，组织中医药适宜技术推广培训师资省级培训班1期，参训人员210人；命名5个县市区为省基层中医药工作先进单位；完成15个县（市、区）创建为全国基层中医药工作先进单位整改、公示工作；完成22个县（市、区）和2个设区市全国基层中医药工作先进单位复审工作。徐州、扬州2个设区市创建工作通过国家级评审。江苏省举办第三届华东地区基层中医药学术发展大会。

中医药文化建设持续推进。江苏省印发并组织实施《中医中药中国行——江苏省中医药健康文化推进行动2018年活动实施方案》，在全省各地同期举办“中医中药中国行——2018年江苏省中医药健康文化大型主题活动”，启动第五届全省中医药文化科普宣传周活动；印发《江苏省中医药健康文化知识大赛实施方案》，组织开展省级选拔赛；开通中国江苏网线上答题互动平台，并进行半决赛、决赛的同步图文直播，设置社会公众参与奖，截至12月31日，线上答题图文直播浏览量超13万，30名幸运网友获奖；遴选组成江苏省代表队参加国家中医药健康文化知识大赛总决赛，并获优秀团队奖，江苏省中医药管理局荣获最佳组织单位称号；组织开展以“悦读中医，健康中国”为主题的征文活动，共提交作品86件，其中55件作品进入复评；开展中医药健康文化精品遴选，共征集中医药文创产品和文化作品近 70 件，经评审，提交中华中医药学会参评作品 33 件；开展第八届“中医药就在你身边”中医药健康巡讲活动；制订印发《2018 年江苏省中医药健康文化素养调查工作实施方案》；会同省旅游局组织制定省级中医药健康旅游示范区（基地、项目）评定标准编制和评选办法。　（朱　蕾）

◆ 安徽省

一、中医药健康文化推进行动

2018 年，安徽省卫生计生委、省中医药管理局在全省组织开展“中医中药中国行——2018 年安徽省中医药健康文化推进行动”。7 月 1 日，以“贯彻实施中医药法，中医药健康你我他”为主题的省暨亳州市中医药健康文化推进行动启动仪式在亳州市魏武广场举行。安徽省卫生计生委副主任、省中医药管理局副局长董明培，亳州市人民政府副市长曹振萍，安徽中医药大学党委副书记张永群，国医大师李业甫等出席启动仪式。安徽省其他 15 个市同期举办以“贯彻实施中医药法，中医药健康你我他”为主题的大型中医药健康文化宣传活动，部分县（市、区）也在当日同步开展此项活动。主要通过展览展示、健康咨询（义诊）、互动体验、健康讲座、科普资料发放等板块。展览展示区重点展现党的十八大以来中医药事业发展成就，中医药法及其配套文件的相关内容和实施一周年的成果，安徽中医药历史渊源，中医药养生保健知识和文化作品等；健康咨询（义诊）区提供免费中医药健康咨询（义诊）服务；互动体验区包含中医养生操示范、中医智能设备体验、中药材炮制、中医儿童剧或卡通片观看等；健康讲座区由专家现场讲授或运用多媒体滚动播放中医药养生保健知识；科普资料发放区供参观群众免费领取中医药养生保健书籍、用品等。安徽省有 32290 名群众参加活动，发放中医药宣传资料 8 万余份。

二、中医药健康文化知识大赛

2018 年 11 月 16 ~ 18 日，由安徽省卫生计生委、省中医药管理局主办，安徽省中医药学会、安徽中医药大学、亳州职业技术学院等承办的 2018 年“济人杯”安徽省中医药健康文化知识大赛在亳州举行。经过层层选拔，安徽省共有 48 支队伍 144 人参加复赛。6 支代表队和 6 名队员组成的 2 支联队进入电视录播现场决赛，经过有问必答、争分夺秒、心有灵犀、捷足先登、风险提速 5 个环节的激烈角逐，最后安徽省中医院代表队夺得一等奖，安徽中医药大学和亳州华佗中医院分获二等奖，亳州职业技术学院、普仁药业饮片公司、黄山程氏诊所和 2 支联队获得三等奖。同时，安徽中医药大学、阜南县中医院等 16 个单位荣获优秀组织奖。　（王继学）

◆ 山东省

推进中医药文化宣传项目。2018 年，山东省继续开展中医中药齐鲁行活动，山东省各市县同步开展义诊宣传活动 100 余场；录播大型电视节目《中医说》百余期，获得金屏奖最佳原创奖等多个奖项；录制《山东中医改革 40 年》宣传片，展示山东省中医药事业发展成就；编制《中医治未病》系列科普图书，录制《节气与养生》等科教电影，启动 2018 年中医健康素养调查工作，宣传了齐鲁中医药养生保健理念。济南市唱响“扁鹊故里、齐鲁中医”品牌，青岛市成立山东省首家院校合作国际学生中医药文化体验基地，淄博市创办齐医中国－扁仓书院，济宁市举办第二届儒医论坛，推动了中医药文化的交流与发展。

加强养生保健治未病服务。山东省积极推动中医治未病服务，开展中医治未病服务能力调研，面向全省推广全民健康太保庄模式，举办中医药“服务百姓健康行动”暨膏方推广活动 100 余场，满足群众日益增长的中医药健康需求。

实施基层中医药服务能力提升工程。山东省争取财政资金 3470 万元，建设基层医疗机构中医药特色技术挖掘提升项目 80 个、基层医疗机构中医馆 265 个，社区卫生服务中心及乡镇卫生院中医药综合服务区设置率分别达到 95.98% 和 98.54%；开展提升工程“十三五”行动计划中期督导，全省能够提供中医药服务的社区卫生服务中心、乡镇卫生院、社区卫生服务站和村卫生室分别达到 98.80%、99.50%、95.18% 和 78.01%，中医诊疗量占比达到 31.70%；开展全省基层医疗机构中药专业技术人员岗位技能竞赛，激发了中药专业技术人员工作积极性。东营市将国医堂建设纳入市政府民生实事之一，聊城市实施中医药特色卫生室“123 工程”，临沂、德州、滨州等市也积极争取有利政策，推动中医药服务在基层全覆盖。

中医药旅游与养老等产业发展情况。山东省创建首批国家中医药健康旅游示范基地创建单位 4 个，联合原省旅发委评选出威海市等 70 家单位为山东省首批中医药健康旅游示范区（基地、项目）创建单位。青岛市开展中医药特色小镇（街区）建设，日照市积极推进国家中医药健康旅游示范区创建，首批签约健康旅游项目近 200 亿元。

做好中医药文化发展与对外交流。中国－波兰、中国－尼泊尔中医药中心创建为国家中医药国际合作项目，积极发挥中医药在国家“一带一路”倡议的重要作用。山东省入选国家首批中医药外向型优秀骨干人才 3 名；积极参加商务部和省人民政府组织的中医药服务贸易促进活动，取得良好反响。山东中医药大学牵头编写《世界卫生组织拔罐实践技术规范》，首次入选世界卫生组织技术规范并在全世界推广。山东省支持中医药机构、企业等到境外开展合作项目，推动在援外医疗工作中发挥中医药的重要作用，推进多层次的中医药国际教育合作。

（王　玉）

◆ 河南省

中医治未病健康工程。2018 年，河南省通过加强中医医院治未病科建设，提升中医治未病服务。在中医医院管理评价中，要求二级以上中医医院建立治未病科，并将治未病科列为医院的一级科室，完善布局、设备和服务功能，开展中医健康宣教。在2018年度中医医院“中医特色”核心指标、“基础管理”核心指标（简称“双核心指标”）考评中，对省直中医医院治未病科进行评价，均达到建设标准。

服务百姓健康行动。2018年“服务百姓健康行动”全国大型义诊活动周，河南省有548家中医医疗机构参与本次活动，其中二级及以上中医医疗机构181家，共派出3847余名医务人员，深入贫困地区、乡镇卫生院、社区、公共场所等进行义诊服务，专业涵盖心血管、肿瘤、消化、呼吸、妇科、儿科、骨伤科、眼科等，义诊125677人次，收住院1605人次，义诊手术221台，发放宣传材料248618份，减免费用859781.5元。（宋军伟）

◆ 湖南省

2018年，湖南省在10个市州举行“中医中药中国行——中医药健康推进行动”，通过名医名师义诊、中医药科普宣讲、中医药知识进校园、中医药法实施一周年等多版块主题宣传活动，向全社会普及中医药健康知识和养生理念，受益群众达30万人；组织开展中医药健康文化知识大赛。湖南省省直中医药单位、市州、中医药企业及基层医疗机构总计33支队伍参加此次省级大赛。最终，株洲市代表队获得一等奖，并代表湖南参加全国中医药知识大赛，获总决赛团体优秀奖。以“培育湖湘工匠，服务产业发展”为主题，湖南省中医药管理局联合湖南省人社厅举办2018全省首届中医药职业技能竞赛，设置中药、推拿、中医护理3个赛项，单项第一名被省人社厅授予“湖南省技术能手”荣誉称号。扎实开展中医药健康文化素养调查工作。湖南省14个监测点共完成问卷3360份，经省级复核，全部问卷均符合质控要求；建设全省中医馆健康信息平台，经过3年建设，省级平台基本建成，全省771家中医馆联入平台，并与国家联网；深入推进第四次全国中药资源普查。第二、第三批22个项目县中药资源普查通过国家验收。2018年，启动第五批44个县的中药资源普查，湖南省符合普查条件的111个县市区实现全覆盖。湖南省组织开展全省贫困县中医医院急诊、急救和骨伤科能力建设；依托省级中医医院组织举办48个贫困县中医医院骨伤救治服务能力同质化培训班，强化对基层医疗机构的帮扶力度，提升医疗机构的中医药服务能力。长沙市创建成为全国地市级全国基层中医药工作先进单位，组织完成临澧等14个全国基层中医药工作先进单位复审工作。中医药传承创新工程全面推进。湖南省获批的5个国家中医传承创新项目已有岳阳市中医医院、衡阳市中医医院2家单位开工建设，其他3家项目单位省中医附一、高专附一、省中医药研究院已经省人民政府常务会议审议，2019年将全面开工。省中医药研究院附属医院申报为第二批国家中医临床研究基地建设项目，对推进中医药科研创新有重要作用。（王文雄）

◆ 广东省

基层中医药服务能力进一步提升。粤东粤西粤北地区59家县级公立中医院升级建设稳步推进，37家基建项目全部开工，22家配置设备项目基本完成。加强县第二、三人民医院中医药服务能力建设，梅州、惠州市中心人民医院等综合医院推进中医药相关专科规范化、标准化建设取得实效。实施乡村振兴战略，基层中医药服务能力提升工程“十三五”行动计划稳步实施，广州市创建为市级全国基层中医药工作先进单位，梅州市提升基层中医药服务能力工作经验在全省推广。

治未病健康工程有序推进。广东省医疗机构实施治未病服务分级管理，共有184个医疗机构建立治未病科，2018年全省治未病年服务总人次近1000万；发布广东省治未病行业标识并在140家医疗机构首批使用，治未病服务显示度和形象不断提升；制订广东省中医治未病数据直报与绩效评估平台建设方案，进一步规范发展治未病服务。2018年，广东省65岁以上老年人和0～36个月儿童中医药健康管理率分别为48.47%和60.68%，都高于国家45%的目标要求。

积极开展中医中药中国行活动和服务百姓健康行动。省、市和部分县区乡镇全面开展中医中药中国行活动，派出超过1000位中医专家为群众义诊，并同步开展中医药普法和文化宣传、中医药产业和产品展示、特色疗法体验、科普宣讲、互动游戏等，参与活动的群众超15万人次。广东省各级中医医疗机构大力开展“服务百姓健康行动”，组织专家到公共场所、乡镇、社区及养老机构开展义诊活动，为广大群众进行常见病、慢性病的咨询、初步筛查、诊断及一般治疗，提供义诊、免费体检、健康咨询等服务；开展健康大讲堂，讲授、传播健康知识，提高广大人民群众的健康意识，增强了人们中医养生，积极预防疾病的就医观念；承担城乡医院对口支援任务的医院组派医疗队到受援县级医院开展义诊工作。

大力开展中医药文化宣传教育基地建设。2018年广东省新增3家国家级中医药文化宣传教育基地，分别为汕头市太安堂药业股份有限公司、江门市无限极有限公司、湛江中医药学校。广东省国家级中医药文化宣传教育基地总数达11家，数量居全国首位。（钟　鸿）

◆ 重庆市

基层中医药服务能力提升工程“十三五”行动计划。2018年，重庆市中医管理局一是补短板，召开片区推进会。组织召开渝东南片区基层中医药工作推进会，梳理基层中医药工作薄弱地区问题，重点从基层中医药服务体系、基层医疗卫生机构基础条件、基层医疗卫生机构中医药服务能力、基层中医药人才队伍、中医药健康管理服务项目、中医药管理水平6个方面深刻分析渝东南片区基层中医药工作存在的主要差距，并提出整改要求。二是开展督查，着力推动工作落实。市中医管理局与市人力社保局等联合印发《关于开展基层中医药服务能力提升工程“十三五”行动计划督查的通知》，并出台督查细则，以基层调研、先进单位复审和现场督查相结合的方式，对重点指标进行督查，针对存在的问题提出整改措施和下一步主要工作任务。三是组织复审，打造基层先进典型。召开渝中区等9个全国基层中医药工作先进单位期满区县工作会议，组织专家对9个区县进行复审，复审单位在巩固和发展先进单位建设成效基础上，进一步落实了新时期基层中医药工作各项政策措施，在基层中医药服务网络、基层人才培养、基层中医药预防保健服务和中医药服务能力等方面取得一定成绩。四是建专科，提升基层中医药服务能力。重庆市在设有中医馆、国医堂的基层医疗卫生机构中遴选100个针灸、骨伤等中医特色专科建设项目，给予10万元/个的专项资金补助，将100个基层医疗卫生机构中医特色专科建设成精品中医馆，提升了基层中医药服务能力。五是以项目为依托，建全市中医药监管平台。依托基层医疗卫生机构中医馆健康信息平台建设项目，在垫江、巫山、梁平3个区县共82家基层医疗卫生机构开展项目试点，建成中医药业务监管系统，实现电子病历、卫生资源、医疗服务利用、医疗服务效率、医疗服务费用的实时监测，提升了中医药监管部门工作效率，为中医决策提供了强有力的数据支撑，完成重庆市中医药数据中心与国家中医药数据中心的互联互通。

服务百姓健康行动。2018年，重庆市总结往年经验，制订有重点、有针对性的活动方案，明确要求各地中医医疗机构和中医药人员参与义诊。全市共有364所中医医疗机构参加义诊活动，派出医师1497人、护士1122人、药（剂）师177人，义诊群众50086人次，参加大讲堂群众19506人次，发放宣传资料183863份，收治住院405人次，义诊手术8台次，减免患者费用10.5万元。一是发挥龙头带动作用，加强城乡医院对口支援。市中医院选派肺病、心病等专业的中医专家，给群众普及中医药健康防病知识、日常生活保健技巧，开展常见急症及意外事件处理知识讲座，现场指导大家进行心肺复苏、骨折包扎等急救技术操作，累计义诊150余人次，发放医学宣传资料2000余份，减免患者费用3000余元。二是结合实际，针对贫困人口开展服务。全市各地主动与当地民政和人民武装部门联系，有针对性地安排医院、社区卫生服务机构为抗战老战士进行体检、送医送药等义诊活动。石柱县20多名专家到深度贫困乡镇冷水镇开展健康咨询、发放宣传资料、免费测量血压、现场讲解等活动，发放健康教育宣传资料400多份，义诊200多人次。全市义诊周期间服务农村建档立卡贫困户共计8946人次。三是义诊深入基层，助推分级诊疗。专家医疗队通过进社区、下乡镇，开展公共场所义诊，对基层医疗机构进行技术指导和帮扶，下沉优质医疗资源。通过普及医学知识与义诊服务相结合，家庭签约服务与诊疗服务相结合，提高群众医学科学知识和基层医务人员服务水平，提高群众对医疗卫生工作的满意度。四是讲堂进社区，服务进军营。推动健康大讲堂进社区、乡镇、学校，通过开展医疗服务活动为基层部队办实事、解难题，维护官兵健康。九龙坡区在社区发放中医药宣传资料1964余份，义诊320余人次；潼南区中医院为初中师生做中医知识讲座，普及中医文化。大足区中医院组织专家走进建筑工地，传播健康知识和中医预防保健知识，提高广大人民群众的健康意识。

中医中药中国行。2018年，重庆市中医管理局一是搭建中医药电视宣传平台。重庆市中医管理局与重庆电视台影视频道合作开办《名中医到社区》电视专栏，2018年7月上线，已连续播出70余期，收视率名列相同时段节目前列。二是举办中医药健康文化大型主题活动。7月1日，重庆市卫生健康委、市中医管理局、九龙坡区人民政府在杨家坪步行街文化广场联合举办重庆市2018年中医药健康文化大型主题活动，在中医药法实施一周年之际，宣传中医药法，普及中医药知识。活动当天吸引群众数千人，发放宣传资料5000余份，免费义诊400余人。全市30余个区县同步举办区县级活动。三是举办中医药健康文化知识技能大赛。与市总工会联合举办重庆市中医药健康文化知识技能大赛，全市共79支队伍参赛，“杏林王者”微信小程序答题率超过在册人数50%的参赛单位60余个，获全国“最佳组织奖”。推出重庆市中医药健康文化网络知识竞赛，答题人数超过4万人次。四是深入推进中医药文化进校园。召开全市中医药文化进校园工作推进会，邀请市教委有关处室领导及中医药行业有关单位参会，充分沟通、对接需求，共同谋划中医药文化进校园。持续推进校园试点区县工作，北碚区将试点范围已扩大至全区46所中小学校，江津区试点范围扩大至5所中小学校，九龙坡区“武医合璧”进校园正式启动。在全国中医药文化进校园座谈会上作《项目推进　点面结合　积极探索中医药文化进校园“重庆实践”》交流发言。五是推进中医药健康文化素养调查工作。印发实施方案，启动覆盖全市8个区县的调查工作，各区县均使用平板电脑开展调查，调查进入入户调查阶段。六是组织参加第五届全国悦读中医活动。全市提交参赛作品20余件。

中医药健康旅游。重庆市南川区将中医药产业作为全区战略性新兴支柱产业，积极推动中医药健康旅游发展，在创建为首批国家级中医药健康旅游示范区创建单位后，聚力开展2018年工作。一是规划引领，推出中医药健康旅游主题线路。规划“南、北、中”三大旅游环线。南部金佛山环线，重点打造中医药科普和养生度假旅游；北部大观园环线，侧重乡村观光体验健康旅游和中医药科技展示游览；中部以凤嘴江、半溪河为纽带突出花城建设、休闲旅游和保健、康复、养老等健康旅游。二是全力投入，打造中医药健康旅游品牌。投入中医药及健康旅游专项经费14.1亿元，引导和撬动社会资本逾100亿元，打造金佛山西坡天星国际温泉城、金佛山北坡金三泉温泉养生项目、大观温泉疗养基地等养生养心疗养温泉集群品牌，金佛寺、金佛山药用植物博览园、神龙门、时珍长廊、思邈广场、智能温室“本草苑”等中医药文化旅游精品，大观片区中医药乡村旅游文化节。三是突出地方特色，壮大中医药健康旅游产业。依托金佛山道地中药材，以中药材种植基地和观赏项目为重点，打造重庆市中医药科技产业园。规划设计2平方公里，布局医疗、养老、康复、市民农庄等，建设大观健康城。建立中药材繁育及种植基地，开发以“常山”为主的中药，研发活麝取香技术，玄参总产量占全国60%，基本形成环金佛山中药材产业带。打造名特产品、特色餐饮等中医药健康旅游商品生产基地。四是更新观念，发展中医养生保健服务行业。大力开展治未病服务，推进全区中医适宜技术推广和医疗机构中医综合服务区建设。以慢病管理为重点，在景区、公园、酒店、农家乐等地开展慢病宣传教育，增强游客对慢病防治的健康意识。医疗机构将中医药服务向中高级酒店宾馆延伸，积极推广和建立药膳连锁店。

（唐丽灵）

◆ 四川省

一、基层中医药服务能力提升工程

一是加强基层常见病多发病中医药适宜技术推广基地建设。印发《基层常见病多发病中医药适宜技术推广基地建设指南》，明确省级、市级和县级基地职能。截至2018年底，全省有154个县（市、区）设置了中医药适宜技术推广基地。二是强化中医药适宜技术培训。按照“省级培训师资，市级培训骨干，县级培训基层人员”原则，分级分类开展中医药适宜技术培训工作。全省共培训基层中医药适宜技术推广省级师资386名、市级骨干2000余名、基层中医药人员近2万名。三是举办四川省首届基层中医药适宜技术技能大赛。印发《2018年四川省基层中医药适宜技术技能竞赛实施方案》《四川省基层中医药适宜技术技能大赛省级决赛实施方案》，经市级、县级层层竞赛选拔的市（州）代表队参加省级决赛，并决出9个团体奖，18名选手获个人奖。四是开展中医药适宜技术推广项目筛选。印发《四川省中医药管理局关于省级培训中医药适宜技术推广项目遴选的通知》，进一步加强对中医药民间特色诊疗技术的调查、挖掘整理、研究评价及推广应用。全省共收集79个中医药适宜技术推广项目。五是部门协作，开展基层中医药服务能力提升工程“十三五”行动计划督导。根据国家中医药管理局的统一部署，四川省中医药管理局联合四川省卫生计生委、省人社厅、省药监局、省军区保障局印发《关于开展基层中医药服务能力提升工程“十三五”行动计划督查的通知》，明确任务要求，强调县级自查、省市级督查。8月四川省中医药管理局印发《关于集中开展基层中医药服务能力提升工程“十三五”行动计划省级督查的通知》，组织21个督查组于9月对四川省21个市（州）、55个县（市、区）集中开展基层中医药服务能力提升工程“十三五”行动计划实施情况的省级督查，四川省主要指标达到年初预定指标。六是开展全国基层中医药工作先进单位建设工作。根据国家中医药管理局《关于做好2018年全国基层中医药工作先进单位复审工作的函》要求，较好完成四川省35个县级全国基层中医药工作先进单位和成都市、资阳市2个市级全国基层中医药工作先进单位的复审工作。及时印发《关于做好2018年全国基层中医药工作先进单位复审工作的通知》，明确要求，自查自纠；6月组织召开2018年全国基层中医药工作先进单位复审工作培训会，接受复审的县级及其市级中医药主管部门分管领导和中医科长共计110余人参会，解读相关文件和指标，交流创建经验，安排部署复审工作，进一步掌握标准、明确任务。8～9月组织了14个检查组共70人次分4批次进行检查，接受复审的全国基层中医药工作先进单位全部达到合格要求。对内江市创建市级全国基层中医药工作先进单位进行省级督导和检查，通过国家中医药管理局专家组评审检查。

二、中医治未病健康工程

一是加快中医治未病服务体系建设，截至2018年底，全省二级及以上中医医院（不含中医专科医院）设立治未病中心（科）已达到95%，96%的社区卫生服务机构、94%的乡镇卫生院和75%以上的村卫生室能开展中医药治未病服务，开展健康状态辨识及评估，提供健康调养咨询，运用中医特色技术（如针刺、灸法、拔罐、推拿、穴位贴敷、埋线、药浴、熏洗（蒸）、刮痧、砭石等）进行健康干预。二是发挥区域中医治未病中心示范引领作用，全省已建成19个区域中医药治未病中心，成都中医药大学附属医院（四川省中医医院）四川省治未病中心自2017年底建成投入使用以来，积极开展健康状态辨识及评估、健康调养咨询服务、中医特色技术健康干预和健康调理膏方研发，同时设立校企“至道堂”，探索治未病中心发展新模式，成为其他治未病中心创立和发展的标杆。三是鼓励社会办中医治未病服务机构，四川手护一生、大健康管理等一批中医药特色优势养生保健、健康管理机构初具规模，特别是四川手护一生健康管理公司已发展成为具培训管理、技术指导、加盟合作等为一体的连锁健康管理服务机构，已拥有30多家连锁门店。四是实施中医药健康服务临床技术骨干培训项目，全年培训骨干人员200人。五是将中医治未病理念和中医药养生保健知识纳入基层医疗卫生机构健康教育宣传内容，广泛宣传中医药养生保健的方法及特长，为广大群众传授中医预防保健知识。

三、服务百姓健康行动

四川省中医药管理局认真组织

全省各级各类中医医疗机构积极开展形式多样的“服务百姓健康行动”大型义诊活动。一是及时转发《2018年“服务百姓健康行动”全国大型义诊活动周实施方案》，部署全省中医医疗机构2018年“服务百姓健康行动”大型义诊活动。二是各级各类中医医疗机构按照各级中医药主管部门部署积极落实经费，选派专家组成义诊活动医疗队，配备车辆、药品及必要诊疗器械，准备宣传资料、展板、光碟等，保障义诊周活动的顺利实施。三是广泛宣传动员更多百姓参与健康服务，积极运用宣传标语、LED宣传屏、海报等进行广泛宣传，通过基层医疗卫生机构或机关单位、基层管理组织将义诊活动安排提前向社会公告，组织发动群众健康服务行动。四是精心组织开展系列活动，组织二级及以上中医医疗机构积极参加当地大型义诊周活动启动仪式暨义诊活动；安排38个三级中医医院组织医疗队在“传帮带”受援贫困县级中藏医院和辖区乡镇开展义诊活动，培训当地医务人员，方便群众就近接受专家服务；开展贫困地区义诊，由省骨科医院牵头、攀枝花市中西医结合医院、雅安市中医医院专家组成的国家（四川）中医应急医疗队服务百姓健康服务团深入凉山州普格县人民医院和特尔果乡特博波乌村开展义诊活动；举办健康大讲堂活动，成都中医药大学附属医院组织专家团队奔赴马尔康、小金、壤塘等县开展“糖尿病爱心家园”健康大讲堂——慢性病管理知识讲座和义诊。

“服务百姓健康行动”大型义诊活动期间，四川省共有35家三级、151家二级和447家其他中医医疗机构派出669名高级职称专家、929名主治医师、1030名医师、242名药师和1889名护理人员参加义诊活动，发放健康宣传资料33万余份，参加健康大讲堂群众达6万余人次，义诊12万余人次，通过义诊筛查、收治入院治疗患者1725人，减免医药费用33万余元，较好地实现了“服务百姓健康行动”大型义诊活动目标，不断扩大了活动的覆盖面和影响力。

四、中医中药中国行

2018年，四川省中医药管理局举办中医医院院长中医文化建设高级研修班和基层社区医生中医文化培训班，受到与会人员普遍欢迎。7月1日，开展四川省“中医药健康文化推进行动——中医药健康你我他”大型主题宣传。组织全省首届中医药健康文化知识大赛，报名机构数全国第一，获最佳组织奖。承办全国中医药文化进校园（成都站）活动，推进中医药文化进中小学、幼儿园，社会反响良好。依托“四川中医药”官方微信公众号平台，开发四川“互联网＋中医药”电子地图，为民众提供方便快捷的中医药服务。制订《四川省中医药文化传承发展工程实施方案》。设立专项经费，支持成都中医药大学中国出土医学文献与文物研究院开展学术研究、项目建设和人才引进工作。

五、中医药健康旅游

2018年，四川省中医药管理局会同省文化和旅游厅制定《四川省中医药健康旅游示范基地规范与评价》和《四川省中医药健康旅游示范基地管理办法》，推动四川省中医药健康旅游发展标准体系建设，遴选洪雅七里坪、彭州宝山旅游景区、新津新义水乡康养中心、北川药王谷景区、宝兴大圆包中药材种植园5个四川省中医药健康旅游示范基地。安排500万元经费支持四川省中药饮片有限责任公司、成都方华园农业专业合作社等5个企业中医药健康旅游项目建设。组织四川中医药健康旅游企业赴重庆、吉林、山东开展推介活动。

六、全国中医药文化宣传教育基地建设

四川省中医药博物馆（成都中医药大学博物馆）被国家中医药管理局确定为全国中医药文化宣传教育基地。（苏晓川）

◆　云南省

一、中医中药中国行

2018年8月14日，“云南省中医中药中国行——中医药健康文化推进行动”启动仪式在全国基层中医药工作先进市云南省保山市举行，共计1000余人参加启动仪式。启动仪式有《黄帝内经·灵枢·经脉第十》《八段锦》《中华中医代代传》《太极琴侠》等蕴含浓厚中医传统文化的文艺演出，开设中医药成就展区、中医药书画展区、专家咨询义诊区、中医药特色诊疗体验区、健康教育及中医药预防保健资料发放区、中药标本馆及植物药园区、中医药健康讲座区等主题互动区，同时邀请到16名省市级中医专家为市民提供大型义诊服务，积极推动全省中医药健康文化传播，在全省中医药健康文化推进行动中发挥了带头示范作用。

云南省开展2018年中医药健康文化推进行动暨名老中医走基层惠民义诊活动10场，累计邀请100余名云南省市级名老中医参加义诊活动，共接诊8000余名患者，活动通过“云南中医”直播平台进行直播，累计观看直播达55000余人次。让中医药惠及千家万户，提高了广大人民群众了解中医、认识中医、感受中医的积极性，使中医药健康理念更好地融入民众生活。

云南省举办2018年“新世纪药业杯”首届云南省中医药健康文化科普创作大赛活动，历时3个月共收集科普作品348个，网络投票评选活动投票数达650609人次，最终评出的中医药健康文化的科普优秀作品，在云南网、“云南中医”微信公众平台、“云南中医”头条号、国医在线及60余家中医医院官网永久展播。其次，云南省借助互联网开展中医药文化大众传播系列活动，打造专题活动网站、栏目，运用手机等移动终端及社交网络等新技术新手段，扩大中医药健康文化知识传播范围，20余家媒体对系列活动进行报道，“云南中医”微信公众平台推送的90余篇中医药健康文化相关文章，截至2018年10月25日，点击阅读量总计123000余次，有力推动了中医药健康文化传播。

二、全国中医药文化宣传教育基地

截至2018年，云南省有全国中医药文化宣传教育基地共4家，分别是云南省砚山县中医医院、云南中医药民族医药博物馆、西双版纳傣族自治州傣医医院、腾冲药王宫。

云南省砚山县中医医院基地建设分为：健康区、养生区、医疗区3个区域，以“一园、一街、一馆、一厅、一讲堂”为标志，打造“医、养、游”一体化的中医药文化特色。2015年以来，每年的12月22日，基地都开展主题为“健康·动起来”的砚山中医养生节活动。截至2018年，活动已累计约6000人接受了三九灸治疗，4500人免费领取了羊肉汤，2400人参加运动养生项目。

云南省中医药民族医药博物馆基地建设占用面积4651.59平方米，对外开放展室有2个校史馆、滇南医学展厅、中医西学展厅、滇人天衍（云南民族医药历史文化）展厅、师法自然（云南民族医药特色诊疗）展厅、春华秋实（云南民族医药成果）展厅等共12个。截至2018年展馆有中医药文化宣教展品数共12000件，其中互动展品占总展品数的10%，年开放天数220天，年接待参观人数1.2万。

西双版纳傣族自治州傣医医院基地建设占地面积50亩，绿地面积达30%，绿地规划种植傣药材近110种，形成“傣药园”；位于基地门诊3楼的傣医药传统文化展示中心建筑面积500平方米。基地领导积极组织参与中国国际旅游交易会，第四、第五届中国——南亚博览会，向普通大众及各国各界来宾展示傣医药文化特色，传播傣医药养生理念，有力地促进了傣医药的宣传、推广和普及。

腾冲药王宫基地建设占地面积8700.66平方米，建筑平面呈一葫芦形状，由宫门、五帝楼、药王殿、厅楼及其他附属建筑组成，设两个小型博物馆、腾冲中医药发展历史沿革馆、名医名堂馆、“济仁堂”药房及“百草园”等。药王殿供奉孙思邈、雷公、岐伯、扁鹊等十三代名医雕塑，五帝楼设有伏羲、神农、轩辕、颛顼、帝喾、尧、舜的塑像。此外，还设有仲春馆多功能会议厅、颐养斋餐厅，能同时容纳200多人会议、教学、就餐，是腾冲中医药文化交流中心。截至2018年，腾冲药王宫中医药文化宣教展区共有10个，年开放天数365天，年接待参观人数1.3万人。

三、基层中医药服务能力提升工程

2018年，云南持续推进基层中医药服务能力提升工程“十三五”行动计划落实见效，同时结合云南省开展的县域医共体建设、乡镇卫生院和社区卫生服务中心等级评审工作、基层医疗卫生机构服务能力提升工程，不断巩固提升基层中医药工作。2018年8月7日，云南省卫生健康委印发《关于开展乡镇卫生院和社区卫生服务中心等级评审工作的通知》，制定印发《云南省乡镇卫生院服务能力评价标准（试行）》（2018版）、《云南省社区卫生服务中心服务能力评价标准（试行）》（2018版），均将设置中医科、提供中药服务、配备中医药诊疗设备作为“C”级指标，作为乡镇卫生院、社区卫生服务中心等级评审的基础性指标。省卫生健康委、财政厅联合印发《关于印发云南省基层医疗卫生机构服务能力提升工程实施方案》（云卫基层发〔2018〕9号），拟通过实施基层医疗卫生机构人员学历提升、设备标准化建设两项工程，以期实现基层医疗机构服务能力提升目标：到2020年，100%的乡镇卫生院设备标准化配置，90%以上的乡镇卫生院基本达到乡镇卫生院医疗服务能力基本标准的要求；到2022年底，全省所有乡镇卫生院在职在编专业技术人员达到中专以上学历，全省所有在岗55周岁以下的乡村医生达到中专以上学历，其中按照“填平补齐”原则，为乡镇卫生院、社区卫生服务中心重点配备中药煎药机、中药熏蒸机、牵引治疗床和中频治疗仪4类设备。

2018年8～9月，云南省卫生健康委联合省发展改革委、财政厅、人力资源社会保障厅、药监局，按照提升工程“十三五”行动计划确定的11类33项具体要求，对全省16个州市43个县区进行督查评估，督查落实提升工程各项重点工作任务。2016～2017年，全省共投入资金21183.87万元支持基层中医药发展，其中省级财政投入资金10053.46万元、州市级投入2530.83万元、县级投入8599.58万元，同时卫生领域中央投资2.59亿元支持7所县级中医院建设，为基层中医药工作提供了有力的财政保障。截至2018年底，全省县级公立中医医院增至90所，乡镇卫生院、社区卫生服务中心、村卫生室、社区卫生服务站中医药覆盖率分别达97.26%、98.51%、80.57%和90.17%，乡镇卫生院、社区卫生服务中心中医馆设置率分别达到89.79%和74.13%，基层中医药服务量达18.87%。

（张旭芳）

◆ 西藏自治区

2018年11月28日，在毛里求斯路易港召开的联合国教科文组织保护人类非物质文化遗产政府间委员会第13届常会正式通过决议将中国西藏申报的“索瓦日巴——藏医药浴法（中国藏族有关生命健康和疾病防治的知识与实践）”列入人类非物质文化遗产代表作名录。藏医药浴法列入人类非物质文化遗产代表作名录，提升了“藏医药浴法”乃至藏医药整体的国际可见度，对更好传承弘扬藏医药，使藏医药走向世界创造了更加优越的条件，坚定了西藏藏医药人捍卫藏医药国际地位的信心和决心，也为保护好、传承好这一中华民族优秀文化，更好地造福中国和全世界提供了前所未有的发展机遇，西藏将严格遵照《保护非物质文化遗产公约》精神，认真履职尽责，加强非物质文化遗产领域国际交流合作，更好地保护和传承好索瓦日巴（藏医药），为人类的身心健康做出积极贡献。

2018年5月28日～6月1日，在韩国联合国教科文组织世界记忆工程亚太委员会第八次全体会议上，中国向大会提交珍藏在西藏自治区藏医院（门孜康）的藏医药学巨著《四部医典》入选“世界记忆亚太地区名录”，是继《黄帝内经》《本草纲目》后，中国又一传统医学典籍进入世界视野，这是藏医药国际化之路上的又一里程碑式事件，也将激发藏医药学界对《四部医典》的进一步挖掘和利用，在新时代为保障人类健康发挥更大作用。

（刘伟伟）

◆ 陕西省

2018年，陕西省中医药管理局将基层医疗卫生机构中医馆建设，作为提升基层中医药服务能力的一项重要抓手，连续实施乡镇卫生院、社区卫生服务中心中医馆项目建设，并将此项目列入各市区年度目标考核任务。制定印发《陕西省乡镇卫生院和社区卫生服务中心中医诊疗区（中医馆）建设标准》和《陕西省乡镇卫生院和社区卫生服务中心中医诊疗区（中医馆）考核细则》。截至2018年底，国家、省共投入2.2亿元，对全省1786所乡镇卫生院（社区卫生服务中心）进行中医馆建设，其中2018年国家、省共投入3040万元建设202个，已实现全省中医馆建设项目全覆盖。中医药诊疗区（中医馆），内含中医诊室、治疗室、中药房等，集中开展基本医疗、预防保健、养生康复等一体化中医药服务。同时，按照“填平补齐”原则，各市区县通过招标给各建设单位配备了煎药机、牵引床、红外理疗仪、按摩床、电针治疗仪等设施设备，开展中医针刺、艾灸、拔罐、刮痧、电针、颈腰椎牵引等多种适宜技术项目，大大提高中医药综合服务能力，为农村、社区居民提供多种形式的中医药服务。

针对基层人才匮乏问题，陕西省中医药管理局不断加强对基层人员的培养，2018年开展中医药适宜技术培训基地，加强对镇卫生院、村卫生室中医人员的中医药适宜技术培训。对人员短缺的榆林、延安等市，由省财政支持，开展为期半年的西学中人员培训，共培养2788人。2018年又率先在铜川和商洛市开展基层医疗卫生机构中医馆卫生技术人员培训项目，培训近400人。

中医馆的建成给乡镇卫生院和社区卫生服务中心营造了浓郁的中医药文化氛围，弥补了短板和不足，满足了广大群众对中医诊疗保健的需求，尤其是中医康复理疗设备的引进，对农村骨关节病、颈腰椎疾病、心脑血管疾病后遗症等疾病的康复保健治疗打下了坚实的基础，陕西省基层中医服务能力得到明显提高，中医及理疗服务的门诊人次大幅增加。陕西省中医药管理局开展的健康义诊及中医中药知识科普巡演活动，有效推动了中医药文化科普知识进乡村、进家庭，群众中医药健康素养得到明显提升，中医药事业发展的社会氛围更加浓郁。

（李　刚）

◆ 新疆维吾尔自治区

中医中药中国行举办。新疆维吾尔自治区举办中医中药中国行——新疆中医药健康文化推进行动2018年大型主题活动，开展中医药健康知识讲座，大医精诚经典诵读，民族舞、太极拳等中医药健康文艺表演，义诊等活动，活动现场发放科普宣传资料5000余册。

积极推动中医药文化宣传教育基地建设。和田地区维吾尔医医院全国中医民族医药文化宣传教育基地建设项目通过国家验收并予以公示。

创新开展维吾尔医学术语规范及古籍文献修订工作。为全面贯彻落实自治区关于“去极端化”工作部署，进一步规范维吾尔医、哈萨克医医学术语，加强古籍文献修订工作，新疆维吾尔自治区组织医教研相关单位和专家开展民族医医学术语搜集、整理、规范译名等各项工作，全面启动《白色宫殿》《医学之目的》《治疗指南》《医学大全》《拜地依药书》5部经典著作审读工作，努力推动维吾尔医医学术语标准化、国语化，更好地发挥民族医药在维护各族群众身体健康中的积极作用。

（李　坚）

◆ 沈阳市

一、发挥中医药特色优势，推动中医药新兴业态发展

2018年，沈阳市一是认真贯彻《国家中医药管理局关于促进中医药健康养老服务发展的实施意见》和《辽宁省中医药健康服务业发展规划》文件精神，促进沈阳市二级以上公立中医医疗机构与养老机构建立协作关系，大力发展社区及乡镇卫生院中医药健康养老服务。截至2018年底，沈阳市30余家中医医疗机构本着互惠互利的原则，均与养老机构开展不同形式的合作，融合中医医疗、康复、护理资源，为老年人提供治疗期住院、康复期护理、稳定期生活照料，以及安宁疗护一体化的中医药健康养老服务。10月，辽宁省评估督导组对沈阳市申报辽宁省中医药健康养老示范单位的大东区中西医结合医院和铁西霁虹社区卫生服务中心养老工作开展情况进行督导检查，并得到省级专家的认可和好评，两家被检医疗机构均获得辽宁省首批中医药健康养老示范单位称号。二是认真贯彻《沈阳市建设国家级旅游业改革创新先行区行动方案》，加强“中医药+旅游”工作，推进中医药健康旅游示范单位创建工作。沈阳市卫生健康委中医药健康服务处与市旅游委规划处沟通，确定2018年中医药健康旅游示范单位创建工作的目标和任务，并积极向市财政申请补助资金30万元。10月，沈阳市卫生健康委推荐辽中花溪地温泉度假中心和沈北新区北汤温泉管理有限公司申报辽宁省中医药健康旅游示范单位，并接受辽宁省评估督导组的评估检查，两家被检企业均获得辽宁省中医药健康旅游示范单位称号。

二、大力弘扬中医药文化，树立中医药良好社会氛围

沈阳市卫生健康委紧紧抓住2018年是中医药法颁布实施一周年，也是李时珍诞辰500周年这一契机，积极开展中医药文化“进乡村·进社区·进校园·进家庭”等系列宣传活动。一是开展由国家中医药管理局传统医药国际交流中心指导，省中医药管理局主办，各区、县（市）等协办的中医药文化宣传月活动。宣传月活动以“传承国粹、共享健康、助力创城”为主题，活动月期间举办中医药文化宣传主题论坛和全市20所中医医疗机构参与的大型义诊咨询等活动，并通过“中医药大篷车”活动组织中医药专家深入社区基层为老百姓提供中医药服务。二是开展全市中小学生中草药种植大赛活动，对市内十多所学校的学生共计发放1200份中草药种子，并组织专家对种植的中医药植物开展评定，活动极大地调动了广大中小学生对中医药的浓厚兴趣，得到老师学生的普遍欢迎。三是沈阳市举办由4家三级甲等中医医疗机构参赛的全市中医药健康文化知识大赛，得到沈阳市中医界专家学者的好评，营造了全市中医系统学中医、爱中医、用中医的良好氛围。

（张　悦）

◆ **大连市**

持续推进基层中医药服务能力提升工程“十三五”行动计划。大连市卫生计生委将提升工程核心指标纳入市县政府卫生与健康工作目标责任书，细化考核指标，按季度进行工作调度，确保完成工作进度。召开年度基层中医药服务能力提升工程“十三五”行动计划专题会部署相关工作，实地抽查5个县（市、区）、10所基层医疗机构，及时发现并解决问题。2018年，大连市能够提供6类以上中医药服务的社区卫生服务中心达到100%、乡镇卫生院96.7%，能够提供4类以上中医药服务的社区卫生服务站达到100%、村卫生室57.8%，中医诊疗量占基层医疗机构诊疗总量的比例上升到30%。

中医药健康养老工作。为进一步推动中医药与养老服务融合，大连市卫生计生委与市民政局联合印发《关于开展中医药健康养老服务试点和示范基地建设工作的通知》，在全市范围开展中医药健康养老服务试点和示范基地建设工作。经机构自评，县区级卫生计生、民政部门初评、申报，市级卫生计生、民政部门联合复审，向省级推荐12所机构参与创建中医药健康养老服务示范单位，最终大连市中山桂林社区卫生服务中心和大连工人养老院被评为首批辽宁省中医药健康养老服务示范单位。

健康旅游服务发展迅速。大连市卫生计生委积极推进中医药的国际传播与交流。大连索恒产业集团主办的“一带一路”·使命中国国际旅游文化交流启动大会在国际会议中心举行，邀请柬埔寨、老挝、缅甸、越南等国的旅游主管部门代表来大连参会，吸引更多的境外消费者。继续开展中医药健康旅游示范单位创建工作，大连市多家机构发掘适合长远发展的中医药旅游服务项目，完善中医药服务功能，规范中医药服务管理，在2018年辽宁省中医药健康旅游示范单位评估工作开展过程中，积极参与示范创建，大连索恒中医药产业有限公司、大连金石滩医院获评第二批辽宁省中医药健康旅游示范单位。

优化中医药文化宣传教育基地建设。大连神谷中医医院自2016年被国家中医药管理局命名为全国中医药文化宣传教育基地以来，不断更新服务理念，结合国内国外的实际情况，创新发展。一是参与国内外大型品牌活动，提高基地的宣传力度。2018年第29届大连赏槐会暨东北亚国际旅游文化在大连举行，神谷中医医院接待了来自日本的120位友人，参观医院中医药文化宣传教育基地项目，品尝特色中医养生药膳、茶饮，体验针灸、中医推拿、中医脉诊，聆听名老中医专家关于中医药文化常识讲解和361养生操的传播讲座。7月，辽宁省人民对外友好协会主办的“丝路梦想、感知辽宁”2018“一带一路”沿线国家青年辽宁行大连站拉开帷幕，大连神谷中医医院承办并策划了为期两天的接待任务，为来自俄罗斯、乌兹别克斯坦、塔吉克斯坦、蒙古国和刚果金5个国家的外国友人进行中医药文化的宣传和服务。通过看、品、吃和近距离接触中药材及体验中医理疗，加深了外国友人对中医药传统文化的了解。二是互联网+中医药文化宣传。大连神谷中医医院引进信息人才，在谷歌、Yandex等的互联网平台宣传基础上，投资打造神谷中医文化宣传教育品牌，开辟线上线下，平面立体化，全方位的网络服务平台；在其公众号增加外语版，保证每周出一篇外语科普宣传。三是创新服务模式传播中医药文化。神谷中医医院在原有药膳餐厅增设体验馆，突出药食同源，食疗作用，重新装修改造基地宣传教育大厅；建立完善中医养生茶坊，增设中医药膳养生餐厅，改造中医治未病科，形成极具独特的中医药宣传教育及预防、体检、治疗为一体的专业优势。截至2018年底，中医养生茶坊饮品区已接待多个国家代表团及国内来宾，进一步弘扬传统的中医养生文化。

（范秀英）

◆ **青岛市**

2018年，青岛市一是实施中医药服务能力提升工程“十三五”行动计划。加强中医药服务网络建设，累计建成147个国医馆、20个精品国医馆，率先在4个区市实现中医药服务全覆盖，全市100%的社区卫生服务中心和卫生院、91.8%的社区卫生服务站、91.6%的村卫生室能够提供中医药服务。二是实施“中医药+旅游”战略，开展中医药特色小镇（街区）建设，遴选海青中医药特色小镇、即墨玫瑰小镇、即墨古城中医药特色街区等11个中医药特色小镇（街区）建设项目。建立5个中医药旅游基地，打造4条中医旅游点线，崂山湾国际生态健康城入选国家首批健康旅游示范基地。建立海军青岛特勤疗养中心中华养生文化园、国风炎黄易医园等12个中医药文化旅游宣传教育基地和李沧区中医药文化主题公园等3个中医药文化公园。加大中医药旅游产品开发力度，政企合作研发海马宝、海马片等产品，开发海马保健酒。

（范存亮）

六、中医药传承与创新“百千万”人才工程（岐黄工程）

【概述】　为深入贯彻落实《中医药发展战略规划纲要（2016～2030年）》《中医药人才发展“十三五”规划》，科学谋划“十三五”中医药人才工作，加强中医药人才队伍建设，国家中医药管理局于2017年3月印发《中医药传承与创新“百千万”人才工程（岐黄工程）实施方案》，启动中医药传承与创新“百千万”人才工程（岐黄工程）。该工程定位于培养造就中医药高层次人才，搭建高层次人才成长平台，形成高层次人才发展梯队。按照分层分类培养人才的原则，分为领军人才第一层次、优秀人才第二层次、骨干人才第三层次，以中医、中药高层次人才为重点，兼顾民族医药、中西医结合高层次人才。计划到2020年，选拔造就百名中医药领军人才，遴选培养近千名中医药优秀人才，培养培训近万名中青年中医药骨干人才，建设一批中医药传承与创新人才培养平台。

2018年，持续深入推进第四批全国中医（临床、基础）优秀人才研修工作，第六批全国老中医药专家学术经验继承工作，中药特色技术传承人才、中医护理骨干人才培训等项目，启动国家中医药领军人才支持计划，第四批全国中医（少数民族医药）优秀人才研修，中医临床特色技术传承骨干人才、少数民族医药骨干人才、西学中骨干人才培训等项目，新增建设一批全国名老中医药专家及基层名老中医药专家传承工作室，培养一批高层次中医药人才，为中医药事业传承发展提供了有力的人才保障。

（曾兴水）

【国家中医药领军人才支持计划实施】　2018年，国家中医药管理局印发《中医药传承与创新“百千万”人才工程（岐黄工程）——国家中医药领军人才支持计划》，通过网上初选、会议遴选、现场答辩等程序，遴选确定了99名岐黄学者。

（曾兴水）

【第四批全国中医（临床、基础）优秀人才研修项目】　2018年，国家中医药管理局举办第四批全国中医（临床、基础）优秀人才研修项目第二、三期中医药经典理论集中培训及第一、二期强素养封闭式住读培训。（曾兴水）

【第四批全国中医（少数民族医药）优秀人才研修项目】　2018年，国家中医药管理局印发第四批全国中医（少数民族医药）优秀人才研修项目实施方案，组织开展选拔考试，计划选拔100名培养对象。

（曾兴水）

【全国中药特色技术传承人才培训项目】　国家中医药管理局启动2018年全国中药特色技术传承人才培训项目，选拔确定314名培养对象，并组织开展游学轮转学习；开展2014年全国中药特色技术传承人才培训项目结业考核工作，313人通过结业考核。（曾兴水）

【全国中医护理骨干人才培训项目】　国家中医药管理局启动2018年全国中医护理骨干人才培训项目，遴选确定488名培养对象，并组织开展游学轮转工作；开展2016年全国中医护理骨干人才培训项目结业考核工作，466人通过结业考核。（曾兴水）

【全国名老中医药专家传承工作室建设】　2018年，全国新增建设30个国医大师传承工作室、100个全国名中医传承工作室、117个全国名老中医药专家传承工作室及246个基层名老中医药专家传承工作室。开展2014年全国名老中医药专家传承工作室验收工作，222个传承工作室通过验收。（曾兴水）

【全国中医临床特色技术传承骨干人才培训项目】　2018年，国家中医药管理局印发全国中医临床特色技术传承骨干人才培训项目实施方案，组织各省级中医药主管部门开展申报推荐工作，计划遴选620名培养对象。（曾兴水）

【全国西学中骨干人才培训项目】　2018年，国家中医药管理局印发《全国西学中骨干人才培训项目实施方案》，组织各省级中医药主管部门开展申报推荐工作，计划遴选520名培养对象。（曾兴水）

【少数民族医药骨干人才培训项目】　2018年，国家中医药管理局印发《少数民族医药骨干人才培训项目实施方案》，组织各省级中医药主管部门开展申报推荐工作，计划遴选200名培养对象。（曾兴水）

【各地中医药传承与创新“百千万”人才工程（岐黄工程）开展情况】

◆　北京市

北京市中医管理局按照属地管理原则，有序开展中医药传承与创新“百千万”人才工程（岐黄工程）——国家中医药领军人才支持计划——岐黄学者推荐工作，将22名符合条件的专家（科研型3名，临床型19名）推荐至国家中医药管理局，最终屠鹏飞、肖小河、杨明会、高月、刘清泉5人入选。第四批全国中医（临床、基础）优秀人才研修项目北京市25名培养对象按照“读经典、做临床、跟名师、强素养”的研修要求，按照既定学习计划进行学习与实践。完成2016年全国中医护理骨干人才培训项目20名培养对象结业考核，最终李静等20名骨干人才以优异的成绩全部通过结业考核。启动2018年全国中医护理骨干人才培训项目的遴选与推荐，最终北京市有10名护理人员入选2018年全国中医护理骨干人才培训项目培养对象。完成2014年全国中药特色技术传承人才培训项目培养对象结业考核，除崔秀梅一人因产假顺延到2019年度考核外，10名培养对象均结业，其中张碧华、许保海、肖薇、付晓燕4人获得优秀成绩，其他6人获得良好成绩。组织遴选2018年度和2019年度全国中药特色传承人才培养对象，其中2018年全国中药特色技术人才培训项目10名培养对象通过国家中医药管理局审核确定。2018年新增李文泉全国名老中医药专家传承工作室、李世增全国名老中医药专家传承工作室为2018年全国名老中医药专家传承工作室建设项目，柴嵩岩国医大师传承工作室，陈彤云、危北海、钱英全国名中医传承工作室获得国家中医药管理局立项。组织完成2014年度立项的全国名老中医药专家传承工作室验收，实地检查北京中医医院黄丽娟、王应麟、张至真，鼓楼中医医院王文友和顺义区中医医院高才达5个全国名老中医药专家传承工作室，全部工作室通过验收，其中高才达工作室成绩优秀，其他4个工作室成绩良好。

（高　彬）

◆ 天津市

2018年，天津市依据国家中医药管理局印发的《中医药传承与创新“百千万”人才工程（岐黄工程）实施方案》，开展相关工作。根据《国家中医药管理局办公室关于开展国家中医药领军人才支持计划——岐黄学者申报推荐工作的通知》，组织开展申报工作，天津市共推荐16人。经过网上初选、会议遴选、现场答辩、人选公示等程序，天津市共4人被确定为岐黄学者。

（杨　仰）

◆ 河北省

2018年，河北省新建1个国医大师、3个全国名中医、3个全国名老中医药专家、25个基层名老中医药专家和10个省级名中医传承工作室，15个国家和省级传承工作室通过验收；组织国家和省级老中医药专家学术经验继承人游学轮转，组织80名基层中医临床技术骨干到京津沪进修，组织中医护理、中药人才项目遴选和结业考核；举办名中医学术经验讲习班，积极组织申报国家岐黄学者。（王艳波）

◆ 内蒙古自治区

2018年，内蒙古自治区贯彻落实国家中医药管理局《中医药传承与创新“百千万”人才工程（岐黄工程）实施方案》，开展蒙医药中医药传承创新人才选拔与培养工作，通过蒙医药中医药传承人才培养平台建设，高层次人才选拔培养、骨干人才培养，不断完善蒙医药中医药人才培养机制和人才梯队。2018年，通过公开考试遴选了7名第四批全国中医优秀人才研修项目培养对象，36名蒙医优秀人才研修项目培养对象；遴选确定内蒙古自治区国际蒙医医院那顺达来为岐黄学者；培养5名中药特色技术传承人才，12名中医特色技术传承人才，20名全国西学中骨干人才，50名蒙医骨干人才及15名蒙医中医护理骨干人才；建设1个国医大师传承工作室，1个全国名中医传承工作室，1个全国名老蒙医药传承工作室，6个基层名老蒙医药中医药传承工作室。（岳红娟）

◆ 辽宁省

2018年，辽宁省印发《辽宁省中医药传承与创新“十百千”人才培养工程实施方案》，全面开展辽宁省中医药人才培养工作，搭建分层次人才培养平台；加强中医学术经验传承培养，建设1个国医大师工作室，3个全国名中医工作室，遴选建设2个全国基层中医药名老专家经验传承工作室；完成岐黄学者申报推荐工作，杨关林、石岩2人获得国家中医药领军人才支持计划——“岐黄学者”荣誉称号；组织开展辽宁省全国中医药行业会计领军人才（后备）培养工程，通过初选、笔试、面试等环节，共有3名中医药财务工作骨干被确定为全国会计领军人才后备人选；启动2018年度辽宁省西学中培训招生报名工作，共招录600人，分沈阳、营口、锦州3地4个班授课。台安县、义县、北票市、大连市皮肤病医院自筹资金西学中培训班已开课，计划培训527人，共计培训1127人。（刘　轶）

◆ 上海市

2018年，上海市结合国家中医药“百千万”人才工程的实施，不断加强本市中医药人才队伍建设，11名中医专家入选国家中医药管理局“岐黄学者”项目。（王　翀）

◆ 江苏省

突出中医药高层次人才培养。江苏省组织57名第三批省优秀中医临床人才培养对象和33名第四批全国优秀中医人才培养对象参加中医经典理论学习班和“强素质”培训班，召开工作座谈会，研究实施措施，按照《中医药传承与创新“百千万”人才工程（岐黄工程）——国家中医药领军人才支持计划》要求，遴选推荐38名候选对象，其中5人入选；组织对第一批30名省中医药领军人才培养对象进行结业考核，总结成绩和不足，完善培养措施和方案；启动新一轮省中医药领军人才培养工作，遴选确定29名培养对象，组织开展培养方案专家论证会，统一签订培养协议。

着力各类各层次中医药人员培养培训。江苏省组织全国中药特色技术传承人才和全国中医护理骨干人才开展轮训游学工作，22名全国中医护理骨干人才通过考核并结业；13人入选新一批全国中药特色技术传承人才和全国中医护理骨干人才培养项目；开展2018年和2019年度的全国中药特色技术传承人才培训项目候选人选拔考试，10人入选2018年全国中药特色技术传承人才培训项目；启动2018年西学中高级人才研修班，完成申报和招录工作，加强中西医结合人才培养；召开基层医疗卫生机构中医药知识和技能培训系列丛书编撰推进会议，加快编写工作进度，为基层在岗在职医疗卫生技术人员开展轮训做好准备工作。

（朱　蕾）

◆ 河南省

一是选拔造就百名中医药领军

人才。河南中医药大学李建生，河南中医药大学第一附属医院郑玉玲、李素云、王新志入选岐黄学者。二是遴选培养千名中医药优秀人才。2004 年启动全国中医优秀临床人才研修项目，已完成三批次的人才培养。第一、二、三批研修项目 62 名培养对象已有 10 人被评选为省级名中医，成为区域甚或行业内有影响力的名医大家。2018 年第四批全国中医（临床、基础）优秀人才研修项目指导老师和研修学员分别为 5 人和 22 人，已开展 4 期强素养封闭式住读培训。三是培养培训万名中青年中医药骨干人才。完成五批次全国老中医药专家学术经验继承工作，指导老师共 106 名，其中，李振华、唐祖宣、张磊当选国医大师。2018 年河南省有第六批全国老中医药专家学术经验继承工作指导老师及继承人分别为 36 人和 72 人。四是建设一批中医药传承与创新人才培养平台。2018 年立项建设国医大师传承工作室 1 个、全国名中医传承工作室 3 个、全国名老中医药专家传承工作室 8 个及全国基层名老中医药专家传承工作室 10 个。分别遴选推荐 2019 年全国名老中医药专家传承工作室和全国基层名老中医药专家传承工作室 3 个和 36 个。

（宋军伟）

◆ 广东省

2018 年，广东省重点支持省内 7 名国家岐黄学者设立传承工作室或重点研究室，创建国家重点实验室、工程中心，支持建设各类优秀传承或创新团队，推荐优秀人才担任国家级学术组织（机构）带头人、重大项目负责人；对 24 名入选第四批全国中医（临床、基础）优秀人才研修项目的优秀中医人才，进一步加强平时考核和年度考核管理，搭建研究学习平台。47 名指导老师、94 名继承人入选第六批全国老中医药专家学术经验继承项目，15 名优秀中药人才入选全国中药传承人才培养项目、35 名中医护理人才入选全国中医护理骨干人才培训项目，培养中医药理论基础扎实、坚持中医原创思维、临床（实践）能力较强、具有良好医德医风的中医药骨干人才；加强平台建设，新建设 1 个国医大师传承工作室、4 个全国名中医传承工作室、4 个全国名老中医药专家传承工作室、18 个全国基层名老中医药专家传承工作室。

（钟　鸿）

◆ 重庆市

2018 年，重庆市围绕中医药传承与创新“百千万”人才工程（岐黄工程），开展多层次人才培养，努力提高中医药人员队伍素质，以人才发展为载体，推动中医药事业传承创新。一是积极参与项目申报。推荐 9 名岐黄学者候选人，9 名全国中医临床特色技术传承人才候选人，10 名中药特色技术传承人才候选人，15 名中医护理骨干候选人。二是继续实施人才培养项目。继续为 5 名第四批全国中医（临床、基础）优秀人才和 44 名第六批国家级师带徒项目学员提供经费管理、监督指导等服务工作。三是继续创建人才培养平台。新建 3 个全国名老中医药专家传承工作室、6 个全国基层名老中医药专家传承工作室。6 个全国名老中医药专家传承工作室通过验收。

（唐丽灵）

◆ 四川省

领军人才队伍建设方面。四川省开展国家中医药领军人才支持计划岐黄学者申报推荐工作，共有 3 人被国家中医药管理局纳入岐黄学者。

优秀人才队伍建设方面。四川省组织第四批全国中医（临床、基础）优秀人才研修项目 21 名培养对象参加国家中医药管理局组织的年度集中培训。遴选第四批全国中医（少数民族医药）优秀人才研修项目培养对象 7 人。

骨干人才队伍建设方面。四川省一是继续开展第六批全国老中医药专家学术经验继承工作，促进建立国家、省、市（州）级师承管理体系。遴选 2018 年全国中医护理骨干人才培训项目培养对象 15 人，2018 年、2019 年全国中药特色技术传承人才培训项目培养对象 15 人、20 人，全国西学中骨干人才项目培养对象 20 人，2018 年、2019 年全国中医特色技术传承人才培训项目培养对象 21 人、15 人。

传承与创新平台建设方面。四川省继续推进各级各类传承平台建设，一是验收 10 个 2014 年全国名老中医药专家传承工作室建设项目；二是开展国医大师传承工作室（1 个）、全国名中医传承工作室（3 个），全国名老中医药专家传承工作室（11 个）、全国基层名老中医药专家传承工作室（62 个）等项目建设工作；三是开展 2019 年全国名老中医药专家传承工作室（8 个）、全国基层名老中医药专家传承工作室建设项目（32 个）遴选工作。

（刘晓蓉）

◆ 贵州省

2018 年，贵州省一是认真完成第六批全国老中医药专家学术经验继承工作，遴选出 17 名指导老师和 34 名继承人，召开拜师大会，举行拜师仪式，师承工作顺利实施。二是 20 名基层名老中医药专家被国家中医药管理局确定为 2018 年全国基层名老中医药专家传承工作室建设项目专家；举办贵州省全国基层名老中医药专家传承工作室建设项目培训班，针对 2015～2018 年 51 个全国基层名老中医药专家传承工作室建设项目专家和工作室负责人进行培训；完成 5 个全国名老中医药专家传承工作室建设项目验收工作，5 个传承工作室均完成建设任务书的各项考核指标，全部通过验收。三是 7 名青年中医药骨干被国家中医药管理局确定为第四批全国中医优秀人才培养对象，其中中医临床人才 2 名、中医基础人才 5 名。四是 10 名中药骨干被国家中医药管理局确定为 2018 年中药特色技术传承人才培养对象，已按照国家中医药管理局培训方案组织培养对象进行游学。完成 10 名 2014 年全国中药特色技术传承人才培养对象的考核工作，全部合格。五是 19 名护理骨干被国家中医药管理局确定为全国中医护理骨干人才培养对象。完成贵州省15名2016年中医护理骨干人才培养对象结业考核，全部合格。六是举办住院医师规范化培训师资培训班，对全省各市（州）卫生计生委中医科负责同志、各规培基地及协同基地规培工作负责人和带教老师、各市（州）二级中医类医院管理人员和县级中医类医院管理人员共357人进行培训。（周　茜）

◆ 云南省

2018年，云南省获批1个国医大师工作室、2个全国名中医工作室、3个全国名老中医药专家传承工作室和14个全国基层名老中医药专家传承工作室建设项目；组织岐黄学者申报工作；开展第六批全国老中医药专家学术经验继承工作，培养48名学术继承人；开展第四批全国中医临床优秀人才研修项目，培养3名研修人才；组织第四批全国中医（少数民族医药）优秀人才研修项目的申报遴选工作；开展全国中药特色技术传承人才培训项目和全国中医护理骨干人才培训项目，培养10名中药人才和15名护理人才；开展全国西学中骨干人才培训项目培养对象的遴选申报。继续开展中医住院医师规范化培训工作，云南省国家中医规范化培训基地增至5个，培训师资135人。（张旭芳）

◆ 新疆维吾尔自治区

组织实施中药特色技术传承人才培训项目。新疆维吾尔自治区组织开展2018年、2019年全国中药特色技术传承人才候选人申报、理论及实践选拔考试工作，根据择优录取的原则，国家中医药管理局公布确定新疆维吾尔自治区5名同志为2018年全国中药特色技术传承人才培训项目培养对象；向国家中医药管理局推荐9名同志为2019年全国中药特色技术传承人才培训项目培养对象候选人；组织开展2014年全国中药特色技术传承人才培训项目结业考核工作，5名培训对象完成培训任务，并以“优秀”等次通过结业考核。

组织实施中医护理骨干人才培训项目。新疆维吾尔自治区组织开展2018年中医民族医药护理骨干人才候选人申报、遴选工作，国家中医药管理局公布新疆维吾尔自治区10名护理人才为2018年中医护理骨干人才培养对象，其中中医护理专业5人、维吾尔医护理专业3人、哈医护理专业1人、蒙医护理专业1人；组织开展2016年中医药护理骨干人才项目结业考核工作，10名培训对象完成培训任务，并以“优秀”等次通过结业考核。

组织实施全国名老中医药专家传承工作室建设项目。新疆维吾尔自治区组织开展2018年全国名老中医药专家传承工作室建设项目的申报推荐工作，国家中医药管理局最终确定建设帕塔尔·阿不拉主任医师全国名老中医药专家传承工作室；组织开展2019年全国名老中医药专家传承工作室建设项目申报推荐工作，向国家中医药管理局推荐19名专家；加强对往年设立的名老中医药专家传承工作室建设项目进行指导和督导，进一步完善传承工作室的建设工作；完成2014年新疆维吾尔自治区4名专家全国名老中医民族医药专家传承工作室建设项目验收工作，项目按照既定目标完成工作室建设任务，通过国家项目验收。

组织实施基层名老中医药专家传承工作室建设项目。新疆维吾尔自治区组织开展2018年全国基层名老中医药专家传承工作室建设项目的申报推荐工作，国家中医药管理局最终确定新疆维吾尔自治区5个全国基层名老中医药专家传承工作室；组织开展2019年全国基层名老中医药专家传承工作室建设项目的申报推荐工作，向国家中医药管理局推荐7名专家。（李　坚）

◆ 青岛市

2018年，青岛市深化中医药综合改革“十百千万”工程，启动振兴国医行动。实施振兴国医十大行动计划，召开第二届国医大师论坛；引进高端中医药资源，推进市政府与中国中医科学院、山东中医药大学的战略合作，山东中医药大学青岛中医药研究院项目建设完成启用，1个泰山学者领衔的10人团队入驻；柔性引进建立包括10个国医大师工作室在内的88个知名中医药专家工作室；组织开展中医药师承教育工作，培养第四批全国优秀中医临床人才2人、全国中药特色技术传承人才培训项目培养对象3人、五级中医药师承教育项目三批继承人62人。（范存亮）

七、国家中医临床研究基地建设

【概述】 2008年12月，国家发展改革委和国家中医药管理局共同启动实施国家中医临床研究基地（以下简称基地）建设项目，遴选了16家三级甲等中医医院作为基地建设单位（局直属直管医院和上海中医药大学附属曙光医院共7家单位参与建设）。2017年5月，23家基地建设单位已完成建设任务，通过验收，正式被确认为国家中医临床研究基地。

为贯彻落实党的十九大会议精神和《中医药发展战略规划纲要（2016～2030年）》任务，拓展基地辐射范围，优化中医药防治优势病种研究整体布局，进一步提升我国中医药临床科研基本条件，加强疑难重大疾病和临床诊疗有明显中医药特色和优势的重点病种研究，国家中医药管理局科技司参照第一批国家中医临床研究基地建设的成熟经验和模式，于2018年正式启动第二批基地建设单位遴选工作。按照工作流程，通过形审、初审、现场答辩3个程序，最终确定17家单位为第二批基地建设单位，并于6月20日进行公示。2018年7月13日印发《国家中医药管理局关于确定第二批国家中医临床研究基地建设单位的通知》（国中医药科技函〔2018〕131号）。

2018年12月，为明确第二批基

地长期发展规划和建设方案，同时进一步加强第一批基地病种研究的延续性，建全长效管理机制，根据《国家中医临床研究基地业务建设目标要求（2018年版）》，科技司分片区组织专家对40家基地建设单位的重点病种高水平临床研究、基础平台建设、人才队伍建设和基地运行模式及机制等方面进行论证，明确了下一阶段基地建设任务。

（邱　岳、张晓萌）

【第二批国家中医临床研究基地建设单位名单】　首都医科大学附属北京中医医院、河北省中医院、山西省中医院、吉林省中医药科学院第一临床医院、上海中医药大学附属岳阳中西医结合医院、江苏省中西医结合医院、浙江中医药大学附属第二医院、福建中医药大学附属人民医院、江西中医药大学附属医院、河南省中医院、湖南省中医药研究院附属医院、广州中医药大学第一附属医院、广西中医药大学第一附属医院、西南医科大学附属中医医院、云南省中医医院、陕西中医药大学附属医院、甘肃省中医院。

（邱　岳、张晓萌）

【第二批国家中医临床研究基地单位遴选工作】　2018年1月19日，国家中医药管理局印发《国家中医药管理局办公室关于组织第二批国家中医临床研究基地建设项目申报工作的通知》（国中医药办科技函〔2018〕18号），正式启动第二批国家中医临床研究基地建设项目遴选工作。

2018年5月9～10日，第二批基地建设项目遴选初审工作会于北京召开，邀请包括基地督导组专家成员及国家中医药管理局直属直管单位基地相关负责人在内的14位专家参加，经过初审共有20家单位进入答辩环节。

2018年6月5～6日，第二批基地建设项目复审答辩工作会在北京召开。会议邀请基地督导组和业务建设指导专家、部分行业内外熟悉基地建设的专家，以及部分第一批基地业务建设负责同志参加评审，专家组根据申报单位汇报、质询情况进行打分。

2018年6月20日，根据答辩专家打分情况，确认17家单位为第二批国家中医临床研究基地建设单位，并在国家中医药管理局政府网站上进行公示。

2018年7月13日，印发《国家中医药管理局关于确定第二批国家中医临床研究基地建设单位的通知》（国中医药科技函〔2018〕131号）。

（邱　岳、张晓萌）

【国家中医临床研究基地业务建设方案论证工作】　2018年12月18～19日，国家中医临床研究基地业务建设方案论证工作在北京、山西、陕西、河南、广西5个片区开展。国家中医药管理局科技司负责同志、国家中医临床研究基地业务建设督导组专家出席会议。各相关省中医药主管部门负责人、基地负责人、重点病种负责人和基地办公室负责人参加会议。40家基地建设单位根据《国家中医临床研究基地业务建设目标要求（2018年版）》，编制基地建设方案，专家通过审阅材料、听取汇报和质询，对各基地单位的方案给出论证意见，并提出相关研究工作建议。　（邱　岳、张晓萌）

【各地国家中医临床研究基地建设情况】

◆　**北京市**

2018年6月，首都医科大学附属北京中医医院获批第二批国家中医临床研究基地建设单位，并于12月进行两轮建设方案专家论证会，聘请专家对基地建设方案进行顶层设计，确定了脓毒症、流感和乳腺癌为基地建设的3个重点病种，并按专家意见对建设方案进行优化，下一步将按照建设方案有序推进基地建设工作。　（高　彬）

◆　**吉林省**

吉林省中医药管理局积极组织医疗机构申报第二批国家中医临床研究基地建设项目。按照国家中医药管理局《关于组织第二批国家中医临床研究基地建设项目申报工作的通知》要求，省中医药管理局高度重视，按照申报条件认真组织遴选，吉林省中医药科学院第一临床医院符合申报条件，推荐其申报第二批国家中医临床研究基地建设项目。3月12日，吉林省中医药管理局向吉林省人民政府报送了《关于申请政府支持省中医药科学院申报国家中医临床研究基地建设项目的请示》，并按照吉林省人民政府要求，积极协调吉林省发展改革委、财政厅、法制办等有关部门给予支持。4月25日，吉林省人民政府办公厅印发《关于支持省中医药科学院申报第二批国家中医临床研究基地建设项目的函》，承诺按照国家要求提供建设配套资金。6月，国家中医药管理局确定了吉林省中医药科学院为第二批国家中医临床研究基地建设项目单位。

吉林省中医药管理局继续加强对第一批国家中医临床研究基地建设项目单位管理。对2012年度业务建设科研专项课题验收工作。组织专家组对黑龙江省、山东省承担的2012年度课题进行结题验收，并将结果上报国家中医药管理局。对2015年度业务建设科研专项课题中期督导工作。组织10个课题组准备相关材料，6月完成中期督导工作。

按照国家中医药管理局统一部署，吉林省中医药管理局组织两批国家中医临床研究基地参加国家中医药管理局组织的业务建设方案论证会。　（贺　燕）

◆　**黑龙江省**

2018年，黑龙江省组织开展第二批国家中医临床研究基地业务建设科研专项检查。黑龙江中医药大学附属第一医院承担基地第二批科研专项15项课题的日常管理工作，负责上传下达，质量控制，经费管理。2018年，黑龙江省中医药管理局中医科教处对基地实施的15项基地第二批科研专项课题开展中期督导检查。经审查，专家组认为15项课题均取得了一定的阶段性成果，按照预期目标基本完成研究任务，建议进一步加快研究进度，不断深化、规范临床研究，以期获得丰厚的研究成果。

举办世界中医药学会联合会生殖与围产整合医学论坛。2018年，国家中医临床研究基地重点病种所在科室中医妇科承办的世界中医药学会联合会生殖与围产整合医学论坛在黑龙江哈尔滨举办。大会持续3天，开展近40场讲座，就生殖及围产医学领域难点、热点、焦点的最新理论研究成果和临床实践经验展开研讨，就不孕不育症、辅助生殖、复发性流产/早产、孕期产时母胎管理（妊娠合并症及并发症的预防及处理）、产后康复、早产儿的早期干预六大模块分别进行专题讲座。会议促进了生殖、围产领域的中西医融合的应用，提升了黑龙江中医药大学附属第一医院重点病种研究的世界影响力及知名度，打开了重点病种研究及发展的新局面。国家中医药管理局联合国家卫生计生委、中央军委后勤保障部卫生局正式批复黑龙江中医药大学附属第一医院妇科项目“中西医结合不孕不育辅助生殖技术”为国家重大疑难疾病中西医结合协作试点项目，该项目以提高重大疑难疾病临床疗效为目的，该项目自2018年1月起实施，周期为3年。

完成国家中医临床研究基地业务建设方案的撰写及论证。根据国家中医药管理局科技司统一安排，2018年，国家中医药管理局科技司在山西太原组织召开国家中医临床研究基地业务建设方案论证会议。国家中医临床研究基地办在会前组织重点病种负责人、基地业务建设相关职能部门召开多次基地业务建设方案讨论会，结合医院实际，立足基地前期建设成果与经验，最终形成《基地业务建设方案》并赴太原进行汇报。会议按照《国家中医药管理局办公室关于深化推进国家中医临床研究基地建设的通知》的要求及黑龙江中医药大学附属第一医院的实际情况，进行基地建设方案汇报，得到与会专家的高度评价和认可。二期建设以深化重点病种和拓展病种研究、加强基地科研平台和团队建设、推进基地常态化运行管理等作为重点。

召开中西医协作试点专家技术委员会聘任仪式暨国家中医临床研究基地SC会议。国家重大疑难疾病中西医协作试点项目专家技术委员会聘任仪式暨国家中医临床研究基地方案执行委员会会议（简称SC会议）在西安举行。会议主要围绕4个主题进行：一是总结2015年度国家中医药行业科研专项CHOP－IT课题的研究进展、阶段性成果，研讨项目存在问题和解决办法。二是对国家重点研发计划项目申报方案进行研讨及优化。三是围绕慢病项目PCOSact研究成果及论文产出给予具体指导。四是举行国家重大疑难疾病中西医协作试点项目专家委员会聘任仪式，并进行相关任务分配。2018年末，在黑龙江省哈尔滨凯宾斯基酒店召开国家中医临床研究基地SC（方案执行委员会）会议，汇报2015年行业专项“中药寿胎丸联合孕酮提高先兆流产患者活产率”及慢病项目“PCOSact基因组学研究”的研究进展，讨论下一步研究计划，并对“针刺联合中药寿胎丸提高IVF活产率的随机对照试验”进行充分的方案研讨。

慢病项目代谢组学研究启动。在黑龙江中医药大学综合楼中医方证代谢组学研究中心学术厅召开国家中医临床研究基地重点病种多囊卵巢综合征慢病项目血样代谢组学研究启动会。会议主要对基地重点病种慢病项目PCOSact收集的血液样本进行代谢组学研究，讨论了代谢组学5.0版研究方案并介绍项目分工。共邀代谢组学研究团队、文献资料研究团队及其临床研究团队展开跨学科合作。

完成伦理审查体系年度监督审核工作及伦理委员会日常项目审查。黑龙江中医药大学附属第一医院伦理审查体系自2016年11月获得世界中医药学会联合会的中医药研究伦理审查体系认证（简称CAP认证）后，每年世界中医药学会伦理审查委员会均会对黑龙江中医药大学附属第一医院伦理审查体系运行状况进行年度监督审核。审核组专家对黑龙江中医药大学附属第一医院2018年伦理审查体系运行给予高度肯定。黑龙江中医药大学附属第一医院伦理委员会进行日常项目审查，截至2018年11月20日，共组织召开伦理审查会议7次，各类审查项目共计141项。其中初始审查项目21项，复审3项，跟踪审查项目共计117项（会议审查85项，会议报告56项）。初始审查项目21项，其中药物临床试验9项、医疗器械临床试验2项、科研项目10项。审查决定同意18项，作必要修正后同意3项。跟踪审查项目117项，其中年度定期跟踪审查48项、修正案审查17项、严重不良事件审查6项、暂停或终止研究审查12项、研究完成审查19项、违背方案审查15项。

（曲　峰）

◆ 江苏省

2018年，江苏省组织编制国家中医临床研究基地二期业务建设方案，并通过国家中医药管理局专家论证。制定《江苏省中医院科技十条（试行）》，修订《江苏省中医院科技奖励办法》。加强中医药领军人才和创新团队建设，增加临床科研编制，招聘和培养高学历人才，开展科研素质培训。探索推进“名医传承＋理论提升＋人才培养＋临床研究的序贯研究”“病种研究所＋多学科协同”“临床研究咨询、服务、质控一体化科研方法学指导”“大师论坛与基础讲堂相结合培训指导”“多学科协作（MDT）门诊转向临床研究”“PTS（个人＋团队＋支撑体系）”临床研究人才培养、“临床研究绿色通道”服务等模式，健全完善“研究、协调、技术支撑3个体系”机制。

以江苏省中医临床研究院为依托，围绕基地重点/拓展研究病种，成立消化病研究所、中西医结合肿瘤研究所、高血压病研究所、生殖节律调节研究所等5个研究所。研究所总计有500平方米研究场地，配备必要的科研设施和设备。研究所实行所长（首席科学家）负责制，设立执行主任岗位，招聘一定数量的博士后人员，实行固定与流动岗位相结合的人员管理机制；采取独立运行模式，实行相对独立的经济核算，建立定期考核和退出机制。通过条件支持、机制创新、人员配备等实实在在的举措为重大疑难疾病临床研究提供新的动力。

江苏省组成专家组对基地二批科研专项进行中期督导，各项目均考核通过，拨付项目中期款项196万元。深化重点病种研究，立项溃疡性结肠炎和胃癌相关国家自然科学基金项目7项，在研10项，获得2018年江苏省中医药科技进步一等奖1项。江苏省消化病临床医学研究中心重点项目通过结题验收。推进行业专项课题滚动病历梳理及随访整理。世界中医药学会联合会消化病专业委员会《久痢中医临床实践指南（2018）》定稿，中华中医药学会团体标准《溃疡性结肠炎中医诊疗指南（基层医生版和患者科普版）》完成专家咨询及同行评议。《胃癌中西医结合康复指南》获得中华中医药学会立项。积极筹备申报国家临床医学研究中心。

强化中医药科研合作，江苏省与北京广安门医院、上海龙华医院等建立长期稳定的协作关系。继续保持与美国哈佛大学及乔治亚健康科学大学、法国巴黎公立医院集团、韩国大邱天主教大学长期合作关系，并逐步推进实质性研究项目。其中中法合作课题“黄葵胶囊治疗2型糖尿病肾脏疾病（DKD）的随机、双盲、平行对照、多中心临床试验”入组患者192例，进展顺利。

（朱　蕾）

◆　安徽省

2018年，安徽省糖尿病国家中医临床研究基地认真贯彻落实《国家中医药管理局办公室关于深化推进国家中医临床研究基地建设的通知》，深化基地重点病种和拓展病种研究，以中医药防治糖尿病、慢性阻塞性肺疾病等重大疾病为突破口，整合相关研究资源和研究力量，构建中医临床研究公共服务平台，协作创新攻关平台，成果转化推广平台，开展高水平临床循证研究、转化应用研究、应用推广研究，提升诊疗水平。创新长效运行机制，推进基地常态化运行管理。国家中医临床研究基地业务建设第二批科研专项接受安徽省中医药管理局组织的中期督导，检验中心通过ISO 15189认可换证复评审。编辑基地简报到第127期，定期向国家中医药管理局科技司基地办简报投稿30余篇。

（王继学）

◆　福建省

2018年7月，福建中医药大学附属人民医院获批为国家中医临床研究基地，主要开展以下工作。

完善科研平台建设。福建中医药大学附属人民医院优化科研资源配置，搭建系列基础平台。2018年，医院构建包含临床研究质量管理委员会、基地质控队伍及病种内部质控在内的临床研究质量管理体系，成立全国首家康复大数据研究所。康复产业研究院建设方案通过福建省科技厅评审，研发临床诊断智能判断系统，撰写临床试验全流程管理系统需求书，拓展多中心临床研究网络，与广东省中医院及天津中医药大学一附院初步建立合作关系。

创新管理机制建设。福建中医药大学附属人民医院通过公开选拔、评审等程序，择优遴选出包括重点病种及拓展病种的研究团队15支，发布《科研团队管理办法》（试行），通过推行目标责任及带头人年薪制、为团队配备专职、流动科研人员等多渠道探索科研管理新模式，营造良好的科研氛围。医院成立由院长担任组长的国家中医临床研究基地建设小组，负责组织领导基地建设工作。

加强人才队伍建设。福建省一是提升人员临床科研能力，组织30余人次临床及相关研究人员参加临床科研能力建设培训班。二是搭建公共科研合作团队，邀请大数据专家及统计学专家各1名对研究方案进行指导及人员培训。三是拟订优才管理办法，为优秀人才特别是优秀的临床创新复合型人才的脱颖而出创造条件。2018年12月，病种负责人被确定为中医药传承与创新“百千万”人才工程（岐黄工程）岐黄学者。

深化重点病种研究。福建中医药大学附属人民医院组建中风病种研究团队，确定各研究方向负责人，结合对中风病种临床研究诊疗流程梳理确定研究流程，通过在院内建设非药物疗法整合平台，以中风病为切入点，构建研究型门诊、研究型病房的建设框架。召开多场专家讨论会，对中风病种的临床及机制研究方案进行多次论证修订。

（张锦丰）

◆　山东省

2018年，山东中医药大学附属医院作为国家中医临床研究基地，按照国家中医药管理局的统一部署安排，深化基地重点病种和拓展病种研究，推进基地成果共享，在中医临床科研规范、高水平人才队伍建设方面取得显著成效。难治性高血压获批为重大疑难疾病中西医临床协作试点项目并进行实施方案论证；山东省临床医学研究中心（中医心脑血管）获批；搭建起基地重点研究病种合作学术平台，牵头成立山东中西医结合学会第一届高血压专业委员会，召开世界中医药学会联合会高血压专业委员会（WFC-MS－SCH）第二届国际中医药防治高血压大会、第四届山东省中医心病学泰山学者论坛等。周围血管病继续加强基地原有重点病种的多中心研究，并积极开展第二批拓展病种的架构统筹建设和临床研究。依托国医大师工作室和国家暨山东省名老中医工作室举办4次名老中医学术思想传承学习班。积极开展学科合作，2018年度承办中国中西医结合周围血管疾病专业委员会；主办山东省中西医结合周围血管病专科联盟、山东中西医结合周围血管病专科联盟学术会议、山东周围血管疾病论坛；王彬副教授荣获“齐鲁卫生健康杰出青年人才”称号；研究成果共发表SCI论文4篇，发表国家核心期刊论文17篇，并主编出版学术著作2部，参编1部。科研成果获得山东医学会三等奖1项。连方教授获得“岐黄学者”称号。

（王　玉）

◆ 河南省

基地框架规模扩张。2018年，河南省中医院经过激烈竞争，获批第二批基地建设单位，河南已拥有2家国家中医临床研究基地。为支持基地建设，河南省人民政府印发《关于落实第二批国家中医临床研究基地配套资金的批复》（豫政文〔2018〕44号），编办批复核定河南省中医院80名编制用于国家中医临床研究基地项目建设。在河南省中医管理局的支持下，河南省中医院组建基地建设领导小组和办公室，积极成立专家指导委员会，建立临床研究基地的院内经费保障机制，全力保障基地建设。

业务建设稳步推进。2018年5月，受国家中医药管理局委托，河南省中医管理局组织专家对本省2015年度国家中医临床研究基地业务建设科研专项开展中期督导，经专家综合评定，16项课题基本达到预期要求。2018年12月，国家中医药管理局科技司在郑州组织开展国家中医临床研基地业务建设方案论证会（第二组）。两家基地建设单位按照专家意见完善方案，正式启动实施。河南省中医院确定扩张型心肌病、食管癌为重点研究病种。

科研能力快速提升。基地建设推动医院科研能力快速提升，取得多个国家级项目立项支持。2018年，河南中医药大学第一附属医院李建生教授主持的“以COPD临床试验为示范的辨证论治疗效结局测量与评价关键技术研究”，获国家自然科学基金重点项目立项支持，经费294万元；李素云教授主持的“慢性阻塞性肺疾病（稳定器－急性加重期－慢性呼衰）中医药治疗方案优化及循证评价研究”获得国家重点研发计划立项支持，经费1575万元；陈欣菊教授主持的“中医药延缓乙肝相关肝癌进展的综合治疗方案研究”获得国家科技重大专项立项支持，经费2082.67万元；王永霞教授主持“基于病证结合的通脉养心丸延缓冠心病PCI术后心肌重构的临床研究”获国家重点研发计划子课题支持，经费458.48万元；白艳杰教授主持“‘通督醒神’康复方案治疗中风后轻度认知障碍的循证优化研究”获国家重点研发计划子课题支持，经费189万元。

（宋军伟）

◆ 广东省

国家中医临床研究基地（慢性肾脏病）建设情况。2017年5月，依托广东省中医院建设的国家中医临床研究基地（慢性肾脏病）正式通过验收考核，成为全国首批国家中医临床研究基地。2018年，基地持续深入建设。创新平台不断拓展。2018年3月获国家科技部授牌成为示范型国家国际科技合作基地；广东省中医药防治难治性慢病重点实验室和广东省首个中医药转化工程技术中心获得立项。启动广东国际传统医学临床指南研究院，与世界卫生组织合作，为传统医药领域的标准规范建设发挥示范效应。对外合作能力不断提升。与澳大利亚皇家墨尔本理工大学合作历经10年，发表SCI论文80篇；耳穴按压治疗季节性过敏性鼻炎、中药治疗失眠研究证据为欧美权威临床指南采纳；已出版中医药临床循证专著中英文版共12部。科研成果持续涌现。2018年，新增各类各级课题159项，总经费3566万元；新增国家科技重大专项课题、国家重点研发计划5项；国家自然科学基金立项课题28项；获广东省科学技术进步三等奖、科技部全国优秀科普作品奖、世界中医药学会联合会中医药国际贡献奖等一批奖项；牵头制定的《中医药治疗原发性头痛指南》被美国国立临床实践指南文库（NGC）正式收录，是NGC唯一收录的中医药临床实践指南。院内制剂研发获得新进展。2018年新获3个医疗机构制剂注册批件（培土清心颗粒、温肺止嗽颗粒、五达颗粒）。源于林毅教授验方开发的金蓉颗粒获批上市，是国家药品监督管理局2018年批准的唯一一个中药创新药。行业领军型人才进一步涌现。陈达灿、卢传坚、王小云入选岐黄学者行列；禤国维、吕玉波、卢传坚、刘军、杨志敏、符文彬入选第一批广东省医学（中医药）领军人才。

国家中医临床研究基地（慢性心力衰竭）建设情况。2018年6月，广州中医药大学第一附属医院正式通过国家遴选，成为全国第二批国家中医临床研究基地建设单位。获批后医院立即成立领导小组，明确提出将围绕心衰病发展的全过程，针对预防、治疗、康复等不同阶段的疾病特点，开展随机对照临床试验和真实世界临床研究，引领我国心衰病中医临床诊疗和研究方向。启动重点病种数据信息化共享平台建设项目。充分利用大量丰富的临床病例资源，建立临床科研数据库，信息共享，通过大数据分析技术和人工智能等网络技术，对名老中医药治疗慢性心衰的隐性知识进行挖掘，建立辅助临床决策提升诊疗水平。拓展国内外临床和科研合作建设。与美国梅奥诊所、塔夫茨大学临床医学研究中心，以及国内三级甲等医院合作开展高水平的临床研究；与英国利兹大学、美国密西根大学，以及美国佐治亚大学等开展慢性心力衰竭钙通道、自噬、干细胞等方面机制的相关研究。促进临床和科研成果转化。构建国际中医临床研究创新网络，并开展联合攻关研究；联合本土或国内外优秀企业，创建3个以上院企联合研发平台，致力于中药新药研发和中药上市后临床评价。通过项目的实施，取得一批具有国际学术影响力的原创性标志成果；制定一批中医药防治慢性心力衰竭指南和临床路径，在全国推广研究成果，产生重大社会效益和经济效益。深入实施“人才强院”战略。培养一批中医理论功底扎实、临床诊疗经验丰富且具有良好的学术声誉、深受广大人民群众信赖的名中医，建设一批在行

业内具有影响力的研究团队，构筑国际中医药人才高地。（钟　鸿）

◆ 云南省

2018年7月，云南省中医医院被国家中医药管理局确定为第二批国家中医临床研究基地建设单位，是云南省获批的首个国家中医临床研究基地建设项目。为确保项目工作的开展，云南省卫生健康委成立中医临床研究基地建设项目协调领导小组，负责项目工作的统筹协调；云南省中医医院成立基地业务建设工作领导小组及基地办公室，负责项目工作的具体实施。在云南省中医药管理局的指导下，建设单位拟订业务建设方案并进行论证修改完善，上报国家中医药管理局。该项目遵循“打基础、建机制、谋长远、见成效”的基本思路，在前期云南省中医临床研究基地建设基础上，立足云南省名老中医学术思想、区域优势和民族医药资源优势，开展高水平临床研究，提升临床能力、科研能力、成果集成应用及推广辐射能力，推动临床科研一体化，对云南省中医药事业发展起到引领、示范和带动作用，为中医药传承创新提供有力支撑。（张旭芳）

八、第四次全国中药资源普查

【概述】 工作任务开展情况。2016年全国共有2851个县级行政区划单元，根据全国中药资源普查工作方案，以县域为基本单元开展中药资源调查的工作部署。国家中医药管理局从2011年开始以项目支撑工作的方式，陆续开展县域中药资源普查工作。到2018年底，在全国31个省的2046个县级行政区划单元开展中药资源普查工作。

人员队伍总体情况。组建国家、省和县3个层面的中药资源普查（试点）工作领导小组及其办公室、专家委员会和普查队。其中，组织管理工作主要依托各级中医药主管部门，同时商请各级发改、财政、教育、科技、民委、农业、食药、林业、旅游、国土、统计等部门参与和协助。技术工作主要依托于中药资源相关的高校、科研院所和中医院等。通过行政和技术两线并行的方式，共同推进中药资源普查（试点）工作。

试点期间，通过联合多行业的模式整合资源组建普查队伍，积极吸纳医药卫生、农业、林业等10多个行业的专业技术人员参加。同时，积极吸纳高校和科研单位的在校学生、参加过第三次中药资源普查的老专家、老药工等参与普查。涉及高校、科研院所400多个，企业100多家，开展普查的县中，70%以上的县级中医院均参加了普查工作。在全国中药资源普查信息管理系统登记注册参加试点工作的人员有2.3万余人。

中药资源普查基础数据汇总情况。试点工作期间，为充分利用信息化技术方法促进中药资源普查数据的收集汇总，研究开发全国中药资源普查信息管理系统，实现数据采集手段、管理方式、成果服务方式的转变。在中药资源普查数据采集、核查和共享等方面，为普查人员搭建工作平台，有效保证各普查队相关工作的实施。

在各省局和技术依托单位的支持下，在参加县级中药资源普查工作人员的共同努力下，各个普查队依据《全国中药资源普查技术规范》相关方法和技术要求，获取了大量调查数据。截至2018年12月，98%的试点县陆续将外业调查数据填报到全国中药资源普查数据系统。基于全国中药资源普查信息管理系统，汇总到全国近1.3万种野生药用资源、753种栽培药材、1913种市场流通药材的种类、分布信息，总记录数900余万条，拍摄630多万张照片。基于100多万个样方的调查数据，可以估算《药典》收载563种药材的蕴藏量。

中药资源普查实物资料汇总。建设国家级中药资源标本馆，占地面积2000余平方米。为了准确鉴定中药资源种类，长久保存全国中药资源普查所获得的实物标本，要求每一个县针对每一种药材，采集、制作并汇交1份标本实物。包括全部物种的原植物、原动物标本等，为中药资源相关研究、科普等工作提供实物基础。针对重点调查药材，采集一份优质的药材样品和种质资源，为区域间中药材质量评价，以及中药资源可持续利用提供物质基础保障。截至2018年底，全国汇交药材样品、腊叶标本、种质资源30余万份。

创新性工作情况。普查工作期间普查队员已发现74个新物种，为我国生物多样性增添了新成员，有力促进了中医药学的学科发展。充分体现出普查队员的专业素养很高，也反映普查队员调查工作的深入和全面。

普查中获得许多新发现，包括新分类群、新记录、新认知等。如发现兰科新属先骕兰属和荨麻科新属征镒麻属。先骕兰属是为纪念我国植物分类学奠基人胡先骕先生而得名。征镒麻属是以我国著名植物学家吴征镒院士的名字命名。此外还发现那坡栝楼、苦枸杞、务川人字果、黄花地黄、皖浙老鸦瓣、旋枝景天、巢湖铁线莲等新物种。

广西发表剑叶蜘蛛抱蛋、中越万寿竹等新物种29种，发现2个中国新记录属、8个中国新记录种，8个广西新记录属、59个广西新记录种（其中1种为动物新记录），协助西藏墨脱发现中国新记录1种、西藏新记录2种；湖北发现新属“征镒麻属”1个，新物种10种，发现曾认为已灭绝100余年的陕西羽叶报春，发现叉叶兰、松叶厥等珍稀濒危物种；云南发表新属“希陶木属”1个，新物种麻栗坡半蒴苣苔、腺花藤春等7种；安徽发现具有药用价值的新物种巢湖铁线莲、旋枝景天，共发表新物种6种；重庆发现合溪石蝴蝶、綦江报春花等新物种6种；贵州发表荔波卷柏、平伐蜘蛛抱蛋等新物种4种，新记录属2个；福建发现新种条纹马玲苟苣、单花獐牙菜、梅花山羊耳蒜3种，新记录属6

种，省级新记录种40种；江苏发现新种老山岩风；西藏发现新种苦枸杞；内蒙古发现新种黄花地黄；湖南发表新物种湖南半夏、天门山淫羊藿等5种。在湖南邵阳县五峰铺镇高霞山300米海拔的森林边缘，普查队员发现6株世界极危物种抱茎白花龙。这些新物种、稀有物种的发现，对于丰富我国植物种类、加强对新植物的研究和保护、增加药用资源的开发和利用具有重要意义。

阶段性成果情况。截至2018年底，第四次全国中药资源普查工作形成一批创新成果。全国31个省（区、市）已出版专著128部，包括专题卷（山脉卷、图鉴卷、民族药卷）、地方卷等；发表论文1000余篇，申请专利67个，起草相关标准221个，申请软件著作权13项。

（陈　娟、陈榕虎）

【第四次全国中药资源普查工作推进会】 2018年6月21日，第四次全国中药资源普查工作推进会在北京召开。会议主要针对第四次全国中药资源普查任务进行总体部署和动员，相关部委领导为中药资源普查工作提出明确要求并为专家组成员颁发聘书。相关领导及专家组研讨了2018年全国中药资源普查工作进展，各省（区、市）交流了试点工作进展情况和经验并展示了全国中药资源普查试点工作成果。

（陈　娟、陈榕虎）

【2018年中药资源普查实施方案审核会】 2018年10月23日，国家中医药管理局在北京召开2018年中药资源普查实施方案审核会。各省（区、市）汇报2018年中药资源普查实施方案，国家中医药管理局科技司会同中国中医科学院组织中药资源普查技术指导专家组成员审核各省（区、市）2018年中药资源普查实施方案，并就各省（区、市）工作计划提出了修改意见。

（陈　娟、陈榕虎）

【2013年、2014年中药资源普查试点工作验收活动】 2018年12月27日，国家中医药管理局在北京开展2013年、2014年中药资源普查试点工作验收活动。会议主要针对2013、2014年开展的中药资源调查、中药原料质量监测体系建设、中药材种子种苗繁育基地建设等工作从组织管理、技术、财务3个方面进行验收。（陈　娟、陈榕虎）

【各地第四次全国中药资源普查情况】

◆ 北京市

2018年，北京市中药资源普查工作以查漏补缺、完善管理为工作中心。北京市门头沟、密云、怀柔、延庆、房山和昌平6个区中药资源普查队以内业整理工作为主并补充完成少量外业工作。平谷区普查队主要补充了种质资源的采集。召开北京市6区中药资源普查预验收会。搭建平台，协调北京师范大学与石景山卫生计生委、中国医学科学院药用植物研究所与海淀卫生计生委组建石景山区、海淀区2个中药资源普查队。

中药资源调查部分。实地调查代表区域数量22个，完成样地241个、样方套2151个，普查野生品种1355种、栽培品种43种，记录个体数292种、记录重量50种，有蕴藏量的40种、病虫害2种。市场调查主流品种18种。采集腊叶标本5800份、药材标本40份、种质资源162份。拍摄照片39545张，录像304分钟。药用动植物、矿物调查23种。

以首都医科大学中医药学院和北京中医药大学中药学院为技术支持，在房山区种植业服务中心建立北京市药用植物保存圃。基地基础建设完善，配备有必要的基础设施和生产设备。基地占地面积200余亩，露地保存面积20余亩，具备成熟的经营管理制度。现已接收北京市延庆、怀柔、昌平、密云、房山、门头沟、平谷7个区的种质活体。落实97种种子种苗繁育工作。通过活体标本园的建设，推广宣传中药材普查成果，培养人才，为科研、科普服务。

对门头沟区的部分卫生所进行走访调查，访问1名老中医。对密云区两个中药材种植基地和4个代表区域的村民进行走访调查，深入调研密云区中药资源保护与利用情况，为进一步分析密云区中药资源现状，提出保护与应用对策积累了丰富的第一手资料。

怀柔区举办中药质控中心开展采药认药实践活动。整理编写《怀柔中草药彩色图谱》初稿，计划2019年初出版。密云区整理编写中药资源普查相关书籍《北京密云区中药资源植物图鉴》，已撰写密云区中药资源评价等论文3篇（待发表）。本次普查采集的标本丰富了首都师范大学植物标本馆（BJTC）的馆藏。

寻找首都普查特点，规范管理流程，理清合作关系，北京市2018年补充6个区新开展2个区的中药资源普查工作。北京市中医管理局搭建平台，集中首都专业技术优势，发挥区县组织地域优势，优-优联合组建普查队伍，多单位技术人员默契合作，为普查工作的开展提供保障。

（高　彬）

◆ 天津市

2018年，天津市组织实施2018年度中药资源普查，成立普查工作领导机构、制订普查工作方案和经费预算，完成8个区的外业调查工作。共实地调查代表区域15个，完成样地252个，样方套947个，拍摄影像资料两万余张，制作标本756份，培训普查队员28人并完成野外调查。收集酸枣、山楂、杜仲、皂荚、侧柏、曼陀罗、苘麻等中药材种质资源17种。参编专著《中国中药资源调查史》。（杨　仰）

◆ 河北省

2018年，河北省启动24个县的第四次全国中药资源普查试点工作，成立河北省普查工作领导小组及项目办公室，建立由各高校专家组成的专家技术委员会。河北省中药资源普查工作办公室设在河北省中医药科学院，技术依托单位河北中医学院，依托省内12家科研院所成立17支普查队。截至2018年底，实地调查代表区域数量52个，完成样地644个、样方套3220个，累计完成6500余种野生及栽培药用植物的调查工作；普查野生品种800余种、栽培品种50余种；采集腊叶标本29800多份、药材标本近900份、种质资源近600份；拍摄照片39万余张。河北省级中心与监测站均已建设完成并正常运行，省级中心进行CMA认证工作；安国、巨鹿两个监测站按要求每周上报价格、流通量调查任务，2018年度河北上报菊花、北沙参，山药、枸杞子、金银花等12种大宗中药材市场和产地价格信息3224条，安国中药材市场100种药材价格调查表12份，完成瓜蒌、款冬花等28种中药材商品规格等级标准制定。河北省安国、滦平两个中药材种子种苗繁育基地建设项目，繁育品种包括白芷、山药、荆芥、北沙参、菊花、薏苡仁、紫菀、天花粉、黄芩、北苍术、防风、黄芪、苦参等，繁育面积达5000亩以上，完成全部建设任务，安国基地通过省级验收。涉县基地调整至内丘，经费已落实到位，正在基础建设中。普查过程中共收集与中药资源相关传统知识94项，多数为经方或乡村医生习用方，结合河北省“中医药寻宝燕赵行”项目在全省范围内进行走访调查，并搜集整理走访实录。

（王艳波）

◆ 内蒙古自治区

2018年，内蒙古自治区第四次中药资源普查工作完成18个旗县野生蒙中药资源的普查，建设喀喇沁旗和乌拉特前旗监测站，自主开展呼伦贝尔监测站的建设与运营。累计出版著作《内蒙古大兴安岭中药资源图志》等书籍15部，发现新种2种，发明实用专利10项。开通蒙药中药资源普查官方微信公众号，为公众提供药用植物的科普知识。内蒙古自治区药材资源普查成果在2018中国内蒙古－蒙古国“一带一路·中蒙科技成果展示交易会”上进行展出。在药材资源普查工作的基础上，内蒙古自治区中医药研究所加强自治区级道地药材种植标准化与质量评价工程实验室基础建设，建设国家中药材产业技术体系－阿拉善综合试验站和中药材特色农产品优势区，成立自治区科普示范基地及科技服务示范机构和蒙药加工技术研发专业中心，推动内蒙古自治区的蒙药材中药材生产流程一体化、市场发展产业化进程。

（岳红娟）

◆ 吉林省

按照国家中医药管理局第四次全国中药资源普查工作部署，吉林省2018年承担2个区（长春市绿园区、长春市宽城区）的普查工作任务，项目承担单位为长春中医药大学，共拨付中央转移支付经费100万元。为了保障普查工作的进行，吉林省中医药管理局提请吉林省人民政府调整吉林省全国中药资源普查工作领导小组及专家组。5月10日，省人民政府印发《关于吉林省全国中药资源普查试点工作领导小组及专家指导委员会更名和调整有关组成人员的通知》。5月15日，长春中医药大学与2个普查区签订《任务书》，启动2018年普查工作。11月，按照国家中医药管理局统一要求，制订《2018年吉林省第四次全国中药资源普查工作实施方案》报国家中医药管理局备案。截至2018年底，野外调查工作已基本结束，正在进行内业整理工作。共完成普查样地2个，60个样方。

（孟　姝）

◆ 黑龙江省

黑龙江中医药大学作为技术牵头单位承担第四次全国中药资源普查黑龙江省普查工作，针对此次黑龙江省中药资源普查工作进行整体规划和设计，并制订黑龙江省中药资源普查工作实施方案，组建25个普查队，共计260余人，分别负责黑龙江省的36个县（区）普查点的中药资源普查工作。普查工作进展顺利，现已调查野外样地900余个，样方套5000多个；调查栽培基地100余个；采集标本4000余份；拍摄照片20多万张，初步掌握现阶段黑龙江省野生重点品种的资源状况。

（曲　峰）

◆ 江苏省

2018年，江苏省一是完成2014年中药资源普查试点工作验收工作。2018年7月，国家中医药管理局科技司在北京组织专家对依托2014年国家中医药公益性行业专项“我国水生、耐盐中药资源的合理利用研究”组织的沿海六省中药资源普查试点工作进行验收，江苏省首批启动的20个县的中药资源普查试点工作全部通过项目验收和中药资源普查试点工作验收。二是推进第二批和启动第三批中药资源普查工作。2018年3月，在南京市召开中药资源普查工作部署及技术培训会，正式启动第二批共16个普查县普查工作。7月，以优良的成绩通过国家中医药管理局组织的中药资源普查工作绩效考评。10月，启动江苏省第三批中药资源普查工作，确定30个普查试点县。普查工作方案在国家中医药管理局组织的中药资源普查工作方案审核会上通过审核。三是完善江苏省中药原料质量监测技术服务体系建设。经报国家中医药管理局批准同意，苏南站运营单位变更为苏州中医医院。省级中心及苏北、苏中、苏南3个监测站，2018年累计完成菊花，水蛭等10个品种402条流通量调查数据、2566条价格调查数据的审核上报工作。联合射阳县人民政府举办“江苏菊花产业发展论坛”。2018年，省级中心及监测站共进行技术咨询、开展培训等16次，发放宣传、培训手册500余本。江苏省中药资源动态监测信息和技术服务省级中心及苏北、苏中、苏南3个监测站，于12月通过国家中医药管理局组织的验收。四是推进种质资源圃建设。7月，种质资源圃通过国家中医药管理局绩效考评。保存江苏及华东地区地产中药种质资源500余种；收集中药种子标本近250份。开展科普活动，年度累计接待8000余人参观考察；设立微信公众号和种质圃药用植物信息化建设，完成521种植物二维码的信息加载并实现联网查询功能；为社会提供多项种质资源交换、中药栽培指导、中药鉴定、野外采药等相关社会服务项目。五是江苏省中药材种子种苗基地分别于10月和12月通过国家中医药管理局科技司组织的现场核查及集中验收。累计完成17个种子种苗相关标准与规程的编制，提交黄蜀葵、芡、桑、银杏、荆芥、干姜6个品种种子种苗团体标准申报材料，开展30余次技术指导工作，推广近3万亩中药材种植，完成《中药材种子原色图典》中芡、黄花蒿、黑三棱、明党参、银杏、黄蜀葵、美洲凌霄、鹤虱8个品种校稿。

（朱　蕾）

◆ 安徽省

作为第四次全国中药资源普首批试点省，安徽省启动四批60个县的中药资源普查工作，2018年新增11个县的普查任务，开展71个地区的普查工作，同时承担安徽中药资源动态监测信息和技术服务体系建设及种子种苗基地建设任务。截至2018年12月，安徽省四批普查县已实地调查代表区域450余个，完成样地1850余块，样方套9200余套，累计完成43600余种次以上野生及栽培药用植物的调查工作。普查野生品种2800余种，栽培品种63种。重点调查记录个体数种类644种，记录重量种类241种，完成241种重点品种的蕴藏量调查。采集腊叶标本50000多号，药材标本3200余份，种质资源近2000份。拍摄照片130余万张。走访近200家药材收购站，市场调查主流品种400余种。访问250余位地方民间中医，调查收集民间传统知识250余项。安徽省中药原料质量监测技术服务中心实验室改造工程已完成，亳州监测站及金寨监测站基础建设工作已基本完成。种子种苗基地建设工作完成额半夏、霍山石斛、白芍、菊花、茯苓等品种的标准化、规模化、产业化的中药材种子种苗繁育基地建设，选育桔梗、霍山石斛、菊花等中药材新品种10个。根据普查相关成果为安徽省人民政府、宣城市、六安市、金寨县等政府机构制订中药产业发展规划。

（王继学）

◆ 江西省

中药资源普查试点工作。江西省中药资源普查依托江西中医药大学、江西省中医研究院、江西省药物研究所3家技术支持单位，组织35个普查试点县一起开展样地调查、标本采集、数据录入等工作，全省共计完成1275样地、6375样方套，采集重点品种221种，采集标本60000余份，拍摄照片25万余张，统计植物种类2847种，发现白垩铁线蕨、水茴草、麻叶冠唇花、南方香简草、安徽羽叶报春、散斑竹根七、节根黄精、鞭打绣球、异叶囊瓣芹、蜂窝马兜铃、肉色土圞儿、绒叶斑兰、香港绶草江西新分布13种，培养从事中药资源普查相关技术人员300余人次。期间编辑出版《野生药用植物原色图鉴》和《江西中药资源》等4部专著。根据国家的统一规划，江西省建立江西省中药资源质量监测技术服务中心（技术依托单位江西省中医药研究院）和泰和监测站、樟树监测站，对江西主产中药材的种植面积、产量、价格等实施动态监测。江西省中药资源质量监测技术服务中心经过对全省中药材种植基地的调查，初步统计，全省中药材种植面积在100万亩以上，其中道地药材、特色药材和珍稀中药材种植面积约70万亩，种植品种达70余种。按照国家建立国家基本药物所需重要中药材种子种苗繁育基地建设的总体目标和布局，分别在吉安、九江、宜春、抚州等地，选择自然条件适宜、群众经济技术基础好的乡镇，选择江西省及华中华东地区常用道地、大宗中药材品种，建立包括栀子、草珊瑚、枳壳、车前子、吴茱萸、蔓地亚红豆杉、金银花、夏天无、三叶木通、广东紫珠、龙脑樟、掌叶覆盆子、夏枯草、延胡索14个品种的种子种苗标准化、规范化繁育基地，总面积达到2260亩，达到年供应各品种5000亩以上中药材生产基地建设所需中药材种子种苗要求，同时建立其种子种苗质量标准和繁育技术SOP等技术支撑体系，促进中药材生产的种子种苗繁育技术进步与生产、管理的标准化和规范化发展，为江西及华中、华东地区国家基本药物所需中药材原料中药材品种生产的良种化、生产规范化、质量标准化发展提供支撑。

中药资源普查工作进展情况。江西省2017年启动广丰区、弋阳县、黎川县、奉新县、安义县、宁都县、峡江县、永丰县、龙南县9个县（区）的资源普查工作。2018年启动吉州区、青原区、吉安县、吉水县、万安县、袁州区、上高县、高安市、丰城市、信州区、上饶县、横峰县、万年县、余干县、浮梁县、湘东区、莲花县、上栗县、柴桑区、永修县、德安县、庐山市、湖口县、赣县区、大余县、崇义县、定南县、全南县、于都县、兴国县、会昌县、瑞金市、南康区、临川区、南城县、南丰县、乐安县、崇仁县、宜黄县、金溪县、东乡区41个县（市、区）的中药资源普查工作，已起草完成江西省2018年中药资源普查的省级普查方案，并上报国家中医药管理局。2018年5月4日，在江西省宜春市袁州区举行前期启动的14个县（市、区）的中药资源普查启动工作，并为14个县（市、区）的普查队授旗。本次新增南昌大学、井冈山大学、赣南师范学院等院校普查技术依托单位，充实了中药资源普查队伍，增强了技术力量。

截至2018年，江西省共启动85个（市、区）中药资源普查工作，剩余14个县（市、区）中药资源普查工作也将于2019年启动，到2020年完成全省所有县、市、区的中药资源普查工作。

（郑林华）

◆ 山东省

全面推进国家第四次中药资源普查工作。山东省加强中药资源保护与利用，组织做好22个县（市、区）中药资源普查验收工作，实施40个县（市、区）中药资源普查野外调查工作，启动最后一轮中药资源普查工作。

组织做好4个国家中药标准化项目验收管理工作。山东省继续加强全省中药炮制技术传承基地建设，系统整理山东省老药工（药师）或名中药炮制专家的传统炮制技术经验和学术思想，传承和弘扬山东特色传统中药炮制技艺。开展全省民间中医资源普查，制订《普查方案》，创建信息平台，成立普查办公室和信息质控办公室，召开会议全省动员，发掘利用民间中医优质资源传承发展中医药。（王　玉）

◆　河南省

2018年初，河南省中医管理局在河南中医药大学召开第四次河南省中药资源普查工作启动会。3月，在河南中医药大学举办2018年河南省中药资源普查关键技术培训会。7月，在河南中医药大学举办河南省中药资源普查工作推进会，各普查队队长对前期普查工作进展情况进行汇报和总结。10月，参加国家中医药管理局科技司在北京召开的2018年中药资源普查实施方案审核会，会后根据审核意见对实施方案进行调整完善，正式启动实施，与承担河南省21个县普查任务的9个普查队分别签订项目任务书。2018年10~12月，组织对各普查队开展中期检查。12月，印发《第四次河南省中药资源普查专项资金管理办法实施细则》；12月，河南省级中药原料质量监测技术服务中心建设通过国家中医药管理局验收。省级中心统筹河南省内中药资源动态监测信息与技术服务工作。承担河南省有关《中国药典》蕲蛇、乌梢蛇、川贝母中药材DNA鉴定工作。

积极推进中药资源普查成果的转化和推广。河南省中医管理局协助中央电视台制作封丘长寿密码－金银花新闻宣传片；协助兰考电视台报道推广丹参的栽培技术；指导武陟县济华怀药种植专业合作社制作《河南省道地药材密银花、菊花规范化种植及产地初加工技术》的新闻宣传片。制定怀地黄、怀牛膝、辛夷、禹白附、决明子、山茱萸等药材的商品规格等级质量标准，怀地黄和怀牛膝道地药材质量标准，编写辛夷（望春花）的规范生产操作规程，由中华中医药学会发布；修订撰写新乡市地方标准《无公害红花生产技术规程》《无公害红花芽苗菜生产技术规程》《无公害太行红豆杉播种和扦插育苗生产技术规程》。出版《河南省小秦岭地区（灵宝）药用植物资源概要》，获得河南省灵宝市科学技术进步二等奖；出版《辉县市国家级猕猴自然保护区生物资源与保护》《地黄生产加工适宜技术》《山药生产加工适宜技术》《冬凌草生产加工适宜技术》《金银花生产加工适宜技术》；建立河南省鸡公山药用植物网络图库。（宋军伟）

◆　广东省

广东省2018年度启动41个县普查工作。实地调查完成样地816个、样方套9527个，普查野生品种8579种（含各县重复种类）、栽培品种144种、记录个体数6436种、记录重量557种，有蕴藏量的327种、病虫害35种。市场调查主流品种115种，传统知识数量84种。采集腊叶标本24750份、药材标本482份、种质资源161份。拍摄照片236793张、录像12518分钟。药用动植物、矿物调查2631种。各县完成上交标本鉴定的5895份。（钟　鸿）

◆　重庆市

2018年，重庆市一是普查工作顺利推进。4个第三批启动的普查区县通过验收，第四批启动的2个区县普查工作有序开展。调查发现中药资源1215种，中药材总蕴藏量达130吨。重庆市常用的中药品种167种，其中栽培为主的药材14种，常年生产收购的地产药材35种。二是积极转化普查成果。发表中药资源普查相关论文77篇，专著6部，授权专利4项，获奖4项，组织编写《中药资源大典：重庆卷》等专著5部。根据普查结果撰写的《关于打造重庆中药材重点产品价值链的思考》决策咨询报告获得市长唐良智、副市长屈谦的重要批示。三是制定中药材标准。制定黄连、前胡等7项中药商品规格等级团体标准，并由中华中医药学会发布。起草川黄连、川独活等9种道地药材团体标准及黄连种苗标准地方标准。四是培养中药资源专业人才。通过普查工作，培养博士2名，硕士5名，中药特色技术传承高级人才5名。培训基层中药人员96人次。五是助力中药产业脱贫。组织8名科技特派员和9名专家深入贫困山区开展中药材种植科技扶贫进村活动，指导农民科学种植中药材，助力精准脱贫。（唐丽灵）

◆　四川省

2018年，四川省中医药管理局一是确保普查任务完成质量和进度。截至2018年12月，完成四川省2017年度33个县（市、区）的中药资源普查外业调查工作，开展内业整理，编制中药资源普查县中药材产业发展规划，开展省级验收。启动63个县（含25个踏查县）中药资源普查工作。四川省第二、三批中药资源普查试点工作及广安种子种苗基地通过国家验收。二是加强过程管理。国家中医药管理局下达四川省2018年中药资源普查任务后，四川省中医药管理局立即召开专题会议，研究2018年任务的实施方案和进度安排，迅速组建普查队伍，完成信息填报。10月，召开2018年全国第四次中药资源普查培训暨工作启动会。12月，四川省中医药管理局组织14个专家，对2017年立项的11个课题组和2018年30个课题组工作开展年度检查。（徐　涛）

◆　云南省

云南省自2011年启动中药资源普查开始，共启动开展95个县的普查工作，其中2018年启动31个县。云南省普查工作采取省县联动的工作机制。云南省卫生健康委为省级项目牵头负责部门，联合相关部门成立云南省中药资源普查工作组；县卫生计生局为县级项目牵头负责部门，成立相应的中药资源普查工作组；中国医学科学院药用植物研究所云南分所、云南省农科院药用植物研究所和云南中医药大学作为项目技术依托单位；成立省级中药资源普查专家委员会。共完成普查药用植物7215种、重点药材基源457种，有蕴藏量的药材328种，涉及原植物335种；开展栽培调查，共调查到栽培药材178种，病虫害111种；市场调查主流品种514种，企业使用药材310种，出口药材5种；访问400余名老中医，搜集传统知识数量1101条。采集腊叶标本27727份、药材标本1399份、种质资源1354份。

云南省中药原料质量监测技术服务中心在全省建设51个监测点，累计向国家中心上报监测数据10581条，对外发布监测数据95次（每周一次），发布数据分析、种植技术、行业动态、产业政策等相关文章507篇。监测品种包括三七、滇重楼、白及、滇黄精等89种中药材。

云南省中药材种子种苗繁育基地实施两批，建设完成三七、阳春砂仁、铁皮石斛、重楼、金铁锁、灯盏花6种大宗道地中药材和龙血树、乌天麻、滇黄精、白及、黄草乌5种稀缺中药材种子种苗繁育基地共计5000余亩。搭建了较为完善的种子种苗繁育及中药材栽培技术服务体系，在中药材产业扶贫方面发挥了良好的社会效应。第一批基地建设于2018年10月28日通过项目验收。

通过以上项目实施，正式出版《中国傣药志》（上、下卷）、《云南重要中药资源图鉴》《云南药用植物》《西双版纳有毒植物图鉴》《澜沧县常见药用植物》《兰坪药用植物图鉴》《永德县药用植物图鉴》《云南省大姚县药用植物资源》《兰坪县中药资源图谱》等16部专著；发表论文19篇；发表新属1个、新种9个，新纪录属1个；发明专利2件；以中药资源普查内容为毕业论文，培养硕士和本科生10余名。（张旭芳）

◆ **陕西省**

2018年，陕西省在完成36个试点中药资源普查县基础上，正式开展24县中药资源普查工作，优先全部覆盖陕西区域内国家级贫困县区。普查完成样地839个、样方套24492个，普查野生药用植物2000余种、栽培品种约50种，有蕴藏量的约100种、病虫害21种；市场调查主流品种60种；访问50余名中医药从业者，获得传统知识132个；采集腊叶标本29599份、药材标本1068份、种质资源约530份；拍摄照片217903张、录像1000分钟。已发表论文10篇，发现省级新记录1种，各县发现新分布、新记录14种。发明实用专利1种（中草药根茎收获机）。

陕西省中医药管理局在全省范围内开展中药材种植（养殖）规模、分布等11类产业发展调查摸底，为科学决策提供准确的数据支撑。深化中药资源动态监测信息和技术服务体系建设，加强省级监测站及3个县级监测站的建设。完成陕西新城站迁建至太白县，并更名为太白山站，完成建设任务。陕西省级中心共审核通过3个监测站上报陕西省中药材价格信息160周次，3000余条；陕西省中药材集散地流通量调查23月次，396条。落实5个品种种苗繁育基地建设任务，建设黄精种子繁育基地100亩，产种子1000公斤，用于供给大田生产、科研、种苗基地建设等；建成500亩连翘种子繁育基地，连翘种质资源圃5亩，连翘种苗繁育基地20亩，连翘种植示范基地2000亩建设，可年繁殖连翘种子300公斤，种苗10万株，并开展连翘良种选育；建设太白贝母种植和仿生种植基地100亩，完善种质资源圃，建立太白贝母良种繁育基地，基本解决贝母种子繁殖难题；建设丹参种苗繁育基地250亩，生产优质丹参种苗4000余万株，建设规范化丹参基地4800亩；建立50亩元胡种苗繁育基地，每年可生产标准种茎10000公斤，推广种植150亩。项目的实施，运行产学研用合作机制，为社会提供了专业化服务，对提高5种药材种植水平发挥了关键作用，促进了区域经济发展和带动农民增收。（李　刚）

◆ **新疆维吾尔自治区**

2018年，新疆维吾尔自治区继续稳步推进中药民族药资源保护、利用和产业发展，在前期完成31个县市的中药资源普查试点工作的基础上，启动第四次全国中药资源普查工作。召开2018年新疆中药资源普查工作启动会，制订《自治区2018年中药资源普查工作项目实施方案》，成立外业调查普查队，完成25个县市的中药资源普查外业调查工作；确定2019年20个普查县（市），组织编制2019年普查省级、县级方案；组织开展对克拉玛依、喀什、和田3个地州的中药资源普查督导工作。（李　坚）

九、中医药扶贫工作

【概述】 2018年，国家中医药管理局深入学习习近平总书记关于扶贫工作的重要论述，认真贯彻党中央、国务院脱贫攻坚重大决策部署，将中医药扶贫工作摆在局党组、全局工作更加突出的位置，坚持精准扶贫、精准脱贫，立足充分发挥中医药“五种资源”独特优势，及时调整扶贫开发工作领导小组成员，动员中医药系统及行业力量，深入推进中医药扶贫工作。加大力度定点帮扶山西省五寨县，全方位支持五寨打赢脱贫攻坚战；扎实推进中药材产业扶贫行动，带动贫困地区生态种植、绿色发展、产业结构优化等；统筹推动中医药健康扶贫，贫困地区中医药服务能力不断提升。

（骆征洋）

【党建扶贫工作】 国家中医药管理局制订印发《国家中医药管理局直属机关党建扶贫工作方案》，确定各部门各单位与定点扶贫县五寨县砚城镇周家村、前所乡薛家村、梁家坪乡梁家坪村、砚城镇中所村、李家坪乡大辛庄村、孙家坪乡孙家坪村、胡会乡和三岔镇8个自然村和乡镇基层党组织结对党建帮扶，以党费支持、场所建设、消费扶贫、义诊咨询、健康宣讲等方式，实地了解掌握帮扶村镇党建需求，扎实开展党建扶贫，实现现场党建帮扶全覆盖，助力打赢脱贫攻坚战。印发《国家中医药管理局直属机关党委关于拨付党费专项资金支持党建扶贫工作的通知》，对党建帮扶资金用途、管理使用监督各环节再次提出明确要求。2018 年，共拨付党费专项资金 41.8 万元，支持党建扶贫点的村镇党组织加强基层党建工作。2018 年，国家中医药管理局直属机关各工会共采购山西五寨农产品 200 余万元，以消费扶贫为脱贫攻坚贡献力量。（刘 灿）

【扶贫监督工作】

一、赴内蒙古化德县开展健康扶贫日常监督

2018 年 10 月 30 ~ 31 日，国家中医药管理局直属机关纪委一行 6 人前往内蒙古自治区化德县中蒙医院，开展对口帮扶健康扶贫点的日常监督。国家中医药管理局机关纪委制订工作方案，成立检查组，通过召开座谈会、实地走访完成本次监督工作。

对口帮扶工作取得的成效：签订对口支援责任书，明确帮扶任务；选派进修人员，带动医院科室建设；支援单位派出医疗队，提供集中诊疗服务；地方纪监委开展专项督查，严防扶贫领域腐败。对口帮扶存在的问题：对口支援责任书制订的实施方案和细则比较模糊；进修期间住宿费用难以自理；医疗队短期义诊存在不足；院内制剂不能在帮扶医院使用；远程会诊平台因条件限制未能启用；医院诊疗技术及管理水平有待提升；支援单位的口头承诺未能兑现。

二、赴陕西省开展健康扶贫调研督导工作

2018 年 11 月 5 ~ 9 日国家中医药管理局直属机关纪委一行 6 人前往陕西省，对陕西中医药大学附属医院对口帮扶铜川市印台区中医医院情况进行调研督导。机关纪委制订监督工作方案，通过参加对口帮扶现场推进交流会、召开座谈会、谈话了解、实地走访、查阅资料等方式开展本次工作。参加陕甘宁片区对口帮扶现场推进交流会，到地方纪检监察部门进行沟通。

对口帮扶工作取得的成效：签订对口支援协议书；不间断派驻医疗专家；培训进修人员；受援医院医疗服务能力得到提升；强化帮扶工作过程管理。发现的问题：对口支援协议书内容不全面；派驻帮扶人员专业不能完全对口；院内制剂不能在帮扶医院使用；赠送淘汰设备有政策限制；支援单位未将国家中医药管理局健康扶贫任务放在首位；协议书中个别内容未兑现。

三、赴山西省五寨县开展定点扶贫调研监督

根据《机关纪委 2018 年扶贫监督工作方案》，并结合驻委纪检组《关于对国家中医药管理局定点扶贫工作进行抽查情况的通报》，机关纪委分别于 6 月 11 ~ 14 日、12 月 26 ~ 28 日两次赴山西省五寨县就定点扶贫任务进行调研督查。

建立扶贫干部监督工作机制，加强干部作风建设监督。机关纪委赴山西省忻州市纪监委和五寨县纪监委就协调开展国家中医药管理局对口扶贫监督工作机制进行座谈沟通，建立与定点扶贫地区纪检监察机关的有效沟通渠道，明确了国家中医药管理局挂职干部的监管机制和工作机制。

重点关注扶贫资金使用管理。列席扶贫办组织的有关扶贫资金使用的各项会议，协商忻州市、五寨县纪监委对照国家中医药管理局五寨县定点扶贫工作计划项目开展检查监督，尤其是项目资金使用，有针对性地加强监管，及时发现在落实扶贫任务过程中违反中央八项规定精神和廉洁纪律、工作纪律、失职失责、涉及扶贫项目资金等方面的问题，对于苗头性、倾向性问题做到早发现、早提醒、早处理，确保各项举措落实到位，通过传导压力促进责任落实，坚决制止、纠正项目建设过程中存在的套取、截留、挪用、挤占及贪污资金等违纪违法问题。

围绕定点帮扶项目开展督查。根据定点帮扶五寨县扶贫工作的时限、方案、责任分工及 2018 年度扶贫工作进展情况等，及时开展项目监督检查。实地走访五寨县第一人民医院、五寨县中医院，调研健康扶贫工程开展情况；查看村卫生室建设、日间照料中心建设，对定点帮扶政策、项目、经费及运营成效等方面进行监督检查。加强党建扶贫监督调研。（庄 严）

【调整扶贫开发工作领导小组】 国家中医药管理局党组将定点扶贫摆到局党组、全局工作更加突出的位置，作为一项重大的政治任务扛在肩上，坚决贯彻落实党中央脱贫攻坚决策部署。尤其局新领导班子组建后，及时调整扶贫开发工作领导小组成员，局党组书记余艳红担任领导小组组长，于文明局长、闫树江副局长担任领导小组副组长。领导小组下设办公室，国家中医药管理局各部门、中国中医科学院有关同志担任领导小组及办公室成员。建立沟通机制，督促五寨县委县政府落实脱贫攻坚主体责任。（骆征洋）

【定点扶贫调研工作】 2018 年，国家中医药管理局机关及直属（管）单位积极参与山西五寨定点扶贫工作，38 个部门（单位）、150 人次先后赴五寨开展调研，其中司局级以上领导 19 人次。其中，余艳红书记、于文明局长先后带队赴五寨开展定点扶贫调研考察，了解五寨脱贫攻坚工作进展，召开定点扶贫工作座谈会，共谋脱贫之策，督促五寨县委县政府落实主体责任。（骆征洋）

【定点扶贫挂职干部管理】 国家中医药管理局制定《国家中医药管理局定点扶贫挂职干部管理办法》，加大对挂职扶贫干部的监督管理和支持力度，选派董云龙、黄莹分别担任五寨县人民政府副县长、中所村驻村第一书记，完成对原挂职副县长陈丽娜、原中所村驻村第一书记肖国栋期满考核。（骆征洋）

【定点扶贫工作计划、任务等文件出台】 国家中医药管理局印发《五寨县定点扶贫工作计划（2017～2018年）》《2018年定点扶贫工作任务分工方案》和《中共国家中医药管理局党组关于深化落实定点帮扶山西省五寨县脱贫攻坚任务的通知》，聚焦任务目标，压实帮扶责任。印发《关于开展深入学习〈习近平扶贫论述摘编〉工作的通知》，组织各单位开展学习活动，加强思想认识，提高政治站位，共收到学习情况报告16份。（骆征洋）

【多指并举支持山西省五寨县脱贫攻坚】 国家中医药管理局认真履行《中央单位定点扶贫责任书》承诺，加大资金投入，动员6家局直属（管）医院捐赠1410万元，通过中国人口福利基金会“健康暖心扶贫基金”专项支持五寨县医疗机构购置设备。安排项目资金151万元，支持乡村医生培训、扶贫干部培训、中药材产业发展规划编制、人群体质特点及防治策略、编印科普图书、中医药扶贫宣传、中所村扶贫及村民健康素养促进、中所村党建等。（骆征洋）

【消费扶贫工作】 国家中医药管理局积极动员局机关及直属单位工会系统采购五寨农特产品作为职工年节慰问品，通过消费扶贫带动五寨特色农业发展，促进贫困户脱贫增收，累计购买五寨农副产品总价值约245万元。（骆征洋）

【定点帮扶山西省五寨县工作】 国家中医药管理局制订2018年定点扶贫工作任务分工方案、深化落实定点帮扶任务通知，累计召开定点扶贫相关工作会21次，认真履行帮扶责任，推进实施各项定点扶贫工作举措。截至2018年底，五寨县脱贫摘帽14项任务指标全部完成，农村贫困人口减少到461人，贫困村减少到4个，贫困发生率下降到0.51%。（骆征洋）

【山西省五寨县基层干部及技术人员培训】 坚持扶贫与扶智扶志相结合，举办五寨县党政领导干部培训班，培训基层干部235人次。开展各类诊疗技术讲座培训，提升基层中医药人员能力，举办中药材种植技术培训班，提高中药材种植科学化、规范化、规模化水平，累计培训医疗卫生、中药种植等技术人员887人次。（骆征洋）

【山西省五寨县中医药扶贫宣传工作】 国家中医药管理局依托《中国中医药报》社等行业主流媒体，加强扶贫工作宣传报道，全年共刊发五寨定点扶贫相关新闻报道25篇，推介五寨农特产品，帮助销售农产品开展消费扶贫，累计刊发农特产品专栏报道10余篇、制作易拉宝16组、印发宣传册2000份。（骆征洋）

【山西省五寨县中医药文化进校园工作】 2018年12月28日，国家中医药管理局办公室在山西省五寨县第四小学举办中医药文化进校园活动，通过中医文化主题公开课，组织中药材辨识、中医药茶饮体验、中药香囊制作等科普活动，帮助建设中医药读书角，积极宣传中医药文化。国家中医药文化科普巡讲专家王敬为孩子们讲授中医药文化知识，演示刮痧、拔罐等中医技术，并向孩子们赠送中医药文化科普书籍，让孩子们更深入地了解中医药。（王鹏、赵瑶琴）

【赴山西省五寨县开展扶贫调研】 2018年6月11～14日，国家中医药管理局扶贫办组织人事教育司、规划财务司、直属机关纪委、中国中医科学院赴五寨县开展扶贫调研。与县扶贫中心、卫生计生局、财政局、农委等11个单位有关负责同志进行单独访谈，实地了解扶贫政策措施落实、扶贫资金使用和项目管理等情况，听取干部群众对扶贫领域改进作风的意见建议；与市县两级纪委建立监督检查沟通机制，督查国家中医药管理局扶贫帮扶项目；实地了解各级医疗机构对技术设备的现实需求，为精准帮扶提供依据。

2018年9月25～26日，国家卫生健康委党组成员、国家中医药管理局党组书记余艳红一行深入山西省五寨县调研定点扶贫工作，实地察看县乡村三级医疗卫生机构、中药材种植基地、光伏产业、种羊养殖产业、易地扶贫搬迁安置点和中小学校等，进村入户了解贫困群众生产生活、干部驻村帮扶，以及扶贫政策、项目资金和基层党组织建设等情况，听取县委县政府、基层干部、专家代表、企业代表和群众对定点扶贫工作的意见建议。副局长闫树江陪同调研并主持定点扶贫座谈会。

2018年10月31日～11月1日，国家中医药管理局局长于文明带队赴山西省五寨县开展定点扶贫调研工作，实地走访县乡村三级医疗机构、黄芪种植基地、特色农产品电商基地，慰问驻点帮扶专家和因病致贫的贫困群众，并与县委县政府、基层干部、企业代表和专家开展座谈。于文明强调，在五寨脱贫攻坚进入攻城拔寨、决战决胜的最后阶段，要广泛动员力量，强化任务落实，决战决胜五寨脱贫攻坚战。副局长闫树江陪同调研并主持座谈会，山西省卫生计生委副主任冯立忠、省中医药管理局局长冀孝如、五寨县委书记张春等出席会议。（骆征洋）

【中药材产业扶贫工作】 国家中医药管理局以五部门联合印发的《中药材产业扶贫行动计划（2017～2020）》为指导，按照中央打赢脱贫攻坚战3年行动指导意见重要政策措施分工，立足行业优势，加强部门协作，先后3次召开部门联络员会议，研讨推动中药材产业扶贫工作。据初步统计，全国中药材种植面积约3500万亩，比2010年增加1500多万亩，实现产值约2000亿元。其中贫困地区种植中药材2277.8万亩，2017年产量达431万吨，有中药材基地1630个，中药材企业1198个。（骆征洋）

【中药材产业扶贫交流推进活动】 国家中医药管理局稳步推进中药材产业扶贫工作，与农业农村部共同举办全国中药材生产技术交流与培训班，分别在甘肃省渭源县、黑龙江省林甸县、四川省成都市开展中药材产业扶贫推进活动，推广部分地区和单位开展中药材产业扶贫工作的成功经验。　（骆征洋）

【中药材产业扶贫论坛】　2018年10月11日，中药材产业扶贫论坛在甘肃省渭源县举行。国家卫生健康委党组成员、国家中医药管理局党组书记余艳红出席并讲话，甘肃省委副书记孙伟致辞，国家中医药管理局副局长闫树江主持论坛。论坛期间，国务院扶贫开发领导小组办公室、工业和信息化部、农业农村部、中国农业发展银行的有关负责同志介绍了相关工作和扶持政策；中国工程院院士、中国中医科学院常务副院长黄璐琦等发表主题演讲；甘肃定西市，云南、贵州省中医药管理局和部分中药企业交流了中药材产业扶贫工作。　（骆征洋）

【中药材产业扶贫行动技术指导专家组成立】　为推动实施中药材产业扶贫行动计划，解决基层发展中药材种植、加工、生产等技术问题，国家中医药管理局、国务院扶贫办依托中国中医科学院成立国家中药材产业扶贫技术指导中心。2018年11月27日，在安徽省金寨县举办培训会，成立中药材产业扶贫行动技术指导专家组。国家中医药管理局副局长闫树江参加会议。安徽省中医药管理局，安徽金寨县、陕西宁陕县、山西五寨县、安徽岳西县等有关同志介绍了推进中药材产业扶贫的情况和经验。中药材产业扶贫技术指导专家组组长黄璐琦院士等作了报告，来自各地150余位专家成员参加培训。　（骆征洋）

【中药材产业扶贫推进活动】　2018年12月6日，国家中医药管理局在四川成都举办中药材产业扶贫推进活动，国家中医药管理局副局长闫树江，四川省人民政府副秘书长王海峰出席。四川、湖北、重庆、陕西4省市中医药局和有关县市政府、中药企业汇报了中药材产业扶贫相关情况，14组单位进行中药材产业扶贫基地及定制药园的签约。国务院扶贫办、工业和信息化部、农业农村部、农业发展银行的相关负责同志进行政策解读，国家中药材产业扶贫技术指导中心主任黄璐琦院士介绍了中药材产业扶贫行动计划技术服务的相关工作。部分中央和国家机关、国家中医药管理局直属（管）单位、地方中医药主管部门及4省市贫困县人民政府、中医医院、企业负责人约300人参加活动。　（骆征洋）

【中药材扶贫情况基线调查工作】　国家中医药管理局中药材产业扶贫技术指导中心对22个省832个贫困县的中药材扶贫情况开展基线调查，编制并公开发布《贫困地区生态适宜种植中药材推荐目录》。起草中药材产业扶贫定制药园建设指南和中药材产业扶贫示范基地建设指南。　（骆征洋）

【山西省五寨县中药材产业发展推动工作】　国家中医药管理局立足行业优势，积极统筹协调，邀请国内知名中医药企业、科研院所有关负责人及专家前往五寨县开展调研，推动中国中药控股有限公司与五寨县达成中药产业园项目投资意向。开展中药材种植技术培训，帮助指导编制产业发展规划，探索将五寨县打造为中药材产业扶贫示范区。　（骆征洋）

【中医药健康扶贫工作】　2018年，国家中医药管理局集中资金、资源、精力，统筹推进中医药健康扶贫工作，贫困地区中医药服务体系进一步完善，服务能力继续提升。强化政策统筹，与国家卫生健康委联合印发《全面提升县级医院综合能力工作方案（2018～2020年）》，部署强化县级医院综合能力建设、推进贫困人口大病救治、落实健康扶贫要求等重点任务。加大财政投入，坚持“抓重点、补短板、强弱项”。据统计，截至2018年底，累计投入159.45亿元支持710个贫困县中医医院改善基础设施；累计投入34亿元支持17719家中医馆建设，全国已建成基层中医馆3万多个，占社区卫生服务中心、乡镇卫生院总数的67%；支持94.20%的县（市）建立中医适宜技术推广基地。推进对口帮扶，组织235家三级中医医院对口帮扶贫困地区407家县、乡、村三级医疗机构，推动东部地区64家三级中医医院对口帮扶贵州省的中医医院全覆盖，组建3支国家医疗队分别到甘肃省临夏州、陕西省子洲县、青海省海晏县和门源县等深度贫困地区开展义诊。坚持典型引领，在湖北、江苏召开三级对口帮扶交流会，在重庆市举办2018年中医药系统健康扶贫培训班，总结交流工作经验。　（骆征洋）

【全国中医药系统健康扶贫培训班】　2018年12月24日，全国中医药系统健康扶贫培训班在重庆举办，国家中医药管理局党组成员、副局长闫树江出席会议并讲话。国家卫生健康委、国家中医药管理局相关负责同志就三级中医医院对口帮扶、贫困地区县级中医院标准化建设及远程医疗服务、基层中医药服务能力提升及中医适宜技术推广等内容进行详细讲解。云南、辽宁、浙江、甘肃、河南、宁夏6省中医药管理局和有关帮扶单位、被帮扶单位作了经验交流发言。国家卫生健康委、国家中医药管理局、重庆市中医管理局有关领导出席会议，来自全国中医药系统的有关负责人共160余人参加培训。　（骆征洋）

【山西省五寨县健康扶贫工作】　国家中医药管理局扎实推进健康扶贫，组织直属医院落实对口帮扶协议，选派专家驻点帮扶，探索开展远程医疗服务；每月开展专科巡回诊疗，累计派出医疗专家约30人次，开展两次五寨健康扶贫光明行活动；组织专家编写《五寨防病治病100问》科普读本，印刷3.5万册免费发放给五寨群众。　（骆征洋）

【赴怒江调研中医药健康扶贫工作】 2018 年 12 月 26～27 日，国家中医药管理局副局长闫树江赴云南怒江州调研中医药事业发展及健康扶贫工作。闫树江一行深入兰坪白族普米族自治县部分乡镇卫生院、州中医医院，以及在建州中医医院施工现场，就中医药工作开展情况及新建医院项目建设推进情况进行调研。闫树江指出，要提升“三区三州”中医药基层服务能力，加强中医药基础设施和人才队伍建设，把健康扶贫工作与中医药产业发展有效衔接起来，着力提升群众对中医药服务的获得感和满意度。 （骆征洋）

【赴山西省五寨县开展扶贫慰问】 2018 年 2 月 6～8 日，国家中医药管理局副局长闫树江赴山西省五寨县进行扶贫慰问，进村入户看望困难群众，为贫困群众送去春节慰问金和医疗服务。实地走访 2 个乡镇 3 个行政村，与县委县人民政府主要负责同志进行座谈，国家中医药管理局规划财务司、机关纪委，中国中医科学院，中国中医药出版社，广安门医院，西苑医院有关负责同志和专家参加慰问、调研和座谈。

（骆征洋）

【三级中医医院对口帮扶贫困县中医医院工作】 国家中医药管理局继续推动三级中医医院对口帮扶贫困县中医医院工作深入开展。在江苏、陕西召开对口帮扶专题座谈会，对广西、山西、云南对口帮扶工作进行督导调研，广泛收集对口帮扶工作中的典型经验和工作亮点，并组织经验交流和培训。2018 年，全国共有 235 家三级中医医院开展对口帮扶工作，390 家贫困县中医医院接受援助。 （薛静怡）

【第十二期“慈善医疗阳光救助工程”】 2018 年，国家中医药管理局联合中华慈善总会开展第十二期“慈善医疗阳光救助工程”中医卫生公益帮扶项目，对各级中医医院及基层医疗机构提供胸痛卒中中心建设项目帮扶、医疗设备“输血造血式”帮扶等项目，提高基层中医医疗机构装备配备和医务人员专业技术水平，助推健康扶贫工程。

（薛静怡）

【各地中医药扶贫工作进展】

◆ 北京市

一、2018 年北京中医药内蒙古对口帮扶

北京市中医管理局积极发挥首都中医药专家资源优势，结合受援地区实际情况，聚焦健康扶贫，精准有效发力，稳妥推进北京－内蒙古中医药健康扶贫工作。

高度重视、明确职责，打牢中医药对口支援工作的基础。加强组织领导，作为北京市中医管理局重要任务，由局长负责并明确主责处室和责任人。将中医药对口支援内蒙古自治区的工作纳入年度工作计划，并在局务会上专题听取内蒙古对口支援工作开展情况并进行安排部署，不断推动工作深入开展。

周密部署，扎实推进工作。2016 年，北京市中医管理局与内蒙古自治区卫生计生委签订蒙医药中医药对口支援协议书，联合印发《北京市、内蒙古自治区三级中医蒙医医院对口帮扶贫困旗县蒙医中医医院工作实施方案》，在内蒙古召开对口帮扶工作启动会，安排部署相关工作。协调、指导有关三级医院与贫困县级医院签订一对一的对口帮扶责任书，明确对口帮扶总体目标、年度任务和量化考核指标，切实做好支援医院派驻人员的生活、工作和安全保障。各医院按签订的协议落实各项帮扶工作任务。不定期召开推进会议，传达会议、文件精神，统一思想认识，或者通报工作存在的问题，及时部署、督促整改，进一步推进对口帮扶工作。

突出重点，精准施策，帮扶工作取得较好成效。一是提升专科服务能力。利用中医重点专科带动受援医院整体发展。医院以专科建设为核心，利用本院临床重点专科规范化、系统化的优势，带动受援医院整体发展。如护国寺中医医院利用专科优势项目和技术，派驻针灸科骨干到受援医院，帮助其在针灸方面开展新技术、新业务，带动受援单位针灸科门诊量大幅上升，提高其自身诊疗技术和水平。北京中医医院帮助奈曼旗蒙医医院强化肾病科、针灸科和检验科建设，建立血透室，现奈曼旗蒙医医院的血透室已正常运转。二是培养专业技术人才。着力强化建立人才对口帮扶长效机制，以“送教上门”方式，通过开展义诊、临床带教、学术专题讲座培训、教学查房、示范诊疗、科室业务辅导、指导新手术及危重病人抢救、开展疑难病例讨论等，为受援旗县医院培养医务人员，提高其对相关疾病的诊治能力。免费接受、优先安排受援单位技术和管理人员来北京进修，根据受援医院所在地区疾病特点、进修人员所学专业并结合医院优势特色等方面，与支援医院自身的人才培养计划进行整合，为进修人员确定科室、配备高水平的带教队伍，提高了受援医院专业技术人员的业务素质，进修人员结束学习后均成为所在医院及科室骨干力量。三是提高医院管理水平。帮助受援医院梳理、完善管理规定、规章制度，加强医院和科室内部管理，把北京三级医院先进的管理经验带给受援旗县医院，促进受援医院管理水平的不断提升。四是积极发挥中医药在基层的作用，精准扶贫。如北京中医医院与奈曼旗人民政府签订精准扶贫协议，以基层作为精准扶贫的着力点之一，对受援地区的乡镇卫生院的医师、村医进行精准靶向指导。

二、2018 年京宁中医药对口帮扶

开展第六届北京中医药专家宁夏行活动。来自京宁双方中医药主管部门负责人、中医药专家 200 余人参加启动仪式。启动仪式上，与会领导为京宁合作中医重点专科授牌。将北京中医重点专科建设先进经验引进到宁夏，进一步提高宁夏专科建设水平和服务能力。第七批京宁合作宁夏中医优秀临床骨干人才培养项目 20 名学员正式拜北京名老中医专家，将通过为期 3 年的跟师学习，将北京名老中医药专家的学术经验在宁夏传承并发扬光大。启动仪式结束后，开展京宁两地百名中医药专家大型义诊活动。来自北京、宁夏两地100名中医药专家为吴忠市群众带来高水平的中医药诊疗服务。来自北京的中医专家举办中医经方学术论坛，为150名宁夏中医学员带来中医经方学术报告。在随后的2天时间里，北京中医药专家走进7家中医机构，深入10个重点专科建设科室进行全面对接，开展学术讲座、带教查房、现场指导等一系列活动，面对面交流科室建设，点对点支持合作医院学科发展。

开展第六批宁夏优秀中医临床人才研修项目，北京的5家三级甲等中医医院共接收宁夏第六批中医药研修人员20名进行跟师学习。跟师进修时间为2018～2020年，共3年，每年度跟师进修学习时间不少于3个月。（高　彬）

◆ 河北省

河北省出台《河北省中医药健康扶贫三年攻坚行动方案》，建立工作台账，开展专项督查，9所三级甲等中医医院对口帮扶22所贫困县中医医院，4所三级甲等中医医院对口支援张承地区贫困县20个中心卫生院，不断提升贫困地区中医药服务能力；河北省中医药管理局会同省扶贫办、省农业厅等部门开展中药材产业扶贫工作，引导贫困地区开展中药材科学化规范化种植；免费为贫困县基层医疗机构培训中医药人员500人，组织专家赴5个贫困村开展健康大讲堂活动，赠送村民中医保健箱和家庭自我保健手册1000套。（王艳波）

◆ 辽宁省

按照国家中医药管理局、国务院扶贫办、工业和信息化部、农业部、中国农业发展银行《中药材产业扶贫行动计划（2017～2020年）》（国中医药规财发〔2017〕14号）要求，辽宁省积极开展中药材产业扶贫工作，在科学实践的基础上，辽宁省卫生健康委员会、省扶贫办、省工业和信息化厅、省农业农村厅和中国农业发展银行辽宁省分行出台《关于印发辽宁省中药材产业扶贫行动方案（2018～2020）的通知》（辽卫发〔2019〕2号），加大辽宁省中药材产业扶贫力度。至2018年底，辽宁省通过实施中药材产业扶贫行动带动建档立卡贫困人口19723人，覆盖15个省级重点贫困县中的14个，其中10个深度贫困县全部覆盖。（刘　轶）

◆ 吉林省

一、中医药健康扶贫工作

强化中医药服务能力建设。一是加强吉林省贫困县中医院基础设施建设。2018年争取中央预算投资6470万元，地方配套4120万元用于洮北区整骨医院、长岭县中医院基础设施建设。二是加强贫困县区基层医疗卫生机构中医综合服务区（中医馆）建设。累计投入各类经费1980万元，为15个贫困县区建设中医馆212个。其中为8个国家级贫困县建设中医馆120个，7个省级贫困县建设中医馆92个。三是中医药服务能力提升项目向贫困县区倾斜。累计投入经费1210万元，对贫困县中医院中医药特色老年健康中心、中医康复科、公立中医院现代化管理能力提升等项目进行建设。四是推进对口支援工作各项措施进一步落实。开展吉林省三级中医院帮扶贫困县县级中医院的对口支援工作。组织签订《吉林省城乡中医医院对口支援工作承诺书》，组织长春中医药大学附属医院、吉林省中医药科学院第一临床医院等5家三级中医医院对口支援。五是组建更加紧密的中医医联体。印发《吉林省多层次中医医疗联合体建设实施方案》，8个国家级贫困县中医院得到三级中医医院的帮助和扶持。六是积极推进贫困县区县乡一体化。在柳河县、靖宇县开展县乡一体化管理试点工作。七是开展贫困县级医院骨干医师培训项目。免费派遣贫困县中医院骨干医师到三级中医医院进修学习。2018年贫困地区中医院获培训名额26人，经费39万元。

加强中医药人才培养教育。2018年，吉林省中医药管理局与吉林省卫生健康委联合开展省级农村订单定向免费医学生项目，面向贫困县贫困村倾斜招录名额达40%以上。在建的26个县级中医院基层名老中医药专家传承工作室，有6个是贫困县，其中4个国家级贫困县、2个省级贫困县。

稳步推进中医药产业扶贫。吉林省中医药管理局与省扶贫办、工信厅、农委、旅游发展委、吉林农业发展银行共同制订印发《吉林省中药材产业扶贫行动计划工作方案》。安排专项资金70万元，在长岭县开展中药材产业扶贫试点。开展中医药科技成果转化，举办中医药科技成果转化项目培训班。

注重发挥中医药特色优势。吉林省中医药系统注重发挥中医药在脱贫攻坚工作中的突出作用，体现中医药特色优势，积极为因病致贫人口设置绿色就医通道，减少或免除相关诊疗费用。组织中医医疗机构专家教授深入贫困地区进行医疗巡诊和送医送药活动，帮助贫困地区、贫困人口解决实际困难。

二、包保帮扶工作

2018年，吉林省中医药管理局坚持按照省委省人民政府统一部署，紧紧围绕脱贫攻坚目标，认真落实包保帮扶责任，全力打好脱贫攻坚战。省中医药管理局负责包保大安市烧锅镇乡富强村，该村2017年建档立卡贫困户为69户129人，2018年经动态调整，精准识别，实有建档卡贫困户72户131人。通过发展庭院经济、扶植产业项目、加大帮扶投入、大型义诊、村容村貌建设等方式方法，有效推进大安市富强村包保扶贫工作。截至2018年底，富强村贫困发生率降至1.28%，经考核，该村退出贫困村。（王占锋）

◆ 江苏省

江苏省中医药管理局以提升经济薄弱地区中医药服务能力为目标，加大力度完善区域内中医药服务体系，开展中医药对口支援，提升基层医疗卫生机构中医药服务水平。一是注重调研。2018年赴丰县、泗阳县等地进行调研，及时了解掌握健康扶贫的新动向、新情况。二是强化区域内中医医院建设。沭阳县中医院通过三级乙等中医医院复评，泗阳县中医院于2017年创建为三级乙等中医院。组织实施好“全面提升县级中医医院临床专科服务能力建设”项目，继续扶持经济薄弱地区县中医院30个临床薄弱专科建设。经济薄弱地区县中医院普遍设立中医药适宜技术基地，开展中医药适宜技术推广工作。三是做好对口帮扶工作。组织省中医院赴睢宁县、省中西医结合医院赴灌南县举行“服务百姓健康行动”大型义诊周活动。印发《关于推进紧密型医联体建设的通知》，做好县域内中医医院医联体建设。要求各地中心卫生院主要由市级中医医院进行对口支援，乡镇卫生院由县级中医医院进行对口支援，每县每年4所。组织中医药适宜技术省级师资培训班1期，经济薄弱地区均派员参与培训。四是提升基层中医药服务能力和水平。推进江苏省基层中医药服务能力提升工程“十三五”行动计划，开展工程实施情况评估和督查。按照《江苏省乡镇卫生院、社区卫生服务中心中医综合服务区（中医馆）建设标准与评分细则》《江苏省村卫生室、社区卫生服务站中医综合服务区建设指南》要求，推动中医馆标准化建设。江苏省重点帮扶的苏北12个县、6个片区、黄茅老区等区域中医馆建设项目已达183个。2018年4月，遴选30个省级乡镇卫生院示范中医科建设单位，其中经济薄弱地区乡镇卫生院7个。2018年8月，印发《江苏省中医药局关于加强基层医疗卫生机构中医馆和中医阁建设的通知》（苏中医医政〔2018〕28号），在省内推开村卫生室、社区卫生服务站中医阁建设。五是以创建工作带动健康扶贫工作。2018年，对苏北6个重点片区或黄茅老区所涉及的盐城市阜宁县、滨海县，南京市丹阳市，泰州市海陵区、姜堰区、泰兴市等县（市、区）进行全国基层中医药工作先进单位复审，指导南京市溧水区、连云港市灌云县、淮安市淮阴区、镇江市句容市等地全国基层中医药工作先进单位创建工作进行整改，以此督促上述地区基层中医药服务能力的保持和进一步提升。（朱　蕾）

◆ 安徽省

安徽省总人口7027万人，20个国家级贫困县和11个省级贫困县有贫困人口237.4万人，有扶贫任务的39个县贫困人口71.3万人；其中部分贫困户被吸纳参与中药材种植，有效脱贫增收。2018年，安徽省中医药管理局会同省扶贫办、省农委、省经信委等相关部门，多次召开座谈、对接、推进会，引导龙头企业与贫困县结成对子，现场签订合作协议。据统计，贫困户种植中药材面积占全省总量的4%左右，种植户占发展农业产业贫困户30%左右；较大中药企业和种植专业户、合作社平均吸纳带动贫困户50～100户进行种植帮扶；绝大多数“十大皖药”产业示范基地均与当地政府签订产业扶贫计划，帮助贫困户年均增收1500～3000元，灵芝、霍山石斛等特色种植带动增收亩产达万元以上。同时，承办国家中医药管理局在金寨县举办的全国中药材产业扶贫行动技术指导专家组培训班，全国14个集中连片贫困区共150位片区中药材专家参加培训。（王继学）

◆ 山东省

2018年，山东省深入实施健康扶贫工程。支持新疆生产建设兵团十二师国医堂建设，帮扶贵州等9个省80家医疗机构，累计派出专家230余人次，开展手术7000余例，诊疗服务15万余人次，得到国家中医药管理局充分肯定。（王　玉）

◆ 河南省

2018年，河南省一是三级中医医院对口支援贫困县县级中医院。河南省共有53个贫困县，其中国家级贫困县38个，省级贫困县17个。53个贫困县共有县级中医院54所，其中非公立县级中医医院2所，41所通过评审成为二级甲等中医院，共建设70个省级特色专科，33个省级特色专科强化项目。13所县级中医院有三级中医医院进行对口支援帮扶；52所公立县级中医院均建立远程服务网络服务平台。2018年4月，印发《2018年河南省三级公立中医医院对口支援县级中医院工作方案》，并召开三级中医医院对口帮扶贫困县县级中医院工作推进会，安排部署2018年对口支援具体工作。2018年7月，开展三级公立中医医院对口支援县级中医院工作专项评估工作，完成对各贫困县中医院的现场评估。

二是落实“先诊疗、后付费”和“一站式结算”政策。印发《河南省中医管理局关于进一步加强县级中医医院“先诊疗后付费”工作的通知》，落实健康扶贫政策要求，做好困难群众中医医院住院“先诊疗后付费”和“一站式结算”工作。121家县级中医院被确定为定点医院，全部落实“先诊疗后付费”“一站式”就医结算政策。

三是中医馆建设。53个贫困县共有1013个乡镇卫生院，其中995个乡镇卫生院设置了中医科，能够提供中医药服务，占比达到98.2%，已安排中医馆项目的乡镇卫生院（包括中央资金和自筹资金）728个，占所有乡镇卫生院的71.9%，已建成中医馆的乡镇卫生院694个。

四是贫困县县级中医医院远程医疗服务网络建设情况。2018年5月，印发《河南省中医管理局关于完善县级中医医院远程医疗服务网络的通知》，对各地贫困县县级中医医院远程医疗服务网络建设情况进行摸底。7月，印发《河南省中医管理局关于进一步加强贫困县中医院远程医疗服务网络建设的通知》，明确贫困县中医院远程医疗服务网络建设的目标任务、工作进度和具体措施。9月，印发《河南省中医管理局关于进一步做好2018年全省贫困县中医院远程医疗服务网络建设工作的通知》，协商河南中医药大学第一附属医院、河南省中医院对接25家贫困县中医院，完成贫困县中医院远程医疗服务网络建设的全覆盖。

2018年12月，召开中医医院健康扶贫工作推进会，并举办贫困县中医院业务建设培训班，解读健康扶贫有关政策及任务安排，培训中医医院管理、专科建设、人才培养等政策，有关单位汇报远程医疗建设情况和帮扶成效并介绍帮扶经验。

（宋军伟）

◆ 重庆市

2018年，重庆市将三级医院对口帮扶贫困区县医院作为健康扶贫重点工作进行部署，支援医院和受援医院签订年度对口帮扶责任书，帮扶措施具体到学科专业和技术项目。重庆市6所三级中医医院对口帮扶7所贫困区县中医医院，全年共计派驻帮扶工作人员52人，接收进修人员40名，累计接待门诊10749人次，出院1397人次，开展院内讲课84场次，为贫困区县中医医院培训医护人员2280人次，接受住院医师规范化培训20人，减免相关费用2.53万元，对口帮扶科室44个，建成地市级以上重点专科4个，新增手术种类18项，中医医疗技术23项，用于对口帮扶工作经费达到132.80万元，较好地完成对口帮扶工作。一是取得了明显的社会效益，收到群众的普遍欢迎。通过持续开展三级中医医院对口支援县级中医医院，优质医疗资源向基层流动。让群众就近享受到三级甲等医院专家的优质医疗服务和中医药特色服务。二是受援医院管理能力和医疗技术水平得到提升。在对口支援工作中，各支援医院将医院管理和医疗技术水平提升作为工作重点，北碚区中医院针对巫溪县中医院骨科、普外科开展重点帮扶，将髋关节置换、脊柱骨折、腹腔镜作为重点技术指导，服务能力提升明显，全年手术量同比2017年增加20%。江津区中医院派驻管理、医疗、护理骨干人员，使酉阳县中医院医疗质量管理、护理质量管理，以及绩效管理方面上了一个台阶，让医院管理更加科学规范，医疗技术水平整体提升，2018年创建二级甲等中医医院。按需开展帮扶整体提升了受援医院服务能力和规范化建设。三是受援医院中医药服务能力得到明显提升。通过三级甲等中医医院的指导和帮扶，各受援医院中医药服务能力得到提升，如酉阳县中医院针灸科2018年新增3项中医诊疗技术，累计服务患者300余人次。奉节县中医院开展新技术3项，患者平均住院日缩短1.30天，出院人次增长28.40%。

（唐丽灵）

◆ 四川省

2018年，四川省中医药管理局深入贯彻习近平总书记关于扶贫工作的重要论述，全面落实省委省人民政府关于脱贫攻坚的决策部署，紧紧围绕“30个贫困县摘帽、3500个贫困村退出、100万贫困人口脱贫”的年度目标任务，按照“三大行动、两项工程、一个提升”的策略谋划，坚持“输血”“造血”并举，深入推进中医药特色优势扶贫，致力解决“因病致贫返贫”问题。制订《四川省中药材产业扶贫行动方案（2017～2020年）》《四川省中医药扶贫攻坚战三年工作台账》，明晰年度扶贫举措。

一、深入实施“三大行动”

实施中医药服务能力提升行动。安排省级资金6220万元，支持23个贫困地区县级中医医院服务能力提升，用于完善临床科室设置、配备诊疗设施设备、培养专业人才、提升信息化水平。全省88个贫困县有63个贫困县县级中医医院达二级及以上水平，建设省级重点专科65个。60%贫困县级中医医院设置治未病科，40%贫困县级中医医院设置老年病科。

实施中医药人才培植行动。四川省中医药管理局会同省委统战部开展“四川省第四期藏传佛教寺庙僧尼藏医培训班”，协助省委组织部实施“深度贫困县人才振兴工程”，培训民族医药人员近1000人次，培训贫困地区全科医生、乡村医生近500人次，为深度贫困县打造了一支留得住、带不走、用得上的本土化民族医药人才队伍。强化学历教育，招收中医农村订单定向免费医学生89人。

实施中药材产业扶贫行动。编制88个贫困县中药材种植推荐目录，利用省级中药资源动态监测站（点）开展中药材种植技术培训。在贫困地区实施11个中药材标准化种植（养殖）项目和12个重点中药材种植基地建设项目。2018年12月，四川省中医药管理局承办国家中药材产业扶贫推进活动，四川省人民政府召开中医药产业发展推进发挥，累计组织22家医疗机构分别与中药企业、合作社签订协议，开展“定制药园”建设。开展川芎、川贝母、川麦冬等16个大品种培育，带动贫困地区种植中药材26万亩，实现产值12亿元，带动近2万农户增收致富。

二、统筹推进“两大工程”

实施贫困地区基层中医药服务能力提升工程。印发《基层常见病多发病中医药适宜技术推广基地建设指南》，88个贫困县设置了中医药适宜技术推广基地78个，举办基层常见病多发病中医药适宜技术推广师资培训班，开展基层常见病多发病中医药适宜技术大练兵行动，88个贫困县90%以上的乡镇卫生院和70%以上的村卫生室具备按照中医药技术操作规范开展中医药适宜技术能力。

推进优质资源下沉精准传帮带工程。38家三级中医医院派出210名医疗骨干对口支援81家贫困地区中医医院，支援单位接收进修人员152人次，组团帮扶2188次，诊疗贫困地区人口3万余人次，教学查房2万余人次，疑难病例讨论指导6619人次，开展手术示教5884台、专题讲座3995场次，培训基层医务人员（全科/村医）2273人次，远程医疗2855例次。受援单位通过帮扶，9家医疗机构通过升级达标创建，新开科室83个，开展新技术新业务新项目572项，中医药非药物诊疗人次82万余人次。

三、切实提升凉山州艾滋病防治能力

推进中医药防治艾滋病，中医药治疗艾滋病试点项目病例数由140例增加至720例，新增治疗点5个。

举办艾滋病中医药治疗培训班2次，开展中医药防治传染病临床研究，完成“艾滋病并发皮肤瘙痒湿热内蕴证中医治疗”临床观察35例、“西部地区中医药防治艾滋病网络平台建设”临床观察20例，积极推进基于邪气正安思想探索愈疡胶囊联合HAART促进HIV感染者免疫重建、延缓发病的前瞻性临床研究。

四、扎实开展驻村帮扶

成都中医药大学附属医院、四川省骨科医院等5家局直属医院分别帮扶凉山州普格县森科洛村、胜利村、大槽村等5个贫困村。在2018年脱贫摘帽考核中，5个村全部脱贫摘帽。（尹　莉）

◆ 陕西省

2018年，陕西省中医药管理局投入300多万元，为全省10个深度贫困县中医医院安排建设农村特色重点专科10个，在全省11个深度贫困县开展2018年深度贫困县卫生技术人员中医药知识与技能培训，共计培训基层中医药人员1100人。在商洛市等贫困县集中地市开展基层中医馆卫生技术人员中医药知识与技能培训。要求省内每个名中医（中药师）工作室结合所在单位对口帮扶情况，重点安排不少于6人的贫困县区中医药人员在工作室进行不少于3个月的进修学习。鼓励名老中医药专家面向基层、面向贫困地区带徒授业。第六批省级老中医药专家经验继承工作中，共有6位指导老师、12名继承人来自基层医疗机构，占比13%。在中医药继续教育项目申报中，设立向贫困县县级医疗机构倾斜政策，鼓励省级专家在基层医疗机构特别是贫困县中医医院开展学术活动。

陕西中医药大学发挥中药资源人才、技术、信息、产业优势，分别与铜川、宝鸡等5市签订战略合作协议，建立种苗繁育基地，免费发放种苗，成立科技帮扶专家团队，积极联系制药厂、医院、药材公司拓展销路，引导药企与种植户签订预售协议，形成“高校+企业+合作社+农户”的产业扶贫模式。宝鸡市以“西山柴胡”为品牌，免费向贫困户提供种子、有机肥，合同收购。铜川市推广“中药企业+基地+合作社+农户”模式开展中药材产业扶贫，兴盛德药业、大健康公司、西安本草堂、陕西上禾等种植企业采取先行提供种苗、肥料和技术指导，带动贫困户参与种植。上禾公司在该市4个区县11个乡镇16个贫困村265户贫困户中推广种植丹参3000多亩，为贫困户提供技术服务，签订收购合同，约定市场最低收购保护价，保障种植农户权益。汉中市利用科技之春、送科技下乡等活动，为贫困户发放技术资料，开展中药材产业发展宣传咨询等，提高了中药产业的影响力。榆林市明确提出将中药材产业作为精准脱贫的一项重要产业来打造，在国家卫生健康委的悉心指导下，子洲县充分挖掘中药材在产业扶贫和山区农业现代化方面的巨大潜力，着力规范种植、强化科研，子洲黄芪种植保存面积10.4万亩，在加快脱贫攻坚进程中发挥了极为重要的作用。安康、商洛市以规模化规范化中药材基地建设为抓手，结合精准脱贫工程，通过“公司+基地+合作社+农户”等多种合作方式，加强大宗优质中药材基地建设，从源头上保证优质中药材原料供应，中药产业已成为脱贫攻坚的强力助推器。安康市宁陕县积极与陕西省中医药协会对接，签订年收购天麻、猪苓各500吨、3年累计带动1000户贫困户脱贫的合作协议。西安市、延安市、咸阳市、渭南市、杨凌示范区等市区将贫困县的中药材产业发展纳入市级重点产业覆盖项目，采取“公司+合作社+农户”的模式，形成集约化种植生产，扶持当地贫困户通过药材种植劳动致富，带动贫困地区强村富民。（李　刚）

◆ 新疆维吾尔自治区

2018年，新疆维吾尔自治区积极落实《中药材产业扶贫行动计划》（2017～2020）和自治区党委决策部署，开展中药培种植精准扶贫项目，投入经费150万元，在和田地区皮山县开展中药材种植试点工作。组织内地中药材种植情况调研，确定西红花为引种药材，并与相关单位达成技术合作协议，启动西红花种植工作，西红花种球购置、厂房改造、设备调试工作进展顺利。2018年为当地村集体经济增收10.5万元，吸纳贫困人口在家乡就地就近就业，培养当地种植技术人员，为当地如期脱贫、西红花产业发展和后续推广奠定了良好的基础。（李　坚）

◆ 大连市

按照原国家卫生计生委、国务院扶贫办、国家中医药管理局等5部门《加强三级医院对口帮扶贫困县县级医院工作方案》（国卫医发〔2016〕7号）要求，大连市中医医院、大连市中西医结合医院持续开展对口帮扶贫困县县级医院工作，与受援单位（青海省湟源县中医院、青海省海东市平安区中医院）签订年度对口帮扶责任书，2018年用于对口帮扶相关工作经费共计5.42万元（不含派驻人员经费）。全年共派驻专业技术人员8人，支援科室数量8个，其中建成地市级以上中医重点专科1个，使受援医院新增中医医疗技术数量10项。派驻人员在受援单位服务门急诊2840人次，住院病人315人，培训当地医务人员420人次。帮扶小组不畏艰辛，克服高原反应，在保证医疗安全的前提下，积极开展帮扶工作，完成年度帮扶计划，并且达到了预期的效果和目标，得到当地医院领导、同仁和患者的认可。（范秀英）

◆ 青岛市

2018年，青岛市一是在扶贫项目中免收中药代煎费，对全市中医药健康扶贫工作做好督导检查，了解贫困人口对健康扶贫政策的知晓率、接受了哪些中医药健康服务和帮助、享受了哪些优惠政策。二是针对对口支援地区具体情况，各中医（中西医结合）医院构建起多层次、多领域扶贫协作新格局。为贵州安顺、甘肃陇南等受援单位提供中医药方面的技术支持，累计派出专家106人次，诊疗群众10833人次，支援建设10个专科，开展手术161例，为帮扶单位培训专业技术人员1025人次。三是各中医（中西医结合）医院积极发挥特色优势，开展形式多样的支援工作。青岛市中医院协助对口支援安顺市中医院强化医疗质量与安全管理，规范诊疗流程，指导合理用药。山东青岛中西医结合医院共派出三批帮扶医师，职能科室互访两次，开展两次较大规模义诊，帮扶贵州省安顺市平坝区中医院建成疼痛科，组建心血管病诊疗组。黄岛区中医医院协助贵州省安顺市普定县中医院提升管理和医疗水平，带去先进的骨伤微创等治疗技术，并协助建立普定县第一个风湿病专科门诊。

（范存亮）

十、中医药“一带一路”发展

【概述】 十八大以来，我国陆续颁布了《中华人民共和国中医药法》《中医药发展战略规划纲要（2016～2030年）》等一系列政策文件。特别是中央“一带一路”领导小组第四次会议审议通过了《中医药“一带一路”发展规划（2016～2020年）》，使推动中医药走向世界成为国家战略。

为落实规划，国家中医药管理局从2015年起实施中医药国际合作专项，在4年内共投入中央财政经费1.3亿元人民币。来自全国27个省市自治区的82家中医药机构和企业参与专项建设工作，在沿线35个国家开展49个中医药海外中心创建，在国内开展43个中医药国际合作基地创建，并推动在沿线国家注册了一批中医药产品，使中医药成为与沿线国家共商、共建、共享的卫生资源。

截至2018年底，中心和基地共与88个国家开展合作，累计服务外宾15万人次，培训外籍专业人员7100人次，培养学生超过1万人次，并为350余位当地重要人士提供了中医药医疗保健服务。通过“一带一路”建设，中医药海外发展也取得新进展。据不完全统计，通过中医药海外中心建设，推动捷克、匈牙利等国家对中医药立法，使中医药进入所在国主流医疗卫生体系。

（陆烨鑫、魏春宇）

【“‘一带一路’中医药针灸风采行”英国站】 “‘一带一路’中医药针灸风采行”英国站活动2018年11月18日在剑桥大学举行。该项活动包括世界中医药青年发展论坛、中医针灸非物质文化遗产文化展和世界中医针灸健康艺术节。来自多国的专家学者就英国中医教育情况、针灸学术传承、针灸治疗与保健等议题进行主题演讲。“‘一带一路’中医药针灸风采行”由世界针灸学会联合会学会联合会、中国中医科学院和中国五洲传播中心主办，剑桥大学中国学联、英国淑兰中医学院和世界针灸学会联合会健康传播工作委员会联合承办。（中新社）

【中医药被纳入《中非合作论坛－北京行动计划（2019～2021年）》】 2018中非合作论坛北京峰会通过《中非合作论坛－北京行动计划（2019～2021年）》，中医药内容首次被纳入到行动计划中，即：支持中医药和非洲传统医药合作，加强高层交流，鼓励中医药和非洲传统医药机构在非洲建立中医药和非洲传统医药中心，开展医疗、教育、科研和产业合作。（肇 红）

【中医药被纳入《第七次中国－中东欧国家领导人会晤索非亚纲要》】 2018年7月7日，中国国务院总理李克强出席在保加利亚首都索非亚举行的第七次中国－中东欧国家领导人会晤，与会各方共同发表《中国－中东欧国家合作索非亚纲要》。纲要指出：各方支持匈牙利、捷克、黑山等国现有的中医药中心，愿探讨在其他国家合作建立中医药中心。欢迎中国中医科学院及地方中医药大学与中东欧国家医科大学间开展直接合作。探讨在中东欧国家建立中草药种植基地。（金阿宁）

【中医药被纳入《中华人民共和国国家卫生健康委员会和阿尔巴尼亚共和国卫生部关于卫生领域合作2018～2020年度执行计划》】 2018年7月第七次中国－中东欧国家领导人会晤期间，中华人民共和国国家卫生健康委员会与阿尔巴尼亚卫生与社会保障部签署了《关于卫生领域合作2018～2020年度执行计划》。计划指出：双方应优先在卫生体制研究、慢性病防治、传染病防治、康复医学、中医药、山区健康体检等领域进行合作，同时，上述领域仅作指示性作用，双方不排除在相互感兴趣的其他领域开展合作。（金阿宁）

【对中东欧国家中医药合作协作组第一次会议】 2018年4月13日，由国家中医药管理局国际合作司主办、四川省中医药管理局承办的对中东欧国家中医药合作协作组第一次会议在四川成都召开。12家协作组成员单位参加会议，外交部欧洲司参赞崔志民应邀出席并作报告。会议对中东欧国家整体形势、中医药合作情况及中东欧地区中医药中心建设经验进行分享交流，并通过《国家中医药管理局对中东欧国家中医药合作协作组章程》。（金阿宁）

【澜沧江－湄公河合作第二次领导人会议】 2017年1月10日，国务院总理李克强当地时间1月10日在柬埔寨金边出席澜沧江－湄公河合作第二次领导人会议并发表讲话。李克强指出要推动医疗卫生合作。健康是人民幸福的基础、国家富强的保障。澜湄地区疟疾、登革热、肺结核、艾滋病等传染病防控任务依然艰巨。疾病无国界。中方愿与有关国家建立传染病联防联控机制，深入实施跨境传染病联防联控项目，建设澜湄疟疾消除网络，有效维护本地区卫生安全。中方将开展光明行、爱心行、微笑行活动，为湄公河有关国家患者提供白内障、心脏病、口腔手术义诊，开展中小学生免费近视筛查和配镜。中方愿在力所能及的范围内，协助有关国家完善医疗卫生服务体系，包括建设一批医院、公共卫生机构，开展医疗服务共同体项目、妇幼健康工程、医学联合研究，加强中医药推广等合作。中方将实施澜湄国家专项减贫惠民计划，未来3年在湄公河国家开展100个医疗卫生等领域援助项目，欢迎湄公河国家民众到中国查体就医，愿为此提供便利条件。（徐　晶）

十一、国家中医药综合改革试验区（市、县）建设

【概述】 2018年，国家中医综合改革试验区建设工作有亮点、有特色、有成效。一是健全试验区工作机制。制定实施《国家中医药综合改革试验区建设管理办法》，进一步明确试验区建设制度机制。组织有关机构对上海浦东、江苏泰州、山东青岛、山东威海、河南许昌、四川新都5个试验区开展第三方评估，凝练了一批可推广、可复制的改革经验，积极发挥国家中医药综合改革试验区“试验田”作用。稳步推进布局扩点，组织一批单位申报国家中医药综合改革试验区，对湖北武汉武昌、广东云浮、广东惠州等新申报试验区进行调研指导。

二是深化建设有新举措。河南南阳单独设置中医药发展局，在中医药管理体制上实现了突破，北京东城、河北石家庄、江苏泰州、山东威海召开试验区工作座谈会、建设领导小组会议、协调会议、联席会议，河北石家庄政府工作报告部署试验区建设任务，山东青岛、河南南阳将试验区有关工作内容纳入考核指标，北京丰台成立试验区建设专家指导委员会，河南南阳市委、市人民政府提出实施中医药强市战略，市人民政府召开常务会议专题研究中医药工作，这些为推进试验区建设提供了重要支撑。

三是锐意改革有新探索。北京东城总结改革经验，中医药文化进校园机制已向北京市各托幼园所及中小学推广。北京丰台构建中医药健康养老“圈、链、体”，探索中医药健康养老机制和模式。河北石家庄深入推进“一堂一馆”建设，推动国医堂升级提标。上海浦东进一步促进中医药科技创新与成果转化，强化中医药创新促进中心功能，实施一批科技创新专项。江苏泰州进一步健全中医药健康服务协会组织和功能，引导和规范中医药健康服务业健康发展。福建三明完善康复体系建设，为发挥中医药在康复中的核心作用做出探索。江西围绕中医药种植、中药绿色制造、健康服务绿色发展，探索中医药产业绿色发展新模式。山东青岛进一步健全政府引领统筹机制、部门间的协作机制和多部门联动机制，促进了中医药健康服务发展。山东威海深化中医优势病种支付方式改革，推出50个中医优势病种，并在基层开展医保定额结算试点。河南许昌统筹推进中药材加工贸易基地、养老基地、产学研一体化基地建设，推动中医药产业集群化发展。河南南阳大胆改革，实现健康旅游、养生保健机构连锁化、艾草产业发展、事业产业融合发展上的“四突破”。广东深圳围绕中医药服务体系建设、服务能力提升、人才培育等，推出一系列创新举措。重庆垫江深化“县管乡用”轮换派驻机制，基层中医药服务能力得到进一步提升。四川成都新都在推进中医治未病项目纳入基本医保的同时，积极推动中医治未病健康保险创新。甘肃制订中医中药产业发展专项行动计划，成立中医中药产业发展壮大领导小组，筹备中医药产业发展子基金。

（李希贤、陈　锐）

【北京市东城区国家中医药综合改革试验区2018年工作进展】 2018年，北京市东城区紧紧围绕传承创新中医药文化，发展中医药健康服务，提升基层中医药服务能力，召开国家中医药发展综合改革试验区工作座谈会，邀请北京市东城区各相关委办局、驻东城区知名中医药科研单位、中医药知名企业、中医医疗机构代表座谈会。围绕北京市东城区国家中医药发展综合改革试验区建设中的中医药产业发展、中医药传承创新、中医药健康服务、中医药文化交流等问题，进一步明确方向，从旅游、文化传播、养生、健康服务等多方面入手，搭建中医药转化平台，将“中医药+”产业落实到具体项目，探索研发具有东城试验区特色的精品旅游线路，利用好辖区丰富的中医药资源，整合发展，彰显中医药产业发展的软实力。

积极培育新的中医药健康旅游产品，组织北京广誉远展览有限公司、北京同仁堂王府井中医医院、北京正安康健医药科技发展有限公司3家单位积极申报北京市中医药文化旅游示范基地。

举办第十届地坛中医药健康文化节，文化节以“弘扬传统文化、促进健康服务——中医药与生活方式”为主题，以健康生活服务为核心，以健康北京人为服务对象和目标，旨在推广全民健身，发展中医药健康服务，践行中医药健康文化理念，推进健康东城、健康北京、健康中国建设。为期3天的文化节活动，开设四季健康生活小屋、特色主题日、中医药科普精品图书展示、中医药文化长廊等活动，受到群众的热烈好评。（高　彬）

【北京市丰台区国家中医药综合改革试验区2018年工作进展】 2018年4月16日，北京市丰台区人民政府办公室正式印发《丰台区国家中医药综合改革试验区建设总体工作方案》，制定《试验区建设重点任务及职责分工清单》，明确各有关单位建设任务及工作职责。丰台区卫生计生委印发《关于落实国家中医药综合改革试验区工作任务的通知》（丰卫计发〔2018〕174号），进一步明确卫生计生系统各部门及单位职责分工。

一、中医药资源转化初见成效

制订《丰台区中医药资源转化服务中心工作方案》，成立丰台区中医药“五种资源”转化服务分中心。

以进社区为抓手促进中医药健康资源转化。一是夯实社区中医基础，基层中医药服务能力进一步提升。落实《丰台区基层中医药服务能力提升工程“十三五”行动计划》；获批国家级基层老中医工作室1家；落实名中医身边工程，市、区共计21个名中医专家团队与21家社区卫生服务中心对接签约，定期出诊，截至2008年11月底，专家团队下基层出诊354次，服务患者3453人，开方量4451个；12家社区卫生服务中心参加中医馆建设，实现社区中心中医馆全覆盖；2名骨干入选北京中医药高层次人才扎根基层五联动示范工程；打造中医药服务示范基地4个；获批中医类别全科医生规范化培训基层实践基地4个；制定《2018年度丰台区中医健康社区建设工作要点》，启动第二批8家试点社区的申报工作。二是制定家庭医生上门服务规范，将中医健康管理和提供中医适宜技术作为医养结合居家养老工作的重要服务内容。三是实行养老机构内设医务室备案制，完成2家医务室备案工作。支持4家养老机构内设医务室申报医保定点，其中1家通过区级初审。

以进校园为抓手促进中医药文化资源转化。一是弘扬丰台区中医药文化，构建丰台区中医药文化地图。二是丰台区卫生计生委组织区教委、东方医院共同召开联席会议，举办中医药文化进校园工作启动仪式，辖区内共有12家学校通过课外实践活动、专家讲座授课等形式，开展中医药文化进校园工作。

以进公园为抓手推进中医药生态资源转化。一是完成北宫国家森林公园健康步道、药王谷、五禽戏广场、中医药科普馆等中医药主题文化景观和设施建设。二是加强对北宫国家森林公园及中医药健康养生旅游产品的宣传推广，举办北宫金秋中医药健康养生文化节，进一步丰富了“要养生、到北宫”中医药文化旅游品牌内涵。三是在王佐镇世界种子大会品种展示基地试种了观赏性药食同源的作物10余种，探索中医药药食同源作物种植经验。

以进总部为抓手促进中医药经济资源转化。中关村丰台园管委会对科技园区内的中医药及养老产业进行初步摸底调研；积极促进扁鹊在线互联网有限公司、上海联影医疗科技有限公司落户丰台。

二、中医药发展体系日趋完善

中医药医疗服务体系更加完备。一是积极探索中医特色灸疗和砭石疗法的规范化、标准化建设，由丰台中西医结合医院制定相关操作标准、规范及推广方案。二是提升南苑医院中医药服务能力，已初步制订《南苑医院成立中医医疗联合体工作方案》。三是推动在南中轴路沿线石榴庄地区规划新建大型中医医养结合机构，蒲黄榆社区卫生服务中心石榴庄分中心与泰颐春养老院签署服务协议，通过家庭医生签约协议形式提供中医体质辨识、中医治未病特色服务。

中医药健康养老服务体系更加健全。一是落实“卡、包、岗”相关工作部署，丰台区卫生计生委与区民政部门、老龄办召开协调会，就养老助残卡开通中医药服务事宜进行初步接洽。二是构建中医药健康养老“圈、链、体”，组建丰台中西医结合医院－长辛店镇社区卫生服务中心－丰台区康助护养院、蒲黄榆社区卫生服务中心－泰颐春养老院、西罗园社区卫生服务中心－意馨夕阳乐园养老院3个中医健康养老联合体，进一步细化联合体服务协议和服务流程，打造中医药健康养老服务圈，探索构建包含医疗、护理、健康咨询、日常生活照料的全链条服务。三是结合居家老年人家庭卫生服务及“党建－连心通”项目探索中医药健康养老服务新模式，将中草药治疗、中医适宜技术纳入服务项目。四是全区中医健康养老服务队伍进一步壮大。2018年培训完成中医药健康养老适宜技术骨干人才90名、中医健康养老护理员师资48名、中医健康养老护理员152名、中医健康养老家庭保健员2000名，为打造丰台区中医健康养老服务品牌奠定了坚实的人才基础。

中医药服务市场供给体系更加完善。积极创建北京市中医药文化旅游示范基地，获批4个基地，2018年新组织3家单位申报2018年度北京市中医药文化旅游示范基地。

（高　彬）

【河北省石家庄市国家中医药综合改革试验区2018年工作进展】　全面贯彻落实中医药法。建立石家庄市中医药局际联席会议制度，定期研究解决中医药事业发展中的重大问题。全面推进《石家庄市深化中医药事业改革发展的若干政策》落实，市、县中医院住院起付标准比同级综合医院降低100元，报销比例在原报销基础上提高3%。

中医服务能力明显提升。石家庄市被命名为地市级全国基层中医药工作先进单位，新乐市、藁城市、井陉县被河北省人民政府确定为河北省中医药强县。扎实推进基层中医药服务能力提升“十三五”行动计划，完成21个国医堂的升级提标。13个县级综合医院建设中药房，9所县级妇幼保健机构设置中医科。截至2018年底，全市100%的社区卫生服务中心、96%的乡镇卫生院、92的社区卫生服务站和80%的村卫生室能够提供中医药服务。

中医药人才队伍不断加强。建设2个全国基层名老中医药传承工作室，组织郭纪生名老中医学术思想传承大会。全面落实中医医术确有专长人员考核规定，完成2000余名民间中医的报名审核工作。开展优秀中青年中医药技术骨干京津进修项目，从市级医院选拔25名优秀中青年技术骨干赴北京、天津知名中医院分专业进修学习。遴选100名乡镇卫生院和社区卫生服务机构中医药技术骨干到市中医院进行为期3个月的脱产进修培训。

中医药健康管理进一步规范。在石家庄市内所有社区卫生服务中心大力推行“134”家庭医生中医药签约服务模式，鼓励二级及以上中医院专家深入基层，鼓励基层为签约群众提供个性化的中医药健康服务。截至2018年底，全市65岁以上老年人和0～36个月儿童中医药健康管理率分别达到65.2%和63.7%。市内区能够提供中医药健康医生服务的团队达到201支，占市内区家庭医生团队总数的34.2%，覆盖人口达到111.5万。签约人数28.8万，其中，签订个性化中医药服务人数达到5.9万人次。

中医医疗机构管理得到加强。石家庄市中医院新院区于2018年7月投入使用，新增床位700张，辐射带动作用进一步增强。全面落实中医诊所备案管理规定，2018年全市共备案中医诊所80余家。与北京惠民基金会协作，对全市600余名中医诊所人员进行相关政策和业务培训。按照河北省中医药管理局要求，组织专家对6所中医医院进行等级评审。开展全市中医医疗机构中药饮片专项检查。全力做好健康扶贫工作，认真落实“春雨工程”，抽查中医医院贫困人口住院病历100余份，组织合理性评价，并进行点评通报。中医药文化氛围日益浓厚。以岭健康城和市中医院分别被确定为国家和省第一批健康旅游示范基地创建单位。组建中医药养生保健讲师团，开展中医药文化“进社区·进乡村·进家庭”活动410余次；扎实推进中医药文化进校园活动，促进中小学生养成良好的行为习惯。在石家庄电视台开办《国医大讲堂》栏目，传播中医药健康养生知识，累计受益群众达120余万人次。

（王艳波）

【上海市浦东新区国家中医药综合改革试验区2018年工作进展】 2018年，浦东新区卫生计生委推进实施新一轮基层中医药服务能力提升工程建设工作，与新区发展改革委、财政局、人保局、市场监管局五部门联合印发《浦东新区基层中医药服务能力提升工程“十三五”行动计划实施方案》，并编制考核细则。强化中医医疗质量控制管理，深化分中心工作模式，强化质控管评分离、成效考核机制。完善中医综合评价平台功能，深化全区医疗机构中医药服务综合评价制度。推进医疗机构中医药特色品牌建设，完成第一批20个中医药特色技术和优势品牌项目，启动第二批20项项目建设。持续推广中医适宜技术，完成8项中医适宜技术培训推广应用，完成培训564人，合格540人。完成47家社区卫生服务中心中医药服务监测工作；9家社区卫生服务中心入选上海市中医药特色示范社区卫生服务中心。开展各级各类医疗机构中医诊疗设备配置标准化研究，通过上海市卫生健康委2017年度地方卫生标准预研制项目的验收。继续推进13个区级、2个国家级中医预防保健服务项目，共计服务77.2万人次；优化中医公共卫生服务项目信息化软件应用；完成2批共12家社区卫生服务中心中医预防保健服务工作示范单位建设；编撰出版《治未病学》；探索中医治未病体系建设。加强社会中医养生保健机构规范化管理，探索新区中医药协会养生保健分会的机构和机制改革，充实会员单位（截至2018年底，为65家），完善定期考核监督、指导培训、培育发展机制。加强中医药学科人才建设，启动中医高峰学科3个、中医高原学科3个、中医特色学科6个、中医重点专病的建设工作；立项培养中医类别学科带头人5人；入选市级人才项目7项；推进6家上海中医药大学社区卫生服务中心建设；推进在建3家中医流派浦东基地建设，新启动4家流派浦东基地建设项目；组织完成中医药继续教育项目10个。进一步促进中医药科技创新与成果转化，加强浦东新区中医药创新促进中心功能建设，持续开展知识产权外包工作及转化中介服务，完善中医药技术资源平台，编写知识产权权益分配制度，举办1期中医药科技创新培训班，“浦东新区中医药科技孵化专项”11个，启动“浦东新区中医药科技创新专项”，立项资助8个项目；入选上海市中医药科研基金课题6项。举行27场文化系列宣传主题活动、中医药技能竞赛及“中医六进”活动；组建中医科普巡讲团（青年团、专家团），开展培训并组织巡讲；完成《本草丹青》等书籍的编撰及出版。加强国际交流与合作，制作中医药国际交流宣传片，新启动8家上海中医药大学国际教育临床基地建设。

（王　翀）

【江苏省泰州市国家中医药综合改革试验区2018年工作进展】

一、构建保障机制

强化组织领导。泰州市建设工作领导小组与市卫生计生委多次组织召开试验区协调会议，市人民政府出台《泰州市卫生健康3年行动计划》，将试验区建设列为重点内容。

建立考核机制。将试验区建设列为全市深化改革重点项目，每月、每季进行考核，年底总结评估。列入泰州市卫生计生委“一把手”工程，层层分解目标，落实责任，推动了各项工作的扎实开展。

创新协调机制。泰州市卫生计生委作为领导小组的工作机构与牵头部门，积极协调各部门、各市区，推动建立各部门联席会议制度。联合制订出台《中医药健康旅游发展规划》《医养结合实施意见》《中医药健康服务发展规划》等文件。联合组织开展泰州市柬埔寨吴哥国际医院中医药合作、泰州市第四届养生旅游季、大院大所合作等重大项目与活动。

健全协会组织。建立泰州市中医药健康服务协会医疗（社会办中医）、养生保健、养老康复、文化旅游、中药及中医药健康产品等专业技术委员会。建立项目投资咨询部、专家技术指导部、人才培训部、标准化部。新发展会员单位6家。

二、主要工作成效

形成的经验与模式。一是探索“药、医、养、食、游”融合发展新模式。实施中医与养生养老融合。鼓励引导各级医疗机构与养生、养老机构多形式合作，在养老机构建设中医馆。实施中医与中药融合。中医医疗机构建立药物临床实验基地与中药种植基地，及时充分应用中国医药城及中药生产名企最新研究成果，联合开发中药新药与养生保健产品。实施中医与旅游融合。

发展中医药文化旅游，拓展中医特色医疗旅游，开展中药名企工业旅游。开通中医药特色旅游线路，新推出中医药健康旅游基地与项目13家。实施中医与美食融合，推动传统中医药养生文化与现代美食文化的有机结合。二是探索行业标准化建设新路径。泰州市卫生计生委会同质监部门，在泰州市中医药健康服务协会成立行业标准化建设部，建立专家组，选择具备优势资源与良好工作基础的中医药健康旅游、中医医疗、中药生产工艺、养生保健进行重点突破。按照行业标准严于政府供给标准要求，总结骨干单位管理、服务、技术新成果，吸收先进经验，按照行业标准要求研究制定十多种覆盖中医药健康服务全行业的标准与规范。积极组织企事业单位开展达标建设及技术操作、生产工艺规程培训推广活动。开展行业标准化建设技术指导、咨询与评估。鼓励引导核心会员单位参与国际、国家标准制定，推动行业标准、地方标准升级为国家标准。

中医药健康服务业跨越式发展。136家乡镇卫生院与社区卫生服务中心全部建成基层国医馆。新增建成二级中医院2家。2018年海陵区、泰兴、姜堰、靖江通过全国基层中医药工作先进单位的再复核验收。新增中医备案诊所33家。扬子江、济川、苏中药业生产的蓝芩、蒲地蓝、黄葵等中成药成为市场主打产品，增幅在20%以上。　（朱　蕾）

【福建省三明市国家中医药综合改革试验区2018年工作进展】

一、加大中医药事业的投入

一是市本级投入持续加大，三明市级拨出300万元试验区专项引导资金，新建三明市中西医结合医院中医健康管理（治未病）中心、中医药炮制中心、康复中心等。二是县级中医院基本建设得到加强，共争取2969万元，用于各中医院及各类中医专项建设经费。提升了县级中医医院综合服务能力；投入100万元，用于大田、宁化、泰宁、沙县等中医院、沙县医院的农村医疗机构中医特色专科建设项目。三是基层中医馆覆盖面进一步扩大，争取4661万元的专项补助（含当地财政预算），用于基层医疗机构中医服务专项建设，其中投入500万元新建30个基层中医馆，已累计建设109个基层中医馆，占所有基层医疗机构的75.69%。

二、加大中医药倾斜扶持

一是落实好政策。2018年6～8月，三明市人大组织对中医药事业发展情况进行调研，督促有关县（市）落实中医药类在编专业人员的基本工资由当地财政统筹核拨的人才保障政策，宁化、沙县、明溪、大田、泰宁等县市相应落实了有关扶持政策；二是出台新政策。2018年1月1日开始，降低了中医药的门诊起付线，由于1200元下降至1000元，超过起付线的推拿、针灸等中医非药物治疗费用均可报销。

三、加大中医药特色考核力度

院长年薪制考核中，在总分100分的基础上专门增设中医中药考核指标20分，重点对中医队伍、中医诊疗技术项目和中医综合治疗、中药饮片使用量、西医临床科室邀请中医会诊、开展专科诊疗技术及特色疗法、开展治未病服务技术应用等进行考核，确保中医不弱化。

四、加大中医药传承培养力度

一是抓好基层名老中医传承，全市已建有全国基层名老中医传承工作室1个，新建10个基层名老中医传承工作室。新出版《三明草药》（第三册）和《三明老药工炮制经验集》。二是加强重点专科建设。三明市中西医结合医院儿科、尤溪县中医医院外科确定为第六批省级中医重点专科。三明市中西医结合医院耳鼻喉科确定为省“创双高”临床重点专科建设。三是县乡中医药一体化管理成效初显，通过由县级医疗机构组建流动中医队伍，基层医疗机构中药饮片业务量从957万元提高到2129万元。

五、加大中医药文化宣传

依托市中西医结合医院成立三明市中医药文化宣传教育基地，开展中医药法系列宣传活动，并于2018年7月1日，在全市辖区内同期开展中医中药中国行暨中医药法颁布实施一周年中医药健康文化推进行动。联合三明电视台和三明日报社开辟《三明中医养生专栏》，从4月1日起，每周1期，每月1个专题，共播放10专题。　（张锦丰）

【江西省国家中医药综合改革试验区2018年工作进展】　贯彻落实中医药法，进一步优化中医药发展环境。一是管理体系更加完善，组织保障更加有力。江西省委省人民政府高度重视中医药发展，此次机构改革，新组建江西省中医药管理局，作为部门管理的副厅级行政机构，设4个处室，人员编制增加到23人。二是地方立法稳步推进，配套政策落实落细。江西省人大将《江西省中医药条例》修订工作列入2019年度立法计划，开展中医医术确有专长人员医师资格考核试点。三是放宽中医医疗机构准入，激发服务供给活力。按照中医药法要求，依法依规开展中医诊所备案管理工作，完成86家中医诊所备案，支持南昌市开展社会办中医试点工作，社会办中医医疗机构数305个。四是推进机制更加完善。江西省委将中医药工作列入专项督查，从督查情况看，在2017年江西省人民政府成立推进中医药发展领导小组后，实施中医药强省战略的重点市、县（市、区）均成立中医药发展工作领导小组，建立定期调度、考核、通报制度，提升统筹发展能力。上饶市组建成立正县级上饶国际医疗旅游先行区管委会（上饶市国家中医药旅游示范区委员会）。江西省人民政府印发《国家中医药综合改革试验区（江西）建设行动计划（2018～2020年）》后，省直各有关部门和市县两级结合实际，及时跟进制定配套措施，推动政策支持体系不断完善，支持力度不断加大，支持效果不断显现。

探索中医药种植新模式，中药材种植水平快速提升。江西省农业厅和林业厅大力实施中药材产业工程和森林药材产业工程，按照扩规模、提品质、树品牌、增效益的思路，提出按照道地药材种植区、特色中药材种植区、药食两用药材种植区三大板块规划发展中药材种植。加大奖补支持力度，2017 年以来，省农业厅和省林业厅共计安排 7200 万元奖补资金，鼓励地方规模种植重点中药材品种。地方对中药材种植基地建设的支持力度更大。樟树市安排5000 万元财政资金，扶持中药材种苗基地、种植基地建设和品牌创建，德兴市对新增规模中药材种植奖补最高达1500 元/亩，这些支持措施不断调动各地中药材种植积极性。从规模上看，2018 年，江西全省中药材种植面积在 2017 年 121 万亩基础上增加 39 万亩。从品质上看，新增 5 个国家地理标志保护产品，分别为樟树吴茱萸、黄栀子和清江枳壳、余干芡实、德兴覆盆子。全省相关产品达 12 个，其中车前子和枳壳产量分别占全国的 70% 和 25% 左右。九江、宜春、吉安、抚州等地建立种子种苗标准化、规范化繁育基地 14 个，从发展活力上看，全省有省级以上中药材加工及种植龙头企业 28 个，种植专业合作社 266 个，千亩以上种植基地 57 个。

探索中药绿色制造新模式，进一步蓄积中医药创新动能。一是重大产业项目稳步推进。中国（南昌）中医药科创城已投入 300 多亿用于 163 个中医药产业项目建设。科创城核心区标准厂房工程、会展交易中心和配套设施建设主体工程推进顺利。江中集团科研中心和中药固体制剂制造技术国家工程研究中心等创新平台搬迁入驻；江西省中医药研究院、省食药监局下属，“两院一中心”，赣江新区与中国中医科学院共建的“道地药材标准认证检测中心”等省内外科研创新平台有序集聚科创城，启动中药国家大科学装置申报建设工作，力促中医药创新资源集聚集成。华润、四川新绿药、国药集团等大型中医药企业进驻科创城合作事宜稳步落实。二是全省中药产业（工业）发展规模继续走在全国前列。2018 年，江西省中药子行业实现主营业务收入 413.98 亿元、同比增长 0.69%，利润 33.95 亿元、同比增长 5.75%。其中中成药主营业务收入 322.32 亿元、同比下降 0.51%，利润 27.58 亿元、同比增长 7.09%；中药饮片主营业务收入 91.66 亿元、同比增长 5.15%，利润 6.37 亿元、同比增长 0.36%。济民可信、仁和集团、江中集团、青峰药业等骨干企业加快战略性重组整合，带动形成区域性中医药产业集群。三是推出一批具有较强市场竞争能力的特色品牌，不断拓展中医药产业新增长点。2017 年，猴姑米稀单品种实现销售收入达 5.78 亿元，余干芡实全国市场占有率近 70%；金水宝、黄氏响声丸、健心胶囊、灵芝浸膏片、优卡丹等一批核心大品种，单品年销售收入过亿；江中食疗、宋氏葛业、余干芡实等一批食疗产品的市场竞争力不断增强；16 个国家中药材标准化项目稳步推进，热敏灸技术操作规范成为世界中医药学会联合会国际组织标准。

探索中医药健康服务绿色发展新模式，进一步激发中医药发展活力。一是稳步推进公立中医院改革。江西省是全国 8 个实际补偿率 100% 到位的省份之一，也是全国最早下放医疗服务价格调整权的省份之一，调整中医类服务项目价格 116 项，平均上调 30%，并将中药饮片、中药配方颗粒、中药制剂纳入基本医保甲类目录。允许公立中医院提供特需医疗服务，国医大师、全国名中医、省级名中医等知名专家诊察费、中医特殊疗法等 131 项特需医疗服务项目，向社会公布和全省统一执行，由医院自主定价，推动形成“政府间接引导，市场形成价格”的新机制。二是探索热敏灸技术推广新模式。启动实施热敏灸技术推广“老有所艾”惠民工程，在新余市、宜春市、抚州市开展试点，打造极具特色的“热敏灸小镇”，积极发挥热敏灸等中医药特色技术在治未病的主导作用，首个热敏灸小镇开展普及热敏灸技术 4 个月后，当地医疗费用支出同比下降 5%。三是进一步健全中医医疗服务体系，提升服务能力。宜春市中医院、抚州市中医院完成上划设区市管理，结束了两市没有市级中医院的历史。赣县区、铜鼓县等 4 个没有独立设置中医院的县（市、区）积极推进县级中医院建设。基层中医药服务能力稳步提升，宜春市和南昌市青云谱区等 6 个县（市、区）创建为全国基层中医药工作先进单位。完成第四批江西省名中医和首届江西省基层名中医评选工作。开展省级中医药宣传文化基地评选。积极推进国家中医临床研究基地、院士工作站、国家区域中医（专科）诊疗中心建设。

（杜益波）

【山东省青岛市国家中医药综合改革试验区 2018 年工作进展】 完善中医药发展政策和工作机制。山东省青岛市将“健全中医药健康服务体系”纳入青岛市委全面深化改革考核指标，将“中医药资源配置情况”列入公立医院综合绩效考核指标，将“中医药健康文化素养”纳入区市党委政府人口与计划生育目标责任制考核。在所辖 10 个区市建立中医药管理局，完善中医药管理体系。建立青岛市中医药改革发展专家咨询委员会，提高决策民主化、科学化水平。引进中医药优质资源。实施中医药综合改革“十百千万”工程，建成山东中医药大学青岛研究院，1 个泰山学者领衔的 10 人团队入驻；柔性引进建立包括 10 个国医大师在内的 88 个知名中医药专家工作室。实施“中医药 + 旅游/养老/养生/文化”战略。遴选 11 个中医药特色小镇（街区），建立 5 个中医药旅游基地、4 条中医旅游线（点）；打造具有 3 种服务模式、6 家中医医养结合中医医院；在国内率先发布 10 项家庭中医药适宜技术，开发“e 家中医”手机 APP，开展中医药健康文化素养全域调查，岛城居民中医药健康文化素养达 20.90%，远远高于全国的 12.85%；遴选出中医药文化宣传教育基地 12 家、中医药文化主题公园 3 个，成立省内首家院校合作国际学生中医药文化体验基地，开展中医处方手迹征集活动，遴选出100余幅作品。完善固化中医药综合改革经验。完善中医药医保支付方式改革，遴选16个门诊中医优势病种纳入医保统筹支付范围并实行打包结算。试行中医药“标准化”，实行中医医疗质量信誉等级评定制度，探索中医医疗质量量化分级动态管理。探索中医药军民融合发展模式，在军队驻青医疗机构中打造1个国家中医药重点专科、2个全国治未病中心、1个高端养老中心、1个中西医结合康复中心、1处中华养生文化园。

（范存亮）

【山东省威海市国家中医药综合改革试验区2018年工作进展】 山东省威海市一是营造中医药改革发展良好环境。充分利用好中医药工作联席会议，加强政策衔接，形成工作合力。威海市财政安排2018年中医药事业发展专项资金711.4万元；联合市物价等部门，新增11个中医优势病种，2018年，威海市试点的50个中医优势病种共治疗患者5779例，入径率52.9%，节省患者自付金额2935万元，节省医保资金4055万元；联合人社部门遴选面瘫等病种，在基层医疗机构开展医保定额结算试点；联合市商务局印发《威海市中医药服务贸易平台建设实施方案》；会同原市旅发委制订《威海市中医药健康旅游示范区建设工作方案》，组织评选8家市级中医药健康旅游示范基地；会同市教育局联合打造了北竹岛小学国医教室，初步完成1~5年级中医药校本课程的编写工作。二是着力提升中医药基层服务能力水平。召开威海市中医药质控中心工作会议，成立6个第二批市级中医药质控中心。文登整骨医院被评为国家级区域中医（专科）诊疗中心。3所中医院通过三级甲等中医医院复审、3个区市通过全国基层中医药工作先进单位复审。在文登区试点开展医共体中药饮片集中配送工作。2018年共遴选市级名中医药专家学术经验传承工作指导老师及继承人各20名，培训基层中医药专业技术人员1187名。在全省中医药法和中医药健康文化知识竞赛中威海市荣获第一名。三是推动中医药多业态融合发展。举办京威中医药战略合作启动仪式，签署战略合作框架协议，聘请9个专家团队，举行拜师仪式；举办威海国医院揭牌暨中医药与健康产业发展高层研讨会；聘请中国留日同学总会会长、日本顺天堂大学消化内科准教授汪先恩先生作为威海市中医院名誉院长，大韩中医药学会会长崔振国受聘威海泰和中医院名誉顾问，架起了威海与日韩传统医药沟通的桥梁。通过省级中医药健康旅游示范区建设，2018年，中医药健康旅游示范基地共接待海内外游客26.5万人次，环比增长13.8%，中医药旅游收入1136.5万元。

（毕晓丹）

【河南省许昌市国家中医药综合改革试验区2018年工作进展】 2018年，许昌市扎实推进国家中医药综合改革试验区建设，禹州市中医药文化及中医药生产加工贸易基地、鄢陵县中医药健康养生养老基地、市城乡一体化示范区中医药产业园产学研基地进展顺利，效果显著。发展中药材种植，中药材规模化种植面积稳定在65余万亩，建设“10777”高效种植示范区和高标准中药材种子种苗繁育基地；6种药材通过国家地理标志认证，数量位居河南省各县（市、区）第一。建设中药材交易市场，门店2000余间、药商近600家、经营中药材2000种，2018年交易额约35亿元；建立大型现代化物流仓库14个、中药材交易大厅1个、电子商务平台1个，参与平台电子贸易的药商数量达到2800户，2018年贸易规模达到980万元；与海王集团签订合作协议，募集30亿元产业发展基金建设海王中医药健康文化产业园。推进中药材研发加工，培育本土中药饮片企业12家，2018产值达9亿元；研发中药品种2个、化妆品品种3个、保健品品种11个，2018年销售规模分别达到2800万元、3300万元和2050万元；成立华夏药都青蒿素中药产业工程研究院，一期青蒿素项目已正式生产，2018年产量60吨；建设中药饮片专业园区药慧园，引进汉广、九州通和百年聚3家大型企业。发展中医药养生养老服务产业，蜡梅花茶套盒养生饮品，2018年产值3.1亿元，金雨玫瑰庄园香草种植区，2018年生产精油1000余斤，纯露80多万斤，研发产品150余种，产值6300万；与北京中医医院（中医院研究所）合作研发姚花春养生保健酒，与中国中医科学院中医药研究所合作承担杜仲非药用部位综合利用国家重点研发项目；以花都温泉等多个温泉度假区为重点，开展中医药温泉养生服务；以花都颐庭、建业生态新城等项目建设为重点，发展健康养老产业，提供健康疗养、慢性病疗养、老年病疗养和职业病疗养等特色服务。与河南中医药大学第三附属医院合作，设置鄢陵花都温泉小镇执业点；与河南中医药大学合作，设立鄢陵直属教学站和实训基地；与北京中医医院合作，全面提升县中医院技术服务水平和管理能力。弘扬中医药文化，举办药交会年系列活动，承办世界中医药学会联合会一技之长专业委员会成立大会、全国中药炮制技艺建设成果交流会等活动，孙思邈医药研究院国医馆建成开馆，并形成常态化的工作机制；华夏药都健康小镇与中青旅达成合作意向，成立河南中青康城实业有限公司。鄢陵县、禹州市、华夏药都健康小镇申报为河南省中医药健康旅游示范区和旅游示范基地。

（宋军伟）

【河南省南阳市国家中医药综合改革试验区2018年工作进展】 河南省南阳市一是在中医药管理体制上实现突破。截至2018年12月，南阳市12个县区均已成立中医（药）管理机构，其中编制独立的有8家，均实现中医业务独立。在2018年底新一轮机构改革中，南阳市在全国率先成立中医药发展局，为市政府36个工作部门之一。二是在弘扬仲景文化、加强经方人才培养和中医药健康旅游上实现了突破。自2002年以来，南阳举办13届张仲景医药文化节和6届仲景论坛，进一步提升了南阳中医药影响力。创办仲景书院，旨在培养国家级的顶尖仲景经方人才。“十三五”期间计划培养300名“仲景传人”，首期100名学员于2018年10月结业，第二期已开班。南阳市举办3期西学中培训班，有600多名西医临床骨干参加。发展中医药健康旅游。2018年9月，河南省命名了21家中医药健康旅游示范区（基地），南阳市占6家，其中西峡县和南召县被命名为河南省中医药健康旅游示范区，宛西医圣山、丹江大观苑、医圣祠、伏牛山天池被命名为河南省中医药健康旅游示范基地。三是在养生保健机构连锁化发展上实现突破。借助南阳浓厚的中医药文化氛围，打造遍布城乡的中医养生保健机构，重点发展连锁中医馆。发展比较好的有张仲景大药房国医馆连锁、振丹艾灸馆连锁、仲景堂连锁、蒲艾堂连锁等。如张仲景大药房全国连锁1300多家，国医馆240多家。四是在艾草产业发展上实现突破。截至2018年底，南阳市有艾草注册企业1529家，其中从事流通服务的577家，年销售60亿元。种植艾草24万余亩，电商达3000余家，遍布全国各地。全国市场占有量70%，成为全国最大的艾制品加工基地和艾叶集散地，带动10万多农民从种植、采收、加工、销售中收益。五是在事业产业融合发展上实现突破。市委市人民政府实施中医药强市战略，把建设张仲景健康城列为全市九大专项工作进行推进，投资217亿元，着力打造“中医圣地、养生之城”，62个支撑项目中，已开工58个，完成投资50亿元；实施“十大工程”和“五个十”项目，统筹推进中医药事业产业发展。在各县建设健康特色小镇，南阳市规划建设7个中医药特色小镇，已建成运营1个，开工4个。

（宋军伟）

【广东省深圳市国家中医药综合改革试验区2018年工作进展】 广东省深圳市一是进一步完善建设机制与政策，加大投入力度。完善深圳市中医药发展联席会制度，成立深圳市中医药专家咨询委员会。启动《深圳经济特区中医药条例》修订工作，将建设一流的中医药传承创新城市作为打造健康中国“深圳样板”的3个先行示范之一。支持社会办中医发展，实行中医诊所备案制，备案中医诊所167家。2018年市财政对中医基本医疗服务补助经费达2.54亿元。二是加强创新探索。深圳市中医院列入探索按疾病诊断相关分组付费试点，牵头成立深圳市中医医疗联盟、中医治未病联盟和中医护理区域联盟。创建宝安纯中医治疗医院，宝安中医院（集团）探索试行“总额管理、结余留用”医保基金支付管理方式，龙岗区启动中医药改革典型示范区创建。推进中医药标准化，新发布《中药方剂编码系统》ISO国际标准，深圳市社保部门和部分医院、中药企业试点应用《中药编码规则及编码》（GB/T 31774－2015）》等中药标准。三是推进中医药强基层建高地建设。深圳市已建成三级甲等中医院5家，罗湖区中医院新院区建成启用，南山区中医院门诊部开业，龙华区中医院立项建设。深圳市中医院入选国家中医药传承创新工程建设项目、国家区域性中医（肝病）诊疗中心。引进高层次中医“三名工程”团队25个，建成名中医诊疗中心5个。设立市区基层中医药及治未病工作指导中心11个，确定市中医适宜技术培训基地24个、市基层中医药服务优选建设项目20个、市级中医药传承工作室20个。深圳市区中医院建成智能中医药服务系统。四是推动试验区中医药产业发展。实施生物生命健康产业发展专项扶持计划，布局中医药保健和现代化发展方向，近3年市财政资助资金7923万元，扶持60个中医药创新发展项目。本土企业和顺堂创建“名医、名药、名馆、名厂”中医药连锁经营模式，在境内外开设连锁中医机构近100家。康美药业在宝安建设中药运营中心及中药材电子与现货交易平台。五是加强中医药推广和交流合作。建成开放深圳中医药博物馆等4个市级中医药文化宣教基地。深化深港澳中医药交流合作，承办首届粤港澳大湾区中医药传承创新发展大会，接待香港大湾区中医药考察团等并达成合作意向。深圳市中医院、龙岗区中医院均成立粤港澳大湾区国际交流中心，和顺堂和澳门科技大学签约共建深澳中医药创新研究院。

（钟　鸿）

【重庆市垫江县国家中医药综合改革试验区2018年工作进展】

一、主要措施

加强中医人才队伍建设。一是2018年垫江县共招引中医药专业本科生7人，专科生8人。新进（副）高级职称11名、中级职称18名、初级职称11人。二是继续实施“县管乡用”。2018年派驻26名医师下基层，开展教学查房512次、新技术新项目13个，收治门诊7351人、住院1169人。三是进行县级名中医评选。12月1日组织市县两级中医药专家开展第三批县级名中医评选，通过对医德医风社会公认度、专业论文、近3年中医服务量、专家答辩、职称等方面进行综合考核，确定2018年度名中医5名。

巩固中医药服务体系。改善县中医院诊疗环境，新增内科大楼中医业务用房2.9万平方米；县人民医院新增设置养老护理中心；县妇保中心设置中医科室；乡镇（中心）卫生院打造精品中医药特色综合服务区25个，新建桂阳社区卫生服务中心中医药综合服务区1个；建成社会办中医医院6家，占垫江县社会办医院的60%，床位占比达到58%，在建2家，社会办中医诊所61家。

提升基层中医药服务能力。建成杨廉方全国基层名老中医药传承工作室和杨德钱全国名老中医药专家传承工作室，组织开展中医药“一揽子”知识培训、西学中和名老中医师带徒等培训。一是8月17日精心组织重庆·垫江第二届“丹乡之星”杯中医适用技术职业技能大赛。大赛共17支队伍，68位选手参赛，现场观摩人数500余人。二是再次对全县医药卫生人员包括乡镇（中心）卫生院中医临床工作人员、中医药特色村卫生室工作人员，以及各民营医院的中医人员共69名，进行中医大轮训并深入各临床科室进行实践。三是增加第三批重庆市中医药师带徒项目指导老师20人，继承人选40人，累计接收定向培养中医人才10人。四是推广中医适宜技术。组织开展60学时的中医预防保健调理师培训会，举行中医治未病适宜技术"进乡村·进社区·进家庭"推广活动600余次，累计完成对116370余人次的适宜技术推广。在渝东卫生学校内规范设置中医适宜技术推广基地，并把该项目纳入垫江县"五个一批"重点项目进行大力推进。乡镇卫生院（社区卫生服务中心）、行政村卫生室均能熟练运用针灸、按摩、拔罐等中医药技术。

夯实中医药产业工作。一是注重工作实效。垫江县参与起草《关于重庆芝草堂药业关于打造优质道地中药材基地（定制药园）实现精准扶贫的报告调查情况的说明》；中华仙草园在2018年1月正式获准成为重庆市中医药文化宣传教育基地，6月通过重庆市旅游发展委员会评审成为重庆市研学旅行示范基地，县教委批准为垫江县中小学生社会实践教育基地；12月市教委评审成为重庆市中小学社会实践教育基地；建立重庆邮电大学校外实习基地、垫江中学研学旅行基地。进行广泛的院企合作形成垫江县"康养"基地品牌，接待（疗养）游客7.8万人次。二是医养融合效应逐步显现。将治未病理念融入城乡居民健康和养生养老服务全过程，在放宽准入、加大投入、创新方式、延展服务上下功夫，长安颐养医院探索医养服务逐渐规范，引导社会资本举办中医健康养老公寓15家、中医健康养老社区3个。研发中医药养生产品6种。

体现中医药文化。垫江县多渠道、多形式大力普及中医药健康文化，联合多部门出台一系列方案措施，形成有力的组织保障机制：与县教委联合出台《关于印发垫江县中医药文化进校园工作实施方案的通知》（垫卫计发〔2018〕99号）、《垫江县中医药文化"五进"工作实施方案》（垫卫计发〔2018〕165号），从学校、乡镇、社区、机关、企业多点宣传中医药科普，在学生中宣传普及中医药文化知识，培养学生对中医的认知和兴趣，促进垫江县中医药文化发展，凸显区域中医药优势；打造独具特色的中医养生手机报，维持《丹乡中医》栏目运转，并坚持每天更新中医健康养生知识、县中医药新闻动态，以及县内中医药基础医疗服务情况等信息；与县总工会沟通合作起草《关于"弘扬中医文化，传承国药精粹——筑梦康养垫江"实施方案》；开展中医药慢性病防治宣传主题活动，推出冬病夏治三伏贴，举办糖友会，免费提供复方降压茶、滋阴降糖茶等保健产品，指导教习八段锦、太极拳等养生保健方法，人民群众的中医药健康素养不断提升。规划打造中医药文化铺、道、墙与文化公园等。

二、取得实效

服务品牌进一步彰显。2018年垫江县共接收门诊病人129.4万人次，其中中医门诊病人61.8万人次，占总门诊人次的47.8%，开具总处方约380.8万张，中医药类处方约191.5万张，占总处方50.3%。2018年第三方满意度测评中，中医药工作满意率达90%以上。

人才建设进一步加强。垫江县共引进中医药类人才237名，全县中医类医师占比37%。建成全国名老中医专家传承工作室2个，师带徒65名基层医疗人员。拥有市级名中医3名，县级名中医25名，全县正高职称中医占比达到37.8%。

特色服务进一步巩固。垫江县建成中医药国家级重点专科1个、特色专科3个，市级中医药重点专科8个。乡镇卫生院能开展针刺、艾灸、推拿、火罐、穴位贴敷、穴位埋线、针刀等中医药适宜技术（特色疗法）16种以上，村卫生室能开展中医药适宜技术8种以上。两家三甲医院院内制剂室自主生产的4剂型27品种中药制剂在全县使用。　（周　刘）

【四川省成都市新都区国家中医药综合改革试验区2018年工作进展】

成都市新都区2016年被国家中医药管理局批准成为国家中医药综合改革试验区。2018年9月，受国家中医药管理局委托，中共中央党校（国家行政学院）完成对新都区推进国家中医药综合改革试验区建设的第三方评估工作。

一、改革进展情况

积极探索中医治未病政策机制创新。一是探索社会资本进入中医药健康领域的途径。新都区人民政府出台《关于进一步加强国家中医药综合改革试验区混合所有制中医治未病医院建设的实施意见》，混合所有制中医治未病医院审批成立。二是建立多方参与的中医治未病供给端联盟。2018年，确定第一批35家中医治未病联盟成员单位，结成优势互补的战略合作体。三是探索将中医治未病与公共卫生服务有机结合。对儿童、老年人、孕产妇进行中医药健康管理，中医药服务项目被纳入家庭医生签约服务。

推动中医治未病健康保险创新。一是探索建立新型中医治未病健康保险服务体系。区政府与中国人寿保险成都市分公司签订合作框架协议，为中医治未病提供商业保险支持。二是推动以健康为中心、中医特色个性化健康保险产品的创制。2018年10月，《国寿新都治未病团体医疗保险》通过中国银保监会备案。

探索建立效果评价方法和指标体系。一是探索建立治未病效果评价方法。聘请第三方公司，对全区251个公立和民营医疗机构、社会养生保健机构、个体诊所的从业人员，以及城乡居民进行治未病基线调查，回收调查样本10391个，为开展效果评价筑牢基础。二是探索建立指标体系。制定印发《成都市新都区国家中医药综合改革试验区建设指标体系》。三是开展中医治未病的科学研究。2018 年，《健康中国战略视角下的中医治未病政策机制创新——以新都为实证》等 3 项课题被四川省科技厅、四川省中医药管理局批准立项。四是成立治未病专业学术组织。2018 年 11 月，牵头发起成立四川省中医药信息学会中医治未病专业委员会，区中医医院院长当选专委会主任委员。

二、工作主要成效

促进了中医药综合能力全面提升。近 5 年，全区基层医疗机构中医服务量、中医药适宜技术开展人次、中医业务收入分别增长 91.05%、111.61%、135.60%。2018 年，区中医医院接受国家三级甲等中医医院专家评审。基层医疗机构建成 5 个市级示范中医馆和 45 个标准化中医角。全区中医医师从 367 人增加到 733 人，有 25 名同志获得四川省名中医、四川省学术和技术带头人等荣誉称号。

创新中医治未病健康保障模式。中医治未病保险产品将病前预防的健康管理费用作为主要的保险责任，打破了普通医疗保险已病后就医的医疗费用为主要保险责任的惯例，对之后类似的健康管理类保险产品的开发设计具有重大的借鉴意义。

带动中医药相关产业发展。2018 年，以环区中医医院"两院一园两馆三街"为中心，具有显著治未病特点的中医药特色街区建设项目正式启动，"芳华桂城"中药材种植示范基地申报四川省中医药健康旅游建设项目，"千方中药"中药饮片集约化生产技改用地投资项目完成签约。 （赵春晓）

【甘肃省国家中医药综合改革试验区 2018 年工作进展】 充分发挥中医药在深化医改中的作用。中医药系统积极参与健康扶贫，甘肃省中药饮片保留加成销售，县乡村定点医疗机构开展针灸、刮痧、推拿、拔火罐等中医适宜技术及使用中药饮片所产生的合规费用，在城乡居民基本医保中实行全额报销，分级诊疗病种实行中西医同病同价，推进紧密型中医专科联盟等医联体建设，甘肃省中医院、甘肃中医药大学附属医院积极参与深度贫困地区"组团式"帮扶工作。开展甘肃省中医院等 24 家中医医院章程制定试点工作，推动庆阳市中医医院现代医院管理制度试点医院建设。2018 年甘肃省卫生计生委将"强化中医药特色优势发挥"确定为全省重点业务工作。一方面加强基层中医药服务能力建设。列支 3000 万元，实施 150 个乡镇卫生院（社区卫生服务中心）中医馆建设项目。依托甘肃中医药大学建设的基层医疗卫生机构中医馆健康信息平台，与国家数据中心实现互联互通，361 个中医馆信息平台已运行。创建基层中医药先进单位，定西市、武威市创建市级全国基层中医药工作先进单位候选地区，平凉市崆峒区、定西市渭源县被确定为全国基层中医药工作先进单位候选单位，对民勤县等 15 个期满的全国基层中医药工作先进单位进行复审，对景泰县等 9 个全省中医药工作先进和示范市县进行评估验收。另一方面加强中医药重点专科学科建设。完成国家中医药管理局"十二五"中医药重点学科建设验收。甘肃省中医院骨伤科、老年病科和庆阳市中医医院血液病科被确定为国家区域中医（专科）诊疗中心建设项目。验收命名第五批 27 个、第六批 20 个专科为省级中医药重点专科，公布第十批 8 个省级中医重点专科建设项目、第五批 68 个全省调剂使用院内中药制剂。推动市县级中医重点专科建设，截至 2018 年底，共确定市级专科 181 个、县级 40 个。

中医药服务体系及能力建设稳步推进。甘肃省持续开展中医药法学习宣传贯彻，启动《甘肃省发展中医条例》修订，举办全省中医药监督培训班。推进中医诊所备案管理，制定中医医术确有专长人员医师资格考核注册管理实施细则。启动全省中医类医院等级评审工作。督促甘肃省中医院、甘肃中医药大学附属医院、天水市中医医院及榆中县等 5 家县级中医医院，实施中医药传承创新工程和健康扶贫工程项目。在县级中医医院实施 5 个中西医结合重症监护室、6 个微生物检验室建设项目，省财政分别按每个项目 100 万元、20 万元予以支持。开展中医医疗机构传染病防治和感染防控监督执法专项检查及中药饮片采购验收专项清查。加强综合医院中医药工作，甘肃省肿瘤医院等 7 家机构获全国综合医院专科医院中医药工作示范单位。加强中医类别国家医师资格实践技能考试基地建设，除甘肃中医药大学申请 2019 年复评外，国家医学考试中心已对甘肃医学院、河西学院张掖市人民医院、甘南州藏医院 3 家实践技能考试基地进行复评。

中医药人才队伍建设力度加大。实施国家"百千万"人才工程（岐黄工程）万名骨干人才培养对象及培养平台建设项目，甘肃省有 2 名候选人被确定为岐黄学者，推荐 10 名国家中医药领军人才支持计划岐黄学者评审专家。培养全国中药特色技术传承人才，9 人通过 2014 年项目结业考，10 人被确定为 2018 年培训对象。开展全国中医护理骨干人才培训项目，15 人通过 2016 年项目结业考核，15 人被确定为 2018 年培训对象。组织实施第四批全国中医（临床、基础）、藏医优秀人才研修项目及全国中医临床、西学中骨干培训项目。加强中医住院医师规范化培训，174 人通过 2018 年度结业考核，完成 2018 年招生（其中中医住院医师培范化培训生 124 人，中医助理全科 27 人），有 1 名同志获得"全国住院医师规范化培训优秀带教老师"称号。经遴选推荐，甘肃省 2 名人员被确定为第三期全国中医药行业会计领军人才。积极开展师承教育，有 1986 名继承人参加第三批全省中医药五级师承教育年度考核。举办"中医学经典、西医学中医"脱产短期培训班，委托甘肃中医药大学开设的 3 年制脱产"西医学中医"研究生班报名完成。举办第三期全省县级中医医院麻醉骨干培训。组织实施国家级、省级中医药继续教育项目。完成 2018 年甘肃省中等职业教育中医类专业招生备案工作。进一步深化“杏林觅宝”活动。启动甘肃省国医名师陇原行活动，建立石学敏院士灵台工作站、国医大师唐祖宣临夏工作站。

中医药传承创新工作得到加强。启动1个国医大师、3个全国名中医、12个全国基层名老中医药专家传承工作室建设项目。对建设期满的4个全国名老中医药专家传承工作室项目进行验收，推荐2个全国名老中医药专家传承工作室建设项目、27个全国基层名老中医药专家传承工作室建设项目。甘肃省中医院被确定为第二批国家中医临床研究基地建设单位。列支省级中医药专项经费800万元，开展慢性心衰、糖尿病、肺癌中医药综合防治及中药煮散标准临床示范应用研究。甘肃中医药大学附属医院、兰州大学第一医院推进重大疑难疾病中西医临床协作。兰州佛慈制药股份有限公司、甘肃天士力中天药业有限责任公司实施的国家中药标准化项目顺利通过国家中期评估。委托甘肃中医药大学，启动景泰县等12个县（市、区）的中药资源普查工作。国家基本药物所需中药材种子种苗繁育基地建设项目通过国家中医药管理局评审验收。公布2018年甘肃省中医药科研课题，立项83个，资助经费200万元。完成2018年甘肃省皇甫谧中医药科技奖评审，34项成果获奖。甘肃省卫生计生委与西部战区兰州总医院签署《中医药科研合作与成果转化融合发展框架协议》，明确合作内容。

中医药文化和对外合作交流合作稳步推动。落实《中医中药中国行——中医药健康文化推进行动甘肃省实施方案（2017～2020年）》，开展中医药健康文化宣传普及活动。灵台县皇甫谧文化园、庆阳岐黄中医药文化博物馆建设首批国家中医药健康旅游示范基地。国家组织专家对甘肃建设全国首批中医药服务贸易先行先试重点区域、兰州佛慈有限公司打造首批中医药服务贸易先行先试骨干企业进行验收。支持甘肃中医药大学、甘肃省中医院、甘肃中医药大学附属医院加强境外岐黄中医学院、中医中心建设。甘肃省卫生计生委与巴西签订中医药合作备忘录。首期巴西中医药研修班在甘肃中医药大学附属医院举办。俄罗斯国家杜马卫生防护委员会、医学专家联合会主席马特汉诺夫·艾杜阿勒大卫奇一行来甘肃，围绕“中医药国际化壁垒分析与解决方案”进行交流。甘肃省卫生计生委、泰国唐明本草有限公司建成岐黄泰国中医中心。

中医中药产业有序推进。推进甘肃省中医中药产业发展专项行动计划。甘肃省人民政府办公厅印发《甘肃省中医中药产业发展专项行动计划》。甘肃省卫生计生委成立中医中药产业发展壮大领导小组、基金办公室，筹备中医药产业发展子基金，推动中医中药产业发展。落实国家中医药产业发展综合试验区建设。甘肃省卫生计生委印发《关于分解甘肃省建设国家中医药产业发展综合试验区中医药事业组建设任务的通知》，成立甘肃省建设国家中医药产业发展综合试验区中医药事业组领导小组。举办2018中国（甘肃）中医药产业博览会。共签署战略合作框架协议17个，签署合同项目39个、金额39.54亿元，签署协议项目44个、金额124.76亿元，签署采购协议29个、金额20.70亿元，累计签订各类合同协议金额185亿元。确定兰州佛慈等3家药企为甘肃首批中药配方颗粒科研项目单位，推进中药配方颗粒研发生产。支持甘肃中医药大学牵头筹建国家中医药产业发展综合试验区中药产业创新研究院，经调研论证，形成研究院规划建设方案。（刘正锁）

十二、全国基层中医药工作先进单位建设

【河北省石家庄市创建全国基层中医药工作先进单位2018年工作纪实】完善中医药发展保障机制。一是健全组织机构。河北省石家庄市成立由主管市长任组长，卫生计生、财政、人社等部门负责同志为成员的创建工作领导小组，多次召开调度会，研究解决工作中的困难和问题。结合卫生计生机构改革，成立石家庄市中医药管理局，各县（市、区）卫生计生局也成立中医科、配置专职干部。二是强化顶层设计。出台《加快中医药振兴发展实施方案（2016～2030年）》《国家中医药综合改革试验市建设规划（2016～2020年）》《创建全国基层中医药工作先进单位实施方案》等政策文件，各县（市、区）均制定配套落实措施。三是加大财政投入。将中医药事业经费实行财政预算单列，近3年政府累计投入中医药事业费约1.33亿元，占政府卫生健康事业的14.50%。四是完善扶持政策。印发《石家庄市深化中医药事业改革发展的若干政策》，进一步明确财政投入、医保支付、医药价格等8个方面18条扶持政策，为创建工作提供政策支持。

全面提升中医药服务能力。一是充分发挥市县中医院龙头带动作用。石家庄市中医院作为三级甲等中医院，9个专科被评为国家和省级中医重点专（学）科，综合能力提升改造项目被纳入国家中医药传承创新工程项目储备库，筹建的新院区于2018年7月投入使用。以市中医院为龙头组建的石家庄市中医医联体，成员单位发展到70多个。在县级中医院实现省级、市级重点专科全覆盖的基础上，10个县级中医院牵头组建县域中医医共体，赞皇县、行唐县、井陉县、元氏县4个县开展紧密型中医医共体建设试点。二是深入开展基层医疗卫生机构“一堂一馆”建设。石家庄市52个社区卫生服务中心、195个乡镇卫生院建成国医堂，113个社区卫生服务站设立国医馆，形成功能完善、全国领先的“一堂一馆”基层中医药综合服务模式，被国家中医药管理局树立为改革样板。在此基础上，开展国医堂升级提标行动，共建成53所中医院特色优势乡镇卫生院，

创建1020个中医药特色示范村卫生室。三是持续提升综合（专科）医院中医药服务能力。13所县级综合医院建设标准化中药房，9所县级妇幼保健机构设置中医科，并能够提供中医药服务。石家庄市第一医院、第二医院开展中西医结合临床协作试点。石家庄市第三医院、第四医院等6所市级医院被评为全国综合（专科）医院中医药工作示范单位。

着力增强中医药人才队伍活力。一是不断加强基层中医药骨干培养。针对基层医疗卫生机构中医药人才短缺的问题，石家庄市印发《进一步加强基层中医药人才队伍建设的通知》，乡镇卫生院和社区卫生服务中心累计招聘专科以上学历中医药人员316人，146名乡村医生被纳入一技之长人员管理。同时，市财政按照每人5000元标准，连续5年每年遴选100名45周岁以下、大专以上学历的基层中医药骨干到石家庄市中医院进行为期3个月的脱产进修临床。二是深入开展师承教育。定期邀请石学敏、李佃贵等国医大师和专家开展学术讲座，传承名老中医学术思想。广泛开展市、县、乡、村四级师承教育，从市、县两级中医院遴选106名指导老师，从乡镇卫生院和社区卫生服务中心（站）选出129名中青年中医药人员，结成师徒关系。遴选91名具有副高级以上职称的中医师作为首席中医师，到50所基层医疗卫生机构进行帮扶带教，累计培训基层人员1700余人次。截至2018年底，全市建有全国名老中医药专家传承工作室4个、全国基层名老中医药专家传承工作室6个、省级名老中医药专家传承工作室4个，拥有河北省名中医9名。三是大力推广中医药适宜技术。在石家庄市中医院和15个县级中医院建立中医药适宜技术推广基地，连续5年每年对1000余名基层人员进行中医药适宜技术培训。截至2018年底，能开展6类以上中医适宜技术的乡镇卫生院和社区卫生服务中心分别为96%、100%，能开展4类以上中医适宜技术的村卫生室和社区卫生服务站分别为80%、92%。

积极拓展中医药健康服务领域。一是推行中西医结合公共卫生服务模式。印发《中西医结合基本公共卫生服务实施方案》，采取“五个依托”（依托疾病预防控制机构开展慢性疾病人群中医药健康宣教与干预指导，依托健康指导员团队开展中医药健康宣教与健康生活方式指导，依托医疗机构孕妇学校开展孕产妇中医健康知识宣教和干预指导，依托妇幼保健服务机构开展中医药妇女儿童健康管理服务，依托家庭医生团队提供中医药健康管理服务），探索促进中医药参与公共卫生服务的有效途径。编写《3~6岁儿童中医治未病指导手册》，开展高血压中医药干预、流行性感冒中医药干预和小学生近视眼中医药干预等项目。全市65岁以上老年人和0~36个月儿童中医药健康管理率分别达65.20%和63.70%，均超出国家标准20多个百分点。二是开展家庭医生中医药签约服务。在市内区所有社区卫生服务中心大力推行“134”家庭医生中医药签约服务模式。“1”，即每个社区卫生服务中心至少建立1支能够提供中医药服务的家庭医生团队。“3”，即抓好统一中医药签约服务方式、拓展中医药签约服务内涵和畅通签约居民双向转诊通道“三项管理”。“4”，即完善补偿激励机制、人才保障机制、考核评估机制和信息化支撑机制“四个机制”。截至2018年底，市内区能够提供中医药服务的家庭医生团队达到201支，占市内区家庭医生团队总数的34.20%，覆盖人口111.50万，签约人数28.80万，其中，签订个性化中医药服务包人数达到5.85万。三是提升群众中医药健康素养。石家庄市中医院创建成为全国中医药文化宣传教育基地；以岭健康城被确定为国家第一批健康旅游示范基地创建单位；神威药业在河北省率先建成中医药文化馆，弘扬中医药文化。组建中医药养生保健讲师团，开展中医药文化“进社区·进乡村·进家庭”活动410余次；扎实推进中医药文化进校园活动，促进中小学生养成良好的行为习惯；在石家庄电视台开办《国医大讲堂》栏目，传播中医药健康养生知识，累计受益群众达120余万人次。

（王艳波）

【河北省邯郸市创建全国基层中医药工作先进单位2018年工作纪实】

强化政策引领。一是坚持政府主导。邯郸市委、市人民政府把中医药事业放在重要位置，纳入经济社会发展大局，主要领导和主管领导多次专题研究、督导调研，明确工作举措，凝聚工作合力。研究制定《邯郸市发展中医药“十三五”实施意见》和《邯郸市中医药强县建设实施方案》，从顶层设计层面确保全市中医药事业科学健康发展。二是健全管理体系。成立邯郸市中医药管理局，建立中医药工作联席会议制度，统筹发挥各成员单位职能作用。各县（市、区）都成立了中医药发展领导机构，在卫计部门成立中医药科（股），充实管理人员，履行中医药振兴职责，及时解决发展中的各类问题。三是加大财政收入。将中医药事业费纳入财政预算，3年来，邯郸市本级财政分别投入299万元、324万元、344万元，占政府卫生投入的比例分别为11.2%、12%、12.8%，保持逐年增长态势。四是医保政策倾斜。从2017年1月1日开始，对城乡居民中医药治疗给予三方面政策倾斜。在普通门诊方面，使用中医特色治疗，支付比例为50%，按规定可享受门诊慢性病待遇；在住院统筹基金起付标准方面，中医（中西医结合）医院的起付线执行与当地同级综合医院下浮一级的标准；在住院方面，使用中药（汤剂，目录内中药饮片）治疗支付比例为100%。五是促进产业发展。在涉县、武安、峰峰矿区、磁县及永年西部山区、丘陵地区打造冀南太行药谷，种植各类中药材40余万亩，预计到“十三五”末总产值将达9亿元。中医药旅游业初步开展，馆陶县结合粮画小镇艾草体验、中医养生小镇等特色小镇建设，大力发展中医药体验旅游，申报全国中医药健康旅游项目和全省中医药健康旅游基地。六是广泛深入宣传。广泛开展大型义诊等各类宣传教育活动，利用广播、电视、微信等媒体进行大力宣传。制作宣传牌7000多个，印制宣传彩页10万份，印制《中华人民共和国中医药法》和《河北省中医药条例》各1万册。在全市卫生计生系统举行中医药法规知识竞赛活动，做到人人知法、懂法、用法。

健全四级服务网络。一是抓龙头，充分发挥市中医院引领作用。全力支持市中医院建设发展，将医院西边自来水公司无偿整合给中医院建设使用。投资2129万元对病房楼进行扩建，投资200多万元租赁建设国家考试基地等，投入3000多万元对大型设备进行更新，总投资1.3亿元的新门诊综合楼已立项。二是强骨干，增强县级中医医院服务能力。市、县两级政府共投入6亿多元，用于县级中医院基础设施建设和设备更新，馆陶县、大名县、魏县、曲周县、永年区、邱县、鸡泽县中医院整体搬进；临漳县、磁县、武安市通过置换方式建成新院；肥乡县、广平县、峰峰矿区、成安县、涉县中医院列入“十三五”搬迁扩建计划。邯郸市共有15家县级中医医院达到二级甲等及以上标准，能够更好地为患者提供经济、有效的医疗服务。大名县中医院3年来共引进中医药诊疗新技术、新方法70项，门诊中医药治疗率达83%，病房中医药治疗率达95%。三是优枢纽，推进乡镇卫生院国医堂建设。高标准完成205所乡镇卫生院设立高标准的国医堂或中医药综合服务区。各乡镇卫生院中药房均按规范设置，中医药适宜技术达10项以上，中药饮片数量达300种以上。四是织网底，高标准打造中医药特色村卫生室。建设中医药特色鲜明的村卫生室，能够开展针灸、火罐、推拿等5项以上中医药技术服务。80%以上的村卫生室配备针灸、刮痧板、理疗仪等中医诊疗设备，75%的村卫生室配备1名能中会西的乡村医生，所有村卫生室中成药均达到50种以上，40%以上村卫生室配备100种以上常用中药饮片，中医药门诊处方占总处方比例达30%以上。

突出中医药健康服务特色。一是提升基层中医药服务保障能力。发挥县中医医院骨干作用，设置基层中医指导科，开展基层中医药人才进修培训、巡回医疗、业务指导等工作，与基层医疗机构实行双向转诊、对口支援。2017年，对邯郸市3000多名乡村医生和基层卫生技术人员进行中医药适宜技术培训，进一步提升为群众提供中医药保障服务的能力。二是全面落实国家基本公共卫生服务中医药健康管理项目。积极开展老年人、0~36个月儿童和孕产妇中医药预防保健健康管理工作，并鼓励运用中医药探索开展其他公共卫生服务项目。2017年以来，邯郸市共完成65岁以上常住居民中医药健康管理60万人，管理率达63.7%；0~36个月龄儿童中医药健康管理34.7万人，管理率达68.5%。三是积极开展中医药健康教育服务。所有乡镇卫生院、村卫生室和健康小屋定期开展中医药健康教育宣传，开展健康知识讲座，定期进村入户免费为老年人开展测量血压、疾病检查、健康咨询等活动，普及中医药政策、养生保健和健康知识，提高中医药知识进村入户普及率。魏县在牙里镇中心卫生院和大辛庄乡卫生院试点开展孕产妇、高血压、2型糖尿病健康管理和中医药保健指导；临漳县中医院运用中医药特点制订针对不同人群的保健方案，早期参与基层常见病及传染病预防，得到普遍欢迎。加强中医药健康及科普研究，出版中医药著作18部，中医药科普著作10部。四是大力推广中医健身项目。开展群众性中医健身操、健身活动，大力提倡治未病理念。成安县在全县广泛推广五禽戏、八段锦、六字诀、太极拳等中医健身项目。

积极探索中医药发展新模式。以建设健康邯郸为中心，以少发病、慢发病、不发病为目标，以健康教育、健康咨询、健康干预、慢病防控为重点，以医患合作互动、健康自主管理为主要形式，在全国率先开展“健康小屋”建设，这一融合基本医疗、中医技术推广、家庭医生签约、公共卫生服务、健康大讲堂五位一体的服务新模式，受到国务院办公厅通报表扬。探索中医药与养老服务结合是邯郸市一项创举，曲周县中医院走在全国前列，专门建设康复病房楼，尝试开展医疗托老，建立组织领导、工作运行、分级护理、规范转接等科学机制，对入托老人进行生活照顾、精神慰藉、健康管理。国家中医药管理局确定由曲周县担负编制“十三五”规划中“中医药与养老服务模式研究”课题。　（王艳波）

【吉林省吉林市创建全国基层中医药工作先进单位2018年工作纪实】

2018年吉林市通过地市级全国基层中医药工作先进单位国家评审，2019年2月2日，吉林市被国家中医药管理局正式评定为2016~2018创建周期市级全国基层中医药工作先进单位，同时命名磐石市县级全国基层中医药工作先进单位。全市共有1个市级、8个县（市）区荣获“全国基层中医药工作先进单位”称号。

切实加强组织领导，为创建工作提供坚实保障。一是健全体制。2017年末，吉林市成立由主管市长任组长，市卫生、财政、人社等部门为成员的创建工作领导小组，多次召开推进会议，研究解决创建工作存在的难点及中医发展中的困难和问题。二是注重顶层设计。市政府及时出台指导性文件，持续优化中医药发展的政策环境。中医药事业经费逐年增加，财政投入平均年增长率近30%。

完善中医医疗服务体系，强龙头、固枢纽、夯网底。一是以吉林省吉林中西医结合医院为重点，加强“龙头”建设。二是巩固县级中医院的枢纽功能，建立以县级中医医院为核心，辐射乡镇的区域中医药普及推广中心和医共体核心。三是以乡镇卫生院和社区卫生服务中心为基础，夯实“网底”建设。全市31个社区卫生服务中心、96个乡镇卫生院建立中医馆（中医综合服务区），占比达到95%，初步形成功能完善的基层中医药综合服务模式。

坚持传承，立足现况，统筹推进中医队伍建设。利用国家和省名老中医药专家工作室、传统医学师承等深入开展中医师承教育。为缓解乡镇中医药人员短缺状况，使农村地区大量的西医人员为群众提供合理规范的中医药诊疗服务，在吉林省中医药管理局资金及技术支持下，开展基层卫生人员中医药知识与技能培训。

积极拓展中医药健康服务领域，实施“中医药+”行动。引进养生谷、药王谷等中医药养生养老健康旅游项目，推进磐石市中医药特色小镇建设，助力全市健康服务业、旅游业、医药产业发展。

中医药文化宣传接地气、惠民众。通过主流媒体加强中医药宣传，举办吉林市“国安杯”中医药知识技能大赛、中医中药中国行、中医药“服务百姓健康行动”等大型义诊活动，促进百姓更多了解中医药，引导社会各界更多关心中医药，在全市形成创建基层中医药先进单位良好氛围。（孟　姝）

【吉林省通化市创建全国基层中医药工作先进单位2018年工作纪实】

通化市以创建全国基层中医药工作先进单位为目标，不断完善政策措施、加大资金投入、强化队伍建设，扎实提升中医药服务能力，满足群众中医药需求，助力中国医药城建设。2019年2月2日，创建为全国基层中医药工作先进市。

党政统领，部门联动，形成中医药发展合力。通化市委、市政府高度重视，不断加强对中医药工作的领导，将创建工作全面融入经济社会发展全局和健康通化建设大局，统筹谋划，整体推进。逐年加大对中医药事业的投入，近3年累计投入卫生健康事业费约17.17亿元，中医药事业费约1.52亿元，为中医药事业发展提供了强有力的资金保障。

扶持发展，加大投入，中医药产业强劲领跑。通过退耕还林等多种措施，着力发展道地药材。通化市中药材种植基地总面积达到3万公顷，总产量达2万吨，实现产值20亿元。将中药材产业发展与脱贫攻坚有效衔接，形成“合作社+基地+农户”的生产经营模式。创建国家中医药健康旅游示范区。

强基固本，砥砺拓新，中医药事业蓬勃发展。中医药服务体系覆盖城乡。对辖区内公立中医院全部进行改扩建，升级多种先进中医药设备；建成80个中医馆；为530家村卫生室配备针灸、火罐等中医诊疗设备；在全市二级以上综合医院设置中医科、中药房，并配备专职中药人员。通化市100%的社区卫生服务中心和乡镇卫生院及81%的村卫生室和179家社会办中医诊所能为群众提供中医药服务。

特色突出，多措并举，中医药服务多元供给。通化市建设民营中医医院4家、中医诊所179家、中医备案诊所26家。在综合医院、妇幼保健院、中医类别医院全部建设治未病中心，配备体质辨识、经络检测仪等设备；发挥区域资源禀赋优势，在集安市建设中医药对外诊疗服务区、中医药特色管理服务区，将中医药与养老服务有机结合，成立颐养源康养中心；正在建设中的洪福堂江南小镇项目，是东北地区第一个中医药健康养生小镇。在通集公路沿线、高句丽景区大量种植马鞭草等集观赏类与实用性于一体的中草药；打造人参之路精品旅游线路，实现中医药健康服务的多元供给。（孟　姝）

【江苏省扬州市创建全国基层中医药工作先进单位2018年工作纪实】

扬州市自2015年正式启动全国基层中医药工作先进单位创建工作以来，市政府连续多年将创建工作列入政府工作报告，围绕“保基本、强基层、建机制”的要求，深化认识抓创建、科学组织抓创建、突出重点抓创建、力求实效抓创建，扬州市基层医疗机构中医药服务水平不断增强，群众就医获得感明显提升。一是政府重视、部门合力，中医药发展环境日渐优化。扬州市政府在历次的政府机构改革“三定”方案中，明确要求加强对中医药工作的组织领导。各级财政对中医药的经费投入逐年增加，支持扬州市中医药事业发展。医保支付等扶持政策不断完善。二是强化基层、突出重点，中医药服务网络日渐完善。主要是通过强化市县中医院建设、创新建设农村区域医疗卫生中心和基层中医药特色医疗机构的方式加强市级全国基层中医药工作先进单位建设。截至2018年底，共建成省、市级乡镇卫生院示范中医科（中医药特色社区卫生服务中心）分别为37家、60家，市级中医药特色村卫生室（社区卫生服务站）60家。建有基层医疗机构中医诊疗区（中医馆）能力建设项目83家。三是强基固本、多着并举，人才队伍建设日渐成熟。扬州市政府通过印发《关于实施基层卫生人才“强基工程”的意见》，实施卫生人才“强基工程”，多渠道培养中医药人才，有序开展基层中医药人才传承工作。

（朱　蕾）

【江苏省徐州市创建全国基层中医药工作先进单位2018年工作纪实】

徐州市政府高度重视中医药工作，将中医药工作纳入全市“十三五”规划，并印发《徐州市基层中医药事业“十三五”发展规划》。加大对中医药事业的投入力度，实行中医药事业经费财政预算单列，近3年，徐州市中医药事业经费均占徐州市政府卫生投入10%以上。通过完善医保政策，将符合条件的中医医疗机构纳入医保定点医疗机构范围；将符合条件的中医诊疗技术、中药饮片和江苏省食药监部门批准的治疗性医院中药制剂纳入医保支付范围；经食药监部门备案，徐州市中医医院院内制剂可以在医联体、技术协作、对口支持的医疗机构内使用；使用中医药治疗的医药费用报销比例，比其他治疗方式报销比例提高10%以上。

徐州市政府坚持科学谋划，加

强基层服务体系建设；坚持传承创新，稳步提升全市基层中医药服务能力；坚持以创促建，打造发展新优势。通过持续实施基层中医药服务能力提升工程，截至 2017 年，徐州市所有县（市）区均获得全国基层中医药工作先进单位荣誉称号，为徐州市大市创建全国基层中医药工作夯实了基础。2018 年 5 月，徐州市政府办公室印发《关于成立徐州市创建全国基层中医药工作先进单位领导小组的通知》，并于 2018 年 6 月印发《徐州市创建全国基层中医药工作先进单位实施方案》，2018 年 8 月，徐州市召开创建全国基层中医药工作先进单位推进会，李燕副市长总结了创建工作取得的显著成绩，并对全市中医药创建工作重点任务进行安排部署。2018 年 9 月 25 ~ 27 日，徐州市接受国家中医药管理局全国基层中医药工作先进单位现场评审。　　（朱　蕾）

【浙江省嘉兴市创建全国基层中医药工作先进单位 2018 年工作纪实】

党政重视，打造统筹中医药发展大格局。嘉兴市成立全国基层中医药工作先进单位创建工作领导小组，印发实施方案，建立协调机制；市县两级编制部门批准卫健部门全部设立中医处（科）。将中医药工作纳入全市经济社会发展规划，列入《“健康嘉兴 2030”行动纲要》的重要内容，纳入党委政府目标责任制考核范围。

统筹城乡，健全基层中医药服务大网络。构建全市中医药服务网络，制定《进一步加强嘉兴市中医药服务医联体网络建设的实施意见》，形成四级中医医疗服务网络体系。所辖的 7 个县（市、区）都以中医医院为龙头成立了医共体。嘉兴市中医医院改扩建工程列入嘉兴市“百年百项”建设项目，各县（市）中医医院全部完成搬迁工程，98.7% 的镇（街道）卫生院（社区卫生服务中心）建成中医馆。

强化队伍，促进中医药服务能力大提升。推进名科建设，建设“国”字号中医药学科 6 个，省级中医药重点学科 12 个，积极发挥接沪联杭的区位优势，大力对接上海杭州优质中医资源，联合建设烧伤、肛肠、肾病等品牌学科。打造中医人才梯队，培养“国”字号中医药人才 14 名、省级各类名中医 20 名、评选市级各类名中医 84 名。

智慧助力，实现群众看中医体验大改善。在全国率先建设区域“中医云”系统，运用中医辨证论治 + 互联网技术，提供中医电子病历、辅助开方、中医治未病等服务。2017 年，嘉兴市中医医院在省内首家推出“看中医减少跑”改革，取消人工窗口挂号，依托信息化技术，重构就医流程，开启智慧中医“零排队”“少跑腿”时代。在世界互联网大会永久驻地乌镇开设全国首家互联网国医馆，利用互联网、大数据、人工智能技术，打造国内应用最广的中医“智能医生”。

传承创新，推动嘉禾中医药文化大繁荣。出版《王和伯医案精选》等中医文化建设系列丛书 20 余部。全市有 6 项中医药传统技术列入市级非物质文化遗产，其中“施氏针灸”等 2 项列入浙江省非物质文化遗产。打造嘉兴秀洲清池温泉等 4 家中医药文化旅游示范基地。广泛开展中医药文化宣传，通过建立中医药文化馆，组织中医文化节等提高社会对中医药的认知度。　　（陈良敏）

【安徽省亳州市创建全国基层中医药工作先进单位 2018 年工作纪实】

一、基本情况

亳州历史悠久、人文荟萃，是 3700 年前商汤王的建都地，是中药、白酒、道家三大文化的发祥地，诞生了老子、庄子、曹操、华佗等先哲名流，是国家历史文化名城、全国首批优秀旅游城市、中国长寿之乡和中国五禽戏之乡。中药产业作为亳州首位度产业，自 1800 多年前神医华佗在这里开辟第一片药圃起，勤劳智慧的亳州人便与中医药结下不解之缘，此后中医药在这块神奇的土地上薪火相传、逐梦前行，“第一药市”的地位更加稳固，影响力持续增强，成为闻名遐迩的“中华药都”。特别是近年来，亳州市坚持以习近平新时代中国特色社会主义思想为指导，深入贯彻落实省委、省人民政府部署要求，以打造“世界中医药之都”为目标，以建设现代中药产业集聚发展基地为重点，逐步形成了药材种植、饮片加工、成药制造、物流贸易、保健医疗、科教研发等完整的现代中药产业体系，核心竞争力、品牌影响力显著提升，有力促进了经济社会平稳健康较快发展。2017 年，亳州市共有药品生产企业 161 家，其中通过 GMP 认证 157 家，中药材种植面积 116.3 万亩，全国医药百强企业已有 55 家落户亳州，中药材专业市场内交易额近 300 亿元，现代中药产业集聚发展基地实现产值 340.1 亿元，在打造“世界中医药之都”上迈出了坚实的步伐。

在中药产业快速发展的同时，亳州市高度重视中医药事业发展，市委、市人民政府坚持将中医药事业作为立市之本，纳入经济社会发展规划、卫生事业发展规划和政府年度工作目标，先后制定《亳州市贯彻落实中医药发展战略规划纲要（2016 ~ 2030 年）实施方案的通知》等十余个支持中医药事业发展方面的文件，不断加大财政投入力度，健全中医药管理体系，全市中医药工作加快发展。亳州市共拥有三级中医院 1 家，二级甲等中医院 3 家，全国综合医院中医药工作示范单位 3 个，全市 89 个乡镇卫生院、13 个社区卫生服务中心建成中医馆，设置了标准化的中医科、中药房，所有社区卫生服务站和 85% 以上的村卫生室具有中医药服务能力，三县一区均通过省级、国家级基层中医药工作先进单位验收评审。亳州市先后被国家中医药管理局授予“全国中医药文化建设先进单位”“全国中医药应急工作先进单位”“全国中医药科普宣传工作先进集体”“首批全国中医药健康旅游示范区”等荣誉称号。

二、主要做法和成效

坚持政府主导，压实工作责任。一是加强组织领导。成立以分管副市长为组长、相关部门为成员的创建工作领导小组，制定《亳州市创建全国基层中医药工作先进单位实施方案》（亳政办秘〔2016〕183号），明确创建工作的指导思想、工作目标、工作任务、实施步骤和工作要求。借助市政府常务会议，专题研究部署创建工作，亳州市领导多次召开会议，研究、协调、解决具体问题。2018年10月22日，市政府召开创建工作动员会，市委常委、副市长李胜辉参加会议并讲话，对创建迎评工作进行全面部署，要求细化目标，明确责任，确保创建成功。二是建立协调机制。亳州市政府建立中医药工作联席会议制度，定期召开各相关职能部门负责人参加的创建工作调度会，对照各职能部门任务清单，将工作细化、量化、具体化，逐条逐项抓落实，确保顺利通过省级、国家级评审验收。三是压实工作责任。坚持把创建全国基层中医药工作先进单位作为亳州市头等大事来抓，加强对各县区2018年目标管理考核，确保创建工作顺利推进。

聚焦重点任务，实施“四名”工程。一是建设“名院”。亳州市4家县级公立中医院新院全部建成，总占地面积从55亩增加到490亩，建筑面积从12.5万平方米增加到30万平方米，床位从1940张增加到4200张。2017年，华佗中医院、蒙城县中医院分别启动三级甲等、三级中医院创建工作，华佗中医院与安徽省中医院结成紧密性医联体，常年接受派驻管理团队和技术团队的指导。市人民医院、涡阳县人民医院、利辛县人民医院均获得“全国综合医院中医药工作示范单位”称号。二是创建“名科”。亳州市开展市级中医重点专科（专病）评选工作4次，华佗中医院脑病科等11个专科被安徽省中医药管理局确定为“十三五”省级中医重点专科（专病），蒙城县中医院心病科等33个科室被评为市级中医重点专科（专病）。坚持每季度开展一次中医院医疗质量综合考评，加强中医专科专病质量控制，支持肿瘤、糖尿病、慢阻肺、艾滋病等重大疾病中西医结合临床试点，充分发挥中医药优势参与公共卫生突发事件处置工作。三是培养“名医”。设立唐祖宣、徐经世和吕景山等国医大师工作室3个，杨骏全国名中医工作室1个，新建市级名中医工作室8个。全市共有全国老中医药专家1人、全国基层名中医工作室指导老师3人、省级名中医7人、省级基层名中医7人。开展三届市级名中医评选活动，评选出42名市级名老中医，以亳州市政府名义表彰，其中18人享受政府津贴。开展名中医师承教育试点，拨付10万元专项资金选派5名青年中医师外出拜师学习；实施省级中医专项经费全国名老中医经验传承项目，选派8名中医师跟师安徽省中医药大学张杰教授学习一年。连续5年委托安徽中医药大学举办亳州市基层常见病多发病中医药适宜技术培训班，先后培训476人次，培训中医适宜技术40项。不断完善中医药教育和人才培养体系，亳州学院、亳州职业技术学院、亳州中药科技学校3所中医药类本专科院校共开设中医药学类、健康服务类专业32个，大力培养基层实用型中医药领军人才。开展农村订单定向免费医学生培养，鼓励高等中医院校毕业生到乡镇卫生院从事中医工作。四是推广“名药”。亳州市委、市人民政府高度重视地产名药推广工作，出台促进药品技术转让、研发和培育的扶持政策，设立首批10亿元的药品技术转让和研发专项基金，鼓励、支持企业药品技术转让，亳州市有中成药品种212个，394个药品技术转移批文上报国家食品药品监管总局待批。积极培育中药大品种、大品牌，新增九方制药公司葛酮通络胶囊、华佗国药公司救心丸2个品种进入国家医保目录；济人药业公司疏风解毒胶囊由国家医保目录乙类品种升级为甲类品种，2017年单品种销售6.5亿元。大力推进新品研发，九方制药公司牡荆素填补了全省中药一类新药的空白，被列为科技部“十三五”重大专项；北京皇岛植物胶囊（亳州）有限公司海藻多糖植物空心胶囊填补了安徽省此类产品生产空白，现代中药集聚发展基地在研新药品种13个。

注重健康服务，拓宽中医外延。一是注重健康养老。利用中医专项经费开展中医医养结合试点，设立中医养老机构或中医诊室，开展中医健康教育、中医保健、治疗等工作。亳州市医养结合机构17家，其中8家设有中医诊室。二是注重中医康复。充分发挥中医药特色康复，支持公立中医医院积极开展慢性病管理、残疾人康复、工伤康复等服务，与现代康复技术优势互补。三是注重中医普及。组织专家分别编著了市民版和青少年版两种《中医药健康知识读本》，出版《华佗五禽戏》《中医药让人类更健康》等养生书籍，连续8年开展中医药知识大赛，全面推进五禽戏进机关、进企业、进学校、进社区、进农村“五进”活动。四是注重健康旅游。跻身首批“国家中医药健康旅游示范区”创建单位，获批国家级中医药健康旅游示范基地1个、省级4个，签约流转土地10.3万亩种植中药材，兑现补贴资金6665.4万元，加快建设亳药花海休闲观光大世界、中华中医药博览园等文化旅游项目，实现中医药产业与文化旅游产业融合发展。

强化政策保障，健全支撑体系。一是健全政策措施。亳州市人民政府出台《中医药健康服务发展规划（2016～2020年）》《基层中医药服务能力提升工程“十三五”行动计划实施方案》《关于印发亳州市创建全国基层中医药工作先进单位实施方案的通知》等规范性文件，做到长远规划与近期目标相结合，确保政策的连续性，为中医药事业发展创造良好的政策环境。二是完善管理体系。按照省编办《关于亳州市卫生和计划生育委员会加挂市中医药管理局牌子的批复》要求，2018年1月，亳州市卫生计生委加挂市中医药管理局牌子，负责全市中医药医疗、保健、产业、文化等工作的全面指导和规范管理。县区卫生计生部门均设立中医科（股），明确分管中医药工作的领导和专职人员开展中医药管理工作。三是加大财政投入。市、县区政府每年安排300万元专项资金用于中医药事业发展。2017年市、区两级政府分别拨付2亿元和2.5亿元用于华佗中医院新院建设，蒙城县政府投入4.5亿元用于中医院新院建设。亳州市财政投入2600万，新建华佗国医馆，2018年9月9日，华佗国医馆举行开馆仪式，国家中医药管理局副局长马建中、安徽省中医药管理局局长董明培、亳州市委书记汪一光等参加开馆仪式。截至2018年底，有6位国医大师、20余位全国知名中医坐诊。四是加强督导检查。按照《评审细则》要求，采取纵向到边、横向到底的方式，对各县区、各单位创建工作进行全面督查。对创建工作先进的单位和个人，予以表扬；对措施不力、消极应付的单位和个人，进行严肃批评和责任追究。2017年以来，共开展较大规模的督查9次。

加强宣传发动，营造良好氛围。制定《中医药法学习宣传贯彻工作方案》，采取市、县区联动方式，利用论坛、广场、报纸电台、公交车广告等手段，深入开展宣传活动。举办全国知名中医院院长论坛、中医中药中国行·中医药文化推进行动、中医药健康产业2018年峰会等大型主题活动，邀请4位国医大师和全国名中医、20余位省名中医参加，唐祖宣国医大师等10余位国家级专家发表演讲，近400位中医药界人士参加活动。以开展“亳州文化旅游年”活动为抓手，推出“冬病夏治体验月”“华佗中医药文化体验周”“来亳游客中医义诊”等系列活动，先后出动医务人员792人次，咨询、义诊、体验14500余人次，发放“三伏贴”45000个、彩色宣传折页5970张、《中医药让人类更健康》大型画册3060本，设置展架105个。积极举办“养生大讲堂”，开讲44场，听众1.5万人次。在亳州市电视台开设“健康黄丝带”栏目，每月固定开展中医药宣传2期，全年24次；在《亳州晚报》开设专版，重点宣传中医药法、“十三五”首批市级中医重点专科、第三届市级名中医、“十大皖药”产业示范基地等工作，在亳州市上下营造了创建工作的浓厚氛围。（王继学）

【福建省泉州市创建全国基层中医药工作先进单位2018年工作纪实】福建省泉州市积极开展创建全国基层中医药先进工作单位工作，截至2018年底，泉州市共有中医类别医疗机构228家，其中公立中医院8家（三级甲等3家、二级甲等5家）；中医床位3555张，中医执业（助理）医师数2921人；中医类院士专家工作站1个、国家级重点专科3个、国家级农村特色专科（专病）6个，省级重点专科15个、省级农村特色专科（专病）10个。

一是政府主导，强化中医药发展保障。泉州市把中医药事业纳入国民经济和社会发展总体规划、卫计事业发展专项规划和政府年度工作报告，出台《泉州市创建全国基层中医药工作先进单位实施方案（2015～2018）》《泉州市贯彻国家中医药发展战略规划纲要实施方案》《泉州市中医固本工程三年行动计划（2018～2020年）实施方案》等。泉州市政府对各县（市、区）政府的责任目标进行考核，将中医药服务纳入基层医疗机构绩效考核重要内容，考核内容分值不低于15%，并定期开展督导，建立通报制度和约谈制度。泉州市卫生健康委设立中医科，配备工作人员4名，负责全市中医药管理工作。所有县（市、区）卫计部门均设立负责中医的科室，并保证至少有1名专职人员负责中医工作，推动中医药工作、政策的贯彻执行。

二是政策扶持，优化中医药发展环境。泉州市人民政府每年安排中医专项经费用于学科建设、人才培养；各县（市、区）财政按照每年1元以上/每人的标准，设立中医药发展专项资金。积极落实专项奖补提高中医院床位补助标准，高于综合医院（综合医院床位补助10000元/床，中医院床位补助11000元/床）。市政府出台《关于加快推进社会资本举办医疗机构的实施意见》，市、县财政对民办非营利性中医院按6000元/（床·年）给予运行补助。

三是强化传承，打牢中医药人才支撑。通过在市、县级中医院设立基层指导科，建立对口帮扶机制，定期选派中医药骨干到基层中医馆坐诊，实施“师带徒”，开展远程会诊，依托市、县级中医院适宜技术培训基地举办中医药适宜技术培训班228场次，培训乡、村两级卫生人员1.6万多人次，为基层医疗机构培养了1支能熟练开展中医药适宜技术的队伍。（张锦丰）

【江西省宜春市创建全国基层中医药工作先进单位2018年工作纪实】为深入贯彻落实中医药强省战略部署，宜春市以打造中医药强市为目标，以实现中医药全产业链产值超千亿为动力，以建立健全中医药全产业链联动为路径，全力促进中医药全方位发展。2018年10月，宜春市通过国家评估，成为江西省首个市级全国基层中医药工作先进单位。

一、谋大局，着力构建中医药全产业发展新格局

宜春市坚持把中医药作为支柱产业来打造，将中医药发展融入经济社会发展全局，贯穿健康事业发展全程。围绕区域性中心城市建设，赣西地区医疗健康养生中心打造，密集出台中医药政策利好，为宜春市中医药振兴发展注入新的生机和活力。一是高位推动。成立由宜春市委常委、常务副市长任组长，4名副市长任副组长，相关部门主要领导共同参与的中医药发展领导小组。并下设产业、事业、种植业3个推进小组，强力推进各项工作。二是健全架构。在新组建的宜春市卫生健康委增挂中医药管理局牌子，并将培育中医药特色健康产业纳入工作职能。通过优化整合中心城区医疗资源，投入2.4个亿将宜春市中医院由区属上划为市属，全力做强做大中医药健康服务体系龙头。三是出台文件。以宜春市委市人民政府名义密集出台中医药健康服务发展、中医药产业发展等十余个系列文件，以江西省人民政府办公厅名义印发《江西樟树中国药都振兴工程实施方案》，将“中国药都”振兴工程上升为省级战略，以强有力的政策保障为支撑，开创中医药全方位发展的新局面。

二、惠民生，切实推进中医药服务能力新提升

以创建市级全国基层中医药工作先进单位为抓手，全面推动宜春全市基层中医药服务能力的新一轮提升，全市10个县市区9个获得“全国基层中医药工作先进单位”称号。一是县级中医院建设得到夯实。丰城市中医院在原址新建并投入使用，樟树市、靖安县、宜丰县中医院分别投入2.5亿、1.2亿、2.8亿异地新建，高安市、万载县中医院分别投入1.6亿、0.6亿新建门诊综合大楼，全市县级中医医院面貌焕然一新。二是中医综合服务区实现扩面。以项目资金引导为主，县乡共建为辅，全市建成中医馆180个，中医药综合服务区覆盖率达到98.4%，奉新县、靖安县、丰城市、上高县通过创建，中医药综合服务区实现100%覆盖。三是中医药适宜技术全面受益。乡镇卫生院开展的常见病多发病中医药适宜技术20多项。通过中医馆的建立，万载县株潭中心卫生院中医类别执业医师达到10人，全年中医药业务收入突破400万元。万载县赤兴卫生院，业务收入一直处于全县末尾，通过开展适宜技术，中医非药物治疗从4万元增长到45万元。中医药健康服务成为基层医疗机构业务增长主力军。

三、重创新，积极探索中医药健康服务新模式

宜春市积极策应江西省国家中医药综合改革试验区布局，以全国首批38个健康城市试点为契机，先行先试，将中医药理念融入健康城市创建。一是推进中医药特色的健康项目开展。通过系列宣传活动，让中医药知识传播校园、中医药文化走进单位、中医药理念融入家庭。将中医药元素渗透温泉文化、禅宗文化，将中医药养生保健特色服务理念融入旅游休闲、疗养度假、养老保健等产业。集天润、水疗、食养、人医为一体的同济明月山温泉康复医院建设项目进展顺利，樟树岐黄小镇建设项目全面启动。二是推进符合中医药特色医保支付方式改革。为进一步落实中医药医保优惠政策，确定万载县作为全市中医药医保支付方式改革试点县，将门诊统筹纳入该院基本医疗保险基金总额预算管理，在报销比例、次均门诊费用、全年累计最高支付限额等方面给予政策倾斜。三是全面实施治未病健康工程。全市二级以上中医医院全面实施中医治未病健康工程，10所中医院与养老机构签订合作协议，开展医养结合服务。全市热敏灸联盟分院达到8所，覆盖80%县市区。丰城市实施全民热敏灸推广，投入资金400万元，建设热敏灸推广体验中心（站）236个，实施推广两月来，热敏灸体验达23000余人次。高安市中医院、高安市骨伤医院、奉新县中医院被确定为江西省中医药文化宣传教育基地，中医药健康理念进一步根植民心。

（郑林华）

【山东省烟台市创建全国基层中医药工作先进单位2018年工作纪实】烟台市在10个行政区（共12个）创建为县级全国基层中医药工作先进单位的基础上，2018年创建为市级全国基层中医药工作先进单位。

中医药管理和政策体系更加健全。烟台市委市人民政府建立以分管市长担任召集人、32个部门为成员的中医药工作联席会议制度，研究制订《烟台市中医药发展“十三五”规划》，统筹推进中医医疗、保健、科研、教育、产业、文化全面协调发展。不断扩大中医适宜技术的报销种类，将医养结合机构治疗性推拿纳入医保个人账户支付范围，将盲人推拿诊所纳入医保定点。在全市二级以上公立医疗机构全面推开14种中医优势病种按病种收费，实行最高限价管理，大幅提高体现中医技术价值的医疗服务项目价格，三级医院骨折闭合复位经皮穿刺（钉）内固定术价格由1000元调整为3800元。

基层中医药服务体系更加完善。烟台市通过基层中医药服务能力提升工程“十三五”行动计划中期督查。公立中医医院龙头带动作用不断增强，三家中医医院创建为三级甲等中医医院；其他6家县级中医医院全部达到二级甲等标准，牟平、莱阳中医院已启动实施创建三级甲等规划。特色专科建设成效显著，烟台市有中医药重点专科国家级3个、省级31个、市级55个。综合医院妇幼保健机构中医药工作持续推进，毓璜顶医院创建为全国综合医院中医药工作先进单位。莱州市妇幼保健院积极打造“中医+妇幼保健”特色服务模式，实现中医药服务全科化。乡村社区中医药建设全面发展，全市100%的社区卫生服务中心、乡镇卫生院设置中医科、中药房，配备中医诊疗设备，均能够规范开展6类以上中医适宜技术，中医诊疗人次占比达到31.2%。社会办中医蓬勃发展，中医类社会办医院达到19家，其中二级4家，新设置备案制中医诊所51家。探索中药销售企业连锁备案制诊所管理，推动规模化发展。

其他中医药工作同步推进。中医药人才队伍建设持续加强。实施烟台市中医药人才培养“241”工程，在烟台市选拔培养20名领军人才、400名特色人才、1000名基层实用人才，多层次搭建中医药人才梯队。开展市级十佳中医师评选表彰，激励中医药专业人员成才。强化中医药适宜技术培训规范化、专业化建设。推出3大类24个市级培训基地，组织市级培训20多场次、3000多人次参加。加强中医药质控监管。健全市级中医质控体系，成立市级中医药质控中心19个。（王　玉）

【山东省淄博市创建全国基层中医药工作先进单位2018年工作纪实】以加强中医药文化建设为主线，统筹规划中医药事业发展，推进中医药传承创新，淄博市基层中医药服务能力快速提升。全市8个区县、1个国家级高新技术产业开发区创建为全国基层中医药工作先进单位，淄博市被命名为市级全国基层中医药工作先进单位。

完善组织领导体制，牢固树立发展中医药鲜明导向。市政府成立由分管副市长任组长的创建市级全国基层中医药先进单位领导小组。市政府建立淄博市中医药工作联席会议制度，25个部门为联席会议成员单位。市及各区县均成立了中医药管理局，明确中医药工作分管领导，独立设置中医药管理科。市、区县财政部门均建立稳定的财政投入机制，将中医药事业发展纳入本级财政预算，国家、省确定的1398种中成药、76个治疗性医院中药制剂、中药饮片（采用排除法）全部被纳入医保支付范围。淄博市共有中医类别的省级非物质文化遗产4项，市级非物质文化遗产21项，高新区田氏骨伤医院被确定为省级非物质文化遗产生产性保护示范基地。

健全服务网络体系，提高基层中医药服务水平。淄博市中医医院、市中西医结合医院创建为山东中医药大学非直属附属医院。淄博市中医医院2015年启动新院区建设项目，投资10.7亿元，占地面积205亩，2018年底投入使用。淄博市中西医结合医院2015年投资1.5亿元，购买东尚国际大厦大楼，2017年投入使用，业务用房面积5.6万平方米，开放床位536张。博山区投入1.8亿元，新建博山区中医院新院区，建筑面积4万平方米，开放床位300张，2018年9月投入使用。沂源县中医院投资5500万元新建门诊病房综合楼，投入使用后业务用房面积将增加1.6万平方米，新增床位200张，开放床位达600张。制订《淄博市基层医疗机构国医堂建设实施方案》和《淄博市基层医疗机构国医堂建设标准》，累计投入1960余万元建成中医药科室统一集中设置，中医药文化特色突出的国医堂170个，实现淄博市所有社区卫生服务中心和乡镇卫生院中医药综合服务区全覆盖。

突出内涵建设，提升中医药医疗服务质量。遴选232名中医药继承人和市级名中医结成师承关系，成立11个中医医疗质量控制中心，组建质控队伍，完善各中医专业的工作标准和质控规范。制订《淄博市中医药适宜技术培训基地建设实施方案》，依托二级以上中医医院建立10个淄博市基层中医药适宜技术培训基地，在偏远乡镇卫生院设立51个基层培训点，开展中医适宜技术培训。

实施“三经传承”战略，弘扬中医药文化。淄博市设立名中医药专家传承工作室141个，推进全国老中医药专家李秋恒传承工作室、全国基层名老中医药专家张玉波传承工作室、山东省名中医药专家阚方旭、李勇传承工作室建设的同时，邀请国医大师金世元、尚德俊、李佃贵，国家中医药管理局龙砂医学流派代表性传承人顾植山，经方大师冯世纶教授、黄煌教授、王三虎教授等16名国内知名专家到淄博设立工作站，传授中医中药经典。淄博市中医药学会相继成立经方、五运六气、仲景学说等16个专业委员会，市中西医结合学会成立包括脑心同治、针灸、肿瘤等25个专业委员会。近3年，举办国家级、省级继续医学教育项目83项，举办各种学术交流会、研讨会、专题讲座等47场次，参与人员2万余人次。淄博万杰肿瘤医院发明了明火砂锅不接触金属器皿煎制中药膏剂技术，取得6项国家专利和4项发明专利，被中华中医药学会确定为中药特色剂型传承创新推广基地。

基层中医药服务能力显著提升，中医药人才队伍充实壮大。淄博市共建成国家级中医药重点专科5个，省级中医药重点专科14个，市级中医药重点专科36个。各区县均建有二级甲等以上中医医院，综合医院、妇幼保健机构都设置了中医科，100%的社区卫生服务中心、乡镇卫生院设置中医科，12家乡镇卫生院、6家社区卫生服务中心被评为省级中医药特色乡镇卫生院。淄博市中医医院床位数3800多张，占全市床位总量的12%。所有乡镇卫生院、社区卫生服务中心都能提供6类以上中医药适宜技术，100%的社区卫生服务站和90.5%的村卫生室能够提供4类以上中医药适宜技术。所有乡镇卫生院、94.7%的社区卫生服务中心、87%的社区卫生服务站和47%的村卫生室能够提供中药饮片服务。群众对中医药服务的满意度显著提升。截至2018年底，淄博市有全国优秀中医临床人才6人，山东省高层次优秀中医临床人才5人。山东省名中医药专家9人、省基层名中医22人，市级名中医56人、市级青年名中医30人、市级基层名中医40人。淄博市所有社区卫生服务站都配备1名以上中医类别医师，90.5%的村卫生室配备1名以上能中会西的乡村医生。两批五级中医药师承弟子完成3年的学习，57人通过继承人出师考核。完成两批次山东省西学中培训班，990余人通过两年的学习，完成结业考试。淄博市中医适宜技术培训基地累计培训1251期7.6万余人次，1万多人通过适宜技术培训，掌握4类以上适宜技术，充实了基层中医药人才队伍。

（王　玉）

【河南省焦作市、南阳市创建全国基层中医药工作先进单位2018年工作纪实】　2018年，河南省荥阳市等10个县（市、区）通过全国基层中医药工作先进单位复审，焦作市和南阳市被国家中医药管理局命名为市级全国基层中医药工作先进单位，全国基层中医药工作先进单位创建工作成效显著。近年来，在各级党委、政府的坚强领导和相关部门的大力支持下，以创建基层中医药工作先进单位为抓手，突出规划引领，加大财政投入和政策支持，中医药发展水平不断提升，主要表现在：一是成立县级中医管理局，加强县、乡、村各级医疗机构基础设施和服务能力建设，中医药管理体系和服务体系得以健全；二是建立激励机制，加大人才引进、培养力度，中医药人才培养和队伍建设得以加强；三是大力发展中药材种植加工，扎实开展中医药宣传，中医药产业和素养同步推进。截至2018年底，河

南省共有县级全国基层中医药工作先进单位46个，市级全国基层中医药工作先进单位3个。（宋军伟）

【湖南省长沙市创建全国基层中医药工作先进单位2018年工作纪实】 自2016年启动创建全国基层中医药先进市以来，长沙市坚持以创建中医药工作先进单位为抓手，认真贯彻各项中医工作政策，在改革中突出中医优势，在卫计服务中突出中医特色，在卫计事业发展中加大中医分量，有效提升了中医药工作的整体水平，中医药在基本医疗、康复保健、疾病防控、公共卫生服务等领域中得到充分体现，人民群众对中医药的认同感进一步增强，中医药事业呈现出良好的发展态势。

加强领导，健全机构。市委、市人民政府高度重视中医药事业改革发展，市委常委会议、市人民政府常务会议多次研究中医药工作，研究解决中医药改革发展重大问题。一是建立领导组织机构。市人民政府成立由分管副市长任组长，编制、发改、财政、人社、卫生、食药监等部门为成员单位的创建工作领导小组，定期召开中医药联席会议，协调调度中医药相关工作。二是健全中医药管理机构。加强中医药管理机构建设和人员配备，市、县两级卫生行政部门均成立中医药管理处（科）室，配备专职人员；市、县两级中医医院均设立基层中医药指导科，乡镇卫生院、街道社区卫生服务中心都安排专人管理和指导村卫生室、社区卫生服务站的中医药工作。三是制定创建工作方案。长沙市人民政府出台《长沙市创建全国基层中医药工作先进单位工作实施方案》，明确创建工作的指导思想，提出目标任务，制定落实措施，健全中医药工作考核制度，保证创建工作顺利开展。

政策倾斜，扶持发展。一是摆在战略地位。长沙市人民政府出台中医药事业发展规划（2008～2020年）、中医药发展战略规划纲要、中医药发展“五名”工程、基层中医药服务能力提升工程实施方案等多个文件，将中医药工作纳入全市经济社会发展规划、卫生事业发展规划的重点内容，列入长沙市人民政府年度重点工作任务，定期监督相关部门具体考核指标的完成情况，确保创建工作落到实处。二是加大财政投入。市财政每年安排基层医疗机构服务能力建设资金3000万元，安排基层中医药服务能力建设和中医事业发展资金500万元；2015～2017年，市财政投入中医药事业经费分别为3323.12万元、4190.61万元和4068.95万元，占卫生事业经费比例为11.14%、13.18%和11.17%。三是强化政策支持。坚持部门协同配合，统筹运用各类政策，长沙市医保局出台推行总控病种中医治疗，将康复理疗项目报销比例提高5个百分点；长沙市发展改革委支持合理提高中医服务价格和名中医诊查费等，形成支持中医药事业发展的政策合力。

搞好阵地，健全网络。把中医药阵地建设放在优先位置，优化中医资源，强化中医药网络建设，取得较好成果。一是以中医医院为重点，加强“龙头”建设。突出公立中医医院建设，二级以上综合医院均设有中医科和针灸理疗科，住院部设立中医住院病床，妇幼保健院设有中医妇科、儿科。长沙市中心医院、市一医院获评全国综合医院中医药工作示范单位。二是以乡镇卫生院为主体，加强“骨干”建设。全市乡镇卫生院和社区卫生服务中心均按标准设置中医科、中药房，配备中医诊疗设备，建成具有中医特色的中医馆，中药饮片配备不少于300种，中医药服务量达30%以上，能按照中医药技术操作规范开展6类以上的中医药适宜技术服务，15大项41小项考核指标基本达到创建目标。三是以村卫生室（社区卫生服务站）为基础，加强“网底”建设。持续推进村卫生室、社区卫生服务站标准化建设，长沙市建成1072个标准化村卫生室，社区卫生服务站和大部分村卫生室能按照中医药技术操作规范开展4类以上的中医药适宜技术服务。四是以民办医疗机构为补充，加强“补网”建设。鼓励引导社会力量举办中医医疗机构，近三年全市新增社会办中医医院6家、中医门诊部和诊所193个，成为中医药网络建设的重要补充，壮大了中医药工作力量。

注重特色，扩大业务。一是加快中医特色专科建设。长沙市在市中医医院建成名老中医馆，浏阳市骨伤科医院建有省级重点骨伤科，开设6个病区，在湖南省内外享有盛誉。建成国家级中医重点专科3个、国家农村中医特色专科（专病）1个、省级“十三五”中医重点专科14个、市重点中医专科6个以及中医医院门诊中医综合治疗区4个、病房中医综合治疗室72个；确定11家专科（专病）特色优势较明显的乡镇卫生院和社区卫生服务中心作为基层中医名科（示范中医专科）建设项目。二是加快中医药适宜技术推广。收集“名方”方面，收集名方15个，其中外用药方10个，内服药方5个，都是在民间享有一定声誉的经验方。开发“名药”方面，将临床应用多年、疗效显著、组方相对固定的中医药处方和制剂转化为中药产品，开发成医院制剂，形成长沙独有的名药品牌。推广技术方面，在长沙市中医医院和9个区县（市）建设中医药适宜技术推广基地，开展针法、灸法、推拿、敷贴等基本技术推广，开通适宜技术网络培训，每年受训人数达1.5万人次以上。三是开展基层中医公共卫生服务。推行治未病中医药预防保健服务试点，在中医医院和部分乡镇卫生院、社区卫生服务中心建立治未病中心（科），提供中医体质辨识、冬病夏治、火罐、敷贴、膏方等治未病服务。开展中医药健康管理试点，重点对高血压、糖尿病、孕产妇3类人群提供中医药健康管理服务。

培育人才，建强队伍。一是大力引进高层次优秀人才。坚持把加强中医人才队伍建设摆在首要位置，将引进中医药人才纳入全市“3635”计划、“人才新政22条”等全市性人才政策，同等享受人才引进的政策待遇。二是精心实施“名医”培育工程。将培育“名医”作为全市中医药“五名”工程的重要内容，评选出市级名中医（名老中医）10 名、基层名中医 12 名，建立市级名中医传承工作室 10 个。三是强化中医人员培养培训。大力实施“25111”工程，培养 100 名市级中医药专家、160 名中医类别全科医生、200 名乡镇卫生院中医骨干，2000 名掌握一定中医药知识与技能的乡村医生。与湖南中医药大学合作，开展西学中培训 300 人、师承培养理论培训 100 人、中医药知识与技能培训 200 人等，夯实中医药事业发展基础。

强化宣传，提升影响。一是开展中医文化培训。举办中医药文化宣传培训班，全面培训乡镇卫生院和社区卫生服务中心宣传专干，城乡居民的中医药知识知晓率达 90% 以上。定期举办中医药文化节，开展“健康中国行 - 全民健康素养”“治未病大讲堂”等中医药宣讲活动。二是开展媒体专栏宣传。协调省、市新闻媒体开辟中医药宣传专栏，湖南广播电台开设“轻松活过 100 岁”专题，邀请知名中医药专家宣讲中医养生；长沙晚报开办“中医与养生”专栏，宣传推介中医药知识和中医药文化。三是推动中医宣传进基层。推动中医药知识进学校、进课堂、进社区、进家庭，建成颐而康、九芝堂等多个中医药文化教育宣传基地。长沙市中医医院开展基层义诊咨询健康讲座 262 场次，发放宣传资料 35 万份。长沙县福临镇中心小学编印校本教材“从艾出发”，深受师生欢迎。（王文雄）

【广东省广州市创建全国基层中医药工作先进单位 2018 年工作纪实】

广州市委市人民政府重视中医药传承发展工作，持续推进中医药兴市强市发展战略，大力实施完善服务体系，突显特色优势，打造名院、名科、名医，培养顶尖学科带头人等系列工程。将发展中医药政策措施纳入卫生强市“1＋4”文件、广州市国民经济和社会发展第十三个五年规划纲要（2016～2020 年）及“健康广州 2030”规划。建立由广州市卫生计生委、市发展改革委、市财政局、市人力资源和社会保障局、市食品药品监管局等部门和各区政府组成的广州市创建市级全国基层中医药工作先进单位领导小组，市人民政府分管领导任组长，加强创建工作的组织保障。

广州市 11 个区中有 10 个区已创建成为全国基层中医药工作先进单位（区、县级），占所辖区的 91%，达到市级全国基层中医药工作先进单位的申报条件。2018 年 8 月 8 日广州市人民政府正式向国家中医药管理局申报市级全国基层中医药工作先进单位。12 月 7～8 日，由国家中医药管理局评审专家组莅临广州市，就广州市创建市级全国基层中医药工作先进单位工作进行评审。在评审座谈会上，市人民政府副秘书长马曙介绍了创建市级全国基层中医药工作先进单位工作情况和今后加强基层中医药工作规划；市卫生计生委党组书记、主任，各创先领导小组成员单位负责人及海珠区、花都区分管领导就各部门各区的中医药工作开展情况和下一步工作计划举措作了发言。根据市级全国基层中医药工作先进单位评审程序要求，国家中医药管理局评审专家对创建材料进行核查，并深入广州市中医医院和天河区、花都区，通过听取汇报、查阅资料、走访调查、现场座谈、满意度测评等形式，对广州市级全国基层中医药工作先进单位创建工作进行评审。评审专家组认为，广州市高度重视中医药事业传承和发展，创建工作目标明确，重点突出，措施得力，工作开展有序，建立政府主导，部门协调联动的中医药事业协调发展机制，卫计、发改、财政、人社、食药监等部门协调联动，出台相关倾斜政策，共同推进中医药事业发展；在中医药服务能力、人才队伍建设和中医药服务体系等方面取得良好成效，有亮点、有特色。

根据专家组检查情况，经社会公示，国家中医药管理局命名广州市成为市级全国基层中医药工作先进单位。（蒙嘉平）

【四川省内江市创建全国基层中医药工作先进单位 2018 年工作纪实】

一、强化组织领导、建立健全中医药工作机制

内江市委市人民政府高度重视，把中医药工作纳入内江市国民经济和社会发展“十三五”规划和政府年度工作目标。成立由市长任组长的医改领导小组，由分管副市长任组长的中医工作领导小组、中医药产业发展领导小组，各县（市、区）均成立了相应的领导机构。市编委批复市卫生健康委加挂内江市中医药管理局牌子，增加事业编制 2 名，用于加强中医药相关工作。内江市人民政府与四川省中医药管理局、华西医院分别签署《战略合作备忘录》《分级协同诊疗体系建设战略合作协议》。

二、落实扶持政策、大力推进中医医院综合改革

四川省内江市按照“中医西医并重、发展改革同步、突出中医特色、提升综合能力”的工作思路，推进中医院综合改革。一是破除“以药补医、以耗补医”机制，药品、医用耗材全部实行零差率销售。二是落实分级诊疗。将内江市中医院确定为首诊医疗机构，分别以市、县中医院为牵头医院，建立医联体。三是完善医保政策。对各级中医医院的住院起付标准在原有基础上降低 50 元，将住院用药使用政策范围内的中药饮片和部分中医药诊疗项目报销比例提高 5%；增加中医非药物治疗项目医保报销种类；将市中医医院的医疗保险起付线下降一个等级标准执行。四是开展公立医院绩效考核。从 2017 年起，实施以公益性为导向的绩效考核，聘请第三方机构开展满意度调查。五是同步推进医疗服务价格、人事薪酬制度等重点领域改革。

三、完善服务体系、不断提升中医药服务能力

中医药服务体系进一步完善。市、县区分别建成全国基层中医药工作先进单位。内江市中医医院新改扩建项目7个，总投入资金9.4亿元，总建筑面积达24万平方米。一是抓龙头。内江市中医医院建成川南区域性中医医疗服务中心。市第一人民医院和市第二人民医院创建为全国综合医院中医药工作示范单位。二是强枢纽。市、县两级均设置了中医医院，二级以上综合医院、妇幼保健机构均设置了中医科。三是固网底。全市100%的社区卫生服务中心和乡镇卫生院规范设置中医科、建成中医综合服务区，85%以上的村卫生室能够提供中医药服务。

中医药人才队伍进一步壮大。四川省内江市通过名中医工作室建设、西医人员学习中医等方式，培养一批中医药人才。内江市中医医院卫技人员数较“十二五”末增长8.5%，西学中累计为基层培养中医药人员258人。

中医药内涵建设进一步强化。四川省内江市狠抓质控管理、科研创新、重点专科建设，近3年全市中医医院核心期刊发表科研论文160余篇，引进推广新技术86项。截至2018年底，拥有国家级中医重点专科2个，省级中医重点专科9个。

四、坚持双轮驱动、同步推进中医药产业发展

四川省内江市出台《关于加快内江市中药产业发展的实施意见》，坚持中医药事业产业双轮驱动，着力打造中医药强市。内江曲剂品种如胆南星、建曲、六神曲等产销量占全国三分之一。“千草村”中医药健康旅游示范基地获国家批准。

（唐　琳）

【贵州省遵义市创建全国基层中医药工作先进单位2018年工作纪实】

根据2016～2018年全国基层中医药工作先进单位创建总体工作安排，贵州省于2016年启动遵义市创建市级全国基层中医药工作先进单位工作。遵义市共有14个县（市、区）。截至2016年，遵义市播州区、仁怀市、赤水市、绥阳县、桐梓县、务川县、正安县、凤冈县、余庆县、习水县10个县（市、区）被命名为全国基层中医药工作先进单位，先进县占比为71.43%，达到申报、创建市级全国基层中医药工作先进单位标准。

2017年，遵义市提交地市级创建全国基层中医药工作先进单位申请，为确保创建工作完成，贵州省中医药管理局要求该市市委市人民政府牵头建立健全相关中医药工作联席会议制度，会同当地的编制、发改、财政、人力资源和社会保障、卫生健康、中医药、食品药品监管等部门结合本地区中医药事业发展规划和先进单位创建工作要求，拟订相关创建全国基层中医药工作先进单位工作实施方案，并出台一系列促进或扶持中医药事业发展的政策措施。召集各县（市、区）政府及联席会议成员单位部门、各乡镇（街道）政府负责人，县级人民医院、中医医院、各乡镇卫生院、社区卫生服务中心等医疗机构及县级妇幼健康服务机构召开基层先进单位创建工作专题调度会，要求各地各级各部门对照创建标准和要求，解析各项指标体系，切实努力推进遵义市基层中医药各项工作的建设和开展。贵州省中医药管理局多次组织专家组到遵义市创建全国基层中医药工作先进单位的3个样本县（市、区）进行现场指导，确保创建工作落到实处，稳步推进、取得实效。经省级专家组现场指导评审，遵义市达到创建市级全国基层中医药工作先进单位标准和要求，贵州省中医药管理局于2018年3月正式将申报材料递交国家中医药管理局。

在各级各部门的共同努力和支持下，2018年11月17～19日，遵义市通过国家中医药管理局专家组的现场评审，得到专家及领导的一致好评。国家中医药管理局正式印发《国家中医药管理局关于命名河北省石家庄市桥西区等239个地区为全国基层中医药工作先进单位的决定》（国中医药医政发〔2019〕1号），正式确定贵州省遵义市为市级全国基层中医药工作先进单位。

（周　茜）

【云南省保山市创建全国基层中医药工作先进单位2018年工作纪实】

云南始终将基层中医药工作先进单位创建作为推进基层中医药发展的一项重点工作，按照全国2016～2018年基层中医药工作先进单位创建周期安排，云南省及时启动保山市、曲靖市、楚雄州州市级先进单位创建。根据州市级先进单位创建工作要求，保山市达到创建申报条件，积极申请国家中医药管理局评审验收。保山市自开展创建工作以来，不断加强州、县两级中医医院建设，大力推广基层医疗机构中医馆建设“腾冲经验”，持续加强基层中医药人员引进、中医药适宜技术培训推广和中医药科普文化知识宣传，保山市中医医院晋级三级甲等中医医院，腾冲市、施甸县、昌宁县、龙陵县4所县级中医医院全部晋级为二级甲等中医医院，全州所有乡镇卫生院、社区卫生服务中心均设置中医馆，是云南16个州市中第一家基层中医药工作4项指标全部达标的州市，中医药工作氛围日益浓厚。

2018年10月28～30日，国家中医药管理局医政司司长带队，对保山市创建全国州市级基层中医药工作先进单位进行实地评审验收。保山市通过评审并成为云南省首个全国地市级基层中医药工作先进单位。

（张旭芳）

【陕西省铜川市创建全国基层中医药工作先进单位2018年工作纪实】

铜川市委、市人民政府高度重视中医药工作，以传承发展“药王孙思邈”这一世界品牌为核心，在全市建设具有铜川特色的孙思邈中医堂，举办中国孙思邈中医药文化节、首届海峡两岸孙思邈中医药合作与发展研讨会、中医国际传播暨“一带一路”国家中医合作研讨会，药王孙思邈中医药文化在全国、全世界得到广泛宣传，中医药特色突出，中医药文化氛围浓郁，在全省中医药事业的发展上起到了引领作用。

铜川市启动“中医药创先”工作以来，对标全国基层中医药工作先进单位的建设标准和评审细则，明确任务，夯实责任，强化措施，狠抓落实。在组织机构、政策措施、服务体系、人才培养、能力提升等方面作出积极努力，创建工作稳步推进，基层中医药服务能力显著提升。一是健全中医药管理机构，成立由分管副市长任组长的中医药产业发展领导小组，市、区县均成立中医药发展局，确保中医药工作有人抓、有人管、有成效，中医药管理体制建设走在全省前列。二是制定《关于加快现代中医药产业发展的决定》《中医药产业发展奖励办法》等政策措施，每年拿出5000万元，用于支持中医药发展，中医药财政投入连续3年均占卫生计生投入的10%以上。为加快中医药产业发展，2018年。市政府又出台《关于中医药产业发展的实施意见》，并对《奖励办法》进行修订，提高奖补标准。市人民政府还拿出1亿元，设立中医药产业发展专项基金，保障中医药发展工作。三是投资1870万元，按照“六统一”标准，创新实施孙思邈中医堂建设，实现市、区县中医院和乡镇卫生院、社区卫生服务中心四级全覆盖，基层中医药工作阵地得到加强。四是大力推进中医药健康养老工作、鼓励支持社会力量举办中医医疗机构，被确定为第一批国家级医养结合试点城市和陕西唯一的国家级社会办中医试点城市。五是在改革城乡居民基本医疗保险制度时，全面落实中医药政策倾斜要求，中药汤剂在各级协议医疗机构费用政策范围内报销比例均为100%。2018年11月铜川市通过国家中医药管理局专家组的检查验收，取得全国基层中医药工作先进单位荣誉称号。　（李　刚）

【甘肃省武威市创建全国基层中医药工作先进单位2018年工作纪实】

武威市有各级各类医疗卫生计生机构2074个，卫生计生人员11262人，其中中医类别医师1385人，占医师总数的30.85%，中药专业技术人员177人，占药学专业技术人员的34.80%。武威市有中（藏）医医院5个，其中三级乙等中医医院2个，二级甲等中医医院2个，二级甲等藏医医院1个。武威市总床位8698张，其中公立中（藏）医医院床位2031张，占总床位的23.38%。有妇幼保健计生机构4个，疾病预防控制机构4个，卫生监督机构4个，均成立中医科，提供中医药服务，依法监督各级各类医疗机构和公共卫生服务机构中医药法规和政策的落实情况。全市94个乡镇卫生院中有93个乡镇卫生院能够应用15项以上中医适宜技术和6项食疗保健技术，开展常见病多发病基本医疗和中医预防保健服务，占总数的98.90%。1126个村卫生室中有1184个村卫生室能够提供中医药服务，占总数的96.50%。28个社区卫生服务机构均能够提供中医药服务，占总数的100%。全市三县一区全部创建为全国农村中医药工作示范县区。

一、完善政策，确保中医药工作有序开展

制订发展规划。武威市依据《经济社会发展“十三五”规划》要求，将中医药工作纳入全市经济社会发展总体规划，制订下发《武威市“十三五”中医药发展规划》（武政办发〔2016〕292号），将中医药卫生事业纳入市、县区政府年度工作目标，进行年度考核。

加强组织领导。武威市人民政府制定印发《武威市创建全国基层中医药工作先进单位实施方案》，成立市政府分管市长为组长，卫生计生、发改、财政、人社等相关部门和单位领导为成员的创建工作领导小组，全面开展创建活动。2016年7月，市人民政府办公室制订下发《武威市创建全国中医药工作先进单位推进方案》，将先进单位创建7个方面35项主要任务进行分解，明确责任单位，共同推进创建工作。三县一区卫生计生部门均指定专人分管中医药工作，设立中医股，配备熟悉中医工作的专职人员10人，具体负责中医药管理工作。

落实财政投入。将中医药事业经费纳入财政预算，并执行中医床位比其他床位补贴多50%的财政补助政策（一般床位1.50万元/张，中医床位2.25万元/张）。2016年，中医药事业费财政预算733万元，比上年增加16%。2017年，中医药事业费财政预算954万元，比上年增加30.15%。主要支撑了基础设施、重点学科、能力提升和人才培养工作。

强化医保支持。在全市各级定点中（藏）医医疗机构和综合医院中医科住院，起付线降低30%；县、乡、村定点医疗机构使用中（藏）药、中（藏）医适宜技术、中（藏）药院内制剂所发生的合规费用，实行全额报销。全市各定点医疗机构严格执行的《甘肃省基本医疗保险、工伤保险和生育保险药品目录》中已收录中成药1097个、民族药60个，基本医疗保险、工伤保险和生育保险均准予支付。

二、积极建设，完善中医药服务网络体系

加大各级中（藏）医医院基础设施建设力度。通过争取项目、政府扶持等多种渠道，武威市各级中（藏）医医院基础设施建设、服务能力和信息化建设大力推进。市、区中医医院扩建门诊、医技、住院楼综合建设项目10万平方米。天祝县藏医院整体搬迁建设项目，总投资8050万元，建筑面积2.17平方米，于2016年建成投入使用后，2017年争取藏区专项中央预算内投资1120万元用于附属建设工程项目，已投入使用；民勤县中医医院于2017年完成整体搬迁建设，总投资9500万元，建筑面积2万平方米；古浪县中医医院整体搬迁建设项目，占地面积162亩，总投资1.20亿元，建筑面积2.95万平方米。2017年5月，武威市在全省率先建成第一个市级全民健康信息实体平台，完成健康档案、电子病历、全员人口信息、健康扶贫四大数据库的建设。全市所有中（藏）医院和民营中医医疗机构全部完成与市级全民健康信息平台的对接及数据上传工作，实现省、市、县三级平台的数据共享、互联互通。

促进各级中（藏）医医院管理水平上台阶。各级中（藏）医医院以等级复评为契机，狠抓中医专科建设、医院内涵建设、学科建设、队伍建设、文化建设，武威市5家中（藏）医医院全部完成等级复评工作，市区中医医院达到三级乙等，各县中（藏）医医院全部达到二级甲等标准。武威市中医医院一级临床科室达到33个，各县区中（藏）医医院一级临床科室均在10个以上，临床科室命名、医院设备配置、中药房设置及中药煎药室设置均符合国家相关标准要求，医院信息化建设也达到《中（藏）医医院信息化建设基本规范》要求。积极开展中医药文化建设，各级中（藏）医医院从服务理念、行为规范、环境形象等方面充分体现中医药文化的特点。

提升各级综合医院中医药服务能力。市、县两级综合医院高度重视中医药工作，各医院全部设立中医药管理科并配备专职工作人员，在门诊设立符合要求的中医科和中药房，添置中医药诊疗设备，设立中医药综合服务区，在装修装饰上体现中医药文化特色。将中医药内容纳入日常业务工作考核指标，建立西医临床科室中医药业务考核评价体系和工作促进激励机制。积极创建全国综合医院中医药工作示范单位，截至2018年底，武威市人民医院、凉州医院和古浪县人民医院创建为全国综合医院中医药工作示范单位，天祝县人民医院通过甘肃省中医药管理局组织的创建全国综合医院中医药工作示范单位评审验收，该院中藏医科被列为全省中医药重点专科建设单位。

加强乡镇卫生院和社区卫生服务中心中医药建设力度。各乡镇卫生院（社区卫生服务中心）均配备有1~3名中医药人员，开设中医科，设立中药房，使用的中药饮片数量均在300种以上，配备针灸治疗床、推拿治疗床（凳）、针灸器具、火罐、TDP神灯、中药雾化吸入设备、刮痧板、电针仪、艾灸仪、智能通络治疗仪、颈腰椎牵引设备、中药熏蒸设备等中医诊疗设备。建成省级中医特色社区卫生服务中心6个，建成中医特色乡镇卫生院55个。

加强村卫生室和社区卫生服务站中医药服务能力建设。村卫生室和社区卫生服务站均配备电针仪、TDP神灯和中医治疗包（箱）（内含针灸器具、刮痧板、罐具、艾条等）等中医诊疗设备。90%以上的村卫生室和社区卫生服务站配备中药饮片200种以上，村卫生室的中药饮片由乡镇卫生院统一配送。开展中医特色村卫生所创建工作，中医基础较好的52个村卫室所创建为中医特色村卫生室。

建立有效的进修学习帮扶机制。武威市中医医院与市、县级综合医院和县级中（藏）医医院建立业务帮扶体系，签订业务帮扶合同，对综合医院进行中医药技术指导，对中（藏）医医院进行业务帮扶。各县区中（藏）医医院均设置基层指导科，安排专人负责，对本辖区乡村、社区医疗卫生机构开展中医药业务指导，各乡镇卫生院和社区卫生服务中心也安排专人负责，对所辖社区卫生服务站和村卫生室开展中医药技术业务指导，定期对基层中医药人员进行培训。累计接受基层中医药工作者进修1216人次，下乡下社区巡回医疗254人次，举办中医适宜技术培训班24期。

三、强化管理，突出中医药健康服务特色。

中医药公共卫生服务体系进一步健全。各级中（藏）医医院设立中医预防保健科和中医治未病中心。各级妇幼保健院和疾控中心分别设立中医药保健科和中医药防病科，积极开展中医预防保健服务，并对乡镇卫生院和社区卫生服务中心的中医预防保健工作进行指导。

积极开展中医体质辨识服务。社区卫生服务中心和乡镇卫生院根据居民不同体质开展健康指导，居民健康档案记录中医药内容达到30%。

中医药健康教育服务不断加强。所有乡镇卫生院和社区卫生服务中心运用中医药理论知识，在饮食起居、情志调摄、食疗药膳、运动锻炼等方面，对城乡居民开展养生保健知识宣教等中医药健康教育。结合3·24结核病防治、4·25预防接种、5·15碘缺乏病防治等主题日，开展义诊服务和健康宣教活动。各社区卫生服务中心共更新宣传栏36期，印制健康教育处方50万份，发放其他健康教育材料40万份；播放健康教育音像资料300多场次，组织面向公众的健康教育咨询活动250多次，举办健康教育讲座500余场次，宣传《中国公民健康素养66条》60多场次，实现“健康教育进家庭”全覆盖。

四、大力宣传，不断提升中医药服务满意率和知晓率。

通过开展义诊、健康咨询，设立健康教育室，编撰通俗易懂、贴近群众的科普读物，刷写固定宣传标语，建设健康文化墙，开展“健康沙龙”，开设健康专栏、健康教育大篷车、凉州贤孝唱健康，建设卫生服务文化长廊、社区健康教育园和小学开展“中医药歌诀诵读”活动等方式，向公众广泛宣传普及中医药医疗、预防、保健、康复、养生知识，切实提高群众的知晓率和参与度，群众对医疗机构的中医药服务满意度有了很大的提高，城乡居民中医药常识科学知晓率80%以上，对当地能够提供的中医药服务内容知晓率90%以上，中医药人员对中医药相关政策知晓率95%以上。

（刘正锁）

【甘肃省定西市创建全国基层中医药工作先进单位2018年工作纪实】
定西市位于甘肃省中部，地处黄土高原、青藏高原和西秦岭交汇地带，年降水量350~600毫米，是“丝绸之路”上的重要节点城市。全市总面积2万平方公里，辖安定及通渭、陇西、临洮、渭源、漳县、岷县1区6县，119个乡镇、3个街道办事处，户籍人口303万，常住人口278.98万。定西中药材、马铃薯、草牧等特色优势资源丰富，全力打造“中国药都”“中国薯都”“中国西部草都”和全国特色种子种业基地。中药材种植面积稳定在150万亩，位居全国地级市第一。常用的130多个中药材品种定西有97个、占75%，其中当归、党参、黄（红）芪3个主要品种分别达到34万亩、44万亩、39万亩，分别占全省的74%、70%和65%，全国的60%、20%和40%，是全国重要的道地中药材种植、加工、物流基地。前三季度，定西市完成生产总值263.60亿元，增长5.90%；实现规模以上工业增加值20.20亿元，增长5.20%；规模以上工业主营业务收入利润率达到4%；完成固定资产投资185亿元，增长15.10%；社会消费品零售总额99.80亿元，增长8.50%；一般公共预算收入17.90亿元，增长8.10%；城乡居民人均可支配收入分别为18013元和5585元，增长7.70%和9%。

一、卫生健康及中医药事业基本情况

全市有各级各类医疗卫生计生机构2802个，其中三级综合医院1个，二级公立医院18个，妇幼保健院（站）8个，疾病预防控制中心8个，卫生监督机构8个，乡镇卫生院137个，社区卫生服务中心（站）28个，村卫生室2020个，诊所（卫生所、医务室）291个，采供血机构3个，计划生育服务机构（健康教育所）216个，其他卫生计生机构34个。

医改前后，定西市医疗机构开放病床数由6979张增加到16314张，每千常住人口拥有床位数由2.37张增长到5.81张；卫生技术人员总数由6364人增加到11553人，每千常住人口拥有卫生技术人员由2.16人增长到4.10人；全市孕产妇死亡率、婴儿死亡率分别由54.10/10万、9.27‰下降到13.04/10万、5.19‰；城乡居民基本医保筹资标准提高到670元（其中个人缴纳180元，各级财政每人补助490元），参保率提高到98.27%，住院实际补偿比达68.23%，建档立卡贫困户住院实际报销比例不低于85%，个人自负合规费用每年不超过3000元。2017年，全市共开放中医床位4396张，占实际开放总床位数的27.43%，有中医类别（含中西医）执业（助理）医师3065人，占卫技人员总数的26.53%，公立医疗机构中医药年门诊诊疗人次339.75万人次，占总门诊人次的29.98%；中医药年业务收入为71287.38万元，占业务总收入的31.41%；中药年收入为28832.19万元，占药品总收入的31.60%。

二、工作措施及成效

定西市中医药工作以贯彻落实中医药法和相关扶持政策为主线，围绕国家中医药产业发展综合试验区定西核心区建设任务，紧盯打造“中国药都”战略目标，按照“以医带药、以药促医、医药并举、药医共荣”的思路，形成了“人人学中医、户户种（养）药材、处处搞康养、层层兴岐黄、县县做产业”的发展格局，充分发挥中医药在治未病、重大疾病治疗、疾病康复中的特色和优势作用，着力构建中医药事业发展“六大体系”，基层中医药服务能力大幅提升，城乡居民健康水平明显提高。2016年11月，定西市在上海举办的世界卫生组织第九届全球健康促进大会上作了《发挥特色优势·注重源头治理·努力构建全国贫困地区健康促进新模式》的交流发言；2016年9月，定西市在甘肃庆阳举办的第六届中国中医药发展大会上作了《凸显特色普惠民众·发挥优势促进健康——贫困地区中医药参与健康促进模式改革的实践与探索》的交流发言；2017年12月，在山东威海举办的全国中医药参与医保方式改革交流研讨会议上作了《转变管理观念·规范医疗行为·倾斜医保政策·促进中医药深度参与医保支付方式改革》的发言，2014、2017年，全国人大两次就定西市中医药事业发展进行专题调研；2017、2018年，连续两年全程参与全国中医药产业博览大会筹备工作，并组织布展中医药服务体验区，展示特色中医药适宜技术；定西市连续5年在甘肃省卫生计生工作会议上作经验交流。

加强组织领导，加大扶持力度。制定出台《甘肃省建设国家中医药产业发展综合试验区定西市先行先试工作实施方案》《关于进一步加快中医药产业发展的意见》《关于加快中医事业发展的意见》《定西市中医药健康服务发展规划（2016～2020年）》《关于加快推进中医药康养服务的意见》《定西市中医事业人才培养三年行动计划》等一系列政策。在财政十分困难的情况下，市本级财政每年列支中医药专项经费20万元用于专科建设和奖励补助。2017年以来，列支1000万（3年）专门用于中医事业人才培养，各县区财政也不同程度列支专项经费，支持中医药事业发展。特别是中医药法颁布实施以来，定西市将中医药事业及产业发展纳入政府目标责任考核重点指标体系，对各县区政府、各部门进行考核并兑现奖惩。

完善服务网络，搭建服务平台。积极构建以公立中医医院为主体，中医药专科专病和综合医院中医科为重点，乡镇卫生院、社区卫生服务机构、村卫生室为基础，民营中医医疗机构为补充的城乡中医药服务网络。2015年，定西市在甘肃省率先挂牌成立中医药管理局，各县区卫生行政部门均成立中医药管理科。全市共有9个中医（中西医结合）医院，其中8个为二级甲等，1个为二级乙等。10个综合医院全部设有中医药管理和服务科室，建成标准化中药房，在临床科室设置中医综合治疗室77个，5个中医药服务较好的综合医院加挂中西医结合医院的牌子。共有民营中医医院14个，设置床位750张，在医疗保险、人才培养、专科发展等方面与公立医院享有同等待遇。通过实施基层中医药服务能力提升工程，实现基层中医药服务全覆盖，全市137个乡镇卫生院和9个社区卫生服务中心，全部建成中医综合治疗区或中医馆，可以提供6项以上中医适宜技术服务，75%的村卫生室可以提供4项以上中医适宜技术服务。定西市已有6个县区创建成为全国基层中医药工作先进单位，陇西县已创建成为全省中医药工作示范县，通渭县人民医院、临洮县人民医院、陇西县第一人民医院已创建为全国综合医院中医药工作示范单位。全市共创建国家、省、市级特色专科34个，省级中医药特色社区卫生服务中心（站）7个，省级中医药特色妇幼机构1个。

落实优惠政策，力促事业发展。定西市将各项中医药优惠政策的落实纳入到卫生工作年度目标考核任务中，持续提高中医药服务在临床诊疗中的参与率。逐步将二级医院中医科床位补助标准提高到同级医院床位补助的1.50倍；将西医科室中药消耗量、中医科短期治疗人次及康复治疗量等考核指标纳入综合医院等级评审标准；建立完善中医人员到西医科室会诊、查房制度和中医药人员定期到重症监护室参与抢救制度；将中医医院中医药治疗率和工作量两项指标作为等级评审的必备条件，督促基层医疗机构落实乡镇卫生院“三个三分之一”政策，全市中医药实行“三个百分之百”（包括院内制剂、中药饮片、中医诊疗项目，不含注射剂）城乡医保报销政策；将中医药治未病纳入基本公共卫生服务；在健康促进模式改革中，充分发挥中医药防病治病作用，在健康体查中增加了中医体质辨识，对重点人群重点病症进行中医药干预。

推广适宜技术，丰富服务内涵。通过开展各类中医药适宜技术培训推广，广泛培训中医药适用型人才，有效改善基层医疗机构人才缺乏、服务水平偏低的情况。从2012年起实施中医药适宜技术“双十计划”（暨筛选10种地方常见病多发病，确定10种预防和治疗的中医药适宜技术进行培训推广）。围绕健康扶贫任务的落实，定西市结合甘肃省第三轮中医药适宜技术培训工作，于2015年启动“乡医全科化、村医中医化”培训，对所有村医开展中医理疗、针灸、中药炮制、中医药养生保健、药膳等15～30项中医药适宜技术的培训推广，共培训村医2万多人次。定西市组织举办9期西学中培训班，培训医务人员450名；举办4期以中医舒针微创技术、疼痛注射技术、小针刀治疗技术、平衡针灸技术、针灸治疗颈肩腰腿疼病等为主要内容的培训班，共培训医务人员200名；举办3期药膳食疗培训班，培训180名医务人员和餐饮机构从业人员，并作为师资负责各医疗机构和宾馆饭店药膳食疗技能培训推广。截至2018年底，大多数基层医疗机构能提供中医针灸、推拿、拔罐、刮痧、蜡疗、熏蒸、牵引、药浴、足疗、埋线、针刀（舒针、平衡针等）、火疗、藏医药等20多种中医药适宜技术服务。

狠抓队伍建设，提升服务水平。针对中医药人才缺乏的实际，定西市主要采取“聘、引、招、培、带”等多种手段，壮大中医药专业人才队伍。通过医联体建设、与甘肃省内外三甲医院建立专科联盟，选派中医骨干医师到与定西市确立帮扶关系的20多家省内外三级基地医院深造进修；广泛开展中医药师承教育活动，前两批933名继承人通过出师考核，在临床上继承和发扬指导老师的学术思想和诊疗方法，可以独立运用中医或者中西医结合的方法提供诊疗服务，第三批师承教育已遴选85名指导老师与172名继承人建立师徒关系，带教工作有序展开；组织开展以中医理疗、针灸、中药炮制等为内容的中医药岗位大练兵、技术大比武活动近30场次。为了培养专科带头人，定西市建立名中医培养评选制度，共评选出省市级名中医65名，省级基层名中医30名，省市级乡村名中医34名，甘肃中医世家3名。

注重文化建设，营造浓厚氛围。各县区、各医疗卫生单位以刷写固定宣传标语、制作灯箱标牌、建立健康文化墙为主要手段，在交通干道、城区广场、乡镇、村社等人口聚居地建成中医药特色明显、图文并茂的健康文化阵地，形成具有浓厚中医药氛围的大环境。各级医疗卫生单位制作悬挂历代名老中医药专家画像，建立健康教育专栏，公布中医治未病知识和食疗处方，书写张贴中医药大家名言、医训，全面体现和渗透中医药人文服务理念。在城区广场、乡镇、村等共建成健康文化墙6.68万平方米，每百人拥有面积2.30平方米；举办健康沙龙6200多场次，参加人员18万人次；发放健康工具包43.64万个，开展培训5000余场，培训29万人次。开展各类健康巡讲、讲座6700多次，听众达18.18万人次，0～36个月儿童中医药健康管理服务率87.24%，65岁以上老年人中医药健康管理服务率67%。

力推产业发展，打造中国药都。定西市以推进标准化种植、现代化仓储、市场化交易、精深化加工为重点，全力推动中医药产业转型升级，积极推进当归、党参、黄（红）芪等道地中药材种苗繁育和标准化种植，形成以岷县为主的当归、陇西县为主的黄（红）芪、渭源县为主的党参3个道地优势品种中药材种植带，初步建成了5个中医药为主的产业园。中药材静态仓储能力达到95万吨，年交易中药材达85万吨。全市中药材加工企业发展到220户，年加工中药材31万吨，有70户企业的生产线通过新版GMP认证。6家制剂企业拥有药品批准文号339个。全市注册道地、优势地产中药材地理标志4个、品牌商标175件，“岷县当归”“陇西黄芪”“甘肃扶正”商标被认定为国家驰名商标，并全部纳入到国家药食同源目录。连续多年在陇西县举办甘肃省中医药产业博览会，举办定西市大健康产业招商推介会和首届定西市中医康养节，中医药产业已经成为富民强市的战略性新兴产业和支撑精准扶贫的特色支柱产业。（刘正锁）

国家中医药工作

一、2018 年中医药工作综述

【2018 年中医药工作综述】 2018 年是全面贯彻落实党的十九大精神的开局之年，是改革开放 40 周年，也是传承发展中医药事业具有重要意义的一年。1 年来，全国中医药系统以习近平新时代中国特色社会主义思想为指导，深入学习贯彻习近平总书记关于发展中医药的重要论述，认真贯彻党中央、国务院决策部署，全面落实孙春兰副总理来国家中医药管理局调研讲话精神，真抓实干、开拓进取，推动各项工作取得新的进展，实现了新时代传承发展中医药事业的良好开局。

第一，以加强党的政治建设为统领，党对中医药工作的全面领导显著加强。

一是切实加强党的政治建设。坚决扛起传承发展中医药事业的政治责任，自觉对标对表，对党的十八大以来习近平总书记对中医药工作的重要指示批示精神开展“回头看”，习近平总书记在广东横琴就中医药工作作出最新指示后，国家中医药管理局主要负责同志就前往调研并与广东方面多次研究，把贯彻落实习近平总书记的重要指示批示精神和党中央、国务院的重大决策部署转化为树牢“四个意识”，坚定“四个自信”，做到“两个维护”的具体行动。

二是学懂弄通做实习近平新时代中国特色社会主义思想。深入开展“大学习、深调研、细落实”工作，通过举办专题学习研讨班、培训班，组织刊发系列文章，开设专门论坛等，掀起学习贯彻习近平新时代中国特色社会主义思想、习近平总书记关于发展中医药的重要论述的高潮。聚焦事关中医药长远发展牵一发而动全身的关键问题，开展深度调研，深化重点问题研究，找准了制约中医药发展的“死穴”，推动全系统在思想上破冰、在破题上突围、在落实上发力。

三是推动管党治党向纵深发展。坚持把纪律和规矩挺在前面，坚决贯彻落实中央八项规定精神，切实加强工作作风建设。认真落实中央加强公立医院党的建设的要求，扎实推动公立中医医院落实好党委领导下的院长负责制。充分发挥巡视“利剑”作用，完善工作机制，深化整改落实。加强党支部标准化、规范化建设，推动基层党组织全面进步、全面过硬。实施改革医疗服务新三年行动计划，中医医疗机构行风建设得到加强。

第二，贯彻落实党中央国务院决策部署，扎实推进中医药工作重点任务。

一是以配套制度建设为重点，全面推动中医药法贯彻实施。发布古代经典名方目录（第一批），制定加强师承教育的意见，推进中医药学术传承项目和传承人制度及中医养生保健服务规范制定。中医诊所备案制度有序实施，已备案 9000 余所，30 个省发布中医医术确有专长人员医师资格考核实施细则，5 省完成考核工作。各地大力加强中医药法宣传普及，举办中医药法实施一周年系列活动。

二是以重大项目为抓手，务实推动战略规划纲要实施。2018 年中央财政投入 115.1 亿元，有力保障了中医药传承创新工程等重大工程的实施。建立年度实施监测机制，31 个省全部制订了中医药发展战略规划纲要的具体实施方案。完成国民经济“十三五”规划纲要、“十三五”卫生与健康规划相关中医药重点任务及中医药发展“十三五”规划等重要规划实施情况中期评估，主要指标达到中期进度要求。

三是以提高质量为核心，深入推动中药标准化项目实施。制订督导评估方案，组织专家对项目涉及的 59 个中成药大品种、101 种临床常用中药饮片品种、中药第三方质量检测机构、3 个中药标准库项目承担单位开展全面督导，加强分类指导，督促整改落实，推动项目实施，着力构建保障中药质量安全的新机制。

第三，围绕国家重大战略，充分发挥中医药独特作用。

一是全面推动中医药扶贫，助力打赢脱贫攻坚战。深入学习贯彻习近平总书记关于扶贫的重要指示批示精神，统筹推进健康扶贫、产业扶贫、定点扶贫等各项工作。全面加强贫困地区县级中医医院标准化建设、基层中医馆建设，组织 235 所三级中医医院开展对口帮扶工作。组建 3 支国家中医医疗队赴深度贫困地区义诊，服务群众 5700 余人次。实施中药材产业扶贫行动，对 832 个贫困县的中药材产业情况开展基线调查，编制贫困地区生态适宜种植中药材推荐目录，建设定制药园，对 14 个集中连片贫困地区中药材产业扶贫进行指导。全力推动定点扶贫工作，支持山西五寨县打造中医药助力脱贫攻坚的“样板”。

二是加强乡村中医药服务，助力乡村振兴战略。推进基层中医药服务能力提升工程“十三五”行动计划并完成行动计划中期督导。制定县级中医医院服务能力基本标准和推荐标准，推进基层中医馆健康信息平台项目建设，国家中医药管理局会同有关部门联合开展“优质服务基层行”活动、实施基层人员能力提升培训项目。22 个市和 217 个县（区）创建为全国基层中医药工作先进单位。

三是加快中医药走出去步伐，助力“一带一路”建设。落实国家主席访问世界卫生组织成果，国家中医药管理局与世界卫生组织签署传统医学领域合作谅解备忘录。中医药国际合作项目扎实推进，主办“中非卫生合作高级别会议”传统医药分论坛，推动中医药纳入双边多边合作成果。包含传统医学章节的 ICD-11 预览版发布，中医药历史性地进入国际主流医学分类标准体系。中方专家首次当选国际标准化组织中医药技术委员会主席，推动 ISO/TC 249 出台 31 项中医药国际标准。推进粤澳合作中医药科技产业园建设，支持粤港澳大湾区中医药创新中心建设，举办“中医中药港澳行”系列活动。

第四，服务健康中国建设，中医药高质量发展步伐明显加快。

一是深化医改中医药工作纵深推进。中医医院全部参与医联体建设，规范家庭医生签约服务，全面加强公立中医医院党的建设，持续推进中医医院管理精细化规范化科学化，28.80%的公立中医医院开展章程制定试点，32家中医医院启动开展建立完善现代医院管理制度试点，制定三级公立中医医院绩效考核指标体系。2018版国家基本药物目录中增加了中药品种，部分中医病种纳入国家按病种付费推荐病种目录，100个中医临床路径印发实施，一批医改中医药工作和中医诊疗模式创新典型经验得到推广。

二是中医药服务能力得到提升。61个重大疑难疾病中西医临床协作试点全面启动，完成217个区域中医（专科）诊疗中心遴选并开展建设。强化质量评价与控制体系建设，完善中医医院评审标准，持续开展医疗机构中药饮片管理专项检查，编制中医药监督工作指南和工作规范，2018年虚假违法中医医疗广告发布数量比2017年下降40.50%。13个部门联合印发加强新时代少数民族医药工作的若干意见，推动少数民族医药发展。大力发展中医药健康服务，中医药健康养老、养生保健等新业态加快孕育。实施中医馆健康信息平台建设项目和全民健康保障信息化工程，开展“互联网+医疗健康”便民惠民活动，建设72个国家中医药健康旅游示范基地。

三是中医药科研成果显著。落实中央领导同志重要批示精神，开展“中医药现代化关键技术装备”战略研究。完成第二批17个国家中医临床研究基地遴选，启动11家全国重点中医药科研机构业务建设工作，2家中医机构获准建设国家临床医学研究中心，推进中国中医科学院青蒿素研究中心项目。制定加强中医医疗器械和中医药健康服务科技创新等指导意见，一批中医药科研项目获得国家奖励，中华人民共和国成立以来第三批较大规模中医药古籍整理研究工作全面完成，406种重要中医药古籍首次整理出版，《中华医藏》编撰工作持续推进。全国道地药材生产基地建设规划（2018～2025年）制定出台，第四次全国中药资源普查全面推进。

四是中医药人才队伍建设统筹推进。中医药传承与创新“百千万”人才工程（岐黄工程）全面实施，遴选99名岐黄学者，培养500名中医药优秀人才及1352名骨干人才。加强国医大师、全国名中医学术传承管理，新增247个名老中医药专家传承工作室和246个基层名老中医药专家传承工作室。医教协同深化中医药教育改革，启动卓越医生教育培养计划2.0，推进省（部）局共建中医药院校工作，完成“十二五”中医药重点学科建设，新招录1.16万名中医住院医师（含全科医生）规范化培训人员和1505名农村订单定向免费培养医学生。

五是中医药宣传和文化建设力度加大。整合各方宣传资源，精心策划重大选题，壮大中医药主流宣传声势，全年关于中医药的媒体报道总量达56.80万篇，比2017年增长28%。大力实施中医中药中国行——中医药健康文化推进行动，举办全国中医药健康文化知识大赛、悦读中医等活动，新增全国中医药文化宣传教育基地12个，实现各省（区、市）全覆盖。完成2017年中医药健康文化素养调查，全国中医药健康文化知识普及率达91.72%，中国公民中医药健康文化素养水平达到13.39%。藏医药浴列入人类非物质文化遗产代表作名录。（李希贤、陈锐）

二、中医药业务进展

（一）政策法规与监督

【概述】 2018年，在政策法规与监督方面以深入学习贯彻党的十九大精神和习近平新时代中国特色社会主义思想为根本遵循，深入贯彻落实孙春兰副总理来国家中医药管理局调研讲话精神和“大学习、深调研、细落实”要求，以起草传承发展中医药事业有关文件为重中之重，推动建立健全中医药发展政策举措。全面推进中医药法贯彻实施，进一步推动建立健全中医药法规。深化中医药标准化改革，进一步理清中医药标准化工作及改革思路。围绕改革完善综合监管制度，持续提高监督工作规范性、准确性。

（任艳）

【中医药法规建设】 2018年，国家中医药管理局深化建立健全中医药法规专题研究，组织召开2018年项目开题会，推动项目研究；推进中医药传统知识保护条例立法工作，先后召开两次行业内外专家论证会进行研讨，修改形成《中医药传统知识保护条例（草案）》初稿；积极参与基本医疗卫生与健康促进法、药品管理法修正案、医疗器械监督管理条例等立法工作，提出中医药有关制度意见建议；做好相关部门法律法规征求国家中医药管理局意见办理，完成17份回复意见。

（任艳）

【依法行政工作】 2018年，国家中医药管理局开展行政许可事项清理论证、已取消行政审批事项评估、证明事项清理等工作；加强规范性文件管理，开展中医药涉及限制排除竞争、产权保护、军民融合发展、生态环境保护的部门规章和规范性文件清理工作，做好规范性文件日常合法性审查；开展国家中医药管理局法律顾问项目招标，发挥法律顾问效应；起草国家中医药管理局关于公平竞争审查制度的实施办法。

（任艳）

【行政复议工作】 2018年，国家中医药管理局举办全国中医药系统行政复议与行政诉讼专题培训班；组织修订国家中医药管理局行政复议与行政诉讼管理办法；按时填报行政复议案件信息；受理行政复议与行政诉讼申请。（任艳）

【普法工作】 2018年，国家中医药管理局制定印发《国家中医药管理局关于贯彻落实国家机关“谁执法谁普法”普法责任制的实施意见》；举办宪法专题学习，开展宪法学习宣传实施专项自查，组织做好宪法日相关宣传；举办2018年度普法培训班；开展中医药“七五”普法法律法规汇编编纂工作。 （任 艳）

【中医药监督能力提升工作】 2018年，为推进中医药监督执法规范化和标准化，国家中医药管理局重点推动了两个文件的制定：一是印发《中医药监督工作指南（测试版）》，在天津、辽宁、江苏、海南、四川和甘肃6个省（市）开展试点工作；二是编制《中医药监督工作规范》，理清中医药监督执法程序。12月，国家中医药管理局在陕西西安举办中医药监督知识与能力培训班，向全国31个省（区、市）的中医药管理部门和卫生计生综合监督执法机构负责中医药监督工作的90余人，开展中医药相关法律、中医药基本知识、中医药监督执法信息平台等方面的培训。12月，为进一步实现“互联网+监管”，规范中医药监督执法工作，国家中医药管理局在全国范围内推进中医药监督执法信息平台试运行。 （相 莉）

【中医药领域违法行为监管工作】 2018年，国家中医药管理局重点开展平面媒体中医虚假广告监测，共监测报刊4187份，发现虚假违法中医广告25条次；8月，落实中央有关领导批示精神，对全国10个省（区、市）12家养生保健机构问题进行核查，依据职能对群众反映存在非法行医问题的机构进行严肃处理，印发相关报告；9月，国家发展改革委、国家中医药管理局等28部门联合印发《关于对严重危害正常医疗秩序的失信行为责任人实施联合惩戒合作备忘录》的通知，对严重危害正常医疗秩序的失信行为，建立联合惩戒机制；12月，国家中医药管理局办公室发布《关于开展中医养生保健服务乱象专项整治的通知》，决定2019年1～6月在全国范围内开展中医养生保健乱象专项整治行动。 （相 莉）

【中医医疗机构依法执业促进工作】 2017年9月至2018年4月，为规范中医医疗机构传染病防治和感染防控执业行为，国家中医药管理局在全国组织开展为期8个月的中医医疗机构传染病防治和感染防控监督执法专项检查，对全国各级各类中医（含中西医结合、民族医）医疗机构，开展疫情防控和血制品管理、消毒隔离制度落实、医疗废物管理、病原微生物实验室安全管理和组织管理5个方面专项检查，工作安排分为动员部署、自查整改、监督检查、督导抽查和总结上报5个阶段，此次共检查各级各类中医医疗机构34198家，占全国中医医疗机构总数的64.62%。 （相 莉）

【中医药综合监管机制建设工作】 为进一步加快推进深化医药卫生体制改革，根据《国务院办公厅关于改革完善医疗卫生行业综合监管制度的指导意见》（国办发〔2018〕63号）有关要求，国家中医药管理局法监司起草完成局内分工方案，明确重点工作并确定各司职责分工，积极推进国家中医药管理局重点任务实施。 （相 莉）

【全国中医药系统行政复议与行政诉讼专题培训班】 2018年5月17～18日，国家中医药管理局政策法规与监督司在福建福州举办全国中医药系统行政复议与行政诉讼专题培训班。《中医药法》于2017年7月1日正式施行后，相关配套政策法规陆续发布，对包括行政复议和行政诉讼应诉工作在内的中医药法治工作提出新的更高要求。本次培训通过进一步夯实法律知识、强化法治意识、把握关键环节，不断防范系统风险，提高行政复议与行政诉讼工作能力和水平，既是中医药系统深入贯彻全面依法治国战略部署要求，全面推进依宪施政、依法行政的重要举措，也是进一步深化《中医药法》学习宣传贯彻，深入推进中医药“七五”普法宣传教育，落实“谁执法谁普法”的普法责任制的具体行动。本次培训专题授课与交流研讨相结合。专题授课涵盖行政复议法、行政诉讼法、卫生行政复议与行政诉讼、中医药行政复议与行政诉讼风险防范等内容。国家中医药管理局机关各司办、直属各单位，各省（区、市）中医药管理部门相关工作负责同志共100余人参加培训。 （任 艳）

【中医药标准化知识和应用培训班（第一期）】 2018年6月8～9日，国家中医药管理局政策法规与监督司在贵州贵阳举办第一期中医药标准化知识和应用培训班。党的十八大以来，党中央、国务院对标准化工作的重视前所未有，《深化标准化工作改革方案》《中华人民共和国标准化法（修订）》先后出台，进一步明确了标准化工作的改革思路，为中医药标准化工作特别是中医药标准化人才培养提出了新的更高要求。本次培训主要针对中医药标准化工作业务骨干，采取专题授课与交流研讨相结合的方式，内容涵盖标准化改革和发展，中医药标准制修订、实施、应用评价等关键环节的技术要点和知识，相关社会团体、基地标准化工作经验交流，旨在进一步了解和把握国家标准化工作总体改革方向，强化中医药行业人员标准化工作意识，增强标准制修订和应用水平、业务能力，推动中医药标准化工作有序开展。42家中医药标准研究推广基地，中医药各专业标准化技术委员会，中医药行业社会团体，以及承担中医药标准化项目的相关负责人等100余人参加。

（张庆谦）

（二）医政工作

【概述】 截至2018年底，中医医政工作全面贯彻习近平新时代中国特色社会主义思想及党的十九大和十九届二中、三中全会精神，全面贯彻习近平总书记对中医药工作的系列重要指示精神，坚定不移地贯彻落实党中央、国务院的决策部署，紧紧把握中医药振兴发展这个主题，大力发展中医药服务，各项工作取得了积极进展。

一是落实中央决策部署，着力做好各项重点工作。国家中医药管理局贯彻落实全国卫生健康大会精神和中医药发展战略规划纲要，以问题和需求为导向，按照国家中医药管理局党组部署开展“大学习、深调研、细落实”活动，深入开展各项专题研究，着力破解体制机制问题；助力起草《关于传承发展中医药事业的意见》《关于加快推进中医药改革发展的重大行动（2019～2020年）》；联合13部门印发加强新时代少数民族医药工作的若干意见；组织235家三级中医医院对口帮扶贫困县医疗机构，390家贫困县中医医院接受援助，并对全国中医药系统健康扶贫有关工作进行培训，助力打好脱贫攻坚战。

二是强化依法行政，着力推动《中医药法》深入实施。国家中医药管理局推动各地落实中医诊所备案管理和中医医术确有专长人员医师资格考核注册管理暂行办法2个部门规章，加强调研督导，密切关注进展，注意防范风险；制定中医养生保健服务规范。截至2018年底，全国备案中医诊所8404个。各省（区、市）相继发布本省（区、市）考核实施细则。

三是不断深化改革，着力巩固医改中医药工作成果。国家中医药管理局与有关部门制定巩固破除以药补医成果持续深化公立医院综合改革的通知等多个医改文件，持续探索建立公立中医医院运行新机制，推进中医医院全部参与医联体建设；开展制定医院章程试点，印发通知对中医医院突出中医为主办院方向提出明确要求；制定95个中医临床路径；配合国家卫生健康委开展国家基本药物制度建设相关工作，联合印发2018版国家基本药物目录；遴选印发医改中医药工作典型经验，多种方式交流推广；与国家卫生健康委实施新三年改善医疗服务行动计划。

四是强化质量安全，着力提升临床疗效。国家中医药管理局联合相关部门启动重大疑难疾病中西医临床协作试点，确定61个项目单位，探索中西医结合防治疾病的新思路、新方法、新模式；研究国家中医医学中心和区域中医医疗中心建设思路，确定217个区域中医（专科）诊疗中心建设单位和培育单位开展建设；印发部分中医类医院评审标准，推进评价体系建设；举办2期中医医院医疗质量和医疗安全管理培训班，覆盖所有三级中医医院；持续开展中药饮片管理专项检查，强化关键环节管控；单独组建全国中医医院抗菌药物临床应用监测网和细菌耐药监测网；修订中医药防治流感方案，并与国家卫生健康委联合印发《流行性感冒诊疗方案》（2018年版修订版）和《进一步加强流行性感冒医疗工作的通知》，全力做好流感中医药防控；对13支国家中医应急队伍建设情况进行总结，研究加强中医应急工作思路措施；印发中医医院新入职护士培训大纲；印发第一批中医诊疗模式创新试点工作典型经验并交流推广。

五是注重基层发展，着力提升基层服务能力。国家中医药管理局开展基层中医药服务能力提升工程“十三五”行动计划中期督查，推动各地工作落实；印发县级中医医院医疗服务能力基本标准和推荐标准，着力提升县级中医医院医疗服务能力；与国家卫生健康委联合开展“优质服务基层行”活动，实施基层卫生人员能力提升培训项目，印发《关于规范家庭医生签约服务管理的指导意见》，推动基层中医药服务水平不断提升；启动国家基本公共卫生服务中医药项目实施效果评估；对22个申请创建市级全国基层中医药工作先进单位的候选地区进行评审，委托各省对300多个期满先进单位进行复审，发挥示范引领作用；联合组织2018年度全国大型义诊周活动，组建3支国家中医医疗队赴深度贫困地区义诊。

六是突出行风建设，着力推动医德医风持续向好。国家中医药管理局认真贯彻落实中共中央办公厅《关于加强公立医院党的建设工作的意见》，推动中医医院以党的建设保障和推进作风建设；在医院巡查、评审等工作中不断强化党建和行风建设要求；协调将国家中医药管理局纳入纠正医药购销领域和医疗服务中不正之风部际联席会议机制成员单位，明确国家中医药管理局职责，并共同制定2018年工作要点；与国家卫生健康委联合开展卫生健康行业作风整治专项行动。

（严华国）

【医联体及分级诊疗制度建设工作】 2018年，国家中医药管理局与国家卫生健康委联合印发《关于进一步做好分级诊疗制度建设有关重点工作的通知》《医疗联合体综合绩效考核工作方案（试行）》，鼓励中医医院牵头组建医联体，引导参与医联体建设的中医医院落实功能定位，充分发挥中医药在治未病、疾病治疗和康复中的重要作用；促进优质中医医疗资源均衡布局，助力分级诊疗制度落地，确定217个区域中医（专科）诊疗中心建设单位和培育单位开展建设；与国家卫生健康委联合印发《关于规范家庭医生签约服务管理的指导意见》，进一步推动中医药深入参与家庭医生签约服务。

（严华国）

【中医医院现代医院管理制度建设】 2018年，国家中医药管理局认真落实国家卫生健康委党组关于加强公立医院党的建设工作的意见实施办法和局实施意见，推动公立中医医院党建标准化建设；持续推进现代医院管理制度建设，与国家卫生健康委共同开展建立健全现代医院管理制度试点工作，确定32家中医医院参与试点，明确试点中医医院任务，推动中医医院管理精细化、规范化和科学化；与国家卫生健康委联合启动制定医院章程试点，印发《关于切实做好制定中医医院章程试点工作的通知》，对中医医院在章程制定中坚持中医为主的办院方向、发挥中医药特色优势提出具体要求；778家中医医院参与试点，其中二级以上中医医院678家，占全国二级以上公立中医医院总数的28.8%，超过20%试点工作比例要求；持续推动公立中医院综合改革；与有关部门联合印发《关于巩固破除以药补医成果持续深化公立医院综合改革的通知》，巩固完善公立中医医院运行新机制；同步推进公立中医医院薪酬制度改革。（严华国）

【医保支付方式改革工作】 2018年，国家中医药管理局以世界卫生组织发布的包含以中医病证分类为基础的传统医学章节国际疾病分类代码（ICD-11）预先预览版为契机，加快制修订中医病证分类与代码（TCD）等工作，推动符合中医药特点的医保支付方式改革；深入贯彻落实国办《关于进一步深化基本医疗保险支付方式改革的指导意见》，与国家医保局加强沟通协调，研究鼓励中医药服务提供和使用的医保支付政策；开展适宜纳入按病种收付费的中医优势病种遴选原则和标准研究，开展病种遴选；配合人力资源社会保障部发布按病种付费推荐病种目录，中医病种共11个，占比8.5%；12个省遴选门诊或住院中医优势病种开展中医优势病种收付费方式改革试点；配合国家卫生健康委开展行风专项整治行动，加大针对欺诈骗取医保基金等违法犯罪行为的查处力度。（严华国）

【推进社会办中医试点工作】 2018年，国家中医药管理局支持和鼓励社会力量提供中医医疗和健康服务，继续推进社会办中医试点工作，开展第三方评估；制定中医养生保健服务规范，支持社会力量举办规范的中医养生保健机构，鼓励集团化发展或连锁化经营；遴选首批72家中医药健康旅游示范基地创建单位，推进中医药健康旅游发展；积极推动《中医诊所备案管理暂行办法》落实落地并加强调研督导，密切关注进展，注意防范风险。截至2018年12月底，全国共计备案中医诊所8404个。（严华国）

【中医药系统行风建设工作】 2018年，国家中医药管理局建立完善与国家卫生健康委信息互通、联动推进的工作机制；以行风建设为重点，开展专项检查行动；将行风建设纳入各级各类中医医院评审内容，以评促建、以评促改；与国家卫生健康委医政医管局共同合作，指导一批重大或社会关注度高的涉及中医药行业的案件的查办，并及时回应社会关切；与有关部门联合印发扫黑除恶专项斗争任务分工，同步遏制中医药系统黑恶势力违法犯罪问题，全面整治涉黑涉恶乱点，严厉打击涉医违法犯罪，切实维护正常医疗秩序。（严华国）

【中医药应急和传染病防控工作】 2018年，国家中医药管理局组织开展中医应急医疗队伍建设工作专题研讨，听取13支中医药骨伤特色救治能力建设项目单位工作汇报，并对下一步加强国家中医应急医疗队伍建设的思路进行了研究，共同做好应急工作。2018年中医药治疗艾滋病试点项目继续稳步实施，截至2018年底，19个试点省（区、市）中医药治疗艾滋病人数累计达到36369人，在治艾滋病人数为17716人；充分发挥中医药在流感防控中的积极作用，组织制订中医药防控流感工作方案，建立科研与临床结合、预防与治疗结合、防治与宣传结合的流感中医药防控长效机制。（薛静怡）

【新一轮改善医疗服务行动计划启动】 2018年，国家中医药管理局召开2018年全国中医医政工作会议暨改善医疗服务工作经验交流会，交流典型经验，通报第三方评估情况，部署下一步工作；与协和医学院公共卫生学院、中华中医药学会医院管理分会共同研究第三方评估中有关指标相关工作；与国家卫生健康委联合启动实施新一轮进一步改善医疗服务行动计划（2018～2020），明确推广5项制度，落实10项重点任务，结合中医药诊疗的特色优势，持续改善服务环境，创新服务举措，优化服务流程，改进服务模式，不断改善人民群众对中医药服务工作的获得感。（薛静怡）

【中医医疗质量管理工作】 2018年，国家中医药管理局进一步完善中医医院评审评价体系，印发三级中医骨伤医院、中医肛肠医院、中医专科医院（不含中医骨伤医院、中医肛肠医院）及二级中医医院、中医骨伤医院、中医专科医院（不含中医骨伤医院）评审标准（2018年版）、分等标准和评审核心指标（2018年版）、评审标准实施细则（2018年版）等文件，指导各地规范开展中医医院评审工作，提升中医医院医疗服务水平和综合服务能力。

举办2期中医医院医疗质量和医疗安全管理培训班，共培训405家三级中医医院医政管理骨干，实现三级中医医院培训全覆盖。培训内容包括《医疗质量管理办法》《医疗质量安全核心制度要点》《医疗技术临床应用管理办法》《医疗纠纷预防和处理条例》《国家医疗服务与质量安全报告》解读，中医病案首页填写规范与病案质量、中医质控中心建设等。（郈媛媛）

【县级中医医院医疗服务能力提升工作】 2018年，国家中医药管理局构建优质高效的医疗卫生服务体系，进一步提升县级医院综合服务能力，印发县级中医医院医疗服务能力基本标准和推荐标准，指导县级中医医院按照标准加强建设；与国家卫生健康委联合印发《全面提升县级医院综合能力工作方案（2018～2020年）》《关于推荐全面提升县级医院综合能力第二阶段候选医院的通知》，组织各省级中医药主管部门按照要求推荐全面提升县级医院综合能力第二阶段候选医院。（郈媛媛）

【全国医疗机构中药饮片管理专项检查工作】 2018年，国家中医药管理局进一步规范中医医院中药饮片的采购、验收行为，印发《关于开展中医医院中药饮片采购验收专项清查工作的通知》，组织各省级中医药主管部门对省内提供中药饮片服务的二级及以下中医类别医院开展中药饮片采购验收专项清查工作，部分省将清查范围扩大到提供中药饮片服务的社区卫生服务中心、乡镇卫生院；组织专家围绕中药饮片采购、验收、储存、调剂、煎煮、中药临床药学合理用药等各个环节，对北京、上海、山西等11个省57家医疗机构进行中药饮片使用管理专项检查，要求各有关省级中医药主管部门督察指导被抽查医疗机构，针对存在的问题分析原因，制订并落实整改方案，全面加强医疗机构中药饮片管理，保障临床疗效和用药安全，不断提高中药饮片服务水平。3年来已完成对全国各省医疗机构中药饮片管理抽查的全覆盖。

（郁媛媛）

【全国基层中医药工作先进单位创建工作】　2016～2018年，国家中医药管理局先后印发《关于做好2016～2018创建周期全国基层中医药工作先进单位申报评审工作的通知》（国中医药办医政函〔2016〕283号）和《关于印发市级全国基层中医药工作先进单位申报评审方案（2016～2018创建周期）的通知》（国中医药医政函〔2018〕130号）对2016～2018创建周期全国基层中医药工作先进单位申报评审工作进行安排部署。全国各地按照先进单位创建有关标准要求，对标对表，落实扶持政策，加大财政投入，深挖中医药"五种资源"优势，提升基层中医药服务能力，积极参与地方国民经济和社会发展，掀起了新的一轮创建高潮。经过3年创建，有217个县（市、区）和22个市成功建成全国基层中医药工作先进单位，先进单位以点带面的示范作用进一步显现，基层中医药服务能力明显提升。　（吴　凯、杨　琪）

【《中医医术确有专长人员医师资格考核注册管理暂行办法》推动实施工作】　《中医医术确有专长人员医师资格考核注册管理暂行办法》（国家卫生计生委令第15号）印发后，国家中医药管理局密切关注各省（区、市）贯彻落实情况，多次与省级中医药主管部门座谈研讨中医医术确有专长人员医师资格考核工作实施进展、存在的问题及解决思路。全国各省（区、市）相继发布本省（区、市）实施细则，各地按照工作部署稳步推进考核实施。

（李　素）

【中西医结合工作】　2018年，国家中医药管理局联合国家卫生健康委、中央军委后勤保障部卫生局共同启动重大疑难疾病中西医临床协作试点工作，在全国范围内遴选确定61个试点项目，以提高重大疑难疾病临床疗效为目的，中西医双方通过整合资源、优势互补、协同攻关，探索建立中西医临床协作长效机制，促进诊疗模式改革创新；为做好试点实施后的项目管理，制定印发《重大疑难疾病中西医临床协作试点项目实施办法》；成立重大疑难疾病中西医结合临床协作试点项目专家咨询委员会，加强对实施重大疑难疾病中西医临床协作试点项目的咨询指导，提高项目实施效率和效果。国家中医药管理局联合国家卫生健康委、中央军委后勤保障部卫生局深入推进非中医类医院中医药基础条件和业务建设，全国83.6%的二级及以上公立综合医院设置中医类临床科室；修订发布2018年版中西医结合医院评审标准，总结中西医结合医院建设与管理经验，进一步完善中西医结合医院评审评价指标体系，提高医院内涵建设和管理水平。截至2018年，全国中西医结合医院共650所，床位110579张，比2017年度增长10.93%，门诊服务年总诊疗人次为6821万，比2017年度增长7.2%，出院人次288万人，比2017年度增长10.77%。（数据来自2018年全国中医药统计摘编）。

（李　素）

【少数民族医药工作】　加强顶层设计，完善新时代少数民族医药发展政策方面，国家中医药管理局联合国家民委等13部委局共同印发《关于加强新时代少数民族医药工作的若干意见》，提出支持少数民族医药发展的重点领域和政策举措，这是时隔11年后，国务院多个部门共同支持和推进少数民族医药在健康中国建设中发挥作用的重要成果，是当前及今后一段时期促进少数民族医药发展的纲领性文件；2018年版国家基本药物目录中增补3种少数民族药品种，在国家基本药物目录修订工作中明确了"少数民族地区可根据需要，以省为单位增补少量民族药"的基本原则。

加强内涵建设，提升少数民族医药服务能力方面，国家中医药管理局指导少数民族医医疗机构和少数民族医特色专科提升服务能力，修订发布2018年版二级民族医医院评审标准，完善民族医医院评审评价指标体系；在区域中医（专科）诊疗中心遴选中，对少数民族医药予以政策倾斜，进行单独遴选，共有21所少数民族医医院被确定为区域中医（专科）诊疗中心建设单位；完成第一批59种少数民族医医疗技术整理工作；投入3200万元支持16个设有少数民族医医院的省（区、市）开展少数民族医医院制剂能力建设。截至2018年，全国民族医医院共312所，其中蒙医医院108所，藏医医院112所，维医医院44所，其他民族医医院48所；民族医院床位达38917张，比2017年度增长9.76%；门诊服务年总诊疗人次为1391万，出院人次91.8万人。（数据来自2018年全国中医药统计摘编）。　（李　素）

【中医医师管理制度改革工作】　一是2018年中医类别医师资格考试完成。在国家卫生健康委医考委的统一领导下，在"联合组织，单独管理"的运行机制下，2018年中医类别医师资格考试平稳实施，进展顺利。全国共有69854人通过中医类别医师资格考试取得医师资格。中医类别医师资格考试雷同率稳步下降。截至2019年1月，全国通过考试和认定取得中医类别医师资格的共123

万人，其中，中医专业94.4万余人，中西医结合专业26.0万余人，少数民族医专业2.8万余人，共有84.9万人经注册取得执业资格。

二是稳步推进中医类别医师资格准入及管理制度改革。国家中医药管理局按照国家卫生计生委医考委医师资格考试改革的整体部署，推动中医执业医师资格考试制度改革。乡村全科执业助理医师资格考试试点实现全国全覆盖，共9万余人参加考试，通过人数5万余人，充实了基层医疗服务人员队伍。中医类别中医、中西医结合专业的医师资格考试固定合格分数线继续平稳实施。在天津、吉林、上海、福建、广西、海南、贵州、云南8个考区试点"一年两试"，具有规定学历的中医执业医师和具有规定学历的中医执业助理医师，通过当年实践技能考试，但未通过第一次医学综合笔试且无违纪违规行为的考生可参加第二试。国家中医药管理局对全国31个考区初评合格的74个中医类别国家实践技能考试基地开展复评工作，促进基地基础设施和硬件建设，有效提高基地考官的执考能力，一定程度上保障了国家医师资格实践技能考试的公平公正；首次在全国范围内开展中医类别中西医结合专业计算机化考试试点，共计3万余人参加并且完成，降低考试雷同率，进一步探索和完善了全面开展机考的制度和流程；分阶段考试第一阶段考试实证研究在全国30所高等院校开展，实证研究结果表明考试设计科学合理、组织实施方案可行、改革风险基本可控，促进教育和考试的协同发展；积极开展中医思维及特色课题研究，以岗位胜任力为导向，提出将中医思维及特色在考试中的体现路径，提高试题命制的科学性和准确性。

（李　素）

（三）人才培养工作

【概述】　2018年，国家中医药管理局人事教育司深入学习贯彻习近平新时代中国特色社会主义思想和党的十九大精神，全面落实全国卫生与健康大会、全国教育大会、全国组织工作会议精神，按照全国中医药工作要点要求，统筹推进干部人才队伍建设，深化医教协同推进中医药教育改革，大力实施中医药传承与创新"百千万"人才工程（岐黄工程），着力为中医药传承发展提供人才保障。

（周景玉、陈令轩）

【中医药人才、干部队伍建设"深调研"工作】　2018年，国家中医药管理局围绕"加强党对中医药工作全面领导和高素质中医药人才干部队伍建设"开展"深调研"工作，国家中医药管理局党组书记余艳红带队先后赴甘肃、四川、上海等地进行实地调查研究、座谈讨论、听取意见；通过开展医疗机构中医药人才队伍现状统计分析、中医药人才队伍建设深度访谈、加强党对中医药工作的全面领导问卷调查等形式，深入听取行业专家意见，梳理中医药人才队伍现状、问题，研究提出推进中医药人才队伍建设的工作思路和重点举措。

（周景玉、陈令轩）

【推动《关于改革完善全科医生培养与使用激励机制的意见》印发工作】
2018年1月，国家中医药管理局会同教育部、国家卫生健康委推动国务院办公厅印发关于改革完善全科医生培养与使用激励机制的意见，着力加强全科医生培养与使用，提升全科医生岗位吸引力；指导各省（区、市）制定本地改革完善全科医生培养与使用激励机制的实施方案，突出中医全科医生特色，加强基层中医全科医生队伍建设。

（周景玉、陈令轩）

【省局共建中医药院校推动工作】
2018年6月，国家中医药管理局同湖北省人民政府签署共建湖北中医药大学的协议，决定省局共建湖北中医药大学，共同推动湖北中医药大学改革发展。2018年9月，国家中医药管理局与吉林省人民政府联合印发关于共建长春中医药大学的意见，决定省局共建长春中医药大学，共同推动长春中医药大学改革发展。

（周景玉、陈令轩）

【中医药教育"大学习、深调研、细落实"研究课题工作】　2018年，国家中医药管理局面向全国中医药高等院校和职业院校开展中医药教育"大学习、深调研、细落实"课题征集工作，经评选，共确定中医药本科教育重点课题10个、一般课题21个，中医药职业教育重点课题10个、一般课题15个。

（周景玉、陈令轩）

【农村订单定向免费医学生（中医）培养工作】　2018年，国家中医药管理局联合教育部、国家卫生健康委下达农村订单定向免费医学生（中医）招生计划1505名。

（周景玉、陈令轩）

【中医住院医师规范化培训工作】
2018年，国家中医药管理局下达2018年中医住院医师规范化培训招生计划11500名，下达中医类别助理全科医生培养计划1000名；委托中国医师协会对40家中医住院医师规范化培训基地进行评估；委托中国医师协会召开中医住院医师规范化培训工作现场交流会，举办中医全科师资、中医住院医师规范化培训管理人员和中医住院医师规范化培训骨干师资培训班，培训师资和管理人员1500余人；组织开展2次中医住院医师规范化培训结业考核理论考试结业考核试点。

（周景玉、陈令轩）

【中医药师承教育制度化建设】
2018年，国家中医药管理局印发《关于深化中医药师承教育的指导意见》，推动构建师承教育与院校教育、毕业后教育和继续教育有机结合，贯穿中医药人才发展全过程的中医药师承教育体系，推进中医药师承教育制度化。　（曾兴水）

【国医大师、全国名中医学术传承工作】　2018年，国家中医药管理局印发《国医大师、全国名中医学术传承管理暂行办法》，加强国医大师、全国名中医学术传承管理，充分发挥国医大师、全国名中医在中医药学术传承、人才培养的榜样引领作用。（曾兴水）

【2018年度国家级中医药继续教育项目实施工作】 2018年，国家级中医药继续教育项目实施1298项，培训中医药专业技术人员21.36万人次，并对项目的执行情况进行公示。国家中医药管理局组织2项人力资源社会保障部专业技术人才知识更新工程2018年高级研修项目，免费培训中医药专业技术人员140名。

（曾兴水）

【基层卫生技术人员中医药知识与技能培训】 2018年，国家中医药管理局组织各省级中医药主管部门开展2018年基层卫生技术人员中医药知识与技能培训项目。（曾兴水）

（四）科技工作

【概述】

一、开展中药产业扶贫工作

国家中医药管理局深入中药材种植基地田间地头、加工车间，实地调研了解五寨县黄芪等中药材种植情况和梁家坪乡卫生院运营情况；加强种子种苗繁育基地建设，依托第四次全国中药资源普查，在五寨县杏岭子乡官嘴村和砚城镇北园新村分别建立胡麻和迷迭香2个种子种苗繁育基地，推广使用优良的中药材种子种苗，发挥其对“原种”“良种”进行繁育的作用；通过2018年国家中医药管理局专款项目安排基于道地属性的中药材产地初加工优化模式研究，将五寨县黄芪作为重点品种进行研究支持，不定期组织专家对黄芪的品种选育、规范采收和产地初加工进行交流指导；开展实地调研和交流培训，先后组织专家赴当地进行交流培训2次，对五寨县部分蒙古黄芪纯种源基地进行专门调研，梳理黄芪野生种植、规模化种植及初加工面临的困难，促进中药材种植规范化程度提升及中药材品质的提升。

二、推进第四次全国中药资源普查

国家中医药管理局协调落实中央本级经费1087万元和中央财政公共卫生服务补助资金经费30941万元，支持31个省（区、市）701个县开展资源普查任务；召开第四次全国中药资源普查工作推进会，保障中药资源普查顺利开展；完成2013、2014年开展的17个省（区、市）255个县的中药资源调查，27个省级中心建设、20个监测站建设、11个中药材种子种苗繁育基地建设验收工作。

三、深入实施中药标准化项目

国家中医药管理局组织专家对59个中成药大品种和109个中药饮片品种，以及中药第三方质量检验机构和3个中药标准库开展行业评估督导、整改复核等工作，对承担单位进行分类指导和培育，组织专家制定种子种苗、中药材、中药饮片和中成药质量行业标准通则及编制说明，提高项目承担单位行业标准制定水平；推进中药质量追溯体系建设，推动项目承担单位将追溯系统融入企业管理流程，建成包括中药材、中药饮片、中成药在内的覆盖生产、流通和使用全过程的药品追溯系统。

四、积极推进中医药科技创新平台建设

国家中医药管理局开展第二批国家中医临床研究基地建设工作，遴选17家建设单位；修订完成《国家中医临床研究基地建设目标要求》，组织基地报送建设方案；开展中医药传承创新工程项目重点中医医院和重点中医药科研机构的科研能力提升培训；启动11家重点中医药科研机构业务建设工作；修订《国家中医药管理局重点研究室建设项目管理办法》。

五、加强中医药传承保护

国家中医药管理局发布《古代经典名方目录（第一批）》，配合国家药品监督管理局制定《古代经典名方中药复方制剂简化注册审批管理规定》；推进基地炮制技术传承发展，推动网上博物馆、文献数据库、炮制纪录片、中药炮制简史、炮制技术视频录制等五项重点工作建设；举办全国中医临床炮制技术与理论培训班；组织开展中医药传统知识保护相关研究工作，推动中医药传统知识数据库建设和保护名录制定工作；推进道地药材目录研究，梳理道地药材迁徙、发展脉络，实地调查道地药材主产区，并结合现代研究成果进行优选。

六、加强中医药科技专题研究

国家中医药管理局制定《中医药学术传承项目和传承人遴选管理办法（试行）》；组织开展政策研究，形成《中医药科技创新体系建设研究报告》《符合中医药特点的中医药科技评价体系建设研究报告》；编写《关于加强中医康复科技创新的指导意见》，开展两期“中医康复服务能力规范化项目”实施培训。

七、推进《中华医藏》编纂出版相关工作

国家中医药管理局完善组织工作机制，成立《中华医藏》实施工作协调组和提要编纂专家工作组；争取到2018年度中央财政启动资金1000万元，项目实施方案获正式批复，组织编制项目总体预算方案；论证确定提要编纂工作2018年度任务分工和预算分配方案，组织相关技术培训。

八、做好中医药科技项目实施和监督管理工作

国家中医药管理局完成2015年中医药行业科研专项督导，完成“中医药防治重大疑难疾病临床服务能力建设”专项中期评估，协助科技部推进重点研发计划“中医药现代化研究”专项第二批项目任务实施；完成“973”计划中医理论专题课题验收，完成国家支撑计划课题验收和项目技术验收，完成局科研管理专项及中医药专款部分项目（课题）验收。

九、推进中药知识产权保护工作

国家中医药管理局加强与国家知识产权局专利局沟通协调，推动中药行业重点企业开展专利快审工作；积极参与中国专利奖推荐工作，推荐4个项目，并指导中国中药协会推荐4个项目，共有5项获得第二十届中国专利奖优秀奖。

（杨　振、傅剑萍、王　庆）

【国家科学技术奖提名工作】 2018年，按照《国家科学技术奖励工作办公室关于2019年度国家科学技术奖提名工作的通知》要求，国家中医药管理局认真组织开展全国中医药系统内项目提名工作，经过项目征集和专家论证，共向国家科学技术奖励工作办公室提名11个项目。

2018年，中医药行业共获得5项国家科学技术奖，其中“银杏二萜内酯强效应组合物的发明及制备关键技术与应用”项目获得国家技术发明奖二等奖；“‘肝主疏泄’的理论源流与现代科学内涵”“葡萄膜炎病证结合诊疗体系构建研究与临床应用”“基于整体观的中药方剂现代研究关键技术的建立及其应用”“中药资源产业化过程循环利用模式与适宜技术体系创建及其推广应用”4个项目获得国家科学技术进步奖二等奖。（杨　振、傅剑萍、王　庆）

【《中华医藏》编纂出版项目组织实施工作】 《中华医藏》是“中华古籍保护计划”重要组成部分，拟对2289种中医古籍进行系统调研选目、书目提要编纂出版、数字资源库建设和原书影印出版等工作，是继“道藏”“大藏经”和“儒藏”之后，又一项重大的古籍整理、文化保护工程，也是一项需要全国上下、多民族、多行业积极配合的系统性工作。2018年中央财政支持启动《中华医藏》编纂出版项目，由文化和旅游部牵头，国家中医药管理局具体推进实施，全国中医药行业古籍保护中心（中国中医科学院中医药信息研究所）、国家古籍保护中心（国家图书馆）组织具体实施。2018年11月，国家中医药管理局与文化和旅游部在山东济南正式启动《中华医藏》编纂出版项目实施工作，并对承担《中华医藏》提要编纂工作2018年度工作任务的负责人及其团队骨干进行技术培训。《中华医藏》编纂工作对于传承发展中医药事业，弘扬中医药文化，树立中华民族文化自信具有重要意义。

（贺晓路、徐　鹏）

【“973”计划中医理论专题2014年项目结题验收工作】 2018年11月17日，“973”计划中医理论专题2014年项目通过科技部组织的项目结题验收。2014年项目设置3个项目12个课题，共有6000万国家拨付经费资助，15家单位的60位研究人员历经5年研究完成。

中国中医科学院胡镜清研究员主持的“中医证候临床辨证的基础研究”项目，首次提出冠心病痰瘀兼化病机学说，即“阳微阴弦”为病性总括，“痰瘀相兼互结”为基本病机贯穿始终，早期“湿（浊）淫”、活动期“热（火）炽”与后期“积损”是主要病机变化，系统解析冠心病发生发展全程病机演变规律，并通过多中心、11383例样本的临床流行病学调查，验证了冠心病痰瘀兼化病机新论。

浙江中医药大学范永升教授主持的“‘上火’的机理与防治研究”项目，针对上火的诱因、临床表现、证候特点等开展大规模的流行病学调查，并对上火发生的生物学基础及中医药防治的机理进行探索，基本阐明上火发生的生物学基础、中医药治疗的基本机理，提出上火的诊断和防治方案并成为中医行业标准。

长春中医药大学王之虹教授主持的“腧穴配伍方案优选及效应影响因素研究”项目，围绕“腧穴配伍规律谱-影响因素-评价方法”这一主线，首次将SPECT/CT、PET技术运用到腧穴配伍的研究中，实现腧穴配伍研究方法学的创新。

第四军医大学熊利泽教授主持的“腧穴配伍效应规律及神经生物学机制研究”项目，通过对古今中外文献的总结与挖掘、多中心随机对照试验及深入的机制研究，阐明腧穴配伍规律，首次提出“针药平衡麻醉”的概念，发明电子针刺麻醉仪。

（邱　岳）

【国家科技支撑计划“病证结合（一）”等3个项目完成验收工作】 2018年3月，按照《国家科技支撑计划项目管理办法》要求，国家中医药管理局科技司组织专家对“十二五”国家科技支撑计划“提高中医疗效的‘病证结合’临床示范研究（一）”等3个项目进行课题验收，30个课题通过技术和财务验收。“提高中医疗效的‘病证结合’临床示范研究（一）”项目、“提高中医药疗效的‘病证结合’研究（二）”项目、“中医外治法研究”项目分别于2013年、2014年、2015年立项，国家拨付经费共计9099万元。

“提高中医疗效的‘病证结合’临床示范研究（一）”项目选择冠心病、慢性心衰、慢性肾脏病、类风湿性关节炎、肠易激综合征、银屑病等9种疾病，“提高中医药疗效的‘病证结合’研究（二）”项目选择肺癌、胃癌、代谢性疾病、中风、慢性阻塞性肺疾病、抑郁症等重大疾病及疑难病，针对影响临床疗效的关键问题，运用“病证结合”的临床诊疗模式，研究提出新的解决思路和干预方案，开展严格的多中心临床评价，较大幅度地提高临床疗效。同时，发展中医“病证结合”的临床诊疗模式，创新符合“病证结合”临床研究特点的技术方法。“中医外治法研究”项目通过5367例临床病例观察，证实拖线疗法、腔内悬吊挂线技术治疗肛瘘类疾病，中药外洗、外敷技术治疗慢性下肢溃疡、肿瘤破溃创面、肿瘤化疗所致手足口综合征，穴位敷贴、穴位埋线治疗支气管哮喘、过敏性鼻炎，足浴外洗治疗糖尿病周围神经病变，中医外治法防治青少年近视等11个疾病的临床疗效及安全性，并形成可推广的临床方案。3个项目于2018年6月通过科技部组织的项目验收。

（邱　岳）

【《关于加强中医药健康服务科技创新的指导意见》发布】 为促进中

医药健康服务领域科技创新，以科技创新推动中医药健康服务能力与水平提升，更好地满足人民群众健康需求，推进“健康中国”建设，2018年7月19日，国家中医药管理局、科技部联合印发《关于加强中医药健康服务科技创新的指导意见》（以下简称《意见》）。《意见》提出到2030年，建立以预防保健、医疗、康复的全生命周期健康服务链为核心的中医药健康服务科技创新体系，完善“产学研医用”协同创新机制，全面提升中医药健康服务科技创新能力与创新驱动能力；指出要以中医药学为主体，融合现代医学及其他学科的技术方法，不断完善中医药健康服务理论知识，发展中医药健康服务技术与方法，丰富中医药健康服务产品，创新中医药健康服务模式，健全中医药健康服务标准，强化中医药健康服务科技创新平台建设，提升中医健康服务能力与水平。

《意见》总结了中医药健康服务科技工作的进展和主要成效，明确了中医药健康服务科技创新的指导思想与发展目标，提出“立足继承，开拓创新”“需求导向，统筹发展”和“深化改革，创新机制”3项基本原则，部署加强中医药健康服务理论与技术方法的研究、加强中医药健康服务相关产品研发、支撑中医药健康服务模式与机制创新、完善中医药健康服务标准4个方面12项重点任务，并从“加强统筹规划与组织实施”“强化创新平台建设”“加强人才团队培养”和“加强信息化建设”4个方面为意见实施提供保障措施。　（贺晓路、赵　帅）

【《关于加强中医医疗器械科技创新的指导意见》印发】　为加强中医医疗器械科技创新，提升中医医疗器械产业创新能力，更好地满足中医医疗服务需要与人民群众健康需求，2018年8月2日，国家中医药管理局、科技部、工业和信息化部、国家卫生健康委联合印发《关于加强中医医疗器械科技创新的指导意见》（以下简称《意见》）。《意见》明确了指导思想、发展目标和基本原则，对中医医疗器械科技创新提出了总体要求；点明了加强中医医疗器械产品创新与研发，主要从加强中医医疗器械的产品研发、升级改造以及中医诊疗大数据信息研究与利用3个方面，提出科技创新的重点任务和发展方向；在健全中医医疗器械标准体系上，提出在通用分类标准、技术标准和管理标准3个主要方面开展中医医疗器械的标准化研究，健全标准体系。该《意见》对中医医疗器械科技创新工作进行规划部署，为中医医疗器械科技创新工作提供方向性、原则性的指导与支持，并针对中医医疗器械特色与发展现状、临床需求，有针对性地规划与引导，更好地引导企业及各方面资源聚集，突出重点，共同推动中医医疗器械科技创新，更好地满足人民群众医疗健康服务需要与中医医疗器械产业发展需求。

（邱　岳、徐　鹏）

【中药标准化项目推进工作】　为加强中药标准化项目过程管理，掌握各项目工作进展，总结经验，发现和解决存在的问题，保障项目顺利实施并取得实效，国家中医药管理局科技司2018年组织专家90余人次，先后2次对标准研究制定情况进行预审，并按照东北、华北、华中、华南、华西及华东6大片区对全部项目开展阶段评估，掌握项目实际进展，并对进展缓慢的项目专门组织3次督导复核；加强中药标准化支撑体系建设，对中药第三方质量检验机构和3个中药标准库开展实地督导，对发现的问题及时进行完善，保障项目顺利实施；组织有关专家制定中药标准化项目相关标准系列通则，为项目标准制定提供原则和方法，提高标准制定效率。

（焦红娟、陈榕虎）

【古代经典名方相关工作】　国家中医药管理局科技司贯彻落实《中医药法》，扎实开展古代经典名方相关工作；经过专家论证并多次征求原食品药品监管总局意见，于2018年4月16日发布《古代经典名方目录（第一批）》；配合国家药品监督管理局制定《古代经典名方中药复方制剂简化注册审批管理规定》，推动简化经典名方审批程序，推动构建符合中医药特点的中药审评审批制度，促进来源于古代经典名方的中药复方制剂稳步发展。

（吕　泽、陈榕虎）

【中药炮制技术传承基地建设】　2018年，国家中医药管理局科技司积极推进国家级中药炮制传承基地“四个一”建设，4项重点建设任务相关工作有序推进，各项任务完成良好。中药炮制网络博物馆建设工作如期完成并投入使用，中药炮制纪录片摄制、中药炮制数据库建设工作初步完成，中国炮制编年史汇编工作按计划有序进行，预计2019年交付出版。国家中医药管理局科技司通过举办全国中医临床炮制技术与理论培训班及各传承基地培训班，在炮制人才培训方面建立了从顶层到基层的联动模式，培训成效显著；通过支持省、市级中药炮制传承中心建设，主要完成临方炮制工艺信息汇总、炮制机理研究、炮制人才培养与技术培训和炮制产业化搭建等建设任务；举办全国炮制传承基地专题研讨会、建设成果交流会，重点推进“临方炮制”及“民族药炮制”建设工作，及时有效完成炮制传承基地核查督导工作；对中药饮片有限公司传统中药炮制技术传承基地建设进行实地考察调研，探索企业类炮制传承基地建设模式。　（焦红娟、陈榕虎）

【中医药传承创新工程建设单位科研能力提升培训会】　为更好地发挥中医药特色优势，加快推进“十三五”中医药传承创新工程的建设进度，国家中医药管理局科技司于2018年7月30～31日和11月15～16日分2期举办“中医药传承创新工程”建设单位科研能力提升培训会，主要在中医临床科研能力、科研管理模式、科研平台建设和中医临床研究方法学等方面对工程建设单位科研管理人员进行专题培训。

（赵 帅）

（五）国际交流与合作

【概述】 2018年，中医药国际交流与合作工作以参与国家“一带一路”战略为主线，以实施中医药国际合作专项为抓手，完善扩大海外中医药中心和国内合作基地布局，加强多边、双边政府合作，稳步推进中医药国际标准化、服务贸易和健康旅游工作，深化对港澳台地区合作，中医药在国家战略中的重要性和国际影响力进一步体现和提升。

一、以国际专项为抓手，推动中医药“一带一路”建设

一是加强专项工作战略研究及顶层设计。国家中医药管理局召开中医药国际合作专项工作座谈会及专家研讨会，开展战略研究，制定海外中医药中心和国际合作基地考评指标体系。二是完成2018年度中医药国际合作专项立项工作，经过全国征集、地方推荐、形式审查、专家评议、现场答辩等程序，遴选出57个“一带一路”建设项目。三是加强专项经费执行及管理，开展中期督导调研，提高经费使用效益，对前三批项目开展验收、审计、督导、结题。四是服务国家战略，将中医药纳入国家推进“一带一路”建设工作领导小组制订的中国－格鲁吉亚、中国－塞尔维亚、中国－肯尼亚“一带一路”建设规划。

二、以深化全球布局为依托，拓展中医药多双边合作

一是深化多边合作。国家中医药管理局积极参与中非合作，将中医药纳入“中非合作论坛北京峰会”及《中非合作论坛——北京行动计划（2019～2021年）》，同期举办中非卫生合作高级别会议和中非传统医药合作专题论坛，形成《中非卫生合作北京倡议》；在多哥主办第二届中非青蒿素复方控制疟疾研讨会；加强与世界卫生组织合作，承办世界卫生组织ICD－11传统医学章节第三次编辑工作会议、太极健康建设推进会、区域间培训工作坊，协调财政部加大对世界卫生组织项目经费支持，将中国中医药标准规范上升为国际标准。在余艳红书记率团访问瑞士期间，与世界卫生组织签署传统医学合作谅解备忘录。加强我国与东盟合作，参加第八次中国－东盟、中日韩－东盟卫生发展高官会议，第二届“中国－东盟传统医药及民族医药创新与发展论坛”“健康丝绸之路”建设暨第二届中国－东盟卫生合作论坛和第五届中国－东盟传统医药论坛，推动中医药纳入澜沧江－湄公河合作专项和亚专资项目；加强与中东欧合作，落实《布达佩斯纲要》，成立对中东欧国家中医药合作协作组并召开第一次会议。中医药纳入《中国－中东欧国家索菲亚纲要》。国家中医药管理局主办中国－东欧中医药与人类健康专题论坛；积极参与濒危野生动植物种国际贸易公约谈判，维护中药产业合法权益；深化与印度、巴西等金砖国家合作；召开中印针灸合作专题研讨会，赴印度参加“第二届世界提升医疗产品可及性大会——实现2030可持续发展目标”；赴巴西与巴西药监局、巴西联邦药物委员会等机构加强合作，并接待巴西联邦药物委员会访华先遣组；配合文化部和西藏自治区人民政府，完成藏医药浴法申遗工作。

二是拓展双边合作。国家中医药管理局访问希腊、土耳其、哈萨克斯坦，出席“一带一路”中医药针灸风采行、2018年世界传统与补充医学大会，并与哈萨克斯坦卫生部商谈建立中医药中心事宜；出访法国、意大利，访问联合国教科文组织总部，出席世界针灸学会联合会2018“世界针灸日”活动、第十五届世界中医药大会；赴德国、西班牙、泰国、法国、俄罗斯、捷克、瑞士推进中医药海外中心建设；积极参与中德经济技术合作论坛；举办中捷药物研发国际论坛；赴尼泊尔出席国际阿育吠陀研讨会；出席我国驻俄罗斯使馆2018年中医药招待会；陪同国家卫生健康委主任马晓伟会见吉尔吉斯斯坦副总理；接待澳大利亚、俄罗斯、德国、西班牙、黑山、克罗地亚、尼日尔、毛里求斯、泰国、巴西、尼泊尔代表团，举办对俄罗斯中医药合作协作组第八次会议及对澳中医药合作协作组第三次会议。

三是深化援外工作。中医药纳入《关于改进和加强援外医疗工作的意见》《2018年医疗卫生援外重点工作》，国家中医药管理局召开对非青蒿素复方控疟合作协调会，举办卫生援外与中医药海外中心建设座谈会，执行第九阶段中坦（坦桑尼亚）中医药合作任务，筹建第一个援外性质的中医药海外中心（摩洛哥），与国际合作发展署研究推动“摩尔多瓦中医药中心”援外项目。

三、以构建主导权为目标，推进中医药国际标准化

一是国家中医药管理局积极推进世界卫生组织国际疾病分类代码项目，包含传统医学章节的ICD－11预览版于2018年6月正式发布。同时以此为契机，国家中医药管理局国际合作司配合政策法规与监督司、医政司等部门，推动ICD－11在我国中医医疗机构中的应用。二是举办国际标准化组织中医药技术委员会第九次全体大会，中方专家首次当选新一任主席，226名会议代表就27项新提案及9项预备项目提案进行研讨。三是加强战略研究和顶层设计，召开中医药国际标准化内部协调会，不断完善中医药国际标准基本框架。

四、以助力贸易强国为宗旨，发展中医药服务贸易

一是国家中医药管理局积极参与国家服务贸易创新发展试点工作，推动将“探索建立来华医疗签证制度”纳入国务院《深化服务贸易创新发展试点总体方案》中。二是重点推进中医药服务贸易重点建设工作，国家中医药管理局与商务部联合开展首批8个中医药服务贸易重点区域和19家骨干企业（机构）验收工作。三是积极参与中国与摩尔多瓦、毛里求斯、以色列、哥伦比亚、瑞士等自由贸易协定谈判，中欧投资协定，欧亚经济伙伴关系谈判，与巴西服务贸易合作工作组会议，扩大中医药服务贸易国际市场准入。四是参与国内自由贸易试验区建设和制定高水平的贸易和投资自由化便利政策，开展扩大自由贸易试验区自主权，进一步深化中国广东、天津与福建自由贸易试验区改革开放方案、修订外商准入负面清单。北京市进一步扩大服务业开放，积极有效利用外资相关中医药内容研究。五是积极推进中医药特色服务出口基地建设，国家中医药管理局与商务部联合制订中医药特色服务出口基地遴选方案，并争取财政专项支持。六是稳步推进中医药服务贸易统计工作，推动在商务部国家服务贸易统计直报系统中设立中医药子系统，开展统计试点工作。七是举办第五届京交会中医药版块活动，在高水平国家服务贸易交易平台上推广中医药服务，促成与伊朗、俄罗斯、日本等国家签约9个合作项目，交易额约8100万美元。

五、以促进资源整合为基础，推动中医药健康旅游

一是推进国家中医药健康旅游示范区（基地、项目）创建工作，国家中医药管理局会同原国家旅游局共同确定第一批72家国家中医药健康旅游示范基地创建单位。二是将中医药健康旅游纳入国务院部际联席会议机制。三是推进建设中医药健康旅游相关标准，在江西上饶举办中医药健康旅游建设经验交流暨标准研讨会。四是支持举办北京国际健康旅游博览会，积极引导中医药健康旅游示范区和基地面向国际旅游机构制定国际路线，吸引海外消费者。（王笑频）

【国家中医药管理局与世界卫生组织签署关于传统医学合作的谅解备忘录】　2018年12月3日，应世界卫生组织邀请，国家中医药管理局党组书记余艳红率中医药代表团抵达瑞士日内瓦，访问世界卫生组织总部，与世界卫生组织副总干事索姆娅·斯瓦米娜珊举行工作会谈，并共同签署《中华人民共和国国家中医药管理局与世界卫生组织关于传统医学合作的谅解备忘录》。

余艳红首先对世界卫生组织支持中国卫生事业发展，以及支持中国参与全球卫生治理表示感谢，并指出在世界卫生组织的积极推动下，传统医学在全球取得了长足发展和进步。余艳红强调，中国政府历来高度重视与世界卫生组织在传统医学领域的合作，2017年，在中国国家主席习近平见证下，中华人民共和国政府和世界卫生组织签署了《关于“一带一路”卫生领域合作的谅解备忘录》，传统医学是重点合作领域。余艳红提出，希望双方以本次签署的谅解备忘录为新的起点，继续加强合作，在推动传统医学的全球发展方面取得更多成果。索姆娅·斯瓦米娜珊副总干事对代表团表示热烈欢迎，肯定了中国一直以来在推动传统医学全球发展方面所发挥的积极作用，并表示本次签署的谅解备忘录必将进一步推动双方在传统医学领域的合作。

本次签署的谅解备忘录内容涵盖标准规范、临床指南、数据整合、资源利用、能力建设等诸多方面，有助于提升中医药科学和文化及标准规范的国际影响力，在全球范围内提高中医药服务和产品质量，并增强中医药管理和技术人员能力水平，为下一阶段中医药高水平走向世界、融入主流医学夯实基础。此次与世界卫生组织签署关于传统医学合作的谅解备忘录，是国家中医药管理局落实习近平总书记关于中医药工作系列重要指示精神、服务中医药国家战略的重要举措，也是对总书记2017年访问世界卫生组织成果的进一步细化和实施，有利于继续加强我国在推动全球传统医学发展方面的作用和影响，代表着我国参与全球卫生治理的创新性贡献，体现了我国作为负责任大国的历史担当。世界卫生组织助理总干事、驻日内瓦使团参赞、陕西省卫生健康委党组书记等出席上述活动。

（徐　晶）

【国家中医药管理局领导调研瑞士、德国中医药海外中心】　2018年12月3～10日，经国务院批准，国家中医药管理局党组书记余艳红率中医药代表团赴瑞士、德国访问。期间对设立于瑞士日内瓦、苏黎世，德国汉诺威、魁茨汀的4家中医药海外中心进行实地调研。

12月4日，代表团出席由陕西中医药大学承担的国家中医药管理局2018年度中医药国际合作专项项目“中国－瑞士中医药中心（日内瓦）”揭牌仪式。该中心旨在建立“中西医结合、医药结合、科研临床结合、中瑞文化融合”的双向转化医学平台。余艳红在致辞中提出，希望双方探讨互利共赢的合作模式，共同推进中医药在瑞士的合理应用。常驻联合国日内瓦办事处和瑞士其他国际组织代表团俞建华大使、常驻世界贸易组织代表张向晨大使、瑞士日内瓦州前州长汉斯勒、瑞士梅林市市长楚迪等一同出席仪式。

12月5日，代表团对南京中医药大学承担的国家中医药管理局2016、2018年度中医药国际合作专项项目“中国－瑞士中医药中心（苏黎世）”进行调研。代表团与中心所在地巴德－祖赫扎市市长福克斯、瑞士巴登健康促进基金会主席埃德尔门等进行座谈。余艳红在座谈会上启动了中心官方网站，并在讲话中指出，希望双方以中心建设为抓手，在中医药医疗康复等领域不断深化合作，做出更大成绩。

12月7日，代表团赴德国汉诺威医科大学访问，并对设立于该大学康复医学中心的中国－德国中医药中心（汉诺威）进行实地调研。该中心是中国中医科学院承担、汉诺威医科大学康复医学中心、天士力集团等参与协作的国家中医药管理局2016、2018年度中医药国际合作专项项目，以临床科研为主要合作内容。代表团与汉诺威医大校长鲍曼博士、中心德方主任古藤博纳教授等进行座谈。余艳红在研讨会上指出，双方要共同选择流行度高、中医药具备治疗优势的病种进行联合科研攻关，力争取得具有重大影响力的科研突破。

12月8日，代表团赴德国魁茨

汀出席中国－德国中医药中心（魁茨汀）揭牌仪式。该中心是北京中医药大学东直门医院承担的国家中医药管理局2018年度中医药国际合作专项项目。中心设立之后，魁茨汀中医院从医疗服务基础上在当地民众中推动中医药及中国优秀传统文化传播。余艳红在致辞中指出，魁茨汀中医院为中医药国际发展作出了贡献，中方将进一步加大力度支持中心和医院各项事业发展。德国巴伐利亚州议会健康委员会主席赛登纳特、巴州卡姆地区议长勒夫勒、魁茨汀市市长霍夫曼等一同出席揭牌仪式并发表致辞，表示中医药中心的设立受到本地民众的普遍欢迎和赞赏，德国参与中心建设协作各方将继续共同努力，支持中医药在德国的传播、应用与发展。（陆烨鑫）

【国家中医药管理局领导会见毛里求斯外交、地区一体化和国际贸易部部长一行】 2018年8月31日，国家中医药管理局局长于文明会见来访的毛里求斯外交、地区一体化和国际贸易部部长西塔纳·卢切米纳赖杜一行。于文明对毛里求斯长期以来致力于推动中医药在毛里求斯发展所做的工作表示赞赏。他表示中方愿继续推进中国－毛里求斯中医药中心建设，鼓励双方科研教育机构及企业开展更多合作。卢切米纳赖杜外长表示，中毛中医药合作基础良好，中医药在毛里求斯作为一种替代疗法享有合法地位，且深受当地民众欢迎，未来毛方将继续推动中医药全面融入当地医疗体系，大力支持中医药通过毛里求斯进入非洲市场。（肇　红）

【国家中医药管理局领导会见印度尼西亚共和国食药局局长】 2018年8月7日，国家中医药管理局局长于文明会见来访的印度尼西亚共和国食药局局长蒎妮·卢吉托博士一行。于文明首先代表中国国家中医药管理局对代表团来访表示热烈欢迎，对印度尼西亚长期以来致力于推动中医药在本国发展所做的工作表示赞赏，指出两国人民传统医学合作有着悠久的历史，中方十分珍视两国友好关系。蒎妮·卢吉托博士表示，中医药在印度尼西亚日益受到欢迎，此次来访旨在促进政府部门间交流与合作，学习中国发展中医药的经验，促进中印两国中医药贸易合作，推动中医药在印尼的发展。随后，双方围绕中医药政策法规、药品注册、医疗服务、人才培养、技术标准等多方面内容展开深入交流。双方一致同意拓展合作领域，建立联络人机制，并适时签署传统医学合作谅解备忘录。（徐　晶）

【国家中医药管理局领导出访多哥、肯尼亚】 2018年9月14～22日，应多哥卫生和社会保障部、肯尼亚卫生部邀请，国家中医药管理局副局长闫树江访问多哥和肯尼亚，进行工作会谈，出席第二届中非青蒿素复方控制疟疾研讨会（会议内容见国家中医药工作会议与活动部分）。（肇　红）

【国家中医药管理局领导出访澳大利亚、新西兰】 2018年12月4～11日，应澳大利亚塔斯马尼亚大学和新西兰中医学院的邀请，国家中医药管理局副局长王志勇率代表团访问澳大利亚和新西兰，与塔斯马尼亚州政府、大学和奥克兰大学进行工作会谈，组织在澳中医药机构人员召开座谈会，参访当地中医药机构。（肇　红）

【国家中医药管理局领导出访法国、意大利】 2018年11月13～19日，国家中医药管理局原副局长、世界中医药学会联合会主席马建中率代表团赴法国、意大利访问。代表团访问联合国教科文组织总部和法兰西科学院，出席2018“世界针灸日”、2018国际针灸学术大会、第十五届世界中医药大会等活动，启动中国－法国中医药中心（塞纳）建设。（刘文龙）

【国家中医药管理局召开2018年度中医药国际合作专项工作会议】 2018年8月27日，国家中医药管理局国际合作司在北京召开2018年度中医药国际合作专项工作会议。国际合作司司长出席会议并作主旨讲话。会议由国际合作司副司长主持。国际合作司就2015～2018年度中医药国际合作专项工作进展情况做专题报告。会议听取中国中医科学院、黑龙江中医药大学、云南中医药大学、山西中医药大学、广东省中医院、上海中医药大学等7家专项承担单位的经验分享，并听取国家中医药管理局规划财务司对中医药国际合作专项财政绩效考核要求的专题介绍。会议还围绕如何进一步执行好2018年度国际合作专项项目进行讨论。

会议肯定了专项工作4年来取得的工作成效，共开展49个海外中心和43个国内基地的创建工作，遍布全球5个大洲、35个国家，来自全国27个省市自治区的82家中医药机构和企业参与专项建设工作，此外还制定一批中医药国际标准，不少项目得到国家领导人和外国元首的高度重视和评价。会议指出，中医药国际合作专项开展以来，在外交、商务、文化等领域上，体现出世界影响力，并在推动中医药海外立法、纳入当地医保、让中医进入主流医学等方面发挥了重要作用。会议指出，中医药国际合作专项工作尽管取得了可喜的阶段性成果，但也面临诸多困难和挑战，中医药“走出去”是一个长期、艰巨的任务，需要把专项工作纳入各省中医药工作和各单位发展全局中统筹谋划，对中医药“走出去”面临的形势进行全面分析，保证项目的可持续运营和长期发展，为项目搭建高效畅通的执行平台。同时要求各省级中医药管理部门积极督促专项项目承担单位做好2018年度中医药国际合作专项工作，严格按照项目实施期限，完成财政预算执行。国家中医药管理局国际合作司及规划财务司负责同志、专项办公室负责人、各省级中医药管理部门负责人、2018年度项目承担单位负责人及相关人员共90余人出席会议。

（徐　晶）

【国家中医药管理局和商务部联合开展中医药服务贸易统计试点工作】　中医药服务贸易是我国具有完全自主知识产权、原始创新潜力巨大的民族健康产业。根据《商务部等十四部门关于促进中医药服务贸易发展的若干意见》关于"建立和完善中医药服务贸易统计体系"的要求，国家中医药管理局和商务部联合开展中医药服务贸易统计试点工作，为中医药服务贸易管理和政策提供数据支持。国家中医药管理局办公室和商务部办公厅联合印发《关于开展中医药服务贸易统计试点工作的通知》。（马宁慧）

【中国－德国中医药中心（汉诺威）揭牌仪式】　2018年6月8日，中国－德国中医药中心（汉诺威）在汉诺威医科大学康复中心正式成立，同期召开中国－德国中医药学术研讨会，中心由中国中医科学院、德中医学会、汉诺威医科大学和天士力集团共同参与建设，是中德卫生领域合作的重要成果之一。

（刘文龙）

（六）港澳台地区交流与合作

【概述】　2018年，港澳台地区交流与合作方面一是举办"中医中药港澳行"，支持在港澳陆续举办100多项中医药科普宣传活动，推动中医药成为粤港澳大湾区建设下的惠民行动。二是国家中医药管理局与香港食物及卫生局签署新一轮合作协议，推荐京、沪、粤资深中医药专家担任香港顾问，为港中医医院建设提供技术支撑；接待香港东华三院、博爱医院董事局代表团。三是落实总书记视察粤澳合作中医药科技产业园指示精神，形成支持澳门建设中医药科技产业园工作方案；国家中医药管理局与澳门特别行政区政府共同在泰国、澳门分别举办传统医药国际论坛，支持澳门在莫桑比克、比利时、西班牙举办中医药国际培训和贸易促进活动，推动澳门以东盟、欧盟和葡语国家为切入点参与"一带一路"建设。四是国家中医药管理局主办海峡论坛——海峡两岸中医药发展与合作研讨会，支持第八届海峡两岸李时珍文化与产业发展论坛、海峡两岸中医名家名师学术对话等活动，密切两岸联系。

（王笑频）

【香港与内地签署中医药合作协议】　2018年10月26日，国家卫生健康委党组成员、国家中医药管理局党组书记余艳红访问香港食物及卫生局，与香港食物及卫生局局长陈肇始进行工作会谈，并签署《关于中医药领域的合作协议》。根据协议，双方除继续加强在中医药医疗、教育、科研和文化推广等方面的合作，还将着力拓展在香港中医医院建设、中医药国际标准化、"一带一路"和粤港澳大湾区建设等领域的务实合作。余艳红和陈肇始共同回顾双方自2007和2013年两次签署合作协议以来取得的工作进展，表示在当前中医药迎来"天时地利人和"发展机遇的背景下，双方签署新一轮合作协议恰逢其时，期待在巩固双方已有合作基础上，进一步推动两地中医药发展。（魏春宇）

【"中医中药中国行　香港活动"启动】　2018年10月25日，"中医中药中国行　香港活动"启动仪式在香港举行，国家卫生健康委党组成员、国家中医药管理局党组书记余艳红，香港中联办副主任谭铁牛，香港食物及卫生局常任秘书长谢曼怡，以及卫生署署长陈汉仪共同出席启动仪式。

"中医中药中国行"以"传播中医药健康文化、提升民众健康素养"为主题，2007年开始举办，是一项由国家中医药管理局联合22个部委共同举办的中医药健康文化知识传播活动，已经成为我国规格最高、规模最大、时间最长、范围最广的公益性中医药文化科普宣传活动。香港活动是"中医中药中国行"的重要组成部分。余艳红在致辞中表示，当前中医药正迎来"天时地利人和"的发展机遇，希望通过"中医中药中国行　香港活动"的举办，能够引导香港市民加强对中医药的认知，养成具有中国特色的健康生活习惯，增进对中医药核心价值理念的认同，为香港中医药发展创造良好的社会氛围。国家中医药管理局将一如既往支持香港发展中医药事业，提供一切必要技术支持，让中医药为服务香港民众健康福祉做出更大的贡献。

谢曼怡表示，香港特别行政区政府希望通过这次大型中医药宣传活动，展示中医药源远流长的历史，在继承和弘扬中医药文化的同时，让广大市民体验中医中药的魅力和好处，也为香港中医药的发展创造新的动力。启动仪式还举办中药知识展览、知名中医义诊和互动游戏等活动。此外，香港各个参与单位于12月31日前陆续在香港不同地点举办接近100项中医药科普宣传活动。（魏春宇）

【国家中医药管理局领导赴粤澳合作中医药科技产业园考查调研】　2018年10月28日，为落实习近平总书记视察粤澳合作中医药科技产业园重要指示精神，余艳红书记一行赴产业园进行考察调研。在产业园董事长吕红的陪同下，余艳红参观了产业园传统医药国际交流合作平台、GMP中试生产大楼以及研发检测大楼，详细了解产业园建设进展及运营情况。余艳红书记高度赞扬了产业园近年来在推动中药产品在葡语国家注册、开展中医药国际培训等方面取得的显著成效，表示国家中医药管理局将认真贯彻落实习近平总书记视察产业园重要指示精神，从促进澳门经济适度多元发展、推进"一国两制"行稳致远的高度，充分发挥中医药"五大资源"优势，协调相关部委将产业园建设成为国家级科技创新平台和产业孵化中心，提高产业园的自主创新能力和核心竞争能力。国家中医药管理港澳台办公室和广东省中医药局相关负责同志陪同考察调研。

2018年11月10日，为落实习近平总书记视察粤澳合作中医药科技产业园重要指示精神，国家中医药管理局局长于文明一行赴中医药科技产业园传统医药国际交流合作平台、GMP中试生产大楼和研发检测大楼等进行考察调研。广东省珠海市副市长阎武、粤澳合作中医药科技产业园董事长吕红分别介绍中医药科技产业园建设进展及运营情况。于文明对中医药科技产业园近年来为粤澳两地政府及有关部门探索中医药科技产业园发展模式、机制，落实中央政府支持粤澳合作、支持澳门经济多元化发展取得的成绩高度评价，特别是对中医药科技产业园实现“中医药质量控制基地”和“国际健康产业交流平台”两个核心目标所做出的扎实工作表示肯定，并高度评价中医药科技产业园在积极打造“中医药健康服务与文化‘一带一路’国际窗口”过程中，有力推动中药产品在葡语国家注册、开展中医药国际交流等方面取得的显著成效。于文明表示，国家中医药管理局将认真贯彻落实习近平总书记视察中医药科技产业园重要指示精神，和中央有关部门及广东省委省人民政府从促进澳门经济适度多元发展、推进“一国两制”行稳致远的高度，协调相关部门创新机制，积极探索更加有利于推动中医药产业化、国际化发展等政策举措，将中医药科技产业园建设打造为大湾区国家级科技创新平台和产业孵化中心，进一步提高中医药科技产业园的自主创新能力和中医药国际化发展水平，为中医药“一带一路”建设探索模式，发挥示范引领作用。横琴开发区、广东省中医药局、珠海市人民政府相关负责同志陪同考察调研。（魏春宇）

【国家中医药管理局领导会见香港博爱医院董事局代表团】 2018年10月10日，国家中医药管理局局长于文明会见香港博爱医院董事局代表团。董事局主席李鋈发就香港博爱医院推进香港中医药服务、开展中医针灸戒烟先导计划等工作进行详细介绍。于文明对香港博爱医院在推广中医药服务及弘扬中医药文化方面所取得的成绩给予充分肯定，双方就香港拓展中医药服务模式、建设首家中医医院等议题进行了深入交流。于文明表示，国家中医药管理局将全力支持香港发展中医药事业，鼓励博爱医院充分发挥自身优势，为提高香港中医药服务水平贡献应有的力量。

博爱医院成立于1919年，一直以来本着“博施济众，慈善仁爱”的精神为香港市民提供中医诊疗服务。2010年起，在国家中医药管理局和香港卫生署的大力支持下，博爱医院承担的“中医针灸戒烟计划”取得显著成效，为中医药服务纳入香港公共卫生服务体系作出了有益探索，在国际控烟领域也产生良好影响。国家中医药管理局港澳台办公室、政策法规与监督司、医政司、对台港澳中医药交流合作中心相关负责同志陪同会见。（魏春宇）

【国家中医药管理局领导会见香港东华三院董事局代表团】 2018年9月11日，香港东华三院董事局主席王贤志率团访问国家中医药管理局。国家中医药管理局局长于文明会见代表团一行。于文明首先对代表团的来访表示欢迎，对东华三院建院近150年来持续为香港市民提供优质的医疗服务，并于近年来通过与内地加强合作推动两地中医药传承发展的做法进行高度评价，号召香港中医药继续融入内地中医药事业发展大局，两地共同促进中医药更好地服务民众健康。王贤志对国家中医药管理局长期以来的支持表示感谢，介绍了东华三院与内地机构合作的最新进展情况和下一步的合作计划。

东华三院成立于1870年，是香港历史最悠久、规模最庞大的慈善服务机构，自建院以来，始终秉承着“救病拯危、安老复康、兴学育才、扶幼导青”的宗旨，持续为香港市民提供优质的医疗、教育、养老、康复等慈善服务，深得港人信赖。此外，东华三院历来心系祖国，情牵内地，与国家机关有关部门在医疗、教育、慈善、社会福利等多个领域开展交流合作，每年组团访京，拜访相关部门。国家中医药管理局人事教育司、医政司、国际合作司相关负责同志陪同会见。

（魏春宇）

【国家中医药管理局领导会见香港食物及卫生局代表团】 2018年4月27日，国家中医药管理局副局长王志勇在北京会见香港食物及卫生局局长陈肇始一行。双方就香港中医医院建设进行深入交流。王志勇表示，香港中医医院建设体现了香港特别行政区政府对中医药事业的重视，顺应香港百姓对优质中医服务的需求。国家中医药管理局将一如既往支持香港中医药事业传承发展，在专家顾问、人才培训等方面提供帮助，让香港百姓也能共享内地中医药事业发展的成果，也期待香港中医医院建设为现代中医医院建设提供新的经验。陈肇始介绍了香港中医医院建设进展。她表示，这是香港特别行政区政府建设的第一家中医医院，将立足自身优势，既突出中医药文化特色又结合现代化元素，通过建设中医院提高香港中医药服务水平，满足民众日益增长的需求。

国家中医药管理局医政司、港澳台办公室领导，以及内地中医院专家陪同会见。交流中，中国中医科学院西苑医院院长、首都医科大学附属北京中医医院院长结合医院建设管理实际提出建议。4月26日，香港食物及卫生局代表团先后实地参观西苑医院和北京中医医院，了解其医疗服务和管理实践。（魏春宇）

【国际中医药香港高峰论坛】 2018年8月5日，由香港注册中医学会主办，世界中医药学会联合会、中华中医药学会合办，国家中医药管理局指导，香港特别行政区政府食物及卫生局、香港特别行政区政府卫生署支持，香港大学中医药学院、香港中文大学中医学院、香港浸会大学中医药学院共同协办的国际中医药香港高峰论坛在香港会议展览中心召开。大会总结经验，分享成果，展望香港中医药发展的未来，同时也进一步增进了香港中医药团体的凝聚力，扩大了国际影响力。香港特别行政区行政长官林郑月娥指出，财政预算案建议设立5亿元港币专项基金，支持中医药业发展，如支持应用研究中医专科发展，以利用中医药的优势加强其在香港医疗系统的角色，而特别行政区政府会继续在医管局辖下的7所公立医院推动中西医合作先导计划，扩展香港中医药材标准计划的研究，并设立由卫生署管理的特别行政区政府中医药检验中心。此外，科技园也创立了医疗科技创新平台，为香港中医药发展提供更大扩展动力。

（魏春宇）

【“川港澳合作周”活动】 2018年11月5～10日，2018年“川港澳合作周”在香港和澳门举行。四川代表团密集举办40多场活动，川港、川澳分别签署一系列合作协议，涉及物流通道建设、跨境电商、文化旅游、中医药等多个领域。“川港澳合作周”期间，四川省中医药管理局与澳门特别行政区政府卫生局签署《中医药战略合作框架协议》，四川省中医药科学院、省中医院、省中医药发展促进会还分别与澳门大学中药质量研究国家重点实验室、香港中文大学中医学院、香港中药业协会签署合作协议，拉开中医药医、教、研、产全方位合作的序幕。

（中国中医药报）

【2018传统医药国际发展论坛（泰国）】 2018年5月10日，“2018传统医药国际发展论坛（泰国）”在泰国曼谷举行，来自中国、泰国、柬埔寨、菲律宾、新加坡、马来西亚及印度尼西亚等国的卫生部门官员、专家，以及行业协会、企业负责人等近400人出席。此次论坛由中国澳门特别行政区政府和中国国家中医药管理局主办，粤澳合作中医药科技产业园、泰国中医师总会承办。

澳门特别行政区行政长官崔世安在开幕式致辞时表示，澳门正围绕建设“世界旅游休闲中心”和“中国与葡语国家商贸合作服务平台”的发展定位，积极参与“一带一路”建设和粤港澳大湾区建设。为培育新的经济增长点，澳门特别行政区政府重视发挥澳门自身的科技和平台优势，加大力度培育中医药产业的发展，积极建设粤澳合作中医药科技产业园。希望通过此次论坛，更好地发挥澳门作为连接东盟，以及中国内地的平台功能，为传统医药产业的研究推广和人才培养提供交流和合作。开幕式上，粤澳合作中医药科技产业园与泰国中医师总会签订合作备忘录，并与招商力宝医院管理（深圳）有限公司签署战略合作框架协议。本次论坛设有主旨报告、专题报告、商贸对接与交流环节。与会代表围绕传统医药进出口贸易、产品开发思路及应用的教育推广模式等进行研讨交流。中国国家中医药管理局副局长闫树江、中国驻泰国大使吕健、泰国卫生部部长代表出席论坛开幕式并致辞。

（中国新闻网）

【国家中医药管理局领导出席中医中药中国行（澳门站）启动仪式】 2018年10月28日，中医中药中国行（澳门站）启动仪式在澳门综艺馆举行。国家卫生健康委党组成员、国家中医药管理局党组书记余艳红，澳门中联办副主任薛晓峰，澳门特别行政区政府社会文化司司长谭俊荣出席。

余艳红介绍了内地中医药事业发展和中医药国际化的最新情况，高度赞扬澳门特别行政区政府近年来推动中医药国际发展和在澳发展的有力举措。她表示，希望内地与澳门继续加强合作，探索完善中医中药中国行（澳门站）等科普宣传平台机制，推动中医药健康养生文化的创造性转化、创新性发展，满足民众日益增长的医疗保健需求。充分发挥中医药的五种资源优势，完善澳门中医药发展的政策机制，推动澳门经济适度多元发展。充分发挥澳门自由港、国际化都市和区位优势，不断提升澳门在国际传统医药领域的影响力，助力粤港澳大湾区和“一带一路”建设。国家中医药管理局将继续支持内地与澳门加强中医药人才、科研、资源的全面合作，不断提升澳门中医医疗和学术水平及创新能力。

谭俊荣表示，在国家大力支持下，近年澳门特别行政区政府积极发展中医药，此次是时隔10年再次举办中医中药中国行（澳门站）活动，意义重大。国医大师和名老中医、国内的中医药专家齐聚澳门，除了向澳门居民宣扬中医药文化、理念和知识外，更重要的是向本地中医，尤其是青年中医传承中医药学术思想和临床经验，从而提升澳门中医药服务水平，促进民众健康。

启动仪式上，国家非物质文化遗产项目易筋经导引传承人严蔚冰教授进行了易筋经表演，广东省中医院和广东省中医院珠海医院代表团进行了武术操、太极拳等表演。启动仪式后，中医药健康咨询、中医健康养生设备体验、中医适宜技术体验、中药材展示和中药传统炮制技艺展示等吸引了逾千澳门民众参与。

（马宁慧）

【2018年中国中医药发展国际（澳门）论坛】 2018年10月20日，由国家中医药管理局对台港澳中医药交流合作中心、澳门心理研究学会主办的2018年中国中医药发展国际（澳门）论坛暨中医心理睡眠与全民健康论坛在澳门开幕。此次论坛以“中医药与心身健康”为主题，邀请来自中国内地、澳门、香港、台湾等地区，以及日本、韩国等国家的专家、学者、当地民众约200余人出席。论坛已连续举办3届。

国家中医药管理局对台港澳中医药交流合作中心主任杨金生在致辞中指出，澳门回归以来，在特别行政区政府高度重视和支持下，国际传统医学论坛暨世界卫生组织（WHO）传统医药合作中心落户澳门，倾心致力于打造中华医药学术研究、科技转化和临床治疗的创新高地。澳门特别行政区配合“一带一路”倡议，充分发挥自身在中医药产业方面的特殊优势，巩固特别行政区自身作为“中国与葡语国家商贸合作平台”的地位，深化与东盟、葡语系和拉丁语系国家的交流与合作，中医药事业发展取得了令人瞩目的成就。

此次论坛，与会专家学者聚焦心身健康开展学术交流，充分运用中医药学理论，探讨中医心理健康观，探究中医药传统文化对人类心理及行为产生的重大影响。充分发挥中医药在精神压力、焦虑症、抑郁症等症候群及心理健康等服务中的主导作用、协同作用和核心作用，提高民众的睡眠质量从而达到提高人的心理质素，减轻心理负荷、压力所诱发的各种心理隐患，使中医药在维护人民健康中发挥更大的作用。澳门心理研究学会会长吴华表示，希望澳门能够集结更多的优势，充分发挥平台作用，弘扬中华文化，传承中医精髓，协助内地优质中医药企业和产品开拓葡语国家、欧盟及“一带一路”国家的市场，吸引境外优质企业和产品走向内地市场。

国家中医药管理局国际合作司、广东省中医院、中联办文宣部等有关领导，澳门特别行政区人大代表、澳门立法会有关议员等出席开幕式。

（魏春宇）

【粤港澳大湾区中医药创新中心成立】 2018年8月9日，粤港澳大湾区中医药创新中心研讨会在广东广州召开。粤港澳大湾区中医药创新中心和广东省国际传统医学临床指南研究院项目启动，后者是世界卫生组织在全球传统医学临床指南方面的第一个合作项目。国家卫生健康委党组成员、国家中医药管理局党组书记余艳红出席会议并指出，粤港澳大湾区中医药创新中心是国家中医药管理局中医药国际合作专项立项支持项目之一，将进一步发挥粤港澳三方研究特长，以搭建开放共享的中医药免疫研究平台为起点，形成可持续发展的合作机制，推动中医药积极融入粤港澳大湾区发展战略，服务国家“一带一路”倡议。

（搜狐健康）

【2018中国（澳门）传统医药国际合作论坛】 2018年9月20～21日，以“粤港澳大湾区中医药产业发展及国际化”为主题的2018中国（澳门）传统医药国际合作论坛在澳门举办。论坛由澳门特别行政区政府、国家中医药管理局主办，粤澳合作中医药科技产业园承办。国家中医药管理局科技司司长在致辞中表示，中国政府高度重视中医药发展，未来，中医药在治未病、重大疾病治疗、疾病康复中的作用将更加凸显。澳门的中医药发展一直吸引着世界的目光，在澳门卫生体系中发挥着积极作用。德国药典植物药委员会主席作为专家顾问委员会代表，在致辞中表示，站在欧盟植物药专家的角度，很高兴看到澳门在发展传统医药产业及促进传统医药国际化的决心和优势，并对产业园过去几年在推动传统医药走向国际市场方面所做出的工作和努力表示认可。希望产业园能够集结更多的优势，充分发挥平台作用，促进欧盟与中国传统医药的交流和合作，同时表示愿意从专业角度提供意见和建议，更好地促进中西方传统药物的融合。

开幕式上，中央人民政府驻澳门特别行政区联络办公室主任等主礼嘉宾与国际青年中医生代表共同启动国际青年中医生交流基地。产业园与迪拜健康城管委会、中国比利时科技园等国际合作机构及重点企业签订合作协议，标志着产业园通过搭建优势平台促进澳门建设中医药科技产业发展。截至2018年8月底，粤澳合作中医药科技产业园累计对接洽谈企业487家，累计注册企业94家，其中澳门企业25家，涉及中医药、保健品、医疗器械、医疗服务等领域。其中，以岭药业等中医药大健康领域的重点龙头项目已正式签约入驻运营。在已注册的25家澳门企业中，属于新培育的中医药企业有10家，属于澳门传统中医药企业投资新设立的企业有9家，产业园已经成为扶持澳门企业特别是澳门成长型中医药等健康医药领域企业发展的重要平台。此次论坛邀请了来自中国、美国、欧盟、东盟及葡语系国家的研发机构专家学者及企业高管等约500人出席。论坛作为产业园每年定期举办的国际交流活动，至今已连续举办4届，成为海内外业界交流合作的又一桥梁。

（蔡敏婕）

【2018海峡两岸中医药发展与合作研讨会暨中医药创新驱动发展论坛】 2018年6月9～10日，海峡论坛——2018海峡两岸中医药发展与合作研讨会暨中医药创新驱动发展论坛在福建厦门召开，中华中医药学会会长，时任国家卫生计生委副主任、国家中医药管理局局长王国强，台湾健康管理会理事长林志城，福建省卫生计生委书记黄如欣出席会议并致辞。

本届研讨会以“传承中医智慧 助力健康中国”为主题，以改革开放40周年为契机，围绕新时代如何推进两岸中医药合作、加快推进中医药创新驱动发展，着力提高服务能力和水平，发挥中医药专业期刊在科技创新成果交流传播中的重要载体作用等进行深入研讨与合作。两岸中医药界和企业界500余人参加研讨会。

（福建省卫生健康委官网）

（七）新闻宣传工作

【概述】 在新闻宣传方面，国家中医药管理局紧扣中医药事业发展主题，正确把握新闻舆论导向，主动引导舆论，宣传中医药事业的新发展、新面貌、新成就，营造了良好的舆论氛围。

一是旗帜鲜明做好正面宣传。聚焦纪念改革开放40周年、“一法一纲要”贯彻实施、国家中医药管理局定点扶贫和中医药助力脱贫攻坚、屠呦呦获颁改革先锋等，大力开展正面宣传，通过专题策划、新闻调研、专栏报道等形式，扩大声势、提升影响；发布《我们的中医药》宣传片，全面展现在以习近平同志为核心的党中央的关心重视下，中医药振兴发展的大好形势和取得的可喜成就；参加国务院新闻发布会1场，举办新闻通气会2场、新闻发布会1场，举办新闻宣传领导能力培训班1期、媒体素养培训班3期，开展新闻调研活动5次，有效加强媒体联络和信息发布工作。

二是多平台拓宽宣传渠道。国家中医药管理局就藏医药浴法列入人类非物质文化遗产代表作名录的宣传工作向中宣部进行报告；与人民网、中国网、南方报业传媒集团的相关部门进行沟通接洽，就共同做好中医药领域宣传工作提出合作意向和具体建议；运营好国家中医药管理局官方微信公众号“中国中医”，挖掘、打造新媒体在中医药讯息、文化传播方面的优势。截至2018年底，“中国中医”关注人数40.25万人，较2017年增长65%，总阅读次数879万次，总阅读人数524万人次。

三是积极稳妥做好舆情工作。建立起国家中医药管理局新闻办与各司办协同应对敏感舆情的工作机制，坚持做好舆情日报工作，全年报送中医药舆情日报246期；监测并妥善应对“针灸与量子纠缠”“中医纳入WHO全球医疗体系”“严格管制犀牛和虎及其制品经营利用活动”“云南白药牙膏被曝添加氨甲环酸”“火疗合法性及相关部门不作为”等涉及中医药的负面或敏感舆情20余起。（王　鹏、赵瑶琴）

【出版管理工作】　2018年，国家中医药管理局新闻办做好图书、报纸、期刊年度核验及年度出版计划审核报送等日常管理工作，对国家中医药管理局出版单位出版的图书、报纸、期刊进行质量综合评估和年度审读；做好国家出版基金资助项目、主题出版项目、国家重点出版物出版规划执行情况和增补项目、国家古籍整理图书出版资助项目、重大选题备案等工作；开展出版物“质量管理2018”专项工作；开展2018年度报刊年检及集中换证工作。

（王　鹏、赵瑶琴）

【文化企业公司制改制工作】　按照中宣部、财政部印发的《中央文化企业公司制改制工作实施方案》要求，《中国中医药报》社、中国中医药出版社、中医古籍出版社研究提出改制工作方案、新修订企业章程、拟新设法人治理结构情况表、变动产权登记表等系列材料，经国家中医药管理局审核同意，报财政部审核。2018年10月31日，财政部批复中医古籍出版社公司制改制有关事项（财文函〔2018〕83号）。2018年12月10日，财政部批复《中国中医药报》社公司制改制有关事项（财文函〔2018〕124号）及中国中医药出版社公司制改制有关事项（财文函〔2018〕125号）。

（王　鹏、赵瑶琴）

【2018年中医药十大新闻】

一、习近平考察粤澳合作中医药科技产业园，提出推进中医药产业化

2018年，习近平总书记再次对发展中医药作出重要指示。10月22日，习近平总书记在广东考察横琴新区粤澳合作中医药科技产业园时提出，深入发掘中医药宝库中的精华，推进产学研一体化，推进中医药产业化、现代化，让中医药走向世界。

二、屠呦呦作为中医药行业唯一代表，入选改革开放40年百名改革先锋

12月18日，庆祝改革开放40周年大会在北京举行。中医药科技创新的优秀代表屠呦呦因致力于中医科研实践，带领团队攻坚克难，研究发现青蒿素，挽救了全球特别是发展中国家数百万人的生命，荣获改革开放40年改革先锋称号。

三、中医药扶贫深入推进，助力打赢脱贫攻坚战

2018年，国家中医药管理局继续把中医药扶贫工作摆在突出位置，中医药系统全面动员，深入推进。统筹推进中医药健康扶贫，贫困地区中医药服务体系更加完善、服务能力不断提升；扎实推进中药材产业扶贫行动，带动贫困地区生态种植、绿色发展、产业结构优化。同时，国家中医药管理局定点帮扶山西省五寨县，全力支持该县打赢脱贫攻坚战。

四、中国“藏医药浴法”成功列入人类非物质文化遗产

11月28日，联合国教科文组织保护非物质文化遗产政府间委员会批准中国申报的“藏医药浴法”列入人类非物质文化遗产代表作名录。这是继2010年“中医针灸”申遗成功后，包含少数民族医药在内的中医药再次列入人类非物质文化遗产。8月，国家中医药管理局、国家民族事务委员会等13部委局联合发布《关于加强新时代少数民族医药工作的若干意见》，提出全面传承保护少数民族医药。

五、纪念毛泽东西学中批示六十周年大会召开，中西医结合成果丰硕

10月11日，纪念毛泽东同志关于西医学习中医批示六十周年大会在北京召开。全国政协副主席何维、国家卫生健康委主任马晓伟、国家中医药管理局局长于文明出席并讲话。60年来，中西医结合、优势互补已成为我国医药卫生制度的突出优势。4月13日，陈竺等人因综合中西医学智慧治疗白血病的研究，获得瑞典皇家科学院颁发的舍贝里奖。1月8日，寰枢椎脱位中西医结合治疗技术体系的创建与临床应用等获2017年度国家科技进步奖二等奖。

六、国家中医药管理局与世界卫生组织签署合作备忘录，推动传统医学全球发展

12月3日，国家中医药管理局与世界卫生组织签署《关于传统医学合作的谅解备忘录》，内容涵盖标准规范、临床指南、数据整合、资源利用、能力建设等。本次签署谅解备忘录是对习近平主席2017年访问世界卫生组织成果的进一步细化和落实，代表着我国参与全球卫生治理的贡献，有利于增强我国在推动全球传统医学发展方面的作用和影响，有助于在全球范围内提高中医药服务和产品质量，并为下一阶段中医药高水平走向世界、融入主流医学夯实基础。

七、国家中医药领军人才支持计划实施，99名岐黄学者选出

12月24日，岐黄工程——国家

中医药领军人才支持计划第一阶段遴选完成，99名岐黄学者名单公布。这是国家中医药管理局根据《中医药传承与创新“百千万”人才工程（岐黄工程）实施方案》部署，组织实施国家中医药领军人才支持计划的具体举措，对发挥领军人才的引领带动作用、推动中医药事业传承发展有重要意义。

八、首批古代经典名方目录发布，中医药法配套文件逐步完善

4月13日，国家中医药管理局牵头制定并发布《古代经典名方目录（第一批）》，收录方剂100首。6月，《古代经典名方中药复方制剂简化注册审批管理规定》出台。中医药配套制度建设积极推进，已出台4部部门规章、2个政策性文件、1部省级地方性法规，中医医术确有专长人员医师资格考核在各地开考。

九、首次全国中医药健康文化知识大赛举办，大赛参与度超过6000万人次

12月16日，全国中医药健康文化知识大赛总决赛在北京举办。大赛以“生活处处有中医”为主题，历经全国海选、各省选拔和全国淘汰赛、复赛、总决赛，共有56万人注册答题，大赛关注和投票参与度超过6000万人次，参赛报名机构近3000家。大赛是中医中药中国行第三阶段活动——中医药健康文化推进行动的组成部分，6月起，中医中药中国行——2018年中医药健康文化大型主题活动在全国各省（市、区）陆续启动。10月，中医中药中国行走进香港、澳门。

十、纪念李时珍诞辰500周年大会召开，各省积极推动中医药振兴发展

2018年是李时珍诞辰500周年，6月5日，纪念李时珍诞辰500周年暨湖北省中医药振兴发展大会召开。积极推动中医药振兴发展日益成为各地党委政府的自觉行动。10月，甘肃省政府联合国家卫生健康委、国家中医药管理局举办的2018年中国（甘肃）中医药产业博览会召开。5月，四川省政府召开全省中医药发展大会，12月印发《关于开展“三个一批”建设推动中医药产业高质量发展的意见》。北京市医药分开中医药综合改革成效显著，全市占比不到20%的中医资源提供近30%的服务。

（王　鹏、赵瑶琴）

【2018年中医药新闻传播领导能力培训班】 2018年5月3～4日，由国家中医药管理局主办，《中国中医药报》社承办的2018年中医药新闻传播领导能力培训班在北京举办，国家中医药管理局副局长马建中出席开班仪式。马建中强调，要深入贯彻党的十九大和十九届二中、三中全会精神，深入学习领会贯彻习近平新时代中国特色社会主义思想和党对新闻舆论工作、网信工作的新要求，巩固马克思主义在意识形态领域的指导地位，深刻把握新闻舆论工作面临的新形势，做大做强主流舆论，做深做好内容表达，做准做正舆论引导，做宽做新传播手段，提升中医药新闻宣传工作水平，凝聚行业共识，增进民众认同，为中医药事业发展营造良好的社会氛围。培训班为期2天，中宣部对外新闻局新闻发布处处长、中国教育电视台总编辑、新华社中国新华新闻电视网总编辑、国家行政学院副教授等专家授课。培训内容既有应对突发舆情和新闻采编、写作等方面的基础实用课程，又有新媒体技术、发展趋势等方面的前沿课程。国家中医药管理局机关各部门及直属单位负责人、新闻联络员，各省（区、市）中医药管理部门新闻宣传工作负责人、省级中医医院相关负责人等参加培训。（赵瑶琴）

（八）中医药投入与预算管理

【中医药相关规划中期评估完成】 按照国家发展改革委要求，国家中医药管理局开展《国民经济和社会发展第十三个五年规划纲要》《“十三五”卫生与健康规划》《“十三五”推进基本公共服务均等化规划》《“十三五”国家信息化规划》《中医药健康服务发展规划》《中医药发展“十三五”规划》等实施情况中期评估，总结有关工作完成情况及经验，分析不足及存在的问题，提出对策措施及下一步工作计划。评估显示，中医药事业保持一定速度增长，总体规模、能力和水平持续加强，11个主要发展指标呈正增长，49个重大项目正在按照规划有关要求稳步推进，中医药发展正从高速增长阶段转向高质量发展阶段。开展《中医药发展战略规划纲要（2016～2030年）》实施监测工作，通过监测数据掌握各地任务进展及实施过程中存在的问题和困难，统筹推进纲要落实。（李天伟）

【中医药传承创新工程实施】 2018年，国家中医药管理局继续推进中医药传承创新工程实施，印发《国家中医药管理局中医药传承创新工程组织管理和职责分工方案》；会同国家发展改革委有关部门开展专题调研，了解西北片区各省中医药传承创新工程实施情况，督促工程进展，并进行工作指导；组织各地开展工程2018年总结，掌握项目进展情况；协调国家发展改革委下达工程首批投资计划，安排中央预算内投资19.92亿元，支持工程34个项目建设，其中省级中医药科研机构2个，重点中医医院32个，对照《全民健康保障工程建设规划》的既定目标，资助项目数量比例接近1/3。（李天伟）

【中医药基础设施建设】 2018年，国家中医药管理局积极争取中央对各级中医药项目建设支持，加大县级中医医院建设支持力度，通过实施健康扶贫工程，国家共安排中央预算内专项资金58.59亿元，支持全国166所县级中医医院建设（含中西医结合医院、民族医医院，下同），其中88个为贫困县县级中医医院建设；进一步加强对国家中医药管理局本级部门自身建设项目支持，国家共安排中央预算内投资

3500万元，支持中国中医科学院、中国中医科学院望京医院、中国中医科学院眼科医院等单位基础设施建设；协调国家发展改革委批复中国中医科学院中药科技园一期工程青蒿素研究中心可行性研究报告（代立项）。 （李天伟）

【中医药信息化建设】 国家中医药管理局积极贯彻落实国务院办公厅《关于促进"互联网+医疗健康"发展的意见》，2018年7月，与国家卫生健康委联合印发《关于深入开展"互联网+医疗健康"便民惠民活动的通知》，在就医诊疗服务、结算支付服务、患者用药服务等多方面提出惠民便民措施，并组织有关单位进行"互联网+中医药"相关课题研究。基层医疗卫生机构中医诊疗区（中医馆）健康信息平台建设项目实施，国家中医药管理局在河北省组织平台建设现场经验交流，推广先进地区经验，督促部分地区加快工作进展；印发《中医馆健康信息平台建设项目验收工作方案》，启动平台项目验收工作。平台数据显示，截至2018年底，31个省（区、市）全部建立省级中医药数据中心，接入6000多家中医馆，平台注册医生8000余人。全民健康保障信息化工程一期中医药项目完成业务应用系统需求确认，逐步推进硬件部署、系统设计、系统开发、系统测试等工作，5个业务应用系统完成开发测试工作，1个业务系统完成开发任务，其余业务应用系统均已完成原型开发。国家中医药管理局继续实施中央直属（管）中医医院信息集成平台项目建设，逐步推进系统研发、接口研发与测试、系统实施等工作；指导中国中医药信息研究会做好中医药信息标准研究与制定工作，经专家预审、送审稿校审、专家技术审查、格式审查等程序，首批54个标准达到团体标准发布要求，并在中国中医药信息研究会网站进行公示。 （李天伟）

【中央部门预算和转移支付中医药项目经费下达】 在财政部大力支持下，中医药部门预算和转移支付资金持续稳定增长。2018年部门预算当年财政拨款收入13.43亿元（年初批复数），与2017年同口径相比增加0.72亿元，增长5.66%。2018年中央对地方转移支付公共卫生服务补助资金（中医药部分）15.15亿元，与2017年15.07亿元相比，增加0.08亿元，增长0.53%。 （全洪松）

【预决算信息公开工作】 根据政府信息公开条例和财政部关于部门预决算信息主动公开的各项具体要求，结合国家中医药管理局实际情况，国家中医药管理局规划财务司制定了2018年部门预算信息和2017年度部门决算主动公开相关方案，分别于4月13日和7月20日在国家中医药管理局政府网站向全社会公开，总体情况平稳、社会反响较好。 （全洪松）

【财务管理制度建设】 为进一步加强国家中医药管理局直属（管）单位财务、资产管理，国家中医药管理局规划财务司认真研究、强化制度建设，印发《关于深入贯彻落实中央八项规定及实施细则精神 规范和加强局机关预算管理的通知》《国家中医药管理局项目支出预算管理暂行办法》《国家中医药管理局机关财务报销管理暂行规定》3个制度。 （全洪松）

【上海首届中国国际进口博览会】 中国国际进口博览会是习近平总书记亲自谋划、亲自提出、亲自部署推动的一次重大外交活动。根据有关工作安排，按照国家中医药管理局领导重要批示精神，规划财务司高度重视，积极组织直属（管）6家医院和中国中医科学院参加上海"首届中国国际进口博览会"，完成该项重大政治任务。 （全洪松）

【《政府会计制度》改革实施工作】 国家中医药管理局抓好《政府会计制度》改革实施工作，开展相关培训落实十九大报告对于建立健全现代政府治理体系和治理能力的要求。2018年，国家中医药管理局机关提前1年实施新《政府会计制度》，更新财务报销软件和账套，为直属（管）单位和中医药行业全面推进实施《政府会计制度》改革工作做出表率，提供经验参考。 （全洪松）

【行业财务管理人才培养】 2018年在行业财务管理人才培养方面，国家中医药管理局一是完成第一、二期中医药行业会计领军（后备）人才的培养工作，71名学员毕业，取得丰硕成果，行业和社会反响良好；42名学员被提拔重用，职务得到提升，担任医院总会计师或财务负责人；43名学员专业职称得到提高，被评为高级会计师。学员共主持或参与中医药经济管理相关科研项目84项，获得各项荣誉131项，在核心期刊发表论文92篇；参与国家中医药管理局组织的预算评审、绩效考核、巡视、审计、讲学等活动280余人次，在行业经济管理方面发挥了专业特长，作出了重要贡献，逐步成为中医药行业经济管理的核心力量；启动开展第三期学员的选拔与第一次集训，学员规模扩大为61名。二是开展全国中医院财务骨干人员培训。采取全国统一组织和各地自行组织相结合的方式，开展对全国31个省（市、区）开展中医医院财务骨干培训，2018年培训不少于4700人次。 （全洪松）

【企业管理工作】 2018年，国家中医药管理局按照"放、管、服"的精神，主动服务，做强做大所属企业，在确保国有资本安全的前提下，积极督促企业做好国有资本经营和管理，争取申报2018年度中央文化产业发展专项和中央文化企业国有资本经营预算，为3家文化企业共争取到财政预算资金2200万元，有力支持了企业的健康发展。 （全洪松）

【国有资产报告工作】 2018年，国家中医药管理局加强国有资产管理，开展国有资产盘点统计，推动国有资产管理信息化建设，不断摸清家底、夯实管理基础，确保国有资产保值增值。截至2018年12月31日，局直属（管）行政事业单位国有资产总计110.12亿元，与2017年底的102.31亿元相比，增加7.81亿元，增长7.63%。通过资产盘点统计，摸清了行政事业单位国有资产家底，夯实了国有资产管理基础，针对在资产清查过程中发现的问题，不断完善资产管理制度。（全洪松）

【内部审计工作】 2018年，国家中医药管理局印发《内部审计工作暂行办法》《2018年内部审计工作方案》；委托第三方机构对13个直属单位2016、2017年度预算执行情况和其他财务收支情况开展审计工作，开展财务报告审计，全面了解6家预算管理医院2016、2017年度财务情况。（骆征洋）

【离任经济责任审计工作】 2018年，国家中医药管理局加强对直属单位主要负责同志的管理监督，完成对中国中医药科技开发交流中心黄辉，《中国中医药报》社王淑军、濮传文离任经济责任审计工作。（骆征洋）

【中央对地方转移支付中医药资金绩效考核】 2018年，国家中医药管理局树立“有钱必有责、花钱必问效”的理念，6~9月，对全国2017年度转移支付中医药资金开展绩效评价，涉及31个省、10大类、451个项目、金额15.06亿元。通过开展绩效评价，促进各省总结经验、发现问题、改进工作，提高资金使用效益。（骆征洋）

【中央对地方转移支付中医药资金绩效评价培训】 2018年5月29日，国家中医药管理局在江苏徐州举办2017年度转移支付中医药资金绩效评价培训班，通报2015~2016年度转移支付绩效评价结果，部署2017年度绩效评价工作。山东、贵州、辽宁、吉林、湖南5个单位作了经验交流，局机关各部门、各省中医药管理部门相关负责同志约80人参加培训。（骆征洋）

【中央对转移支付中医药资金绩效考核专家集中评审】 2018年8月，国家中医药管理局在洛阳、岳阳、济南分片区对31个省（区、市）的绩效工作开展集中评审。按照集中汇报、专家问答、现场督查的评审流程，对各省绩效考核工作进行综合评分，完成“优、良、合格、差”4个等级的评议。其中考核优秀的省8个、良好7个、合格9个、较差7个。（骆征洋）

【国家中医药管理局直属（管）单位财经纪律培训】 2018年9~10月，国家中医药管理局直属（管）单位主要负责人、分管财务负责人和所有财务人员分2期进行全员参加的财经法规培训，每人修完54个学时，共培训超300人次，提高了直属（管）财务人员的财经纪律意识和财务管理水平。（全洪松）

【国家中医药管理局在全国行政事业单位国有资产报告工作荣获财政部先进单位表彰】 2018年，国家中医药管理局按照国有资产管理有关要求，高质量完成全国行政事业单位国有资产报告工作，按财政部要求积极推进行政事业单位资产管理信息系统（三期）实施工作，严格管理、防控国有资产风险，支持国家中医药管理局直属（管）事业单位做好国有资产的经营管理，确保国有资产保值增值，避免国有资产流失。相关工作得到财政部肯定，荣获财政部先进单位表彰。（全洪松）

【国家中医药管理局规划财务司部门决算工作荣获财政部优秀奖】 根据新《预算法》有关内容，结合财政部全面推进预算管理制度改革工作要求，2018年，国家中医药管理局规划财务司结合工作实际，优化工作机制，不断夯实决算工作基础，认真组织国家中医药管理局直属（管）单位狠抓决算管理工作，决算编审工作质量得到提升，工作进展和成效主要表现在：一是精心组织，决算编审工作水平进一步提升；二是聚力关键环节，决算工作效率进一步提高；三是主动服务领导决策，决算分析不断加强；四是推动做好决算公开工作，财政透明度进一步提高。在财政部组织的部门决算考核评比中，国家中医药管理局被评为优秀单位，获得财政部通报表扬。（全洪松）

（九）干部人事工作

【概述】 2018年，中医药干部人事工作深入贯彻习近平新时代中国特色社会主义思想和党的十九大，十九届二中、三中全会精神，深入贯彻落实全国组织工作会议精神，按照国家中医药管理局党组“大学习、深调研、细落实”工作部署和创建“模范机关”的要求，突出重点，多举措并举，着力培养忠诚干净担当的高素质干部，提升中医药管理干部治理能力，推进人才评价机制改革创新，高质量推动干部人事工作。（曲慧勇、宋丽娟、陶　赟）

【干部队伍建设】 2018年，国家中医药管理局党组坚持党管干部原则和新时期好干部标准，坚持正确用人导向，突出政治标准，进一步配强直属单位领导班子；坚持理论武装和实践锻炼，落实组织调训和专业培训，选派干部参加西部地区和定点扶贫挂职，完善干部人事管理体系，从严管理监督干部，为中医药事业发展提供坚强的组织保障。（曲慧勇、陶　赟）

【国家中医药管理局主管社会组织学习贯彻十九大精神提升服务能力座谈会】 2018年1月，国家中医药管理局举办业务主管社会组织学习贯彻十九大精神提升服务能力座谈会。国家中医药管理局业务主管（联系）的19家社会组织负责人、相关工作人员等近50人参加培训。（宋丽娟、陶　赟）

【中医药管理干部深入学习党的十九大精神提升治理能力培训班】 2018年12月10~13日，国家中医药管理局中医药管理干部深入学习党的十九大精神提升治理能力培训班在北京举行。本次培训是在中医药系统全面深入学习贯彻习近平新时代中国特色社会主义思想和习近平总书记关于发展中医药的重要论述背景下举行的。全国部分地市级中医药管理部门负责同志和局直属单位处级干部约240人参加了培训。

（宋丽娟、陶　赟）

【国家中医药管理局直属单位领导班子专题培训班】　2018年12月26日，国家中医药管理局在北京举办直属单位领导班子专题培训班。培训的主要任务是深入学习贯彻习近平新时代中国特色社会主义思想和党的十九大精神，落实全面从严治党要求，着力推进直属单位领导班子政治建设、能力建设、作风建设，推进“模范机关”建设。国家卫生健康委党组成员、国家中医药管理局党组书记、副局长余艳红出席培训班并作开班讲话。国家中医药管理局各直属单位领导班子成员、中国中医科学院二级院所班子成员等近60人参加培训。　（曲慧勇）

【第六期中医医院职业化管理高级研修班】　2018年6月，由国家中医药管理局主办、中国中医科学院承办的第六期中医医院职业化管理高级研修班举办，共招收来自全国三级中医院的院长78人。研修班历时5个月，共进行4次集中学习。2018年11月，研修班结业式在北京举行，国家中医药管理局副局长闫树江同志出席结业式并讲话。

（宋丽娟、陶　赟）

（十）党建与群团工作

【2018年党的政治建设工作概况】　2018年，国家中医药管理局直属机关各级党组织始终牢记“中央和国家机关首先是政治机关”的定位，坚持不懈推进党的政治建设。一是坚决做到“两个维护”。认真贯彻落实《中共中央政治局关于加强和维护党中央集中统一领导的若干规定》精神和国家中医药管理局党组实施意见，自觉把做到“两个维护”作为最大的政治、最大的大局。制定并实施《关于加强局直属机关党的政治建设的意见》，以责任清单形式明确职责和任务，推进政治建设落地落实。二是加强“模范机关”创建。全面学习贯彻习近平总书记对中央和国家机关党的政治建设的重要指示，以及中央和国家机关党的政治建设推进会精神，认真落实国家中医药管理局党组开展“模范机关”创建工作的实施方案，成立组织机构、明确目标任务、落实创建责任，积极推进工作常态化长效化。聚焦是否组织学习传达、是否制订具体方案、是否开展实际活动等内容，对“模范机关”创建工作情况进行督导检查。三是严肃党内政治生活。贯彻落实《关于新形势下党内政治生活的若干准则》，对各部门各单位民主生活会、组织生活会进行全面督导。庆祝建党97周年，以党支部为基本单位开展“不忘初心，重温入党志愿书”主题党日活动，200多个基层党组织，4000多名党员参加活动。　（刘　灿）

【2018年思想教育工作概况】　2018年，国家中医药管理局直属机关坚持不懈把深入学习习近平新时代中国特色社会主义思想作为首要政治任务，推动学习贯彻工作往深里走、往实里走、往心里走，切实在学懂弄通做实上下功夫。一是持续开展学习培训工作。收集汇总200余篇党的十九大精神学习体会，并择优编印成册；对学习贯彻习近平新时代中国特色社会主义思想情况开展书面督查，持续抓好组织学习；以纪念马克思诞辰200周年和庆祝改革开放40周年为契机，通过组织党员干部参观展览、开展理论研讨征文等形式，着力筑牢理想信念之基；选派16名处级以上党员干部参加2018年春季、秋季国家卫生健康委司处级干部进修班，接受系统理论教育，不断强化学习贯彻力度。二是认真推进“大学习、深调研、细落实”工作。聚焦局党组“大学习、深调研、细落实”要求，以印发文件、座谈交流、辅导报告、现场调研等方式，教育引导党员干部进一步学深悟透习近平新时代中国特色社会主义思想和习近平总书记关于发展中医药的重要论述，筑牢“四个意识”，坚定“四个自信”，践行“两个维护”；突出抓好年轻干部学习教育，印发工作方案，落实好工委关于推进年轻干部深入学习习近平新时代中国特色社会主义思想的要求。三是发挥“关键少数”领学促学作用。各部门、各单位理论学习中心组或领导班子集体学习，以国家中医药管理局党组理论学习中心组为榜样，自觉把习近平新时代中国特色社会主义思想作为重中之重，紧扣党的十九大、全国“两会”、宪法、全国组织工作会、中美贸易摩擦等内容，深刻理解蕴含其中的精髓要义，努力把握贯彻其中的立场观点方法。　（刘　灿）

【2018年组织工作概况】　2018年，国家中医药管理局直属机关一是压紧压实党建责任。及时召开党的工作会，紧密围绕中医药事业发展大局，对国家中医药管理局直属机关党建工作作出部署安排；定期召开党委全委会议，研究讨论党建工作相关内容；以党建述职评议考核、完善制度建设、座谈调研、专题研究、督导抽查等方式，推进各部门各单位党建责任落到实处。二是激发基层党组织活力。推动《中国共产党支部工作条例（试行）》学习贯彻落实，购发学习资料、举办辅导讲座；深入推进“灯下黑”专项整治，由各党支部统筹开展“三会一课”、主题党日、主题联学等活动，国家中医药管理局直属机关各级党组织2018年共计开展党员大会960余次，支委会1680余次，党小组会360余次，讲党课550余次；突出政治学习、党性锻炼，党的意识、党员意识明显增强；持续推广“支部工作”APP运用，覆盖国家中医药管理局直属机关各级党组织和每名党员；制订专题方案，开展慰问困难党员、老党员活动，增强党组织

的凝聚力和向心力。三是做好党员教育管理工作。举办2018年入党积极分子和发展对象培训班，培训人数143人，其中积极分子74人，发展对象69人；坚持把政治标准放在首位，按计划完成47名党员的发展工作；规范失联党员管理和组织处置工作；组织开展专题参观、自觉佩戴党徽、向郑德荣等7名同志学习等活动，丰富党性教育形式、提高党性教育质量；认真做好党费收缴使用和管理工作，严格流程环节，全年共收缴党费78.7余万元。四是推动专兼职党务干部队伍建设。在国家中医药管理局党组大力支持下，国家中医药管理局直属机关党委、机关纪委增加行政编制2名，有效增强了工作力量；以换届选举为抓手，夯实基层党组织建设，及时调整充实支部委员，壮大兼职党务干部队伍，2018年国家中医药管理局直属机关共有34个党组织开展了按期换届选举工作。（刘　灿）

【2018年统战和群团工作概况】2018年，国家中医药管理局直属机关一是加强统战工作。召开2018年新春座谈会、统战工作专题座谈会，广泛听取意见建议；统计归侨侨眷情况，并向中央和国家机关工委推荐全国归侨侨眷先进个人、第八届首都民族团结进步奖先进个人和集体；国家中医药管理局直属机关各民主党派、归侨侨眷人士充分利用各种平台和渠道，为中医药事业传承发展积极建言献策、履职尽责。二是认真做好工会各项工作。组织全体国家中医药管理局直属机关工会委员和经费审查委员会委员认真学习贯彻习近平总书记与新一届全国总工会领导班子谈话精神，传达中华全国总工会十七大会议精神；组织国家中医药管理局各直属单位工会主席和工会工作负责同志参加国家卫生健康委举办的群团干部培训，全面提升工会干部队伍素质和业务能力；开展“感受新时代，开启新征程”春季体育健身活动，通过健步走、登山、春游等方式，营造浓厚的活动氛围；举办“新时代全民健身动起来，新生活健康幸福练出来”国家中医药管理局职工广播操、养生操比赛，25个单位23支代表队近千名干部职工参加个人项目和集体项目展示；举办国家中医药管理局直属机关工会经费收入专用票据管理培训，加强工会经费收入专用收据的使用管理；2018年元旦和春节组织开展工会主席走访慰问困难职工“送温暖”活动，共为180名困难职工发放送温暖帮扶补助金84.3万元；积极组织参加国家卫生健康委直属机关工会、直属机关纪委和驻国家卫生健康委纪检组联合开展的“家风建设在行动家庭助廉”活动，上报作品69篇，获奖62篇，其中获“最美家庭”称号3个，展现了中医药系统干部职工的新面貌和新时代社会主义家庭文化的新风采；组织参加中央和国家机关工会联合会筹备组举办的“改革开放好”——中央和国家机关庆祝改革开放40周年书画展，共有12幅作品送展，4幅作品入围。三是搭建青年成长成才平台。承办国家中医药管理局直属机关“品读好书”活动，通过荐书、读书、交流等环节，引导广大党员干部爱读书、读好书、善读书；举办“新时代、新青年、新作为”青年讲坛，国家中医药管理局党组成员、副局长，直属机关党委书记闫树江出席活动并讲话，来自国家中医药管理局机关和直属单位的9名青年代表，从读书、实践、成才等不同方面分享心得体会，发言者所在部门和单位领导分别对演讲作点评；邀请武警指挥学院原副院长、周恩来邓颖超研究中心顾问、周总理生前秘书纪东将军作题为“弘扬周总理精神风范，以初心和使命引领未来”的革命传统教育主题团课，深切缅怀周恩来总理，学习、宣传和弘扬周恩来精神，落实习近平总书记在纪念周恩来同志诞辰120周年座谈会上的讲话精神；落实中央和国家机关工委、共青团中央、全国学联有关安排，接收5名大学生到国家中医药管理局办公室、人事教育司、科技司和机关党委进行为期1个月的暑期实习，推动高校青年和机关青年相互学习交流，引导青年服务党和国家工作大局；按照中央和国家机关工委要求，国家中医药管理局直属机关团委配合国家中医药管理局人事教育司选派局机关和直属单位2名青年干部到河北、陕西开展支教扶贫。四是认真做好妇女工作。举办“巾帼心向党　建功新时代”2018年国家中医药管理局“三八”妇女节分享会，国家卫生计生委党组成员、副主任，国家中医药管理局原党组书记王国强出席并讲话，活动共有巾帼建功、健康中国、良好家风、恒爱行动4个单元，通过女性全国政协委员建言、微视频、演讲朗诵、歌舞表演等形式，动员引领中医药行业广大女干部职工听党话、跟党走，与新时代同行、为新目标奋斗、在新征程建功、做新时代新女性，推动完成党中央关于中医药事业传承发展的重要决策部署；慰问国家中医药管理局直属机关残疾重病子女干部职工，关爱女性干部职工家庭。

（刘　灿）

【2018年精神文明建设工作概况】2018年，国家中医药管理局直属机关在精神文明建设工作方面践行社会主义核心价值观，努力把各方面的积极性主动性调动起来、凝聚起来，营造和谐奋进的良好氛围，形成推动工作的强大合力。对精神文明创建活动受表彰集体和个人进行通报表扬。组织荣获第五届全国文明单位称号集体作汇报交流。

（刘　灿）

【国家中医药管理局直属公立中医医院党建工作】　2018年，国家中医药管理局一是及时传达学习。组织召开局直属机关公立中医医院党的建设工作座谈会，及时传达学习中共中央办公厅《关于加强公立医院党的建设工作的意见》精神，交流学习体会，部署落实举措。二是积极发挥作用。认真做好全国医院党建工作指导委员会工作，党组书记余艳红作为委员会副主任，带领有关部门按时完成指导委员会部署的各项任务，参与国家卫生健康委党组《关于加强公立医院党的建设的意见》实施办法的起草工作，提出意见建议。三是深入推进落实。印发《关于加强局直属公立中医医院党的建设工作的实施意见》，组织召开加强局直属公立中医医院党的建设工作部署会，对落实加强医院党的建设工作提出了明确要求和具体部署。成立局直属公立中医医院党建工作指导委员会，进一步加强对医院党的建设工作的督促、指导。四是加强督导检查。组织开展对局直属公立中医医院基层党组织建设情况的专项督导，通过听取汇报、个别访谈、查阅资料等不同形式，了解和掌握医院党建工作的开展情况。　（刘　灿）

（十一）党风廉政建设与反腐倡廉工作

【概述】　2018 年是全面贯彻落实党的十九大精神的开局之年，国家中医药管理局各级纪检组织在中央和国家机关纪律监察工作委员会、国家卫生健康委直属机关党纪委、国家中医药管理局党组党委的正确领导下，在驻国家卫生健康委纪检监察组的指导支持帮助下，深入学习贯彻习近平新时代中国特色社会主义思想和党的十九大及十九届二中、三中全会和中纪委二次全会精神，围绕国家中医药管理局党组中心工作，扎实推进国家中医药管理局直属机关党风廉政建设和反腐败工作。

一、把党的政治建设摆在首位，切实担负起“两个维护”重大政治责任

国家中医药管理局各级纪检组织坚持把深入学习贯彻习近平新时代中国特色社会主义思想和党的十九大精神作为首要政治任务，持续学习宣传，扎实开展培训，牢牢把握党的政治建设统领地位，增强“四个意识”，坚定“四个自信”，坚决做到“两个维护”，营造全面从严治党良好氛围；组织全体公务员和直属单位专兼职纪检干部参观中共中央党校校史馆、“一大红船”展览、中央国家机关廉政建设教育基地——恭王府、北京市石景山区反腐倡廉警示教育基地；组织开展形式多样的警示教育月活动，召开局警示教育大会，传达学习习近平总书记重要批示，以及中央和国家机关警示教育大会精神，通报相关违纪典型案件。针对驻国家卫生健康委纪检组《关于对国家中医药管理局学习贯彻党的十九大精神情况进行抽查的情况通报》要求，国家中医药管理局直属机关纪委组织各部门各单位对抽查发现的问题进行全面整改；转发《关于对健康报社领导班子成员失职失责问题的问责通报》，组织各部门各单位对照通报内容进行自查。中国中医科学院组织党员干部职工赴山东沂蒙红色教育基地接受党性教育；中华中医药学会组织全体党员前往革命圣地延安开展了以“弘扬延安精神　牢记使命　走进新时代”为主题的党日活动；国家中医药管理局传统医药国际交流中心前往“新中国反腐败第一大案”展览暨天津反腐倡廉教育基地杨柳青石家大院、北京大兴全面从严治党警示教育基地开展重温入党誓词活动；西苑医院利用院内 OA 系统，编制西苑医院党风廉政建设宣传 10 期；广安门医院对新入职职工进行廉政警示教育，签订新职工廉洁自律承诺书；眼科医院开展“不忘初心，牢记使命”主题教育活动，组织党务干部赴井冈山接受红色教育；东直门医院组织全员副科级以上行政干部前往海淀区廉政教育基地——圆明园“廉兴腐衰鉴圆明”清代廉政文化展进行参观。

二、专项治理扶贫领域腐败和作风问题，加大扶贫领域督导检查力度

国家中医药管理局直属机关纪委深入学习习近平总书记关于扶贫工作的重要论述，汇总近年来曝光的扶贫领域存在的腐败问题，编印《扶贫领域腐败和作风问题典型案例廉政警示教育材料》，发放给各部门各单位主要负责人、专兼职纪检干部及五寨县挂职干部，不断增强直属机关广大干部职工纪律法治意识，提高政治觉悟；印发《国家中医药管理局直属机关纪委贯彻落实杨晓渡同志在深化专项治理扶贫领域腐败和作风问题工作推进会上讲话精神的具体措施》，突出工作重点，强化责任担当，进一步坚定打好打赢脱贫攻坚战的信心和决心；按照上级关于加强扶贫监督工作要求，制订扶贫监督调研年度工作方案。

开展定点扶贫督导检查。国家中医药管理局直属机关纪委根据驻国家卫生健康委纪检组《关于对国家中医药管理局定点扶贫工作进行抽查情况的通报》中发现的问题，以整改为契机，强化五寨县定点扶贫督导检查，先后 2 次赴山西省忻州市五寨县就扶贫挂职干部履职尽责情况、扶贫资金使用管理、帮扶项目开展情况，以及健康扶贫、党建扶贫、中药材产业扶贫情况等进行调研督导，并将发现的问题及时向国家中医药管理局党组反馈，督促相关部门和单位进行整改。

开展健康扶贫三级医院对口帮扶情况调研。国家中医药管理局直属机关纪委针对《健康扶贫三年攻坚行动实施方案》要求，先后前往内蒙古化德县中蒙医院、陕西中医药大学附属医院及对口帮扶的铜川市印台区中医医院开展健康扶贫三级医院对口帮扶情况调研督导，形成调研监督报告向国家中医药管理局党组进行汇报，并及时向相关单位反馈，督促及时制订整改方案，确保对口帮扶措施真正落地。

三、巩固拓展落实中央八项规定精神成果，持之以恒纠正“四风”

坚决防止“四风”问题反弹回潮。国家中医药管理局党组扎实开展“大学习、深调研、细落实”，对国家中医药管理局 9 家直属单位“双超标准”（超标准接待、超标准出行）开展专题调研；采取重要节假日前下发通知、通报案例等方式，不断重申纪律要求，以节点带动日常；及时转发中央国家机关工委、驻国家卫生健康委纪检监察组相关通知及通报，要求各部门各单位关注“四风”新动向、新形式，认真履行监督责任；严格落实《中国共产党问责条例》，把纪律和规矩挺在前面，严格执纪问责；对国家中医药管理局直属单位节假日公车封存情况进行抽查，发现问题及时处理。国家中医药管理局规划财务司发挥财务监管作用，推进内部控制建设，健全经济活动风险防控机制，印发《关于深入贯彻落实中央八项规定及实施细则精神　规范和加强局机关预算管理的通知》等制度，筑牢关口，提高履职能力，并加强对直属（管）单位执行财经纪律的指导；国际合作司完善直属单位出访管理制度，严格审批，对科研人员出国（境）实施分类管理；中国中医科学院邀请驻国家卫生健康委纪检监察组第一纪检监察室主任李春华作了"落实中央八项规定精神，巩固作风建设成果"专题讲座，全院重点部门、关键岗位近250人参加培训；国家中医药管理局传统医药国际交流中心严格按照反"四风"对标对表，预防扶贫领域腐败和作风问题，在三次扶贫活动中不搞仪式、不弄虚套，不过多打扰当地政府部门，尽可能不干扰当地百姓；国家中医药管理局对台港澳中医药交流合作中心组织修订完善中心《落实中央八项规定实施细则具体措施》，进一步增强领导干部贯彻落实中央八项规定精神的自觉性；国家中医药管理局中医师资格认证中心各部门负责人签订《任职廉政承诺书》，中心领导同志带头落实中央八项规定精神及国家中医药管理局制定的实施细则；眼科医院起草制定《眼科医院贯彻落实中央八项规定精神，进一步改进工作作风实施办法》，梳理出具体任务分工，进一步巩固贯彻落实中央八项规定精神成果。

坚决防范和纠正形式主义、官僚主义。国家中医药管理局直属机关纪委按照《局直属机关纪委关于对集中整治形式主义、官僚主义工作开展监督的工作方案》，聚焦监督第一职责，积极推动国家中医药管理局机关各部门、直属各单位党组织认真履行主体责任，把整治形式主义、官僚主义作为一项重要的政治任务摆在更加突出的位置，并赴部分直属单位就整治形式主义、官僚主义开展专项调研。国家中医药管理局办公室大兴求真务实之风，杜绝"慵懒散浮拖"等衙门作风，重点解决会风文风方面的问题；政策法规与监督司改进调研方式，提前做好调研方案和调研指标设计，注重调研结果运用，有力指导各项调研开展；医政司坚持把改进作风体现在日常办会、办文、办事等具体工作中，提高工作效率，减轻基层负担，弘扬密切联系群众的作风，切实把"细落实"的要求体现到医政管理各个环节；《中国中医药报》社进一步整治形式主义、官僚主义，督促整改行动少落实差、以会议落实会议、以文件落实文件等方面存在的问题；国家中医药管理局对台港澳中医药交流合作中心结合中心工作实际，制订整治形式主义、官僚主义工作方案，明确工作重点，强化监督检查，确保整治实效。

四、聚焦重点开展监督检查

把握监督职责，强化日常监督。国家中医药管理局直属机关纪委组织对国家中医药管理局机关各部门、直属各单位2017年度执行党风廉政建设责任制暨惩治和预防腐败体系建设情况进行检查考核；对科技司第二批国家中医临床研究基地建设项目初审和答辩进行现场监督；对2018年中医执业医师分阶段考试实证研究督导；配合医政司对望京医院医疗纠纷进行督导；开展依纪依法安全审查调查的自查自纠工作，制定机关纪委规范"走读式"谈话工作规定，2018年陪同开展"走读式"谈话32次；按照驻国家卫生健康委纪检监察组要求，全面清查国家中医药管理局机关各部门、直属各单位外逃人员情况。国家中医药管理局人事教育司组织召开2018年度干部述职会和干部监督工作会，机关各部门、直属各单位主要负责同志述职述学述廉，开展领导干部个人有关事项报告和抽查核实，2018年共对30人进行重点核实，对36人进行随机抽查核实；科技司严格按照流程开展业务工作，加强对权力运行的监督检查，明确职责和办事流程；国家中医药管理局机关服务中心进一步加强中心党支部工作制度化建设，用制度管钱、管人、管物，不断筑牢纪检监察的篱笆；中国中医科学院编写《中国中医科学院纪检监察工作实务手册（第一版）》，规范全院纪检工作程序，明确监督执纪依据和责任追究办法；中华中医药学会强化学会日常监督，落实"纪检监察机关意见必听，线索具体的信访举报必查"要求，突出政治标准，把好选人用人政治关、廉洁关；中国中医药出版社围绕权力运行过程中容易滋生腐败的重点岗位和关键环节，开展廉政风险防控梳理排查，切实把廉政风险防范机制融入出版社整体工作的全过程；西苑医院督促药剂科与颗粒剂生产公司签订《廉洁供销合同》，严禁给予医务人员回扣；广安门医院纪委与133家医用耗材生产、经营企业及营销人员签订《广安门医院医用耗材生产、经营企业及营销人员廉洁自律承诺书》，加强对医用耗材供应商的监督；望京医院签署廉洁行医、廉洁自律责任书，进一步完善医院反腐倡廉制度体系；东方医院组织全院签署岗位廉洁自律责任书，做到责任到人、到岗，实现全员全覆盖。

推动执纪审查专项检查工作整改落实。根据2018年11月5日中央和国家机关纪检监察工作委员会召开的执纪审查工作专项检查情况通报会、11月9日中央纪委国家监委驻国家卫生健康委纪检监察组召开执纪审查工作推进会相关要求，国家中医药管理局党组及时召开会议对会议精神进行传达，对下一步工作开展进行专项部署，坚持把纪律挺在前面，深入实践监督执纪"四种形态"，持续保持正风反腐高压态势，强调要以习近平新时代中国特色社会主义思想为指引，践行"两个维护"，把落实中央和国家机关纪检监察工委整改要求作为重要政治任务来抓，将落实有关整改工作要求作为落实全面从严治党的重要抓手，逐项对照会议提出的问题和整改意见，制订国家中医药管理局整改方案，建立清单台账，逐项分解任务，层层压实责任。通过自查发现相关问题6项，提出整改措施19项。

严明纪律抓问责，坚持执纪零容忍。灵活运用监督执纪“四种形态”，让“红红脸、出出汗”成为常态。2018年国家中医药管理局直属机关纪委共收到群众信访举报及上级转办信件46件（重复信件10件），直接办理14件；向有关部门和单位转办28件（重复信件8件）。核查问题线索5件，其中初核3件次，谈话函询2件次，立案1件次，了结2件次。国家中医药管理局直属机关纪委分别对2名局管干部进行纪律处分，召开纪律处分宣布会，对2名局管干部进行诫勉谈话；立案查处违反中央八项规定精神问题1起，提出对直接责任人给予警告处分、对口管理部门负责人进行诫勉谈话的建议。

五、深化政治巡视，坚持发现问题与整改落实并重

开展国家中医药管理局党组巡视。2018年，国家中医药管理局制订《中共国家中医药管理局党组巡视工作规划2018～2022）》，调整国家中医药管理局巡视工作领导小组及办公室成员，印发《中共国家中医药管理局党组2018年巡视工作计划》和工作方案，8月启动国家中医药管理局党组巡视，采取“一托二”的方式，对中华中医药学会、中国中医药出版社进行专项巡视。9月5日～10月26日，国家中医药管理局党组巡视组完成进驻巡视工作并形成巡视情况报告，共发现两家被巡视单位存在7个方面36个问题，经国家中医药管理局党组会审议通过，于12月27日向中华中医药学会、中国中医药出版社进行反馈。中华中医药学会秘书处、中国中医药出版社向国家中医药管理局巡视办提交巡视整改方案，紧扣问题细化整改内容、整改措施，明确整改时限、责任领导、责任单位、责任人员，整改工作稳步推进。

狠抓巡视整改落实检查。2018年初，国家中医药管理局直属机关纪委按照驻国家卫生健康委纪检监察组《关于建议对直属单位巡视整改进行全面检查的函》的要求，组成检查组对9家直属单位开展巡视整改工作抽查，形成工作报告并报国家中医药管理局党组；9月，按照国家中医药管理局党组持续推进中央巡视整改落实的要求，组织对国家中医药管理局机关各部门、直属各单位落实中央巡视整改情况进行全面检查。

六、积极适应深化改革新形势，加强纪检组织和干部队伍建设

加强纪检干部自身建设，增强履职本领，把基层纪检委员的教育培训纳入每年党员干部教育培训总体计划。国家中医药管理局直属机关纪委向局直属机关各级纪检部门及专兼职纪检干部发放学习材料；组织专兼职纪检干部参加驻国家卫生健康委纪检组学习贯彻党的十九大精神和《中华人民共和国监察法》专题培训班；邀请中央和国家机关纪律检查委员会有关同志对纪检工作中初核基础业务进行详细讲解；选派专职纪检干部参加纪工委“以案代训”工作，同时加强日常“以案代训”培训；抽调基层纪检委员参与纪委作风巡查和执纪审查，在实战中提升监督执纪技能；与国家卫生健康委党校共同举办卫生健康系统纪检监察暨行风建设培训班，对专兼职纪检干部进行《中华人民共和国监察法》、监督执纪新规则下审查谈话的原理和技巧、新时代反腐败斗争的形势任务及深入贯彻落实中央八项规定精神等方面进行培训；邀请驻国家卫生健康委纪检监察组领导在党组理论学习中心组（扩大）会议上，专题讲解新修订《中国共产党处分条例》。国家中医药管理局直属机关纪委按季度召开局直属机关纪检工作例会，传达上级部门相关文件和会议精神，部署落实相关工作要求；组织《应知应会100条》（第2版、第3版）学习及闭卷测试。2018年召开纪委全委会议3次，对有关问题线索的办理进行专题研究。中国中医科学院纪委对各二级单位开展“全覆盖”式的走访调研，形成调研情况报告并要求各单位根据反馈意见，认真对照检查，深入查摆问题，更好掌握各单位纪检监察工作现状；组织召开纪检监察工作研讨交流会。中国中医科学院、《中国中医药报》社、中国中医药出版社配齐配强专兼职纪检干部，充实纪检工作力量；国家中医药管理局科技开发交流中心推荐2位同志加入中央纪委监委驻国家卫生健康委纪检监察组执纪审查人才库，充实中心纪检干部队伍；西苑医院党纪委举办学习十九大精神知识竞赛活动，组织十九大精神知识闭卷考试，巩固学习成果。

2018来，国家中医药管理局纪检监察工作取得一定成绩，但也存在一些不容忽视的问题，主要是纪委全委会作用未充分发挥，案件办理存在核查超时、延期上报的现象，纪检干部学习不足，基层纪检组织执纪能力不足等。对于这些问题，必须高度重视、认真解决。

（庄　严）

【国家中医药管理局对直属单位巡视整改全面检查工作】　2017年12月4日，国家中医药管理局党组收到中央纪委驻国家卫生计生委纪检组发来的《关于建议对直属单位巡视整改进行全面检查的函》。国家中医药管理局党组高度重视，印发《国家中医药管理局巡视整改检查工作方案》，成立闫树江任组长的国家中医药管理局巡视整改检查工作领导小组，从国家中医药管理局机关有关部门和直属单位抽调党务、纪检、人事、财务8名干部组成巡视整改检查组，自2017年12月20日至2018年1月11日，对9家国家中医药管理局直属单位进行检查。检查在各单位前期自查工作基础上，以各单位巡视整改台账和自查报告为依据，以中央和国家中医药管理局党组专项巡视中发现的问题为导向，着重对巡视后和巡视“回头看”后各单位巡视整改落实情况，以及部分单位班子调整，特别是主要负责人调整后整改落实情况进行检查。9家单位对中央和国家中医药管理局党组专项巡视整改平均完成率为94.8%（未完成10项/共192项），巡视整改落实情况整体较好，国家中医药管理局党组于1月31日向驻国家卫生健康委纪检组报送《中共国家中医药管理局党组关于对直属单位巡视整改进行全面检查的报告》。为进一步将巡视整改工作落到实处，针对此次检查发现的问题，经请示国家中医药管理局领导同意，国家中医药管理局直属机关纪委代表国家中医药管理局巡视整改检查工作领导小组于2月27日分别向9家直属单位主要负责同志一对一反馈检查情况，移交经领导小组成员审定后的书面反馈意见，并对整改提出具体要求。各单位及时召开整改工作会议，按照整改台账统筹落实整改，完善相关制度；按要求向国家中医药管理局直属机关纪委报送整改情况报告，并将整改结果在单位内公开，自觉接受党内和群众的监督。但仍有个别单位整改工作存在问题，如只提出下一步工作要求，未提及原问题整改情况；违规发放的津补贴未及时退回；整改措施不明确等。针对存在问题国家中医药管理局直属机关纪委逐一电话沟通，要求进一步落实整改。5月21日，国家中医药管理局向驻国家卫生健康委纪检监察组报送《国家中医药管理局落实〈关于巡视整改检查工作反馈意见的整改实施方案〉总结汇报》。（庄　严）

【2017年度党风廉政建设责任制暨惩治和预防腐败体系建设情况检查考核工作】 为深入贯彻党的十九大精神，落实全面从严治党主体责任和监督责任，扎实推进国家中医药管理局直属机关党风廉政建设和反腐败工作，按照2018年度工作计划和国家中医药管理局党组统一部署，国家中医药管理局成立由副局长为组长的4个检查考核组，于2018年1月8日至2月5日对国家中医药管理局8个部门、9家直属单位及中国中医科学院所属4家医疗机构2017年度执行党风廉政建设责任制暨惩治和预防腐败体系建设情况进行检查考核，其中国家中医药管理局9家直属单位及中国中医科学院广安门医院、望京医院为重点检查单位。检查组听取了被检查考核单位（部门）的自查情况汇报，对重点检查单位进行现场检查考核，与领导班子成员和主要处室负责人、普通干部代表进行个别谈话133人次，问卷测评336人次，查阅被检查考核单位相关制度规定、会议记录（纪要）和活动记录等资料。各部门各单位高度重视党风廉政建设和反腐败工作，能够严格按照国家中医药管理局党组的部署和要求，深入学习贯彻习近平新时代中国特色社会主义思想和党的十九大精神，认真履行主体责任和监督责任，切实抓好惩防体系建设各项任务的落实，党风廉政建设和反腐败工作取得积极进展和良好成效。问卷调查显示，国家中医药管理局机关8个部门“党风廉政建设和反腐败工作总体情况”满意度、“领导班子执行党风廉政建设责任制和廉洁从政总体情况”满意度均为100%。存在的问题和不足：落实党风廉政建设责任制不够扎实、廉政风险防控仍有薄弱环节、反腐倡廉宣传教育不够有力、纪检组织建设不够健全。2018年4月，国家中医药管理局党组印发《中共国家中医药管理局党组关于2017年度执行党风廉政建设责任制暨惩治和预防腐败体系建设检查考核情况的通报》。（庄　严）

【对中央纪委国家监委驻国家卫生健康委纪检监察组抽查学习贯彻党的十九大精神发现问题整改工作】 2018年1月22日，中央纪委驻国家卫生计生委纪检组向国家中医药管理局党组送达了《关于对国家中医药管理局学习贯彻党的十九大精神情况进行抽查的情况通报》（以下简称《情况通报》），指出国家中医药管理局在学习贯彻党的十九大精神、贯彻落实习近平总书记对中医药事业的重要批示精神和党的十九大报告中涉及的工作任务、扶贫工作、执行中央八项规定精神和反对“四风”4个方面存在问题，要求国家中医药管理局进行立行立改。

国家中医药管理局党组对此高度重视，2018年1月23日召开党组会，全文传达《情况通报》，对整改工作进行专门部署，明确国家中医药管理局办公室、人事教育司、规划财务司和机关党委4个部门分别牵头负责会议多、文件多、简报多，内控制度建设和资产管理系统，直属单位三定工作，以会议落实会议、以文件落实文件4方面问题制订整改方案，抓紧推进整改落实；各部门、各单位要聚焦、聚神、聚力抓好整改，国家中医药管理局直属机关纪委加强调度和督查。1月26日，王国强在国家中医药管理局局务扩大会上就十九大精神的学习、持之以恒正风肃纪等进一步提出要求；1月29日，闫树江主持召开专题工作会，就《情况通报》中问题的整改工作向各直属单位进行动员、部署，提出明确要求；2月1日，国家中医药管理局直属机关纪委印发《关于对驻委纪检组抽查发现问题进行全面整改的通知》，要求各部门各单位认真落实党组要求，实事求是查摆问题，切实做好整改；2月13日，国家中医药管理局直属机关纪委将立行立改情况书面报送驻国家卫生健康委纪检监察组；4月，国家中医药管理局向驻国家卫生健康委纪检组报送《关于对驻国家卫生健康委纪检组抽查学习贯彻十九大精神情况发现问题进行整改的情况报告》。（庄　严）

【2018年巡视工作动员部署会】 2018年8月30日，国家中医药管理局召开2018年巡视工作动员部署会，传达学习中央有关精神，部署2018年巡视工作。中央纪委国家监委驻国家卫生健康委纪检监察组组长、国家卫生健康委党组成员马奔传达中央巡视工作精神。国家卫生健康委党组成员，国家中医药管理局党组书记、局巡视工作领导小组组长余艳红作动员部署讲话。国家中医药管理局党组成员、副局长，局巡视工作领导小组副组长闫树江主持会议。

余艳红指出，本轮巡视是党的十九大后国家中医药管理局党组巡视的开篇之作，必须以习近平新时代中国特色社会主义思想和党的十九大精神为指导，牢牢把握政治巡视定位，坚决贯彻巡视工作方针，把维护习近平总书记核心地位、维护党中央权威和集中统一领导作为根本的政治任务，坚定不移推动全面从严治党向纵深发展。余艳红强调，巡视工作必须旗帜鲜明讲政治，要紧紧围绕党的政治建设、思想建设、组织建设、作风建设、纪律建设和反腐败斗争等方面进行全面政治体检，切实加强对巡视整改情况的监督检查，用政治“探照灯”“显微镜”对着被巡视党组织，着力查找政治偏差，发现和推动解决管党治党存在的问题和不足，层层传导管党治党的压力；巡视发现问题的目的是解决问题，发现问题不解决，比不巡视的效果还坏；巡视整改是检验“四个意识”的试金石，也是检验“两个责任”的重要标尺，要强化巡视整改落实和成果运用，做好巡视“后半篇文章”，督促被巡视党组织切实担负起整改主体责任，即知即改、立行立改、真改实改、全面整改、高质量整改，确保条条要整改、件件有着落；国家中医药管理局党组高度重视巡视工作，坚持党内巡视无禁区，要把实现巡视全覆盖目标摆在突出位置，创新巡视方式，提高发现问题的质量，充分发挥巡视利剑作用；国家中医药管理局党组巡视工作领导小组要压实组织实施责任，国家中医药管理局党组巡视组要强化监督责任，被巡视单位要切实强化整改的主体责任，不断推动巡视工作向纵深发展。闫树江宣读《国家中医药管理局2018年巡视工作方案》，宣布巡视组成员名单、被巡视单位名单及巡视工作任务安排，并就贯彻落实好动员部署会精神提出要求。

中央纪委国家监委驻国家卫生健康委纪检监察组副局级纪检员、国家中医药管理局巡视工作领导小组副组长李长先，国家中医药管理局巡视工作领导小组成员、局党组巡视组成员、局巡视办成员，中华中医药学会、中国中医药出版社中层以上干部，国家中医药管理局机关各部门、直属各单位党政主要负责同志参加会议。　（庄　严）

【警示教育大会】　2018年10月17日，国家中医药管理局组织召开警示教育大会，传达学习中央和国家机关警示教育大会精神，通报警示教育案例，对开展警示教育、推进全面从严治党进行部署。国家中医药管理局党组书记余艳红出席并讲话，国家中医药管理局党组及领导班子全体成员、中央纪委国家监委驻国家卫生健康委纪检监察组相关领导和国家中医药管理局全体公务员、局直属单位处级及以上领导干部、中国中医科学院二级院所领导班子成员200余人参加会议。

余艳红指出，会议通报的这些鲜活案例令人警醒、发人深思。各级党组织要以案为鉴、以案明纪，认真传达会议精神，切实履行全面从严治党主体责任，使本次警示教育更具针对性、时效性。一要提高政治站位，坚定不移推进党风廉政建设。二要严明党的纪律，切实筑牢拒腐防变的政治根基。三要当好“三个表率”，建设模范机关，确保党中央国务院决策部署得到贯彻落实。余艳红强调，国家中医药管理局机关各部门和直属各单位必须牢牢抓住此次警示教育的重要契机，充分认识开展专题警示教育是贯彻中央要求的实际行动，是净化政治生态的迫切需要，是全面从严治党的内在要求。要扭住“学、查、改”3个关键环节，通过警醒、警觉、警戒“三警”教育，真正达到“警示”目的。要坚持学深学透，促进高度警醒，紧扣责任落实，确保压力传递到位，让干部清正、政府清廉、政治清明在中医药系统蔚然成风，为加快推进中医药事业传承发展提供坚强的政治保障。　（庄　严）

【学习贯彻《中国共产党纪律处分条例》专题辅导】　2018年10月24日，国家中医药管理局召开国家中医药管理局党组理论学习中心组（扩大）2018年第五次集体学习会议，专题学习新修订的《中国共产党纪律处分条例》（以下简称《条例》）。特邀中央纪委国家监委驻国家卫生健康委纪检监察组正局级副组长侯觉非作了专题辅导报告，对《条例》进行系统阐释和全面解读。国家中医药管理局领导于文明、王志勇、闫树江出席会议。闫树江主持学习并强调，国家中医药管理局直属机关各级党组织和全体党员干部要切实增强学习贯彻执行《条例》的自觉性和主动性，树牢“四个意识”，把坚决做到“两个维护”作为最重要的政治纪律。巩固和发展执纪必严、违纪必究常态化成果，让制度“长牙”、纪律“带电”，使铁的纪律真正转化为党员干部的日常习惯和自觉遵循。国家中医药管理局党组中心组成员、局机关及机关服务中心处级以上干部、直属单位领导班子成员，以及中国中医科学院二级院所党政主要负责人100余人参加会议。　（庄　严）

【学习贯彻党的十九大精神和《中华人民共和国监察法》专题培训班】　2018年4月1~4日，国家中医药管理局直属机关纪委组织局机关各部门、直属各单位专兼职纪检干部58人参加中央纪委国家监委驻国家卫生健康委纪检组举办的综合监督单位纪检干部学习贯彻党的十九大精神和《中华人民共和国监察法》专题培训班，贯彻学习习近平新时代中国特色社会主义思想，党的十九大，十九届二中、三中全会精神，十九届中央纪委二次全会精神，习近平总书记关于深化国家监察体制改革的重要论述，党的十九大党章，新修订的《中华人民共和国宪法》《中华人民共和国监察法》，国家监察体制改革总体情况与实践探索等。参训学员参加应知应会知识闭卷测试，国家中医药管理局平均79分，优秀率48.3%，两项指标在5家单位中排第一。此次培训督促单位各级党组织和纪检监察机构把学习作为一项经常性、基础性工作来抓，确保取得实实在在的成效。

（庄　严）

【国家中医药管理局直属机关专兼职纪检干部专业知识培训】 2018年5月22日，国家中医药管理局直属机关纪委邀请中央和国家机关纪律检查工作委员会领导到国家中医药管理局作纪检专业知识培训，国家中医药管理局直属机关纪检委员、局机关各支部纪检委员及直属单位（含二级院所）纪委书记、专（兼）职纪检干部共59人参加培训。授课同志针对纪检工作中初核基础业务进行详细讲解，并结合多年实战工作经验，通过对问题线索来源、线索查询手段、初核注意事项等几方面问题深入浅出地分析讲解。本次培训既是一次纪检知识的专业培训，也是一次党性教育课程，对国家中医药管理局机关及直属单位纪检干部也提出了更高的标准、更严的纪律。此次培训大家在惊叹于科技的发达、手段的多样化同时，也深刻体会到了纪检工作的复杂性、严肃性。“执纪者必先守纪、律人者必先律己”。执纪者要更好地履行党章和宪法赋予的职责，做到忠诚坚定、担当尽责、遵纪守法、清正廉洁。

（庄　严）

【卫生健康系统纪检监察暨行风建设工作培训班】 2018年9月7～11日，国家中医药管理局直属机关纪委同国家卫生健康委党校在四川成都举办卫生健康系统纪检监察暨行风建设工作培训班，并组织国家中医药管理局直属机关纪委委员、局机关各支部纪检委员、局直属单位纪委书记（总支、支部纪检委员）及专兼职纪检干部，中国中医科学院二级院所纪委书记及专兼职纪检干部，以及入选驻国家卫生健康委纪检监察组纪检监察人才库的成员，共计59人参加培训。培训班安排《中华人民共和国监察法》辅导、监督执纪新规则下审查谈话的原理和技巧、新时代反腐败斗争的形势任务及深入贯彻落实中央八项规定精神、执纪审查的一般程序方法及巡视工作、卫生健康系统行风建设工作的形势和任务相关课程。9月11日，国家中医药管理局党组成员、副局长、机关党委书记闫树江参加专题座谈，闫树江指出，本次培训班是在全面从严治党向纵深发展、纪检监察体制发生重大变革的重要时期举办的，是提高纪检干部素质和能力采取的重大举措，培训班课程设置明确，贴合实际工作需要，系统性强，对提升纪检干部的素质、知识水平、业务能力发挥了积极作用。

（庄　严）

（十二）综合性工作及其他

【国家中医药管理局2018年度政府信息公开工作】 2018年，国家中医药管理局认真贯彻落实党的十九大和十九届二中、三中全会精神，以习近平新时代中国特色社会主义思想为指导，深入落实党中央、国务院关于全面推进政务公开工作的系列部署，高度重视政府信息公开工作，坚持以公开为常态、不公开为例外的原则，健全相关工作制度。完善政府信息公开工作领导小组－办公室－各部门三级工作体系，明确责任分工。

国家中医药管理局认真贯彻执行《中华人民共和国政府信息公开条例》《关于全面推进政务公开工作的意见》《2018年政务公开工作要点》《国务院办公厅印发〈关于全面推进政务公开工作的意见〉实施细则的通知》等有关文件要求，编制《国家中医药管理局政务公开基本目录》。遵循为民服务、依法依规、公开透明、同步部署、善用媒体的工作原则，主动公开年度部门预算、决算，及时向社会公开中医和民族医医师资格认定、中医执业范围、中医药治未病、寻医问药等社会所关注、关系群众切身利益的重要事项，保障人民群众的知情权、参与权和监督权。

截至2018年底，国家中医药管理局政府信息公开工作运转正常，政府信息咨询、申请及答复工作开展顺利。

一、政府信息主动公开情况

（一）公开的主要内容

2018年1月1日至12月31日，国家中医药管理局累计主动公开政府信息311条，其中国家中医药管理局机关各部门发文件192条，主要公开国家中医药管理局中医药政策法规文件、新闻宣传、信息化建设、医政管理、科研管理、教育管理、国际交流等。

（二）公开平台建设情况

1. 政府网站。一是加强制度建设。为切实做好政府网站信息维护管理工作，确保政务公开信息时效性、准确性和安全性，国家中医药管理局制定印发局政府网站信息发布管理办法，进一步落实政务信息公开责任，细化公开内容，明确公开的形式、发布、审核、管理等工作要求，推动政务信息公开步入制度化、规范化、经常化轨道。二是不断调整完善在线互动功能建设，国家中医药管理局在办公自动化系统中开辟网站信息发布审批通道，将政府网站局长信箱系统与办公自动化系统整合，改变过去冗长繁琐的线下纸质审批手续，大幅提升政府网站信息发布与在线信访件的处理效率。三是推出热点专题4个：2018年全国两会、2018年全国中医药工作会、中医中药中国行、纪念改革开放40周年专题。发布报纸、杂志、互联网虚假违法中医医疗广告监测情况。四是推进建议提案答复件公开。根据《国务院办公厅关于做好全国人大代表建议和全国政协委员提案办理结果公开工作的通知》（国办发〔2014〕46号）要求，对89件复文进行公开。

2. 新闻宣传。一是抓住重大时间节点和重大工作做好专题宣传。聚焦纪念改革开放40周年、“一法一纲要”贯彻实施、国家中医药管理局定点扶贫和中医药助力脱贫攻坚、屠呦呦获颁改革先锋等，大力开展正面宣传，通过专题策划、新闻调研、专栏报道等形式，扩大声势、提升影响。2018年，国家中医药管理局指导《中国中医药报》社刊发中医药扶贫工作报道96篇、纪念改革开放40周年专题报道21篇，全方位展现中医药扶贫工作的进展成效和改革开放40年来中医药发展的成就。二是积极营造中医药发展良好舆论氛围。国家中医药管理局发布《我们的中医药》宣传片，全面展现在以习近平同志为核心的党中央的关心重视下，中医药振兴发展的大好形势和取得的可喜成就；参加国务院新闻发布会1场，举办新闻通气会2场、新闻发布会1场，举办新闻宣传领导能力培训班1期、媒体素养培训班3期，开展新闻调研活动5次，有效加强媒体联络和信息发布工作。2018年媒体关于中医药的报道总量达56.8万篇次，比2017年增长28%。三是注重在各类国际会议和活动中融入中医药故事。通过中非卫生合作高级别会议等国际合作平台，积极向世界发出中医药声音。

3. 出版年鉴。编印《中国中医药年鉴（2018卷）》，加大中医药宣传的深度和广度，使更多人通过年鉴认识中医药政务工作。

4. “中国中医”微信。截至2018年底，“中国中医”公众号发布微信254期，共1025条，关注人数40.25万人，较2017年增长65%，总阅读次数879万次，总阅读人数524万人次。

二、依申请公开信息情况

2018年1月1日至12月31日，国家中医药管理局共受理政务信息依申请公开18件，主要为信息查询和业务咨询，已全部按时答复。

三、信息公开收费及减免情况

2018年，国家中医药管理局主动公开、依申请公开政府信息均未收取任何检索、复制、邮寄等费用。

四、行政复议和行政诉讼情况

2018年，国家中医药管理局未出现因政府信息公开而引起申请行政复议和提起行政诉讼的情况。

（邢　超、孟　娟）

【2018年全国“两会”建议提案答复办理工作】　国家中医药管理局认真贯彻落实李克强总理在国务院常务会议上关于认真做好全国“两会”建议提案办理工作的重要指示精神，按照国务院办公厅通知和全国人大常委会办公厅、政协全国委员会办公厅具体要求，明确责任、规范程序、狠抓落实，完成2018年全国“两会”人大代表建议和政协委员提案答复办理工作。

2018年，国家中医药管理局承办十三届全国人大一次会议代表建议112件，其中主办70件、协办37件、参阅5件；承办政协十三届全国委员会第一次会议提案86件，其中主办47件、会办33件、参阅6件。建议提案内容主要集中在中医药事业发展、中医药传承与发展、人才培养培训、医疗管理、民族医药、中医药健康服务、中医药法的宣传贯彻和配套文件制定、文化宣传、中医药国际合作交流、中医药资源保护、中药产业发展、中医药传统知识保护及中医药管理体制等方面。

2018年3月22日，国家中医药管理局召开的党组会议，强调要做好全国“两会”建议提案办理工作，把办理建议提案的过程作为深化问题认识、谋划改革发展、推动工作落实的过程，要求创新与代表委员的沟通机制，及时通报办理进展，主动听取意见，提高办理质量，力戒形式主义，主动公开办理结果，持续推进落实，用实效取信于民。

2018年5月10日，国家中医药管理局召开局长办公会议，总结2017年国家中医药管理局全国“两会”代表委员建议提案办理情况，对2017年全国“两会”建议提案办理先进集体和先进个人给予表彰，研究部署2018年全国“两会”代表委员建议提案办理工作；印发《国家中医药管理局办公室关于印发2018年“两会”建议提案办理工作实施方案的通知》，从提高认识增强责任意识、落实责任确保办理质量、加强沟通联系充分听取意见、规范复文公开程序等方面提出明确要求。

认真开展督查督办。国家中医药管理局制定办理台账，将建议提案答复件件落实到具体承办部门和承办人，所有复文都由部门主要负责同志认真审核并由主管局领导签发，实行主管领导和具体承办人员分级负责制，严格把握办理质量。国家中医药管理局办公室按照协（会）办件、主办件不同的办复截止时间制定工作表，并利用电话、发催办单、召开专门会议通报办理进展等方式进行督办，确保办理进度。

密切与代表委员沟通联络。各承办部门在办复之前，均主动与代表、委员进行交流互动，主要采取当面沟通、电话沟通或信函等形式，充分听取代表、委员意见，认真研究代表、委员提出的问题，积极采纳代表、委员提出的建议提案，对代表、委员提出的问题，进行深入细致地分析，做好沟通协调工作，努力提高办理质量，力求使全国代表、委员们满意。未收到代表委员对复文不满意的意见反馈。

认真开展建议提案答复的主动公开工作。在国家中医药管理局政府网开设“建议提案办理公开”栏目，将符合公开条件的人大代表建议复文57件（占81.42%）及政协委员提案复文35件（占74.46%）予以公开。（陈梦生、王雪薇）

【国家中医药管理局2018年信访工作】　2018年，国家中医药管理局信访工作一是传达学习贯彻习近平总书记和党中央关于信访工作的重要批示指示精神，完成报国家中医药管理局党组关于近年来国家中医药管理局信访工作主要情况的汇报工作。二是围绕信访督查内容，完成国家中医药管理局信访工作自查总结及报送工作。三是压实主体责任，开展局直属机关风险隐患矛盾纠纷排查整治工作，消除问题隐患。四是继续整理群众反映的典型问题，征求相关部门意见，完成政府网站“公开回复”内容更新工作。2018年未发生群体缠访闹访事件。国家中医药管理局2018年共处理信访事项2304件（人次），其中群众来信620件、来访47人次、局长信箱1637件。（张东亮）

【国家中医药管理局人防工作】
2018年，国家中医药管理局认真贯彻

落实《中华人民共和国人民防空法》和国务院、中央军委《关于进一步推进人民防空事业发展的若干意见》，以及中央国家机关人防办有关工作部署和要求，积极做好局直属（管）单位人防工程建设、日常监督检查以及组织管理工作。国家中医药管理局与各直属（管）单位签订人防工作责任书；按照中央国家机关人防办要求，进一步推动国家中医药管理局系统地下空间综合整治工作和重要目标防护试点工作；加大专项检查、日常巡查力度，针对春节、全国“两会”期间等重要节日、重大活动，与有关部门开展地下空间专项检查，确保活动期间安全无事故。国家中医药管理局较好完成年度目标管理和责任制评议考核等工作，并在年度目标管理和责任制评议考核活动中评为达标单位。

（李天伟）

【全国中医药系统办公室工作培训班】 2018年4月14~15日，全国中医药系统办公室工作培训班在浙江杭州举办。培训围绕转作风、抓督查、促落实，对2018年工作进行部署。开班仪式上，国家中医药管理局副局长马建中肯定了全国中医药系统办公室2017年工作，指出要深入学习贯彻习近平新时代中国特色社会主义思想和党的十九大精神，强化办公室干部政治意识，发挥“坚强前哨”和“巩固后院”作用。培训强调，要贯彻全国“两会”部署的中医药重点任务和全国中医药工作会议要求，重视信息报送，加强新闻宣传，推进文化建设，做好信访工作和督查工作，提升办公室工作科学化、规范化水平。国务院办公厅政府信息与政务公开办公室、浙江省政府督查室相关工作负责人分别就政务公开、督查督办工作进行专题培训。专题交流中，浙江省卫生计生系统代表介绍“最多跑一次”改革情况。各地中医药主管部门办公室（综合处）主任（处长），国家中医药管理局机关各部门综合处处长、司秘，局直属各单位办公室（综合处）主任（处长）等参会。 （李希贤、陈　锐）

三、会议与活动

【全国中医药工作会议】 2018年1月15~16日，2018年全国中医药工作会议在北京召开。会议回顾总结2017年中医药工作和党的十八大以来中医药取得的成就，研究部署2018年重点任务。国务院总理李克强作出重要批示，充分肯定党的十八大以来中医药系统围绕促进中医药发展、提升中医药服务能力等做了大量扎实有效的工作，勉励中医药工作者在新的一年要全面深入贯彻党的十九大精神，以习近平新时代中国特色社会主义思想为指导，认真落实全国卫生与健康大会部署，坚持中西医并重，充分发挥中医药独特优势，传承中医药宝库精髓，进一步完善中医药服务体系，积极应用现代化技术大力发展中医药，推动在重大疾病防治、重大新药创制、重大技术攻关等方面取得突破，大力培养中医药人才，推动中医药发展升级，助力脱贫攻坚和乡村振兴，为建设健康中国、保障人民健康作出更大贡献。

国务院副总理刘延东也对会议作出重要批示，高度肯定党的十八大以来中医药系统凝心聚力、开拓进取，推动中医药战略地位显著提升，法治建设取得突破性进展，服务能力、传承创新、国际影响长足进步，振兴发展迈出坚实步伐。勉励中医药工作者要深入调查研究，坚持问题导向，坚定不移深化中医药改革，力争在发挥中医药“三个作用”、推进“四个建立健全”、激发和释放中医药“五种资源”潜力和活力上有更大作为，传承发展祖国医学财富，努力实现创造性转化、创新性发展。李克强总理和刘延东副总理的重要批示，为做好当前和今后一个时期的中医药工作指明了方向、提供了遵循。

国家卫生计生委主任、党组书记李斌充分肯定了5年来中医药工作的成绩，要求把握中医药振兴发展大好机遇，以习近平新时代中国特色社会主义思想为指导，深入发掘中医药宝库、彰显文化自信，坚持中西医并重、在深化医改中发挥中医药优势，传承创新发展中医药、推动中医药现代化，贯彻“四个建立健全”、推动中医药高质量发展，使这一民族优秀瑰宝在新时代焕发新光彩。

国家卫生计生委副主任、国家中医药管理局局长王国强作了题为《全面贯彻落实党的十九大精神，奋力开创新时代中医药工作新局面》的工作报告。王国强强调，要深入学习贯彻习近平新时代中国特色社会主义思想和十九大精神，以坚持中西医并重、传承发展中医药事业为统领，贯彻实施好“一法一纲要”，推进深化中医药改革、中医药发展方式转变、中医药治理体系和治理能力现代化，提高发展质量和效益、服务能力和水平，扎实做好2018年中医药工作。

各省、自治区、直辖市、计划单列市卫生计生委，新疆生产建设兵团卫生局分管中医药工作的负责同志和中医药管理局负责同志，局机关各部门负责同志，以及局直属单位主要负责同志参加会议。（国家卫生计生委党组书记、主任李斌在2018年全国中医药工作会议上的讲话，国家卫生计生委副主任、国家中医药管理局局长王国强在2018年全国中医药工作会议上的报告见文献篇） （李希贤、陈　锐）

【中医药服务贸易管理能力培训班】 2018年1月23日，国家中医药管理局国际合作司与商务部服务贸易和商贸服务业司联合在北京举办中医药服务贸易管理能力培训班。来自商务部、国家中医药管理局首批中医药服务贸易重点区域和近年来中医药服务贸易发展较好地区的商务和中医药主管部门、首批中医药服务贸易骨干企业（机构）等超过100名代表参加培训班。商务部服贸司、国家中医药管理局国际合作司、商务部国际经济研究院和招商局资本管理（北京）有限公司在培训班上分别就我国服务贸易发展最新形势、我国中医药服务贸易发展和首批中医药服务贸易重点建设工作总结、新时代下服务贸易与中医药事业发展和国家服务贸易创新发展引导基金关于支持中医药服务贸易有关情况作了专题报告。部分首批中医药服务贸易重点建设区域和近年来中医药服务贸易发展较好地区，首批中医药服务贸易重点建设骨干企业（机构）和近年来中医药服务贸易发展较好机构进行典型经验交流，与会代表和专家围绕中医药服务贸易发展面临的主要问题、下一步工作等议题进行讨论。

自 2013 年 8 月，国家中医药管理局联合商务部共同开展为期 3 年的中医药服务贸易重点项目、骨干企业（机构）和重点区域建设工作以来，两部门紧密合作，在各地中医药和商务部门统筹协调推进下，积极支持重点区域、企业（机构）在完善中医药服务贸易相关政策，探索破解体制机制性问题，创新中医药服务贸易促进体系，培育中医药服务贸易知名品牌等方面取得积极成效。本次培训班系统研判了中医药服务贸易面临的最新形势，总结了重点建设经验，促进了相关经验交流，对于进一步提升中医药服务贸易管理能力，推进下一步工作发挥了积极作用。　（魏春宇）

【2018 年全国中医医政工作会议暨改善医疗服务工作经验交流会议】 2018 年 3 月 27 ~ 28 日，2018 年全国中医医政工作会议暨改善医疗服务工作经验交流会在北京召开。会议肯定了 2017 年及十八大以来的中医医政工作，部署 2018 年重点工作。国家中医药管理局副局长马建中指出，要深入学习贯彻党的十九大精神，以习近平新时代中国特色社会主义思想为指导，把中医医政工作放到落实党中央实施健康中国战略、传承发展中医药事业的决策部署的高度认识、谋划、实施、评价。会议要求，坚持党对中医医政工作的全面领导，扎实做好中医药法实施工作，充分发挥中医药在乡村振兴战略中的作用，进一步提升中医药服务核心竞争力，继续推进“三医联动”改革，持续改善医疗服务，进一步促进中医治未病服务发展，进一步加强中医医院行风建设。

会议通报了部分省级以上中医类医院改善医疗服务行动第三方评估报告。11 个单位交流了经验。国家卫生健康委相关司局、国家中医药管理局机关及直属有关单位、各地中医药管理部门和部分省级以上中医院的负责同志参加了会议。

（薛静怡）

【全国中医药规划财务工作会议】 2018 年 3 月 30 日，2018 年全国中医药规划财务工作会议在辽宁沈阳召开。国家中医药管理局副局长闫树江出席会议并讲话。会议充分肯定了党的十八大以来规划财务工作取得的成绩，研究部署下一步重点任务，围绕中医药规划实施与管理、中药材产业扶贫行动、转移支付中医药资金安排与管理进行专题部署，辽宁、广东、广西、河南、云南、西苑医院等 7 个地方和单位作了经验交流。国家卫生健康委相关司局、国家中医药管理局机关及部分直属（管）单位、各地中医药管理局规划财务工作负责同志参加了会议。

（骆征洋）

【国际标准化组织/中医药技术委员会（ISO/TC 249）第九次全体大会】 2018 年 6 月 4 ~ 7 日，由国家中医药管理局和国家标准化管理委员会主办、中国中医科学院和上海中医药大学承办的国际标准化组织/中医药技术委员会（ISO/TC 249）第九次全体大会在上海召开。国家中医药管理局副局长马建中、国家标准化管理委员会副主任陈洪俊、上海市人民政府副市长许昆林、ISO/TC 249 主席大卫 · 格雷汉姆（David Graham）等出席大会开幕式并致辞。来自中国、日本、韩国、美国、德国、澳大利亚、泰国、沙特等 14 个成员体，以及世界卫生组织（WHO）、国际标准化组织/健康信息技术委员会（ISO/TC 215）、世界中医药学会联合会（WFCMS）、世界针灸学会联合会（WFAS）等联络组织的 226 位代表出席大会。

马建中在致辞中对 ISO/TC 249 成立 9 年来取得的成绩给予高度评价，并针对未来中医药技术委员会的工作提出 3 点建议：一是事预则立，建议加强规划设计，以产业需求和民众需要为导向，推动中医药国际标准化工作与事业产业发展紧密结合。二是海纳百川，建议继续开放包容，以中医药国际标准制定为出发点，加强中医药与现代医学及其他传统医学之间的互学互鉴。三是敦本务实，建议强化采标工作，以造福人类健康为根本追求，促进中医药国际标准化成果的广泛应用与采纳。

ISO/TC 249 成立于 2009 年，已举办 8 次全体成员大会。参会代表和标准提案数量逐年俱增，中医药国际标准化工作越来越受到各方关注。截至 2018 年 6 月，正式发布中医药国际标准 28 项，正在制定的国际标准 46 项，实现了 ISO 领域中医药国际标准的重大突破。本次大会共收到来自中国、韩国，以及世界中医药学会联合会等国家和组织共 33 项新提案。中医药国际标准化对加强中医药质量安全控制、促进世界传统医学发展、促进国际贸易以及增进人类健康将产生深远的影响。出席大会开幕式的还有国家中医药管理局国际合作司、中国中医科学院、上海市质量技术监督局、上海市卫生健康委、上海市中医药管理局、上海中医药大学等有关部门及机构的负责人。　（徐　晶）

【首届医师节相关活动】 2018 年 8 月 15 日，习近平总书记对首个“中国医师节”作出重要指示，强调：长期以来，我国广大医务人员响应党的号召，弘扬敬佑生命、救死扶伤、甘于奉献、大爱无疆的精神，全心全意为人民健康服务，在疾病预防治疗、医学人才培养、医学科技发展等方面发挥了重要作用并取得了丰硕成果，涌现出一大批医学大家和人民好医生。特别是在面对重大传染病威胁、抗击重大自然灾害时，广大医务人员临危不惧、义无反顾、勇往直前、舍己救人，赢得了全社会高度赞誉。将每年8月19日设立为“中国医师节”，体现了党中央对卫生健康工作的高度重视，对广大医务人员优秀业绩的充分肯定。各级党委、政府和全社会都要关心爱护医务人员，形成尊医重卫的良好氛围。希望广大医务人员认真学习贯彻新时代中国特色社会主义思想和党的十九大精神，践行社会主义核心价值观，坚持全心全意为人民服务，弘扬救死扶伤的人道主义精神，继往开来，再接再厉，不断为增进人民健康作出新贡献，为健康中国建设谱写新篇章，努力开创我国卫生健康事业新局面！习近平总书记的重要指示高度评价了广大医务人员的崇高职业精神，充分肯定了广大医务人员为保障人民健康作出的重要贡献，并对广大医务人员提出了殷切希望，对各级党委、政府和社会各界提出了明确要求。

8月17日，中共中央政治局委员、国务院副总理孙春兰到北京海淀医院，传达了习近平总书记对全国卫生健康工作者的节日祝贺和亲切关怀，看望慰问一线医务人员并座谈。孙光荣国医大师、张伯礼院士等9名中医师代表参加了座谈，广东省中医院张敏洲作了交流发言。

8月19日，国家中医药管理局党组书记、副局长余艳红，国家中医药管理局局长于文明到一线看望节日上班的医务工作同志并召开座谈会，深入学习贯彻习近平总书记对首个“中国医师节”重要指示精神，深入学习贯彻孙春兰副总理在首个“中国医师节”座谈会上的重要讲话精神，庆祝首个“中国医师节”，激励中医药系统广大医务人员践行卫生健康职业精神，弘扬“大医精诚”优良传统，不忘从医初心、勇担时代使命，为传承发展中医药事业、健康中国建设作出新的更大的贡献。座谈会后，参会代表纷纷表示倍感振奋，备受鼓舞，要认真学习领会、全面贯彻落实习近平总书记的亲切关怀、殷切期望，以及党中央、国务院的高度重视和明确要求，切实把思想和行动统一到以习近平同志为核心的党中央决策部署上来，以高度的政治责任感和历史使命感，牢固树立以人民为中心的发展思想，弘扬“大医精诚”优良传统，与中医药系统广大医务人员共同激发起积极性和创造性，为健康中国建设谱写新篇章。

（李　素）

【2018中非卫生合作高级别会议传统医药专题论坛】 2018年8月17～18日，2018中非卫生合作高级别会议在北京举行，中非传统医药合作专题论坛同期召开，国家中医药管理局局长于文明出席大会开幕式和专题论坛并分别致辞。此次传统医药合作专题论坛由国家中医药管理局举办、中国中医科学院承办，来自摩洛哥、南非等14个非洲国家卫生部门和医疗机构及国内中医药领域代表约120余人参加活动。广州中医药大学与科摩罗联盟卫生总局的代表在会上签署合作备忘录。

（肇　红）

【第二届中非青蒿素复方控制疟疾研讨会】 2018年9月18日，第二届中非青蒿素复方控制疟疾研讨会在多哥洛美召开，会议由中国国家中医药管理局、多哥卫生和社会保障部共同主办，广州中医药大学承办。中国国家中医药管理局副局长闫树江、驻多哥大使巢卫东、多哥卫生和社会保障部秘书长阿西伍和科摩罗前副总统福哈吉出席会议。来自中国、多哥、马拉维、科摩罗、圣多美和普林西比的近百名卫生管理部门官员和专家参加了会议。代表们积极评价了方案在科摩罗和多哥等国实施以来取得的成绩，讨论了青蒿素复方快速清除疟疾方案的完善建议和实施策略，特别是针对非洲大陆国家实施项目面临的人口流动频繁等问题和挑战交流了推进项目的意见和建议。

（肇　红）

【第五届中国－东盟传统医药论坛】 2018年9月19～20日，第五届中国－东盟传统医药论坛于“健康丝绸之路”建设暨第二届中国－东盟卫生合作论坛期间在广西南宁举行。论坛由国家卫生健康委、国家中医药管理局、国家民族事务委员会、广西壮族自治区人民政府共同主办。国家中医药管理局国际合作司、国家民族事务委员会文宣司和广西壮族自治区卫生健康委有关领导出席论坛并致辞。国家中医药管理局国际合作司副司长及柬埔寨、老挝、马来西亚、缅甸、菲律宾、新加坡和泰国等东盟国家的传统医药官员和专家发表主旨演讲。

本次传统医药论坛以“深化传统医药合作、搭建东盟交流平台”为主题，下设“药用植物保护与传统医药发展”“传统手法交流合作”两个平行主题论坛，旨在积极推动国家“一带一路”建设，深化与东盟国家在传统医药领域的合作。继2009年首届中国－东盟传统医药高峰论坛发表了《南宁宣言》后，本届论坛致力于落实2016年第四届论坛发表的《中国－东盟传统医药交流与合作倡议书》具体内容，推动中国及东盟国家就共同编制《中国－东盟药用植物保护技术指南》达成共识，为实现双方资源和技术优势互补及共享，进一步推动中国与东盟国家传统医药的交流合作，促进传统医药大健康产业的发展奠定了基础。

来自中国和东盟国家的传统医药领域官员、专家学者、传统医药界代表共计140余人出席了论坛。

（徐　晶）

【2018中国（甘肃）中医药产业博览会暨甘肃省建设国家中医药产业发展综合试验区主题论坛】 2018年10月11～14日，由国家卫生健康委、中国国际贸易促进委员会、国家中医药管理局、甘肃省人民政府联合主办的2018中国（甘肃）中医药产业博览会暨甘肃省建设国家中医药产业发展综合试验区主题论坛在甘肃陇西举行。全国政协副主席李斌在博览会上致辞并宣布大会开幕。甘肃省委书记、省人大常委会主任林铎，国家卫生健康委副主任崔丽，国家中医药管理局党组书记、副局长余艳红在开幕式上致辞。甘

肃省委副书记、省长唐仁健主持开幕式暨主题论坛。甘肃省政协主席欧阳坚，省委副书记孙伟，外交部原部长、中国民族医药学会国际交流与合作分会名誉会长李肇星，马达加斯加共和国前总理夏尔·拉贝马南贾拉出席开幕式暨主题论坛。

李斌在致辞中强调，中医药是中华文化的瑰宝和中华文明的结晶。以习近平同志为核心的党中央把振兴发展中医药摆上更加重要的位置，作出一系列决策部署，为中医药创新发展提供了科学指南和根本遵循。甘肃是中医药发展的重要省，要把握“天时、地利、人和”的历史机遇，坚持创新、协调、绿色、开放、共享的发展理念，将得天独厚的中医药资源优势，创造性转化为维护人民健康，促进经济发展、科技创新、生态保护和文化繁荣的重要优势。要坚持先行先试，坚持产业完善与服务改善双轮驱动，努力打造中医药产业与中医药事业同步发展的示范区。要坚持民生优先，把发展中医药产业与打赢脱贫攻坚战紧密结合起来，吸引更多贫困人口参与到中医药产业中来，推动中医药更好助力脱贫攻坚。要坚持科学标准，实施中医药标准化工程，健全完善中药质量标准体系，使更多地方标准上升为国家标准，中国标准转化为国际标准，推动中医药高质量发展。要坚持传承创新，推动中医药与现代科技相结合，加强基础理论研究、中医药防治疾病研究和中药研发，多出原创性成果，促进中医药现代化。要坚持开放合作，积极参与“一带一路”建设，大力推动国家中医药产业发展综合试验区建设，打造传播推广中医药的国际化平台，推动中医药国际化。希望大家借助药博会平台，加强交流，深化合作，互通有无，以实际行动进一步释放中医药产业潜力和活力，彰显中医药的多重价值，为推动健康中国建设、构建人类命运共同体作出新的更大贡献。

林铎在致辞中说，甘肃是中华医药的重要发祥地，中医药文化底蕴深厚，中药材资源得天独厚，中医药产业发展格局正在加速形成，中医药国际合作前景可期。我们将深入学习贯彻习近平总书记关于发展中医药的重要论述，大力传承和弘扬博大精深的中医药文化，在中药材种植加工、中医药研究开发、产业园区建设，以及中医药健康养生、健康旅游等方面，与各方开展更为广泛深入的交流合作。继续发挥中医药资源丰富的优势，依托国家中医药产业发展综合试验区建设，深化改革创新和探索实践，加大政策支持力度，完善服务体系和制度机制，加快推动中医药产业健康发展。进一步总结经验、提升内涵、丰富载体，努力把中国（甘肃）中医药产业博览会，打造成为全方位、多层次的中医药产业展示交流平台。

崔丽在致辞中说，新组建的国家卫生健康委高度重视发展中医药事业。希望甘肃省以药博会为契机，坚持创新发展、集约发展、开放发展，培育壮大中医药产业集群，提升中医药产业可持续发展能力，健全完善全生命周期健康服务体系，扩大中医药“一带一路”交流合作，努力开拓中医药发展的有效路径，加快推动中医药振兴发展。

余艳红在致辞中说，甘肃省是中医药资源大省，发展中医药产业，具备良好基础，具有独特优势。希望甘肃省认真学习贯彻党中央国务院部署要求，充分发挥区位优势、中医药资源优势，把中医药作为推进“一带一路”建设的特色牌，以中医药产业博览会为重要载体和抓手，加强产业合作，强化学术交流，加快推动甘肃省中医药产业发展，努力提升对经济社会发展的贡献率。

开幕式后，举行甘肃省建设国家中医药产业发展综合试验区主题论坛。李肇星，夏尔·拉贝马南贾拉，以及泰康养老保险股份有限公司董事长兼首席执行官李艳华，康美药业集团董事长马兴田，广药集团董事长李楚源，中国工程院院士、中国中医科学院常务副院长黄璐琦等先后发表演讲。

出席开幕式和主题论坛的还有相关国外政府和机构代表、驻华使节，相关国际组织代表，港澳台地区相关机构代表，相关国家部委、部分省区市代表，中医药企业、大型医疗机构、科研院所负责人及专家学者，相关行业学会协会代表等。本次会议吸引来自 10 个国际机构、12 个省级代表团、200 多家中医药全国 500 强企业和各方面 3000 多名嘉宾参与。开幕式暨主题论坛后，与会领导和嘉宾参观了中医药产品及医疗器械成果展示展览。

（李希贤）

【对俄中医药合作协作组第八次会议】　2018 年 10 月 15 日，由国家中医药管理局主办、黑龙江中医药大学承办的对俄中医药合作协作组第八次会议在黑龙江哈尔滨召开。会议由国家中医药管理局国际合作司副司长主持，16 家协作组成员单位参加此次会议。会议通报了对俄中医药合作整体形势，分享对俄中医药合作经验，讨论并通过《国家中医药管理局对俄中医药合作协作组章程》，研究下一步工作方向。

（金阿宁）

【第五届中医科学大会】　2018 年 11 月 7～8 日，由农工党中央和国家中医药管理局共同主办的第五届中医科学大会在广东惠州召开。大会以“中西医汇聚、促进医学科学进步”为主题，全国人大常委会副委员长、农工党中央主席陈竺出席大会并讲话，全国政协副主席、农工党中央常务副主席何维主持开幕式，国家中医药管理局党组书记余艳红出席开幕式并致辞，国家中医药管理局局长、农工党中央副主席于文明出席大会并致闭幕词。

陈竺指出，为推动中医药事业传承和发展，助力健康中国战略的实施，农工党中央和国家中医药管理局于 2014 年共同创办和组织了中医科学大会，迄今举办 5 届，既推动了中医药事业传承发展，也促进了会议举办地卫生健康事业及经济社会的发展。中医科学大会已成为弘扬中医科学、促进中西医学汇聚融合的重要平台。陈竺强调，中医事业发展正逢其时，中西医汇聚是应对全球健康挑战的必然选择，将建立起融汇双方优势的现代医学体系，促进医学科学发展进步，产生一加一大于二的效果。促进健康是人类共同的事业，也是中医药和西医药两种医学共同的目的。广大医学工作者要不断发掘和利用人类创造的优秀思想和科学知识，推动中西医汇聚，建立起融汇中西医学思想的医学新体系，促进医学发展进步，为增进人类健康福祉，构建人类命运共同体作出更大贡献。

余艳红强调，要以习近平总书记关于发展中医药的重要论述为统领，深入学习贯彻习近平总书记在广东考察时对中医药工作作出的重要指示精神，以传承为根基，以创新为动力，以基层为重点，以人才为保障，深入挖掘中医药宝库精华，推进产学研一体化，汇聚各方力量，推进中医药现代化、产业化、国际化，大力释放中医药“五种资源”优势，扎实推进“四个建立健全”，充分发挥中医药“三个作用”，不断提升中医药对健康中国建设和经济社会发展的显示度和贡献率。

于文明指出，推进中西医汇聚不是简单一加一，是使两种医学体系从理论到技术相互影响、相互渗透、相互融合、优势互补。是要在应用统筹上下功夫，在优势融合上做文章，在疗效提高上求突破，努力实现中、西医在防病治病中发挥最大优势、最大效益、最好疗效。要围绕临床诊疗防治难点，认真探索特点规律，总结经验做法，力争取得实质性成果和突破性进展，推动中医药服务高质量发展，提升防治能力和水平。

3位诺贝尔奖获得者、12位两院院士和10余位国医大师、全国名中医，以及来自海内外生命科学领域、中医药学领域的专家学者参加了大会，大家从中医肿瘤学、内科疾病与中药资源、针灸、新技术与新疗法、药效物质与新药开发、中药药理学与毒理学、中医药传承创新发展、中西医汇聚8个方面展开深入研讨。（李希贤）

【对澳中医药合作协作组第三次会议】 2018年11月7日，国家中医药管理局在北京召开对澳中医药合作协作组第三次会议。中国中医科学院、北京中医药大学、南京中医药大学、广东省中医院、天津天士力集团有限公司等13家协作组成员单位参加了会议，上海中医药大学专家应邀参会并作了主旨报告。会议学习国家领导人关于中医药工作的重要论述，通报澳大利亚整体形势及中医药合作情况，分享中澳中医药中心建设经验，研究下一步工作方向。（肇 红）

【首届世界中医药科技大会暨中医药国际贡献奖（科技进步奖）颁奖大会】 2018年12月8日，由国家中医药管理局和浙江省卫生健康委共同指导，世界中医药学会联合会和世界针灸学会联合会主办的首届世界中医药科技大会暨中医药国际贡献奖（科技进步奖）颁奖大会在浙江杭州召开。世界中医药学会联合会科技发展委员会、真实世界研究专业委员会同期成立。

开幕式上，国家中医药管理局局长于文明肯定了世界中医药科技大会对于深入推进落实习近平主席“一带一路”倡议，加强中医药国际交流合作，促进文明互鉴，维护人类健康，推动人类命运共同体建设的重要意义。他指出，几千年来，中医学是在不断吸收同时代科学技术，又在不断治病防病实践中，丰富创新积累而形成的医学科学。他强调，继承和创新是事物发展的统一整体。没有继承，中医药的发展就没有根和魂；没有创新，中医药的发展就没有坚强的时代活力和独特的价值作用。继承和创新是推动中医药事业发展的第一动力，是提升中医药疗效和服务能力的根本举措。站在新时代的历史起点上，要坚持继承创新，发挥中医药应有价值；坚持包容开放，促进中医药学术发展；坚持共建共享，服务世界各国人民健康。

世界中医药学会联合会主席马建中指出，大会遵循“健康中国”理念，旨在发挥世界中医药学会联合会的国际资源优势，推进中医药的海外拓展，打造中国乃至全球在中医药科技领域内战略性、专业性、重成果、广覆盖的国际科技合作交流平台，推动中医药科技成果惠及全球。开幕式上，世界中医药学会联合会颁发了2018中医药国际贡献奖（科技进步奖），中国中医科学院广安门医院仝小林领衔的“糖尿病中医诊疗体系重构与国际化推广”、中国中医科学院中药资源中心郭兰萍领衔的“中药材重金属ISO标准研制”、中国中医科学院中药研究所陈士林领衔的“中草药国际通用DNA条形码鉴定体系”3个项目获一等奖。世界中医药学会联合会还向澳大利亚西悉尼大学、德国莱比锡大学、德国美因茨大学3个中医临床研究国际合作中心授牌。

来自中国、德国、俄罗斯等26个国家和地区的500多名专家学者参会，超过6万人次在线观看开幕式和主题报告网络直播。大会以“新时代中医药科技创新与国际合作”为主题，设中医研究、中药研究、针灸研究、真实世界研究、科技评价与成果转化、中医临床研究创新平台6个分会场。张伯礼、陈凯先、吴以岭、石学敏等专家作主题报告。

（李 芮、李文杰）

【全国中医大学生临床能力大赛】 2018年5月25日，由教育部高等学校中医学专业教学指导委员会、全国中医药高等教育学会、全国中医药职业教育教学指导委员会、国家中医药管理局中医师资格认证中心、中华中医药学会及中国教育网络电视台健康台联合主办的首届“慧医谷杯”2018全国中医大学生临床能力大赛在天津中医药大学举办，来自全国48所本科院校和20所高职院校的68支队伍参赛。大赛共评选出本科组特等奖1个，一等奖3个，二等奖6个，三等奖15个；高职组特等奖1个，一等奖2个，二等奖3个，三等奖6个。大赛还评选了特别贡献奖、单项奖、指导教师奖。

（周景玉、陈令轩）

【2018年全国职业院校技能大赛“东阿阿胶杯”中药传统技能赛项】

2018年6月，由教育部等部门主办，国家中医药管理局承办、山东中医药高等专科学校协办的2018年全国职业院校技能大赛中药传统技能赛项在山东烟台举办。大赛分为中药性状与真伪鉴别、中药显微鉴定、中药调剂、中药炮制4个子项目。来自全国27个省（区、市）69个院校的115名选手参加了比赛。通过竞赛，12名选手获得大赛一等奖，23名选手获得二等奖，35名选手获得三等奖，12名一等奖选手的指导老师荣获优秀指导教师奖。

（周景玉、陈令轩）

【全国中医药健康文化知识大赛】

2018年12月16日，由中医中药中国行组委会主办，中国中医药出版社，中国教育网络电视台健康台，各省、自治区、直辖市中医药管理部门及新疆生产建设兵团卫生局承办的全国中医药健康文化知识大赛总决赛在北京举行。大赛以“生活处处有中医”为主题，旨在扩大中医药健康文化影响力，提升中国公民中医药健康素养，丰富中医药养生保健知识。大赛内容在传承中医药经典的基础上，紧扣当下中医事业的核心工作，涵盖广泛，兼具历史性和时代性。广西代表队获得冠军；广东代表队和在“杏林王者”微信小程序海选赛中脱颖而出的百人团代表队获得亚军；黑龙江代表队、北京代表队，以及百人团选出的第二支代表队获得季军。本次大赛，除冠、亚、季军外，还评出最佳选手、最佳人气、百强选手、最佳指导老师和最佳组织单位及优秀组织单位。

全国中医药健康文化知识大赛于2018年6月30日正式启动，采用全国海选、省内选拔、全国决赛三级赛制。为鼓励社会各界全面参与，参赛者不受年龄、专业、学历等限制，通过新颖快捷且具有大数据属性的小程序“杏林王者”进行全国海选，展现中医人的卓越风采。在各省级中医药管理部门的全面配合下，参与海选小程序答题的人数突破56万，大赛关注人数、投票人数超过6000万人次，参赛报名机构近3000家，参赛选手来自全国各省、自治区、直辖市的中医药医疗机构、高等院校以及社区和企业等。总决赛特别邀请国医大师熊继柏、中华中医药学会学术顾问温长路、香港浸会大学教授赵中振和厚朴中医学堂堂主徐文兵，对参赛选手的答题情况进行点评。（王　鹏、赵瑶琴）

地方中医药工作

【北京市2018年中医药工作概况】

一、概述

2018年，北京市中医管理局在国家中医药管理局和北京市委市人民政府的领导下，以习近平总书记发展中医药的重要论述为根本遵循和行动指南，认真学习贯彻落实“孙春兰副总理调研讲话对全力推动新时代中医药工作提出的更高要求”，始终遵循深化医药卫生体制改革进一步改善中医药服务、“一法一纲要”和北京市人民政府《关于支持中医药振兴发展的意见》的政策原则，推进北京市中医药事业发展取得新成效。

中医药深化改革工作。北京市持续开展医药分开综合改革实施情况的评估，全市36家公立中医医院门急诊量同比下降、出院人次上涨、医疗收入上涨、药占比明显下降的总体趋势符合预期，中药饮片收入占药品收入比重上升、针灸推拿诊疗人次数增长凸显中医药特色更加突出；探索全行业回归中医思维的路径，启动开展中医药“学术模式、服务模式、管理模式”三模式改革的试点。中医药肿瘤防治办公室和中医药大数据创新实验室首次发布恶性肿瘤中医药防治数据报告，新遴选建立心防、脑防、糖防3个防治办公室，推进中医药在慢性病防治中更好地发挥作用。北京市支持中西医结合疑难病会诊中心辐射京津冀和基层，形成分级诊疗、专科救治、学术辐射一体化发展的中医药服务新模式。

区域中医药协同发展。北京市实施区域中医药发展战略，制定区域中医药发展评价指标体系，引导各区域形成特色鲜明、优势互补、“五种资源”融合的中医药发展格局；推进京津冀中医药协同发展，创建了第一个科室资产托管型的合作模式，让老百姓在家门口就能享受到优质的中医药服务。北京市中医管理局联合衡水市人民政府启动开展“京衡中医药协同发展名片工程”，实施协同项目分类管理，并首批启动10个项目的建设工作。

中医药立法工作。北京市积极贯彻落实“一法一纲要”，启动中医诊所备案制，印发《中医医术确有专长人员医师资格考核注册管理实施细则》，组织试考工作；加快《北京市发展中医条例》修订工作，形成立法调研报告和立项报告（征求意见稿），纳入《北京市地方性法规五年立法计划》；组织制定中医药标准制定的管理办法、标准化项目管理办法，启动首批国际医疗服务和养生保健两个方向10个标准的制定工作；推进北京中医药大数据中心建设。

中医药优质资源下沉基层推动工作。北京市进一步深化中医健康乡村（社区）、中医健康养老“身边”工程、中医治未病健康促进工程，建立中医药领军人才团队驻村驻社区工作模式，形成中医药“四法合一”+互联网的治未病服务模式，实现养老助残卡刷卡享受中医药健康养老服务，惠及数百万群众；启动“名中医身边工程”，组建名中医团队372支，实施“369工程方案”，在全国范围率先开设门诊“中医治未病处方”，组建多学科“六联动”中医药专家社区服务团队，为社区百姓提供9项服务，自2018年6月回龙观、天通苑地区率先启动，到8月底全市333个社区卫生服务中心均有名中医团队进驻，截至12月19日，服务46070人次。

中医药传承机制建设。北京市建立人才评价激励长效机制，大力开展中医传承工作，立项建设国医大师和全国名中医传承工作室6个、全国基层名老中医药专家传承工作室15个；滚动建设北京中医药薪火传承3+3工程名家研究室43个、名老中医工作室36个、传承工作站70个；基层老中医传承工作室65个，立项建设分站64个；启动“首都国医名师大师1+1丛书”工程，开展老中医药专家临床经验教学化体系建设，进一步挖掘大师临证精华；试点开展颜正华国医大师经验转化工作，在18个中医院建立临床中药学服务基地；在全国率先启动首批中医药传统技能传承工作室遴选，挖掘和传承民间医药；区级师承蓬勃开展，朝阳区师承工作完成首批继承人出师考核，昌平区启动区内名老中医评选；继续举办西学中高级研究班，推出西医临床或科研领军学者（简称双领学者）学习中医高级研修项目，首批学员20人，建立一批中西医协同科研和临床合作平台，推进中医药人才队伍建设。

中医药科技创新平台建设。北京市中医管理局积极组织北京市中医药科技发展资金、首都卫生发展科研专项中医药类、北京市科委绿色通道项目的遴选和推荐，促进了科技成果转化与适宜技术推广应用；启动中西医结合研究所建设工作，在北京地区三级综合医院共建立研究所22个，研究解决中西医结合重大科研问题。在区级中医医院建立北京基层中医药学科团队基地20个，创建一批基层中医药科技创新团队。整合北京中医药优势资源，创建北京中医药科技创新驱动联盟。积极响应国家有关保护中医药知识产权的号召，北京市中医管理局与北京市知识产权局共同编写《中医药知识产权保护指南》一书，印发到各单位，举办多次知识产权保护培训班；每年编写《北京中医药知识产权发展报告》，对该年度北京中医药发展状况进行梳理，对相关热点进行点评，对典型案例进行分析。

中医药国际交流与合作。2018年5月29日，北京市中医管理局举办第五届中国（北京）国际服务贸易交易会中医药板块，组织的会议与活动是历届中最多、最丰富的一次，也是展会相关配套、各领域参与、参加单位最全面的一次，其推介项目及相关会议数量在会议各板块中名列前茅。其间举办的国际中医药发展智库论坛获得组委会颁发的“最佳会议组织”奖。5天会议共吸引近110个国家和地区约7万人次参观洽谈，合作签约10项，意向签约额约2.5亿人民币。会议重点推动中医药国际合作项目，增强中医药国际影响力；推进中国与西班牙的合作，以专家座谈会、项目推介会等形式拓宽投融资渠道，会议委托中国国际经济交流中心对项目进行战略规划设计。

中医药多元发展。北京市制订《北京市促进中医药健康服务发展实施方案》，全面部署北京中医药健康服务发展，持续推进朝阳区中医药服务贸易试点区工作；探索“医养结合”中医健康养老模式，试点在中医医院设置养老病区，支持社会办中医医院投资建设养老院、日间照料中心。北京市中医管理局与市旅游委遴选新一批北京中医药文化旅游示范基地，推出35家北京中医药文化旅游基地、13条中医药养生旅游路线，东城区被国家中医药管理局批准为国家中医药健康旅游示范区；对导游群体、旅行社从业人员开展北京中医药文化专项培训；利用旅游展会和互联网专题推介京津冀中医药旅游产品；联合中国国际旅行社、世界中医药学会联合会等开展针对欧洲、北美等8大市场的宣传。

中医药文化传播工作。北京中医药文化传播的支撑平台与精品活动基本定型，京东的运河中医药文化节、中心区的北京中医药文化宣传周暨地坛中医药健康文化节、京西的西山中医药文化季3大中医药文化活动形成品牌。北京市以“中医药与生活方式”为主题，举办第十一届北京中医药文化宣传周暨第十届地坛中医药健康文化节，编印《中医药传统文化经典诵读指引之黄帝内经》并发起经典名篇诵读活动，设置四季养生健康咨询小屋、名家科普讲座、养生功法教学等专题，举办全家一起学中医课堂、中医药文化家庭运动等多个主题日活动。北京市中医管理局研究制定《中医药文化进校园示范基地建设标准》，联合北京市教委编写青少年中医药文化知识普及读本等教材，开展中医药文化进校园示范基地试点建设工作，覆盖全市近50所中小学；协助国家中医药管理局开展以“中医药健康你我他”为主题的中医中药中国行——2018年中医药健康文化大型主题活动，开展文化展览、健康咨询、传统保健操演示、互动体验、健康讲座、科普资料发放等一系列中医药健康惠民活动。

机关党建工作。北京市中医管理局以党支部规范化建设年为抓手，大力推进机关党的建设，构建起纵向到底的层级责任体系、横向到边的齐抓共管体系，局长、分管局长和处室负责人层层签订年度责任书。进一步规范党支部组织生活，研究制订《“2018党支部规范化建设年”实施方案》；狠抓理论学习，组织全体党员到北京卫生计生委党校集体学习，深入学习研讨习近平总书记系列重要讲话精神，《习近平谈治国理政》《习近平新时代中国特色社会主义思想三十讲》等重要著作；抓好“三会一课”，组织全体党员学习《宪法》《监察法》《中国共产党纪律处分条例》等，全面落实北京市委有关要求；深入贯彻落实意识形态工作责任制，加强对意识形态工作的组织领导和监督检查，加强北京市中医管理局门户网站、“首都中医”微信公众号管理，密切关注引导中医药舆论；严明党的纪律规矩，推动作风建设常态化长效化，在全体学员中认真开展“知边界、守规矩、抓落实”等专项党建工作。

二、政策法规

北京市大力推动中医药法配套制度建设，自2017年底北京市中医管理局启动中医诊所备案工作以来，首批实施的9个区均规范开展备案工作，城六区和通州区也积极筹备启动实施中医诊所备案工作，截至2018年12月，北京市备案制诊所共有50余家。针对实施工作中出现的突出问题，为进一步规范北京市中医诊所备案工作，根据《中医诊所备案管理暂行办法》制定《北京市中医管理局关于进一步做好中医诊所备案工作的通知（征求意见稿）》。

为切实做好北京市中医医术确有专长人员医师资格考核注册管理，根据原国家卫生计生委《中医医术确有专长人员医师资格考核注册管理暂行办法》（卫生计生委第15号令），北京市中医管理局组织相关专家制定《北京市中医医术确有专长人员医师资格考核注册管理实施细则（试行）》，于2018年12月25日在官网公开发布，并组织相关报名工作。

为了更好地贯彻国家和北京市关于中医药发展的政策战略，落实中医药法规定的法律制度，固化中医药发展实践中取得的经验，扶持和规范北京市中医药事业发展，北京市中医管理局对《北京市发展中医条例》的修订开展一系列的调研论证工作，形成《北京市发展中医条例的立项论证报告（征求意见稿）》，并征求相关委办局意见。

三、医政工作

2018年，全市共有中医类机构1164个，占全市医疗机构总数的10.63%；全市医疗机构中医类别医师共计1.95万人，占全市医疗机构医师总人数的19.91%；医疗机构中医类医院实有床位数共计24867张，占全市医院实有床位数的21.39%。各级各类医疗机构中医门急诊服务总人次达5938万人次，占全市总诊疗人次的23.99%。中医类医院出院总人次46.52万人次，占全市出院总量的13.18%。

推进学术模式、服务模式、管理模式改革。北京市中医管理局为落实医改有关要求，以优化结构、推进转型、升级能力为重点，全方位、多层次拓展中医药行业发展空间，坚持中医药供给侧结构性改革，在调资源、改结构、补短板、提要素等方面着力，改革中医药的学术模式、服务模式、管理模式，形成以学术模式为核心、以服务模式为表达、以管理模式为保障的服务百姓健康新模式，努力创造出更多的中医药“北京品牌”，带给广大人民群众全新体验。一是北京市中医管理局构建中医医联体分级诊疗模式，制定医联体内分级诊疗标准和流程，建立“专家团队下基层”工作制度等，对医疗质量安全、绩效考核等进行同质化管理；推行中西医多学科整合模式，搭建多学科综合诊疗网络服务平台，制订多学科综合诊疗方案，完善多学科整合服务流程，实现中医医疗服务单一学科服务模式向多学科整合服务模式转化；完善中西医协同工作机制，在综合医院开展中西医协同工作，依托其国家临床重点专科（非中医类），在中西结合研究所建设的基础上，实施分类分级，以重大疑难疾病的临床协作为着力点，探索建立中西医协作平台和工作机制，选定优势病种开展中西医协同攻关，形成中西医结合的诊疗方案和临床路径；加强中医儿科和中医妇产科体系建设，加强学术传承，强化对中医儿科、妇科古籍的整理挖掘，进一步完善科室建设，加大人才培养，推动中医药妇幼保健全覆盖，将规范化的中医妇幼保健服务包纳入妇女孕前、孕中和产后及儿童保健的各个环节；强化中医药急诊急救能力、中医医院药学服务、中医国际医疗等特色服务，完善中医治未病健康服务平台，促进中医药与养老融合，开展大型中医医院社区延伸点服务建设，支持中医医疗机构与基层社区建立中医药健康服务网络。二是为促进药学服务能力的提升，北京市中医管理局在中医（中西医结合、民族医）医疗机构内开展转变药学服务模式试点工作。通过改善药学服务理念和工作模式，推进药学服务的深度和广度，拓展药学服务新领域，提高服务效果和效率，使药学人员和患者的获得感稳步提升。在保障药品供应的基础上，以重点加强药学专业技术服务、参与临床用药为中心，促进药学工作更加贴近临床，努力提供优质、安全、人性化的药学专业技术服务。北京市各医院均开展处方点评工作，加强临床用药监测管理，积极参与药学查房和药师会诊，提供药品信息与用药咨询等药嘱服务，开展特色中药服务等多种服务模式，维护人民群众健康权益。

推进京津冀中医药协同发展。北京市继续推进京廊8·10工程项目落地，在中医医联体项目上，10对中医医联体成员均完成医联体协议签署并揭牌，廊坊市各医院派驻近30名医师到北京的中医医院进修，提升自身及医院的中医药服务水平；在协同重点专科项目上，10组协同合作单位均确立帮扶关系并签约挂牌，在专题讲座、教学查房、危重病例抢救、临床诊疗、教学培训、重点专科建设等方面进行深度合作；在名老中医传承工作室站项目上，12组传承推广单位均建立传承帮扶关系并签约挂牌，8个工作室（站）已开展师带徒工作，共带学员19名，门诊量1000余人次，部分工作室已实现成果转化并发表论文；在健康乡村项目上，北京、廊坊双方团队全部完成对接并召开数次工作会，并完成工作方案的实施，已开展多次协同驻村、驻社区健康咨询、宣教活动，服务人次1000以上；在适宜技术人才培养项目上，京廊中医药适宜技术培养于2018年9月开班，其中河北省三河市14名、大厂回族自治县5名、香河县10名医务人员报名参加京廊中医药适宜技术人才培养，并进入第二轮跟师学习阶段。

2018年10月20日，北京市中医管理局与衡水市人民政府正式签订《京衡中医药协同发展框架协议》，双方致力于打造“标志性建筑、标杆性成果、标准性服务”京津冀中医药协同发展“衡水中医”名片。双方要在文化、卫生、科技、经济、生态“五种资源”上进行创新转化。包括实现创新文化资源转化，打造儒医结合学术示范；实现创新卫生资源转化，打造实用人才培养高地；实现创新科技资源转化，打造双创工程转化中枢；实现创新经济资源转化，打造健康产业国际新城；实现创新生态资源转化，打造国际中医药健康城。

加快推进审批制度改革。一是根据精简政务服务的要求，北京市中医管理局将原27项制度统一归类，再次恢复为6大项。根据审改办要求，北京市中医管理局将5个小项按规定在审批事项中予以调出，与北京市卫生健康委保持一致，精简率达78%，符合北京市政府不低于50%的要求。二是进一步完善细化办事流程，修改办事指南，确保工作形成闭环，方便群众办事。三是根据北京市政务服务管理局的要求，将中医医师（含中医、中西医结合、民族医）资格认定、中医医师（含中医、中西医结合、民族医）执业注册、中医医疗广告审批、盲人医疗按摩执业前备案4项纳入一站式办理事项，一站式办理事项比例达到66%，符合市政务服务管理局40%的要求。四是做好事项办理系统与政务服务中心系统的对接。

加强行业监督管理。为进一步落实中医药服务监管责任，提高中医医疗机构依法执业意识，北京市中医管理局组织召开全市中医医疗机构依法执业培训会，全市一级中医医疗机构负责人及各区卫生监督所中医监督骨干共计120余人参加培训，强化了医疗机构的法律意识，也为中医药法实施后中医医疗监督提出新思路。北京市中医管理局开展2018年北京市中医药行业清扫行动，通过专项行动，进一步净化中医医疗服务市场，严厉打击非法行医，规范中医医疗机构、备案制中医诊所及医务人员的执业行为；进一步健全执法部门联动机制，联合查处借中医诊病、养生保健等名义的虚假宣传，骗取钱财等坑害消费者的不法行为；加强企业信用体系与监督执法结果的有效衔接，不断强化社会监督责任，切实保障人民群众健康权益。2018年，北京市中医医疗机构行政处罚76件，涉及区县14个，涉及单位55家，共计罚款208000元，没收违法所得1813元，警告32户次，责令停止活动9户次，责令改正22户次。处罚涉及《医疗机构管理条例》有关处罚50件，《护士管理条例》有关处罚12件，《抗菌药物临床应用管理办法》有关的行政处罚8件，《中华人民共和国执业医师法》《中华人民共和国精神卫生法》《麻醉和精神药品管理条例》《医疗广告管理办法》行政处罚各1件。行政处罚主要集中在《医疗机构管理条例》《护士管理条例》《抗菌药物临床应用管理办法》3部法律法规。2017年7月1日中医药法实施后，2018年适用中医药法及其配套文件行政处罚2件。

四、科研工作

积极组织北京中医药科技项目遴选。北京市中医管理局积极组织北京市中医药科技发展资金项目、首都卫生发展科研专项中医药类、北京市科委绿色通道项目的遴选和推荐，5 年来，立项北京中医药发展资金项目356 项，立项首发行业专项51 项，绿色通道项目 3 项，资助经费总计超过 3000 万元；积极探索在形式内容、机制模式等方面的创新，更加贴近首都中医药科研工作需求和实际，为加快中医药科技创新中心建设提供引领方向。2018 年，《北京市中医药科技发展资金项目申报指南》中就明确建立负面清单制度，明确规定“重复申报、既往项目未结题、自筹或匹配研究经费不到位”等情况，申报人 3 年内不得申报北京市中医管理局各类科研项目，申报单位连续 3 个年度每年减项 1 项。首次设置“软科学”项目类别，鼓励行业内管理模式、学术模式的创新发展。

成立北京市中医药研究伦理委员会。为落实原国家卫生计生委《涉及人的生物医学研究伦理审查办法》、国家中医药管理局《中医药临床研究伦理审查管理规范》等文件，北京市中医管理局依托北京中联中医药项目管理与评价中心，成立北京市中医药研究伦理委员会，负责为北京地区需要进行伦理审查但不具备伦理委员会条件的医疗机构提供指导。该委员会为北京市首家区域性伦理审查机构，进一步规范北京地区伦理审查机构，提升审查水平和质量。

五、教育工作

北京市中医管理局、市卫生健康委在全市范围内开展第三届首都国医名师命名认定工作，于增瑞等102 名老中医药专家被命名为第三届首都国医名师。京豫宛三地合作创办的“仲景书院”首期仲景国医研修班98 位学员经过两年三地 8 次的集训学习，以及14 位知名专家对其医案、教案、学习档案严格考核后结业；启动第二期仲景国医研修项目，100 名第二期仲景国医研修班学员正式入学，其中北京学员 40 名，在“医圣故里”南阳进行第一次集训学习；启动北京市第二批中药骨干人才培养项目，最终确定王超等50 名同志为培养对象；确定付鹏等12 名同志为后备人才培养对象；启动北京市第二批中医护理骨干人才培养项目，最终确定左少敏等 50 名同志为该项目培养对象，确定中国中医科学院广安门医院等 8 家医院为临床实践基地，确定北京市宣武中医医院等 4 家医院为临床实践基地建设单位；完成北京市第一批中医护理骨干人才结业考核，陈丽丽等51 名培养对象全部考核合格；在京衡中医药协同发展名片工程中开展京衡第一批中医药专家学术经验继承工作，10 名第一届、第二届首都群众喜爱的中青年名中医成为 20 名衡水中医药人员的师承指导老师，以师承培养方式帮助衡水地区培养中医药骨干人才，加快衡水地区学科建设，推动京津冀中医药事业协同发展。2018 年新增北京中医药薪火传承“3 + 3”工程王修身、李万禄 2 个名家研究室，尉中民、蔡连香、聂莉芳、王惠英、张世臣、唐祖宣 6 个名医传承工作站和孙桂芝名老中医工作室。截至 2018 年底，共建立“3 + 3”工程两室一站 158 个，新增“3 + 3”工程基层老中医传承工作室 29 个，建立基层老中医传承工作室 89 个，新增室站分站 35 个（在京外新增分站 13 个，在津冀地区新增分站 9 个)，共建立室站分站 75 个；立项建设李玉泉中医药传统技能传承工作室，对 2014 年立项的 18 个“3 + 3”工程两室一站和2015 年立项的 7 个两室一站进行验收，全部通过验收，其中周德安、林兰、肖承悰、朴炳奎、姜良铎、王玉章、罗有明、阎小萍、冯建春、沈绍功 10 个室站成绩突出，获得优秀。

北京市中医管理局按照属地管理原则，按照国家中医药管理局要求，有序实施中医药传承与创新“百千万”人才工程（岐黄工程），经北京市中医管理局推荐的屠鹏飞、肖小河、杨明会、高月、刘清泉 5 人入选中医药传承与创新“百千万”人才工程（岐黄工程）岐黄学者，10 名中医护理人员入选 2018 年全国中医护理骨干人才培训项目培养对象，10 名中药人员入选 2018 年全国中药特色技术人才培训项目培养对象；组织完成 2016 年全国中医护理骨干人才培训项目 20 名培养对象和2014 年全国中药特色技术传承人才培训项目 10 名培养对象结业考核。2018 年新增李文泉全国名老中医药专家传承工作室、李世增全国名老中医药专家传承工作室建设项目；柴嵩岩国医大师传承工作室，陈彤云、危北海、钱英全国名中医传承工作室获得国家中医药管理局立项。组织完成 2014 年度立项的全国名老中医药专家传承工作室验收，实地检查北京中医医院黄丽娟、王应麟、张至真，鼓楼中医医院王文友，顺义区中医医院高才达 5 个全国名老中医药专家传承工作室，全部通过验收。完成全国中医外向型人才的选拔和推荐，经北京市中医管理局推荐的北京中医药东直门医院陈晟、北京中医药大学附属护国寺中医医院孟笑男、北京市中医研究所宋瑾入选，在第一期中医药外向型优秀骨干人才拟公示名单（前 50 名）中进行公示。

北京市中医管理局完成北京西学中高级研究班第三期 35 名学员的结业考核与总结工作，截至 2018 年底，共完成 3 期 102 名学员培训；培训学员发表中医类学术论文 130 余篇，出版专著近 10 部，申请中医相关科研课题 20 余项，23 名优秀学员通过博士研究生学位论文答辩，取得临床医学博士专业学位；启动“北京双领学者西学中高级研修项目”，组建包含中国工程院院士、各医院院长、学科带头人在内的 20 名双领学者团队，拟通过研修项目实践，建平台、建机制、建模式，出科研、出成果、出效果，将北京中西医专家资源转化成科学创新和临床创新成果。

六、文化建设

举办丰富多彩的中医药文化宣传活动。2018 年 5 月 11 日，由北京市中医管理局和东城区人民政府联合主办的第十一届北京中医药文化宣传周暨第十届地坛中医药健康文化节在地坛公园举办，活动回顾 10

年地坛文化节工作成果，发布《中医药传统文化经典诵读指引之黄帝内经》，精心打造中医药文化传承创新日、中医药文化家庭日等专题活动，开设在线直播课堂7场。此次文化节首次设立分会场，在延庆区同步开展活动。在宣传方式上，首次采用地铁站内广告牌宣传方式，结合各相关单位官方微信、微博渠道，形成立体式宣传网络平台，提升宣传效果和公众影响力。3天活动中，主、分会场参与人数逾万人。10月12日，由北京市中医管理局和石景山区人民政府联合主办的第三届北京西山中医药文化季在八大处公园开幕，活动以“医养宜家·大德广行”为主题，采取主题展示日、为民服务周、全民文化季的活动形式，展示中医药工作亮点、成果，发布中医药技术服务产品、解决方案。10月18日，通州区运河中医药文化节暨京津冀中医药文化宣传活动月启动会在北京市通州区运河文化广场举行。通州区卫生计生委与通州区教委领导为8所试点中小学校授牌，启动通州区中医药文化进校园试点建设，培养城市副中心中小学生对中医传统文化的兴趣与热爱。为进一步做好中医药传承体系建设，通州区在已建成8个运河中医药薪火传承工作室的基础上，引进6个北京薪火传承名老中医工作室分站，在活动中授牌启动。活动共有来自京津冀三地相关部门及医疗机构负责人、当地群众等400余人参加。

持续推进中医药文化旅游。培育中医药医疗旅游、养生旅游和文化旅游产品，在京津冀范围内共同打造中医药特色旅游服务品牌，持续推进中医药文化旅游。北京市中医管理局与北京市旅游委开展第四批北京中医药文化旅游示范基地评选。推进国家中医药健康旅游示范区（基地、项目）建设工作。强化北京中医药文化旅游示范基地旅游设施和文化内涵建设，发布北京市地方标准《北京中医药文化旅游基地设施和服务标准》，引导社会资本建设一批融观赏休闲、京城文化、养生保健于一体的中医药旅游基地。加大对中医药旅游产品的宣传，北京市中医管理局与北京市旅游委联合举办北京中医药旅游产品培训暨对接洽谈会，对导游群体、旅行社从业人员开展北京中医药文化专项培训；借助国内外各类旅游展会和互联网途径，专题推介北京和津冀中医药旅游产品。

探索开展北京市中医药文化资源普查。为全面掌握北京市中医药文化资源的基本情况及其发展态势，探索在全市范围内开展中医药文化资源普查，普查范围涵盖可移动文物、不可移动文物、历史建筑、非物质文化遗产项目等，北京市中医管理局依托首都人才优势，联合文物、文化、规划等相关部门开展工作；对相关文物的分布、保护现状及存在问题进行全面的调查摸底；运用文字、录音、录像、数字化多媒体等各种方式，对中医药文化资源进行真实、系统和全面的记录；对中医药传承发展具有重要意义的及保护现状堪忧的文物进行抢救性整理建档，绘制北京市中医药文化资源分布地图。这是实现中医药文化资源保护与可持续利用的重要基础性工作，可为建立中医药文化资源名录和保护数据库奠定基础。

探索中医药文化与产业、生态的融合发展。北京市中医管理局持续推进2019年北京世园会本草园项目建设工作，进一步完善设计方案，开展志愿者招募、吉祥物征集等工作，举办一系列宣传及预热活动；做好中药资源普查成果转化工作，支持郊区整合农林资源，利用农业综合开发、林下经济、花卉与种苗、生态景观建设、风沙源治理、扶贫等农业和林业产业建设项目，开展中药种植、养殖和中医药养生保健服务，打造融健康教育、森林疗养、生态涵养等于一体的中药特色生态产业园带。

持续推进中医药文化进校园工作。北京市中医管理局组织相关专家对《中医药文化进校园示范基地建设标准》进行深入研讨，鼓励各区结合本地区特点和优势，开展各具特色的中医药文化进校园工作，海淀区启动首届校园中医药文化节，北京中医药大学和人大附中联合编辑全国首本《中学生中医手法保健》图书著作，昌平、通州、东城、怀柔等区将中医药相关课程和创新课程、社会大课堂、乡土课程相结合，获得学生追捧；充分利用中医药文化旅游示范基地等优势资源，作为中医药文化进校园校外实践基地。

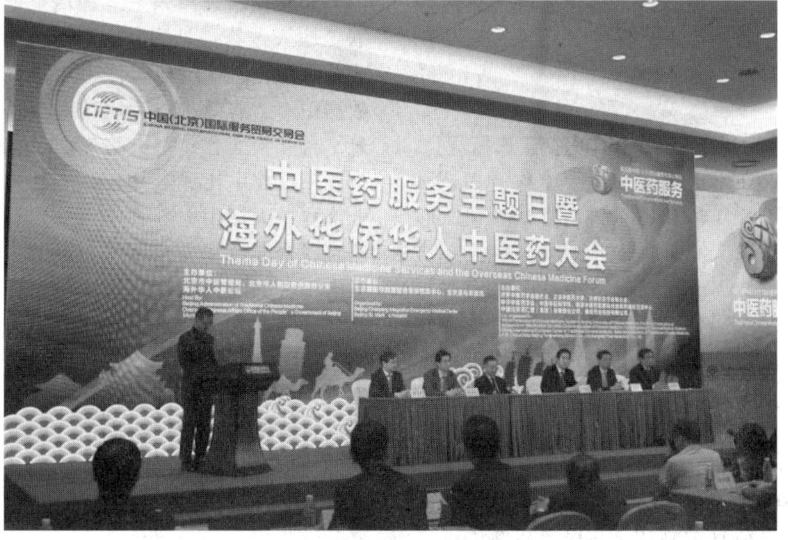

2018年5月29日，由北京市中医管理局、北京市人民政府侨务办公室、海外华人中医论坛主办的中国（北京）国际服务贸易交易会中医药服务主题日暨海外华侨华人中医药大会在北京召开

传统工艺保护力度加强。高度重视中药炮制为代表的中医药相关传统工艺保护和发展。为整理挖掘北京地区中药特色炮制经验、炮制技术与炮制理论，促进北京地区的中药炮制技术继承和推广，北京市印发《北京市中医管理局关于确定首批北京市中药炮制技术传承基地的通知》（京中医科〔2018〕39号），确定同仁堂、华邈药业2家单位作为首批北京市炮制技术传承基地，为每家基地各下拨100万元经费。北京中药炮制技术博物馆又称京帮炮制博物馆落成，位于北京华邈药业有限公司科研楼1层，是国内外第一家专注于京帮炮制技术的展示馆。博物馆围绕“历史追溯”“技术传承”“京帮集粹”和“国药图鉴”4个主题生动地展示了京药宫廷御用、修事精益、安全有效的深厚底蕴。博物馆借助触控沙盘、幻影成像、移动滑轨、VR技术、场景还原等形式，打造沉浸式体验场馆。

七、党风廉政建设

2018年，北京市中医管理局党支部坚持以党的十九大精神和习近平新时代中国特色社会主义思想为指引，坚持党领导一切工作的原则，紧紧围绕全面从严治党这条主线，不断拓展党建工作新思路，创新党建工作新方法，构建风清气正的良好政治生态，保障各项工作顺利开展。（高　彬）

【天津市2018年中医药工作概况】
2018年，天津市主要工作有：赴河北、江苏和山东进行立法调研，形成《天津市中医药条例（草案）》初稿；出台《天津市中医医术确有专长人员医师资格考核及注册管理办法实施细则（试行）》；天津市中医药健康管理项目目标人群覆盖率达到55%；蓟州区、宁河区、和平区、北辰区、东丽区、武清区和滨海新区7个区通过全国中医药工作先进单位复审确认；开展医药领域顽症痼疾攻坚战专项行动计划和中药饮片采购验收清查工作；评选天津市中医医院新入职护士专科培训基地30个；完善29个社区卫生中心和乡镇卫生院国医堂建设；完成133项市级课题结题验收，其中优秀课题12项；委托天津中医药大学举办第一期天津市西医学习中医高级培训班，共招收学员93人；5个全国名老中医药专家传承工作室通过2014年全国名老中医药专家传承工作室建设项目验收，其中成绩优秀的3个；4人当选国家中医药领军人才支持计划——岐黄学者；13个学科通过国家“十二五”重点学科验收，其中5个学科获得优秀；15人通过2016年全国中医护理骨干结业考核；10人入选2018年全国中医护理骨干人才培训项目；10人入选2018年全国中医临床特色技术传承人才培训项目；10人入选2018年全国中药特色技术传承人才培训项目；完成天津市7家中医住院医师规范化培训基地评估；组织开展中医类别全科医师岗位培训工作，培训学员112人；组织实施2018年度中药资源普查，完成8个区的外业调查工作；在全国中医药健康文化知识大赛中，荣获“全国总决赛优秀团队”荣誉称号；天津市中医药管理局联合市教委、市体育局印发《关于天津市中医传统运动推广的实施意见》；完成《中草药识别青少年绘本（双语）》《中医药文化概览英文读本》初稿；天士力大健康城、天津乐家老铺沽上药酒工坊入选第一批国家中医药健康旅游示范基地；组建天津市中医药数据中心，有效推进中医馆健康信息平台建设工作；举办第五届“岗位练兵、技术比武”中医、中药专业决赛；天津中医药大学第一附属医院联合北京阜外医院“慢性心力衰竭”项目和天津中医药大学第二附属医院联合天津医科大学总医院“慢性阻塞性肺疾病”项目入选国家重大疑难疾病中西医临床协作试点项目；天津中医药大学第一附属医院通过“定制药园”定向采购陕西省五寨县黄芪种植基地的药材产品。

一、政策法规

推动《天津市中医药条例》立法工作。天津市中医药管理局成立立法工作领导小组、专家咨询组和起草工作组，制订立法调研工作方案，并赴江苏、山东、河北及天津市河西区、西青区、武清区、京万红药业有限公司实地调研。已形成《天津市中医药条例（草案）》初稿。

出台《天津市中医医术确有专长人员医师资格考核及注册管理办法实施细则（试行）》和2018年天津市中医医术确有专长人员医师资格考核通告及报名指南，并组织考核。2018年，天津市有3人考核合格，取得《中医（专长）医师资格证书》。天津市中医药管理局督导津南区和西青区中医医院改扩建项目进度和落实情况；指导各中医医疗机构加强医务人员依法执业培训，规范医疗技术管理，依法依规开展诊疗活动。

印发新入职护士培训大纲，印发《天津市加强中医药人才队伍建设的意见》。天津市中医药管理局组织基层单位、市发改委、市场监管委等部门对《天津市“十三五”规划》《中医药健康服务发展规划》进行中期评估；落实《中医药“一带一路”发展规划》，推荐天津市中医外向型骨干人才；对2016年国际合作项目进行自查。

二、医政工作

加强中医医疗质量管理。天津市中医药管理局开展中医医疗机构传染病防治和感染防控监督执法专项检查。2018年1月16日～3月31日，天津市按照工作方案要求组织各区监督机构对辖区中医医疗机构传染病防治和感染防控进行专项监督检查及抽查。共检查中医医疗机构260户，其中二级以上中医类别医院12户，一级中医类别医院（含未定级）58户，其他中医医疗机构190户。共出动卫生监督员578人次，监督车辆318辆次，书写《现场笔录》301份，开具《卫生监督意见书》35份。

突出中医特色强化中医思维。举办中医诊疗模式创新讲座。为进一步落实2018年全国中医药工作会议精神，更好地发挥中医药特色优势，探索建设现代中医医院，天津市中医药管理局邀请原广东省中医医院吕玉波院长来天津作《依靠中医优势发展医院、在发展中坚持中医特色》讲座。举办五运六气临床应用讲座。2018年6月28日，天津市举办五运六气理论临床应用讲座，来自全市各中医医院治未病科及中医临床医师约130人参加培训。本期培训是天津市开展五运六气讲座的第一期，培训班邀请国家中医药管理局龙砂医学流派、山东省中医五运六气研究基地、山东省中医五运六气传承推广基地李宏来天津，做以“走进五运六气”为主题的讲座。主要讲解了五运六气在临床、预测、治未病方面的应用，使大家对五运六气有了初步认识。

推进重大疑难疾病中西医临床协作试点工作落实。为提高医疗机构健康服务能力和综合医疗救治水平，更好地维护人民群众健康权益，国家中医药管理局联合国家卫生计生委、中央军委后勤保障部卫生局于2015年底启动重大疑难疾病中西医临床协作试点申报工作。以提高重大疑难疾病临床疗效为目的，中西医双方通过整合资源、优势互补、协同攻关，探索中西医结合防治疾病的新思路、新方法和新模式。经各单位联合申报、各省（区、市）初审推荐、形式审查、专家评审等程序，天津市申报的天津中医药大学第一附属医院联合北京阜外医院“慢性心力衰竭”项目和天津中医药大学第二附属医院联合天津医科大学总医院“慢性阻塞性肺疾病”项目入选国家重大疑难疾病中西医临床协作试点项目。试点工作自2018年1月起实施，周期为3年。

举办合理使用中成药培训班。为促进临床医师合理使用中成药，支持天津市中药老字号企业传承发展，天津市中医药管理局组织合理使用中成药传承国家级非物质文化遗产代表性项目培训班3期，并组织部分中医医疗机构参观中药老字号天津同仁堂和宏仁堂。

进一步提升基层中医药服务能力。天津市中医药管理局完成天津市16个区2017年65岁以上老年人及0～36个月儿童中医药健康管理服务项目考核工作；完成2017年中央转移支付项目基层医疗机构中医药综合服务区项目建设单位考核工作；组织开展2018年传统医学师承出师考核，完成通知印发、考核报名、资格审查、技能考核工作，最终18人通过考核；完成2018年传统医学师承备案72例。天津市中医药管理局受国家中医药管理局委托组织北京和天津专家对和平区等9个区全国基层中医药工作先进单位复审，其中7个区通过国家复审确认。按照国家中医药管理局要求，天津市中医药管理局制订《天津市基层中医药服务能力提升工程“十三五”行动计划督查方案》，组织天津市督查团队完成市级督查工作。

三、中药药事管理工作

加强中药饮片质量管理。天津市中医药管理局组织相关专家修订《天津市医院中药饮片处方管理及调剂规范（试行）》，开展医疗机构中药饮片管理专项检查；结合天津市医药领域顽症痼疾攻坚战专项行动计划，开展中药饮片采购验收清查工作，举办中药饮片采购验收管理培训班、煎药人员培训班及合理使用中成药培训班，不断提高各医疗机构遵守中药药事政策法规意识。

落实中药饮片处方点评制度。天津市中医药管理局每半年召开一次市级中药饮片处方点评会，通过处方点评使天津市中药饮片处方更趋于合理，平均每张处方味数由原19.3味降至18.4味，平均每剂处方金额由49.8元降至45.3元。

四、科研工作

加强中医科研项目管理。天津市中医药管理局组织第二批国家中医临床研究基地中期督导；对第二批28项课题组织专家对课题实施情况进行督导，并形成督导结论报国家中医药管理局科技司；对天津市2013～2015年度立项课题进行结题验收，共133项课题进行结题验收，其中优秀课题12项，整改课题7项；确立10项2019年度中医药重点领域科研专项；推动传承创新工程建设项目；推动天津中医药大学建设现代中药省部共建国家重点实验室。

五、教育工作

培养高层次中西医结合人才。天津市中医药管理局委托天津中医药大学举办第一期天津市西医学习中医高级培训班，共招收学员93人；组织国家中医药领军人才支持计划——岐黄学者申报推荐工作，天津市共4人入选名单（公示）；组织国家“十二五”重点学科验收，13个学科通过验收，5个学科获得优秀；组织遴选全国中医临床特色技术传承人才培训项目，10人入选；开展基层中医药人才培养，组织开展中医类别全科医师岗位培训工作，共培训学员112人；加强中医住院医师规范化培训基地的管理，组织开展天津市7家中医住院医师规范化培训基地的评估。

六、文化建设

实施中医药健康文化推进行动。天津市中医药管理局组织开展中医药健康文化素养调查、中医药文化科普巡讲活动、中医药知识大赛和中医药知识角建设，逐步提升公民中医药健康文化素养水平；印发《市卫生计生委关于印发天津市第三届中医药健康文化惠民月暨中医药普法宣传活动实施方案的通知》，从2018年7月1日起，组织开展大型中医药宣传普法公益活动。在为期1个月的活动中开展中医药法和中医药科普知识讲座、中医三伏贴、中药材辨识讲解、膏方演示和大型专家义诊咨询等形式多样的中医药文化科普宣传活动。活动期间举办义诊咨询14场次，参与义诊专家200余人，举办中医科普讲座31场，普法讲座4场，发放科普宣传材料1万余份，受益群众2万余人。天津市天士力大健康城、天津乐家老铺沽上药酒工坊被列为第一批国家中医药健康旅游示范基地。天津市中医药管理局联合市教委、市体育局印发《关于天津市中医传统运动推广的实施意见》，探索推广太极拳、八段锦等中医传统运动，丰富居民和师生的健康文化生活。

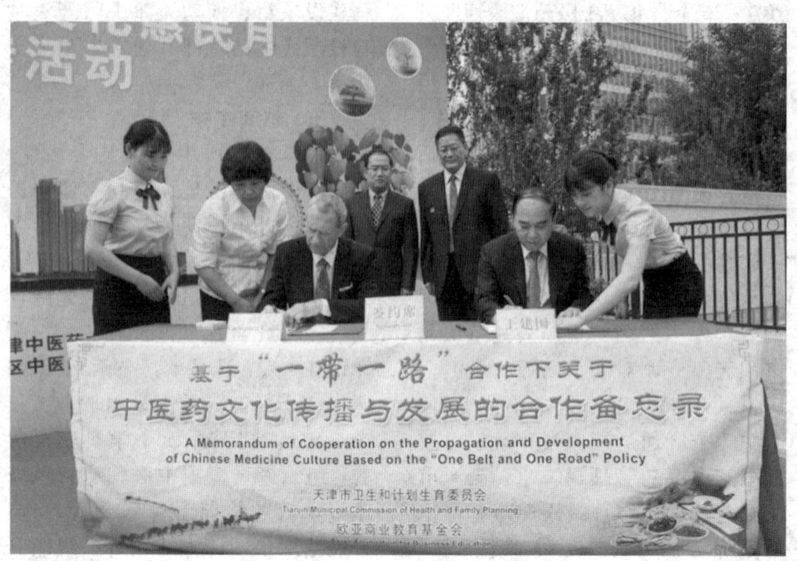

2018 年 7 月 1 日，天津市第三届中医药健康文化惠民月暨中医药普法宣传活动在天津举行。天津市卫生和计划生育委员会和欧亚商业教育基金会签署基于"一带一路"合作下关于中医药文化传播与发展的合作备忘录

七、援藏、援甘对口支援工作

柔性支援昌都藏医院。根据西藏昌都地区医疗帮扶工作需求，天津市中医药管理局选派天津中医药大学第一附属医院院感和护理专家前往西藏昌都藏医院开展帮扶工作，帮助其建立医院感染管理制度及护理管理工作制度。

调研并支援甘南藏族自治州人民医院中医药工作。天津市中医药管理局在前期调研座谈、实地查看的基础上，根据对方需求，从天津市中医药研究院附属医院、天津中医药大学第一附属医院和天津中医药大学第二附属医院 3 家中医机构选派专家分 3 期分批开展帮扶工作，重点帮助甘南藏族自治州人民医院中医科提升中医药服务能力和科室管理水平。

八、其他工作

天津市中医药管理局组织实施 2018 年度中药资源普查，成立普查工作领导机构、制订普查工作方案和经费预算，完成 8 个区的外业调查工作；完成 2017 年度中央转移支付中医药项目绩效评价，资金总额共计 2442 万元、项目承担单位 65 家、项目类别 15 个，对评价结果进行通报和反馈，组织 11 家项目单位进行整改；为规范中央转移支付中医药资金使用，印发《天津市中央转移支付地方中医药项目管理办法（试行）》《天津市中央转移支付地方中医药资金预算调整办法（试行）》。细化 2018 年度中央转移支付中医药项目分配方案并印发项目实施方案，对中医康复服务能力规范化建设项目进行中期评估；推进中医馆健康信息平台建设工作，成立天津市中医药数据中心，开展健康平台软件部署和基层人员使用培训，完成天津市基层医疗卫生机构中医诊疗区（中医馆）健康信息平台建设项目市级验收；落实《关于促进我市老字号创新发展的实施意见》，建立同天津市中医药老字号企业的沟通联络机制；落实《关于进一步深化中国（天津）自由贸易试验区改革开放方案》《天津市人民政府办公厅关于印发天津市服务贸易创新发展实施方案的通知》，联合市商务委完成对天津市两家中医药服务贸易先行先试骨干企业（单位）验收，支持天津中医药大学建设中医药产品海外注册公共服务平台。　（杨　仰）

【河北省 2018 年中医药工作概况】

一、法规政策

根据河北省人大常委会公告（第 126 号），《河北省中医药条例》于 2018 年 1 月 1 日正式施行，河北中医药事业步入依法发展轨道。按照河北省领导重要批示精神，以将中医药产业打造成为支柱产业、推动河北向中医药强省迈进为目标，河北省中医药管理局组织专班起草《加快推进中医药产业发展行动计划》，并提交河北省人民政府常务会议研究审议。河北省中医药管理局、省发展改革委、省卫生计生委联合印发《河北省促进中医药"一带一路"发展的实施意见（2018～2022 年）》，推动河北省中医药机构积极参与国家"一带一路"建设。河北省卫生计生委、省财政厅、省人力资源社会保障厅、省教育厅、省农业厅、省科技厅、省食品药品监管局、省中医药管理局 8 部门制发《河北省中医药强省建设人才支撑计划（2018～2030 年）》，提出今后一个时期中医药人才培养目标和政策措施。河北省卫生计生委出台《河北省中医医术确有专长人员医师资格考核注册管理实施细则（暂行）》，明确考核申请、考核发证、考核组织、执业注册、监督管理和法律责任等事项。大力推行中医诊所备案管理，全省备案数量增至 587 个，有力地促进了社会力量举办中医医疗机构。河北省中医药管理局、省食品药品监管局联合举办学习贯彻《中医药法》《河北省中医药条例》培训班，培训全省中医药、食品药品监管系统行政管理工作人员 400 余人。

二、医政工作

河北省中医药管理局启动中医医院等级评审，完成河北省中医院、秦皇岛市中医院等 7 所三级中医院复审，将二级中医院等级评审权限下放至各市。河北省中医院肛肠科、廊坊市中医医院血液病科、河北以岭医院心血管科入选国家区域中医（专科）诊疗中心建设单位，创建省级重点专科 91 个、专科建设单位 134 个，着力打造一批中医药品牌专科。河北省中医药管理局依托河北省中医院成立 5 个中医医疗质控中心，专项清查中药饮片采购验收情况，不断提升中医医疗服务质量。

河北省基层中医药服务能力提升工程“十三五”行动计划督导检查，全省98%的社区卫生服务中心、84%的乡镇卫生院、94%的社区卫生服务站和71%的村卫生室能够提供中医药服务。石家庄、邯郸两市申报为地市级全国基层中医药工作先进单位，11个县（市、区）通过全国基层中医药工作先进单位期满复核。河北省新建国医堂200个，并针对国医堂管理人员、技术人员分别开展中医药管理政策、适宜技术培训。河北省中医药管理局扎实推进7个中医优势病种收付费方式改革试点、5所公立中医医院薪酬改革试点、61所中医医院章程试点，依托河北省中医院成立河北省中医医疗机构联合会，省市级中医医院均开展医联体建设，积极探索有利于中医药特色优势发挥的体制机制。

三、科研工作

河北省成立由徐建培副省长任组长的河北省国家中医临床研究基地建设领导小组，指导省中医院申报为第二批国家中医临床研究基地建设单位；启动实施中医药防治重大疑难疾病能力提升建设项目，争取省级财政投入，对溃疡性结肠炎、动脉硬化性闭塞症、膜性肾病等9种疾病开展中医药防治能力提升研究；11个“十二五”重点学科以优异成绩通过国家验收；启动24个县的全国第四次中药资源普查工作，开展普查队员的技术培训，组织普查队员开展外业调查；对全国中药材种子种苗繁育基地项目专项核查，积极协调将涉县基地调整为内丘基地，组织专家对安国基地进行现场验收。完成对中药标准化项目的阶段评估。

四、教育工作

河北省新获评国医大师1个、全国名中医3个、全国名老中医药专家3个、基层名老中医药专家25个和省级名中医传承工作室10个。15个国家和省级传承工作室通过验收。河北省中医药管理局继续推进中医住院医师规范化培训工作，建立健全结业考核试题库，组织开展教学查房竞赛和省级师资培训，完成学员结业考核和新一批学员招录工作；组织老中医药专家学术继承人游学轮转、基层中医临床技术骨干赴京津沪临床进修，抓好中医护理和中药人才项目学员结业考核；举办名中医学术经验讲习班，着力培养一批高素质中医药人才；实现中医药继续教育管理信息化，18个中医药继续教育项目被列为国家级项目、239个中医药继续教育项目被列为省级项目。

五、文化建设

河北省以办理省政协重点提案为契机，积极推动河北省中医药博物馆建设。河北省中医药管理局安排专项资金支持河北中医学院开展全省中医药文化资源调查及中医药古典文献和传承流派研究；与河北省广播电视台新媒体中心合作推出《国医话健康》养生微视频70期，在冀时即通客户端及两微矩阵同步推送，观看量达到870万；制作发布0～36个月儿童中医药健康管理服务规范、婴幼儿五脏保健推拿系列视频，传播健康育儿知识；组织开展百名专家进太行、燕赵健康大讲堂、中医药主题宣传等活动，河北省共派出巡讲、义诊专家近万名，受益群众近百万人；遴选新一批省级中医药文化科普专家，建立100人的省级巡讲专家团；按照国家统一部署，组织中医药健康文化知识大赛河北选拔赛，并在全国大赛中获优秀组织单位。针对群众关注的热点问题，河北省中医药管理局利用“河北中医药”微信及时进行政策宣传解答，主动回应社会关切，积极引导正向舆论。河北省中医药管理局、省旅游委开展中医药健康旅游基地创建活动，制定发布河北省中医药健康旅游基地评定规范地方标准，设计开发10条中医药健康旅游线路，安国市获批国家级示范区，3个单位获批国家级基地，32个单位成为省级基地建设或培育单位。

六、党风廉政建设

河北省中医药管理局借助党建云平台、河北干部网络学院等，认真学习党的十九大和十九届二中、三中全会精神，学习贯彻《关于新形势下党内政治生活若干准则》《中国共产党纪律处分条例》《中国共产党支部工作条例（试行）》等重要制度，全面提升党员干部政治素质。严格落实支部书记讲党课要求，围绕党的十九大精神、党章学习、业务工作等，河北省中医药管理局分党组书记、局长姜建明，以及分党组成员、副局长胡永平、刘彦红分别作专题讲座。继续开展微微先锋党旗红活动，通过微党课、微讲座、微阅读、微生活活动，将河北省中医药管理局机关党建工作引向深入。河北省中医药管理局利用每个月第

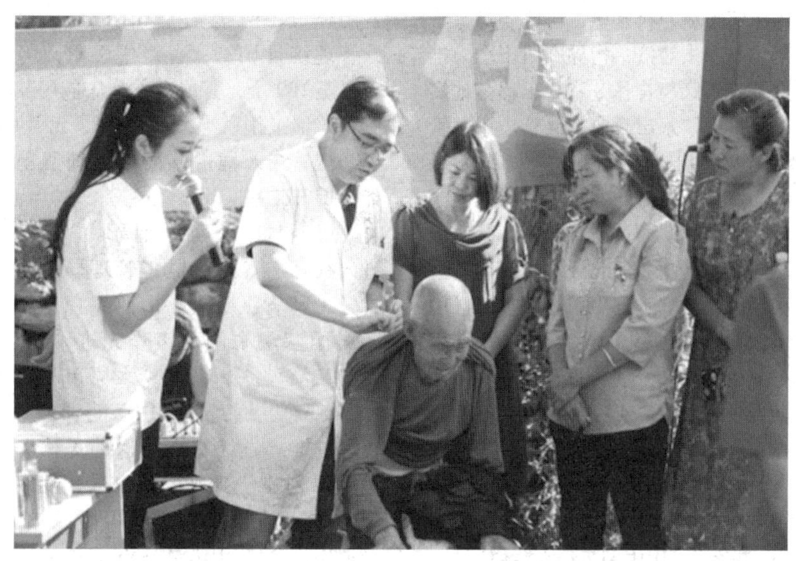

2018年8月10日，河北省中医药发展中心、省卫生健康委健康河北指导中心开展燕赵健康大讲堂暨中医治未病主题系列活动走进清风沟村

一个星期五党员活动日，组织开展学习十九大、不忘初心梦，循书记脚步庆祝七一塔元庄党员活动，观看《厉害了我的国》等；制定出台河北省中医药管理局《进一步改进作风二十项规定》，严格按照河北省委和委党组、机关党委部署要求，召开巡视整改组织生活会，深入学习研讨，紧扣巡视反馈问题深入查摆剖析，开展严肃批评与自我批评，切实增强“四个意识”，做到“两个维护”。

七、其他工作

河北省中医药管理局开展中医药强县创建活动，10 个县（市、区）被河北省人民政府命名为河北省中医药强县，积极探索中医药在基层卫生健康服务中的新机制；争取中央资金5.2亿元，实施高邑县中医院、沽源县中医院等13 所县级中医院改扩建，支持沧州中西医结合医院开展中医药传承创新工程建设，不断改善中医医院办医条件；在全国率先完成中医馆健康信息平台建设，国家中医药管理局在河北省召开现场会推广建设经验；大力推进“互联网+中医药”服务，在河北省中医院启动河北省首家中医互联网医院服务平台，优化服务流程，为群众提供便民惠民服务；积极推进京津冀中医药协同发展，6 个国家中医药管理局局属（管）医院与河北省 19 所中医医院就专科联盟、协同病房等项目实施深入对接；指导廊坊市全力推进京廊中医药合作 8·10 工程落地实施，推动衡水市政府与北京市中医管理局共同启动京衡中医药协同发展“名片”工程，探索有中医特色的深度合作模式；通过与京津协商，明确了北京、天津、河北分别帮扶容城县中医医院、安新县中医医院、雄县中医医院，加快提升雄安新区中医药服务能力；扎实开展中央转移支付中医药专项资金绩效考核，以考核促工作，有力推动了中医药任务落实。

（王艳波）

【山西省 2018 年中医药工作概况】

一、贯彻落实中医药法

2018 年，山西省将《山西省发展中医药条例》修订工作列入山西省人大 5 年立法规划预备项目；出台《中医医术确有专长人员医师资格考核管理实施细则（试行）》，启动报名考核，完成首批 110 人的考核工作；落实中医诊所备案制；印发《山西省学习贯彻落实〈中华人民共和国中医药法一周年系列活动方案〉》和中医药法宣传手册，开展中医药法知识有奖竞答活动；落实《关于深化中医药师承教育的指导意见》，在省级中医药继续教育项目中增加师承继续教育专项；设立“全国名中医诊察费”医疗服务项目。

二、推进服务体系与能力建设

山西省中医院妇科和肾病科创建成为国家级中医区域诊疗中心。山西省加强中医医院等级评审工作，完成9 所三级中医医院和 44 所二级中医医院等级评（复）审；启动中医医院章程制定试点工作；召开山西省中医医院院长暨中医医院医疗服务标准和医疗质量安全专题培训会；完成中医医院中药饮片采购验收专项清查工作；落实《关于进一步做好分级诊疗制度建设有关重点工作的通知》，持续开展三级中医院对口支援和医疗联合体建设工作，建设五寨等 7 个县的中医远程会诊项目；依托省级中医康复示范中心，指导临汾市中医院等 11 个市县级中医院建设中医康复科；完成中医医疗管理统计调查，省级中医重点专科增至189 个；开展膏方临床应用及管理培训工作。

三、深入推进基层中医药服务能力提升工程

山西省中医药管理局联合山西省人社厅、省药品监督管理局完成提升工程省级督查。山西省积极创建全国基层中医药工作先进单位，夏县和潞城获新命名，太原市小店区等13 个县通过国家中医药管理局复审；推进省级基层中医药工作先进单位创建，新评审 8 个县，复审 15 个县；建设 120 个基层中医馆，培训中医馆骨干人才 150 名；创建 258 个省级中医药特色基层医疗卫生机构；加强中医药适宜技术推广工作，建设 1 个市级推广基地，远程培训基层网点数量达 1300 余个，2018 年累计培训 30 万人次。推进五寨县定点扶贫，2018 年 9 月，国家卫生健康委党组成员、国家中医药管理局党组书记余艳红一行深入五寨县调研定点扶贫工作；11 月，国家中医药管理局局长于文明一行来山西省调研定点扶贫和县域综合医改中医药工作。

四、加强中医药人才队伍建设

2018 年，山西省新增国家中医住院医师规范化培训基地 2 个，中医住院医师规范化培训生结业 215 名，新招录197 名；完成中医住院医师规范化培训基地评估，完成全国中医住院医师规范化培训年度理论考核，山西省成绩排名全国第四；完成 4 个中医住院医师规范化培训基地教学查房比赛，推选 1 个团队参加全国比赛。

山西省国家级传承工作室通过验收6 个，新增工作室 19 个，其中国医大师工作室 1 个、全国名中医工作室 3 个、全国名老中医药专家传承工作室 4 个、全国基层名老中医药专家传承工作室 11 个；确定省级传承工作室 92 个。

完成国家中医药管理局中医重点学科验收评估工作 12 个，全国中药特色技术传承人才结业 15 名，新招录 10 名。全国中药特色优势教育基地（山西振东制药）承担 4 期国家级中药人才培训任务，共培训中药人才 120 名。全国中医护理骨干结业 9 名，新招录 15 名。山西省完成第六批全国师承人才和第四批全国优秀中医临床人才、首批全国中医基础人才年度培训任务，100 名中医类别全科医生通过结业考核；完成第一、二批省级中医领军人才结业考核，遴选第三批省级中医领军人才 10 名，第四批省级优秀中医临床人才 50 名；获全国中医药行业会计领军人才荣誉称号 1 人，选拔为第三批全国中医药行业会计领军（后备）人才 2 人，举办全省中医医院财务骨干培训班 1 期。

山西省开展国家和省级中医药继续教育项目31 项，2018 年立项国

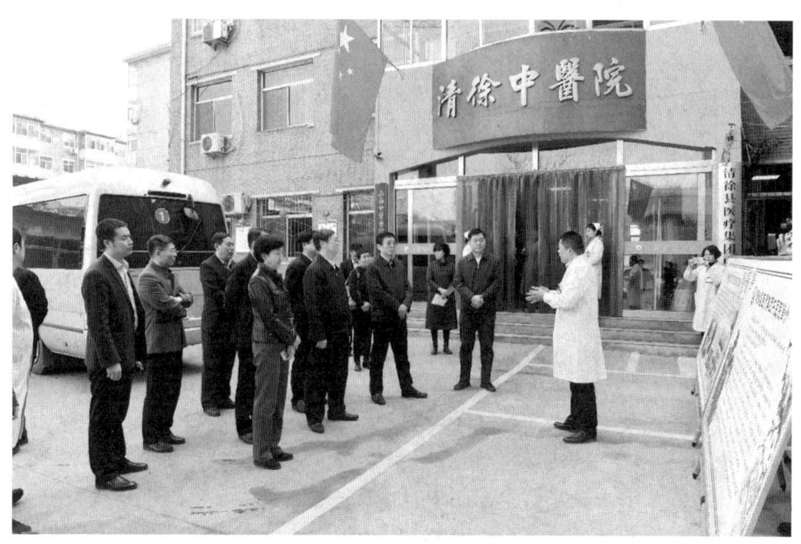

2018 年 11 月 8 日，国家中医药管理局领导赴清徐中医院调研

家级中医药继续教育项目 12 项，培训人数 4286 人，申报 2019 年国家中医药继续教育项目 36 项；落实《关于深化中医药师承教育的指导意见》，在省级中医药继续教育项目中增加师承继续教育专项，2018 年举办中医师承继续教育专项 26 项；公布首批省级中医师承指导老师 56 名，继承人 101 名，2018 年 6 月进岗学习；对 70 名在基层卫生服务机构工作的在岗中医医师开展中医类别全科医师转岗培训。通过传统医学师承人员出师考核 15 人，通过传统医学确有专长人员考核评价 2300 余人。

在国家中医药管理局支持下，山西省中医药管理局与北京惠民医药卫生发展基金会联合培训中医儿科骨干医师 130 名，与北京中医药大学东直门医院共同启动乡村中医师“3 + 3”提升工程，为山西省培养乡村中医骨干人才 20 名。山西省针灸学会完成换届工作。山西中医学院附属医院召开第二届国医论坛，邀请国医大师唐祖宣、王世民、梅国强等多名中医大家授课。承办中华中医药学会名医学术分会 2018 年学术分会。山西省完成 2 个国家中医实践技能考试基地建设任务，通过国家验收。山西省中医药管理局协同省教育厅完成中等中医专业招生学校（省中医学校、晋中卫校）备案工作，招录 521 人。山西省支持大同大学、山西省针灸学会举办 1 期 2 年制的省级西医学习中医培训班。

五、推进中医药科技创新

山西省中医院被国家中医药管理局确定为第二批国家中医临床研究基地。40 个试点县的中药资源普查工作通过国家验收，新增 10 个普查县完成野外作业。山西省完成中药材种子种苗繁育基地、中药资源省级监测中心验收工作，持续推进山西振东制药和山西华卫药业中药标准化项目，省级中医药数据中心完成基本建设。

六、推进中医药文化传播

2018 年，山西省中医药管理局启动中医中药中国行系列活动，开展 2018 年“服务百姓健康行动”全国大型义诊活动周；山西省中医院被国家中医药管理局确定为全国中医药文化宣传教育基地；山西中医药大学获第四届全国悦读中医活动悦读中医好声音、好视频、金牌成员等多个奖项；举办山西省中医药经典理论知识竞赛；组织拍摄《山西中医药》纪录片；组建山西省中医药“一带一路”对外交流合作联盟，整合山西省中医药优势资源，发挥针灸等中医药特色技术专家团队的核心作用，通过授课、医疗技术输出、建立中医药对外交流中心等方式将中医针灸、康复等中医药特色技术逐步推广到“一带一路”沿线国家。“中国 - 北美广誉远中医药中心”项目和“中国 - 澳大利亚振东中医药中心”项目通过国家 2017 年度中医药国际合作专项验收。山西中医药大学和省针灸医院联合申报的“中国 - 荷兰中医药中心”项目入选国家 2018 年度中医药国际合作专项。（赵红娟）

【内蒙古自治区 2018 年蒙医药中医药工作概况】 2018 年，内蒙古自治区深刻领会习近平总书记关于发展中医药的重要论述和思想精髓，深入学习贯彻中医药法，认真落实国家和自治区的工作部署，以传承发展为基础，以开拓创新为驱动，加快蒙医药中医药发展步伐。截至 2018 年底，全区有蒙医中医医院 202 所，蒙医中医床位 26013 张，平均每千人口 1.03 张；蒙医中医执业（助理）医师 18895 人，平均每千人口 0.58 人。122 所公立蒙医中医医院中已有 70% 创建等级，建成 437 个基层医疗机构蒙医馆、中医馆，有 2 个地市和 34 个旗县获全国基层中医药（蒙医药）工作先进单位称号。

一、政策法规

内蒙古自治区贯彻实施中医药法，举办专题宣讲 10 余场，现场活动 20 余场，受众人数上万人；推动配套政策落实，出台蒙医中医诊所管理办法、蒙医中医确有专长人员考核细则和蒙医诊所标准，推开蒙医中医诊所备案管理，建立蒙医中医执业医师考核基地和确有专长人员考核基地，启动蒙医中医确有专长人员医师资格考核工作。

内蒙古自治区在组织实施《内蒙古自治区蒙医药中医药发展战略规划纲要（2016 ~ 2030 年）》《内蒙古自治区蒙医药中医药健康服务发展规划（2016 ~ 2020 年）》《内蒙古自治区蒙医药中医药事业“十三五”发展规划》《内蒙古自治区蒙药材中药材保护和发展实施方案（2016 ~ 2020 年）》的基础上，落实全国第四次少数民族医药工作会议精神，出台《内蒙古自治区振兴蒙医药行动计划（2016 ~ 2020 年）》，着力发挥内蒙古自治区蒙医药的原创卫生资源优势，发展蒙医药健康服务旅游业，提升蒙药产业水平，推动蒙医药传承创新和文化弘扬，让蒙医药成为内蒙古自治区打造生态产业的助推器，成为内蒙古自治区的经济社会发展的新动力。《内蒙古自治区振兴蒙医药行动计划（2016～2020年）》从解决制约蒙医药发展的瓶颈问题入手，提出振兴发展蒙医药10个方面30项任务及举措。

二、管理机构

在新一轮机构改革中，内蒙古自治区党委办公厅和内蒙古自治区人民政府办公厅联合印发的12个盟市机构改革方案中，有11个盟市级卫生健康委加挂蒙中医药管理局牌子，部分由一把手任局长；1个盟市组建蒙中药产业办公室，配专人管理蒙医药中医药工作。

三、医政工作

内蒙古自治区加大投入，加快蒙医中医医院基础设施标准化建设。内蒙古自治区中医医院和内蒙古民族大学附属医院建设项目竣工，即将投入使用；完成52所旗县级蒙医中医医院建设项目；启动蒙医药中医药传承创新工程，7所蒙医中医医院建设项目列入全民健康保障工程项目；完成10所蒙医中医医院的制剂能力建设，建设39个自治区级临床重点专科，新建160个基层医疗机构蒙医馆、中医馆。

内蒙古自治区蒙中医药管理局推进蒙医中医医院综合改革，发挥蒙医药中医药在健康扶贫中的作用；推广使用9个蒙医病种诊疗指南和72个中医病种临床路径，新编制130个病种蒙医诊疗指南和57个病种蒙医临床路径；筛选51个优势病种开展蒙医中医按病种付费研究；推进分级诊疗，组建蒙医中医医联体、医疗集团、远程医疗协作网和专科联盟，建成蒙医药中医药数据中心和远程医学中心，布局3个民族医诊疗中心和2个中医专科诊疗中心，确定39个蒙医中医医疗质量控制中心；推动蒙医药中医药健康扶贫“关口前移”和“精准救治”，开展三级蒙医中医医院对口帮扶贫困旗县蒙医中医医院，筛选57所蒙医中医医院作为13种大病专项救治定点医院；研究制定《蒙医健康管理服务技术规范》和蒙医药个性化签约服务包；开展基层蒙医药中医药服务能力提升工程“十三五”行动计划督查。内蒙古自治区有15个旗县通过全国基层蒙医药中医药工作先进单位复审。

四、科研工作

内蒙古自治区制定《自治区卫生计生委关于加快蒙医药中医药科技创新体系建设的实施意见》，建成132个自治区蒙医中医特色优势重点专科，72个自治区蒙医中医领先重点学科及重点实验室、1个重点研究室及10个国家级传承工作室。11个国家临床重点专科通过验收。组建内蒙古自治区蒙医标准化技术委员会和内蒙古自治区蒙药材中药材种植标准化技术委员会，推进蒙医药标准化项目，《中华医学百科全书·蒙医学卷》编写取得进展。2018年获国家级自然科学基金项目6项，内蒙古自治区级自然科学基金项目31项，内蒙古自治区科技重大专项1项，卫生健康领域计划项目5项，内蒙古自治区科技进步奖二等奖1项、三等奖1项。国家重大疑难疾病中西医临床协作试点项目“脑梗死”研究项目取得进展。

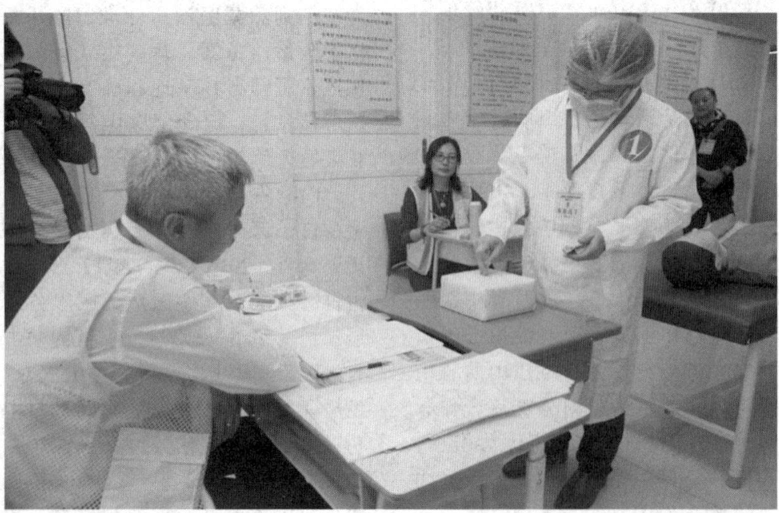

2018年9月26～27日，由内蒙古自治区总工会、内蒙古自治区卫生计生委、内蒙古自治区人力资源和社会保障厅联合举办的全区蒙医疗术和蒙药技能职工职业技能大赛在内蒙古呼和浩特举办

五、教育工作

内蒙古自治区逐步完善师承教育、院校教育、毕业后教育和继续教育有机衔接的蒙医药中医药人才培养机制；鼓励和支持有条件的院校开办蒙医药中医药相关专业，高等医学院校及职业技术学院等现有大专、本、硕、博蒙医药中医药专业在校生5000余人；开展名老蒙医药中医药专家传承工作室、住院医师规范化培训及继续医学教育；第六批全国名老中医药专家学术经验继承工作推进；遴选确定5名全国中药特色技术传承人才、20名全国中医特色技术传承人才、50名蒙医药骨干人才、20名全国西学中骨干人才培训项目及15名中医护理骨干人才培育对象；启动第四批全国蒙医中医（临床、科研）优秀人才研修项目、第二批内蒙古自治区基层名蒙医名中医评选工作。内蒙古自治区总工会、内蒙古自治区卫生计生委、内蒙古自治区人力资源和社会保障厅联合举办“中国梦·劳动美”全区蒙医疗术和蒙药技能职工职业技能比赛，以蒙医药基本知识和操作技能为重点，为内蒙古自治区蒙医药工作者学习、提高和展示才能搭建起了平台，激励广大蒙医药工作者立足岗位、建功立业，推动蒙医药事业全面振兴发展。

六、文化建设

内蒙古自治区加强蒙医中医医院文化建设，有2所蒙医医院列入国家级文化宣传教育基地建设单位，新确定5个自治区蒙医药中医药文化宣传教育基地。截至2018年，内蒙古自治区共有5项蒙医特色技术列入国家级非物质文化遗产名录，43项蒙医中医技术列入自治区级非物质文化遗产名录；3位名蒙医成为国家级代表性传承人，42位成为自治区级代表性传承人。内蒙古自然历史博物馆、科技馆分别开设蒙医药展。蒙医药活动被纳入内蒙古自治区草原文化节和中蒙博览会内容。内蒙古自治区连续4年在通辽市举办国际蒙医药产业博览会。“中医中药中国行·蒙医蒙药内蒙古行”大型健康文化推进活动赢得社会关注和支持。

七、对外交流

内蒙古自治区蒙医药对外交流合作被纳入《中蒙战略伙伴关系中长期发展纲要》，内蒙古自治区中医医院参加“‘一带一路’中蒙科技成果展示交易会”等交流活动，内蒙古自治区国际蒙医医院与蒙古国合作建立远程医疗平台，其“‘一带一路’蒙医蒙药健康行”青年志愿者服务项目获2018年全国学雷锋志愿服务“四个100”先进典型最佳志愿服务项目。各级蒙医中医医院与俄、蒙等邻国签署了医疗、教育、科研等多项合作协议。（岳红娟）

【辽宁省2018年中医药工作概况】

一、政策法规

启动《辽宁省中医药条例》（以下简称《条例》）立法工作。辽宁省中医药管理局积极协调辽宁省人大、省人民政府法制办将《条例》列入2018年立法论证计划；组织成立《条例》工作领导小组和起草小组，在调研、座谈、征求意见的基础上，完成《条例（草案）》和论证报告的起草工作。

建立辽宁省中医药工作联席会议制度。辽宁省中医药管理局为加强对全省中医药工作的领导，推动中医药事业的发展，建立以分管省长为总召集人的辽宁省人民政府中医药工作联席会议制度，办公室设在辽宁省卫生健康委；代省人民政府办公厅起草并印发《关于建立辽宁省政府中医药工作联席会议制度的通知》。

开展《中医药发展战略规划纲要（2016～2030年）实施方案》等文件督导落实工作。2018年4月27日，辽宁省人民政府召开14个市、27个省直单位参加中医药工作协调会，对各市政府及27个省直单位落实《中医药法》《中医药发展战略规划纲要（2016～2030年）》和《中医药发展战略规划纲要（2016～2030年）实施方案》的职责任务进行明确分工，安排部署督导工作。8月，辽宁省卫生计生委会同省发改委等9个部门，组成4个督导组，对辽宁省14个市、27个省直部门落实3个文件工作进行全面督导。

二、医政工作

进一步提升基层中医药服务能力。辽宁省中医药管理局一是将提升工程核心指标纳入辽宁省市政府卫生与健康工作目标责任书，确保完成工作进度。二是开展多部门联合督导。辽宁省中医药管理局联合省财政厅、省人社厅、省食品药品监督管理局开展本年度基层中医药服务能力提升工程“十三五”行动计划省级督查，抽查28个县（市、区），实地检查112个基层医疗机构。三是持续开展中医药适宜技术推广工作。

加强中医医院内涵建设。辽宁省中医药管理局加强中医专科建设工作，完成第二批、第三批省级中医重点专科和特色专科评审；督促检查辽宁中医药大学4所附属医院的大型巡查整改情况，向国家报送整改报告；开展医疗机构行风工作明察暗访，加强中医药系统行业作风建设工作。

启动三级中医医院评审。辽宁省中医药管理局一是印发《关于推荐辽宁省三级中医医院评审专家的通知》，建立省三级中医医院评审专家库；制定三级中医医院、中西医结合医院评审专家手册；举办全省三级中医医院评审培训班，对入库专家和申请参评医院的院长进行培训。二是对辽宁省29家申请参评医院报评材料进行书面审核，并对计划参评的6家中医医院开展评审工作，报备国家中医药管理局并获通过；印发《关于做好二级中医医院评审工作的通知》和《二级中医医院评审专家手册》。

强化辽宁省中医馆健康信息平台建设。辽宁省中医药管理局积极争取国家中医药管理局技术、资金支持，深入开展全省中医馆健康信息平台建设工作；按照项目操作规范和流程，完成方案制订、软硬件设备采购、项目实施、项目测试、人员培训等工作。截至2018年底，辽宁省已上线基层中医馆305家，实现远程诊疗、远程教育、辅助开方、辅助诊断、中医特色电子病历等多项功能。通过省级自评验收，已向国家中医药管理局申请验收。

强化中医质量控制管理工作。辽宁省中医药管理局首次拟订并发布辽宁省中医医疗、中药、中医护理质控标准和质量检查细则并开展检查工作，对14个市属中医医院和14个县级中医院进行质控检查，对检查结果进行通报，并作为半年各市目标考核的依据；开展辽宁省二级及以下中医医院中药饮片采购验收专项检查工作；完成国家中医药管理局对辽宁医疗机构中药饮片管理工作的抽查。

启动中医药传承创新工程项目储备库单位项目建设。经国家发展改革委、国家中医药管理局审核确定辽宁中医药大学附属医院“中医医疗教学科研协同综合楼建设项目”和辽宁中医药大学附属第二医院的“扩建门诊病房科研教学综合楼建设项目”为辽宁省中医药传承创新工程项目重点中医医院建设。辽宁中医药大学附属第二医院建设项目启动，规划建设规模近5万平方米。附属医院建设项目完成前期筹备，将于2019年下半年开工建设，建设规模3万平方米。

加强综合医院、专科医院、妇幼保健院中医药工作。辽宁省中医药管理局积极与国家、省有关部门沟通，协助辽宁省综合医院、专科医院、妇幼保健院开展中医药工作。大连医科大学附属第一医院获2017年全国中医药工作示范单位荣誉称号，辽宁省肿瘤医院获2017年全国专科医院中医药工作示范单位荣誉称号。辽宁省中医药管理局开展省内14个市示范建设单位的验收工作，对验收情况进行通报；开展省级综合医院中医药工作示范单位的评审工作，沈阳市第四人民医院和丹东市凤城凤凰医院获“辽宁省综合医院中医药工作示范单位”荣誉称号。

扶持民办中医机构发展。辽宁省支持社会力量举办中医医疗机构；对国家社会办中医试点地区（沈阳市、鞍山市）开展督导检查，按照任务清单积极推进社会办中医工作；对各市中医诊所备案实施以来的工作开展情况、备案数量，存在的主要困难和问题进行调研总结。

三、科研工作

继续提升中医药科研能力。一是开展国家中医区域诊疗中心遴选工作。辽宁省7家医院11个专科（含1民族医）入选项目单位，数量居东北区域首位。二是加强中医临床学（专）科能力建设。辽宁省遴选确定7个项目，完成任务书审核工作；启动2019～2020年度申报工作，并委托第三方机构开展评审。三是辽宁中医药大学附属医院共有2个项目入选国家重大疑难疾病中西医临床协作试点项目。四是辽宁中医药大学附属二院获得由世界中医药学会联合会颁发的“中医药研究伦理审查体系认证”证书及牌匾，成为全国第36家通过此次认证的临床研究机构。

四、教育工作

加快中医药人才培养。辽宁省印发《辽宁省中医药传承与创新“十百千”人才培养工程实施方案》，全面开展全省中医药人才培养工作，搭建分层次人才培养平台；加强中医学术经验传承培养，建设1个国医大师工作室，3个全国名中医工作室，遴选建设2个全国基层中医药名老专家经验传承工作室；完成岐黄学者申报推荐工作，杨关林、石岩2人获得国家中医药领军人才支持计划——“岐黄学者”荣誉称号；组织开展全省国家中医药行业会计领军人才（后备）培养工程，确定3名中医药财务工作骨干为全国会计领军人才后备人选；启动2018年度辽宁省西学中培训招生报名工作，共招录600人。鞍山市台安县、锦州市义县、朝阳市北票市、大连市皮肤病医院自筹资金西学中培训班计划培训527人，共计培训1127人。辽宁省稳步推进中医住院医师规范化培训工作，组建评审专家委员会，对全省住院医师规范化培训基地开展督导检查；开展中医住院医师规范化培训基地教学查房竞赛及师资培训；完成2018年度中医住院医师规范化培训学员招录及结业考核，招录305人（中医全科40人）；开展国家医师资格考试辽宁考区工作，遴选5名中医类别（含民族医）国家医师资格实践技能考试首席考官，报国家中医药管理局中医师资格认证中心备案；完成2018年国家中医类别医师资格考试工作；组织开展全省卫生系列（中医）高级职称评审工作。

加强中医药人才能力培训。辽宁省遴选6名院长参加国家中医药管理局第六期中医医院职业化管理高级研修班。加强中医药医疗机构监督工作，辽宁省中医药管理局与辽宁省卫生监督局举办2期中医药监督知识与能力骨干培训班，各市及县（区）中医监督骨干200余人参加了培训；全面学习培训中医药法及相关配套文件，在辽宁中医药大学附属第二医院进行中医药监督执法规范实操培训，狠抓中医质量控制管理工作；举办全省中药饮片管理培训班，共培训170余人；举办中医医院感染管理工作培训会，共培训180余人；举办全省三级中医医院评审培训班，对入库专家和申请参评医院的院长共240余人进行培训；组织第四批中医优秀人才参加2批次集中培训；举办全省基层中医药服务数据师资培训班，提升数据监测工作水平；举办全省中医医院财务骨干人才培训班，共有150余人参加培训。

五、文化建设

积极参与“一带一路”建设初见成效。辽宁省共有3个项目获得国家中医药管理局对外合作立项。辽宁省中医药管理局局长陈金玉出访泰国，与泰方副总理会见洽谈合作项目，辽宁中医药大学附属第二医院与泰国庄甲盛大学合作项目获得“中国－泰国中医药中心”，实现辽宁中医药海外中心零的突破。神谷中医院、汤岗子温泉疗养院等单位在境内外为外国人提供中医药服务近两万人次。

开展中医中药中国行——中医药健康文化推进行动。以中医药法实施一周年为契机，辽宁省开展以“中医中药中国行——中医药健康你我他”为主题的大型宣传活动，活动主要包含展览展示、健康咨询（义诊）、互动体验、健康讲座、论坛、科普资料发放等板块。重点展

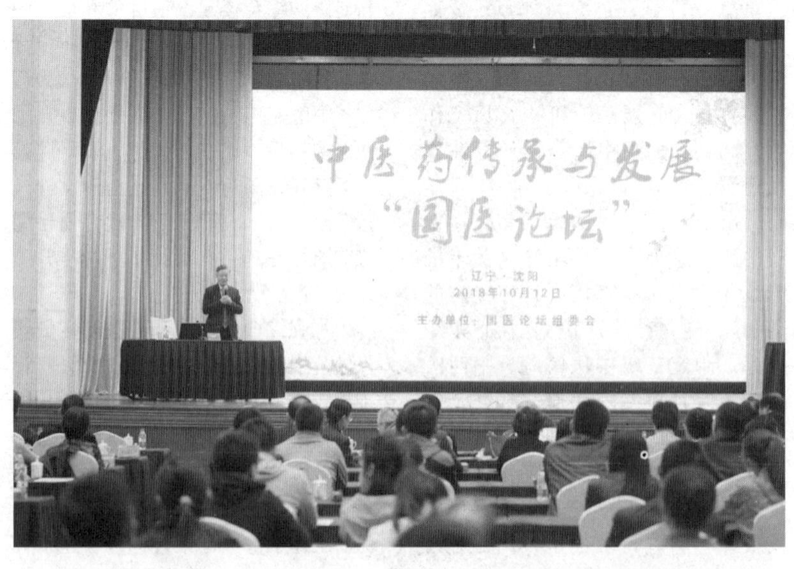

2018年10月12日，由国医论坛组委会主办的中医药传承与发展“国医论坛”在辽宁沈阳举办

现党的十八大以来中医药事业发展成就，解读中医药法及其配套文件的相关内容和实施一周年的成果。辽宁省共有3万余人参加这项活动。

启动中医药文化进校园、进课堂试点工作。为普及中医药知识，传承中华文化，辽宁省中医药管理局与省教育厅联合印发中医药文化进校园试点工作通知和工作方案，在沈阳、鞍山、丹东3个市和东北大学等3所高校试点开展中医药文化进校园、进课堂活动。

六、党风廉政建设

辽宁省中医药管理局把坚持党对一切工作的领导作为新时代坚持和发展中国特色社会主义基本方略首要条件，全面加强党对全省中医药工作的领导。深入开展党建和党风廉政建设工作，以习近平新时期中国特色社会主义思想为指导，坚决落实“两个维护”，强化“四个意识”，坚定“四个自信”，深入学习习近平新时代中国特色社会主义思想和党的十九大和十九届二中、三中全会精神，认真学习《中国共产党党章》《中国共产党纪律处分条例》《关于新形势下党内政治生活若干准则》和习总书记系列重要讲话。始终在思想上政治上行动上自觉同以习近平为核心的党中央保持高度一致，严格落实全面从严治党主体责任，把全面从严治党各项任务落深落细落实，深化运用监督执纪“四种形态”，加强动态监控和监督检查，全面落实党风廉政建设责任制。

七、中医药健康产业发展

推进政策落实，服务辽宁省中药产业发展。辽宁省中医药管理局开展第二批拟调剂使用的医疗机构院内中药制剂的临床需求评估工作；开展辽宁省中药配方颗粒的科研立项工作；开展辽宁道地药材炮制标准研究工作；开展全省中药资源普查工作；起草辽宁省药食同源物质目录；出台《辽宁省中药材产业扶贫行动工作方案》，促进中药材产业与扶贫相结合。

开展中医药健康养老工作。辽宁省公立中医院均与养老机构签署合作协议，开展健康养老服务；在全省236家医养结合机构中，90%以上开展中医药健康养老服务。用示范单位创建引领医养结合事业产业发展。

推动健康旅游服务发展。辽宁省推动全省健康旅游产业发展，开展中医药健康旅游示范单位创建工作，辽宁省中医药管理局与省文化旅游厅联合评选辽宁省第二批中医药健康旅游示范单位。（刘　轶）

【吉林省2018年中医药工作概况】

一、抓住医改关键，大力提升中医药服务能力

中医药工作有效融入医改大局。2018年，吉林省已建成9个市州中医区域医联体，6部门联合印发通知，明确“院内中药制剂可在各地中医医联体内调剂使用，可申请纳入医保”，有效破解医院间中药制剂结算、医保报销困难的难题。长春市中医院被国家6部委确定为建立健全现代医院管理制度试点单位。长春中医药大学附属医院、长春市中医院承担省级薪酬制度改革试点任务。8家县级中医医院、5家无等级中医医院试点现代中医医院管理能力提升，进一步加强党对公立中医院的领导。积极推进中医医院章程制定。

基层中医药服务能力持续攀升。吉林省持续推进基层中医药服务能力提升工程“十三五”行动计划，吉林、通化被确认为市级全国基层中医药工作先进单位，市级先进单位增至5个，县级先进单位43个，占全省县区总数的71.67%。建成中医馆848个，占基层医疗卫生机构总数的85.57%。长春中医药大学附属医院获全国2013～2017年度“平安医院”创建工作先进单位。吉林中西医结合医院在全省2018年出院患者满意度调查中排名第一。

人员准入管理创新标准。吉林省投入经费300万元，加强长春、吉林、四平3个国家中医类别医师资格实践技能考试基地建设，完善硬件设施，组建考核专家库。3633人参加中医类别实践技能考试，综合笔试雷同率降至0.96%，低于全国平均水平（1.80%），机考雷同率为零，全国排名第一。吉林市考点综合笔试、机考雷同率均为0，创历史最好成绩。

中西医结合和民族医药明显进步。长春中医药大学附属医院、吉林大学中日联谊医院重大疑难疾病中西医临床协作试点方案通过国家专家组评审。吉林省人民医院等6家单位被评为全国综合医院、专科医院、妇幼保健院中医药工作示范单位，吉林省示范单位数增至19家。延边州中医医疗机构（除敦化市中医院）均加挂朝医医院牌子，设立朝医科。加强了朝医、蒙医、满医人才培养，提升民族医药服务能力。

二、提升创新能力，驱动中医药科技发展

平台建设、项目管理务实推进。吉林省中医药科学院入选第二批国家中医临床研究基地。确定吉林省中医药管理局重点研究室、研究室、实验室181个，成立中医药科技平台协作组8个。中医药科技课题立项241项，结题156项。

中药质量提升工程影响扩大。吉林省建设11个县级中医院标准化煎药室，培训中药煎药室骨干人员75人。开展中药质量提升宣传周活动，10余家媒体实地报道。吉林省与辽宁省联合举办第三届“北药杯”中药知识技能大赛，有效营造了重视中药质量的良好社会氛围。

中药资源普查全面展开。吉林省人民政府调整了吉林省全国中药资源普查工作领导小组及专家委员会。启动吉林省第四次全国中药资源普查工作，8个普查区签订《任务书》。吉林中西医结合医院种子种苗繁育基地建设项目通过国家中医药管理局验收。

中医药科技成果转化基础夯实。吉林省编发《吉林省中医药科技成果转化项目汇编》；培训中医药科技成果转化、中医康复科技成果转化453人。

中医药传承创新工程项目单位建设开工。长春中医药大学附属医院、延边朝医医院、辽源市中医院获得中央补助资金1.61亿元，用于医院基本建设和设备购置。吉林省中医药科学院购置新院址异地新建，加快建成中国中医科学院吉林分院步伐。

三、深化“真中医”人才培养工程，提升队伍整体素质

“真中医”人才培养工程取得新进展。吉林省推动中医药传承与创新“百千万”人才工程（岐黄工程）实施，王健、王富春获评岐黄学者；实施第六批全国师承项目，58名继承人跟师学习；推进第一批青年优才项目实施，153人参加第二批优才项目学习；推进国医大师、全国名中医工作室建设；新增12个国家级、5个省级名老中医药专家基层工作室；组织读中医经典知识大赛系列活动，吉林省中医药人员积极参与，掀起读中医经典热潮。

中医住院医师规范化培训工作获得新成绩。吉林省培训中医住院医师规范化培训带教师资和管理人员300余人；招收200名中医住院医师规范化培训社会学员，并轨培训350名中医专业硕士研究生；新增长春市中医院、辽源市中医院两个住院医师规范化培训基地；试点人机对话考试，417名住院医师规范化培训学员通过结业考核。

院校教育迈上新台阶。吉林省人民政府与国家中医药管理局签订共建协议，长春中医药大学跨入省局共建中医药院校行列。吉林省中医药管理局协同省教育厅印发医教协同方案，进一步规范毕业后教育与院校教育的衔接。

四、强化制度保障，推进中医药法治建设

中医药法深化实施。吉林省形成《吉林省中医药条例（草案）》，力争将扶持中医药的具体措施和支持政策进一步刚性化和具体化，推动出台符合吉林实际、富有吉林特色的地方性中医药法律法规；制定出台《吉林省中医医术确有专长人员医师资格考核注册管理实施细则（试行）》，在吉林市两县两区启动考核试点工作；2018年培训中医药管理人员、执法监督人员及医务人员820人次，228家中医诊所完成登记备案。

“只跑一次”工作有效落实。吉林省中医药管理局公布群众和企业到政府办事“只跑一次”事项8项；保留吉林省中医药管理局机关权力事项47项、下放1项，保留行政审批中介服务事项4项；在全省关于“只跑一次”改革打分排序通报中，吉林省中医药管理局排名第三。

标准化建设扎实展开。吉林省2018年立项标准化课题35项、政策与发展研究课题13项；3项标准被公布为吉林省地方标准；申报2019年吉林省地方标准34项。

中医药执法监督持续加强。吉林省中医药管理局加强“双随机一公开”监管，4家三级中医医院通过抽检；开展依法执业监督检查，抽查中医医疗机构900余户次，出动检查人员1000余人次、执法车辆697台次，吉林省中医依法执业意识稳步提升。

五、加强特色引领，持续探索中医药健康服务新模式

吉林省继续在6家县级中医医院建设中医药特色老年健康中心，此项工作已连续3年被纳入吉林省人民政府民生实事。截至2018年12月，吉林省6家项目单位老年病门诊诊疗人次累计50892人次，疗区开放床位234张，出院病人5364人次，开展中医药健康教育讲座43次；与区域内14家养老机构建立协作关系，提供中医药健康指导服务。2家市级中医院（白城、延边）积极构建市级中医药特色医养结合服务体系，试点建设中医药健康养老中心。3家市级中医院（长春、吉林、辽源）探索中医药慢病管理模式，研发中医药特色产品服务包，受益群众2万人次。2家单位创建为全国中医药健康旅游示范基地。中医药康养旅游被纳入《吉林省“双线”旅游发展规划》。

六、弘扬中医药文化，扩大社会影响

举办中医中药中国行——中医药健康文化推进大型主题活动。吉林省开展悦读中医等系列文化活动，荣获全国中医药健康文化知识大赛优秀团队奖和优秀组织奖；举办吉林中医药惠民走基层义诊活动26场、《中医大讲堂》活动4场，免费发放物资321万元；确定省级中医药文化宣传教育基地6家；推进双辽、公主岭中医药文化进校园、进社区试点。集安对外诊疗综合服务区建设完成并投入使用。吉林省举办首届东北亚中医药暨康养产业博览会、第四届长白山健康养生产业论坛，推进了大健康产业发展。加快全省中医药数据中心建设，完成313家中医馆的技术对接，实现与国家、基层数据互通。编撰出版《吉林省志·中医药志》《吉林中医药年鉴》。

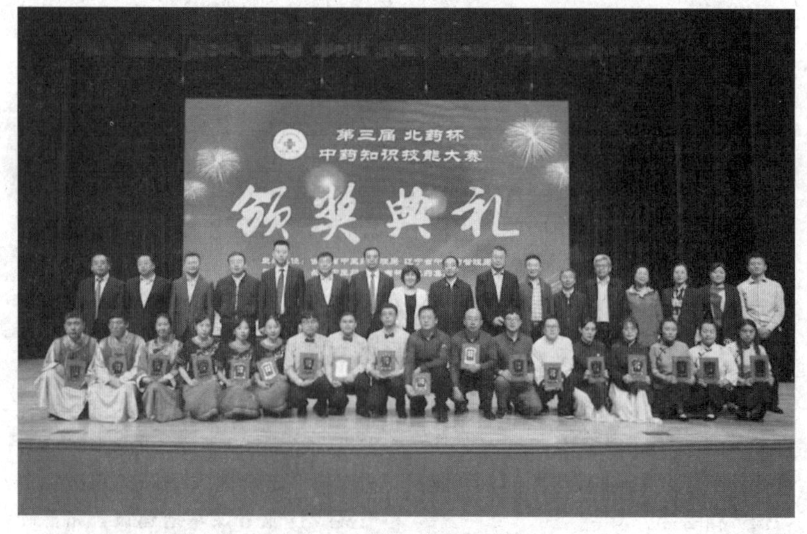

2018年9月14～16日，由吉林省中医药管理局、辽宁省中医药管理局主办的第三届北药杯中药知识技能大赛在吉林长春举办

吉林省中医药管理局等4家单位被《中国中医药报》社评为新闻宣传工作先进单位。

七、发挥生态资源优势，助力脱贫攻坚取得成效

中药材产业扶贫成效明显。吉林省6厅局联合制发《吉林省中药材产业扶贫行动计划工作方案》，引导中药企业在贫困地区建基地，发展大宗、道地药材种植生产，带动农业转型升级。吉林省中医药管理局安排专项资金70万元，在长岭县试点中药材产业扶贫新模式，种植中药材55垧，125户贫困户实现脱贫。《吉林省中药材产业扶贫状况调研报告》被收入《政府决策咨询》，获景俊海省长批示。

中医药全面融入健康扶贫。吉林省中医药管理局争取中央预算资金6470万、地方配套资金4120万用于长岭县中医院等贫困县中医院基础设施建设；5家三级中医院对口支援贫困县县级中医院，两个贫困县开展“县乡一体化管理”试点工作；组织中医专家深入贫困地区开展医疗巡诊和送医送药活动。

包保扶贫取得突破性进展。吉林省中医药管理局通过发展庭院经济、扶植产业项目、加大帮扶投入等方式方法，有效推进大安市富强村包保扶贫工作。至2018年底，富强村贫困发生率降至1.28%，经考核退出贫困村名单。

八、加强政治建设，推进机关从严治党

吉林省中医药管理局坚持党对中医药工作的全面领导，深入贯彻新时代党的建设总要求，把政治建设摆在首位，扎实推进“两学一做”学习教育常态化制度化，召开机关党建工作推进会，开展多种形式培训，切实把党员干部的思想统一到党的十九大精神上来。深刻汲取长生疫苗案件教训，开展干部作风大整顿活动，聚焦“八不”，破除“五弊”，累计查摆问题42个，制定整改措施55条，坚持边查边改，立行立改，取得明显成效。开展解放思想大讨论、主题党日活动、新时代e支部学习等系列教育活动，引导党员干部筑牢理想信念，自觉为传承发展中医药事业作出贡献。吉林省中医药管理局获评2016～2018年度省直机关文明单位、获2018年度省直机关建功“十三五”主题实践活动优秀组织奖。（孟 姝）

【黑龙江省2018年中医药工作概况】截至2018年底，黑龙江省县级以上中医医疗机构业务总收入614053.74万元，比2017年增长11035.6万元，同比增长1.83%；药品总收入258991万元，其中，西药118643.42万元，占药品总收入的45.81%；中药140347.58万元，占药品总收入的54.19%，县级以上中医医疗机构药占比31.89%；年门诊量8552143人次，比2017年增长44553人次，同比增长0.52%；年出院555836人次，比2017年增长24966人次，2018年中医药系统增加的服务总量90%在县级中医医院。中医医院出入院人数省市县中医医院的占比分别为21%、26%和53%，门诊人次占比分别为22%、33%和45%，实现了正向分布。实际床位数22254张，比2017年增长1829张，年床位使用率77.08%。2018年黑龙江省完成2家三级中医专科医院等级评审工作，启动新一轮二级中医医院等级评审工作，近30家中医医院完成二级中医院市级评审工作。截至2018年底，67个县级中医院有55个达到二级甲等标准，15个中医医院开展中医药防治重大疑难疾病能力建设。

一、政策法规

持续贯彻落实中医药法。黑龙江省中医药管理局全年共举办中医药法培训班6期，培训卫生计生部门领导、中医医院院长、中医药执法监督人员1061人次，培育了学法、守法、用法的良好风尚；根据中医药法和黑龙江省中医药事业实际，吸收最新的扶持中医药事业发展的政策，重新制定发展中医药条例，以全面优化黑龙江中医药事业发展的法制环境，完成条例草案征求意见稿的起草，并已在黑龙江省卫生计生系统征求意见。

进一步完善中医药法配套政策。黑龙江省印发《黑龙江省中医药管理局关于做好中医诊所备案管理工作的通知》，截至2018年11月30日，黑龙江省已备案中医诊所172家；出台《黑龙江省中医医术确有专长人员医师资格考核注册管理实施细则》，从2018年10月8日正式实施，计划2019年开始组织考试。根据黑龙江省张庆伟书记和孙东生副省长的要求，正在着手起草《黑龙江省中医药产业发展规划》，并同步推进重点发展中药材品种论证、中药院内制剂全省调剂使用、推进定制药园建设、编制中医药产业招商目录、筹建中医药大健康产业协会等工作。

二、医政工作

深入开展中医药基层服务能力提升工程。黑龙江省中医药管理局联合人社、药监、医保等4部门对基层中医药服务能力提升工程“十三五”行动计划实施情况进行督查。黑龙江省有949所乡镇卫生院和440所社区卫生服务中心，能够提供6类以上中医药技术方法，占比分别为77.90%和82.80%。有232个社区卫生服务站和11530个村卫生室，能够提供4类以上中医药技术方法，占比分别为51.90%和55.92%。有61.05%的社区卫生服务中心和56.85%的乡镇卫生院中医类别执业医师占同类机构医师总数比例达到20%以上。有52.16%的社区卫生服务中心和40.48%的乡镇卫生院设立中医馆（国医堂）等中医综合治疗区。有92.38%的社区卫生服务中心和90.57%的乡镇卫生院开展中医药健康知识宣传。2018年，黑龙江省投入1188万支持建设99所乡镇卫生院和社区卫生服务中心开展中医综合服务区（中医馆）建设。

继续推动中医药基层工作先进单位创建工作。哈尔滨市南岗区、呼兰区、尚志市，龙江县，牡丹江海林市、宁安市，绥化市望奎县、庆安县，大庆市林甸县9县区通过国家复审，成为全国基层中医药工作先进单位，密山市和桦南县为省级基层中医药工作先进单位。

提升中医药防治重大疾病能力。黑龙江省中医药管理局开展东北地区区域中医诊疗中心建设。黑龙江省中医药科学院的肾病、针灸，黑龙江中医药大学附属第一医院血液病、妇科、眼科，哈尔滨医科大学附属第一医院肿瘤6个项目被国家中医药管理局确定为东北地区区域中医诊疗中心建设单位。黑龙江省开展省级重点专科评审工作，分别制定中医、护理和治未病重点专科的评估细则，并组织申报，已申报92项；开展重大疑难疾病中西医临床协作试点工作。黑龙江省中医医院、黑龙江中医药大学附属第一医院作为牵头单位与哈尔滨医科大学附属第一、二医院协作完成项目实施方案的制订。黑龙江省电力医院划转黑龙江中医药大学成为附属第三医院。

三、科研工作

中医药科技创新能力明显提升。2018年黑龙江省中医药系统争取到国家自然基金项目30项，黑龙江省自然基金项目48项，省科技厅重大专项2项；获省科技奖17项，包括10项二等奖和7项三等奖；组织科研立项1次，立项170项；组织中医药科技奖评审1次，评选一等奖20项，二等奖9项；对中医临床研究基地5项科研课题进行中期督导。

中药资源普查工作进展顺利。黑龙江省自2012年启动的40个县（市、区）中药资源普查试点工作全部完成。2018年由黑龙江中医药大学作为技术牵头单位承担了第四次全国中药资源普查黑龙江省普查工作。截至2018年底，黑龙江省共完成40个县（市、区）的普查试点工作，分2批启动共计52县（市、区）的普查工作。

四、教育工作

加强中医药人才建设。黑龙江省中医药管理局完成国家各项中医药人才培养项目，2018年累计遴选国家中医药管理局中医特色人才两批共计22人、中药特色人才两批共计20人、中医护理骨干32人；启动第一批省级名中医学术经验传承工作，遴选指导教师76名，对其中57名予以资助；进一步完善人才培养支撑体系建设，2018年新增国家中医药管理局老中医药专家学术传承工作室3个。截至2018年底，黑龙江省招收订单定向生30人，开展全科医生转岗培训384人；组织开展全省传统医学师承人员师承申报和备案工作，共有94人符合传统医学师承人员跟师学习条件，已在黑龙江省中医药管理局备案。

提高规范化培训和继续教育质量。黑龙江省中医药管理局完成住院医师规范化培训任务，组织2次规范化培训结业考试，对黑龙江省9家规范化培训基地建设情况进行全面督导；完成国家级中医药继续教育项目9项，省级中医药继续教育项目110项，并组织国家中医类别执业医师资格考试工作。黑龙江省共设6个中医实践技能考点，有5424名考生参加了考试；完成哈尔滨、齐齐哈尔、佳木斯3家国家中医类别医师资格考试实践技能考试基地国家验收复评工作；组织黑龙江中医药大学280人参加中医类别执业医师分阶段第一阶段实证研究考试；完成2018年度传统医学师承人员出师考核考试工作，31人合格，获得黑龙江省中医药管理局印发的《传统医学师承出师证书》。

五、健康服务工作

以“南病北治，北药南用”为切入点，推进中医药健康服务与旅游、养老、养生等融合发展。中医药健康旅居养老基地被黑龙江省人民政府列入重点工作，由黑龙江省民政厅牵头，黑龙江省中医药管理局联合黑龙江省旅游局，制订创建方案，以此为带动黑龙江省中医药健康养老服务迅速发展。黑龙江省中医药管理局与国家旅游示范基地、中医科学院大健康、龙视健康等单位和媒体平台对接合作，打造中医药康养旅游产业链。黑龙江中医药大学附属二院哈南分院获批准成立黑龙江省老年医院，核定人员编制150人，填补了黑龙江省没有中医老年病医院的空白。2018年黑龙江省县级以上中医医院已与142所养老机构建立合作关系。涉及床位共10561张，提供服务28487人次，办讲座213场。

六、综合管理类

加强中医药执法监督工作。黑龙江省中医药管理局完成中医医疗机构传染病防治和感染防控监督执法专项检查，黑龙江省共检查中医医疗机构1052所；与黑龙江省工商局等9部门联合出台《黑龙江省整治虚假违法广告联合执法专项行动实施方案》；组织黑龙江省二级以下中医医院开展中药饮片采购验收清查工作，清查了中医类别医院143所，提供中药饮片服务的社区卫生服务中心、乡镇卫生院406所，对发现存在的问题进行整改。

建立现代化管理体系。黑龙江省中医药管理局完成省级中医药数据中心和中医馆信息平台建设，已接入社区卫生服务中心113所，接入乡镇卫生院185所；在黑龙江省19家中医医院开展章程试点工作，有8家医院已完成章程的制定；组建中医专科联盟，2018年6～12月，黑龙江省中医药学会已组建11个中医专科联盟，共183家医疗机构加入（中医医疗机构106家），共为基层培训临床专业技术人才2140名，向基层推广中医药临床适宜技术70多项。

中医药健康素养促进工作。黑龙江省组织开展本省中医中药中国行活动，孙东生副省长参加启动仪式。通过组织中医药知识大赛、健康巡讲、悦读活动、科普作品创作等9项主题活动宣传普及中医药知识，优化发展中医药事业的社会氛围，黑龙江代表队在全国中医药知识大赛中获得季军。（曲　峰）

【上海市2018年中医药工作概况】 截至2018年底，上海市共有中医类医院26家，其中，三级甲等中医、中西医结合医院8家，二级甲等中医、中西医结合医院13家，社会办中医、中西医结合医院5家，中医门诊部、诊所339间；中医类医院编制床位9893张，比2017年增长3.16%；全市共有中医类执业（助理）医师9026人，比2017年增长8.64%，其中国医大师6位（健在2位）、全国名中医3位、上海市名中医137位（健在97位）；上海市中医类医院门急诊总诊疗人次2489万人次；上海市65岁以上老年人和0～36个月儿童中医药健康服务目标人群覆盖率分别达到56.31%和儿童66.37%。

一、政策法规

《上海市发展中医条例》修订取得实质性进展，正式被市人大列入2018～2022年立法规划。制定出台《上海市中医医术确有专长人员医师资格考核注册管理实施细则（试行）》。2018年5月10日，上海市人民政府办公厅转发《上海市进一步加快中医药事业发展三年行动计划（2018～2020年）》，专项投入资金3.23亿元。10月15日，上海市人民政府印发《上海市中医药发展战略规划纲要（2018～2035年）》。

二、医政工作

继续加强中医医疗机构建设。上海市着力推进上海中医药大学附属龙华医院浦东分院、上海市中医医院嘉定分院建设，崇明区中西医结合医院（筹）和闵行区吴泾中西医结合医院（筹）专项有序进行。上海中医药大学利用双一流学科优势，加强附属医院建设，并研究制订康复等若干重点领域建设方案。

系统推进中医临床重点专科建设。2018年，上海市急诊和重症医学等9个专科被列为国家区域中医诊疗中心建设单位。上海中医药大学附属曙光医院肝病科等27个临床重点专科被列为上海市“十三五”临床重点专科建设项目。为进一步发挥中医药在康复服务中的特色优势，上海市开展中西医结合康复诊疗能力提升专项建设，提升中医医院康复科服务能力，推进中医药技术方法在综合医院、专科医院临床康复诊疗中的应用。

着力推进中西医临床协作。上海市启动重大危重医疗事件中西医协同响应与中医药干预平台建设，提升重大疑难疾病中西医结合诊治能力。2018年，上海中医药大学附属曙光医院肝病等7个项目被列为国家重大疑难疾病中西医临床协作试点建设项目；上海市中医院再生障碍性贫血、上海交通大学附属仁济医院IgA肾病等19个项目被纳入上海市重大疑难疾病中西医临床协作试点。

全面落实基层中医药服务能力提升工程“十三五”行动计划各项建设任务。上海市以新一轮中医药特色社区卫生服务示范中心建设为抓手，实施家庭医生中医药服务示范岗、中医药融入家庭医生服务试点区等项目建设，继续推进中医药融入社区卫生服务发展。上海市徐汇、长宁、虹口、嘉定、奉贤等区通过全国基层中医药工作先进单位期满复审现场评估。

启动新一轮中医医院复评审相关工作。上海市探索建立融综合评价、医院评审、专科建设、质量管理等各项工作有效联动机制；优化质控考核标准与办法，强化整改追踪；启动中药代煎企业管理规范及相关考核办法修订工作，实施对饮片、制剂管理和中成药应用等专项检查；结合中医临床重点专科和临床项目管理要求，启动临床类项目管理平台和中医优势病种数据库建设，开展中医疾病诊断编码等专项培训。

开展中医专科专病联盟建设。上海市形成29个由三级医院牵头，二级医院、社区卫生服务中心合作专科（专病）联盟试点；继续完善不同中医药资源配置下家庭医生中医药服务模式，探索多方资源整合下的“预防－治疗－康复”结合社区健康服务新模式；上海中医药大学附属龙华医院被列为国家现代医院管理制度试点单位建设，上海市长宁区天山中医医院等6家中医医疗机构被列为国家现代中医医院管理章程试点单位建设。开展公立中医医院财政投入、服务价格机制等研究，中医热奄包治疗等63项诊疗服务项目被纳入上海市第四批医疗服务价格调整目录。

三、科研工作

持续推进中医药传承创新。上海中医药大学“上海中医药慢性病防治与健康服务省部共建协同创新中心”列入教育部省部共建协同创新中心。曙光医院国家中医药传承创新工程建设方案获得批复并开始建设；岳阳医院成为第二批国家中医临床研究基地建设单位。

不断加强中医药学术传承。在海派中医流派传承工程建设基础上，上海市推进流派临床传承基地优势专病专科建设工作，打造“海派中医”服务品牌；加强国医大师传承工作室、全国名中医和全国名老中医药专家传承工作室建设。

促进中医药创新。上海市实施中医药理论创新、中医药文献、中医药重大临床和中药安全性评价研究等研究项目，加快上海中医药创新能力的进一步提升。

四、教育工作

持续推进重点学科和人才基地建设。上海市申报的国家中医药管理局“十二五”重点学科建设项目全部通过验收。2018年国家卫生健康委、上海市人民政府合作的“上海建设国家中医药高层次人才培养基地”项目配置了优质教学资源，高质量完成全国中医优秀人才和外向型人才研修项目“强素养”模块培训任务。上海市建设的中医类别执业医师资格考试基地通过国家医师资格考试实践技能考试基地评估。

不断探索中医药人才培养模式。在海上名医高级经验传承班和中医药人才学术共同体人才培养基础上，上海市实施新一轮中医药领军人才建设和高层次中西医结合人才培养计划。

结合国家中医药“百千万”人才工程的实施，不断加强上海市中医药人才队伍建设。上海市11名中医专家入选国家中医药管理局岐黄学者；启动新一批杏林新星人才计划，其中来自社区基层培养对象占30%以上。

加强中医药毕业后和继续教育。上海市继续有序推进中医住院医师规范化培训和专科医师培训工作，结合中医药继续教育，探索建立各级中医药专业技术人员岗位培训标准。

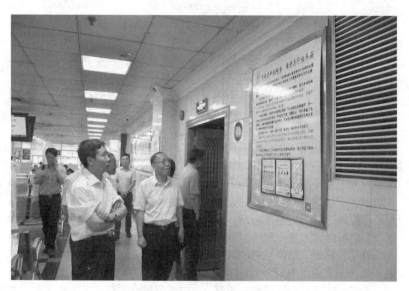

2018 年 6 月 27 日，国家中医药管理局领导赴上海市群力草药店调研

五、文化建设

上海市获全国首届中医药健康文化知识大赛“优秀团队”及“最佳组织奖”；在全国贯彻实施中医药法主题有奖征文活动中，上海市报送作品数、获奖作品数均位列全国第一；在第五届全国悦读中医活动中，上海市报送作品数、进入复赛作品数、获奖作品数均位列全国第一；根据国家中医药管理局发布的 2017 年度《中国公民中医药健康文化素养调查报告》显示，上海市居民中医药健康文化素养水平持续位列全国第一。

推进上海市中医药文化建设重点工作。上海市承办大美中医·大师论坛，3 位院士、13 位国医大师、19 位全国名中医、近百位资深专家参会；举办太极健康·你我同行——2018 年上海市中医传统功法大赛，现场 600 余名市民群众参加活动，网络图片直播点击率突破 118 万人次；指导制作全国首档中医药传承人电视深度访谈《听·传人说》及大型中医药纪录片《解码中医地图》摄制。

六、党风廉政建设

上海市贯彻落实党对新时代卫生和健康工作的全面领导，中医药事业发展全面融入上海卫生健康事业发展总体框架，统一部署、统筹实施。上海市各级卫生行政部门和公立中医医院切实加强领导班子、干部队伍和人才队伍建设，强化对党员的教育、管理、监督，将思想政治工作和医德医风建设有效结合，发挥基层党组织战斗堡垒作用和党员先锋模范作用，为卫生健康事业发展提供政治保证、思想保障和组织保证。

七、其他工作

着力推进中医药国际化。中医药国际化工作取得进展，ISO/TC 249 秘书处工作不断推进，沈远东教授当选新一任主席。以上海专家为主承担的 ICD－11 传统医学部分编制工作取得重大成果，传统医学首次被纳入 2018 年 WHO 颁布的 ICD－11 版。服务国家“一带一路”倡议，结合太极文化深厚底蕴，创立“太极健康中心”，海外首家“太极健康中心”在希腊成立。上海市卫生健康委与泰国卫生部替代医学司续签新一轮 5 年的合作协议，龙华医院与泰国华侨中医院共建“中泰中医药中心”揭牌。继续支持“中国－捷克中医中心”、“海上中医”迪拜和德国海外中医药中心建设。“中国摩洛哥中医中心”正式被纳入国家卫生健康委国际项目，毛里求斯中医中心取得积极进展，与新加坡、马耳他等国的合作稳步推进。

深入基层，开展中医药发展大调研。上海市中医药管理局走进基层单位、患者群众、医护人员，听取意见和建议，深入了解中医药事业改革发展面临的矛盾和问题，把握工作中存在的差距和不足，争取相关部门支持。2018 年走访政府部门、医疗机构、社会组织、相关企业等调研对象 50 余个，收集问题建议 200 余条，包括影响中医药事业发展、百姓看病就医和社会办医，以及医养结合等重点问题，积极协调相关部门，研讨解决路径。

（王　翀）

【江苏省 2018 年中医药工作概况】 截至 2018 年底，江苏省拥有中医类医疗机构 1987 个，中医床位 62369 张，每千人口中医床位数达到 0.77 张。三级中医医院 40 所，其中三级甲等中医医院 18 所。江苏省中医类医院提供 5203.91 万诊疗人次、入院人数 180.98 万人，江苏省中医院连续 18 年门急诊量位居全省医疗机构第一。

一、政策法规

江苏省深入学习贯彻党的十九大精神，以习近平新时代中国特色社会主义思想武装头脑，贯彻落实习近平总书记关于发展中医药的重要论述和孙春兰副总理调研讲话精神，推动中医药各项工作。江苏省中医药管理局第一时间将 2018 年全国中医药工作会议和全国中医药局长专题学习研讨班精神向江苏省卫生计生委主任和分管副省长汇报，制定印发《2018 年全省中医药工作要点》、召开 2018 年全省中医药工作会议、举办中医院院长培训班予以贯彻落实；转发中共国家中医药管理局党组《关于进一步深入学习贯彻习近平总书记对中医药工作系列重要指示精神的通知》，并根据委党组书记、委主任批示，印发《关于江苏省进一步深入学习贯彻习近平总书记对中医药工作系列重要指示精神的通知》，部署全省学习贯彻工作。

深入推进中医药法的贯彻实施。江苏省一是将相关配套制度建设列入年度工作要点，并要求各设区市积极协调、沟通，推动中医药地方性法规的制定。二是组织各级中医药机构参加中医药法网络竞赛活动。江苏省中医药管理局会同省人大常委会教科文卫委员会举办江苏省《中华人民共和国中医药法》普法培训班。三是稳妥抓好中医药法配套政策落地。江苏省中医药管理局启动《江苏省发展中医条例》修订工作，完成《江苏省中医药条例》立法参阅资料汇编及草案初稿；起草印发《江苏省中医医术确有专长人员医师资格考核注册管理实施细则》，组织开展江苏省中医医术确有专长人员医师资格考核报名工作，印发《关于做好2018年江苏省中医医术确有专长人员医师资格考核报名工作的通知》《2018年江苏省中医医术确有专长人员医师资格考核报名指南》；落实《中医诊所备案管理暂行办法》，江苏省已备案中医诊所547家。

二、医改工作

江苏省中医药管理局按照省级综合医改试点工作统一部署，充分发挥中医药在深化医改中的特色作用。一是启动部署全省中医医院章程制定工作。召开中医医院章程试点工作研讨会，遴选并上报国家中医药管理局江苏省2018年中医医院章程制定试点名单，指导推进2018年试点中医医院做好章程制定工作。二是积极推进家庭医生中医药工作签约服务。出台《关于开展家庭医生预约上门服务的指导意见》和《江苏省家庭医生工作室建设管理办法》，将中医药内容纳入其中。三是积极推动治未病健康工程开展。印发《关于进一步推进实施治未病健康工程的意见》，进一步发挥中医药在治未病、防治慢性病、康复中的重要作用。

三、中医药服务能力提升工作

江苏省中医药管理局起草印发《江苏省中医重点专科管理办法》，规范中医重点专科建设管理；组建江苏省中医病案、中药药事和中医肛肠质控中心专家委员会，印发新版江苏省中医住院病案首页；完成国家对国家“十二五”中医重点专科建设单位第三方评估调研；组织专家组对已满建设周期的20个省中医重点专科建设单位进行终期验收；遴选确定18个第三批省综合医院示范中医科建设项目，通过项目引领，促进综合医院、妇幼保健院中医药科室建设；启动重大疑难疾病中西医临床协作试点工作，江苏省中医院、省中西医结合医院胃癌、慢性肾功能不全、甲亢3个病种入选国家试点项目。有效提升基层中医药服务能力。

江苏省中医药管理局大力实施基层中医药服务能力提升工程“十三五”行动计划，印发《关于加强基层医疗卫生机构中医馆和中医阁建设的通知》，进一步加强基层医疗卫生机构中医综合服务区工作；遴选确定264个2018年度基层医疗卫生机构中医药综合服务区（中医馆）、30个2018年度省乡镇卫生院示范中医科建设项目，以及20个省级中医药特色社区卫生服务中心建设项目；推进江苏省基层医疗卫生机构中医诊疗区（中医馆）健康信息平台建设，组织开展江苏省项目自验收工作，已接入省级中医药数据中心中医馆健康信息平台的中医馆计1042个；大力培训基层中医药适宜技术，印发《关于开展中医药适宜技术推荐和遴选工作的通知》，组织开展中医药适宜技术推广培训，开展基层中医药工作先进创建。徐州市、扬州市通过全国基层中医药工作先进单位评审，完成南京市、苏州市2个设区市和22个县（市、区）全国基层中医药工作先进单位复审。

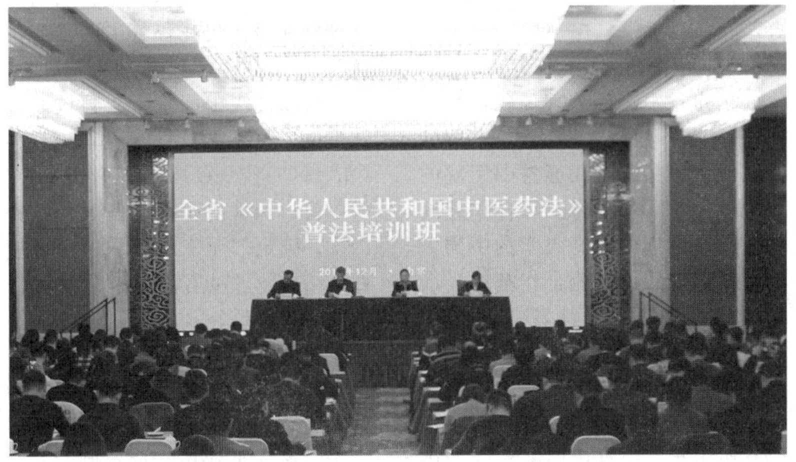

2018年12月25日，由江苏省中医药管理局、江苏省人大常委会教科文卫委员会主办的全省《中华人民共和国中医药法》普法培训班在江苏南京召开

四、中医药人才队伍建设工作

江苏省一是突出中医药高层次人才培养，开展新一轮省中医药领军人才培养计划，遴选确定29名培养对象；开展优才学习沙龙，搭建人才培养平台；5人入选岐黄学者计划，21个国家中医药管理局“十二五”中医药重点学科和20个省“十二五”中医药重点学科通过验收。二是优先加强基层人才队伍建设。江苏省中医药管理局印发《全国和省名老中医药专家传承工作室基层工作站建设实施方案》，组织45个全国和省名老中医药专家传承工作室在基层医疗卫生机构建设68个工作站，推进优质中医药资源下层；组织编撰基层卫生技术人员中医药知识和技能培训系列丛书；协同做好农村免费医学生订单培养工作。新招录中医全科人员167人，结业160人。三是强化中医师承教育工作。江苏省中医药管理局组织召开名老中医药专家传承工作室推进会，新增全国名老中医药专家传承工作室和基层名老中医药专家传承工作室建设项目9个。四是加快中医住院医师规范化培训制度建设。江苏省中医药管理局优化中医住院医师规范化培训管理平台，强化过程管理；举办中医住院医师规范化培训骨干师资培训班；新增国家培训基地5个，遴选协同单位22个；1466

人结业，新招中医住院医师规范化培训学员1218人。五是统筹加强各类各层次人才培养培训工作。江苏省启动名中医评选工作，开展新一期西学中高级人才研修班；新增全国中药特色技术传承人才培养对象10名、全国中医护理骨干人才培养对象12名。

五、中医药科技工作

一是加强重点平台建设。江苏省中医药管理局组织研究制订国家中医临床研究基地、重点中医药科研机构建设方案，打造高水平的中医药技术创新和成果转化平台，改善中医药科技创新基础条件，强化平台的科技支撑作用；设立国家中医临床研究基地开放课题，建设江苏省中医临床研究院分院，搭建科研协作网络，优化整合资源。二是做好重点科技项目的实施。江苏省中医药管理局召开中药资源普查工作部署会，新遴选确定16个普查地区；组织对10个中药标准化项目进行阶段性督导；推进中医康复平台和服务能力建设；组织实施省中医药科技计划，立项课题82项。三是规范中医药科技管理工作。江苏省中医药管理局建立科技项目年度统计制度，对科技项目实施情况建立定期督导制度，严格科研项目动态管理；组织对137项省中医药科技项目进行集中验收；获得国家重点研发项目3项，中国中西医结合学会科学技术奖一等奖1项。

六、中医药文化建设

江苏省中医药管理局印发并组织实施《中医中药中国行——江苏省中医药健康文化推进行动2018年活动实施方案》。以中医药法实施一周年为契机，江苏省13个市同期举办中医药健康文化大型主题活动，广泛开展中医药方针政策和科普知识的宣传，在南京举办“中医中药中国行——2018年江苏省中医药健康文化大型主题活动”，同期启动第五届全省中医药文化科普宣传周活动。江苏省举办百场讲座，累计参与活动群众近4.64万人次，发放科普宣传资料8.19万份，接受义诊咨询2.02万人次。《江苏省中医药管理局印发江苏省中医药健康文化知识大赛实施方案》，组织开展江苏省中医药健康文化知识大赛省级选拔赛，80家医院、7家院校、5家企业、64家基层社区代表参赛，开通中国江苏网线上答题互动平台，由中国江苏网进行半决赛、决赛的同步图文直播，设置“社会公众参与奖”。截至2018年12月31日，线上答题图文直播浏览量超13万。在全国决赛中江苏省代表队获优秀团队奖，江苏省中医药管理局荣获“最佳组织单位”称号。江苏省中医药管理局开展岐黄校园行313场次，活动参与受益人数达5.10万人；组织开展以“悦读中医，健康中国”为主题的征文活动，共提交作品86件，有55件作品进入复评；开展中医药健康文化精品遴选，共征集到微视频、图文、文创作品（产品）等中医药文创产品和文化作品近70件，提交中华中医药学会参评作品共计33件；开展第八届“中医药就在你身边”中医药健康巡讲活动，推动中医药文化进校园、进军营、进边防、进机关；继续举办全省中医药信息宣传员培训班，加强中医药文化科普人才队伍建设；制订印发《2018年江苏省中医药健康文化素养调查工作实施方案》，组织开展江苏省14个调查点的调查工作。江苏省中医药管理局会同省旅游局组织制定省级中医药健康旅游示范区（基地、项目）评定标准编制和评选办法。

七、中医药国际合作

江苏省中医药管理局积极参与“一带一路”建设，开展中医药国际交流合作，完成对江苏省中医院的“一带一路”中医药国际合作基地（江苏）、南京中医药大学的中国－澳大利亚中药材产业合作基地（塔斯马尼亚州）2个江苏省承担的2017年度中医药国际合作专项的验收工作。江苏省中医院的中国－法国中医药中心（巴黎）、中医惠侨国际合作工程，南京中医药大学的中国－瑞士中医药中心（苏黎世）、中国－澳大利亚中医药中心（墨尔本）列入国家中医药管理局2018年度中医药国际合作专项项目，并通过验收，白俄罗斯莫吉廖夫南京传统医学中心揭牌成立并正式开业。江苏省中医药管理局协助江苏省卫生健康委国合处举办仁心仁术·中国传统医学与马耳他展览，国际知名度和影响力显著提升；完成2016～2017年江苏省中医药服务贸易发展调查报告；协助省侨联组织第十次全国归侨侨眷代表大会中国侨联海外顾问、海外委员访问江苏省中医院，参观中医药事业发展成果。进一步扩大中医国际影响力。

（朱　蕾）

【浙江省2018年中医药工作概况】

一、中医改革

开展“最多跑一次”改革，继续深化“看中医减少跑”。浙江省各级各类中医院全面优化窗口服务、检查检验、住院服务、日间服务、便民惠民、综合救治、联合诊疗等环节和措施，改进服务方式、优化服务流程、提升服务绩效，群众看病就医的痛点堵点难点得到疏解，省市级医院高峰排队平均时间从8分钟缩短到4分钟，门诊和病区智慧结算率分别达到79.85%、72.71%，95%的三级甲等医院开展日间手术，浙江省100%的中医院能够提供中药饮片代煎配送到家服务。以嘉兴市中医院等为代表，大力发展“互联网＋中医药”服务，依托信息化技术重构就医流程，取消人工窗口挂号，实现智慧中医“零排队”。

鼓励县级中医院牵头县域医共体建设。浙江省11个医共体试点县（市、区）有9家县级中医院作为牵头单位；加大对牵头中医院的扶持力度，确定“十三五”中医药（中西医结合）重点学科7个、省中医药科研项目6个、中医药优势病种5个、省中青年名中医和省基层名中医及培养对象18名。浙江省中医药管理局联合省人力社保厅开展基层中医门诊常见病按病种支付方式改革，在浙江省县级及以下医保定点医疗机构，推出首批按病种付费的8个病种9种证型的协定处方。

推进基层中医化。浙江省13家县级中医院入选首批全国县级强院，数量居全国第三；嘉兴市创建为市级全国基层中医药工作先进单位；22个县（市、区）通过全国基层中医药工作先进单位国家级复审考核；新建基层标准中医馆208家，推广中医药适宜技术482项，中医药基本公共卫生服务项目达到并超过国家规定标准。着力提升基层医务人员的待遇，吸引高学历中医药人才安心社区、农村工作。推进基层中医应用智能化，建立智慧中医药服务共享中心，鼓励建立共享中药房。

深化“三医”联动改革。浙江省认真贯彻习近平总书记在全国卫生与健康大会上提出的“两个允许”的重要讲话精神，强化医疗、医保、医药、医院、医生、中医“六医”统筹协调推进；开展中药饮片管理专项检查，建立科学合理的中药饮片价格形成机制，遏制过度用药和大处方；将开具中医大处方作为名中医评选的关键指标，并纳入中医医院等级评审、中医药重点专科建设重要考核指标。

二、质量管理

浙江省制订《浙江省中医医疗机构医疗质量专项整治工作方案》，组织专家对4家省级中医医院开展全方位检查；推进公立中医医院综合考核评价，加强医疗质量安全管理和风险排查；全面启动在浙江省二级以上中医医院（中西医结合医院、中医专科医院）应用疾病诊断相关分类（DRGs）开展医疗服务质量与绩效评价工作，完成三级中医医院36.60万份病案分析和绩效分析简报，将中医医院应用DRGs考核工作纳入“健康浙江”评价指标；扎实推进《中医诊所备案管理暂行办法》及系列配套文件的落地，完成302家诊所备案；完善全省中医药质控体系，新建针灸、推拿、中西医结合康复3个质控中心，依托省病历、院感、中药、护理质控中心开展培训，提高质控水平；对169家中医院进行中药饮片管理专项检查，强化中药饮片的采购、验收、养护、煎煮等制度落实。

三、医政工作

修订中医医院等级评审标准，提升中医医院综合实力。加强中医院基础设施建设，推动浙江省中医院、浙江省新华医院、浙江省中山医院、宁波市中医院全国中医药传承创新工程重点中医医院项目建设；临安等11家县级中医院启动医院搬迁和改扩建工程，长兴县中医院等5家县级中医院被纳入中央投资项目；乐清县中医院、临海市中医院申报2019年中央投资项目；加强综合医院和妇幼保健机构中医药科室建设，杭州市西溪医院等10家医院获得全国综合医院、妇幼保健院中医药工作示范单位称号。强化中医专科专病建设，浙江省中医院的血液科、杭州市中医院的肾病科创建国家区域中医（专科）诊疗中心，浙江省立同德医院的重度抑郁、浙江省中医院的胃癌、浙江省新华医院的系统性红斑狼疮3个项目被纳入全国重大疑难疾病中西医临床协作试点项目；遴选一批中医、中西医结合、中药、护理等重点专科建设项目。

四、科技工作

浙江省中医药管理局完成第一批国家中医临床研究（血液病）基地建设中第二批科研专项共15个课题中期督导，浙江省新华医院入选第二批国家中医临床研究基地建设项目；支持浙江省中医药研究机构建设青山湖科创园区，完成“十二五”中医药重点学科验收和开展“十三五”中医药重点学科检查，新增浙江省中医药重点实验室建设项目1项，确定浙江省重大疾病中医药防治中心筹建项目9个，实施2019年度浙江省中医药科技计划立项347个。浙江省中医药管理局加强中医文献整理研究工作，出版《温病学说传承与创新——浙江温病学家经验集粹》《常见病症古代名家医案选评丛书》等，国家公共卫生资金项目“中医药古籍保持与利用能力建设”项目通过验收。

五、教育工作

浙江省中医药管理局召开表彰国医大师全国名中医暨首批浙江省国医名师命名大会，省长袁家军接见浙江省国医名师和部分省名中医代表；选拔和培养高层次中医药人才，新增国家岐黄学者3名、省国医名师10名、省级名中医40名、全国名老中医药专家传承工作室5个；遴选省级基层名中医培养对象112名、中医护理优秀人才培养对象60名，组织150名基层卫生技术人员进行中医药知识与技能培训；确定23家国家中医住院医师规范化培训基地协同单位，新招中医住院医师规范化培训学员918名；争取国家中医继续教育项目108项，评定省级中医继续教育项目152项；新增西学中班10个；完成中医医术确有专长人员的医师资格审核考核工作。

六、健康服务工作

浙江省成立浙江省中医药健康产业集团有限公司，主要以道地药材种植、中药研发制造、中医药文化产业、中医医疗康复养老为四大主要业务板块，全力服务“健康浙江”战略；推进中医药特色街区、

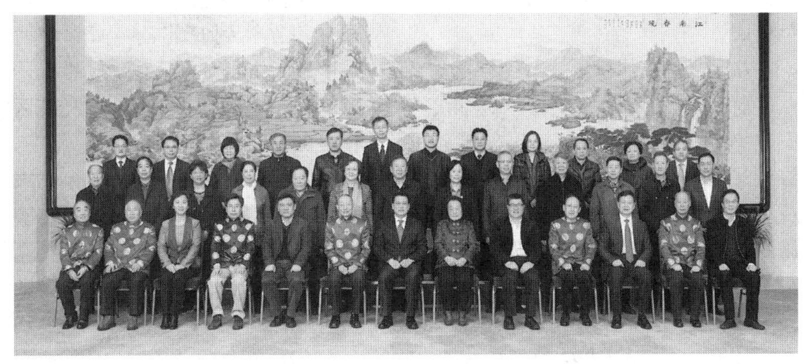

2018年1月23日，由浙江省中医药管理局主办的浙江省表彰国医大师、全国名中医暨省首批国医名师命名大会在浙江杭州举行

特色小镇和中医药一条街建设；新增12家省中医药文化养生旅游示范基地，浙江龙泉灵芝产业基地、浙江佐力郡安里中医药养生体验园获批国家中医药健康旅游示范基地。浙江省开展参麦注射液、康莱特注射液国家中医药标准化项目阶段评估，新增39个县开展中药资源普查。打造道地药材品牌，遴选确定铁皮石斛、衢枳壳、乌药、三叶青、覆盆子、前胡、灵芝、西红花为新"浙八味"中药材培育品种，助力农民致富，2018年全省中药材种植面积70万亩，总产值63.50亿元，为40万山区农民增收和当地经济发展发挥了重要作用。推动中医药国际化，"中国－以色列中医药中心""中国－罗马尼亚中医药中心"列入2018年度国家中医药管理局中医药国际合作专项建设名单。

七、文化建设

大力弘扬中医药文化，胡庆余堂中药博物馆成为国家中医药文化宣传教育基地；浙江省卫生健康委、省文化和旅游厅、省中医药管理局联合出台《浙江省中医药文化推进行动计划（2019～2025年）》，确定未来7年浙江省高水平推进中医药文化发展5个方向20项任务。浙江省中医药管理局编写《中医药与健康》教参、教具，推动省教育厅创建一批中医药特色小学；开展中医药文化进农村礼堂活动，内容包括中医药健康咨询（义诊）、中医药文化演出、中医药文化展览等；举办首届浙江省中医药健康文化知识大赛，坚持"中医中药进党校"常态化，举办《养生大国医》中医养生节目。

八、党风行风

浙江省深入学习习近平新时代中国特色社会主义思想，深刻领会习近平总书记关于发展中医药的新观点新论断新要求的精神实质，提高政治站位，增强政治自觉，树牢"四个意识"，坚定"四个自信"，坚决维护习近平总书记在党中央和全党的核心地位，坚决维护党中央权威和集中统一领导。浙江省中医药管理局贯彻落实中央《关于加强公立医院党的建设工作的意见》和浙江省委《关于加强新时代公立医院党的建设工作的实施意见》，坚持公立中医医院党委的核心领导作用，落实集体领导和个人分工负责相结合等制度；推进清廉中医医院建设，对标《关于推进清廉医院建设的实施意见》，紧紧围绕构建党风清正的政治生态、院风清朗的行业生态、医风清新的道德生态3个方面，加强医院清廉建设，推动"健康浙江""清廉卫生"建设再深化，推动中医药系统全面从严治党向纵深发展、向基层延伸、向每个支部和党员覆盖。（陈良敏）

【安徽省2018年中医药工作概况】

一、《安徽省中医药条例》立法工作

2018年，安徽省人大常委会将《安徽省中医药条例》列入2018年立法计划调研类项目。安徽省卫生健康委、省中医药管理局加快法规文本的起草工作，成立由安徽省卫生健康委政策法规处、中医药发展处、中医药服务管理处相关人员及部分中医药专家学者组成的调研起草小组，对安徽省中医药发展情况进行全面摸底调查，多次召开座谈会，广泛征求意见，经反复研究论证，以及对各方面意见进行综合、梳理、论证，初步形成《安徽省中医药条例（草案）》讨论稿。5～10月，安徽省中医药管理局会同省人大常委会法工委、教科文卫工委和原省人民政府法制办组织开展立法调研工作。立法调研分4个组，由安徽省卫生健康委、省中医药管理局领导带队，到皖北、皖南和皖西的5个市和宁夏开展立法调研活动。

二、中医医术确有专长人员医师资格考核

为加强对中医医术确有专长人员医师资格考核工作的领导，安徽省卫生健康委、中医药管理局成立安徽省中医医术确有专长人员医师资格考核注册管理工作领导小组和办公室；制定并颁布《安徽省中医医术确有专长人员医师资格考核注册管理实施细则（试行）》；建立考核专家库，制定专家库管理办法，首批已有541名中医药专家入库；发布考核公告，认真组织报名，同时严格审核把关，确保申报质量。安徽省在县级初审公示、市级复审的基础上，组织精干力量对各地申报的近3000份材料进行为期半个月的集中审核，同时对5800余名推荐医师信息进行认真核查；在严格审查的基础上，对符合条件的2831名申报人员进行公示，及时制作准考证并发放到每个考生手中。2018年12月27日～2019年1月2日，考核工作在安徽合肥举行，安徽省卫生健康委主任陶仪声，安徽省卫生健康委副主任、省中医药管理局局长董明培等到考核现场进行巡视并提出工作要求。安徽省16个市105个县区2800多名申报人员参加现场考核。安徽省中医药管理局从全省各级各类医疗机构中抽调280多名中医药专家执考，从安徽中医药大学及省直有关医疗卫生单位抽调100余名工作人员参加考务工作，保证现场考核工作的顺利完成。

三、中医药改革

安徽省在综合医改试点平台上、在"三医联动"的框架下，重点推进中医医院医共体建设和中医药医保支付方式改革。安徽省由县中医院牵头的医共体县域扩大到54个，联合400多个乡镇卫生院，牵头服务人口1907.60万人。中医药医保支付方式改革试点取得新进展，群众的受益面不断扩大，阜阳市、亳州市、池州市等地将试点范围延伸到县级综合医院和基层医疗卫生机构；六安市所辖县域将中医药支付方式改革纳入城乡居民医保。在推进中医临床路径管理方面，省、市、县级中医院执行率均达到年度目标，三级中医院与二级中医院完成临床路径病例数占出院人数的百分比平均值分别为32.60%和53.70%。在加强中医医院规范管理方面，启动等级医院评审，对安徽省12所三级中医院开展等级评审，并对二级中医院评审作出制度安排。在推动中医诊所备案管理方面，安徽省新增中医备案诊所170个。在推进智慧医疗

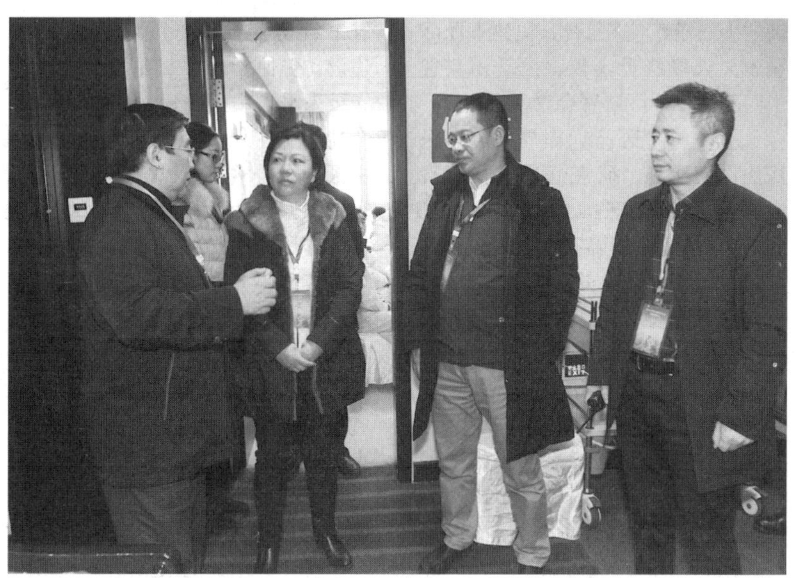

2018 年 12 月 28 日，安徽省卫生健康委主任、省中医医术确有专长人员医师资格考核注册领导小组组长陶仪声巡视 2018 年度全省中医医术确有专长人员医师资格考核工作

方面，安徽省在旌德县开展基层中医药智慧医疗改革试点，为村医诊断、健康管理提供 AI 助手，国务院医改领导小组刊发简报予以推介。

四、中医药“四名”工程建设

2017 年，安徽省 9 个部门制订并印发《安徽省中医药“四名”工程实施方案》，提出到 2020 年建设 15 个中医名院、60 个中医名科、200 个中医名医、10 个区域中药制剂中心等。2018 年，中医药“四名”工程建设列入省人民政府重点工作任务。在名院建设方面，确定 5 所中医医院进行重点建设，积极推进 4 个国家中医药传承创新基地建设，3 家单位完成立项批复，2 家单位完成可研批复。在名科建设方面，安徽省中医院肺病科、脑病科列入国家中医（专科）区域诊疗中心建设项目，安徽省中医院内分泌科列入培育项目。12 个“十二五”中医药重点学科通过国家验收。安徽省中医药管理局积极开展省级中医（专科）区域诊疗中心建设工作，已完成项目申报，拟确定 10 个省级中医（专科）区域诊疗中心建设项目；确定 29 个省级重点中医专科、60 个省级特色中医专科建设项目。在名医培养方面，2018 年，安徽省确定 15 名中医药领军人才、12 名中医药领军人才培养对象；评选出 72 名安徽省名中医、76 名安徽省基层名中医，新增近百个名中医及基层中医传承工作室。在名药建设方面，安徽省加强区域中药制剂中心建设，重点支持 4 个区域中药制剂中心、6 个中药炮制技术传承基地提升能力。实施中药材产业扶贫行动，加强两批 43 个“十大皖药”产业示范基地建设。

五、基层中医药服务能力提升工程“十三五”行动计划

2018 年，安徽省卫生健康委、省中医药管理局会同省人力资源社会保障厅、省医疗保障局、省药品监督管理局等部门联合对《安徽省基层中医药服务能力提升工程“十三五”行动计划》落实情况进行督导，对 16 个市、37 个县区、296 个基层医疗卫生机构进行实地检查。重点建设 232 个基层中医馆，使该省基层中医馆数量达到 936 个，并为 300 个基层中医馆建设云平台；1 个省辖市和 12 个县区创建为全国基层中医药工作先进单位，安徽省全国基层中医药工作先进单位达到 26 个。

六、中医药健康服务

亳州市国家中医药健康旅游示范区建设顺利推进，霍山大别山药库等 4 个中医药健康旅游基地被确定为国家中医药健康旅游示范基地。安徽省中医药管理局会同省旅游局起草《安徽省中医药健康旅游示范基地标准》，确定第三批 14 个省级中医药健康旅游基地。实施中药材产业扶贫行动，安徽省中医药管理局会同省扶贫办、省农委、省经信委等相关部门，多次召开座谈、对接、推进会，引导龙头企业与贫困县结成对子，现场签订合作协议。

七、中医药健康文化推进行动

在中医药法实施一周年之际，安徽省中医药管理局在全省组织开展中医中药中国行——2018 年安徽省中医药健康文化推进行动。2018 年 7 月 1 日，安徽省暨亳州市主题活动在亳州市魏武广场举行。安徽省各市及省直管县 7 月 1 日当天也同时开展中医药健康文化推进行动主题活动。据初步统计，安徽省有 32290 名群众参加活动，发放中医药宣传资料 8 万余份。安徽省中医药管理局认真组织开展中医药文化知识竞赛活动，举办“济人杯”安徽省中医药健康文化知识大赛，安徽省共有 48 支队伍 144 人参加复赛，6 支代表队和 6 名队员组成的 2 支联队进入电视录播现场决赛，选拔推荐优胜队参加全国大赛，安徽省代表队进入半决赛，并荣获“全国总决赛优秀团队奖”，安徽省中医药管理局获得“最佳组织单位奖”，亳州市华佗中医院执业中医师卢航在参加百人团比赛赢得总决赛第二名。

在对外交流与合作方面，安徽省中医药管理局参加美国马里兰“中国安徽周”等系列活动，举办合作论坛和“魅力安徽”中医药图片展；与俄罗斯、德国、匈牙利、奥地利等国家就办学、培训、科研和学术交流等深化合作。（王继学）

【福建省 2018 年中医药工作概况】截至 2018 年底，福建省中医类医院共计 92 所，其中中医医院 80 所、中西医结合医院 11 所、民族医医院 1 所。在 66 所二级以上中医院中，三级医院 15 所、二级医院 51 所。中医

门诊部143所、诊所1343所，综合医院中医科285个，专科医院中医科9个。福建全省各级中医类医疗机构实有床位数22117张、门急诊达1848.50万人次、出院65.70万人次。福建省中医执业（含助理）医师16098人，有国家级中医重点专科40个，省级中医重点专科61个，基层中医特色专科（专病）183个。福建省约98.10%的社区卫生服务中心、97.15%的乡镇卫生院、88.70%的社区卫生服务站、65.52%的村卫生室能够提供中医药服务，基层医疗卫生机构中医药服务量占总服务量的比例达到22%。福建省累计26个县（市、区）和1个设区市被评为全国基层中医药工作先进单位。

一、政策法规

为贯彻落实习近平总书记在党的十九大报告作出的“坚持中西医并重，传承发展中医药事业”重要部署，福建省中医药主管部门组织开展望闻问切“中医诊断”式调研，通过走访基层医务工作者、人大代表、政协委员、名老中医、企业代表，在省属和9个设区市召开11场座谈会，形成调查报告《福建中医药事业发展情况调查报告》上报福建省人民政府办公厅。

福建省中医药管理局制定落实《福建省中医药工作厅际联席会议制度》，调研起草《关于振兴中医药发展的十三条建议》，召开福建省厅际联席会议联络员会议，推动福建省中医药工作厅际联席会议常态化。

福建省中医药管理局推进中医药法贯彻实施，研究起草《福建省中医药条例（草案）》，制定印发《福建省中医医术确有专长人员医师资格考核注册管理实施细则》《福建省中医药事业发展省级专项补助资金管理暂行办法》。

二、医政工作

推动基层中医药服务能力提升。福建省中医药管理局贯彻实施《福建省中医固本工程三年行动计划（2018～2020年）》和《福建省基层中医药服务能力提升工程“十三五”行动计划》；继续开展基层医疗机构中医馆建设，2018年共开展建设150家基层医疗机构中医馆；继续开展闽赣合作，培训推广10项基层中医药适宜技术，培训人次超过1500人次；继续推进基层中医药工作先进单位创建工作，本周期有14个县（市、区）被确定为全国基层中医药工作先进单位，福建省的先进单位达到26个。泉州市在所辖县（市、区）均创建为先进单位的基础上，积极创建市级全国基层中医药工作先进单位，并通过国家级评审，成为福建省第一个创建为全国基层中医药工作先进单位的设区市。

加强中医名科名院建设。福建省继续落实福建省医疗“创双高”建设，督促指导项目单位加强4个省级高水平中医临床医学中心和25个高水平中医重点专科建设。福建中医药大学附属人民医院肛肠科、福建中医药大学附属康复医院康复科入选国家区域中医诊疗中心培育单位或建设单位。福建省中医药管理局修订印发《福建省中医重点专科（临床专业）建设标准评分细则》（2018年版），对建设期满的第六批省级中医重点专科建设项目进行评审验收，共有21个专科通过验收；支持省属和地市部分三级甲等中医院与全国顶尖中医院开展合作，建设名优中医院；督促指导福建中医药大学附属人民医院等3所中医医院推进国家中医药传承创新工程重点中医医院项目建设；通过组织开展评审评价、举办培训班，促进各级中医医院加强医疗质量和医疗安全管理，健全现代医院管理制度，提升中医医疗服务水平。4家三级中医医院通过新一轮等级评审，其中晋江市中医院由三级乙等晋升为三级甲等。

推广中医药信息化服务。福建省中医药管理局将中医药信息化建设纳入人口健康信息系统，统一规划，统筹实施，实现信息路网互联互通，依托省卫生计生信息管理平台，大力发展“互联网＋中医药”，探索互联网与中医药传统行业的智能化结合；继续加强省中医药数据中心及福建省中医馆健康信息云平台建设工作，逐步将福建省建设完成的基层医疗机构中医馆接入平台，利用系统功能为日常医疗活动服务。

加强中医药监督管理。福建省中医药管理局制订《福建省中医医疗机构传染病防治和感染防控监督执法专项检查方案》，完成对全省中医医疗机构传染病防治和感染防控监督执法专项检查。此次行动共抽查903家中医医疗机构，占福建省中医医疗机构的60%，其中二级以上中医类别医院63家。发现违法行为机构24家、立案2家、行政处罚单位5家，均责令违法行为机构限期整改。福建省进一步落实《中医诊

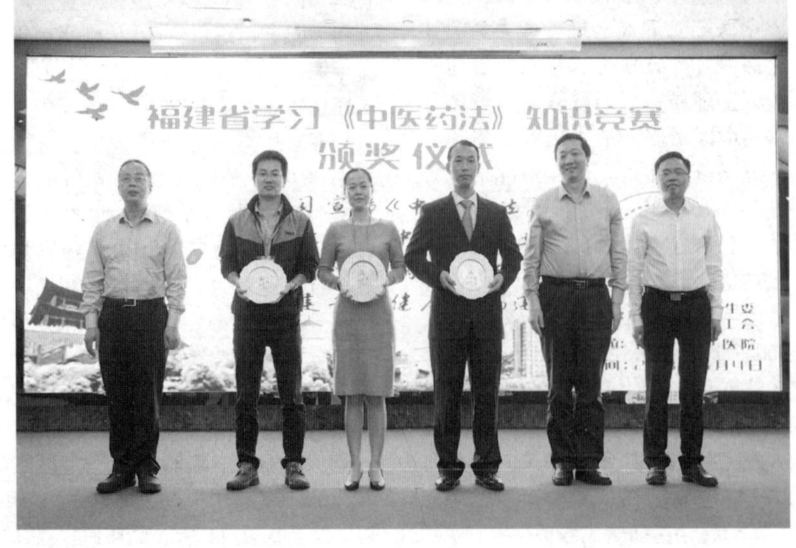

2018年5月4日，由福建省卫生计生委、福建省总工会主办的福建省学习《中医药法》知识竞赛在福建福州举办

所备案管理暂行办法》，加强对县级中医药主管部门相关人员的培训，做好中医诊所备案的监督管理工作，截至2018年底，福建省共备案中医诊所183家。

三、人才队伍建设

搭建名中医传承平台。福建省卫生健康委联合省人社厅评选公布出第二届省名中医共30人。截至2018年底，福建省共评出省级名中医63人。2017年9个全国基层名老中医药专家传承工作室、2018年2个全国基层名老中医药专家传承工作室和2个全国名老中医药专家传承工作室建设项目均获得国家中医药管理局批准立项。福建省中医药管理局组织开展2019年全国及基层名老中医药专家传承工作室建设项目申报工作；开展第三届国医大师1个传承工作室及3个全国名中医传承工作室建设；开展30个省名老中医药专家传承工作室建设；开展11个国家中医药管理局“十二五”中医药重点学科验收；开展福建省中医学术流派传承工作室评审。

推进高层次中医药人才培养。福建省中医药管理局选派20名青年中医临床骨干通过名中医访问学者项目，在全国范围内开展跟国家级、各省级名老中医学习；组织2016年全国中医护理骨干人才培训项目、2014年全国中药特色技术人才培训项目、福建省第三批老中医药专家学术经验继承工作结业考核；20人入选2018年全国中医护理骨干人才、全国中药特色技术传承人才培训项目；组织开展福建省2019年全国中药特色技术传承人才培训项目培养对象选拔考试。

加强中医药基层人才培养和中医住院医师规范化培训。福建省中医药管理局扎实开展基层卫生技术人员中医药知识与技能培训项目，进一步提高了基层中医药诊治水平和服务能力，印发《福建省2018年基层卫生技术人员中医药知识与技能培训项目实施方案》；招录2018级中医住院医师规范化培训学员257人，中医全科80人，中医类别助理全科医生4人，全科转岗70人。通过加强规范管理，保证福建省中医住院医师规范化培训质量。2018年福建省在全国30个参加中医住院医师规范化培训理论水平测试的省份中，平均分位列全国第五名。

四、文化传播与海外发展

深入开展“中医中药中国行——中医药健康文化推进行动”，福建省中医药管理局举办“中医药健康你我他”中医药健康文化主题活动；组织参加全国中医药健康文化知识大赛，获“优秀组织单位”奖；组织中医药健康文化素养调查，作为全国典型经验省份进行大会交流；开展第五届全国悦读中医活动、中医药健康文化精品遴选、确定11个省级中医药文化宣传教育基地建设单位；推动福建与港澳台地区及捷克、菲律宾等“一带一路”国家实现资源互动，福建中医药大学附属人民医院与捷克奥洛穆茨大学医院签署合作意向书；举办海峡两岸中医药发展与合作研讨会、中国泉州－东南亚中医药学术研讨会等中医药学术研讨会。

五、健康产业

福建省中医药管理局落实福建省人民政府中医药健康服务发展规划，培育中医药文化，发展健康旅游产业。一是将中医药元素与省风景名胜结合起来，申报国家级健康旅游项目。2018年3月，福建省厦门青礁慈济宫景区和漳州片仔癀产业博览园被评为第一批国家中医药健康旅游示范基地创建单位。二是突出最具福建特色的茶和温泉两类养生元素，福建省中医药管理局会同省旅游发展委员会组织专家，对申报创建养生休闲基地的单位进行综合评审，评审出12家第二批养生旅游休闲基地示范单位。三是继续开展中药资源普查工作，2018年福建省36个县（市、区）开展第4次全国中药资源普查工作，完善中药资源动态监测信息和技术服务体系；开展中药药用植物重点物种保存圃建设，提高基层药用植物资源保存、繁育、科普和合理利用的能力；开展中药炮制技术传承基地建设，挖掘整理中药特色炮制经验、技术与理论。（张锦丰）

【江西省2018年中医药工作概况】2018年，江西省中医医院门、急诊人次1316.14万人次，比2017年增长2.16%；出院病人数105.14万人，比2017年增长10.64%；开放病床数31741张，比2017年增长9.75%；病床使用率90.02%，比2017年减少0.37%；业务收入为101亿元，比2017年增长12.75%；人均业务收入28.86万元，比2017年增长3.26%；中药收入13.55亿元，比2017年增长5.12%；中药收入占药品收入比为35.05%，比2017年增长14.44%。中医药人员6367人，比2017年增长10.16%。

一、贯彻落实中医药法，中医药发展环境优化

一是管理体系更加完善，组织保障更加有力。此次机构改革，江西省委省人民政府决定新组建江西省中医药管理局，作为江西省卫生健康委管理的副厅级行政机构，设4个处室，23个人员编制，统筹推进中医药医疗、教育、科研各项工作，协调促进中医药产业发展，切实加强党对中医药工作的集中统一领导。二是地方立法稳步推进，配套政策落实落细。推进《江西省中医药条例》修订前期各项工作，将《江西省中医药条例》修订工作列入2019年度立法计划。细化中医药法配套政策，出台《江西省中医医术确有专长人员医师资格考核注册管理实施细则》，开展确有专长人员医师资格考核试点，55名确有专长人员将取得执业医师资格。三是放宽中医机构准入，激发服务供给活力。按照中医药法要求，依法依规开展中医诊所备案管理工作，福建省共完成86家中医诊所备案。支持南昌市开展社会办中医试点工作，截至2018年底，南昌市社会办中医医疗机构数305个，比2017年底增加74个，总诊疗服务量42.40万人次。执业中医师620人（新增多点执业的执业中医师84人），占社会办医院执业医师数33.06%，比2017年底增长10%；社会办只提供传统中医服务的中医类门诊部和诊所150个，该类中医类门诊部和诊所年诊疗量

21.40万人次。

二、提升中医药服务能力，中医药优势特色增强

一是强化三级中医院龙头作用。启动新一轮中医医院等级评审，2018年，江西中医药大学第二附属医院完成现场评审，成为全省第二所三级甲等中西医结合医院。国家中医临床研究基地、国家区域中医诊疗中心落户江西中医药大学附属医院；国家中医药传承创新项目稳步推进；宜春市中医院、抚州市中医院完成上划设区市管理，结束了两市没有市级中医院的历史。二是做优中医专科特色。12个国家中医药管理局中医药重点学科通过验收；安排省级中医专项经费570万元支持各级中医院建设一批中医药特色突出，临床疗效确切的专科。组织开展2013～2016年的203个中医临床重点（特色）专科验收工作，进一步督促加强中医医院内涵建设，提高中医临床疗效。三是补齐基层中医药发展短板。深入实施基层中医药服务能力提升工程“十三五”行动计划，投入2200万支持乡镇卫生院、社区卫生服务中心建设中医馆，新余市、铜鼓县等率先实现了全覆盖。加大基层中医药适宜技术推广力度，开展10项妇幼健康为重点的中医适宜技术推广。推进江西省中医药数据中心建设，实现江西平台与国家平台对接和互联互通。江西省中医药管理局联合多部门对江西省基层中医药服务能力提升工程实施情况进行督查，推动基层中医药各项政策措施和目标任务的落实。四是创优争先显成效。相关设区市和县级政府以创促建、以点带面推动基层中医药服务网络逐步完善，中医药支持政策更加优化，中医药发展氛围更加浓厚，通过多年的积累，南昌市青云谱区、瑞昌市、上犹县、袁州区、丰城市、奉新县6个县（市、区）创建为全国基层中医药工作先进单位，宜春市以设区市为单位创建为全国基层中医药工作先进单位。江西省中医医疗机构、企业积极创建省级中医药文化宣传基地。

三、加强人才队伍建设，中医药事业发展基础夯实

中医药人才是中医药振兴发展的根本。一是完善中医药人才评价机制。江西省中医药管理局完成第四批江西省名中医和首届江西省基层名中医评选工作，最终评选出江西省名中医80人、江西省基层名中医100人，进一步夯实了人才队伍的发展基础。二是加强中医药高层次人才培养。1人入选国家中医药领军人才（岐黄学者），11人成为全国中医（临床、基础）优秀研修项目培养对象，15人成为2018年全国中医护理骨干人才培训项目培养对象，70名中医药管理与健康政策研修班学员结业；启动实施第六批全国老中医药专家学术继承工作，推进全国名老中医药专家传承工作室建设，开展中西医结合人才培训。三是持续推进中医规范化培训工作。强化师资队伍，做好培养工作，江西省中医药管理局完成200余名省级中医住院医师规范化培训师资的培训，为住院医师人才队伍建设和培养提供有力保障；完成389名中医住院医师规范化培训学员招录工作，在培人数达到1124人，完成477人的规范化培训理论考核；技能操作考核475人，最终通过考核426人。九江市中医院通过国家中医规范化培训基地考核评估。

四、实施中医药强省战略，中医药产业发展推进

围绕江西省委省人民政府提出的中医药强省战略，切实履职尽责，推进中国（南昌）中医药科创城和樟树中国药都振兴工程建设。一是开展中药资源普查。江西省中医药管理局积极推进江西省85个县的中医药资源普查工作，武宁县等34个县已完成省级验收，进一步摸清了中药资源底数，监测中药材市场供需动态，遴选适合江西省种植的中药材大品种，为中药材产业政策制定，中药材规模化种植提供依据和技术支撑。二是开展中医药健康旅游基地创建。在上饶市入选国家中医药健康旅游示范区创建单位基础上，进一步加强国家中医药健康旅游示范基地创建工作，婺源文化与生态旅游区等4家单位列为国家中医药旅游示范基地创建单位，江西省成为全国中医药健康旅游示范区和示范基地最多的3个省份之一。各地政府扎实推进中医药健康旅游项目建设，促进中医药与健康旅游融合。三是推进中医药标准化工作。16个国家中药材标准化项目稳步推进，热敏灸技术操作规范成为世界中医药学会联合会国际组织标准，并获2018年中医药国际贡献奖，筹建全省中医药专业标准化和中药装备标准化技术委员会，江西省中医

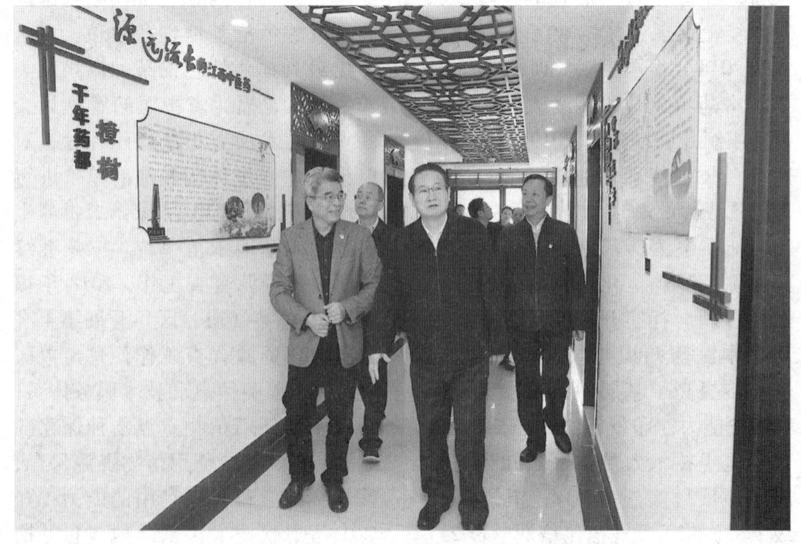

2018年11月22日，江西省人民政府省长易炼红到江西省中医药管理局走访调研

药管理局协调赣江新区与中国中医科学院共建“道地药材检验检测中心”。四是积极探索全民热敏灸推广工作。实施热敏灸技术推广“老有所艾”惠民工程，在新余市和丰城市开展先行试点。打造极具特色的“热敏灸推广基地”。在丰城市、资溪县启动热敏灸应用示范乡镇、示范村创建，资溪县高埠镇首个热敏灸小镇挂牌。五是积极推进中医药“走出去”，打造中医药新丝路。江西省与世界中医药学会联合会联合举办世界中医药大会第四届夏季峰会，这是江西省首次主办中医药学术上的“主场外交”，吸引来自29个国家和地区的知名专家学者共商中医药发展大计。完成中国－加拿大合作建立中药产品开发国际合作基地项目验收。江西省与20多个国家和地区建立长期合作关系，海外“中医中心”建设继续推进，举办中国－突尼斯第二届中医年会，在欧洲（葡萄牙）筹建中医文化体验中心，组织“中医关怀团”赴欧非国家义诊交流，为推动中医药享誉全国、走向世界开启了新通道。

（郑林华）

【山东省2018年中医药工作概况】 截至2018年底，山东省有中医药科研机构2所、教育机构3所、中医医院（含中西医结合医院和中医专科医院）300所、中医药从业人员6万余人、中医床位数5万余张；拥有国医大师3名（健在1名）、全国名中医3名、泰山学者9名、全国优秀中医临床人才88名、名老中医药专家学术经验继承工作指导老师174人，选聘中医药政策咨询专家库专家60名；建设国家中医临床研究基地、中药新药临床药理研究基地、中药重大新药创新平台、中医药抗病毒协同创新平台各1个，创建国家级重点学科38个、临床重点专科23个、学术流派传承工作室2个、名老中医药专家传承工作室64个、基层名老中医药专家传承工作室25个；主持或参与国家“973”项目9项，承担国家自然科学基金项目59项，承接4项国家级中医药传承创新工程建设项目。创建省级名老中医传承工作室61个。

一、法制建设

山东省中医药管理局加强中医药法学习宣传，对中医药法贯彻落实情况进行调研，成立山东省法学会中医药法研究会，做好《山东省中医药条例》立法工作，编撰《山东省中医药法律法规汇编》，起草《山东省中医药条例（草案）》，并推动纳入地方立法计划二类项目。不断完善相关配套政策，山东省中医药管理局制定印发《山东省中医医术确有专长人员医师资格考核注册管理暂行办法实施细则》，推动考核报名注册管理系统建设。加强中医诊所备案制管理，山东省备案数量达到698家，其中，济南市备案198家，数量位居全省首位，经验在全国进行推广。

二、医政工作

加强中医医院建设。山东省中医医疗机构总数达到4374个，其中中医类医院323个，启动新一轮中医医院等级评审，三级中医医院达到36家，2018年实现总诊疗人次4468.61万，入院人次204.48万，分别比2017年增长8.50%和5.26%。积极参与进一步改善医疗服务行动及“双命名双提升双满意”行动，做好针灸、中医护理、中医康复全科化等诊疗模式推广工作，枣庄市针灸全科化和泰安市脑病一体化被国家作为中医诊疗模式创新典型经验，在全国推广。持续开展中药饮片采购验收专项检查，确保群众用药安全。

推动区域诊疗中心和医疗质量控制中心建设。创建国家区域中医（专科）诊疗中心建设及培育项目4个，累计建设国家临床重点专科23个，国家中医药重点专科71个，全国农村医疗机构特色专科68个，省级专科专病诊疗中心5个。成立省级质控中心21个，市级质控中心160个，全省中医质控体系逐步完善。

推动中医治未病服务。山东省中医药管理局举办中医药“服务百姓健康行动”暨膏方推广活动100余场，面向全省推广全民健康太保庄模式，不断满足群众日益增长的中医药健康需求。

加强流行病传染病中医药应急和防控工作。山东省中医药管理局运用五运六气规律研究制订冬春季流行性感冒中医药防治方案，指导山东省防控工作；开展传染病及感染控制督导检查，提升了中医医疗机构防治监管水平。

中医优势病种支付方式改革。山东省中医药管理局在原先36个病种的基础上将5个新病种纳入改革范围，启动省级中医院改革，截至2018年12月底，山东省累计实施优势病种改革病例2万余例，节约患者自付及医保支付资金1.37亿元。聊城等10个市将部分中医优势病种同步纳入按病种收付费改革目录，菏泽等5市病种定价较之前有不同程度提高。

医联体建设。山东省中医医院共牵头组建医联体138家、县域医共体58个、远程医疗服务网络45个，覆盖单位数量大幅提升，医联体内部累计转诊6.80万人次，实现各级医疗机构的分工协作。推进家庭医生签约工作，开展签约服务中医药内容形式研究。实施基本公共卫生中医药健康管理，老年人中医体质辨识和儿童中医调养指导服务覆盖率分别达到55.62%和60.16%。

推进社会办中医。山东省中医药管理局指导济南、青岛、威海、临沂4个国家社会办中医试点地区，开展好试点工作。

三、中医药人才队伍建设

继续实施中医药“三经传承”战略。山东省争取建设资金1275万，新建国家级名老中医药专家传承工作室5个、基层工作室9个、省级工作室40个；扎实开展五级中医药师承培训项目，培训中医药传承人才1016人；山东省24个学科全部通过国家中医药管理局“十二五”重点学科验收，8个学科达到优秀，学科总数及通过数量位居全国第二。潍坊实施经典中医传承杰出人才培养工程，烟台启动实施中医药人才培养“241”工程，搭建多层次中医药人才梯队。扎实开展中医药继续教育。举办国家和省级中医药继续教育项目380余项，培训各级各类中医药技术人员6万余人次。

实施国家中医药传承创新“百千万”人才工程。组织开展全国护理骨干研修项目选拔工作，山东省15人列入培养对象；组织开展岐黄学者遴选推荐工作，山东省有3名专家列入国家首批岐黄学者名录。

山东中医药大学深化中医药人才培养模式改革，通过本科教学审核评估，成立扁鹊书院，新增4家非直属附属医院、2所教学医院，获国家级教学成果奖二等奖。山东中医药高等专科学校牵头筹建全国中医药职业教育集团，承办2018年全国职业院校技能大赛，并获得一等奖。

山东省调整完善中医住院医师规范化培训领导小组及专家委员会，出台住院医师规范化培训制度文件，形成山东省中医住院医师规范化培训制度体系。协调各基地参加国家及省级师资专题培训和高峰论坛活动，住院医师规范化培训人才培训达到全覆盖目标；举办中医住院医师规范化培训师资培训2期，培训师资400余人；组织开展全省中医住院医师规范化培训教学查房竞赛工作，推荐优秀师资参加全国竞赛；做好规范化培训结业考核工作。2018年共有1681人通过结业考核，合格率达到93%。招收学员1609人，其中中医并轨专硕809人，中医全科7人，中医儿科19人，中医住院医师755人，全科、儿科等紧缺专业人员比例不断提高。实施2018年度中医住院医师规范化培训基地督导评估工作，分批分组推进中医住院医师规范化培训基地问题督导活动。

四、中医药科研创新能力建设

山东省中医药管理局依托山东中医药大学设立中医药政策与管理研究基地，开展中医药发展现状和战略研究，为山东省中医药政策管理提供科学依据。山东省入选国家重点研发计划1项，获资助资金1660万元；获得2018年度国家科技进步二等奖1项，山东省科学技术奖（中医药类）一等奖1项、二等奖1项。山东省中医药研究院2018年中标省部级计划项目10项，争取课题经费1217万元，再创历史新高。

山东省召开全省现场交流会议，完成山东省583家中医馆健康信息平台项目建设，实现省内中医馆健康信息互联互通，通过省级专家初验并申请国家验收考核。山东中医药大学第二附属医院积极推进省级中医药数据中心建设，完成硬件网络平台搭建和数据对接工作。威海市创新建立医共体中药配送中心，实现“一站式”配送服务。

开展中央对地方转移支付中医药资金绩效评价。强化中央转移支付项目绩效管理。争取2018年度中央转移支付中医药项目资金6191万元，制订项目方案并积极组织实施。委托第三方对2017年度中央转移支付中医药项目开展绩效评价。2017年度中央转移支付中医药项目绩效评价获得优秀等级，在全国进行经验交流。入选第三期全国中医药行业会计领军（后备）人才6名，数量居全国第一；培训财务骨干300余名，为项目管理提供人才支撑。

五、中药和健康产业发展

加强山东省中医药资源保护工作，山东省中医药管理局开展中医中药资源普查活动，发展中医炮制技术传承项目，整合省内旅游资源与中医药资源，推动中医药与健康旅游、养老等产业发展深层次融合。

六、中医药对外交流与合作

山东省中医药管理局加强两个海外中医药中心建设，巩固对外合作交流成果。支持中医药机构、企业等到境外开展合作项目，推动在援外医疗工作中发挥中医药的重要作用，推进多层次的中医药国际教育合作。（王　玉）

【河南省2018年中医药工作概况】

一、全面加强党对中医药工作的领导

河南省中医工作由河南省卫生健康委党组统一领导，充分发挥党组织的领导核心作用，把党的领导融入中医药事业发展的各环节，把党的建设贯穿中医药传承创新全过程。坚持和发挥好党委把方向、管大局、作决策、促改革、保落实的领导核心作用。河南省中医管理局及时向河南省卫生健康委党组汇报请示中医药改革发展中重大事项，并按程序由委党组会议审议决定。河南省卫生健康委主任、党组书记参加全省中医工作会议，对中医药工作提出明确要求，指明发展方向，确保党的中医政策落到实处、真正惠及百姓。践行党的群众路线，深入调查研究，倾听基层呼声，了解基层发展现状。

二、以学习贯彻中医药法为抓手，全面推进治理能力现代化

河南省中医管理局举办全省宣传贯彻中医药法培训班，印发《河南省中医医术确有专长人员医师资格考核注册管理实施细则（暂行）》，启动首次考核工作；落实《中医诊所备案管理办法》，召开专家座谈会，及时解答、解决各地备案中出现的问题。《河南省实施〈中医药法〉办法》列入省人大常委会2018年立法调研项目及3年立法审议计划，到海南、内蒙古实地调研，草案代拟稿于2018年5月提交河南省人民政府，待河南省人民政府常务会议审核后，提交河南省人大常委会审议。信阳市政府出台《信阳市中医药发展战略规划（2016～2030年）》，许昌市开展中医药发展现状调研，新乡市举办振兴中医药事业报告会并召开多种形式的工作推进会，中医药发展打开新局面。

三、以基础设施项目为抓手，加快服务体系建设

河南省中医管理局争取中央投资县级中医院建设项目14个，落实中央资金6.62亿元，总投资10.65亿元，总建筑面积29.8万平方米。渑池、内黄、郸城等一大批中央投资县级中医院建设项目投入使用，有力地推动了基层中医药发展。河南省中医管理局启动国家中医药传承创新工程重点中医院建设项目，下达河南中医药大学第一附属医院中央投资1亿元，项目已进入实施阶段；完成河南省中医药数据中心硬件安装及平台任务部署，稳步推进全省638家基层中医馆健康信息平台建设；连续举办全省绩效考核与财务管理培训班，培训全省中医药绩效考核和财务管理人员560余人次，持续提升河南省中医药财务人员管理能力及业务素质；开展中央公共卫生服务补助专项资金的绩效考核，加强专项资金管理，加快中医项目资金执行进度，提高资金使用效益。

四、以区域医疗中心建设为抓手，推动服务能力提升

河南省中医儿科、骨伤两个国家区域医疗中心建设取得明显进展，入选全国中医区域（中医）专科诊疗中心。本次全国区域中医（专科）诊疗中心建设单位遴选中，河南省专科优势明显，共入选12个专科，数量居全国前列。启动河南省中医专科诊疗中心建设。河南省中医管理局全面实施省级中医医疗服务能力提升工程，印发实施方案和遴选通知，确定15个建设项目和22个培育项目；印发省级区域中医专科诊疗中心建设实施方案和遴选通知，启动第一批区域中心遴选工作；印发二级以上中医医院“双核心指标”考核评价工作方案，创新考评方式，引入第三方现场评估，完成省直中医医疗机构考评工作；对在中医临床工作中表现突出的52个集体、202名医师和35个护理工作先进科室和112名护士予以通报表扬，发挥示范引领作用；持续开展基层中医药服务能力提升工程，安排中医馆建设项目200个，完成10个县（市、区）全国基层中医药工作先进单位复审工作。南阳、焦作以市为单位通过全国基层中医药工作先进单位验收。

五、以服务临床疗效为重点，争取高层次科技立项

河南省中医院被确定为第二批全国中医临床研究基地建设单位。河南省洛阳正骨医院临床医学研究中心项目完成规划论证，正式启动建设。加上已通过验收的河南中医药大学第一附属医院国家中医临床研究基地，河南省中医药科学研究高端平台框架已初步形成。河南省34项课题获2018年河南省国家自然科学基金项目资助，总经费1534.6万元，与往年相比进步明显。其中，李建生教授主持的“以COPD临床试验为示范的辨证论治疗效结局测量与评价关键技术研究”被列为重点项目。河南省确定2018年度省中医药科学研究专项课题266项，其中重大专项课题14项；完成136项河南省中医药科研专项课题的结项验收；首次面向新立项课题负责人组织立项专题培训，组织河南省中医药科研能力提升培训，全面提高广大中医药科研工作者的理论和实践水平；评选河南省中医药科技成果奖98项。

六、以仲景人才工程为抓手，构建多层次人才梯队

河南省启动实施仲景工程，积极构建“领军人才、拔尖人才、青苗人才”有机衔接的人才梯队；完成省中医药青苗人才遴选工作，遴选指导老师96名，继承人288名，其中104名继承人来自县级及以下医疗卫生机构；实施国家中医药传承与创新“百千万”人才工程，河南中医药大学第一附属医院王新志等4名同志被确定为岐黄学者；建设国医大师、全国名中医、全国和基层名老中医药专家传承工作室36个。河南省中医管理局联合河南省工会开展中医药岗位技能竞赛，支持特等奖获得者依据程序申报“河南省五一劳动奖章”。仲景书院第二期精英班开班。河南省中医管理局支持各单位设立仲景学堂，充分发挥名老中医药专家的指导、引领作用；支持河南中医药大学完成针灸推拿专科专业单独招生工作；承担国家级中医药继续教育项目65项，公布省级中医药继续教育项目326项；持续推进369人才工程中医有关项目，完成基层培养任务130人；783人进岗参加中医住院医师规范化培训；组织380名学员参加上半年规范化培训结业考核，通过率95%以上。焦作、南阳、郑州等地积极开展西学中、中医药适宜技术培训等，受到基层的广泛欢迎。

七、以落实指导意见为抓手，弘扬中医药文化

河南省全面落实河南省中医管理局、河南省文化厅《关于加强中医药文化建设的指导意见》，遴选确定2018年中医药文化与管理研究项目35项，启动2019年中医药文化著作出版资助专项和文化与管理研究项目申报工作。河南省中医管理局印发《中医中药中国行——河南省中医药健康文化推进行动2018年活动安排及责任分工》，组织开展庆祝中医药法实施一周年主题活动，举办河南省中医药健康文化知识大赛，开封市代表队获得一等奖；联合河南省旅游局开展河南省中医药健康旅游示范区（基地）建设，鄢陵等5县被命名为首批中医药健康旅游示范区，鹤壁市五岩山旅游区等16家单位被命名为首批中医药健康旅游示范基地；举办河南省中医药新闻宣传与舆论引导能力提升培训班，开展中医药科普人才培训，遴选确定河南中医药大学第一附属医院张世卿等34名同志为第二批河南省中

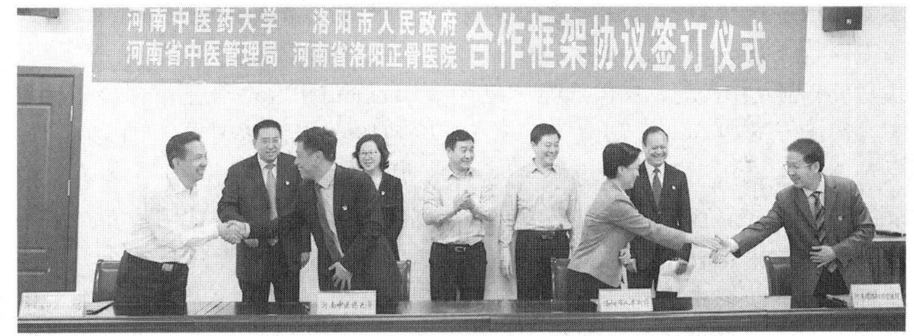

2018年9月19日，洛阳市人民政府与河南中医药大学、河南省中医管理局、河南省洛阳正骨医院共同签署合作框架协议，共建河南中医药大学洛阳平乐正骨学院

医药文化科普巡讲专家。郑州市举办郑州市中医名家讲堂4期，现场观众6000余人次，网上直播在线观众超10万人。

八、以改革创新为抓手，推进中医药全面发展

河南省中医管理局联合河南省卫生计生委印发关于在疾病预防控制工作中充分发挥中医药作用的指导意见，推动河南省中医药和疾病预防控制事业融合发展，形成优势互补的中医疾控工作体系。许昌市通过国家中医药管理局中医药综合改革试验区第三方评估。南阳市中医药局牵头实施的张仲景健康城被市委市政府确定为全市九大专项之一，建设工作取得显著成效，受到市委市政府表彰。（宋军伟）

【湖北省2018年中医药工作概况】 2018年，湖北省公立中医医院（含中西医结合医院、民族医医院）94所，总资产224.90亿元，开放床位44295张，总诊疗人次2357.50万，总出院人次147.10万，病床使用率92.75%，平均住院日9.93天，中药饮片收入15.51亿元。湖北省有民营中医医院53家，开放床位3428张，总诊疗人次60.9万，出院人次4.50万，个体中医诊所2300余个。

一、中医药发展政策

2018年6月1日，湖北省人民政府印发《关于促进中医药振兴发展的若干意见》，提出振兴发展中医药的7个方面20项任务措施，即准确把握中医药振兴发展的总体要求、切实提高中医医疗服务能力、全面提升中医药产业高质量发展水平、着力推进中医药科技创新、繁荣发展中医药文化、加强中医药人才队伍建设、强化中医药发展保障等。

2018年6月5日，湖北省委省人民政府在武汉召开中医药振兴发展大会，动员全省上下深入学习贯彻习近平总书记视察湖北重要讲话精神，传承弘扬中医药文化，推动湖北省中医药振兴发展，加快中医药强省建设步伐。全国政协副主席李斌，湖北省委书记、省人大常委会主任蒋超良出席大会并讲话，省委副书记、省长王晓东主持大会。国家卫生健康委副主任曾益新、中华中医药学会会长王国强、国家中医药管理局副局长马建中、湖北省副省长杨云彦等出席大会。国家中医药管理局同湖北省人民政府签订《推进湖北建设中医药强省合作框架协议》和《湖北中医药大学共建协议》。

湖北省委将“推进建设中医药强省”作为2018年杨云彦副省长领衔推进的重大改革项目，由湖北省卫生健康委牵头组织实施。2018年10月19日，湖北省人民政府召开2018年全省中医药工作厅际联席会议，副省长杨云彦出席会议并讲话。湖北省卫生健康委通报贯彻落实全省中医药振兴发展大会精神的情况，湖北省发展改革委等6个部门负责人述职，其他27个厅局进行书面述职。会议审议通过《湖北省推进中药产业振兴发展五年行动方案(2018~2022年)》。

湖北省人大启动《湖北省发展中医条例》修订工作，《湖北省发展中医条例（送审稿）》已提交湖北省人民政府审议。湖北省人大组织赴省内外进行专题调研与考察，将《湖北省中医条例》修订纳入2019年省人大立法计划。

二、中医药服务体系建设

湖北省5个全国中医药传承创新工程项目单位进一步完善项目建设方案，其中宜昌市中医医院国家资金到位1200万元。9家县级中医医院获得国家基础设施建设项目，总投资7亿元，其中国家投资4亿元，地方配套3亿元。

湖北省中医药管理局联合省人社厅、省食药监局等部门，对湖北省17个市州、32个县市开展基层中医药服务能力提升工程现场督查；完成全国基层中医药工作先进单位创建和复核13个；命名公布全省第六批“三堂一室”建设情况，新建国医堂57个、名医堂3个、知名中医工作室19个。湖北省能够提供中医药技术方法的基层医疗卫生服务机构覆盖率达到95%，基层医疗卫生机构中医诊疗量占诊疗总量的23.30%。武汉市、黄石市和黄冈市共433家基层医疗卫生机构与中医馆健康信息平台实现互联互通。

三、中医药医政工作

湖北省5个国家中医区域诊疗中心和湖北省中西医结合医院协和医院全国疑难疾病中西医协作试点获批。启动湖北省中医重点专科申报工作，353个单位（科室）提交了申报材料。湖北省中药饮片质控中心对全省二级及以下中医医疗机构的中药饮片采购验收工作进行专项检查。共检查二级中医医院72家、社区卫生服务中心172家、乡镇卫生院465家。

根据《中医诊所备案管理暂行办法》，2018年3月印发备案证书，武汉市、十堰市和仙桃市等地陆续开展中医诊所备案工作。湖北省中医药管理局制定出台《湖北省中医医术确有专长人员医师资格考核注册管理实施细则（试行）》，启动考核报名工作。

四、中医药人才培养

国家中医药管理局启动的中医药传承与创新“百千万”人才工程（岐黄工程），评定湖北省王华和王平2人为岐黄学者，每人划拨60万元资金支持。湖北省卫生健康委会同省委人才办组织开展第三届湖北中医大师名师评定暨工作室建设工作，在全省共评定湖北中医大师10人、湖北中医名师24人，计划筹措专项经费1020万元建立名医工作室，整理研究湖北中医大师、名师学术思想和临床经验，通过师带徒的方式培养中医药人才，传承中医药技术。

湖北省中医药管理局向国家推荐中医护理骨干人才15人、中药特色技术人才15人、外向型人才5人、财务骨干人才14人，全国西学中骨干人才培训项目5人，全国中医临床特色技术传承人才培训项目22人；招录中医住院医师规范化培训学员239人（另招录四证合一学员275人），中医类别助理全科医生12人，农村订单定向免费医学生36人；完成659人的中医住院医师规范化培训结业考核和中医住院医师规范化培训省级督导；将原24家主中医规范化培训基地、16家协同基地，调整成9家主基地、18家协同基地；执行完成国家级中医药继续教育项目26项，其中年度项目18项，备案项目8项；组织申报2019年度国家级中医药继续教育项目134项，其中年度项目119项，备案项目15项。中等职业学校中医类专业招收605人，毕业432人，就业430人，就业率99.50%。湖北省中医药管理局向国家推荐全国名老中医药专家传承工作室建设项目5个，全国基层工作室建设项目5个，10个2014年全国名老中医药专家传承工作室建设项目通过验收，15人通过2016年全国中医护理骨干人才培训项目结业考核；组织开展国家中医临床研究基地业务建设科研专项中期督导，14个项目合格。

五、中医药科研工作

湖北省共有国家中医药管理局“十二五”中医药重点学科17个，涉及学科建设单位10家。经过3年建设，按照国家中医药管理局的要求，湖北省制订评审验收工作方案并组建专家组，2018年11月开展验收工作，验收结果为优秀等次重点学科6个，合格等次重点学科11个，无不合格等次重点学科。

湖北省中医药管理局在湖北省70个县市开展中药资源普查试点工作，完成中药品种354科4030种、样方4772套，共采集中药标本79789份；发现新属1个、新种11个、新分布科1个、新分布属4个、新分布种20余个；2018年10月首发《中国中药资源大典（神农架卷）》，整理出版土家族医学专著5部和8项特色技术。

湖北省中医药管理局组织开展2018～2019年度中医药科研项目申报，经过初筛、评审、公示等环节，确定立项项目186项，其中重点项目17项、面上项目81项、青年人才项目39项、指导性项目（非资助项目）49项，资助经费共计439万元。

六、中医药产业发展

蕲春、咸丰、仙桃等地3个单位入选全国中医药健康旅游示范基地创建单位。湖北省旅游委联合省卫生健康委确定10个中医药健康旅游景区创建单位，发布8条中医药康养旅游线路。健民医药集团中医药文化博物馆和叶开泰中医药文化街区建成，为市民提供中医药文化展示和中医药健康服务。

2018年6月24～25日，第四届中华中医药文化大典在武汉举办，为鼓励老字号企业在传承弘扬中医药文化方面做出的贡献，会议评选出“百年精品国药奖”。

七、重要会议与活动

世界中医药健康论坛。2018年10月13日，世界中医药健康论坛在神农架林区举办。全国政协副主席陈晓光出席并宣布论坛开幕，湖北省人民政府副省长杨云彦，省政协副主席马旭明，国家中医药管理局副局长、世界中医药学会联合会主席马建中等领导，中医药领域院士、专家和企业家代表等400余人出席。会议发布第四次中药资源普查最新成果——《神农架中药资源图志》，成立世界中医药联合会森林康养研究专业委员会。

湖北省中西医结合学会第七届会员代表大会。2018年12月26日，湖北省中西医结合学会第七届会员代表大会在武汉召开。会议选举新一届正副理事长、秘书长。湖北省卫生健康委党组成员、副主任姚云任新一届理事长。会议号召全体成员要以“传承创新发展中医药，鼓励中西医结合”为目的，开展学术交流、科普宣传，发挥桥梁纽带作用，当好参谋助手，增强服务效能。

（芦　妤）

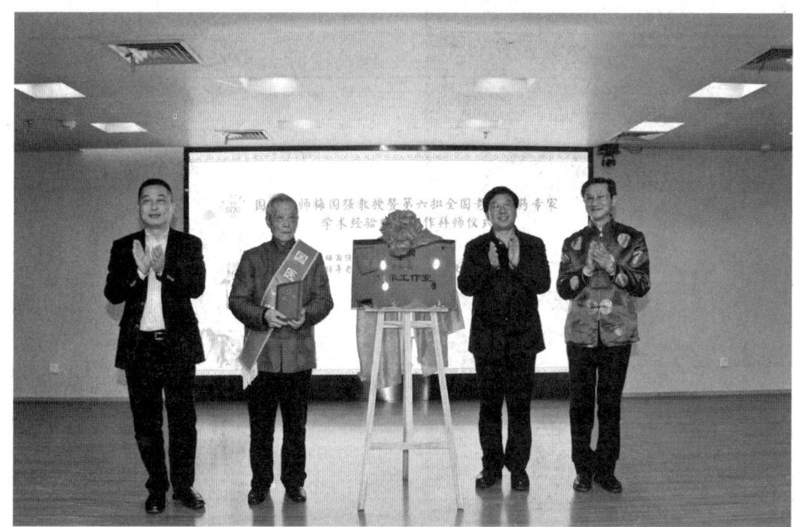

2018年3月5日，国医大师梅国强教授暨第六批全国老中医药专家学术经验继承工作拜师仪式在湖北武汉举行

【湖南省2018年中医药工作概况】

一、中医药政策法规

湖南省中医药管理局贯彻落实《湖南省贯彻落实〈中医药发展战略规划纲要（2016～2030年）〉实施方案》，强力推进“五名”工程等重大项目建设；正式出台《中医医术确有专长医师资格考核实施细则》及配套文件，召开新闻通气会解读政策，组织开展考核报名、资格审查等工作；完成《湖南省实施〈中医药法〉办法》的前期调研工作，起草办法并征询相关单位意见。立法项目已被湖南省人大列入2019年立法调研计划。

二、中医医政工作

湖南省中医药管理局推动湖南中医药大学第一附属医院与48个贫困县中医医院组建中医骨伤专科联盟，湖南省中医药研究院附院与20多家医院组建中医肿瘤专科联盟，湖南省中医药高等专科学校与株洲市22家社区卫生服务中心建立区域医联体，常德、永州、郴州等地中医院组建不同形式的中医医联体，浏阳、醴陵、湘乡等地中医医院与当地乡镇卫生院构建县域中医医共体；推动湖南中医药大学第一附属医院参与国家现代医院管理制度改革试点；选取长沙市中医医院等20家中医医院开展医院章程试点单位；支持长沙市、浏阳市中医医院开展“互联网+医疗健康”便民惠民活动。湖南省中医药管理局协调推进湖南省中医药研究院附属医院与湖南省肿瘤医院的原发性肝癌，湖南中医药大学第一附属医院与湘雅医院的慢性充血性心力衰竭、湖南省儿童医院的小儿脑瘫3个重大疑难疾病国家联合攻关项目；全面督导肿瘤、妇科、推拿等6个国家区域中医（专科）诊疗中心建设；支持培育肛肠、骨伤等6个省级区域中医（专科）诊疗中心建设；建成治未病、肿瘤、院感、药学等15个中医医院医疗质控中心，进一步完善中药饮片采购、储存、调剂、煎煮等环节管理工作，对84家中医医疗机构传染病防治和感染防控监督执法专项督查。

三、中医药科研工作

湖南省中医药管理局组织开展申报第二批国家中医临床研究基地建设项目工作。湖南省中医药研究院附属医院申报为第二批国家中医临床研究基地建设项目；组织开展中药标准化建设项目工作；组织5家项目单位及时参加国家中医药管理局组织的中药标准化建设项目的阶段评估工作，协调督促5家项目单位加快推进项目进度，完善好相关标准的建立，迎接国家中药标准化建设项目验收检查工作；组织相关专家对湖南中医药大学第一附属医院承建的“中医康复服务能力规范化建设”（湖南省中医康复示范中心建建设）项目进行中期督导；组织实施2018年度中医药科研计划项目，共立项103项，其中重点课题21项、一般课题66项、立项不资助课题16项。2018年，湖南省中医药科研经费突破400万元，创历年最高；获省自然科学奖1项、科技进步奖6项，其中湖南中医药大学林亚平等人的“艾灸对胃黏膜急性炎性损伤的预防”获省自然科学三等奖；组织国家立项的5家“中药标准化建设”项目建设单位参加国家中医药管理局的阶段评估。

四、中医药教育工作

湖南省中医药管理局组织湖南省国医大师、全国名中医、第六批全国师承指导老师及其继承人开展中医名师拜师典礼活动，主流媒体现场直播，将中医师承工作不断引向深入；遴选上报国家中医药管理局14个全国基层名老中医药专家工作室建设项目，总数达到46个；遴选省第三批基层老中医药专家学术经验继承工作指导老师和继承人共33对，99人；遴选7个省级名老中医药专家工作室建设项目，总数达到14个；组织开展中医住院医师规范化培训师资培训，培训带教师资680多名；遴选上报全国中药特色技术传承人才35人，中医药传统技能传承人才29人，中医临床特色技术传承骨干人才24人，西学中骨干人才20人；组织43个县级中医院开展基层乡村医生中医药知识与技能培训，人数达3600余人；组织开展2018年中医类别助理全科医生招录，招录基层学员69名；安排下达5所中职学校中专学历中医药专业招生计划2100余人；组织湖南省2016级559名学员参加2018年全国中医住院医师规范化培训年度理论测试，湖南省测试成绩平均分高出全国4.19分，位列全国第二、中西部地区第一；制订中医药人才培养规划。

五、中医药对外合作

湖南省中医药管理局组织相关单位申报中医药国际合作项目，评审推荐湖南中医药大学第一附属医院迪拜分院等5个项目上报国家，列入国家中医药管理局中医药“一带一路”项目库备选项目；组织各地各单位申报国家中医药管理局中医药外向型优秀骨干人才培养项目，对42名申报对象进行英语选拔考试，推荐5名候选人参加国家中医药管理局组织的选拔考试，2人入选为国家中医药管理局中医药外向型优秀骨干人才培养对象；组织协调省中医药国际合作专业委员会举办首届中医药国际合作骨干人才培训班，并邀请美国等外籍专家来湘交流讲课，培训人数达120余人。

六、党风廉政建设

湖南省中医药管理局深入贯彻落实习近平新时代中国特色社会主义思想和党的十九大精神，坚决落实“两个维护”，强化“四个意识”，坚定“四个自信”，始终在思想上政治上行动上自觉同以习近平为核心的党中央保持高度一致；认真学习贯彻新时代党的建设总要求，以党的政治建设为统领，全面加强党对中医药工作的领导，切实加强党风廉政建设，督促相关中医药单位认

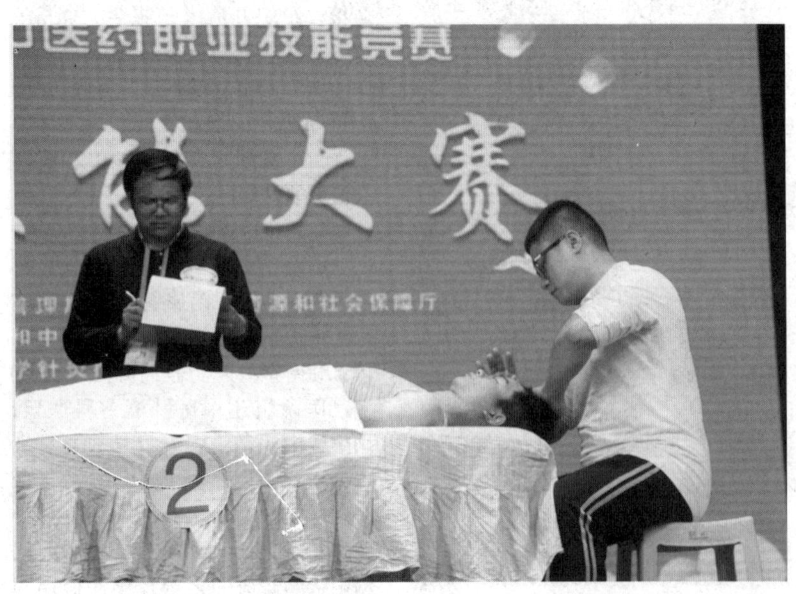

2018年10月20~21日，由湖南省中医药管理局、湖南省人力资源和社会保障厅主办的湖南省首届中医药职业技能竞赛在湖南长沙举行

真落实党风廉政建设的主体责任和监督责任，加强廉政教育，提升拒腐防变的能力；重点加强中医药项目资金管理，举办财务骨干培训班，提升财务管理工作水平；推进中医药行风建设，大力弘扬大医精诚的医德医风，持之以恒正风肃纪，严格执行“九不准”规定，塑造行业清风正气。

七、其他工作

湖南省中医药管理局配合湖南省工信厅等8部门，开展湖南省中药材种植基地示范县认定工作；认定安化县、祁东县、平江县、桑植县、新田县、花垣县、桂东县、双牌县8个县为第二批湖南省中药材种植基地示范县；大力发展中医药健康产业，推进中医药千亿产业链发展前期调研工作；推进第四批湖南省名中医及第二批湖南省基层名中医评选工作，并做好评选相关准备工作；组织开展中医药重点学科建设验收工作；组织15个国家中医药管理局“十二五”中医药重点学科建设单位参加国家统一组织的项目验收检查，经专家组评审，湖南省15个学科均验收合格，并推荐6个评为优秀等次的学科报送国家中医药管理局。（王文雄）

【广东省2018年中医药工作概况】 截至2018年底，广东省有中医医疗机构2.08万个，中医医疗机构床位数5.60万张，占全省医疗床位总数的10.78%，中医类别执业（助理）医师4.32万人，占全省执业（助理）医师总数的15.70%，全省中医药系统向社会提供1.94亿人次的诊疗服务，占全省诊疗服务总量的23.10%。全省100%的乡镇卫生院、100%的社区卫生服务中心、97.88%的社区卫生服务站、88.6%的村卫生室能够提供中医药服务，基层中医诊疗量占比34.00%。据香港艾力彼医院管理研究中心发布的2018年中国医院竞争力排行榜，广东2家中医院进入全国10强，9家进入全国100强。全省65岁以上老年人和0～36个月儿童中医药健康管理率分别为48.47%和60.68%。全省21个地级以上市卫生健康部门独立设置的中医药管理机构由2012年的10个增至18个，其中云浮市成立独立的副处级中医药局，河源、肇庆和汕头3个地市成立内设的中医药局，中医药管理体系不断健全。

一、医改工作

广东省实行“两个允许”政策，允许医疗卫生机构突破现行事业单位工资调控水平，允许医疗服务收入扣除成本并按规定提取各项基金后主要用于人员奖励，激发基层医务人员工作积极性；将边远乡镇卫生院医务人员岗位津贴从每人每月500元提高到1000元，村卫生站医生补贴由每村每年1万元提高到2万元，按编制人数以每人每年1万～1.20万元标准核拨基层医疗卫生机构事业费补助，为基层医疗卫生机构设置全科医生特设岗位并按职称等级给予每岗每年6万～20万元的补助，为基层吸引并留住人才；改革基层人才培养和使用机制，基层中医药人员实行“县招县管镇用”。广东省组建中医医联体142个，34家三级甲等公立中医医院派出648人对口帮扶75家基层医疗机构。广东省中医药局联合省食品药品监管局等部门印发《关于允许在部分中医医联体调剂使用医疗机构中药制剂的通知》，扩大院内中药制剂使用范围。推动中医药积极参与医保支付体系改革，广州地区共有166项中医医疗服务项目被纳入政府定价范围、153项被纳入医保支付范畴；深圳市财政对中医医院的基本医疗服务补助系数为综合医院的1.20倍。推进40家中医医院试点单位开展现代医院管理章程制定工作。

二、政策法规

《广东省发展中医条例》已被纳入广东省人大“十三五”立法规划并启动修订。《广东省岭南中药材保护条例》全面实施，编印《广东省岭南中药材保护条例释义》，道地中药材的法律保护平台进一步巩固。广东省实施《关于连锁中医医疗机构管理的试行办法》，推动社会办中医机构连锁集团化发展先行先试；实施《中医诊所备案管理暂行办法》，办证手续得到简化，备案中医诊所699家；实施《关于中医医术确有专长人员医师资格考核注册管理的实施细则》及相关配套文件，考核工作进展顺利；举办3期中医药法普法培训班，累计培训省市县三级中医药主管部门和卫生监督机构人员近700人。

三、规划财务工作

广东省中医药事业发展争取中央专项资金7945万元、省级财政专项资金85356万元，共计93301万元。主要用于县级中医院升级建设、岭南中药材保护、中医药服务体系与能力建设、人才培养、科研创新、文化宣传、对外交流与合作等领域方向。资金安排覆盖省、市、县、乡镇的各级中医医疗机构、综合医疗服务机构中医药服务区、中医药教育科研机构及各级中医药主管部门。广东省中医院、广州中医药大学第一附属医院、广东省第二中医院、深圳市中医院、南方医科大学中西医结合医院5家医院入围中医药传承创新工程项目储备库，是全国入围储备项目库数量最多的省份之一，每家医院将在“十三五”期间获得最高1亿元中央资金支持。2018年底，深圳市中医院项目已开工建设，3家省属中医院已完成前期立项准备工作。广东省中医药信息化建设有序推进，787家基层医疗机构中医馆健康信息平台投入使用，能提供中医特色电子病历、辅助诊断等信息化服务。根据国家和省新颁布的有关规定，补充修订《广东省中医药局机关财务管理规定》。

四、医政工作

广东省中医院、广州中医药大学附属第一医院入选全省高水平医院建设“登峰计划”项目单位，每家获得3亿元资金支持。19个中医重点专科（含2个培育项目）入选国家区域中医（专科）诊疗中心建设项目，数量居全国首位。130个“十二五”广东省重点专科和88个中医特色专科通过验收。粤东粤西粤北地区59家县级公立中医院升级建设稳步推进，37家基建项目全部开工，22 家配置设备项目基本完成。实施乡村振兴战略，推进乡镇卫生院中医综合服务区（中医馆）项目建设，完善中医科、中药房设置和中医诊疗设备的配备，推进村卫生站规范化建设，中医药优势得到进一步发挥。基层中医药服务能力提升工程“十三五”行动计划稳步实施，广州市创建为市级全国基层中医药工作先进单位，梅州市提升基层中医药服务能力经验在全省推广。

五、科研工作

科技创新平台不断夯实。国家中医药传承创新工程重点中医医院 5 个建设项目全力推进，已有 2 个项目完成开工前的准备工作；5 家中医医院将围绕临床协同研究用房、重点专科用房、中医医疗技术中心、经典病房、名老中医专家传承工作室、中药制剂室等方面进行建设，并打造中医药传承和自主创新的平台。广州中医药大学第一附属医院成为第二批国家中医临床研究基地建设单位。4 个国家重大疑难疾病中西医临床协作试点项目、3 个中医药创新研究中心项目建设工作顺利推进。

科研成果显著。广东省 2 项科技成果获国家中医药管理局提名参加 2019 年度国家科技进步奖评审；获得 2018 年度省科学技术奖 5 项，其中一等奖 2 项；2018 年度省级中医药科研项目共立项资助 340 项。组织开展 2018 年度 41 个县的中药资源普查工作。

六、人才队伍

广东省中医药优秀人才辈出，7 位专家入选国家中医药传承与创新“百千万”人才工程岐黄学者，15 名中药特色技术传承人才和 35 名中医护理骨干人才入选国家培训项目。评选出 2018 年度省杰出青年中医药人才 100 名。推进中医住院医师规范化培训工作，2018 年 1183 名中医住院医师通过结业考核，新招收中医住院医师规范化培训学员 850 名。广东省 10 位中医药专家获第二届邓铁涛中医医学奖。自 2016 年实施传统医学师承和确有专长医师资格考核工作以来，广东省共有 3 批 1835 人取得《传统医学确有专长证书》，其中 1193 人参加国家医师资格考试，509 人取得中医类别执业助理医师资格，考试通过率达 42.66%。

七、文化建设

广东省中医药局举办“中医中药中国行”2018 年活动，广东省市县镇同步开展相关活动，共派出超过 1000 位中医专家为群众义诊，活动现场设置了中医健康咨询、中医药普法与文化长廊、中医特色疗法体验区、中医药健康产业展区等专区。广东省各地群众不仅可以在现场了解全国、全省中医药发展成就，了解中医药法，还可以学习到中医药养生知识，获取多种中医特色疗法知识，亲身体验多种灸法、针法、推拿等中医特色疗法，据统计参与活动的群众人数超过 15 万。广东省中医药系统全力支持香港、澳门开展中医中药中国行活动，16 位知名专家和 20 多名演员赴香港开展健康咨询、科普宣传等活动。2018 年广东省新增 3 个国家级中医药文化宣传教育基地，总数达到 11 个，数量居全国首位。政务微信“广东中医药”持续发力，荣获 2018 年度全国中医药政务微信榜第二名。广东省中医药局组队参加全国中医药健康文化知识大赛并获得总决赛亚军。纪录片《悬壶岭南》收视率在同期同类节目中居全国前三，《南粤大医》《大医精诚》等中医药文化精品不断涌现，持续奏响南粤中医药好声音。

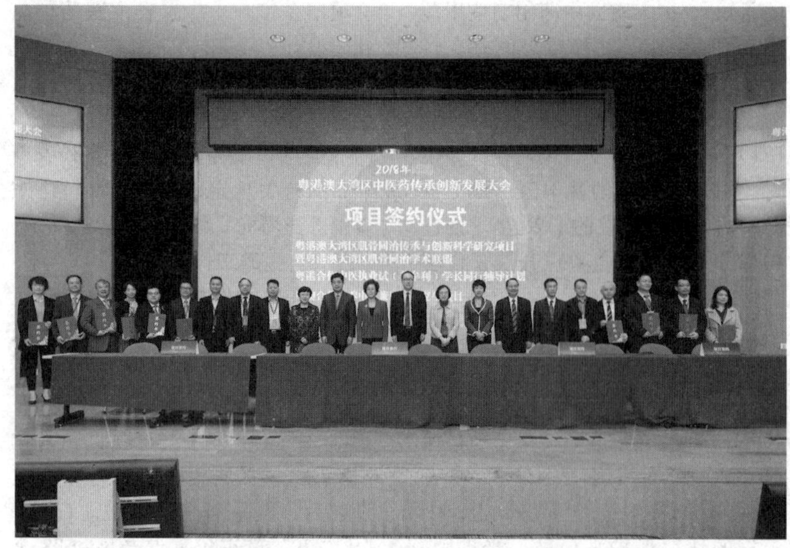

2018 年 12 月 20 日，由国家中医药管理局、广东省人民政府港澳事务办公室、广东省卫生健康委员会指导，广东省中医药局主办的首届粤港澳大湾区中医药传承创新发展大会在广东深圳举行

八、党风廉政建设

广东省深入学习贯彻习近平新时代中国特色社会主义思想和习近平总书记对广东重要讲话精神。树牢“四个意识”，坚定“四个自信”，坚决做到“两个维护”。深入推进“大学习、深调研、真落实”工作，扎实开展“不忘初心”主题系列活动和纪律教育学习月活动，组织党员干部到延安开展党性锤炼，学习贯彻不断往深里走、往实里抓。广东省中医药局组织召开巡视整改暨全面彻底肃清李嘉、万庆良恶劣影响专题民主生活会，净化党内政治生态；做好中央巡视反馈意见的整改工作；开展党风政风评议工作，驰而不息正风肃纪反腐；全面落实加强党的基层组织建设 3 年行动计划，开展模范机关创建活动。

九、其他特色工作

粤港澳大湾区中医药合作。在粤港澳三地政府的推动下，粤港澳中医药界充分发挥各自优势，大胆探索，积极创新，中医药交流合作不断发展。广东省承办首届粤港澳大湾区中医药传承创新发展大会，共有 13 项合作协议签署落地。广东省协助筹建香港首家中医院。广东省中医药局落实广东省出台的《港澳服务提供者设置门诊部实施细则（试行）》，进一步给予港澳服务提供者来粤设立独资、合资、合作门诊指导和方便。截至2018年底，已有4家港澳服务提供者在粤独资设置了中医诊所和门诊部。广东科技出版社与港澳地区出版机构合作编撰的《岭南中医药精华书系》，填补了岭南中医药学术精华和文化研究空白。广东省中医院、香港浸会大学和澳门大学三方开展建设粤港澳联合实验室，共建中华医药学术研究、科技转化和临床治疗的创新高地。粤澳共建中医药科技产业园取得重大进展。2018年，产业园建立符合中国内地及欧盟认证标准的GMP中试生产、研发、检测等具有国际先进水平的专业化公共服务平台，发挥中医药科技创新平台的优势。GMP中试生产大楼及研发检测大楼投入试运行使用。公共服务平台的GMP中试生产线引进了美国、德国等国内外先进的自动化设备，并按照中国内地和欧盟GMP认证的要求严格进行运营和管理。产业园与广东省食品药品监督管理局于2018年1月签署合作备忘录，广东省食品药品监督管理局联络办公室、中医药技术与政策研究中心于2018年7月正式挂牌产业园，为产业园的公共服务平台及园区内的企业在注册、审评审批、行政许可等过程中提供全方位的政策咨询和技术指导。

中医药传承创新工程项目建设。中医药传承创新工程是国家从全国战略高度统筹布局的建高地、攀高峰中医医院能力提升建设项目，是近年来中央资金单项支持额度最高的卫生领域建设项目，广东省5家入围医院肩负着国家传承和创新中医药事业发展的重任，也代表了全省中医医院的最高水平，对全省中医药事业传承创新发展具有重要意义。2018年，有关部门多次对项目单位开展调研，准确掌握项目进展情况，做好服务与指导工作，并强调要本着“扶优扶强、传承创新、体质增效”的原则，加强内涵建设，多措并举切实提升服务及传承创新能力。广东省中医药局制订《中医药传承创新工程组织管理和职责分工方案》，明确工作组职责和广东省中医药局机关各处室分工，为做好工程各项组织实施工作、确保完成工程各项建设任务、实现工程建设目标提供了组织保障。为推动项目建设、落实地方主体责任、保障项目取得实效，积极争取省级财政配套资金。已形成配套资金解决方案。截至2018年底，深圳市中医院光明院区已开工建设，省中医院建设项目已获得项目建议书批复，广州中医药大学第一附属医院、省第二中医院、南方医科大学中西医结合医院3家省属医院已向省发展改革委申报立项，预计2019年初可获得项目建议书批复。

中医药信息化建设。持续推进广东省基层医疗卫生机构中医诊疗区（中医馆）健康信息平台建设，工作初显成效。广东省中医药局依托省卫生健康委基层医疗卫生机构管理信息系统进行接口开发和联调，解决了中医馆云平台服务器、网络带宽资源分配及与基卫系统融合的问题，完成15个地级市787家乡镇卫生院和社区卫生服务中心中医馆平台软件的上线部署，集中培训基层医疗卫生机构人员2000余人；得到省政务服务数据管理局网络和硬件资源支持，广东省中医药数据中心已接入广东省电子政务外网，完成部署在省信息中心机房的系统前置机VPN设置，并于2018年5月将首批中医馆健康信息平台诊疗服务数据上传到国家中医药数据中心；举办2次广东省中医医院信息化骨干网络与信息安全、“互联网+医疗健康”专题培训班；培训全省中医院分管工作的院领导及信息化科室骨干人员近500名，开展网络信息安全和“互联网+医疗健康”专题技术交流、互联网医疗行业最新政策和知识培训、信息化管理经验交流等，极大地增强了各级中医医院信息化工作人员岗位安全意识和实操技能。（钟　鸿）

【广西壮族自治区2018年中医药壮瑶医药工作概况】

一、中医药壮瑶医药事业顶层设计

2018年，广西壮族自治区中医药管理局开展《广西中医药壮瑶医药发展“十三五”规划》《广西中医药壮瑶医药健康服务发展规划（2016～2020年）》中期评估，对“十三五”期间的工作完成情况进行系统性总结，为推动中医药壮瑶医药事业发展提供政策导向参考；积极开展《广西壮族自治区发展中医药壮医药条例》修订工作，通过实地调研、召开协调会等方式广泛征集修订意见；出台《广西壮族自治区中医医术确有专长人员医师资格考核注册管理实施细则》并组织开展考核认定工作；推进中医诊所由许可管理改为备案管理，截至2018年12月，已完成中医诊所备案243个。

二、重大民生项目建设

广西壮族自治区中医药管理局积极推进广西壮族自治区重大公益性项目广西国际壮医医院的建设，医院于2018年9月正式投入使用；积极做好广西国家中医药传承创新工程项目前期工作，全部通过可行性研究批复。

三、中医药卫生体制改革

广西壮族自治区同步推进公立中医医院综合改革，组建多种形式的医疗联合体，促进基层医疗卫生机构的中医药服务能力显著提升，助推分级诊疗制度建设。广西壮族自治区物价局、卫生计生委、人力资源社会保障厅联合新增66种民族医医疗服务价格项目，有效促进了民族医的发展。桂林、梧州认真开展全国社会办中医试点工作。

四、提升基层中医药服务能力建设

广西壮族自治区继续深入开展中医名医名家走基层行动，扎实推进基层医疗卫生机构中医馆项目建设，加强中医药民族医药适宜技术推广。广西壮族自治区有99.12%的社区卫生服务中心、99.28%的乡镇卫生院、100%的社区卫生服务站、

90.56%的村卫生室能够提供中医药服务，4项指标均达到国家中医药管理局“十三五”总体要求目标。

五、中医临床优势培育工程建设

广西中医药大学第一附属医院获得第二批国家中医临床研究基地建设项目。广西中医药大学第一附属医院、广西中医药大学附属瑞康医院入围国家重大疑难疾病中西医临床协作试点项目，广西国际壮医医院、广西中医药大学第一附属医院儿科、玉林市中医医院推拿科被国家中医药管理局确定为华南区地区区域中医壮医诊疗中心建设（培育）单位。

六、中医药人才队伍建设

继续推进名老中医工作室建设，深化基层中医药人才培养。广西壮族自治区中医药管理局加强中医住院医师、中医类别全科医师规范化培训基地能力建设；完成2014年全国名老中医药专家传承工作室验收工作、中医住院医师规范化培训基地督导工作；举办2018年广西中医医院财务骨干省外培训班、全区中医药管理干部高级研修班及中医医院院长培训班。

七、中药资源普查

第四次全国中药资源普查（广西）工作成效显著，成为全国“六个第一”：广西地方配套经费支持额度全国第一、全国第一个跨省开展普查的省区、全国第一个跨国开展普查的省区、广西新分类群整理发表数量全国第一、广西提交腊叶标本数量全国第一、广西中药资源物种超过1000种的县域数量全国第一。广西药用植物园牵头编写《广西中药资源大典》，完成靖西、乐业等14个县卷，助推中医药产业发展。

八、中医药文化宣传

广西壮族自治区中医药管理局以“壮族三月三”为契机，在广西开展持续1个月的以“推广中医药壮瑶医药健康养生保健文化”为主题的中医药壮瑶医药宣传活动；结合中医中药中国行——中医药健康文化推进行动系列活动，宣传中医药法，推动中医药壮瑶医药“进校园·进社区·进乡村·进家庭”。2018年12月，广西代表队获得全国中医药健康文化知识大赛冠军。

九、中医药国际交流

广西壮族自治区中医药管理局完成国家中医药管理局、商务部对广西中医药服务贸易重点区域的验收工作；举办第五届中国－东盟传统医药论坛，助推国家“一带一路”建设，深化与东盟国家在传统医药领域的合作；与老挝卫生部食品药品司、柬埔寨卫生部传统医药中心、奥地利格拉茨大学、新西兰中医学院等机构签署传统医药交流合作协议；开展对老挝、柬埔寨、缅甸等国家传统医药人员培训、种质资源交换和科研合作。广西药用植物园两度赴老挝开展中药资源普查，开创了国内机构赴国外开展中药资源普查的历史。广西壮族自治区与43个国家和地区建立校际友好往来关系。（蒋志敏）

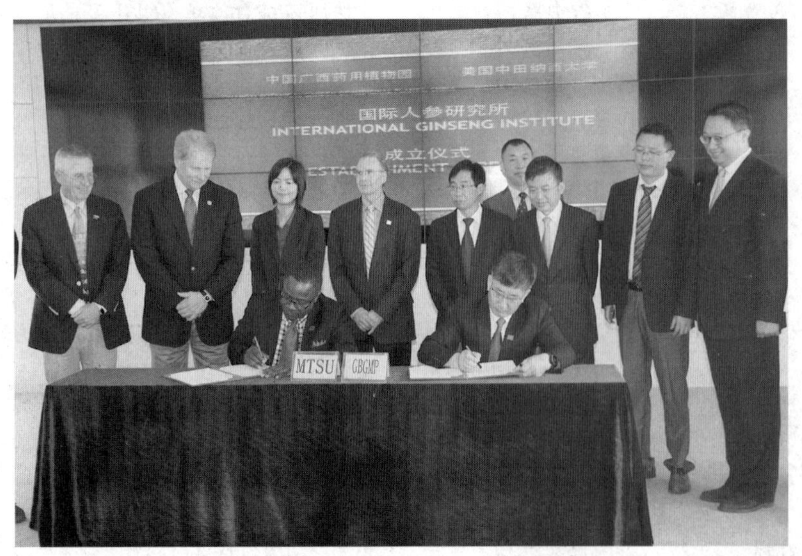

2019年5月19日，中国广西药用植物园与美国中田纳西大学签署联合成立国际人参研究所协议

【海南省2018年中医药工作概况】

一、以新的思路将中医药元素融入自贸区建设蓝图

2018年4月，党中央决定支持海南全岛建设自由贸易试验区，支持海南逐步探索、稳步推进中国特色自由贸易港建设。中医药作为我国独特的卫生资源和潜力巨大的经济资源，将为自贸区建设发挥重要作用。中医药元素融入自贸区建设蓝图，初步形成“借力发展和特色发展”的思路。

在“借力发展”方面，海南省省长沈晓明就中医药工作给国家领导人致信，国家中医药管理局、组织专人对落实《国家中医药管理局、海南省人民政府进一步促进海南中医药发展合作协议》进行专题调研。农工党中央、民革中央也分别对海南省中医药工作进行专题调研，海南省卫生健康委整理推进农工党中央调研组的9条支持意见，并积极落实民革中央调研组中医药传承保护工作建议，积极拓展工作思路，推动中医药在自贸区（港）建设的显示度。

在“特色发展”方面，海南省卫生健康委将中医药工作纳入海南省委《关于贯彻落实习近平总书记在庆祝海南建省办经济特区30周年大会上的重要讲话和〈中共中央、国务院关于支持海南全面深化改革开放的指导意见〉》中，提出发展中医药健康旅游等促进深化医疗领域对外开放。并且将“允许国内优质的医疗机构中药制剂在海南省中医医疗机构调剂使用”写入海南省国际旅游消费中心实施方案中，希望我国优秀的院内制剂更广泛地在海南省为国内外游客服务。

二、以新的举措贯彻落实中医药法

为落实中医药法，实施《中医医术确有专长人员医师资格考核注册管理暂行办法》（国家卫生计生委令第15号），海南省启动并积极推进中医医术确有专长人员医师资格考核工作；印发《海南省中医医术确有专长人员医师资格考核注册管理实施细则（暂行）》《海南省中医医术确有专长人员医师资格考核工作方案》，对考核工作进行整体部署，按时间节点逐步完成组织报名、资格审核、公示、考核等工作。海南省共590人报名参加专长考核，吸纳民间中医医术确有专长人员加入中医药服务队伍。

三、以新的抓手提升中医医疗服务能力

启动中医医疗机构医疗质量控制管理工作。为了不断提高海南省医疗质量和医疗服务水平，建立和完善结合实际的医疗质量管理与控制体系，海南省中医药管理局首次启动中医医疗机构医疗质量控制管理专项工作；开展中医医院质量控制标准的培训，并对省内所有中医医院医疗质量控制工作（临床用药、病历管理、医院感染管理、护理4个专业）进行联合督查。

中医重点专科建设有了新成果。海南省2016年确定的第一批共23个省级中医重点专科，经过3年的建设，均通过验收；启动第二批省级中医重点专科建设项目申报评审工作，开始建设第二批25个中医药重点专科。

基层中医药服务能力有了新提高。“加强基层医疗机构中医药服务能力建设”被列入2018年海南省人民政府重点工作，通过“分解目标，明确措施，落实到人”完成工作任务。2018年，昌江县、澄迈县创建为全国基层中医药工作先进单位，文昌市、琼海市全国基层中医药工作先进单位通过省级复审。

四、以新的平台提升海南省中医药从业人员素质

启动海南省第一批省级中医药学术经验继承工作。为了更加遵循中医药人才培养规划，传承老中医药专家学术经验，海南省启动省级中医药专家学术经验继承项目，在全省首批遴选了5名指导老师和10名继承人，通过师承方式培养优秀的中青年中医药骨干。

启动海南省中医药传承与创新人才工程。海南省中医药管理局实施重点专科走基层项目，组织海南省中医院、昌江县中西医结合医院开展中医医院急诊急救人才培养、中医护理人才培养、中医妇科知识普及等工作，培养1000余名中医专科（专病）技术人员。实施海南省基层中医药适宜技术推广培训项目，中医药适宜技术培训人数累计6392人次，其中，2018年基层中医药适宜技术培训项目3338人次，中医护理适宜技术培训1964人次，中医急诊培训1050人次。

实施中医药骨干人才交流培养项目，海南省中医药管理局遴选海南省中医院及各市县中医院共35名中医药骨干人才到上海中医药大学附属岳阳中西医结合医院脱产进修学习半年。计划通过传承与创新人才工程，培养凝聚一批数量规模适宜、素质能力优良、结构分布合理的中医药人才队伍，加快提升海南省中医药学科建设水平和医疗服务质量。

五、以新的面貌展现海南中医药文化

利用新媒体、新栏目开展中医药文化宣传。海南省中医药管理局开通了“海南中医药”微信公众号和抖音短视频“海南中医药”抖音号，通过新媒体发布海南省中医药工作动态和中医药科普知识，累计发布102篇（条）。让群众多渠道了解和关注中医药。

海南省中医药管理局联合海南广播电视总台、海南省健康宣传教育中心在海南公共频道《生活帮》栏目开辟周末版特别节目《奇妙的中医》，集中展示中医药悠久的历史、科学的理论、独特的方法、良好的疗效，每期邀请省内有名中医专家现场宣讲中医药健康文化知识，让社会更加了解和认可中医药。

开展2018年海南省中医药健康文化推进行动。海南省中医药管理局以“中医药健康你我他”为主题，举办“中医中药中国行——海南省中医药健康文化大型主题宣传活动”，全省12个市县积极通过组织中医健康义诊、巡讲、中医适宜技术展示体验、现场宣传活动等形式，举办中医中药中国行主题宣传活动共计96场，参与活动的受益群众达2万人次，张贴发放各类中医中药健康宣传材料约6万份、展出展板展架累计600多个。

海南省中医药管理局举办海南省第四届中医药健康文化知识大赛，遴选选手组建海南省代表队参加全国中医药健康文化知识大赛，取得前12名好成绩，并获得全国“优秀奖”。 （张连帅）

【重庆市2018年中医药工作概况】 截至2018年底，重庆市中医、中西医结合医院163所，其中三级甲等医院9所，每个区县至少有1所公立中医类医院，其他中医医疗机构2543个，开展中医药专科以上教育的院校4所；有1.97万中医药人员，占重庆市卫生技术人员的9.42%，每万常住人口中医执业（助理）医师数为5.38人；有国医大师2名，全国名中医3名，市级名中医113名；有中医床位3.93万张，中医年门急诊人次1835.46万，住院人数117.15万；80.13%的综合医院设置有中医科，92.35%以上社区卫生中心和乡镇卫生院，85.26%以上社区卫生服务站和村卫生室能开展中医药服务。

一、政策法规

深入贯彻落实中医药法。重庆市推动将地方中医药立法纳入市人大立法计划，推进《重庆市中医药条例》立法，开展立法咨询、论证等工作，完成《重庆市中医药条例（草拟稿）》；制定中医医术确有专长人员医师资格考核等配套政策，开展中医诊所备案管理，实施备案制的中医诊所有125家，占全市中医诊所的5.50%。

建立人才评价新机制。重庆市

中医管理局会同重庆市人社局研究建立中医药专业技术人员二级岗特设指标激励机制，拟出台重庆市中医药专业技术二级岗申报办法。申报条件突出中医药特色，探索建立符合中医药人才成长规律的评价体系。

推进中医专科医院地方标准建设。重庆市中医管理局制定《二级中医肿瘤医院基本标准》，纳入市地方标准立项，进入征求社会意见和专家论证阶段。

二、医政工作

深入推进中医药改革。推进公立中医院改革。重庆市中医管理局完善固化便民惠民措施，贯彻落实扶持政策，开展中医医院章程试点，建立现代医院管理制度。推进分级诊疗。重庆市中医管理局组建县域医共体12个，风湿病等专科联盟11个，建设边远贫困地区远程医疗协作网16个。开展小儿咳嗽等16个病种8类中医药适宜技术家庭医生签约服务，签约居民接受中医药服务达360万人次；落实国务院“放管服”改革要求；规范社会办医，重庆市已审批社会办中医医疗机构240家，总数达2344个，机构数和服务量分别占总数的11.88%和9.83%；在垫江县开展国家社会办中医试点，全县建成社会办中医医院6家，占该县社会办医院数的66%。

完善中医医疗服务体系。重庆市中医院三期7.50万平方米工程建设完工并投入使用；新启动5家中医院并持续推进17家中医院改扩建项目；推进非中医医疗机构中医科室建设，80%的综合专科医院、55%的妇幼保健院设置了中医科室，形成一批中医文化深厚的中医馆；重庆市基层医疗卫生机构建设中医综合服务区933个，占比达93%。

提升中医药服务水平。重庆市新增二级甲等中医院2家，全国综合医院中医药工作示范单位3个和全国基层中医药工作先进单位4个；复评三级甲等中医院1家、二级甲等中医院14家，综合医院中医药工作示范单位2个和全国基层中医药工作先进单位9个；新增中医皮肤科等国家区域中医（专科）诊疗中心建设单位3个，市级重点专科4个，基层中医特色专科58个；继续开展中医药免费治疗艾滋病项目，免费治疗艾滋病患者494名。

提高中医药服务质量。重庆市中医管理局贯彻落实《医疗质量管理办法》，开展中医病案、中医护理、中医药事质量评价，新增中医儿科、急诊、脑病3个市级质控中心；组织实施中药技能和中医护理技能竞赛。中医馆健康信息平台建设试点通过国家初评。

加强中医药行业监管。开展医德医风和行业作风建设。重庆市中医管理局平稳实施2018年中医执业医师资格考试工作，完成3个实践技能考试基地复评，接受考试报名4499人，总体通过率39.91%，医考工作连续19年实现零差错；开展中医医疗机构传染病防治和感染防控监督执法专项检查，督查医疗机构1115家，立案94起；实施中药饮片采购验收专项清查，清查医疗机构728家；完成190名基层中医药监督执法骨干培训任务。

三、科研工作

改革中医药科技项目申报模式，重庆市中医管理局与市科委联合推动中医药科技创新，科卫联合审批立项中医药科研项目164项，其中重点项目14项，一般项目150项，项目级别从厅局级上升为省部级；启动新一轮重点学科建设，确定7个新建学科、9个培育学科进入新一轮市级中医药重点学科建设。中药资源普查区县覆盖重庆市39个区县，重庆市中医管理局加强普查成果转化，为36个区县制订中药材产业发展规划；建立1个中药原料质量监测省级中心和3个县级监测站，搭建起中药资源科技创新服务平台。全国重点中医药科研机构市中药研究院完成中医药传承创新工程项目前期建设规划，初步确定以中药资源和中药栽培为重点研究方向。

四、教育工作

加快推进独立中医药学院建设。重庆市中医管理局会同市教委到重庆医药高等专科学校等7家单位开展重庆中医药学院筹建专题调研，形成调研报告上报市政府，并配合市政府向国务院报送专题报告。

实施中医药“百千万”人才培养项目。重庆市中医管理局出台《重庆市中医药“百千万”人才工程实施方案》，文件规划培养100名领军人才，1000名骨干人才，10000名基层适用型人才，更好地满足重庆中医人才需求。2018年已完成100名临床骨干理论培训，1000名临床骨干遴选，2000名基层中医药实用型人才培训。

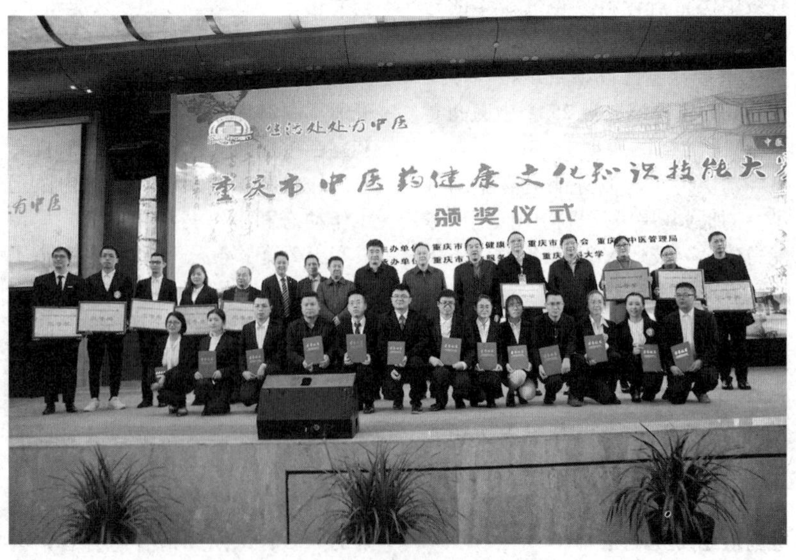

2018年11月27～28日，重庆市卫生健康委、重庆市中医管理局、重庆市总工会联合举办重庆市中医药健康文化知识技能大赛

举办中医药特色培训。重庆市新增全国名老中医药和基层名老中医药专家传承工作室9个，新增全国中药和中医护理骨干等高层次人才25名；培训各区县卫生计生委中医分管领导、各区县中医院院长120人次；培训中医护理骨干60名；实施“中国中医科学院名医传承计划”项目，引入中国中医科学院知名专家在重庆市开展师带徒工作，培训学员40名。

持续开展中医药继续教育工作。重庆市中医管理局继续推进中医住院医师规范化培训工作，新招录学员305名。中医住院医师规范化培训学员结业141名，结业通过率85%，中医助理全科学员结业33名，结业通过率78.60%。重庆市中医管理局举办第4期中医住院医师规范化培训师资培训班，培训师资180名；实施中医药继续教育项目，举办国家级继续教育项目12项，市级继续教育项目432项，培训学员9000人次；举办国医名师大讲堂，邀请中国中医科学院及市内中医专家授课10期，培训学员2000余人次。

五、文化建设

加强《中国中医药报》社重庆记者站建设，重庆市2018年见报稿件189篇。重庆市中医管理局联合重庆电视台打造《名中医到社区》中医科普养生电视栏目，制作播出70余期。推进“重庆中医药”官方网站建设。重庆市中医管理局与华龙网合作打造中医药新媒体传播平台《名中医说健康》栏目，完成前期样片录制工作。深入推进中医中药中国行——中医药健康文化推进行动，重庆市市级和30余个区县同步举办中医药文化大型主题活动。重庆市中医管理局与市总工会联合举办中医药健康文化知识大赛等系列活动，开展覆盖永川区等8个区县的中医药健康文化素养调查，推进中医药文化进校园试点工作。实施中国（重庆）-新加坡中医国际合作基地工作，推进中药新加坡（太极）中心建设，拓展新加坡、印尼等中成药销售网点2000余个。

六、党风廉政建设

党员干部思想教育力度明显加大。重庆市中医药系统扎实推进“两学一做”常态化制度化，分两个阶段召开民主生活会，积极参加重庆市卫生健康系统首次思想政治工作会，“百千万”活动实现“四个全覆盖”。重庆市中医管理局主要领导开展中心组学习2期，重庆市中医管理局机关2个支部全体党员参加“每月一讲”9期。

公立中医医院党的建设工作扎实推进。重庆市中医管理局在全国率先出台加强公立医院党建工作实施意见，成立市、区县两级工作指导委员会，召开全市公立医院党建工作会、专题培训会，理顺管理体制，建立联动机制。根据全市党建工作要求，各中医医院均制定完善党委、行政议事决策制度，推动公立医院将党建工作写入医院章程。

党的组织和工作覆盖面不断扩大。重庆市中医管理局和市中医院等局直属单位将支部设在处（科）室，支部职能进一步彰显。成立重庆市卫生行业社会组织综合党委，出台加强社会组织党的建设工作实施意见，全市4个中医药行业社会组织实现党组织全覆盖。

干部管理监督工作从严从实。将全市中医药系统干部纳入全市卫生健康系统统一管理。重庆市中医管理局以个人有关事项报告、社团兼职审批、因私出国审查等为抓手，坚持从严教育、从严管理、从严监督，把从严管理贯彻落实到干部队伍建设全过程。

七、其他工作

发展中医药健康服务。重庆市中医管理局出台《关于推进中医药健康服务与互联网融合发展的意见》；召开9区县国家中医治未病建设项目工作会；开展国家中医药健康服务发展规划中期评估；发展中医药健康旅游，打造和提升中医药博物馆5个、特色景区91个、特色旅游线路62条。

扎实推进中医药健康扶贫工作。重庆市中医管理局安排中央专项资金180万元，通过14个贫困区县的区县中医医院对深度贫困乡镇卫生院的中医药服务能力进行对口支援，以派驻人员、举办中医药适宜技术培训、接受人员进修等方式，加强中医药适宜技术的推广与应用，提升深度贫困乡镇卫生院中医药服务能力；组织14个贫困区县中医院负责人赴山东考察并与扶贫协作单位签署扶贫合作协议，提升医院综合服务能力；遴选万州、黔江、丰都等中医院的3个特色专科与山东省中医院开展结对帮扶，提升科室临床诊疗技术水平；遴选武隆、开州等10个区县的15个乡镇卫生院建设标准化国医堂。 （唐丽灵）

【四川省2018年中医药工作概况】

一、坚定不移夯实发展基础，中医药服务水平和能力明显提升

大力实施名医、名科、名院战略，推动中医药发展融入医药卫生体制改革和“健康四川”建设。2018年，四川省中医药管理局一是中医药服务体系逐步完善。整合资金实施能力提升“十百千”工程，在全省打造10个区域中医医疗中心、100个重点县级中医医院、1000个基层乡镇卫生院中医馆，强化大型中医院特色优势、提升县级医院能力、筑牢基层服务网底。持续推进6个国家中医药传承创新工程项目。截至2018年底，四川省100%的市（州）和97%的县（市）设有公立中医医院，100%的乡镇卫生院和95%的村卫生室能提供中医药服务。四川省基层中医药服务量达45%，居全国第一。二是中医药“三个作用”不断加强。为突出发挥中医药在治未病中的主导作用，四川省建成3.6万平方米的省级治未病中心，以市（州）中医医院为依托建成区域治未病中心19个，二级以上中医医疗机构设置治未病科室。中医药积极参与重大疾病防治，建成艾滋病、糖尿病等省级重大疾病中医药防治（协作）中心25个。四川省中医药管理局承担国家艾滋病中医药防治项目12年，制订的《艾滋病合并带状疱疹中医治疗方案》被国家推荐使用。成都中医药大学附院建成国家中医临床（糖尿病）研究基地。华西医院中西医结合治疗急性胰腺炎年治疗患者2000余例。四川省骨科医院建成国家中医骨伤应急平台，组建中医应急医疗队，成为四川省三大医疗应急救援队伍之一。充分发挥中医药在疾病康复中的核心作用，推进省中医运动康复中心建设，加强中医运动康复研究与运用，为奥运冠军等运动员提供强有力的中医药康复保障。三是中医药服务能力全面提升。坚持中医特色办院方针，探索开展中医经典病房建设。四川省中医药管理局以评促建，推进高质量发展，完成中医院等级评审，三级中医院数量居全国第二，建成全国基层中医药工作先进单位92个，数量居全国前列；建成13个中医药质控中心和325个省级重点专科；启动建设17个国家区域中医诊疗中心，数量居全国第二；完成基层中医药人员培训2.2万人次，开展省、市、县三级适宜技术比赛203场次。四是促进民族医药发展。截至2018年底，四川省建立国家级藏医传承工作室1个，建成重点专科63个，初步形成院有专科、科有专病、病有专药、人有专长的格局。四川省开展16个深度贫困县中医药（民族医药）服务能力提升项目，民族医药服务体系逐步完善。四川省藏文学校、阿坝卫校、甘孜卫校开展藏医学中专学历教育，启动藏医药成人本科学历教育项目，组织开展省级藏医药培训班13个，连续5年开展四川省藏传佛教寺庙僧尼藏医培训班。实施对口支援“传、帮、带”工程，四川省中医药管理局安排中医药支援人员361人，重点支援88个贫困地区中（藏）医院。五是人才队伍建设全面加强。四川省率先在全国以四川省人民政府名义开展三届十大名中医评选表彰。四川省中医药管理局创造性开展省名中医、省中青年名中医、学术技术带头人选拔，指导市、县同步开展名中医评选，让优秀人才脱颖而出。四川省组织实施中医药领军人才培育、优秀临床人才研修等项目，提升中医药人才服务能力；开展四川中医药流派工作室评选，挖掘发展四川中医特色流派，实施名师带徒传承工程。

二、坚定不移推进产业发展，中医药主动融入全省经济社会发展大局

全面落实四川省委“一干多支、五区协同”“四向拓展、全域开放”等重大部署，将中医药融入“5+1”现代产业体系。一是重视支持有力。四川省人民政府召开四川省中医药产业发展推进会议，并印发《开展“三个一批”建设，推动中医药产业高质量发展的意见》，坚持重点突破、示范引领原则，遴选首批重点企业8个，重点品种13个，重点基地22个开展“三个一批”项目建设，着力培育一批龙头企业、拳头产品，提升川药品牌。二是社会资本积极参与。四川省推动成立以大型国企为核心的中医药大健康产业投资有限公司，筹集注册资金30亿元，并通过联合、兼并、参股等形式带动吸引日本株式会社、修正药业、天友集团等更多社会资本参与四川省产业发展。积极促成华润三九、扬子江药业等签约项目落地落实，累计完成投资32.1亿元。四是产业发展项目有序实施。四川省成立省级中医药标准化技术委员会，制定并发布附子、麦冬等10项川产道地药材省级地方标准；开展花椒药用价值及大健康产品研发，助力打造花椒产业第一大省；开展5个首批中医药健康旅游示范基地建设，推动中医药健康旅游文化深度融合发展；围绕20个重点道地药材，在彭州、南部等20个县（市、区）开展中药材重点县建设。五是产业扶贫高效推进。四川省中医药管理局立足四川省资源优势，实施贫困地区中药材产业推进行动，开展中药材种植示范基地、定制药园建设，建立“中药企业+种植大户+农户”等利益链接机制，在19个贫困县试点开展15个中药材标准化种植基地建设和16个川产道地药材大品种培育，带动种植面积30万亩，实现产值12亿元。六是川药出川规模大幅提升。四川省中医药管理局在重庆、山东、吉林、成都举办“本草四川、康养天府”中医药产品推介大会和第十七届西部国际博览会等系列中医药展示活动，积极拓展国内市场。

三、坚定不移丰富文化内涵，中医药文化传承发展根基更加牢固

一是扎实抓好中医药文化传承。四川省中医药管理局联合省委宣传部印发《关于实施中医药文化传承发展工程的意见》，围绕培育健康生活方式，强化中医药文化的宣传普及和融合创新；编撰完成四川省首卷《中医药志》；加大近现代川派中医药名家学术思想与经验收集整理力度，编撰出版50本《川派中医药名家系列丛书》；成立中国出土医学文献与文物研究院，加大对“天回医简”等医学文献文物研究，为中医药文化的传承发展提供新动力；四川省中医药博物馆建成开馆；推进中医药文化进中小学、幼儿园，开展小小中医成长营、我是小药师等宣传活动。二是扎实抓好中医药交流合作。全面服务国家“一带一路”建设，积极构建四川中医药“健康丝绸之路”。大力推动中医药科研、教育、医疗机构和企业多形式、多渠道“走出去”，全方位、多层次开展中医药国际交流合作。四川省中医药管理局与德国、英国等30余个国家和地区建立合作关系，建成5个中医药海外中心，累计服务量4万余人次。在俄罗斯第四届东方经济论坛上促成中国四川与鞑靼斯坦共和国合作；在第二届川港澳合作周上，四川省与港澳相关部门和单位达成中医药医、教、研、产合作协议，为推动川港澳三地中医药交流合作奠定坚实基础。四川省中医药管理局举办驻蓉外交官走进中医药、海外华人教师培训班、香港中医药界代表来川交流等系列活动，为中医药国际交流搭建多层次合作平台，四川中医药国际影响力持续提升。

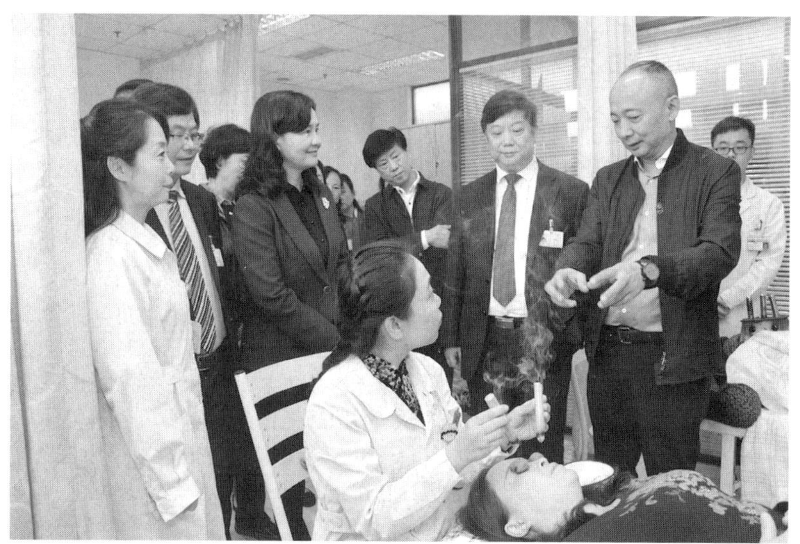

2018年10月16日，国家中医药管理局党组书记余艳红到成都中医药大学附属医院治未病中心调研

四、坚定不移加强党的建设，中医药良好发展环境持续向好

一是全面加强党的建设。四川省中医药管理局切实加强对系统党建工作的指导，将党建工作与业务工作同部署、同考核；进一步建立健全局直机关党委、纪委，成立机关党总支部，下设10个支部，党的基层组织不断完善；组织庆祝建党97周年暨首届四川中医药文艺汇演，进一步凝聚正能量，不忘初心、永跟党走。二是全面落实党风廉政建设责任制。四川省中医药管理局始终坚持党要管党、全面从严治党，持续开展正风肃纪，保持反腐惩恶高压态势，开展大型医院和直属单位重大事项专项巡查，加强行业不正之风治理，营造良好的政治生态和风清气正的行业氛围。三是保障体系逐步完善。四川省以贯彻落实中医药法为契机，推动各级党委政府重视支持中医药发展，达州市单独成立中医药管理局，13个市（州）、23个县（市、区）制定中医药发展政策措施。《四川省中医药条例》修订工作有序推进。四川省中医药管理局积极推动中医诊所备案制度落实，截至2018年底，备案719所，数量居全国第一。2018年，四川省新设立中医药产业发展专项资金5000万元，另外争取财政资金1000万元用于花椒药用价值及大健康产品研发；推进中医药综合监管制度建设，单设8项中医医疗特色监管指标，建立分类监管机制。

（苏晓川）

【贵州省2018年中医药工作概况】

一、贵州省级中医药管理体系建设建立健全

2018年贵州省成立了由贵州省卫生健康委管理的贵州省中医药管理局，为副厅级局，有独立的党组，下设5个处，包括综合处（机关党委办公室）、规划财务与信息化处、医政处（中西医结合与民族医药处）、科技教育处（交流合作处）、政策法规与监督处，扩展和加强了中医药省级行政管理工作的内涵和外延，切实加强了省级层面对中医药工作的统筹领导。

二、"一法一纲要"贯彻实施取得成效

继续开展中医药法宣传教育工作，积极推动配套文件的实施制定和中医药条件的修订工作。2018年，贵州省中医药管理局在全省范围内，针对中医药管理人员和专业骨干举办4次中医药法培训班，参加人员近600人，在全省中医药文化宣传活动中，向广大群众宣传中医药法，发放《中华人民共和国中医药法》2000册；按照《中医诊所备案管理暂行办法》，在全省开展中医诊所备案管理，全省已备案中医诊所31家；制定印发《关于印发〈贵州省中医医术确有专长人员医师资格考核注册管理实施细则（暂行）〉的通知》。由贵州省人大牵头开展部分省内、外调研工作，为《贵州省发展中医药条例》修订打下基础。

认真贯彻实施《贵州省中医药发展战略规划（2016～2030）》。2018年，贵阳中医学院第一附属医院传承创新基地开工建设，使用国家资金4160万元，贵阳中医学院第二附属医院传承创新基地已完成设计，已争取使用国家资金4000万元，争取省级经费2500万元，准备于2019年开工建设。贵州省国家所需种子种苗繁育基地建设项目，全面完成建设任务，保护天麻等7种贵州道地大综中药材品种，建成种子种苗繁育基地6787个，建成种子种苗保存圃210亩，种子保存库120平方米，种子种苗检验实验室1550平方米，收集药用植物物种927种，保存种质资源5574份。认真实施基层医疗卫生机构中医诊疗区（中医馆）健康信息平台建设项目，项目已完成省级中医药数据中心、省级平台建设，以及贵阳市南明区8个基层中医馆健康信息平台接入试点工作，已部署在全省基层医疗卫生机构中开展中医馆健康信息平台接入工作，预计2019年上半年完成全部项目任务。

三、中医医改工作不断深化

积极探索和逐步建立符合中医药服务特点的差别化政策制度。贵州省进一步提高新农合中医药报销比例，切实落实将中医药诊疗项目在同级医疗机构的补偿比例提高5～10个百分点，将针灸和治疗性推拿等中医非药物诊疗技术纳入新农合报销范围，引导医疗机构推广应用中医药适宜技术，将符合条件的公立及民营中医医院均纳入医保报销体系，100%保留了中药饮片加成政策；积极推进中医药支付方式改革，探索建立按病种付费、按人头付费、总额预付等方式；基层医疗机构按规定调剂使用院内中药制剂等扶持政策得到较好落实，院内中药制剂可以在医疗联盟及一定条件下调剂使用；将民族中草药、中药饮片纳入医疗保险甲类支付范围，对苗侗医药部分方剂，通过实名申报（方剂的组成、含量、价格），经物价、卫生、药监部门备案后纳入医疗保险范围支付。贵州省发展改革委、省卫生计生委、省人力资源社会保障厅联合印发《关于新增苗医医疗服务价格项目的通知》，公布22项苗医医疗服务价格项目，选择在贵州省苗医医院、黔南州中医医院、黔东南州民族医药研究院附属苗医医院试点，并授权3家试点公立医疗机构制定试行价格，试行期1年。

公立中医医院改革步伐加快。贵州省55家县级公立中医医院全面纳入公立医院改革，将中医药服务价格调整权限下放到各市州，各地均对中医医疗服务价格实行动态调整，编制人事制度改革陆续启动，县级公立中医医院积极探索实行岗位管理绩效考核制度，县级中医医院不同程度实施临床路径，与基层医疗卫生机构建立联动机制。

进一步落实社会办中医相关政策。贵州省积极推进贵阳、铜仁市社会办中医试点工作，努力做好社会资本举办中医类别医疗机构的服务监管等相关工作。

四、中医医院内涵建设进一步加强

继续推动县级中医医院能力提升。切实推进全省县级中医医院“5+2”和对口帮扶的“2+3+N”重点专科融合建设。2018年，贵州省共投入1.45亿元经费；55家县级中医医院中，“5+2”专科建设平均完成率为81.3%，其中治未病科、中医康复科建设完成率85.45%，急诊急救科、重症医学科的建设完成率59.15%。

优化中医药服务，提升医疗服务水平。2018年，贵州省已完成对省、市7家三级中医医院等级复审工作，新创建三级乙等中医医院2家；并将二级甲等评（复）审工作下放到市（州）。截至2018年底，贵州省55家县级中医院达二级甲等以上46家，占比83.64%。持续推进改善医疗服务行动计划，深入开展“服务百姓健康行动”大型义诊活动，推进贵阳中医学院第二附属医院做好中医诊疗模式创新试点及国家中医骨伤应急救治项目工作，实施重大疑难疾病中西医临床协作试点项目，推进中医重点专科专病体系建设，努力推动贵州省贵阳中医学院第一附属医院的脾胃病科、肛肠科入选2018年国家区域中医专科诊疗中心培育项目。

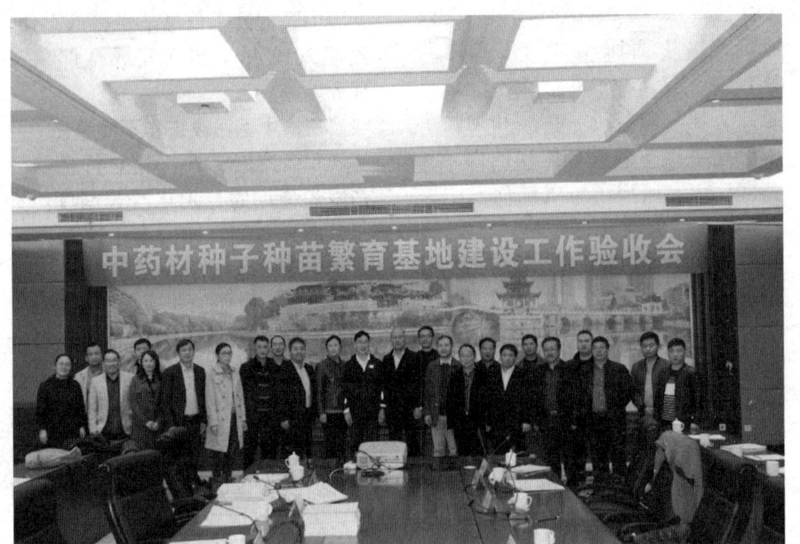

2018年10月31日~11月2日，中药材种子种苗繁育基地建设工作验收会在贵州贵阳举行。国家中医药管理局现场验收贵阳中医学院负责项目

五、基层中医药服务能力有效提升

积极推进2016~2018年周期全国基层中医药工作先进单位创建活动，整体提升了基层中医药服务水平。2018年，贵州省播州区、余庆县、大方县、独山县、普定县5个县（区）通过全国基层中医药工作先进单位的复审；清镇市、息烽县、玉屏县、德江县、三穗县、荔波县、务川县7个县（市）通过全国基层中医药工作先进单位（县）现场评审；遵义市创建全国基层中医药工作先进市工作也完成现场评审和公示。

基层中医药健康保健服务进一步拓展。积极发展中医预防保健服务，贵州省中医药管理局在所有二级以上中医医院进一步完善治未病中心（科），部分社区卫生服务中心设立治未病服务点；切实推进中医药基本公共卫生服务项目，贵州省已将65岁以上老年人和0~36个月儿童的中医药健康管理服务内容纳入基本公共卫生服务管理，还积极将高血压病、2型糖尿病患者进行中医辨证分析和中医健康干预，全省65岁以上老年人接受中医体质辨识目标人群覆盖率达49.68%，0~36个月儿童中医调养服务目标人群覆盖率达60.80%。

遵照国家中医药管理局和《贵州省基层医疗卫生服务能力三年提升计划（2016~2018年）》的要求，贵州省不断推进乡镇卫生院（社区卫生服务中心）中医馆建设工作，2018年新建中医馆491个，其中91个由国家公共卫生服务资金投入，400个由贵州省、市、县自己投入，每个20万元。截至2018年底，贵州省基层中医馆建设已达到1300个，占贵州省乡镇卫生院（社区卫生服务中心）总数的84.36%。

六、中医药人才队伍不断建立健全

中医药高素质人才加快培养。2018年，贵州省有17位名老中医药专家被国家中医药管理局批准为第六批全国老中医药专家学术经验继承工作指导老师，指导34位继承人；

启动第二批贵州省名中医学术经验继承工作，37名贵州省名中医，指导67位继承人；7名全国中医（临床、基础）优秀人才和19名全国中医护理骨干人才，被选拔为中医优秀临床、基础研修项目及中医护理骨干人才培养项目学员；完成贵州省15名2016年中医护理骨干人才培养对象结业考核，及10名2014年全国中药特色技术传承人才培养对象的考核工作，培养对象全部合格；遴选贵州省2018年全国中药特色技术传承人才培训项目学员10名，已获国家中医药管理局批准。

切实加大基层中医药人才培养。贵州省建立20个基层名老中医药专家传承工作室，开展对20名基层名中医的学术经验整理、保护和传承；新招收290名住院医师规范化培训学员，其中中医学216人、全科74人，全科专业超额完成招收计划，2018年结业考核学员共300人，合格273人，合格率为91%；完成50个中医类定向医学生的招生计划。贵州省积极开展基层卫生技术人员学历提升工作，2018年招录234名中医学基层卫生技术人员；组织开展基层卫生技术人员执业（助理）医师资格考试考前培训500人，经过培训，386人通过执医资格考试，合格率为77.20%。进行120名基层卫生技术人员中医药知识与技能培训任务。贵州省中医药管理局与北京中医药大学东直门医院在贵州省启动“乡村中医师‘3+3’提升工程”项目，贵州省遴选出26名优秀乡村中医师到北京东直门医院参加项目培训。

七、中医药文化进一步深入人心

切实开展中医药健康文化推进工作。2018年贵州省在湄潭县组织举办省中医药健康文化大型宣传活动，开展中医药知识、中医药法培训，开展中医药相关技术的体验活动和义诊活动等，参加义诊宣传专家50多人，义诊人次1210人，培训400多人，近万名当地群众参与活动，现场发放宣传物资1万余册；其余8个市州也举办“中医中药中国行”活动，开展义诊、宣传、培训等活动。贵州省活动参与群众2万余人，共发放宣传资料7万多册。组织全贵州省中医药悦读活动和中医药健康文化精品遴选活动，共向国家中医中药中国行组委会推送作品56篇；组织队伍参加全国中医药健康文化知识大赛，获得优秀团队奖和优秀组织单位奖。

贵州省中医药管理局认真开展2018年贵州省公民中医药健康文化素养调查工作，印发调查方案，举办调查人员培训班，完成对贵州省云岩区、乌当区、钟山区、盘州市、红花岗区、播州区、西秀区、碧江区、金沙县、都匀市10个县（区），2400人的中医药健康文化素养调查工作。

八、积极开展中医药扶贫工作

积极推进对口帮扶工作和医联体建设。围绕全面提高贵州省64家受援中医院的管理水平、技术水平、服务水平目标，江苏、浙江、广东、福建、山东、辽宁、上海7个省（市）的64家三级甲等医院坚持“人走技术留”的理念，注重“输血”，更注重“造血”，帮助贵州省受援中医院建立健强47个治未病科、49个中医康复科；建成重点特色专科201个，急诊急救等科室77个（其中重症医学科32个）；支援医院与贵州省受援医院积极推进建立远程医疗协作关系，已开展远程会诊、远程查房、远程病理、远程继续教育等相关服务3992例次。对口帮扶工作启动以来，帮扶医院累积派驻专家624人次，接收受援单位考察进修学习1084人次，为受援单位培训医护管理人员近3000余人次，接诊门诊111304人次、急诊9865人次、手术1567例、会诊疑难病例699人次、手术示教447次、学术讲座406次、教学查房3548次。各医院共计开展新技术、新业务216项。同时助力推动等级医院创建，截至2018年底，贵州省80%以上的县级中医院达二级甲等中医院，其中，仁怀市中医院、德江县民族中医院被认定为三级乙等中医医院。贵州省7家三级中医医院均开展对20家贫困县县级中医医院对口帮扶工作，省级三级中医医院与基层医疗卫生机构建立医联体，实施县、乡、村中医药一体化管理试点工作，市、县级中医医院将乡镇卫生院进行托管，从人才、技术等多方面进行帮扶，促进优质医疗资源下沉，提高贫困县中医药服务能力。

积极参与全省扶贫工作。贵州省中医药管理局完成2018年贵州省14个县脱贫出列相关县健康扶贫指导工作任务，保证该县通过出列评估。

持续开展“定制药园”工作。截至2018年底，贵州省2所省级中医院与相关医药企业签订“定制药园”协议，已向协议企业定制了一定数量来自贫困县中药材加工的饮片，建立精品药房，相关药企根据贵州省贫困县大宗、道地药材分布和生产情况，已在贵州省贫困县定制了太子参、钩藤、黄精、天麻等药园共34000亩。

贵州省中医药管理局协助国家卫生健康委、国家中医药管理局完成在大方县、台江县组织举办的定点扶贫干部培训班及考察学习工作，国家卫生健康委、国家中医药管理局对口帮扶的山西省大宁县、永各县、五寨县，陕西省清涧县、子州县的扶贫干部共20余人参加。（周　茜）

【云南省2018年中医药工作概况】 2018年，云南省中医药系统认真贯彻落实中医药法和国家中医药工作要求，以及云南省委、省人民政府的决策部署，以云南省发展中医药大会精神为指导，紧紧围绕云南省委、省人民政府《关于进一步加快卫生与健康事业改革发展的决定》《关于贯彻落实中医药发展战略规划纲要（2016～2030年）的实施意见》《云南省加快中医药发展行动计划（2014～2020年）》明确的中心工作，突出抓实管理体系、基础设施、服务能力、人才队伍、文化宣教、交流合作等重点工作，全力推进中医药事业振兴发展。争取到中央资金4.63亿元和省级中医药专项资金5155万元，扶持10所县级中医医院基础设施建设、西双版纳州傣医医院国家中医药传承创新项目和中医药服务能力提升项目，云南省新增1所州市级和5所县级公立中医医院。截至2018年底，云南省16个州市卫生行政主管部门中，11个州市设立独立的中医药主管部门，其中大理州设立中医药管理局（下设3个科室），昭通设立副处级的中医药管理局；玉溪、楚雄、文山、德宏4个州市中医科与其他科室合署办公，怒江州尚未设立中医药管理科且未安排专人管理；129个县市区中有46个县级卫生行政主管部门设立中医管理科（股），云南省共有中医药管理人员204人。县级以上公立中医医院116所，其中省级2所，州市级14所，县级100所，实际开放床位26499张，中医药从业人员2.08万人，年总诊疗人次1443万人次，出院人次78万人次。深入推进基层中医药服务能力整体提升，中医药服务覆盖面继续扩大，云南省98.51%的社区卫生服务中心、97.26%的乡镇卫生院和90.17%的社区卫生服务站、80.57%的村卫生室能够提供中医药服务。基层医疗机构中医药服务量占比达18.66%。民办中医医疗机构1400多所，备案中医诊所106所。云南省建有国家中医药重点学科17个、国家临床（中医）重点专科6个、国家中医药管理局重点专科21个、区域中医（专科）诊疗中心5个，省级中医药重点学科10个、重点专科77个。92%的综合医院设立中医科中药房，15所综合医院获得“全国综合医院中医药工作示范单位”称号。31个县区获得全国基层中医药工作先进单位称号，保山市创建为全国地市级中医药工作先进单位。

一、政策法规

一是开展《云南省发展中医药条例》修订的前期调研和起草论证工作。二是《云南省楚雄自治州彝医药条例》正式颁布实施。三是组织实施《中医诊所备案管理暂行办法》，改中医诊所审批为中医诊所备案，云南省已有106家中医诊所被纳入备案管理。四是积极稳妥推进中医医术确有专长人员医师资格考核工作。云南省制定出台《云南省中医医术确有专长人员医师资格考核注册管理暂行办法实施细则（试行）》，及时发布《2018年云南省中医医术确有专长人员医师资格考核（试点）公告》和报名指南。五是组织开展中医药法学习培训，共培训管理干部、骨干师资600余名，有效提升卫生计生、卫生监督主管部门贯彻落实中医药法及相关配套政策的能力和水平。

二、医政工作

中医药医改工作。云南省市、县级公立中医医院全部启动综合改革，全面落实制定中药饮片保留加成销售、中药饮片不计入药占比等政策措施。云南省中医药管理局积极推进现代医院管理制度建设，组织遴选推荐31所公立中医（民族医）医院、4所民营中医医院纳入医院章程制定试点医院；积极参与医保支付方式改革试点，推动落实基本医保对中医药服务报销的倾斜政策，提高中医药服务费用报销比例5%～10%；将临床使用安全有效的中药、民族药院内制剂纳入基本医保报销范围，探索推进DRGs付费制度改革。云南省三级中医医院全部开展对口支援工作。中医“医共体”“医联体”和分级诊疗体系建设步伐加快。云南省中医药管理局组建肛肠、针灸、老年病、皮肤、风湿病、康复6个专科联盟；大力推进实施改善医疗服务行动计划，持续改善患者就医体验；在家庭医生签约服务中明确为老年人和0～36个月儿童提供中医药服务，云南省15035个家庭医生签约团队中有中医医师参加的2714个，占18%，社会办中医医疗机构突破1400个；积极推进基本公共卫生中医药健康管理服务项目工作，探索开展糖尿病、高血压、孕产妇等重点人群中医药健康管理试点。截至2018年10月底，云南省65岁以上老年人健康管理率49.30%；全省0～36个月儿童健康管理率65.50%。

中医药服务体系建设。一是争取到将2018年全民健康保障工程健康扶贫工程中央投资资金4.09亿元用于10所县级中医院建设。云南省中医医院、西双版纳州傣医医院纳入国家中医药传承创新工程项目储备库。西双版纳州傣医医院、新成立德宏州中医医院、丽江市中医医院纳入规划立项并落实建设用地，新申请成立8所县级中医医院。

中医药综合服务能力建设。一是完成6所州市级、14所县级中医医院重症医学科（急诊急救能力）建设。二是申报第二批国家中医临床研究基地建设项目1个、区域中医（专科）诊疗中心建设项目5个。推进10个省级中医临床重点学科建设。三是云南省中医药管理局组织修订印发17个专业的《云南省中医重点专科建设检查评分标准》，组织开展省级前4批共80个中医重点专科、33个重点专病（发展成专科的按照专科复审）复核评审；督促加强27个国家级中医重点专科建设，开展质量监测；组织开展县中医医院急诊急救能力建设，提升医院急诊急救能力和水平；持续推进中西医协同协作，将云南省中医医院类风湿性关节炎纳入全国重大疾病中西医协同协作试点项目；推动开展省级7个重点病种中西医协同协作基地建设，提升重大疑难疾病诊疗能力。四是按照国家卫生健康委、国家中医药管理局《全面提升县级医院综合能力工作方案（2018～2020年）》要求，对照《县级中医医院综合服务能力基本标准》要求，云南省中医药管理局拟订云南省县级中医医院服务能力调查表，为下一步实施县中医医院“提质达标”、制定“一院一策”奠定工作基础、找准短板差距。五是继续实施《基层中医药服务能力提升工程“十三五”行动计划》，完成30个县基层中医药服务能力县、乡、村三级整体提升。15个县区和保山市创建为全国基层中医药工作先进单位。

中医药服务监管工作。按照“放管服”改革要求，云南省中医药管理局多次梳理并修订完善中医医疗机构审批办事指南和工作手册，以及审批流程图等，持续优化医疗机构审批流程；指导各地开展中医类医疗机构设置审批，完成5所中医类医院的审批备案工作；按照《云南省医疗机构审批暂行办法》要求，完成云南中医学院第二附属医院、德宏州中医医院的设置审批。云南省中医院等10家医院复评确定为三级甲等中医医院。按照国家中医药管理局要求，云南省中医药管理局开展新一轮中医医院等级评审工作；组织完成全省46所二级中医医院复核评审。通过以评促改，以评促建，全面提升医院制度化、标准化和规范化管理水平，全面加强医院中医药特色与优势建设，提升医院综合服务水平。二是由云南省中医医院牵头成立云南省中药饮片质量控制中心、16个州市组建各州（市）中药饮片质量控制中心，负责对全省医疗机构的中药饮片进行质量控制，形成省、州（市）联动的中药饮片质控网络，实现层层监管。云南省进一步加强医疗机构中药饮片质量管理，完善医疗机构中药饮片质量监控体系，形成医疗机构中药饮片管理的长效机制，保障人民群众的用药安全和疗效。三是云南省中医药管理局按照《国家中医药管理局办公室关于印发中医医疗机构传染病防治和感染防控监督执法专项检查方案》文件要求，制订《云南省中医医疗机构传染病防治和感染防控监督执法专项检查方案》，并组织省、州（市）、县（区）三级卫生行政部门和卫生计生综合监督执法部门在全省中医（含中西医结合、民族医）医疗机构中开展传染病防治和感染防控监督执法专项检查工作，共检查各级各类中医医疗机构1317家。四是贯彻落实好国家《中医药信息化发展“十三五”规划》，依托云南省中医药数据中心，云南省中医药管理局组织实施好全省基层医疗机构中医馆健康信息云平台的部署；指导云南中医学院做好基层中医馆健康信息平台建设，在昆明、楚雄、保山3个州市23家开展试点。

三、科研工作

一是深入推进中药资源普查工作，云南省已有95个县开展中药资源普查工作，初步查清云南本底药物资源7000余种。二是组织开展彝医古籍文献整理及本科教材编写，推进民族医药标准研究工作。云南省中医药管理局支持9部民族医药文献整理、20个中药民族药院内制剂研发；支持迪庆州藏医院开展少数民族医医院制剂能力建设。三是组织开展云南省4项中药标准化建设项目的阶段评估工作。四是稳步组织实施中医药治疗艾滋病试点工作。云南省治疗基地（点）达43个，累计治疗艾滋病病人、病毒感染者14728例，实际在治6319例。

四、教育工作

加强中医人才队伍建设和中医药传承创新。一是推进落实云南省人民政府与国家中医药管理局共建云南中医学院协议，积极支持云南中医学院升级为大学和获得博士学位授权单位。二是组织做好1个国医大师工作室、2个全国名中医工作室和新增14个基层名中医传承工作室建设工作。完成5个全国名老中医工作室建设项目验收。三是组织实施好24位第六批全国老中医药专家学术经验继承工作、第四批全国中医临床优秀人才研修项目及省级第二批高层次中医药人才培养，以及第四批省级中医药师带徒工作。四是继续组织实施农村订单定向免费医学生培养和全科医生特设岗位工作，加强中医住院医师规范化培训基地建设，支持云南中医学院、保山高医专开展国家医师资格考试基地建设。五是完成国家岐黄学者、西学中、中药、护理、临床特色技术传承人才培训项目培养对象的遴选申报。

五、文化建设与对外交流

一是云南省中医药管理局继续开展中医药健康服务国际合作基地建设，推进国家澜沧江－湄公河专项，即澜沧江－湄公河传统医药学术交流及中医药适宜技术培训项目及昆药中药现代化国际研究基地项目实施，启动中国－缅甸中医药中心建设。二是进一步健全完善大湄公河次区域传统医药交流合作机制，指导开展第二届澜沧江－湄公河传统医药学术交流会暨首届国际哈尼族医药发展交流会。三是云南省新增17个省级中医药文化宣传教育基地，开展中医中药中国行——中医药健康文化推进行动、悦读中医活动、中医药健康文化知识大赛、中医药科普文化巡讲和中医药“服务百姓健康行动”大型义诊活动。“云南中医”微信平台继续发挥在中医药科普文化传播中的重要作用。

六、党风廉政建设

进一步加强党的建设和党风廉政建设，并作为二级中医医院评审的重要内容，督促指导医院建立党风廉政建设责任目标管理制度和反腐倡廉长效机制，医院惩防体系建设组织机构更加健全。认真贯彻落实中央八项规定精神和卫生计生行业作风“九不准”，充分发挥党组织战斗堡垒作用和党员先锋模范作用，患者满意度有效提升。

七、推进中医药健康服务业发展

云南省中医药管理局一是做好中医药健康服务发展的规划布局，牵头起草《云南省中医药健康服务发展行动计划（2018～2020年）》及相关行业认证标准；二是会同云南省旅游发展委员会，组织开展国家中医药健康旅游发展示范区（基地、项目）的申报推荐工作，共推荐示范区2家，示范基地12家，示范项目10家；三是牵头完成第5届中国－南亚博览会暨第25届中国昆明进出口商品交易会生物医药和大健康馆招展布展工作，联系组织省内外60家医疗机构、知名药企、高新科技企业参展，生物医药大健康产业省级签约项目28个，充分展现了云南在融入国家“一带一路”建设和打好“健康生活目的地”牌部署中的独特优势；四是联合省旅游发展委制订《云南省中医药健康旅游发展规划（2018～2025年）》，规划布局全省中医药健康旅游；五是实施“定制药园”助推云南生物医药大健康产业发展和脱贫攻坚，认真贯彻落实国家中医药管理局、国务院扶贫办、工业和信息化部、农业部和中国农业发展银行印发的《中药材产业扶贫行动计划（2017～2020年）》（国中医药规财发〔2017〕14号）和《云南省人民政府关于推进中药饮片产业发展的若干意见》（云政发〔2018〕19号），结合云南实际，会同云南省工信委等4部门印发《云南省实施“定制药园”工作方案》，明确“定制药园”2018年的建设指南，确定20个道地品种、准入条件、工作步骤及保障措施等，组织开展“定制药园”申报工作，共收到申报材料214家，经专家评审和现场核查，评审确定云南省首批33家“定制药园”，助推云南生物医药大健康产业发展，培育中药材全产业链发展模式，促进贫困地区农民增收脱贫。

（张旭芳）

【西藏自治区2018年中藏医药工作概况】

一、政策法规

2018年，根据国家中医药管理局相关文件要求，结合西藏实际，西藏自治区藏医药管理局印发实施《西藏自治区藏医医术确有专长人员医师资格考核注册管理实施细则（试行）》；针对西藏基层藏药紧缺及购药途径不规范及藏医药护理人员资格认定困难的实际情况，起草了《西藏自治区公立医疗机构藏药制剂采购配送工作实施方案》和西藏自治区藏医护师资格认证管理办法，现征求相关部门意见。

二、医政工作

根据《西藏自治区基层藏医药服务能力提升工程“十三五”行动计划》，西藏自治区藏医药管理局以基层藏医药服务能力提升工程为抓手，实施基层医疗卫生机构藏医药服务能力建设项目，增投入、抓建设，2018年以来，从中央和自治区财政资金中安排2890万元用于20个县级藏医医院能力建设、75个乡镇卫生院、社区服务中心藏医馆建设、340个乡镇卫生院藏医设施设备改善和2340名基层医疗机构藏医人员培训，基层藏医药服务能力提升明显。按照国家中医药管理局《关于开展基层中医药服务能力提升工程“十三五”行动计划督查的通知》要求，西藏自治区藏医药管理局制订《西藏自治区基层藏医药服务能力“十三五”行动计划督查方案》，安排各地（市）开展自查，并由西藏自治区卫生健康委联合自治区发展改革委、自治区食品药品监督局、自治区人力资源社会保障厅对拉萨市、山南市开展省级督查，形成督查报告。以深入开展“大学习、深调研、细落实”工作为主线，为全面掌握基层医疗机构藏医工作和乡镇卫生院、社区服务中心藏医馆等项目建设情况，西藏自治区卫生健康委分管副主任带队赴那曲、阿里、日喀则3个地市，通过听取汇报、查阅资料、实地考察等方式对基层藏医药工作进行为期9天的调研督导。由西藏自治区卫生健康委推荐，自治区藏医医院和山南、昌都市藏医医院列入国家民族医区域诊疗中心项目。完成日喀则市藏医医院创建三级甲等藏医医院和阿里地区藏医医院、那曲市索县藏医医院、嘉黎县藏医医院创建二级甲等藏医医院评审工作。为进一步推动藏医药特色优势发挥，安排资金1300万元用于5个自治区区级重点专科建设、1个省级中医康复示范中心建设、2个地市藏医院预防保健能力建设和2个地市藏药制剂能力建设。完成全国藏医医师资格考试、全国第四批民族医优秀人才培养选拔考试命题等工作。

三、科研和标准化工作

加强藏医药科技创新，西藏自治区藏医药管理局持续实施藏医药局级课题项目。2018年度完成二批27项藏医药局级课题的评审、立项工作，2018年度藏医药局级课题审报总经费732万元，已拨付立项资金585.6万元（80%）。推进藏医药标准化工作实现新突破，西藏自治区藏医药管理局制订《2018年度藏医药标准化实施方案》，实施2017年度藏医药标准化专项，组织青海、四川、甘肃、云南及区内藏医药12名专家开展藏医药名词术语标准化建设工作。截至2018年12月31日，已收集整理4万多条藏医药名词术语，并对收集到的各类名词术语注释解析。西藏自治区藏医药管理局完成《藏医药术语标准（藏文版）》初稿的汇总整理。2018年度继续投入资金300万元用于藏医药标准化制定工作，已制定藏医电子病历标准。为做好藏药材资源保护和利用工作，2018年，西藏自治区投入资金1200万元，实施西藏20个县的藏药材资源普查工作；邀请7名区内外专家完成西藏自治区藏药材资源普查基地的省级验收；完成2017年度西藏自治区3个县的藏药材资源普查工

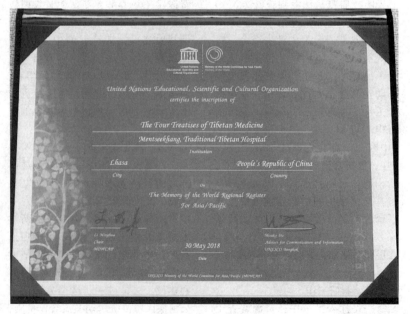

2018年5月30日，藏医药巨著《四部医典》入选“世界记忆亚太地区名录”

作；举办藏药材资源普查培训；完成国家民族医临床研究基地挂牌和第二批临床研究基地科研课题的中期督导。

四、教育工作

启动第六批全国老中医药专家学术经验继承工作项目，确定14名指导老师和28名继承人并签订教学协议。西藏自治区藏医药管理局完成全国老中医药专家学术经验继承工作项目的推荐工作，安排资金400万元用于4个全国名老中医药专家传承工作室和8个基层老中医药专家传承工作室建设；从自治区财政资金中安排210万元安排部署7个自治区名老藏医药专家传承工作室的建设；完成2014年度3个全国名老中医药专家传承工作室建设项目验收，形成验收报告；完成中医药领军人才支持计划（岐黄学者）申报及评审专家推荐工作；配合国家中医药管理局完成对西藏自治区藏医住院医师规范化培训基地验收工作。经西藏自治区卫生健康委推荐，国家正式批准山南市藏医医院为国家藏医住院医师规范化培训基地，完成首批藏医住院医师规范化培训考核工作和2018年度藏医住院医师规范化培训的招收和分配工作。西藏自治区藏医药管理局与四川省中医药管理局协调，安排首批西藏13名中医赴川进行中医住院医师规范化培训工作。组织开展国家中医药优势特色教育（藏药）培训基地中期检查及总结报告的上报工作。2018年，西藏自治区藏医药管理局举办各类别、多层次、全方位的培训班7次，培训人次达300余人。

五、藏医药文化建设

一是中医药法实施一周年，西藏自治区藏医药管理局印发《关于组织开展〈中华人民共和国中医药法〉颁布实施一周年有关活动的通知》，西藏7地（市）74个县相继开展义诊和送医下乡等活动，西藏自治区藏医药管理局在西藏自治区拉萨市举办宣传贯彻中医药法培训班，7地（市）74个县卫生计生委负责人、藏医医院负责人和藏医药生产企业代表等100余人参加培训。二是积极推动藏医药走出去战略，西藏自治区藏医药管理局以2018年4月尼泊尔藏医药合作项目考察团为契机，广泛宣传推广西藏藏医药发展成果，提升西藏藏医药在国际上的话语权，扩大西藏藏医药文化的传播力和影响力。三是西藏自治区藏医药管理局启动首届西藏藏医药健康素养调查工作，制订调查方案和调查表，举办西藏自治区藏医药健康素养调查启动会暨培训班，西藏7地市近100名管理人员和专业人员参加培训。四是2018年11月28日，经联合国教科文组织保护非物质文化遗产政府间委员会第13届常务会通过决议，将藏医药浴法列入联合国教科文组织人类非物质文化遗产代表作名录。经积极努力，《四部医典》也入选“世界记忆亚太地区名录”。

六、党建工作

2018年4月12日，西藏自治区藏医药管理局组织召开全区藏医药工作会议，共同学习习近平总书记健康中国建设系列重要论断，以习近平总书记新时代中国特色社会主义思想武装头脑、指导实践、推动工作，准确把握基本观点、精神实质、核心要义，坚持和加强党对藏医药工作的领导，建立健全党委统一领导、党政齐抓共管的工作格局。根据中共中央办公厅《关于加强公立医院党的建设工作的意见》和国家卫生健康委党组《关于加强公立医院党的建设工作的意见实施办法》的文件精神，要求西藏各级藏医医疗机构要充分认识加强公立藏医医院党的建设的重要意义，切实增强思想自觉和行动自觉，把党的领导融入医院治理各环节，把党的建设贯穿医院改革发展全过程。西藏自治区藏医药管理局把党的政治建设与藏医药文化建设相结合，发展具有行业特色、健康向上的政治文化，制定印发《关于进一步规范藏医医疗机构藏医药文化建设内涵的通知》。

七、其他工作

积极参与健康扶贫工作。西藏自治区藏医药管理局按照西藏自治区政府要求，以及西藏自治区卫生健康委的统一安排部署，参与、协调、落实西藏自治区拉萨市当雄县羊八井风湿病扶贫搬迁点各项工作，完成风湿病研究中心羊八井基地的挂牌；安排150万元专项资金实施羊八井风湿病防治研究课题，制订《藏西中治疗骨关节炎随机平行开放对照临床研究方案》，成立羊八井风湿病患者集中搬迁安置点医疗卫生工作联席会议制度。西藏自治区卫生健康委正在积极协调各涉及单位部门落实相关政策和具体服务措施，积极开展对羊八井异地扶贫搬迁风湿病患者进行救助治疗。（刘伟伟）

【陕西省2018年中医药工作概况】 截至2018年底，陕西省有中医医院177家，中医门诊部56家；中医医院拥有床位数33895张。陕西省中医医院、中医门诊部在岗职工42030人，卫生技术人员35894人。其中执业（助理）医师9962人，注册护士15841人。中医医院总诊疗人次1417.17万人，出院总病人105.54万人。

一、政策法规

陕西省中医药管理局将中医药法列入陕西省卫生健康委党组中心组学习内容，进行专题学习。省、市、县同步举办中医药法实施一周年专题普法暨中医药健康文化主题活动，扩大了中医药法社会知晓率。陕西省中医药管理局加快《陕西省发展中医条例》修订工作，广泛吸取全省各级各有关部门、医疗机构、制药企业等社会各界代表意见建议，形成《陕西省中医药条例》修订草案提交陕西省人民政府研究，已被陕西省人大常委会列入2019年立法计划；制定印发《陕西省中医医术确有专长人员医师资格考核注册管理实施细则（试行）》及相关配套文件，率先在全国开考，完成对铜川市、西安市未央区符合条件的144位申请考核人员的考核先行工作，103人通过考核。

二、医政工作

提升中医药服务能力。陕西省中医药管理局加快推进国家中医药传承创新项目工程的实施，积极开展基层中医药服务能力提升工程"十三五"行动计划，以创建全国基层中医药工作先进单位、中医馆建设为抓手，引导各地市加大对中医药支持力度；召开陕西省基层中医药工作先进单位创建、复审工作推进会，铜川市及全省16个县区荣获全国基层中医药工作先进单位荣誉称号。国家、陕西省累计投入专项资金2.2亿元，为1786个社区卫生服务中心、乡镇卫生院建设了中医馆，基本实现陕西省全覆盖。孙春兰副总理在参加全国地方病防治工作推进会期间，专程到麟游县崔木镇中心卫生院中医馆了解中医药防治大骨节病情况。陕西省中医药管理局组织召开陕西省中医馆健康信息云平台项目实施推进会，508个中医馆全部接入平台并完成平台应用的集中培训。

强化中医医疗质量管理。陕西省成立医院感染等6个专业质控中心（小组），召开全省中医院医疗质量小组工作推进会，对二级以上中医院院内感染、血液透析等管理工作进行全面督导，举办陕西省中医系统医院感染、消毒供应、血液透析质控管理培训班，共659位相关人员参加培训。陕西省中医药管理局联合陕西省药监局举办2018年陕西省中药质量与安全风险防控培训班，在陕西省中医院组织开展中药饮片采购验收专项清查；制定完善"一单两库一规则"，对陕西省中医院开展"双随意一公开"检查，对陕西中医药大学两所附属医院开展传染病防治和感染防控监督执法专项检查；指导安康市中医院执业医师考试实践技能考核基地通过国家验收。

加强中医西医临床协作。陕西省中医药管理局组织陕西省中医院、陕西中医药大学附属医院，联合中国人民解放军空军军医大学、西安交通大学第一附属医院、西安交通大学第二附属医院、西北妇女儿童医院协同研究脑梗死、慢性肾衰、不孕不育3个病种，获批国家重大疑难疾病中西医临床协作试点项目；组织陕西省中医院、陕西中医药大学附属医院、陕西省肿瘤医院、西安交通大学第二附属医院制订联合攻关计划，完善修订肺癌、肝癌中西医结合研究方案，指导其共同开展研究工作；分别对2015、2016年共20个重大病种创新计划项目进行中期检查及结题验收；印发麻疹、流行性腮腺炎、布鲁氏菌病、梅毒4种重点传染病2018年中医防治方案。

开展中医医院等级评审。陕西省中医药管理局将中医医院评审纳入2018年医政重点工作，制定印发《三级中医医院评审专家手册（2017年版）》；组织专家对西安市中医院等6家中医（中西医结合）医院进行复审；指导各地市完成61家二级中医院评审工作，并向国家中医药管理局备案；召开现场推进会，启动2018年综合医院中医药工作示范单位省级评估，西安市第九医院等6家综合医院获得省级示范单位称号。

三、科研工作

推进中医药传承创新。陕西省成立全省中医药科研中心，推荐陕西省中医药研究院、陕西中医药大学附属医院分别获批国家重点中医药研究机构及国家中医临床研究基地建设项目。新增省级中医药重点研究室25个。陕西省中医药管理局推荐陕西省14个专科入选国家区域中医诊疗中心建设培育项目，并召开启动会，全面开展建设工作；安排经费240万元，确定建设12个省级中医（专科）诊疗中心；对290项2017～2019年度国家中医药管理局批科研课题进行中期督导。获批3个2017年度陕西省科学技术奖，组织推荐11项中医药科研成果申报2018年科学技术奖，获奖5项，其中一等奖1项，二、三等奖各4项。

振兴发展长安医学。陕西省中医药管理局召开专家论证会，就长安医学的命名、源流、学术思想、代表性传承人及研究工作思路与方法等达成共识。由国医大师担任主任委员，成立长安医学传承发展专业委员会，依托陕西中医药大学建立长安医派研究中心。陕西省投入150万元，开展省级学术流派传承工作，在陕西省遴选确定25个中医学术流派传承工作室开展传承研究。

推进第四次全国中药资源普查工作。陕西省中医药管理局印发《陕西省第四次中药资源普查实施方案》《陕西省第四次中药资源普查资金管理办法实施细则》，在陕西省12所高校、科研院所遴选聘任24名专家担任县级普查队长，召开项目启动会及培训会，为普查工作指导专家及县级普查队长发放聘书并授旗，培训普查工作人员200余人。截至2018年底，24个县的普查外业工作已基本完成。陕西省对中药款冬花、附子等4个中药标准化项目建设情况进行中期督导。

四、教育工作

评选表彰第三届省级名中医。陕西省中医药管理局联合陕西省人社厅、陕西省卫生计生委制定印发实施方案及评选办法，启动第三届省级名中医（中药师）评选工作。在各地市及有关单位推荐的基础上，经省评选工作领导小组办公室资格审核、专家委员会评选、社会公示、评选工作领导小组审定，确定55人为陕西省第三届名中医（中药师），并颁发奖牌和荣誉证书。

持续推进名中医学术经验传承。陕西省中医药管理局确定14个名老中医药专家传承工作室建设单位，完成对8个国家级名老中医药专家传承工作室的验收；启动第六批国家级、省级老中医药专家学术经验继承工作，共为76位老中医药专家选配了147位继承人；开展陕西省第五批名老中医学术经验继承工作结业考核，89位继承人取得出师证书。

做好中医药重点学科建设。陕西省以需求为导向，培养学术带头人，建设学科梯队，遴选确定陕西省中医药研究院中药药剂学、陕西中医药大学中医医史文献等6个学科为省级中医药重点学科建设项目，资助经费300万元。陕西省中医药管理局组织13个国家中医药管理局"十二五"中医药重点学科通过国家验收。

加强中医住院医师规范化培训。陕西省中医药管理局组织招录中医

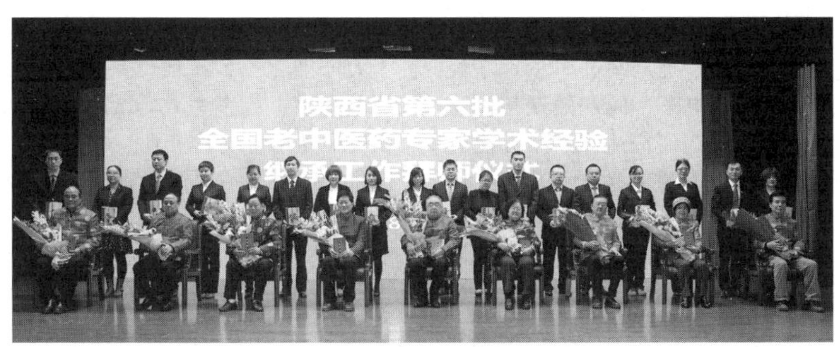

2018 年 3 月 7 日，陕西省中医药工作会议暨全国老中医药专家学术经验继承工作拜师仪式在陕西西安举行，图为拜师仪式现场

住院医师规范化培训学员 267 名，其中中医全科专业 68 人；组织 460 位中医住院医师规范化培训学员及中医助理全科医生参加结业考核；开展第三批中医住院医师规范化师资培训，共培训合格师资 190 人；对 5 个中医住院医师规范化培训基地进行省级交叉评估，安康市中医院通过中国医师协会组织的专家现场评估；开展中医住院医师规范化培训教学查房竞赛省级预选工作，推荐陕西中医药大学附属医院妇科、西安市中医院心血管病科 2 个科室参加全国竞赛，其他 9 个带教科室获得省级表彰。

开展各类中医药人才培养。陕西省中医药管理局组织 59 位基层名老中医药专家学术经验继承工作继承人参加集中理论学习；遴选确定 2018 年全国中药优势特色传承人才培养对象 31 人、全国中医护理骨干人才培养对象 15 人；开展优秀中医护理人才培养工作结业考核，23 人获得优秀中医护理人才称号；举办 2018 年全省中医护理质量管理能力提升暨综合医院中医护理骨干人才研修班，共计培训人员 150 余人；举办陕西省中药煎药人员培训班，共计培训 500 余人；组织实施 2018 年度省级以上中医药继续教育项目 78 项，培训各级各类人员近 8000 人次。

五、文化建设

加快推进中医药健康服务发展。陕西省中医药管理局组织召开陕西省中医药健康服务推进会，已开展中医药健康服务试点建设的二批 46 家单位集中汇报，交流探讨试点经验和存在的问题，在此基础上，组织专家对 2016 ~2017 年的 46 个试点项目进行绩效评估，确定 26 个中医药健康服务示范项目建设单位。启动新一轮继续开展中医药健康服务试点工作，陕西省中医药管理局联合陕西省文化旅游委在陕西省开展中医药健康旅游示范基地评选（项目）活动。

加大中医药宣传力度。陕西省中医药管理局制订印发《陕西省中医药健康文化推进行动方案》，利用“陕西中医”微信公众号、《百姓健康》《中医药大讲堂》《名医在线》等平台打造中医药文化传播新媒体，以视觉文化和听觉文化感染人、熏陶人、影响人，让广大人民群众感受中医药文化魅力。西安市举办“中医 · 美”中医药健康文化推进行动暨义诊活动，铜川耀州区启动“中医药健康文化推进行动——进校园等”五进活动，榆林市举办第三届中医药文化节，子洲县、大荔县等地举办“服务百姓健康行动”义诊活动，大荔县建成了以中医药为主题的开放式公园——中华健康养生园并获批省级中医药文化宣传教育基地，蒲城县中医医院开展“健康中国行——科学健身”主题宣传暨健康服务进社区活动。

推进中医药对外交流与合作。陕西中医药大学入选 2018 国家中医药国际合作专项“中国 - 瑞士中医药中心”，在瑞士日内瓦建立示范门诊，定期开展学术交流，并针对特殊病种开展中西医结合研究。西安中医脑病医院在建立 2 个海外中医药服务中心的基础上，与哈萨克斯坦 Zhuldyzai 基金会签署了共建中医药合作中心协议；在俄罗斯乌法市继续开展中医适宜技术带教培训协议。西安市中医医院与匈牙利国家心脏疾病中心、凯什凯梅特市州立医院签订合作意向书。

六、党风廉政建设

陕西省中医药管理局认真学习贯彻习近平新时代中国特色社会主义思想和党的十九大精神，牢固树立政治意识、大局意识、核心意识、看齐意识，以政治引领为抓手，持续推进“两学一做”学习教育常态化制度化的落实，不断提高全面从严治党的阵地意识、责任意识。分层次对党风廉政建设重点任务和责任进行分解细化，责任到人，签订《党风廉政建设责任书》，制定行政权力廉政风险点及防控措施一览表。利用微信、QQ 等平台进行中央八项规定提醒教育。2018 年 7 月 1 日，陕西省中医药管理局在陕西西安城市公园举办“医者仁心献大爱、情系百姓颂党恩”主题党日实践活动。

（李　刚）

【甘肃省 2018 年中医药工作概况】 2018 年，甘肃省有中医药机构 96 所，其中中医医疗机构 93 所，中医药科研机构 2 所，中医药教学机构 1 所。中医医疗机构中，有省级 2 所，市州级 13 所，县级 78 所，其中三级中医医院 6 家（5 家三级甲等，1 家三级乙等），二级中医类医院 71 家（二级甲等 64 家，二级乙等 7 家），其余未定等次。中医病床 28127 张，中医类别执业（含助理）医师近 2 万人，90% 以上的综合医院、97.86% 的社区卫生服务中心、94.05% 的乡镇卫生院、97.43% 的社区卫生服务站、82.45% 村卫生室能提供中医药服务。各级疾控机构、妇幼保健机构设立中医科、各级卫生监督机构设立中医监督科，逐步形成中医医院龙头作用优势明显、乡（街道）村（社区）医疗机构特色突出，综合医院、专科医院、公共卫生机构整体发展的中医药服务体系。

一、充分发挥中医药在深化医改中的作用

甘肃省中药饮片保留加成销售，县乡村定点医疗机构开展针灸、刮痧、推拿、拔火罐等中医适宜技术及使用中药饮片所产生的合规费用，在城乡居民基本医保中实行全额报销，省、市、县、乡分级诊疗病种实行中西医同病同价。甘肃省中医药管理局开展甘肃省中医院等24家中医医院章程制定试点工作，推动庆阳市中医医院现代医院管理制度试点医院建设，推进紧密型中医专科联盟等医联体建设；评审公布第五批68个全省调剂使用院内中药制剂。

二、中医药服务体系及能力建设稳步推进

甘肃省中医院、甘肃中医药大学附属医院、天水市中医医院及榆中县等5家县级中医医院，实施中医药传承创新工程和健康扶贫工程项目。甘肃省实施乡镇卫生院（社区卫生服务中心）中医馆建设项目，开展中医医院临床薄弱科室建设工作。甘肃省中医院骨伤科、老年病科和庆阳市中医医院血液病科被确定为国家区域中医（专科）诊疗中心建设项目。甘肃省中医药管理局验收命名47个省级中医药重点专科，公布8个省级中医重点专科建设项目；开展中医医疗机构传染病防治和感染防控监督执法专项检查及中药饮片采购验收专项清查。省肿瘤医院等7家医院获全国综合医院专科医院中医药工作示范单位。2个市、2个县区创建为全国基层中医药工作先进单位，对15个期满的全国基层中医药工作先进单位进行复审，对9个县区创建全省中医药工作先进和示范市县进行评估验收。

三、中医药人才队伍建设力度加大

甘肃省2名候选人被国家中医药管理局确定为岐黄学者；培养全国中药特色技术传承人才19名，全国中医护理骨干人才30名；加强中医住院医师规范化培训，174人通过2018年度结业考核，完成2018年招生；1986名继承人参加第三批全省中医药五级师承教育年度考核。甘肃省中医药管理局举办“中医学经典、西医学中医”脱产短期培训班和3年制脱产研究生班；举办全省县级中医医院重症监护、麻醉、医学影像骨干人才培训班；启动甘肃省国医名师陇原行活动，已建成石学敏院士灵台工作站、国医大师唐祖宣临夏工作站。

四、中医药传承创新工作得到加强

甘肃省启动1个国医大师、3个全国名中医、12个全国基层名老中医药专家传承工作室建设项目；对建设期满的4个全国名老中医药专家传承工作室项目进行验收。甘肃省中医院被确定为第二批国家中医临床研究基地建设单位。甘肃省中医药管理局开展慢性心衰、糖尿病、肺癌中医药综合防治及中药煮散标准临床示范应用研究。甘肃中医药大学附属医院、兰州大学第一医院推进重大疑难疾病中西医临床协作。兰州佛慈药业、甘肃天士力中天药业实施的国家中药标准化项目通过国家中期评估。甘肃省中医药管理局公布2018年甘肃省中医药科研课题，完成2018年甘肃省皇甫谧中医药科技奖评审。

五、中医药文化和对外合作交流深入发展

甘肃陇东南国家中医药养生保健旅游创新区建设稳步推进，甘肃省现有31家中医药养生保健产业基地（园），灵台县皇甫谧文化园、庆阳岐黄中医药文化博物馆建设首批国家中医药健康旅游示范基地。甘肃省中医药管理局继续组织开展村级3件事，一是刷写中医药健康知识文化墙；二是组织动员1万多名医务、管理人员利用微博、微信等新媒体，开展中医药健康教育宣传，向全民普及中医药养生保健等知识；三是邀请省内外专家定期开展中医药知识辅导培训，开展中医药科普讲座。

六、中医中药产业融合推动

甘肃省人民政府办公厅印发《甘肃省中医中药产业发展专项行动计划》，将中医中药产业作为构建生态产业体系、推动绿色发展崛起的十大产业之一，按照“一业一策、一企一策、一事一议”工作机制，积极推动培育支柱产业。甘肃省中医药管理局聘请中国工程院院士黄璐琦等知名学者为咨询专家，出台支持陇药产业发展多项政策措施，强力推进试验区建设。2018年，甘肃省中药材种植面积约460万亩，产量约120万吨。渭源白条党参、武都红芪、宕昌黄芪等18种药材获得国家地理标志认证。推动陇药“六进四供”（进津、京、沪、粤、闽、鲁，供港、澳、台、海外）。甘肃省人民政府与康美药业、广药集团签订战略合作框架协议，推进中药材交易市场规范化建设，扩大仓储容量，初步形成以陇西首阳中药材市场、岷县当归城市场、渭源渭水源中药材市场等市场体系，静态仓储能力达到90万吨，中药材专业市场年交易量120多万吨，交易额230亿元。甘肃省道地药材当归、党参、黄芪列入国家药食同源目录。

七、举办2018中国（甘肃）中医药产业博览会

2018年10月11日，2018中国（甘肃）中医药产业博览会开幕式暨甘肃省建设国家中医药产业发展综合试验区论坛在甘肃陇西县举行。药博会由国家卫生健康委员会、中国国际贸易促进委员会、国家中医药管理局、甘肃省人民政府主办，是甘肃省由地方主办的博览会升格为国家级博览会的首届药博会。全国政协副主席李斌致辞并宣布2018中国（甘肃）中医药产业博览会开幕。甘肃省委书记、省人大常委会主任林铎，国家卫生健康委副主任崔丽，国家中医药管理局党组书记、副局长余艳红在开幕式上分别致辞。甘肃省委副书记、省长唐仁健主持大会开幕式暨甘肃省建设国家中医药产业发展综合试验区论坛。会议共签署战略合作框架协议17个，签署合同项目39个、金额39.54亿元，签署协议项目44个、金额124.76亿元，签署采购协议29个、金额20.70亿元，累计签订各类合同协议金额185亿元。甘肃省支持甘肃中医药大学牵头筹建国家中医药产业发展综合试验区中药产业创新研究院，经调研论证，形成研究院规划建设方案。

八、全力促进中医药对外交流

充分发挥甘肃连接欧亚大陆桥的地域优势和中药材资源丰富、中医药发展基础良好的资源优势，把中医药作为落实“一带一路”倡议的突破口，逐步建立“以中医药为名片，政府为主导，医院、学校、企业、民间多方参与”的合作交流机制。加强“一带一路”沿线国家建立岐黄中医学院和中医中心的建设和管理，国家对甘肃建设全国首批中医药服务贸易先行先试重点区域、兰州佛慈打造首批中医药服务贸易先行先试骨干企业进行验收。甘肃省卫生计生委与巴西签订中医药合作备忘录，首期巴西中医药研修班在甘肃中医药大学附属医院举办。甘肃省卫生计生委、泰国唐明本草有限公司建成岐黄泰国中医中心。（刘正锁）

【青海省2018年中藏医药工作概况】

一、政府支持中藏医药力度加大

青海省委、省人民政府高度重视中藏医药工作，把发展中藏医药事业作为维护民族团结、促进民族地区经济社会发展的大事来抓。2018年底，青海省委书记王建军主持召开省委全面深化改革委员会第一次会议，研究推动藏医药高质量发展。青海省人民政府出台《青海省扶持和促进中藏医药发展若干措施》，要求建立中藏医药工作厅际联席会议制度，由青海省人民政府主要领导担任召集人，明确省财政每年保持对中藏医药投入不少于5000万元。在此次机构改革中，将青海省中藏医药管理局由原来的内设处室设为青海省卫生健康委管理的正县级行政机构。

二、中藏医药综合改革持续推进

贯彻落实《青海省关于进一步做好公立中藏蒙医医院综合改革工作的意见》，各地在分级转诊工作中充分发挥中藏医药特色优势。青海省中藏医医院积极参与医联体或医疗集团建设，医联体内允许调剂使用中藏药制剂，并协调省药监局同意将中藏药制剂调剂的备案期限由原来的1年延长至3年。中藏药饮片和中藏药院内制剂保留加成，各级中藏医医院计算药占比不包括中藏药饮片和中藏药院内制剂。

三、中医医术确有专长考核率先完成

中医医术确有专长考核是贯彻落实中医药法的重要配套措施，青海省中藏医药管理局在没有经验可借鉴的情况下，经多次实地调研和征求相关单位及专家意见，制定印发《青海省中医医术确有专长人员医师资格考核注册管理实施细则（试行）》，并在全国范围率先开考中医医术确有专长考核，历经8个月的前期准备和现场考核，于2018年12月2日完成考核，共有18人通过考核。

四、中藏医标准化建设成绩显著

不断推进中藏医药标准化进程，青海省中藏医药管理局在全省范围公布实施《藏医病历书写规范（2018版）》和《青海省中医医院护理质量评价标准（试行）》，中藏医药标准化进程又迈进一步；制定推广《藏医护理规范（藏汉双语版）》，首次为广大藏医护理工作者提供了理论及操作规范标准，填补了全省藏医护理标准方面的空白。

五、中藏医药内涵建设得到加强

青海省中藏医药管理局在全省范围开展中藏医重点专科建设工作，2018年遴选20个专科为全省特色重点专科建设单位，建设一批特色明显、诊疗水平较高、临床疗效较为显著、管理水平和示范带动作用明显的重点专科，中藏医内涵建设不断加强；开展新一轮中医、民族医医院等级评审工作，全省有3所藏医医院达到三级民族医医院标准，8所中医医院达到二级甲等中医医院标准。

六、基层中藏医服务能力不断提升

实施《青海省基层中藏医药服务能力提升工程行动计划（2018～2020年）》，青海省100%的社区卫生服务中心、95.56%的乡镇卫生院、91.06%的社区卫生服务站，以及76.94%的村卫生室能够提供中藏医药服务。大力实施中藏医馆建设项目，青海省基层医疗卫生服务机构中藏医馆项目建设覆盖率达100%。中藏医馆的建设带动了基层医疗卫生机构整体业务的发展，例如民和县集中打造了一批特色鲜明、优势明显的中医馆，中医药收入占卫生院业务收入的35%～70%，其中总堡乡卫生院中医馆建成之前中医药收入1年仅为几千元，中医馆投入使用后，中医药收入半年就已达到16万元。

七、资源普查工作进度情况

中药资源调查部分。青海省实地调查代表区域数量32个，完成样地232个、样方套1160个，普查野生物种717种、栽培品种38种，记录个体数717种、记录重量69种，有蕴藏量的69种、病虫害8种；市场调查主流品种29种，传统知识数量15份；制作腊叶标本5098份、采集药材标本315份、种质资源229份；拍摄照片65728张、录像约3600分钟。

中药资源动态监测信息和技术服务体系建设部分。青海省设有西宁站和门源站2个监测站，负责冬虫夏草、黄芪、当归等10个中药品种的信息收集、上报工作。2018年，青海省共上报市场交易信息470条，产地交易信息424条；培训人员401人次，提供技术服务110次，在微信平台发表文章2篇；完成民和县大庄乡韩家岭村和乐都区马厂乡八旦村种植药材品种的筛选、种苗选育、播种、田间管理等技术帮扶与资金支持工作，助力精准扶贫。

经验和成效。青海省中藏医药管理局组建以省级技术专家为主，县级普查队为辅的团结、高效、专业的普查队，确保普查工作完成。这种组织实施模式解决了县级普查队在野外调查流程、药用植物辨识、数据采集、上报、标本制作等方面的技术难题。深入基层开展全员培训。开展全员培训、演练，并立即投入到普查工作中。这种方式具有节省经费、效率高、效果好的特点。青海省级中心参加青海·互助首届中藏药材展销会，通过活动扩大了青海省中藏药材的知名度和影响力，推动青海中藏药材向规模化、品牌化、产业化发展，助推精准脱贫。青海省中藏医药管理局受青海大学医学院的邀请参加《中国中药资源大典（青海湖卷）》的编写；出版《中药材生产加工适宜技术丛书：羌活加工种植适宜技术手册》和《青海省共和县药用植物图谱》2本著作。完成的科研项目“川贝母栽培关键技术研究”，获青海省科技成果证书。青海省中医院中药标本馆建成后，接待了省内外许多专家、学者参观学习，标本馆现已成为广大医药工作者和爱好者学习交流的重要场所。（余　静）

【宁夏回族自治区2018年中医药工作概况】

一、中医药政策法规

一是推进中医药法贯彻落实。宁夏回族自治区中医药管理局转发《中医诊所备案管理暂行办法》，印发《自治区中医医术确有专长人员医师资格备案考核注册管理实施细则》和实施方案、《宁夏医疗机构应用传统工艺配制中药制剂备案管理实施细则》。二是加强中医监督工作。宁夏回族自治区中医药管理局举办两期全区中医监督执法能力培训班，培训中医监督人员270余名；开展全区中医医疗机构传染病防治和感染防控监督执法专项检查；对存在严重违法违规问题的11家医院给予行政处罚，有效地规范了中医医疗机构和从业人员执业行为；印发《全区中医药系统进一步贯彻落实国家机关“谁执法谁普法”普法责任制实施方案》，进一步推进中医药法治建设。

二、中医药文化建设

一是中医药宣传普及平台建设完成。宁夏卫视《养生有道》中医大讲堂、《新消息报》国医堂专栏、“宁夏中医药”微信、微博公众号和宁夏中医官方网站均已开通上线运行，建成了中医药文化宣传普及平台。二是启动中医中药中国行——中医药健康文化推进行动。宁夏回族自治区培训中医药文化科普巡讲专家100余人，举办中医科普文化讲座5场、中医药文化进校园活动1期，义诊2000余人次，发放宣传资料2万余份，在县级中医医院、基层中医馆建设50余个中医药健康文化知识角。三是举办宁夏中医药健康文化知识大赛和网络竞赛，宁夏回族自治区中医药管理局荣获最佳组织单位奖，宁夏代表队荣获全国中医药健康文化知识大赛优秀奖和最佳人气团队奖，宁夏2名选手荣获“百强选手”称号。

三、中医药服务能力

一是规范项目管理。宁夏回族自治区中医药管理局印发2018年中央和自治区中医药专项工作方案，协调划拨项目资金4859万元，举办项目推进培训班，培训项目管理人员120人次；通过遴选委托第三方会计师事务所实施2017年度3497万元国家中医药项目资金绩效考核评价，并接受了国家中医药管理局督导检查。二是实施中医药传承创新工程，银川市中医医院迁建工程完成前期可行性论证和初步设计。三是宁夏中医医疗信息共享平台暨宁夏中医药数据中心正式启动。中医馆健康信息平台和中医云HIS项目等3个子项目推进顺利。基本实现全区18家公立中医医院、237家基层中医馆间的互联互通、数据共享和业务协同。四是开展全区中医医院等级评审。宁夏回族自治区中医药管理局共评审3家三级中医医院和6家二级中医医院。五是建立全区中医系统医疗质量控制体系。中医急诊等8个质量控制中心举办专业培训班，培训890余人次，开展专项督导活动9次，印发5期督查通报，进行“回头看”专项督查2次；组织对60余家医疗机构中药饮片服务进行两次督查；举办全区医疗机构中药饮片临床使用管理培训班，培训200余人次。六是宁夏回族自治区中医药管理局联合相关部门开展自治区基层中医药服务能力提升工程“十三五”行动计划督查工作，推动基层中医药服务能力提升工程“十三五”行动计划工作任务的落实。开展2个县（区）基层中医药工作先进单位创建和4个县（区）复审工作。七是宁夏回族自治区中医药管理局制订中医DRGs项目实施方案，成立中医药系统DRGs管理领导小组，成立专家指导组，开展业务培训两期，培训280余人。八是宁夏回族自治区中医药管理局完成宁夏19个试点县（区）中药资源普查，标本实物上交及数据信息上传工作，并通过县级验收；举办第四次全国中药资源普

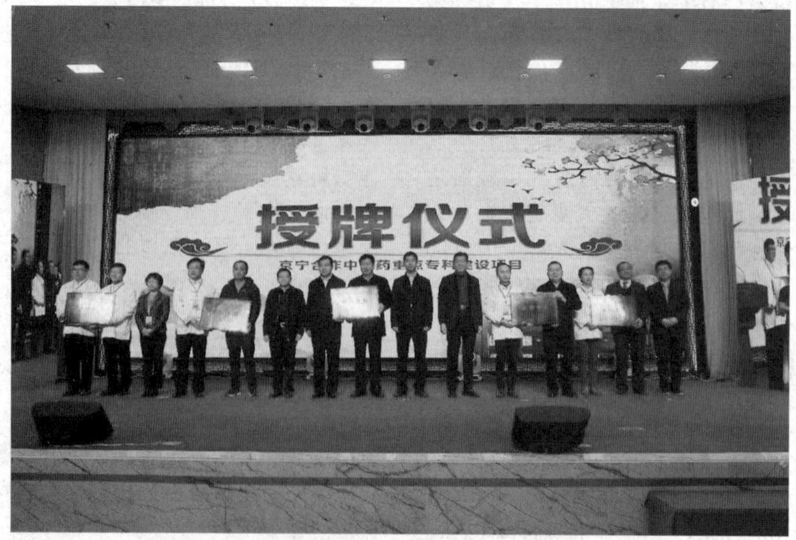

2018年11月23日，北京市中医管理局、宁夏回族自治区卫生健康委员会在宁夏吴忠举行京宁合作中医药重点专科建设项目授牌仪式

查宁夏普查工作技术培训班。九是宁夏回族自治区朝天雀枸杞茶博园和银川闽宁镇覆盆子健康养生产业基地入选第一批国家中医药健康旅游示范基地创建单位。十是宁夏回族自治区中医药管理局联合自治区扶贫办、科技厅等6个厅局印发《中药材产业扶贫实施方案》。

四、中医药人才培养

宁夏回族自治区中医药管理局完成4个全国名老中医药专家传承工作室建设项目验收、10名中医护理骨干人才结业考核和2个区域中医（专科）诊疗中心实地复核工作；在吴忠市举办第六届北京中医药专家宁夏行活动，开展为10个京宁合作中医重点专科授牌仪式、第七批20名优才拜师仪式和京宁百名中医药专家大型义诊等一系列活动；遴选确定2018年全国中医护理骨干10名、中药特色技术传承人才5名、基层名老中医药专家传承工作室8个、中医临床特色技术传承人才5名、西学中骨干人才培训项目培养人员20名，第六批自治区中医优才进京跟师学习20名；举办全区中医医院财务骨干培训班1期，培训40人次；开展国家四批（临床、科研）优才第一、二、三期封闭式培训，完成全国中医药外向型优秀骨干人才和中医领军人才计划——岐黄学者的申报遴选和上报；开展全国第六批老中医药专家学术经验继承项目；完成首批40名中医住院医师规范化培训学员结业考核；举办首届全区住院医师规范化骨干师资培训班，培训师资73人。 （沙利荣）

【新疆维吾尔自治区2018年中医民族医药工作概况】 截至2018年底，新疆维吾尔自治区共有县级以上政府举办的中医民族医医院82所、维吾尔医医院42所、中医医院29所、哈萨克医医院5所、蒙医医院5所、中西医结合医院1所。

一、政策法规

2018年，新疆维吾尔自治区中医民族医药管理局组织完成国家和自治区中医药发展“十三五”规划、《国家中医药发展战略规划纲要（2016～2030年）》《中医药健康服务发展规划》《西部大开发“十三五”规划》等7部规划的中期评估报告。经反复征求意见，《自治区贯彻落实国家中医药发展战略规划纲要（2016～2030年）实施方案的任务分工》经自治区人民政府同意，以自治区中医民族医药工作厅际联席会议办公室名义印发。

二、医政工作

积极推进深化医改工作。新疆维吾尔自治区中医民族医药管理局继续推动公立中医类医院与基层医疗卫生机构建立多种形式的医疗资源纵向联合体，支持县级中医类医院与基层医疗卫生机构组建医疗联合体，开展县乡一体化服务，引导中医优质资源下沉和共享，提升基层服务能力；推进医疗机构检验检查结果互认工作，积极参与健全全民医保制度，深化医保支付方式改革，开展中医医保付费方式改革试点工作，探索符合中医药特点的支付方式；继续推动中医类医院现代医院管理制度建设，印发《自治区医院章程制定试点工作方案》，选择12所公立和2所民营二级以上中医类医院开展制定章程试点工作，持续探索有利于中医药特色优势发挥的医院运行机制；加快推进社会办中医，以满足人民群众多层次、多元化的医疗服务需求，深入推进中医诊所备案管理工作，截至2018年11月自治区完成中医类诊所备案70家；不断加强医疗机构中药饮片管理，制订《关于印发自治区中医类医院采购验收专项清查工作实施方案的通知》，开展专项清查，确保中药饮片质量安全。

不断提升中医药能力建设。新疆维吾尔自治区中医民族医药管理局继续贯彻落实基层中医药服务能力提升工程“十三五”行动计划，投入资金2100万元，用于支持新疆维吾尔自治区140个乡镇卫生院、社区卫生服务中心中医诊疗区（中医馆）建设，有效提升新疆维吾尔自治区基层医疗卫生机构中医药服务能力；组织实施基层医疗卫生机构中医馆健康信息平台建设项目，全面提升基层医疗机构中医药服务能力和水平，不断满足基层人民群众日益增长的中医药服务需求；继续组织实施国家基本公共卫生服务中医药健康管理服务项目；加强中医类医院专科专病防治体系建设，争取自治区专项资金235万元，用于支持乌鲁木齐市中医医院肛肠科等20所自治区中医医院重点专科专病建设，进一步促进中医药防病治病能力和学术水平的提高；依托9所中医类医院，实施“中国·新疆丝绸之路经济带中医药国际医疗服务体系建设”项目，初步构建中医药对外健康服务体系；加强对口帮扶，全区7所三级中医医院对口帮扶9所县级中医医院，进一步加强基层能力建设；大力推动中医药传承创新工程，自治区中药民族药研究所、自治区中医医院建设项目被纳入国家中医药传承创新工程项目，项目建设稳步推进。通过积极协调争取，自治区维吾尔医医院、和田地区维吾尔医医院被纳入2019年国家中医药传承创新项目建设计划。

三、科研工作

2018年，新疆维吾尔自治区中医民族医药管理局组织开展新疆地产中药民族药新药研发工作。一是组织开展2018年新疆地产中药新药研发项目申报工作。项目申报分为科技人才培养项目、中医民族医与西医结合研究项目两类，共收到项目申报书152份，已完成对152分申报材料的初审及书面评审工作。二是继续做好新疆地产中药新药研发项目成果转让工作。2018年新疆地产中药新药研发项目在研项目获得调肝蠲浊颗粒、芪红颗粒、益气固表丸3品种的临床批件；委托自治区中医医院完成对上述3个品种的成果转化工作；委托自治区药物研究所、新疆药学会完成对民族药临床批件的转让工作，现已有多家区内外企业进行咨询。通过此项工作的实施，提升新疆维吾尔自治区新药研发在国内的影响力，培养了一批中药研发人才和研发团队，加快了新疆维吾尔自治区中药产业的发展。三是对新药研发在研项目进展情况进行调研督导。为全面掌握新疆维吾尔自治区新药研发在研项目进展情况，组织开展对 2015～2017 年批准立项的154 项新药研发在研项目进展情况进行书面调研；在书面调研的基础上，总结新药研发过程中的共性问题，针对投资大、研发难度大、存在困难多的新药在研项目开展实地督导调研，进一步明确目标进度，对存在的问题提出具体解决建议。

四、教育工作

（一）组织开展中医毕业后医学教育工作

组织开展中医住院医师规范化培训工作。2018 年，新疆维吾尔自治区中医民族医药管理局实际招收住院医师规范化培训学员 143 人，其中中医专业 79 人（含维吾尔医 29 人），中医全科 57 人（含维医全科 5 人）；专业学位硕士被纳入住院医师规范化培训154 人；完成国家中医住院医师规范化培训平台 2015～2018 年自治区所有被纳入中医住院医师规范化培训学员信息的修改、更新及审核工作；充分利用区内外医学教育资源，开展中医、维吾尔医住院医师规范化培训师资培训，积极协调上海市卫生计生委、上海市中医药发展中心，培训中医住院医师规范化骨干师资120 人；委托新疆医科大学中医学院、维吾尔医学院培训住院医师规范化师资200 余人；组织开展对自治区 5 家中医住院医师规范化培训基地的督导检查，迎接中国医师协会组织的国家级中医住院医师规范化培训基地督导工作；组织实施全国中医住院医师规范化培训综合结业考核，196 名考生参加考核。

组织开展中医助理全科医生培训。2018 年，新疆维吾尔自治区中医民族医药管理局实际招收中医助理全科医生培训人数 61 人，中央财政按照每人每年 2 万元标准提供经费补助，共拨付经费 312 万元；委托新疆医科大学中医学院、维吾尔医学院组织开展中医助理全科医生培训综合结业考核工作，全区 58 名符合条件的中医类别助理全科医生培训学员参加结业考核。

组织实施订单定向免费医学生培养项目。新疆维吾尔自治区中医民族医药管理局开展 2018 年订单定向医学生（中医）免费培养工作，完成国家下达的 45 名农村订单定向中医专业本科招生计划；落实 2018 年 51 名中医专业订单定向本科毕业生就业安置工作，并将其全部纳入中医全科专业住院医师规范化培训。

（二）继续开展“杏林实验班”试点工作

2018 年新疆维吾尔自治区中医民族医药管理局继续开办第三批杏林实验班，在新疆师范大学附属中学、新疆实验中学分别开办中医、维吾尔医 2 个杏林实验班，每个班 50 名学生，共 100 名高中一年级学生被纳入杏林实验班；通过与学校座谈、听取专题汇报、访谈学生等方式，及时了解学校教学及学生学习等情况；积极协调自治区教育厅、新疆医科大学中医学院、维吾尔医学院，解决实验班实施工作中存在的问题，探索推进“杏林实验班”试点工作。自治区财政 1.2 万元经常性经费已拨付到位；“杏林实验班”培养方案应在总结前一阶段工作的基础上进一步完善，中医与维吾尔医的课程讲义应在授课前报自治区教育厅基础教育处审定和备案。

（三）组织实施国家中医药管理局“十二五”重点学科验收工作。

为加强中医药重点学科建设，充分发挥重点学科在学术发展、科技创新、人才培养和服务能力等方面的示范和指导作用，新疆维吾尔自治区中医民族医药管理局根据国家中医药管理局《关于开展国家中医药管理局“十二五”中医药重点学科验收工作的通知》（中医药办人教函〔2018〕196 号）及验收工作会议要求，制订《自治区、国家中医药管理局“十二五”重点学科验收工作实施方案》，新疆维吾尔自治区 3 家单位共 9 个国家中医药管理局“十二五”重点学科建设点接受验收专家组评估。

五、文化建设

大力宣传中医药法，新疆维吾尔自治区中医民族医药管理局举办 3 期全区宣传贯彻中医药法培训班，共计约460 人参加培训，进一步树牢依法行政理念；稳步推进《自治区中医药发展条例》立法工作，制订《自治区中医药发展条例调研论证起草工作方案》，召开动员部署会议，完成 4 个地州实地调研论证工作，形成《自治区中医药发展条例》（草拟稿）和《自治区中医药立法调研论证报告》，为新疆维吾尔自治区中医药发展条例出台奠定了良好基础；积极参与全国中医药文化知识大赛，通过精心组织、激烈角逐，新疆维吾尔自治区代表队获得了优秀组织单位、最佳人气选手、总决赛优秀团队等荣誉；加强中医药非物质文化遗产的保护和传承运用，2018 年传统医药裹羊皮疗法被列为第五批自治区级非物质文化遗产代表性项目名录、传统医药正骨疗法（蒙古族）被列为自治区级非物质文化遗产代表性项目名录扩展项目名录。

六、党风廉政建设

思想政治建设得到加强。新疆维吾尔自治区中医民族医药管理局按照学懂弄通做实的要求，全方位学习宣传贯彻习近平新时代中国特色社会主义思想和党的十九大精神，努力将学习成效转化为推动传承发展中医药事业的实际行动；教育引导全体党员干部深入学习领会以习近平为核心的党中央治疆方略，特别是社会稳定和长治久安总目标，树牢“四个意识”，坚定“四个自信”，做到“四个服从”；以开展马克思“五观”教育、去除“双泛”思想为切入点，将正确认识新疆历史、民族、宗教、文化“四史”与“去极端化”相结合深入开展宣传教育，抓好贯彻落实意识形态领域的反分裂斗争，坚定坚决同干部队伍中的“两面人”作斗争。新疆维吾尔自治区中医民族医药管理局积极投身“访惠聚”驻村工作和南疆学前双语支教工作，截至 2018 年底，新疆维吾尔自治区中医民族医药管理局机关 3 人在和田地区皮山县驻村，1 人支教；积极参与“民族团结一家亲”和民族团结联谊活动。新疆维吾尔自治区中医民族医药管理局机关全体干部保质保量完成1年6次结亲工作任务，想方设法为结亲户解决实际困难。

基层党组织建设日趋完善。新疆维吾尔自治区中医民族医药管理局进一步加强党总支建设，坚持落实“三会一课”、民主生活会、民主评议党员制度，不断强化党员的教育、监督和管理；制订《2018年党建工作计划及学习计划》《党建“灯下黑”问题整治活动实施方案》《开展第二十个党风廉政教育月活动的实施方案》，深入落实定期学习制度，形成领导干部带头学、党员干部重点学、一般干部普遍学的良好学习氛围。2018年，新疆维吾尔自治区中医民族医药管理局组织学习45次，讲党课4次，召开生活会3次、主题党日活动9次，谈心谈话11次。（李　坚）

【新疆生产建设兵团2018年中医药工作概况】

一、医政工作

为推进《兵团基层中医药服务能力提升工程“十三五”行动计划》落实，兵团卫生计生委制订印发《2018年兵团中医药重大公共卫生项目实施方案》，明确项目单位、内容、资金及要求，为扎实做好中医药重大公共卫生项目工作提供保障。

进一步加大团场医院中医馆建设力度。2018年，兵团中医馆建设项目共6家，中央补助120万元，已建成4家（五师89团、七师128团、八师149团、十二师222团医院），基本建成2家（四师62团、十四师一牧场医院），建设总面积1660平方米，服务范围人口73965人，年接诊34747人次，年住院治疗6361人次。

开展基层中医药服务能力提升工程“十三五”行动计划督查评估。兵团卫生计生委转发《关于开展基层中医药服务能力提升工程“十三五”行动计划督查的通知》，组织开展兵、师两级督查工作，并对各师市具体指标完成情况进行评估分析。到2017年底，师市级以下能够提供6类以上中医药技术方法的社区卫生服务中心占57.80%；能够提供6类以上中医药技术方法的团场医院占71.70%；能够能提供4类以上中医药技术方法的社区卫生服务站占36.10%；能够提供4类以上中医药技术方法的连队卫生室占42.20%；基层医疗卫生机构中医诊疗量占同类机构诊疗总量9.40%；中医类别医师占同类机构医师总数比例达到20%以上的社区卫生服务中心占比为31.30%，团场医院占23.30%；至少配备1名中医类别医师或能够提供中医药服务的临床类别医师的社区卫生服务站占39.50%；至少配备1名能够提供中医药服务的乡村医生或中医类别（临床类别）医师或乡村全科执业助理医师的连队卫生室占33.40%；设立中医馆、国医堂等中医综合服务区的社区卫生服务中心占26.60%，团场医院占12.60%；老年人和儿童中医药健康管理率分别达到46.60%、36.60%。各项指标距“十三五”目标值还有较大差距。

开展中医医疗机构传染病防治和感染防控监督执法专项检查。兵团卫生计生委按照国家中医药管理局《中医医疗机构传染病防治和感染防控监督执法专项检查方案》和在全国开展中医医疗机构传染病防治和感染防控监督执法专项检查的要求，印发《关于做好迎接国家中医药管理局中医医疗机构传染病防治和感染防控监督执法专项检查督查的通知》（兵卫计发电〔2018〕11号），各师市卫生行政和执法部门着重从传染病及医院感染组织管理、疫情防控和血制品管理、消毒隔离制度落实、医疗废物管理、病原微生物实验室安全管理6方面进行认真督查、严格执法，共检查二级以上中医医院3家、一级中医类别医院5家，检查率为100%；检查中医类别门诊部、中医类别诊所128家，检查率95.50%。依法查处违法行为6家，立案1起，警告2家，罚款300元。在兵团各级中医医疗机构自查和各师市专项检查的基础上，2018年4月18～20日，由兵团卫生计生委领导带队，组成督查组分别对兵团七师、八师石河子市和石河子大学医学院一附院（兵团中医院）落实专项检查工作开展督查抽查。

开展中医医院中药饮片采购验收专项清查。按照《国家中医药管理局办公室关于开展中医医院中药饮片采购验收专项清查工作的通知》（国中医药办医政函〔2018〕81号）要求，兵团卫生计生委组织兵地中药相关专家，在各师市、各单位进行自查的基础上，对七、八、十二师和石河子大学医学院一附院兵团中医院等医疗机构的4家公立及1家民营中医医疗机构进行抽查。完成兵团中医医疗机构中药饮片采购验收专项清查工作。

为贯彻落实《传统医学师承和确有专长人员医师资格考核考试办法》（中华人民共和国卫生部令第52号）和《中医医术确有专长人员医师资格考核注册管理暂行办法》（中华人民共和国卫生和计划生育委员会令第15号），在资源不够、力量不足的情况下，兵团卫生计生委积极与自治区沟通协调，经过修改出台《新疆维吾尔自治区中医医术确有专长人员医师资格考核注册管理实施细则（暂行）》（新卫办发〔2018〕32号），兵团卫生计生委与自治区卫生健康委联合印发《关于开展2018年中医医术确有专长人员医师资格考核报名工作的通知》（新卫办函〔2018〕34号），解决了兵团辖区内这部分中医人才的后顾之忧和现实困难。

二、教育工作

进一步加大中医适宜技术推广应用。2018年6月和9月，兵团卫生计生委分别在石河子、奎屯举办兵团2018年第一期基层中医药适宜技术推广应用与名老中医药专家临床经验传承培训班和2018年兵团第二期基层中医药适宜技术推广应用培训班，邀请北京中医药大学王成祥院长讲授“经方在肺系病的临床应用”、朱燕波教授讲授“中医体制量表测评方法及应用”、张巧丽教授讲授“恶性积液治疗体会”、崔霞教授讲授“儿科常见病中医外治法的综合应用”、陈兆军教授讲授“中西医结合治疗膝关节骨关节炎”，上海中医药大学洪燕龙教授讲授“基于‘药辅同用’的临床制剂制备技术研究”、鲜洁晨博士讲授“家庭或药房用中药智能煎药机的开发和应用”，中国中医科学院周雍明博士讲授“恶性肿瘤中医药治疗历程及方法”，甘肃省中医院主任医师王海东教授讲授“颈椎病的针刀治疗规范”，广东省中医院治未病科主任梁慧陶讲授“中医体质辨识”等课程。共培训师、团、社区（连）医疗卫生机构从事中医药技术服务人员290名。

根据《国家中医药管理局关于公布第六批全国老中医药专家学术经验继承工作指导老师及继承人名单的通知》（国中医药人教发〔2017〕29号），兵团卫生计生委印发《关于做好第六批全国老中医药专家学术经验继承工作的通知》，组织完成兵团4名第六批全国老中医药专家学术经验继承工作指导老师袁今奇、孙良佐、蔡钢、何念善及其邹楠等8名继承人的启动签约和拜师仪式及审核工作。石河子大学医学院一附院和兵团医院精心设计，分别举行拜师签约仪式，并严格按照《第六批全国老中医药专家学术经验继承工作实施方案》和《第六批全国老中医药专家学术经验继承教学协议书》认真履行各项传承任务。

根据国家中医药管理局《关于组织开展2014年全国名老中医药专家传承工作室建设项目验收的通知》（国中医药人教便函〔2018〕74号）要求，兵团卫生计生委组织专家组对2014年启动的袁今奇专家传承工作室进行验收；完成新一轮两名全国名中医传承工作室建设项目申报及审核工作；转发《国医大师、全国名中医学术传承管理暂行办法》并规范兵团名老中医、名中医管理工作。

三、文化建设

广泛开展中医药法制及健康文化活动。兵团卫生计生委制订《关于印发〈兵团中医药健康文化推进行动2018年活动实施方案〉的通知》（兵卫计发电〔2018〕38号），指导并督促各师市各单位结合实际扎实开展形式多样的兵团中医药健康文化推进行动系列活动。

开展中医药法制宣传活动。以《中华人民共和国中医药法》颁布实施一周年为契机，兵团卫生计生委广泛开展以“国医国法保障，助力健康中国”为主题的《中华人民共和国中医药法》微信知识竞赛活动。

开展中医药文化科普巡讲活动。新疆生产建设兵团各级医疗机构采取制作中医药知识宣传版面，到人群集中的地方展览展示、健康咨询（义诊）、互动体验、科普资料发放等，依据《中国公民中医养生保健素养》内容，组织讲授中医药饮食、起居、情志调摄、食疗药膳、运动锻炼等养生保健知识。利用家庭医生签约活动，以“中医药在你身边”为主题，引导居民积极参与中医药养生保健活动。

开展中医药文化进校园活动。各师市卫生局重点探索与教育部门共同推进中医药文化进校园的新路径、新模式，通过组织开展中医药文化公开课、中医非药物治疗体验、中药材辨识、中医药保健功法练习等，推动中医药文化进校园活动规范化，帮助中小学生认识和了解中医药基础知识、感受中医药的智慧和文化，养成良好的健康意识和生活习惯，激发了对中华传统文化的自豪感与自信心。如四师62团医院到团中学开展中医保健知识讲座，讲解中医文化、传承、阴阳学、五行学说、经络学说、中医颈椎按摩、中医颈椎操等中医保健知识。七师137团医院以“普及中医药知识，传承中华文化”为主题，开展中医药知识进校园的主题宣讲活动。十二师组织山东援疆中医药专家，对团场中小学进行中医药知识启蒙教育。石河子大学医学院第一附属医院兵团中医院分2次到石河子大学护校及石河子职业技术学院为师生举办中医药知识科普专题讲座，派出技术骨干赴多个社区及幼儿园、中小学进行季节性流感、手足口病中医药防治健康宣教讲座，提高了学生对中医药核心价值观的认知、认同。

建设中医药健康文化知识角。各师市卫生局、医疗机构利用中医药项目和基本公共卫生服务项目，在中医医院及基层医疗卫生机构中医综合服务区（中医馆、国医堂）建设一批中医药健康文化知识角，针对老年人、妇女、亚健康等重点人群，发放中医体质养生、五脏养生、四季养生宣传单、宣传册，利用微信平台等多种形式开展宣传活动，与电视台、报社联系，加强新闻报道力度，提升群众对中医药文化的知晓率。

参加中医药健康文化知识大赛。各师市卫生局、医疗机构，围绕中医药核心价值理念、《黄帝内经》等中医药经典，以及《中国公民中医养生保健素养》等内容，对中医药技术人员进行中医药健康文化知识培训后，积极参加以“生活处处有中医”为主题的全国性中医药健康文化知识大赛海选。其中七师卫生局及奎屯中医院按照《第七师中医技能大赛竞赛方案》举行全师中医技能竞赛，比赛内容涉及中医、中药、针灸和推拿。石河子大学医学院一附院全院动员齐参与，1400余人参加了海选，兵团中医院组成了代表队每周进行一次实战练兵，并代表兵团出征全国总决赛获得“优秀团队奖”。

兵团各级在2018年中医药健康文化推进活动中共设立宣传栏总数480个，操作展示487次，新媒体展示397次，开展健康咨询（义诊义治）2862次，受益人数达65572人；开办健康讲座330次，覆盖人数117765人，发放科普资料421次，总量10662份；开展中医文化进校园活动76次，覆盖人数31077人；参与全国中医知识大赛2057人。

（李　军）

【沈阳市2018年中医药工作概况】

一、基层中医药服务能力建设工作

2018年，沈阳市卫生健康委贯彻落实《基层中医药服务能力提升工程“十三五”行动计划》，完善基层中医药服务网络，利用市财政基层中医医疗服务体系建设专项经费

100万，为沈阳市基层医疗卫生机构（覆盖13个县区的25家社区卫生服务中心、31家乡镇卫生院）购置中医康复设备，提高了基层的中医药康复服务能力；加强中医馆建设项目，完成2017年度16所基层医疗卫生机构中医诊疗区的改扩建工作；2018年12月，通过国家中医药管理局评审专家组对和平区、沈河区、皇姑区、苏家屯区、新民市全国基层中医药工作先进单位复评。

二、中医药人才队伍建设

沈阳市卫生健康委加强名老中医药专家工作室建设，沈阳市中医院通过省级名老中医药专家工作室验收；积极开展各类中医药人才培养，对全市中医药人才开展中医药基础理论、中医药适宜技术、中医药岗位技能培训；利用市财政中医药培训经费，依据《辽宁省西学中人才培养项目实施方案》要求，2018年沈阳市首届西学中培训班招生150人。

三、中医药内涵建设

沈阳市卫生健康委以医院评审为契机，全面加强医院综合能力和中医药特色优势建设，推动医院管理水平和医疗服务质量提高，开展新一轮中医医院评审工作。2018年12月，沈阳市中西医结合医院、辽宁奉天中医院通过三级甲等医院评审；沈阳市第四人民医院通过省中医药工作示范单位建设和评审验收工作；沈阳市中医院心病科、苏家屯中西医结合医院骨伤科、沈阳市第二中医医院心病科获评辽宁省“十三五”中医重点专科。

四、中医药文化宣传

2018年是中医药法颁布实施一周年，也是李时珍诞辰500周年，沈阳市积极抓住这一契机，积极开展中医药文化“进乡村·进社区·进校园·进家庭”等宣传活动。在2018年5月16日~6月15日，开展由国家中医药管理局传统医药国际交流中心指导，省、市中医药管理局主办，各区、县（市）等协办的中医药文化宣传月活动。活动以“传承国粹、共享健康、助力创城”为主题，累计组织30余家中医医疗机构，出动专家311人次，义诊171场次，受益群众21100多人，发放宣传资料25000份，举办科普讲座105场。6~9月，开展沈阳市中小学生中草药种植大赛活动，对沈阳市内十多所学校的学生共计发放1200份中草药种子，并组织专家对种植的中医药植物开展评定，活动极大地调动了广大中小学生对中医药的浓厚兴趣，得到老师学生的普遍欢迎。为提高沈阳市参与全国中医药健康文化知识大赛的水平，举办由4家三级甲等中医医疗机构参赛的全市中医药健康文化知识大赛，营造了沈阳市中医系统学中医、爱中医、用中医的良好氛围。

五、中医药健康产业发展

一是认真贯彻《国家中医药管理局关于促进中医药健康养老服务发展的实施意见》和《辽宁省中医药健康服务业发展规划》文件精神，促进沈阳市二级以上公立中医医疗机构与养老机构建立协作关系，大力发展社区及乡镇卫生院中医药健康养老服务。截至2018年底，沈阳市30余家中医医疗机构与养老机构开展合作，为老年人提供安宁疗护一体化的中医药健康养老服务。2018年10月，辽宁省评估督导组对沈阳市大东区中医院和铁西区霁虹社区卫生服务中心养老工作开展情况进行督导检查，两家医疗机构均获得辽宁省首批中医药健康养老示范单位称号。二是认真贯彻《沈阳市建设国家级旅游业改革创新先行区行动方案》，加强“中医药+旅游”工作，推进中医药健康旅游示范单位创建工作。辽中花溪地温泉度假中心和沈北新区北汤温泉管理有限公司被评为辽宁省中医药健康旅游示范单位。

六、中医药养生保健服务体系建设

积极推进中医医疗机构普及推广中医治未病理念和方法，发挥治未病科室协同联动作用，全面提升二级以上公立中医医疗机构治未病服务能力。沈阳市卫生健康委制订中医治未病评估方案，组织市内二级以上中医医疗机构及部分基层医疗机构治未病科室负责人员到市中医院治未病中心学习交流，有效推进沈阳市中医治未病服务能力的提升。（张　悦）

【长春市2018年中医药工作概况】 截至2018年底，长春市共有各级各类中医医疗机构741所，其中吉林省级中医院2家，长春市级中医院1家，县（市）区级中医院（含民族医院）10家，民营中医院（含中西医结合）24家；中医（含中西医结合）门诊部和中医（含中西医结合）诊所704家。长春市7家综合医院荣获全国综合医院中医药工作示范单位，4个综合医院通过复检。长春市中医医疗机构实际开放床位总计6612张，中医执业（助理）医师总数3359人，长春市中医医疗机构门急诊人数1563067人，出院人数75166人；设立中医科的综合医院18家，妇幼保健院及专科医院11家；设立中医科的社区卫生服务中心85家，占比100%；设立乡镇卫生院119家，占比100%；能够提供中医药服务的社区卫生服务站29家，占比100%；村卫生室1275家，占比82.5%。长春市备案传统中医诊所75个。能提供中医药服务的养老机构21个。长春市10个县（市）区均获得全国基层中医药工作先进单位称号，有9个县（市）区通过复检。

一、政策法规

长春市中医药管理局制订印发《长春市中医药“七五”普法规划》并落实实施；积极组织长春市138人分3次参加吉林省中医药管理局组织的中医药法及相关法律知识培训班；组织完成2018年度中医类别国家医师资格考试报名及考试考务工作。长春、白城、松原国家医师资格考试中医类别报名人数2425人，共有2240人参加实践技能考试，1273人参加第一次综合笔试考试，360人参加第二次综合笔试考试。

长春市中医药管理局联合长春市卫生监督所，长春市卫生工作者协会完成医疗机构执业登记、变更注册登记现场审核和年度校验现场审核9家；长春市共办理中医诊所备案75家。长春市中医药管理局制定并印发《2018年全市中医药工作要点》，召开2018年全市中医药工作会议，明确2018年重点工作任务；开展2017年度长春市中医药行政管理工作先进个人评选活动，评选出15名先进个人并进行表彰。

长春市中医药管理局与长春市卫生监督所联合对长春市全部中医院和30%的中医诊所、门诊部开展中医医疗机构院感、依法执业专项检查。

二、医政工作

长春市中医药管理局、长春市卫生计生委组织召开长春市中医学会第八届和长春市中西医结合学会第六届会员代表大会，选举新一届理事会。长春市13家中医医院完成中医医院章程制定工作。长春市开展高血压病中医药健康管理服务工作，并制订印发《长春市高血压病中医药健康管理工作方案（试行）》及相关表格。

长春市积极探索建立中医分级诊疗标准，建立医联体内巡诊和远程会诊服务网络。医联体牵头单位长春市中医院在长岭县中医院、通榆县中医院、朝阳区南湖二社区卫生服务中心等部分医联体成员单位建立远程会诊系统。长春市中医院加大对医联体成员单位的扶持力度，17家社区卫生服务中心建立中医家庭医生工作室。

长春市中医药管理局开展2018～2020年度重点专科（专病）项目建设工作，评选出60个中医重点专科；对10家二级中医院进行评审，开展二级中医院巡查和考核评价工作。长春市中医药管理局制订长春市中医医疗机构护理管理、院感管理和风险防范整顿、改善医疗服务质量、安全生产管理的具体方案，完成对中医医疗机构管理工作。

长春市及南关区、九台区、榆树市、德惠市、农安县通过全国基层中医药工作先进单位复审验收。长春市中医药管理局开展2017年度全市基本公共卫生中医药健康管理服务项目全年绩效考核及督导工作，对检查情况进行全市通报；举办2018年度长春市基本公共卫生中医药健康管理服务项目培训班。65岁以上老年人及0～36个月儿童的中医药健康管理率均达到国家标准。

长春市23个基层医疗卫生机构中医综合服务区（中医馆）服务能力建设项目全部建设完工，并投入使用。长春市九台区中医院、德惠市中医院2018年中医药特色老年健康中心项目和2018年县级中医院标准化中药煎药室建设项目均建设完成并投入使用，吉林省中医药管理局在德惠市中医院召开现场经验交流会。

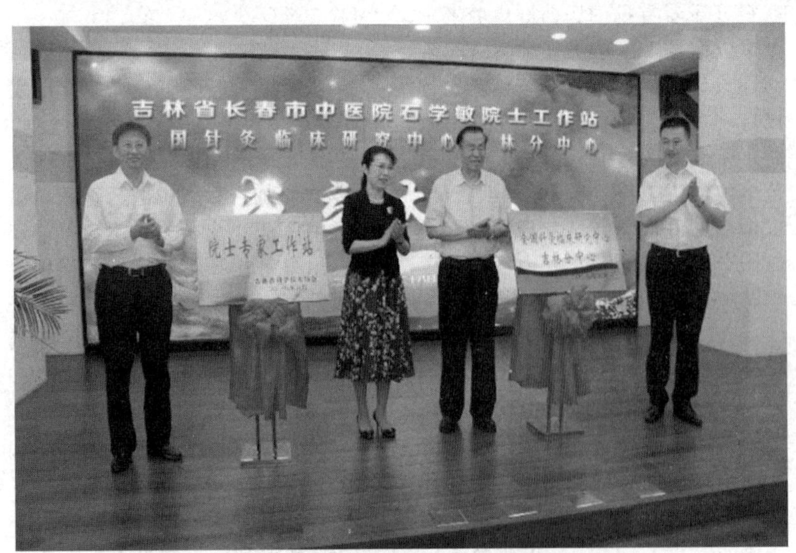

2018年6月28日，吉林省长春市中医院石学敏院士工作站全国针灸临床研究中心吉林分中心成立大会在吉林长春举行

长春市通过国家医师资格考试中医类别实践技能考试长春基地国家专家组的评估验收。长春市中医药管理局组织省、市、县（区）13家中医医院对口支援62家乡镇卫生院和社区卫生服务中心，并开展适宜技术培训等工作。

三、科研工作

长春市中医药管理局组织举办全市中医药科技成果转化培训班，共培训68人。组织长春市2015～2016年吉林省中医药管理局中医药科研课题结题26项。长春市10项省中医药管理局中医药科研平台建设项目通过答辩，28项课题被省中医药管理局确定为2018年中医药科研课题，组织25个课题申报2019年省中医药管理局科研课题。

四、教育工作

长春市中医药管理局在长春市中医院成立石学敏院士工作站和全国针灸临床研究中心吉林分中心；在长春市中药煎药人员培训基地举办第二期中药煎药人员培训班，培训78名学员，基地还承办了吉林省中医药管理局中药煎药人员培训班，为全省培训76名中药煎药人员。

长春市中医药管理局积极开展基层名老中医药专家传承工作室建设工作，农安县中医院孙玉凤工作室、德惠市中医院周成章工作室、榆树市中医院姜波工作室被确立为2018年全国基层名老中医药专家传承工作室建设项目单位；举办长春市“读中医经典”知识大赛个人赛及团体赛、长春市中药知识技能大赛，并对获奖单位及个人进行表彰；组织28人申报吉林省第二批青年优秀中医临床人才培养项目，全部被录取。

2018年长春市传统医学师承人员登记备案110人，全市师承人员登记备案累计达到682人，全市共有50人审核合格报名参加2018年吉林省中医药管理局组织的师承期满出师考试。长春市组织的2支代表队在吉林省和辽宁省中药知识技能大赛中均获得三等奖。在吉林省读中医经典知识大赛团体和个人决赛中，长春市代表队获得团体决赛二等奖，有3人进入全省个人决赛前10名，9人获得个人单项奖，长春市中医药管理局获得优秀组织奖。

五、文化建设

长春市中医药管理局开展中医中药中国行——中医药健康文化推进行动，与吉林省中医药管理局在长春公园联合举办中医中药中国行——中医药健康文化推进行动启动仪式；开展2018年悦动吉林“服务百姓健康行动”大型义诊活动周；开展中医药服务市民开放日活动。各级各类中医院组织100余名专家在各家医院和公共场所举行义诊和科普宣传等活动，各医院还开放了中药房、煎药室，展示传统中药、中药制剂等；部分市民体验了推拿、熏蒸、中药塌渍、灸疗、穴位贴敷等中医药特色诊疗项目。长春市4家中医医疗机构和1家社会养生保健机构被确定为吉林省中医药文化宣传教育基地。（何勇健）

【哈尔滨市2018年中医药工作概况】

一、稳步构建基层中医药服务体系

深入落实“十三五”基层中医药服务能力提升工程，2018年“十三五”提升工程实施已进入中期，也进入推进困难期，能否克服困难是提升工程目标全面落实的关键。哈尔滨市高度重视提升工程工作，决心下大力气克服困难推进工作，将基层中医药服务能力提升纳入市政府重点工作目标和对区县政府考核重点目标管理，以困难为核心、以问题为导向确定工作目标和任务，稳步推进基层中医药服务能力的提升。同时争取到黑龙江省中医药管理局基层医疗卫生机构中医综合服务区（中医馆）服务能力建设项目132万，不断加强基层卫生服务机构中医药综合服务区建设。截至2018年12月，哈尔滨市97.30%社区卫生服务中心、94.40%乡镇卫生院、85.80%社区卫生服务站、63.30%村卫生室均可提供中医药服务，群众对中医药服务的参与度与满意率也在逐步提高。大力推行中医诊所备案制，鼓励民间中医发展。中医诊所备案制正式施行之后，哈尔滨市卫生计生委召开专门会议布置工作，要求各区、县（市）认真学习备案工作相关要求，尽快熟悉工作流程和工作任务，并向社会广泛宣传政策，鼓励符合条件的中医人员开办备案制诊所，截至2018年12月，全市备案制中医诊所总数达108家。

二、不断加强中医内涵建设

继续推进全国基层中医药工作先进单位建设，南岗区、呼兰区、尚志市迎来复审。哈尔滨市各区县进入复审周期，为了让先进单位不退步，哈尔滨市始终将先进单位创建工作列为重点工作任务保持关注，定期进行考核评估，不断督促先进单位持续改进、不断提高。开展新一轮中医医院评审工作，哈尔滨市卫生计生委组织市中医医院和市骨伤科医院接受黑龙江省中医药管理局组织的三级中医医院评审；受黑龙江省中医药管理局委托对阿城区、尚志市、宾县、依兰县4所中医医院开展二级医院评审工作，通过评审不断推进中医医院中医特色发展。在二级中医医院开展中医重点专科项目建设，通过前期申报和专家评审，遴选出5所中医医院的5个专科为市级重点专科建设单位，并且为每个专科投入8万元，共计40万元建设经费，重点打造区域中医特色诊疗服务中心。加强治未病科室的内涵建设，以哈尔滨市中医医院治未病中心为龙头，发挥辐射示范作用，对二级中医医院的治未病科进行全方位指导，广泛开展体质辨识、经络诊断、穴位贴敷、熏洗、蜡疗等多项服务。

三、针对中医医院风险点加强监管

对哈尔滨市二级以下中医医疗机构，进行《中医医疗机构传染病防治和感染防控监督执法专项督查》工作，并接受国家中医药管理局督导。中医医疗机构在传染病防治和感染防控方面相对薄弱，通过专项督查工作有效提升了中医医疗机构防范意识。对哈尔滨市二级以下中医医院，开展中药饮片专项清查，保障中药饮片在医疗机构中使用的安全和有效，坚决杜绝假冒伪劣中药饮片流入，对严重违规情况予以处罚、责令整改。

四、持续推进中医药人才培养和科研工作

组织全省首届青年名中医申报工作，哈尔滨市有14名同志获得黑龙江省首届青年名中医的荣誉称号，其中部分医生来自基层医疗机构，充分说明基层中医药诊疗能力在不断提高。哈尔滨市卫生计生委组织开展传统医学师承人员备案、师承出师考核报名、确有专长考核工作，民间一技之长人员和志愿学习中医人员的热情很高，报名总人数达到368人。哈尔滨市考点与黑龙江中医药大学考试基地联合迎接国家医师资格考试中医类实践技能考试基地的复审工作，仿真模拟实践技能考试全过程，接受国家专家组的检验和指导并且通过验收；开展各级各类中医人才的培养，共举办培训班4期，培训基层中医药技术人员527人次；有10项课题申报黑龙江省中医药管理局科研课题；争取国家中医药项目资金160万元，开展中药稀缺种子种苗保存圃基地建设；争取到全国基层名老中医传承工作室建设项目资金60万元，中医药传承与创新“百千万”人才工程（岐黄工程）项目83万，用于中医传承和人才培养。

五、完成中医药资源普查工作任务

哈尔滨市阿城区、宾县、巴彦县、木兰县、依兰县、延寿县6个县（区）参与第四次全国中药资源普查工作。各地区派出精干力量开展普查，严格按照普查工作要求定位、选样、制作标本。2018年完成中药资源普查样地85个，调查到89个重点品种，制作标本1279份，共有54人参加，开展75天外业，110天内业。通过普查发现哈尔滨市药用植物种类丰富，如黄柏、刺五加、暴马丁香、五味子、平贝母、黄芪、党参、沙参，以及兴安杜鹃等中药材等，市场估测年蕴藏量较大。

六、开展中药材种植产业扶贫

积极落实中药材产业扶贫行动计划，由哈尔滨市中医医院牵头成立中药材产业扶贫专家指导委员会。以哈尔滨市中医医院为代表与哈药集团世一堂中药饮片有限责任公司签署《中药饮片种植收购协议》，将中药材产业扶贫行动落到实处。世一堂中药饮片有限责任公司在黑龙江省大庆市杜尔伯特蒙古族自治县和黑龙江省绥化市望奎县签约且实种的防风、板蓝根和黄芪3种中药材的面积合计为159亩。解决当地贫困户28人，预计收益9.2万元。签约医院也将全面保障以上中药材加工成的中药饮片的销售，以期解决这28个贫困户的脱贫问题。（张玉莉）

【南京市2018年中医药工作概况】

一、落实中医药事业发展规划任务

2018年，南京市卫生计生委印发《南京市基层中医药服务能力提升工程“十三五”行动计划实施方案》《南京市年医药事业发展规划（2018～2020）》，召开南京市中医工作会议，印发《2018年南京市中医工作要点》；按要求完成《中医药事业发展“十三五”规划》和《“十三五”中医药健康服务发展规划》实施情况中期评估，规划各项重点任务按期有序推进。

二、推进基层中医药工作

为了迎接全国基层中医药工作先进单位复审工作，调整南京市基层中医药服务能力提升工程领导小组，成立南京市卫生计生委全国基层中医药工作先进单位复审工作领导小组，按照《全国基层中医药工作先进单位评审细则（2016年版）》《全国基层中医药工作先进单位评审方案（2014年版）》的要求，指导玄武、建邺、鼓楼3个区完成全国基层中医药工作先进单位复审，同时南京市完成国家中医药管理局组织的全国基层中医药工作先进单位（地级市以上）复审。

为了充分发挥中医药在保基本、强基层中的特色和优势，南京市卫生计生委印发《关于进一步加强中医药适宜技术培训推广基地建设的通知》，建立市区两级的适宜技术培训机制，开展市级适宜技术培训项目11次，参加培训人员900多人次。

基层中医药工作进一步增强，南京市卫生计生委完成19个中央资金资助的社区卫生服务心（镇卫生院）中医馆建设。鼓楼区华侨路等4个社区卫生服务中心被确立为江苏省中医药特色社区卫生服务中心建项目，高淳区桠溪中心卫生院入选江苏省乡镇卫生院示范中医科建设项目。溧水和凤卫生院、浦口永宁卫生院被江苏省中医药管理局确认为第六批江苏省乡镇卫生院示范中医科。南京市秦淮区中医院8家基层单位和省市中医院共建10个全国和省名老中医专家传承工作室基层工作站。

三、加强中医药内涵建设

为了提升南京市中医药服务能力和临床科研水平，南京市政府和南京中医药大学签署合作协议，共建南京中医药大学附属南京中医院，协议的签署是深入实施“两落地一融合”工程的重要内容，是医教协同体制机制的有力探索，也是共同建设优势学科、专病专科和治未病研究中心的重要举措。南京市中医院成为国家中医药管理局区域中医诊疗中心（肛肠）建设单位。南京市卫生计生委完成2016年省中医药科研22项课题的结题验收，组织完成2018年省中医药科研课题市级遴选上报工作，共有2项课题入选。

培养高层次中医药人才。整合优质资源，依托重点学科、重点专科、传承工作室等中医药人才培养平台，通过名医名家传帮带等形式和途径，系统培养优秀中医临床人才、中医学科带头人，建设优秀中医药学术团队。南京市中医院顾宁等4人入选江苏省第二批中医药领军人才培养对象；南京市中医院肛肠中心被列为江苏省肛肠专业质量控制中心。

四、提升中医机构的服务能力

中医医疗机构基础设施明显改善，大大提升中医服务能力。南京市中医院（南部新城医疗中心）启动搬迁工作，年底完成；溧水区中医院与江苏省中西医结合医院开展全面合作，异地新建项目（11万平方米）完成各项准备，年底将完成搬迁；浦口区中医院病房楼已正常投入使用，儿童中心大楼（3.2万平方米）完成设计，开始基础施工；秦淮区中医院二期扩建项目已完成并投入使用。

五、拓展对外交流及服务贸易

南京市卫生计生委配合南京商务局做好国家商务局首批中医药服务贸易重点区域骨干企业建设实地验收。加强国际医疗合作和交流，发挥传统中医技术和中医服务的优势，拓展中医在“一带一路”国家的务实合作，按照中国南京与白俄罗斯莫吉廖夫市签署的关于合作设立中国传统医学中心协议精神，经过精心筹备，2018年5月30日，白俄罗斯莫吉廖夫南京传统医学中心揭牌成立并正式开业。

六、推进中医依法执业

南京市卫生计生委组织完成八家二级以上中医院感染、检验等13个专业质控检查工作；开展中医医疗机构传染病防治和感染防控监督执法专项检查，督促有关区完成中医医疗机构依法执业督查的整改；组织完成2018年江苏省传统医学师承出师考核报名及材料审核工作，共25人参加考试，10人通过；组织开展中医药确有专长人员报名。

七、开展中医文化宣传

重视中医文化的传承，2018年9月，由中华中医药学会主办，南京中医药学会承办的2018全国中医药学术流派传承发展南京论坛暨中华中医药学会学术流派传承分会成立大会在江苏省会议中心举办，本次论坛以“流派纷呈新时代　传承发展新征程”为主题，来自国家中医药管理局第一批认定的64家中医药流派传承工作室、国内200余家学术和医院、高校、研究所的近700名流派传承人、专家、教授和学者进行学术交流与研讨，共享学术资源，展示研究成果。

为推动中医药事业发展营造良

好的社会舆论氛围，南京市卫生计生委组织开展第八届“中医药就在你身边”健康巡讲活动和第五届中医药文化科普宣传周活动。2018年江苏省暨南京市中医药健康文化推进活动，用精彩的中医药文化节目表演、大型义诊和丰富的中医药传统养生、科普书籍发放和中医养生讲座吸引了广大市民朋友。

（陈　霞）

【杭州市2018年中医药工作概况】

一、中医药法贯彻实施

杭州市组织对全市各区、县（市）卫生计生局、二级以上中医医院相关负责人近200人开展中医药法培训。2018年6月，杭州市卫生计生委举办以“中医药健康你我他”为主题的活动，重点展现中医药法实施一周年以来中医药事业发展成就及中医药法相关内容。中医诊所备案及中医医术确有专长人员考核是中医药法作出的关于中医医疗机构及中医医师的新规定。杭州市有32家中医诊所完成备案管理，190人参加11月浙江省中医医术确有专长人员考核。

二、中医药参与医改工作

杭州市卫生计生委对包括杭州市中医院、市红会医院等市内所有14家二级以上市、县中医医院，以及上城区、江干区、拱墅区、西湖区中医院等城区中医医院开展中医医联体、双下沉等督导和调研工作；对市级中医医院医疗服务“最多跑一次”改革进行现场督查，针对发现的问题，提出整改意见，督促医院对照改革10项举措抓紧整改，全面推动市中医医疗卫生服务领域深化“最多跑一次”改革工作进程。

三、基层中医药服务能力建设

杭州市能提供中医药服务的基层医疗机构为1688家，社区卫生服务中心和乡镇卫生院中医执业（助理）医师占全部执业（助理）医师比例为21.88%，中医类别全科医生占基层全科医生比例达24.19%。各项指标均已达到健康浙江考核要求。2018年9月，杭州市卫生计生委联合杭州市发展改革委、市人力社保局、市市场监管局开展市基层中医药服务能力提升工程“十三五”中期督导；组织对全市所有区县开展督导检查，结果予以通报。

杭州市卫生计生委组织开展培训，指导拱墅区、余杭区、富阳区、临安区、淳安县5区县以较好的成绩通过省中医药管理局组织的先进单位复审迎检各项工作；组织拍摄中医适宜技术标准视频，在全市推广中医药适宜技术，组织召开中医适宜技术基地工作会议，布置全市中医药适宜技术推广建设工作。

四、中医医疗服务质量管理

杭州市卫生计生委在全市范围内推进中医医疗机构应用DRGs开展医院医疗服务质量和绩效评价工作，全市100%二级以上公立中医院实行DRGs管理；组织中医临床、中药药事、中医护理等中医药质控专家对市、县级中医医院开展中医药质控联合检查，检查发现的问题均予以统一通报；深化基层医疗机构中医内涵，组织制定《杭州市基层医疗机构中医特色专科（专病）建设管理办法》；组织推荐杭州市共35个重点专科项目申报省中医药重点专科；组织开展“十三五”浙江省中医药（中西医结合）重点学科建设项目合同书签订工作。

五、中医药健康服务业发展

杭州市卫生计生委推出一批与中医药服务、文化、旅游等有关的健康产业发展项目，打造诸如上城区河坊街中医药文化特色街区、建国南路名老中医一条街、拱墅区拱宸桥西直街中医药特色街区等一批富有特色的中医药特色街区。杭州市已有7个项目入选浙江省中医药文化养生旅游示范基地，开展多项中医药养生及健康旅游服务业项目。2018年6月，开元旅业集团和富阳区人民政府签署了东梓关特色休闲小镇项目合作协议，以东梓关古村落为核心，以中医养生和休闲度假产业为依托，打造富春山居田园综合体。10月，桐庐举行第七届药祖桐君中医药文化节开幕式暨药祖桐君祭祀典礼。

六、基本公共卫生服务中医药健康管理

杭州市卫生计生委对下城区、萧山区等开展现场检查并听取中医药健康管理工作汇报，对各区、县（市）开展基本公共卫生服务中医药健康管理工作督导情况进行总结；迎接国家中医药管理局对杭州市中医药健康管理服务项目5年实施情况的评估工作；组织迎接国家评估专家对江干区、桐庐县的中医药管理人员、社区卫生服务中心、乡镇卫生院、辖区65岁以上老人及0～36个月儿童开展调查及访问；2018年9月，对全市基层医疗机构共100余名相关人员进行中医药健康管理服务技术培训。

七、中医药人才评选及培养

杭州市卫生计生委组织实施杭州市省级名中医、省级国医名师、省级基层名中医培养对象候选人的推荐工作，经申报、遴选、评审，共推荐10名省级名中医候选人、7名省级国医名师候选人、14名省基层名中医候选人报省中医药管理局，最终8名当选省级名中医、2名当选省级国医名师、14名当选省基层名中医培养对象；组织开展5家省名老中医传承工作室建设计划任务，以及8名省中青年临床名中医培养对象的培养任务审核及上报工作；参与组织杭州市优秀医师评选，最终评选出王永钧等20名优秀中医医师；组织选拔2018年省中医护理优秀人才培养对象候选人，经所在单位推荐，以及杭州市卫生计生委考核，共推荐12名中医护理人员，最终有8名通过省选拔考试，入围省培养对象名单；组织开展中医护理优才培训，举办中医护理优才培训班。

八、医疗机构中药饮片管理

杭州市卫生计生委成立中药饮片招标调研工作组负责制订完善中药饮片采购方案和管理制度，督导督查委属医院开展专项整治行动，拟出台《关于切实加强医疗机构中药饮片管理的意见》，在招标环节管理、采购验收环节管理、代煎环节管理、加强检查考核等方面做出明确规定；杭州市卫生计生委联合杭州市人力社保局、市市场监管局共同发文，对全市提供中药饮片服务的各级各类医疗机构开展全市医疗机构中药管理专项检查，检查覆盖全市提供中药饮片服务的各类医疗机构，市级部门组织对各辖区17家民营中医医疗机构及14家市级医院进行检查，对发现的违法行为，各部门依职责予以查处。在国家卫生计生委组织的省医疗机构中药饮片使用情况座谈会上，周侃处长作杭州市中药饮片使用情况汇报。杭州市卫生计生委参与市物价局牵头组织的市中药饮片价格信息公布相关工作，积极做好中药饮片价格调整相关工作。

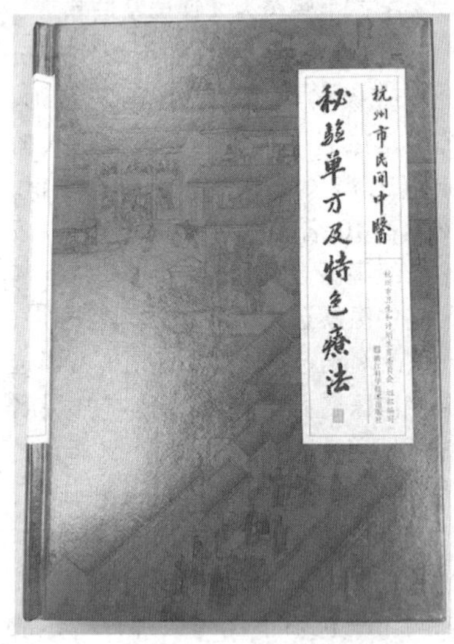

2018年11月，杭州市卫生计生委组织编写的《杭州市民间中医秘验单方及特色疗法》正式出版

九、弘扬中医药文化

杭州市中医院与意大利中华医药学会签订合作协议暨何氏妇科流派传承工作室建立二级工作站，让“浙江何氏妇科流派”走出国门，助推中医由东亚区域性医学转向为世界性医学。杭州市卫生计生委参与举办第十届西湖－日月潭两湖论坛，组织开展两湖论坛卫生保健分论坛及相关活动，参会的两岸代表讨论了有关健康养老及结核病防治等议题。杭州市卫生计生委组织开展“中医中药中国行——中医药健康文化推进行动”2018年活动及阅读中医活动；举办“浙派中医”（杭州站）巡讲活动暨第二届“钱塘中医”论坛，进一步宣传杭州钱塘名中医药文化。广兴堂国医馆参与“我在杭州学手艺”活动，开展中医初体验活动，并被评为“我在杭州学手艺——十大外国人喜爱的访问点”。杭州市卫生计生委组织开展5·12国际护士节“弘扬中医国粹、服务百姓健康”活动；组织人员参加浙江省中医药健康文化知识大赛。

杭州市卫生计生委编撰出版《杭州市民间中医秘验单方及特色疗法》；在全市范围内深入开展中医药民间秘验单方及特色疗法挖掘整理工作，为传承、保护、弘扬民间中医药文化智慧奠定基础。2018年12月，杭州市民间中医药发展促进会正式成立。杭州市卫生计生委被国家中医药管理局办公室评为《中国中医药年鉴（行政卷）》优秀编纂单位。

十、中医药科教及规范化培训

杭州市卫生计生委开展中医住院医师规范化培训结业考核理论考核（机考）工作，共有194名考生参加考核；开展中医住院医师规范化培训结业考核第二模块考试，有174名中医规范化培训学员参加考核；组织完成中医全科住院医师转岗理论培训；完成国家中医住院医师规范化培训协同基地的申报工作；印发2018年市级中医药继续医学教育项目，组织2018年中医类继续教育学分审核；组织申报2019年度浙江省中医药科技计划；完成2019年省中医药科技项目的审核及上报工作，同意上报共506项，比2017年同期增长45%；做好中医类执业医师资格考试实践操作及理论考试；组织开展西学中各项工作，召开西学中教务会。

十一、中医药信息化建设

2018年8月，杭州市各区县完成基层医疗卫生机构中医医疗服务监测网络直报，并完成市级复核工作。搭建主要面向各级各类医疗机构，尤其是区、县（市）基层医务人员、中医住院医师规范化培训学员，以及热爱中医适宜技术的爱好者的杭州市中医药专业教学公众号。

（周　侃）

【济南市2018年中医药工作概况】

一、加强中医医疗服务能力建设及质量管理

2018年，济南市中医药管理局继续完善中医药质量管理与控制体系，新成立中医病案管理、推拿、治未病、中医肛肠、膏方等9个质控中心；开展“中医药标准化建设年”活动，印发实施方案，推动中医医院和基层医疗机构完善服务功能，改进服务质量，济南市100%的二级以上中医医院开设老年病科、治未病科，建成中医药适宜技术培训基地，100%的社区卫生服务中心、乡镇卫生院建成国医堂（中医馆），100%的社区卫生服务站、村卫生室建成中医角；开展济南市医疗机构中药饮片采购验收专项清查工作，抽调中药药事专家50余名对557家医疗机构进行清查；迎接国家中医药管理局督察组督查中医医疗机构传染病防治和感染防控监督执法专项检查和2017年度中央对地方转移支付中医药资金进行绩效评价；济南市中医医院及章丘区中医医院加强医院建设，通过三级中医医院评审，济南市中医医院东院区建设项目列入国家“中医药传承创新工程”项目储备库，国家分期分批投入建设资金1亿元，其余配套建设资金由地方财政承担；召开全市中医医疗质控中心工作会，部署二级中医院等级评审迎评工作；制定出台《济南市治未病质量控制指南》和《济南市中医治未病分级管理方案》，推进全市治未病工作开展；对口支援工作扎实开展；积极参与国家级扶贫项目，济南市中医院与贵州省锦屏县中医院、重庆武隆区中医院，章丘区中医院与贵州省织金县中医院签署《帮扶协议》，开展“造血式”帮扶。

二、夯实基层中医药服务体系

济南市中医药管理局推进全市基层中医药服务能力提升工程“十三五”行动计划，在国医堂（中医馆）建设的基础上开展“中医特色技术挖掘提升”项目，每个投入8万元，用于挖掘特色中医诊疗技术，投入70万元建成7个市级中医治未病中心；加强中医药适宜技术培训，联合省部级医院、高等医学院校建设中医药适宜技术推广和培训基地，举办培训班40余期，培训学员6000余人；举办全市基层医疗机构中药传统技能竞赛并在省级决赛中取得团体二等奖；历下区、市中区、槐荫区、历城区、长清区、章丘区6区迎接全国基层中医药工作先进单位复审及基层中医药服务能力提升工程“十三五”行动计划督查工作；二级以上中医医院与辖区内的基层医疗机构建立联动工作机制，提高常见病、多发病和慢性病中医规范化诊疗服务能力；挖掘民间中医药资源，成立济南市民间中医药传承工作委员会，吸纳确有医术的民间中医入会，会员已达317人；开展民间中医药资源普查工作，完成录入、审核、上报工作200余例。

三、促进中医药特色优势发挥

济南市中医药管理局出台《关于促进全市中医医院进一步保持和发挥中医药特色优势的通知》，从文化建设、人才队伍建设、服务能力建设、药事管理等8方面提出工作要求；与山东省济东强制隔离戒毒所联合创办全省首家中医食疗戒毒科研基地，为戒毒人员进行中医体质辨识及食疗戒毒指导，在全国司法系统工作会议上作典型发言；完成济南中医药学会、济南针灸学会换届工作，成立五运六气、中医骨伤、中医老年病、中西医结合健康管理等13个专业委员会，龙砂医学流派济南工作站和北京名中医赵炳南工作室；唱响“扁鹊”品牌，全力打造中医药大健康服务产业，通过调查摸底、多方调研、听取专家意见，制订《“扁鹊故里、健康济南”专项工程（2018～2020年）实施方案》；举办“弘德精术　薪火相传”中医文化传承与发展研讨会暨中医传承拜师仪式，积极探索中医文化精髓传承与发展的途径，促进中医药传承创新；召开600余人参加的互联网＋中医药传承高峰论坛，汇聚国内传承十代以上的中医世家、老字号中药店、互联网新媒体等跨界行业，针对中医药传承、中医特

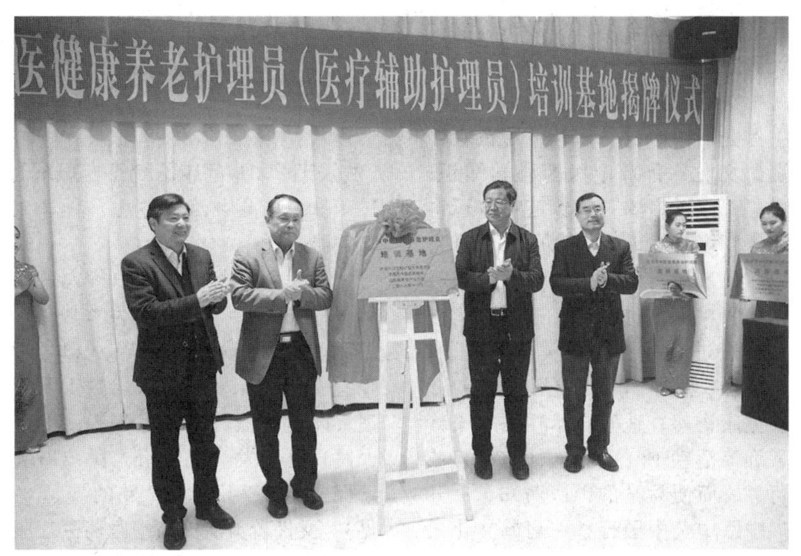

2018年11月23日，济南市中医药管理局、山东省老年产业协会主办的济南市中医健康养老护理员（医疗辅助护理员）培训基地揭牌仪式在山东济南举行

济南市中医药管理局大力推进中医优势病种支付方式改革工作，将其纳入2018年度县区和委属单位卫生计生考核重点工作，章丘、济阳中医医院继续探索单病种付费制度改革，29个病种72个收费项目，其中47个运行顺畅；支持、规范社会办医，依据国家相关政策法规制定出台《济南市中医诊所备案办事指南》，在市微信公众号上推送《中医诊所备案十问十答》，向群众发放“明白纸”，力促“一次办成”；截至2018年12月底共备案中医诊所210家，数量位居全省首位，走在全国前列；加强中医医联体建设，成立济南市槐荫区中医药联盟和济南市疮疡病中医药诊疗联盟，引导优质医疗资源有效下沉，打造“宝塔式”五级培训体系（市－区县－社区、乡镇－村卫生室－入户）。

五、唱响“扁鹊故里、齐鲁中医”品牌，打造中医药大健康服务产业

济南市中医药管理局大力发展特色优势学科，鼓励各级中医医疗机构结合扁鹊学术思想，发展中医脉学、针灸学和外治法，实施全市中医专科专病诊疗中心项目，遴选27家建设单位；加快发展中医药健康养老服务，全市二级以上中医医院均建立老年病科并与至少一家养老机构签订合作协议，开辟就医绿色通道，商河县中医医院承办的社会福利服务中心面向社会开展中高端养老服务，运转良好；探索中医药特色健康发展新模式，开展济南市第一批中医药特色小镇、园区建设活动，有25家单位正在建设；将逐步建成扁鹊小镇、中医药文化产业园、玫瑰小镇、阿胶小镇、中医药文化街等各具特色的中医药康养小镇。2018年10月，全国健康媒体“国际医疗康养名城”交流会暨全国知名健康媒体济南行活动举行，来自各省市的20多家健康媒体负责人参观了马山镇中药材种植基地、泉城锦鲤小镇、扁鹊康养小镇民俗区等中医药特色小镇。济南市中医药管理局建设中医健康养老护理员（医疗辅助护理员）培训基地和实操基地，培养中医康养护理员队伍，全面提高康养服务质量；与市体育局联合发文，加强中医健康养生运动基层推广普及工作，丰富基层群众健康生活；成立济南市全民中医健康管理中心，推进健身健康深度融合，人民日报对济南市“医体融合”的做法给予报道；设立山东省第一个中医护理院。

六、丰富中医药文化传播载体

济南市中医药管理局与济南市

广播电视台联合制作《寻访扁鹊传人》节目，已开播20余期，通过采访中医名家，对中医防病治病、养生保健等内容进行解读，旨在宣传扁鹊文化，普及中医药科学知识；成立“泉城扁鹊”中医药科普巡讲团，开展“中医中药九进活动”；以省、市级名中医为主体，适当吸纳民间中医，进社区、进家庭、进乡村、进企业、进机关、进校园、进单位、进军营、进老年公寓；开展健康讲座、适宜技术授课、义诊咨询等活动100余场次，传播权威可靠、简便易学的中医药知识；开展中医中药中国行暨“扁鹊文化泉城行”活动，与山东省卫生计生委、山东省中医药管理局共同主办启动仪式，25家单位参加活动，共义诊群众12000余人，发放宣传资料23000余份，赠送药品8000余份。

七、提高中医药人才队伍素质

济南市中医药管理局发挥省会优势，整合中医药资源，建立省市联动的人才培养机制；联合山东中医药大学成立脐疗联盟，全市20个单位作为成员与高树中教授（山东中医药大学副校长）团队签署合作协议；联合山东中医药大学共同承办世界中医药学会联合会和中国针灸学会学术年会，吸引来自埃塞俄比亚、津巴布韦、尼日利亚、加纳、喀麦隆10多个国家和地区的1000余名学者参会；加强中医药传承，2018年济南市3名老中医获批全省名老中医药专家传承工作室，4人获批全国中医药特色技术传承人才培训项目培养对象，组织62人参加全省五级中医药师承教育培训班，102名继承人参加考核；组织2018年全国中医执业医师考试，约2046人参加；完成山东省第二批“西医学习中医”培训工作，约150人参加。济南市中医医院、章丘市中医医院作为国家级、省级中医住院医师规范化培训基地，全年培训165人。济南市中医药管理局承办国家级中医药继续教育项目1个，培训学员300余人；承办全国中药特色技术传承人才培训项目3期，培训学员360人；推荐13人参加各类省级培训项目，组织108人参加各类省级培训班。

（韩秀香）

【武汉市2018年中医药工作概况】

一、坚持中西医并重，科学制订发展规划

为深入贯彻实施《中华人民共和国中医药法》《中医药发展战略规划纲要（2016～2030年）》和习近平总书记关于发展中医药的重要论述，推动中医药事业发展，武汉市人民政府印发《武汉市人民政府关于促进中医药振兴发展的实施意见》。文件着力从提高中医药医疗服务水平、加大中药品牌开发利用力度、推进中医药传承发展、科技创新、鼓励中西医深度融合等方面明确具体措施促进中医药事业发展。同时提出继续实行中药饮片加成销售、中药服务报销比例可提高5～10个百分点、将符合规定的中医医疗机构纳入医保定点单位等保障措施。

二、以项目推进为着重点，强化中医药持续发展

大力推进社会办中医试点工作。按照《武汉市人民政府办公厅关于转发武汉市推进社会办中医试点工作方案的通知》要求，通过组织召开武汉市社会办中医试点工作推进会，武汉市卫生健康委联合湖北省中医药管理局督查组对武汉市社会办中医试点工作进行督导检查等方式，督促落实社会办中医试点11条任务清单。按照国家社会办中医试点地区工作评估方案要求，报送社会办中医试点地区基本情况及试点工作进展情况。社会办中医医疗机构数量相较试点工作开展前增长38.77%。

积极参与中医药综合改革实践探索。武汉市武昌区抢抓中医药综合改革试点机遇，鼓励家庭医生签约服务中医药健康管理。2018年4月2～3日，国家中医药管理局对武昌区申报工作开展调研。

做好全国基层中医药工作先进单位复审。武汉市洪山、青山、黄陂、新洲、经开（汉南）区进行基层中医药工作先进单位期满复审。按照国家中医药管理局《关于做好2018年全国基层中医药工作先进单位复审工作的函》要求，武汉市卫生健康委举办复审工作专题培训班，并开展3轮督导检查工作，同时将复审工作纳入绩效考核。2018年9月10～14日，5城区接受湖北省卫生计生委复审，《国家中医药管理局办公室关于确认2018年全国基层中医药工作先进单位复审结果的通知》，正式确认5区复审合格。

提升基层中医药服务能力。武汉市卫生健康委将基层中医药服务能力提升工程分步骤、按计划、逐年实施，并纳入绩效考核。按照《关于印发武汉市基层中医药服务能力提升工程“十三五”行动计划实施意见的通知》要求，武汉市卫生健康委联合武汉市人社局、食药监局对各区开展中期督导，并完成省级督导检查。武汉市100%的社区卫生服务中心和95.65%的乡镇卫生院能提供6类以上中医药技术服务，86.52%的社区卫生服务站、80.25%的村卫生室能提供4类以上中医药技术服务。基层医疗卫生机构中医处方总数占同类机构处方总数的31.38%。推进中医药服务参与基层公共卫生服务。65岁以上老年人体质辨识覆盖率达50.93%，0～36个月儿童中医调养覆盖率达68.51%，孕产妇、高血压、2型糖尿病患者中医健康管理率分别达65.09%、54.25%、47.17%。

继续做好综合医院、专科医院、妇幼保健院中医药工作。武汉市以创建全市综合医院、专科医院、妇幼保健院中医药工作示范单位为抓手，将非中医类医院中医科建设列入重点工作，提升非中医类医疗机构中医药服务能力。

开展中医中药中国行武汉站。湖北省、武汉市卫生健康委领导，汉阳区政府领导，湖北中医大师、名师等出席启动仪式。活动现场，名医义诊、免费送药、团体太极拳表演、中医养生公开课等特色活动吸引不少市民前来体验。结合实际，各区纷纷开展中医中药中国行的推广宣传工作。

三、以重点领域为关键点，强化中医药支撑体系

推动区域诊疗中心建设。根据《国家中医药管理局关于开展区域中医（专科）诊疗中心入选项目实地考核的通知》文件精神，武汉市中西医结合医院皮肤科、脾胃病科于2018年6月9日接受实地复核，《国家中医药管理局关于公布区域中医（专科）诊疗中心建设单位和培育单位名单的通知》正式确定其为建设单位。

加强中医重点专科（专病）防治体系建设。武汉市卫生健康委继续开展中医重点专科建设监测和中医病案首页监测，制定印发《武汉市中医重点专科（专病）管理办法》，完成中医药评审专家库的增补工作。共确定16个专科（专病）为2018年度武汉市级中医重点专科（专病），4个专科为中医重点建设专科。武汉市现有国家级、省级重点专（学）科88个，市级中医重点专科（专病）55个。

开展2018年度中医药科研项目申报评审。武汉市经各单位审核推荐、评审，共选出81项，其中重大项目2项、重点项目11项、青年项目18项、一般项目37项、立项不资助项目13项，共计170万元。

促进中医药与互联网融合发展。武汉市卫生健康委贯彻落实湖北省卫生计生委《关于做好中医馆健康信息平台项目实施工作的通知》，加强基层医疗卫生机构中医诊疗区（中医馆）健康信息平台项目建设工作。101个基层医疗卫生机构中医诊疗区（中医馆）全部完成上线工作，真正使（中医馆）与健康信息平台实现信息平台数据互联互通。

推动中医药健康服务与旅游产业有机融合。武汉市卫生健康委积极推动武汉中医药文化历史悠久的名胜古迹、中药材种植基地、中华老字号企业等中医药资源融入旅游产业区发展范畴，打造新城区中医药健康旅游品牌，建设国家和省级中医药健康旅游示范区，通过单位申请、地方初审推荐、专家评审和公示，昙华林、叶开泰中医药文化旅游区被确定为湖北省中医药健康旅游区创建单位。

受理信访投诉，确保依法妥善处理。2018年，武汉市卫生健康委共受理投诉信访、督办、交办件258件，均按时、依法、依规办结。

坚持以评促改，深入推进“双评议”工作。武汉市卫生健康委紧紧围绕改进工作作风这个目标，坚持想群众所想，急群众所急，做群众所需，以良好的服务谋利于民，护利于民，高效规范，推进“双评议”工作。为确保“双评议”活动的顺利开展，武汉市卫生健康委制订工作方案，明确职责分工、强化责任落实、熟悉操作规程、做好宣传发动、定期研究部署、加强以评促改，提升处理问题有效性，最终提高服务对象的满意率。2018年共录入464条，满意度99.48%。

四、以人才培养为着力点，强化创新发展活力

积极开展武汉大师名师评选。武汉市卫生健康委为树立典型、培养人才，制订《武汉市卫生计生委办公室关于印发2019年度武汉中医大师名师等遴选工作方案的通知》，启动第二届武汉中医大师名师等遴选工作，同时启动武汉中医大师工作室建设；积极申报第三届湖北中医大师名师，最终3人入选湖北中医大师，3人入选湖北中医名师。

组织各类中医药专业技术人才培训。武汉市卫生健康委为做好国家基本公共卫生服务中医药健康管理服务及适宜技术应用，开展武汉市中医药健康管理服务工作培训；委托武汉市中医医院开展二期中医药适宜技术骨干人员培训班。武汉市中医医院举办二期全国中药传承人才培训班。

认真组织确有专长人员考试报名审核工作。根据《湖北省卫生计生委办公室关于开展2018年中医医术确有专长人员医师资格考核工作的通知》文件要求，武汉市卫生健康委积极组织全市相关人员考试，共完成581人资料初审工作。

五、以督导检查为切入点，强化中医医疗质量提升

为进一步规范武汉市中医医疗机构医疗质量安全，切实维护人民群众身体健康和生命安全，武汉市卫生健康委根据省级相关要求，制订武汉市卫生计生委《关于印发武汉市中医医疗机构传染病防治和感染防控监督执法专项检查工作实施方案的通知》《关于开展2018年医疗机构中药饮片采购验收专项清查工作的通知》《武汉市卫生计生委办公室关于开展2019年中医医疗质量专项调研评估的通知》，对全市二级以上中医医疗机构，开展传染病防治和感染防控、中药饮片采购验收、中医医疗质量专项督导检查。

（王　粲）

【广州市2018年中医药工作概况】 2018年，广州地区拥有省部属中医医院5间、市属中医医院1间、区属中医医院（中西医结合医院）14间，其中三级甲等中医医院8间（5间省部属中医医院、1间市属中医医院和2间区属中医医院）、三级中医医院1间（区属中医医院）。截至2018年底，广州市共有中医医疗卫生机构430家，其中中医、中西医结合医院35家；中医类别执业医师总数9062人，占全市执业医师16.60%；全市中医类医院总床位数13620张，占全市医院总床位数14.30%；总诊疗量达2053.55万人次，占全市总诊疗人次的13.50%。广州市每千常住人口拥有中医类医院总床位0.91张、中医类别执业医师0.61人。

一、中医医政工作

2018年，广州市白云区中医医院扩建改造升级为三级中医医院，广州市中西医结合医院和广州市番禺区中医院完成三级甲等中医医院（中西医结合医院）的复审。广州市启动中医护理重点专科建设，确立10个广州市中医护理重点专科建设项目，市财政资助每个项目30万元建设经费。5个广州市中医名科建设项目、10个广州市中医重点专科建设项目和8个广州市中医重点专科培育项目完成中期评估。14个广东省“十二五”中医特色专科建设项目完成验收确定为广东省“十二五”中医特色专科。

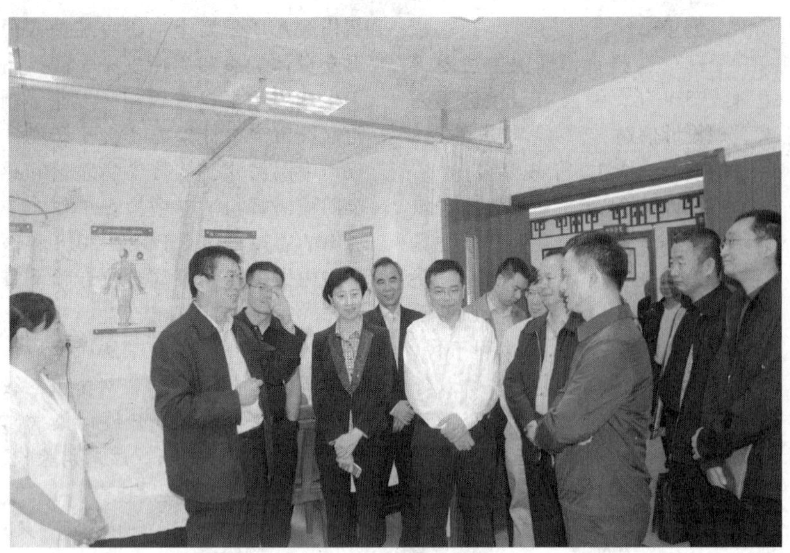

2018年11月9日，国家中医药管理局局长于文明一行在广州市荔湾区华林街社区卫生服务中心调研基层中医药工作

二、基层中医药工作

推进广州市创建全国基层中医药工作先进单位工作，广州市共有10个区成为全国基层中医药工作先进单位，荔湾、海珠、番禺、增城4个区于2018年完成全国基层中医药工作先进单位复审；2018年8月8日，广州市正式提出市级全国基层中医药工作先进单位申报，并于12月7~8日接受国家中医药管理局专家组实地检查后，创建成为市级全国基层中医药工作先进单位。广州市卫生计生委联合市发展改革委、市人力资源社会保障局和市食品药品监管局完成全市11个区提升工程“十三五”行动计划督查评估。11月9日，国家中医药管理局局长于文明一行调研广州市荔湾区华林街社区卫生服务中心基层中医药工作情况，对荔湾区华林街社区卫生服务中心的中医氛围、中医药服务的开展、中医适宜技术治疗项目及中医医联体专家服务模式表示认可。

三、中医药科教工作

2018年，广州市建成全国（基层）名老中医药专家传承工作室4个，广东省名中医传承工作室13个，广州市（基层）名中医传承工作室30个，新增广东省杰出青年中医药人才19人；有86名中医师参加广州市中医类别全科医生转岗培训，有中医类别全科医生915人，平均每万常住人口有0.63名中医类别全科医生。

四、贯彻中医药法及其配套文件工作

广州市人民政府办公厅出台《广州市支持社会力量提供多层次多样化医疗服务促进社会办医加快发展实施方案》，提出包括全面发展中医药服务等24项工作任务，2018年实施备案管理中医诊所133家，国家中医药管理局官网以《广州发文促进社会办医，鼓励社会力量办名中医馆》为题进行报道。

五、其他工作

打造广州中医药健康文化旅游品牌效应，广州神农草堂中医药博物馆成为国家中医药健康旅游示范基地、广东省中医药文化国际传播建设单位，广州白云山中一药业有限公司被省中医药局确定为广东省中医药文化宣传教育基地建设单位。（蒙嘉平）

【成都市2018年中医药工作概况】 2018年，成都市中医类医疗机构1791个，其中医院60个、门诊部49个、诊所1680个、研究机构2个。中医类医疗机构比2017年增加122个，占全市医疗卫生机构的16.65%，比2017年增加0.26个百分点。成都市社会办中医医疗机构1753家，其中398家中医诊所实行备案管理。2018年，10家单位接受三级甲等中医医院评审、5家单位接受三级乙等中医医院评审，11家单位接受二级中医医院复审。

一、基层中医药服务

成都市96.18%的乡镇卫生院和100%的社区卫生服务中心建有中医馆，89.85%的村卫生室和99.21%的社区卫生服务站可提供中医药服务。65岁以上老年人中医药健康管理率61.62%，0~36个月儿童中医药健康管理率77.52%，基层中医药服务量达53.20%。

二、中医药医改工作进一步深化

“市县乡村”四级中医药服务体系进一步健全，中医区域指导中心建设持续深化，中医药人员“下沉、上挂”力度加强，2018年6个区域指导中心下沉专家教学查房11138人次、专家示范带教15346人次、专家基层坐诊69629人次、开展学术讲座394人次。开展义诊诊治患者43361人次、指导中心区域内双向转诊7706次、接受进修学习人员320人次、参与重点专科建设33个。探索构建现代中医医院管理制度，推动成都市9家单位开展中医医院章程试点工作。成都市中医管理局推动中医药参与家庭医生签约，鼓励中医医疗机构中医类别医师下沉基层牵头或签约团队，青羊区、双流区、彭州市根据本地实际，制定形式多样、内容丰富的个性化有偿服务包，其中双流区推出中医药服务内容的个性化服务包达17种。彭州市试点推行家庭医生电子化签约方式服务，重点推进中医、儿童生长发育等个性化有偿签约服务，提升签约服务质量效率，充分发挥健康“守门人”作用。

三、中医药服务能力显著提升

成都市中医管理局以全国基层中医药工作先进单位复审迎检为抓手，着力推动基层中医药服务能力提升，成都市及15个区（市）县被确认为全国基层中医药工作先进单位；依托成都市“十三五”期间基层医疗卫生机构硬件提升工程，加强中医馆和中医角硬件建设标准规划指导，推动中医药融入“15分钟健康服务圈”；继续深化示范中医馆、规范化中医角内涵建设；启动成都市县两级中医医疗质量控制体系建设；加强综合医院和妇幼保健院中医集中诊疗区建设，成都市二医院、成都市三医院等开展“互联网＋中药代煎配送服务”；加强中医重点专科学科建设，配合完成省级中医重点专科（专病）清理工作，46个专科（专病）达标，占全省16.20%；推进中医药服务能力提升“十百千万”工程项目建设，积极协调四川省骨科医院天府新区医院一期项目、四川省第二中医医院迁建项目等国家中医药传承创新工程稳步实施，成都市中西医结合医院三、四期工程及青白江区中医医院迁建项目、金堂县中医医院二期扩建项目顺利推进。

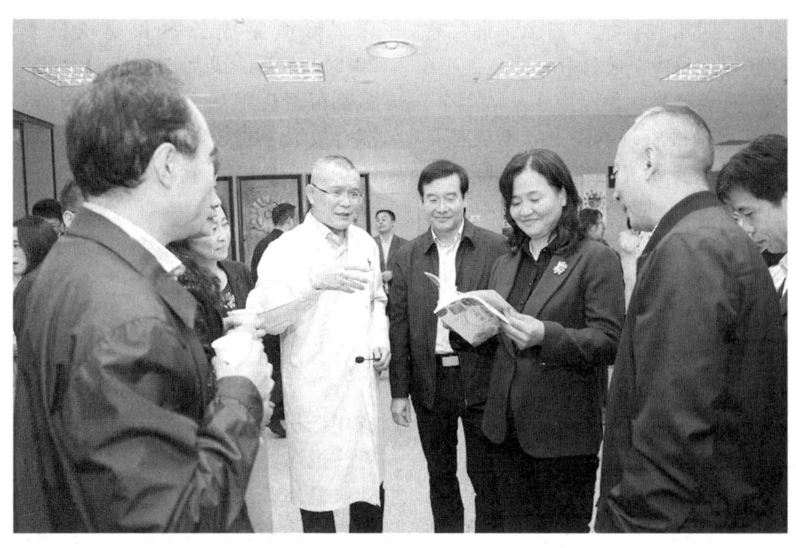

2018年10月16日，国家中医药管理局党组书记余艳红到成都市调研

四、中医药人才队伍建设持续加强

成都市中医管理局深化中医药师承教育，完成四川省第五批、成都市第四批中医药专家学术经验继承授课和实践工作，启动成都市第二批中药临床药学师承教育工作；组织开展2018年传统医学师承和确有专长人员的资料审核和考核筹备工作；积极推进人才梯队建设，1人被评为第三届四川省十大名中医，37人被评为第五批四川省名中医，2人入选第四批全国中医优秀人才研修项目；完成国家、省市级继续医学教育项目53项。成都市中西医结合医院石学敏院士工作站与天津中医药大学附属针灸医院共同申报国家“中国针灸临床研究中心”。成都市公共卫生中心完成国家中医药管理局重大研究项目“耐药肺结核的中西医结合防治项目建设方案”的申报，并将与北京302医院、北京中医药大学合作开展“十三五”科技重大专项课题的研究。大力开展中医药适宜技术练兵，成都市各级分别开展基层中医药适宜技术技能竞赛，组队参加四川省基层中医药适宜技术技能大赛，囊括3个个人一等奖和团体一等奖。

五、中医药文化与健康知识广泛传播

成都市中医管理局加大中医药文化传播力度，综合运用新媒体平台开展中医药文化宣传及中医药保健科普宣传活动；启动“成都名中医流动车”，开展中医药文化普及“五个一工程”，2018年共组织开展中医养生文化“十进”活动1000余场次，免费义诊4万余人次，发放中医药健康宣传资料7万余份；综合运用健康成都APP、健康成都官方微博、微信等新媒体平台开展中医药文化宣传及中医药保健科普宣传活动，2018年共发布中医健康养生信息335条，《中国中医药报》及成都市主流媒体共刊发26篇中医药工作信息；持续在全市新媒体、户外公共视频点位播放《四季养生动漫——成都中医小王子》公益宣传片。青羊区、青白江区中医文化进校园活动取得阶段性成果。12月21日，全国中医药文化进校园现场会首站在成都召开，《中国中医药报》进行专版宣传。《成都路径塑造中医药文化自信》信息被国家中医药管理局工作专报采用。成都市中医管理局组织策划“四川省暨成都市中医药健康文化推进行动——中医药健康你我他”主题宣传活动启动仪式，并作为全国唯一一家副省级城市再次受邀参加“中医中药中国行——2018年中医药健康文化大型主题活动”，在国家博物馆展演了《果蔬爱食疗》儿童音乐剧。《四季养生动漫》《果蔬爱食疗》儿童音乐剧分别获得全国中医药健康文化作品推荐活动“创意奖”和“人气奖”。

六、中医药健康服务业稳步发展

成都市中医管理局大力发展中医养生保健，温江区中医药健康养老服务和郫都区中医特色康复服务项目建设顺利推进；完善中医治未病服务体系，中医医疗机构治未病中心、治未病科内涵进一步丰富。金牛区“国医汇·中医药文化旅游区”项目、新都区中医文化广场及“一园两馆”中医药特色街区建设进展顺利。成都市中医管理局与成都市旅游局签署《成都市中医管理局、成都市旅游局关于推进中医药健康旅游发展的合作框架协议》，进一步深化都江堰市国家中医药健康旅游示范区创建工作；加强成都市中西医结合医院、成都市第五人民医院等与成都中医药大学校地合作，推进医教研产协同发展。彭州市、邛崃市、金堂县利用当地中药资源，打造中医药文化氛围突出的精品康养旅游线路。双流区、郫都区、彭州市与三亚市、澄迈县在健康旅游、医疗康养等开展深度合作。彭州市被确定为四川省中医药产业发展示范县创建单位、首批四川省中医药健康旅游示范区，彭州市宝山旅游景区、新津县新义水乡康养中心被确定为四川省中医药健康旅游示范基地。四川省首批“三个一批”重点建设项目中，成都市有重点企业6个、重点产品9种、重点基地2个。成都市中医管理局举办首期成都自贸大讲堂，就成都市中医药服务贸易创新发展进行研讨；深化对外交流合作，积极探索与“一带一路”国家医疗机构开展中医药服务项目及临床教育合作。成都市中西医结合医院派中医专家分别前往奥地利、荷兰、葡萄牙等推介中医医学。成都秉正堂诊所和以色列 Kamedis 公司进行未来3年合作计划的研讨，策划申请2019年度四川－以色列国际合作项目。

七、社会办中医工作大力发展

成都市社会办中医医疗机构快速发展，社会办中医逐年递增，新注册社会办中医医疗机构呈逐年增多趋势，2017年试点社会办中医以来，新增中医医院5家，中医门诊部13家，中医诊所108家，有效增加了中医服务可及性和多元性，社会办中医医疗机构向规模化、连锁型发展。青羊区秉正堂中医诊所已开办5家诊所，现已成为国内知名、西南地区一流的中医医疗机构，5年累计服务患者人群超过60万人次，患者复诊率超过65%，并承担了瑞典、加拿大、以色列等多国外国留学生的中医药实践指导工作。武候区寇小儿中医门诊部前身为享誉成都近百年的“寇小儿诊所”，已在成都范围内设立多家中医门诊部及社区中医诊所，年均接诊20万人次。新都区德瑞堂国医馆引进享受国务院政府特殊津贴专家2名，每日接诊患者500余人次，中医药销售收入占比85%以上。2018年11月，国家中医药管理局对成都市社会办中医试点工作进行督导，充分肯定了成都市在社会办中医政策准入、规范审批、中医诊所备案等方面所取得的成绩。

八、深入贯彻落实中医药法

进一步落实中医诊所备案制，开展专项学习，确保中医诊所备案管理工作平稳、有序推进，做好符合条件的中医诊所备案管理工作，截至2018年底，成都市已有398家中医诊所完成备案和现场核查。2018年6月，成都市中医管理局与成都市卫生执法大队、市食药监局联合组织专家对全市46家二级及以下中医类别医疗机构的中药饮片采购验收工作进行专项检查，各区（市）县卫生计生局、食药监局对辖区内的其他医疗卫生机构343所进行专项检查；配合实施《中医医术确有专长人员医师资格考核注册管理暂行办法》，积极做好2018年四川省中医医术确有专长人员医师资格考核报名及资料审核工作。加强行业监督检查，建立健全成都市县两级中医药监督执法管理体系，市监督执法支队指定专人负责中医药监督管理工作，开展中医药专项执法监督检查；组织开展全市中医药监督知识与能力培训2次。

九、积极参与突发事件卫生应急处置工作

成都市中医管理局发挥中医药在突发性公共卫生事件的作用，突出中医药治未病的特色优势，成都市在季节交换时节根据具体情况，拟订《中医防治流行性疾病工作方案》并推荐预防突发性传染病中药处方，引导市民科学合理地使用中医药方法预防突发传染病；开展面向公众的中医药健康教育，在疫情的不同发展阶段，及时组织相应的中医药科普宣传活动，普及中医药防治知识；广泛推广中医传统健身方法，加强锻炼，增进老百姓身体健康。“大灾之后防大疫”，2018年7月，金堂县受特大洪灾，在积极开展灾后自救的同时，当地中医医院为武警官兵、抢险人员和当地群众送去了精心熬制的纯中药防病解毒消暑汤，发挥了中医药在灾后防病治病的作用。（赵春晓）

【西安市2018年中医药工作概况】 2018年，西安市依据全国、陕西省中医工作会议精神，认真贯彻落实《中医药发展战略规划纲要》，以创建基层中医药先进单位为抓手，积极采取措施，狠抓各项任务落实，取得初步成效。截至2018年底，西安市共有医疗机构6638个，中医类医疗机构638个，其中医院55个（三级4个，二级17个），门诊部38个，诊所545个。西安市有中医床位8139张，中医药人员6022人，其中中医类别执业（助理）医师4720人，中药师1226人，中医门诊量760.66万人次，出院人数49.10万人次。完成基层中医药服务能力提升工程目标任务，西安市再获全国基层中医药先进城市。

一、实施基层中医药服务能力提升工程

制订方案。为提升西安市基层中医药服务能力，西安市中医药管理局制订印发《西安市基层中医药工作先进单位复审实施方案》《基层中医药服务能力提升工程“十三五”行动计划》《基层中医药工作先进单位复审督查通知》《西安市中医药发展战略规划》《开展全国基层中医药工作先进单位市级初评工作的通知》等文件。

强化培训。西安市以西安市人民政府的名义召开提升全市基层中医药服务能力工作启动会，对目标任务进行细化分解，层层签订目标责任书，并邀请专家就创建全国基层中医药先进单位工作进行5次培训指导。

加强督查。西安市中医药管理局组织对15个区县的中医药先进单位创建情况开展3次督察、互查和评审。

举办擂台赛。为进一步提升全市中医药管理水平，促进中医药法和中药政策落实，西安市中医药管理局举办西安市中医药知识擂台赛暨基层中医药工作推进会，15个区县卫生计生部门组成的15支代表队参赛，参加擂台赛的每个代表队的选手由各区县、开发区卫生计生部门局长、分管局长、中医科长3人组成。取得“以赛促学，以赛补缺，以赛促改”的效果。

建设基层中医馆。为巩固全国基层中医药工作先进单位创建成果，西安市中医药管理局在西安市所有社区卫生服务中心、乡镇卫生院建设国医馆，推广针刺、灸类、推拿等中医药适宜技术，中医药服务能力取得显著提升，在一定程度上缓解了群众看病难、看病贵的问题。

全面迎检。为确保西安市和所辖9个区县通过国家复审验收，西安市及所有区县全面成立机构建立联席会议制度，认真组织、精心安排，西安市和所辖9个区县再获全国基层中医药先进单位。

二、提高中医药服务能力

开展全市中医医院等级评审。为提高中医药服务能力，西安市中医药管理局组织专家对西安市中医医院、西安市五院等5家区县级中医医院、2家民营医院进行三级甲等、二级甲等医院的初评及复审工作，通过初评、复审，全面提升了医院管理质量及服务能力。

发挥中医药特色优势，强化中医药防病作用。西安市中医药管理局对全市65岁及以上老年人和0～36个月儿童开展规范化中医药健康管理。截至2018年底，西安市65岁及以上老年人80.46万，其中接受中医体质辨识服务的36.09万，目标人群管理率44.85%；0～36个月儿童28.08万，其中接受中医调养服务的19.08万，目标人群管理率67.95%。

加强中医学科建设。2018年，以西安市中医药研究院为平台，不断完善中医药中心实验室建设，启动4个中医药研究室建设工作。建立石学敏院士工作站。

成立“两个中心”。一是成立西安市中药饮片质量控制中心。为加强中药饮片质量管理，确保人民用药安全有效，成立西安市中药饮片质量控制中心，2018年开展全市二级以上中医医院中药饮片采购验收专项清查工作。中心举办全市中医合理用药培训班，培训人数300余人。二是成立西安市中医护理质量控制中心。为加强全市中医护理质量管理，成立西安市中医护理质量控制中心，建立中医护理质控管理体系。

推进中医药信息化建设。为方便患者看病就医，实施中医馆健康信息系统，西安市中医药管理局组织中医馆健康信息平台软件培训班，培训120余人。西安市接入陕西省中医管云平台基层医疗机构85个。

三、传播中医药文化

开展中医药进学校、进社区活动。为推进西安市中医药事业振兴发展，西安市中医药管理局会同西安市文明办、市教育局、市民政局、市体育局、共青团西安市委6部门在全市城6区开展中医药文化进学校、进社区活动，建设了中医药知识宣传微信平台，举办3次不同主题的中医药“博士沙龙”，组织西安名老中医专家走进4所大学、12所中小学向广大师生传授科学、准确、通俗易懂的中医药健康知识和易学易练的中医健身操，走进社区为120名居民制订了个性化的中医药调理方案，在全市组织21个代表队进行八段锦比赛。

多种形式宣传中医药法。为使中医药法顺利实施，西安市中医药管理局开展中医药法文化科普巡讲48次；组织开展“服务百姓健康行动”等中医药文化科普宣传44次，8300人受益；印发、制作《中华人民共和国中医药法》解读本及宣传册近20000册，发放医务人员及社区居民；在媒体录播中医药法及中医药健康科普视频节目。

利用媒体传播中医药文化。西安市中医药管理局在陕西电视台三套、五套频道，西安电视台《健康西安》频道、《丝路健康》，西安广播电台持续录播中医药健康科普宣传栏目。

四、加强业务人员素质教育

开展中医药法专题培训。为推动中医药法及配套制度实施落地，西安市中医药管理局举办中医药法培训班，西安市各区县卫生计生部门分管局长、科长、各级中医医院院长共计200余人参加培训。

实施中医传承工程。一是为继承中医各家学术理论、流派及学说，西安市中医药管理局制订并印发《西安市中医学术流派传承工作室实施方案》，评出7个市级项目立项建设，并遴选上报省级中医学术流派传承工作室建设项目10个。二是按照《陕西省第三届名中医（中药师）评选工作实施方案》，西安市推荐16名候选人，最终10人评为陕西省第三届名中医（中药师）。三是组织申报2019年全国基层名老中医药专家传承工作室建设项目9个。遴选推荐第六批全省老中医药专家学术经验继承工作指导老师及继承人，西安市获批7名指导老师及14名继承人。

组织中医确有专长考试。一是组织西安市326人传统医学师承和确有专长人员的报名、资格审查、考核、考务及理论和实践技能考试工作，为98人颁发了合格证书。二是按照中医药法要求，在西安市未央区率先试点开展中医确有专长人员医师资格考核，通过率为72.55%。

建立确有专长考核专家库。在西安市对中医副主任医师以上专业技术职务任职资格或者从事中医临床15年以上具备师承或者医术确有专长的中医类别执业医师进行调查、梳理，推荐为全省考核专家，建立考核专家库。

建立中医药培训“三个基地”。为全面提升基层中医医疗机构医疗质量和技术水平，有针对性地开展培训和指导，2018年在西安市中医医院建立西安市基层中医药培训基地、西安市中医护理培训基地、西安市中药特色技术培训基地。2018年举办各类培训班13次，共培训4800余人。

五、提升中医药科研能力情况

为提升西安市中医药科研能力，结合《西安市开展中医药科研项目工作方案》，经单位申报、初审，西安市卫生健康委组织专家评审，确定2018年度市级中医药科研项目20项。

六、大力发挥学会作用

西安市三个学会共成立专业委员会17个。2018年举办学术会议30期，受益人员8400余人。（刘智敏）

【大连市2018年中医药工作概况】

一、医政工作

为切实保障广大人民群众用药安全，大连市卫生计生委组织开展中药饮片采购验收专项清查，市、县两级卫生计生行政部门对提供中药饮片的二级及以下中医医疗机构、基层医疗卫生机构（社区卫生服务中心、乡镇卫生院）共计168所，进行全覆盖清查。稳妥推进各级中医类医院章程制定工作，大连市共有3所三级公立中医医院，3所二级公立中医医院和1所非营利性社会办中医类医疗机构完成医院章程制定工作，完成率分别达到100%、100%、14.3%。

二、科研工作

综合医院中医药工作取得新进展，大连医科大学附属第一医院获得全国综合医院中医药工作示范单位荣誉称号，大连市友谊医院获得省综合医院中医药工作示范单位荣誉称号。大连市卫生计生委完善中医药科研项目申报、评审、立项、验收制度，促进中医药科研成果转化。2018年，全市共受理中医药相关科研计划项目申请109项，经专家组评审，最终录取33项，安排项目财政资助经费50万元。

三、教育工作

大连市卫生计生委启动第三批大连市名中医药专家学术经验继承人遴选工作，经单位推荐、笔试和征求指导老师意见等程序，选出董振德等28名同志为第三批大连市名中医药专家学术经验继承人；继续开展西学中培训和中医住院医师规范化培训，招收2018级住院医师规范化培训学员28名。大连市36名2015级住院医师规范化培训学员参加了2018年第一次中医住院医师规范化培训全国统一结业考核，通过率100%。

四、中医文化宣传

开展中药法宣传。以中医药法实施一周年为契机，大连市卫生计生委组织大连市各区市县卫生计生局、先导区社会事业管理局及各中医药相关单位学习、培训中医药法，举办中医药法宣传活动，活动主要包含展览展示、健康咨询（义诊）、互动体验、健康讲座、科普资料发放等板块。大连市共计学习宣传12场次，参与人数4000余人。义诊宣传面向广大市民和患者，参与人数万余人，行业分布较广。

启动“中医药文化进校园·进课堂”工作。大连市卫生计生委积极推进中医药技术、知识进校园活动，2018年11月，大连市中医医院开展针对省高校医院（卫生所、卫生室）、健康教育教研室学员的中医、中药知识普及培训。内容涉及中医基础理论、中医诊断、中医内科、中医经典理论、中医传统文化与养生、中药知识普及、经络腧穴简介及针刺、拔罐、刮痧、推拿等多项适宜技术应用，取得了良好的成效。（范秀英）

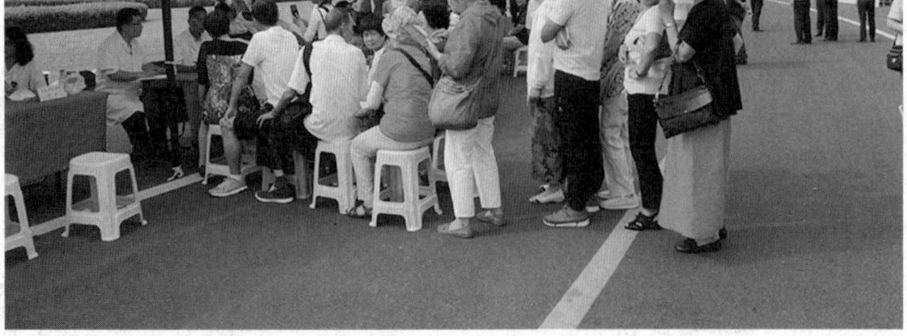

2018年9月6日，大连市中医药法宣传暨大型义诊活动在大连市星海广场举行

【宁波市2018年中医药工作概况】
2018年，宁波市中医药工作牢牢把握中医药传承创新和发展任务，继续扎实推进中医药临床优势培育工程、基层中医药服务能力提升工程、中医药质量管理提升工程、中医药创建工程、中医药治未病健康工程、中医药文化素养提升工程、中医药传承创新工程七大工程建设，振兴中医药发展。

推进中医类医疗服务体系建设。社会办医发展迅速，截至2018年12月31日，宁波市中医类医疗机构达316家，其中中医医院（含中医综合医院、中医专科医院）16家、中西医结合医院2家、中医类门诊部70家、中医类诊所228家。社会办中医医疗机构305家，年内新增55家。中医类医疗机构5年增长115%（见图表1）。

增大中医医疗资源供给。奉化市中医医院开工建设，其他6家中医医院新建或改扩建工程按计划推进，共投资30亿元，预计2020年可全部投入使用。届时宁波市中医医院新增床位2800张，总床位数达5549张。

壮大中医药人才队伍。截至2018年12月31日，在宁波市注册的中医类执业（助理）医师4088人，同比增长286人，年增长率7.52%；每千人口卫生机构中医类执业医师达0.55人；中医类执业（助理）医师占执业医师总数达12.58%。

提升基层医疗卫生机构中医药服务能力。宁波市100%的社区卫生服务中心和乡镇卫生院能提供中医药服务，98.01%的社区卫生服务站和77.96%的村卫生室能提供中医药服务。基层医疗卫生机构中医药服务收入占医疗总收入达17.22%，中医非药物治疗费占全部中医收入达17.90%。

推进传承创新五大项目。2018年7月，宁波市启动中医药传承创新发展“五大项目”建设：中医传统特色学科建设项目、中医药特色小镇（特色街区）建设项目、传承创新重点中医院建设项目、中医药人才传承教育培养项目、宁波市中医药研究院建设项目。建设目标到2020年，宁波市建成有一定影响力的中医传统特色学科4个以上；包括名中医馆、老字号中药铺等在内的中医药特色小镇（特色街区）建设基本形成；建成宁波市中医院区域中医专科一体化诊疗中心并跻身全国中医院第一方队；建成标准化名中医工作室50个以上并培养市级以上名中医药师100名以上；组建宁波市中医药研究院并启动运行。

推进“最多跑一次”促“看中医减少跑”。宁波市以“优化服务流程、让群众少跑一次”为工作理念，以患者不跑路、少跑路、就近跑为目标，围绕看病少排队、付费更便捷、检查少跑腿、住院更省心、配药更方便、便民惠民服务更贴心等项目，开展信息跑、仪器跑、医生跑、技术跑等服务，深入推进医疗领域“最多跑一次”改革，提升患者就医体验。宁波市中医院挂号排队时间降到平均5分钟以内，门诊智慧结算率达到90%以上，住院智慧结算率达到90%以上。宁波市区县级以上提供中医药服务的医院均可提供中药饮片代煎配送服务。宁波市中医院推进智慧中药房建设，患者平均候药时间缩短至28分钟以内。医院与顺丰快递公司合作，将中药配送服务全面升级优化，缩短患者候药时间。患者9：30前取药，宁波市区当日19：00前送达；20：00前取药，次日12：00前送达。医院中药房智慧管理平台获得国家专利。

一、医政工作

推进县域医共体建设。宁波市在余姚、宁海、镇海等地开展县域医共体建设试点工作，以“群众看病更方便，小病在基层、首诊在社区、大病去医院、康复回社区，预防少生病，小病早发现早治疗，大病治得好”为目标，重构县域基本医疗服务，每个县结合实际组建1～3个以县级医院为龙头、其他若干家县级医院及乡镇卫生院为成员单位的紧密型医疗集团。优化医疗卫生资源集约配置，加强医共体牵头医院能力建设，完善医疗保险等政策支持和医疗服务质量管理。余姚市中医医院、宁海县中医医院、镇海区中医医院成为县域医共体的牵头单位。3家单位变压力为动力，以三级中医医院为目标，优化资源配置，提升服务能力。

推动星级中医药门诊（馆）建设。宁波市开展社区卫生服务中心（乡镇卫生院）星级中医药门诊（馆）创建活动，将基层中医药服务能力提升工程近期中期长期目标融入三星、四星、五星级评审标准中，每年开展评比活动，基层中医药服务能力在创星过程中渐进提升。从2015年开始，4批共评出138家星级中医药门诊（馆），占社区卫生服务中心（乡镇卫生院）总数的92.62%，其中五星级中医药门诊（中医馆）38家、四星级43家、三星级57家。年内3个区、县（市）通过全国基层中医药工作先进单位复评。

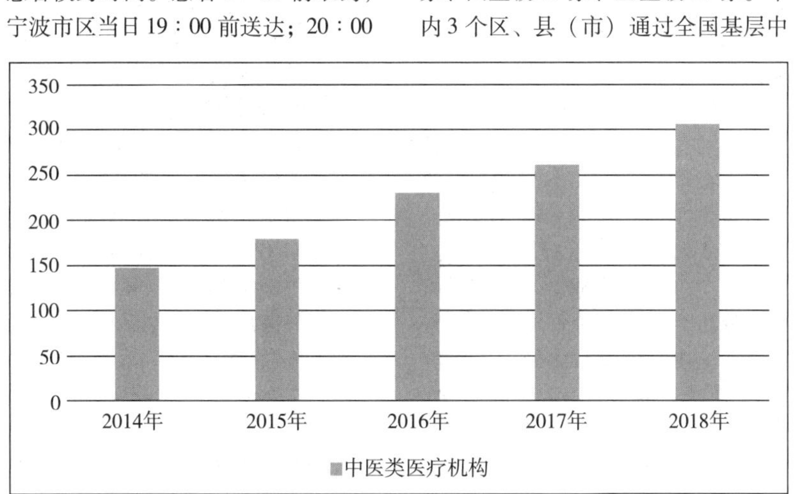

图表1：宁波市中医类医疗机构5年增长情况

推进社会办中医试点工作。宁波市深化社会办中医准入流程“最多跑一次”改革，全面推进“服务争效”，推进审批服务事项的“一窗口办理、一站式服务、一平台共享、全域通办、全流程效能监督”改革。

推进中医诊所备案制落实。宁波市按照“最多跑一次”要求进行备案，加强事中事后监管。截至2018年12月31日，宁波市中医备案诊所达82家。

成立民营医疗机构行业协会中医分会。宁波市发挥行业组织自律管理作用，成立民营医疗机构行业协会中医分会，加快形成中医药行政监管、行业自律、社会监督、公众参与的综合监管模式。宁波市中医药管理局经常听取分会意见建议，并将建议作为制定重大政策及评估执行效果的重要参考。

实施中医医疗质量持续改进活动。宁波市印发落实《关于进一步加强医疗机构中药饮片代煎配送服务管理若干意见的通知》，规范代煎配送行为，确保质量安全；中医临床、中药药事、适宜技术、中医护理4个质量控制管理中心组织开展宁波市医疗机构中医药质量检查。宁波市中医药管理局联合宁波市总工会、共青团宁波市委举办中药技能竞赛活动。经过各区县（市）预选赛和宁波市大赛，以赛促教，以赛促学，以赛促练，培养行家里手，培育工匠精神。从获奖人员中遴选选手参加全国中药材鉴别大赛，宁波市中医院柯晓在实物鉴定组比赛中获得个人第三名。

二、科研工作

宁波市各级各类医院积极开展中医药科技项目研究和科技成果申报，推动中医药科技成果向临床转化。2018年获浙江省中医药科技计划项目15项；鄞州人民医院和宁波市第二医院申报的2项课题入选浙江省中医药科技计划重大项目；获得2018年度浙江省中医药科学技术奖项二等奖2项，三等奖1项。

三、教育工作

2018年，评出第三批宁波市名

中医药师23人，第二批宁波市基层名中医药师22人，第一批宁波市中青年名中医药师28人；新增浙江省国医名师1人，浙江省名中医3人；入选浙江省基层名中医培养对象14人，浙江省中医护理骨干人才培养对象6人，第四批全国临床人才研修项目2人；国家名老中医药专家传承工作室启动3家；新增全国基层名老中医药专家传承工作室2个，浙江省名老中医药专家传承工作室3个。宁波市中医院入选国家第二批住院医师规范化培训中医基地名录。新增中医药继续教育项目国家级6项，省级7项。宁波市中医院西学中培训班毕业20人，其他7家综合医院（妇幼保健院）开办的西学中培训班在读学员人数480人。

四、文化建设

推动社会各界关注中医药。举办"医路贞情·青春黔行"宁波市中医药文化夜市，以"中医药+夜市""传统文化+时尚集市"的形式，传播中医药传统文化，元素结合令广大市民对中医药文化产生浓厚兴趣，义卖所得全部捐给黔西南贞丰县贫困青少年，用于"爱心营养晚餐计划"。2018年在宁波举办的中医药相关文化活动还包括第三届葛洪国际文化节、悦读中医、中医药摄影比赛等活动11场。

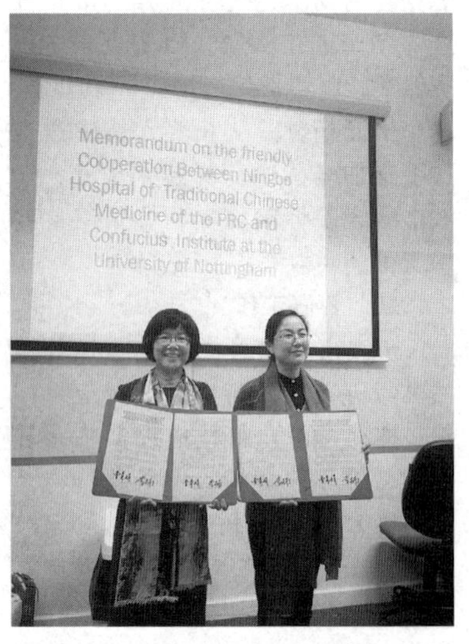
Memorandum on the friendly
Cooperation Between Ningbo
Hospital of Traditional Chinese
Medicine of the PRC and
Confucius Institute at the
University of Nottingham

2018年11月28日，"英国宁波周"期间宁波市中医院与英国诺丁汉大学孔子学院签署合作备忘录

2018年，宁波中医微信公众号线上刊出医药新闻成果和科普等资讯800余条，《流感高发！董幼祺开出小儿流感防治方》阅读量10万以上；线下开展中医服务大篷车进社区30次。社会办中医医疗机构微网站、社会办中医医疗机构导航服务、社会办中医医疗机构随访服务、社会办中医医疗机构点评服务在宁波中医微信公众号上线。

宁波市开展中医药健康文化"六进"活动，集中开展中医药科普巡讲和宣传品发放活动，共建中医药健康文化知识角11个，中医药服务特色社区1个，巡讲60多场，发放中医养生保健相关资料、手提袋、中药种子及宣传品15000份。

推广传承宁波中医药文化。发挥媒体优势，传播宁波中医药文化。《中国中医药报》报道宁波市中医药工作经验10次，宁波电视台《养生有1套》录制52期。董幼祺被国家文化和旅游部认定为国家级非物质文化遗产代表性项目董氏儿科医术代表性传承人；张氏中医内科，欧式缠身龙治疗法，湖堤湿疮、脓疱疮诊疗法，劳氏伤科入选第五批宁波市级非物质文化遗产代表性项目名录；陆氏伤科入选第五批宁波市级非物质文化遗产代表性传承人。

五、党风廉政建设

建立健全关键岗位权力制约制度。宁波市强化领导干部"一岗双责"，落实主要负责同志"五不直接分管"和"末位表态"制度。公立医院关键岗位主要负责人和相应的业务分管领导实行定期轮岗。

强化反腐纠风制度防控。宁波市开展"清廉医院"建设，查处私设"小金库"、收受红包回扣、以商业为目的的统方、过度检查治疗、乱收费、参与虚假医疗广告宣传、骗取医疗保险资金或参与医药器械促销等行为。加强对重点工程的督查，对正在新建或扩建的中医医院全程监督，确保工程项目安全、廉洁。

七、一带一路发展

宁波市卫生计生委与澳洲甬商会签订中医药事业战略合作意向书，举办首届中澳中医药防治糖尿病论坛。宁波市组织中医药代表团参加"英国宁波周"，宁波市中医院与英国诺丁汉大学孔子学院签署合作备忘录。　（褚小翠）

【厦门市2018年中医药工作概况】

一、中医医改

着力推动社会力量举办中医医疗机构。厦门市在区域卫生规划中确定了健全和完善由公立三级中医医院、二级中医医院及镇卫生院、社区医疗卫生服务机构为主，以社会力量举办中医医疗机构为辅组成的中医医疗服务体系。2018年厦门市民营中医门诊部71家、中医诊所201家，二级民营中医医院2家（锦园中医院、梧村中医院），一级民营中医医院1家（南普陀中医院），规划在建的三级民营独资中医医院1家（厦门齐安中医院，床位500张）。中医医院床位总数1480张，综合性医院中医科室床位总数305张，全市有中医类别（含中西医结合）执业及执业助理医师2722人（每万人口6.80名中医师）。

积极争取有利于中医药特色优势发挥的投入补偿机制。2014年7月，厦门市将符合基本需求的322种中药饮片纳入厦门市国家基本药物社会统筹医疗基金支付范围。2015年7月，在基层医疗卫生机构增设每中医药诊疗人次2元中医辨证论治费。为扶持中医事业发展，鼓励使用中药饮片，在中医辨证论治费不减少的前提下，2016年厦门市恢复公立医疗机构中药饮片（不含颗粒剂）加成率13%。开展住院结算改革，调整为按病种分值结算，确定二级乙等医疗机构等级系数为1，二级甲等医疗机构等级为1.10，三级乙等医疗机构等级系数为1.20，三级甲等医疗机构等级系数为1.49，一级甲等医疗机构等级系数为0.85，一级乙等医疗机构等级系数为0.80。中医医院的系数在同等级医疗机构系数基础上增加0.02。通过上述调整，达到老百姓得实惠，愿意选择中医药服务，医疗机构不亏损，积极提供中医药服务的目标。

二、医院建设

2018年厦门市中医院全年门诊病人155.61万人次，其中急诊48.24万人次，出院4.19万人次，业务收入9.87亿元，平均住院10.75天。同安区中医院全年门诊32.62万人次，其中急诊1.63万人次，出院0.66万人次，业务收入1.09亿元，平均住院9.58天。

厦门市中医院自2017年底成为市政府与北京中医药大学合作共建单位以来，已切实纳入学校直属附属医院管理体系。医院正式纳入学校硕士研究生、博士研究生、博士后等高层次人才培养单位。北京中医药大学安排20余人次专家到医院出诊，累计有10人次北京中医药大学专家到医院举办5场中医经典讲座、2次科研能力提升培训班。厦门市中医院以学校附属医院名义获得国家自然科学基金项目1项。厦门市中医院儿科、肛肠科、肝病科、骨伤科、内分泌科、脾胃病科、心血管科、针灸科8个专科入选香港艾力彼医院管理研究中心评选的2018中国中医医院·最佳临床专科，最佳临床专科数量居全国中医医院第2位。

三、基层中医药工作

继续加大对基层中医药服务能力提升工程相关投入，加强基层中医药服务能力提升工程建设力度。根据《基层中医药服务能力提升工程"十三五"行动计划》（国中医药医政发〔2016〕33号）和《关于印发福建省基层中医药服务能力提升工程"十三五"行动计划的通知》（闽卫中医〔2017〕71号），厦门市卫生健康委会同发展发展改革委、医保局、人社局、市场监督管理局联合制订《关于印发厦门市基层中医药服务能力提升工程"十三五"行动计划的通知》，并在全市范围内开展基层中医药服务能力提升工程督查工作。截至2018年底，厦门市100%的社区卫生服务中心、100%的镇卫生院能够提供6类以上中医药技术方法，78%的社区卫生服务站、87%的村卫生所能够提供4类以上中医药技术方法。

进一步加强市级医院中医专家进社区工作，启动第三批厦门市中医专家基层师带徒项目，遴选20位知名中医药专家和34位社区中医师签订师带徒协议。通过开展带病人下社区诊疗与带徒工作，发挥中医药在社区卫生服务中的作用。

在医改和分级诊疗工作中，坚持以病人利益和服务需求为导向。中医师是"三师"中的重要成员，在基层发挥着笃同全科医师，甚至大于全科医师的作用。厦门市共建立中医药家庭签约服务团队189支，共服务18.81万人，占签约人数的27%。通过基层中医师对签约居民进行饮食养生、起居生活、穴位按摩等中医药健康指导，有效提升了签约居民个人的获得感、对社区的信任感和对中医的认同感。中医药家庭医生签约服务团队中签约居民的满意度、与家庭医生的互动频率和积极性高于其他组。

四、人才建设

厦门市卫生健康委启动第五批优秀中青年中医后备人才项目，遴选11名中医后备人才；继续推进西学中人才培养工作，西学中学员完成理论课程学习并开始临床跟师学习，同时不定期举办中医经典讲座和中医适宜技术10余场；开展市级名老中医工作室验收工作，7个市级名老中医工作室通过验收；启动市级名医工作室建设项目，市中医院陈日新名医工作室和彭承宏名医工作室分别获批。热敏灸创始人陈日新教授与上海瑞金医院肝胆胰外科彭承宏教授及其团队定期到市中医院指导工作。

厦门市中医院继续按照三级医院柔性引进高级人才的"双主任制"政策，聘请江苏省医学领军人才刘超教授、中国中西医结合学会大肠肛门病专业委员会主任委员任东林教授、中国医学科学院阜外医院吴永健教授为医院科室双主任，指导参与科室的医教研工作。利用"海纳百川"人才计划的支持，聘请陈可冀院士为院士工作站导师开展工作。

厦门市共有3名中医专家被评为福建省名中医，2名中医专家被评为第六批全国老中医药专家学术经验继承工作指导老师。

五、学科建设和科技教育工作

厦门市中医院现有中医类国家临床重点专科建设项目2个（肝病科、儿科），"十一五"国家中医药管理局重点专科4个（肝病科、肛肠科、儿科、脾胃病科），国家中医药管理局重点学科1个（中医肝胆病重点学科），国家中医药管理局"十二五"重点专科建设项目2个

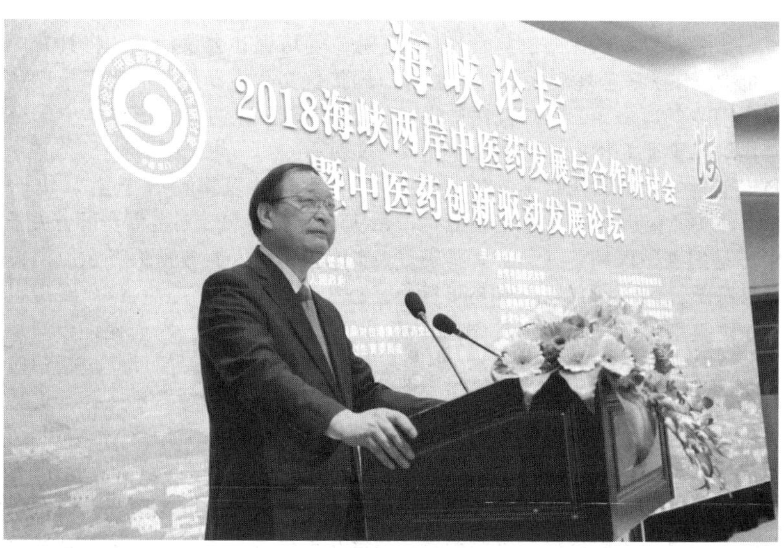

2018年6月9～10日，由国家中医药管理局和厦门市人民政府主办的海峡论坛——2018海峡两岸中医药发展与合作研讨会暨中医药创新驱动发展论坛在福建厦门召开

（骨伤科、风湿病科），福建省中医重点专科7个（肝病科、中西医结合胆胰专科、糖尿病科、中西医结合骨关节病、中医痔疮专科、中西医结合儿科、脾胃科），厦门市中医领先学科3个（肛肠科、中西医结合儿科、肝科），厦门市医学中心1个（厦门市肝病医学中心），厦门市医学重点专科9个（针灸康复科、中医妇科、中西医结合胆胰腔镜外科、中西医结合骨关节病科、中西医结合儿科、脾胃病科、肛肠科、中医风湿科、中西医结合心血管病科，中医风湿科、中西医结合心血管病科为建设单位），福建省医疗“创双高”建设省级临床重点专科（中医类）建设项目5个（脾胃病科、风湿病科、骨伤科、糖尿病科、针灸康复科），厦门市优势亚专科2个（中西医结合心脏康复、中医不孕不育专科），厦门市社区全科医学规划专科建设项目1个（禾山街道社区卫生服务中心）。拥有1个达到部颁二级标准的重点实验室。

2018年，厦门市中医院科研、教学工作有了新的发展与进步。2018年厦门市中医院发表论文170篇，其中SCI源论文10篇，最高影响因子5.104，北大核心及中华医学会系列期刊34篇。获准国家级立项1项，省部级立项2项，厅市级立项14项，获得科研经费资助116万元；厦门市中医院是国家中医药管理局首批中医住院医师规范化培训基地、国家卫生健康委第二批住院医师规范化培训基地（中医）、首批中医全科规范化培训及临床培训基地，禾山、江头、金山3个街道社区卫生中心是国家中医药管理局中医类别全科医学社区培训基地，2018年招收中医类别规范化培训学员31名、中医全科规范化培训学员19名，中医全科转岗培训学员4名，共38名（医院14名、社区24名）医师参加各级全科师资培训班。

六、中医药预防保健工作

厦门市中医院继续完善治未病中心建设，优化治未病服务流程与服务模式，开设亚健康门诊，提供中医体质辨识、健康咨询、健康指导与中医特色干预服务。2018年共完成中药调理6434人次，体质辨识427人次，经络检测436次，为400多人建立中医健康档案。此外，将治未病融入体检后健康咨询门诊中，为体检后病人提供免费的健康咨询和治未病健康指导。针对高脂血症、高血压等慢病病人，提供中医药膳和茶饮等指导。2018年，厦门市累计提供体检后指导约3000人次。此外，继续开设膏方门诊，并初步开展中医音乐疗法。

七、加强中医药对台合作交流

承办2018年海峡两岸中医药发展与合作研讨会，此次研讨会作为第十届海峡论坛的配套活动，共有550余名海峡两岸人员参会，其中台湾参会嘉宾222人（尤其是有71位首次来大陆参会人员），达到历史新高。海峡两岸中医药发展与合作研讨会创办于2006年，迄今已举办13届，2007年起连续列入国台办对台交流重点项目，2009年起作为重要配套活动连续被纳入海峡论坛，是首个、也是唯一一个由国家中医药管理局与地方部门长期共同举办的交流会议。

市中医院通过邀请知名中医师在台胞门诊部（设立于2008年）坐诊，为台湾同胞提供常见病、疑难病、危重病的优质诊疗服务。同时通过开展台湾足弓矫正医学高级研修班等培训和会议活动，将具有中国传统文化内涵的中医知识推广到台湾地区，让两岸人民共享中医药文明。

为推进两岸交流合作，出台《厦门市卫生和计划生育委员会关于实施台湾地区服务提供者在厦门设立个体诊所有关措施的通知》（厦卫医政〔2018〕286号），允许台湾地区服务提供者在厦门设立包括中医诊所在内的个体诊所。此外，支持取得大陆医师资格证书的台湾同胞，按照相关规定在厦门申请执业注册；支持符合条件的台湾医师，通过认定方式获得大陆医师资格；支持符合条件的台湾医师，按照相关规定在厦门申请注册短期行医，期满后重新办理注册手续；支持在厦门工作的台湾人才，通过直接认定、匹配认定的方式，取得厦门市卫生专业技术职务任职资格。

八、促进中医药与旅游深度融合，创建国家中医药健康旅游示范基地

为深入贯彻落实国务院《关于促进旅游业改革发展的若干意见》和《中医药发展战略规划纲要（2016～2030年）》等部署，根据国家旅游局和国家中医药管理局《关于促进中医药健康旅游发展的指导意见》和《关于开展“国家中医药健康旅游示范区（基地、项目）”创建工作的通知》，厦门市积极组织海沧青礁慈济宫景区申报国家中医药健康旅游示范基地。在厦门市卫生计生委的指导下，海沧青礁慈济宫景区于2018年被评为第一批国家中医药健康旅游示范基地创建单位。

（陈艳丰）

【青岛市2018年中医药工作概况】 2018年，青岛市一是服务能力进一步提升，拥有34所中医医院，其中三级甲等中医医院和二级甲等中医医院各4所，中医类别执业医师3421人，中医床位共计6550张。二是特色优势进一步彰显，完善中医优势病种医保支付方式改革，将门诊中医优势病种纳入统筹支付范围并按日间病房管理，新增8个试点病种、提高了支付标准，试点病种数达到16个，累计诊疗3231例，为病人节约费用853万元，国家中医药管理局在青岛召开现场会，将青岛市纳入中医医保支付方式改革联系点城市。三是传承创新进一步加强，建成山东中医药大学青岛中医药研究院项目，1个泰山学者领衔的团队进驻；稳步推进国家中医药综合改革试验区建设，建立政府统筹引领的组织协调机制，探索建立中医药健康发展的军民融合模式，试验区建设取得阶段性成果，中央党校（国家行政学院）中期评估专家组对有关典型做法给予充分肯定。

一、政策法规

2018年，青岛市中医药管理局认真贯彻实施中医药法，开展中医药法落实情况调研，举办全市中医药法专题培训班；落实细化国家、省关于扶持和促进中医药事业发展方针政策，出台《青岛市深化中医药综合改革振兴国医行动计划（2018～2020年）》，用法治思维护航中医药事业发展，推进中医药治理体系现代化。

二、医政工作

青岛市中医药管理局创新中医药诊疗服务模式，建立中医经典病房2个，选择4家医院试点开展中医药适宜技术、针灸全科化，选择1家医院探索“互联网＋中药房”管理，利用现代化信息和物流，将中药饮片、院内中药制剂、煎药服务在中医医联体内共享，并向基层医疗机构延伸。

青岛市中医药管理局开展社会办中医试点工作，开展青岛市中医（中西医结合）医院医疗质量检查，实行中医医疗质量信誉等级评定制度，完善中医专家存案制度，实施中医诊所备案制管理，统一全市服务指南，累计存案外埠中医专家85名，备案中医诊所53个，释放民间中医活力。

三、科教工作

青岛市中医药管理局引进高端中医药资源，推进市政府与中国中医科学院、山东中医药大学的战略合作，召开第二届国医大师论坛，柔性引进建立包括10个国医大师工作室在内的88个知名中医药专家工作室；开展中医药职业技能教育，在中等职业院校开设中药专业、中医护理专业，培养中医药职业技能人员；组织开展中医药师承教育工作，培养第四批全国优秀中医临床人才2人、全国中药特色技术传承人才培训项目培养对象3人、五级中医药师承教育项目三批继承人62人；举办省级西学中普及班，223名西医人员结业；组织开展第三批青岛市医疗卫生学科人才项目（中医药类）培养工作，9名学科带头人和17名优秀青年医学人才培养对象完成年度培训任务；在青岛市遴选12名乡村中医师参加全省“3＋3”能力提升培训项目。

四、文化建设

青岛市中医药管理局实施“中医药＋文化”战略，开展中医药文化宣传教育基地建设工作，遴选出中医药文化宣传教育基地12家、中医药文化主题公园3个；《中国中医药报》开辟专栏“图说本草之《本草纲目》”，连续刊载40期由青岛市老中医刘景曾先生供稿、图文并茂的中药科普作品；成立省内首家院校合作国际学生中医药文化体验基地，助力青岛上合峰会；发布10项家庭中医药适宜技术，开发“e家中医”手机APP，推动中医生活化、生活中医化；开展中医药健康文化素养全域调查，全市居民中医药健康文化素养达20.90%，远远高于全国的12.85%；开展200场青岛市中医药科普（养生）大讲堂活动，开展第三届三伏养生节、老干部杏林文化节、第二届健康养生节；开通《国医大师谈养生》微信专栏，挖掘中医药健康养生文化的魅力。

（范存亮）

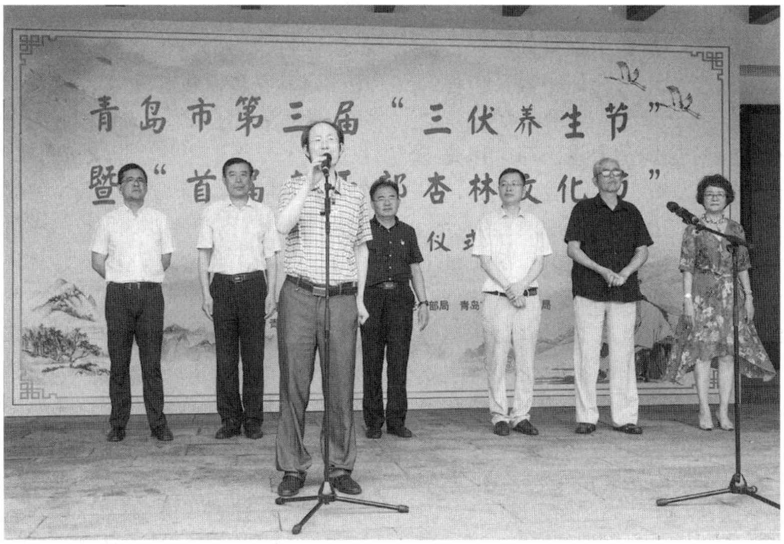

2018年7月13日，由青岛市卫生计生委、青岛市委老干部局、青岛市中医药管理局联合主办的青岛市第三届“三伏养生节”暨“首届老干部杏林文化节”启动仪式在山东青岛举行

【深圳市2018年中医药工作概况】截至2018年底，深圳市共有中医医疗机构781家，占全市医疗机构（4317家，含社区健康服务中心615家）的18.10%，比2017年（695家）增长12.40%。其中中医、中西医结合医院8家（公立7家，社会办1家），中医门诊类医疗机构773家（中医门诊部17家，中医馆100家，中医诊所622家，中医坐堂医诊所34家）。80%以上公立非中医类医院（含综合医院、妇保院、专科医院等）开展中医药科室提供中医药服务；80%以上1类社区健康服务中心设立中医药综合服务区（或中医馆），100%社区健康机构提供中医药服务。

全市中医执业医师（含助理）4802人，占全市执业医师的13.20%，比2017年增加13.60%。中医医疗机构床位数3815张，占全市床位数的8%，比2017年增长13.00%。中医医疗机构年总诊疗人次820.62万人次，占全市总诊疗人次的8.20%；出院人数118169人次，占全市出院人数的7.30%，比2017年增长10.90%；业务收入40.81亿元，比2017年增长16.10%，综合实力跃上新的台阶。

一、完善中医药发展政策机制

推进中医药政策机制创新发展。完善市区中医药管理体系，9个行政区成立中医科。深圳市成立市中医药发展专家咨询委员会，发挥专家智力支持和决策支撑作用。深化医改推进中医药发展政策措施，加强对中医类医院在绩效评估、综合实力排名等方面差异化管理。深圳市卫生健康委召开2018年深圳市中医药工作暨中医药综合改革试验区建设推进会，总结试验区创新发展经验，部署试验区下阶段创新发展任务。

推进中医药法规标准建设。深圳市卫生健康委启动《深圳经济特区中医药条例》《深圳市中医门诊类医疗机构（中医门诊部、中医馆、中医诊所等）设置标准》和《深圳市纯中医治疗医院设置标准》等制修订工作；启动《深圳市医疗机构中医治未病工作规范》《中医药健康文化宣教旅游基地建设评审标准》《中风患者肢体活动障碍社区中医康复治疗管理规范》等深圳中医药标准编制工作；新发布《中药方剂编码系统》ISO国际标准，深圳市社保部门和部分医院、中药企业试点应用《中药编码规则及编码》（GB/T 31774－2015）》等中药标准；出台中医诊所备案指南和流程，共办理中医诊所备案119家，并加强事后监管。

探索中医药深度融入医改政策机制。一是宝安区政府创新建立纯中医治疗医院，并完成医院立项、选址、工程招标和人员编制、科室核定等工作。二是宝安中医院（集团）探索试行“总额管理、结余留用”医保基金支付管理方式。三是龙岗区启动制定深入推进中医药事业改革的实施意见，创建以“三共享一获得”为目标的全国中医药服务典型示范区。四是罗湖医改模式注重发挥区中医院龙头作用，大力推进基层中医药服务能力提升。

二、推进中医药服务能力提升

推进中医医疗高地建设。深圳市卫生健康委一是打造中医人才高地。创新人才引进机制，持续实施“医疗卫生三名工程”，柔性引进国内顶尖的中医团队共达25个，国医大师、全国和省市名中医50多名，评选出本市名优中医60名。二是提升中医院龙头水平。深圳市中医院、宝安区中医院通过三级甲等中医院复审。深圳市中医院入选国家区域性中医（肝病）诊疗中心、国家百家中医药传承创新工程建设项目，并成立粤港澳大湾区中医药传承创新中心。罗湖区中医院新院开业并签约上海中医药大学共建深圳医院。广州中医药大学深圳医院（福田）首创五星级医院，新大楼全面启用。宝安区中医院建成有中医特色的国家级胸痛中心、脑卒中中心。龙岗区中医院牵头筹建中医医疗集团。深圳平乐骨伤科医院（坪山区中医院）成为福建中医药大学教学医院。龙华区中医院建设项目立项。北京中医药大学坪山国医堂、广州中医药大学一附院南山门诊部建成开业。诺贝尔奖得主兰迪·谢克曼国际联合医学实验室与南方医科大学深圳医院、宝安中医院（集团）共建诺贝尔奖实验室。三是加强中医重点专科建设。制订《深圳市中医重点专科建设项目评审管理工作方案（2019～2023年）》并评定80个市级中医临床重点专科和特色专科，首次将治未病和中医护理纳入重点专科建设项目。

强化基层中医药服务能力。深圳市卫生健康委成立11个市区基层中医药和治未病工作指导中心，加强基层医疗机构中医药服务技术指导、业务培训和督查评估；实施基层中医药服务能力提升工程，评定涵盖社区健康服务中心、中医馆、中医诊所的20个中医药优选建设单位，发挥示范和引导带动重要；组织开展基层中医药能力提升工程市级督查和交叉检查工作。罗湖、盐田区通过全国基层中医药工作先进单位国家复审。

推进非中医类医院中医药发展。深圳市卫生健康委将二级甲等以上公立非中医类医院（含综合医院、妇保院、专科医院等）中医药达标建设纳入市政府民生实事，对51家非中医类医院开展落实中医药政策督查评估；组织开展市区妇幼保健机构中医药工作调研交流，推进妇幼保健机构中医药工作建设。

加强治未病服务体系建设。深圳市卫生健康委完善市区中医院治未病科建设，按照广东省治未病分级管理方案，推进治未病星级建设。举办中医治未病及基层中医药管理培训班，启动《深圳市医疗机构中医治未病工作规范》编制工作；发挥龙岗区中医院王琦国医大师团队引领作用，筹建粤港澳大湾区治未病创新联盟，推动龙岗区探索将中医治未病融入全生命周期健康服务。

成立深圳市中医医疗联盟。一是深圳市中医院牵头联合70家医疗机构成立市中医医疗联盟，牵头联合市区30多家中医医院、综合医院、妇保院、专科医院等成立市中医护理区域联盟，实现资源共享、优势互补、分级诊疗、同质发展。二是启动深圳市中医医疗质量控制中心建设工作，遴选确定中医病案、针灸、中医康复、中医治未病、中医护理5个首批中医质控中心。

严把中医资格准入关。深圳市卫生健康委组织开展中医确有专长、师承人员和中医类医师资格考试，深圳市参加广东省传统医学确有专长考试174人，合格22人，合格率12.64％；参加中医类别医师资格考试人数562人，合格317人，合格率56.41％。

三、加强中医药科研和人才培养

注重中医药学术传承工作。深圳市卫生健康委制定《深圳市名中医管理办法》，发挥中医药名家的传帮带作用，推进市名优中医评选和管理工作常态化、规范化。朴春丽、胡世平2名主任医师入选全国首批基层名老中医药专家传承工作室建设项目专家，黄明河主任医师入选全国名老中医药专家传承工作室建设项目专家；制定《深圳市名中医药专家传承工作室建设指南》《2018年深圳市名中医药专家传承工作室建设实施方案》，规范名中医专家传承工作室建设，评审出20个首批深圳市名中医药专家传承工作室建设项目；启动深圳市第四批名中医药专家学术经验继承工作；组织开展广东省首批名中医师承项目结业考核、第二批师承和市级师承继承人考核工作；与甘肃中医药大学联合举办深圳市中医药管理人员培训班；开展立项的中医药继续教育项目国家级20项、省级63项、市级142项。

提升中医药科教能力。深圳市医疗机构立项中医药科研课题共59项，其中国家自然科学基金课题9项、省部级4项、市厅级46项，获支助科研经费345万元；启动“十三五”国家重点研发计划中医药现代化研究重点专项“针灸优势病种疗效评价合作研究——针刺治疗轻中度产后抑郁障碍的效果比较研究”（2017年立项）的研究工作。深圳市中医院成为国家中医规范化培训主基地，宝安区中医院及广州中医药大学深圳医院（福田）成为协同基地，共招收中医规范化培训学员102人，67名中医类别全科医生参加转岗培训。

加强中医适宜技术推广培训。深圳市卫生健康委举办中医适宜技术培训班2期和临床技能提高师资班1期，8家单位600多名医护人员参加；首次举办3期6场600多名临床医师参加的基层合理使用中成药培训班；制订《深圳市中医护理专科培训基地建设方案》及《评审标准》，开展中医护理培训基地创建工作，推动中医专科护理工作规范化发展，举办100多人参加的深圳市中医护理管理高级研修班。

四、推动中医药文化建设

推进中医药健康文化宣教基地建设。深圳市卫生健康委出台《深圳市中医药健康文化推进行动计划（2018～2020年）》，制定《深圳市中医药健康文化宣传教育基地建设管理标准》，组织省、市有关专家对10家申报单位进行评审，确定深圳中医药博物馆等4家单位为首批深圳市中医药文化宣传教育基地。

组织开展中医药法普及宣传活动。在中医药法实施一周年之际，深圳市卫生健康委举办“中医中药中国行——深圳市中医药健康你我他”中医药健康文化大型主题宣传活动，组织市、区有关单位举办形式多样的贯彻落实中医药法宣传活动。共约200人参加大型普法宣传节目《医案·说法——中医之争》。

组织开展2018年深圳纪念世界传统医药日暨中医药健康文化推进月系列活动。深圳市卫生健康委组织6家中医药健康文化宣教基地或单位免费供市民参观，累计近2000名市民参加。活动月期间，还组织深圳健康会客室——中医大讲堂、中医药进社区、中医专家义诊咨询暨中医特色护理和适宜技术展演等活动，取得良好宣传效果。

五、加强中医药交流合作

加强中医药国际交流合作。深圳市中医院挂牌成立国家中医药管理局传统医药国际交流中心合作基地，北京中医药大学深圳医院挂牌成立海峡两岸暨港澳地区中医药国际交流中心，深圳市中医药学会筹建设立海外发展部。深圳市中医院参与国家重点研发计划战略性国际科技创新合作重点项目“中医针灸优势病种临床疗效评价与应用国际合作”；与香港中文大学中医学院等多所院校建立固定的教学协作及学术交流关系；与香港科技大学中药研发中心等单位开展中药制剂研发合作。广州中医药大学深圳医院与香港中文大学中医学院、香港大学专业进修学院等高校建立临床教学合作关系。宝安区中医院开展中哈中医药健康旅游项目。美国国会议员助手团来深考察参观和顺堂宝安名中医诊疗中心。和顺堂和澳门科技大学签约共建深澳中医药创新研究院。

深化深港澳中医药交流合作。香港中医药界代表40多人组成的大湾区中医药考察团来深圳考察，双方就深港两地加强中医药领域全方位交流合作，携手共建大湾区健康共同体达成一致共识。深圳市承办首届粤港澳大湾区中医药传承创新发展大会，香港、澳门及粤港澳大湾区9个城市政府、中医药教育、医疗和产业界代表约200人参加大会，现场共有4个合作项目签约、13个项目交换文本。本土医药公司和顺堂和澳门科技大学共建深澳中医药创新研究院。

六、落实党建和行风建设主体责任

深圳市卫生健康委督促中医医疗机构和中医类社会组织严格按照上级党委、行政主管部门要求，加强党组织建设和党员教育，切实履行全面从严治党、加强行业作风建设主体责任，加强中医药文化建设，弘扬大医精诚，不断提升中医药行业整体形象，树立中医药行业良好精神风貌。（刘冬云）

港澳台地区中医药工作

【香港成立“表列中医健康事务小组”】 为了达到处理所有中医师健康问题的一致性，香港中医药管理委员会2018年5月15日的会议上通过在中医组辖下成立“表列中医健康事务小组”，专门处理涉及表列中医健康理由的个案，以评估出现健康问题的表列中医是否仍适合中医执业，然后向纪律小组及中医组作出建议，纪律小组可按一贯处理中医师违反专业操守的纪律程序，处理有关表列中医的健康个案。“表列中医健康事务小组”2018年7月12日正式成立。

（香港中医药管理委员会）

【第九期香港中药材标准公布】 2018年12月31日，香港特别行政区政府卫生署公布第九期香港中药材标准（以下简称“港标”），包括24种常用中药材的安全和品质参考标准。卫生署发言人表示，“港标”计划自2002年推行以来，多年来有赖各合作伙伴的努力，在中药的测试和认证方面，已成为获得广泛接受的参考标准。“港标”计划已为299种中药材制定参考标准。第九期载录24种中药材的名称、来源和性状，以及鉴别方法（包括显微鉴别、薄层色谱鉴别及高效液相色谱指纹图谱鉴别）、检查和含量测定。该24种中药材包括：砂仁、天冬、白及、苦地丁、地胆草、灵芝、藤黄（生）、红参、连钱草、白花蛇舌草、千年健、枳椇子、毛冬青、亚麻子、半边莲、瓜子金、翻白草、番石榴叶、天葵子、芥子、三棱、天花粉、片姜黄和了哥王。

（香港特别行政区政府网）

【澳门中医药科研和产业发展情况回顾】 中医药产业是澳门着力培育的新兴产业之一，是促进经济适度多元的重点领域。回归以来，在中央和内地有关方面支持下，澳门中医药产业逐步起步发展，在人才培养、科研发展、国际平台搭建等方面，取得务实成效。

一、中医药人才培养和科技研发基础较好

人才培养与储备基础稳固。澳门大学、澳门科技大学和澳门理工学院3所高校均开设有中医药和药学等相关院系和专业，为培育中医药产业发展所需人才打下较好基础，其中仅澳门大学中华医药研究院每年就毕业近百名博硕士研究生。学术研究方面，自2011年1月到2017年9月，澳门大学在国际领先学术期刊上累计发表涉及中医药研究的SCI论文1221篇，累计被引用次数1.60万次；澳门科技大学发表SCI论文500篇，获具新药研发前景的国际发明和创新专利授权60多项。

科技研发平台建设成绩斐然。依托澳门大学和澳门科技大学的中药质量研究国家重点实验室，是中国第一个中医药领域的国家重点实验室。经过6年建设，实验室已发展成为具有国际先进水准的中药品质创新研究基地，相关研究成果两次荣获国家科学技术进步奖二等奖。特别是在新药研发方面展示了良好的发展前景。其中，澳门大学实验室2016年就启动12个进入欧盟加拿大和美国的创新中药产品研发；澳门科技大学实验室取得美国、澳大利亚等发明专利授权近100项。在中医药标准制定方面，实验室协助美国药典会（USP）制订膳食补充剂标准4个、草药标准2个，协助欧盟药典（EDQM）起草麦冬、银花等9个草药标准，协助双氢青蒿素、地澳心血康等到欧美国家注册，并在中药品质研究方面开展了大量工作。

二、粤澳合作中医药科技产业园项目务实推进

粤澳合作中医药科技产业园（以下简称产业园）是粤澳两地政府在横琴的首个重点合作项目，占地面积0.5平方公里，规划建筑面积90万平方米，计划在2020年完成建设。在两地政府合作推进下，产业园建设进展显著。

硬件设施加快建设。园区前期发展中心已投入使用，一批澳门企业进驻。GMP中试大楼、研发检测大楼、科研总部办公大楼于2017年9月建成，总建筑面积共约12万平方米。正在进行产业园孵化器和加速器（总建筑面积约12.8万平方米）的施工，计划在2019年初全部建成。

点、面结合进行招商。产业园与国家中医药管理局、澳门大学、中葡论坛（澳门）常设秘书处等十几所政府机构、高校、商会建立战略合作关系。园区已注册企业94家，其中25家来自澳门。在已注册的澳门企业中，属于新培育的中医药企业10家，属于传统中医药企业投资新设企业9家，产业园成为扶持澳门中医药发展的重要平台。

区域合作不断加强。产业园围绕“泛珠9+2”合作框架及“一带一路”战略，在粤澳、川澳的中医药产业合作方面取得务实成效。产业园分别于2016年6月和2017年1月与广东和四川省签署《粤澳中医药产业合作框架协议》和《川澳中医药产业发展合作框架协议》，将以产业园为载体，发挥澳门平台优势，协助内地优秀的传统医药产品与技术“走出去”。

三、中医药国际交流平台建设取得积极进展

“世界卫生组织传统医药合作中心”提升国际影响力。2011年特别行政区政府与世界卫生组织签署关于传统医药方面的合作计划，在澳门为各国中医药专业人士提供培训，共举办7期培训“工作坊”，参与的学员近千人。在此背景下，2015年世界卫生组织批准特别行政区政府卫生局辖下设“世界卫生组织传统医药合作中心”。该中心的成立，代表着国际对澳门传统医药事业发展的认可。

会展活动促进国际学术交流。澳门中医药科研的跨越式进步，吸引国际学术同行的日益关注。依托澳门会展业的迅速发展，越来越多中医药国际会议选择在澳门举办。比如：世界中医药学会联合会中医药免疫专业委员会已在澳门组织2次高水准的年会；澳门科技大学在2015年举办首届世界医学峰会，邀请到4位诺贝尔奖获得者参会。此外，澳门从2014年起已连续4年举办中国（澳门）传统医药国际论坛，发挥了澳门“中华医药产业与文化‘一带一路’国际窗口”的平台作用。

中医药产业园搭建国际平台。产业园于2015年成立“国际交流合作中心”，用好用足澳门“中葡平台”优势，分别与莫桑比克卫生部、葡萄牙食畜总局等机构建立合作关系。通过专家资源，产业园举办多场面对7个葡语系国家职能部门的培训活动，均取得良好效果。特别是2016年针对莫桑比克医生的培训，为该国首次将中医药培训加入到公立医院系统起到积极作用。在国家中医药管理局支持下，产业园建立“国际注册专家平台”，帮助澳门的“张权破痛油”、石家庄以岭药业的2款产品到葡语国家注册。

（中央政府驻澳门联络办公室）

【“齐为澳门动脑筋”座谈会】

2018年7月1日，澳门发展策略研究中心举行“齐为澳门动脑筋”座谈会，主题为“行动起来：把握湾区机遇 融入国家发展”。澳门特别行政区政府经济财政司司长在会上致辞并表示，澳门将根据粤港澳大湾区所需、澳门所长，按照《深化粤港澳合作 推进大湾区建设框架协议》的方向，积极配合落实粤港澳大湾区发展规划，与大湾区兄弟城市携手打造国际一流湾区和世界级城市群。围绕“一中心、一平台、一基地”的定位，澳门在大湾区重点发挥好如下几方面的作用：发挥澳门精准联系功能，为大湾区构建对外交流的平台；发挥澳门世界旅游休闲中心的优势，与大湾区共同打造世界旅游休闲目的地；加强中医药产业合作，与大湾区共同开拓中医药产品和服务的国际市场；发挥澳门中西文化交往历史悠久的优势，与大湾区共同拓展对外文化交流合作。

（人民网）

【传统医学交流与合作牵手仪式】

2018年3月18日，传统医学交流与合作牵手仪式在中国台湾台北召开，韩国10个市（道）韩医师协会与中国台湾10个市（县）中医师公会签署合作与交流协议书。此次牵手的双方城市分别是：仁川市－桃园市，光州市－大高雄，江原道－嘉义县，忠清北道－台中市，忠清南道－彰化县，全罗北道－云林县，全罗南道－宜兰县，庆尚北道－台南市，庆尚南道－屏东县，济州岛－花莲县。协议内容包括：交流双方的人力现状、教育制度、医疗制度、专科医培养过程和临床信息等内容；双方建立友好关系，相互合作；双方共同努力，为将传统医学变成世界主流医学而努力；积极支持国际东洋医学学术大会。

（韩国韩医新闻）

备注：中国大陆地区与港澳台地区交流部分收载在国家中医药工作——中医药业务进展——港澳台地区交流与合作中。港澳台地区中医药工作篇只收录香港地区、澳门地区、台湾地区本地区中医药工作情况。

直属单位及社会组织

一、直属单位

【国家中医药管理局机关服务中心2018年工作概况】

一、深入学习贯彻习近平新时代中国特色社会主义思想和党的十九大精神，全面加强党的政治建设

积极组织学习贯彻习近平新时代中国特色社会主义思想和党的十九大会议精神，努力在学懂弄通做实上下功夫。中心领导班子坚持以党的政治建设为统领，把深入学习贯彻习近平新时代中国特色社会主义思想和党的十九大精神作为年度首要政治任务来抓，要求党员领导干部以上率下带头学、党支部组织集体学、党小组分别深入学、职工群众自觉学，把"大学习"贯穿始终，融入组织生活、融入日常工作，形成政治学习新常态。中心处级以上党员领导干部积极参加国家中医药管理局党组、局直属机关党委、局人事教育司组织的各种集中学习培训，党支部组织开展政治时事、党纪党规学习教育和观看优秀共产党员宣传片、观看改革开放40周年实况直播等12次。中心组织开展"不忘初心，重温入党志愿书"专题组织生活会，邀请直属机关党委常务副书记讲党课，参观马克思诞辰200周年、改革开放40年展览，赴山西省五寨县中所村开展党建扶贫等实践学习活动7次。

深入开展"两学一做"学习教育活动，推进党的政治理论学习教育常态化制度化。中心党支部积极推进"两学一做"学习教育常态化制度化，认真落实《机关服务中心党支部推进"两学一做"学习教育常态化制度化实施方案》，坚持学做结合，融入日常、抓在经常。积极开展形式多样、内容丰富的主题宣传教育活动，2018年中心党支部共组织全体党员干部集体政治学习10次，召开支委会17次，开展主题党日活动2次，参加局党组集体扩大学习6次，组织党建知识答题活动5次，更新支部板报6期，举办青年读书交流活动1次，邀请领导干部讲党课1次。

二、以党的政治建设为统领，不断加强党支部全面建设

进一步加强支部工作制度化建设，全面提高党内组织生活规范化水平。中心党支部对照党中央、局党组最新的文件要求，对中心党支部的"三会一课"制度、民主生活会制度、组织生活会制度等相关规章制度进行认真梳理，并结合中心工作实际情况，重新修订《党支部工作制度》《党支部民主生活制度》《党支部学习制度》等8项规章制度，要求严格按照制度的规定开展各项工作，用制度来促进党支部的各项工作规范化开展。中心认真贯彻执行民主集中制，主动接受上级和下级的监督，在抓具体、抓深入上下功夫、见成效，进一步夯实支部建设的基础。

以"一个带头、三个表率"为目标，积极开展"模范机关"创建工作。根据国家中医药管理局党组关于创建"模范机关"会议精神和《国家中医药管理局党组关于开展"模范机关"创建工作的实施方案》要求，中心党支部召开会议研究落实中心"模范机关"创建工作，结合中心后勤服务工作实际情况，制订《中心"模范机关"创建实施方案》，紧紧围绕国家中医药管理局党组的决策部署和指示要求，切实发挥党支部的政治引领作用，以打造高素质干部队伍、加强改进作风建设为根本，着力创建政治过硬、能力突出、担当作为、作风优良的服务机关，争做"两个维护"、本领高强、推动发展、务实高效的模范。

进一步加强党风廉政建设，切实筑牢思想"防线"。中心党支部认真履行党风廉政建设主体责任，严格执行《中国共产党廉洁自律准则》、中央八项规定精神及局党组贯彻落实八项规定的实施办法等要求，按时传达国家监察委、中央纪律检查委、驻国家卫生健康委纪检组、国家中医药管理局直属机关纪委关于转发违反中央八项规定精神的有关通报，盯紧春节、五一、端午、十一期间等重要时间节点，不断增强针对性和实效性，力求廉政教育入耳、入脑、入心，切实把党风廉政教育做活、做深、做实，要求大家严守政治纪律、组织纪律、廉洁纪律、群众纪律、工作纪律、生活纪律，增强安全保密意识，筑牢思想"防线"。

三、认真落实局党组决策部署，积极开展"大学习、深调研、细落实"，全面做好后勤服务保障工作

坚持服务机关大局，积极推进中心改革发展。中心党支部按照局党组的决策部署，以积极开展"大学习、深调研、细落实"为契机，紧密结合中心后勤服务保障工作实际，加强与国家中医药管理局机关各部门和有关直属单位的沟通协调，积极推进中心服务保障模式由以经营创收保障为主向以项目服务保障为主转型。坚持以中心担负的后勤保障项目为基础，以委托服务项目和政府购买服务项目为重点，以对外有偿服务保障项目为支撑，牢牢把握"服务好机关"这条主线，主动适应新时代后勤改革发展的新形势、新情况和新要求。中心领导班子针对中心建设发展的现状和后勤服务保障工作的实际情况，对中心职能定位、工作分工、岗位职责、人事管理、制度建设、经费保障、委托服务和对外经营项目等进行全面分析梳理，进一步强化大局意识和服务意识，提高政治站位，立足本职岗位，拓展服务范围，创新管理方法，提高服务能力和水平，积极推进中心的改革建设和发展。在国家中医药管理局人事教育司的指导下，中心完成2名副处级领导干部的选拔聘用和4名职工的公开招聘工作，进一步加强了干部队伍建设。中心积极与国家中医药管理局机关有关部门进行沟通协调，以机关委托和政府购买服务的方式，进一步理顺规范了信息管理、广告监测、财务报销、资产管理、外事服务、公务用车保障等服务项目，保障渠道和管理方法更加明确，服务保障工作质量和效率也有了新的提高。

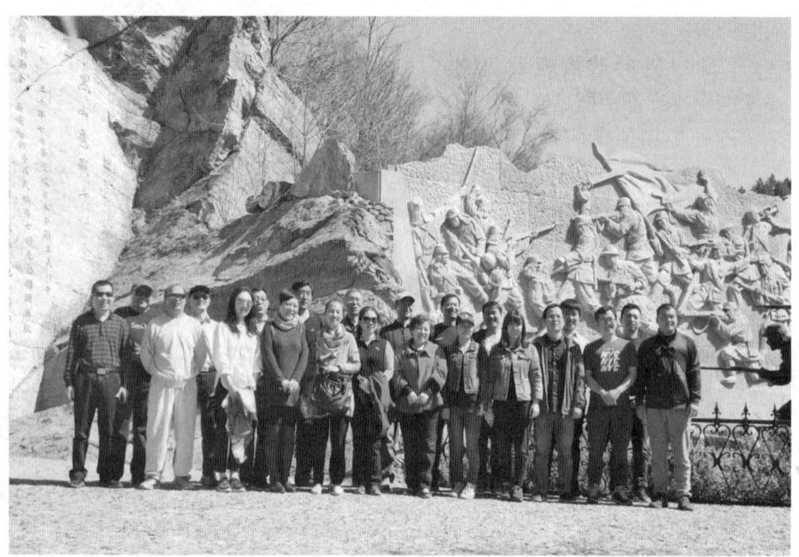

2018年4月11日，国家中医药管理局机关服务中心党支部组织全体党员赴黑山扈抗日战斗纪念园红色教育基地开展“不忘初心，牢记使命”主题党日活动

认真做好办公楼管理、公务用车、文件印刷、医疗保健等服务保障工作。2018年完成新物业公司的招标、入驻、交接、管理等工作；组织开展3层暖气管道整体维修改造、9层卫生间整修、楼道顶棚及墙面整修、地下室高压电缆维修改造、办公楼南北门路口整修、加装ETCP停车场电子自动识别系统、中央空调系统换季检修、直燃机维修维护、保健室改造、三里屯5层彩钢板房拆除、更新更换公共区域垃圾桶等维修改造工程。2018年维修累计1500余次，会议室会议服务837次。文印室排版792件，增长79份；印刷文件64582份，增长1393份。制定印发《国家中医药管理局机关办公用房管理实施办法》《国家中医药管理局机关公务用车管理实施办法》，进一步规范机关办公用房和公务用车管理。车队机要文件交换347次，公务用车安全行驶15万公里；整修改造了医疗保健室，医务室职工领药572人次，职工门诊报销293人次；组织国家中医药管理局机关160多名干部职工进行体检，并积极组织国家中医药管理局机关职工与所在地王家园社区卫生服务站进行“家庭医生”签约服务，为局机关全体职工医疗和健康保健提供服务保障。

积极做好五委、节能、食堂等服务保障工作。中心2018年组织完成国家中医药管理局机关义务植树、办公楼门口绿化、交通安全管理、向贫困母亲捐款、义务献血、人口和计划生育服务等五委工作。认真做好局机关水、电、气、油等能源的能耗计量和统计，及时掌握办公区各类能源用量和能耗情况，并以节能宣传周为契机，认真组织开展好节能宣传活动，提高大家的责任意识和节约意识。将国家中医药管理局机关楼道、大厅、卫生间、会议室等公共区域的白炽灯更换为LED节能灯，安装智能照明控制系统。进一步加强食堂日常管理，强化食堂安全卫生监督检查，努力提高机关食堂的餐饮保障能力和水平，并根据局机关广大职工的需求增开晚餐和夜宵服务。

全力做好国家中医药管理局机关委托和交办的服务保障工作。中心在国家中医药管理局有关司办的指导下，认真做好信息监测、资产管理、报销中心、外事项目、职工住房配售配租等委托工作；积极组织开展局直属机关工会工作，不断丰富大家的业余文化生活，提升服务保障能力。监测与信息处在国家中医药管理局办公室领导下，积极开展局电子政务内网建设，根据各部门意见对OA系统进行升级调整和改进，完善国家中医药管理局办公室公自动化系统及局政府网站建设，稳步推进电子政务内网建设、局政府网站改造、党政机关安全可靠应用等重点项目。全年共为国家中医药管理局机关各部门维修维护计算机软硬件设备500余次，发布政策文件、工作动态1200余条。2018年共监测报刊4187份，监测到虚假违法中医医疗广告25条次。资产管理处在规划财务司的指导下，完成国家中医药管理局机关国有资产清仓盘点工作。对国家中医药管理局机关所属事业单位21户、所办企业18户，共计39户的产权登记上报资料进行汇总和审核上报。2018年国家中医药管理局机关本级采购办公设备家具、设备及国管局调拨资产219件，处置固定资产178件，采购办公用品、办公耗材及其他物品147类，办公用品及耗材领取6525件。外事项目处在国合司的指导下，按照“出访有计划、经费有预算、审批有原则”的要求，认真做好国家中医药管理局因公出国团组审批，2018年办理因公出国（境）团组132批次、336人次，国家中医药管理局机关出国（境）团组30批次、74人次，科研类人员出国（境）团组68批次、167人次。

进一步做好对外有偿服务保障工作。中心进一步规范对外有偿服务保障项目的经营管理工作，健全完善对外经营管理的各项规章制度，压实分管领导和主管处室的岗位职责，努力提高服务保障和经营管理水平。一方面，积极组织开展业务技术和安全培训，强化安全意识，加强安全管理，把安全工作落实到各个生产环节，落实到岗、到人，落实到各项安全措施上。全年负责的4座锅炉房、11台蒸汽锅炉、7台热水锅炉未发生安全生产事故，确保了东直门医院、望京医院、东方医院、中国中医科学院及二级院所等22家委托供暖单位、

39万平方米供暖面积、1300户居民的供暖服务需求。另一方面，加强与供暖托管直属单位有关部门的协调配合，积极协调锅炉产权单位和国管局争取改造项目政策、技术、资金支持。2018年，中心在2017年协助东方医院、东直门医院等3个单位进行“清煤降氮”节能改造的基础上，继续协助中国中医科学院、望京医院申请锅炉设备更新改造项目。望京医院已完成2台新锅炉更新改造。中心进一步加强对三里屯培训基地的物业管理和服务保障工作，按照有关规定和要求，加强对租户的监督检查和合同管理，严格履行报批手续，完善出租合同内容，对个别不遵守规定的散户进行清理，进一步提高了经营管理水平。（于忠涛）

【中国中医科学院2018年工作概况】

一、全面贯彻新时代党建总要求，从严从实筑牢中医药发展根基

2018年，中国中医科学院深入学习贯彻习近平新时代中国特色社会主义思想和党的十九大精神，在全院181个党组织和3870名党员中开展学习宣传贯彻落实十九大精神的一系列活动，组织召开党委中心组学习（扩大）会议10次及各类专题会、研讨会、辅导班、培训班，编发理论学习时讯；推动习近平总书记发展中医药的重要论述尤其对中国中医科学院贺信指示往深里走、往实里抓；深入宣传贯彻习近平总书记庆祝改革开放40周年大会的讲话精神，开展向改革开放40周年改革先锋称号获得者屠呦呦学习活动，以党支部建设为重点，夯实党的组织根基。中国中医科学院党委全面引领，加强顶层设计，科学谋划创新改革发展新思路；深化落实孙春兰副总理调研国家中医药管理局和中国中医科学院的重要指示精神，准确把握余艳红书记、于文明局长和国家中医药管理局领导班子来院调研、座谈时的讲话要点，继承好、发展好、利用好中医药；加强作风建设，严格落实中央八项规定精神，要求领导干部带头转变作风，形成“头雁效应”；认真完成国家中医药管理局党组巡视整改检查反馈意见整改，制定落实国家中医药管理局党组巡视整改检查组反馈意见，用治未病理念，加强对党员干部警示教育。

二、全面落实国家中医药管理局党组工作部署，多措并举促进中医科学院内涵建设

中国中医科学院落实国家中医药管理局党组“大学习、深调研、细落实”指示要求，召开党委中心组学习（扩大）会议9次，安排处级以上干部7人参加党校集中培训，通过集中学习培训、举办辅导报告会和培训班、开展闭卷测试、观看录像、发放图书等多种形式营造“大学习”的氛围。领导班子深入基层调研，听取各单位对自身改革与发展的建议与困难，把“深调研”作为基础贯穿决策和执行全过程。中国中医科学院坚持把“细落实”作为关键和根本要求，围绕中心工作，以问题为导向，持续深化整改、巩固巡视成果，完成36个基层党支部的换届选举工作，落实好国家中医药管理局扶贫工作的要求；印发《中国中医科学院党委关于开展“模范机关”创建工作的实施方案》，组织全院各单位积极争创模范机关。

三、全面发挥学术引领作用，岐黄学者遴选更加彰显国家队地位

中国中医科学院完成国家中医药管理局委托的中医药传承与创新“百千万”人才工程（岐黄工程）第一阶段岐黄学者遴选任务。遴选过程创新引入的双随机模式、一致性评价、舆情分析、一票否决制、全程纪检监督等措施，在中医药行业内评价中实现了“八个第一次、两个最全面”，为今后建立可借鉴可推广的中医药人才评价方式。

四、全面开展扶贫攻坚工作，三大扶贫和卫生援藏援疆工作不断深入

提高政治站位，重点支持做好五寨帮扶。中国中医科学院制订《中国中医科学院中医药扶贫工作方案（2018～2020年）》《中国中医科学院2018年扶贫工作要点》。动员中国中医科学院4家三级甲等医院共向山西省五寨县捐赠1000万元扶贫医疗设备资金，派出5位专家赴五寨县中医院驻点，开展组团式医疗定点扶贫，每半年轮换1次；组织4家医院专家开展基层医务人员中医适宜诊疗技术培训，每月派出医疗队赴五寨开展专科帮扶及巡回诊疗。眼科医院开展五寨眼健康光明行活动，为当地百姓免费进行白内障复明手术。中药资源中心牵头成立169人的中药材产业扶贫行动技术指导专家组，编制针对830个贫困县《贫困地区生态适宜种植中药材推荐目录》；召开中药材规范化种植与产业精准扶贫培训技术培训会，先后3次培训中药材种植骨干数百名；撰写《山西省五寨县中药材产业扶贫示范区建设方案》，协调推动中药企业拟投资2亿元在五寨县建设中药产业园区。

强化责任担当，多措并举开展精准扶贫。中国中医科学院组织院属4家三级甲等医院赴贵州开展定制药园考察工作，并与贵州签署“定制药园”协议，推进中药材产业扶贫工作；派出3支国家中医医疗队，分别赴甘肃、陕西及青海6个贫困县开展“服务百姓健康行动”全国大型义诊周；签订落实帮扶贵州省遵义市中医医院协议；推进广安门医院帮扶河北省阜平县中医院工作；望京医院对口支援宁夏回族自治区固原市中医院、宁夏中西医结合医院及内蒙古克什克腾旗蒙医中医医院，托管河北省固安县中医院骨伤科；进一步加强西藏藏医院、新疆维吾尔医医院等单位支援力度。

五、全面启动第四次全国中药资源普查，技术支撑显成效

中国中医科学院召开第四次全国中药资源普查工作推进会，正式启动实施第四次全国中药资源普查工作；制定《2018年中药资源普查工作要点》，多次组织召开普查工作会、技术培训会、中药资源管理人才研修班；为2018年启动的710个县的普查工作提供技术和数据服务，继续为各省、自治区、直辖市1300个县域中药资源普查工作提供技术支持；汇总整理拟验收20个省267个县的数据和实物资料，新增入库腊叶标本和药材样品4万份，累积汇总标本实物达30万份；推进《中国中药资源大典》系列专著编撰工作；“中药资源动态监测系统2.0”开发获得2018年地理信息产业优秀工程金奖。

六、全面推进科技体制机制创新，科研与学术工作成绩显著

在研课题1478项，其中国家级453项，累计合同总额14.58亿元。中国中医科学院国家重大新药创制项目“青蒿素及其衍生物创新药物研究”、国家自然基金特别资助项目“青蒿素类化合物抗疟机制研究”、艾滋病和病毒性肝炎等重大传染病防治专项项目“中医药促进艾滋病患者HAART后免疫功能重建新方案研究”，以及国家重点研发计划项目、“973”项目等一批重大科研项目进展顺利。

启动中医药科技重大成果引导项目。中国中医科学院在继续实施研究所、中心分类改革，引导资源配置的基础上，紧紧围绕国家和行业重大战略需求，整合资源，组建跨学科、跨单位、跨行业的多学科研究团队，开展持续深入研究。信息所主持的《中华医藏》整体实施方案获得文化旅游部和国家中医药管理局批准，正式启动“中华医藏”编纂项目；针灸所积极推进针灸国际大科学研究计划，参加科技部牵头组织的《国际大科学计划和大科学工程战略规划（2020～2035）》的编制工作。

组织申报各级各类科技项目1011项，中标408项，获资助合同总额3.95亿。中国中医科学院5个牵头项目获得2018年度国家重点研发计划“中医药现代化研究”重点专项资助；“中药道地性研究”获得首个中药领域国家自然科学基金重大研究项目资助，中药资源中心郭娟副研究员获得2018年度国家自然科学基金优秀青年科学基金项目资助，医史文献所顾漫研究员获得2018年度国家社科基金重点项目资助，国家自然科学基金重大研究项目、优秀青年科学基金项目、国家社科基金重点项目均为零的突破。发表学术论文2691篇，SCI收录471篇，影响因子大于5者50篇，影响因子大于3者221篇。《中医杂志》入选中国科协“中文科技期刊精品建设计划”，《中国中西医结合杂志》获中国科协“精品科技期刊”，《中国针灸》获中国科协“中国国际影响力优秀学术期刊”，《中医杂志》《中国实验方剂学杂志》《中国中医药信息杂志》获中华中医药学会“优秀期刊奖”，《中医杂志》英文版获得中华中医药学会“优秀品牌建设期刊奖”。

取得一批标志性科研成果。中国中医科学院“基于遗传与环境的道地药材品质保障技术研究”成果获得北京市科学技术一等奖，8项成果获得一级学会科学技术奖一等奖；申请专利42项，获得授权54项；名医学术思想传承及中医基础理论传承创新取得重大成果，出版《中国中医药重大理论传承创新典藏》《中国中医科学院奉召建院名医学术思想精粹》。古籍文献整理取得显著成就，完成老官山汉墓出土竹简资料信息全面采集工作，影印出版《海外汉文古医籍精选丛书（第二辑）》，收录日韩越三国的医籍20种500余万字，并启动编撰第三辑，包括海外医籍30种；《中医十三经珍善本影印集成》《中医历代养生名著集成》获国家古籍整理出版专项资助。

新药研发工作取得新进展。中国中医科学院双参芎连颗粒、芪珀生脉颗粒、保心颗粒3个新药获得临床批件；参芎解郁颗粒、芪术糖肾颗粒、医院益髓生血颗粒、清热化瘀凝胶、开郁止咳口服液制剂5个新药获得临床研究注册受理。止哮平喘颗粒、通降颗粒两个临床前阶段的研发新药已转让，转让金额1500万。

中医药标准。国际标准ISO/TS 16843－4：2017《针灸表达分类结构》第4部分：经络发布；《中药材商品规格等级通则》　《中医药——灵芝》《中医药——铁皮石斛》3项国际标准通过DIS投票，进入FDIS阶段；《中医药——农残检测》《中医药——二氧化硫检测》进入CD投票阶段；ISO/TS 22558《中医药数据集分类标准》进入出版阶段。国家标准《中医药数据集分类与代码》《中医药学语言系统语义网络框架》通过专家审查；116项道地药材团体标准，144项中药材商品规格等级团体标准正式发布；《中医药学主题词表》网络版应用、24项针灸团体标准和7项针灸国家标准的制修订工作有序推进。

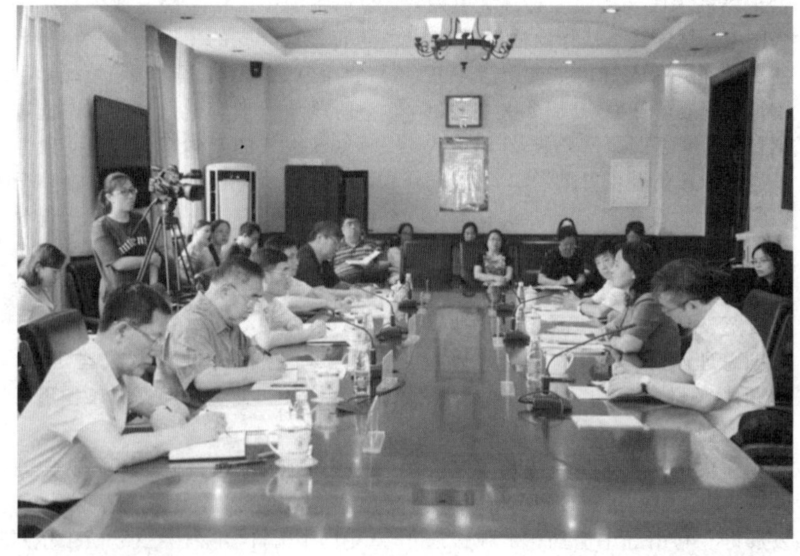

2018年7月12日，国家卫生健康委党组成员，国家中医药管理局党组书记、副局长余艳红到中国中医科学院调研

“中药材重金属ISO标准研制”获世界中医药学会联合会中医药国际贡献奖科技进步一等奖。

研究平台建设稳步推进。中药科技园一期工程青蒿素研究中心及园区基础建设项目获得立项完成施工前准备工作；西苑医院入选国家中医心血管疾病临床医学研究中心，成为首批试点的国家中医临床医学研究中心；道地药材国家重点实验室培育基地绘制出第一个完全依赖于菌根异养植物的高质量基因组图谱，提出将科技考古引入“本草考古”；中药临床评价国家工程实验室形成中药临床试验质量管理行业标准12项，完成生物样本库改建工程招标；中药质量控制技术国家工程实验室建设稳步推进；信息所研制的中医药知识服务平台（微信版）、古今医案云平台、中医智能辅助决策系统社会推广试用。中国中医科学院与郑州大学结成战略合作伙伴关系，签署《郑州大学－中国中医科学院战略合作协议》，共建“郑州大学－中国中医科学院中医药智能科学与工程技术研究中心”；基础理论研究所与中国科学院上海微系统与信息技术研究所共同发起成立中医药先进技术联合实验室。首都科技条件平台实验服务基地新增开放科学仪器设备15台套，总值801.30万元，开放设备总值超过4.10亿元，服务合同总数131个，合同实现额9432万元。望京医院在科技部、财政部会同有关部门组织的中央级高等学校和科研院所科研设施与仪器开放共享评价中获得良好评价

七、全面深化医疗改革，中医药健康服务能力更加凸显

加强顶层设计，全方位引导医院发展。中国中医科学院多次调研并召开专题会议，成立组织机构，推动西苑医院、广安门医院、望京医院、眼科医院有序开展医院章程制定试点工作；根据等级医院评审标准，结合医改要求，优化目标责任核心指标，强化中医药特色优势、重点专科建设、重大疑难疾病救治能力、医院内涵建设、医疗质量与风险防范等目标考核，提高中药及中药饮片处方比例，引导医疗机构增强中医药特色。

加强专科建设，行业引领区域辐射能力持续提升。西苑医院肺病科等14个专科入选区域中医（专科）诊疗中心建设项目，西苑医院心绞痛与胃癌前病变、广安门医院肺癌、望京医院溃疡性结肠炎等4个项目入选重大疑难疾病中西医临床协作试点项目。4家医院成立京津冀专科协同联盟9个，发挥辐射带动作用；以疾病诊断相关分类（DRGs）为抓手，推进院属4家医院开展DRGs优势病种研究工作，加强各医疗机构医院运营管理，提升内涵建设，提高医疗质量与风险防范水平。

加强能力建设，中医药防病治病能力不断提高。中国中医科学院督导医疗机构的医德医风及行风建设，引导医疗机构减少医疗纠纷发生，增强化解能力，不断提高患者就医感受。全院门（急）诊总量688.37万人次，同比减少4.67%，减速较2017年同期放缓（2017年同期下降8.82%）；出院病人8.17万人次，同比增长4.43%；医疗业务总收入62.51亿元，同比增长4.52%；引导各医疗机构持续加强中医药特色优势，中药饮片药费占比47.80%，医药分开综合改革成果得到有效巩固。

八、全面实施人才强院战略，人才培养评价机制日趋完善

做好高层次人员的选拔推荐工作。完成首席研究员增选、续聘及荣誉首席研究员增选工作，授予荣誉首席研究员13人，首席研究员56人，特聘首席研究员5人；19名医疗科研人才入选岐黄学者。中药资源中心郭兰萍研究员牵头的中药生态农业创新团队入选科技部重点领域创新团队，是科技部年度创新人才推进计划中唯一入选的中医药重点领域创新团队，袁媛研究员入选科技部中青年科技创新领军人才；19名医疗科研人才入选岐黄学者，占总数的19.20%；推荐中药研究所徐承超博士申报青年千人计划，并已通过科技部答辩；广安门医院熊兴江、针灸研究所何伟2人通过万人计划青年拔尖人才初审，入围会议评议阶段。

深化干部人事制度改革。中国中医科学院修订《职工带薪休假及请假制度管理办法》《职工请销假管理办法（试行）》《处级领导干部兼职管理暂行规定》《借调人员管理办法（试行）》；启动科技人才座谈会，探索建立临床、科研分类管理考核评价体系；强化党政干部管理，做好干部选拔，全年人才引进和调入35人，其中博士后3人。

加强国家级专业技术人员继续教育基地建设。中国中医科学院作为人力资源社会保障部批准的中医药行业唯一的国家级专业技术人员继续教育基地，全年召开国家级专业技术人员继续教育基地建设调研座谈会3次，完成《“国家级专业技术人员继续教育基地”建设项目实施办法（初稿）》。中药资源中心分子生药学学科发展储备人才能力建设高级研修班获批人力资源社会保障部专业技术人才知识更新工程高级研修项目。中国中医科学院获批继续教育项目国家级74项、院级203项；公示2019年度继续教育项目国家级126项、院级380项，推荐上报“人力资源社会保障部专业技术人才知识更新工程2019年高级研修项目”3项。

稳步推进研究生教育内涵式发展。中国中医科学院探索试行博士生招生“申请－考核”制和硕士学位研究生推荐免试攻读制，经申请考试方式录取博士生4名，拟录取推荐免试硕士生29名；持续推进教学改革，中医内科学教研室仝小林教授等申报的“基于临床能力的中医类人才多维培养模式的创新与实践”获北京市高等教育教学成果奖二等奖；加强研究生特色教材编写，出版《神农本草经译释》，完成《人文视角下的中医药》《中医师承讲堂》编订工作；完善研究生学位论文质量评议审核机制；组织首届全国中医药优秀博士学位论文评选。2018年硕士、博士研究生招生指标分别增加10名和32名，增幅近45%，博士生招生人数达103名，实

现博士生招生“过百”的目标。

加强学术经验继承和传承博士后管理工作。中国中医科学院召开中国中医科学院传承工作会议，启动中国中医科学院第三届国医大师传承工作室及全国名老中医传承工作室建设和国医大师路志正百年诞辰学术思想系统整理研究工作；举行中国中医科学院第六批全国老中医药专家学术经验继承工作拜师仪式；完成9个全国名老中医药专家传承工作室的验收工作；推进全国中药特色技术传承人才培养，全年4家基地举办全国中药特色技术传承人才培训项目10期，培训608人次；组织博士后申报博士后科学基金面上项目、特别资助项目和博士后创新人才支持计划，以及香江学者计划等项目，8人获得资助。博士后研究人员进站31人，其中流动站招收26人，工作站联合培养5人，出站32人，退站5人。

九、全面参与“一带一路”建设部署，中医药国际合作交流不断扩展

以建立海外中医药中心为依托，搭建高层次中医药国际交流与合作平台。中国中医科学院牵头与德国联邦医师公会下属德国中医学会、汉诺威医科大学和天士力集团共同建设的“中国－德国中医药中心”在德国汉诺威正式揭牌成立；眼科医院与挪威圣·奥拉夫眼科诊所共同成立“中国－挪威中医药中心”；与荷兰莱顿大学合作建立的“中欧中医药及天然产物研究中心”揭牌；在以往与美国合作基础上组织研讨规划，建立多个中医药综合性合作平台，初步形成以加州大学洛杉矶分校、克利夫兰大学、耶鲁大学、哈佛大学等国际知名高校为首的中美中医药合作布局。

以中医药“一带一路”合作专项为支撑，开展国际大项目科技合作。中国中医科学院调增“一带一路”合作专项经费，重点围绕中医药海外中心、国际合作基地和联合实验室建设、国际人才培养等方面，同时支持与欧美先进国家的科研机构合作，新立项课题13项；通过项目经费支持，以课题数据为研究基础，针灸所中标国家重点研发计划1项，获批经费332万元；申报科技部国际科技合作项目6项，结题3项；获批国家中医药管理局国际合作专项8项。2018年中国中医科学院因公出国（境）89批226人次。

以服务国家外交为切口，推动中医药在“一带一路”倡议国家的发展。中国中医科学院组织3名专家赴德国、荷兰、比利时，为当地华侨义诊，诊治患者近1000人次；2名专家赴尼日尔、越南为总统及首脑进行涉外医疗服务；承办中非卫生合作高级别会议中非传统医药合作专题论坛；全年主承办中医药国际会议17次；接待来访外宾96批840人次，其中副部级以上团组4批；接待外国领导人、使馆人员及家属、来华工作的外国友人等国际患者近3000人次。

十、全面强化综合服务和管理，各项保障工作取得积极进展

中国中医科学院通过细化预算管理、内部控制建设、改进工作流程等手段，加强财务管理；充分发挥审计监管职能，完成对院属产业单位2017财务收支和内部控制情况审计、东直门大院综合管网可视化智能管控工程项目、路面恢复修缮工程、大白楼屋顶防水施工工程的结算审计工作，启动国家中医药管理局管干部离任审计工作。

围绕中医药行业和全院重点工作，展示改革发展新风貌。中国中医科学院编发院报22期，编辑网站动态要闻、综合新闻稿件240篇，微信推送稿件130余篇次；制订拍摄诺贝尔奖获得者、两院院士、国医大师等名老中医药专家工作方案，专题片《屠呦呦：不忘初心》荣获中共中央组织部第十四届全国党员教育电视片三等奖。

中国中医科学院加强产业管理和资源整合，着力解决重点、难点问题，推进华神制药有限公司股权转让工作，督促产业单位整改、完善健全规章制度，构建长效管理运行机制；加快推进基本建设项目实施，“中药科技园一期工程青蒿素研究中心”项目完成初步设计及概算编制，完成东直门大院立体车库主体结构、中医门诊部抗震加固和装饰装修。西苑医院完成病房楼节能及消防改造项目。眼科医院医疗综合楼屋面防水及外墙保温装饰工程取得国家中医药管理局批复。

中国中医科学院信息化基础设施建设和网络安全防护持续推进，万兆节点、千兆桌面的东直门大院园区网络初步形成；开展院属医院与院本部光传输链路互联项目；加强协同办公系统升级改造和财务内控系统升级工作。　（李爱军）

【中华中医药学会2018年工作概况】

一、学习贯彻党的十九大精神，不断加强党支部建设

坚持党建强会，确保正确政治方向。中华中医药学会通过专题培训、专题党课、联学联做、赴革命老区、纪念建党97周年系列主题活动、“以案释纪明纪　严守纪律规矩”主题廉政警示教育系列活动等多种形式，深入学习贯彻习近平新时代中国特色社会主义思想和党的十九大精神。

加强分支机构党建，探索建立分支机构党的工作小组。中华中医药学会落实学会党建“两个全覆盖”工作，制订《中华中医药学会分支机构党建工作方案》，在16个分会建立党的工作小组。分支机构党的工作小组通过把方向、谋大局、促改革，把党的重要理论和路线方针政策，落实到分支机构治理结构和治理方式改革各个方面，充分发挥分支机构的学术引领作用。

二、强化组织建设，提高综合服务能力

加强分支机构管理，提升为分支机构工作的服务能力。中华中医药学会以分支机构管理为抓手，开发并投入使用学术活动管理综合服务信息平台，修订《中华中医药学会分支机构管理办法》，截至2018年12月底，16个分支机构完成换届选举，选举产生新一届委员会，实施精准对接服务；2018年共发展青年委员1796人，为青年人才成长搭建平台，增强分支机构活跃度和影响力。

加强信息化建设，完善信息发布机制。中华中医药学会修订《学会信息发布管理办法》和“智慧杏林”微会议系统使用手册，截至2018年12月底，官微订阅号粉丝数为73164人；制订《学会光纤升级网络光纤升级实施方案》，细化信息发布的内容、流程，确保信息发布的及时性、准确性和真实性。

加强会员服务管理，会员发展取得新增长。中华中医药学会进一步加强会员微信综合服务平台建设，全面推进会员管理信息化，全年新增直接联系个人会员5242人，同比增长22.6%，直接联系个人会员总数18571人。新增单位会员6家，单位会员总数63家。

三、打造行业学术品牌活动，充分发挥学术引领作用

主办品牌学术会议，深化品牌会议内涵。2018年，中华中医药学会召开第五届岐黄论坛、第五届诺贝尔奖获得者医学峰会、中医药文化大会、国际络病学大会、国际经方学术会议等品牌学术会议。

继续开展品牌奖项评审，不断完善奖励制度机制。中华中医药学会推荐的“银杏二萜内酯强效应组合物的发明及制备关键技术与应用”获2018年度国家技术发明奖二等奖。自2018年9月起，实施科技奖励评审专家公示制度，让专家权力在阳光下运行。2018年中华中医药学会科技成果和优秀人才奖励的评审表彰工作，共选出科学技术奖58项，李时珍医药创新奖2项，政策研究奖1项，学术著作奖45部，中青年创新人才6人，优秀管理人才5人，岐黄国际奖2人，中华中医药学会举荐2人入选科技部中青年科技创新领军人才。

加强中医药标准研制，提高业务素养，夯实管理体系。中华中医药学会发表《中成药临床应用专家共识与说明书规范》等学术论文，制定《中成药临床应用专家共识研制规范》等技术文件；组织5次全国范围的中医药标准化学术研讨或培训会，建立标准化工作系列标准操作规程（SOP），立项并通过26项中成药临床应用专家共识。

服务创新驱动，推动产学研协同创新。中华中医药学会聚集中医药创新要素和资源，成立中风病防治协同创新共同体、少儿推拿传承发展共同体等多个共同体，在已建立的“中医药创新驱动共同体”开展多次学术交流活动，助力学科发展。

四、加强人才培养，推动中医药传承发展

创新培养模式，培育人才梯队。中华中医药学会完成2018年国家中医药继续教育项目年度项目991项，备案255项管理工作，全年审核、发放继续教育学分证书21万余张。开展首届全国经方实战论坛、首届中医优才论坛等9场学术传承活动和3场拜师仪式，选拔确有专长的地方名医作为中华中医药学会学术传承导师，为他们的学术传承活动发挥第三方见证与监管作用。

调研继续教育现状，研发继续教育系统。中华中医药学会制定《中华中医药学会学术传承活动管理暂行办法》，开展全国中医药从业人员继续教育现状调查研究，撰写《全国中医药继续教育现状调查报告》，执行学会继续教育项目53项。设计、研发国家中医药继续教育服务平台（PC端+微信），包括国家继续教育项目管理平台、国家级学分管理平台和国家中医药继续教育在线学习平台。

创新学术交流形式，为青年人才成长搭建平台。中华中医药学会开展青年人才托举工程项目，组织2018中国（北京）国际中医药健康服务博览会、第三届青年医师急救技能大赛，以及针对青年人的论坛、沙龙，如男科分会第二届青年学术论坛、肿瘤分会青年论坛。6月，成立中华中医药学会青年委员会，探讨行业及学术发展的热点和难点问题，探索5种不同模式的青年委员会发展路径，提交学术发展建议1份，青年委员会在行业逐渐形成一定影响力。

五、承担政府转移职能，提升行业影响力

组织实施中医优势病种诊疗方案和临床路径制定与实施项目。中华中医药学会完成国家中医药管理局委托承担的240项中医临床诊疗指南和136项治未病标准制定，召开初审会16次，审定会3次，统稿会1次；完成国家中医药管理局医政司交办的95个中医优势病种诊疗方案和临床路径制定与实施工作。

协助做好国家基本药物目录修订中药有关工作。中华中医药学会完成“国家基本药物制度建设中药相关内容研究”项目，共组织5次会议，邀请临床、药学领域的专家100余人，围绕基本药物目录修订中药有关工作，通过座谈、邮件等形式征求各领域相关专家意见和建议。

聚焦中医药行业热点和焦点问题，吸纳多方智慧开展课题研究。中华中医药学会承担中药大品种培育策略与路径研究、科技与产业融合机制研究等10余项课题。其中，中药大品种培育策略与路径研究的成果——《中药大品种科技竞争力报告》在行业中形成一定影响力。启动中医药（中药炮制）学科发展研究项目，发布《2017年全民中医健康指数研究报告》。

六、加强宣传推广，传播中医药文化

扎根基层医疗，促进人才培养。中华中医药学会举办“中医药临床价值与科学价值——中医药特色优势与创新成果”系列活动3场，在全国27个地区开展200场“科普中国·中医药百城千校万村行动——中医护理服务·百姓健康助力”大型科普活动，受益人数3万余人。2018年全国科普日北京主场，发放宣传册1000余本，中医特色护理技术体验650余人次，并参与光明网的直播活动，线上观看人数35.50万人次。学会开展春播行动、精耕华韵等活动，培训基层医生近1万人次。学会组织57家委员单位开展同主题科普活动，直接参与人数达15000余人次。

弘扬中医药文化，促进大众中

医药文化素养提升。中华中医药学会开展中医药文化进校园活动，评选出 50 件优秀中医药健康文化作品。主办期刊《中医杂志》《中华中医药学刊》获“百种中国杰出学术期刊”称号，《中国实验方剂学杂志》获中国科协第三届优秀论文奖，《新中医》获“2018 年度中国高校编辑出版质量优秀科技期刊”奖，《中医药导报》获第四届“湖湘优秀出版物”奖，《中医儿科杂志》获“中国高校编辑出版质量优秀科技期刊”奖。中华中医药学会融合新媒体技术手段，持续推进中医药科普信息化建设，疏通科普知识送达大众的最后一公里；积极发挥中华中医药学会“中医之声”微信公众号并借助今日头条 APP 等新媒体的优势，传播科学有效的中医药科普知识，本年度更新 20 期，新增关注人数 50000 余人，新增阅读量 80000 余人次，营造正确学中医、用中医的良好氛围。

深化交流合作，落实“一带一路”倡议。中华中医药学会组织召开 20 余次国际学术会议，成立中华中医药学会适宜技术国际推广合作共同体，举办 2018 中俄“一带一路”国际中医药发展论坛、第二十一届中韩学术大会等境内外中医药学术交流活动，并与“一带一路”沿线国家筹建中医药对外联络站。

七、重视学术会议成果凝练，探索学术成果共享模式

（一）国际主要学术会议

2018 年 3 月 17 日，由中华中医药学会等主办的第十四届国际络病学大会在山东济南召开。8 位院士、100 余名国际知名专家共同围绕心脑血管病、糖尿病、肿瘤、前列腺、呼吸疾病等临床治疗的难点、热点及国内外最新进展与 3000 余名海内外专家学者进行交流。大会在全国设立约近 1000 个视频现场，共约 30000 余名专家学者收看，通过广泛的学术交流，推动中医络病学向现代化和国际化迈进。

2018 年 6 月 28 ~ 30 日，由中华中医药学会等单位主办的第八届国际经方学术会议、第九届全国经方论坛暨纪念胡希恕先生诞辰 120 周年学术研讨会在北京召开。来自海内外的 1000 余名经方同仁参加，本次论坛进行 7 场共计 29 人次专题演讲和一场《伤寒论》背诵大赛，论坛围绕“胡希恕先生经方学术思想”的主题，从经方理论和临床应用中所涉及的实际问题出发，进行广泛而深入的研讨。这是参会人数最多、规模最大的一次经方论坛。

2018 年 11 月 13 ~ 15 日，由中华中医药学会、深圳世健公益基金会、中国战略与管理研究会主办，河北雄安新区管理委员会、廊坊市人民政府协办的首届雄安国际健康论坛在河北廊坊举办。包括诺贝尔奖获得者、国际知名医学专家、中国两院院士等海内外知名学者、企业家共计 400 余人参加。专家们聚焦当前科技创新与大健康产业升级、共享健康、环境变化与人类健康等热点话题共同为与会者带来一场精彩的头脑风暴。

（二）国内主要学术会议

2018 年 5 月 31 日，2018 年全国中医药学会工作会议暨 2017 年度中华中医药学会科技成果、优秀人才奖励大会在广州召开。会议举行中华中医药学会科学技术奖等奖项的颁奖仪式，表彰科学技术奖一等奖 6 项、二等奖 17 项、三等奖 35 项，政策研究奖 5 项，李时珍医药创新奖 1 人，中青年创新人才 7 人，优秀管理人才 5 人、学术著作奖 45 部，岐黄国际奖 3 人。

2018 年 9 月 7 ~ 9 日，由中华中医药学会主办的 2018 第五届诺贝尔奖获得者医学峰会在海口市举办，设国际肿瘤研究高峰论坛、中医肿瘤论坛等 7 个分论坛。峰会以学术为接口，产业为龙头，重点围绕肿瘤治疗创新等核心内容，旨在打造中外医学交流的世界平台，向医学人才培训、科研成果落地等更高目标迈进。5 位诺贝尔奖得主与到场的 1000 余位参会代表，围绕既定议题展开深入交流。

2018 年 10 月 27 ~ 29 日，由中华中医药学会等多家单位共同主办的以“传承创新、文化引领、产业驱动、科学发展”为宗旨，以“改革开放 40 周年——中医药改革之路与展望”为主题的第二届中医药文化大会在江西抚州举办。大会进行中医药先贤祝拜仪式，中医药发展创新优秀成果，以及中医药民族品牌的发布，并发出创立中华中医药文化节的倡议，75 家国内外主流媒体及网络媒体进行报道。

2018 年 11 月 10 ~ 11 日，由中华

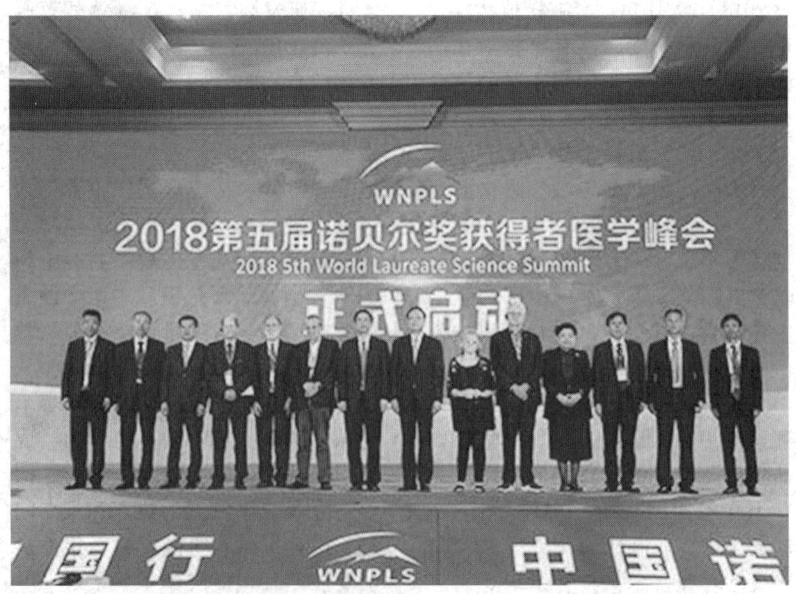

2018 年 9 月 7 ~ 9 日，由中华中医药学会主办的 2018 第五届诺贝尔奖获得者医学峰会在海南海口举办

中医药学会、中国中药协会、开封市人民政府主办的2018全国中医药传承创新与健康产业发展黄河论坛在河南开封召开。来自全国各省市的600余位专家、学者参加，河南健康网对会议全程在线直播，截至论坛结束，在线观看人数达362806人次。

2018年11月25日，以“传承·创新·发展”为宗旨，以“传承创新发展，助力健康中国”为主题的第五届岐黄论坛在北京召开，设主论坛和中华中医药学会内科分会2018学术年会暨董建华学术传承研讨会等8个分论坛，并进行2018年度中华中医药学会科技成果、优秀人才奖颁奖仪式。国医大师、院士，以及来自中医药领域的2500余位专家参会。

八、贯彻落实精准脱贫总目标，服务打赢脱贫攻坚战

发挥学会专业优势，多层次多领域开展精准扶贫。中华中医药学会深入贯彻落实习近平总书记关于“坚决打赢脱贫攻坚战”的重要指示精神，成立中华中医药学会中医药精准扶贫志愿者队伍，参加专家人数近300人，通过组织专家赴贫困地区开展专家义诊、免费送药、中医药技术帮扶、中药材产业扶贫等方式开展精准扶贫。据不完全统计，中华中医药学会及所属分支机构共组织专家义诊400余场，义诊总人数达83000多人，组织开展基层医师培训350余次，培训医师54000余人，共捐赠医疗物资815.50余万元，发放科普资料近3000册，开展科普活动共计250余次，科普人数62000余人，提供专家咨询服务700余次，服务6000余人。中华中医药学会获“2018年度全国科技助力精准扶贫优秀组织单位”称号，学会推荐的韦以宗教授被评为“2018年全国科技助力精准扶贫先进个人”。

实事求是考察调研，引领中医药精准扶贫工作。2018年8月21～23日，中华中医药学会与国家中医药管理局人事教育司联合组成帮扶小组赴山西省五寨县开展扶贫调研工作，捐赠价值28万元药品。在薛家村卫生室开展以“健康扶贫”为主题的医疗卫生进村活动，据统计，共诊疗患者70余人次，发放养生科普书籍400多册，捐赠党建扶贫专款3万元。

创新精准扶贫模式，搭建基层医疗精准帮扶平台。2018年3月，成立中华中医药学会中医眼科协同创新共同体，吸纳来自全国43家国家重点专科单位、医疗机构、科研单位等100余家单位参加。截至2018年底，眼科分会2018年各地义诊人数达2800人，完成各类手术共1088例。

提高基层医疗水平，推动中医药智力扶贫。中华中医药学会风湿病分会组织专家开展《类风湿关节炎病证结合诊疗指南》基层巡讲活动，走遍全国29个省、自治区、直辖市的基层偏远地区，赴基层中医院进行指南巡讲60余次，培训医护人员1万余人次，免费在问问风湿APP上发布指南巡讲视频。

开展中药材产业扶贫，带动贫困地区致富。在中华中医药学会整脊分会名誉主任委员韦以宗医生团队的推动下，广西平山镇引进具有“开胃益中、健脾明目”药用价值的陕西洋县国家地理标志产品——黑米，已在平山镇其他13个行政村铺开。截至2018年底，共组织发动贫困户665户，总计2864人，种植面积达到969.60亩，免费赞助20万元为贫困户提供谷种。（唐可人）

【《中国中医药报》社2018年工作概况】

一、深入学习贯彻习近平新时代中国特色社会主义思想和党的十九大精神，全面从严治党，争创“模范机关”

强化党员干部理论武装。2018年，《中国中医药报》社（以下简称报社）认真抓好党的十九大精神和习近平新时代中国特色社会主义思想学习；以“两学一做”为基本内容，以“三会一课”为基本制度，以党支部为基本单元，以落实党员教育管理制度为基本依托，制订学习方案；组织学习《条例》内容，开展知识自测答题活动，实现以考促学，以学促效的目的。

加强党的组织建设。报社进一步健全报社党的组织，成立党总支办公室（纪检监察室），确保党纪检工作有专门机构、专项职责、专职人员，进一步强化报社党的领导作用；推进报社党总支换届工作；抓住报社改制和改革发展契机，明确党总支在公司法人治理结构中的具体职责，牢牢把握党对意识形态工作的领导权、管理权、话语权。

健全制度，发挥监督作用，推进全面从严治党。报社深入学习贯彻《关于新形势下党内政治生活的若干准则》，健全组织生活制度。结合报社实际，印发《中国中医药报社党总支关于贯彻落实〈国家中医药管理局党组关于贯彻落实《中共中央政治局贯彻落实中央八项规定实施细则》的实施办法〉的实施方案》。落实国家中医药管理局党组决策部署，履行纪检监督职责，积极发挥党内监督作用。报社加强对十九大精神和党章党规执行情况的监督检查，认真抓好国家中医药管理局党组重要决策部署和对报社中心工作贯彻落实情况的监督检查；配合中央及国家中医药管理局巡视工作，认真整改落实；协助国家中医药管理局开展“双超标准”调研活动，强化巡视整改成果运用。

做好“三个表率”，创建“模范机关”。报社成立“模范机关”创建工作领导小组，加强对创建工作的组织、督促和指导；将创建工作情况纳入党建述职评议考核，对创建工作不力的要限期整改；统筹推进创建工作融入业务工作，确保创建工作取得显著成效；工青妇组织也同时开展形式多样的创建活动；探索创建工作建章立制和固化成果等长效机制，推进模范机关建设常态化、长效化。

二、坚持围绕中心服务大局，做好报社新闻舆论和文化科普工作

（一）坚持正确政治方向和舆论导向，加强新闻宣传和文化科普

围绕中心、服务大局，深化主题报道。报社完成改革开放40周年活动的宣传报道工作，推出“改革开放大事记”9个整版报道，以连载

形式回顾40年来中医药改革发展进程中的大事要事，反映该事件对当下中医药发展的影响；在头版开设《壮阔中医潮·奋进新时代》栏目，报道改革大潮中涌现出的先进事迹、感人故事，刊登屠呦呦获得改革先锋称号人物报道、改革开放40年以来中医药发展纪实报道、配发社论，制作一图穿越40年的新媒体产品等，全方位多角度展现40年来中医药事业在改革开放的历史进程中做出的实践探索、总结的有益经验、经历的改革故事、取得的重要成就；深入报道学习贯彻习近平总书记关于发展中医药的重要论述、孙春兰副总理到国家中医药管理局调研、中医药法实施一周年、中医中药中国行——中医药健康文化推进行动、纪念李时珍诞辰500周年等重大事件，不断巩固壮大主流思想舆论。

聚焦行业、选树典型，引领中医药行业改革风向标。报社重点聚焦广东省的典型经验，选取广东省中医院的改革发展经验，刊发系列报道，起到典型引路作用；积极落实国家中医药管理局领导有关批示，在要闻版原有《中医药·医改进行时》栏目基础上，持续报道中医药参与医改的先进经验；为贯彻落实2018年《政府工作报告》提出“支持中医药事业传承创新发展，鼓励中西医结合”开设《推动中西医优势互补协调发展》专栏。

坚持导向、引导舆论，抓好新闻评论。报社在推出广东省中医院典型经验、纪念毛泽东同志西学中批示60周年、国家中医药管理局召开两个座谈会、藏医药浴法申遗等重要事件，及时配发言论正面引导；组织撰写贯彻落实习近平总书记关于中医药的重要论述，发出权威声音，进一步弘扬主旋律，形成良好的舆论氛围。

关注行业热点和社会焦点话题，回应社会舆情关切。报社在“阿胶就是水煮驴皮”舆情事件发生时，采访权威专家，及时刊发《阿胶疗效确切　否定有违科学》，配发言论《以“成分论”否定中药功效是偷换概念》等，澄清谬误，正本清源，有力回击不实说法。大量门户网站迅速转载，当天登上微博热搜第七条，既为中医药事业发展正名正声，也提高了报纸社会影响力。

立足行业、权威科普，反映中医药学术成就。报社与中华中医药学会学术部合作，开设《聚焦中医学术前沿》栏目，进行专题策划，呈现中医各学科学术成就、科研创新、临床进展。针对群众关注的健康事件，加强选题策划，深耕内容，注重创新，策划如《赏中华诗词，学养生知识》《成语养生》《澄清养生谬误》等栏目，围绕疾病日、节气养生，推出系列文章和精品策划，深受读者欢迎。

坚持精品战略办杂志，打造中医药健康养生科普的主流平台。《中医健康养生》杂志继续坚持“传播科学中医养生理念方法，提高人民群众中医健康素养”的办刊宗旨，2018年中国刊博会上获“2018中国最美期刊”“数字期刊影响力百强”双项大奖。报社签约商业合作伙伴10余家，策划举办中医药健康科普文化巡讲进中央机关活动和2018年北京外语游园会中医药展览。

（二）推动传统和新兴媒体融合发展，提升舆情服务能力

中国中医药网、新媒体矩阵影响力强势增长，形成互联网上坚强舆论阵地。中国中医药网全年发布文章6768篇，制作《两会e中医》《李时珍诞辰500周年》《改革开放40周年》《学习贯彻习近平总书记关于发展中医药的重要论述》《深入推进中医药扶贫》等11个专题页面。网站最高日访问量近20万，已成为中医药行业的权威门户。“中国中医药报”官方微信号粉丝有21万多人，单篇点击量最高突破4万人次。“中国中医”微信号发布微信241期，共973条，订阅人数40.25万人，相比2017年增长64.55%。“养生中国”微信号订阅用户44.48万人，单条最高阅读量10.6万人。报社承接北京市中医管理局委托运营的“首都中医”项目，截至2018年12月6日，订阅用户12956人，总阅读量79.43万次；阅读人数27.35万人。

舆情系统逐步完善，舆情专报分析到位。报社能及时抓取中医药热点及敏感事件，并进行深度分析，为舆情应对提出建议；对数次重大敏感舆情做出准确预判，分析到位，建议合理，得到肯定和采纳，也在中医药行业逐渐树立品牌影响力；通过一周舆情栏目撰写热点新闻分析评论文章，有力引导社会舆论，形成报社品牌。

三、坚持围绕服务中心工作，办好重大活动和国家中医药管理局委托项目

帮扶山西省五寨县打好脱贫攻坚战。为进一步贯彻落实习近平总书记对脱贫攻坚工作重要指示精神和中央定点扶贫工作决策部署，根据国家中医药管理局党组部署要求，报社及时成立扶贫工作小组，统筹安排工作，形成高效的工作机制；制订《关于中医药扶贫宣传方案》，挖掘中医药扶贫工作中的典型，展现中医药扶贫的成效，对全国多个省份的扶贫工作进行宣传，对五寨定点扶贫工作进行专题报道，全媒体展现中医药扶贫成效；积极完成报社的扶贫工作任务，利用报社平台和媒体资源，包装升级五寨县农特产品，建立扩大销售渠道，助力五寨县打赢脱贫攻坚战。

“中医中药中国行——中医药健康文化推进行动”持续推进。报社作为“中医中药中国行”组委会办公室，在中国国家博物馆举办“中医中药中国行——中医药健康文化推进行动”2018年大型主题活动，参观群众近4万人次，120名中医药专家为2000余名群众提供健康咨询，近千名群众聆听科普讲座，发放10种科普宣传资料3万多份；策划组织国际合作专项“中医中药港澳行”，受到港澳群众的热烈欢迎和媒体的广泛关注；举办全国中医药文化进校园工作座谈会暨“中医药文化进校园”成都站活动，致力于增强青少年的健康意识和技能，培养青少年对中华传统文化的亲近感和认同感。

中医药法宣传贯彻活动形式丰富。报社举办中医药法知识竞赛活动，建立中医药法竞赛题库，累计线上答题人数达18.02万人次，在中医药行业内外营造关注、学习、宣传中医药法的良好氛围；在国家中医药管理局政策法规与监督司指导下，举办中医药法征文活动。

中央主流媒体新闻调研营造良好氛围。报社承接国家中医药管理局办公室委托的“中央主流媒体新闻调研”项目以来，共邀请人民日报、新华社等中央主流媒体60余人次，通过召开座谈会、作专题讲座、实地采访等形式，深入云南、湖北、四川、贵州、西藏、福建、广西等地，开展基层中医药服务能力提升、中医药扶贫、少数民族医药等专题调研；刊发《中医创新呼唤“李时珍”》（《人民日报》），《特色中药产业助推健康扶贫》（《经济日报》）等一大批高质量、接地气的原创稿件，总结推广云南绥江中医入户、藏医“一对一”师承教育等可复制可推广的经验和模式，有效宣传各地中医药领域改革发展的成功经验、先进典型，为中医药事业发展营造良好氛围。

四、完成报社转企程序，拓展市场运营，强化制度建设

公司制改制批复。2018年12月21日，报社正式取得财政部《关于批复〈中国中医药报〉社公司制改制有关事项的函》（财文函〔2018〕124号），同意《中国中医药报》社公司制改制方案及章程，明确法人治理结构，改制为有限责任公司。

完善经营工作机制。报社不断完善与广告代理公司的工作机制，严格执行双方在《广告独家代理合同》中约定的监督管理职责，衔接广告公司与报社相关业务部门的业务往来，保证其在广告经营活动中严格遵守报社的各项规章制度，支持其广告经营业务有序开展。报社与广告代理公司终止双方合作关系后，起草《〈中国中医药报〉社广告发布管理办法（征求意见稿）》，规范广告经营活动，保障报纸广告发布和管理工作有序进行。

探索构建具有文化企业特点的现代企业制度框架和体系。报社做好现有规章制度的更新、完善、废止，确保依制度管理，按规矩办事；共起草修订制度10个，涉及报社日常管理、人事干部管理、采编发行业务、党务纪检、后勤保障等方面。

加强干部队伍建设，不断完善干部人事工作机制。加强中层干部队伍建设，报社启动4名中层干部的推荐选拔程序，按计划接收应届毕业生4名，社会招聘人员5名；完善干部任职制度，制定《关于进一步规范现职领导干部兼职的通知》《〈中国中医药报〉社返聘人员管理办法（试行）》《〈中国中医药报〉社社内人员项目绩效发放管理办法（试行）》《〈中国中医药报〉社市场项目人员考核办法（试行）》。

五、坚持不断提高领导能力，增强8个本领，全面加强领导班子自身建设

加强理论武装，发挥党总支战斗堡垒作用。报社在全社进一步树牢“四个意识”，坚定“四个自信”，践行“两个维护”；社领导和各支部书记带头讲党课、听党课，切实提升报社领导班子和各支部书记思想政治教育工作规范化建设水平。

强化作风建设。报社持之以恒落实中央八项规定精神，印发《中国中医药报社党总支关于贯彻落实〈国家中医药管理局党组关于贯彻落实《中共中央政治局贯彻落实中央八项规定实施细则》的实施办法〉的实施方案》。

深入开展“大学习、深调研、细落实”工作。报社把“大学习”要求贯穿始终。制订报社学习计划，开展“双读”活动。打造报社学习品牌，强化政治素质和业务能力。将学习习近平新时代中国特色社会主义思想纳入“北沙滩讲坛”内容，请专家来社作专题报告辅导，组织广大职工，特别是共产党员，交流学习体会，畅谈思想认识，撰写学习心得，推选优秀文章进行全社交流并进行表彰。把“深调研”作为基础贯穿于决策和执行全过程。社领导班子分别赴四川、山东、广东、安徽等地，以及中国健康传媒集团等单位，深入开展调查研究，坚持问题导向，找准制约发展的关键问题，准确把握新时代中医药传承发展的大势和规律，不断提高调研质量和水平。把“细落实”作为关键和根本要求，大力提升攻坚克难的耐力、真抓实干的定力、务实创新的魄力。报社严格按照党中央、国务院和国家中医药管理局党组的决策部署对标对表，进一步强化使命担当，始终保持抓落实、抓推进的政治定力，以高度的政治自觉、思想自觉和行动自觉，创新性地推进工作，不折不扣抓好落实、见到成效。（闫　锐）

【中国中医药出版社2018年工作概况】

一、以党建工作为统领，全面抓好基层党组织建设工作

围绕党的十九大精神，狠抓理论学习，深入宣传贯彻习近平新时代中国特色社会主义思想。中国中医药出版社（以下简称出版社）始终坚持把深入学习贯彻习近平新时代中国特色社会主义思想、党的十九大精神，以及习近平总书记关于发展中医药的重要论述作为重大政治任务，努力在工作中加以实践。2018年初，出版社组织全体员工认真学习党的十九大报告、中纪委工作报告和党章，准确把握党的十九大提出的一系列新思想、新观点、新论断、新举措；年中组织编印《学习贯彻党的十九大精神应知应会手册》，除本社员工人手1册外，还为中国中医科学院以外的国家中医药管理局直属单位免费发放人手1册，便于各单位员工学习；下半年编印《习近平总书记关于中医药工作系列重要指示资料汇编》，为全体员工购置《习近平新时代中国特色社会主义思想三十讲》。出版社还按照国家中医药管理局的指示要求，策划编辑《习近平总书记关于中医药工作系列重要指示读本》，拟在全国推广。

围绕思想建设，狠抓观念转变，坚决维护党中央权威和集中统一领导。出版社按照国家中医药管理局党组的统一部署，出台《中国中医药出版社党总支理论学习中心组学习规则》，在新的总支改选后，组织党总支理论中心组学习2次，学习《习近平谈治国理政》《中共国家中医药管理局党组关于贯彻落实〈中共中央政治局贯彻落实中央八项规定实施细则〉》《中国共产党支部工作条例（试行）》；选派1名局级干部参加中央党校学习，1名处级党员干部参加国家卫生健康委党校进修班；举办五四青年节暨马克思诞辰200周年纪念活动，党总支书记为全社党团员讲题为《马克思主义的科学性》专题党课，青年代表宣读马克思《青年选择职业时的思考》等文章。另外，出版社党总支书记还讲了《不忘初心，牢记使命》专题党课，组织全社党员干部参加轮训，自觉撰写读书笔记与心得体会等，筑牢“四个意识”，坚定“四个自信”，坚决维护习近平总书记的核心地位，坚决维护党中央权威和集中统一领导。

围绕国家中医药管理局党组决策部署，狠抓工作落实，深入开展“大学习、深调研、细落实”活动。出版社以习近平总书记关于发展中医药的重要论述为统领，以《国家中医药管理局开展“深调研”工作方案》为指南，组织召开离退休人员工作座谈会、“事企差”情况说明会，以及职工生日“吐槽”会12场、管理工作沟通协调会46场、涉及职工“打卡、停车、午休、打印、用水、互助金、单身公寓租赁”等切身利益事项现场办公会17场，坚持问题导向，俯身基层，立行立改，关注职工诉求，维护员工利益。2018年出版社要求开展部门学习，总编办、出版部等各部门开展部门学习30余次。

围绕党的政治建设，狠抓“两学一做”，深入推进“模范机关”创建工作。出版社始终将“两学一做”学习教育常态化制度化当作首要政治任务，努力在“常态”上做文章，在“制度”上下功夫，在“落实”上见成效。学习《党章》《习近平的七年知青岁月》；观看电视剧《人民的名义》、电影《邹碧华》；组织全体党员到沂蒙革命老区接受红色教育，开展“不忘初心，重温入党志愿书”“学习先进、担当使命”“弘扬爱国奋斗精神、建功立业新时代”等主题党日系列活动；组织参观“真理的力量——纪念马克思诞辰200周年主题展览”“改革开放四十年”主题展览；编印“典型本身就是一种政治力量”主题党日宣传展板，张贴在学习栏供全体党员学习交流。根据《国家中医药管理局党组关于开展“模范机关”创建工作的实施方案》部署，成立中国中医药出版社“模范机关”创建工作领导小组，设立“模范机关”创建工作领导小组办公室，出台《中国中医药出版社创建“模范机关”工作实施方案》，将“大学习、深调研、细落实”融入创建活动的具体举措中，促进业务工作与机关建设工作的相互协同。

围绕全面从严治党要求，狠抓廉洁从政，全面履行党风廉政建设主体责任。出版社首先狠抓作风建设，切实落实中央八项规定精神。组织全社员工认真学习习近平总书记关于纠正“四风”、加强作风建设的重要批示，严格落实国家中医药管理局党组《关于进一步贯彻落实中央八项规定精神的实施办法》，紧盯年节假期等时间节点，深入贯彻落实中央八项规定精神，切实加强节日期间党风廉政建设工作，严防“四风”问题反弹。其次，组织干部职工分层次、分批次深入学习修订后的《中国共产党纪律处分条例》，开展知识答题活动，确保党员人人参与，实现全覆盖。再次，强化警示教育，以领导班子、中层干部、全体党员为重点，举办警示教育会，剖析违纪典型案例，积极引导党员干部强化纪律和规矩意识。最后，拓展廉政风险防控排查，编制《权力运行流程图》《重点防控廉政风险点清单》，突出抓好管人、管财、管物等重点岗位、关键环节的廉政风险防控，推动反腐倡廉工作不断向纵深发展。

围绕社会主义核心价值观，狠抓依规依制办事，切实履行保密工作责任制。出版社深入挖掘中医药文化中蕴含的思想观念、人文精神和道德规范等中医药优秀价值理念，转化为广大干部职工共同遵守的行为准则，建构中国中医药出版社企业愿景，创办企业文化墙，绘制职工园地；参与北京市第十届地坛中医药文化节“中医药文化精品图书展”“中医药文创作品精品图书展”“金砖五国　花语时光”线下本草专题图书展。严明党的政治纪律和政治规矩，严格依法、依规、依制办事，成立出版社国家安全工作领导小组，出台《中国中医药出版社保密工作规定》，落实保密工作责任制，本着“国家安全保密无小事”理念，强化宣传、加强管理，严格监督，落实责任，2018年没有发生失密泄密现象。

二、以巡视工作为契机，全力推动各项工作创新发展

出版社高度重视巡视整改工作，对照2015年中央和国家中医药管理局党组《巡视组反馈意见的整改工作方案》《整改工作台账》，将整改任务融入日常管理工作，认真加以整改。2018年初制定的27项重点工作中，有10项内容属于前期巡视整改内容。9月，国家中医药管理局党组巡视组对出版社开展新一轮巡视工作，全社上下高度重视，成立《中国中医药出版社配合局党组巡视工作领导小组》，设立领导小组办公室，积极配合国家中医药管理局党组巡视组完成进驻巡视与意见反馈工作。在前期和本轮巡视工作中，出版社本着“即知即改、立行立改和全面整改”的原则，全面推动各项工作的创新发展。

突出抓好各部门重点工作。为切实抓好出版社各项重点工作的有序推进，2018年初出版社结合工作实际，制定《出版社27项重点工作》，出台《关于进一步落实27项重点工作任务分解表》，明确各部门工作职责，明晰工作完成时间节点，一级抓一级，层层抓落实，确保工作到人，责任到位，促进各项重点工作贯彻落实。

做好出版社公司制改制工作。

为进一步贯彻落实财政部、中共中央宣传部关于中央文化企业公司制改制工作文件精神，顺应行业发展态势，提升企业运营能力，促进改制工作顺利进行，出版社成立公司制改制工作领导小组，修订公司章程，拟订公司制改制工作实施方案，得到财政部同意改制为有限公司的正式批复。

编辑《工作制度汇编》第二辑。结合出版社2017年制度建设工作经验与《2018年出版社27项重点工作》安排，通过认真梳理，系统归类，深入研讨，初步形成“编－印－发－财－服务”严密统一的《工作制度汇编》（第二辑），约40项，为后期实现现代企业管理奠定制度基础。

推进绩效考核BI（商务智能）体系建设。为更好评价社属各部门的工作业绩，引导和激励各部门依据出版社“十三五”战略规划，创造和提高社会效益与经济效益，出版社重新梳理绩效考核指标体系，并与云因公司合作，推进绩效考核BI体系建设，提升出版社绩效年度考核、月度经营工作效率。

做好策划岗位聘用工作。为进一步深化图书编辑人才发展机制建设，推动社内策划岗位管理、岗位聘用、聘期考核、绩效管理等工作有机融合与良性运转，出版社出台《策划岗位聘用工作实施办法》，成立策划岗位聘用工作领导小组和办公室，分2批完成策划岗位聘用工作，为编辑人员的发展提供更多的发展空间和上升通道。

快速推进业务用房装修工作。购置业务用房一直是出版社各项工作中的重中之重。自2017年购置亦庄－经开·壹中心业务用房以来，经社务会、全社职工大会、职工代表大会决议和报请国家中医药管理局审批，设计、施工招标工作均已结束。

继续做好往来款项清理工作。2018年清理呆死账工作步入“快车道”，按照《经销商管理办法》等相关规定，重点做好呆死账大户清理工作，清理呆死账千万码洋。除几个特殊难度的大额呆死账外，长期往来呆死账清理工作基本完成。

拓展库房基础与人文建设。出版社新聘任库房、天猫店负责人；投入近300万元修缮通州库房，拓展新库房面积3800平方米，添置相关安全、消防设施，漏雨问题彻底解决；完成通州库房区围墙翻新改造工程，不仅库房工作条件大为改观，员工的住宿和就餐条件明显改善，工作积极性显著提升，库房管理工作呈现良好态势。

教材团队作战能力不断夯实。教材中心齐心协力、团结合作，在教材规划、项目拓展、教材出版、教材推广营销等方面再获新突破；组织西学中继续教育培训教材、康复养老护理骨干人才培训教材、中医药院校成教学院教材调研论证会，统筹“十三五”中高职规划教材、中医特色护理精品系列教材、“互联网＋”乡村医生培训教材项目，召开职业教育“十三五”规划教材发布会，举办全国“十三五”规划教材教师讲课比赛4期，成立全国综合及医科大学中医药教育联盟，开展中小学教材大纲研讨定稿会；“医开讲”平台建设持续深化；《习近平总书记关于发展中医药重要论述读本》初稿完成。

稳步推进18名员工社保衔接工作。出版社改制前聘用的18名非事业编制员工，其改制前的社保一直处于断档待续状态。新一届领导班子成立后，高度重视职工关切，切实维护职工利益，启动18名员工的社保断档衔接工作。

初步完成纪念李时珍诞辰500周年纪录片拍摄工作。在国家中医药管理局的大力支持下，出版社与香港浸会大学、四川新绿色药业科技发展有限公司、深圳星海文化公司合作，筹资600万元共同拍摄《本草世界——纪念李时珍诞辰500周年》5集纪录片。

持续推进第五届悦读中医活动。在前四届悦读中医活动举办的基础上，第五届悦读中医活动再获新突破：一是升格为中医中药中国行组委会主办；二是首次举行全国悦读中医活动专家咨询会；三是超过500家产、学、研及新闻出版机构、社会团体参与其中，收到参赛作品908个，活动覆盖人群220万人次。

举办全国中医药健康文化知识大赛活动。在国家中医药管理局的直接领导下和合作单位、各省级中医药主管部门的配合下，出版社承办全国中医药健康文化知识大赛，注册用户56万，参赛报名机构近3000家，网络投票3000万人次，关注人次6000万以上。本项目获得国家中医药管理局拨款80万，作为一项重要的政治任务，出版社增加投入经费340万弥补经费不足。

努力增强新媒体、融媒体出版和影响力。数字出版中心推出电子书2950种。截至2018年11月30日，数字相关业务回款267.78万，同比提升65%。袋鼠医学累计投入近500万元，2018年回款165万元。教材中心医开讲平台有115门本科、104门职业教育教材数字资源上线，附加数字出版收入大约700万元。社内12个公众号、订阅号累计粉丝超过100万。

三、以社会效应为依托，积极担负企业社会责任

加快稿费结算速度，缩短稿费结算周期，更好地服务图书作者。出版社通过多种形式服务关联机构，成立全国综合及医科大学中医药教育联盟，与24家单位签订《战略合作框架协议》，签约知名专家学者70余名；赞助第六届“中医药社杯”全国中医药院校青年教师教学基本功竞赛活动，开展第十九期万名学子教材捐助活动，发起向凉山彝族自治州布拖县贫困家庭的少年儿童捐助图书的倡议，向全国中医药院校校庆捐赠图书100万码洋；赴五寨与砚城镇周家村党支部开展“联学联建、携手脱贫”主题党日活动，印制《五寨防病治病100问》3.50万册，购买五寨县7.15万元的农副产品，并为五寨县因贫辍学家庭捐助教育基金20万元。出版社社长兼总编辑范吉平应国家新闻出版署培训中心邀请，为全国480名出版社社长、总编辑讲授《管理提升与出版社创新发展》4次，带动全国出版社管理水平的提升。

四、群策群力，务求实效，基本实现全年工作目标

出版社图书质量在2018年度国家新闻出版署、国家中医药管理局分别组织的印制质量检查中全部被认定为合格；荣获中国版权协会“中国版权新锐企业奖”（27家企业中只有2家出版社）；连续5年获得“中国图书海外馆藏影响力百强单位”，2018年名次由2017年的74位上升到47位。

全年编辑部门加工字数196178千字（同比增长10%），通过质检品种576种，出版新书627种，重印书1155种，整理图书电子资源2815种，保证畅销品种不断货。截至2018年12月底，发货码洋3.29亿元（同比增长18.3%），图书销售回款1.88亿元（同比增长16.17%），实际回款1.92亿左右，与2016年相比回款增长75%。　（杨正夫）

【中国中医药科技开发交流中心（国家中医药管理局人才交流中心）2018年工作概况】

一、以党的政治建设为统领，全面加强党的建设

（一）突出政治建设，切实做到“两个维护”

中国中医药科技开发交流中心（以下简称中心）领导班子认真学习贯彻习近平总书记对中央和国家机关推进党的政治建设重要指示精神，做好“三个表率”，推进“模范机关”建设。班子带头坚决维护习近平在党中央和全党核心地位、维护党中央权威和集中统一领导，牢固树立“四个意识”，坚定“四个自信”，做到“两个维护”，第一时间传达学习、认真领会、贯彻落实中央及国家中医药管理局党组的决策部署，引导全体党员干部职工在政治立场、政治方向、政治原则、政治道路上同以习近平为核心的党中央保持高度一致。中心严格执行“三重一大”集体决策制度，2018年领导班子召开会议30余次，讨论研究议题近200件次，形成会议纪要32份。不断完善重要事项请示报告制度，工作中的重大问题、重要事项和重要情况按规定及时向国家中医药管理局领导及有关司办请示报告。

（二）推进思想建设，切实提高认识水平

中心把学习贯彻习近平新时代中国特色社会主义思想和十九大精神作为2018年党支部学习教育的重点内容。领导班子及班子成员发挥模范带头作用，积极参加上级机关举办的各次专题学习研讨，在进一步学懂弄通做实上下功夫。中心组织制订“传承创新、服务人民”的工作理念，形成“忠诚奉献、担当图强、规范高效、和谐共进”的工作精神。

中心以“三会一课”制度为抓手，深入推进“两学一做”学习教育常态化制度化，先后16次以职工大会、专题党课、幸福大讲堂、阶段测试、员工谈体会等形式深入组织学习，引导中心全体党员干部职工学出本领、学出担当、学出自信、学出成效，切实提高干部职工对习近平总书记关于发展中医药的重要论述和孙春兰副总理调研讲话精神的理解，并结合本职工作贯彻在具体行动中。

（三）全面从严治党，切实落实纪律要求

中心领导班子认真学习贯彻习近平总书记关于纠正“四风”、加强作风建设重要批示精神，严格落实党风廉政建设主体责任，坚决杜绝形式主义、官僚主义；制定并严格落实《科技中心关于贯彻落实中央八项规定精神的实施办法》，以史为鉴，坚决杜绝特权思想和特权现象。

开展经常性纪律教育，运用监督执纪问责“四种形态”，坚持把纪律挺在前面。中心组织干部职工参加国家中医药管理局警示教育大会、《中国共产党纪律处分条例》宣讲大会，观看警示教育纪录片，参观中央廉政教育基地，通过以案释纪、以案保教，不断增强中心党员干部的纪律意识。

二、以推动中医药传承创新为要务，全面提升服务能力

通过开展“大学习、深调研、细落实”，梳理中心定位和发展方向，提出“以中医药传承创新为主线，以科技创新和人才提升为两翼”的主责主业，形成“促进科学研究、产业发展和成果转化推广，开展人才培养、人才评价和人才社会化服务，组织、支持、指导、评估和服务于中医药传承创新活动”的主要职能共识。面对错综复杂的问题与困难，领导班子坚决执行国家中医药管理局党组决议，紧紧依靠局领导和有关司办，坚持原则、充分沟通、多方协调、稳步推进，取得阶段性成果。

（一）持续深入开展整改，系统提升规范管理水平

坚决贯彻国家中医药管理局党组巡视整改要求，终止不合规的合作项目和合同。中心成立培训项目专项整改小组，在国家中医药管理局有关司办的大力支持与指导下，及时叫停不合规项目，依法终止相关合同，同时稳妥解决善后事宜，制订预案，有效防控风险；全面梳理既往对外合作协议，聘请常年法律顾问，对2012年以来对外签订的168个合同进行梳理，并根据不同情况进行妥善处理，已完成绝大部分的沟通协调工作，基本无隐患、无风险。

落实整改成果，提升管理水平，确保规范运行。中心制定和完善包括会议、财务、项目、合同和公文运转流程等在内的一系列规章制度，不断加强内控管理，提高规范化管理水平；通过梳理历史财务挂账和资产清查，规范资产登记和核销制度，财务与资产管理方面的内控风险问题基本得到解决；建立健全合同调研、招标（竞价）、签订、履行、监督、验收的流程管理制度，坚决杜绝专项审计意见提出的无审查、无监管、无报告、无结果等问题。

制定并实施人事、考核、绩效等方面的管理制度，不断探索建立人员引进和退出机制，优化人才队伍建设。经过持续的人才培训和团队建设，逐步形成人才流动机制，人才队伍结构日趋合理。运行方面，通过服务协作，截至2018年11月，中心实现事业收入与员工收入双增

长，事业结余扭亏为盈。中心的"造血"功能显著增强，基本运行和事业发展费用得到基本保障。

（二）突出五种核心服务能力，全面提升专业服务水平

突出核心能力。按照"一体两翼三横五纵"的工作格局，为推动科技中心和人才中心融合发展，中心提出"讲政治、顾大局、专业化、服务型"的建设目标。在国家中医药管理局有关司办指导下，经过全体职工反复讨论，形成中心的内设机构和职能调整方案，在原综合办公室的基础上，独立设置综合协调处（纪检监察办公室）、人事处（党群办公室）和财务处，并以成果转化技术转移、培训交流人才开发、平台建设模式创新、规划评估服务认证、产业开发协同发展5种核心能力为主导，设置5个业务处室，试运行效果良好。中心在既往制订的"十三五"发展规划基础上，论证制订3年工作计划并内部印发执行。

服务重大任务。2018年中心主动沟通，积极参与中医药事业发展大局，无条件支持配合国家中医药管理局各司办有关工作，共承担国家中医药管理局委托工作任务12项，协助组织或参与国家中医药管理局各司办的多项工作，特别还参与承担了重点任务"中医药关键技术装备战略研究课题"的组织、调研和起草工作。中心领导班子坚决贯彻国家中医药管理局党组关于扶贫工作的部署，多次召开领导班子会议，专题研究布置相关工作，按照国家中医药管理局中药材产业扶贫办公室和中心党建扶贫工作的具体要求，配合国家中医药管理局有关司办认真落实各项任务，在贵州贵阳、黑龙江大庆、山西五寨组织召开3次专题会议活动。

推动传承创新。中心启动中医药传承创新行动，落实《国家中医药管理局中医药传承创新工程组织管理和职责分工方案》中配合各司办开展相应的咨询、培训、协作和服务工作的任务，主办全国中医药科技成果推广机构座谈会、全国中医药传承创新研讨会暨西湖峰会，参与承办2018中医药健康养老服务发展战略研讨会、珠江会议、未来中医药学术研讨会等活动，大大提升中心的行业影响力。中心与广东省中医院、齐齐哈尔市人民医院等中医医院、综合医院就人才培训、经典病房建设、中医医院服务能力建设、临床科研能力建设开展协作，与华润三九、中信医疗等多家国有上市公司共同推动医养结合、医联体建设等工作，与河北省内丘县人民政府、广东省台山市卫生健康局协助开展区域中医药发展规划，共同实施中医药传承创新行动。

（冯新刚）

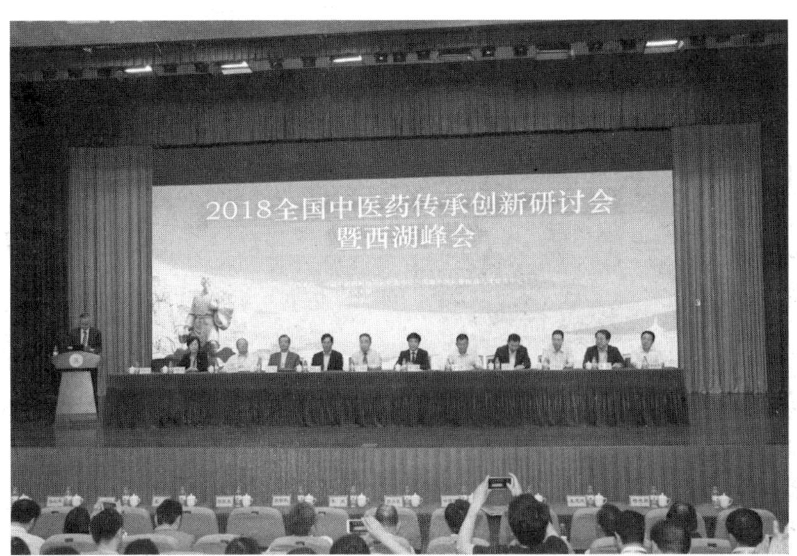

2018年5月12日，由中国中医药科技开发交流中心与浙江中医药大学主办的2018全国中医药传承创新研讨会暨西湖峰会在浙江杭州召开

【国家中医药管理局传统医药国际交流中心2018年工作概况】

一、积极开展党支部内涵建设，发挥战斗堡垒作用

深入学习贯彻十九大精神。2018年，国家中医药管理局传统医药国际交流中心（以下简称中心）采取集中学习、个人自学、讲党课等方式学习十九大，共组织开展学习讨论会13次，引领中心党员干部认真学习贯彻习近平新时代中国特色社会主义思想、党的十九大精神、习近平有关发展中医药的重要论述和孙春兰副总理调研讲话精神，进一步强化"四个意识""四个自信"，做到"两个维护"，切实把中医药在新时代的新使命、新任务、新要求在中心贯彻好、落实好。

持续开展从严治党工作。一是扎实推进党风廉政和纪检工作。中心组织全体员工及退休干部参观天津反腐倡廉教育基地和北京市全面从严治党警示教育基地，撰写心得体会14篇；认真落实党风廉政建设责任制，注重抓小抓早，支委对党员干部开展谈心谈话多次，把构建惩治和预防腐败体系建设贯穿中心工作始终。二是持续不懈纠四风。中心多次结合工作实际查找形式主义等问题，认真落实中央八项规定精神和实施细则要求，及时在节假日提醒，并切实融入中心的制度建设和行为规范中。三是持续开展"两学一做"学习教育。中心组织党员和干部开展"重温历史 传承精神"主题教育活动，参观南昌八一起义纪念馆；组织参观《真理的力量——纪念马克思诞辰200周年主题展览》《伟大的变革——庆祝改革开放40周年大型展览》。

积极开展模范机关和支部规范化建设。中心积极开展模范机关建设，成立组织机构，完成建设方案，开展学习建设；参加国家中医药管理局组织的支部书记和纪检干部培训学习；完成中心支部改选工作和1

名预备党员转正工作，确定1名入党培养对象；落实“三会一课”制度，召开党员大会和党小组会19次、党课6次，规范党费收缴等日常工作；至少每月召开支委会讨论中心发展和三重一大等事项，增强党支部的凝聚力和战斗力。

认真落实巡视整改任务和国家中医药管理局专题会指示。中心认真落实国家中医药管理局领导专题会指示，暂停培训等工作，自查所有合作协议，终止部分合作项目并退款；结合历次巡视整改反馈意见，中心再次修订完善合同管理办法、对外投资管理办法等制度10余项，以规范对外合作，防范各类风险。通过巡视整改自查和专项整顿工作，中心发展定位更加清晰，职工思想更加统一，制度建设更加完善，业务开展更加规范。

积极参与国家中医药管理局定点扶贫工作。中心积极主动参与对山西五寨的定点扶贫工作，支部书记和主管干部赴五寨县孙家坪乡实地调研2次，协调时珍堂药业等中医药企业去五寨县实地对接，推进款冬花种植等项目落地，并与国家中医药管理局国际合作司一同完成党建扶贫任务。

二、拓展中心国际交流和发展新路径

建设国际合作交流新平台。一是开展中医药外交服务工作。中心积极与外交部门合作，组织委内瑞拉驻华大使、2018中非合作论坛南非和博茨瓦纳外宾等到西苑医院体验中医药服务；拜会哥伦比亚驻华大使，筛选两国中医药领域框架合作协议优先可执行项目；协助中国驻古巴大使重建古巴中华药店，探索到经济落后国家推广中医药的整合机制。二是搭建中医药技术海外推广平台。开展中医药技术海外推广专项，筹备建立中心自有的中医药海外推广技术库；在加拿大阿尔伯塔省建立中医药适宜技术加拿大推广基地；与原有的瑞士、俄罗斯等基地形成中心自有的推广渠道网络。三是试点开展中医药国际会议品牌建设。中心主办2018世界健康大会世界传统医药发展论坛（杭州）和2018年中医药国际论坛（安徽）；在加拿大阿尔伯塔省卡尔加里市开展李时珍诞辰500周年北美纪念活动，积极打造中心会议品牌。四是积极开拓海外中医药推广新渠道。与美国 Promedic 医疗集团等合作，在美国筹建中医药推广基地，推广中医药技术、产品和治未病方案；与文化部对外文化交流中心初步商定，依托海外30多个中国文化中心筹备设立年度中医药文化节；与阿拉伯电视台、中国日报等媒体商谈开设英语和阿拉伯语的中医药节目。

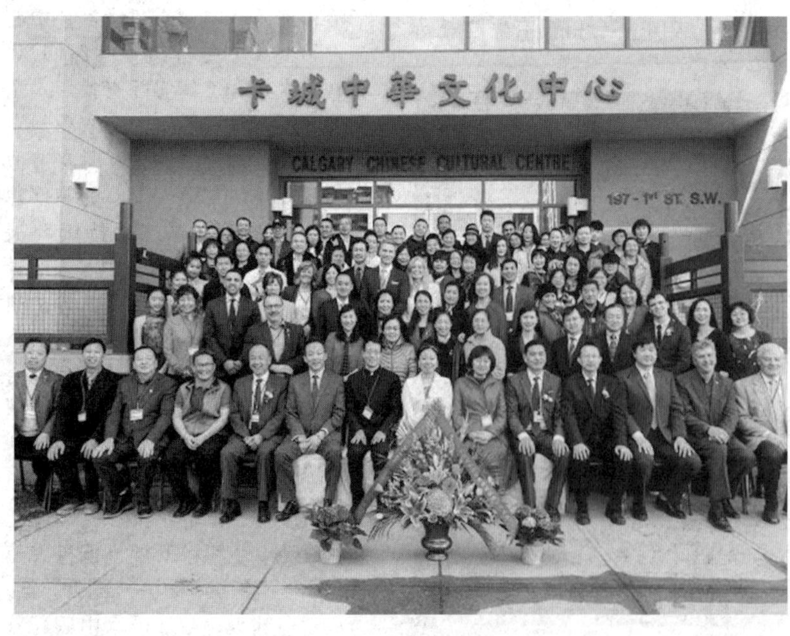

2018年4月21日，国家中医药管理局传统医药国际交流中心常务副主任赴加拿大卡尔加里出席北美中医药发展促进中心成立大会

建设国内外协同发展新机制。一是继续合作开展海外中医药中心建设。中心继续开展瑞士、中国－北欧中医药中心等海外项目；与马来西亚惠胜集团商谈在马六甲、与中信建设商谈在缅甸皎漂港协助建立中西医结合医院。二是探索国内外资源整合发展机制。中心与北京市教育科学研究院共同探索青少年中医药文化国际交流；与马来西亚等国家地区的药膳协会等筹备建立全球膳食健康联盟；探索开展国人海外旅游中医药健康保障网建设，在加拿大开展中西医诊所试认证工作。三是推动中国资本带动中医药走出去。支持浙江泛亚以资本收购瑞典药厂的方式，推动蝉花虫草等中药产品走进欧盟市场；协助社会资本开展日本汉方药厂收购标的的前期遴选工作。

夯实中医药服务贸易发展新内涵。一是推进中医药服务贸易平台建设。中心完成第五届京交会中医药服务版块工作，持续提升中医药行业参与国际服务贸易的整体形象；逐步深入开展中国中医药服务贸易联盟的组织和内涵建设工作。二是推动中医药健康旅游创新发展。探索开展中医药健康旅游新业态创新，在深圳试点第一个“中医睡眠酒店”；引进海外健康城市建设经验，探索以国际康养小镇为载体促进中医药与旅游、康复、文化等融合发展。

积极为各方做好服务。一是为上级部门做好服务。中心完成国家中医药管理局规划财务司购买服务任务，召开中美贸易争端对中医药行业影响专家研讨会并形成分析报告。二是为地方政府做好服务。支持湖北省中医药管理局召开李时珍诞辰500周年研讨会等多个单位举办的李时珍纪念活动；支持商水县政府召开中医药发展助力扶贫商水座谈会；会见秦皇岛市、黔东南州、咸阳市、霍尔果斯等地方政府领导，商谈为地方城市国际化发展提供服务。三是为社会各界做好服务。中心代表国家中医药管理局参与管理的“中岭燕园生物医药创投基金”已完成2.5亿投资，被国家发展改革委高新司推荐，接受财政部中期评估，保值增值态势较好；支持海南三亚国际中医养生保健中心地块调换工作；与中国人民健康保险股份有限公司等签订战略合作协议，开展中医药与保险结合的探索。

三、加强中心内涵和能力建设

开展大调研工作。中心落实国家中医药管理局“大学习、深调研、细落实”工作要求，开展全国大调研工作，到全国多个省份学习，形成调研报告初稿6份、工作方案初稿3份。

健全和完善制度建设。中心做到用制度管权、管事、管人，推动中心工作合理、有序、可持续发展，按照事事有着落、件件有回音的标准做好工作督导落实。

加强人才队伍和能力建设。中心建立国际联络代表制度，聘请海内外专家成为中心国际联络代表；采取专题培训和外出进修等方式提升中心人员能力；规范各项津补贴，增加干部职工福利待遇。

（万楚楚）

【国家中医药管理局对台港澳中医药交流合作中心2018年工作概况】

一、落实全面从严治党，履行党建工作责任制

以政治建设为统领，树立坚定理想信念。2018年，国家中医药管理局对台港澳中医药交流合作中心（以下简称中心）按照国家中医药管理局党组、局直属机关党委学习宣贯工作要求，制订《关于认真学习宣传贯彻党的十九大精神的实施方案》，做出具体安排，做到学习宣传贯彻全覆盖，推动学习贯彻落实工作取得实效；组织开展专题学习会、专题辅导会、讨论交流会、主题座谈会和撰写十九大学习感言、征文及填写调查问卷等一系列宣传活动。通过40余次学习，中心职工深刻领会习近平新时代中国特色社会主义思想和十九大精神的核心要义，牢固树立“四个意识”，坚定“四个自信”，坚决维护以习近平为核心的党中央权威和集中统一领导。

以支部活动为重点，全面加强党的领导。中心组织支部党员干部参观“真理的力量——纪念马克思诞辰200周年”主题展览、庆祝改革开放40周年展览，组织收看庆祝改革开放40周年大会实况转播等实践教育活动。在推进对台港澳中医药交流合作重点项目中，中心坚持以习近平总书记关于发展中医药的重要论述为统领，将传承发展中医药贯穿工作始终。党支部围绕中心的主营主业，在开展各项重点工作任务项目中，都有支委参与组织管理，加强党的领导，为中心业务发展提供保障。中心开展“模范机关”创建活动，推进创建工作常态化、长效化；增强对于做好“一个带头”“三个表率”的自觉性和使命感，为中心事业蓬勃发展营造风清气正、团结向上的氛围。

以组织建设为基础，提高党支部战斗力。在国家中医药管理局直属机关党委的指导下，完成中心党支部书记选举和增补支部委员工作，完善支部班子建设，努力发挥基层党组织战斗堡垒作用和党员先锋模范作用；按计划落实党员发展工作，确保发展党员质量。

以作风建设为抓手，筑牢党员思想防线。中心组织党员干部学习习近平总书记关于驰而不息纠正“四风”的一系列重要讲话和批示精神，传达学习中央纪委《关于贯彻落实习近平总书记重要指示精神集中整治形式主义、官僚主义的工作意见》精神，结合中心工作实际，制订工作方案，明确工作重点，强化监督检查，确保整治实效。

以纪律建设为根本，树立严明规矩意识。中心组织党员学习贯彻《中国共产党廉洁自律准则》《中国共产党纪律处分条例》、中纪委文件精神和国家中医药管理局党组《落实中央八项规定实施细则》，重视党风廉政建设和反腐败工作，把纪律挺在前面，严格执行中央八项规定精神，严守底线，不踩红线。组织中心党员干部开展警示教育活动，传达学习中纪委有关文件，观看警示教育专题片，召开支部警示教育组织生活会。

落实全面从严治党主体责任。中心认真履行基层党建工作责任制，落实全面从严治党主体责任，把全面从严治党作为党支部首要政治任务，注重发挥党支部的战斗堡垒作用；健全完善党支部参与重大问题决策机制，落实“三会一课”制度，组织召开支部党员大会、支委会，举办《十九大报告深度解读》《中国共产党记录处分条例》《中国共产党支部工作条例（试行）》党课。2018年，中心共组织召开支部委员会10次，全体党员学习会13次，党课学习3次，开展主题党日活动5次；履行党管干部职责，开展中层干部选拔任用工作，切实把好用人关；履行党管保密职责，及时传达国家中医药管理局保密委全体会议精神，检查中心保密工作落实情况，发现隐患，及时纠正，确保国家秘密安全。

认真落实国家中医药管理局党组关于开展“大学习、深调研、细落实”工作部署。中心开展贯彻落实以习近平新时代中国特色社会主义思想和党的十九大精神为主题的“大学习”；针对中心体制机制和制度建设方面进行调研梳理，以问题为导向，开展调查研究，制订中心建设发展方案，加强中心所属机构管理；把“细落实”作为工作的落脚点，在贯彻习近平新时代中国特色社会主义思想、党的十九大精神和习近平总书记关于发展中医药的重要论述上落实落细，不折不扣地贯彻落实党中央的决策和国家中医药管理局党组部署。

落实巡视整改任务。中心对照国家中医药管理局巡视整改台账，逐项落实整改任务；在国家中医药管理局直属机关纪委的监督指导下，限期完成广安医药联合中心法定代表人变更事项，确保巡视反馈关于领导干部在企业兼职问题取得整改实效。

落实扶贫攻坚任务。中心支部组织党员学习《习近平扶贫论述摘编》，按照国家中医药管理局党组部署和局直属机关党委印发《党建扶贫工作方案》要求，2018 年 12 月 8 ~ 9 日，中心党支部与国家中医药管理局国际合作司党支部、局传统医药国际交流中心党支部共同赴山西五寨与孙家坪乡孙家坪村党支部开展对口党建扶贫活动和健康扶贫活动；召开党建扶贫座谈会，听取乡党委书记、村支部书记关于乡情村情基本情况介绍和党支部党建工作情况介绍；了解村党支部党建工作和扶贫工作遇到的问题和需求，共同探讨深入开展对口党建扶贫后续工作方案。

深入推进“两学一做”学习教育常态化制度化。中心组织党员学习习近平新时代中国特色社会主义思想和党的十九大精神，以及《中国共产党党章》《中国共产党廉洁自律准则》《中国共产党纪律处分条例》《中国共产党党内监督条例》等党章党规和纪检干部应知应会 100 条，提高党员牢固树立“四个意识”、遵守党规党纪的自觉性。中心党支部与国家中医药管理局国际合作司党支部举办以“不忘初心，牢记使命”为主题的学习，参观狼牙山爱国主义教育基地党日联建活动。中心组织党员重温入党誓词、《入党志愿书》，牢记党的根本宗旨，不忘初心，牢记使命。

二、加强单位内涵建设，创建“模范机关”

加强单位制度建设。中心全年修订完善《落实中央八项规定实施细则具体措施》《“三重一大”事项监督管理办法》《中心财务管理制度》等工作制度 14 项，让制度贯穿工作全过程。

提高管理水平。中心始终严格执行“三重一大”决策制度，坚持中层以上干部集体研究决策，形成会议纪要，向上级主管和纪检部门汇报；不断健全财务管理，实现 3 个单位的财务统一管理，便于结算和划拨，确保台港澳中心的正常运转。

狠抓干部队伍建设。中心考评职工转正转岗各 1 名，定岗科级 4 名，按程序提拔任命副处级干部 1 名、正处级干部 1 名，让干部在合适岗位上建功立业；加强干部职工《宪法》和社会主义核心价值观的学习教育，组织《宪法》《中医药法》宣讲讲座，不断培养职工遵纪守法、诚实守信、爱岗敬业的工作态度。

加强财务预决算和资产管理。中心加强单位内部控制，严格执行项目预决算，进一步规范财务报销程序，有效防范腐败和违规风险，营造良好的工作氛围。

解决职工关心的实际问题。中心全体干部职工齐心协力，以副业养主业，自筹资金，依法依规逐步解决职工最关心的福利待遇问题；全面完成职工养老保险参保登记、职业年金计提和缴纳、住房公积金发放、商业补充医疗保险缴纳等；2018 年一次性补交退休人员医疗保险近 20 万元，完成退休人员的医保和基本养老金的社保支付，解决职工后顾之忧。

丰富职工业余文化生活。中心积极参加国家中医药管理局直属工会举办的广播操和养生操比赛，开展登山和健步走活动，组织慰问门诊特聘专家，为台湾籍医师办理“五险一金”等社会保障；让 100 位职工、130 位专家，工作生活心情舒畅，实现“事业留人、待遇留人、感情留人”，确保中心持续健康发展，构建“模范机关”“和谐单位”。

三、围绕台港澳主业，全面推进交流合作

举办香港论坛。在国家中医药管理局国际合作司的支持下，2018 年 6 月 3 日，中心与香港浸会大学联合主办的第四届中医中药发展（香港）论坛在香港浸会大学举办。论坛吸引逾 600 位中医药专家、学者出席，论坛主题为“推广中医优势病种防治技术，助力‘一带一路’”。论坛已成为沟通内地与香港中医药交流的重要平台。

承办海峡论坛。在国台办，国家中医药管理局国际合作司、办公室等部门的支持下，中心与厦门市卫生计生委共同承办第十届海峡论坛——2018 海峡两岸中医药发展与合作研讨会暨中医药创新驱动发展论坛，会议以“传承中医智慧，助力健康中国”为主题，于 2018 年 6 月 8 ~ 10 日在福建厦门召开，两岸中医药领域专家、学者 550 余人参加会议。研讨会同期举办医护管理与健康服务高级培训班、中医药期刊评价体系创新发展论坛等 6 个系列配套活动。

中医中药中国行走进台湾。在国台办、国家中医药管理局国际合作司、中国中医科学院、《中国中医药报》社、中华中医药学会等单位的支持下，第五届中医中药台湾行暨 2018 年两岸中医药文化与养生保健交流大会分别在台湾省台中市和嘉义县举办。两岸专家就颈椎病的预防与治疗、从 4 个维度看中医价值、常用中药在养生保健的运用等方面向台湾民众传播中医药科普知识。

举办澳门论坛。由中心与澳门心理研究学会联合主办的第三届中医药发展国际（澳门）论坛暨中医心理睡眠与全民健康论坛 2018 年 10 月 20 日在澳门召开。论坛以“中医药与心身健康”为主题，针对精神压力、焦虑症、抑郁症等心理健康问题，探讨中医心理健康观和防治经验，减轻心理负荷、压力所诱发的各种心理隐患，使中医药在维护人民健康中发挥更大的作用，来自内地、澳门、香港、台湾等地区，以及日本、韩国等国家的专家、学者约 200 人出席大会。

台港澳青年人才相聚北京。由国台办、国家中医药管理局支持的第二期台港澳青年中医药人才能力提升计划研修班 2018 年 8 月 4 日在中国中医科学院望京医院举办。此次研修班为期 9 天，得到中国中医科学院望京医院、中药研究所、医史文献研究所、针灸医院和中国医学科学院药用植物研究所、北京王府井同仁堂中医医院、北京四方中药饮片有限公司等单位协助。33 位学员通过课堂教学、临床见习、参观交流、互动联谊等形式，进一步了解大陆中医药临床、科研、文化等方面高质量发展的成就，对提高自身中医药服务能力、相互取长补短、传承中医药文化具有积极意义。

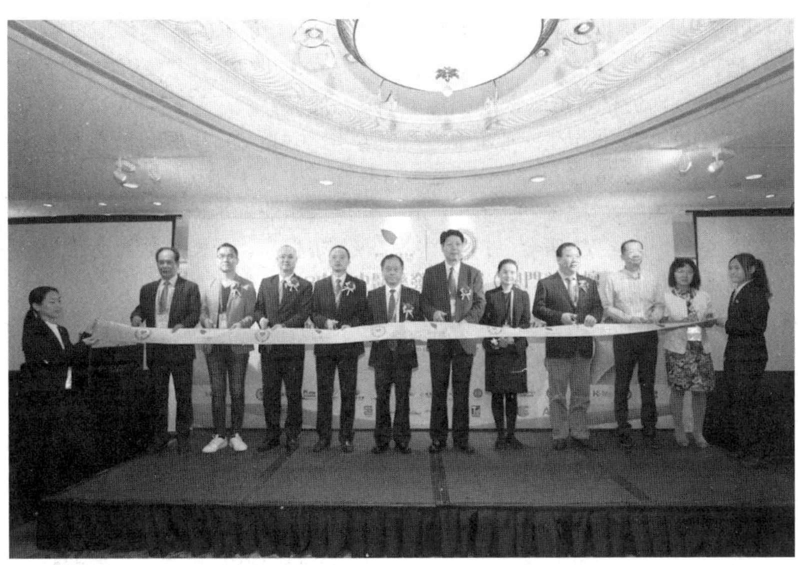

2018 年 10 月 20 日，由国家中医药管理局对台港澳中医药交流合作中心、澳门心理研究学会主办的第三届中医药发展国际（澳门）论坛暨中医心理睡眠与全民健康论坛在澳门召开

澳门健康产业展。中心参加由澳门贸易投资促进局主办的第二十三届澳门国际贸易投资展览会（MIF）——健康产业展，有23家机构参展，以“促进合作，共创商机”为主题，推动澳门特区适度多元发展。

围绕主业开展学习调研。中心按照国家中医药管理局党组的要求，深入开展“大学习、深调研、细落实”工作，紧扣“一国两制”和平统一政策、中医药“一带一路”发展规划、粤港澳大湾区规划和“惠台 31 条”等，结合中心对台港澳中医药交流合作定位，在国家中医药管理局国际合作司的指导下，通过调查问卷和座谈会的形式广泛深入开展调查研究，与关联单位密切对接，邀请国务院港澳办交流局、中央台办交流局、全国侨联文化交流部等上级主管部门，中华中医药学会、世界针灸学会联合会、世界中医药学会联合会、中国中医科学院等学术交流单位，台港澳地区相关中医药界学者代表，在北京召开港澳台地区参与中医药“一带一路”建设研讨会，以问题为导向，着力政策突破，提出相关具体细化建议 10 条，对下一步开展交流合作具有指导意义。

分别组织大陆医疗机构管理人员赴台湾参加海峡两岸医疗机构医护管理模式高级研修班和 2018 医院职业化管理高级培训班。培训班就医院管理、资讯管理、健保体系、医疗品质管理、医院文化建设、医护管理模式等内容进行授课和互动问答，有效增强两岸医护管理工作者的交流，同时安排参访桃园长庚中医院、桃园长庚养生文化村、台中慈济医院等多家医疗、健康管理机构。逐步建立起多渠道、多层次、多形式的两岸中医药人才培养模式。

确保门诊部稳健发展。门诊部继续围绕服务专家、服务患者、服务台胞的宗旨，发挥好门诊部在高层次中医药专家团队、良好的疗效口碑和台胞医师从业的独特作用。同时加强业务监管，做好门诊部的管理及医疗工作，2018 年实现门诊服务 12 万人次，累计收入 8443 万元，为中心开展工作提供保障。

推进广安医药联合中心改制工作。广安医药联合中心自承包经营以来，日常业务发展和经营情况基本处于稳定状态，但受政策、库房租金和承包经营费用等因素影响，广安医药联合中心出现一定的经营亏损。按照巡视整改要求，为减少国有资产损失，履行国有资产管理主体责任，中心在国家中医药管理局党组领导下，在国家中医药管理局相关司室的指导下，进一步推进完成广安医药联合中心改制工作，确保改制程序合法合规。（穆利华）

【国家中医药管理局中医师资格认证中心（国家中医药管理局职业技能鉴定指导中心）2018 年工作概况】

一、突出政治统领，加强党支部建设

2018 年，国家中医药管理局中医师资格认证中心（国家中医药管理局职业技能鉴定指导中心，以下简称中心）深入学习贯彻习近平新时代中国特色社会主义思想和党的十九大精神，提高政治站位，推动原著、原文、原理学习，开展新修订《党章》、党规和十九大报告、政府工作报告知识问答，编撰《习近平总书记关于中医药工作相关论述资料汇编》（2018 年版）；开展纪念建党 97 周年系列主题活动，组织“不忘初心，重温入党志愿书”主题党日活动，开展向郑德荣、宋书声等榜样学习，参观马克思诞辰 200 周年主题展、改革开放 40 周年大型成就展等展览，党支部联合工会、团支部，以及国家气象局等单位开展 30 余场党团建联学联做活动；开展宪法学习宣传，赴雄安新区学习参观，汇总编印《中医药拾趣——我来讲中医》；开展中央国家机关党建重点课题研究，促进中心学习型组织建设。

履行支部党建职责，发挥战斗堡垒作用。中心完成党支部换届选举，修订《党建工作制度汇编》，创新制定党建工作流程图；推进模范单位创建，成立创建领导小组，将创建工作融入各项业务建设；落实国家中医药管理局党组扶贫工作统一部署，赴山西五寨县李家坪乡大辛庄村开展党建扶贫，积极谋划在中医职业技能人才培养、中药材技术培训、中医健康知识传播等方面对口帮扶；加强党支部对业务工作的定期研讨、调查研究，开展支部“三会一课”制度落实情况自查，加强“三会一课”计划和督办落实；坚持党管保密原则，将保密纳入党团课重要内容，组织相关部门在原保密工作制度基础上，分别修订医师资格考试、专业技术资格考试、职业技能鉴定、信息管理（保密室、审题室、计算机系统及数据信息）等保密管理若干规定，制定中心《保密管理办法（试行）》，形成周全缜密的制度体系，在中心考试鉴定业务发挥党组织引领作用。

加强执纪约束，落实全面从严治党。中心制定贯彻落实中央八项规定精神实施办法，组织签订《任职廉政承诺书》，强化日常监管，加强专题警示教育，协助做好巡视反馈问题的检查和再整改，持之以恒正风肃纪。

二、平稳有序安全推进业务，完成年度各项考试鉴定任务

（一）完成医师资格考试有关工作

中心开展2018年中医医师资格考试大纲论证与修订，完成中医、中西医结合6类实践技能考试、综合笔试命审题及评分标准制作；拍摄实践技能考试规范化操作视频，加大实践技能考试的中医四诊操作及图片试题比例，调整综合笔试组卷方案，突出中医思维、特色与中医岗位胜任力；举行实践技能考试及分阶段考试考官考务培训，培训考官及考务人员800余人，完成2018年中医医师资格考试巡考、值班考务工作及考试统计分析工作；开展“医师资格考试中医思维及特色研究”基础课题研究，取得阶段性成果，明确考试的中医药特点和中医思维体现内容和实现方法，改进考试内容、考试方式、试题题型及评价方式；开展院校和考生学科成绩报告有偿服务工作，为30余所院校及网上申请考生提供成绩报告，同时为医师资格考试改革分阶段考试实证研究提供院校分析基础报告。

2018年中医类别医师资格考试共开考23个专业，实践技能考试实考152161人，综合笔试实考106361人，通过69854人，总通过率45.91%，2018年全国中医类别医师资格考试综合笔试雷同率为1.80%，较2017年下降0.20个百分点。

（二）完成国家中医药人才评价考核

完成2018年全国卫生专业技术资格考试。中心完成4类20个专业（中初级）技术资格考试命审题及巡考、值班等考务工作。2018年全国卫生专业技术资格考试中医药类专业实考80907人，占卫生专业全部考生的4.93%，考试通过35499人，通过率43.88%。

继续推进中医、中医全科住院医师规范化培训结业理论考核试点。中心完善理论考核大纲，完成命审题审卷工作，制定《全国住院医师规范化培训结业理论考核考务规程》及《督导工作职责》。上半年和下半年共在22个省、直辖市、自治区开展结业理论机考试点，中医专业共参加考试13118人，中医全科专业557人。

首次承担全国中药特色技术传承人才培训项目选拔考试工作任务。中心完成A、B两套试卷命审题工作，修订选拔考试方案及考试大纲，增加参考用书，补充实践技能考试药物，修改考试时长。2018年5月20日和10月13日分两次在全国举行考试。

开展第四批全国中医（少数民族医药、西学中）优秀人才研修项目培养对象选拔考试工作。中心协调有关民族医行政主管部门，组织专家制订少数民族医药人才队伍建设大纲及方案并完成论证；委托蒙藏少数民族管理地区按照中心要求开展命审题，审核把关民族医试卷形式并送印；制定《第四批全国中医（少数民族医药）优秀人才研修项目选拔考试考务工作规程》，指导各相关考区开展考务及阅卷工作；2018年12月22日在藏、蒙医相对7个省（自治区）举行考试，共200余人参加考试；完成西学中优秀人才研修项目培养对象选拔考试大纲和方案（初稿）制订，开展广泛征求意见。

开展人才评价项目及课题研究。中心组织开展全国卫生技术考试耳鼻喉专业、中医护理师（初、中级）专业调研，修订中医护理、耳鼻喉科、眼科专业技术资格考试大纲；开展中医技师岗位设置、培训标准、岗位准入标准调研；设立“改革开放以来中医药人才培养认证和使用现状、问题及对策研究”课题，系统梳理改革开放40年来中医药人才培养和使用的政策机制，为政府主管部门决策提供依据。

（三）规范推进职业技能鉴定工作

规范中医药行业职业技能鉴定工作。中心制定中医药行业保健调理师、中药炮制工、药物制剂工3个国家职业标准，进入国家职业标准颁布程序；开发中医药行业职业技能监管信息服务平台，完善信息化管理机制；起草《中医药行业职业技能鉴定工作委员会工作规则（建议稿）》，制定《中医药行业职业技能鉴定站管理办法（试行）》《考评员和督导员管理办法（试行）》等规范；举办考评员培训2期、质量督导员培训1期，培养考评员350余人，质量督导员近百人；规范启动鉴定教材出版招标工作。

探索推进职业技能鉴定工作。中心设立并开展“研究建立中医药职业工种目录”“制定中医药行业特有工种培训职业技能标准”等专项课题研究，建设中医药职业技能培训鉴定体系；推进“正本清源，建立新时期中医药行业职业技能鉴定与培训新机制”课题研究；紧密协作中心战略合作伙伴，探索互联网和仿真模拟设备在职业技能考试中的应用。

三、稳步推进中医类别医师资格考试改革

一是推动国家实践技能考试基地建设。中心根据国家医考办统一部署，梳理总结各考区申报的基地建设规划情况；开展全国31个考区的74个国家医师资格考试实践技能考试基地评审，其中64个考试基地通过评审，通过率86.49%。印发《中医类别国家医师资格考试实践技能考试基地能力建设项目技术方案（试行）》和《中医类别医师资格实践技能考试标准化操作流程（试行）》，指导国家实践技能考试基地建设。二是开展分阶段考试实证研究。中心组织30所中医药高等院校完成2018年中医执业医师分阶段考试第一阶段实证研究，共6305人参加考试；开展实践技能考试无纸化课题研究。三是推动乡村全科执业助理医师考试。乡村全科执业助理医师资格考试扩大至全国试点，完成考试标准、大纲、指导用书修订、

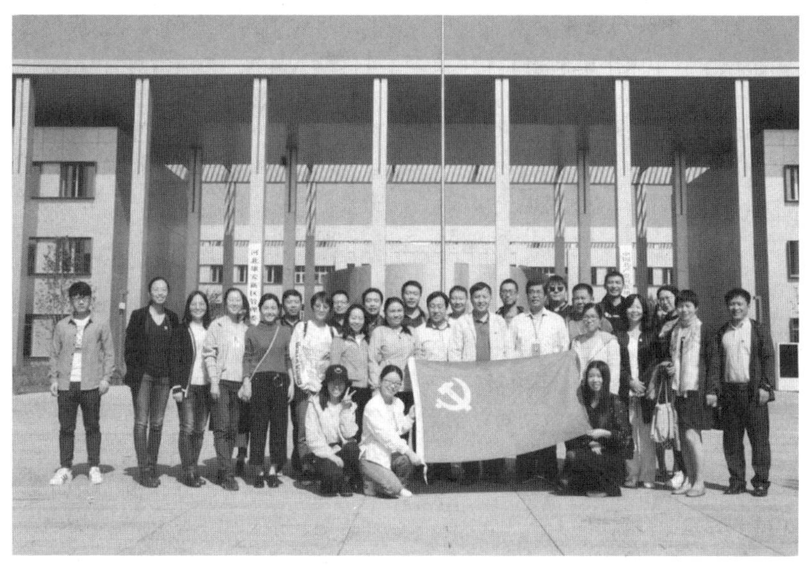

2018 年 9 月 28 日，国家中医药管理局中医师资格认证中心全体员工赴雄安新区参观学习

中医部分命审题、考官培训教材审核及考官培训工作。四是加快推进计算机化考试试点。2018 年中心在全国开展中西医结合类别计算机化考试。五是继续开展“一年两试”试点，中医师执业医师、助理医师资格考试一年两试试点扩大至 8 个考区，共 4791 人参加考试，1359 人通过，中心提供试题命制、机考考务培训与考试督导保障。六是继续实行固定分数线改革。中心完成中医师岗位胜任力课题结题，科学把控试卷难度。七是推进民族医师资格考试改革。中心赴湖南、四川、贵州等地调研，召开专家研讨会议，完成民族医医师资格考试开考标准（草案）制订。

四、加强中心基础建设

（一）落实中心经费制度保障

签订政府购买服务合同，全面落地“中医类别医师资格考试和中医药行业职业技能鉴定建设”政府购买服务工作；完善财务管理，制作并严格执行财务审核运行流程图，强化资金使用效益；组织制修订完善行政、业务、财务、保密、人事劳资等 8 方面制度，修订中心《制度汇编》，编制内控流程图，强化制度规范日常执行和落实。

（二）强化中心业务能力建设

中心完成网站迁移改版，增加中医类别医师资格证书和执业注册证书的查询功能，成为国内首家同时实现医师资格和执业资格线上查询机构；推进中医药考试专家库和题库建设，修订《专家库管理办法（试行）》《国家中医药考试命审题工作基地建设方案（试行）》，完成题库系统方案设计及招标、分级保护建设项目方案设计及专家论证，完成专家库管理系统、办公自动化系统、考试数据分析系统的需求调研及方案设计，打造中心核心业务系统；对中心开展的各项工作舆情全面监测，实时了解网上舆论动向；组织召开中医医术确有专长人员医师资格考核工作调研座谈会，协助构建省级考核服务平台。

五、拓展业务项目，推动事业发展

提供考试技术服务。中心受广西壮族自治区卫生技术人才与技术服务中心、广西国际壮医医院委托，继续开展完成 2018 年度中医（壮医）专业医师资格考试命审题工作。

开展国家级中医药继续教育项目。中心举办首次中医药考试命审题规则及保密知识培训班，培训来自全国 20 所中医药院校及其附属医院的 170 多名考官，加强命审题工作规范化及保密教育；举办首届基层人员中医临床能力提升培训班，培训来自全国不同地区的基层医生近 120 人，提升基层人员中医技术临床应用能力。

联合主办“慧医谷杯”2018 全国中医大学生临床能力大赛。大赛由中心与教育部高等学校中医学类专业教学指导委员会、全国高等中医教育学会、天津中医药大学、天津慧医谷科技有限公司、天津天堰科技股份有限公司 6 家单位共同主办，2018 年 5 月 25～27 日在天津中医药大学团泊湖校区举行。来自全国 48 所高等中医药院校、20 所高职院校的 272 名选手、99 位评委，以及观摩老师约 700 人参加大赛。中心为本科组初赛、复活赛、复赛、决赛 4 个赛程，以及高职组初赛、复赛、决赛 3 个赛程命制试题，试题质量得到大赛评审委员会的一致好评。

完成对外服务工作。中心派员完成新加坡中医师与针灸师注册资格考试技术支援工作；规范出国人员中医药类专业技术人员资格认定工作流程，完成 17 名出国人员中医药类专业技术人员资格认定办理；推动对外优秀骨干人才培养计划，开展全国中医药外向型优秀骨干人才选拔考试，完成第一批 50 名中医药外向型优秀骨干（后备）人才遴选及培训。

落实《国家中医药管理局与海南省进一步促进海南省中医药事业发展合作协议》，中心与中国初级卫生保健基金会中西医发展基金、海南一龄医疗产业发展有限公司创建国医名医文化传承交流中心联合召开国医名医文化传承交流研讨会，开展中医药文化体验活动。

（吴　桐）

二、社会组织

（一）全国性社会组织

【中华中医药学会】

副会长、秘书长：王国辰

副秘书长：曹洪欣、刘　平、孙永章

地　　址：北京市朝阳区樱花园东街甲四号

邮　　编：100029
电　　话：010 - 64205897
网　　址：www. cacm. org. cn
电子信箱：cacmbgs@ 163. com
常设机构：办公室（人事处、党办、纪检监察办公室）、学术部、师承继教部、科学普及部、国际交流部、科技评审部、标准化办公室（研究与评价办公室）、信息部（期刊管理办公室）、会员服务部、财务部、后勤保卫部
业务范围：学术交流、国际合作、科学普及、业务培训、咨询服务、书刊编辑
期　　刊：主办期刊包括《中医杂志》《中华中医药杂志》《中华中医药学刊》《中药新药与临床药理》《中国实验方剂学杂志》《世界中西医结合杂志》《现代中西医结合杂志》《中医药管理杂志》《西部中医药》《新中医》《中医学报》《中医药学报》《中医研究》《中医药信息》《中医药导报》《中医药临床杂志》《中医药通报》《光明中医》《国医论坛》《实用中医内科杂志》《中医临床研究》《当代医药论丛》《针灸临床杂志》《中国中医骨伤科杂志》《中医正骨》《风湿病与关节炎》《中国中医急症》《中医儿科杂志》《中国肛肠病杂志》《中医文献杂志》《中医药文化》《中国中医药现代远程教育》《中华养生保健》《糖尿病天地》《中医杂志英文版》《中医学报英文版》《世界中西医结合杂志英文版》《数字中医药》；联盟期刊包括《中国中药杂志》《中国中医药科技》《中西医结合护理》《中医健康养生》《中国中医药图书情报杂志》《中国中医药信息杂志》《国际中医中药杂志》《辽宁中医药大学学报》《辽宁中医杂志》《药学学报》《中国现代中药》《广州中医药大学学报》《吉林中医药》《长春中医药大学学报》《山东中医杂志》《山东中医药大学学报》《云南中医学院学报》《中国民间疗法》《天津中医药》《天津中医药大学学报》

2018 年学会工作概况

见直属单位部分。

附：2018 年度中华中医药学会科技成果、优秀人才奖励获奖项目（人选）名单

◆ 2018 年度“康缘杯”中华中医药学会科学技术奖获奖项目名单

一等奖 7 项

1. 痰湿体质治未病系列研究及在国家公共卫生服务和慢病防控中的应用

完成单位：北京中医药大学、中国科学院北京基因组研究所、云南大学、中国人民解放军空军总医院

完成人员：王　琦、王　济、李玲孺、王前飞、李英帅、肖春杰、董　静、倪　诚、朱燕波、郑燕飞、骆　斌、张　妍、杨玲玲、钱彦方、侯淑涓

2. 国医大师张学文脑病痰瘀毒损理论体系构建与临床验证

完成单位：陕西中医药大学

完成人员：闫咏梅、张学文、张　慧、王亚丽、第五永长、周海哲、张　琪、王　斌、徐　冰、贾　妮、白黎明、严亚锋、刘燕妮、李　军、范文涛

3. 无公害中药材精细栽培关键技术与应用

完成单位：中国中医科学院中药研究所、中国医学科学院药用植物研究所、南京农业大学、盛实百草药业有限公司、上海市药材有限公司、深圳津村药业有限公司、文山苗乡三七股份有限公司、澳门大学中药质量研究国家重点实验室、四川川村中药材有限公司、成都恩威投资（集团）有限公司

完成人员：陈士林、李西文、魏建和、李　刚、郭巧生、徐　江、董林林、刘玉德、杨成民、魏富刚、梁重恒、李　琦、沈　奇、叶　萌、向　丽

4. 中药破壁饮片创新开发关键技术研究及产业化应用

完成单位：中山市中智药业集团有限公司、中山市中智中药饮片有限公司

完成人员：成金乐、赖智填、邓　雯、彭丽华、陈金梅、陈勇军、徐吉银、乔卫林、马宏亮、陈炜璇、唐　琳、梁燕玲、郑夏生、朱丹烨、李武毅

5. 紫朱软膏治疗糖尿病足的研究与推广应用

完成单位：上海中医药大学附属曙光医院

完成人员：柳国斌、韩　强、胡啸明、李西林、李文惠、杨　晓、奚九一、王丽翔、张　磊、闫少庆、杨　婷、毛丽萍

6. 动脉粥样硬化性疾病进展的机制及基于中医治未病思想的中医药防治

完成单位：辽宁中医药大学

完成人员：朱爱松、张　艳、陈文娜、吴景东、宫丽鸿、张冰冰、李　佳、王　梅、孙　鑫、张小卿

7. 晁恩祥国医大师肺系病诊疗学术思想整理与挖掘

完成单位：中日友好医院

完成人员：张洪春、李　颖、王辛秋、陈　燕、杨道文、韩春生、韩桂玲、李得民、疏欣扬、张纾难、晁恩祥

二等奖 18 项

1. 中药加工炮制一体化与组方配伍关键技术体系构建及其产业化示范

完成单位：浙江中医药大学、南京中医药大学、浙江中医药大学中药饮片有限公司、南京海昌中药集团有限公司

完成人员：曹　岗、蔡　皓、傅惠英、蔡宝昌、寿旗扬、刘　晓、葛卫红、秦昆明、裴　科、段　煜

2. 温经通络法外治肿瘤并发症关键技术的创建与推广应用

完成单位：中日友好医院、首都医科大学附属北京中医医院、中国中医药科技开发交流中心、北京中医药大学第三附属医院、北京中医药大学、广州中医药大学第一附属医院、中国医学科学院肿瘤医院

完成人员：贾立群、李佩文、杨国旺、邓　博、娄彦妮、崔慧娟、范劲松、李　仝、吴　清、叶小卫

3. 含重金属成分的祛腐生肌药临床应用的安全性及疗效评价的示范性研究

完成单位：中国中医科学院中药研究所、北京中医药大学第三附属医院、健民药业集团股份有限公司

完成人员：李建荣、彭　博、裴晓华、徐　胜、王春晖、徐启华、贺　蓉、路艳丽、黄志军、赵　刚

4. 中医药在辅助生育技术中的临床应用与研究

完成单位：北京中医药大学

完成人员：金　哲、贡　欣、刘艳霞、王树玉、鲁秋丹、周丽颖、苏　慧、张莉嘉、于妍妍、徐　彩

5. 中药生制饮片临床区分使用依据

完成单位：辽宁中医药大学

完成人员：贾天柱、许　枬、史　辑、才　谦、张振秋、李　群、窦志英、陈晓霞、单国顺、刘鸣昊

6. 2型糖尿病并发症“虚、瘀”病机实质及中医药干预的系列研究

完成单位：湖南中医药大学、湖南省中医药研究院

完成人员：秦裕辉、喻　嵘、王宇红、吴勇军、孟　盼、张秀丽、成细华、王实强、李若存、张　熙

7. 中西医结合治疗女性更年期综合征研究与推广体系的建设

完成单位：北京协和医院、嘉兴市妇幼保健院、锦州市妇婴医院、广西壮族自治区妇幼保健院

完成人员：孙爱军、高丽虹、郑婷萍、刘泽星、董　晗、莫琳玲、董大伦、蒋建发、王子毅、薛　薇

8. 以榛花为君药的新药复方榛花舒肝胶囊的研发及产业化

完成单位：长春中医药大学、吉林省食品检验所、吉林省七星山药业有限公司

完成人员：南　征、孙佳明、南劲松、南红梅、张　茁、吴　楠、杜延佳、李志成、李晶峰

9. 张仲景合方系列研究

完成单位：北京中医药大学、中央民族大学、承德医学院

完成人员：贾春华、庞宗然、郭玉成、李静华、黄启福、李守拙

10. 以碟脉灵苦碟子注射液为示范的中成药上市后安全性证据体评价

完成单位：中国中医科学院中医临床基础医学研究所、北京中医药大学东方医院、中国人民大学统计学院、中国人民解放军海军总医院、通化华夏药业有限责任公司

完成人员：廖　星、张允岭、支英杰、王连心、邹敬韬、庄　严、王志飞、阎博华、陈宝鑫、易丹辉

11. 中医药调控母胎免疫耐受与排斥关键技术及应用

完成单位：山东省医学科学院基础医学研究所

完成人员：李　霞、王东梅、马瑞萍、王云霞、黑国真、魏　然、张　振、赵　霖、赖楠楠、郭　强

12. 中药五味子饮片生产质量关键技术体系构建及推广应用

完成单位：南京中医药大学、香港浸会大学中医药学院、吉林敖东世航药业股份有限公司、南京中山制药有限公司、吉林敖东延边药业股份有限公司

完成人员：陆兔林、李　林、殷放宙、季　德、禹志领、许家胜、成　俊、张科卫、严国俊、许金国

13. 面向中药提取分离节能减排的特种膜技术集成体系创建与应用

完成单位：南京中医药大学、江苏久吾高科技股份有限公司、太极集团重庆涪陵制药厂有限公司、通药制药集团股份有限公司

完成人员：朱华旭、郭立玮、李　博、杨积衡、秦少容、彭文博、秦郁文、李晨阳、冯天炯、赵士明

14. 小儿咳嗽变异性哮喘（哮咳）创新理论体系与规范化诊治指南

完成单位：长春中医药大学附属医院

完成人员：冯晓纯、朱浩宇、段晓征、孙丽平、樊　慧、崔庆科、冯金花、王　锐、林双竹、刘　健

15. 当归补血汤协同肌源性干细胞移植促受体造血重建的研究应用

完成单位：天津中医药大学

完成人员：汪　涛、王晓玲、窦昊颖、冯　莉、王丽帆、刘志强、张美英

16. 中药上市后质量与药效再评价核心关键技术研究及应用

完成单位：中山大学

完成人员：苏薇薇、李沛波、王永刚、刘　宏、姚宏亮

17. 胃癌前病变的中医辨证规律及基础研究

完成单位：天津市中医药研究院附属医院

完成人员：刘华一、王秀娟、王　蓉、李桂珍、杨　阔、杨　柳、侯荣慧、张　滨、李　明

18.《马王堆古汉养生大讲堂》

完成单位：湖南中医药大学

完成人员：何清湖、周　兴、刘朝圣、陈　洪、谭同来、魏一苇

三等奖33项

1. 山银花的作用评价、质量控制与产业链策划实施

完成单位：西南大学、重庆医药高等专科学校、重庆市农业研究院、重庆市中医院

完成人员：徐晓玉、张继芬、陈　怡、陈伟海、薛　强、庞有伦、唐　清、刘　杨

2. 中风及中风后抑郁针刺与康复治疗方法的应用研究

完成单位：河北省中医院、河北医科大学第一医院、河北省沧州中西医结合医院、河北医科大学

完成人员：王艳君、邢　军、张丽华、张振伟、薛维华、赵亚萍、安向平

3. 慢性疲劳综合征负性情绪中枢机制与诊疗方案

完成单位：上海中医药大学附属岳阳中西医结合医院

完成人员：张振贤、黄　瑶、陈若宏、陈　敏、吴丽丽、夏　翔、张　敏、蔡之幸

4. 中医芳香疗法防治上呼吸道感染的应用研究

完成单位：云南中医学院

完成人员：熊　磊、解宇环、陈柏君、王进进、明　溪、赵　毅、马云淑、聂　坚

5. 益气活血、寒热平调法对溃疡性结肠炎的影响及机制研究

完成单位：辽宁中医药大学

完成人员：柳越冬、陶弘武、刘佃温、田振国、孟宪生、金　岩、赵　仑、于永铎

6. 酸甘生津法论治干燥综合征的临床及作用机制的系列研究

完成单位：上海中医药大学附属龙华医院

完成人员：陈湘君、顾军花、茅建春、苏　励、邓予新、周　珺、陈晓云、田　雨

7. 基于中医证候动态评价的陆氏针灸治疗缺血性中风病的转化研究

完成单位：上海中医药大学附属龙华医院、广东省中医院、复旦大学医学神经生物学国家重点实验室、复旦大学附属华山医院

完成人员：裴　建、傅勤慧、黄　燕、郭景春、贾　杰、郭建文、汪　军、宋　毅

8. 基于临床辨证的化痰祛瘀方改善Wilson病学习记忆的神经再生研究

完成单位：安徽中医药大学第一附属医院、安徽省立医院

完成人员：韩　辉、吴丽敏、杨文明、郑明翠、王艳昕、张　娟、李良勇、徐　磊

9. 音乐电针与脉冲电针干预抑郁症的机制研究

完成单位：北京中医药大学

完成人员：李志刚、莫雨平、姚海江、宋洪涛、唐银杉、李昱颉、邓晓丰、许安萍

10. 化浊解毒法改善糖脂代谢紊乱及胰岛素抵抗的机制研究

完成单位：天津中医药大学第一附属医院

完成人员：吴深涛、章清华、王　斌、周　静、王世伟、闫冬雪、节阳华、周　祥

11. 支气管哮喘（哮病）中医药诊治数据挖掘和辨证治疗研究

完成单位：安徽中医药大学第一附属医院、安徽医科大学第二附属医院、安徽中医药大学第二附属医院

完成人员：李泽庚、张念志、方向明、朱慧志、童佳兵、王传博、鹿　林、杨　程

12. 平性药药性本质及其调节机体平衡科学内涵研究

完成单位：广西中医药大学

完成人员：邓家刚、郝二伟、覃洁萍、秦华珍、冯　旭、杜正彩、孙　冰、杨　柯

13. 健脾清化方防治2型糖尿病的临床疗效和机制

完成单位：上海中医药大学附属曙光医院

完成人员：陆　灏、陶　枫、李俊燕、陈清光、徐隽斐、杨雪蓉、沈远东、姚　政

14. 芪参益气滴丸对心肌保护的作用途径及机制研究

完成单位：天津中医药大学、天士力医药集团股份有限公司

完成人员：郭利平、闫凯境、樊官伟、任　明、张　磊、王　怡、李　岩、孙　晓

15. 祛瘀清热法调控IUD出血副反应子宫血管重塑及宫内缓控释给药应用

完成单位：山东中医药大学附属医院、辽宁省计划生育科学研究院

完成人员：师　伟、杨立群、徐　丽、曹广尚、王　信、梁　娜、刘金星、李文明

16. 益气健脾法在慢性阻塞性肺疾病稳定期的优化方案

完成单位：浙江中医药大学附属第一医院、杭州市中医院、浙江省中西医结合医院

完成人员：王　真、杨珺超、季聪华、楼雅芳、徐俭朴、洪辉华、陈瑞琳

17. 调督安神解郁法针灸治疗抑郁症及其躯体化症状的机制研究与临床应用

完成单位：上海市中医医院、香港大学

完成人员：徐世芬、Lixing Lao、徐　建、佘燕玲、尹　平、殷　萱、董　波、曹　燕

18. 中药复方养荣润肠舒对慢传输型便秘大鼠的治疗作用机理研究

完成单位：辽宁中医药大学附属三院

完成人员：张虹玺、王　莉、于永铎、隋　楠、陈　萌、庄　继、刘士君、刘铁龙

19. 醒脑开窍法干预脑病的疗效评价及脑功能研究

完成单位：承德医学院、深圳市宝安区人民医院

完成人员：杨志新、陈尚杰、何颖娜、苏占辉、许　倩、杨浩勃、李姣莹、贾新燕

20. 运用金针拨骨法制器以正之治疗三踝骨折的临床应用及推广

完成单位：中国中医科学院望京医院、广东省中医院珠海医院、北京中医药大学第三附属医院、沧州中西医结合医院

完成人员：成永忠、温建民、程　灏、赵　勇、蔡静怡、唐上德、郭盛君、赵建勇

21. 道地药材玉竹关键栽培技术及种质评价研究

完成单位：湖南中医药大学

完成人员：刘塔斯、曾晓艳、龚力民、肖　岚、杨先国、李　钟、林丽美、刘应蛟

22. 针灸对功能性胃肠病脑-肠互动异常的调节机制与临床应用

完成单位：湖南中医药大学、浏阳市中医医院

完成人员：常小荣、蒋学余、张国山、钟　欢、谭　静、刘　密、刘未艾、刘迈兰

23. 基于禀赋概念的“五态人”与中风发病相关性

完成单位：河南中医药大学第一附属医院、中国中医科学院中医临床基础医学研究所

完成人员：刘向哲、王永炎、王新志、李燕梅、王　忠、王彦华、杨海燕、杨国防

24. 可调式脊柱外固定器对胸腰椎压缩骨折椎体高度和椎管内占位骨块的影响

完成单位：苏州市中医医院

完成人员：孟祥奇、马奇翰、姜　宏、韩　松、陈金飞、刘锦涛、何樟宁、高　锋

25. 民族医药创新与产业化技术平台的建设

完成单位：广西中医药大学

完成人员：朱　华、蒋才武、林　辰、卢汝梅、吴　林、姜建萍、秦华珍、蔡　毅

26. 基于毒-效-证三要素的有毒中药（何首乌）毒效机制研究与应用

完成单位：陕西中医药大学、成都中医药大学、陕西紫光辰济药业有限公司、西安岳达生物科技股份有限公司

完成人员：卫培峰、张　琪、丁维俊、缪　峰、张晓梅、张　天、高　峰、焦晨莉

27. 基于气机升降研究旋覆代赭汤治疗反流性食管炎作用机制及临床应用

完成单位：天津中医药大学

完成人员：袁红霞、杨幼新、赵　强、田晶晶、唐丽明、马　艳、卓玉珍、代二庆

28. 针刺干预脑梗死脑血管舒缩机能及新生的分子机制研究

完成单位：天津中医药大学第一附属医院

完成人员：杜元灏、李　晶、孙冬玮、徐彦龙、石　磊

29. 《长白山养生文化》系列丛书

完成单位：吉林省中医药学会

完成人员：朱桂祯、艾长山

30. 《扫“忙”养生书》

完成单位：中国中医科学院

完成人员：樊新荣

31. 《脑卒中防治一点通》

完成单位：河南中医药大学

完成人员：崔书克、李龙传

32. 《糖尿病中西医专家答疑》

完成单位：北京中医药大学

完成人员：柳红芳、于秀辰、王　翚、刘尚建、刘美静

33. 《实用中医保健丛书》

完成单位：安徽中医药大学第一附属医院

完成人员：刘　健、王　欢、张珊珊、王　东、徐桂琴、汪　元、王亿平

◆ 2018 年度李时珍医药创新奖获奖者名单

1. 神威药业集团有限公司　李振江

完成项目：现代中药制剂滑膜炎颗粒（胶囊）的研究及产业化

完成单位：神威药业集团有限公司、神威药业（张家口）有限公司

完成人员：李振江、陈　钟、信蕴霞、刘铁军、曹菊林、张特利、屈云萍、张岩岩、王　娇、周永妍

2. 广东省中医院　陈秀华

完成项目：“岭南陈氏针法”的传承及应用研究

完成单位：广东省中医院

完成人员：陈秀华、陈全新、艾　宙、徐振华、李　颖、奎　瑜、王　聪、方　芳、黄彬城、马碧茹、谭　毅

◆ 2018 年度“神威杯”中华中医药学会政策研究奖获奖项目名单

建立符合中医药特点的补偿机制探索与实践

完成单位：上海市卫生和健康发展研究中心（上海市医学科学技术情报研究所）、上海市中医药发展办公室

完成人员：金春林、李　芬、赵致平、王　瑾、苏锦英、陈　多、方欣叶

◆ 2018 年度“康缘杯”中华中医药学会中青年创新人才及优秀管理人才奖获奖者名单

中青年创新人才 6 位

清华大学：李　梢

首都医科大学附属北京世纪坛医院：鄢丹

北京中医药大学：吴嘉瑞

北京中医药大学：张加余

浙江中医药大学：曹　岗

广州中医药大学第一附属医院：江晓兵

优秀管理人才 5 位

黑龙江省中医药科学院：王　顺

首都医科大学附属北京世纪坛医院：冯兴中

北京中医药大学东直门医院：王耀献

上海中医药大学：胡鸿毅

中国中医科学院中药资源中心：郭兰萍

◆ 2018 年度“杏林杯”中华中医药学会学术著作奖获奖著作名单

一等奖 5 部

1. 《清宫膏方精华》

陈可冀、刘　玥、吴宝金、李艳彦、李　斌

2. 《当代名老中医典型医案集》

贺兴东、姚乃礼、翁维良、孙光荣、徐春波

3. 《脉络论》

吴以岭、贾振华、杨跃进、魏　聪、袁国强

4. 《中医微创入路解剖彩色图谱》

吴汉卿、吴军瑞、吴军尚、周友龙、邵水金

5. 《广西海洋药物》

邓家刚、施学丽、黄克南、郝二伟、廖冬燕

二等奖 10 部

1. 《邓铁涛论治冠心病》

张敏州、郭力恒、王　磊、任　毅、周袁申

2. 《实用中西医结合不孕不育诊疗学》

程　泾

3. 《中国肛肠病诊治彩色图谱大全》

于永铎、尹玲慧、隋　楠、刘铁龙、陈　萌

4. 《当代中医皮肤科临床家丛书（第一辑）》

杨志波、王　畅、唐雪勇、曾碧君、汪海珍

5. 《糖尿病中医防治标准（草案）》

仝小林、倪　青、王　佳、宋　军、刘文科

6. 《穴位埋线疗法》

杨才德、雒成林、包金莲、严兴科、王念宏

7. 《中医医政史略》

李灿东、王思成、杨朝阳、陈榕虎、王尊旺

8. 《中医妇产科辞典》

马大正

9. 《维吾尔药用植物 DNA 条形码集》

李晓瑾、樊丛照、王果平、阿依别克·热合木都拉、朱　军

10. 《方药量效关系研究系列丛书》

傅延龄、张　林、宋　佳、徐晓玉、仝小林

三等奖 30 部

1. 《当代中医皮肤科临床家丛书》第 2 辑

李秀敏、段行武、陈　曦、夏　梦、李建红

2.《血液病中医名词术语整理与诠释》

陈信义、侯　丽、董　青、许亚梅、马　薇

3.《骨科疑难病例分析与点评》

王　平、李远栋、刘爱峰、张君涛、王为民

4.《妇科名家诊治多囊卵巢综合征临证经验》

韩延华、胡国华、肖承悰

5.《糖尿病饮食与运动疗法》

方朝晖、赵进东、周世华、管玉香、费爱华

6.《上海市基层中医药适宜技术操作指南》

吴耀持、张　蓉、张峻峰、李　艳、黄承飞

7.《清太医院医家研究》

杨叔禹

8.《李济仁痹证研究传承集》

李　艳

9.《妊娠期中西药物用药禁忌》

杜惠兰、马惠荣、闫　华、宋翠淼、魏影非

10.《中华钩活术治疗颈胸椎退变性及软组织疾病》

魏玉锁

11.《全国名老中医王晖学术经验撷英》

王　晖、陈霞波、王建康、周　开、龚文波

12.《房定亚治疗风湿病传真》

周彩云、马　芳、唐今扬、李　斌、王　鑫

13.《心血管疾病中医药研究进展》

刘红旭、尚菊菊、周　琦、田静峰、褚福永

14.《现代针灸病谱》

杜元灏

15.《皮肤性病科专病中医临床诊治》

陈达灿、范瑞强、禤国维、欧阳恒、李红毅

16.《谭远超接骨疗伤经验——四肢创伤篇》

聂伟志、隋显玉、杨永军、周纪平、周立波

17.《骨伤康复系列丛书》

刘　波、虞亚明、沈　海、张　鑫、刘　辉

18.《毛德西方药心悟》

毛德西

19.《性传播疾病——中医治疗500案解读》

韩世荣、闫小宁

20.《医案类聚》

盛增秀、陈勇毅、竹剑平、王　英、江凌圳

21.《〈伤寒论〉方治疗优势病证规律研究》

宋俊生、刘　毅、李孟魁、熊　俊、高　岑

22.《中国近代中医药期刊汇编》(含《提要卷》和《索引卷》)

段逸山、任宏丽、王有朋

23.《中医名家成才规律鉴略》

赵宗辽、张晓萍、李亚军

24.《针灸诊治枢要》

王富春、李　铁、周　丹、哈丽娟、于　波

25.《〈医钞类编〉校注》

崔　为、王姝琛、陈　曦、李　萍、史双文

26.《龙江医派创始人高仲山学术经验集》

姜德友、高　雪、常佳怡、常存库、张福利

27.《脾脏象理论现代研究——从脾论治相关病证》

王彩霞、崔家鹏、秦　微、于　漫

28.《针灸学基本概念术语通典(上、下册)》

赵京生、杨　峰、李素云、张树剑

29.《运气学说的研究与评述》

邢玉瑞、刘　力、呼兴华、田丙坤、乔文彪

30.《中国壮药志》

朱　华、滕建北、黄汉儒、黄海滨、谢凤凤

◆ 2018年度"步长杯"中华中医药学会岐黄国际奖获奖者名单

1. University of Florence 佛罗伦萨大学

Anna Rita Bilia（意大利）

2. Leiden University 莱顿大学

Dr. Mei Wang（荷兰）

（唐可人）

【中国中西医结合学会】

会　　长：陈香美
副 会 长：唐旭东、吴以岭、李显筑、郭　姣、姚树坤、凌昌全、王文健、高思华、黄光英、崔乃强
秘 书 长：吕文良
副秘书长：黄璐琦、施建蓉、马晓昌、孔令青、冯　哲
地　　址：北京市东城区东直门内南小街16号
邮　　编：100700
电　　话：010－84035154
网　　址：www. caim. org. cn
电子信箱：caim@ caim. org. cn
常设机构：秘书处
业务范围：学术交流、科学普及、继续教育、书刊编辑、成果推广、咨询服务
期　　刊：《中国中西医结合杂志》《中国结合医学杂志（英文）》《中国中西医结合外科杂志》《中国骨伤》《中国中西医结合急救杂志》《中国中西医结合肾病杂志》《中国中西医结合皮肤性病学杂志》《中国中西医结合耳鼻咽喉科杂志》《中国中西医结合影像学杂志》《中西医结合心脑血管病杂志》

2018年学会工作概况

加强政治建设。2018年，学会深入学习宣传贯彻党的十九大精神，扎实开展"两学一做"学习教育活动，为中医药发展履职尽责。2018年11月13日，学会召开中国中西医结合学会党委扩大会议，对2018年党建工作进行总结并提出2019年学会党建工作计划。

加强学会日常管理，完善组织建设。学会经常务理事会研究批准，2018年组建康复医学、慢病防治与管理、养生学3个专业委员会及基层工作委员会。截至2018年底，学会分支机构达65个。2018年4月20日、8月28日、11月13日分别召开3次中国中西医结合学会会长办公会。2018年4月20日、7月25日、12月6日分别召开七届八次、九次、十次

常务理事会。其中12月6日七届十次常务理事会形成监事会并审议通过《中国中西医结合学会会员管理办法》。学会召开组织工作委员会和学术工作委员会联合会议，讨论修改《专业委员会年度工作考核表》并制定初稿；完成2018卷《中国科学技术协会年鉴》和2018卷《中国中医药年鉴（行政卷）》的撰写上报工作；完成2018年会讯编辑工作。

加强学术工作，举办多项重大学术交流活动。学会全年召开学术会议82次，参会人数33800余人次，论文13800余篇；举办国家级继续教育项目18项，学会级继续教育项目21项，培训人次14000余人。

重温批示，举办纪念毛泽东同志关于西医学习中医批示六十周年大会。2018年10月11日，由中国中西医结合学会主办的纪念毛泽东同志关于西医学习中医批示六十周年大会在人民大会堂召开。

举办第六次世界中西医结合大会，提升结合医学的国际影响力。2018年12月6～8日第六次世界中西医结合大会在上海召开，大会以“中西医结合，构建人类健康共同体”为主题。大会注册人数3000人，实际投稿论文篇数（有效投稿篇数）3655篇。

重视中青年培养，积极参与中国科协青年人才托举工程。学会根据中国科协办公厅关于开展青年人才托举工程第四届项目申报工作的通知（科协办函学字〔2018〕159号），经学术工作委员会评选，推荐3名候选人上报生命科学联合体，经相关评审程序获批1人，并于2018年10月31日召开中国科协青年人才托举工程2018年度中期总结汇报会议，经答辩和考评，3位被托举人全部合格。

完成承接政府转移职能工作。为指导中西医结合医院更好地开展医院管理和建设，受国家中医药管理局医政司委托，学会承担《中西医结合医院工作指南》修订工作。修订工作自2018年5月开始，经过资料收集、素材整理、起草编写、专家论证和修订完善5个阶段，召开3次专家研讨会，最终形成《中西医结合医院工作指南（2018年版）》。

鼓励创新，完成2018年度评选和报送科技奖励工作。2018年学会共收到科技奖申报项目103项，经评审办公室形式审查、初审、终审，最终评出一等奖6项、二等奖14项、三等奖23项、科普奖3项。此外，学会还推荐3个项目申报2018年度国家科学技术进步奖。

推荐优秀科技工作者代表。根据《中国科协办公厅关于开展优秀科技工作者代表推荐工作的通知》（科协办函组字〔2018〕60号）文件要求，经相关程序，学会最终向中国科协推荐老、中、青科学家代表推荐人选3人。

大力开展科学普及、“一带一路”和脱贫攻坚工作。学会开展2018年全国科技工作者日活动。各专业委员会开展科技活动周系列活动，场次超过150场，人数超过30000人次；举办健康知识讲座、发放健康宣教手册、媒体宣传等形式的科普宣教活动，共计开展活动234次，发放健康宣传手册7万余册，编纂科普专著20余部，受益人群达24.70万人。学会10个专业委员会积极开展“一带一路”创新驱动助力工程，组织有关活动。学会39个专业委员会参加扶贫攻坚活动，义诊达183次，培训基层医生6300余人，发放物资及药品241万元以上，受益人数22万余人。

积极推进编辑出版工作，提高中西医结合学术水平。《中国中西医结合杂志》再次荣获“百种中国杰出学术期刊”，中国中西医结合杂志社荣获“第四届中国出版政府奖先进出版单位奖”，这是出版界的最高荣誉。

附：2018年度中国中西医结合学会科学技术奖获奖项目名单

一等奖6项

1. 祛风通络及其演变方药治疗急性缺血性卒中的神经血管单元保护作用与机制研究

完成单位：复旦大学附属中山医院、上海中医药大学附属曙光医院

完成人员：蔡定芳、俞晓飞、朱旭莹、杨云柯、向　军、张　雯、王国骅、孙　燕

2. 经穴理化、生物学特性及针刺效应调控机制研究

完成单位：华中科技大学同济医学院附属同济医院

完成人员：黄光英、王　伟、张明敏、郑翠红、杨　薇、龚　萍、王　琪、桂　娟、熊　瑾、黄冬梅、余炜昶、熊　繁、许啸虎、董浩旭、吴　笑

3. 芪参益气滴丸补气活血的作用机理

完成单位：北京大学、天士力医药集团股份有限公司

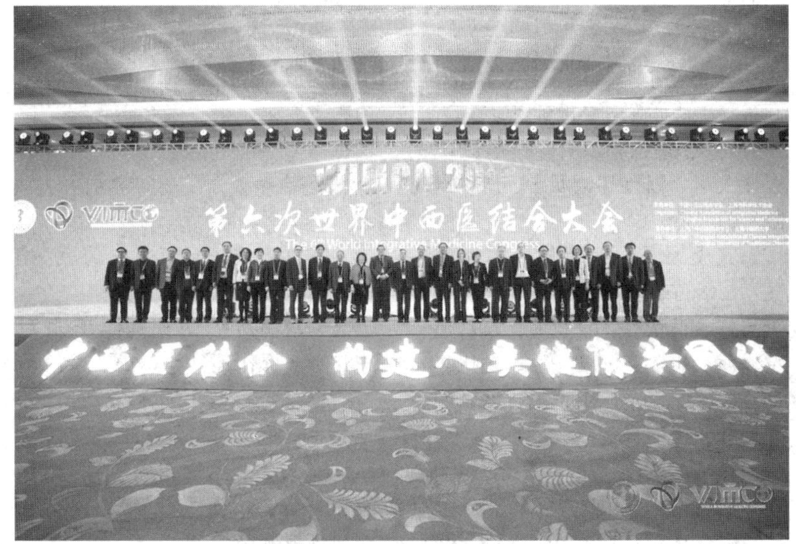

2018年12月6～8日，由中国中西医结合学会主办的第六次世界中西医结合大会在上海举行

完成人员：韩晶岩、闫凯境、贺　珂、崔元辰、闫　丽、李彦川、林色奇、李　琳、潘春水、李　泉、卫晓红、孙　凯、黄　娉、胡白和、常　昕、王传社

4. 不孕症中医生殖节律调控体系的建立及中西医结合助孕方法的研究

完成单位：南京中医药大学附属医院

完成人员：谈　勇、夏桂成、任青玲、殷燕云、周　阁、邹奕洁、陈　婕、聂晓伟、郭银华、胡荣魁、洪艳丽、赵　娟、童星丽、左文婷、王飞虹、唐培培、陈　娟

5. 肾纤维化病证靶点和防治研究

完成单位：中国人民解放军陆军军医大学第三附属医院（野战外科研究所）、中国人民解放军总医院

完成人员：何娅妮、陈客宏、陈　佳、朱晗玉、戴欢子、杨　杰、肖　菲、杨国汉、张伟光、李开龙、胡　威、张湖海、蔡青利、蔡明玉、张建国、杨聚荣、林利容

6. 旋提手法治疗椎动脉型颈椎病的临床与基础研究

完成单位：中国中医科学院望京医院、天津中医药大学第一附属医院、国家电网公司北京电力医院

完成人员：朱立国、高景华、金哲峰、银　河、展嘉文、于　杰、陈　明、魏　戌、高春雨、冯敏山、杨克新、王尚全、张　威、罗　杰、李俊杰

二等奖 14 项

1. 创新中药制剂在肺癌临床综合治疗中的开发与应用研究

完成单位：浙江省肿瘤医院、浙江大学、浙江康恩贝制药股份有限公司

完成人员：毛伟敏、林能明、吴永江、方　罗、王如伟、马胜林、李清林、王跃珍、张爱琴、章红燕、黄　萍、胡江宁、吴　健、姚庆华、刘雪松、栾连军、洪　卫、徐洪明、来灿林、芦柏震

2. 慢性再生障碍性贫血骨髓衰竭机制及综合优化治疗方案研究

完成单位：山东中医药大学附属医院、中国医学科学院血液病医院（血液学研究所）、天津中医药大学第一附属医院、北京中医药大学东直门医院、廊坊市中医医院

完成人员：徐瑞荣、郑以州、杨文华、李冬云、杨淑莲、周延峰、刘朝霞、崔　兴、王　琰、张　杰、李星鑫、邸海侠、崔思远

3. 补肾活血中药方对骨质疏松症相关细胞信号通路转导机制的系列研究

完成单位：华中科技大学同济医学院附属协和医院

完成人员：沈　霖、帅　波、杨艳萍、马　陈、徐晓娟、朱　锐、卢芙蓉、周樊华、王　松

4. 基于“种子－土壤学说”的化瘀消癥法治疗早期输卵管妊娠的系列机制研究

完成单位：广州中医药大学第一附属医院

完成人员：邓高丕、郜　洁、袁　烁、宋　阳、黄艳茜、姚寒梅、王瑞雪、徐　娟、李晓荣、刘　玲、孙佳琦、刘晓静、胡昀昀、王晨媛、庄晨玉

5. 结直肠吻合重建技术的临床应用与推广

完成单位：成都肛肠专科医院、中山大学附属第一医院、中山大学附属第六医院、青岛市市立医院

完成人员：杨向东、魏　雨、贺　平、韩方海、蓝海波、任东林、赵美珠、吴凌云

6. 破裂型腰椎间盘突出症中医促进重吸收的诊疗技术及应用

完成单位：苏州市中医医院

完成人员：姜　宏、刘锦涛、俞鹏飞、朱　宇、李晓春、钱　祥、俞振翰

7. 治疗心悸常用方剂抗心律失常作用机制

完成单位：河南中医药大学第一附属医院

完成人员：朱明军、王永霞、朱初麟、邢作英、高　原、余海滨、李　彬、刘红军、曹英杰、孙彦琴、胡宇才、陈　鹏、郑　佳

8. 基于“益肾消瘀”理念指导下中药方剂对于慢性肾脏病治疗机制的基础研究

完成单位：苏州大学附属第一医院、南京中医药大学附属医院（江苏省中医院）、苏州市中医医院

完成人员：魏明刚、何伟明、高　坤、成旭东、张　露、倪　莉、孙　伟

9. 昆明山海棠不同配伍治疗类风湿关节炎增效减毒的基础和应用研究

完成单位：广州中医药大学第一附属医院

完成人员：林昌松、刘清平、徐　强、关　彤、陈纪藩、陈光星、刘晓玲、雷旭杰、刘丽娟、刘明岭、张明英、刘敏莹、李　楠、潘东梅、姜玉宝、陈秀敏、林云斌、魏赈权

10. 携载人参皂甙 Rg3 缓释制剂的研制及治疗增生性瘢痕作用机制研究

完成单位：上海交通大学医学院附属第九人民医院、上海交通大学医学院附属瑞金医院

完成人员：孙晓明、程丽英、崔文国、张余光、唐梦遥、毛曦媛、张　路、金　蓉、张　英

11. 固阳消瘀法防治糖尿病性黄斑水肿的研究与应用

完成单位：中日友好医院

完成人员：金　明、邓　辉、苑　维、邓婷婷、王志军、潘　琳、秦亚丽、訾迎新、刘海丹、冀美琦

12. 肝纤维化的血清代谢组学特征及中药复方的调节机制研究

完成单位：上海中医药大学附属曙光医院

完成人员：杨　涛、刘成海、郝　娟、陶艳艳

13. 基于高分辨 UPLC－MS^n 及分子网络数据分析技术的民族药新药发现及应用

完成单位：中国医学科学院药用植物研究所、西南民族大学、成都中医药大学

完成人员：黄林芳、曾　锐、瞿　燕、邹忠梅、任晓东、林余霖、李金花、张　翔、李燕芳、曹　雨、王雅平、李爱暖

14. 黄芩汤治疗溃疡性结肠炎的作用机制研究

完成单位：中国中医科学院中药研究所

完成人员：杨伟鹏、王彦礼、周钟鸣、范妙璇、张会会、陈　立、庄帅星、王敦方、徐航宇、马旭冉

三等奖23项

1. 基于胃肠转运规律的含黄酮类成分中药制剂技术平台构建及应用

完成单位：上海中医药大学、上海市中西医结合医院、上海市黄浦区香山中医医院、上海玉森新药开发有限公司、上海中医药大学附属龙华医院

完成人员：谢 燕、季 光、李国文、袁秀荣、沈红艺、杨 骏、玄振玉、史秀峰、孟倩超

2. 中药分期论治方案治疗儿童哮喘的随机对照研究

完成单位：复旦大学附属儿科医院

完成人员：汪永红、俞 建、时毓民、孙 雯、张亦群、胡 红、杜 慧、李素环

3. 心肌缺血与心室重构的综合干预新策略

完成单位：上海市同济医院、上海大学

完成人员：许嘉鸿、肖俊杰、贝毅桦、汤 宇、喻溥蛟

4. 中西医结合防治扩张型心肌病关键技术的转化及应用研究

完成单位：南京中医药大学无锡附属医院、无锡市第二人民医院、无锡市人民医院

完成人员：陆 曙、苏 伟、杨承健、羊镇宇、龚少愚、杨庆有、沈丽娟

5. 益气活血清泄法抗肾间质纤维化的机制与临床应用

完成单位：山东中医药大学附属医院、江苏省中医院

完成人员：李 伟、孙 伟、姜月华、涂 玥、胡洪贞、王一川、周 乐、刘 红、王 雁、齐振强

6. 中西医结合多靶点防、诊、治非小细胞肺癌的研究与应用

完成单位：山东中医药大学、山东省医学科学院、山东大学

完成人员：郑 心、黄 伟、孟 雪、赵 粤、李士涛、曹玉凤、薛玉文、彭召云、闫璐玓、刘思远、代 龙

7. 系列新型胸腰椎非融合固定系统的研发与临床应用

完成单位：南华大学附属第一医院

完成人员：王文军、晏怡果、王 程、宋西正、张 健、姚女兆、薛静波、欧阳智华、李学林、徐 准、王 明、林海英、李 丹

8. 基于中医护理理论的社区重点人群（妇女和老年人）健康管理干预相关性研究

完成单位：湖南省中医药研究院附属医院

完成人员：陈 燕、朱正刚、方 森、刘莎莎、林 静、梁百慧、张 洁、朱建华、蒋新军、石溪溪

9. 胃癌中医防治体系中胃复方的临床应用及其机制系列创新研究

完成单位：湖南省肿瘤医院

完成人员：李东芳、黎月恒、王云启、焦 蕉、李玉明、何 欣、周 珉、吴 鸿、樊江丽、胡 亚、何寄琴、张顺荣、唐继云、侯芳芳、罗康华、黄双梅

10. 肾病特色疗法及器具的系列研发与推广应用

完成单位：广东省中医院

完成人员：邓丽丽、刘旭生、林静霞、邓特伟、邹 川、王荣荣、彭 鹿、刘 惠、卢富华、王立新

11. 基于“输原开合”的脑损伤认知功能障碍的机制及临床应用研究

完成单位：中国人民解放军成都军区总医院、中国人民解放军成都军区疾病预防控制中心、成都市第八人民医院

完成人员：庞日朝、林 杭、王文春、卢 豪、呼永河、张安仁、董 超、袁 丽、卢家春、王画鸽

12. 创伤凝血病中西医结合临床救治与基础研究

完成单位：江苏大学附属武进医院、第三军医大学创伤烧伤与复合伤国家重点实验室、南方医科大学珠江医院

完成人员：岳茂兴、梁华平、李奇林、周培根、李 瑛、楚 鹰、尹进南、卞晓星、夏锡仪、司少艳、包 卿、孙志辉、郑旭文、沈文明、黄琴梅、朱晓飏

13. 基于肝药酶P450酶代谢体系和转运体体系探索中药——西药药物相互作用

完成单位：上海中医药大学附属曙光医院

完成人员：王肖龙、沈智杰、裘福荣、王英杰、李益萍、林文勇、张海涛、张言玉

14. 泻肺利水法治疗慢性心力衰竭的临床与基础研究

完成单位：首都医科大学附属北京中医医院

完成人员：刘红旭、尚菊菊、周 琦、仇盛蕾、佟 彤、戴 梅、来晓磊、张大炜、陈嘉兴、李爱勇、张玉灵、黄熙曼、王雨桐

15. 益气通阳法治疗慢性免疫性血小板减少症的疗效和机理研究

完成单位：中国中医科学院西苑医院

完成人员：麻 柔、许勇钢、杨秀鹏、全日城、苏根元、杨晓红、李 柳、王洪志、胡晓梅、唐旭东、郑春梅、张姗姗

16. 中风病毒邪－络病学说及临床应用推广

完成单位：广西中医药大学第一附属医院、广西中医药大学

完成人员：胡跃强、吴 林、祝美珍、唐 农、陈 炜、胡国恒、龙华军、秦红玲、向军军

17. 痛风发病新机制及治疗对策

完成单位：青岛大学附属医院、中国中医科学院广安门医院

完成人员：王颜刚、魏军平、吕文山、孙晓方、李恩泽、迟静薇、陈 颖

18. 生脉散防治心力衰竭的系统生物学研究

完成单位：上海交通大学医学院附属新华医院

完成人员：张亚臣、陈 昱、荣烨之、李千会、唐 勇、田 丁

19. 基于CFH多态性和VEGF相关因子介导的AMD发病机制及杞黄颗粒干预研究

完成单位：天津中医药大学第一附属医院、广州中医药大学第二附属医院

完成人员：梁凤鸣、王 燕、王 莉、黎红梅、张欣桐、孟 梁、王 璐、袁 远、王莹莹、关玉双、全 颖

20. “平衡阻断”疗法——癌性躯体痛防治方案的建立与应用

完成单位：中国医学科学院肿

瘤医院、中国中医科学院望京医院、北京市房山区中医医院

完成人员：冯　利、殷玉琨、王耀焓、宋洪丽、刘丽星、张智慧、于建华、江正龙、高　音、柏大鹏、叶霈智、田爱平、杨宏丽

21. 中西医结合治疗肛肠良性疾病的微创诊疗方案优化研究及临床推广

完成单位：上海中医药大学附属岳阳中西医结合医院

完成人员：王振宜、孙建华、杨豪杰、陈新静、刘　华、高凌卉、金　炜、吴　炯、韩昌鹏、李　盈、金　磊

22. 中药配伍组分调控非酶蛋白糖基化及MAPK细胞转导通路改善糖尿病血管病变的机理研究

完成单位：中国中医科学院西苑医院

完成人员：高　普、刘征堂、靳昭辉、宋光熠、靳　冰、孙其伟、宋　芊、相田园、王　锐

23. 中药抗菌作用研究方法及痰热清抗耐药菌示范研究

完成单位：中国中医科学院医学实验中心

完成人员：王　毅、李连达、杨伟峰、孙娅楠、马淑骅、李贤煜、孙　健、马琰岩、郭　娜、雷洪涛、刘长振、邢亚君

科普奖3项

1. 漫话冠心病（漫话心脏病系列丛书）

完成单位：上海交通大学医学院附属新华医院

完成人员：孟　舒、刘　博、李毅刚

2.《骨质增生症自我诊治》

完成单位：安徽中医药大学第一附属医院

完成人员：周章武

3. 高利教授谈现代保健养生丛书

完成单位：首都医科大学宣武医院

完成人员：高　利　　（吕文良）

【中国针灸学会】

会　　长：刘保延
副 会 长：王　华、王　舒、王麟鹏、方剑乔、朱　兵、刘智斌、许能贵、孙忠人、杨金生、吴焕淦、余曙光、夏有兵、高树中、喻晓春
秘 书 长：喻晓春（兼）
副秘书长：贾晓健、文碧玲、刘炜宏、刘清国
地　　址：北京东城区东直门内南小街16号
邮　　编：100700
电　　话：010－64030959
网　　址：www.caam.cn
电子信箱：caambgs@126.com
常设机构：办公室、学术部、咨询培训部、信息会员部
业务范围：中国针灸学会围绕本学科组织学术交流和研究，编辑出版针灸期刊，进行针灸科普宣传，对在职专业人员进行培训，向有关部门推荐科技人才及学术成果，组织进行有关标准制定、科技咨询、国际交流与合作等工作
期　　刊：《中国针灸》《针刺研究》《世界针灸杂志》

2018年学会工作概况

学会改革与发展。2018年，学会新发展个人会员3189人，会员总数达28935人，团体会员单位19个；召开常务理事会议2次，理事会议1次（通讯会议），全国工作会议1次；修订或制定《中国针灸学会学术活动管理办法》《中国针灸学会标准管理办法实施细则》等规章制度，成立小儿推拿专业委员会等3个分支机构，完成腧穴分会等3个分支机构换届。

党建强会。学会党委在残疾人“温馨家园”公益基地开展“针爱梨园”扶贫助残义诊活动2次，向残障人士捐赠物资、药品，做科普讲座、义诊等活动。在改革开放40周年之际，学会组织参观“伟大的变革——庆祝改革开放40周年大型展览”。2018年学会党委共有10人次参加中国科协、国家中医药管理局、中国中医科学院各类党务培训及论坛。

会员服务与培训。学会录入中国科协个人会员管理平台会员4606人，提醒到期会员2514人；举办继续教育项目培训班6期，培训学员790人次；举办各类培训班12期，培训学员250人次。

学术服务创新与能力提升。学会及所属分支机构共举办各类年会、研讨会、论坛等学术活动34次，如2018′世针教育杯全国中医药院校针灸推拿临床技能大赛，振兴灸法中国行系列活动，2018灵台《针灸甲乙经》学术思想传承国际研讨会暨皇甫谧文化节，2018第二届世界针灸康养大会，2018年海峡两岸暨港澳青年科学家学术论坛——针灸的未来发展，2018丝绸之路工商领导人（张家界）峰会暨中医药创新发展国际论坛，2018国际针灸学术研讨会，2018“一带一路”中医药针灸风采行走进阿根廷布宜诺斯艾利斯站、乌拉圭站、英国站系列活动等。参会总人数6500余人，收录学术论文1000余篇。2018年，学会推进《循证针灸临床实践指南：痞满》等24项针灸团标研制，向国家标准化管理委员会报批送审了国家标准项目《针灸临床实践指南制定及评估规范》《针灸门诊基本服务规范》。新成立中国针灸学会针刀产学研创新联合体。

期刊与科普。《中国针灸》开办《专论》《人物访谈》栏目，被评为第四届全国悦读中医活动金牌单位。《针刺研究》由双月刊改为月刊。《世界针灸杂志》编辑部举办《世界针灸杂志》英文期刊走进校园活动。学会开展第一批科普专家聘任；举办“针情无限”全国针灸原创微视频大赛；筹建科普官方网站和微信公众号；新建2个科普教育基地；开展科普宣讲530次，义诊625次，出版作品30部。

学科发展研究。学会组织专家撰写《针灸医学一级学科论证报告》，组织中医药界8名两院院士联名签署《针灸学科提升为一级学科倡议书》，呈报国家中医药管理局；制订针灸大科学研究计划，已列入科技部发展规划。

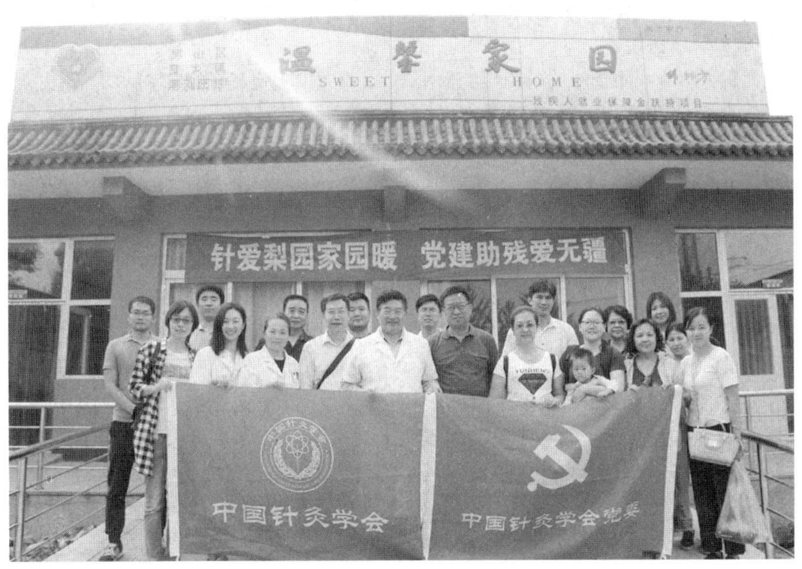

2018 年 9 月 11 日，中国针灸学会党委赴北京良乡组织开展“针爱梨园”助残义诊党建活动

表彰举荐科技人才。建立学会青年人才库、老专家信息库；承担中国科协青年人才托举工程（2018～2020 年度）项目，扶持举荐青年科技人才 3 人；推选刘保延、景向红作为基层科技工作者代表参加中国科协成立 60 周年百名科学家、百名基层科技工作者座谈会。

附：第七届中国针灸学会科学技术奖获奖项目名单

一等奖 4 项

1. 针灸治疗过敏性鼻炎方案优选，临床疗效及疗效机制研究

主要完成人：赵吉平、陈　晟、王燕平、王　鹏、陈陆泉、张佳佳、王　军、谭　程、白　鹏、王　朋

主要完成单位：北京中医药大学东直门医院、首都医科大学附属北京中医医院、首都医科大学附属北京同仁医院

2. 针刺治疗功能性消化不良的循证评价及中枢机制研究

主要完成人：曾　芳、梁繁荣、李　瑛、兰　蕾、马婷婷、洪肖娟、何昭璇、陈　媛、杨　洁、孙睿睿、田小平、李　享、李政杰、郑　晖、尹　涛、程施瑞、印　帅、杨　玥、张丹华、马培宏、刘小艳、张婷婷、瞿玉竹、董晓慧、陈　丽、陈静雯

主要完成单位：成都中医药大学

3. 穴位－靶器官联系的节段性和全身性机制

主要完成人：高昕妍、朱　兵、荣培晶、景向红、李　亮、刘　坤、赵玉雪、王少军、宿杨帅、李宇清、任晓暄、王舒娅、王晓宇、崔　翔

主要完成单位：中国中医科学院针灸研究所

4. 针刺穴位效应启动的初始动力学调控机制

主要完成人：郭　义、郭永明、赵　雪、房钰鑫、陈　波、刘阳阳、席　强、李忠正、周　丹、王慎军、徐枝芳

主要完成单位：天津中医药大学

二等奖 10 项

1. 嗅三针疗法治疗阿尔兹海默病临床效应及机制研究项目名称

主要完成人：刘智斌、王　渊、王　强、刘思洋、王卫刚、杨晓航、乔海法、李　杰、鲁　刚、袁海光、冯卫星、王　斌、郭靖辉、刘　龙、牛文民

主要完成单位：陕西中医药大学、陕西中医药大学附属医院、陕西中医药大学第二附属医院、西安医学院、西安思源学院、西安航天总医院

2. 艾络康系列穴贴的研究开发与临床应用

主要完成人：王富春、王朝辉、李　铁、刘晓娜、刘成禹、高　颖、闫　冰、蒋海琳、赵晋莹、徐小茹、龙天雷、刘　超、李梦媛、狄金涛

主要完成单位：长春中医药大学

3. 针刺合谷穴治疗中枢性面瘫的量效关系及生物学效应研究

主要完成人：孟智宏、张春红、樊小农、田　光、郭婷华、韩真真、张云洁

主要完成单位：天津中医药大学第一附属医院

4. 眶内电针治疗眼运动神经麻痹症的临床研究

主要完成人：周凌云、赵　明、纪晓杰、刘铁镌、栗雪梅、苏　畅、胡德宇

主要完成单位：哈尔滨医科大学附属第一医院

5. 针刺和中药组合物在体外受精－胚胎移植中的规范化应用研究

主要完成人：曲　凡、韩济生、张　嵘、周　珏、王芳芳、吴　琰、朱宇航、何依菁、顾颖尔、张　弦

主要完成单位：浙江大学医学院附属妇产科医院、北京大学、浙江工商大学

6. 艾灸温通调脂效应与 TRPV1 启动机制

主要完成人：张建斌、姜劲峰、王欣君、徐　斌、王玲玲、吴焕淦、王耀帅、余　芝、金　洵

主要完成单位：南京中医药大学、上海市针灸经络研究所

7. “合治内府”的理论意义与效应机制研究

主要完成人：张　泓、艾　坤、田浩梅、易细芹、邓石峰、陈楚淘、杨璐佳、凌　希、张雨辰、祁　芳、许　明

主要完成单位：湖南中医药大学

8. “疏肝调神”针刺治疗抑郁障碍的机制研究

主要完成人：符文彬、刘健华、许能贵、徐振华、蒋　丽、周　鹏、罗　丁、王　聪、孙　健、樊　莉、

谢长才、马　瑞、宁百乐、李　声、吴　倩

主要完成单位：广东省中医院、深圳市宝安中医院（集团）

9.“双固一通”针法防治糖尿病胰岛素抵抗的机制研究

主要完成人：梁凤霞、陈　瑞、王　华、陈泽斌、吴　松、唐宏图、刘建民、李　佳、陈　丽、徐　芬、吴　群、舒　晴

主要完成单位：湖北中医药大学、华中科技大学同济医学院附属协和医院、武汉市中心医院、武汉大学中南医院

10. 电针傍刺治疗压疮的血管新生机制研究

主要完成人：孙忠人、尹洪娜、张秦宏、魏庆双、仇立波、郭玉红、于楠楠、曾祥新、杨添淞、韩　超、郭玉怀、于晨光、任　雪

主要完成单位：黑龙江中医药大学

三等奖 6 项

1. 基于胰岛保护和 CINS 信号调节的针灸治疗 T2DM 临床应用推广

主要完成人：袁爱红、杨　骏、查必祥、黄日龙、唐友斌、赵永华、邵　俊

主要完成单位：安徽中医药大学第一附属医院

2. 点灸治疗小儿手足口病的临床应用及规范化研究

主要完成人：储浩然、程红亮、杨　骏、张国梁、胡培佳、颜鹏飞、李天发、丁义侠、吴劲松、侯　勇、殷恒斌

主要完成单位：安徽中医药大学第二附属医院

3. 弓弦力学理论指导下针刀整体松解术治疗骨质增生性疾病的应用推广

主要完成人：张天民、刘建民、董　博、曾垂秀、唐宏图、张　强、沈　峰、任海涛、龚重九、裴金铭、杨　菊、郑　楠、王　金、曾　林

主要完成单位：湖北中医药大学、陕西中医药大学附属医院

4. 项七针治疗椎动脉型颈椎病的疗效评价及机制探讨

主要完成人：贾红玲、张永臣、马梅青、李　勇、卢　岩、杜晓林

主要完成单位：山东中医药大学第二附属医院

5. AQP4 在电针抗脑缺血再灌注后血脑屏障损伤中的作用研究

主要完成人：彭拥军、孙建华、陈　理、王和生、储继红

主要完成单位：江苏省中医院

6. 电针干预抑郁症的机制研究

主要完成人：李志刚、莫雨平、姚海江、宋洪涛、唐银杉、李昱颉、邓晓丰、许安萍、王　鑫、李　可

主要完成单：北京中医药大学

附：中国针灸学会科学技术奖科学普及类

一等奖 1 项

国家标准《针灸技术操作规范》应用指导系列光盘（22 种）

主要完成人：刘炜宏、唐　泽、韩焱晶、郝　洋、杨　骏、王富春、李桂兰、郭　义、高树中、郭长青、王　华、余曙光、刘志顺、石　现、杨华元、贺　林、杨兆钢、王　顺、车　戬、薄智云、吴绪平、张　缙、杨金生、李　旭、杨宇洋、王　璇、李　辰、任淦平、陈　超、顾叶兴、张铭方、文碧玲、齐淑兰、郑昭瀛

主要完成单位：中国中医科学院针灸研究所、解放军卫生音像出版社、《世界针灸杂志》有限公司

二等奖 2 项

1.《北京针灸名家》丛书

主要完成人：王　凡、王朝阳、王桂玲、侯中伟、钮雪松、王　石、李素云、杨　峰

主要完成单位：无

2.《手到病能除》——二十四节气经络穴位养生

主要完成人：常小荣、章　薇、刘　密、刘迈兰、钟　欢、刘　琼、戴国斌、刘　霞、石　佳、黄　河、胡舒宁、曹佳男、张　弛、刘　涛、胡小珍、刘　祎

主要完成单位：湖南中医药大学、浏阳市中医医院

三等奖 1 项

《中华针灸特定穴疗法》（汉英对照）

主要完成人：吴耀持、张　蓉、张峻峰、邱伊白、吴　怡、张　健

主要完成单位：上海交通大学附属第六人民医院　　（吴　远）

【中国中医药信息学会】

会　　长：吴　刚

副 会 长：曹洪欣、徐皖生、杨殿兴、张重刚、吕玉波、朱佳卿、邵宗有、陈涤平、杨友群、彭清华、姜彤伟、张有成

秘 书 长：徐皖生（兼）

常务副秘书长：朱佳卿（兼）

地　　址：北京市东城区东直门内南小街 16 号中国中医科学院办公楼 830 室

邮　　编：100700

电　　话：010－84083776

网　　址：www. ciatcm. org

电子信箱：xxyjh1996@163. com

常设机构：秘书处

业务范围：开展国内外中医药信息的学术交流和研讨；组织开展中医药信息咨询和技术服务；开发中医药信息资源，提高信息利用和服务能力，推进中医药信息化建设；开展中医药信息领域的继续教育和技术培训，提高包括会员在内的广大中医药信息工作者的业务水平；开展中医药信息理论和技术的研究，推广新成果和新技术；依照有关规定，编辑出版中医药信息技术、科普等期刊、图书、资料及音像制品；向有关部门反映中医药信息工作者的意见和要求，维护其合法权益；承办政府主管部门及有关部门在转变职能中委托、交办的各项工作和任务；参与中医药信息标准、政策法规的研制，参与国家相关行政法规和技术标准的制定与决策的论证，促进中医药信息相关政策和标准的贯彻落实；普及中医药信息学和有关科学技术知识，

传播科学精神、思想和方法，推广先进技术

2018 年学会工作概况

落实新时代党的建设总要求，坚持全面从严治党。2018 年，学会全面加强党的领导和党的建设，切实增强“四个意识”、坚定“四个自信”、做到“两个维护”，继续开展“不忘初心，牢记使命”主题教育，持续推进“两学一做”学习教育常态化制度化。

进一步加强组织建设和自身能力建设。一是进一步完善制度建设。学会制修订并印发《中国中医药信息学会分支机构管理办法（试行）》《中国中医药信息学会财务管理办法（试行）》《中国中医药信息学会合作单位加盟管理办法（试行）》和《中国中医药信息学会会费管理办法》。二是分支机构建设的力度大大加强，开展分支机构的评估工作，达到以评估促检查促建设的目的。三是定期召开常务理事会和秘书长工作会议，及时分析研究会面临的形势，调整工作思路，明确工作目标和部署工作任务。四是完成国家中医药管理局直属机关党委布置的各项任务。

积极开展“精品化”“品牌化”学术交流活动。学会在四川成都举办第五届中国中医药信息大会，国家中医药管理局闫树江副局长参加会议并发表讲话，参会人数 1200 余人。据统计，2018 年学会各分支机构举办 70 多场学术交流和研讨活动。

积极开展社会公益活动。学会开展党建对口扶贫五寨县等工作；实施人才培养计划，开展全国妇孺国医堂项目培训班、基层医疗卫生机构中医诊疗区（中医馆）健康信息技术培训班等，大约为500 人开展相关专业培训。

团体标准的推进工作。2018 年学会完成在国家标准委员会全国团体标准信息平台的建设工作，成为全国团体标准信息平台备案单位。制定印发《中国中医药信息学会团体标准管理办法（试行）》，完善学会团体标准政策管理；搭建中医药团体标准交流平台，聚集全国范围内从事中医药信息标准化工作的专家、学者、科研工作者深入开展学术交流活动，开展全国中医药信息标准化论坛；承担国家中医药管理局国家财政专项资金重大项目——中医药信息标准研究与制定项目的组织管理与实施工作，积极推进 100 余项中医药信息团体标准制定相关工作，并于 2018 年完成第一批 57 项中医药信息团体标准专家技术审查、标准报批工作，积极组织推进第二批中医药信息标准开展专家评审等。此外学会还承担国家中医药管理局多项标准相关项目，推进《中医药信息标准体系表》修订，制定《中医药信息标准编制通则》等。

做好国家级继续教育项目总结申报、评审遴选等工作。学会对各分支机构上报的国家级继续教育项目进行专家评审，完成 2018 年国家级继续教育项目总结和 2019 年国家级继续教育项目申报工作。 （李 强）

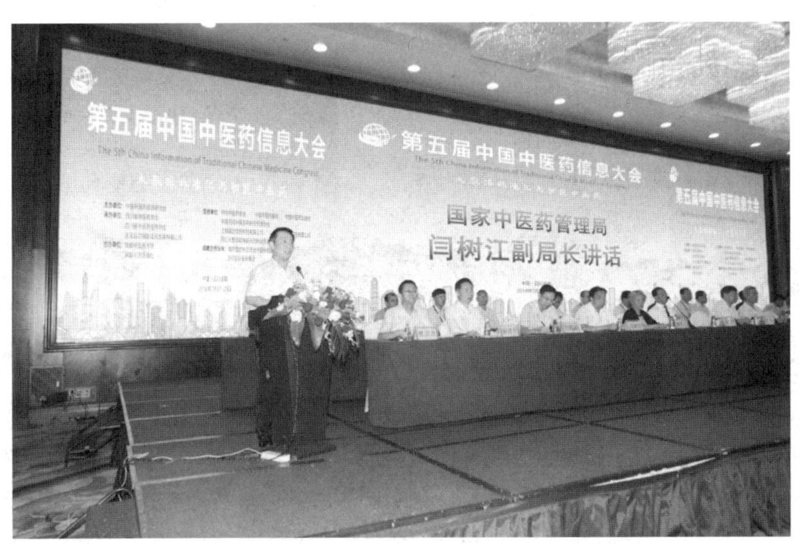

2018 年 7 月 27～29 日，由中国中医药信息学会主办的第五届中国中医药信息大会在四川成都举办

【中国中医药研究促进会】

会　　长：张大宁
副 会 长：马跃荣、王　琦、王省良、王耀献、刘勤社、张勉之、李　宁、李佩文、杨关林、徐志伟、高　武、高　泉、高思华、黄信阳、韩　莉、魏万林、瞿　佳
秘 书 长：高　武（兼）
副秘书长：陈建强、祁　苹、蔡建淮、袁　平
地　　址：北京市东城区安定门外大街 55 号
邮　　编：100011
电　　话：010－56218751
网　　址：www. cracm. org
电子信箱：yicuhui@163. com
常设机构：办公室、组织宣传处、学术事务处、国际交流处、计划财务处、合作发展处、研究室、科技成果转化服务中心、教育培训中心
业务范围：理论研究、学术交流、业务培训、组织新药推广、国际合作、咨询服务
期　　刊：《中国药物经济学》

2018 年学会工作概况

加强自身组织建设，增强发展的活力和动力。2018 年，学会组织不断壮大，新成立 10 余个分支机构，会员人数也呈现出积极向好的发展态势；进一步完善财务审批制度和报销制度，加强财务监管制度，对分支机构账务进行整理和明确，实行统一核算。

营造学术氛围，开展学术交流，提高学术水平。2018 年学会积极开展各类学术促进活动，共举办学术活动 71 次，实现多而兼容并蓄的良好局面，实现学科的全覆盖，做到几乎周周有活动，月月有重大学术活动；立项科研项目13个，覆盖儿科、内科等多个学科；启动2018年科技进步奖的征集和评审工作，并举办第三届纯中药治疗糖尿病擂台赛。

认真组织调研，推动社会公益，助力扶贫攻坚。为进一步落实国家关于促进中医药事业发展的有关精神，摸清当前中医药行业现状，了解中医医院、中药企业、基层患者的相关需求和问题，学会2018年在2017年基础上认真组织多项调研工作。此外学会及各分支机构积极开展一系列相关科普公益活动和基层义诊活动，广泛性地组织专家深入到学校、基层社区、农村郊县开展健康教育科普和义诊咨询，服务普通群众和广大患者。如前往河北正定县义诊、赴青龙县举办药食同源论坛，与陕西山阳县签订扶贫中药种植备忘录等。

加强对外宣传，开拓国际影响。学会充分利用互联网、新媒体等方式加强中医药的宣传，积极参与国家"一带一路"国际交流，不断扩大中医药在世界的影响力。学会与光明网合作，打造光明中医频道，启动光明中医科普工程。（石亚静）

【中国医学气功学会】

会　　长：王　伟
副 会 长：刘天君（常务）、刘亚非、陈炳旗、章文春、黄孝宽、黄　健
秘 书 长：刘天君（兼）
副秘书长：黄　健（兼）、赵百孝、张海波
地　　址：北京市朝阳区北三环东路11号
邮　　编：100029
电　　话：64286906
网　　址：www.cmqg.cn
电子信箱：cmqg99@163.com
常设机构：办公室
业务范围：理论研究、学术交流、专业培训、书刊编辑、国际合作、咨询服务

2018年学会工作概况

组织建设方面。学会党支部坚决贯彻国家中医药管理局业务主管社会组织党委的要求，认真学习习近平新时代中国特色社会主义思想和党的十九大精神，并将习近平新时代中国特色社会主义思想写入学会章程；积极参加国家中医药管理局业务主管社会组织党委组织的各项活动，学习贯彻党中央大政方针，了解中医药发展大局，为学会工作更好地融入大局、服务大局打下基础。

学术发展方面。为加强中医气功的科学研究，学会进行第二次中医气功科研课题的招标，共收到20个单位43个项目的申请书，并最终确定32项立项资助和3项立项不资助科研项目。

教育培训方面。学会组织开展国家级中医药继续教育项目，举办中医传统服气辟谷技术临证应用规范培训班和中医气功八段锦及临床应用学习班，延续着学会在继续教育方面的工作。

宣传方面。学会在中国中医药出版社公开出版《中国医学气功学会推荐功法（第二辑）》，在《中医健康养生》杂志开设《气功笔谈》专栏，刊登中医气功系列文章及养生治病系列功法；注册开通中国医学气功学会微信公众号，进一步拓宽学会对外交流的融媒体平台，为推广传播中医气功造福广大人民群众提供更便捷的手段和方法。

（马　琦）

【中国药膳研究会】

会　　长：杨　锐
副 会 长：王北婴、焦明耀、高思华、李　浩、罗增刚、张桂英、荆志伟、单守庆
秘 书 长：王北婴（兼）
副秘书长：李宝华（常务）、高　普、赵国新、祖绍先、魏子孝
地　　址：北京市海淀区西苑操场1号中国中医科学院西苑医院内
邮　　编：100091
电　　话：010－62876295
网　　址：www.chinayaoshan.com.cn
电子信箱：zgysyjh@sina.com
常设机构：内设工作机构有秘书处、办公室、学术部、技术开发部、外联宣传部、标准化办公室、总务后勤部；内设学术机构有中国药膳研究会基础理论研究工作委员会、中国药膳研究会药膳技术制作专业委员会、中国药膳研究会膳用药材与食材研究专业委员会、中国药膳研究会民族药膳专业委员会、中国药膳研究会糖尿病专业委员会、中国药膳研究会培训工作委员会、中国药膳研究会认证标准专业委员会、中国药膳研究会月子食养研究专业委员会、中国药膳研究会慢病调养专业委员会
业务范围：开展药膳理论与实践研究，制定行业标准，组织学术交流和专业培训，举办行业技能大赛和专题展览，开展文化和科普宣传，组织药膳技术

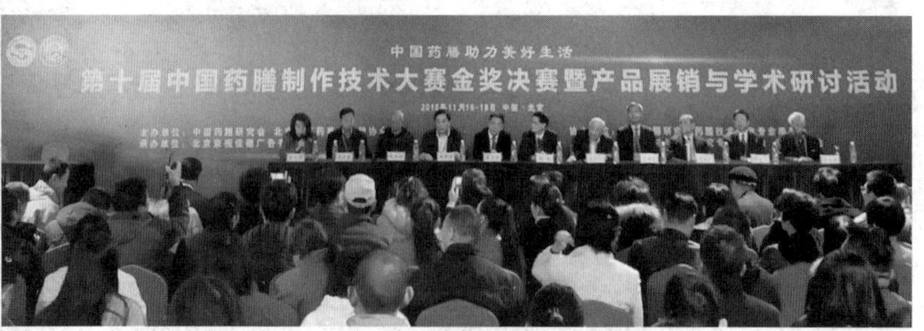

2018年11月16～18日，中国药膳研究会与北京中医药养生保健协会主办的第十届中国药膳制作技术大赛金奖决赛暨产品展销与学术研讨活动在北京举办

合作、产品开发和推广普及，开展国际交流咨询等

2018 年学会工作概况

第三次全国会员代表大会。2018 年 1 月 21 日，学会召开中国药膳研究会第三次全国会员代表大会，大会回顾总结了 5 年来的工作，明确今后一个时期的工作目标和任务；选举产生学会第三届理事会、常务理事会和领导班子；确定把人民对美好生活的向往作为药膳事业和全体药膳工作者的奋斗目标，明确提出要坚持中医药理论为指导和“寓养于膳、简便验廉”的特色优势，全面推进“七位一体”工作格局和“五进工程”发展规划，奋力开创新时代药膳事业的新局面。

第十届中国药膳大赛。2018 年 11 月 16～18 日，学会与北京中医药养生保健协会联合主办的第十届中国药膳制作技术大赛金奖决赛暨产品展销与学术研讨活动在北京举办。大赛共有 25 个团体的 183 名选手参赛，其中朝医药膳、佛教素食药膳都有展示。大会设有国医大师金世元先生大讲堂，北京中医药大学药膳社团入会仪式、药膳技艺表演、药膳专家养生咨询等，大赛作品吸引近万名群众参观。

学术研讨。第十届中国药膳大赛活动期间，学会举办 2018 中国药膳学术研讨会，在参加研讨交流的 133 篇论文中，评选出 36 篇优秀论文分别获得一、二、三等奖。研讨会邀请 3 位资深专家和 6 篇获奖论文作者进行大会交流。研讨会编辑的《2018 中国药膳学术研讨会论文集》再次被《中国知网》会议论文数据库全文收录。

技术合作。学会专家委员会组织专家团队赴湖南、山东、深圳、广州、珠海、河南等地的 7 家企业单位开展药膳菜肴配方合作。配方和审核工作中以老带新，建立、锻炼和发展了年轻学术梯队。

专业培训。2018 年，授权新增长春月府母婴保健护理服务有限公司为学会月子药膳调养师培训基地，辽宁省神州药膳培训中心为学会东北药膳培训中心、北京药膳专业培训中心。2018 年有近千人取得各类药膳专业培训合格证书，全年培训计划完成，为社会输送了药膳人员。

标准化建设。学会通过向社会公开进行标准项目招标、组织专家论证筛选等前期工作，2018 年 9 月 25 日确定 8 个团体标准立项题目，启动标准起草工作。

民族药膳。民族药膳专业委员会重点加强对彝医药膳、满医药膳的研究，深入吉林延吉开展朝医药膳历史和理论研究；在《中国中医药报》《中国民族报》《中国新闻出版报》等媒体上发表民族药膳文章；在“书香中国　北京阅读季”公益科普系列活动和“作家与读者面对面”等公益活动中，讲述民族药膳故事，介绍民族药膳科普创作经验。2018 年 8 月 24 日，学会民族药膳专业委员会朝医药膳学组成立仪式在吉林省延吉市延边大学举行，标志着朝医药膳开启新的里程碑。

党建工作。学会党支部在国家中医药管理局管社会组织党委领导下，进一步规范工作和发挥领导核心作用，开展经常性的学习和思想教育，提高党员和全员政治素质；组前往国家博物馆参观《伟大的变革——庆祝改革开放 40 周年大型展览》。

（彭依然）

【世针针灸交流中心】

会　　长：邓　孜
副 会 长：程　凯、张少鹏、孔垂成
秘 书 长：杨　轶
副秘书长：庞丹丹
地　　址：北京市东城区东直门内南小街 16 号
邮　　编：100700
电　　话：010－87190518
网　　址：www.ecam.org.cn
电子信箱：acuherb@126.com
常设机构：综合办公室、外联部、培训班、学术部、技术开发部
业务范围：针灸、推拿等优秀诊疗技术的交流、培训、推广；相关学术、文化交流、信息与服务；相关图书、网络、多媒体的编辑与运作等。

2018 年中心工作概况

在优秀中医针灸传承工作方面，中心与程莘农院士学术团队合作，2018 年 8 月 25 日在北京主办国医大师程莘农院士针灸临床经验高级传承班。程莘农院士是联合国教科文组织人类非物质文化遗产代表作名录“中医针灸”代表性传承人，德艺双馨，深受业界敬佩。中心与专家学者、从业人员、培训机构、致力于挖掘中医学术宝库的技术方、企业方等深度合作，共同挖掘程老院士的学术思想和临床经验，继而进行有序传播的手段和模式，把程莘农现象研究好、利用好、服务好。在中医药临床适宜技

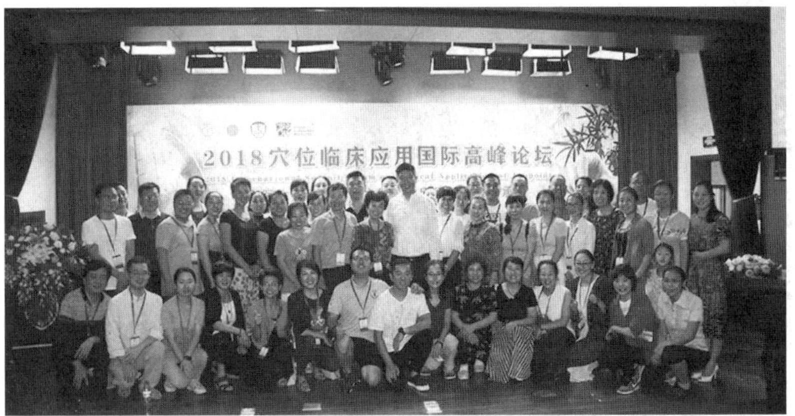

2018 年 8 月 25～27 日，由中国针灸学会耳穴专业委员会、中国针灸学会腧穴分会、世针针灸交流中心主办的 2018 穴位临床应用国际高峰论坛在北京举行

术推广工作方面，首先是针灸进校园工程，中心将继续深化与河北垂成教育团队的合作，在全国近 50 家中医药高职和大专院校内业余时间组织开展中医适宜技术培训班。其次是针灸进万家工程，中心与贴针灸团队合作，联合专家团队，优化中医针灸的大众保健产品，在保证疗效的前提下，突出安全性、易操作性、时尚化，推出系列中医针灸产品成为中医产品进家庭的独特通道。　　（庞丹丹）

【当代中医药发展研究中心】

名誉理事长：顾秀莲

理 事 长：元哲颖

副理事长：孙光荣、苑　为、姚振华、郭新志

理　　事：元哲颖、王　琦、王孝涛、卜东升、叶永安、孙光荣、刘志明、刘彦龙、何伟诚、许润三、李少勤、李功韬、李经纬、张代钊、陈士奎、陈彤云、苑　为、郑仁瑞、孟宪民、赵　勇、胡佩珍、费开扬、姚振华、郭新志、高思华、吴咸中、唐由之、路志正、彭　岩、袁宏伟

监 事 长：和　龑

监　　事：程培佳、党翔知

地　　址：北京市西城区广安门外大街 305 号荣丰 2008 八区 2 号楼 1604

邮　　编：100055

电　　话：010－63470588

传　　真：010－63470588

网　　址：www. ddzyyzx. com

电子信箱：ddzyywk@ 163. com

常设机构：办公室、培训部、学术部、咨询部、编辑部、北京济众堂专家诊所

业务范围：组织研究攻克疑难杂症、探讨研发中药及保健产品，学术交流、专业培训、国际合作、书刊编辑、展示展览、咨询服务

2018 年中心工作概况

2018 年，中心在当代中医药发展研究中心创始人张镜源先生带领下，遵照“精心组织，严格要求，打造精品，经得起历史检验”的宗旨，组织 500 多人，历时 3 年半，出版《中华中医昆仑》丛书，为 150 位大师写史立传。

岭南国医小镇的中医药历史文化浮雕景观长廊是当代中医药发展研究中心与岭南国医小镇合作的结晶。从策划、研讨、设计、修改、审定、画图、雕塑，历时 3 年多的时间，参与专家学者达几十人，设计人员 30 余人，施工人员超过百人。景观长廊总长度 1028 米，整体幅宽 3 米，厚度 20 厘米，雕刻起伏深度为 10～15 厘米。浮雕以清晰的时间概念，按照从古至今的年代顺序，由中医在人类生产实践中的发现，到每个时期医学的发展规律和实施应用为主要内容，涉及人物 1400 余位，中医典故 340 余例，中医典籍 120 多部。墙体采取自然古朴、健康环保的天然红砂岩石材，用深浮雕工艺沿山建造，用写实与写意相结合的手法、装饰性和艺术性相结合的表现形式，图文并茂，立体生动。浮雕景观长廊于 2017 年 11 月 26 日申请世界吉尼斯纪录，2018 年参观人数达 40 万人。

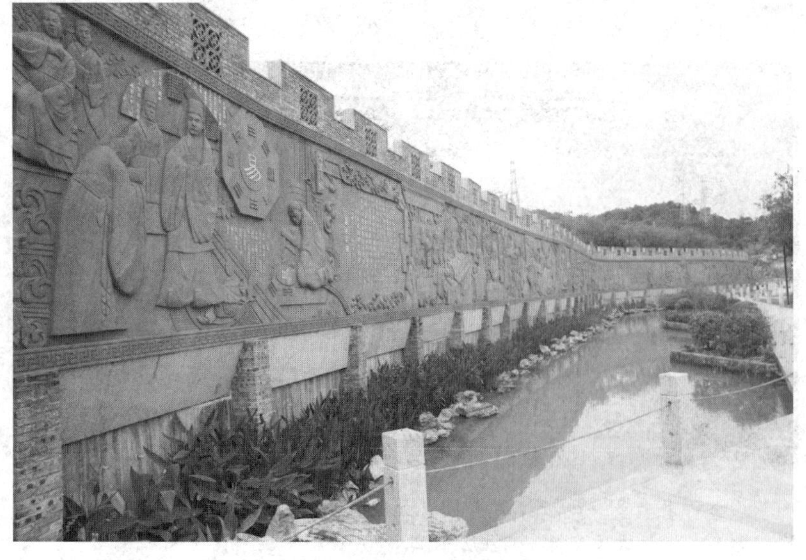

中医药历史文化浮雕景观长廊（部分实景图）

2018 年，中心开展“关爱母婴健康工程”，旨在从技术、文化、心灵等高层级方面为母婴产业指引道路、搭建平台，为母婴群体提供真诚有效的服务和帮助；启动“基层医生业务提升暨健康守门人工程”，以传播中医药基础知识、推广中医药适宜技术、促进基层医疗卫生人员中医药知识规范化为宗旨，以加强基层卫生人员的中医药知识培训力度，使其更好地适应社会发展、满足群众对卫生服务的综合需求为目标，努力提高基层医疗机构卫生技术人员队伍素质；实施“全民社区科技健康工程”，给广大社区居民倡导健康文明的生活方式，树立大卫生、大健康的理念，同时把推动中医药健康养生工作融入社区工作当中，并在社区工作中开展多种健康养生方面的公益活动，让更多的公众接受健康服务，提升全民健康素养，让人人共享公平可及，提供系统连续的预防、治疗、康复等健康养生服务。

自 2013 年 3 月开始，中心在国家机关工委老干部处开展中医药科普文化巡讲 50 余场，受益人群 2 万余人次，并自印巡讲宣传材料发放；与国家行政学院联合把专家讲座视频推广到中国公务员培训网，供广大党员干部丰富中医药知识，提升自身健康意识；依托中心专家平台开展义诊走基层活动，受到基层干部群众的欢迎和鼓励。

在党的建设上，中心按照国家中医药管理局党委要求和部署，开展 3 个方面工作。一是建立组织。中心于 2016 年 11 月 30 日组建党支部，学习

习近平新时代中国特色社会主义理论、《国家中医药管理局社会组织管理办法（试行）》等文件。贯彻落实习总书记关于中医药工作的指示精神，做到思想自觉、行动自觉，把思想和行动统一到党的十九大决策的精神上来。不定期组织民主生活会，有针对性地解决问题。二是重视发挥党员的先锋模范和带头作。中心带头强化理论武装，带头钻研政策法规、带头创新学习形式，丰富学习内容，做中医药系统学习的风向标和领头雁。大是大非面前头脑清醒，时刻与党中央保持高度一致。三是中心重视开展组织发展党的积极分子培养工作，不断培养党的积极分子，并使其成为共产党员，为党组织增加活力，使党的队伍不断壮大。

在制度建设上，中心完善议事规则和流程，严格准守国家的法律法规和有关规定，严格按照董事会章程和业务范围开展活动；认真履行内部民主议事程序，完善理事会制度，落实民主选举、实行民主决策、民主管理，建立健全法人治理结构和运行机制；根据理事会章程，对重大事项，理事会集体研究决定，认真做好会议记录、妥善归档保存。

在内部管理上，中心制定人事管理、财务管理、考勤、印章管理、员工守则、员工工资福利、员工请假、员工休假等制度。使中心的工作有法可依，有章可循。（元哲颖）

【中和亚健康服务中心】

执行主任：魏育林
副 主 任：李丽慧
地　　址：北京市朝阳区三里屯幸福一村55号国家中医药管理局机关服务局办公楼307室
邮　　编：100027
电　　话：010－64168672/64132645/64130958
传　　真：010－64130087
电子信箱：zhsh009@126.com
网　　址：www.zhsh.org
常设机构：综合办公室、学术部、教育培训部、项目部、咨询部、会议会展部、标准部、国际部
业务范围：健康、亚健康的理论研究；经政府有关部门批准，参与亚健康管理服务体系的创建与推广，制定亚健康领域管理服务规范、标准和相关工作；健康、亚健康的宣传、科普、咨询、调研；亚健康的预防、检测、干预、评估的专业培训，受政府委托承办或根据市场和行业（学科）发展需要开展技术推广、专题展览、专项展示、专业会议、专题文化艺术交流活动；服务于健康、亚健康的计算机系统、基础软件的研制与推广应用；经政府有关部门批准或授权，对亚健康专业和养生保健机构及人员进行第三方评估及其他服务；拓展本领域工作相关的其他事宜

2018年中心工作概况

2018年，中和亚健康服务中心在中心理事会指导下，积极配合国家中医药管理局实施的构建具有中医特色的预防保健服务体系工作，组织多项不同主题的大型活动；普及亚健康知识，编撰亚健康系列教材，培养亚健康专业人才，继续推进《中医亚健康医师》新职业考试的落地，制定亚健康标准，共建国家中医药管理局亚健康干预技术实验室，推广世界卫生组织课题成果等。（史亚文）

【中域药物经济学发展应用中心】

理 事 长：高　武
副理事长：高　泉
理　　事：高　武、高　泉、黄　玲、祁　莘、周　波、王升安、王亚煌
监　　事：陈建强、石亚静、崔东双
秘 书 长：高　泉（兼）
地　　址：北京市东城区安定门外大街55号
邮　　编：100011
电　　话：010－56218751
电子信箱：yicuhui@163.com
常设机构：办公室、课题处、发展处、国际处、培训处
业务范围：学术交流、科学研究、技术培训、咨询服务

2018年中心工作概况

论证工作。为了更好地开展中医药适宜技术和特色疗法的交流，特别是为中医药青年人才构建高水平的创新技术展示交流平台，中心于2018年在北京举办第二届中药药物经济学评价体系建设论证会。此次活动对中医药发展战略规划纲要（2016～2030年）进行政策解读，并进行特色诊疗技术演示，参会代表上台进行临床传统医术及创新疗法的展示和经验分享，一人一医技，一人一经方，取长补短，各展技艺。会议同时论证了有关中医药预防、医疗、保健、养生等领域的新理念、新途径、新技术和新方法应用与合作推广新模式。

学术交流活动。一是协办中国中医药研究促进会第三届内分泌学术论坛擂台赛。中心协办中国中医药研究促进会第三届全国纯中药治疗2型糖尿病擂台赛。来自全国多家知名中医院的17支队伍参加。经过3天的笔试、病例展示、抢答、提问、辩论等多个环节角逐，评出个人组（高级职称组、中级职称组、初级职称组）和团体组金奖、银奖、铜奖及优秀奖。二是协办中药临床药学分会成立大会暨辽宁省中医药学会脾胃康复专业委员会第二次会议。2018年10月12～14日，中心在辽宁沈阳召开中国中医药研究促进会中药临床药学分会成立大会暨辽宁省中医药学会脾胃康复专业委员会第二次会议。会议就中药临床药学的学科建设、中药临床研究进展及基础研究、中药临床应用经验、中药临床应用管理、药品不良反应、安全合理用药与精准用药等主题进行交流。

（崔东双）

【现代中药资源动态监测信息和技术服务中心】

主　　任：张小波

地　　址：北京市东城区东直门内南小街16号

邮　　编：100700

电　　话：010－56296970

电子信箱：zyzypc@126.com

业务范围：信息收集、监测分析、人才培训、宣传推广、技术服务、咨询服务

2018年中心主要工作

2018年，现代中药资源动态监测信息和技术服务中心（以下简称中心）主要承接和服务第四次全国中药资源普查工作中关于中药资源动态监测和信息服务的任务。根据国家中医药管理局关于做好中药资源动态监测网络体系相关工作安排，服务省级中药原料质量监测技术服务中心和县级监测站的数据信息汇总和管理。

中心基于中药资源动态监测系统，收集汇总28个省、190种中药材的价格流通量方面的数据信息10万多条；协助整理编著100种常用中药材的生产适宜技术，为药农开展中药材种植提供技术服务；通过微信公众平台，向公众发送中药资源相关文章2000余篇，累计关注人数12355人，单月阅读18000余人、40000余次；编制简报37期；协助国家中医药管理局扶贫办，组织编写《贫困地区生态适宜种植药材推荐目录》，为国家中医药管理局成立中药材产业扶贫行动技术指导专家组提供专家信息和技术支持，为中药材产业扶贫行动计划开展过程中的基线调查、中药材种植适宜技术培训的开展等工作提供信息和技术服务。（张小波）

（二）总部设在中国的中医药国际组织

【世界中医药学会联合会】

主　　席：马建中

副 主 席：桑滨生、张伯礼、吴以岭、林子强（澳大利亚）、董志林（荷兰）、赵英杰（新加坡）、王超群（加拿大）、乔万那尔弟 Carlo（意大利）、卢加宁（俄罗斯）、孙庆涪（南非）、朱勉生（法国）、张毅（南非）、施道丁格尔（德国）、狄波拉·林肯（美国）、吴滨江（加拿大）、徐志峰（新西兰）、林榕生（美国）、黄宪生（美国）、何嘉琅（意大利）、叶富坤（巴西）。

秘 书 长：桑滨生（兼）

副秘书长：徐春波、陈立新

秘书长助理：秦树坤

地　　址：北京市朝阳区小营路19号财富嘉园A座5－3层

邮　　编：100101

电　　话：010－58239006/58650036

网　　址：www.wfcms.org

电子信箱：wfcms@foxmail.com

常设机构：秘书处

业务范围：制定与中医药有关的国际组织标准，开展标准推广及相关认证工作，推动中医药在世界各国健康有序发展；开展各类学术活动，促进世界各国和地区中医药团体之间的交流与合作，提高中医药学术水平；构建中医药国际交流平台，促进中医药、保健品和医疗器械的产品交流；组织开展各类、各级中医药从业人员的资格（水平）考试，提高中医药从业人员的素质；开展各类、各级中医药医疗、技能、保健培训，提高中医药医疗、保健人员的业务能力；提供人才交流服务、保障中医药团体的人才需求，促进中医药团体的发展；建立门户网站，开展信息交流，提供咨询服务、远程培训和网上办公；出版发行学术刊物，宣传中医药特色和优势等

期　　刊：《世界中医药》中文刊、《世界中医药》英文刊、《世界睡眠医学杂志》

2018年学会工作概况

一、以国际传播为宗旨，中医药影响力不断提升。

（一）世界中医药大会影响力显著提升，品牌效应凸显

学会在意大利罗马召开第十五届世界中医药大会暨“一带一路”中医药文化周；发布《罗马宣言》，确定每年的10月11日为世界中医药日，号召全世界中医药人行动起来，推进中医药在国际上更高水平的发展，这是第一个关于中医药的国际宣言。第六届中医药国际贡献奖（综合奖）颁奖典礼首次在海外举行，匈牙利前总理迈杰希先生和中国上海果德安教授获奖，对推动中医药国际发展产生积极影响。

学会在江西举办世界中医药大会第四届夏季峰会，诺贝尔奖得主及10余名院士、国医大师与会并做主题报告，副国级领导、江西省委书记兼省长出席会议并作重要讲话，打造高层次、高水平、高质量的中医药盛会，在国内外产生广泛影响，极大程度提升了世界中医药大会的品牌和影响力。学会召开全球中医药立法高峰论坛，值中医药法实施一周年之际，推进世界中医药立法进程。

作为世界中医药大会的系列会议，2018年9月学会在天津召开第五届世界中医药教育大会，为进一步占领学术制高点，12月在杭州召开首届世界中医药科技大会，同时颁发中医药国际贡献奖（科技进步奖），取得良好的社会效应。

（二）国际区域会议更加丰富

2018年，学会启动“中医中药世界行”活动，全年走过法国、瑞士、意大利、希腊和塞浦路斯等国家和地区，在联合国教科文组织总部法国巴黎举办纪念李时珍诞辰500周年暨“中医中药世界行”全球启动仪式。

学会在法国、美国、毛里求斯、中国举办第六届中欧中医药国际合作与发展论坛、第三届北美中医药高峰论坛、世界中医药非物质文化遗产论坛、第二届世界中医药亳州论坛、世界中医药健康（神农架）论坛、博鳌

国际养生论坛等区域会议。创新学会与地方政府的合作模式，促进中医药在世界各大洲的发展。

（三）分支机构学术活动进一步活跃

2018年，学会分支机构共举办各类学术活动200余场，其中境外会议16场，会议数量进一步增多，会议质量进一步提升，学术交流进一步活跃，有力地促进学术发展与进步。

二、以会员服务为中心，服务质量和水平不断提高

2018年6月，学会在江西南昌召开第四届第二次理事会和监事会；11月，在罗马召开第四届三次理事会和监事会，增补主席团执行委员2名、常务理事32名、理事21名，增聘高级专家顾问委员会委员1名；发展7个团体会员，成立21个分支机构。截至2018年底，学会拥有全球五大洲70个国家和地区的266个团体会员，183个分支机构。

2018年，学会为提高各国中医药从业人员的业务能力，积极开展各类培训活动100余期，培训人数超过6000人次，对9个国家和地区的352位中医药从业人员开展水平考试，有7个国家12人通过高级职称评审。学会还设立首个培训基地——世界中医药学会联合会“一带一路”中医药教育师资培训基地。

2018年，学会发布《世界中医药学会联合会“互联网+”中医药服务规划（2018~2023）》；着眼于服务会员，充分利用信息网络技术，利用学会学术人才优势，开播世界中医药大讲堂视频讲座，每日一讲，获得广泛好评；重新开发会员管理系统，进入调整测试阶段；继续运营学会服务范围，覆盖全球120多个国家和地区的25个网站，37个微信公众账号；完成大会现场直播、回看，开辟“第二现场”，积极运用信息化手段，开展全方位多角度的会员服务。

三、以“一带一路”为抓手，中医药国际交流不断推进

学会响应中国《中医药“一带一路”发展规划（2016~2020）》，在法国建立世界中医药学会联合会首家海外中医药中心，该项目列为国家中医药管理局国际合作专项项目“中国－法国中医药中心（塞纳市）”。

学会在广东广州举办第四届国际中医药大健康博览会，超过1千家展商参会，参展人员覆盖40个国家，促成交易约30亿元；在第五届京交会上举办第二届中医药健康旅游高峰论坛，首届中医药健康旅游主题辩论赛，筹建世界中医药学会联合会中医药博物馆，发布《“一带一路”话说中医药文化丛书》，翻译《针灸治痛》等中医药类书籍，举办首期中医药英语高级培训班和第二届世界中医翻译大赛，丰富了中医药国际文化传播的形式，促进了中医药服务贸易的发展。

四、以国际组织合作为先导，全球卫生治理的参与度不断增强

2018年，学会作为非政府组织成员，组团出席世界卫生组织第71届世界卫生大会，受到世界卫生组织总干事谭赛德博士的亲切接见；出席全球初级卫生保健会议，见证《阿拉木图宣言·1978》的修改；应邀参加世界卫生组织的执委会，提交对于促进传统医学及中医药发展的工作总结，确定2018~2020年学会与世界卫生组织的合作计划。

作为A级联络单位，学会参加国际标准化组织（ISO/TC 249）第九次会议，提交3项国际联合提案，撰写并发布2019年ISO提案征集指南。

作为联合国教科文组织认证的非政府机构中唯一的中医药界代表，学会参加《保护非物质文化遗产公约》缔约国大会第七届会议和非物质文化遗产保护政府间委员会第十三届会议并举办世界中医药非物质文化遗产分会场，深入开展非物质文化遗产工作，启动“世界中医药非遗时讯”项目，向全世界传播中医药非物质文化遗产声音。

五、以标准、科技为重点，各项工作稳步开展

学会积极开展标准制修订工作，发布《中医（中西医结合）临床实践指南制修订通则》《热敏灸技术操作规范》《标准化煎药中心基本要求》3部国际组织标准，发布3项分支机构标准，已发布24部国际组织标准，在研20项，正在申请立项提案26项，有141项分支机构标准正在研制，13个申请立项提案，标准化建设委员会与德国汉堡大学，以及相关企业达成合作意向，推动中成药产品在欧洲注册上市。针对欧洲各国中医药教育国际标准的需求，学会积极研制具有普适性的基础类标准，保障患者安全和服务质量。为促进中药材流通，抢占境内外中药材市场话语权，中药材流通产业发展分会与2018年立项《中药材商品规格等级通则》等138项系列标

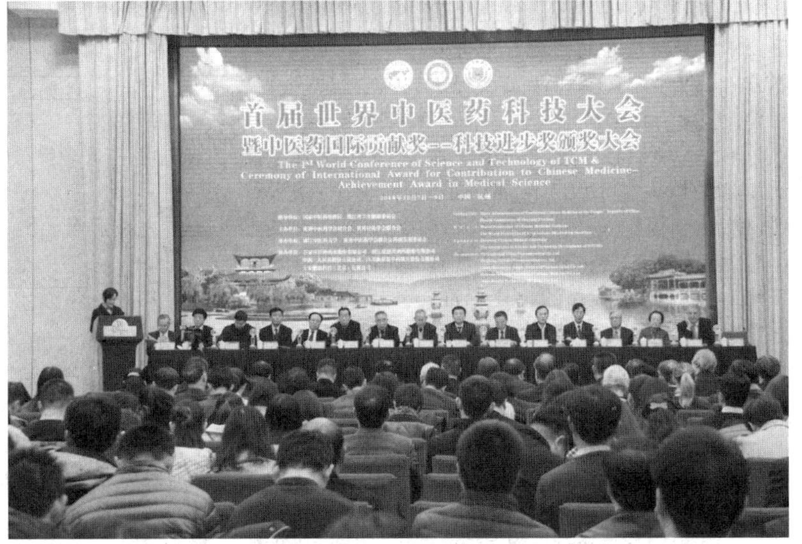

2018年12月7~9日，由世界中医药学会联合会、世界针灸学会联合会主办的首届世界中医药科技大会暨中医药国际贡献奖——科技进步奖颁奖大会在浙江杭州举行

准。学会举办标准化培训班，全面推进标准化进程。

学会积极开展科研管理服务，为政府、分支机构和社会评审及验收700多个科研项目，深化名老中医传承研究，“十二五”国家科技支撑计划研究成果，《当代名老中医典型医案》获2018年度中华中医药学会学术著作一等奖；完成43家医疗机构的伦理审查体系认证现场审核，成立北京地区区域性的中医药研究伦理委员会，在泰国、日本、德国、澳大利亚设立临床科研国际合作中心，促进国际中医药科技工作。

《世界中医药》杂志英文刊进入科技核心，中文刊影响因子和相关指标持续升高。学会召开中文刊第三届编委会、英文刊第五次编委会，打造高水平的编委会阵容，为杂志的长远发展提供保障。

六、以15周年为契机，总结经验，继往开来，再创辉煌

2018年，是世界中医药学会联合会成立15周年，学会举办15周年发展座谈会等一系列活动，回顾总结学会15年来发展成就，总结基本经验，提出今后一个时期的发展思路，即“一个中心”“两个重点”“三个目标”“四个途径”“十个平台”的未来展望。与会领导充分肯定学会成立以来为中医药国际传播做出的贡献，对下一步工作提出明确要求，为学会锐意进取，把握发展方向，推动中医药国际发展提供指导，坚定信心。

未来，学会将继续加强组织建设和能力建设，把助力“一带一路”倡议实施和构建人类健康命运共同体作为工作的重要内容，把会员是否满意作为衡量工作的主要标准，把全世界人民对于健康的美好向往作为学会的奋斗目标，为实现人人享有健康的美好愿景而努力奋斗。

附：2018年度中医药国际贡献奖——科技进步奖获奖名单

一等奖3项

1. 糖尿病中医诊疗体系重构与国际化推广

完成单位：中国中医科学院广安门医院

完成人员：仝小林等

2. 中草药国际通用DNA条形码鉴定体系

完成单位：中国中医科学院中药研究所等

完成人员：陈士林等

3. 中药材重金属ISO标准研制

完成单位：中国中医科学院中药研究所（中药资源中心）等

完成人员：郭兰萍等

二等奖11项

1. 热敏灸技术的创立与临床应用

完成单位：江西中医药大学附属医院等

完成人员：陈日新等

2. 拇外翻及相关病症诊疗体系的构建和推广应用

完成单位：中国中医科学院望京医院等

完成人员：温建民等

3. 中药传统炮制技术挖掘、特色饮片开发与炮制装备研制

完成单位：江西中医药大学等

完成人员：杨明等

4. 从肝论治糖尿病肾病的临床应用与国际推广

完成单位：中日友好医院等

完成人员：李平等

5. 心力衰竭中医辨治方案、评价及与地高辛合用的药动学机制

完成单位：天津中医药大学第一附属医院

完成人员：毛静远等

6. 针灸经穴效应特异性规律研究与应用

完成单位：成都中医药大学等

完成人员：梁繁荣等

7. 中药饮片生产全程质量控制体系的建立及推广应用

完成单位：南京海昌中药集团有限公司等

完成人员：蔡宝昌等

8. 珍稀濒危药材沉香通体结香技术推广应用

完成单位：中国医学科学院药用植物研究所海南分所等

完成人员：魏建和等

9. 麻子仁丸治疗功能性便秘关键问题研究

完成单位：香港浸会大学等

完成人员：卞兆祥等

10. 中医药防治糖尿病胰岛素抵抗技术平台建立与应用

完成单位：北京中医药大学等

完成人员：刘铜华等

11. 急性心肌梗死再灌注后中医药干预方案

完成单位：广州中医药大学第二附属医院等

完成人员：张敏州等 （杨茂华）

【世界针灸学会联合会】

主　　席：刘保延

副 主 席：梁繁荣、江元璋（南非）、曾缙云（印尼）、胡　曼（伊朗）、形井秀一（日本）、金容奭（韩国）、廖春华（马来西亚）、郭忠福（新加坡）、阮才秋（越南）、高　林（法国）、柯立德（德国）、李国瑞（意大利）、董志林（荷兰）、考斯兰（挪威）、土屋光春（葡萄牙）、伊格尔（俄罗斯）、拉　蒙（西班牙）、董洪光（瑞士）、张金达（加拿大）、吴滨江（加拿大）、王超群（加拿大）、劳力行（美国）、梁慎平（美国）、林榕生（美国）、胡　军（美国）、惠　青（巴西）、李科元（澳大利亚）、安吉·哈丁（新西兰）

秘 书 长：麻　颖

副秘书长：杨宇洋、宋　莉、王宏才、赵百孝、喻晓春、景向红、胡卫国（瑞士）

地　　址：北京市东城区广渠门内夕照寺街东玖大厦B座7层

邮　　编：100061

电　　话：010－64011210

网　　址：www.wfas.org.cn

电子信箱：contact@wfas.org.cn

常设机构：秘书处

业务范围：理论研究、学术交流、业务培训、书刊编辑、国际合作

期　　刊：《世界针灸杂志》

2018 年学会工作概况

2018 年，学会新吸纳 17 个团体会员，有来自 60 个国家的 232 个团体会员。学会在国际活动的内容和形式上不断寻求创新，继续打造世界针灸学会联合会国际针灸学术研讨会、"一带一路"中医药针灸风采行等品牌活动，将中医药针灸打造成世界各国民心相通的靓丽名片。

2018 年 11 月 15 ~ 17 日，为庆祝中医药针灸被列入"人类非物质文化遗产名录"8 周年，世界针灸学会联合会、中国中医科学院和中宣部五洲传播中心联合主办世界针灸日走进联合国教科文组织暨世界针灸学会联合会 2018 国际针灸学术研讨会。活动是中宣部"中华之美海外传播工程"支持项目之一，也是国家中医药管理局"一带一路"中医药国际合作专项和中国科学技术协会"一带一路"国际科技组织合作平台建设项目。本次活动是世界针灸学会联合会在引领中医针灸全球发展过程中的重要里程碑和新的起点，是中医药针灸在国际最具影响力高端平台的一次最为全面、最为丰富、最为创新的传播。11 月 15 日，世界针灸日走进联合国教科文组织活动在法国巴黎联合国教科文组织总部召开。国家中医药管理局原副局长马建中、法国国会议员陈文雄、法国驻联合国教科文组织大使 Laurent Stefanini、希腊驻联合国教科文组织大使 Michel Spinellis、中国驻联合国教科文组织大使沈阳、文化和旅游部非物质文化遗产司司长等嘉宾莅临活动现场并致辞。来自 10 多个国家的发言人与 40 多个国家的近 1500 位嘉宾参与活动，共同回顾中医针灸向世界传播的历史、探讨中医针灸在各国的现状、共商推动中医针灸国际化发展大局。活动上，《携手共创人类健康共同体——2018 巴黎宣言》发布，世界针灸学会联合会呼吁世界针灸界同仁秉承"和谐与健康"的理念，勇于承担"传承与创新"的重任，倡导"中医针灸"健康生活，携手共创人类健康共同体。人类非物质文化遗产"中医针灸"展和 2018 世界中医针灸健康艺术节法国站活动同期举行，中外艺术家共同演绎东方与西方通过医学的传播互鉴，衍生出一段精彩的跨文化交流。11 月 16 ~ 17 日，世界针灸学会联合会 2018 国际针灸学术研讨会在法国巴黎科学城召开。本次会议以"世界针灸科学与文化对话"为主题，设立 70 余场针灸经验、研究、传承等不同方向的交流与对话。国家中医药管理局副局长马建中、世界卫生组织传统医学与补充医学处服务和安全部技术主任 Ahn Sangyoung 等嘉宾莅临并致辞。来自 43 个国家和地区的近千名代表和 40 多家企事业单位参会参展，人类非物质文化遗产"中医针灸"展同期举行。

2018 年，学会在希腊、土耳其、阿根廷、乌拉圭和英国举办 5 次"一带一路"中医药针灸风采行活动，超过 1500 人次参加中医药针灸学术交流、体验义诊、中医药针灸文化展和其他文化科普活动。

2018 年 4 月 17 日，世界针灸学会联合会"一带一路"中医药针灸风采行希腊站暨 2018 希腊中医药大会在希腊雅典举办。会议由世界针灸学会联合会主办，希腊中医学会承办，以"中西医学的结合"为主题，来自中希两国的 100 多名中医药专家学者和管理人员出席会议。国家卫生计生委原副主任、国家中医药管理局原局长、中华中医药学会会长王国强，希腊原海运部部长、原外交部副部长米尔蒂亚季斯·瓦维齐奥蒂斯，希腊应用科技大学副校长康斯坦丁诺斯·库索亚尼斯，以及当地中医针灸机构负责人等出席本次活动。活动期间，中国代表团与希腊技术教育学院副校长、世界针灸学会联合会团体会员希腊中医学会会长、希腊国际商会会长、希中经济合作商会会长、雅典市原副市长等进行会谈，介绍中国中医药事业发展情况，了解希腊本地传统医学团体和商会组织负责人对"一带一路"倡议的理解，探讨中医药进入希腊乃至通过希腊进一步深入欧盟的模式和途径。

2018 年 11 月 18 日，世界针灸学会联合会"一带一路"中医药针灸风采行英国站活动在剑桥大学举办。出席开幕式和致辞的嘉宾有文化和旅游部非物质文化遗产司司长，中国驻英国大使，英国剑桥市政厅议员，以及多个当地针灸协会主席。中国驻英国大使馆科技处公参发来贺词。来自 10 多个国家的专家及英国剑桥大学、牛津大学的学者、学生近 200 人参加活动。活动包括世界中医药青年发展论坛、中医针灸非物质文化遗产文化展和世界中医针灸健康艺术节，以世界一流高校的青年群体和精英人士的诉求为出发点，注重中国文化与当地文化的交融互动。活动安排文艺演出、文化讲座、学术讨论、知识普及、体验活动（工作坊）等的内容，全面展示中医药针灸在增进青年兴趣、技能、职业发展等方面蕴含的巨大潜力，吸引更多海外高知人士理解并喜爱中医药针灸、中医理论及其背后蕴含的中国文化，成为进一步促进中国传统文化国际传播和发展的生力军。

2018 年 12 月 4 日，陕西中医药大学、世界针灸学会联合会与瑞士董博士集团合作建设的中国－瑞士中医药中心（日内瓦）揭牌，国家中医药管理局党组书记余艳红，世界卫生组织传统医学处处长张奇，世界针灸学会联合会主席刘保延，中国常驻联合国日内瓦办事处和瑞士其他国际组织代表团特命全权大使、常驻代表俞建华，中国驻世界贸易组织大使张向晨，日内瓦州梅兰市市长皮埃尔·阿兰·濮迪，陕西省卫生健康委党组书记刘勤社，陕西中医药大学校长孙振霖等出席揭牌仪式并致辞。该中心将开展中西医结合诊疗、教育研究等领域的工作，成为"中西医结合、医药结合、科研临床结合、中瑞文化融合"四位一体的双向转化医学平台。

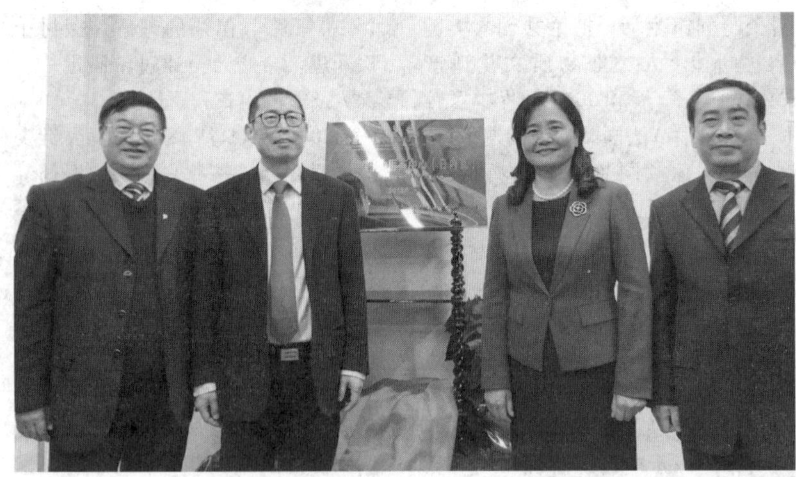

2018年12月4日，国家中医药管理局党组书记余艳红出席中国－瑞士中医药中心（日内瓦）揭牌仪式

在2017年世界针灸学会联合会“一带一路”中医药针灸风采行毛里求斯站活动期间，世界针灸学会联合会、中国中医科学院与毛里求斯卫生和生活质量部签订《中医药领域合作协议》，在中医药针灸学术交流、教育培训、临床科研和共建中心基地等方面展开合作。2018年8月31日，毛里求斯外交、地区一体化和国际贸易部部长西塔纳·卢切米纳赖杜一行访问中国中医科学院，代表卫生和生活质量部与世界针灸学会联合会、中国中医科学院签订《〈中医药领域合作协议〉的补充协议》，将中医药针灸学术交流和教育培训活动机制化。

2018年11月1～3日，2018第二届世界针灸康养大会在浙江衢州市衢江区举行。本次会议由世界卫生组织、中国人民对外友好协会指导，世界针灸学会联合会、中国针灸学会和浙江省衢州市人民政府等主办，衢州市衢江区人民政府等单位承办。联合国第八任秘书长、博鳌亚洲论坛理事长潘基文，国家中医药管理局国际合作司副司长等出席会议并致辞。为期3天的大会共分为针圣杨继洲祭拜大典、大会开幕式、针灸产业分论坛、杨继洲针灸文化传承座谈会、杨继洲针灸文化宣传活动、中医康养产业博览会、特色文化展示等多项议程，发布《中医针灸健康全球——2018第二届世界针灸康养大会衢江共识》。

2018年10月16日，由中国国际商会、张家界市人民政府、丝绸之路国际总商会等主办的2018丝绸之路工商领导人（张家界）峰会在湖南张家界举行。大会的主题是“开放的新时代、发展的新平台、美丽的新湖南”，84个“一带一路”国家和地区的400多人出席。在国家中医药管理局指导下，世界针灸学会联合会、中国针灸学会、中华中医药学会等单位共同承办中医药创新发展国际论坛，旨在通过标准化推动中医药走向世界，发展中医药健康旅游，探讨健康丝绸之路建设的方法路径。论坛形成《中医药针灸与人类健康2018张家界共识》。中医药特色疗法体验活动成为本次大会亮点，前来体验的嘉宾络绎不绝，包括克罗地亚前总理等人在内的中外嘉宾表示对中医药特色疗法十分赞赏。（刘竞元、杨宇洋）

【世界医学气功学会】

主　　席：高鹤亭

副 主 席：王庆国、万苏建、吴道霖、王超群、黄志伟、林　健、伯纳德·沙浓、马克思·本卡特、艾伦·凯尔森、钟　清、杨武财、赵婉君、早岛妙聽、青岛大明、带津良一、罗悠真、徐明堂

秘 书 长：王庆国（兼）

常务副秘书长：华　源

副秘书长：王　雷、陈新华、严蔚冰、路世才、西蒙·布鲁、林傲梵、植松捷之、阿尔伯特·罗曼廸、托马斯·沙娜汉

地　　址：北京市朝阳区北三环东路11号

邮　　编：100029

电　　话：010－64286909

网　　址：www. wasmq88. com

电子信箱：wasmq89@163. com

常设机构：办公室、秘书处

业务范围：理论研究、学术交流、业务培训、书刊编辑、国际合作、咨询服务

2018年学会主要工作

2018年，学会对理事会成员进行调整，吸纳工作在一线具有代表性、权威性、专业性的教学、科研、临床一线骨干参加学会工作，增加新生力量。通过大家的努力，医学气功事业有了较快的发展。无论是基础理论研究的力度，临床研究的广度，以及传统理论研究的深度都有了较大的发展与提高。实践证明，通过气功锻炼，能极大地调动自身的潜能，换发人体自愈机制，直接影响人体的生理和心理状态以达到强身健体康复治疗的效果。（孙桂新）

【国际标准化组织/中医药技术委员会秘书处（ISO/TC 249）】

主　　席：David Gragam（澳大利亚）

副 主 席：沈远东（中国）

秘　　书：桑　珍（中国）

地　　址：上海市黄浦区普安路189号曙光大厦7楼C座

邮　　编：200021

电　　话：021－53821520

网　　址：www. iso. org/committee/598435. html

电子信箱：mscsh2009@gmail. com

常设机构：上海市中医药研究院

业务范围：所有起源于古代中医学并能共享一套标准的传统医学体系标准化领域的工作。涵盖传统与现代继承发展的两大方面。具体负责中药原材料质量与安全、中药制成品质量与安全、医

疗设备质量与安全及信息等领域的标准化工作，且包括服务类标准（限于产品的安全使用、设备与药物的交付、不涉及临床实践及产品的临床应用）

期　　刊：《ISO/TC 249 Newsletter》

2018 年秘书处工作概况

2018 年，ISO/TC 249 共发布中医药国际标准 9 项，截至 2018 年底，ISO 中医药国际标准发布总数达 32 项，此外，还有 44 项国际标准正在制定过程中。

2018 年 ISO/TC 249 秘书处发展 3 个新成员国，它们是沙特阿拉伯、葡萄牙和尼泊尔。其中，沙特阿拉伯和葡萄牙作为积极成员国拥有投票权，尼泊尔作为观察员国。它们的加入进一步充实了 ISO/TC 249 的专家队伍，进一步扩大中医药国际标准的全球影响力。

为了探索制定中医药教育类国际标准的可行性，2018 年 3 月，ISO/TC 249 秘书处召开中医药教育国际标准化研讨会，邀请委员会内有关成员国和国际组织，专题探讨制定中医药教育领域国际标准的必要性和可行性。

2018 年 6 月 4～7 日，ISO/TC 249 第九次全体会议在上海举行。来自中国、日本、韩国、美国、德国、澳大利亚、泰国、沙特等 14 个成员体和多个联络组织，如世界卫生组织（WHO）、国际标准化组织/健康信息技术委员会（ISO/TC 215）、世界中医药学会联合会（WFCMS）、世界针灸学会联合会（WFAS）共有 226 位代表出席大会。大会共收到来自中国、韩国，以及世界中医药学会联合会共 33 项新提案。会议期间，副主席沈远东教授被任命为 ISO/TC 249 候任主席，将于 2019 年 1 月 1 日起就任。

2018 年 9 月 11～12 日，ISO/TC 249 秘书处受邀参加第六届中国－东盟技术转移与创新合作大会，与东盟相关国家就中医药国际标准化发展及国际标准制定进行深入地沟通与交流。不少国家表示出想加入 ISO/TC 249 参与中医药国际标准制定工作。

2018 年 11 月，ISO/TC 249 与 ISO/TC 314（国际标准化组织/老龄社会技术委员会）正式建立联络组织关系，并受邀参加 ISO/TC 314 在杭州举办的第二次全体成员大会。会议探讨中医药在养老领域的未来发展与合作模式，并研究未来建立 ISO/TC 249 与 ISO/TC 314 联合工作组的方案，日本、澳大利亚、德国、泰国对建立联合工作组表示出强烈的意愿。

此外，2018 年 ISO/TC 249 积极参加相关联络组织会议及委员会内各工作组会议，如 2 月 WG2 柏林会议、4 月 JWG1 马林加会议、10 月 JWG1 帕埃斯图姆会议及 WG1 首尔会议。秘书处成员受邀参加上述会议，密切跟进组内项目进展，协调国内外分歧，确保项目顺利进展。

（徐晓婷）

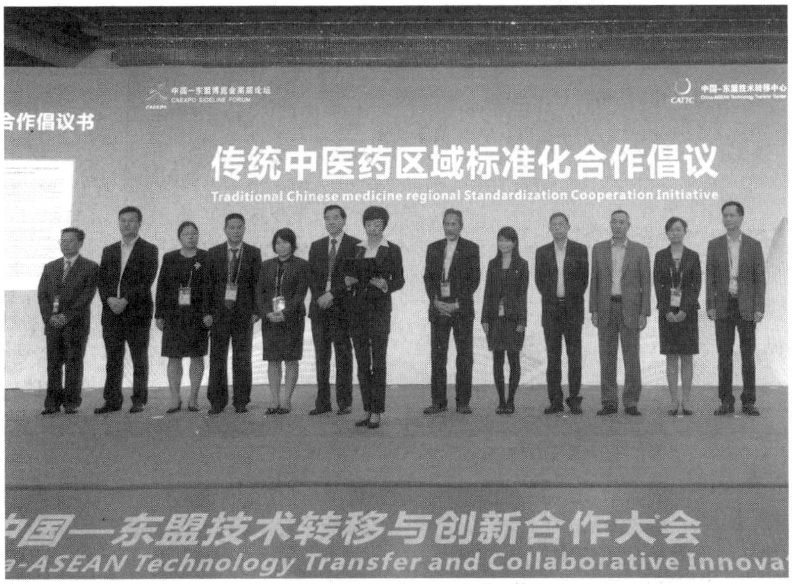

2018 年 9 月 11～12 日，由科技部、广西壮族自治区人民政府主办，广西科技厅、中国－东盟技术转移中心承办的第六届中国－东盟技术转移与创新合作大会在广西南宁召开，ISO/TC 249 秘书处受邀参加

（三）地方性社会组织

1. 北京市

【北京中医药学会】

会　　长：赵　静
副 会 长：邓　娟、边宝生、梅　群、杨明会、王耀献、靳　琦、刘清泉、杨晋翔、陈　勇、朱立国、张宝军、王麟鹏
秘 书 长：邓　娟（兼）
副秘书长：王春生、林　谦、王国玮、黄小波、李秀惠
地　　址：北京市东城区东单三条甲七号
邮　　编：100005
电　　话：010－65223477
网　　址：www.bjacm.org
电子信箱：bjzyyxh@163.com

（杨　娜）

【北京中西医结合学会】

会　　长：刘清泉
副 会 长：冯兴中、杨明会、陈　勇、程学仁、王成祥、杨晋翔、亢泽峰、刘全民、阴颖宏、高彦斌、徐春凤、王笑民、张贵民、王建辉、宋春生、谢院生、吴英峰
秘 书 长：刘　刚
副秘书长：韩玉洋、王　鹏、庞　博、唐　璇
地　　址：北京市东城区东单三条甲七号 124 室
邮　　编：100005
电　　话：010－65250460
网　　址：bjaim.org.cn
电子信箱：bjzxyjhxh@126.com

（李　萌）

【北京针灸学会】

会　　长：王麟鹏

副 会 长：程海英、景向红、朱　江
秘 书 长：黄　毅
副秘书长：张万龙、王丽平、刘志顺
地　　址：北京市东城区美术馆后街小取灯胡同 5 号
邮　　编：100010
电　　话：010 - 52176519
网　　址：www. bjaam. org. cn
电子信箱：bjzjxh9495@ 126. com
（赵　因）

【北京中医协会】
会　　长：陈　誩
副 会 长：马谊平、朱亚春、陈立新、杨明会、张明海、徐希胜、郭桂明、程爱华
秘 书 长：徐希胜（兼）
副秘书长：金　玫、郑　义、杨晓晖
地　　址：北京市朝阳区小关北里 218 号北京藏医院内门诊楼 4 层
邮　　编：100029
电　　话：010 - 64007339
网　　址：www. bjtcm. gov. cn
电子信箱：beijingzyxh@ 163. com
（骆永玲）

【北京中医药养生保健协会】
会　　长：（暂缺）
常务副会长：赖南沙
秘 书 长：赖南沙（兼）
副秘书长：翟华强
地　　址：北京市东城区西总布胡同 46 号 C 座
邮　　编：100005
电　　话：010 - 84293032
网　　址：www. bhatcm. com
电子信箱：bhatcm@ 126. com
（赖南沙）

2. 天津市

【天津市中医药学会】
会　　长：李庆和
副 会 长：毛静远、郭利平、陈宝贵、雒明池、张宗礼、李忠廉、苗富来
秘 书 长：苗富来（兼）
副秘书长：张　宇
地　　址：天津市和平区南京路 98 号 301 室
邮　　编：300040
电　　话：022 - 23032602
网　　址：www. yyglb. org
电子信箱：tjzyyxh@ 126. com
（苗富来）

【天津市中西医结合学会】
会　　长：张伯礼
副 会 长：张玉环、张军平、白人骁、李志军、朱广丽
秘 书 长：马　薇
地　　址：天津市和平区南京路 98 号 301 室
邮　　编：300040
电　　话：022 - 23032635
网　　址：www. yyglb. org/list - 027238734833. aspx
电子信箱：zxjhxh@ 126. com
（马　薇）

【天津市针灸学会】
会　　长：王　舒
副 会 长：李　平、张智龙、熊　杰、张春红、郭家奎、郭　义
秘 书 长：李　萌
副秘书长：马　泰、李　岩
地　　址：天津市和平区南京路 98 号 301 室
邮　　编：300040
电　　话：022 - 23120580
网　　址：www. yyglb. org/list - 302733863708. aspx
电子信箱：tjzj0580@ 163. com
（李　萌）

3. 河北省

【河北省中医药学会】
会　　长：孔祥骊
常务副会长：武　智
副 会 长：马玉琛、王文举、王亚利、田振华、刘玉洁、刘增祥、孙士江、张书臣、张明柱、李佃贵、李振江、高社光、裴　林
秘 书 长：武　智（兼）
常务副秘书长：王彦刚
副秘书长：刘桂香、王　欢
地　　址：河北省石家庄市槐安东路 97 号
邮　　编：050021
电　　话：0311 - 85804846
电子信箱：hbszyyxh@ 126. com
（王　欢）

【河北省中西医结合学会】
会　　长：李佃贵
副 会 长：王立新、王艳君、孔祥骊、石仲仁、吕佩源、杜惠兰、李　勇、李　琦、李炳茂、杨淑莲、陈志强、胡万宁、胡书芬、贾振华、郭登洲
秘 书 长：武　智
常务副秘书长：戴明启
副秘书长：高长玉、赵玉斌、唐晓亮
地　　址：河北省石家庄市槐安东路 97 号
邮　　编：050021
电　　话：0311 - 85814762
电子信箱：hbszxyjhxh@ 126. com
（张晓宁）

【河北省针灸学会】
会　　长：康锁彬
副 会 长：于　岩、王九一、王国明、王艳君、白志杰、李桂林、杨志新、袁　军、贾春生、崔林华、谢占清、黄　茂
秘 书 长：袁　军（兼）
常务副秘书长：刘桂香
副秘书长：黄　茂、阎青梅
地　　址：河北省石家庄市槐安东路 97 号
邮　　编：050021
电　　话：0311 - 85804846
电子信箱：hbszjxh9@ 126. com
（刘桂香）

4. 山西省

【山西省中医药学会】
理 事 长：周　然
副理事长：文　渊、王晞星、冯前进、白兆芝、乔连厚、齐炳义、张文广、李先荣、杨恩建、徐生旺、柴瑞霭、贾汉章、魏中海
秘 书 长：文　渊（兼）
副秘书长：任光荣、邹本贵
地　　址：山西省太原市东华门 23 号
邮　　编：030013
电　　话：0351 - 3580330
电子信箱：lj - 1973@ 163. com
（刘　浚）

【山西省中西医结合学会】
理 事 长：王裕颐
副理事长：张　才、李文学、李秀莲、杨　波、赵通理、柴瑞霁、陶功定、冯五金、宋明锁
秘 书 长：宋明锁（兼）
副秘书长：李静萍、赵建平、郭媛媛
地　　址：山西省太原市并州西街46号
邮　　编：030012
电　　话：0351－4091118
（宋明锁）

【山西省针灸学会】
理 事 长：冀来喜
副理事长：雷　鸣、燕　平、文　洪、孙德仁、田岳凤、邢文堂、李建仲、李明磊、要金元、温进中、路怀忠
秘 书 长：郝重耀
副秘书长：张天生、杨发明、张　涛、段永峰、王　杰
地　　址：山西省太原市平阳路北园街2号
邮　　编：030006
电　　话：13466838493
电子信箱：sxzjxhpxb@163.com
（张天生）

5. 内蒙古自治区

【内蒙古自治区中医药学会】
会　　长：于连云
副 会 长：石海燕、苏根元、刘院君、刘宏泽、布　赫、相林扎布、毕力格、毛洪海、赵玉儒、刘成赋、刘　全、高宝发、冯学斌、布　仁、陈东亮、张景玲、魏秀英、杨广源、苏　和、赵宇明、赛西娅、陈玉华、师建平、董秋梅、李　林、赵清树、袁　军
秘 书 长：陈玉华（兼）
副秘书长：赵清树
地　　址：内蒙古自治区呼和浩特市新华大街63号10号楼203房间
邮　　编：010055
电　　话：0471－6945465
电子信箱：nmgzyyxh@126.com
（吕　晶）

【内蒙古自治区蒙医药学会】
会　　长：乌　兰
副 会 长：其其格、杭盖巴特尔、巴雅尔、布仁达来、伊乐泰、王玉杰、陈沙娜、特木其乐、阿古拉、陈英松、白长喜、赵树忠、胡毕斯哈拉图、巴根那、布仁巴图、巴图德力根、额尔敦朝鲁、奥乌力吉、胡达来、斯琴巴特尔、杨巴嘎纳、黄志刚、那生桑
常务副会长：巴雅尔（兼）
秘 书 长：杭盖巴特尔（兼）
地　　址：内蒙古自治区呼和浩特市行大街63号10号楼201房间
邮　　编：010055
电　　话：0471－6613622
电子信箱：a812812812@qq.com
（萨其拉）

6. 辽宁省

【辽宁省中医药学会】
会　　长：曹建波
副 会 长：李国信、张　燚、许　斌、白长川、甄路开、王迎春、刘　宁、陆　旭、陈全胜、周　野、赵明拥、逯亚新
秘 书 长：李国信（兼）
副秘书长：杨鸫祥
地　　址：辽宁省沈阳市和平区砂阳路266号
邮　　编：110005
电　　话：024－23397508
网　　址：www.lnatcm.com
电子信箱：327984198@qq.com
（李敏夫）

【辽宁省中西医结合学会】
会　　长：杨关林
副 会 长：张　君、李铁楠
秘 书 长：赵　刚
副秘书长：沈　海
地　　址：辽宁省沈阳市皇姑区北陵大街33号
邮　　编：110032
电　　话：024－31961533
电子信箱：lnszxyjhxh@126.com
（佟　跃）

【辽宁省针灸学会】
会　　长：张立德
副 会 长：马铁明、裴景春、王志义、汪振宇、刘国庆、任　路、李　铁、周鸿飞、成泽东
秘 书 长：马铁明（兼）
副秘书长：王淑娟、董宝强、樊　旭
地　　址：辽宁省沈阳市皇姑区崇山东路79号
邮　　编：110847
电　　话：024－31207318
网　　址：www.lnzhenjiu.cn
电子信箱：lnzjxh2016@163.com
（林　卉）

【辽宁省中药学会】
会　　长：康廷国
副 会 长：谢　明、殷　军、赵　喆、贾天柱
秘 书 长：高仁杰
副秘书长：王　飞
地　　址：辽宁省沈阳市皇姑区崇山东路79号
邮　　编：110032
电　　话：024－31207301
电子信箱：lngrj@126.com
（高仁杰）

【辽宁省蒙医药学会】
会　　长：陶淑霞
副 会 长：王焕柱、王冬梅、刘国升、王大雷、陈东龙、尚国祥、张绍武
秘 书 长：李晓波
副秘书长：齐慧勇、尹喜坤、陈菊玲、刘玉红、李桂兰、刘根顺
地　　址：辽宁省阜新市阜新蒙古族自治县北环路123号
邮　　编：123199
电　　话：0418－8834016
电子信箱：smyyxh－5220@163.com
（齐　叶）

【辽宁省养生康复学会】
会　　长：初　杰
副 会 长：樊　旭、陈以国、马铁明、鞠宝兆、任　路、张志强
秘 书 长：樊　旭（兼）
副秘书长：卞　镝、隋月皎
地　　址：辽宁省沈阳市皇姑区崇

山东路79号5号楼1楼
邮　　编：110847
电　　话：024－31207132
电子信箱：fanxulw@163.com

（樊　旭）

7. 吉林省

【吉林省中医药学会】

会　　长：宋柏林
副 会 长：冷向阳、丛德毓、陈心智、董宇翔、孙良金、张海波、鲁沿坪、高　陆、田洪赋、徐守成、王　鹰、启　明、李世明、李根培、张斗元、王伟杰、刘锦平、宋　波、沈　晗、陈大勇、李一奎、郑均则、王　龙、魏志孝、李　平、于　涛、王国君
秘 书 长：朱桂祯（兼）
地　　址：吉林省长春市净月经济开发区博硕路1035号（长春中医药大学办公楼412、417室）
邮　　编：130117
电　　话：0431－81703249
网　　址：www.jlzyy.com
电子信箱：jlszyyxh2006@163.com

（吴　琼）

【吉林省中西医结合学会】

会　　长：宋柏林
副 会 长：王升平、王伟杰、田洪赋、丛德毓、孙良金、杨　弋、沈　晗、张　越、陈心智、陈明强、郑均则、房学东、程海涛、黎明全
秘 书 长：张晓慧
地　　址：吉林省长春市工农大路1478号
邮　　编：130021
电　　话：0431－86177373
网　　址：www.jlzxy.org
电子信箱：jlzxyjh@163.com

（张晓慧）

【吉林省针灸学会】

会　　长：王富春
副 会 长：崔立金、董宇翔、窦逾常、高长喜、韩春霞、何南芙、李静茁、李种泰、刘　东、刘明军、刘　洋、王朝晖、王洪峰、王　龙、王喜臣、武玉和、杨启光、张为民、张晓东、赵金祥、赵树军
秘 书 长：李　铁
地　　址：吉林省长春市净月开发区博硕路1035号
邮　　编：130000
电　　话：0431－84523318
网　　址：www.jlszjxh.com
电子信箱：33636038@qq.com

（李　铁）

【吉林省中药协会】

会　　长：张大方
副 会 长：陈心智、郭春林、高　陆、张　睿、郑俊明
秘 书 长：侯晓琳
地　　址：吉林省长春市净月经济开发区金城街919号
邮　　编：130000
电　　话：0431－85877381
网　　址：www.jlatcm.org
电子信箱：webmaster@jlatcm.org

（王书凯）

【吉林省中医药健康产业协会】

会　　长：陈心智
副 会 长：修涞贵、艾长山、柏荣慧、陈大勇、杜占生、冯　卓、弓国华、关凤媛、郭铁生、韩　丹、贺金星、胡　铭、李凤军、李明宇、刘兴东、刘　阳、马洪君、邵永佐、绳长福、王昌辉、王君济、温惠钧、武传静、徐冰娜、徐章富、薛玉娥、杨　哲、项　颗、袁兴震、张德源、张海波、王　鹰、钟继成
秘 书 长：朱桂祯（兼）
副秘书长：吴　琼、朱玉洁
地　　址：吉林省长春市净月经济开发区博硕路1035号（长春中医药大学办公楼417室）
邮　　编：130117
电　　话：0431－81703249
电子信箱：jkcyxh2015@163.com

（李静静）

【吉林省民营中医医疗机构协会】

会　　长：张海波
副 会 长：于占权、王玉山、王守永、王君济、王照伟、孙立忠、宋莲凤、岳士才、高　峰、单晓春、杨振泳、于明华、关凤媛、鲁沿坪、曲洪娟、魏百卉、丛贺东
秘 书 长：朱桂祯（兼）
副秘书长：杨中华
地　　址：吉林省长春市朝阳区建设街1227号
邮　　编：130061
电　　话：0431－86177879
网　　址：www.jilinzhonyi.org
电子信箱：jlmyzy@163.com（于　野）

8. 黑龙江省

【黑龙江省中医药学会】

会　　长：王学军
秘 书 长：杜广洲
地　　址：黑龙江省哈尔滨市香安街72号黑龙江省中医药科学院
电　　话：0451－55651561（曲　峰）

【黑龙江省中西医结合学会】

会　　长：李显筑
秘 书 长：靳万庆
地　　址：黑龙江省哈尔滨市哈药路99号
电　　话：0451－84513382（曲　峰）

【黑龙江省针灸学会】

会　　长：孙忠人
秘 书 长：王　顺
地　　址：黑龙江省哈尔滨市香安街72号黑龙江省中医药科学院
电　　话：13633635455　（曲　峰）

【黑龙江省中药材种植产业协会】

会　　长：马长春
秘 书 长：燕新洪
地　　址：黑龙江省绥化农垦管理局中药办
电　　话：0455－8763111　（曲　峰）

【黑龙江省中药材流通产业协会】

会　　长：侯凤祥

副 会 长：王伟明、陈笑研、马明丽
秘 书 长：阎雪莹
地　　址：黑龙江省哈尔滨市香坊区赣水路30号地王大厦1006
电　　话：0451－8226335　（曲　峰）

【黑龙江省民族医药学会】
会　　长：侯安会
秘 书 长：孟庆刚
地　　址：黑龙江省哈尔滨市地段街151号
电　　话：13904517516　（曲　峰）

9. 上海市

【上海市中医药学会】
会　　长：胡鸿毅
副 会 长：郑　锦、肖　臻、周　华、房　敏、徐　建、彭　文、花根才、陆金根、沈远东、杨　弘、周　嘉、陆嘉惠、邓海巨、余卫东
秘 书 长：陆金根（兼）
常务副秘书长：谈美蓉
地　　址：上海市北京西路1623号
邮　　编：200040
电　　话：021－62532271
网　　址：www. shszyyxh. org
电子信箱：shszyyxh205@163. com
（金文玉）

【上海市中西医结合学会】
会　　长：凌昌全
副 会 长：施建蓉、肖　臻、周　华、房　敏、蔡定芳、陈　震、肖涟波、王杰宁、彭　文、李永忠、吴佩颖、朱玉陵
秘 书 长：张友根
副秘书长：李文伟、向延卫
地　　址：上海市静安区北京西路1623号
邮　　编：200040
电　　话：021－62581714
网　　址：www. shcim. org. cn
电子信箱：shcim81@163. com
（于　芸）

【上海市针灸学会】
会　　长：吴焕淦
副 会 长：丁光宏、东贵荣、王文清、张海蒙、刘慧荣
秘 书 长：刘慧荣（兼）
地　　址：上海市静安区北京西路1623号
邮　　编：200040
电　　话：021－62676864
电子信箱：shanghaizhenjiu@163. com
（郭欣欣）

10. 江苏省

【江苏省中医药学会】
会　　长：陈亦江
副 会 长：朱　岷、吴勉华、黄亚博、方祝元、孙志广、张　琪、陆　曙、周　炜
秘 书 长：黄亚博（兼）
副秘书长：费忠东
地　　址：江苏省南京市汉中路282号
邮　　编：210029
电　　话：025－86669019（兼传真）
网　　址：www. jstcm. com
电子信箱：jxjyhb@163. com
（陈　宁）

【江苏省中西医结合学会】
会　　长：陈亦江
副 会 长：段金廒、黄亚博、曾庆琪、王佩娟、许家仁、陈延年、葛惠男、张培影
秘 书 长：黄亚博（兼）
副秘书长：陈　宁
地　　址：江苏省南京市汉中路282号
邮　　编：210029
电　　话：025－86617284（兼传真）
网　　址：www. jstcm. com
电子信箱：cn@jstcm. cn　（陈　宁）

【江苏省针灸学会】
会　　长：陈亦江
副 会 长：夏有兵、黄亚博、倪光夏、施振东、孙建华
秘 书 长：黄亚博（兼）
常务副秘书长：费忠东
地　　址：江苏省南京市汉中路282号
邮　　编：210029
电　　话：025－86617284（兼传真）
网　　址：www. jstcm. com
电子信箱：jxjyhb@163. com
（陈　宁）

11. 浙江省

【浙江省中医药学会】
会　　长：肖鲁伟
副 会 长：王晓鸣、吕圭源、李明焱、杨　勇、范永升、姚新苗、柴可群、曹　毅、崔　云、程锦国、蔡宛如、魏　明
秘 书 长：王晓鸣（兼）
地　　址：浙江省杭州市莫干山路110号华龙商务大厦1902室
邮　　编：310003
电　　话：0571－85166805
网　　址：www. zjszyyxh. com
电子信箱：zjszyyxh@126. com
（方敏娟）

【浙江省中西医结合学会】
会　　长：吴章穆
副 会 长：孙秋华、吕　宾、何　超、严　敏、陈勇毅、柴可群、裘云庆、蔡宛如
秘 书 长：陈勇毅（兼）
副秘书长：张文娟
地　　址：浙江省杭州市西湖区天目山路132号
邮　　编：310007
电　　话：0571－88849116
网　　址：www. zjtcmwm. com
电子信箱：zjszxyjhxh@163. com
（张文娟）

【浙江省针灸学会】
会　　长：方剑乔
副 会 长：宣丽华、阮步青、金肖青、姚新苗、陈华德
秘 书 长：陈华德（兼）
副秘书长：林咸明
地　　址：浙江省杭州市上城区庆春路23号中医大厦818室
邮　　编：310009
电　　话：0571－87238252
网　　址：www. zjszjxh. com
电子信箱：zjszjxh@163. com
（王芳芳）

12. 安徽省

【安徽省中医药学会】
理 事 长：王　键
副理事长：彭代银、李泽庚、龚艳玲、

杨　骏、侯　勇、肖　锋、李道昌、彭俊宇、朱月信、黄学勇
秘 书 长：肖　锋（兼）
副秘书长：徐经凤、王纪常、刘健、周美启、韩　为、蒋宏杰
地　　址：安徽省合肥市包河区屯溪路435号
网　　址：www. ahszyyxh. cn
邮　　编：230022
电　　话：0551－62998560

（徐经凤）

【安徽省针灸学会】
理 事 长：杨　骏
副理事长：黄学勇、储浩然、周美启、胡　玲、曹　奕、唐　巍、彭长林、袁爱红、王　敏、李思康
秘 书 长：储浩然（兼）
副秘书长：王二争、李　梦
地　　址：安徽省合肥市寿春路300号
邮　　编：230061
电　　话：0551－62668841/62668861
电子信箱：ahszjxh@ 163. com

（王二争）

13. 福建省

【福建省中医药学会】
会　　长：刘建忠
副 会 长：魏世超、纪立金、卢明忠、黄俊山、张峻芳、陈进春、陈鲁峰、余天泰、刘建顺
秘 书 长：苏彩平
副秘书长：蔡昭莲
地　　址：福建省福州市鼓屏路61号
邮　　编：350003
电　　话：0591－87818827
电子信箱：fjszyyxh@ 163. com

（林　巧、林　云）

【福建省中西医结合学会】
会　　长：朱　琪
副 会 长：文　丹、李　芹、陈传本、吴成翰、彭　军、徐国兴、姜　杰、刘宪俊
秘 书 长：林淑琴
副秘书长：郭双燕、闵　军
地　　址：福建省福州市鼓屏路61号
邮　　编：350001
电　　话：0591－87835550
电子信箱：zxyjhxh@ 163. com

（史惠梅）

【福建省针灸学会】
会　　长：吴　强
副 会 长：苏稼夫、周然宓、许金森、郑美凤
秘 书 长：姚志芳
副秘书长：吴明霞、林　源、周文强、郑君圣、陈　素、郑淑霞、林　栋
地　　址：福建省福州市鼓屏路61号
邮　　编：350003
电　　话：0591－87824528
电子信箱：fjszjxh@ 163. com

（姚志芳）

【福建省中医药研究促进会】
会　　长：彭　军
常务副会长：杨　琳
副 会 长：万文蓉、王荣泉、朱　琪、庄展齐、李　晔、范海青、郑东海、郑美凤
监 事 长：郭为汀
秘 书 长：杨　琳（兼）
地　　址：福建省福州市鼓楼区湖东路276号同心楼11层
邮　　编：350003
电　　话：0591－88016552
电子信箱：f88016552@ 126. com

（孙天翔）

【福建省中医体质调理学会】
会　　长：林丽莉
副 会 长：林　栋、郑国进、杨宗保
秘 书 长：朱赉峰
副秘书长：陈采益
地　　址：福建省福州市鼓楼区软件大道28号实达博雅园4－506
邮　　编：350003
电　　话：0591－83262802
电子信箱：fjszytztlxh@ 163. com

（邓梦瑶）

14. 山东省

【山东中医药学会】
会　　长：于淑芳
副 会 长：田景振、杨传华、张成搏、吉中强、赵渤年、齐元富、毕宏生、司国民、张立祥、耿　杰
秘 书 长：赵渤年（兼）
副秘书长：韩　莉
地　　址：山东省济南市经十东路12675号山东省中医药研究院附属医院B209室
邮　　编：250014
电　　话：0531－67873166
网　　址：www. sdtcm. gov. cn
电子信箱：sdtcma@ 126. com

（韩　莉）

【山东中西医结合学会】
会　　长：武继彪
副 会 长：高　毅、冯建华、李　伟、刘　宏、刘向红、孙保亮、闫雪生、聂志广、孙树印、牟作峰、赵　菁
秘 书 长：高　毅（兼）
副秘书长：师　伟、陈守强
地　　址：山东省济南市经十东路12675号山东省中医药研究院附属医院B209室
邮　　编：250014
电　　话：0531－67873166
网　　址：www. sdtcm. gov. cn
电子信箱：sdtcma@ 126. com

（师　伟）

【山东针灸学会】
会　　长：高树中
副 会 长：陈少宗、杜广中、马　胜、李心沁
秘 书 长：陈少宗（兼）
副秘书长：郭珊珊、傅心昊、于岩瀑
地　　址：山东省济南市经十东路12675号山东省中医药研究院附属医院B209室
邮　　编：250014
电　　话：0531－67873166
网　　址：www. sdtcm. gov. cn
电子信箱：sdtcma@ 126. com

（傅心昊）

【山东省中药材行业协会】
会　　长：赵升田
常务副会长：王剑峰

副 会 长：张贵民、王荔强、张贵仁、曾英姿、李文杰、贾开钰、杜新磊、朱光明、马俊华、王洪波、刘孟建、李　明、张　艳、李奉胜、张玉安、李兆运、李圣波、王昌明、张桂成、邢　阳、崔彦伟、曹玉华、曹建华、胡　清、林世松、张　涛、范吉连、徐英明、田增宝、王　玮
秘 书 长：王荔强（兼）
常务副秘书长：周骥凡
副秘书长：李贵海、马传江、杨纯国
地　　址：山东省济南市共青团路28号
邮　　编：250014
电　　话：0531－80660377
网　　址：www. sdzyhy. org. cn
电子信箱：sdszyhy@163. com

（江丽丽）

15. 河南省

【河南省中医药学会】
副 会 长：方家选、郑玉玲、孙耀志
秘 书 长：王端权
地　　址：河南省郑州市银通路18号
邮　　编：450004
电　　话：0371－55369965
网　　址：www. hnacm. org. cn
电子信箱：hnszyyxh@ sina. com

（高　纯）

【河南省中西医结合学会】
副 会 长：李建生、郑玉玲
秘 书 长：王端权
地　　址：河南省郑州市银通路18号
邮　　编：450004
电　　话：0371－55369965
网　　址：www. hnacm. org. cn
电子信箱：hnszyyxh@ sina. com

（高　纯）

【河南省针灸学会】
副 会 长：路　玫
秘 书 长：王端权
地　　址：河南省郑州市银通路18号
邮　　编：450004
电　　话：0371－55369965
网　　址：www. hnacm. org. cn
电子信箱：hnszyyxh@ sina. com

（高　纯）

【河南省康复医学会】
会　　长：冯晓东
副 会 长：钱宝延、何予工、郭钢花、赵立连、尚　清、郭学军、李彦杰、吴明生、李文超
秘 书 长：刘承梅
地　　址：河南省郑州市人民路19号
邮　　编：450000
电　　话：0371－63310155
网　　址：www. henankangfu. com
电子信箱：hnskfyxh2014@163. com

（冯晓东）

16. 湖北省

【湖北省中医药学会】
会　　长：王　华
副 会 长：巴元明、胡永年、张荒生、吕文亮、苏光祥、涂远超、陈　刚
秘 书 长：胡永年（兼）
地　　址：湖北省武汉市武昌区昙华林特一号综合楼307室
邮　　编：430061
电　　话：027－68889152（兼传真）
网　　址：www. hbzyy. org. cn

（刘俊峰）

【湖北省中西医结合学会】
会　　长：姚　云
副 会 长：阮力艰、陆付耳、张明敏、沈　霖、丁国华、林　军、安长青、刘建忠、李天望、段逸群、夏　平
秘 书 长：李天望（兼）
地　　址：湖北省武汉市武昌区东湖路165号
邮　　编：430070

（刘憬慷）

【湖北省针灸学会】
会　　长：张红星
副 会 长：王　华、张　英、李建武、陈邦国、周仲瑜、彭　力
秘 书 长：马　骏
地　　址：湖北省武汉市武昌区东湖路165号
邮　　编：430070

（马朝阳）

【湖北省中医管理学会】
会　　长：涂远超
副 会 长：郭承初、李　涛、安长青、官翠玲、李晓东、赵　旭
秘 书 长：李　涛（兼）
地　　址：湖北省武汉市洪山区珞喻路856号湖北省中医院光谷院区
邮　　编：430074
电子信箱：hbzygl@126. com

（芦　妤）

17. 湖南省

【湖南省中医药和中西医结合学会】
会　　长：邵湘宁
副 会 长：黄惠勇、秦裕辉、谭元生、李国忠、郭争鸣、熊　辉、姚　旭、徐伟辉、曾令贵、邵先舫、王诚喜、陈新宇、徐军美、苏新平、盛小奇、漆晓坚、向明波、林承雄、蔡新亚
秘 书 长：陈　斌
副秘书长：肖文明
地　　址：湖南省长沙市开福区湘雅路30号卫生健康委大楼1506办公室
邮　　编：410008
电　　话：0731－84822174
网　　址：www. hacm. org. cn
电子信箱：hnzyyxh@126. co

（王文雄）

18. 广东省

【广东省中医药学会】
会　　长：吕玉波
副 会 长：王省良、郭　姣、王新华、陈达灿、冼绍祥、曹礼忠、李顺民、吕志平、李楚源、许冬瑾、金世明
秘 书 长：何羿婷
地　　址：广东省广州市越秀区淘金北路77号麓湖阁南塔404室
邮　　编：510095
电　　话：020－83600105
网　　址：www. gdszyyxh. org
电子信箱：gdzyyxh@163. com

（范　洪）

【广东省中西医结合学会】
会　　长：郭　姣
副 会 长：王昌俊、吕志平、李爱民、余细勇、张诗军、张荣华、金世明、郑学宝、谢　兵
秘 书 长：洪铭范
副秘书长：杨建新
地　　址：广东省广州市越秀区淘金北路77号麓湖阁南塔404室
邮　　编：510095
电　　话：020－83600105
网　　址：www. gdszxyjhxh. org
电子信箱：gdszxyjhxh@163. com

（范　洪）

【广东省针灸学会】
会　　长：符文彬
副 会 长：许能贵、杨卓欣、老锦雄、江钢辉、王升旭、庄礼兴、刘　悦、唐纯志、刘健华
秘 书 长：刘健华（兼）
副秘书长：赵蒨琦、王　聪、张继福、于　涛、段　权
地　　址：广东省广州市越秀区大德路111号广东省中医院针灸科
邮　　编：510120
电　　话：020－81887233－34229
网　　址：www. gdszjxh. org. cn
电子信箱：gdacaam@163. com

（刘健华）

19. 广西壮族自治区

【广西中医药学会】
会　　长：唐　农
秘 书 长：黄波夫
副秘书长：李　方、吴胜华、梁启成、邓家刚、韦浩明、庞宇舟、庞声航、罗伟生、钟　鸣、唐友明、黄岑汉、黄贵华、缪剑华、戴　铭
地　　址：广西壮族自治区南宁市民族大道80号
邮　　编：530022
电　　话：0771－2802519
电子信箱：zjq2263@163. com

（李　方）

【广西中西医结合学会】
会　　长：唐　农
常务副会长：梁　健
秘 书 长：李　方
副秘书长：桂雄斌、邓　鑫、黄李平
地　　址：广西壮族自治区南宁市民族大道80号
邮　　编：530022
电　　话：0771－2802519
电子信箱：zjq2263@163. com

（赵吉琼）

【广西针灸学会】
会　　长：范郁山
副 会 长：庞　勇、岳　进、赵彩娇、吴新贵、郑建宇、陈日兰、何列涛、朱　英、唐红珍、潘小霞、黄伟贞、农泽宁、黄锦军、汤昌华、王希琳、陈　勇、黄玉建
秘 书 长：赵彩娇（兼）
副秘书长：吴健文、李珍娟、王　甍、李　壮、朱文红、伍利民、刘运珠、何育风、张红参、陈禹成、陈　红、英健民、欧丹凤、赵利华、胡艳影、骆卓琦、梁业安、黄卫强、黄耀全、蒋文英、粟胜勇、雷龙鸣
地　　址：广西壮族自治区南宁市明秀东路179号广西中医药大学针灸推拿学院
邮　　编：530001
电　　话：0771－3137370
电子信箱：gxzjxh2011@126. com

（李珍娟）

【广西民族医药协会】
会　　长：谭明杰
执行会长：庞宇舟、韦英才
常务副会长：覃裕旺、秦祖杰、陈小刚、钟　鸣、高　辉、梁启成
副 会 长：覃汉华、林　辰、黄贵华、梁　健、庞声航、韦浩明、刘智生、林　江、陈德荣、农智新、王柏灿、黄国生、莫文丹、覃迅云、陈　明、韩卫东、张喜均、吕高荣、蒋　林、包国庆、慕丽群、王诗用、谢贵生、杨世联、陈昌林、朱方文、李建军、江佩珍、卢应柱、陈祖毅、张日田、潘家法、唐　顿、周瑞丽、何天富、李　彤、杨世联、蓝毓营、谢　胜、黄国东
秘 书 长：王柏灿（兼）
常务副秘书长：容小翔
副秘书长：黎甲文、沈宏睿、沈宏睿、蓝日春、覃文波、韦锦田、李　彤、牙廷艺、余丽莹、罗　婕、谭　俊、温海成、冯秋瑜
地　　址：广西壮族自治区南宁市明秀东路234号
邮　　编：530001
电　　话：0771－3936426
电子信箱：gxmzyyxh@126. com

（王柏灿）

20. 海南省

【海南省中医药学会】
会　　长：陈少仕
副 会 长：蔡　敏、张永杰、李　丽、谢毅强、冯　钊、胡建东、林炽明、王天松、黎运琪、李　谟、杨少林、程　班、阎　彬、吴坤科
秘 书 长：蔡　敏（兼）
副秘书长：张爱建
地　　址：海南省海口市和平北路47号海南省中医院
邮　　编：570203
电　　话：0898－66110218
网　　址：www. hnszyyxh. org
电子信箱：hnsjjjd@163. com

（闫公南）

【海南省中西医结合学会】
会　　长：卓进盛
副 会 长：羊秩驹、蔡　毅、韩　平、武　伟、林炽明、卢保强
秘 书 长：张汉洪
副秘书长：王　玲
地　　址：海南省海口市和平北路47号海南省中医院
邮　　编：570203
电　　话：0898－66110218
电子信箱：hnsjjjd@163. com

（闫公南）

【海南省针灸学会】
会　　长：黄东勉

名誉会长：辜孔进
副 会 长：李健强、罗和平、张晓阳、宋曼萍
秘 书 长：罗和平（兼）
副秘书长：张爱建
地　　址：海南省海口市和平北路47号海南省中医院
邮　　编：570203
电　　话：0898－66110218
电子信箱：hnsjjjd@163.com

（闫公南）

【海南省民族医药学会】
会　　长：许　斌
副 会 长：李红岩、卢明伟
秘 书 长：张　鹰
副秘书长：胡理壮
地　　址：海南省海口市蓝天路59号汇隆小区A栋B1001
邮　　编：570208
电子信箱：601309535@qq.com

（张连帅）

21. 重庆市

【重庆市中医药学会】
会　　长：周天寒
副 会 长：曾定伦、王辉武、张渝生、向明成、杨国汉、叶秀英、曹文富、李延萍、毛得宏、杨隆奎、杨大坚
秘 书 长：杨国汉（兼）
副秘书长：漆　敏、李　进、王　俊、张安富、吴朝华
地　　址：重庆市江北区盘溪七支路6号
邮　　编：400021
电　　话：023－67063895
网　　址：www.cqacm.org
电子信箱：934405879@qq.com

（漆　敏）

【重庆市中西医结合学会】
会　　长：曹文富
副 会 长：徐建众、孙贵银、刘明怀、李　华
秘 书 长：张亚冰
副秘书长：唐丽灵
地　　址：重庆市渝中区道门口中西医结合医院内
邮　　编：400000
电　　话：023－63815494
网　　址：www.cima.vip
电子信箱：108741353@qq.com

（易　菲）

【重庆市针灸学会】
会　　长：廖惠萍
常务副会长：郭剑华
副 会 长：王毅刚、王竹行、温木生、刘明怀、唐成林、虞乐华、张康战
秘 书 长：何文先（代）
副秘书长：林贤梅、马善治、杨进廉
地　　址：重庆市江北区盘溪七支路6号
邮　　编：400021
电　　话：023－67063895
电子信箱：cqzjxh@126.com

（何文先）

【重庆市中医药行业协会】
会　　长：左国庆
副 会 长：谢文义、龚昌奇、毛得宏、白礼西、杨金兵、陈　犁、钟德宏、刘　爽、陈　涛、曹文富、徐晓玉、王勇德、潘传波、游洪涛、周静波、尤　聪、唐维礼、赵　毅、冯　坤
秘 书 长：曾定伦
常务副秘书长：操复川
副秘书长：吕克潜
地　　址：重庆市江北区盘溪七支路6号
邮　　编：400021
电　　话：023－63715737（兼传真）
电子信箱：337656139@qq.com

（刘四新）

22. 四川省

【四川省中医药学会】
会　　长：杨殿兴
副 会 长：耿福能、龚德泉、呼永河、李　培、刘　勇、陆　华、李小青、彭　成、秦晓明、王　超、谢春光、杨思进、余小平、虞亚明、杨再华、张美林、张　毅、张　勇、赵春晓、钟　森
秘 书 长：田　理
副秘书长：杨向东、肖　英
地　　址：四川省成都市人民南路四段51号
邮　　编：610041
电　　话：028－85255017
网　　址：www.scszyyxh.com
电子信箱：scszyyxh@163.com

（张蔚然）

【四川省中西医结合学会】
会　　长：（空缺）
副 会 长：祝彼得、李廷谦、刘金龙、孙汴生、陈学忠
秘 书 长：李成林
副秘书长：樊均明、包宗昭、吴时达
地　　址：四川省成都市人民南路四段51号
邮　　编：610041
电　　话：028－65357112
电子信箱：zhongxiyi1016@163.com

（张　达）

【四川省针灸学会】
会　　长：梁繁荣
副 会 长：张安仁、李　季、李　宁、李道丕、罗才贵、袁秀丽、曾　芳
秘 书 长：冷　静（代）
副秘书长：李　瑛、唐　勇
地　　址：四川省成都市武侯区人民南路四段51号
邮　　编：610041
电　　话：028－85233725
网　　址：www.scacu.org.cn
电子信箱：zhenjiu1016@163.com

（杨　梅）

【四川省老年医学学会】
会　　长：马烈光
副 会 长：杨正春、唐　平、杨思进、熊小明、谢晓龙、董碧蓉、陈学忠、郑和平、孟　炼、贾天贵、汤一新、池雷霆
秘 书 长：邢　萍
副秘书长：杨向东、冷　静
地　　址：四川省成都市人民南路四段27号商鼎国际2－2－315
邮　　编：610041
电　　话：028－86278655
网　　址：www.scgs.sc.cn
电子信箱：67130870@qq.com

（杨　洲）

【四川省中医药信息学会】
会 长：王 笳
副 会 长：陈 刚、陈国庆、陈厚俊、程志鹏、池雷霆、高健鹏、纪珍强、金 鸿、李晓华、廖国龙、刘 江、刘思川、刘亚蜀、栾远东、罗才贵、谭天林、王珊珊、王松柏、谢 海、熊运华、徐 宇、杨茂廷、杨向东、姚太春、余清和、岳 林、张富文、赵纯德、曾 斌、邓文龙、赵 文
地 址：四川省成都市人民南路4段51号
邮 编：610051
电 话：028－85221037
网 址：www. sczyy. org
电子信箱：3512400482@ qq. com
（刘玉珊）

【四川省中医药发展促进会】
会 长：杨 军
副 会 长：张 鑫、陆 华、徐厚平、王礼均、刘 勇
秘 书 长：张 海
副秘书长：张 宇、周宗晟
地 址：四川省成都市锦江区永兴巷15号3栋502
邮 编：610020
电 话：028－86203245
网 址：bpbsczyy. com
电子信箱：scszyyfzcjh@ 163. com
（胥加杉）

【四川省中医药职业教育协会】
会 长：秦晓明
副 会 长：商碧辉、张美林、刘 勇
秘 书 长：段艮芳
副秘书长：赵 玲
地 址：四川省绵阳市科创园教育中路2号
邮 编：621000
电 话：0816－2822100
网 址：zyjyjt. scctcm. cn
电子信箱：28166019@ qq. com
（赵 玲）

【四川省中医药适宜技术研究会】
会 长：张 虹
副 会 长：彭德忠、鄢路洲、李 敏、杨向东、雷 晴、黄华先、胡幼平、邱 玲、魏绍斌、黄再军、张 艺、肖 旭、王绍彬、杜 娟
秘 书 长：彭德忠（兼）
副秘书长：罗 枫、余 阳
地 址：四川省成都市下汪家拐街21号实验综合楼315室
邮 编：610031
电 话：028－83573517
网 址：www. zyysyjs. org. cn
电子信箱：zhongyiyaojishu@ 163. com
（罗 枫）

23. 贵州省

【贵州省中医药学会】
会 长：杨 柱
副 会 长：凌湘力、周 英、姜 伟、葛正行、李卿明、梁 斌
秘 书 长：肖政华
副秘书长：冯玲媚、刘学义、罗 雄、陈 颜
地 址：贵州省贵阳市市东路50号
邮 编：550002
电 话：18984040248
电子信箱：435204673@ qq. com/ gzszyyxh@ yeah. net
（肖政华）

【贵州省中西医结合学会】
会 长：孔学明
副 会 长：杨 柱、石承先、江 超、舒 涛、张 帆、孙 波
秘 书 长：李志伟
副秘书长：郑曙光、李 燕、黄礼明、李忠礼
地 址：贵州省贵阳市市东路50号
邮 编：550002
电 话：0851－85652096
网 址：gzaim. cn
电子信箱：2330777141@ qq. com
（李志伟）

【贵州省针灸学会】
名誉会长：崔 瑾、朱广旗
会 长：张 军
副 会 长：冯玲媚、王光义、陈学农、周佐涛、何顺峰、陈 波、杨孝芳、米曙光、李丽红
秘 书 长：李丽红（兼）
副秘书长：冯 麟、梁 欣、王兴桂
地 址：贵州省贵阳市贵安新区大学城栋青南路贵阳中医学院内
邮 编：550025
电 话：0851－88233060/ 13595131666
网 址：www. zgzjxh. cn
电子信箱：gzlilihong@ 163. com
（李丽红）

【贵州省民族医药学会】
会 长：杜 江
副 会 长：张永萍、夏 文、姚厂发、郭伟伟、胡建山
秘 书 长：胡成刚
副秘书长：田振华、刘 莉
地 址：贵州省贵安新区党武镇大学城贵阳中医学院药学院
邮 编：550025
电子信箱：myyfh201408@ qq. com
（胡成刚）

24. 云南省

【云南省中医药学会】
会 长：郑 进
副 会 长：秦国政、李世辉、赵 勇、朱兆云、许勇刚、彭江云、陈 钢、葛元靖、姜 旭、温伟波
秘 书 长：葛元靖（兼）
副秘书长：苏贵强、李兆福、张小贝
地 址：云南省昆明市光华街120号
邮 编：650021
电 话：0871－63613387
网 址：zy. guoyi163. com
电子信箱：ynszyyxh@ qq. com
（崔 瑾）

【云南省中西医结合学会】
会 长：熊 磊
副 会 长：宁亚功、李树清、倪 昆、谭 晶、韦 嘉、包 可、叶建州、李 雷、周树云
秘 书 长：葛元靖
副秘书长：吕 琳、李帆冰
地 址：云南省昆明市光华街120号
邮 编：650021

电　　话：0871－63613387
网　　址：zy. guoyi163. com
电子信箱：ynszyyxh@ qq. com
（崔　瑾）

【云南省针灸学会】
会　　长：黄禾生
副 会 长：管遵惠、李　琦、柴本福、姜云武、韩励宾、林忆平
秘 书 长：葛元靖
副秘书长：李绍荣、施　静
地　　址：云南省昆明市光华街120号
邮　　编：650021
电　　话：0871－63613387
网　　址：zy. guoyi163. com
电子信箱：ynszyyxh@ qq. com
（崔　瑾）

【云南省民族民间医药学会】
会　　长：张　超
副 会 长：朱兆云、林艳芳、钱子刚、和丽生、刘　毅、王肖飞、姚晓武、王　敏、康云山
秘 书 长：陈　普
副秘书长：吕　允、熊金富、张小贝、周红黎
地　　址：云南省昆明市威远街166号龙园A座2104室
邮　　编：650021
电　　话：0871－67154878/65933939
网　　址：www. tcm166. com
电子信箱：ynmzyyxh@ 126. com
（陈　普）

25. 西藏自治区

【西藏自治区藏医药学会】
会　　长：占　堆
副 会 长：尼玛次仁、巴　桑、扎西次仁、丹增平措、米　玛
秘 书 长：才　多
地　　址：西藏自治区拉萨市娘热路26号
邮　　编：850000
电　　话：0891－6908065（兼传真）
（刘伟伟）

【西藏自治区藏医药产业发展协会】
会　　长：占　堆
副 会 长：顿　珠、格桑平措、雷菊芳
秘 书 长：顿　珠（兼）
副秘书长：巴　桑、王志强
地　　址：西藏自治区拉萨市北京西路25号
邮　　编：850001
电　　话：0891－6289583
电子信箱：zyyglj@ 163. com
（刘伟伟）

26. 陕西省

【陕西省中医药学会】
会　　长：周永学
副 会 长：唐俊琪、张德兴、刘　力、于辉瑶、许建秦、李联社、吉海旺、史恒军、赵　锋、宋虎杰、谢晓林、鬲向前
秘 书 长：张德兴（兼）
副秘书长：唐志书、路　波、吴喜利
地　　址：陕西省西安市西华门2号
邮　　编：710003
电　　话：029－87250672/87275672
电子信箱：363220037 @ qq. com/sx-szyyxh@ 126. com
（张玉茜）

【陕西省中西医结合学会】
会　　长：李玉明
副 会 长：李宗芳、贺丰杰、董昌虎、南景一、蒋宏伟、职利琴、李　锋
秘 书 长：闫小宁
副秘书长：张德兴、赵晓平、贾　明
地　　址：陕西省西安市西华门2号
邮　　编：710003
电　　话：029－87250672/87275672
电子信箱：363220037 @ qq. com/sx-szyyxh@ 126. com
（张玉茜）

【陕西省针灸学会】
会　　长：刘智斌
副 会 长：毕宇峰、黄琳娜、黄丽萍、杨俊生
秘 书 长：雷正权
副秘书长：张德兴、苏同生、安军明、王　渊
地　　址：陕西省西安市西华门2号
邮　　编：710003
电　　话：029－87250672/87275672
电子信箱：363220037 @ qq. com/sx-szyyxh@ 126. com
（张玉茜）

27. 甘肃省

【甘肃省中医药学会】
会　　长：侯志民
副 会 长：王自立、张士卿、李金田、李盛华、郑贵森、鄢卫东、崔庆荣、毛春燕、舒　劲、薛开华、潘　文、李顺保、赵　斌、赵文鼎、闵云山、毛照海、张晓刚、许　筠、贡布东智
秘 书 长：崔庆荣（兼）
副秘书长：潘　文、史正刚、王　颖、王凤丽、毛　臻
地　　址：甘肃省兰州市定西东路35号甘肃中医学院继续教育学院102室
邮　　编：730030
电　　话：15002557335
网　　址：www. gstcm. com
电子信箱：116545026@ qq. com
（刘福文）

【甘肃省中西医结合学会】
会　　长：刘延祯
常务副会长：李应东
副 会 长：李　强、郭天康、李盛华、郑贵森、蒲朝晖、刘国安、戴恩来、张有成、余　勤、李妍怡、雷鹏举、李维义、邱玉梅、程卫东、刘保健
秘 书 长：刘保健（兼）
副秘书长：邢喜平
地　　址：甘肃省兰州市嘉峪关西路732号甘肃中医学院附属医院制剂综合楼606
邮　　编：730030
电　　话：13893139305
网　　址：www. zyxyfy. com/Category_860/Index. aspx
（邢喜平）

【甘肃省针灸学会】
会　　长：李　强
常务副会长：何天有
副 会 长：李盛华、杨继良、谢君国、郑　宁、姜德民、杨　兰、

张志明、李　军、毛春燕、邱连利、张洪涛、魏玉香、雒成林、方晓丽、孙其斌、魏清琳
秘 书 长：邱连利（兼）
副秘书长：肖　红、王海东、王凤丽、陈国廉、李　军、秦晓光、杨才德
地　　址：甘肃省兰州市七里河区瓜州路418号甘肃省中医院
邮　　编：730050
电　　话：13893227909　（肖　红）

28. 青海省

【青海省中医学会】
会　　长：陈卫国
副 会 长：江　华、黄立成、张雪飞、顾　群、高春江、燕小霞、李　杰
秘 书 长：李军茹
副秘书长：靳晓红、刘春香、余　静
地　　址：青海省西宁市七一路338号
邮　　编：810000
电　　话：0971－8298507
电子信箱：qhszyxh@126.com
（秦卫春）

【青海省藏医药学会】
名誉会长：尼　玛
会　　长：艾措千
副 会 长：昂青才旦、江　华、多杰、端　智、李先加（学院）、李先加（医院）、王建新、孙泰俊
秘 书 长：昂青才旦（兼）
副秘书长：万玛拉旦、斗本加、卡着杰
地　　址：青海省西宁市南上东路97号
邮　　编：820007
电　　话：0971－8204657
网　　址：www.tmst.org.cn
电子信箱：1493152388@qq.com
（谢　热）

29. 宁夏回族自治区

【宁夏中医药学会】
会　　长：王忠和
副 会 长：牛　阳、高如宏、张　武、刘本臣、王龙成
秘 书 长：高如宏（兼）
副秘书长：刘　瑛、钱月慧
地　　址：宁夏回族自治区银川市西夏区北京西路114号
邮　　编：750021
电　　话：0951－2024646
电子信箱：gaoruhongnx@163.com
（高如宏）

【宁夏中西医结合学会】
会　　长：（暂缺）
副 会 长：俞大鸿、童安荣、王凤莲、谢振华
秘 书 长：童安荣（兼）
副秘书长：李晓龙、赵　军
地　　址：宁夏回族自治区银川市西夏区北京西路114号
邮　　编：750021
电　　话：0951－2024733
电子信箱：tar72578@163.com
（童安荣）

【宁夏针灸学会】
会　　长：李遇春
副 会 长：牛　阳、张　武、高如宏、胡雨华
秘 书 长：牛　阳（兼）
副秘书长：杨丽美、王宇国、刘　瑛
地　　址：宁夏回族自治区银川市兴庆区胜利街1160号宁夏医科大学中医学院
邮　　编：750004
电　　话：0951－6880501/6880507
电子信箱：niuyang0227@163.com/yanglm1987@sohu.com
（杨丽美）

【中国民族医药学会回医药分会】
会　　长：（暂缺）
副 会 长：王　斌、吴敬祝、牛　阳、朱　光、安红梅、张力新、张建青、陈卫川、郑怀林、段云波
秘 书 长：高如宏
副秘书长：王筱宏、陈　堃、谭启龙
秘　　书：杨　杏
地　　址：宁夏回族自治区银川市西夏区北京西路114号
邮　　编：750021
电　　话：0951－2024646
网　　址：www.huimri.com
电子信箱：nxhzyyyjs@126.com
（高如宏）

30. 新疆维吾尔自治区

【新疆维吾尔自治区中医药学会】
会　　长：周铭心
副 会 长：耿　直、卢　勇、王　杰、张永平
秘 书 长：王　杰（兼）
副秘书长：柯　岗、冯　东、孟庆才、李崇瑞、安冬青
地　　址：新疆维吾尔自治区乌鲁木齐市天山区东风路2号乌鲁木齐市中医医院体检中心4楼
邮　　编：830002
电　　话：0991－2355661
电子信箱：xjzyybjb@163.com
（柯　岗）

【新疆维吾尔自治区中西医结合学会】
会　　长：李全智
副 会 长：安冬青、孟庆才、李崇瑞、单丽娟
秘 书 长：刘　健
副秘书长：庞　彬、张洪亮
地　　址：新疆维吾尔自治区乌鲁木齐市黄河路116号
邮　　编：830000
电　　话：5817719
电子信箱：xjzxyxh@163.com
（侯克梅）

31. 长春市

【长春市中医学会】
理 事 长：孙良金
名誉理事长：南　征、赵继福
副理事长：王秀阁、孙艳静、张　雷、陈明强、项　颗
秘 书 长：曹亚丽
地　　址：吉林省长春市西安大路4197号
邮　　编：130062
电　　话：0431－82773567
（何勇健）

【长春市中西医结合学会】
理 事 长：杨启光

名誉理事长：曲　生、相世和
副理事长：王彦会、田桂红、刘良军、孙艳静、张延赤
秘 书 长：李佳明
副秘书长：何勇健
地　　址：长春市西安大路4197号
邮　　编：130062
电　　话：0431－82773567

（何勇健）

32. 哈尔滨市

【哈尔滨市中医药学会】

会　　长：刘　楠
副 会 长：刘世斌、洪　明、张淑清、苏恩亮、王立军
秘 书 长：刘世斌（兼）
副秘书长：朱如冰、陈　刚、胡宁南、马晓峰、庞淑弘、王新本、金昌凤、张连喜、孙　勇、刘　兵
地　　址：黑龙江省哈尔滨市道里区友谊路346号
邮　　编：150001
电子信箱：hrbzhongyichu@ 126. com

（张玉莉）

33. 南京市

【南京中医药学会】

理 事 长：刘玉成
常务副理事长：陈延年
副 会 长：张　骠、张钟爱、汪　悦、王旭东、王佩娟、刘万里、刘　玉
秘 书 长：赵小寅
副秘书长：黄　洁
地　　址：江苏省南京市大明路157号
邮　　编：210022
电　　话：025－86369678
网　　址：www. njzyyxh. cn

（黄　洁、赵小寅）

【南京中西医结合学会】

理 事 长：刘万里
副理事长：王连生、王佩娟、王　旭、田　侃、龙明智、陈冬宁、林　建、章亚成、彭宇竹、虞鹤鸣
秘 书 长：王　旭（兼）
副秘书长：许妍妍、童　华
地　　址：江苏省南京市玄武区孝陵卫179号
邮　　编：210014
电　　话：025－85370821/85370996
网　　址：www. njzxyxh. com
电子信箱：ypwys2011@ 163. com

（杨　璞）

【南京针灸学会】

理 事 长：陈延年
常务副理事长：陆　瑾
副理事长：张建斌、仲远明、周华龙、陈朝明、薛　亮
秘 书 长：何青谷
地　　址：江苏省南京市大明路157号
邮　　编：210022
电　　话：025－86369678（何青谷）

34. 杭州市

【杭州市中医药协会】

会　　长：张永华
副 会 长：周　侃、邵征洋、傅华洲、朱彩凤、徐　红
秘 书 长：徐　红（兼）
副秘书长：管月帆、高灵俊
地　　址：浙江省杭州市体育场路453号
邮　　编：310007
电　　话：0571－85827937
网　　址：www. zghzzyy. com
电子信箱：hzszyyxh@ aliyun. com

（高灵俊）

【杭州市中西医结合学会】

理 事 长：徐　侃
副理事长：邵征洋、罗燕斐、吴佳丽、张祖勇、林胜友、袁　红
秘 书 长：王　峻
副秘书长：李　珍、杨伟莲、冯　劼
地　　址：浙江省杭州市环城东路208号
邮　　编：310003
电　　话：0571－56109565
电子信箱：wangjun702. love@ 163. com

（王　峻）

【杭州市针灸推拿学会】

会　　长：詹　强
副 会 长：金亚蓓、包烨华、罗华送、王　健
秘 书 长：王　健（兼）
副秘书长：曾友华、周　翔、刘承浩
地　　址：浙江省杭州市下城区新华路双眼井巷2号（广兴堂国医馆内）
邮　　编：310003
电　　话：0571－87221387
网　　址：www. hzztxh. net
电子信箱：hzztxh@ 126. com

（詹　强）

35. 武汉市

【武汉市中医药学会】

会　　长：郑承红
副 会 长：蔡　威、巴元明、王　平、陆付耳、纪青松、薛　莎、范　恒、谢沛霖、鄢素琪、黄金元
秘 书 长：蔡　威（兼）
副秘书长：苏　文、刘建忠、张义生
地　　址：湖北省武汉市江岸区胜利街155号
邮　　编：430014
电　　话：027－82835616
电子信箱：whtcmyw@ 163. com

（王　璨）

36. 广州市

【广州市中医药学会】

会　　长：祝维峰
副 会 长：冯崇廉、郝建军
秘 书 长：冯崇廉（兼）
副秘书长：王树玲
地　　址：广东省广州市越秀区文德南路厂后街14号202－204室
邮　　编：510115
电　　话：020－81226220
电子信箱：gzszyyxh@ qq. com

（蒙嘉平）

37. 成都市

【成都中医药学会】

会　　长：张　鹰
副 会 长：虞亚明、张　毅、陆　华、谢春光、陈天然、呼永河、

徐荣华、肖泽国、杨向东、陈小维
秘 书 长：龚怀宇
副秘书长：朱自彬
地　　址：四川省成都市青羊区贝森南路18号
邮　　编：610091
电　　话：028－81710269
网　　址：www. cdsyxxxs. org. cn
电子信箱：cdzyyxh@163. com

（王忠洪）

38. 西安市

【西安市中医学会】
会　　长：赵　锋
副 会 长：李　锋、梁靖华、崔超望、童嘉龙、孙银娣、刘永惠、梁君昭、王　勇
秘 书 长：梁君昭（兼）
副秘书长：曹建华
地　　址：陕西省西安市未央区凤城八路69号
邮　　编：710021
电　　话：029－89629105
电子信箱：380203109@qq. com

（梁君昭）

【西安市中西医学会】
会　　长：张新昀
副 会 长：虎　威、周劲松、郭雅玲、宋虎杰、王晓燕、职利琴、孙万森、任秦有、张　琳
秘 书 长：张巧娟
副秘书长：张　洁
地　　址：陕西省西安市莲湖区西关正街112号
邮　　编：710082
电　　话：029－84696445
电子信箱：kjk2016@163. com

（张　洁）

【西安市针灸学会】
会　　长：安军明
副 会 长：张福会、薛　辉、黄丽萍、殷继超、董联合、任媛媛
秘 书 长：赵卫锋
副秘书长：陆　鹤
地　　址：陕西省西安市未央区凤城八路69号
邮　　编：710021
电　　话：029－89626330/13060393925
电子信箱：15934801618@163. com

（赵卫锋）

39. 大连市

【大连市中医药学会】
会　　长：白长川
常务副会长：王保民、石志超、李铁、吴　刚、张有民
副 会 长：王　凡、王　冰、王　虹、李　戈、李吉彦、宋林萱、解建国
秘 书 长：张有民（兼）
副秘书长：李吉彦（兼）、解建国（兼）
地　　址：辽宁省大连市中山区解放路321号
电　　话：0411－82681738－2015
邮　　编：116013
电子信箱：dlzykjk@163. com

（范秀英）

40. 宁波市

【宁波市中医药学会】
会　　长：崔　云
副 会 长：水黎明、马伟明、林吉品、陈建明、钟光辉、徐伟民、董幼祺、蒋杰峰
秘 书 长：钟光辉（兼）
副秘书长：朱可奇、余　静、张可可
地　　址：浙江省宁波市丽园北路819号宁波市中医院3楼杏林苑
邮　　编：315012
电　　话：0574－87089012
电子信箱：nbszyy@sina. com

（张可可）

【宁波市中西医结合学会】
会　　长：周文华
副 会 长：陆传统、徐海东、陈晓敏、胡耀仁、叶　盂、钟光辉、史尧胜、陈长水
秘 书 长：陆传统（兼）
地　　址：浙江省宁波市海曙区西北街42号
邮　　编：315010
电　　话：0574－87318865
电子信箱：1579554798@qq. com

（陆传统）

【宁波市针灸学会】
会　　长：沈晓敏
副 会 长：曹秀娟、陈　雷、张　奕、张　艺
秘 书 长：陈　雷（兼）
副秘书长：施曼华、秦　军
地　　址：浙江省宁波市海曙区广安路268号
邮　　编：315012
电　　话：0574－89085046
电子信箱：nbszjxh@163. com

（胡　引）

41. 厦门市

【厦门市中医药学会】
会　　长：耿学斯
副 会 长：王彦晖、朱明国、陈少玫、陈学勤、陈洪涛、饶线明、黄献钟、黄源鹏、墙世发
秘 书 长：章　亭
副秘书长：郑惠新
地　　址：福建省厦门市思明区同安路2号天鹭大厦B幢401室
邮　　编：361003
电　　话：0592－2058094
电子信箱：y2058094@126. com

（刘　婧、陈艳丰）

【厦门市中西医结合学会】
会　　长：高树彬
副 会 长：黄亦琦、于杰钱、林　超、牛建军、李卫华、许树根
秘 书 长：谢剑灵
副秘书长：陈　健、谢永丹
地　　址：福建省厦门市思明区同安路2号天鹭大厦B幢401室
邮　　编：361003
电　　话：0592－2058094
电子信箱：y2058094@126. com

（刘　婧、陈艳丰）

【厦门市针灸学会】
会　　长：周然宓
副 会 长：谢俊杰、赵银龙、万文蓉、钱小燕、李　月

秘 书 长：张　卫
副秘书长：郑君圣、洪文新、林松青
地　　址：福建省厦门市思明区同安路2号天鹭大厦B幢401室
邮　　编：361003
电　　话：0592－2058094
电子信箱：y2058094@126.com
（刘　婧、陈艳丰）

42. 青岛市

【青岛市中医药学会】
会　　长：（暂缺）
副 会 长：吉中强、于俊生、李富玉、赵振爱、谢旭善
秘 书 长：（暂缺）
副秘书长：王　莉、毕元兑
地　　址：山东省青岛市闽江路7号
邮　　编：266071
电　　话：0532－85912536
网　　址：qdzyy.qingdao.gov.cn
电子信箱：qingdaozhongyichu@163.com
（范存亮）

【青岛市中西医结合学会】
会　　长：吉中强
副 会 长：王万春、王晓光
秘 书 长：王　莉
地　　址：山东省青岛市人民路4号
邮　　编：266033
电　　话：0532－83777576
电子信箱：wangli70@126.com
（范存亮）

【青岛市针灸学会】
会　　长：刘　宏
副 会 长：刘立安、裴海涛、刘红石、祝明浩
秘 书 长：刘立安（兼）
副秘书长：戚其华
地　　址：山东省青岛市人民路4号
邮　　编：266033
电　　话：0532－83777576
电子信箱：wangli70@126.com
（范存亮）

【青岛市药膳研究会】
会　　长：于俊生
副 会 长：赵振爱、郭旭先、王国忠、王静凤、宋　扬
秘 书 长：杨　红
副秘书长：魏陵博、刘玉娟
地　　址：山东省青岛市人民路4号
邮　　编：266033
电　　话：0532－83777123
电子信箱：yanghong916@163.com
（范存亮）

43. 深圳市

【深圳市中医药学会】
会　　长：李顺民
副 会 长：朱美玲、张天奉、李惠林、周大桥、胡世平、黄剑虹、曾庆明、翟明玉
秘 书 长：李惠林
副秘书长：彭立生、皮　敏、刘若缨、李忠新
地　　址：广东省深圳市福华路1号市中医院内
邮　　编：518033
电　　话：0755－88297504
网　　址：www.szzyyxh.cn
（李忠新）

【深圳市中西医结合学会】
会　　长：蔡志明
副 会 长：刘立昌
秘 书 长：刘立昌（兼）
副秘书长：朱　炎
地　　址：广东省深圳市笋岗西路3002号深圳市第二人民医院内
邮　　编：518000
电　　话：0755－83226006－6601
（朱　炎）

【深圳市针灸学会】
会　　长：杨卓欣
副 会 长：于海波、金远林、罗　燕、俞剑虹、冯　军、徐　佳、罗玳红、秦少福、鲍圣涌
秘 书 长：皮　敏
副秘书长：刘远声、缑燕华、周　鹏
地　　址：广东省深圳市福田区福华路1号
邮　　编：518000
电　　话：0755－82771576
网　　址：www.szzjxh.cn（杨　颖）

【深圳市中医药健康服务协会】
会　　长：李顺民
副 会 长：朱美玲、宋　钢、张天奉、李建华、李惠林、胡世平、涂志亮、曾庆明、翟明玉、潘晓明、潘跃红
秘 书 长：李忠新
副秘书长：王怡文
地　　址：广东省深圳市福华路1号深圳市中医院4栋204房
邮　　编：518033
电　　话：0755－23943857
（李忠新）

【深圳市老中医协会】
会　　长：宋　钢
副 会 长：朱锦善、武　涛
秘 书 长：武　涛（兼）
地　　址：广东省深圳市福田区深南中路竹子林求是大厦裙楼401
邮　　编：518000
电　　话：0755－82752700
网　　址：www.guoyi5000.com
（武　涛）

【深圳市按摩师协会】
会　　长：夏俊杰
副 会 长：陈小砖、张　军、樊宝华、邱建文、万力生、尹建平、俞剑虹、盛鹏杰、尚鸿生、金　辉、程肖芳、张　谦、焦建凯
秘 书 长：樊宝华（兼）
副秘书长：刘亚坤
地　　址：广东省深圳市罗湖区田贝一路21号1栋316
邮　　编：518020
电　　话：0755－84575229
网　　址：www.zhongyijineng.com
（许海涛）

【深圳市中医经方协会】
会　　长：姜宗瑞
副 会 长：李一明、温天燕、郑国平、罗爱华、白　宏、颜彪华、黎德育、曹田梅、谭文光、陈德宁
秘 书 长：李新朝
副秘书长：曾伟坚
地　　址：广东省深圳市龙岗区南湾街道平李大道金科路

金积嘉科技园 1 号 6 楼 A 区 - 1A 房
邮　　编：518116
电　　话：0755 - 28377656

（王福磊）

【深圳市颐仁中医基金会】
会　　长：孔　飙
副 会 长：夏国新
秘 书 长：周晓宇
副秘书长：关　欣
地　　址：广东省深圳市福田区天安数码城创新科技广场 A 座 1803
邮　　编：518042
电　　话：13828830335
网　　址：www. yirenzhongyi. com

（关　欣）

【广东省深圳市郭春园中医发展基金会】
理 事 长：关晓印
副理事长：李忠新
秘 书 长：刘画敏
地　　址：广东省深圳市罗湖区金塘街 40 号
邮　　编：518010
电　　话：0755 - 82492411

（杨　敏）

机构与人物

一、管理机构

【国家中医药管理局】

2018年，国家中医药管理局机关行政编制100名。其中含两委人员编制1名，援派机动编制2名，离退休干部工作人员编制3名（离退休干部办公室由人事教育司代管）。

◆ 办公室

行政编制15名，其中正副司长职数3名，秘书一处4名，秘书二处2名，新闻办公室（文化建设处）3名，信访办（综合处）3名。

◆ 人事教育司

行政编制13名，其中正副司长职数3名，干部处3名，人事处2名，综合协调处2名，师承继教处3名。

◆ 规划财务司

行政编制10名，其中正副司长职数2名，综合与审计处2名，规划投资处3名，预算财务处3名。

◆ 政策法规与监督司

行政编制11名，其中正副司长职数2名，政策研究室2名，法规与标准处（行政复议办公室）4名，监督处3名。

◆ 医政司（中西医结合与民族医药司）

行政编制13名，其中正副司长职数3名，综合处2名，医疗管理处4名，基层服务管理处2名，中西医结合与民族医药处2名。

◆ 科技司

行政编制10名，其中正副司长职数2名，综合处2名，中医科技处4名，中药科技处2名。

◆ 国际合作司（港澳台办公室）

行政编制11名，其中正副司长职数2名，亚美多边处3名，欧大非洲处4名，港澳台处2名。

◆ 机关党委

行政编制7名，其中机关党委专职副书记职数1名，机关纪委书记职数1名，机关党委办公室3名，纪检监察室2名。

【国家中医药管理局直属单位】

◆ 国家中医药管理局机关服务中心

地　址：北京市东城区工体西路1号
邮　编：100027
电　话：010－59957788
传　真：010－59957745
机构概况：内设办公室、财务处、物业处（保卫处）、节能处、资产管理处、外事项目处、监测与信息处。国家中医药管理局机关服务中心经中央机构编制委员会批准（中编办〔1994〕112号），成立于1994年，核定事业编制26名，为局直属副局级事业单位，实行差额预算管理，具有事业法人资格。中心领导班子职数4名（主任1名，副主任3名），处级机构设置7个，实有职工48名，其中党员23名，硕士研究生3名，大学学历26名。

◆ 中国中医科学院

地　址：北京市东城区东直门内南小街16号
邮　编：100700
电　话：010－64014356
传　真：010－64007743
电子信箱：kxyyzb@163.com
网　址：www.cacms.ac.cn
机构概况：中国中医科学院职能处室包括党委办公室（国家中医药管理局业务主管社会组织党委办公室）、院长办公室、人事处（博士后管理办公室）、科研管理处、医疗管理处、教育管理处、学术管理处、国际合作处、计划财务处（财务结算中心）、纪检监察处、审计处、党委组织部、新闻宣传中心、行政保卫处（固定资产办公室）、基本建设处、离退休干部管理处、产业管理处、工会、团委、信息管理中心、后勤服务中心、中药资源中心、中医药防治艾滋病研究中心、中医药发展研究中心、中医药数据中心。挂靠社团有中国针灸学会、中国中西医结合学会、世界针灸学会联合会。产业单位有中医药科技合作中心、中医门诊部（培训中心）、中医杂志社、中医古籍出版社、实验药厂、华神制药有限公司。二级单位有西苑医院（第一临床医药研究所）、广安门医院（第二临床医药研究所）、望京医院（骨伤科研究所）、眼科医院（眼科研究所）、中药研究所（青蒿素研究中心）、针灸研究所、中医基础理论研究所、中医药信息研究所、中国医史文献研究所、中医临床医学基础研究所（传染病中心、中医药标准研究中心）、医学实验中心、研究生院。全院编制4864名。截至2018年12月，从业人员总数6114名，其中正局级2名，副局级18名，正处级50名，副处级81名，科级及以下470名。

◆ 中华中医药学会

地　址：北京市朝阳区樱花园东街甲四号
邮　编：100029
电　话：010－64205897
传　真：010－64218316
电子信箱：cacmbgs@163.com
网　址：www.cacm.org.cn
机构概况：内设办公室（人事处、党办、纪检监察办公室）、学术部、师承继教部、科学普及部、国际交流部、科技评审部、标准化办公室（研究与评价办公室）、信息部（期刊管理办公室）、会员服务部、财务部、后勤保卫部。截至2018年12月，事业编制27名，其中正局级2名，副局级2名，正处级7名，副处级4名，主任科员10名，副主任科员2名。

◆ 《中国中医药报》社

地　址：北京市朝阳区北沙滩甲4号
邮　编：100192
电　话：010－84249009（总机）/64854537
传　真：010－64854537
电子信箱：cntcmbgs@163.com
网　址：www.cntcm.com.cn
机构概况：内设办公室、党总支办公室（纪检监察室）、财务部、通联发行部（文化传播中心）、新闻部、专刊部、新闻研究室、新媒体部、照排中心、《中医健康养生》杂志社、经营中心。截至2018年12月，有社领导5名（社长1名、总编辑1名、副社长1名、副社长兼副总编辑1名、副总编辑1名），中层干部15名。从业人员实有78名，其中正局级2名，副局级3名，正处级8名，副处级7名，科级及以下9名；正高级职称2名，副高级职称7名，中级职称16名，初级及以下32名。

◆ 中国中医药出版社

地　　址：北京市朝阳区北三环东路28号易亨大厦16层
邮　　编：100013
电　　话：010－64405719
传　　真：010－64405719
网　　址：www. cptcm. com
机构概况：内设社长办公室（人事处）、党总支办公室、纪检监察室、财务部、总编办公室、发行部、出版部、市场部、教材中心、学术图书编辑部、考试图书编辑部、文化科普图书编辑部、古典医籍编辑部、期刊编辑部、数字出版中心、上海分中心。有非常设机构：国家中医药管理局中医药文化建设与科学普及专家委员会办公室、国家中医药管理局教材办公室、全国高等中医药教材建设专家指导委员会办公室、全国高等中医药教材建设研究会秘书处。截至2018年12月，有职工171名，其中局管干部4名，中层干部20名；具有正高级职称17名，副高级职称14名，中级职称40名；中医药专业编辑74名。

◆ 中国中医药科技开发交流中心（国家中医药管理局人才交流中心）

地　　址：北京市朝阳区幸福一村55号
邮　　编：100027
电　　话：010－64176179
传　　真：010－64176179
电子信箱：office@ tcm. cn
网　　址：www. tcm. cn
机构概况：内设综合协调处（纪检监察办公室）、人事处（党群办公室）、财务处、成果转化处、医疗发展处、培训交流处、规划认证处和产业平台处。1990年12月，经原人事部同意，成立中国中医药科技开发交流中心，直属于国家中医药管理局；2014年9月，经中央编制委员会办公室批准，加挂国家中医药管理局人才交流中心牌子；2014年11月，划分为公益二类事业单位。中心核批事业编制15名。截至2018年12月底，实有在职员工25名，其中副局级1名，局副司级2名，正处级2名，副处级4名，科级及以下16名。

◆ 国家中医药管理局传统医药国际交流中心

地　　址：北京市朝阳区幸福一村55号
邮　　编：100027
电　　话：010－64175335
传　　真：010－64175335
电子信箱：xinxi@ ciectcm. cn
网　　址：www. ciectcm. org
机构概况：内设综合人事处、项目合作处、项目联络处、项目推广处、项目管理处。根据原人事部批准，于1989年成立国家中医药管理局传统医药国际交流中心，是直属国家中医药管理局的事业单位。单位事业编制6名。截至2018年底，有副局级1名，正处级2名，副处级3名，七级职员6名，八级职员1名。

◆ 国家中医药管理局对台港澳中医药交流合作中心

地　　址：北京市朝阳区幸福一村55号
邮　　编：100027
电　　话：010－64160550
传　　真：010－64176014
电子信箱：tgazx@ 126. com
网　　址：www. tgatcm. com
机构概况：内设办公室、交流处、合作处、医疗处。下辖北京广安中医门诊部（台胞健康服务北京中心）、北京广安医药联合中心。1991年5月，根据原人事部关于国家中医药管理局对台港澳中医药交流合作中心机构编制的批复，设置国家中医药管理局对台港澳中医药交流合作中心，副局级，由国家中医药管理局管理。其主要职能为拟订台港澳地区中医药交流合作政策规划与计划，组织台港澳地区与内地之间中医药学术交流和培训活动，提供中医药调研考察、技术合作、咨询服务及台港澳地区来访接待服务等。中心事业编制15名，其中主任1名，副主任2名。截至2018年12月，实有在职人员18名，其中副局级1名，局副司级2名，正处级3名，副处级1名，科级及以下11名。

◆ 国家中医药管理局中医师资格认证中心（国家中医药管理局职业技能鉴定指导中心）

地　　址：北京市西城区北三环中路3号1幢2层
邮　　编：100029
电　　话：010－62062243
传　　真：010－62062877
电子信箱：tcmtest@ 163. com
网　　址：www. tcmtest. org. cn
机构概况：内设综合处、信息统计处、医师资格考试一处、医师资格考试二处、技术资格考试处、职业技能鉴定一处、财务室。2000年12月19日，经中央编制委员会办公室批准，成立国家中医药管理局中医师资格认证中心。2007年3月9日，经中央编制委员会办公室批准，认证中心增加组织实施中医药行业特有工种职业技能鉴定工作职能，并加挂国家中医药管理局职业技能鉴定指导中心牌子。截至2018年12月，中心正式员工25名，其中四级职员1名，五级职员3名，六级职员1名，七级及以下职员19名，技术四级工人1名。

【地方中医药管理部门】

◆ 北京市中医管理局

地　　址：北京市西城区枣林前街70号
邮　　编：100053
网　　址：www. bjtcm. gov. cn
机构概况：内设办公室、医政处（基层卫生处）、科教处、规划财务处，行政编制28名，局长由北京市卫生健康委员会党委委员屠志涛担任。截至2018年12月，实有在职人员25名，其中副厅级1名，正处级5名（含非领导职务），副处级7名（含非领导职务），科级及以下12名。

◆ 天津市中医药管理局

地　　址：天津市和平区贵州路94号
邮　　编：300070
电　　话：022－23337688/23337686
传　　真：022－23337688
电子信箱：tianjinzhongyichu@163.com
网　　址：www.tjwsj.gov.cn

机构概况：内设中医一处、中医二处。天津市中医药管理局由天津市编制委员会办公室批准的正式编制名额8名，局长由天津市卫生健康委员会主任王建国担任，天津市卫生健康委员会主管中医药工作副主任张富霞主持工作。截至2018年12月，有正处级2名，副处级1名，四级调研员1名，四级主任科员3名。

◆ 河北省中医药管理局

地　　址：河北省石家庄市合作路42号
邮　　编：050051
电　　话：0311－66165525
传　　真：0311－66165527
电子信箱：zhongyijuzonghe@hebwst.gov.cn
网　　址：www.hebwst.gov.cn/index.do?templet=cs_zyj

机构概况：内设综合处、中医处、中药处、法规监督处。根据中共河北省委办公厅、河北省人民政府办公厅关于印发《河北省中医药管理局职能配置内设机构和人员编制规定的通知》（冀办字〔2018〕105号），设立河北省中医药管理局，副厅级，由河北省卫生健康委员会管理，行政编制19名。设局长1名，副局长2名，正副处长职数8名。截至2018年12月，实有在职人员17名，其中副厅级1名，正处级5名，副处级4名，科级及以下7名。

◆ 山西省中医药管理局

地　　址：山西省太原市建设北路99号
邮　　编：030013
电　　话：0351－3580207/3580330
传　　真：0351－3580207
网　　址：www.sxwsjs.gov.cn

机构概况：山西省中医药管理局由山西省编制委员会办公室批准的正式编制名额6名。截至2018年12月，有正处级2名，副处级1名，科级及以下3名。

◆ 内蒙古自治区蒙中医药管理局

地　　址：内蒙古自治区呼和浩特市新华大街63号8号楼
邮　　编：010055
电　　话：0471－6946801
传　　真：0471－6944929
电子信箱：nmgmzyyglj@126.com
网　　址：www.nmgwjw.gov.cn

机构概况：内设蒙中医药管理一处、蒙中医药管理二处、蒙中医药管理三处。根据《内蒙古自治区人民政府办公厅关于印发内蒙古自治区卫生和计划生育委员会主要职责和内设机构和人员编制规定的通知》（内政办发〔2014〕81号）在内蒙古自治区卫生和计划生育委员会内设立蒙中医药管理局，行政编制由内蒙古自治区卫生和计划生育委员会统一管理。截至2018年12月，实有在职人员6名，其中副厅级1名，正处级3名，副处级1名，副科级1名。

◆ 辽宁省中医药管理局

地　　址：辽宁省沈阳市和平区太原北街2号
邮　　编：110001
电　　话：024－23388200
传　　真：024－23388200
电子信箱：lnzyjzhc@163.com

机构概况：内设中医药综合处、中医医疗服务处、中医药健康服务处。根据中共辽宁省委办公厅、辽宁省人民政府办公厅关于印发《辽宁省卫生健康委员会职能配置、内设机构和人员编制规定》的通知（厅秘发〔2018〕186号），设立辽宁省卫生健康委员会，加挂辽宁省中医药管理局牌子。辽宁省卫生健康委员会1名副主任兼任辽宁省中医药管理局局长。行政编制14名。截至2018年12月，实有在职人员11名（不含局长，另有3名分别援疆、基层扶贫、基层挂职），其中正处级5名，副处级2名，科级及以下4名。

◆ 吉林省中医药管理局

地　　址：吉林省长春市人民大街1551A号
邮　　编：130051
电　　话：0431－88904063
传　　真：0431－88904093
电子信箱：JLZYYXC@163.com
网　　址：jltcm.jl.gov.cn

机构概况：内设办公室（规划财务处）、法规与监督处（行政审批办公室）、医政处（中西医结合和民族医药处）、科技教育处。根据《吉林省人民政府办公厅关于印发吉林省中医药管理局主要职责内设机构和人员编制规定的通知》（吉政办发〔2009〕60号），设立吉林省中医药管理局，副厅级，由吉林省卫生健康委员会管理。行政编制27名。设局长1名，副局长2名，正副处长职数7名。截至2018年12月，实有在职人员26名，其中副厅级1名，正处级9名，副处级4名，科级及以下12名。

◆ 黑龙江省中医药管理局

地　　址：黑龙江省哈尔滨市香坊区中山路112号
邮　　编：150036
电　　话：0451－87300105
传　　真：0451－87300105

机构概况：内设综合处、医政处、科技教育处、规划产业处、政策法规与监督处，其中机关党委与综合处合署办公。黑龙江省中医药管理局机关行政编制30名。设局长1名，副局长2名。内设机构正处级领导职数6名，副处级领导职数4名。截至2018年12月，有副厅级1名，正处级2名，副处级5名，正科级

1 名。

◆ 上海市中医药管理局

地　　址：上海市浦东新区世博村路300号4号楼
邮　　编：200125
电　　话：021－23111111
传　　真：021－83090075
电子信箱：shzyyglc@163.com
机构概况：2018年11月23日，上海市中医药发展办公室更名为上海市中医药管理局。根据上海市机构改革方案，上海市卫生健康委员会加挂上海市中医药管理局牌子，内设中医药服务监督管理处、中医药传承发展处（中医药综合协调处）。正式编制名额尚未确定，局长由上海市卫生健康委员会主任邬惊雷担任，副局长由上海市卫生健康委员会副主任张怀琼担任。截至2018年12月，实有正局级1名，副局级1名，正处级4名，主任科员3名，未定级2名。

◆ 江苏省中医药管理局

地　　址：江苏省南京市玄武区中央路42号
邮　　编：210008
电　　话：025－83620532
传　　真：025－83620532
电子信箱：zyzhc@jswjw.gov.cn
网　　址：wjw.jiangsu.gov.cn
机构概况：根据《省政府办公厅关于印发江苏省卫生和计划生育委员会主要职责内设机构和人员编制规定的通知》（苏政办发〔2014〕62号），江苏省卫生和计划生育委员会挂江苏省中医药局牌子，为江苏省人民政府组成部门。根据职责，中医药管理工作职能主要由江苏省卫生和计划生育委员会中医综合处、中医医政处、中医科教处承担。2018年10月25日，江苏省卫生健康委员会组建成立。根据江苏省委文件精神，将江苏省卫生和计划生育委员会（省中医药局）的职责及江苏省民政厅承担的江苏省老龄工作委员会办公室职责，江苏省安全生产监督管理局的职业安全健康监督管理职责等整合，组建江苏省卫生健康委员会，对外加挂江苏省中医药管理局牌子。不再保留省卫生和计划生育委员会（省中医药局）。截至2018年12月，江苏省中医药管理局工作由江苏省卫生健康委员会副主任、党组成员，江苏省中医药管理局局长朱岷分管。中医综合处、中医医政处、中医科教处在职在编14名，其中正处职干部2名，正处级干部1名，副处职干部2名，副处级干部1名，主任科员4名，副主任科员2名，科员2名。

◆ 浙江省中医药管理局

地　　址：浙江省杭州市省府路8号行政中心2号楼
邮　　编：310025
电　　话：0571－87052426
传　　真：0571－87052417
电子信箱：zjzyj87709079@163.com
网　　址：www.zjtcm.gov.cn
机构概况：浙江省中医药管理局由浙江省编制委员会办公室批准的人员编制8名。截至2018年12月，有副厅级1名，正处级2名，副处级2名，科级及以下3名。

◆ 安徽省中医药管理局

地　　址：安徽省合肥市包河区屯溪路435号
邮　　编：230022
电　　话：0551－62998560
传　　真：0551－62998563
电子信箱：ahszyyj@163.com
网　　址：www.ahtcm.ahwjw.gov.cn
机构概况：内设中医药发展处、中医药服务管理处。安徽省卫生健康委员会挂安徽省中医药管理局牌子，局长由安徽省卫生健康委员会副主任兼任，编制10名。

◆ 福建省中医药管理局

地　　址：福建省福州市鼓楼区鼓屏路61号
邮　　编：350003
电　　话：0591－87274537
传　　真：0591－87859750
电子信箱：fjswstzyc@126.com
网　　址：www.fjhfpc.gov.cn
机构概况：福建省卫生和计划生育委员会中医药管理处加挂福建省中医药管理局牌子。分管委领导陈辉，任福建省卫生健康委员会党组成员、福建省卫生健康委员会副主任。截至2018年12月，有正处级1名，副处级1名，主任科员1名，副主任科员2名。

◆ 江西省中医药管理局

地　　址：江西省南昌市东湖区豫章路72号
邮　　编：330006
电　　话：0791－86266281
传　　真：0791－86266281
电子信箱：jxzgj2012@163.com
网　　址：www.jxhfpc.gov.cn
机构概况：内设综合处、医政处、产业促进处、科技教育处。根据江西省委办公厅、省人民政府办公厅关于印发《江西省中医药管理局职能配置、内设机构和人员编制规定》的通知（赣厅字〔2018〕102号），设立江西省中医药管理局，副厅级，由江西省卫生健康委员会管理。行政编制23名。设局长1名，副局长2名，正副处长职数8名。截至2018年12月，实有在职人员8名，其中正厅级1名，正处级3名，副处级1名，科级及以下3名。

◆ 山东省中医药管理局

地　　址：山东省济南市燕东新路9号
邮　　编：250014
电　　话：0531－67876196/67876216
传　　真：0531－67876216/67876318
电子信箱：wstzyyzhc@163.com/zyyyw@126.com
机构概况：根据《关于印发山东省卫生和计划生育委员会（山东省中医药管理局）主要职责内设机构和人员编制规定的通知》（鲁政办发〔2017〕18号），设立山东省卫生和计划生育委员会（山东省中医药管理局），其中，中医药发展处、中医药管理处2个处室负责全省中医药工作。截至2018年12月，山东省中医药管理局设置局长1名（副厅级），中医药发展处、中医药管理处2个处室在职公务员共11名，其中正处级领导干部2名，二级调研员1

名，副处级领导干部 4 名，三级调研员 1 名，一级主任科员 2 名，四级主任科员 1 名。

◆ 河南省中医管理局

地　　址：河南省郑州市金水东路与博学路交叉口东南角
邮　　编：450046
电　　话：0371－85961311
传　　真：0371－85961311
电子信箱：zyjzhc@126.com
网　　址：www.tcm.gov.cn

机构概况：内设办公室（财务处）、医政处、科研教育处。根据河南省人民政府办公厅《关于印发河南省卫生和计划生育委员会主要职责内设机构和人员编制规定的通知》（豫政办〔2014〕42 号），设置河南省中医管理局。河南省中医管理局人事、党务、行政由河南省卫生和计划生育委员会统一管理，业务工作独立，财务单列。行政编制 23 名。截至 2018 年 12 月，有副厅级 1 名，正处级 5 名，副处级 3 名，副主任科员及以下 8 名。

◆ 湖北省中医药管理局

地　　址：湖北省武汉市洪山区卓刀泉北路 39 号
邮　　编：430079
电　　话：027－87824786
传　　真：027－87366423
电子信箱：wstzyc@163.com
网　　址：www.hbws.gov.cn

机构概况：湖北省中医药管理局内设中医药综合处、中医药医政管理处。行政编制 10 名，其中中医药综合处和中医药医政管理处各 5 名。局长由湖北省卫生健康委员会副主任姚云兼任，副局长 2 名（正处级，分别兼任中医药综合处和中医药医政管理处处长）。核定处级领导职数 2 正 2 副。截至 2018 年 12 月，实有公务员 8 名，正处级 3 名，副处级 2 名，科技及以下 3 名。

◆ 湖南省中医药管理局

地　　址：湖南省长沙市湘雅路 30 号
邮　　编：410008
电　　话：0731－84828512
传　　真：0731－84822039
电子信箱：hnszyyglјzhc@126.com
网　　址：www.hntcm.gov.cn

机构概况：内设规划综合处、医政医管处、科技教育处。湖南省中医药管理局由湖南省卫生健康委员会管理，湖南省编制委员会办公室批准的正式编制名额 14 名，设局长 1 名，副局长 2 名。局长由湖南省卫生健康委员会主管中医药工作党组副书记、副主任黄惠勇担任。截至 2018 年 12 月，实有在职人员 13 名，其中正厅级 1 名，正处级 3 名，副处级 3 名，主任科员 4 名，副主任科员 2 名。

◆ 广东省中医药局

地　　址：广东省广州市越秀区东风中路 483 号粤财大厦 24 层
邮　　编：510045
电　　话：020－83848486
传　　真：020－83814580
电子信箱：gdszyyj001@126.com
网　　址：www.gdszyyj.gov.cn

机构概况：内设办公室（直属机关党委办）、规财（人事）处、医政处、科教处。1988 年 8 月，广东省人民政府批准成立广东省中医药管理局，1990 年 1 月对外办公，2000 年 3 月更名为广东省中医药局，由广东省卫生健康委员会管理。现任局长徐庆锋兼任广东省卫生健康委员会党组成员、副主任。行政编制 28 名（含 2015 年以来广东省编制委员会办公室增加的 3 名军转干部编制），其中局长 1 名，副局长 3 名，副巡视员 1 名，正处级领导职数 5 名（含直属机关党委专职副书记 1 名），副处级领导职数 4 名，调研员 3 名，副调研员 2 名，主任科员以下 8 名。截至 2018 年 12 月，实有在职公务员 26 名，其中副厅级 1 名，正处级 10 名，副处级 5 名，科级及以下 10 名。

◆ 广西壮族自治区中医药管理局

地　　址：广西壮族自治区南宁市桃源路 35 号
邮　　编：530021
电　　话：0771－2801309
传　　真：0771－2801309
电子信箱：gxwstzyc@163.com
网　　址：www.gxhfpc.gov.cn

机构概况：内设中医药民族医药发展处、中医民族医医疗处。实有编制 8 名，局长由广西壮族自治区卫生健康委员会党组成员、广西壮族自治区中医药管理局局长姚春担任。截至 2018 年 12 月，有正处级 5 名，副处级 1 名，科级及以下 2 名。

◆ 海南省中医药管理局

地　　址：海南省海口市海府路 42 号
邮　　编：570203
电　　话：0898－65388309/65390709/66246570
传　　真：0898－65388337
电子信箱：hn65388337@qq.com
网　　址：www.wst.hainan.gov.cn

机构概况：内设机构有。海南省中医药管理局有海南省编制委员会办公室批准的正式编制名额 7 名，局长由徐清宁担任。截至 2018 年 12 月，有正处级 3 名，副处级 1 名，科级及以下 2 名。

◆ 重庆市卫生健康委员会（重庆市中医管理局）

地　　址：重庆市渝北区旗龙路 6 号
邮　　编：401147
电　　话：023－67705034
传　　真：023－67705034
电子信箱：67706807@163.com
网　　址：www.cqwsj.gov.cn

机构概况：内设中医综合处、中医医政处。重庆市卫生健康委员会加挂重庆市中医管理局牌子。局长由重庆市卫生健康委员会党委书记、主任黄明会兼任，不占用重庆市中医管理局行政编制。重庆市中医管理局设副局长 1 名（方明金退休后，副局长职位暂时空缺，中医工作由刘克佳代管），行政编制 11 名。中医综合处行政编制 5 名（主管全市中医综合、中医科研教育、文化建设、国际交流合作等工作），中医医政处行政编制 6 名（主管全市中医医政工作）。截至 2018 年 12 月，有正厅级 1 名，正处级 2 名，副处级 2

名，调研员1名，副调研员1名，科级及以下5名。

◆ 四川省中医药管理局

地　　址：四川省成都市锦江区永兴巷15号
邮　　编：610012
电　　话：028－86623427
传　　真：028－86625761
电子信箱：sczyyxw@sina.com
网　　址：sctcm.sc.gov.cn
机构概况：内设办公室（对外合作处）、规划财务处、医政处（民族医药与基层中医处）、科技产业处、人事教育处、政策法规处（行政审批处），设置中共四川省中医药管理局机关委员会办公室。根据《四川省人民政府办公厅关于印发四川省中医药管理局主要职责内设机构和人员编制规定的通知》（川办发〔2010〕43号），《中共四川省委机构编制委员会关于调整中医药局内设机构等事项的批复》（川编发〔2016〕63号），《中共四川省直机关工委关于中共四川省中医药管理局机关委员会设置办公室的批复》（川直委组〔2016〕106号），设立四川省中医药管理局，副厅级，由四川省卫生健康委员会管理。行政编制41名（含军转单列编制10名），机关工勤人员控制数3名。设局长1名，副局长2名，机关党委书记1名，正处级领导职数7名，副处级领导职数6名。截至2018年12月，有干部75名，其中局长1名，副局长2名，机关党委书记1名，处长（主任）7名，副处长（主任）2名，一级调研员2名，二级调研员4名，三级调研员4名，四级调研员12名，一级主任科员及以下干部37名，机关工勤人员3名。

◆ 贵州省中医药管理局

地　　址：贵州省贵阳市云岩区中华北路242号省政府大院5号楼10楼
邮　　编：550004
电　　话：0851－86832983
传　　真：0851－86832983
机构概况：内设综合处（机关党委办公室）、规划财务与信息化处、医政处（中西医结合与民族医药处）、科技教育处（交流合作处）、政策法规与监督处5个正处级处。贵州省中医药管理局编制25人，党组书记、局长于浩统筹负责全局工作，截至2018年12月，有局长1名（副厅级），副局长2名（正处级），处级领导职数8名（含机关党委专职副书记1名），科级及以下5名。

◆ 云南省中医药管理局

地　　址：云南省昆明市关上国贸路85号政通大厦
邮　　编：650200
电　　话：0871－67195136
传　　真：0871－67195137
电子信箱：ynwstzyc@126.com
网　　址：www.pbh.yn.gov.cn
机构概况：内设中医医疗管理处、中医发展处。根据《云南省卫生健康委员会职能配置、内设机构和人员编制规定》（云厅字〔2018〕91号），云南省卫生健康委员会为正厅级，加挂云南省中医药管理局牌子。行政编制12名。截至2018年12月，实有在职人员12名，其中正处级3名，副处级4名，科级及以下5名。

◆ 西藏自治区藏医药管理局

地　　址：西藏自治区拉萨市北京西路25号
邮　　编：850000
电　　话：0891－6289582
传　　真：0891－6289582
网　　址：zyyglj@163.com
机构概况：西藏自治区卫生健康委员会内设自治区藏医药管理局，正处级。设局长1名，卫生监察专员1名，副局长1名，副调研员1名。截至2018年12月30日，实有在职人员5名，正处级2名，副处级2名，科级1名。

◆ 陕西省中医药管理局

地　　址：陕西省西安市莲湖路112号
邮　　编：710003
电　　话：029－89620688
传　　真：029－87345442
电子信箱：wjwzyj@shaanxi.gov.cn
网　　址：atcm.shaanxi.gov.cn
机构概况：内设综合处、医政医管与教育处、科技与产业发展处。根据中共陕西省委办公厅、陕西省人民政府办公厅关于印发《陕西省中医药管理局职能配置内设机构和人员编制规定的通知》（陕办字〔2018〕128号），设立陕西省中医药管理局，副厅级，由陕西省卫生健康委员会管理。行政编制18名。设局长1名，副局长2名，处级领导职数6名。截至2018年12月，实有在职人员20名，其中副厅级1名，正处级4名，副处级5名，科级10名。

◆ 甘肃省中医药管理局

地　　址：甘肃省兰州市白银路220号
邮　　编：730030
电　　话：0931－4818125
传　　真：0931－4818135
电子信箱：gswslqx@163.com
机构概况：内设中医药一处、中医药二处。由甘肃省编制委员会办公室批准在甘肃省卫生健康委员会加挂甘肃省中医药管理局牌子。中医药一处编制名额6名，中医药二处编制名额5名。局长由甘肃省卫生健康委员会副主任、党组成员王晓明兼任。截至2018年12月，有副厅级1名，正处级4名，副处级3名，科员及以下4名。

◆ 青海省中藏医药管理局

地　　址：青海省西宁市西大街12号
邮　　编：810000
电　　话：0971－8244247
传　　真：0971－8232347
电子信箱：qhszzyyglj@126.com
网　　址：www.qhwjw.gov.cn
机构概况：根据青海省《关于印发青海省卫生健康委员会职能配置内设机构和人员编制规定的通知》（青办发〔2018〕68号），设立青海省中藏医药管理局，正县级，由青海省卫生健康委员会管理。行政编制5名。设局长1名，副局长1名。截至2018年12月，实有在职人员4名，其中正处级1名，副处级1名，科级2名。

◆ 宁夏回族自治区中医药管理局

地　　址：宁夏回族自治区银川市解放西街101号
邮　　编：750001
电　　话：0951－5022124
传　　真：0951－5022124
电子信箱：nx_ zyyj@ sina. com
网　　址：zyyj. nxws. gov. cn
机构概况：2018年10月，宁夏回族自治区卫生健康委员会成立，加挂宁夏回族自治区中医药管理局牌子。宁夏回族自治区卫生健康委员会内设中医药管理处，设处级领导职数1正2副。

◆ 新疆维吾尔自治区中医民族医药管理局

地　　址：新疆吾尔自治区乌鲁木齐市龙泉街191号
邮　　编：830004
电　　话：0991－8565132
传　　真：0991－8565132
电子信箱：xjzymzyy@ 163. com
网　　址：www. xjwst. gov. com. cn
机构概况：内设办公室、医政处、科教处（自治区中药民族药产业化促进办公室）。核定事业编制20名，其中局长1名（副厅级），副局长2名，内设机构领导职数6名。（因工作需要，2016年12月新增1名挂职副局长，任期时间为2016年12月至2018年1月）2018年11月23日，撤销自治区中医民族医药管理局。根据自治区党委办公厅、自治区人民政府办公厅关于印发《新疆维吾尔自治区卫生健康委员会职能配置、内设机构和人员编制规定的通知》（新党厅字〔2017〕14号），原中医民族医药管理局改为自治区卫生健康委员会内设机构。

◆ 新疆生产建设兵团卫生和计划生育委员会

地　　址：新疆维吾尔自治区乌鲁木齐市天山区光明路196号
邮　　编：830002
电　　话：0991－2896715
传　　真：0991－2896715
电子信箱：btyylj@ 163. com
网　　址：www. xjbt. gov. cn
机构概况：内设中医药管理处。编制人数2名。

◆ 沈阳市卫生健康委员会

地　　址：辽宁省沈阳市和平区北七马路13号
邮　　编：110001
电　　话：024－23412357/23830962
传　　真：024－82616332
电子信箱：syzyglj@ 126. com
机构概况：内设中医综合医疗服务处、中医药健康服务处，核定编制名额9人，其中正处级2名，副处级1名。截至2018年12月，实有在职人员5名，其中正处级1名，副处级1名，科级3名。

◆ 长春市中医药管理局

地　　址：吉林省长春市东南湖大路1281号
邮　　编：130033
电　　话：0431－84692058
传　　真：0431－84692058
电子信箱：ccswsjzyc@ 163. com
机构概况：内设中医处。长春市中医药管理局由长春市编制委员会办公室批准，在长春市卫生和计划生育委员会加挂牌子，局长由长春市卫生和计划生育委员会主任马平兼任。2018年设副厅级1名，正处级1名，副处级1名，主任科员2名。

◆ 哈尔滨市卫生和计划生育委员会

地　　址：黑龙江省哈尔滨市松北区世纪大道1号
邮　　编：150021
电　　话：0451－84664507
传　　真：0451－84664507
电子信箱：hrbzhongyichu@ 126. com
网　　址：www. hrbwsj. gov. cn
机构概况：哈尔滨市卫生和计划生育委员会中医处由哈尔滨市编制委员会办公室批准的正式编制名额2名。哈尔滨市卫生和计划生育委员会副主任丁凤姝主管中医处工作。设正处级1名，主任科员1名。

◆ 南京市卫生健康委员会

地　　址：江苏省南京市建邺区江东中路265号
邮　　编：210019
电　　话：025－68787811
传　　真：025－68787811
网　　址：www. njh. gov. cn
机构概况：内设中医处。南京市卫生健康委员会中医处由南京市编制委员会办公室批准的正式编制名额5名。南京市卫生健康委员会副主任杨大锁主管中医处工作。设正处职1名，副处职1名，正处级1名，主任科员2名。

◆ 杭州市卫生和计划生育委员会

地　　址：浙江省杭州市解放东路18号市民中心D座
邮　　编：310016
电　　话：0571－87068568
传　　真：0571－87032130
电子信箱：wsj@ hz. gov. cn
网　　址：www. hzwsjsw. gov. cn
机构概况：内设中医处。杭州市卫生和计划生育委员会中医处有杭州市编制委员会办公室批准的正式编制名额3名。杭州市卫生和计划生育委员会副主任朱燕锋主管中医处工作。设正处级1名，副处级1名，主任科员1名。

◆ 济南市中医药管理局

地　　址：山东省济南市历下区龙鼎大道1号龙奥大厦12楼
邮　　编：250099
电　　话：0531－66601663
传　　真：0531－66601663
电子信箱：wjwzyyglc@ jn. shandong. cn
网　　址：jnhfpc. jinan. gov. cn
机构概况：内设中医药管理处。根据《济南市卫生和计划生育委员会主要职责内设机构和人员编制规定》，设立济南市卫生和计划生育委员会（挂济南市中医药管理局牌子）。济南市卫生和计划生育委员会党委书记、主任马效恩兼任济南市中医药管理局局长，米宽庆任济南市中医药管理局专职副局长。截至2018年12月，实有在职公务员7名，其中局长1名，副局长1名，正处长1名，副调研员1名，主任科员1名，副主任科员2名。

◆ 武汉市卫生健康委员会

地　　址：湖北省武汉市江岸区江汉北路20号
邮　　编：430014
电　　话：027－85697910
传　　真：027－85690941
电子信箱：whswsjzyc@126.com
网　　址：wjw.wh.gov.cn
机构概况：内设党政办公室、组织人事处（统战部、离退休干部处）、财务处、规划政策法制处、应急办公室（市国防动员委员会医疗卫生动员办公室）、疾病预防控制处（市血吸虫病防治领导小组办公室）、医政医管处（市人民政府公民献血领导小组办公室、国家医疗卫生服务中心建设领导小组办公室）、中医处、基层卫生处、妇幼健康服务处、行政审批处、执法监督处、计划生育基层指导处、计划生育家庭发展处、计划生育流动人口服务管理处、宣传处、科技教育与对外交流合作处、市保健医疗委员会办公室、市爱国卫生运动委员会办公室。武汉市卫生健康委员会中医处共有行政编制4名，其中处长1名，调研员2名，科级1名。

◆ 广州市卫生和计划生育委员会

地　　址：广东省广州市越秀区竹丝岗四马路12号
邮　　编：510080
电　　话：020－81081186
传　　真：020－81085166
电子信箱：zyc81084504@126.com
网　　址：www.gzmed.gov.cn
机构概况：内设办公室、财务处、规划建设处、信息与统计处、审批管理处、体制改革处、政策法规处、卫生应急办公室、疾病预防控制处（与食品安全风险监测评估处合署）、医政处、基层卫生处、妇幼健康服务处、综合监督处、药物政策与基本药物制度处、中医药管理处、计划生育服务管理和家庭发展处、考核评价处、宣传处、科技教育处、组织处、干部人事处、保卫处、干部保健局（市委保健委员会办公室）等职能处（室）。广州市卫生和计划生育委员会是负责本市卫生和计划生育工作的市政府组成部门。广州市卫生和计划生育委员会中医药管理处编制4名。截至2018年12月，实有工作人员4名，其中处长1名，调研员1名，主任科员1名，副主任科员1名。

◆ 成都市卫生和计划生育委员会（成都市中医管理局）

地　　址：四川省成都市高新区锦城大道366号2－10－21035
邮　　编：610041
电　　话：028－61881941
传　　真：028－61884743
电子信箱：zyc61881941@126.com
网　　址：www.cdwjw.gov.cn
机构概况：内设办公室、政策法规处、综合监督处、卫生应急办公室、疾病预防控制处、爱国卫生工作处、基层卫生处、妇幼健康服务处、医政医管处、药物政策与基本药物制度处、中医处、计划生育基层指导处、计划生育家庭发展处、流动人口计划生育服务管理处、宣传处、科教与信息化处、干部保健处、规划财务处、行政审批处、人事处、安全管理处共21个职能处（室）。成都市卫生和计划生育委员会是负责本市卫生和计划生育工作的市政府组成部门。成都市卫生和计划生育委员会中医处编制4名。截至2018年12月，实有工作人员4名，其中处长1名，副处长1名，调研员1名，副调研员1名。

◆ 西安市中医药管理局

地　　址：陕西省西安市未央区凤城八路109号
邮　　编：710007
电　　话：029－86787709
传　　真：029－86787709
电子信箱：xawsjzyc@126.com
机构概况：为西安市卫生和计划生育委员会内设机构，编制5名，孟祥东局长主管中医药工作。截止2018年12月，实有在职人员5名（含局长1名），其中处级2名，科级及以下2名。

◆ 大连市卫生和计划生育委员会中医处

地　　址：辽宁省大连市中山区人民路75号政府2号楼1805房间
邮　　编：116000
电　　话：0411－39052227
传　　真：0411－39052227
电子信箱：dlzhongyichu@163.com
机构概况：大连市卫生和计划生育委员会中医处由大连市机构编制委员会办公室批准的正式编制名额4名，其中处长1名。

◆ 宁波市中医药管理局

地　　址：浙江省宁波市海曙区西北街22号
邮　　编：315010
电　　话：0574－89189376
传　　真：0574－89189373
电子信箱：nb87288737@163.com
网　　址：www.nbwjw.gov.cn
机构概况：根据宁波市机构编制委员会办公室通知要求，设立宁波市中医药管理局，处级，由宁波市卫生和计划生育委员会管理。宁波市中医药管理局行政编制名额3名，局长由徐伟民担任。截至2018年12月，实有在职公务员2名，其中正处级1名，副处级1名。

◆ 厦门市卫生和计划生育委员会

地　　址：福建省厦门市同安路2号天鹭大厦B幢6楼606室
邮　　编：361003
电　　话：0592－2057612
传　　真：0592－2051535
电子信箱：xmkjzyc@126.com
网　　址：www.xmhealth.gov.cn
机构概况：内设中医药管理处（加挂科技教育处）。厦门市卫生和计划生育委员会中医药管理处（科技教育处）由厦门市编制委员会办公室批准，正式编制名额3名。截至2018年12月，设处长1名，主任科员2名。

◆ 青岛市中医药管理局

地　　址：山东省青岛市闽江路7号
邮　　编：266071

电　　话：0532－85912536
传　　真：0532－85912356
电子信箱：qingdaozhongyichu@163.com
机构概况：根据青岛市人民政府办公厅印发的《青岛市卫生和计划生育委员会主要职责内设机构和人员编制规定》（青政办字〔2014〕50号），设立青岛市卫生和计划生育委员会（挂青岛市中医药管理局牌子）。设局长1名，专职副局长1名，处长1名。截至2018年12月，实有在职人员5名，其中正局级1名，副局级1名，正处级1名，科级2名。

◆　深圳市卫生和计划生育委员会
地　　址：广东省深圳市福田区深南中路1025号新城大厦东座10－14楼
邮　　编：518031
电　　话：0755－88113977
传　　真：0755－88113796
电子信箱：szwsj@szhealth.gov.cn
网　　址：www.szhfpc.gov.cn
机构概况：内设中医处，为深圳市卫生和计划生育委员会内设处室。深圳市编制委员会办公室批准的正式编制5名。分管领导为深圳市卫生和计划生育委员会副主任常巨平。截至2018年12月，有处长1名，调研员1名，副处长1名，副调研员1名，主任科员1名。

二、管理干部

【国家中医药管理局领导】
国家卫生和计划生育委员会党组成员、副主任，国家中医药管理局党组书记、局长：王国强（2018年3月免职）
国家卫生健康委员会党组成员，国家中医药管理局党组书记、副局长：余艳红（女，2018年6月任职）
国家中医药管理局局长，中国农工民主党中央专职副主席：于文明（2018年6月任职）
党组成员、副局长：马建中（2018年10月免职）
党组成员、副局长：王志勇
党组成员、副局长：闫树江

【国家中医药管理局部门负责人】
◆　办公室
主　　任：查德忠
副 主 任：李亚婵（女）
副 主 任：侯卫伟
副巡视员兼信访办公室（综合处）主任（处长）：陈梦生

◆　人事教育司
司　　长：卢国慧（女，兼任机关党委副书记）
副局级干部：洪　净（女，2018年9月退休）
巡视员、副司长：金二澄
副 司 长：王振宇（兼任国家中医药管理局中医师资格认证中心常务副主任）
副 司 长：张欣霞（女）

◆　规划财务司
司　　长：苏钢强（女）
副 司 长：刘群峰

◆　政策法规与监督司
司　　长：余海洋
副 司 长：杨荣臣
副巡视员：刘文武

◆　医政司（中西医结合与民族医药司）
司　　长：蒋　健（女）
副 司 长：陆建伟
副 司 长：赵文华
副巡视员：孟庆彬

◆　科技司
司　　长：李　昱
副 司 长：周　杰
副 司 长：王思成（兼任中国中医药科技开发交流中心常务副主任）
副巡视员：孙丽英（女）

◆　国际合作司（港澳台办公室）
司　　长：王笑频（女）
副 司 长：吴振斗（兼任国家中医药管理局传统医药国际交流中心副主任）
副 司 长：朱海东

◆　机关党委
常务副书记：张为佳（兼任人事教育司副司长）
副巡视员兼机关纪委书记：朱　桂（女）

【国家中医药管理局直属单位正、副职领导】
◆　国家中医药管理局机关服务中心
主　　任：刘伯尧
副 主 任：关树华
副 主 任：朱佳卿

◆　中国中医科学院
党委书记、副院长：王　炼
院长、研究生院院长：张伯礼（2018年11月免职）
党委常委、院长，研究生院院长：黄璐琦（2018年11月任职）
党委常委、副院长：王申和
党委副书记、纪委书记：武　东（2018年11月免职）
党委常委、副院长：杨龙会
党委常委、副院长：唐旭东（2018年11月任职）

◆　中华中医药学会
副会长、秘书长：王国辰
副秘书长：曹洪欣
副秘书长：刘　平
副秘书长：孙永章

◆　《中国中医药报》社
社　　长：武　东（2018年11月任职）
社长、总编辑：王淑军（2018年10月免去社长职务）
常务副社长（正局级）、副总编辑：濮传文（2016年8月退休）
副 社 长：陆　静（女，2018年1～3月重庆潼南区挂职）
副社长、副总编辑：罗会斌
副总编辑：欧阳波（女）

◆　中国中医药出版社
社　　长、总编辑：范吉平
副 社 长：林超岱（2018年5月免

职）
副 社 长：李秀明
副总编辑：李占永
副 社 长：闫 冰（援藏）

◆ 中国中医药科技开发交流中心（国家中医药管理局人才交流中心）
常务副主任：王思成（兼任国家中医药管理局科技司副司长）
副 主 任：杨德昌
副 主 任：魏 伟

◆ 国家中医药管理局传统医药国际交流中心
常务副主任：厉将斌
副 主 任：吴振斗（兼任国家中医药管理局国际合作司副司长）

◆ 国家中医药管理局对台港澳中医药交流合作中心
主　　任：杨金生
副 主 任：崔朝阳
副 主 任：李尚青（2018 年 2 月任职）

◆ 国家中医药管理局中医师资格认证中心（国家中医药管理局职业技能鉴定指导中心）
主　　任：陈 伟
常务副主任：王振宇（兼任国家中医药管理局人事教育司副司长）

【各省、自治区、直辖市、新疆生产建设兵团、计划单列市、副省级城市主管中医药工作负责人】

◆ 北京市
北京市中医管理局局长：屠志涛
北京市中医管理局副局长：罗增刚
北京市中医管理局副局长：禹 震

◆ 天津市
天津市卫生健康委员会副主任：张富霞（女）

◆ 河北省
河北省卫生健康委员会党组书记、主任：梁占凯
河北省卫生健康委员会党组成员，河北省中医药管理局分党组书记、局长：姜建明
河北省中医药管理局分党组成员、副局长：胡永平
河北省中医药管理局分党组成员、副局长：刘彦红（女）

◆ 山西省
山西省卫生健康委员会党组成员、副主任：冯立忠
山西省中医药管理局局长：冀孝如
山西省中医药管理局副局长：刘 浚

◆ 内蒙古自治区
内蒙古自治区卫生健康委员会副主任：伏瑞峰（2018 年 9 月分管）
内蒙古自治区蒙中医药管理局局长：乌 兰（女，任期至 2018 年 9 月）

◆ 辽宁省
辽宁省卫生健康委员会副主任、辽宁省中医药管理局局长：陈金玉（女）

◆ 吉林省
吉林省卫生健康委员会副主任、吉林省中医药管理局局长：邱德亮
吉林省中医药管理局副局长：毕明深
吉林省中医药管理局副局长：宋秀英（女）

◆ 黑龙江省
黑龙江省卫生健康委员会党组成员，黑龙江省中医药管理局党组书记、局长：张晓峰

◆ 上海市
上海市卫生健康委员会主任、上海市中医药管理局局长：邬惊雷
上海市卫生健康委员会副主任、上海市中医药管理局副局长：张怀琼

◆ 江苏省
江苏省卫生健康委员会副主任，江苏省中医药管理局局长、党组成员：朱 岷（女）

◆ 浙江省
浙江省卫生和计划生育委员会副主任：徐润龙
浙江省中医药管理局局长：徐伟伟
浙江省中医药管理局副局长：蔡利辉
浙江省中医药管理局副局长：吴建锡

◆ 安徽省
安徽省卫生健康委员会副主任、安徽省中医药管理局局长：董明培

◆ 福建省
福建省卫生健康委员会副主任：陈 辉
福建省中医药管理局局长：钱新春
福建省中医药管理局副局长：刘雪松

◆ 江西省
江西省中医药管理局局长：谢光华

◆ 山东省
山东省中医药管理局局长：孙春玲（女）

◆ 河南省
河南省卫生和计划生育委员会副主任、河南省中医管理局局长：张重刚
河南省中医管理局副局长：张健锋

◆ 湖北省
湖北省卫生健康委员会副主任：姚 云
湖北卫生健康委员会一级巡视员：黄运虎

◆ 湖南省
湖南省卫生健康委员会党组副书记、副主任，湖南省中医药管理局局长：黄惠勇
湖南省中医药管理局副局长：毛泽禾
湖南省中医药管理局副局长：肖文明

◆ 广东省
广东省卫生健康委员会副主任、广东省中医药局局长：徐庆锋
广东省中医药局副局长：李梓廉
广东省中医药局副局长：柯 忠
广东省中医药局副局长：金文杰

◆ 广西壮族自治区
广西壮族自治区中医药管理局局长、党组书记：姚 春（女）
广西壮族自治区中医药管理局副局长：陈 赤（女）

◆ **海南省**

海南省卫生健康委员会副主任：周国明

海南省中医药管理局副局长：徐清宁

◆ **重庆市**

重庆市卫生健康委员会副主任、重庆市中医管理局副局长：方明金（2018 年 10 月退休）

重庆市卫生健康委员会副主任：刘克佳（代管）

◆ **四川省**

四川省中医药管理局党组书记、局长，四川省卫生健康委员会党组成员，四川省中医药科学院党委书记：田兴军

四川省中医药管理局党组成员、副局长：杨正春

四川省中医药管理局党组成员、机关党委书记：方　清（女）

四川省中医药管理局党组成员、副局长：米银军

◆ **贵州省**

贵州省卫生健康委员会主任：杨　洪

贵州省中医药管理局局长：于　浩

贵州省中医药管理局副局长：汪　浩

◆ **云南省**

云南省卫生健康委员会副主任：陆　林

云南省中医药管理局副局长：杨丽娟（女）

◆ **西藏自治区**

西藏自治区卫生健康委员会副主任：闫　冰

西藏自治区藏医药管理局局长：德　吉（女）

西藏自治区藏医药管理局卫生监察专员：巴　桑

西藏自治区藏医药管理局副局长：尼　玛

◆ **陕西省**

陕西省卫生健康委员会党组成员、陕西省中医药管理局局长：马光辉

◆ **甘肃省**

甘肃省卫生健康委员会副主任、甘肃省中医药管理局局长：王晓明

甘肃省中医药管理局巡视员：甘培尚

◆ **青海省**

青海省卫生健康委员会副主任：李秀忠

青海省中藏医药管理局局长：端　智

◆ **宁夏回族自治区**

宁夏回族自治区政协副主席、宁夏回族自治区卫生健康委员会主任、宁夏回族自治区中医药管理局局长：马秀珍

◆ **新疆维吾尔自治区**

新疆维吾尔自治区中医民族医药管理局局长：阿不都热依木·玉苏甫

新疆维吾尔自治区中医民族医药管理局副局长：庞爱民（女）

新疆维吾尔自治区中医民族医药管理局副局长：赵新建

新疆维吾尔自治区中医民族医药管理局副局长：曹玉景（女）

新疆维吾尔自治区中医民族医药管理局副局长：席　敏（挂职）

◆ **新疆生产建设兵团**

新疆生产建设兵团卫生和计划生育委员会副主任：艾麦尔江·吐尼牙孜

◆ **沈阳市**

沈阳市卫生和计划生育委员会副主任：裴庆双

沈阳市中医管理局局长：毛碧峰（主持工作）

沈阳市中医管理局副局长：张大伟

◆ **长春市**

长春市卫生和计划生育委员会主任、长春市中医药管理局局长：马　平

◆ **哈尔滨市**

哈尔滨市卫生和计划生育委员会副主任：丁凤姝（女）

◆ **南京市**

南京市卫生健康委员会主任：方中友

南京市卫生健康委员会副主任：杨大锁

◆ **杭州市**

杭州市卫生和计划生育委员会副主任：朱燕锋

◆ **济南市**

济南市中医药管理局局长：马效恩

济南市中医药管理局副局长：米宽庆

◆ **武汉市**

武汉市卫生和计划生育委员会副主任：舒劲松（2018 年 1～9 月挂职）

武汉市爱国卫生运动委员会办公室专职副主任：郑　云（副局级，2018 年 10～12 月任职）

◆ **广州市**

广州市卫生和计划生育委员会党组成员、巡视员：刘忠奇

◆ **成都市**

成都市卫生和计划生育委员会（成都市中医管理局）主任：谢　强

◆ **西安市**

西安市中医药管理局局长：孟祥东

西安市中医药管理局副局长：王初照（女）

◆ **大连市**

大连卫生和计划生育委员会党委副书记：马全英（女）

◆ **宁波市**

宁波市卫生和计划生育委员会副主任：章国平

宁波市中医药管理局局长：徐伟民

◆ **厦门市**

厦门市卫生和计划生育委员会副主任：王挹青（女）

◆ **青岛市**

青岛市卫生和计划生育委员会党委书记、主任，青岛市中医药管理局局长：杨锡祥

青岛市中医药管理局专职副局长：赵国磊

◆　深圳市

深圳市卫生和计划生育委员会副主任：常巨平

三、教育机构

【北京中医药大学】

党委书记：谷晓红

校　　长：徐安龙

党委副书记：徐安龙、靳　琦、翟双庆

副 校 长：张　丽、翟双庆、王　伟、陶晓华、王耀献、刘铜华

党委常委：孙传新、张继旺

校长助理：闫振凡、张立平

中医学院院长：李　峰

中药学院院长：雷海民

针灸推拿学院副院长：刘存志（主持工作）

管理学院院长：程　薇

护理学院院长：郝玉芳

人文学院院长：陈　锋

马克思主义学院院长：王梅红

国际学院院长：唐民科

台港澳中医学部主任：唐民科

继续教育学院院长：白俊杰

远程教育学院院长：刘振权

国学院院长：张其成

生命科学学院院长：王志珍（名誉院长）

地　　址：北京市房山区良乡高教园区北京中医药大学（良乡校区）/北京市朝阳区北三环东路11号（和平街校区）/北京市朝阳区北四环东路望京中环南路6号（望京校区）

邮　　编：102488（良乡校区）/100029（和平街校区）/100102（望京校区）

电　　话：010－52599055（良乡校区）/010－64286426（和平街校区）/010－84738205（望京校区）

传　　真：010－53912478（良乡校区）/010－64213817（和平街校区）

电子信箱：xiaoban@ bucm. edu. cn

网　　址：www. bucm. edu. cn

专业统计

2018年，学校职工人数1233人。专任教师705人，其中正高级职称206人，副高级职称250人，中级职称221人，初级职称28人。

专业设置	学制（年）	2018年毕业生数	2018年招生数	在校生数
中医学（五年制）	5	186	180	899
中医学（卓越）	5＋3	230	593	2 305
中医学（岐黄）	5＋4	36	33	175
中医学（台港澳）	5	66	93	432
中医学（留学生）	5	76	78	369
药学	4	26	59	172
药学（国际班）	5	0	23	23
中药学	4	139	176	592
中药学（时珍国药）	4＋4	0	0	54
中药学（卓越）	4＋2	0	29	117
中药制药	4	30	91	256
中药制药（生物制药）	4	19	0	60
针灸推拿学	5	89	90	548
康复治疗学	4	0	61	120
公共事业管理（卫生事业）	4	56	66	223
药事管理	4	0	29	58
工商管理（药事管理）	4	37	0	64
信息管理与信息系统	4	0	39	126
护理学	4	108	322	912

（续表）

专业设置	学制（年）	2018年毕业生数	2018年招生数	在校生数
英语（医学）	5	39	0	41
英语（医学）	4	0	27	93
英语（中医药国际传播）	4	0	30	103
法学（医药卫生）	4	36	45	160
护理学（高职专科）	3	112	0	2
公共卫生管理（高职专科）	3	42	0	1
中药（高职专科）	3	25	0	0
合计	/	**1 352**	**2 064**	**7 905**

注：上表统计数据为本专科学生数。

研究生教育

在校硕士研究生3620人，2018年招收硕士研究生1253人，毕业1050人。其中留学生在校硕士研究生63人，2018年招收留学生硕士研究生41人，留学生毕业46人。

在校博士研究生884人，2018年招收博士研究生320人，毕业183人。其中留学生在校博士研究生47人，2018年招收留学生博士研究生18人，留学生毕业3人。

硕士学位专业设置：中医基础理论、中医临床基础、中医医史文献、方剂学、中医诊断学、中医内科学、中医外科学、中医骨伤科学、中医妇科学、中医儿科学、中医五官科学、针灸推拿学、民族医学、中医体质学、中医临床药学、中医皮肤性病学、医药卫生法学、中医药外语、中医药管理、中医养生康复学、中医文化学、健康管理学、中西医结合基础、中西医结合临床、中西医结合内科学、中西医结合外科学、中西医结合骨科学、中西医结合妇科学、中西医结合五官科学、中西医结合肿瘤学、中西医结合循证医学、中西医结合药理学、中西医结合护理学、药物分析学、微生物与生化药学、中药资源学、中药炮制学、中药鉴定学、中药化学、中药分析学、中药药理学、中药药剂学、临床中药学、民族药学、社会医学与卫生事业管理。

博士学位专业设置：中医基础理论、中医临床基础、中医医史文献、方剂学、中医诊断学、中医内科学、中医外科学、中医骨伤科学、中医妇科学、中医儿科学、中医五官科学、针灸推拿学、民族医学、中医体质学、中医临床药学、中医皮肤性病学、医药卫生法学、中医药外语、中医药管理、中医养生康复学、中医文化学、中西医结合基础、中西医结合临床、中西医结合内科学、中西医结合外科学、中西医结合骨科学、中西医结合妇科学、中西医结合五官科学、中西医结合肿瘤学、中西医结合循证医学、中西医结合药理学、中西医结合护理学、中药资源学、中药炮制学、中药鉴定学、中药化学、中药分析学、中药药理学、中药药剂学、临床中药学、民族药学、健康管理学。

重点学科及带头人

"双一流"学科

中医学：（暂缺）
中西医结合：（暂缺）
中药学：（暂缺）

一级学科国家重点学科

中医学：（暂缺）
中药学：乔延江

二级学科国家重点学科

中医基础理论：王　琦
中医诊断学：陈家旭
方剂学：谢　鸣
中医内科学：姜良铎
中医临床基础：王庆国
中医医史文献：（暂缺）
针灸推拿学：（暂缺）
中医外科学：（暂缺）
中医妇科学：（暂缺）
中医骨伤科学：（暂缺）
中医儿科学：（暂缺）
中医五官科学：（暂缺）
民族医药：（暂缺）
中西医结合基础：牛建昭

国家中医药管理局重点学科

伤寒学：李宇航
中医基础理论：高思华
中医脑病学（东直门医院）：高　颖
中西医结合基础：刘建平
中药化学：石任兵
中药分析学：乔延江
临床中药学：张　冰
中医诊断学：陈家旭
中药鉴定学：刘春生
中药药理学：孙建宁
针灸学：赵百孝
中西医结合临床（东方医院）：林　谦
中医肝胆病学：叶永安
中医妇科学：金　哲
中医全科医学：唐启盛
中医肺病学：张立山
中医内分泌病学：赵进喜
中医老年病学：田金洲
中医急诊学：刘清泉
中医骨伤科学：王庆甫
中医血液病学：侯　丽
内经学：翟双庆
金匮要略：贾春华

古汉语与医古文：王育林
中医脑病学（东方医院）：刘金民
中医痹病学：朱跃兰
中医肛肠病学：刘仍海
中医乳腺病学：裴晓华
中医周围血管病学：庞　鹤
中医男科学：李海松
中医儿科学：吴力群
中医眼科学：周　剑
中医耳鼻喉科学：王嘉玺
中医护理学：郝玉芳
推拿学：于天源
中西医结合基础（药理）：王　伟
中西医结合临床（东直门医院）：王　显
中医药信息学：乔延江
中医文化学：张其成
中医神志病学：唐启盛
中医循证医学：刘建平
中医体质学：王　琦
中医药英语：吴　青
中医国际传播学：张立平
中医药管理学：程　薇
医药卫生法学：霍增辉
航天中医药学：马长华
航海中医药学：李　峰

一级学科北京市重点学科

中西医结合：（暂缺）
护理学：郝玉芳

二级学科北京市重点学科

中医临床基础：王庆国
中医医史文献：严季澜
中医外科学：李曰庆
中医药管理学：房耘耘
中西医结合临床：李乃卿
中医人文学：张其成
中西医结合基础：刘建平
护理学：郝玉芳

重点实验室及负责人

教育部重点实验室

中医内科学实验室：商洪才
中医养生学实验室：刘铜华
证候与方剂基础研究实验室：王庆国

教育部工程研究中心

中药制药与新药开发关键技术工程研究中心：乔延江
中药材规范化生产工程研究中心：魏胜利

北京市教委重点实验室

中药基础与新药研究实验室：雷海民
中医内科学实验室：商洪才

北京市科委重点实验室

证候与方剂基础研究实验室：王庆国
中医养生学实验室：刘铜华
中药生产过程控制与质量评价北京市重点实验室：乔延江
中药品质评价北京市重点实验室：林瑞超

北京市教委工程研究中心

中药质量控制技术工程研究中心：石任兵

国家中医药管理局重点研究室

心脉病证益气活血研究室：王　显
糖尿病肾病微型癥瘕研究室：赵进喜
证候规范化方法研究室：王庆国
中医体质辨识研究室：王　琦
针灸特色疗法评价研究室：朱　江
中药信息工程研究室：乔延江
脑病中医证治研究室：高　颖
中药经典名方有效物质发现研究室：石任兵
循证中医药临床评价研究室：刘建平
名医名方研究室：徐安龙

附属机构及负责人

北京中医药大学第一临床医学院（东直门医院）：王　显
北京中医药大学第二临床医学院（东方医院）：刘金民
北京中医药大学第三临床医学院（第三附属医院）：王成祥

（王丹凤）

【天津中医药大学】

党委书记：李庆和
校　　长：张伯礼
常务副校长：高秀梅
党委副书记：刘红军、刘革生
纪委书记：李永强
副 校 长：孟昭鹏、郭利平
一附院党委书记：吴宝新
中医学院院长：郭　义
中药学院执行院长：邱　峰
针灸推拿学院院长：徐　立
护理学院院长：刘彦慧
管理学院院长：何　强
文化与健康传播学院院长：毛国强
体育健康学院院长：李　超
研究生院院长：王　怡
国际教育学院院长：储利荣
继续教育学院院长：王慧生
中西医结合学院院长：边育红
中药制药工程学院院长：李　正
马克思主义学院副院长（主持工作）：李大凯
健康科学与工程学院院长：王泓午
临床实训教学部：邹澍宣
地　　址：天津市静海区团泊新城西区鄱阳湖路10号
邮　　编：301617
电　　话：022－59791988
传　　真：022－59596110
电子信箱：tcmoffice@163.com
网　　址：www.tjutcm.edu.cn

专业统计

2018年，学校职工人数1567人。专任教师1052人，其中高级职称289人，副高级职称378人，中级职称348人，初级职称23人。

专业设置	学制（年）	2018年毕业生数	2018年招生数	在校生数
健康服务与管理	4	0	28	30
汉语言	4	34	45	157
传播学	4	0	28	28
汉语国际教育	4	29	45	159

（续表）

专业设置	学制（年）	2018 年毕业生数	2018 年招生数	在校生数
医学信息工程	4	0	29	57
社会体育指导与管理	4	28	30	119
制药工程	4	48	97	337
应用心理学	4	44	51	231
护理学	4	403	437	1 665
市场营销	4	96	110	451
中药学	4	99	254	558
中西医临床医学	5	43	49	252
公共事业管理	4	48	33	196
中医学	7	321	0	332
中医学	5	131	464	1 306
中医学	8	0	149	624
中药资源与开发	4	44	0	142
中药制药	4	0	0	227
康复治疗学	4	76	106	479
针灸推拿学	5	47	0	307
劳动与社会保障	4	47	56	219
药物制剂	4	50	50	197
医学实验技术	4	0	38	69
药学类	5	50	94	377
食品卫生与营养学	4	0	32	126
药学	4	47	97	252
合计	/	**1 685**	**2 322**	**8 897**

注：上表统计数据为本专科学生数。

研究生教育

在校硕士研究生 2901 人，2018 年招收硕士研究生 991 人，毕业 886 人。

在校博士研究生 302 人，2018 年招收博士研究生 113 人，毕业 68 人。

硕士学位专业设置：中医基础理论、中医临床基础、中医医史文献、方剂学、中医诊断学、中医内科学、中医外科学、中医骨伤科学、中医妇科学、中医儿科学、中医五官科学、针灸推拿学、民族医学、中西医结合基础、中西医结合临床、中药学、生药学、药物分析学、药理学、药物化学、药剂学、微生物学与生化药学、护理学、管理科学与工程、健康管理、医院管理。

博士学位专业设置：中医基础理论、中医临床基础、中医医史文献、方剂学、中医诊断学、中医内科学、中医外科学、中医骨伤科学、中医妇科学、中医儿科学、中医五官科学、针灸推拿学、民族医学、中西医结合基础、中西医结合临床、中药学。

重点学科及学科带头人

教育部重点学科

针灸推拿学：石学敏

中医内科学：张伯礼

国家中医药管理局重点学科

中医妇科学：宋殿荣

针灸学：石学敏

方剂学：高秀梅

中医心病学：毛静远

中医肺病学：孙增涛

中医肾病学：杨洪涛

中医疮疡病学：张朝晖

中医儿科学：马　融

中药药理学：张艳军

中西医结合基础：边育红

中医药工程学：王益民

温病学：王秀莲

中医各家学说：秦玉龙

中医心病学：杜武勋

中医痹病学：刘　维

中医血液病学：史哲新

中医疮疡病学：王　军

中医护理学：王维宁

推拿病学：王金贵

临床中药学：王保和

中医预防学：王泓午

中医治未病学：王德惠

中医神志病学：颜　红

天津市高校第五期重点学科

中医基础理论：孟静岩

中医内科学：张伯礼

针灸推拿学：王　舒

方剂学：高秀梅

临床评价：张俊华

中西医结合：边育红

药学：王　涛

中药学：邱　峰

护理学：刘彦慧

重点实验室及负责人

省部共建国家重点实验室培育基地

天津市现代中药实验室：张伯礼（朱彦为常务副主任）

国家级国际联合研究中心

中意中医药联合实验室：张伯礼

科技部创新人才推进计划创新人才培养示范基地

科技部创新人才培养示范基地（天津中医药大学）：张伯礼

教育部重点实验室

方剂学教育部重点实验室（天津中医药大学）：高秀梅

教育部工程研究中心

现代中药发现与制剂技术教育部工程研究中心：高秀梅

天津市技术工程中心

天津市组分中药技术工程中心：宋新波

天津市中药外用药技术工程中心（与外单位合作建设）：张伯礼

天津市中医工程及医学虚拟技术工程中心（与外单位合作建设）：陆小左

省部共建协同创新中心

现代中药省部共建协同创新中心：张伯礼

省级产业技术研究院（天津市）

现代中药产业技术研究院——中药先进制造技术与转化研究：李　正

省级科技成果转化中心（天津市）

天津中医药大学科技成果转化中心：张德芹

天津市临床医学研究中心

天津市中医内科临床医学研究中心：张伯礼

天津市中医针灸临床医学研究中心：石学敏

国家中医药管理局中医药科研三级实验室

中药药理实验室：王　怡

分子生物学实验室：于建春

细胞生物学实验室：王　虹

病理实验室：范英昌

医用化学传感器实验室：郭　义

呼吸功能实验室：孙增涛

中药制剂实验室：崔元璐

中药毒理实验室：胡利民

中药化学实验室：王　涛

中药制剂实验室：李　进

针刺量效关系实验室：樊小农

认知和运动分析实验室：于　涛

肾脏组织生物学实验室：杨洪涛

推拿手法生物效应实验室：王金贵

国家中医药管理局重点研究室

针刺效应重点研究室：王　舒

方剂组分配伍重点研究室：高秀梅

天津市重点实验室

中药药理重点实验室：胡利民

针灸学重点实验室：樊小农

中药化学与分析重点实验室：王　涛

中医方证转化研究重点实验室：樊官伟

天津市企业重点实验室

天津市中药固体制剂关键技术企业重点实验室（天津同仁堂集团股份有限公司为牵头单位）：刘二伟

天津市高校智库

中医药发展战略研究中心：张伯礼

天津市卫生计生委重点研究室

针刺效应重点研究室：王　舒

方剂组分配伍重点研究室：高秀梅

心系疾病证治重点研究室：张军平

肺科治未病重点研究室：孙增涛

中医药儿科脑病重点研究室：马　融

中医药生殖健康重点研究室：宋殿荣

中药药性重点研究室：张德芹

中医药研究方法与应用重点研究室：王泓午

附属机构及负责人

天津中医药大学第一附属医院：毛静远

天津中医药大学第二附属医院：雒明池

天津中医药大学附属保康医院：任　明

天津中医药大学第四附属医院：张　磊

天津中医药大学附属武清中医院：刁殿军

天津中医药大学附属北辰中医院：马国海

天津中医药大学附属南开中医院：李学军　（张　杰）

【河北中医学院】

党委书记：王　洪

党委副书记、院长：高维娟

党委副书记：刘超颖

党委常委、纪委书记：赵同安

党委常委、副院长：张祥竞

副 院 长：杜惠兰、王占波

党委常委：孙士江

副 院 长：高　波

基础医学院院长：董尚朴

中西医结合学院院长：王香婷

针灸推拿学院院长：佘延芬

药学院院长：郑玉光

护理学院院长：李爱英

继续教育学院院长：魏　民

国际教育学院院长：房家毅

研究生学院院长：孙东云

公共课教学部主任：吴日升

社会科学教学部主任：王志民

地　　址：河北省石家庄市鹿泉经济开发区杏苑路3号

邮　　编：050200

电　　话：0311－89926666
传　　真：0311－89926000
电子信箱：hbzxxydzb@126. com
网　　址：www. hebcm. edu. cn

专业统计

2018年，学校职工人数806人。专任教师472人，其中高级职称92人，副高级职称141人，中级职称202人，初级职称5人。

专业设置	学制（年）	2018年毕业生数	2018年招生数	在校生数
中医学	5	228	321	1 634
中西医临床医学	5	208	291	1 485
针灸推拿学	5	102	213	854
中药学	4	97	88	373
中草药栽培与鉴定	4	0	53	53
中药资源与开发	4	50	55	216
康复治疗学	4	54	53	256
护理学	4	180	311	1 074
医学影像技术	4	44	93	327
医学检验技术	4	0	79	224
生物工程	4	0	50	128
制药工程	4	0	47	124
公共事业管理	4	0	0	78
应用心理学	4	0	54	111
口腔医学与技术	4	0	47	97
药学	4	0	58	156
市场营销学	4	0	58	58
护理学（专接本）	2	51	0	50
中医学（专接本）	3	45	0	103
针灸推拿学（专接本）	3	29	0	101
医学影像技术（专接本）	2	20	0	28
针灸推拿（专科）	3	157	0	67
药学	3	94	0	2
医学影像技术	3	48	0	1
医学检验技术	3	48	0	0
护理	3	395	0	170
合计	/	**1 850**	**1 871**	**7 770**

注：上表统计数据为本专科学生数。

研究生教育

在校硕士研究生521人，2018年招收硕士研究生222人，毕业0人。

在校博士研究生61人，2018年招收博士研究生32人，毕业0人。

硕士学位专业设置：中医基础理论、中医临床基础、中医医史文献、方剂学、中医诊断学、中医内科学、中医外科学、中医骨伤科学、中医妇科学、中医儿科学、中医五官学、民族医学、针灸推拿学、中西医结合基础、中西医结合临床、中药学、全科医学、护理。

博士学位专业设置：中医基础理论、中医临床基础、中医医史文献、方剂学、中医诊断学、中医内科学、中医外科学、中医骨伤科学、中医妇科学、中医儿科学、中医五官学、民族医学、针灸推拿学、中西医结合基础、中西医结合临床。

重点学科及学科带头人

部级重点学科

中医脾胃病学：李佃贵

中医肾病学：檀金川

中西医结合临床：王亚利
中医肛肠病学：高记华
中医急诊学：郭纪生
中医护理学：陈秀荣
中医眼科学：石守礼

省级重点学科

中西医结合：杜惠兰
中医诊断学：方朝义

河北省“一流学科”建设项目

中西医结合临床：杜惠兰
中医诊断学：方朝义
中药学：楚　立

重点实验室及负责人

省部级重点实验室

国家中医临床研究基地：杨　倩
国家药物临床试验机构：孙士江
国家中医药管理局慢性胃炎浊毒证重点研究室：李佃贵
中药药理实验室：王鑫国
生理学实验室：吉恩生
中药炮制技术传承基地：郑玉光
河北省中药原料质量监测技术服务中心：裴　林
稀缺中药材种苗基地：裴　林
河北省心脑血管病中医药防治研究重点实验室：高维娟
河北省中西医结合肝肾病证研究重点实验室：杜惠兰
河北省浊毒证重点实验室：裴　林
河北省中药配方颗粒工程技术研究中心：王鑫国
植物生物反应器制备技术工程实验室：安胜军
中西医结合生殖疾病协同创新中心（省级培育）：杜慧兰
河北省中医药传统知识保护研究中心：曹东义
河北省中医药数据中心：王艳君

市区级重点实验室

河北省高校中药配方颗粒应用技术研发中心：王鑫国
抗体稳定高效表达技术应用技术研发中心：常　宏
河北省中医药慢性肝病浊毒证重点研究室：王彦刚
河北省中医药溃疡性结肠炎浊毒证重点研究室：刘启泉
河北省刺灸法效应特异性重点研究室：贾春生

附属机构及负责人

河北省中医院院长：孙士江
河北省中医药科学院院长：裴　林

（张稚雅）

【山西中医药大学】

党委书记：段志光
党委副书记、校长：刘　星
党委副书记：冯　海、高建军
党委委员、纪委书记：郭文平
党委委员、副校长：王新塘、冀来喜、闫敬来、郝慧琴
中医临床学院院长：李廷荃
针灸推拿学院院长：雷　鸣
中西医结合临床学院院长：赵建平
基础医学院院长：牛晓军
中药与食品工程学院院长：张朔生
护理学院党委书记、院长：赵殿龙
医药管理学院院长：李安平
傅山学院常务副院长：闫润红
人文社会科学学院院长：李　俊
继续教育学院（职业技术学院）院长：张志强

地　　址：山西省晋中市榆次区大学街 121 号（晋中校区）/山西省太原市晋祠路一段 89 号（太原校区）
邮　　编：030619（晋中校区）/030024（太原校区）
电　　话：0351－3179818
传　　真：0351－3179962
网　　址：www. sxtcm. edu. cn
电子信箱：zyxyyb@ 163. com

专业统计

2018 年，学校职工人数 700 人。专任教师 568 人，其中高级职称 89 人，副高级职称 183 人，中级职称 226 人，初级职称 55 人。

专业设置	学制（年）	2018 年毕业生数	2018 年招生数	在校生数
普通专科				
对口招生中职生	/	146	469	1 109
针灸推拿	3	49	82	210
中医骨伤	3	47	82	227
护理学	3	50	263	592
中药学	3	0	42	80
小计	/	**146**	**469**	**1 109**
普通本科				
高中起点本科	/	2 313	1 879	7 984
中医学（5+3）	8	0	60	60
食品科学与工程	4	130	48	318
药物分析	4	0	38	78

（续表）

专业设置	学制（年）	2018 年毕业生数	2018 年招生数	在校生数
药学	4	96	38	168
中医养生学	5	0	49	49
生物信息学	4	0	0	133
制药工程（生物制药工程方向）	4	127	0	96
制药工程	4	146	46	329
应用心理学	4	47	48	192
生物技术	4	44	46	182
市场营销	4	173	40	296
生物制药	4	0	50	136
信息管理与信息系统（医药管理方向）	4	86	46	218
信息管理与信息系统	4	84	42	261
中药学	4	141	142	462
中药学（临床中药学方向）	4	50	39	165
中药学（中药分析方向）	4	95	0	47
中西医临床医学	5	244	302	1 214
护理学	4	239	93	559
护理学（涉外护理方向）	4	93	96	367
中医学	5	263	260	1 107
生物工程	4	0	0	174
康复治疗学	4	96	177	500
针灸推拿学	5	159	219	873
专科起点本科	/	97	399	738
中医学	3	0	20	42
针灸推拿学	3	26	10	54
护理学	2	51	248	440
中药学	2	20	121	202
小计	/	**2 410**	**2 278**	**8 722**
成人专科				
高中起点专科（函授）	/	108	53	204
中药学	3	26	37	91
护理	3	66	16	78
临床医学类专业	3	16	0	35
高中起点专科（业余）	/	25	45	95
中医学	3	25	0	48
针灸推拿	3	0	39	41
中医骨伤	3	0	6	6
小计	/	**133**	**98**	**299**
成人本科（业余）				
高中起点本科	/	0	149	159

（续表）

专业设置	学制（年）	2018 年毕业生数	2018 年招生数	在校生数
护理学	5	0	7	17
中医学	5	0	142	142
专科起点本科	/	516	431	1 274
护理学	3	296	152	545
中医学	3	79	122	279
针灸推拿学	3	20	42	102
中药学	3	72	67	215
中西医临床医学	3	49	48	133
小计	/	**516**	**580**	**1 433**
合计	/	**3 059**	**2 956**	**10 454**

注：上表统计数据为本专科学生数。

研究生教育

在校硕士研究生 835 人，2018 年招收硕士研究生 309 人，毕业 221 人。

硕士学位专业设置：中医基础理论、中医临床基础、中医医史文献、方剂学、中医诊断学、中医内科学、中医外科学、中医骨伤科学、中医妇科学、中医儿科学、中医五官科学、针灸推拿学、中医优势治疗技术、中药学、护理、中药学、中医

重点学科及学科带头人

国家级重点实验室

中医文献学：杨继红

方剂学：周　然

针灸学：冀来喜

中西医结合临床：冯前进

中医肾病学：高继宁

中医基础理论：郭　蕾

中医脾胃病学：任顺平

中西医结合基础：马存根

中医儿科学：秦艳虹

中医康复学：郝重耀

中医药信息学：赵建平

中医治疗技术工程学：张俊龙

省级重点实验室

中医学：冀来喜

中药学：李青山

护理学：孙建萍

中西医结合基础：马存根

重点实验室及负责人

国家级重点实验室

中药微乳技术国家地方联合工程实验室：冯前进

中药化学实验室：裴妙荣

针灸针法实验室：燕　平

中医临床基础实验室：贾丽丽

中医药基因表达调节技术实验室：冯前进

多发性硬化益气活血研究室：马存根

省级重点实验室

中医脑病学实验室：张俊龙

基于炎性反应的重大疾病创新药物实验室：李青山

脑藏象学实验室：张俊龙

现代中药工程实验室：朱　平

附属机构及负责人

山西中医药大学附属医院：李廷荃

山西中医药大学附属针灸推拿医院（山西省针灸研究所）：雷　鸣

山西中医药大学附属中西医结合医院（山西省中西医结合医院）：赵建平

（周　卓、郭宏鹏）

【内蒙古医科大学】

党委书记：白长明（任期至 2018 年 9 月）、乌　兰（2018 年 9 月任职）

校　　长：杜茂林

纪委书记：马仲奎（任期至 2018 年 7 月）、苏振荣（2018 年 7 月任职）

副 校 长：阿古拉、刘　斌、霍洪军（2018 年 12 月任职）

基础医学院院长：李志军

药学院院长：包保全

中医学院院长：董秋梅

蒙医药学院院长：陈英松

公共卫生学院院长：段生云

卫生管理学院院长：范艳存

外国语学院院长：奎晓岚

计算机信息学院院长：王呼生

护理学院院长：王春森

马克思主义学院院长：岳冬青

实践教学部主任：王进文

研究生学院院长：张振涛

继续教育学院院长：高莉莉

口腔医学院常务副院长：金武龙

第一临床医学院院长：鲁海文

第三临床医学院院长：王凌峰

内蒙古临床医学院院长：孙德俊

鄂尔多斯临床医学院院长：张凤翔

赤峰临床医学院院长：孙　义

包头临床医学院院长：胡　江

中医临床医学院院长：杨广源

蒙医临床医学院院长：毕力格

地　　址：内蒙古自治区呼和浩特市金山经济技术开发区

邮　　编：010110

电　　话：0471－6653034

传　　真：0471－6653094

电子信箱：nmgykdx@ immu. edu. cn

网　　址：www. immu. edu. cn

专业统计

2018 年，学校职工人数 1217 人。专任教师 729 人，其中高级职称 163 人，副高级职称 188 人，中级职称 291 人，初级职称 87 人。

专业设置	年制（年）	2018 年毕业生数	2018 年招生数	在校生数
本　科				
高中起点本科	/	2 145	2 463	11 029
医学检验技术（注：授予理学学士学位）	4	86	79	313
药学（注：授予理学学士学位）	4	116	113	455
社会工作	4	0	34	148
制药工程	4	40	30	69
生物医学工程（注：可授予工学或理学学士学位）	4	0	39	162
英语	4	44	30	132
应用心理学（注：可授予理学或教育学学士学位）	4	40	30	141
蒙药学（注：授予理学学士学位）	4	33	38	155
生物技术	4	0	30	30
儿科学	5	0	40	80
市场营销	4	59	28	143
口腔医学	5	61	60	303
信息管理与信息系统（注：可授予管理学或工学学位）	4	41	30	149
中药学（注：授予理学学士学位）	4	48	40	159
公共事业管理	4	37	29	141
护理学（蒙医护理方向）	4	41	39	154
护理学（注：授予理学学士学位）	4	215	232	1 085
临床医学	5	452	521	2 641
中药资源与开发（注：授予理学学士学位）	4	38	39	161
法医学	5	41	39	190
预防医学	5	41	78	379
麻醉学	5	42	61	246
康复治疗学（注：授予理学学士学位）	4	45	40	160
针灸推拿学	5	75	77	383
临床药学（注：授予理学学士学位）	5	41	40	195
劳动与社会保障	4	37	30	141
精神医学	5	0	40	116
中医学	5	209	228	1 042
医学影像学	5	37	80	399
蒙医学	5	190	190	961
药物制剂（注：授予理学学士学位）	4	36	39	156

（续表）

专业设置	年制（年）	2018年毕业生数	2018年招生数	在校生数
数据科学与大数据技术	4	0	40	40
专科起点本科	/	33	87	156
药学（注：授予理学学士学位）	2	3	5	9
药物制剂（注：授予理学学士学位）	2	3	3	6
医学检验技术（注：授予理学学士学位）	2	3	4	8
蒙医学	3	2	25	30
医学影像学	3	1	0	0
中医学	3	0	2	7
劳动与社会保障	2	1	2	3
临床医学	3	6	32	64
护理学（注：授予理学学士学位）	2	14	11	24
市场营销	2	0	3	5
小计	/	**2 178**	**2 550**	**11 185**
专　　科				
医学检验技术	3	40	27	94
临床医学	3	69	70	210
护理	3	77	38	159
护理（社区方向）	3	80	67	219
蒙医学	3	6	38	114
保险	3	29	22	75
药品生产技术	3	35	29	89
眼视光技术	3	33	29	96
药品经营与管理	3	30	30	97
护理（对口招收中职生）	3	40	40	120
护理（五年制高职转入）	2	477	439	892
小计	/	**916**	**829**	**2 165**
合计	/	**3 094**	**3 379**	**13 350**

注：上表统计数据为本专科学生数。

研究生教育

在校硕士研究生1764人，2018年招收硕士研究生626人，毕业494人。

硕士学位专业设置：理学、生物学、生理学、医学、基础医学、人体解剖与组织胚胎学、免疫学、病原生物学、病理学与病理生理学、法医学、放射医学、临床医学、内科学、儿科学、老年医学、神经病学、精神病与精神卫生学、皮肤病与性病学、影像医学与核医学、临床检验诊断学、外科学、妇产科学、眼科学、耳鼻咽喉科学、肿瘤学、康复医学与理疗学、运动医学、麻醉学、急诊医学、口腔医学、口腔临床医学、公共卫生与预防医学、流行病与卫生统计学、中医学、中医基础理论、中医临床基础、中医医史文献、方剂学、中医诊断学、中医内科学、中医外科学、中医骨伤科学、中医妇科学、中医儿科学、中医五官科学、针灸推拿学、民族医学（含藏医学、蒙医学等）、药学、药物化学、药剂学、生药学、药物分析学、微生物与生化药学、药理学、中药学、护理学、全科医学。

博士学位专业设置：中医学（蒙医）。［2018 年，经国务院学位评定委员会批复，学校成为博士学位授予单位和中医学（蒙医学）博士学位授权点，从 2019 年起，开展招生、培养、学位工作］

重点学科及学科带头人

国家临床重点专科

骨科学：霍洪军、刘万林

神经外科学：窦长武

普通外科学：孟兴凯

国家中医药管理局重点学科

伤寒学：麻春杰

蒙药学：那生桑

蒙医学：阿古拉

国家中医药管理局重点专科

蒙医脾胃病学：图门乌力吉

自治区优势特色学科

中医学（蒙医学）：阿古拉

自治区重点培育学科

人体解剖与组织胚胎学：李志军、任明姬

内科学（血液病）：肖　镇、高　大

自治区重点学科

病理学与病理生理学：师永红

眼科学：朱　丹

影像医学与核医学：苏秉亮、刘挨师

外科学（普外、骨外）：孟兴凯

民族医学（蒙医学）：阿古拉

自治区医疗卫生领先学科

放射肿瘤学：郁志龙

妇科学：宋静慧

骨外科学：银和平

核医学：王雪梅

口腔颌面外科学：金武龙

麻醉学：于建设

普通外科学：孟兴凯

手外科学：温树正

重症医学：周丽华

蒙医肺病学：图门乌力吉

中医针灸推拿学：谭亚芹

自治区医疗卫生重点学科

呼吸内科学：付秀华

产科学：其木格

超声医学：张小杉

儿科学：任少敏

耳鼻咽喉科学：崔晓波

风湿病学与自体免疫病学：李鸿斌

急诊急救医学：陈凤英

临床护理学：霍巧枣

内分泌学：闫朝丽

皮肤与性病学：吕新翔

神经内科学：赵世刚

神经外科学：窦长武

肾脏内科学：赵建荣

实验诊断学（临床检验学）：张军力

消化内科学：苏秉忠

心血管内科学：王悦喜

胸外科学：郭占林

医学影像学：刘挨师

中医治未病科学：张亚军

社会医学：范艳存

蒙医文献学：包哈申

中医基础理论：李永乐

中医医史文献：李　林

重点实验室负责人

自治区级工程研究中心（工程实验室）

新药筛选工程研究中心（GLP）：常福厚

动物脏器高值化利用生物活性肽工程实验室：苏秀兰

肿瘤细胞基因检测应用与研究工程实验室：云　升

眼视光学和视觉科学内蒙古自治区工程研究中心：赵海霞

蒙医传统疗法操作技术及器械研发内蒙古自治区工程研究中心：阿古拉

自治区级工程技术研究中心

分子与功能影像工程技术研究中心：王雪梅

数字转化医学工程技术研究中心：张元智

蒙医药器械研发工程技术研究中心：阿古拉

蒙药药效物质与质量控制工程技术研究中心：董　玉

自治区级重点实验室

中蒙药重点实验室：白长喜

医学细胞生物学重点实验室：苏秀兰

分子影像学重点实验室：王雪梅

分子病理学重点实验室：肖瑞

分子生物学重点实验室：石艳春

临床病原微生物重点实验室：韩艳秋

自治区人文社科重点研究培育基地

内蒙古自治区卫生政策研究所：范艳存

自治区医疗卫生重点实验室

医学细胞生物学实验室：苏秀兰

方剂学实验室：董秋梅

蒙药炮制学实验室：呼日乐巴根

蒙药学实验室：白长喜

附属机构及负责人

内蒙古医科大学附属医院：鲁海文

内蒙古医科大学第二附属医院：王国强

内蒙古医科大学附属人民医院：赵海平

（马飞祥）

【内蒙古民族大学蒙医药学院】

校党委书记：刘志彧

校　　长：陈永胜

副 校 长：巴根那、修长百、陈凤玉、任　军、李文革

蒙医药学院院长：奥·乌力吉

蒙医药学院党总支书记：额尔敦朝鲁

蒙医药学院党总支副书记：拉喜那木吉拉

地　　址：内蒙古通辽市科尔沁区西拉木伦大街 996 号内蒙古民族大学北区蒙医药学院

邮　　编：028000

电　　话：0475－8314242

电子信箱：myy4200@ imun. edu. cn

网　　址：219. 225. 128. 151

专业统计

2018 年，学院职工人数 65 人。专任教师 51 人，其中高级职称 21 人，副高级职称 11 人，中级职称 11 人，初级职称 8 人。

专业设置	学制（年）	2018 年招生数	2018 年毕业生数	在校生数
蒙医学专业（卓越蒙医方向）	5	50	81	234
蒙医学专业（蒙西医结合方向）	5	30	46	254
药物制剂学专业	4	51	37	187
蒙药学专业	4	46	61	204
合计	/	**177**	**225**	**879**

注：上表统计数据为本专科学生数。

研究生教育

在校硕士研究生 274 人（其中蒙古国留学生 29 人），2018 年招收硕士研究生 95 人（其中蒙古国 5 人），毕业 98 人。

在校博士研究生 22 人（其中留学生 5 人），2018 年招收博士研究生 9 人，毕业 4 人。

硕士学位专业设置：蒙医学、蒙药学、中西医结合基础、中西医结合临床。

博士学位专业设置：蒙药学。

重点学科及学科带头人

国家中医药管理局重点学科

蒙医学：奥・乌力吉

蒙药学：巴根那

中西医结合临床：布仁巴图

内蒙古自治区重点学科

蒙医学：奥・乌力吉

蒙药学：巴根那

国家民委重点学科

中西医结合基础：宝　龙

内蒙古自治区卫生计生委重点学科

蒙医诊断学：乌力吉巴特尔

蒙药药理学：王秀兰

重点实验室及负责人

省部级重点实验室

国家民委－教育部蒙医药研发工程重点实验室：巴根那

内蒙古自治区蒙医药重点实验室：奥・乌力吉

厅局级重点实验室

内蒙古自治区高校蒙医药研发工程重点实验室：巴根那

内蒙古自治区卫生计生委蒙药鉴定重点实验室：布日额

内蒙古自治区卫生计生委蒙药药物重点实验室：王秀兰

附属机构及负责人

内蒙古民族大学附属医院院长：布仁巴图

（张乌兰）

【辽宁中医药大学】

党委书记：曾庆捷
党委副书记、校长：石　岩
党委副书记：吕晓东
副 校 长：徐　凯、关雪峰
纪委书记：张洪新
基础医学院院长：谷　松
药学院院长：谢　明
针灸推拿学院（养生康复学院）院长：马铁明
护理学院院长：于　睿
经济管理学院院长：景　浩
信息工程学院院长：孙艳秋
外国语学院院长：曹玉麟
研究生学院院长：刘春英
国际教育学院院长：刘景峰
继续教育学院院长：李海权
医学检验学院院长：陈文娜
马克思主义学院院长：陈　界
第一临床学院院长：于永铎
第二临床学院院长：张　燚
第三临床学院院长：柳越冬
第四临床学院院长：肖景东
杏林学院院长：肖景东（兼）
创新学院院长：吴景东（兼）

地　　址：辽宁省沈阳市皇姑区崇山东路 79 号（沈阳校区）/辽宁省大连市双 D 港生命 1 路 77 号（大连校区）/辽宁省本溪市高新技术产业开发区石桥子街道办事处平台村刘凤沟地区（本溪校区）
邮　　编：110847
电　　话：024－31207108
传　　真：024－31207133
电子信箱：lnzyydxdzb@126.com
网　　址：www.lnutcm.edu.cn

专业统计

2018 年，学校职工人数 835 人。专任教师 367 人，其中高级职称 96 人，副高级职称 147 人，中级职称 102 人，初级职称 22 人。

专业设置	学制（年）	2018 年毕业生数	2018 年招生数	在校生数
公共事业管理	4	25	29	120
市场营销	4	26	26	106
物流管理	4	25	22	104
医学检验技术	4	29	28	120
药物制剂	4	65	30	148
药学	4	79	60	156

（续表）

专业设置	学制（年）	2018 年毕业生数	2018 年招生数	在校生数
中药学	4	95	122	370
食品科学与工程	4	27	0	85
食品质量与安全	4	23	0	84
制药工程	4	115	0	94
中草药栽培与鉴定	4	23	29	114
中药制药	4	0	29	29
中药学（英语班）	5	29	0	30
护理学	4	172	143	594
护理学（中升本）	4	263	349	1 440
针灸推拿学	5	117	116	627
针灸推拿学英语班	6	24	0	32
康复治疗学	4	28	30	126
英语	4	26	27	107
信息管理与信息系统	4	29	29	109
医学信息工程	4	25	27	114
中医学（“5+3”一体化）	5+3	0	150	451
中医学［“5+3”一体化（儿科学）］	5+3	0	59	148
中西医临床医学（理）	5	95	50	392
中西医临床医学（文）	5	0	30	30
中医学（理）	5	143	89	618
中医学（文）	5	0	58	238
中医学英语班	6	26	0	24
中医学	5+3	0	0	151
中医学（本硕连读中医学）	5+3	117	0	0
中医学（本硕连读实验班）	5+3	54	0	0
本硕中医学	5+3	0	0	182
市场营销（专升本）	2	29	25	52
中药学（专升本）	2	30	25	50
护理学（专升本）	3	29	42	113
合计	/	**1 768**	**1 624**	**7 158**

注：上表统计数据为本专科学生数。

研究生教育

在校硕士研究生 1854 人，2018 年招收硕士研究生 635 人，毕业 576 人。

在校博士研究生 189 人，2018 年招收博士研究生 66 人，毕业 59 人。

硕士学位专业设置：生药学、药理学、思想政治教育、中药学、中西医结合护理、中西医结合基础、中西医结合临床、中医基础理论、中医临床基础、中医医史文献、方剂学、中医诊断学、中医内科学、中医外科学、中医骨伤科学、中医妇科学、中医儿科学、中医五官科学、针灸推拿学。

博士学位专业设置：生药学、中药学、中西医结合基础、中西医结合临床、中医基础理论、中医临床基础、中医医史文献、方剂学、中医诊断学、中医内科学、中医外科学、中医骨伤科学、中医妇科学、中医儿科学、中医五官科学、针灸推拿学。

重点学科及带头人

国家重点学科

中医基础理论：郑洪新

辽宁省高等学校一流学科

中医学：石　岩
中西医结合：杨关林
中药学：康廷国
药学：孟宪生

省级重点学科

中医基础理论：郑洪新
方剂学：范　颖
中医内科学：于世家
针灸推拿学：陈以国
中西医结合临床：杨关林
生药学：孟宪生
中药学：康廷国
中医学：石　岩
中西医结合：杨关林

国家中医药管理局中医药重点学科

中医基础理论：郑洪新
方剂学：范　颖
中医神志病学：任　路
伤寒学：谷　松
中西医结合基础：张立德
中药鉴定学：翟延君
中药炮制学：贾天柱
中医儿科学：王雪峰
中医心病学：王凤荣
中医脾胃病学：王垂杰
中医内分泌病学：于世家
中西医结合临床：杨关林
中医肾病学：何学红
中医痹病学：高明利
中医血液病学：刘宝文
中医络病学：吕晓东
中医预防医学：马晓燕
中医老年病学：陈　民
中医耳鼻喉科学：孙海波
中医传染病学：卢秉久
中药临床药理学：王文萍
中医肺病学：乔世举
临床中药学：李国信
中医预防医学：董　波
中医肛肠病学：于永铎
中医皮肤病学：张　燚

辽宁省中医药管理局中医药重点学科

中医基础理论：郑洪新
方剂学：范　颖
内经学：鞠宝兆
针灸推拿学：陈以国
中西医结合基础：张立德
中药鉴定学：翟延君
中药炮制学：贾天柱
中医心病学：王凤荣
中医脾胃病学：王垂杰
中医肺病学：吕晓东
中医脑病学：王　健
中医内分泌病学：于世家
中医肿瘤病学：殷东风
中医疮疡病学：吕延伟
中医骨伤科学：侯德才
中医儿科学：王雪峰
中医耳鼻喉科学：孙海波
中西医结合临床：杨关林
中医肺病学：乔世举
临床中药学：李国信
中医肛肠病学：于永铎

重点实验室及负责人

国家地方联合工程实验室

心脑合病中西医结合防治技术国家地方联合实验室：杨关林

教育部重点实验室

中医脏象理论及应用：杨关林

辽宁省教育厅重点实验室

辽宁中医药现代研究实验室：康廷国

中医分子生物重点实验室：郑洪新

针灸生物学重点实验室：陈以国

病毒重点实验室：王雪峰

辽宁省科技厅重点实验室

中药临床药代动力学重点实验室：王文萍

现代中药制剂重点实验室：李国信

中药鉴定与品质评价重点实验室：康廷国

中医分子免疫学重点实验室：杨关林

中医临床验方系统评价重点实验室：梁茂新

中药活性筛选重点实验室：张　宏

中医分子生物学重点实验室：郑洪新

中医肺病重点实验室：吕晓东

中药炮制重点实验室：贾天柱

中药有效复方再评价重点实验室：张立德

临床中药重点实验室：李国信

中医风湿免疫诊断重点实验室：牛广华

心脏象理论及应用重点实验室：杨关林

便秘病重点实验室：于永铎

针灸养生康复重点实验室：马铁明

中医脾脏象理论及应用重点实验室：张立德

糖尿病中医病症结合重点实验室：石　岩

辽宁省科技厅工程技术研究中心

中药现代化工程技术研究中心：康廷国

中药炮制工程技术研究中心：贾天柱

中医健康保健器械工程技术研究中心：陈以国

临床中药工程技术研究中心：李国信

中医转化医学工程技术研究中心：杨关林

组分中药工程技术研究中心：孟宪生

中医药健康素养工程技术研究中心：张　哲

辽宁省发展改革委工程实验室

现代中药研究工程实验室：孟宪生

中医药康复技术工程实验室：吕晓东

省级重大科技平台

中医转化医学工程技术研究中心：杨关林

省级临床医学研究中心

心血管疾病（中医）临床医学研究中心：杨关林

呼吸系统疾病（中医）临床医学研究中心：李国信

沈阳市重点实验室

中药复方研究重点实验室：孙科峰

中医药分子生物学重点实验室：张立德

心血管康复技术重点实验室建设：宫丽鸿

中医药健康产品研究与开发重

点实验室：范　颖

附属机构及负责人

辽宁中医药大学附属医院（辽宁省中医医院）：于永铎

辽宁中医药大学附属第二医院（辽宁省中医药研究院）：张　燚

辽宁中医药大学附属第三医院（辽宁省肛肠医院）：柳越冬

辽宁中医药大学附属第四医院（辽宁省中西医结合医院）：肖景东

（孟　艳）

【长春中医药大学】

党委书记：张兴海

校　　长：宋柏林

党委副书记：姜彤伟

纪委书记：孙伟义

党委副书记：于然贵

副 校 长：陈长宝、冷向阳、高文义、邱智东

基础医学院院长：张文风

临床医学院院长：汤　勇

附属医院、中医学院院长：丛德毓

药学院院长：林　喆

针灸推拿学院院长：刘明军

护理学院院长：刘兴山

管理学院院长：都晓春

附属第三临床医院院长：刘爱东

国际教育学院院长：林　非

研究生院院长：徐晓红

职业技术学院、继续教育学院院长：王　乙

马克思主义学院院长：门瑞雪

体育教学部主任：郭忠奎

地　　址：吉林省长春市净月国家高新技术产业开发区博硕路1035号

邮　　编：130117

电　　话：0431－86045228

传　　真：0431－86172345

电子信箱：124087714@qq.com

网　　址：www.ccucm.edu.cn

专业统计

2018年，学校职工人数1114人。专任教师686人，其中高级职称157人，副高级职称304人，中级职称425人，初级职称158人。

专业设置	学制（年）	2018年毕业生数	2018年招生数	在校生数
本　科				
高中起点本科	/	1 849	1 941	8 479
财务管理	4	0	0	97
药物制剂	4	42	50	176
药事管理	4	45	65	219
药学	4	124	153	549
制药工程	4	102	93	380
英语	4	27	0	108
市场营销	4	76	124	309
生物制药	4	33	49	173
中药学	4	101	100	499
中西医临床医学	5	151	97	510
公共事业管理	4	96	66	268
护理学	4	224	257	939
临床医学	5	96	109	566
中医学	5	287	348	1 693
中药资源与开发	4	0	48	81
中药制药	4	40	47	84
康复治疗学	4	55	119	282
针灸推拿学	5	350	216	1 546
专科起点本科	/	87	329	435
制药工程	2	41	42	89
针灸推拿学	3	0	35	35

（续表）

专业设置	学制（年）	2018 年毕业生数	2018 年招生数	在校生数
康复治疗学	2	46	123	180
中药制药	2	0	64	64
护理学	2	0	38	38
市场营销	2	0	27	29
小计	/	**1 936**	**2 270**	**8 914**
专　科				
高中起点专科	/	382	392	1 438
康复治疗技术	3	56	94	292
中药学	3	59	49	211
护理	3	165	56	266
助产	3	0	54	157
药品生产技术	3	0	38	131
药品经营与管理	3	44	47	172
针灸推拿	3	58	54	209
五年制高职转入	/	0	37	37
护理	3	0	37	37
小计	/	**382**	**429**	**1 475**
合计	/	**2 318**	**2 699**	**10 389**

注：上表统计数据为本专科学生数。

研究生教育

在校硕士研究生 1548 人，2018 年招收硕士研究生 531 人，毕业 464 人。

在校博士研究生 125 人，2018 年招收博士研究生 44 人，毕业 20 人。

硕士学位专业设置：生药学、中医医史文献、中医基础理论、中西医结合学科、药剂学、药物分析学、方剂学、中药学、中西医结合临床、中医儿科学、中医诊断学、中医骨伤科学、护理学、针灸推拿学、中医临床基础、药理学、微生物与生化药学、中医内科学、中医学、中西医结合基础、中医外科学、药物化学、药学、中医妇科学、中医五官科学、公共卫生。

博士学位专业设置：方剂学、中药学、中医儿科学、中医骨伤科学、针灸推拿学、中医临床基础、中医内科学、中医五官科学、中医外科学、中医基础理论。

重点学科及带头人

吉林省特色高水平学科一流学科 A 类

中医学：宋柏林

吉林省特色高水平学科一流学科 B 类

中药学：邱智东

吉林省特色高水平学科优势特色学科 A 类

中西医结合：冷向阳

吉林省特色高水平学科优势特色学科 B 类

护理学：刘兴山

吉林省重中之重学科

中医学：宋柏林

中药学：邱智东

吉林省“十二五”优势特色重点学科

中医学：宋柏林

中药学：邱智东

中西医结合：冷向阳

国家中医药管理局“十一五”重点学科

中医脑病学：王　健

中医心病学：邓　悦

中医肺病学：王　檀

中医骨伤科学：赵文海

针灸学：王富春

推拿学：丛德毓

药用动物学：张　辉

中药药理学：林　喆

内经学：苏　颖

国家中医药管理局“十二五”重点学科

中医护理学：刘兴山

中医络病学：王秀阁

中医康复学：宋柏林

中医神志病学：赵德喜

中医眼病学：魏丽娟

中西医结合临床：冷向阳

中医全科医学：张守琳

中医预防医学：赵为民

中医耳鼻喉科学：韩　梅

中医儿科学：孙丽平

吉林省中医药管理局第二批重点学科

方剂学：张文凤

中药分析学：贡济宇

中医康复学：宋柏林
中西医结合临床：冷向阳
中医儿科学：孙丽平
中医内分泌病学：王秀阁
中西医结合基础：郭　焱
中医肛肠病学：周建华
中医眼科学：魏丽娟
中医护理学：刘兴山
吉林省中医药管理局第三批重点学科
古汉语与医古文：崔　为
中药药剂学：邱智东
中药化学：陈　新
中药鉴定学：翁丽丽
中医肾病学：张守琳
中医妇科学：王艳萍
中医养生学：赵为民
中医痹病学：王成武
中医皮肤病学：刘　颖

重点实验室及负责人

教育部重点实验室

中药有效成分重点实验室：邱智东

吉林省科技厅重点实验室

吉林省中药生物大分子重点实验室：李香艳

吉林省人参化学与药理重点实验室：陈长宝

吉林省中药生物技术重点实验室：赵　雨

吉林省教育厅重点实验室

中药有效成分重点实验室：高其品

药用动物可持续利用重点实验室：张　辉

手法效应基础重点实验室：宋柏林

中药生物转化重点实验室：邱智东

中西医结合慢病基础与临床重点实验室：冷向阳

推拿重点实验室：丛德毓

腧穴配伍重点实验室：王富春

人参分析筛选与利用重点实验室：吴　巍

吉林省卫生计生委重点实验室

吉林省中药药理学重点实验室：张大方

附属机构及负责人

长春中医药大学附属第一临床医院：丛德毓

长春中医药大学附属第三临床医院：刘爱东

（田　巍）

【黑龙江中医药大学】

党委书记：王福学
党委副书记、校长：孙忠人
党委副书记：陈亚平、姚凤祯
党委常委、副校长：王喜军、刘雪松
副 校 长：李　冀
党委常委、副校长：郭宏伟
党委常委、纪委书记：尹占军
工会主席：乔广霞
基础医学院院长：陈　晶
药学院院长：杨炳友
第一临床医学院、护理学院院长：姜德友
第二临床医学院、针灸推拿学院、康复医学院院长：唐　强
佳木斯学院院长：刘　斌
继续教育学院院长：李树和
国际教育学院院长：姚素媛
研究生院院长：徐　峰
人文与管理学院院长：左　军
马克思主义学院院长：周苏娅
医学信息工程学院：梁　华
地　　址：黑龙江省哈尔滨市香坊区和平路24号
邮　　编：150040
电　　话：0451－82193000
传　　真：0451－82110652
电子信箱：bgs@ hljucm. net
网　　址：www. hljucm. net

专业统计

2018年，学校职工人数1471人。专任教师498人，其中高级职称106人，副高级职称192人，中级职称69人，初级职称31人。

专业设置	学制（年）	2018年毕业生数	2018年招生数	在校生数
药学	4	74	146	435
中医康复学	5	0	58	118
中药制药	4	131	125	550
康复治疗学	4	212	231	910
针灸推拿学	5	181	227	1 024
药物制剂	4	87	153	470
医学检验技术	4	0	140	193
食品科学与工程	4	29	30	157
药物分析	4	31	40	193
医学实验技术	4	61	115	303
社会工作	4	0	0	32
运动康复	4	0	59	180
古典文献学	4	24	0	0

（续表）

专业设置	学制（年）	2018 年毕业生数	2018 年招生数	在校生数
医学信息工程	4	0	37	156
制药工程	4	44	82	226
应用心理学	4	35	34	154
生物技术	4	42	45	186
市场营销	4	23	36	140
中药学	4	128	114	393
中西医临床医学	5	629	431	2 076
公共事业管理	4	25	32	140
护理学	4	226	254	1 000
中医学	5	113	279	1 254
中医学（5 +3）	5 +3	0	166	570
中医学七年制	7	141	0	165
中药资源与开发	4	44	58	205
针灸推拿学	3	17	23	79
康复治疗学	2	20	13	33
中药制药	2	0	37	62
护理学	2	35	42	97
中西医临床医学	3	27	63	220
中药学	2	25	20	31
康复治疗技术	3	58	38	94
中药学	3	47	0	37
中医学	3	248	65	577
护理	3	137	79	293
医学美容技术	3	59	40	125
药品生产技术	3	26	0	22
针灸推拿	3	77	40	213
合计	/	**3 056**	**3 352**	**13 113**

注：上表统计数据为本专科学生数。

研究生教育

在校硕士研究生 2195 人，2018 年招收硕士研究生 785 人，毕业 505 人。

在校博士研究生 341 人，2018 年招收博士研究生 127 人，毕业 74 人。

硕士学位专业设置：中医基础理论、中医临床基础、中医医史文献、方剂学、中医诊断学、中医内科学、中医外科学、中医骨伤科学、中医妇科学、中医儿科学、中医五官科学、针灸推拿学、民族医学、中医康复学、中医心理学、中医伦理学、中西医结合基础、中西医结合临床、中西医结合重症医学、中西医结合影像学、药物化学、药剂学、生药学、药物分析学、微生物与生化药学、药理学、中药化学、中药药剂学、中药药理学、中药炮制学、临床中药学、中药资源学、中药鉴定学、人体解剖与组织胚胎学、康复医学与理疗学、护理学、社会医学与卫生事业管理。

博士学位专业设置：中医基础理论、中医临床基础、中医医史文献、方剂学、中医诊断学、中医内科学、中医外科学、中医骨伤科学、中医妇科学、中医儿科学、中医五官科学、针灸推拿学、民族医学、中医康复学、中西医结合基础、中西医结合临床、中西医结合重症医学、中西医结合影像学、药物化学、药剂学、生药学、药物分析学、微生物与生化药学、药理学、中药化学、中药药剂学、中药药理学、中药炮制学、临床中药学、中药资源学、中药鉴定学。

重点学科及带头人

国家一级重点学科

中药学：匡海学、王喜军

国家二级重点学科

方剂学：李　冀

中医妇科学：吴效科

国家二级重点学科（培育）

中医内科学：周亚滨

国家中医药管理局二级重点学科

中医基础理论：谢　宁

金匮要略：姜德友

中医史学：常存库

方剂学：李 冀

中医内科心病学：周亚滨

中医内科内分泌学：马　健

中医血液病学：孙　凤

中医老年病学：金　泽

中医皮肤病学：杨素清

中医眼科学：孙　河

针灸学：孙忠人

推拿学：李同军

中药化学：杨炳友

中药炮制学：王秋红

中药鉴定学：王喜军

临床中药学：刘树民

中医预防医学（培育）：郭文海

中医药工程学（培育）：李永吉

国家中医药管理局三级重点学科

中医内科心病学：周亚滨

中医内科内分泌学：马　健

中医血液病学：孙　凤

中医老年病学：金　泽

中医皮肤病学：杨素清

黑龙江省重点学科群

中药创新药物：匡海学

黑龙江省重点一级学科

中药学：匡海学

药学：王喜军

中医学：李　冀

中西医结合：邹　伟

黑龙江省重点二级学科

方剂学：段富津、李　冀

中医内科学：周亚滨

中医外科学：王玉玺

中医妇科学：吴效科

中医骨伤学：张晓峰

针灸推拿学：孙忠人

康复医学及理疗学：唐　强

中医基础理论：谢　宁

中医临床基础：姜德友

中医医史文献：常存库

黑龙江省领军一级人才梯队

针灸推拿学：孙忠人

中药学：匡海学

黑龙江省领军二级人才梯队

中医基础理论：谢　宁

中医临床基础：姜德友

中医医史文献：郭宏伟

方剂学：段富津、李　冀

中医内科学：周亚滨

中医妇科学：侯丽辉、丛慧芳

中医骨伤科学：张晓峰

中医康复学：唐　强

中西医结合基础：周忠光

中西医结合临床：邹　伟

药剂学：李永吉

生药学：王喜军

中医外科学：杨素清

黑龙江省领军三级人才梯队

中医消化病学：谢晶日

中医内分泌：马　建

中医血液病学：王金环

重点实验室及负责人

教育部重点实验室

北药基础与应用研究重点实验室：匡海学

国家中医药管理局中医药科研三级实验室

方药分析实验室：李　冀

分子生物学实验室：周亚滨

中药药理（妇科）实验室：吴效科

中药质量评价与血清药物化学实验室：王喜军

中药化学实验室：匡海学

中药材质量控制实验室：孙　晖

中药药理（行为）实验室：李廷利

中药制剂实验室：李永吉

细胞分子生物学实验室：姜德友

中药毒理实验室：刘树民

国家中医药管理局重点研究室

中药血清药物化学重点研究室：王喜军

方剂配伍重点研究室：李　冀

不孕症痰瘀证治重点研究室：吴效科

黑龙江省重点实验室

中药天然药物药效物质基础重点实验室：匡海学

黑龙江省重大疾病中医药临床疗效评价实验室：周亚滨

黑龙江省骨坏死基础与临床研究重点实验室：张晓峰

中药血清药物化学重点实验室：王喜军

黑龙江省脑功能与神经康复实验室：唐　强

针灸临床（脑病）神经生物学重点实验室：孙忠人

黑龙江省中医生殖发育重点实验室：吴效科

黑龙江省方药研究与转化重点实验室：葛鹏玲

黑龙江省教育厅高校重点实验室

北药基础与应用研究重点实验室：匡海学

中药学实验室：王　栋

针灸临床神经生物学重点实验室：孙忠人

中药材规范化生产及质量标准实验室：孙海峰

中医药基础研究实验室：姜德友

附属机构及负责人

黑龙江中医药大学附属第一医院：姜德友

黑龙江中医药大学附属第二医院：唐　强

黑龙江中医药大学附属第三医院：王志良　　（焦丁宁）

【上海中医药大学】

党委书记：曹锡康

校　　长：徐建光

党委副书记：徐建光、朱惠蓉、施建蓉（2018 年 1 月离任）、张艳萍（2018 年 1

月任职）、季　光

副 校 长：何星海（2018年1月离任）、陈小冰（2018年3月离任）、陈红专（2018年1月任职）、胡鸿毅、朱惠蓉、杨永清（2018年1月任职）、王拥军（2018年1月任职）

总会计师：徐瑶玲（2018年2月任职）

基础医学院院长：许家佗

中药学院院长：徐宏喜

针推学院院长：房　敏

护理学院院长：张翠娣

公共健康学院院长：施　榕

康复医学院院长：单春雷

国际教育学院院长：林　勋

继续教育学院院长：何文忠

马克思主义学院院长：（暂缺）

地　　址：上海市浦东蔡伦路1200号

邮　　编：201203

电　　话：021－51322001

传　　真：021－513220000

电子信箱：zyd. xb@163. com

网　　址：www. shutcm. edu. cn

专业统计

2018年，学校职工人数1340人。专任教师778人，其中高级职称137人，副高级职称230人，中级职称350人，初级职称42人。

专业设置	学制（年）	2018年毕业生数	2018年招生数	在校生数
高中起点本科	/	704	834	3 469
食品卫生与营养学	4	41	32	149
药学	4	37	59	244
康复作业治疗	4	0	15	15
康复物理治疗	4	0	26	26
生物医学工程	4	0	28	94
听力与言语康复学	4	0	26	103
中药学	4	118	119	487
中西医临床医学	5	58	57	284
公共事业管理	4	29	26	112
护理学	4	137	148	546
中医学	5	166	177	865
预防医学	5	0	27	53
康复治疗学	4	90	64	323
针灸推拿学	5	28	30	168
专科起点本科	/	96	83	182
针灸推拿学	3	4	0	1
食品卫生与营养学	2	1	1	8
康复治疗学	2	9	0	2
中医学	3	3	0	1
护理学	2	33	58	111
中药学	2	46	24	59
高中起点专科	/	53	67	206
护理学	3	53	67	206
合计	/	**853**	**984**	**3 857**

注：上表统计数据为本专科学生数。

研究生教育

在校硕士研究生2399人，2018年招收硕士研究生843人，毕业646人。

在校博士研究生633人，2018年招收博士研究生210人，毕业

131 人。

硕士学位专业设置：中医基础理论、中医临床基础、中医医史文献、方剂学、中医诊断学、中医内科学、中医外科学、中医骨伤科学、中医妇科学、中医儿科学、中医五官科学、针灸推拿学、中医外语、中医伦理学、中医工程、中西医结合康复学、中西医结合护理学、中西医结合基础、中西医结合临床、药剂学、生药学、药理学、中药学、中医保健体育、全科医学、护理、翻译。

博士学位专业设置：中医基础理论、中医临床基础、中医医史文献、方剂学、中医诊断学、中医内科学、中医外科学、中医骨伤科学、中医妇科学、中医儿科学、中医五官科学、针灸推拿学、中西医结合基础、中西医结合临床、中药学、中西医结合康复学。

重点学科及带头人

国家级重点学科（一级）

中药学

国家级重点学科（二级）

中医内科学、中医外科学、中医骨伤科学

国家重点学科（培育）

针灸推拿学、中医医史文献

上海高校一流学科（A 类）

中药学

上海高校一流学科（B 类）

中医学、中西医结合、科学技术史

上海高校一流学科（B 类培育）

护理学、药学

上海高校Ⅰ类高峰学科

中药学：王峥涛

中医学：刘　平

中西医结合：柯尊记

上海高校Ⅰ类高原学科

科学技术史：严世芸

国家中医药管理局重点学科

中医各家学说：朱邦贤

中医诊断学：王忆勤

中医肝胆病学：胡义扬

中医肾病学：何立群

中医肿瘤病学：许　玲

中医肛肠病学：曹永清

中医骨伤科学：王拥军

针灸学：沈雪勇

推拿学：房　敏

药用植物学：王峥涛

中医药工程学：杨华元

中医传染病学：陈建杰

中西医结合临床：张　腾

中医基础理论：方肇勤

内经学：陈　晓

中医史学：陈丽云

中医文献学：张如青

古汉语与医古文：刘庆宇

中医痹病学：苏　励

中医血液病学：周永明

中医皮肤病学：李　斌

中医疮疡病学：阙华发

中医乳腺病学：刘　胜

中医儿科学：虞坚尔

中医急诊学：方邦江

中医养生学：周英豪

中医康复学：张　宏

中医护理学：周文琴

中医护理学：张雅丽

中医全科医学：彭　文

中西医结合基础：施建蓉

中西医结合临床：李　琦

中西医结合临床：周　嘉

中医药信息学：周　华

中医治未病学：张振贤

中医文化学：李其忠

中医神志病学：徐　建

中医复杂科学：苏式兵

国家中医临床研究基地

恶性肿瘤病种研究：附属龙华医院

骨退行性病变病种研究：附属龙华医院

重点实验室及负责人

国家中医药管理局重点研究室

传统医药法律保护：宋晓亭

中医医疗服务评估：沈远东

慢性肝病虚损：徐列明

脊柱退变肾骨相关：王拥军

中药新资源与品质评价：王峥涛

针灸免疫效应：吴焕淦

中医传染病学：陈建杰

中医药健康服务模式与应用：张　磊

教育部重点实验室

中药标准化：王峥涛

肝肾疾病病证：刘　平

筋骨理论与治法：王拥军

教育部工程研究中心

中药现代制剂技术：冯　怡

上海市重点实验室

复方中药：王峥涛

中医临床：刘成海

健康辨识与评估：王忆勤

上海高校研究基地

中医内科学 E－研究院：刘　平

上海高校中西医结合防治心脑疾病重点实验室：吕　嵘

上海高校中药创新药物研发工程研究中心：徐宏喜

上海高校针灸推拿诊疗技术工程研究中心：沈雪勇

医学科技史研究中心（上海高校人文社科基地）：陈丽云

上海高校中药药效物质 E－研究院：李医明

中医药文化研究与传播中心（上海高校人文社科基地）：严世芸

附属机构及负责人

上海中药标准化研究中心：王峥涛

上海市气功研究所：李　洁

上海市中医老年医学研究所：陈　川

上海市针灸经络研究所：所长吴焕淦、法人代表周嘉

上海中医药大学中医文献研究所：梁尚华

上海中医药大学附属龙华医院：肖　臻

上海中医药大学附属曙光医院：周　华

上海中医药大学附属岳阳中西医结合医院：周　嘉　　（刘红菊）

【南京中医药大学】

党委书记：程　纯

校　　长：胡　刚

党委副书记、副校长：张策华

党委副书记：程　革

党委常委、副校长、第一附属医院院长：方祝元

党委常委、第一附属医院党委书记：翟玉祥

党委常委、副校长：程海波、乔学斌、徐桂华、孙志广

副 校 长：曾　莉

党委常委、纪委书记：张玉清

基础医学院院长：战丽彬
第一临床医学院院长：方祝元（兼）
第二临床医学院院长：顾一煌
医学与生命科学学院院长：沈 旭
整合医学学院副院长：杨 烨
药学院院长：胡立宏
卫生经济与管理院院长：田 侃
护理学院院长：马 勇
外国语学院、国际教育学院院长：姚 欣
信息技术学院院长：胡孔法
心理学院院长：李荐中

地 址：江苏省南京市栖霞区仙林大道138号
邮 编：210023
电 话：025-85811001
传 真：025-85811006
电子信箱：xzbox@njucm.edu.cn
网 址：www.njucm.edu.cn

专业统计

2018年，学校职工人数1642人。专任教师1013人，其中高级职称492人，中级职称462人，初级职称37人。

专业设置	学制（年）	2018年毕业生数	2018年招生数	在校生数
中医学	5+4	0	30	120
中医学	5+3	0	119	472
中医学	5	131	170	872
中医学（七年制）	7	89	0	113
中医学（中西医结合）（七年制）	7	118	0	120
中医养生学	5	0	50	115
中医儿科学	5	0	30	30
中医康复学	5	0	49	49
中医学（妇产科学）	5	0	30	30
眼视光学	4	40	43	178
针灸推拿学	5	92	50	383
针灸推拿学（盲人本科）	5	0	20	20
中医学（针灸推拿）（七年制）	7	30	0	31
中西医临床医学	5	99	81	357
临床医学	5	0	123	374
康复治疗学	4	125	89	445
食品卫生与营养学	4	59	30	195
药学类	4	0	116	235
中药学类	4	0	177	416
中药学	4+5	0	32	32
中药学	4	124	0	245
中药制药	4	46	0	79
药学	4	56	0	145
药物制剂	4	52	0	82
生物制药	4	104	113	438
制药工程	4	40	0	41
生物技术	4	0	60	177

（续表）

专业设置	学制（年）	2018 年毕业生数	2018 年招生数	在校生数
食品质量与安全	4	95	102	387
中药资源与开发	4	55	0	94
护理学	4	366	212	1 271
护理学（助产学）	4	0	58	58
公共事业管理（卫生事业管理）	4	53	0	157
国际经济与贸易	4	82	40	222
公共事业管理	4	112	89	390
公共事业管理（医疗保险）	4	52	0	0
公共管理类	4	0	79	79
市场营销	4	81	40	210
信息管理与信息系统	4	57	39	178
电子商务	4	58	41	190
药事管理	4	59	39	191
劳动与社会保障	4	0	0	143
健康服务与管理	4	0	57	57
计算机科学与技术	4	50	0	160
计算机科学与技术（嵌入式培养）	4	0	0	107
计算机类	4	0	117	118
软件工程	4	56	0	175
医学信息工程	4	0	51	115
应用心理学	4	48	89	248
英语	4	83	60	318
康复治疗技术	3	22	0	46
合计	/	**2 534**	**2 525**	**10 708**

注：上表统计数据为本专科学生数。

研究生教育

在校硕士研究生 3035 人，2018 年招收硕士研究生 1087 人，毕业 787 人。

在校博士研究生 446 人，2018 年招收博士研究生 155 人，毕业 116 人。

硕士学位专业设置：植物学、动物学、生理学、水生生物学、微生物学、神经生物学、遗传学、发育生物学、细胞生物学、生物化学与分子生物学、生物物理学、生态学、科学技术史、软件工程、人体解剖和组织胚胎学、免疫学、病原生物学、病理学与病理生理学、法医学、放射医学、航空航天与航海医学、内科学、儿科学、老年医学、神经病学、精神病与精神卫生学、皮肤病与性病学、影像医学与核医学、临床检验诊断学、外科学、妇产科学、眼科学、耳鼻咽喉科学、肿瘤学、康复医学与理疗学、运动医学、麻醉学、急诊医学、中医基础理论、中医临床基础、中医医史文献、方剂学、中医诊断学、中医内科学、中医外科学、中医骨伤科学、中医妇科学、中医儿科学、中医五官科学、针灸推拿学、中医康复学、中医外语、中医养生学、中医文化、中医药信息学、临床中药学、经方医学、中西医结合基础、中西医结合临床、中西医结合内科学、中西医结合外科学、中西医结合护理、中西医结合精神医学、中西医结合营养学、护理学、药物化学、药剂学、生药学、药物分析学、微生物与生化药学、药理学、中药学、中药炮制学、中药药理学、中药药剂学、中药资源学、中药鉴定学、中药化学、中药分析学、中药制药工程学、行政管理、社会医学与卫生事业管理、教育经济与管理、社会保障、土地资源管理、中医、中药学、药学、护理、应用心理。

博士学位专业设置：中医基础理论、中医临床基础、中医医史文献、方剂学、中医诊断学、中医内科学、中医外科学、中医骨伤科学、中医妇科学、中医儿科学、中医五官科学、针灸推拿学、中医康复学、中医养生学、中医文化、中医药信息学、临床中药学、经方医学、中西医结合基础、中西医结合临床、中西医结合内科学、中西医结合外科学、中西医结合护理、中西医结合精神医学、中西医结合营养学、护理学、中药学、中药炮制学、中药药理学、中药药剂学、中药资源学、中药鉴定学、中药化学、中药分析学、中药制药工程学、中医。

重点学科及带头人

江苏高校优势学科建设工程三期项目（A 类）

中医学（一级学科）：方祝元

中西医结合（一级学科）：黄　熙

江苏高校优势学科建设工程三期项目（B 类）

护理学（一级学科）：徐桂华

江苏省“十三五”重点学科

临床医学：秦叔逵

药学：谭仁祥

重点实验室及负责人

国家地方联合工程研究中心

中药资源产业化与方剂创新药物国家地方联合工程研究中心：段金廒

教育部工程研究中心

中药炮制规范化及标准化教育部工程研究中心：蔡宝昌

教育部重点实验室

针药结合教育部重点实验室：徐　斌

国家中医药管理局重点研究室

国家中医药管理局中医瘀热病机重点研究室：吴勉华

国家中医药管理局中药炮制标准重点研究室：蔡宝昌

国家中医药管理局名医验方评价与转化重点研究室：程海波

国家中医药管理局中药资源循环利用重点研究室：段金廒

其他江苏省重点科研机构

江苏省海洋药物研究开发中心：吴　皓

江苏省工程研究中心（工程实验室）

江苏省植物药深加工工程研究中心：郭立玮

江苏省理血方剂创新药物工程中心：段金廒

江苏省中药高效给药系统工程技术研究中心：狄留庆

江苏省中医药健康养生技术工程实验室：陈涤平

江苏省抗肿瘤验方研究与产业化工程实验室：程海波

江苏省重点实验室

江苏省中药药效与安全性评价重点实验室：陆　茵

江苏省方剂高技术研究重点实验室：段金廒

江苏省高校重点实验室

江苏省针灸学重点实验室：徐　斌

江苏省方剂研究重点实验室：段金廒

江苏省中药炮制重点实验室：蔡宝昌

江苏省儿童呼吸疾病（中医药）重点实验室：赵　霞

中药品质与效能国家重点实验室（培育）：谭仁祥

江苏省退行性疾病药靶与药物重点实验室：沈　旭

江苏省中药功效物质重点实验室：胡立宏

江苏省海洋重点实验室

江苏省海洋药用生物资源研究与开发重点实验室：吴　皓

江苏高校哲学社会科学重点研究基地

中医文化研究中心：张宗明

南京市工程技术研究中心

南京市中药微丸产业化工程技术研究中心：狄留庆

南京市中医药健康养生工程技术研究中心：陈涤平

附属机构及负责人

南京中医药大学附属医院（江苏省中医院）：方祝元

南京中医药大学第二附属医院（江苏省第二中医院）：殷立平

南京中医药大学附属南京中医院（南京市中医院）：陈延年

南京中医药大学附属南京八一医院（中国人民解放军第八一医院）：秦　峰

南京中医药大学附属南京医院（南京市第二医院）：易永祥

南京中医药大学附属江苏康缘药业股份有限公司：肖　伟

南京中医药大学附属苏中药业集团股份有限公司：唐仁茂

南京中医药大学附属香港位元堂药业控股有限公司：邓清河

（汤大朋）

【浙江中医药大学】

党委书记：孙秋华

党委副书记：张元龙、陈　刚

纪委书记：章建生

校　　长：方剑乔

副 校 长：郭　清、李俊伟、张光霁、赵　峰

第一临床医学院院长：毛　威

第二临床医学院院长：吕伯东

第三临床医学院、康复医学院院长：高祥福

第四临床医学院院长：马胜林

基础医学院、公共卫生学院院长：郑红斌

口腔医学院院长：卢海平

药学院院长：秦路平

护理学院院长：何桂娟

医学技术学院院长：应　航

生命科学学院院长：万海同

人文与管理学院副院长（主持工作）：许才明

继续教育学院（成人教育学院）院长：黄建波

国际教育学院副院长（主持工作）：王　颖

马克思主义学院院长：杨　华

滨江学院院长：李俊伟（兼）

地　　址：浙江省杭州市滨江区滨文路 548 号（滨文校区）/浙江省杭州市富阳高教园综合体（富春校区）

邮　　编：310053（滨文校区）/311402（富春校区）

电　　话：0571－86633177/86613501
传　　真：0571－86613500
电子信箱：xiaoban@zcmu.edu.cn
网　　址：www.zcmu.edu.cn

专业统计

2018年，学校职工人数1163人。专任教师781人，其中高级职称206人，副高级职称259人，中级职称242人，初级职称13人。

专业名称	学制（年）	2018年毕业生数	2018年招生数	在校生数
本　　科				
生物科学	4	55	93	328
助产学	4	0	99	162
计算机科学与技术	4	36	0	123
健康服务与管理	4	0	67	174
医学信息工程	4	55	70	275
制药工程	4	60	0	0
英语	4	49	0	126
儿科学	5	0	54	116
听力与言语康复学	4	63	110	296
市场营销	4	56	0	114
口腔医学	5	67	60	305
卫生检验与检疫	4	29	64	162
中药学	4	33	99	221
公共事业管理	4	53	66	219
护理学	4	140	182	796
中草药栽培与鉴定	4	30	40	135
临床医学	5	142	269	1 161
中医学	5	39	140	463
中医学	5+3	0	133	478
中医学	5+2	90	0	102
医学影像学	5	0	55	118
生物工程	4	1	0	71
预防医学	5	62	120	476
康复治疗学	4	0	59	187
针灸推拿学	5	81	138	488
药物制剂	4	22	0	64
医学检验技术	4	104	140	471
食品科学与工程	4	22	0	27
医学实验技术	4	0	69	169
医学影像技术	4	0	57	57
药学	4	81	140	421
计算机科学与技术	2	80	63	204

（续表）

专业名称	学制（年）	2018 年毕业生数	2018 年招生数	在校生数
市场营销	2	109	63	167
药学	2	72	32	105
小计	/	**1 631**	**2 482**	**8 781**
滨江学院				
药学	4	62	60	207
计算机科学与技术	4	47	106	272
制药工程	4	1	0	25
英语	4	43	60	170
生物技术	4	37	59	184
听力与言语康复学	4	43	0	176
市场营销	4	53	40	181
口腔医学	5	30	30	186
中药学	4	58	40	197
公共事业管理	4	21	0	64
护理学	4	224	181	895
临床医学	5	115	80	580
中医学	5	135	144	812
生物工程	4	50	0	0
康复治疗学	4	49	82	276
针灸推拿学	5	40	60	257
药物制剂	4	1	0	0
市场营销	2	40	107	187
药学	2	38	61	101
小计	/	**1 087**	**1 110**	**4 770**
合计	/	**2 718**	**3 592**	**13 551**

注：上表统计数据为本专科学生数。

研究生教育

在校硕士研究生 2021 人，2018 年招收硕士研究生 732 人（含七年制长学制 90 人），毕业 560 人。

在校博士研究生 232 人，2018 年招收博士研究生 75 人，毕业 45 人。

硕士学位专业设置：中医基础理论、中医临床基础、中医医史文献、方剂学、中医诊断学、中医内科学、中医外科学、中医骨伤科学、中医妇科学、中医儿科学、中医五官科学、针灸推拿学、民族医学、中医药卫生事业管理（目录外）、中医药信息学（目录外）、中药学、中药市场营销（目录外）、医学生物化学与分子生物学（目录外）、中西医结合基础、中西医结合临床、中西医结合预防医学（目录外）、药物化学、药剂学、生药学、药物分析学、微生物与生化药学、药理学、实验动物与比较药理（目录外）、中医药生物工程学（目录外）、内科学、儿科学、老年医学、神经病学、精神病与精神卫生学、皮肤病与性病学、影像医学与核医学、临床检验诊断学、外科学、妇产科学、眼科学、耳鼻咽喉科学、肿瘤学、康复医学与理疗学、运动医学、麻醉学、急诊医学、听力学（目录外）、口腔修复重建医学（目录外）、护理学、医学技术、基础医学、全科医学、临床病理学、口腔医学、公共管理。

博士学位专业设置：中医基础理论、中医临床基础、中医医史文献、方剂学、中医诊断学、中医内科学、中医外科学、中医骨伤科学、中医妇科学、中医儿科学、中医五官科学、针灸推拿学、民族医学、中医药卫生事业管理（目录外）、中医药信息学（目录外）、中药学、中药市场营销（目录外）、医学生物化学与分子生物学（目录外）、中西医结合基础、中西医结合临床、中西医结合预防医学（目录外）。

重点学科及学科带头人

国家重点学科

中医临床基础：范永升

国家中医药管理局重点学科

中医基础：万海同

中医内科消化学：吕　宾

针灸学：方剑乔

金匮要略：范永升

中医痹病学：温成平

中药药剂学：李范珠

中医骨伤科学：童培健

中医诊断学：徐　珊

中医脾胃病学：吕　宾

中医肺病学：王　真

中医肿瘤病学：郭　勇

中医血液病学：高瑞兰

中医基础理论：张光霁

中医皮肤病学：曹　毅

中医外治学：宣丽华

中医康复学：姚新苗

中医护理学：孙秋华

中医全科医学：蔡宛如

推拿学：范炳华

中药药理学：吕圭源

中西医结合临床：吕　宾

中医药信息学：江依法

中医药工程学：万海同

中医预防医学：史晓林

中医治未病学：沈敏鹤

中医实验动物学：陈民利

中医药生物技术学：丁志山

浙江省重点高校建设优势特色学科

中医学：方剑乔

中药学：秦路平

浙江省一流学科（A 类）

中西医结合：吕　宾

中药学：李大鹏

中医学：范永升

浙江省一流学科（B 类）

药学：李范珠

医学技术：应　航

护理学：孙秋华

临床医学：吕伯东

公共卫生与预防医学：郭　清

生物学：万海同

浙江省重中之重一级学科

中医学：范永升

中药学：李大鹏

浙江省重中之重学科

中药学：吕圭源

中医临床基础学：范永升

针灸推拿学：方剑乔

中西医结合临床：宋　康

中西医结合：吕　宾

浙江省重点学科

中医诊断学：龚一萍

中医骨伤科学：肖鲁伟

中西医结合基础：沃兴德

中药资源学：黄　真

护理学：孙秋华

动物学：陈民利

精神病与精神卫生学：陶　明

影像医学与核医学：许茂盛

妇产科学：吕　玲

口腔基础医学：谷志远

微生物和生化药物：丁志山

浙江省中医药重点学科

中西医结合血液病学：周郁鸿

中西医结合内分泌学：黄　琦

中医骨伤科学：童培建

中西医结合肿瘤学：郭　勇

中西医结合神经内科学：陈　眉

中西医结合消化内科学：吕　宾

中西医结合妇科学：蒋学禄

中西医结合外科学：裘华森

中医儿科学：董　勤

中西医结合基础医学（心血管）：沃兴德

中医药实验动物学：陈民利

中医诊断学：龚一萍

方剂学：连建伟

中药学：吕圭源

中医临床基础：郑小伟

中西医结合基础医学（脑病）：万海同

中药资源工程学：张如松

针灸学：方剑乔

推拿学：范炳华

中西医结合风湿免疫病学：范永升

中西医结合骨伤科学：吴建民

中西医结合呼吸病学：宋　康

中药药效毒理学：李昌煜

中药药物代谢动力学：万海同

中医药信息管理学：熊耀康

中西医结合全科医学：李俊伟

中西医结合比较心血管病学：毛　威

中西医结合整合胃肠病学：孟立娜

中医肿瘤维持治疗学：沈敏鹤

中医代谢病学：倪海祥

中西医结合医学影像学：许茂盛

中西医结合重症医学：江荣林

中西医结合血液免疫学：沈建平

中西医结合急诊内科学：黄小民

中医临床评价方法学：陈　健

中西医结合男科学：吕伯东

中西医结合慢病防治学：黄抒伟

中医老年骨伤学：姚新苗

针灸神经生物学：方剑乔

中医临床基础：温成平

中医方剂药效物质基础学：万海同

中西医结合转化心血管病学：毛　威

中西医结合皮肤美容学：曹　毅

中西医结合血液移植学：叶宝东

中西医结合消化系统肿瘤学：程向东

中医信息学：黄　琦

中西医结合肿瘤证候学：郭　勇

中西医结合肺部疾病学：王　真

中西医结合神经外科康复学：黄李法

中药鉴定炮制学：郑敏霞

中西医结合泌尿外科学：吕伯东

针灸微创肿瘤学：陈卫建

中西医结合慢性气道疾病防治学：蔡宛如

中西医结合危重心血管病防治学：黄抒伟

中医免疫病学：王新昌

中西医结合骨代谢疾病防治学：史晓林

针灸脑病学：林咸明

中医老年肺病学：张　弘

中医治未病学：高祥福

浙江省医学创新学科

血液病学（中西医结合）：虞

荣喜

骨外科学（中西医结合）：肖鲁伟

肿瘤学（中西医结合）：吴良村

医学实验动物学：陈民利

转化胃肠病学：吕　宾

重点实验室及负责人

浙江省重点实验室

针灸神经病学研究重点实验室：方剑乔

中西医结合循环系统疾病诊治重点实验室：毛　威

中医风湿免疫病省级重点实验室：范永升

中药治疗高血压及相关疾病药理研究重点实验室：吕圭源

骨关节疾病中医药干预技术研究重点实验室：童培建

消化道疾病病理生理研究重点实验室：吕　宾

浙江省工程实验室（工程研究中心）

中药炮制规范化及标准化浙江省工程研究中心：葛卫红

浙江省国际科技合作基地

分子医学国际科技合作基地：施国平

国家中医药管理局重点研究室

风湿脏痹证治研究室：范永升

骨痹研究室：肖鲁伟

再生障碍性贫血益气养血研究室：高瑞兰

国家中医药科研重点实验室

免疫实验室：范永升

脂代谢实验室：沃兴德

血液细胞分子生物学实验室：高瑞兰

骨重建技术实验室：童培建

临床病理实验室：宋　康

中药药理实验室：吕圭源

实验动物实验室：陈民利

中药炮制实验室：葛卫红

中药制剂实验室：李范珠

神经生物学（针灸）实验室：方剑乔

省级专项建设实验室

蛋白组学实验室：沃兴德

中药药效毒理实验室：吕圭源

中医免疫风湿病实验室：范永升

中药资源工程学实验室：张如松

血液细胞分子生物学实验室：高瑞兰

中药制剂实验室：李范珠

针灸神经生物学实验室：方剑乔

医学动物实验室：陈民利

中药体外代谢实验室：葛卫红

中药标准化研究实验室建设实验室：尹　华

分析测试中心实验室：葛尔宁

中药材种质资源与评价实验室：黄　真

中医脑病实验室：万海同

新型药物传递系统实验室：石森林

中药炮制实验室：张　云

浙江省中医药重点实验室

中医骨伤实验室：肖鲁伟

中医免疫风湿病实验室：范永升

中药药效毒理实验室：吕圭源

针灸神经生物学实验室：方剑乔

中医药实验动物学实验室：陈民利

中医心血管病实验室：沃兴德

血液细胞分子生物学实验室：高瑞兰

呼吸功能实验室：宋　康

附属机构及负责人

浙江中医药大学附属第一医院院长：毛　威

浙江中医药大学附属第二医院院长：吕伯东

浙江中医药大学附属第三医院院长：高祥福

（朱宇峰）

【安徽中医药大学】

党委书记：王先俊

党委副书记、校长：彭代银

党委副书记：张永群

党委委员、安徽省中医药科学院专职副院长：李泽庚

党委委员、纪委书记：曹　玉

副 校 长：戴　敏、魏　骅

研究生院院长：申国明

中医学院（新安学院）院长：王　茎

针灸推拿学院（康复医学院）院长：唐　巍

中西医结合学院（生命科学学院）院长：黄金玲

药学院院长：桂双英

医药信息工程学院（网络信息中心）院长：阚红星

医药经济管理学院院长：魏　骅

护理学院院长：方正清

人文与国际教育交流学院（国际合作中心）院长：周亚东

马克思主义学院院长：董玉节

体育部部长：林　红

继续教育学院（成人教育学院）院长：王其巨

创新创业学院院长：孟庆全

第一临床医学院院长：杨文明

第二临床医学院院长：黄学勇

第三临床医学院院长：杨文明

地　　址：安徽省合肥市前江路 1 号（少荃湖校区）/安徽省合肥市梅山路 103 号（梅山路校区）/安徽省合肥市史河路 45 号（史河路校区）

邮　　编：230012（少荃湖校区）/230038（梅山路校区）/230031（史河路校区）

电　　话：0551－68129004/68129026

传　　真：0551－68129028

电子信箱：ahtcm10369@126.com

网　　址：www.ahtcm.edu.cn

专业统计

2018 年，学校职工人数 1278 人。专任教师 910 人，其中高级职称 186 人，副高级职称 332 人，中级职称 387 人，初级职称 178 人。

专业设置	学制（年）	2018 年毕业生数	2018 年招生数	在校生数
中医儿科学	5	0	60	124
药学	4	65	180	541

（续表）

专业设置	学制（年）	2018 年毕业生数	2018 年招生数	在校生数
中药学	4	54	120	354
计算机科学与技术	4	217	230	871
保险学	4	64	60	209
国际经济与贸易	4	128	150	540
汉语国际教育	4	40	60	225
医学信息工程	4	0	60	207
制药工程	4	54	60	229
应用心理学	4	57	120	413
生物医学工程	4	60	120	439
生物制药	4	0	30	117
信息管理与信息系统	4	51	60	199
中西医临床医学	5	299	420	2 060
公共事业管理	4	65	60	203
护理学	4	396	540	1 911
中医学	5	352	510	2 448
中药资源与开发	4	60	0	105
康复治疗学	4	136	120	451
针灸推拿学	5	163	240	1 198
人力资源管理	4	63	60	212
药物制剂	4	111	60	239
药物分析	4	65	0	113
食品质量与安全	4	57	30	181
药学（专升本）	2	121	60	120
针灸推拿学（专升本）	3	0	60	178
中药学（专升本）	2	59	0	88
合计	/	**2 737**	**3 470**	**13 975**

注：上表统计数据为本专科学生数。

研究生教育

在校硕士研究生 1314 人，2018 年招收硕士研究生 486 人，毕业 364 人。

在校博士研究生 56 人，2018 年招收博士研究生 24 人，毕业 7 人。

硕士学位专业设置：中医基础理论、中医临床基础、中医医史文献、方剂学、中医诊断学、中医内科学、中医外科学、中医骨伤科学、中医妇科学、中医儿科学、中医五官科学、针灸推拿学、中西医结合基础、中西医结合临床、药物化学、药剂学、生药学、中药学、药物分析、微生物与生化药学、药理学、中医护理学、中医文化学、中医药信息学、药物代谢动力学、临床医学、工程（制药工程）、护理。

博士学位专业设置：中医学、中药学、中西医结合。

重点学科及学科带头人

国家中医药管理局重点学科

中医基础理论：王　键

中医肺病学：李泽庚

中医痹病学：刘　健

中医内分泌病学：方朝晖

针灸学：杨　骏

药用植物学：彭代银

中医文化学：王　键

中医疮疡病学：于庆生

中西医结合临床：杨文明
中医老年病学：张念志
中药化学：王　刚
临床中药学：夏伦祝
中医传染病学：张国梁
中医史学：陆　翔
中医养生学：牛淑平
中医治未病：肖　伟
中医药信息学：阚红星

省级学科建设重大项目

中医学：王　键
中药学：彭代银

国内一流学科B类奖补资金项目

中药学：彭代银

省级A类重点学科

中医学：王　健

省级B类重点学科

中医基础理论：王　键
中医内科学：刘　健
中药学：戴　敏
针灸推拿学：胡　玲
中西医结合临床：杨文明
中西医结合基础：申国明
中医妇科学：李伟莉
中医诊断学：李泽庚
中医外科学：于庆生
方剂学：方向明
药剂学：桂双英
中药药理学：汪　宁

重点实验室及负责人

国家级重点实验室

国家中医临床研究基地：安徽中医药大学第一附属医院

国家中药药理临床研究基地：安徽中医药大学第一附属医院

国家中药现代化科技产业（安徽）基地：安徽中医药大学

国家药物临床研究基地：安徽中医药大学第一附属医院

国家中医药国际合作基地：安徽中医药大学第二附属医院

世界针灸学会联合会“临床基地”：安徽中医药大学第二附属医院

安徽新安王氏内科流派工作室：安徽中医药大学门诊部

慢性阻塞性肺疾病肺气虚证重点研究室：李泽庚

细胞分子生物学（脑病）三级实验室：王　键

神经生物学（针灸）三级实验室：胡　玲

免疫学三级实验室：刘　健

中药药剂三级实验室：夏伦祝

数字化影像技术三级实验室：李传富

省部级重点实验室

安徽中医药发展研究中心：安徽中医药大学

安徽省针灸临床国际合作基地：安徽中医药大学第二附属医院

省部共建新安医学教育部重点实验室：王　键

安徽省中药研究与开发重点实验室：王　键

安徽道地中药材品质提升协同创新中心：彭代银

现代中药安徽省重点实验室：王德群

针灸基础与技术安徽省重点实验室：胡　玲

现代中药安徽省工程技术研究中心：彭代银

现代中医内科应用基础与开发研究安徽省实验室：刘　健

安徽省中药临床试验研发服务能力建设科技公共服务平台：李泽庚

安徽省中药制剂工程技术研究中心：桂双英

附属机构及负责人

安徽中医药大学第一临床医学院：杨文明

安徽中医药大学第二临床医学院：黄学勇

安徽中医药大学第三临床医学院：杨文明

安徽省中医药科学院：李泽庚

新安医学研究中心：王　键

安徽中医药大学门诊部（国医堂）：张亚辉　（刘竹青）

【福建中医药大学】

党委书记：陈立典
校　　长：李灿东
党委副书记：黄子杰
党委副书记：林　羽
副 校 长：刘献祥
纪委书记：叶　虹
副 校 长：陶　静、陈列平
海外教育学院院长：张文光
成人教育学院院长：陈　莘
研究生院院长：林丹红
中医学院院长：林　平
中西医结合学院院长：彭　军
药学院院长：褚克丹
针灸学院院长：林燕萍
人文与管理学院院长：王建忠
护理学院院长：（暂缺）
康复医学院院长：陶　静
地　　址：福建省福州市闽侯上街邱阳路1号（旗山校区）/福建省福州市五四路282号（屏山校区）
邮　　编：350122（旗山校区）/350003（屏山校区）
电　　话：0591－22861989
传　　真：0591－22861989
电子信箱：yzbgs@fjtcm.edu.cn/fjzy1958@163.com
网　　址：www.fjtcm.edu.cn

专业统计

2018年，学校职工人数1253人。专任教师859人，其中高级职称169人，副高级职称253人，中级职称364人，初级职称54人。

专业设置	学制（年）	2018年毕业生数	2018年招生数	在校生数
制药工程	4	2	0	110
食品科学与工程	4	38	24	118
临床医学	5	645	239	2 026
七年制中医学	5＋2	327	0	357

（续表）

专业设置	学制（年）	2018年毕业生数	2018年招生数	在校生数
七年制中医学（修园班）	5+2	33	0	29
中医学	5	273	354	1 763
中医学（5+3一体化）	5+3	0	120	477
中医学（5+3一体化）（修园班）	5+3	0	30	128
针灸推拿学	5	149	179	920
中西医临床医学	5	59	59	292
护理学	4	310	283	1 104
药学	4	119	118	469
中药学	4	49	117	321
药物制剂	4	50	89	145
信息管理与信息系统	4	48	48	198
市场营销（药品营销方向）	4	43	0	149
公共事业管理	4	100	139	603
医学实验技术	4	55	0	0
医学影像技术	4	52	48	154
康复治疗学	4	130	0	361
康复治疗学（闽台合作）	4	0	30	146
健康服务与管理	4	0	50	50
听力与言语康复学	4	0	28	28
康复作业治疗	4	0	44	44
康复物理治疗	4	0	90	95
临床医学（专升本）	3	90	0	0
中药学（专升本）	3	0	59	116
临床医学（成人业余专升本）	3	27	33	49
中医学（成人业余专升本）	3	62	62	147
针灸推拿学（成人业余专升本）	3	38	37	106
中西医临床医学（成人业余专升本）	3	34	38	81
护理学（成人业余专升本）	3	258	0	171
药学（成人业余专升本）	3	236	54	281
中药学（成人业余专升本）	3	450	478	1 398
康复治疗学（成人业余专升本）	3	0	130	184
合计	/	**3 677**	**2 980**	**12 620**

注：上表统计数据为本专科学生数。

研究生教育

在校硕士研究生1722人，2018年招收硕士研究生621人，毕业406人。

在校博士研究生109人，2018年招收博士研究生43人，毕业24人。

硕士学位专业设置：中医基础理论、中医临床基础、中医医史文献、方剂学、中医诊断学、中医内科学、中医外科学、中医骨伤科学、中医妇科学、中医儿科学、中医五官科学、针灸推拿学、中西医结合基础、中西医结合临床、中药学、病理学与病理生理学、内科学、儿科学、精神病与精神卫生学、老年医学、神经病学、皮肤病与性病学、临床检验诊断学、外科学、影像医学与核医学、妇产科学、眼科学、耳鼻咽喉科学、麻醉学、肿瘤学、运动医学、康复医学与理疗学、急诊医学、药物化学、药剂学、生药学、药物分析学、微生物与生化药学、药理学、中西医结合康复学、中医康复学、护理学、中西医结合护理学、社会发展与药事管理学、中医文化学（自设）、全科医学、护理、药学。

博士学位专业设置：中医基础理论、中医临床基础、中医医史文献、方剂学、中医诊断学、中医内科学、中医外科学、中医骨伤科学、中医妇科学、中医儿科学、中医五官科学、针灸推拿学、中西医结合基础、中西医结合临床、中医康复学、中西医结合康复学、中西医结合护理学。

重点学科及学科带头人

国家中医药管理局重点学科

中医诊断学：林雪娟

方剂学：阮时宝

伤寒学：张喜奎

中医文献学：肖林榕

中医骨伤科学：李　楠

中医康复学：陶　静

中医脾胃病学：纪立金

中医护理学：陈锦秀

针灸学：吴　强

中药化学：吴锦忠

中西医结合临床：刘献祥

内经学：纪立金

中医急诊学：文　丹

中医养生学：邓月娥

推拿学：廖　军

中药分析学：陈　丹

临床中药学：吴水生

中西医结合基础：施　红

中医心理学：黄俊山

中医预防医学：张喜奎

省级重点学科

中西医结合、护理学、康复医学、临床医学、药学、中药学、中医学（2012年福建省公布省级重点学科名单，名单仅公布一级学科名称，未公布具体学科带头人）

福建省特色重点学科

中西医结合、临床医学（康复医学方向）（2012年福建省公布省特色重点学科名单，名单仅公布一级学科名称，未公布具体学科带头人）

福建省高校优势学科创新平台培育项目

康复技术与药物研发创新平台：陈立典

福建省A类高峰学科

中西医结合、中医学

福建省高原学科

中药学、护理学、药学

福建省应用型学科

临床医学、管理学

重点实验室及负责人

国家发展改革委与地方联合工程研究中心

康复医疗技术国家地方联合工程研究中心（福建）：陈立典

闽台中药分子生物技术国家地方联合工程研究中心（福建）：林　羽

国家中医药管理局中医药科研三级实验室

病理生理学实验室：何才姑

针灸生理实验室：许金森

骨重建生物力学实验室：牛素生

中医康复技术实验室：杨珊莉

分子生物学实验室：廖凌虹

中药药理（细胞结构与功能）实验室：陈文列

中药生药学实验室：吴锦忠

细胞生物学实验室：林久茂

教育部省部共建重点实验室

中医骨伤及运动康复实验室：李　楠

国家中医药管理局科研中心

中医药文献检索中心：蔡鸿新

中医康复研究中心：陈立典

省级中药原料质量监测技术服务中心：林　羽

省级中药炮制技术传承基地：林　羽

福建省“2011协同创新中心”

康复技术协同创新中心：陈立典

中医健康管理协同创新中心：李灿东

省级重点实验室、中心、基地

中西医结合基础福建省高校重点实验室：林久茂

中药资源研究与开发利用福建省高校重点实验室：徐　伟

福建省闽台中医文化文献研究中心：蔡鸿新

闽产中药研发科技平台：褚克丹

福建省中药产业技术开发基地：吴水生

福建省中西医结合老年性疾病重点实验室：彭　军

福建省兔类实验动物技术服务基地：王训立

福建省康复技术重点实验室：刘建忠

中医证研究福建省高校重点实验室：杨朝阳

闽台中医药科研合作基地：陈立典

福建省中药学重点实验室：褚克丹

福建省中医健康辨识重点实验室：李灿东

福建省经络感传重点实验室：许金森

福建省中医睡眠医学重点实验室：黄俊山

福建省康复产业研究院技术创新平台：刘建忠

闽台牛樟芝产业技术合作基地：王　宫

福建省中医药文化研究中心：吴　童

中西医结合皮肤病福建省高校重点实验室：黄　宁

数字福建中医健康管理大数据研究所：李灿东

数字福建康复大数据研究所：陈立典

省级中医药特色技术和方药筛选评价中心：胡　娟

福建省中医药研究院中医药技术转移中心：王　宫

康复产业研究院：陈立典

福建省中医药研究院省级产学研合作示范基地：王　宫

省级工程技术研究中心

福建省中药临床前研究与质量控制工程技术研究中心：胡　娟

福建省中药制剂与质量控制工程技术研究中心：陈　丹

海峡两岸牛樟芝产业福建省高校工程研究中心：王　宫

福建省中医四诊智能诊疗设备工程研究中心：李灿东

省级重点研究室

中医健康状态辨识重点研究室：李灿东

中医康复重点研究室：陈立典

经络感传重点研究室：许金森

福建省卫生健康委中医药科研二级实验室

中药药理毒理实验室：黄　枚

舌苔脱落细胞实验室：高碧珍

四诊资料标准化采集实验室：林雪娟

证素辨证与数据挖掘技术实验室：甘慧娟

中西医结合基础综合实验室：何才姑

中药制剂与质量控制实验室：陈　丹

方药分析实验室：马少丹

福建省卫生健康委中医药科研一级实验室

电生理实验室：纪　峰

附属机构及负责人

福建省中医药研究院：周美兰

福建中医药大学附属人民医院（第一临床医学院）：赵红佳

福建中医药大学附属第二人民医院（第二临床医学院）：魏　真

福建中医药大学附属第三人民医院：陈建洪

福建中医药大学附属康复医院：杨珊莉

福建中医药大学附属厦门中医院（第三临床医学院）：耿学斯

福建中医药大学附属厦门第三医院（第四临床医学院）：郭之通

福建中医药大学附属三明第二医院（第五临床医学院）：陈少华

福建中医药大学附属三明中西医结合医院（第六临床医学院）：温立新

福建中医药大学附属福鼎医院（第七临床医学院）：李桂心

福建中医药大学附属福州中医院：张峻芳

福建中医药大学附属漳州中医院：陈鲁峰

福建中医药大学附属泉州中医院：孙伟芬

福建中医药大学附属宁德中医院：苏　寅

福建中医药大学附属南平人民医院：钟文亮

福建中医药大学附属龙岩中医院：陈志强

福建中医药大学附属晋江中医院：庄耀东

福建中医药大学附属十堰太和医院：罗　杰

福建中医药大学附属温州中医院：王庆来

福建中医药大学附属河南康复医院：李无阴

福建中医药大学附属泉州正骨医院：陈长贤

福建中医药大学附属龙岩人民医院：李斌生

福建中医药大学附属尤溪医院：胡永兴

（郑新兴）

【江西中医药大学】

党委书记：陈明人

党委副书记兼附属医院院长：左铮云

党委委员、副校长：朱卫丰、杨　明

副 校 长：陈　勃

党委委员、副校长：简　晖、章德林、彭映梅

党委委员、纪委书记：邹健生（2018年6月任职）

副 校 长：杜建强

临床医学院院长：刘中勇

基础医学院院长兼生命科学学院院长：章文春

计算机学院院长：何　雁

经济与管理学院院长：姚东明

人文学院院长：余亚微

护理学院院长：刘建军

灸学院院长：陈日新

研究生院院长：章新友

岐黄国医书院院长：朱卫丰（兼任）

继续教育学院院长：游卫平

国际教育学院院长：周志刚

科技学院院长：乐毅敏

地　　址：江西省南昌市湾里区梅岭大道1688号

邮　　编：330004

电　　话：0791－87118800

传　　真：0791－87118800

电子信箱：jzyb@ jxtcmi. com

网　　址：www. jxutcm. edu. cn

专业统计

2018年，学校职工人数1126人。专任教师741人，其中高级职称131人，副高级职称241人，中级职称293人，初级职称54人。

专业设置	学制（年）	2018年毕业生数	2018年招生数	在校生数
本　　科				
中医学（含国际交流方向、骨伤方向、维吾尔医学方向）	5	472	298	1 981
中西医临床医学	5	258	205	985
护理学	4	142	140	590
护理学类（中外合作办学）	4	0	0	0
针灸推拿学（含康复方向）	5	222	206	1 241
中医养生学	5	0	59	63
康复治疗学	4	0	50	109

（续表）

专业设置	学制（年）	2018 年毕业生数	2018 年招生数	在校生数
中药学（含国际交流方向、维吾尔药学方向）	4	200	168	676
制药工程	4	83	98	316
生物工程（含生物制药方向）	4	80	72	307
环境科学	4	0	0	37
中药资源与开发	4	42	39	121
药学（含医药营销方向）	4	352	231	1 102
药物制剂	4	81	44	272
保险（含健康保险方向）	4	67	49	262
公共事业管理（含法学方向、卫生管理方向）	4	54	60	275
计算机科学与技术（含医药软件开发方向、医药信息方向）	4	73	40	278
健康服务与管理	4	0	56	103
生物医学工程（含医疗电子方向）	4	129	54	287
医学信息工程	4	0	49	94
医学技术	4	0	70	228
英语	4	36	41	145
应用心理学	4	42	78	259
应用化学	4	52	44	171
音乐学（音乐治疗方向）	4	47	45	183
市场营销	4	38	49	196
工商管理类（中外合作办学）	4	0	94	335
中药制药	4	67	45	224
食品质量与安全	4	0	68	227
小计	/	**2 537**	**2 455**	**11 067**
专　科				
中药	3	46	56	164
医药营销（药品经营与管理）	3	29	54	197
护理	3	75	54	153
药物制剂技术（药品生产技术）	3	40	58	158
药学	3	49	56	169
医疗美容技术	3	48	0	79
针灸推拿	3	57	87	184
小计	/	**344**	**365**	**1 101**
合计	/	**2 881**	**2 817**	**12 171**

注：上表统计数据为本专科学生数。

研究生教育

在校硕士研究生1416人（不含休学7人），2018年招收硕士研究生517人，毕业386人。

在校博士研究生70人，2018年招收博士研究生29人。

硕士学位专业设置：计算机应用技术、中医药信息学、中医基础理论、中医临床基础、中医医史文献、方剂学、中医诊断学、中医内科学、中医外科学、中医骨伤科学、中医妇科学、中医儿科学、中医五官科学、针灸推拿学、中医肛肠病学、中医养生学、中医翻译学、中医文化学、中医护理学、中医病因病机学、中西医结合基础、中西医结合临床、药物化学、药剂学、生药学、药物分析学、药理学、民族药学、社会医学与卫生事业管理。

博士学位专业设置：中医学、中药学。

重点学科及学科带头人

国家中医药管理局中医药重点学科

中药炮制学：龚千锋

中药药剂学：罗晓健

针灸学：康明非

伤寒学：蒋小敏

中医诊断学：丁成华

中医心病学：刘中勇

中医疮疡病学：王万春

中医养生学：蒋力生

中医康复学：余　航

中医全科医学：廖为民

药用植物学：罗光明

中药化学：罗永明

中药分析学：饶　毅

中医药信息学：杜建强

中医心理学：刘红宁

省级一流学科

中药学：杨　明

中医学：陈明人

重点实验室及负责人

国家级重点实验室

中药固体制剂制造技术国家工程研究中心：杨世林

中蒙药丸剂关键技术及工艺国家地方联合工程研究中心：杨　明

创新药物与高效节能降耗制药设备国家重点实验室：杨　明

省部级重点实验室

现代中药制剂教育部重点实验室：杨　明

江西省实验清洁级大小鼠生产基地：徐　彭

循证医学教育部网上合作研究中心分中心：朱卫丰

江西省中药种质资源工程技术研究中心：罗光明

江西省现代中药制剂及质量控制重点实验室：饶　毅

江西省中药制药工艺与装备工程技术研究中心：杨　明

江中国家工程研究中心博士后工作站：杨世林

国家药物临床试验机构：陈明人

江西省制药工程技术产学研合作示范（培育）基地：王跃生

中药质量控制实验室（国家中医药管理局中医药科研三级实验室）：刘荣华

中药制剂实验室（国家中医药管理局中医药科研三级实验室）：廖正根

中药制剂实验室（国家中医药管理局中医药科研三级实验室）：罗晓健

中药资源评价实验室（国家中医药管理局中医药科研三级实验室）：罗光明

腧穴热敏实验室（国家中医药管理局中医药科研三级实验室）：康明非

中药质量分析实验室（国家中医药管理局中医药科研三级实验室）：饶　毅

中药材炮制技术传承基地：杨　明

中药学学科博士后科研流动站：刘荣华

江西中药产业技术创新战略联盟：刘红宁

热敏灸重点研究室（国家中医药管理局重点研究室）：陈日新

江西创新药物与高效节能制药设备协同创新中心：杨世林

江西省中药药理学重点实验室：余日跃

江西省传统中药炮制重点实验室：龚千锋

江西民族传统药现代科技与产业发展协同创新中心：刘红宁

灸疗研究与临床转化协同创新中心：陈日新

江西省中医病因生物学重点实验室：刘红宁

江西省健康服务业发展软科学研究基地：刘红宁

江西省中西医结合临床医学研究院：左铮云

江西省中医药文化旅游协同创新中心：陈明人

江西省中医肺科学重点实验室：刘良徛

江西省民族药质量标准与评价重点实验室：钟国跃

江西省中药精油产业化关键技术工程研究中心：杨　明

附属机构及负责人

江西中医药大学附属医院（江西省中医院）：左铮云

江西中医药大学第二附属医院（南钢医院）：甘　淳

江西中医药大学附属中西医结合医院（江西省中西医结合医院）：魏友平

江西中医药大学附属洪都中医院：邱慈桂

江西中医药大学附属鹰潭中医院：宋卫国

江西中医药大学附属丰城中医院：曾桂林

江西中医药大学附属宜春中医院：周亚林

江西中医药大学附属九江中医院：徐江祥

江西中医药大学附属玉山中医院：王　设

江西中医药大学附属新余中医院：黎　源

江西中医药大学附属赣州中医院：刘少华

江西中医药大学附属生殖医院：陈胜辉

江西江中医药包装厂：谢伏明

江西江中安可科技有限公司：谢伏明 （王海燕）

【山东中医药大学】

党委书记：于富华（任期至2018年3月）、武继彪（2018年12月任职）

校　　长：武继彪
党委副书记：姜少华
副 校 长：高树中、田立新、张成博（任期至2018年6月）、庄　严、王振国、赵　敏（挂职至2018年11月）
纪委书记：邢桂强
中医学院院长：王世军
药学院（天然药物研究所）院长：张永清
针灸推拿学院（针灸研究所）院长：杨继国
护理学院院长：陈莉军
马克思主义学院院长：崔瑞兰
外国语学院院长：李茂峰
理工学院院长：曹　慧
管理学院院长：田思胜
康复学院院长：郑　心
健康学院院长：王庆领
继续教育学院院长：唐炳舜
地　　址：山东省济南市长清区大学科技园大学路4655号
邮　　编：250355
电　　话：0531－89628012
传　　真：0531－89628015
电子信箱：sdzyybgs@163.com
网　　址：www.sdutcm.edu.cn

专业统计

2018年，学校职工人数1041人。专任教师951人，其中正高级职称134人，副高级职称328人，中级职称356人，初级职称133人。

专业设置	学制（年）	2018年毕业生数	2018年招生数	在校生数
药学	4	125	111	520
运动人体科学	4	59	103	370
针灸推拿学	5	375	306	1 556
药物制剂（注：授予理学学士学位）	4	0	54	174
食品卫生与营养学	4	59	55	355
护理学	4	359	411	1 790
中草药栽培与鉴定（注：授予理学学士学位）	4	49	53	218
临床医学	5	0	100	100
眼视光医学	5	0	109	282
中医学	5	301	437	1 798
中医学	8	0	149	630
中医学	7	399	0	399
中药资源与开发	4	0	53	171
康复治疗学	4	124	216	846
计算机科学与技术	4	113	119	476
健康服务与管理	4	0	52	52
法学	4	117	107	467
社会体育指导与管理	4	127	117	471
制药工程	4	236	217	939
生物医学工程	4	57	103	452
英语	4	116	109	470
应用心理学	4	122	108	476
数据科学与大数据技术	4	0	118	118
听力与言语康复学	4	0	55	109
市场营销	4	116	108	457
信息管理与信息系统	4	61	107	459
眼视光学	4	59	60	244

（续表）

专业设置	学制（年）	2018 年毕业生数	2018 年招生数	在校生数
中药学	4	219	218	983
中西医临床医学	5	425	315	1 611
公共事业管理	4	110	105	460
药学（3+2）	2	0	49	49
针灸推拿学	2	53	51	104
中医学	2	101	103	204
护理学	2	93	100	201
中药学	2	47	50	101
中药学（3+2）	2	0	50	50
市场营销（3+2）	2	0	49	49
合计	/	**4 022**	**4 627**	**18 211**

注：上表统计数据为本专科学生数。

研究生教育

在校硕士研究生 3091 人，2018 年招收硕士研究生 1064 人，毕业 872 人。

在校博士研究生 289 人，2018 年招收博士研究生 94 人，毕业 74 人。

硕士学位专业设置：中医基础理论、中医临床基础、中医医史文献、中医诊断学、方剂学、中药学、中医内科学、中医外科学、中医妇科学、中医儿科学、中医骨伤科学、中医五官科学、针灸推拿学、中西医结合基础、中西医结合临床、内科学、儿科学、老年医学、神经病学、精神病与精神卫生学、皮肤病与性病学、影像医学与核医学、临床检验诊断学、外科学、妇产科学、眼科学、耳鼻咽喉科学、肿瘤学、康复医学与理疗学、运动医学、麻醉学、急诊医学、护理学、药物化学、药剂学、生药学、药物分析学、微生物与生化药学、药理学、生物医学工程、基础心理学、发展与教育心理学、应用心理学、马克思主义中国化研究、科学技术史、全科医学。

博士学位专业设置：中医基础理论、中医临床基础、中医医史文献、中医诊断学、方剂学、中药学、中医内科学、中医外科学、中医妇科学、中医儿科学、中医骨伤科学、中医五官科学、针灸推拿学、中西医结合基础、中西医结合临床。

重点学科及学科带头人

国家重点学科

中医基础理论：乔明琦

中医医史文献：王振国

中医内科学（培育）：尹常健

国家中医药管理局“十一五”重点学科

中医基础理论：乔明琦

中医文献学：王振国

中医心病学：杨传华

中医脑病学：齐向华

中医肿瘤病学：齐元富

中医妇科学：王东梅

中医儿科学：李燕宁

中医全科医学：姜建国

针灸学：吴富东

中药药剂学：田景振

中西医结合基础：王世军

中西医结合临床：葛　明

国家中医药管理局“十二五”重点学科

内经学：王小平

金匮要略：吕翠霞

中医各家学说：张成博

中医健康管理学：张思超

中医教育学：石作荣

中医情志学：张甦颖

中医外治学：高树中

中医康复学：商庆新

中医心理学：张伯华

中医文化学：欧阳兵

中医肝胆病学：李　勇

中医护理学：李　平

中西医结合临床：张　伟

中医预防医学：高　毅

中医男科学：孙　伟

中医预防医学：冯建华

中医眼科学：马晓华

山东省“十二五”重点学科

中医内科学：尹常健

中医基础理论：乔明琦

中医医史文献：王振国

中西医结合基础：王世军

中药学：田景振

针灸推拿学：吴富东

中医儿科学：李燕宁

方剂学：王均宁

中医妇科学：王冬梅

中医外科学：宋爱莉

生药学：李　峰

眼科学：毕宏生

中医骨伤科学：徐展望

中医全科医学：姜建国

中西医结合眼病防治技术：毕宏生

中药资源学：张永清

中西医结合肿瘤防治：王世军

中医心血管病：李运伦

天然药物：张惠云

中药制剂：杨培民

山东省一流学科

中医学：王世军

中药学：张永清

山东省中医药重点学科

中药药理学：聂　克

伤寒学：丁元庆

温病学：张思超

中医史学：刘桂荣

中医诊断学：商庆新

药用植物学：张永清

中药鉴定学：李　峰

临床中药学：滕佳林

针灸推拿文化学：韩　涛

中医药统计与流行病学：史周华

中医肺病学：张　伟

中医痹病学：刘　英

中医耳鼻咽喉学：王仁忠

推拿学：季　远

中医老年医学：陈泽涛

中西医结合麻醉学：苏　帆

中医骨伤学：徐展望

中医肾病学：高建东

中医脑病学：王兴臣

中医护理学：吴培香

重点实验室及负责人

教育部重点实验室

中医药经典理论实验室：王振国

国家中医药管理局中医药科研三级实验室

中药质量分析实验室：张惠云

微循环实验室：王世军

细胞生物学实验室：郑广娟

中药制剂实验室：于维萍

视觉分析实验室：毕宏生

辅助生殖技术实验室：孙　伟

山东省重点实验室

中医药基础研究重点实验室：齐冬梅

中西医结合眼病防治：毕宏生

山东省工程实验室

山东省中药药效物质发现与纯化工程实验室：田景振

山东省高校“十三五”重点实验室

中西医结合眼病防治技术：毕宏生

中药资源学：张永清

中西医结合肿瘤防治：王世军

中医心血管病：李运伦

天然药物：容　蓉

山东省中医药重点实验室

经方研究：彭　欣

药用真菌资源与开发：徐凌川

针灸神经生物学：杨佃会

高血压中医药防治：李运伦

中西医结合生殖与遗传学：连　方

中西医结合周围血管病学：陈柏楠

亚健康体质学：郑　心

康复医学与理疗学：李　丽

中医男性生殖医学：孙　伟

中西医结合眼科：毕宏生

附属机构及负责人

山东中医药大学附属医院（第一临床医学院）：党委书记高毅（任期至2018年2月）、庄严（2018年2月任职），院长赵升田（任期至2018年9月）、任勇（2018年9月任职）

山东中医药大学第二附属医院（第二临床医学院）：党委书记葛明、院长徐云生

眼科与视光医学院（眼科研究所）：党总支书记、院长毕宏生

（徐希敏）

【河南中医药大学】

党委书记：别荣海

校　　长：许二平

副 校 长：李建生、张小平、徐江雁、冯卫生、田　力

基础医学院(仲景学院）院长：李根林

药学院院长：朱建光

管理学院院长：张丽青

外语学院院长：郭先英

信息技术学院院长：许成刚

护理学院院长：杨英豪

康复医学院院长：（暂缺）

继续教育学院院长：翟立武

国际教育学院院长：周友龙

马克思主义学院院长：张会萍

体育教研部院长：（暂缺）

第一临床医学院院长：朱明军

第二临床医学院院长：崔应麟

第三临床医学院院长：张大伟

地　　址：河南省郑州市郑东新区金水东路156号

邮　　编：450046

电　　话：0371－65944307

传　　真：0371－65944307

电子信箱：wenmike@ hactcm. edu. cn

网　　址：www. hactcm. edu. cn

专业统计

2018年，学校职工人数1522人。专任教师1171人，其中高级职称154人，副高级职称319人，中级职称486人，初级职称105人。

专业设置	学制（年）	2018年毕业生数	2018年招生数	在校生数
软件技术	2	0	106	106
计算机信息管理	2	133	94	238
针灸推拿	3	160	107	486
中西医临床医学	5	516	458	2 079
公共事业管理	4	56	0	55
公共事业管理（健康保险方向）	4	0	59	94
公共事业管理（卫生事业管理方向）	4	0	61	157
护理学	4	205	426	1 563

（续表）

专业设置	学制（年）	2018年毕业生数	2018年招生数	在校生数
护理学（民族传统体育与保健英语方向）	4	99	117	342
临床医学	5	0	120	120
针灸推拿学	5	310	339	2 241
药物制剂（注：授予理学学士学位）	4	63	119	400
医学检验技术	4	83	60	529
医学影像技术	4	100	59	437
药学	4	80	120	445
中医儿科学	5	0	120	120
中医养生学	5	0	119	119
中医康复学	5	0	120	120
计算机科学与技术	4	47	58	224
健康服务与管理	4	0	97	97
汉语国际教育	4	64	60	203
软件工程	4	0	58	199
制药工程	4	114	90	376
英语	4	74	89	356
应用心理学	4	48	59	209
市场营销	4	128	89	303
信息管理与信息系统	4	110	89	231
中药学	4	57	120	356
中医学	5	447	407	2 197
中医学（5+3一体化）	5+3	0	30	30
中医学（5+3一体化，儿科学）	5+3	0	30	30
中医学（海外办学项目）	5	0	52	88
生物工程	4	47	58	206
中药资源与开发	4	85	78	277
文化产业管理	4	36	0	98
中药制药	4	121	90	365
预防医学	5	91	123	484
康复治疗学	4	82	134	760
中医学（专升本）	3	262	318	866
护理学（专升本）	2	192	258	512
康复治疗学（专升本）	2	29	80	160
针灸推拿学（专升本）	3	271	435	1 108
中药学（专升本）	2	52	119	207
合计	/	**4 162**	**5 625**	**19 593**

注：上表统计数据为本专科学生数。

研究生教育

在校硕士研究生 1702 人，2018 年招收硕士研究生 614 人，毕业 497 人。

在校博士研究生 61 人，2018 年招收博士研究生 31 人，毕业 9 人。

硕士学位专业设置：病理学与病理生理学、病原生物学、翻译、方剂学、护理、康复医学与理疗学、临床检验诊断学、马克思主义基本原理、马克思主义中国化研究、内科学、人体解剖与组织胚胎学、生药学、思想政治教育、外科学、药剂学、药理学、药物分析学、药物化学、医事管理、影像医学与核医学、针灸推拿学、中国近现代史基本问题研究、中西医结合基础、中西医结合临床、中药学、中医儿科学、中医妇科学、中医骨伤科学、中医基础理论、中医康复学、中医临床基础、中医内科学、中医外科学、中医五官科学、中医养生学、中医医史文献、中医诊断学。

博士学位专业设置：中药学、中医临床基础、中医基础理论、中医儿科学、针灸推拿学、中医内科学、方剂学、中医外科学、中医医史文献、中医骨伤科学、中医妇科学。

重点学科及带头人

河南省优势特色学科

中医学：李建生

第九批河南省重点学科

中药学：陈随清

中西医结合：朱明军

基础医学：高剑峰

临床医学：解金红

药学：苗明三

生物工程：郑晓珂

计算机科学与技术：余海滨

护理学：杨巧菊

医学技术：任伟宏

国家中医药管理局“十一五”中医药重点学科

中医基础理论：司富春

方剂学：许二平

中医心病学：韩丽华

中医肝胆病学：赵文霞

中医肺病学：李建生

中医儿科学：丁　樱

中药化学：冯卫生

临床中药学：李学林

中医传染病学：徐立然

国家中医药管理局“十二五”中医药重点学科

伤寒学：梁华龙

中医各家学说：徐江雁

中医脑病学：王新志

中医妇科学：傅金英

中医男科学：孙自学

中医养生学：侯江红

中医康复学：冯晓东

中医护理学：秦元梅

中医全科医学：孟　毅

针灸学：高希言

推拿学：周运峰

中药鉴定学：陈随清

中医预防医学：申　杰

中医文化学：郭德欣

中医实验动物学：苗明三

重点实验室及负责人

科技部国际科技合作基地：苗明三

国家中医临床研究基地（河南中医药大学第一附属医院）：李　真

国家中医临床研究基地（河南中医药大学第二附属医院）：崔应麟

国家中医药管理局中医药国际合作基地：许二平

国家中医药管理局中医药国际合作基地（河南中医药大学第一附属医院）：李　真

国家中医药管理局重点研究室中医药防治艾滋病研究室：郭会军

国家中医药管理局重点研究室病毒性心肌炎益气养阴重点研究室：王振涛

国家中医药管理局中医药科研三级实验室艾滋病检测实验室：郭会军

国家中医药管理局中医药科研三级实验室中药制剂实验室：王又红

国家中医药管理局中医药科研三级实验室病理（肾脏）实验室：丁　樱

国家中医药管理局中医药科研三级实验室中药药理（呼吸）实验室：李素云

国家中医药管理局中医药科研三级实验室中药质量分析实验室：刘　伟

国家中医药管理局中医药科研三级实验室中药药理实验室：白　明

河南省仲景方药现代研究重点实验室：许二平

河南省中医药防治呼吸病重点实验室：李建生

河南省中药资源与中药化学重点实验室：陈随清

河南省中医方证信号传导重点实验室：司富春

河南省病毒性疾病中医药防治重点实验室：徐立然

河南省中医方证信号传导国际联合实验室：司富春

河南省工程研究中心仲景方药工程研究中心：徐江雁

河南省中医药大数据分析技术与服务工程研究中心：许二平

河南省中药材开发工程技术研究中心：冯卫生

河南省道地药材深加工工程技术研究中心：苗明三

河南省中药质量控制与评价工程技术研究中心：雷敬卫

河南省道地药材生态种植工程技术研究中心：董诚明

中药材种养殖与产地炮制加工一体化工程技术研究中心：王一硕

细胞与分子诊断技术临床转化河南省工程实验室：韩丽华

中药临床评价技术河南省工程实验室：李学林

道地药材深加工河南省工程实验室：苗明三

呼吸疾病诊疗与新药研发河南省协同创新中心：李建生

河南省科普教育基地：许二平

河南省众创空间：许二平

河南省大数据双创基地：徐江雁

中医药传承创新工程重点中医医院（河南中医药大学第一附属医院）：朱明军

中医药传承创新工程重点中医医院（河南中医药大学第二附属医院）：崔应麟

河南省杰出外籍科学家工作室中医药免疫调控分子机制外籍科学

家工作室：李秀敏

国家级实验教学示范中心中药学实验教学示范中心：冯卫生

省部级实验教学示范中心医学基础实验教学示范中心：司富春

省部级实验教学示范中心临床技能实验教学中心：宰军华

省部级实验教学示范中心中药学实验教学中心：冯卫生

省部级实验教学示范中心计算机实验教学中心：张佩江

省部级实验教学示范中心护理学实验教学中心：宰军华

省部级实验教学示范中心药学实验教学中心：陈随清

省部级虚拟仿真实验教学中心临床技能虚拟仿真实训中心：张大伟

省部级实验教学示范中心中医学实验教学示范中心：张大伟

省部级虚拟仿真实验教学中心医学基础虚拟仿真实验教学中心：朱艳琴

省部级实验教学示范中心针灸推拿学实验教学示范中心：高希言

省部级虚拟仿真实验教学中心中药学虚拟仿真实验教学中心：陈随清

河南省高校人文社科重点研究基地中医药与经济社会发展研究中心：徐江雁

附属机构及负责人

河南中医药大学第一附属医院：朱明军

河南中医药大学第二附属医院：崔应麟

河南中医药大学第三附属医院：张大伟

河南中医药大学校产经营管理公司：宋平超 （廖 播）

【湖北中医药大学】

党委书记：阮力艰
党委副书记、校长：吕文亮
党委副书记：李水清
党委常委、副校长：王 平、黄必胜、陈运中、涂远超
副 校 长：马 骏
党委常委：张子龙
中医临床学院院长：王彦春
第一临床学院院长：叶 松
针灸骨伤学院院长：彭 锐
药学院院长：吴和珍
基础医学院院长：邹小娟
检验学院院长：张国军
护理学院院长：胡 慧
管理学院院长：官翠玲
信息工程学院副院长：邓文萍
人文学院院长：胡 真
外国语学院副院长：刘 娅
马克思主义学院院长：胡慧远
体育系院长：邵玉萍
继续教育学院院长：赵 臻
地 址：湖北省武汉市洪山区黄家湖西路1号
邮 编：430065
电 话：027－68890088
传 真：027－68890017
电子信箱：1043@hbtcm.edu.cn
网 址：www.hbtcm.edu.cn

专业统计

2018年，学校职工人数1195人。专任教师889人，其中高级职称99人，副高级职称305人，中级职称384人，初级职称66人。

专业设置	学制（年）	2018年毕业生数	2018年招生数	在校生数
医学实验技术	4	0	44	83
食品质量与安全	4	53	50	268
药学	4	237	156	745
市场营销（医药国际贸易方向）	4	57	47	204
市场营销	4	112	111	376
物流管理	4	60	47	245
信息管理与信息系统	4	53	51	214
卫生检验与检疫	4	60	59	198
药物制剂	4	95	90	378
医学检验技术	4	131	152	472
物联网工程	4	0	60	186
保险学	4	0	51	174
商务英语	4	0	45	183
运动康复	4	51	43	156
医学信息工程	4	86	100	410
制药工程	4	106	61	347
英语	4	89	96	447

（续表）

专业设置	学制（年）	2018年毕业生数	2018年招生数	在校生数
应用心理学	4	65	70	313
生物技术	4	56	50	221
中药学	4	195	130	561
中西医临床医学（全科医学）	5	55	135	631
中西医临床医学	5	275	132	829
公共事业管理	4	125	80	286
公共事业管理（医疗保险方向）	4	64	0	50
公共事业管理（医事法学方向）	4	58	104	280
护理学	4	263	292	1 136
中医学（5+3中西医结合方向）	8	50	30	217
中医学（5+3针灸推拿方向）	8	43	30	135
中医学七年制（针灸推拿方向）	7	2	0	0
中医学（5+3）	8	22	29	191
中医学（美容与康复方向）	5	87	56	256
中医学七年制（中西医结合方向）	7	0	0	1
中医学（5+3骨伤方向）	5	0	29	122
中医学	5	243	209	1 147
中医学（骨伤方向）	5	127	104	559
中药资源与开发	4	95	74	265
中药制药	4	0	100	479
康复治疗学	4	0	51	220
针灸推拿学（针刀医学）	5	59	60	314
针灸推拿学	5	153	168	858
针灸推拿学（涉外方向）	5	46	0	43
汉语国际教育	4	0	39	39
健康服务与管理	4	0	34	34
助产学	4	0	58	58
药学	2	60	50	105
医学检验技术	2	52	59	124
中药学	2	13	0	4
针灸推拿学	3	49	30	100
中医学	3	39	60	190
护理学	2	22	50	88
合计	/	**3 508**	**3 576**	**14 942**

注：上表统计数据为本专科学生数。

研究生教育

在校硕士研究生1080人，2018年招收硕士研究生391人，毕业343人。

在校博士研究生235人，2018年招收博士研究生76人，毕业39人。

硕士学位专业设置：中医基础理论、中医临床基础、中医医史文献、方剂学、中医诊断学、中医内科学、中医外科学、中医骨伤科学、中医妇科学、中医儿科学、中医五官科学、针灸推拿学、中西医结合基础、中西医结合临床、药物化学、药剂学、生药学、药物分析学、微生物与生化药学、药理学、中药学、管理科学与工程、护理学、临床检验诊断学、全科医学（中医）、护理、翻译。

博士学位专业设置：中医基础理论、中医临床基础、中医医史文献、方剂学、中医诊断学、中医内科学、中医外科学、中医骨伤科学、中医妇科学、中医儿科学、中医五官科学、针灸推拿学、中药学、中西医结合临床。

重点学科及带头人

国家中医药管理局重点学科

伤寒学：李家庚

针灸学：王　华

内经学：王　平

中医肝胆病学：李晓东

中医肾病学：王小琴

中医脑病学：丁砚兵

中医药信息学：沈绍武

中医诊断学：邹小娟

临床中药学：周祯祥

中药炮制学：刘艳菊

药用矿物学：黄必胜

中医护理学：胡　慧

中医老年病学：谭子虎

中医文化学：胡　真

中医传染病学：陈盛铎

湖北省重点学科

中医学：吕文亮

中药学：吴和珍

护理学：胡　慧

湖北省重点学科群

中医传承与创新学科群：王华（首席负责人）

中药发掘与产业发展学科群：郑国华（首席负责人）

湖北省“国内一流学科”建设学科

中医学：吕文亮

重点实验室及负责人

教育部重点实验室

中药资源与中药复方教育部重点实验室：郑国华

国家中医药管理局科研实验室

中药药理学科研三级实验室：谌章和

中药化学科研三级实验室：郑国华

老年性痴呆（醒脑益智）重点研究室：王　平

省级重点实验室

湖北省中药资源与中药化学重点实验室：马元春、叶晓川

省级工程技术研究中心

湖北省中药标准化工程技术研究中心：郑国华

湖北省中药保健食品工程技术研究中心：陈运中

湖北省中药炮制工程技术研究中心：王光忠

市级工程技术研究中心

武汉市中药创新与规范化工程技术研究中心：吴和珍

武汉市功能食品工程技术研究中心：陈运中

附属机构及负责人

湖北省中医院：涂远超

湖北省中西医结合医院：安长青

武汉市中西医结合医院：魏　力

武汉市中医医院：胡　绍

襄阳市中医医院：赵　旭

宜昌市中医医院：周　刚

荆州市中医医院：李茂坤

黄石市中医医院：黄廷荣

十堰市中医医院：彭　力

鄂州市中医医院：汪卫华

荆门市中医医院：郑水平

仙桃市中医医院：魏　华

黄冈市中医医院：曾　勇

武汉市第八医院：王　萍

（王　欢）

【湖南中医药大学】

大学（研究院）党委书记：秦裕辉

大学（研究院）党委副书记、大学工会主席：肖小芹

大学副校长：何清湖

大学（研究院）党委委员、副校长：葛金文、彭清华

大学（研究院）党委委员、副校长，研究院副院长、工会主席：柏正平

大学（研究院）党委委员、纪委书记：张玉芬

大学（研究院）党委委员、副校长：易刚强、熊　辉

大学（研究院）党委委员、组织人事部部长：廖　菁

大学（研究院）党委委员、党委宣传（统战）部部长：焦珞珈

中医学院书记刘富林、院长喻嵘

针灸推拿学院书记肖四旺、院长岳增辉

中西医结合学院书记肖子曾、院长邓奕辉

药学院书记张秋雁、副院长夏新华

人文与管理学院书记章小纯、院长周良荣

马克思主义学院书记李晖、院长叶利军

管理与信息工程学院书记钟艳、院长晏峻峰

护理学院书记、院长：罗尧岳

医学院书记文红艳、院长邓常清

湘杏学院书记王云辉、院长谢辉

继续教育学院书记：谭琥

体育艺术学院副书记胡晖，副书记、副院长罗华

研究生院书记、院长：阳仁达

国际教育学院书记、院长：王军文

第一中医临床学院书记刘平安、院长陈新宇

第二中医临床学院书记何永恒、院长李木清

临床医学院书记龚跃平、院长谭李红

地　　址：湖南省长沙市岳麓区含浦科教产业园学士路300号含浦校区（主校区）／湖南省长沙市韶山中路113号（东塘校区）

邮　　编：410208（主校区）／410007（东塘校区）

电　　话：0731－88458000

传　　真：0731－88458111

电子信箱：hnutcm@163.com

网　　址：www.hnucm.edu.cn

专业统计

2018年，学校职工人数1943人。专任教师1402人，其中高级职称251人，副高级职称426人，中级职称495人，初级职称146人。

专业设置	学制（年）	2018年毕业生数	2018年招生数	在校生数
市场营销	4	82	115	373
口腔医学	5	96	115	580
中医学	5	890	634	3 440
中医学	7	0	0	0
中医学	8	0	0	0
医学影像学	5	153	157	822
生物工程	4	45	49	181
信息管理与信息系统	4	37	57	195
中药学	4	120	127	500
中西医临床医学	5	195	249	1 229
公共事业管理	4	34	69	185
护理学	4	273	366	1 199
临床医学	5	327	268	1 545
中药资源与开发	4	36	49	168
康复治疗学	4	73	109	375
运动康复	4	0	48	202
针灸推拿学	5	166	274	1 330
药学	4	135	147	556
药物制剂	4	46	64	228
医学检验	4	59	74	263
食品科学与工程	4	45	52	159
制药工程	4	50	65	224
应用心理学	4	82	87	371
医学信息工程	4	34	59	202
计算机科学与技术	4	33	88	290
英语	4	75	97	359
针灸推拿（专科）	3	0	0	0
护理（专科）	3	0	0	0
中药（专科）	3	0	0	0
湘杏学院制药工程	4	25	40	133
湘杏学院应用心理学	4	24	0	40
湘杏学院生物工程	4	9	0	13
湘杏学院中药学	4	38	48	197

（续表）

专业设置	学制（年）	2018年毕业生数	2018年招生数	在校生数
湘杏学院中医学	5	168	94	554
湘杏学院针灸推拿学	5	81	79	410
湘杏学院中西医临床医学	5	139	88	531
湘杏学院药学	4	125	105	378
湘杏学院药物制剂	4	13	0	32
湘杏学院康复治疗学	4	33	50	163
湘杏学院护理学	4	283	319	1 147
湘杏学院市场营销	4	21	36	94
合计	/	**4 045**	**4 278**	**18 668**

注：上表统计数据为本专科学生数。

研究生教育

在校硕士研究生2182人，2018年招收硕士研究生844人，毕业506人。

在校博士研究生283人，2018年招收博士研究生90人，毕业40人。

硕士学位专业设置：中医基础理论、中医临床基础、中医医史文献、方剂学、中医诊断学、中医内科学、中医外科学、中医骨伤科学、中医妇科学、中医儿科学、中医五官科学、针灸推拿学、民族医学、中西医结合基础、中西医结合临床、药理学、药物分析学、药物化学、药剂学、生药学、微生物与生化药学、人体解剖与组织胚胎学、免疫学、病原生物学、病理学与病理生理学、法医学、放射医学、马克思主义理论基本原理、马克思主义理论发展史、马克思主义理论中国化研究、国外马克思主义理论研究、思想政治教育、中国近代史基本问题研究、医药经济与管理、中药制药工程、中药生物工程、中西医结合精神病学、中西医结合护理学、中西医结合影像医学、中西医结合康复医学、中药保健食品研究与开发、中西医结合检验医学、中医亚健康学、中医肿瘤学、中医药膳学、中医药信息学、中医心理学、临床中药学、中医文化学、中医管理学。

博士学位专业设置：中医基础理论、中医临床基础、中医医史文献、方剂学、中医诊断学、中医内科学、中医外科学、中医骨伤科学、中医妇科学、中医儿科学、中医五官科学、针灸推拿学、民族医学、中西医结合临床、中西医结合基础、中医亚健康学、中医肿瘤学、中医药膳学、中医药信息学、中医心理学、临床中药学、中医文化学、中医管理学。

重点学科及学科带头人

国家级重点学科

中医诊断学：周小青

国家中医药管理局重点学科

中医诊断学：周小青

药用植物学：李顺祥

中药药剂学：夏新华

中西医结合临床（心脑疾病）：葛金文

针灸学：常小荣

方剂学：贺又舜

中医肝胆病学：孙克伟

中医妇科学：雷　磊

中医肿瘤病学：蒋益兰

中医皮肤病学：杨志波

中医眼科学：彭清华

各家学说：黄政德

中药炮制学：蒋孟良

中医药信息学：晏峻峰

中医儿科：王孟清

中医耳鼻喉科：朱镇华

中医肛肠病学：何永恒

中医康复学：张　泓

中医男科学：何清湖

推拿学：常小荣

中医肾病学：黄新艳

中医老年病学：卜献春

中医骨伤科学：仇湘中

省级重点学科

中医诊断学（优势特色重点学科）：周小青

中医内科学（优势特色重点学科）：蔡光先、黄政德

药学：廖端芳

中西医结合基础：葛金文

中药学：李顺祥、郭建生

针灸推拿学：常小荣

中西医结合临床：何清湖

中医外科学：杨志波

中医五官科学：田道法

方剂学：贺又舜

重点实验室及负责人

科技部重点实验室

省部共建国家重点实验室培育基地湖南省中药粉体与创新药物重点实验室：蔡光先

国家发展改革委重点研究室

中药粉体关键技术及装备国家地方联合工程实验室：蔡光先

国家中医（肝病）临床研究基地：陈新宇

教育部重点实验室

中医内科重大疾病防治研究及转化重点实验室：蔡光先

医药粉体技术工程研究中心：张水寒

国家中医药管理局重点研究室

中药粉体技术重点研究室：张水寒

经穴－脏腑相关重点研究室：常小荣

国家中医药管理局中医药科研三级实验室

中药药性与药效实验室：鲁耀邦

中药鉴定与资源实验室：刘塔斯

中药药理（心血管）实验室：谭元生

肝脏病理实验室：孙克伟

针灸生物信息实验室：岳增辉

皮肤免疫病理实验室：杨志波

分子病理实验室：雷　磊

病理生理实验室：顾　星

血管生物学实验室：严　杰

中药药理实验室：郑　冰

中药制剂实验室：王实强

国家中医药管理局中医药科研二级实验室

显微形态学实验室：熊艾君

分子生物学实验室：刘群良

病原免疫实验室：伍参荣

骨伤治疗技术实验室：田心义

中药化学实验室：王实强

干细胞中药调控与应用实验室：廖端芳

国家中医药管理局中医药基地

稀缺中药材种苗基地和中药材炮制技术传承基地：王　炜

湖南省科技厅重点实验室

中医方证研究转化医学湖南省重点实验室：喻　嵘

湖南省中药饮片标准化及功能技术研究中心：陈乃宏

中药成药性与制剂制备湖南省重点实验室：贺福元

中医药防治眼耳鼻咽喉疾病湖南省重点实验室：彭清华

湖南省中医药防治眼耳鼻喉疾病与视功能保护工程技术研究中心：何迎春

中西医结合心脑疾病防治专业性技术创新平台：葛金文

中医肿瘤学湖南省重点实验室：苏新平

中医脑病临床医学研究中心：周德生

男性疾病中医临床医学研究中心：陈其华

中医诊断学重点实验室：周小青

中药新药研究与开发重点实验室：张水寒

湖南省中药有毒有害物质快速检测及脱除工程技术研究中心：廖端芳

中药超微技术工程中心：蔡光先

中西医结合心脑疾病防治重点实验室：葛金文

湖南省中药活性物质筛选工程技术研究中心：李顺祥

湖南省特色中药制剂创新服务平台：谭元生

湖南省药食同源功能性食品工程技术研究中心：黄惠勇

湘产大宗药材品质评价湖南省重点实验室：廖端芳

湖南省发展改革委重点实验室

中药有毒物质防控技术湖南省工程实验室：廖端芳

特色中药制剂湖南省工程实验室：谭元生

抗肿瘤中药创制技术湖南省工程技术研究中心：黄惠勇

湖南省委宣传部研究基地

湖南省中医药文化研究基地：陈　弘

湖南省思想政治工作研究基地：陈　弘

湖南省教育厅重点实验室

中医病证实验室：周小青

中药现代化研究实验室：郭建生

中医内科学实验室：蔡光先

针灸生物信息分析实验室：岳增辉

细胞生物学与分子技术实验室：葛金文

数字中医药协同创新中心：周小青

湖湘中药资源保护与利用协同创新中心：刘塔斯

中医方证研究转化医学实验室：黄政德

湖南省中医药管理局重点研究室

重型肝炎证治研究室：孙克伟

中医皮肤性病特色疗法研究室：杨志波

肿瘤研究室：蒋益兰

推拿特色技术重点研究室：李铁浪

中医护理特色技术重点研究室：陈　燕

附属机构及负责人

湖南中医药大学第一附属医院（直属）党委书记刘平安、院长陈新宇

湖南中医药大学第二附属医院（直属）党委书记何永恒、院长李木清

湖南中医药大学附属中西医结合医院（直属）党委书记陈燕、院长苏新平

湖南中医药大学附属（人民）医院（非直属）党委书记龚跃平、院长李小松

湖南中医药大学附属衡阳医院（非直属）党委书记龙双才、院长王诚喜

湖南中医药大学附属常德医院（非直属）党委书记钟发平、院长邵先舫

湖南中医药大学附属洛阳正骨医院（非直属）党委书记杜天信、院长李无阴

湖南中医药大学附属宁乡医院（非直属）党委书记姜萍、院长刘亮

湖南中医药大学附属岳阳医院（非直属）党委书记司马雄翼、院长向明波

湖南中医药大学附属第二中西医结合医院（非直属）党委书记盛志新、院长邱晓年

湖南中医药大学附属垫江医院（非直属）党委书记兼院长：刘明怀

湖南中医药大学附属长沙中医医院（非直属）党委书记邓雄飞、院长漆晓坚　　（银　洁、张　超）

【广州中医药大学】

党委书记：张建华

党委副书记、校长：王省良

党委副书记：翟理祥

党委书记、纪委书记：白建刚

副 校 长：许能贵、潘华峰、林　彬、梁沛华、刘小虹（任期至2018年12月）

第一临床医学院院长：冼绍祥

第二临床医学院院长：陈达灿

第三临床医学院院长：李坤寅

基础医学院院长：黎　晖
针灸康复临床医学院院长：唐纯志
中药学院院长：刘中秋
国际学院院长：游　江
经济与管理学院院长：周尚成
外国语学院院长：苏　红
马克思主义学院院长：（暂缺）
医学信息工程学院院长：张洪来
护理学院院长：（暂缺）
继续教育学院（职业技术学院、广东省中医药职业学院）院长：李震华
体育健康学院院长：潘华山
国学院（筹）院长：简福爱

地　址：广东省广州市番禺区广州大学城外环东路232号
邮　编：510006
电　话：020－39358190
传　真：020－39359999
电子信箱：XWGK@www.gzucm.edu.cn
网　址：www.gzucm.edu.cn

专业统计

2018年，学校职工人数1853人。专任教师1784人，其中高级职称384人，副高级职称458人，中级职称454人，初级职称72人。

专业设置	学制（年）	2018年毕业生数	2018年招生数	在校生数
计算机科学与技术	4	96	70	282
保险学	4	34	34	137
国际经济与贸易	4	98	97	396
体育教育	4	121	142	547
医学信息工程	4	47	60	212
制药工程	4	58	50	226
生物医学工程	4	0	41	124
英语	4	90	125	478
应用心理学	4	74	111	441
生物技术	4	33	59	222
市场营销	4	37	0	113
眼视光学	4	0	29	29
中药学	4	188	0	538
中西医临床医学	5	149	49	339
公共事业管理	4	64	73	282
护理学	4	127	189	594
临床医学	5	0	117	353
中医学	5	855	574	3 254
中医学（中西医结合方向）	7	87	0	87
中医学	7	55	0	62
中医学（针灸方向）	7	61	0	56
中医学（5＋3）	5＋3	0	160	601
中医学（九年制）	9	0	20	80
医学影像学	5	0	30	60
中药资源与开发	4	47	0	145
中药制药	4	67	0	174
康复治疗学	4	56	158	518

（续表）

专业设置	学制（年）	2018 年毕业生数	2018 年招生数	在校生数
针灸推拿学	5	185	146	698
药物制剂	4	90	0	237
医学检验技术	4	39	67	247
药学	4	119	165	546
中药学（BT）	4	0	232	237
护理学	3	158	37	324
医学美容技术	3	35	28	91
针灸推拿	3	95	90	273
合计	/	**3 165**	**2 953**	**13 003**

注：上表统计数据为本专科学生数，未含外国留学生本科 134 人。

研究生教育

在校硕士研究生 3553 人，2018 年招收硕士研究生 1229 人，毕业 1087 人。

在校博士研究生 806 人，2018 年招收博士研究生 305 人，毕业 196 人。

硕士学位专业设置：社会医学与卫生事业管理、科学技术哲学、思想政治教育、内科学、儿科学、老年医学、神经病学、精神病与精神卫生学、皮肤病学与性病学、影像医学与核医学、临床检验诊断学、麻醉学、外科学、妇产科学、眼科学、耳鼻喉科学、肿瘤学、康复医学与理疗学、运动医学、急诊医学、中医基础理论、中医临床基础、中医医史文献、方剂学、中医诊断学、中医内科学、中医外科学、中医妇科学、中医骨伤科学、中医儿科学、中医五官科学、针灸推拿学、中西医结合基础、中西医结合临床、药剂学、生药学、药物分析学、药物化学、微生物与生化药学、药理学、中药学、护理、护理学、中医药信息学、全科医学、中医心理学、中医神志病学、中医皮肤病学、诊断病理学。

博士学位专业设置：中医基础理论、中医临床基础、中医医史文献、方剂学、中医诊断学、中医内科学、中医外科学、中医骨伤科学、中医妇科学、中医儿科学、中医五官科学、针灸推拿学、中西医结合基础、中西医结合临床、中药学、中医心理学、中医康复学、中医肿瘤学、中医养生学、中医神志病学、中医皮肤学。

重点学科及带头人

国家重点学科

中医学：许能贵

广东省重点学科

中医学：许能贵

中西医结合：陈达灿

中药学：刘中秋

广东省高水平大学建设重点学科

临床医学：黄　燕、邱士军

药学：胡庆忠

国家中医药管理局重点学科

伤寒学（第一附属医院）：李赛美

中医妇科学（第一附属医院）：罗颂平

中医骨伤科学（第一附属医院）：何　伟

中医脾胃病学（第一附属医院）：刘凤斌

金匮要略（第一附属医院）：林昌松

温病学（第一附属医院）：吴智兵

中医儿科学（第一附属医院）：许　华

中医预防医学（第一附属医院）：陈瑞芳

中医心病学（省中医院）：阮新民

中医脑病学（省中医院）：黄　燕

中医皮肤病学（省中医院）：范瑞强

中医急诊学（省中医院）：罗　翌

中医肛肠病学（第二附属医院）：罗湛滨

中医耳鼻喉科学（第二附属医院）：李云英

中医传染病学（第二附属医院）：张忠德

中医预防医学（第二附属医院）：林嫲钊

中医神志病学（第二附属医院）：李　艳

中医养生学（广东省中医院）：杨志敏

中药药剂学：刘中秋

中药药理学：陈蔚文

中医护理学：陈佩仪

中医养生学：刘焕兰

中医心理学：邱鸿钟

临床中药学：吴庆光

中医药信息学：张洪来

广州市重点学科

药学：刘中秋

重点实验室及负责人

国家发展改革委重点实验室

国家中药现代化工程技术研究中心（合作）：赖小平

科技部重点实验室

国家新药（中药）安全评价（GLP）研究重点实验室：宋健平

（科技园）

教育部重点实验室

现代中成药工程技术中心：宋健平（科技园）

中药资源科学省部共建重点实验室：陈蔚文

中医药防治肿瘤转化医学研究：刘小虹

广东省发展改革委重点实验室

广东省中药新药临床研究服务工程实验室：宋健平

广东省科技厅重点实验室

广东省中医证候临床研究重点实验室：罗云坚

新药非临床安全评价中心：王宁生

广东省中医急症研究重点实验室：黄培新

广东省中药新药研发重点实验室（省市共建）：赖小平

广东省代谢性疾病中医药防治重点实验室：郭　姣

广东省针灸重点实验室：许能贵

广东省中医标准化工程技术研究中心：卢传坚

广东省中医药防治肿瘤转化药学研究重点实验室：刘中秋

广东省中医药防治难治性慢病重点实验室：陈达灿

广州市发展改革委重点实验室

广州市中药新药创新和公共服务示范平台建设：宋健平

广州市科信局重点实验室

广东省中药新药研发重点实验室（省市共建）：赖小平

中医药防治肿瘤转化医学研究重点实验室：刘中秋

广州市心肌梗死中医药防治重点实验室：张敏洲

广州市慢性心力衰竭中医药防治重点实验室：冼绍祥

广州市中医药防治脑病研究重点实验室：王　奇

附属机构及负责人

广州中医药大学第一附属医院：冼绍祥

广州中医药大学第二附属医院：陈达灿

广州中医药大学第三附属医院：李坤寅

广州中医药大学附属粤海医院：王炳南

（徐志红）

【广西中医药大学】

党委书记：尤剑鹏

校长、党委副书记：唐　农

党委副书记：庞宇舟、何并文

副 校 长：吴琪俊、冷　静、戴　铭

纪委书记：韦雪芳

副 校 长：覃裕旺

总会计师：何刚亮

副厅级调研员：李培春

基础医学院：龚名师、林　江

药学院：蒋　林、奉建芳

骨伤学院（骨伤研究所）：周红海

针灸推拿学院（针灸研究所）：蒋闽义、范郁山

壮医药学院：张　煜、蓝毓营

瑶医药学院：李　彤

护理学院：吴　彬

公共卫生与管理学院：李怀泽、董柏青

研究生学院：戴　铭、黄贵华

高等职业技术学院：邓远美、刘竑清

国际教育学院：蒋基昌

第一临床医学院：李敏智、谢　胜

瑞康临床医学院：高宏君、唐友明

成人教育学院、继续教育学院（合署）：韦艾凌

地　　址：广西壮族自治区南宁市西乡塘区明秀东路179号（明秀校区）/广西壮族自治区南宁市青秀区五合大道13号（仙葫校区）

邮　　编：530001（明秀校区）/530200（仙葫校区）

电　　话：0771－3137577

传　　真：0771－3137517

电子信箱：zyd3137577@163.com

网　　址：www.gxtcmu.edu.cn

专业统计

2018年，学校教职工人数7162人（含附属单位）。专任教师1025人，其中正高级职称260人，副高级职称391人，中级职称310人，初级职称16人。

专业设置	学制（年）	2018年毕业生数	2018年招生数	在校生数
本　科				
口腔医学	5	46	42	169
中医学	5	31	275	751
中医学（免费医学定向）	5	50	120	370
中医学（对外中医方向）	6	46	0	0
中医学（师承班）	5	0	0	76
壮医学（师承班）	5	0	0	0
公共事业管理（卫生方向）	4	34	0	109
市场营销（医药营销方向）	4	56	0	114
应用心理学（医学心理学）	4	36	0	107
中医学（中医骨伤方向）	5	61	0	231

（续表）

专业设置	学制（年）	2018 年毕业生数	2018 年招生数	在校生数
护理学	4	191	351	612
护理学（英语方向）	5	51	0	0
护理学（中职升本）	4	201	0	321
护理学类（中外合作办学）	5	0	30	44
医学检验技术	4	57	41	120
医学检验技术（中职升本）	4	0	0	0
医学影像技术	4	0	41	37
临床医学	5	207	204	1 075
临床药学	4	0	0	118
中西医临床医学	5	106	0	0
食品科学与工程	4	0	0	62
食品卫生与营养学	4	1	0	40
食品质量与安全	4	73	0	153
药物制剂	4	0	0	0
药学	4	220	89	456
制药工程	4	0	40	37
中药学	4	140	156	481
中药资源与开发	4	0	0	0
康复治疗学	4	60	0	175
针灸推拿学	5	115	93	518
针灸推拿学（师承班）	5	0	0	0
壮医学	5	63	61	234
预防医学	5	0	40	73
信息管理与信息系统	4	0	0	108
药学（中职升本）	4	64	0	137
针灸推拿学（中职升本）	5	0	0	55
中医学（传统中医方向）	5	193	0	31
中医学（卓越实验班）	5	0	0	31
中医学（国际传统中医）	5	32	45	190
中医学（5+3 一体化）	8	0	60	0
公共管理类（含市场营销、信息管理与信息系统、公共事业管理专业）	4	0	117	0
食品科学与工程类（含食品质量与安全、食品卫生与营养学专业）	4	0	69	0
医学技术类（含康复治疗学、运动康复专业）	4	0	91	0
小计	/	**2 134**	**1 965**	**7 035**

（续表）

专业设置	学制（年）	2018 年毕业生数	2018 年招生数	在校生数
专　科				
护理	3	247	231	397
护理（2+3）	3	238	379	800
康复治疗技术	3	0	30	0
口腔医学	3	57	50	117
药学	3	0	50	26
药学（大参林班）	3	102	120	213
药学（健之佳班）	3	41	40	80
药学（桂中班）	3	43	60	100
药学（友和班）	3	0	20	33
医疗美容技术	3	38	30	81
医疗美容技术（瑞康班）	3	0	0	31
医疗美容技术（伊丽莎白班）	3	0	40	37
医疗美容技术（元之源班）	3	33	0	23
医药营销（大参林班）	3	44	0	0
针灸推拿	3	0	20	0
针灸推拿（2+3）	3	29	0	0
针灸推拿（瑞康班）	3	0	0	99
针灸推拿（元之源班）	3	53	0	0
针灸推拿（免费医学定向）	3	92	100	196
中药	3	43	0	0
中药（大参林班）	3	83	0	0
中药（桂中班）	3	43	0	0
中药（健之佳班）	3	23	0	0
中药学	3	0	40	47
中药学（大参林班）	3	0	120	196
中药学（桂中班）	3	0	57	97
中药学（健之佳班）	3	0	10	34
中药学（友和班）	3	0	14	29
中医骨伤	3	1	0	0
医药营销（桂中班）	3	11	0	0
医学美容技术（宝娜班）	3	0	30	0
小计	/	**1 221**	**1 441**	**2 636**
合计	/	**3 355**	**3 406**	**9 671**

注：上表统计数据为本专科学生数。

研究生教育

在校硕士研究生 1584 人，2018 年招收硕士研究生 600 人，毕业 438 人。

硕士学位专业设置：中医基础理论、中医临床基础、中医医史文献、方剂学、中医诊断学、中医内科学、中医外科学、中医骨伤科学、中医妇科学、中医儿科学、中医五官科学、针灸推拿学、民族医学、中西医结合基础、中西医结合临床、内科学、神经病学、皮肤病与性病学、影像医学与核医学、临床检验诊断学、外科学、妇产科学、耳鼻咽喉科学、肿瘤学、急诊医学、药物化学、药剂学、生药学、药物分析学、微生物与生化药学、药理学、中药学、民族药学、护理、医学社会学。

重点学科及学科带头人

广西一流学科

中医学（一级学科）：唐　农

中药学（一级学科）：朱　华

广西一流学科（培育）

中西医结合（一级学科）：罗伟生

广西优势特色重点学科

中医内科学：唐　农

民族医学（壮医学）：庞宇舟

中药学（一级学科）：朱　华

中西医结合临床：唐友明

广西重点学科中医医史文献：戴　铭

中西医结合基础：罗伟生

中医骨伤科学：钟远鸣

壮药学：朱　华

护理学（一级学科）：杨连招

针灸推拿学：范郁山

国家中医药管理局中医药重点学科

中医各家学说：戴　铭

推拿学：雷龙鸣

临床中药学：秦华珍

中西医结合临床（第一临床医学院）：唐　农

民族医学（壮医学）：庞宇舟

中医儿科学：艾　军

中医急诊学：卢健棋

中医骨伤科学：陈　锋

民族药学（壮药学）：黄瑞松

中药药理学：夏　星

中西医结合临床（瑞康临床医学院）：唐友明

中医皮肤病学：方险峰

中医耳鼻喉科学：桂雄斌

中医老年病学：郑景辉

中医全科医学：陈日兰

国家中医药管理局中医药重点培育学科

中医传染病学（第一临床医学院）：毛德文

中医传染病学（瑞康临床医学院）：邓　鑫

中医预防医学：姜　枫

海洋中药学：侯小涛

重点实验室及负责人

省级重点实验室

广西中药药效研究重点实验室：邓家刚

广西中医基础研究重点实验室：唐　农

广西壮瑶药重点实验室：朱　华

广西高发传染病中西医结合转化医学重点实验室：冷　静

厅级重点实验室

中医临床研究重点实验室：唐　农

中药提取纯化与质量分析重点实验室：覃洁萍

中药药理重点实验室：郑作文

壮医方药基础与应用研究重点实验室：庞宇舟

广西高发传染病中西医结合转化医学重点实验室：冷　静

中药制剂共性技术研发重点实验室：王志萍

广西特色实验动物病证模型重点实验室：冷　静

中医药防治肥胖症重点实验室培育基地：唐红珍

省级重点研究平台

中国－东盟传统医药发展研究中心：唐　农

广西壮瑶药工程技术研究中心：庞宇舟

广西优势中成药与民族药开发工程技术研究中心：奉建芳

农作物废弃物功能成分研究协同创新中心：邓家刚

壮瑶药协同创新中心：朱　华

吴以岭院士工作站：唐　农

附属机构及负责人

广西中医药大学第一附属医院（广西壮族自治区中医医院）：谢胜、李敏智

广西中医药大学附属瑞康医院（广西壮族自治区中西医结合医院）：唐友明、高宏君

广西中医药大学附属国际壮医医院（广西国际壮医医院、广西民族医药研究院）：覃裕旺、秦祖杰

广西中医药大学附设中医学校（广西中医学校）：刘竑清、邓远美

广西中医药大学制药厂：何天富

广西中医药大学赛恩斯新医药学院（独立学院）：梁天坚、李成林

广西中医药大学第三附属医院（柳州市中医医院）：杨建青、蓝宁生

广西中医药大学附属桂林医院（桂林市中医医院）：杨　斌、刘朝晖

广西中医药大学第五附属医院（玉林市中医医院）：黄春英、李　文

广西中医药大学第六附属医院（梧州市中医医院）：罗世东

广西中医药大学附属骨伤医院（广西骨伤医院）：胡德宏、韦浩明

广西中医药大学附属贺州医院（贺州市中医医院）：吴家恩、张远旺

广西中医药大学附属防城港医院（防城港市中医院）：徐　奎

广西中医药大学附属南宁市中医院（南宁市中医医院）：岳　进、倪钰荣

广西中医药大学附属北海医院（北海市中医院）：唐继华

广西中医药大学附属中国人民解放军第九二四医院（中国人民解放军联勤保障部队第九二四医院）：杨　明、易振林

广西中医药大学附属中国人民解放军第九二三医院（中国人民解放军联勤保障部队第九二三医院）：吴凤富

（孙　昱）

【海南医学院中医学院】

院党委书记：冯　钊
院　　长：谢毅强
副 院 长：王家辉、冯志成
地　　址：海南省海口市龙华区学院路 3 号
邮　　编：571199
电　　话：0898－66890539
传　　真：0898－66890539
网　　址：www.hainmc.edu.cn/zyxy/

专业统计

2018 年，学院职工人数 60 人。专任教师 51 人，其中高级职称 17 人，副高级职称 24 人，中级职称 7 人。

专业设置	学制（年）	2018年毕业生数	2018年招生数	在校生数
中医	5	90	126	599
中西医	5	56	42	207
针推	5	82	47	242
合计	/	**228**	**215**	**1 048**

注：上表统计数据为本专科学生数。

研究生教育

在校硕士研究生5人。2018年招收硕士研究生0人，毕业0人。

附属机构及负责人

海南医学院第一附属医院中医科：韩　平

海南医学院第二附属医院中医科：王高岸

海南医学院附属海南医院：李玉玲

（孙　涛）

【重庆医科大学中医药学院】

校党委书记：陈　蓉

校　　长：黄爱龙

副 校 长：邓世雄、杨　竹、田　杰

中医药学院院长：曹文富

地　　址：重庆市渝中区医学院路1号

邮　　编：400016

电　　话：023－68485000

传　　真：023－68485111

电子信箱：xiaoban@cqmu.edu.cn

网　　址：www.cqmu.edu.cn

专业统计

2018年，学院职工人数56人。专任教师44人，其中高级职称12人，副高级职称23人，中级职称9人。

专业设置	学制（年）	2018年毕业生数	2018年招生数	在校生数
中医学	5	163	149	679
中药学	4	26	40	185
针灸推拿学	5	79	97	392
中西医临床医学	5	89	81	337
中药制药学专业	4	38	40	78
合计	/	**395**	**407**	**1 671**

注：上表统计数据为本专科学生数。

研究生教育

在校硕士研究生103人，2018年招收硕士研究生21人，毕业21人。

在校博士研究生4人，2018年招收博士研究生2人，毕业0人。

硕士学位专业设置：中医学、中西医结合。

博士学位专业设置：中医学。

重点学科及带头人

重庆市重点学科

中医学：曹文富

中西医结合：曹文富

国家中医药管理局重点学科

中西医结合临床：曹文富

重庆市卫生计生委重点学科

中医内科学：曹文富

重点实验室及负责人

重庆市重点实验室

中医药防治代谢性疾病重庆市重点实验室：王建伟

附属机构及负责人

重庆医科大学附属永川中医院：毛得宏

（魏　莱）

【成都中医药大学】

党委书记：刘　毅

校　　长：余曙光

副 校 长：彭　成、徐　廉、杨　静

基础医学院院长：冯全生

临床医学院、附属医院院长：谢春光

药学院院长：傅超美

针灸推拿学院、第三附属医院院长：曾　芳

眼科学院、附属眼科医院院长：段俊国

养生康复学院院长：金荣疆

民族医药学院院长：吕光华

医学与生命科学学院、附属生殖妇幼医院院长：张勤修

公共卫生学院院长：陈大义

医学技术学院院长：李　燕

护理学院院长：高　静

信息与教育技术中心主任、医学信息工程学院院长：温川飙

管理学院院长：蒋建华

马克思主义学院院长：刘东梅

体育学院院长：谢　卫

外语学院院长：唐小云

中医药文化中心、博物馆、古籍文献研究所、国学院院长：邬建卫

国际合作与交流处、台港澳事务办公室、国际教育学院院长：高永翔

继续教育学院、高等职业技术学院院长：姚洪武

地　　址：四川省成都市十二桥路37号

邮　　编：610075

电　　话：028－61800029
传　　真：028－61800013
电子信箱：xb@cdutcm.edu.cn
网　　址：www.cdutcm.edu.cn

专业统计

2018 年，学校职工人数 2145 人。专任教师 1618 人，其中高级职称 222 人，副高级职称 377 人，中级职称 847 人，初级职称 136 人。

专业设置	学制（年）	2018 年毕业生数	2018 年招生数	在校生数
本　　科				
医学检验技术	4	277	133	829
藏药学（注：授予理学学士学位）	4	45	62	200
食品卫生与营养学	4	56	90	288
食品质量与安全	4	66	88	312
药学	4	111	159	701
藏医学	5	38	41	231
生物科学	4	49	55	217
中医养生学	5	0	57	124
健康服务与管理	4	0	59	113
体育教育	4	117	120	482
日语	4	47	55	207
汉语国际教育	4	59	60	221
运动康复	4	58	59	256
医学信息工程	4	144	119	595
社会体育指导与管理	4	118	120	469
制药工程	4	55	56	230
英语	4	49	83	282
应用心理学	4	61	57	263
生物技术	4	48	54	211
市场营销	4	106	145	538
卫生检验与检疫	4	112	119	441
中药学	4	287	284	1210
中西医临床医学	5	206	119	770
公共事业管理	4	112	108	477
临床医学	5	421	418	2 133
眼视光医学	4	0	59	224
中医学	5	543	610	2 723
护理学	4	428	557	2 166
中药资源与开发	4	64	68	248
预防医学	5	52	86	517
康复治疗学	4	68	129	528
针灸推拿学	5	157	263	1 157

（续表）

专业设置	学制（年）	2018 年毕业生数	2018 年招生数	在校生数
工商管理	4	117	142	543
药物制剂（注：授予理学学士学位）	4	57	73	250
小计	/	**4 128**	**4 707**	**20 156**
专　科				
旅游管理	3	42	0	40
医学检验技术	3	54	0	93
护理	3	0	0	35
药学	3	0	0	29
临床医学	3	73	99	243
药品生产技术	2	119	0	129
药品经营与管理	2	50	0	49
护理	2	355	0	390
医学检验技术	2	117	0	202
康复治疗技术	2	65	0	61
小计	/	**875**	**99**	**1 271**
合计	/	**5 003**	**4 806**	**21 427**

注：上表统计数据为本专科学生数。

研究生教育

在校硕士研究生 2419 人，2018 年招收硕士研究生 895 人，毕业 661 人。

在校博士研究生 419 人，2018 年招收博士研究生 136 人，毕业 71 人。

硕士学位专业设置：马克思主义中国化研究、人体解剖与组织胚胎学、免疫学、病原生物学、病理学与病理生理学、法医学、放射医学、航空航天与航海医学、内科学、儿科学、老年医学、神经病学、精神病与精神卫生学、皮肤病与性病学、影像医学与核医学、临床检验诊断学、外科学、妇产科学、眼科学、耳鼻咽喉科学、肿瘤学、康复医学与理疗学、运动医学、麻醉学、急诊医学、药物化学、药剂学、生药学、药物分析学、微生物与生化药学、药理学、行政管理、社会医学与卫生事业管理、教育经济与管理、社会保障、土地资源管理、流行病与卫生统计学、劳动卫生与环境卫生学、营养与食品卫生学、儿少卫生与妇幼保健学、卫生毒理学、军事预防医学、护理学、临床中药学、中药药理学、中药资源学、中药化学、中药药剂学、中药药事运营管理、民族药学、中医基础理论、中医临床基础、中医医史文献、方剂学、中医诊断学、中医内科学、中医外科学、中医骨伤科学、中医妇科学、中医儿科学、中医五官科学、针灸推拿学、民族医学（含藏医学、蒙医学等）、中医药信息学、中医眼科学、中医耳鼻咽喉科学、中西医结合基础、中西医结合临床。

博士学位专业设置：临床中药学、中药药理学、中药资源学、中药化学、中药药剂学、中药药事运营管理、民族药学、中医基础理论、中医临床基础、中医医史文献、方剂学、中医诊断学、中医内科学、中医外科学、中医骨伤科学、中医妇科学、中医儿科学、中医五官科学、针灸推拿学、民族医学（含藏医学、蒙医学等）、中医药信息学、中医眼科学、中医耳鼻咽喉科学、中西医结合基础、中西医结合临床。

重点学科及带头人

国家一流学科

中药学：彭　成

四川省一流学科

中药学：彭　成

中医学：梁繁荣

国家重点学科

中药学：彭　成

针灸推拿学：梁繁荣

中医五官科学：段俊国

中医妇科学：陆　华

国家中医药管理局中医药重点学科

临床中药学：王　建

中医眼科学：段俊国

中医妇科学：陆　华

方剂学：贾　波

中医肝胆病学：钟　森

中医内分泌病学：谢春光

中医急诊学：张晓云

针灸学：梁繁荣

温病学：杨　宇

金匮要略：张　琦

中西医结合基础：高永翔

中医养生学：马烈光

中西医结合临床：钟　森

中医耳鼻喉科学：田　理

中医老年病学：王　飞

中医肛肠病学：黄德铨

中医护理学：张先庚

推拿学：彭德忠
民族药学：张　艺
中药炮制学：吴纯洁
中医神志病学（培育）：杨东东
中药毒理学（培育）：彭　成
中医药信息学（培育）：温川飙

四川省重点学科

中医内科：谢春光
中西医结合临床：钟　森
中西医结合基础：高永翔
中医外科学：陈明岭
方剂学：贾　波
生药学：吕光华
民族医学：降拥四郎
中医学：梁繁荣
中西医结合：马跃荣
药学：孟宪丽
药理学：曾　南
药物化学（培育学科）：刘友平
中医临床基础：杨　宇
中医骨伤科学：樊效鸿
中医基础理论（一级覆盖）：周　宜
中医医史文献（一级覆盖）：刘　渊
中医诊断学（一级覆盖）：马维骐
中医儿科学（一级覆盖）：常　克
药剂学（一级覆盖）：李小芳
药物分析学（一级覆盖）：张　梅
微生物与生化药学（一级覆盖）：孟宪丽

四川省医学重点学科（实验室）

内分泌科：陈　秋
血管外科：何春水
眼科：郑燕林
病理科：马跃荣
妇科学：朱明辉

成都市医学重点学科

病理学与病理生理学：马跃荣
中医脾胃病科：冯培民

重点实验室及负责人

教育部工程研究中心

西部中药材综合开发利用教育部工程研究中心：彭　成

教育部重点实验室

中药材标准化教育部重点实验室：彭　成

财政部、国家中医药管理局重点实验室

国家中药种质资源库（四川）：彭　成

国家中医药管理局重点研究室

中医药视功能保护重点研究室：段俊国

经穴效应临床基础重点研究室：梁繁荣

中药药性与效用重点研究室：彭　成

四川省重点实验室

中药资源与综合开发利用四川省重点实验室：彭　成

针灸与时间生物学四川省重点实验室：刘旭光

中医药眼病防治与视功能保护四川省重点实验室：段俊国

附属机构及负责人

成都中医药附属医院：谢春光

（朱　迁）

【贵州中医药大学】

党委书记：杨　柱
党委副书记：刘兴德、王念屏、朱洪波
校　　长：刘兴德
副 校 长：滕　红、崔　瑾、于　浩
基础医学院院长：庄田畋
药学院院长：周　英
针灸骨伤学院院长：陈　波
护理学院院长：肖政华
人文与管理学院院长：陈　瑶
体育健康学院院长：王　松
信息工程学院院长：陈　坚
第一临床医学院院长：孙　波
第二临床医学院院长：张　帆
研究生院院长：朱　星
地　　址：贵州省贵安新区花溪大学城栋青南路
邮　　编：550025
电　　话：0851－88233004
传　　真：0851－88233017
电子信箱：gyzyxyyb@126.com
网　　址：www.gyctcm.edu.cn

专业统计

2018年，学校职工人数1340人。专任教师1010人，其中高级职称209人，副高级职称411人，中级职称443人，初级职称213人。

专业设置	学制（年）	2018年毕业生数	2018年招生数	在校生数
中医学	5	500	439	2 102
中医学（5+3一体化）	5+3		60	60
针灸推拿学	5	170	171	795
康复治疗学	4	154	168	566
中西医临床医学	5	243	328	1 282
法学	4	90	175	427
劳动与社会保障	4	62	175	704
应用心理学	4	72	175	399
公共事业管理	4	0	179	892
健康服务与管理	4	0	176	742
护理学	4	421	343	1 490

（续表）

专业设置	学制（年）	2018 年毕业生数	2018 年招生数	在校生数
中药学	4	187	88	640
中药制药	4	64	167	394
中草药栽培与鉴定	4	66	87	317
药学	4	150	87	606
药物制剂	4	74	88	324
制药工程	4	79	87	399
生物制药	4	87	88	333
中医养生	5	0	77	77
中药资源与开发	4	0	88	169
运动康复	4	88	347	753
医学信息工程	4	0	256	460
医学检验技术	4	0	180	265
合计	/	**2 507**	**4 029**	**14 196**

注：上表统计数据为本专科学生数。

研究生教育

在校硕士研究生 1055 人，2018 年招收硕士研究生 411 人，毕业 259 人。

硕士学位专业设置：中医基础理论、中医临床基础、中医医史文献、方剂学、中医诊断学、中医内科学、中医外科学、中医骨伤科学、中医妇科学、中医儿科学、中医五官科学、针灸推拿学、民族医学、中医老年病学、中医药事业管理、中药学、中西医结合基础、中西医结合临床、中医硕士、全科学医（中医）、中药学硕士、护理、公共管理

重点学科及带头人

国家重点（培育）学科

中药学（民族药学）：梁光义

贵州省国内一流建设学科

中药学：周　英

中医学：杨　柱

贵州省特色重点学科

中药学：杜　江

针灸推拿学：崔　瑾

中西医结合临床：黄礼明

民族医学：马武开

贵州省重点学科中药学：杜　江

中医骨伤科学：张开伟

中医内科学：杨　柱

中医基础理论：陈云志

针灸推拿学：崔　瑾

中西医结合临床：黄礼明

贵州省重点（培育）学科

中西医结合基础：田维毅

国家中医药管理局重点学科

针灸学：崔　瑾

中医内分泌学：孔德明

中医脑病学：朱广旗

中医血液病学：黄礼明

药用植物学：何顺志

中医眼科学：王利民

中医耳鼻喉科学：张燕平

中医护理学：谢薇

中药药剂学：张永萍

中医肛肠病学：赖象权

中药化学：潘炉台

民族医学（苗医学）：熊芳丽

民族药学（苗药学）：杜　江

中西医结合临床：张帆

中医络病学：杨孝芳

中医心理学：胡　捷

中医预防医学：欧江琴

中医药英语：陈　嘉

重点实验室及负责人

教育部国际合作联合实验室

贵州民族医药国际合作联合实验室：杜　江、黄礼明

贵州省科技厅重点实验室

贵州省苗医药重点实验室：杜　江

国家中医药管理局中医药科研三级实验室

国家中医药管理局中药制剂实验室：张永萍

国家中医药管理局中药分析实验室：靳凤云

贵州省科技厅重点实验室

贵州省中药生药重点实验室平台建设：梁光义

贵州省教育厅特色重点实验室

贵州省中医药方证药理研究重点实验室：钱海兵

贵州省普通高等学校中药民族药制剂重点实验室：徐　剑

贵州省针灸推拿学特色重点实验室：陈　波

中医证候实质研究实验室：赵博

贵州省教育厅重点实验室

贵州分子生药学特色重点实验室：周　涛

贵阳市科技局实验室

贵阳市中药医院制剂实验室：张健玲

附属机构及负责人

贵州中医药大学第一附属医院：王乾宇、孙　波

贵州中医药大学第二附属医院：张敬杰、张　帆

（王安军）

【云南中医药大学】
党委书记：王翠岗
党委副书记、校长：熊　磊
党委副书记：荀传美、郭　平
副 校 长：孟庆红、祁苑红
党委委员、纪委书记：李媛芬
党委委员、副校长：李世辉、邱　勇
第一临床医学院院长：温伟波
护理学院院长：毕怀梅
针灸推拿康复学院院长：郜先桃
基础医学院副院长：李兆福
中药学院副院长：马云淑
民族医药学院院长：何红平
人文与管理学院院长：陈守聪
信息学院院长：李永强
马克思主义学院院长：张　丽
继续教育学院、职业技术学院（合署）院长：黄孝平
国际教育学院副院长：孙永林
地　　址：云南省昆明市呈贡区雨花路1076号
邮　　编：650500
电　　话：0871－65919009
传　　真：0871－65919009
网　　址：www. ynutcm. edu. cn

专业统计

2018年，学校职工人数722人。专任教师615人，其中高级职称91人，副高级职称240人，中级职称251人，初级职称33人。

专业设置	学制（年）	2018年毕业生数	2018年招生数	在校生数
中医学	5	374	490	2 165
针灸推拿学	5	279	150	1 016
傣医学	5	0	30	154
中医康复学	5	0	50	49
中医养生学	5	0	50	48
中医儿科学	5	0	50	48
中西医临床医学	5	483	310	1 742
药学	4	95	150	588
药物制剂	4	58	50	192
中药学	4	144	140	577
中药资源与开发	4	36	0	87
中草药栽培与鉴定	4	36	50	85
医学实验技术	4	44	0	130
康复治疗学	4	118	100	447
护理学	4	157	250	935
应用心理学	4	0	50	172
医学信息工程	4	0	50	183
计算机科学与技术	4	40	50	86
制药工程	4	56	50	188
食品科学与工程	4	43	50	86
食品质量与安全	4	47	0	101
市场营销	4	56	50	160
公共事业管理	4	37	50	121
物流管理	4	37	0	117
中医学	2	43	0	52

（续表）

专业设置	学制（年）	2018 年毕业生数	2018 年招生数	在校生数
中医学	3	0	56	49
针灸推拿学	2	44	0	53
针灸推拿学	3	0	65	56
中药学	2	0	60	60
护理学	2	0	69	66
合计	/	**2 227**	**2 470**	**9 813**

注：上表统计数据为本专科学生数。

研究生教育

在校硕士研究生 1160 人，2018 年招收硕士研究生 457 人，毕业 278 人。

硕士学位专业设置：中医基础理论、中医临床基础、中医医史文献、方剂学、中医诊断学、中医内科学、中医外科学、中医骨伤科学、中医妇科学、中医儿科学、中医五官科学、针灸推拿学、民族医学、中医心理学、中西医结合基础、中西医结合临床、中西医结合护理、中西医结合康复学、药物化学、药剂学、生药学、药物分析学、药理学、中药学、民族药学、全科医学、护理、药学。

重点学科及带头人

一级学科省级重点学科

中医学：秦国政

中药学：钱子刚

中西医结合：袁嘉丽、温伟波

药学：饶高雄

二级学科省级重点学科

中西医结合基础：袁嘉丽

民族医学：张　超

针灸学：王建明

中医内科学：彭江云

中医基础理论：王志红

临床中药学：照日格图

实用中药学：钱子刚

国家中医药管理局重点学科

中医男科学：秦国政

中医痹病学：彭江云

中医肾病学：吉　勤

临床中药学：照日格图

傣医学：张　超

彝药学：饶高雄

中医儿科学：熊　磊

推拿学：王春林

中医老年病学：万启南

中医耳鼻喉科学：周家璇

傣药学：冯德强

中医心理学：秦　竹

中医管理学——中医药对外合作管理学：周　青

中医文化学：王　寅

中西医结合基础：陈文慧

中医人类学：贺　霆

中医预防医学：何渝煦

重点实验室及负责人

云南省重点实验室

云南省傣医药与彝医药重点实验室：张　超

国家中医药管理局中医药科研三级实验室

中药药理实验室：林　青

中药药理（免疫）实验室：照日格图

昆明市重点实验室

昆明市民族医药资源研究重点实验室：饶高雄

昆明市中医药学分子生物学重点实验室：陈文慧

昆明市代谢性疾病中医药防治重点实验室：俞　捷

附属机构及负责人

云南中医药大学第一附属医院：陈燕溪、温伟波

云南中医药大学第二附属医院：刁文旭、陈祖琨　（杨　莎）

【西藏藏医学院】

党委书记：周阳光

校　　长：尼玛次仁

副校长、党委副书记：达　娃

副校长、党委委员：米　玛、鞠明兵

副校长、党委委员、纪委书记：黄国慧

副校长、党委委员（援藏）：刘铜华

研究生处：次　仁

基础部：边　罗

藏医系：占　堆

藏药系：格桑顿珠

继续教育部：索朗次仁

地　　址：西藏自治区拉萨市城关区当热中路 10 号

邮　　编：850000

电　　话：0891－6387272

传　　真：0891－6389296

电子信箱：zyxyxxbs@ 163. com

网　　址：www. ttmc. edu. cn

专业统计

2018 年，学校职工人数 219 人。专任教师 162 人，其中高级职称 13 人，副高级职称 37 人，中级职称 46 人，初级职称 66 人。

专业设置	学制（年）	2018 年毕业生数	2018 年招生数	在校生数
藏医学	5	184	190	1 018
藏药学	5	65	70	369

（续表）

专业设置	学制（年）	2018年毕业生数	2018年招生数	在校生数
高职高专	3	39	40	120
合计	/	**288**	**300**	**1 507**

注：上表统计数据为本专科学生数。

研究生教育

在校硕士研究生91人，2018年招收硕士研究生38人，毕业28人。

在校博士研究生12人，2018年招收博士研究生4人，毕业3人。

硕士学位专业设置：中医学（民族医学）、中药学（民族药学）

博士学位专业设置：中医学（民族医学）

重点学科及带头人

自治区教育厅重点学科

藏药炮制学：尼玛次仁

重点实验室及负责人

教育部重点实验室

藏医药基础教育部重点实验室：米　玛

科技部重点实验室

藏医药与高原生物省部共建重点实验室：（由学校藏医药研究所负责管理）

国家中医药管理局中医药科研三级实验室

传统藏药炮制及质量控制三级实验室：嘎　务

附属机构及负责人

西藏藏医学院附属医院：多杰仁青

（田银龙）

【陕西中医药大学】

党委书记：刘　力

党委副书记、校长：孙振霖

党委副书记：康亚国、于远望

纪委书记：刘新平

副 校 长：王瑞辉、郑　刚、唐志书、蒲济生

总会计师：李　宇

马克思主义学院院长：张雪玲

体育部部长：马学文

基础医学院院长：张　红

第一临床医学院中医系主任：崔晓萍

第一临床医学院中西医临床医学系主任：侯俊明

第二临床医学院临床医学系主任：张文岐

药学院院长：唐于平

针灸推拿学院副院长：艾　霞

护理学院院长：王瑞莉

医学技术学院院长：权志博

外语学院、国际教育学院院长：李永安

人文管理学院院长：欧阳静

公共卫生学院院长：史传道

继续教育学院副院长：聂根利

地　　址：陕西省西咸新区西咸大道中段

邮　　编：712046

电　　话：029－38185000

传　　真：029－38185333

电子信箱：yb38185000@126. com

网　　址：www. sntcm. edu. cn

专业统计

2018年，学校职工人数1273人。专任教师970人，其中高级职称161人，副高级职称363人，中级职称281人，初级职称57人。

专业设置	学制（年）	2018年毕业生数	2018年招生数	在校生数
高中起点本科	/	2 868	2 702	11 906
汉语言文学	4	47	52	192
英语	5	106	0	74
生物技术	4	41	56	192
应用心理学	4	98	55	251
制药工程	4	102	49	205
临床医学	5	514	396	2 091
医学影像学	5	120	107	567
预防医学	5	106	109	490
食品卫生与营养学	4	0	57	164
中医学	5	480	404	2 060
针灸推拿学	5	193	311	1 414
中西医临床医学	5	371	293	1 400

（续表）

专业设置	学制（年）	2018 年毕业生数	2018 年招生数	在校生数
药学	4	47	55	205
药物制剂	4	50	54	209
中药学	4	109	104	357
中药资源与开发	4	50	48	190
中药制药	4	47	55	197
医学检验技术	4	116	108	409
康复治疗学	4	60	89	247
护理学	4	120	172	663
市场营销	4	47	45	139
公共事业管理	4	44	37	144
健康服务与管理	4	0	46	46
专科起点本科	/	114	0	0
中医学	3	49	0	0
中药学	2	1	0	0
康复治疗学	2	1	0	0
护理学	2	63	0	0
合计	/	**2 982**	**2 702**	**11 906**

注：上表统计数据为本专科学生数。

研究生教育

在校硕士研究生 1318 人，2018 年招收硕士研究生 501 人，毕业 394 人。

硕士学位专业设置：内科学、神经病学、影像医学与核医学、临床检验诊断学、外科学、妇产科学、麻醉学、中医基础理论、中医临床基础、中医医史文献、方剂学、中医诊断学、中医内科学、中医外科学、中医骨伤科学、中医妇科学、中医儿科学、中医五官科学、针灸推拿学、中西医结合基础、中西医结合临床、药物化学、药剂学、生药学、药物分析学、药理学、全科医学（中医）、中药学、公共卫生、护理、应用心理、汉语国际教育。

重点学科及带头人

国家中医药管理局重点学科

中医诊断学：谭从娥

临床中药学：卫培峰

中药药理学：王　斌

中医脑病学：闫咏梅

中医脾胃病学：王捷虹

中医妇科学：贺丰杰

中医基础理论：邢玉瑞

内经学：孙理军

中医康复学：王瑞辉

中药化学：宋小妹

中西医结合基础：张　红

中医文化学：李亚军

中医疮疡病学：马拴全

中医耳鼻喉科学：张　雄

中西医结合临床（附院）：赵晓平

中医血液病学：董昌虎

中西医结合临床（二附院）：郑　刚

陕西省教育委员会重点学科

中医学（中医临床基础伤寒论）：李小会

中医学（中医基础理论）：邢玉瑞

中医学（中医骨伤科学）：杨利学

中药学（中药制药）：王昌利

陕西省教育厅重点学科

中医学（中医药特色文化的传承与发展研究）：李亚军

中医学（中医养生学）：史传道

陕西省中医药管理局重点学科

中西医结合骨伤学科：眘　强

中医心病学科：赵明君

中医脑病学科：闫咏梅

中医消化内科：杜晓泉

针灸学：刘智斌

中医肿瘤学：李仁廷

中医康复学（二附院）：王瑞辉

中医肺病学：阴智敏

方剂学：周永学

中医脾胃病学（二附院）：吴洁琼

中医医史文献：李亚军

针灸推拿学（基础）：王瑞辉

中药炮制学：孙　静

中药制药工程学：史亚军

中药资源学：张　岗

重点实验室及负责人

国家级科研基地

国家药物临床试验机构：雷根平

国家传染病临床研究基地：常占杰

第二批国家中医临床研究基地建设项目：赵晓平

陕西省2011协同创新中心

陕西中药资源产业化协同创新中心：刘　力

陕西省重点实验室

中药基础与新药研究重点实验室：郭东艳

中医体质与疾病防治重点实验室：孙理军

中医脑病学重点实验室：周永学

针药结合重点实验室：刘智斌

中西医结合心血管病防治重点实验室：刘勤社

省部共建重点实验室培育对象

秦药特色资源研究开发重点实验室：唐志书

国家中医药管理局科研基地

国家稀缺中药材种苗基地（陕西）：周永学

陕西省省级中药原料质量检测技术服务中心：周永学

省级临床研究分中心

陕西省胃肠疾病临床研究分中心：侯俊明

陕西省心血管疾病临床研究分中心：赵明君

陕西省中医（中西医结合）脑病临床医学研究中心：赵晓平

省级工程技术研究中心

陕西省中药饮片工程技术研究中心：王昌利

陕西省秦岭中草药应用开发工程技术研究中心：王昌利

陕西省风湿与肿瘤类中药制剂工程技术研究中心：谢晓林

陕西省天麻山茱萸工程技术研究中心：田慧玲

陕西省创新药物研究中心：唐志书

国家中医药管理局中医药科研三级实验室

中药鉴定学实验室：胡本祥

中药制剂实验室：王昌利

中药药理学实验室：张恩户

分子病理学实验室：王小平

中医分子生物实验室：张　红

中西医结合免疫实验室：席孝贤

针灸推拿实验室：牛文民

血管神经生理学实验室：张　琪

中药化学实验室：宋小妹

藏象分子免疫学实验室：李翠娟

血证诊断实验室：何春玲

中医骨病理与生物力学实验室：杨利学

脾胃病分子免疫实验室：杜晓泉

附属机构及负责人

陕西中医药大学附属医院：赵晓平

陕西中医药大学第二附属医院：缪　峰

陕西中医药大学制药厂：曹林林

（王国全、马　煜）

【甘肃中医药大学】

党委书记：李应东

校　　长：李金田

副 校 长：郑贵森、贾国江、王新华、史正刚、汪永锋

中医临床学院院长：宋　敏

药学院院长：李成义

针灸推拿学院院长：张振军

中西医结合学院院长：戴恩来

临床医学院院长：陈　彻

护理学院院长：赵鲲鹏

基础医学院院长：安耀荣

公共卫生学院院长：张　艳

经贸与管理学院院长：云立新

信息工程学院（教育技术发展中心）院长：张晓河

人文学院院长：齐　明

马克思主义学院院长：齐　明

国际教育学院院长：姜劲挺

藏医学院院长：赵苏静

体育健康学院院长：马玉德

继续教育学院（职业技能培训中心）院长：刘　雄、魏万玲

地　　址：甘肃省兰州市和平开发区中医大道1号

邮　　编：730101

电　　话：0931－5161002

传　　真：0931－5161003

电子信箱：yb@gszy.edu.cn

网　　址：www.gszy.edu.cn/reception

专业统计

2018年，学校职工人数884人。专任教师758人，其中高级职称166人，副高级职称288人，中级职称295人，初级职称135人。

专业设置	学制（年）	2018年毕业生数	2018年招生数	在校生数
护理学	4	72	158	454
中草药栽培与鉴定	4	26	50	151
临床医学	5	370	426	2 024
国际经济与贸易	4	23	37	119
应用化学	4	20	0	54
运动康复	4	0	37	108
医学信息工程	4	27	43	171
应用心理学	4	20	0	50
卫生检验与检疫	4	0	52	86

（续表）

专业设置	学制（年）	2018 年毕业生数	2018 年招生数	在校生数
中药学	4	29	59	178
中西医临床医学	5	224	424	1841
公共事业管理	4	29	41	133
中医学	5	298	417	1 978
医学影像学	5	111	138	527
中药资源与开发	4	24	32	123
中药制药	4	0	48	77
预防医学	5	46	58	242
康复治疗学	4	31	70	198
针灸推拿学	5	135	184	922
药物制剂	4	27	54	159
医学检验技术	4	79	69	253
藏药学	4	39	40	155
药学	4	27	52	169
藏医学	5	76	80	354
临床医学（专科起点）	2	66	60	126
护理学（专科起点）	2	46	48	94
合计	/	**1 845**	**2 667**	**10 746**

注：上表统计数据为本专科学生数。

研究生教育

在校硕士研究生1029人，2018年招收硕士研究生403人，毕业286人。

在校博士研究生73人，2018年招收博士研究生29人，毕业23人。

硕士学位专业设置：中西医结合学科、中药学学科、方剂学、中西医结合、中西医结合护理学、中医基础理论、中医医史文献、临床检验诊断学、老年医学、中西医结合基础、中医临床基础、中医老年病学、护理学学科、中医诊断学、民族医学（含：藏医学、蒙医学等）、中药学、中医五官科学、全科医学、中西医结合临床、中医内科学、中医外科学、中医骨伤科学、中医妇科学、中医儿科学、针灸推拿学、内科学、外科学、临床病理学、影像医学与核医学、精神病与精神卫生学、老年科学、儿科学、耳鼻咽喉科学、护理、康复医学与理疗学、公共卫生、麻醉学、妇产科学、皮肤病与性病学、神经病学、眼科学、肿瘤学。

博士学位专业设置：中药学学科、方剂学、中西医结合学科、中西医结合基础、中医医史文献、中医基础理论、中医学学科、中西医结合临床、中医儿科学、中医骨伤科学、中医妇科学、针灸推拿学、中医临床基础、中医内科学。

重点学科及带头人

国家中医药管理局“十二五”中医药重点学科

中医老年病学：朱向东

中药化学：郭　玫

民族医学（敦煌医学）：李应存

中西医结合基础：刘永琦

省级重点学科

中医学：李金田

中药学：郭　玫

中西医结合：李应东

精神病与精神卫生学：石洲宝

临床医学：陈彻

公共卫生与预防医学：郑贵森

生物医学工程：李　燕

重点实验室及负责人

科技部重点实验室

中医药防治慢性病国际科技合作基地：李金田

教育部重点实验室

敦煌医学与转化教育部重点实验室：李金田

省级重点实验室

甘肃省中药药理与毒理重点实验室：任　远

甘肃省中医方药挖掘与创新转化重点实验室：安耀荣

甘肃省中医药防治慢性疾病重点实验室：李应东

甘肃省中药质量与标准研究重点实验室：王亚丽

甘肃省中医药研究中心：李金田

附属机构及负责人

甘肃中医药大学第一附属医院：李盛华

甘肃中医药大学第二附属医院：张晓刚

（张小江、牛鹏贤）

【青海大学藏医学院】

院　　长：李先加

总支书记：马学元

副 书 记：卓玛本

副 院 长：三智加

地　　址：青海省西宁市宁大路251号

邮　　编：810016

电子信箱：webmatser@ qhu. edu. cn

网　　址：zyxy. qhu. edu. cn/index. htm

专业统计

2018 年，学院职工人数 34 人。专任教师 32 人，其中高级职称 5 人，副高级职称 19 人，中级职称 8 人，初级职称 0 人。

专业设置	学制（年）	2018 年毕业生数	2018 年招生数	在校生数
藏医学专业本科（藏医、藏医全科、藏西医结合）	5	142	196	689
藏医学专科（村医）	3	0	40	113
合计	/	**142**	**236**	**802**

注：上表统计数据为本专科学生数。

研究生教育

在校硕士研究生 62 人，2018 年招收硕士研究生 23 人，毕业 10 人。

在校博士研究生 14 人，2018 年招收博士研究生 4 人，毕业 2 人。

硕士学位专业设置：民族医学（藏医学）

博士学位专业设置：民族医学（藏医藏药方向）

重点学科及带头人

省级重点学科

藏医学：李先加

重点实验室及负责人

国家级重点实验室

藏医药学实验教学示范中心：李先加

藏药新药研发国家重点实验室（校企共建）：多　杰

附属机构及负责人

青海省藏医院（非直属附属医院）院长：李先加

（洛桑东智）

【宁夏医科大学中医学院】

副 校 长：牛　阳

中医学院党委书记：魏振斌

中医学院党委副书记：钱月慧

中医学院常务副院长：马惠昇

中医学院副院长：马玉宝、马　科、陈　岩

地　　址：宁夏回族自治区银川市兴庆区胜利街 1160 号

邮　　编：750004

电　　话：0951－6880501

传　　真：0951－6880501

电子信箱：zyxy6880501@ 163. com

网　　址：zyxy. nxmu. edu. cn/index. html

专业统计

2018 年，学院职工人数 69 人。专任教师 56 人，其中高级职称 30 人，副高级职称 18 人，中级职称 3 人，初级职称 5 人。

专业设置	学制（年）	2018 年毕业生数	2018 年招生数	在校生数
中医学	5	41	34	171
中医学（全科医学）	5	30	20	144
针灸推拿学	5	34	34	164
中西医结合	5	38	34	175
合计	/	**143**	**122**	**654**

注：上表统计数据为本专科学生数。

研究生教育

在校硕士研究生 150 人，2018 年招收硕士研究生 76 人，毕业 26 人。

硕士学位专业设置：中医基础理论、中医临床基础学、中医内科学、针灸推拿学、回族医学、中医药信息学。

重点学科及带头人

国家中医药管理局“十二五”重点学科

回族医学：牛　阳

中医诊断学：梁　岩

推拿学：马惠昇

国家中医药管理局“十一五”重点学科

中医脾胃病学：朱西杰

温病学：周 波

重点实验室及负责人

教育部重点实验室

回医药现代化教育部重点实验室：牛 阳

附属机构及负责人

宁夏医科大学附属回医中医医院：马 科

（窦继惠）

【新疆医科大学中医学院】

院党委书记：毛新民

院　　长：（暂缺）

副 院 长：陈静波

地　　址：新疆维吾尔自治区乌鲁木齐市新市区鲤鱼山路附29号

邮　　编：830011

电　　话：0991－4363310

传　　真：0991－4363310

电子信箱：445852601@qq.com

网　　址：zyxy.xjmu.edu.cn

专业统计

2018年，学院职工人数79人。专任教师68人，其中高级职称17人，副高级职称29人，中级职称15人，初级职称7人。

专业设置	学制（年）	2018年毕业生数	2018年招生数	在校生数
中医学	5	44	57	277
中西医临床医学	5	56	57	276
针灸推拿学	5	48	59	272
中药学	4	24	44	159
中医（定向）	5	54	44	234
哈医学	5	0	30	110
康复治疗学	4	0	59	59
合计	/	**226**	**350**	**1 387**

注：上表统计数据为本专科学生数。

研究生教育

在校硕士研究生570人，2018年招收硕士研究生179人，毕业136人。

在校博士研究生13人，2018年招收博士研究生2人，毕业2人。

硕士学位专业设置：中医基础理论、中医临床基础、中医医史文献、方剂学、中医诊断学、中医内科学、中医外科学、中医骨伤科学、中医妇科学、中医儿科学、中医五官科学、针灸推拿学、民族医学、中西医结合基础、中西医结合临床、中药学。

博士学位专业设置：中西医结合基础、中西医结合临床、中医内科学、中医外科学、中医骨伤科学、中医妇科学、中医儿科学、中医五官科学、针灸推拿学、民族医学。

重点学科及学科带头人

国家级重点学科

中医骨伤学科：卢 勇

中医各家学说：张星平

中医皮肤病学：刘红霞

中医老年病学：胡晓灵

临床中药学：聂继红

中医络病学（培育）：刘远新

中医文化学（培育）：卢 勇

自治区级重点学科

中西医结合（高峰学科）：曾斌芳

中医学（高原学科）：安冬青

推拿学：刘俊昌

重点实验室及负责人

自治区级重点实验室

新疆名医名方与特色方剂学实验室：安冬青

（叶生文）

【新疆医科大学维吾尔医学院】

书记、副院长：刘向阳

院长、副书记：库热西·玉努斯

副 书 记：冯廷虎

副 院 长：库尔班·艾力

地　　址：新疆维吾尔自治区乌鲁木齐市新医路393号

邮　　编：830011

电　　话：0991－4366551

传　　真：0991－4366551

网　　址：wweyxy.xjmu.edu.cn

专业统计

2018年，学院职工人数24人。专任教师12人，其中教授1人，副教授2人，讲师5人，助教4人。

专业设置	学制（年）	2018年毕业生数	2018年招生数	在校生数
维医学	5	78	68	331
合计	/	**78**	**68**	**331**

注：上表统计数据为本专科学生数。

研究生教育

在校硕士研究生47人，2018年招收硕士研究生11人，毕业18人。

硕士学位专业设置：维医学、蒙医学、藏医学 （于 洋）

四、获奖人物

【屠呦呦获改革先锋称号】 2018年12月18日，庆祝改革开放40周年大会在人民大会堂举行。中共中央总书记、国家主席、中央军委主席习近平出席大会并发表讲话。中共中央政治局常委、中央书记处书记王沪宁同志宣读《中共中央、国务院关于表彰改革开放杰出贡献人员的决定》。决定指出，党中央、国务院决定授予于敏等100名同志改革先锋称号，颁授改革先锋奖章。屠呦呦作为中医药科技创新的优秀代表出席此次大会，被授予改革先锋称号，获颁改革先锋奖章。（新华网）

【2017年度国家科学技术奖获奖名单（中医药系统）】 2018年1月8日，2017年度国家科学技术奖励大会在人民大会堂举行，共评出271个项目和9名科技专家。其中4个中医药项目获得国家科学技术进步奖二等奖。

附： 中医药系统获奖项目名单（4个）

项目名称	主要完成人	主要完成单位	推荐单位
中药大品种三七综合开发的关键技术创建与产业化应用	孙晓波、孙桂波、徐惠波、杨崇仁、张颖君、王　涛、董方言、陈中坚、兰　锋、余育启	中国医学科学院药用植物研究所、吉林省中医药科学院、中国科学院昆明植物研究所、天津中医药大学、文山苗乡三七股份有限公司、昆明圣火药业（集团）有限公司、昆药集团股份有限公司	中华中医药学会
寰枢椎脱位中西医结合治疗技术体系的创建与临床应用	谭明生、移　平、郝庆英、杨　峰、王文军、吕国华、田纪伟、谭远超、周英杰、王　清	中日友好医院、河南省洛阳正骨医院（河南省骨科医院）、中南大学湘雅二医院、山东省文登整骨医院、上海市第一人民医院、南华大学附属第一医院、西南医科大学附属医院	中国中西医结合学会
中药和天然药物的三萜及其皂苷成分研究与应用	叶文才、王广基、吴晓明、范春林、王　英、张晓琦、张冬梅、汪　豪、刘东来、裴　红	暨南大学、中国药科大学、丽珠集团利民制药厂、广州康和药业有限公司	广东省
神经根型颈椎病中医综合方案与手法评价系统	朱立国、冯敏山、于　杰、魏　戌、王　平、李金学、高景华、黄远灿、孙树椿、杨克新	中国中医科学院望京医院、天津中医药大学第一附属医院、中国康复研究中心、广东省中医院、国家电网公司北京电力医院、上海中医药大学附属岳阳中西医结合医院、北京理工大学	国家中医药管理局

（中国新闻网、科技部）

【2018年全国五一劳动奖获奖名单（中医药系统）】 2018年4月28日，庆祝“五一”国际劳动节暨“当好主人翁 建功新时代”劳动和技能竞赛推进大会在北京人民大会堂举行。99个集体和697名个人分别获全国五一劳动奖状、奖章，799个集体获全国工人先锋号。共有6位中医药人获“全国五一劳动奖章”，大理药业股份有限公司获“全国五一劳动奖状”。具体名单如下（排名按公示名单顺序）。

全国五一劳动奖章

马福彦　辽宁省海城市正骨医院康复推拿科主任

伦静菲（女）　辽源誉隆亚东药业有限责任公司一车间工人

向玉华　神农架林区人民医院中医内科主任医师

郭平牯　重庆多普泰制药股份有限公司技术总监

羊云彬（白族）　云南白药集团股份有限公司七甸分厂厂长兼支部书记

次仁措姆（女，藏族）　西藏甘露藏药股份有限公司技术员

全国五一劳动奖状

大理药业股份有限公司

（新华社、中国政府网）

【第五批国家级非物质文化遗产代表性项目代表性传承人名单（中医药系统）】 2018年5月8日，文化和旅游部确定并公布第五批国家级非物质文化遗产代表性项目代表性传承人名单，全国共1082名传承人入选，其中中医药非物质文化遗产项目代表性传承人58名。涉及中医络病诊疗方法、古本易筋经十二势导引法、中药炮制技艺、中医传统制剂方法、针灸、中医正骨疗法、藏医药、蒙医药、瑶族医药、苗医药、回族医药、维吾尔医药、哈萨克族医药等。国务院已公布4批1372个

国家级代表性项目，包含 3154 个子项。第五批国家级非物质文化遗产代表性项目代表性传承人认定主要关注 3 个方面：一是国务院新公布的第四批国家级代表性项目；二是前三批中无国家级代表性传承人的项目；三是现有国家级代表性传承人已去世的项目。

附：第五批中医药领域国家级非物质文化遗产代表性项目、传承人名单

姓名	项目名称	申报地区或单位
王建生	中医诊疗法（清华池传统修脚术）	北京市西城区
吴以岭	中医诊疗法（中医络病诊疗方法）	河北省石家庄市
王红星	中医诊疗法（脏腑推拿疗法）	河北省保定市
陆德铭	中医诊疗法（顾氏外科疗法）	上海市
严蔚冰	中医诊疗法（古本易筋经十二势导引法）	上海市
陆　琴	中医诊疗法（扬州传统修脚术）	江苏省扬州市
董幼祺	中医诊疗法（董氏儿科医术）	浙江省宁波市海曙区
郑　铎	中医诊疗法（西园喉科医术）	安徽省歙县
买建修	中医诊疗法（买氏中医外治法）	河南省周口市川汇区
毛顺卿	中医诊疗法（毛氏济世堂脱骨疽疗法）	河南省新蔡县
镇水清	中医诊疗法（镇氏风湿病马钱子疗法）	湖北省咸宁市咸安区
韩竞生	中医诊疗法（一指禅推拿）	广东省珠海市
陈荣钟	中医诊疗法（贯氏点穴疗法）	广东省深圳市
王俊良	中药炮制技艺（人参炮制技艺）	吉林省通化市
许冬瑾	中药炮制技艺（人参炮制技艺）	吉林省通化市
李明焱	中药炮制技艺（武义寿仙谷中药炮制技艺）	浙江省武义县
袁小平	中药炮制技艺（樟树中药炮制技艺）	江西省樟树市
胡昌江	中药炮制技艺	四川省成都市
郭玉凤	中医传统制剂方法（达仁堂清宫寿桃丸传统制作技艺）	天津中新药业集团股份有限公司达仁堂制药厂
李燕钰	中医传统制剂方法（安宫牛黄丸制作技艺）	天津市南开区
高　强	中医传统制剂方法（隆顺榕卫药制作技艺）	天津市南开区
马卫东	中医传统制剂方法（益德成闻药制作技艺）	天津市红桥区
刘文伟	中医传统制剂方法（京万红软膏组方与制作技艺）	天津市西青区
穆　滨	中医传统制剂方法（枇杷露传统制剂）	黑龙江省哈尔滨市南岗区
王燕铭	中医传统制剂方法（老王麻子膏药制作技艺）	黑龙江省哈尔滨市道外区
刘柏生	中医传统制剂方法（致和堂膏滋药制作技艺）	江苏省江阴市
俞柏堂	中医传统制剂方法（方回春堂传统膏方制作技艺）	浙江省杭州市上城区
廖志钟	中医传统制剂方法（罗浮山百草油制作技艺）	广东省博罗县
柯树泉	中医传统制剂方法（太安堂麒麟丸制作技艺）	广东省汕头市
殷树荣	中医传统制剂方法（桐君阁传统丸剂制作技艺）	重庆市南岸区
张元昆	中医传统制剂方法（昆中药传统中药制剂）	云南省昆明市

（续表）

姓名	项目名称	申报地区或单位
马绪斌	中医传统制剂方法（马明仁膏药制作技艺）	陕西省西安市碑林区
郭诚杰	针灸	中国针灸学会
李　鼎	针灸	中国针灸学会
石学敏	针灸	中国针灸学会
田从豁	针灸	中国针灸学会
张　缙	针灸	中国针灸学会
陆焱垚	针灸（陆氏针灸疗法）	上海市
金　瑛	针灸（杨继洲针灸）	浙江省衢州市
罗素兰	中医正骨疗法（罗氏正骨法）	北京市朝阳区
苏继承	中医正骨疗法（海城苏氏正骨）	辽宁省海城市
石印玉	中医正骨疗法（上海石氏伤科疗法）	上海市
章岩友	中医正骨疗法（章氏骨伤疗法）	浙江省台州市
郭艳幸	中医正骨疗法（平乐郭氏正骨法）	河南省洛阳市
廖怀章	中医正骨疗法（新邵孙氏正骨术）	湖南省新邵县
明　珠	藏医药（山南藏医药浴法）	西藏自治区山南市
索南旺杰	藏医药（甘南藏医药）	甘肃省碌曲县
尼玛才让	藏医药（藏医放血疗法）	青海省
包斯琴	蒙医药（蒙医传统正骨术）	内蒙古自治区中蒙医医院
王布和	蒙医药（科尔沁蒙医药浴疗法）	内蒙古自治区科尔沁右翼中旗
赵有辉	瑶族医药（药浴疗法）	贵州省从江县
田兴秀	苗医药（钻节风疗法）	湖南省花垣县
王增世	苗医药（骨伤蛇伤疗法）	贵州省雷山县
陈卫川	回族医药（陈氏回族医技十法）	宁夏回族自治区吴忠市
阿布都克力木·阿布都热木	维吾尔医药（食物疗法）	新疆维吾尔自治区莎车县
吾尔阿力·赛塔尔汗	哈萨克族医药（布拉吾药浴熏蒸疗法、卧塔什正骨术、冻伤疗法）	新疆维吾尔自治区阿勒泰地区
木胡塞英·马胡力别克	哈萨克族医药（布拉吾药浴熏蒸疗法、卧塔什正骨术、冻伤疗法）	新疆维吾尔自治区阿勒泰地区
巴合提别克·胡马尔哈吉	哈萨克族医药（布拉吾药浴熏蒸疗法、卧塔什正骨术、冻伤疗法）	新疆维吾尔自治区阿勒泰地区

（栗　征）

【5名中医药院校教师入选第三批国家“万人计划”教学名师名单】 2018年3月17日，教育部办公厅公布第三批国家高层次人才特殊支持计划（以下简称国家“万人计划”）教学名师入选人员名单。在195名入选的教师中有5名来自中医药院校。5名来自中医药院校的教师分别为：北京中医药大学的张冰、山东中医药高等专科学校的张钦德、湖南中医药大学的常小荣、成都中医药大学的梁繁荣、西藏藏医学院的格桑顿珠。国家“万人计划”是国家层面实施的重大人才工程，是面向国内高层次人才的重点支持计划。国

家“万人计划”教学名师是国家“万人计划”体系的重要组成部分，是唯一以教育教学能力和实绩为遴选标准的国家级高层次人才项目。通知提出，给予国家“万人计划”教学名师特殊支持经费。落实特殊支持政策，地方和学校要把国家“万人计划”教学名师放在高层次人才队伍建设的突出位置。同时，支持组建创新团队，支持国家“万人计划”教学名师组建创新团队。

（秦宇龙）

【8位中医药人获“全国青年岗位能手”称号】2018年7月13日，共青团中央、人力资源和社会保障部联合印发《关于命名表彰2016～2017年度全国青年岗位能手标兵和全国青年岗位能手的决定》，授予中国石油大港油田公司第三采油厂第六采油作业区地质师马瑞等40名同志“全国青年岗位能手标兵”称号，授予中科院自动化所复杂系统管理与控制国家重点实验室副研究员王磊等826名同志“全国青年岗位能手”称号。其中冯帆、吴潇、田佳、程科军、聂亚臻、罗钢、郝晓瑜、刁德昌8位中医药人被授予“全国青年岗位能手”称号。

附：

全国青年岗位能手名单（中医药相关）

姓名	单位
冯　帆	北京同仁堂商业投资集团有限公司同仁堂药店办公室科员
吴　潇（女）	天津中新药业研究中心创新药物研究室项目负责人
田　佳（女）	上海中医药大学附属龙华医院十五病区代理护士长
程科军	浙江省丽水市农业科学研究院中药材所党支部书记、副所长
聂亚臻	江西康宝医药生物科技有限公司总经理、产品研发中心主任
罗　钢	四川省西南医科大学附属中医医院心脑病科副主任
郝晓瑜（女）	青海省中医院ICU护士长
刁德昌	广东省中医院胃肠外科副主任医师、治疗组组长

（中国共青团网）

【王宜获全国三八红旗手标兵称号】

2018年2月28日，全国妇联揭晓10名2017年度全国三八红旗手标兵称号获得者，中国中医科学院广安门医院食疗营养部主任王宜获此殊荣，她是继屠呦呦后中医药系统又一位获此殊荣者。

（陈计智）

【肖国栋荣获2018年中央和国家机关工委脱贫攻坚优秀个人】　2018年10月30日，中央和国家机关工委在北京召开中央和国家机关脱贫攻坚先进集体、优秀个人表彰大会暨先进事迹报告会。会议对20个先进集体和50名优秀个人进行表彰，国家中医药管理局办公室秘书一处副处长、山西省五寨县中所村第一书记肖国栋获颁中央和国家机关脱贫攻坚优秀个人奖。

（李歆玥）

统计资料

一、中医资源

2018 年全国卫生机构、中医机构的机构、人员情况

	机构数（个）	职工总数（人）	其中：				
			卫生技术人员	内：			
				中医执业医师	中医执业助理医师	中药师（士）	见习中医师
全国卫生机构	**997 433**	**12 290 325**	**9 519 179**	**489 582**	**85 872**	**123 913**	**15 570**
其中：中医机构	60 738	1 321 902	1 125 759	226 600	15 203	49 608	7 276
中医机构/全国卫生机构（%）	6.09	10.76	11.83	46.28	17.70	40.03	46.73
卫生部门卫生机构	**143 945**	**7 946 979**	**6 586 553**	**291 025**	**41 751**	**82 682**	**11 625**
其中：中医机构	2 608	998 241	851 184	143 421	6 646	31 529	5 951
中医机构/卫生部门卫生机构（%）	1.81	12.56	12.92	49.28	15.92	38.13	51.19

注：全国中医药人员总数为714937 人，占全国卫生技术人员总数的7.51%；全国中医机构中医药人员总数为298687 人，占全国中医药人员总数的41.78%；中医机构包含中医、中西医结合、民族医三类机构。

2018 年按类别分全国诊所、卫生所、医务室基本情况

	机构数（个）	在岗职工数（人）	其中：	
			中医类执业医师	中医类执业助理医师
总计	**226 684**	**579 002**	**48 123**	**4 508**
其中：普通	94 518	244 121	—	—
中医	43 802	86 846	42 318	3 896
中西医结合	8 389	21 821	5 400	563
民族医	608	995	405	49
口腔	38 398	113 779	—	—
其他	40 969	111 440	—	—

注：自2015 年起总计数不包含门诊部数。

2018 年全国村卫生室机构、人员情况

	机构数（个）	执业（助理）医师（人）	乡村医生数（人）		卫生员（人）
			总人数	其中：以中医、中西医结合或民族医为主的人数	
总计	**622 001**	**169 117**	**845 436**	**129 406**	**61 662**
按行医方式分					
西医为主	23 537	99 285	500 158	36 202	38 553
中医为主	374 432	6 759	26 299	10 589	1 834
中西医结合	223 803	63 073	318 979	82 615	21 275

2018年全国村卫生室收支、服务情况

	总收入（千元）	总支出（千元）	诊疗人次数（人次）	其中：出诊人次数
总计	**47 257 397**	**41 317 416**	**1 672 070 355**	**133 424 932**
按行医方式分				
西医为主	27 912 568	24 392 084	984 583 788	81 310 031
中医为主	1 371 627	1 191 888	51 397 772	4 401 610
中西医结合	17 973 202	15 733 444	636 088 795	47 713 291

2018年全国卫生机构中医药人员增减情况

单位：人

	2017年	2018年	增减数	增减（%）
全国卫生机构卫技人员数	**8 978 230**	**9 519 179**	**540 949**	**6.03**
其中：中医药人员数	663 557	714 937	51 380	7.74
内：中医执业医师	448 716	489 582	40 866	9.11
中医执业助理医师	78 321	85 872	7 551	9.64
见习中医师	16 218	15 570	-648	-4.00
中药师（士）	120 302	123 913	3 611	3.00

2018年全国中医机构中医药人员增减情况

单位：人

	2017年	2018年	增减数	增减（%）
全国中医机构卫技人员数	**1 041 239**	**1 125 759**	**84 520**	**8.12**
其中：中医药人员数	271 581	298 687	27 106	9.98
内：中医执业医师	204 649	226 600	21 951	10.73
中医执业助理医师	12 990	15 203	2 213	17.04
见习中医师	7 662	7 276	-386	-5.04
中药师（士）	46 280	49 608	3 328	7.19

全国中医、中药人员历年基本情况

单位：人

	2011年	2012年	2013年	2014年	2015年	2016年	2017年	2018年
全国卫生技术人员数	**6 192 858**	**6 668 549**	**7 200 578**	**7 579 790**	**7 997 537**	**8 444 403**	**8 978 230**	**9 519 179**
其中：中医执业（助理）医师数	309 272	356 779	381 682	418 573	452 190	481 590	527 037	575 454
见习中医师	10 941	12 473	13 992	14 686	14 412	14 482	16 218	15 570
中药师（士）	100 116	107 630	110 243	111 991	113 820	116 622	120 302	123 913

2018 年全国中医医疗机构的机构、床位、人员数

	机构数（个）	实有床位数（张）	在岗职工数（人）	其中：卫生技术人员数
总计	**60 696**	**1 022 096**	**1 319 489**	**1 124 652**
中医类医院	4 939	1 021 548	1 169 359	988 203
中医类门诊部	2 958	548	40 468	31 619
中医类诊所	52 799	0	109 662	104 830

2018 年全国中医医疗机构卫生技术人员数（一）

单位：人

	卫生技术人员	执业医师	其中：中医类别	执业助理医师	其中：中医类别
总计	**1 124 652**	**404 871**	**226 087**	**35 694**	**15 194**
中医类医院	988 203	327 024	164 921	27 425	9 675
中医类门诊部	31 619	16 506	13 043	1 419	1 011
中医类诊所	104 830	61 341	48 123	6 850	4 508

2018 年全国中医医疗机构卫生技术人员数（二）

单位：人

	注册护士	其中：助产士	药师（士）	其中：	
				西药师（士）	中药师（士）
总计	**466 819**	**9 317**	**84 695**	**35 157**	**49 538**
中医类医院	438 590	9 211	69 573	33 235	36 338
中医类门诊部	7 609	20	3 457	726	2 731
中医类诊所	20 620	86	11 665	1 196	10 469

2018 年全国中医医疗机构卫生技术人员数（三）

单位：人

	检验技师（士）	影像技师（士）	其他卫生技术人员	其中：	
				见习医师	内：中医
总计	**33 705**	**19 654**	**79 214**	**26 107**	**7 276**
中医类医院	32 723	19 275	73 593	24 941	6 736
中医类门诊部	856	302	1 470	317	148
中医类诊所	126	77	4 151	849	392

2018 年全国中医医疗机构收入支出情况

	总收入（千元）	总支出（千元）	收入支出差额（千元）	收入收益率（%）
总计	**468 179 536**	**458 859 443**	**9 320 093**	**1.99**
中医类医院	451 262 117	444 505 966	6 756 151	1.50
中医类门诊部	8 664 884	7 502 470	1 162 414	13.42
中医类诊所	8 252 535	6 851 007	1 401 528	16.98

2018年分市、县中医类医院机构、床位数

	机构数（个）	编制床位（张）	实有床位（张）	其中：	
				特需服务床位	负压病房床位
总计	**4 939**	**980 194**	**1 021 548**	**6 096**	**1 335**
市	3 033	635 901	654 893	4 817	522
县	1 906	344 293	366 655	1 279	813

2018年分市、县中医类医院人员数

单位：人

	在岗职工数	其中：			
		卫生技术人员	其他技术人员	管理人员	工勤技能人员
总计	**1 169 359**	**988 203**	**73 593**	**49 355**	**83 295**
市	789 400	665 717	41 899	36 120	53 912
县	379 959	322 486	31 694	13 235	29 383

2018年分市、县中医类医院卫生技术人员数（一）

单位：人

	卫生技术人员	执业医师	其中：中医类别	执业助理医师	其中：中医类别
总计	**988 203**	**327 024**	**164 921**	**27 425**	**9 675**
市	665 717	231 229	122 788	12 555	4 944
县	322 486	95 795	42 133	14 870	4 731

2018年分市、县中医类医院卫生技术人员数（二）

单位：人

	注册护士	其中：助产士	药师（士）	其中：	
				西药师（士）	中药师（士）
总计	**438 590**	**9 211**	**69 573**	**33 235**	**36 338**
市	298 902	5 455	48 020	22 152	25 868
县	139 688	3 756	21 553	11 083	10 470

2018年分市、县中医类医院卫生技术人员数（三）

单位：人

	检验技师（士）	影像技师（士）	其他卫生技术人员	其中：	
				见习医师	内：中医
总计	**32 723**	**19 275**	**73 593**	**24 941**	**6 736**
市	21 360	11 752	41 899	13 128	3 693
县	11 363	7 523	31 694	11 813	3 043

2018 年分市、县中医类医院年内培训情况

单位：人

	参加政府举办的岗位培训人次数	接受继续医学教育人数	进修半年以上人数
总计	**274 864**	**805 495**	**17 336**
市	207 330	601 474	10 495
县	67 534	204 021	6 841

2018 年分市、县中医类医院机构、床位增减情况

	机构数（个）				床位数（张）			
	2017 年	2018 年	增减数	增减（%）	2017 年	2018 年	增减数	增减（%）
总计	**4 566**	**4 939**	**373**	**8. 17**	**951 356**	**1 021 548**	**70 192**	**7. 38**
市	2 762	3 033	271	9. 81	607 092	654 893	47 801	7. 87
县	1 804	1 906	102	5. 65	344 264	366 655	22 391	6. 50

2018 年分市、县中医类医院人员增减情况

单位：人

	2017 年	2018 年	增减数	增减（%）
总计	**1 094 773**	**1 169 359**	**74 586**	**6. 81**
市	737 874	789 400	51 526	6. 98
县	356 899	379 959	23 060	6. 46

2018 年分市、县中医类医院房屋建筑面积情况

	年末房屋建筑面积（平方米）	其中：业务用房面积	业务用房中危房面积（平方米）	年末租房面积（平方米）	其中：业务用房面积	本年房屋租金（万元）
总计	**70 573 874**	**58 863 832**	**524 996**	**7 363 856**	**6 046 073**	**21 873 794**
市	48 235 917	39 481 757	264 169	5 084 534	4 018 129	20 727 081
县	22 337 957	19 382 075	260 827	2 279 322	2 027 944	1 146 713

2018 年分市、县中医类医院年内基本建设投资情况（一）

	本年批准基建项目（个）	批准基建项目建筑面积（平方米）	本年完成实际投资额（万元）	其中：		
				财政性投资	单位自有资金	银行贷款
总计	**22 705**	**14 778 372**	**44 060 834**	**42 254 308**	**687 667**	**430 201**
市	449	9 155 140	42 919 191	41 630 789	509 374	191 363
县	22 256	5 623 232	1 141 643	623 519	178 293	238 838

2018 年分市、县中医类医院年内基本建设投资情况（二）

	本年房屋竣工面积（平方米）	本年新增固定资产（万元）	本年因新扩建增加床位（张）
总计	**4 390 518**	**1 973 557**	**24 203**
市	3 009 746	1 337 548	14 830
县	1 380 772	636 009	9 373

2018 年分市、县中医类医院万元以上设备拥有情况

	万元以上设备总价值（万元）	万元以上设备台数（台/套）			
		合计	10 万～49 万元	50 万～99 万元	100 万元以上
总计	**14 068 361**	**818 973**	**158 216**	**24 141**	**23 003**
市	10 287 248	594 096	116 383	17 484	16 958
县	3 781 113	224 877	41 833	6 657	6 045

2018 年分市、县中医类医院收入与费用情况

	总收入（千元）	总费用/支出（千元）	收入支出差额（千元）	收入收益率（%）
总计	**451 262 117**	**444 505 966**	**6 756 151**	**1. 50**
市	347 645 314	343 095 392	4 549 922	1. 31
县	103 616 803	101 410 574	2 206 229	2. 13

2018 年分市、县中医类医院收入情况

单位：千元

	总收入	其中：			
		医疗收入	财政补助收入	科教项目收入	其他收入
总计	**451 262 117**	**390 655 089**	**50 037 457**	**1 578 305**	**8 991 266**
市	347 645 314	303 079 945	36 173 850	1 545 293	6 846 226
县	103 616 803	87 575 144	13 863 607	33 012	2 145 040

2018 年分市、县中医类医院总收入中保险收入情况

单位：千元

	城镇职工基本医疗保险	城镇居民基本医疗保险	新型农村合作医疗补偿收入
总计	**92 246 357**	**46 480 046**	**19 340 915**
市	83 497 753	29 058 911	8 202 501
县	8 748 604	17 421 135	11 138 414

2018 年分市、县中医类医院总费用情况

单位：千元

	总费用/支出	其中：				
		医疗业务成本	财政项目补助支出	科教项目支出	管理费用	其他支出
总计	**444 505 966**	**361 017 195**	**23 713 383**	**1 205 526**	**50 382 927**	**8 186 935**
市	343 095 392	280 349 074	17 541 816	1 123 529	37 943 080	6 137 893
县	101 410 574	80 668 121	6 171 567	81 997	12 439 847	2 049 042

2018 年分市、县中医类医院资产情况

单位：千元

	总资产	流动资产	非流动资产	其中：		
				固定资产	在建工程	无形资产
总计	**545 752 461**	**245 771 443**	**299 981 018**	**200 441 793**	**86 942 684**	**7 638 320**
市	390 898 754	183 626 418	207 272 336	139 469 635	57 374 623	5 768 030
县	154 853 707	62 145 025	92 708 682	60 972 158	29 568 061	1 870 290

2018 年分市、县中医类医院负债与净资产情况

单位：千元

	负债	流动负债	非流动负债	净资产	其中：	
					事业基金	专用基金
总计	**283 781 536**	**213 457 873**	**70 323 663**	**261 970 925**	**119 527 458**	**40 367 417**
市	200 103 144	156 549 249	43 553 895	190 795 610	90 467 813	23 685 612
县	83 678 392	56 908 624	26 769 768	71 175 315	29 059 645	16 681 805

2018 年全国中医类医院机构、床位数

	机构数（个）	编制床位（张）	实有床位（张）	其中：	
				特需服务床位	负压病房床位
总计	**4 939**	**980 194**	**1 021 548**	**6 096**	**1 335**
中医医院	3 977	839 268	872 052	4 753	836
中西医结合医院	650	100 821	110 579	1 038	165
民族医医院	312	40 105	38 917	305	334

2018 年全国中医类医院人员数

单位：人

	在岗职工数	其中：			
		卫生技术人员	其他技术人员	管理人员	工勤技能人员
总计	**1 169 359**	**988 203**	**73 593**	**49 355**	**83 295**
中医医院	998 777	846 105	62 957	40 312	71 574
中西医结合医院	130 085	108 756	6 350	7 134	9 069
民族医医院	40 497	33 342	4 286	1 909	2 652

2018年全国中医类医院卫生技术人员数（一）

单位：人

	卫生技术人员	执业医师	其中：中医类别	执业助理医师	其中：中医类别
总计	**988 203**	**327 024**	**164 921**	**27 425**	**9 675**
中医医院	846 105	279 187	145 366	22 881	7 782
中西医结合医院	108 756	36 858	12 798	2 732	759
民族医医院	33 342	10 979	6 757	1 812	1 134

2018年全国中医类医院卫生技术人员数（二）

单位：人

	注册护士	其中：助产士	药师（士）	其中：	
				西药师（士）	中药师（士）
总计	**438 590**	**9 211**	**69 573**	**33 235**	**36 338**
中医医院	375 744	7 804	60 589	28 427	32 162
中西医结合医院	50 995	1 194	6 231	3 881	2 350
民族医医院	11 851	213	2 753	927	1 826

2018年全国中医类医院卫生技术人员数（三）

单位：人

	检验技师（士）	影像技师（士）	其他卫生技术人员	其中：	
				见习医师	内：中医
总计	**32 723**	**19 275**	**73 593**	**24 941**	**6 736**
中医医院	28 025	16 722	62 957	22 219	6 000
中西医结合医院	3 675	1 915	6 350	1 610	334
民族医医院	1 023	638	4 286	1 112	402

2018年全国中医类医院年内培训情况

单位：人

	参加政府举办的岗位培训人次数	接受继续医学教育人数	进修半年以上人数
总计	**274 864**	**805 495**	**17 336**
中医医院	222 613	699 101	15 294
中西医结合医院	38 326	89 310	1 354
民族医医院	13 925	17 084	688

2018 年全国中医类医院的机构、床位增减情况

	机构数（个）				床位数（张）			
	2017 年	2018 年	增减数	增减（%）	2017 年	2018 年	增减数	增减（%）
总计	**4 566**	**4 939**	**373**	**8.17**	**951 356**	**1 021 548**	**70 192**	**7.38**
中医医院	3 695	3 977	282	7.63	818 216	872 052	53 836	6.58
中西医结合医院	587	650	63	10.73	99 680	110 579	10 899	10.93
民族医医院	284	312	28	9.86	33 460	38 917	5 457	16.31

2018 年全国中医类医院人员增减情况

单位：人

	2017 年	2018 年	增减数	增减（%）
总计	**1 094 773**	**1 169 359**	**74 586**	**6.81**
中医医院	943 444	998 777	55 333	5.87
中西医结合医院	118 230	130 085	11 855	10.03
民族医医院	33 099	40 497	7 398	22.35

2018 年全国中医类医院房屋建筑面积情况

	年末房屋建筑面积（平方米）	其中：业务用房面积	业务用房中危房面积（平方米）	年末租房面积（平方米）	其中：业务用房面积	本年房屋租金（万元）
总计	**70 573 874**	**58 863 832**	**524 996**	**7 363 856**	**6 046 073**	**21 873 794**
中医医院	59 516 402	50 033 098	424 204	5 693 441	4 671 432	20 525 590
中西医结合医院	7 334 856	6 188 044	48 784	1 576 496	1 298 178	1 345 503
民族医医院	3 722 616	2 642 690	52 008	93 919	76 463	2 701

2018 年全国中医类医院年内基本建设投资情况（一）

	本年批准基建项目（个）	批准基建项目建筑面积（平方米）	本年完成实际投资额（万元）	其中：		
				财政性投资	单位自有资金	银行贷款
总计	**22 705**	**14 778 372**	**44 060 834**	**42 254 308**	**687 667**	**430 201**
中医医院	504	13 538 690	2 566 954	972 388	576 912	374 578
中西医结合医院	163	718 016	269 718	93 149	80 834	55 623
民族医医院	22 038	521 666	41 224 162	41 188 771	29 921	0

2018 年全国中医类医院年内基本建设投资情况（二）

	本年房屋竣工面积（平方米）	本年新增固定资产（万元）	本年因新扩建增加床位（张）
总计	**4 390 518**	**1 973 557**	**24 203**
中医医院	3 661 010	1 680 755	21 345
中西医结合医院	344 274	228 240	2 028
民族医医院	385 234	64 562	830

2018 年全国中医类医院万元以上设备拥有情况

	万元以上设备总价值（万元）	万元以上设备台数（台/套）			
		合计	10 万~49 万元	50 万~99 万元	100 万元以上
总计	**14 068 361**	**818 973**	**158 216**	**24 141**	**23 003**
中医医院	11 691 589	694 702	131 898	20 072	19 370
中西医结合医院	1 797 997	97 569	21 142	3 176	2 866
民族医医院	578 775	26 702	5 176	893	767

2018 年全国中医类医院收入与费用情况

	总收入（千元）	总费用/支出（千元）	收入支出差额（千元）	收入收益率（%）
总计	**451 262 117**	**444 505 966**	**6 756 151**	**1.50**
中医医院	381 554 226	375 119 298	6 434 928	1.69
中西医结合医院	57 764 896	57 757 289	7 607	0.01
民族医医院	11 942 995	11 629 379	313 616	2.63

2018 年全国中医类医院收入情况

单位：千元

	总收入	其中：			
		医疗收入	财政补助收入	科教项目收入	其他收入
总计	**451 262 117**	**390 655 089**	**50 037 457**	**1 578 305**	**8 991 266**
中医医院	381 554 226	331 835 377	40 877 659	1 281 960	7 559 230
中西医结合医院	57 764 896	51 091 922	5 365 699	254 953	1 052 322
民族医医院	11 942 995	7 727 790	3 794 099	41 392	379 714

2018 年全国中医类医院总收入中保险收入情况

单位：千元

	城镇职工基本医疗保险	城镇居民基本医疗保险	新型农村合作医疗补偿收入
总计	**92 246 357**	**46 480 046**	**19 340 915**
中医医院	76 495 153	42 239 219	18 142 951
中西医结合医院	14 743 930	3 091 921	919 147
民族医医院	1 007 274	1 148 906	278 817

2018 年全国中医类医院总费用情况

单位：千元

	总费用/支出	其中：医疗业务成本	财政项目补助支出	科教项目支出	管理费用	其他支出
总计	**444 505 966**	**361 017 195**	**23 713 383**	**1 205 526**	**50 382 927**	**8 186 935**
中医医院	375 119 298	305 836 515	19 484 468	995 433	42 672 222	6 130 660
中西医结合医院	57 757 289	47 270 573	2 726 874	178 419	6 244 465	1 336 958
民族医医院	11 629 379	7 910 107	1 502 041	31 674	1 466 240	719 317

2018 年全国中医类医院资产情况

单位：千元

	总资产	流动资产	非流动资产	其中：固定资产	在建工程	无形资产
总计	**545 752 461**	**245 771 443**	**299 981 018**	**200 441 793**	**86 942 684**	**7 638 320**
中医医院	462 238 827	209 232 840	253 005 987	165 450 025	72 800 084	6 096 367
中西医结合医院	63 391 973	28 947 583	34 444 390	21 776 103	9 622 342	1 259 354
民族医医院	20 121 661	7 591 020	12 530 641	13 215 665	4 520 258	282 599

2018 年全国中医类医院负债与净资产情况

单位：千元

	负债	流动负债	非流动负债	净资产	其中：事业基金	专用基金
总计	**283 781 536**	**213 457 873**	**70 323 663**	**261 970 925**	**119 527 458**	**40 367 417**
中医医院	243 500 900	182 153 661	61 347 239	218 737 927	100 990 967	28 301 631
中西医结合医院	33 971 311	26 595 346	7 375 965	29 420 662	13 764 855	3 344 414
民族医医院	6 309 325	4 708 866	1 600 459	13 812 336	4 771 636	8 721 372

2018 年全国中医医院机构、床位数

	机构数（个）	编制床位（张）	实有床位（张）	其中：特需服务床位	负压病房床位
总计	**3 977**	**839 268**	**872 052**	**4 753**	**836**
中医综合医院	**3 345**	**784 429**	**815 208**	**4 351**	**673**
中医专科医院	**632**	**54 839**	**56 844**	**402**	**163**
肛肠医院	88	6 618	6 621	57	0
骨伤医院	224	28 638	30 375	146	113
针灸医院	17	1 798	2 115	0	0
按摩医院	31	1 886	1 819	2	0
其他中医专科医院	272	15 899	15 914	197	50

2018 年全国中医医院人员数

单位：人

	在岗职工数	其中：卫生技术人员	其他技术人员	管理人员	工勤技能人员
总计	**998 777**	**846 105**	**62 957**	**40 312**	**71 574**
中医综合医院	**944 007**	**802 155**	**59 018**	**36 700**	**66 848**
中医专科医院	**54 770**	**43 950**	**3 939**	**3 612**	**4 726**
肛肠医院	5 959	4 659	224	535	584
骨伤医院	29 070	23 696	2 156	1 641	2 400
针灸医院	2 181	1 863	81	85	100
按摩医院	2 107	1 548	372	178	210
其他中医专科医院	15 453	12 184	1 106	1 173	1 432

2018 年全国中医医院卫生技术人员数（一）

单位：人

	卫生技术人员	执业医师	其中：中医类别	执业助理医师	其中：中医类别
总计	**846 105**	**279 187**	**145 366**	**22 881**	**7 782**
中医综合医院	**802 155**	**265 350**	**137 804**	**21 004**	**6 880**
中医专科医院	**43 950**	**13 837**	**7 562**	**1 877**	**902**
肛肠医院	4 659	1 328	565	211	72
骨伤医院	23 696	7 349	3 935	889	408
针灸医院	1 863	746	577	23	15
按摩医院	1 548	583	408	101	69
其他中医专科医院	12 184	3 831	2 077	653	338

2018 年全国中医医院卫生技术人员数（二）

单位：人

	注册护士	其中：助产士	药师（士）	其中：西药师（士）	中药师（士）
总计	**375 744**	**7 804**	**60 589**	**28 427**	**32 162**
中医综合医院	**356 709**	**7 752**	**57 720**	**27 075**	**30 645**
中医专科医院	**19 035**	**52**	**2 869**	**1 352**	**1 517**
肛肠医院	2 346	2	294	156	138
骨伤医院	10 494	10	1 478	743	735
针灸医院	814	0	136	54	82
按摩医院	378	7	60	28	32
其他中医专科医院	5 003	33	901	371	530

2018 年全国中医医院卫生技术人员数（三）

单位：人

	检验技师（士）	影像技师（士）	其他卫生技术人员	其中：	
				见习医师	内：中医
总计	**28 025**	**16 722**	**62 957**	**22 219**	**6 000**
中医综合医院	**26 669**	**15 685**	**59 018**	**21 146**	**5 743**
中医专科医院	**1 356**	**1 037**	**3 939**	**1 073**	**257**
肛肠医院	182	74	224	109	12
骨伤医院	659	671	2 156	598	125
针灸医院	46	17	81	15	10
按摩医院	31	23	372	49	39
其他中医专科医院	438	252	1 106	302	71

2018 年全国中医医院年内培训情况

单位：人

	参加政府举办的岗位培训人次数	接受继续医学教育人数	进修半年以上人数
总计	**222 613**	**699 101**	**15 294**
中医综合医院	**202 302**	**675 468**	**14 982**
中医专科医院	**20 311**	**23 633**	**312**
肛肠医院	476	1 952	18
骨伤医院	5 679	15 135	160
针灸医院	12 414	1 363	38
按摩医院	320	790	24
其他中医专科医院	1 422	4 393	72

2018 年全国中医医院的机构、床位增减情况

	机构数（个）				床位数（张）			
	2017 年	2018 年	增减数	增减（%）	2017 年	2018 年	增减数	增减（%）
总计	**3 695**	**3 977**	**282**	**7.63**	**818 216**	**872 052**	**53 836**	**6.58**
中医综合医院	**3 093**	**3 345**	**252**	**8.15**	**765 893**	**815 208**	**49 315**	**6.44**
中医专科医院	**602**	**632**	**30**	**4.98**	**52 323**	**56 844**	**4 521**	**8.64**
肛肠医院	88	88	0	0.00	6 677	6 621	-56	-0.84
骨伤医院	210	224	14	6.67	28 105	30 375	2 270	8.08
针灸医院	17	17	0	0.00	2 058	2 115	57	2.77
按摩医院	28	31	3	10.71	1 590	1 819	229	14.40
其他中医专科医院	259	272	13	5.02	13 893	15 914	2 021	14.55

2018 年全国中医医院人员增减情况

单位：人

	2017 年	2018 年	增减数	增减（%）
总计	**943 444**	**998 777**	**55 333**	**5.87**
中医综合医院	**892 497**	**944 007**	**51 510**	**5.77**
中医专科医院	**50 947**	**54 770**	**3 823**	**7.50**
肛肠医院	5 866	5 959	93	1.59
骨伤医院	26 979	29 070	2 091	7.75
针灸医院	2 105	2 181	76	3.61
按摩医院	1 968	2 107	139	7.06
其他中医专科医院	14 029	15 453	1 424	10.15

2018 年全国中医医院房屋建筑面积情况

	年末房屋建筑面积（平方米）	其中：业务用房面积	业务用房中危房面积（平方米）	年末租房面积（平方米）	其中：业务用房面积	本年房屋租金（万元）
总计	**59 516 402**	**50 033 098**	**424 204**	**5 693 441**	**4 671 432**	**20 525 590**
中医综合医院	**56 070 880**	**47 392 897**	**415 760**	**4 606 649**	**3 887 405**	**20 183 085**
中医专科医院	**3 445 522**	**2 640 201**	**8 444**	**1 086 792**	**784 027**	**342 505**
肛肠医院	234 039	209 433	0	193 025	151 930	5 333
骨伤医院	2 040 418	1 515 588	6 384	405 569	269 702	171 837
针灸医院	93 059	78 240	0	14 463	11 835	150 706
按摩医院	160 868	127 469	0	11 940	7 710	651
其他中医专科医院	917 138	709 471	2 060	461 795	342 850	13 978

2018 年全国中医医院年内基本建设投资情况（一）

	本年批准基建项目（个）	批准基建项目建筑面积（平方米）	本年完成实际投资额（万元）	其中：		
				财政性投资	单位自有资金	银行贷款
总计	**504**	**13 538 690**	**2 566 954**	**972 388**	**576 912**	**374 578**
中医综合医院	**485**	**10 870 927**	**2 492 758**	**948 897**	**546 946**	**369 634**
中医专科医院	**19**	**2 667 763**	**74 196**	**23 491**	**29 966**	**4 944**
肛肠医院	0	0	5 333	0	4 485	600
骨伤医院	14	2 642 950	34 484	8 400	19 913	4 250
针灸医院	1	7 433	225	225	0	0
按摩医院	1	2 770	15 535	14 855	180	0
其他中医专科医院	3	14 610	18 619	11	5 388	94

2018 年全国中医医院年内基本建设投资情况（二）

	本年房屋竣工面积（平方米）	本年新增固定资产（万元）	本年因新扩建增加床位（张）
总计	**3 661 010**	**1 680 755**	**21 345**
中医综合医院	**3 616 643**	**1 630 059**	**20 914**
中医专科医院	**44 367**	**50 696**	**431**
肛肠医院	0	3 741	2
骨伤医院	13 856	30 474	308
针灸医院	0	3 971	0
按摩医院	1 000	102	0
其他中医专科医院	29 511	12 408	121

2018 年全国中医医院万元以上设备拥有情况

	万元以上设备总价值（万元）	万元以上设备台数（台/套）			
		合计	10 万～49 万元	50 万～99 万元	100 万元以上
总计	**11 691 589**	**694 702**	**131 898**	**20 072**	**19 370**
中医综合医院	**11 181 748**	**660 975**	**125 752**	**19 100**	**18 617**
中医专科医院	**509 841**	**33 727**	**6 146**	**972**	**753**
肛肠医院	24 177	2 142	360	54	37
骨伤医院	345 398	22 515	3 819	655	550
针灸医院	23 716	1 742	287	28	32
按摩医院	11 505	983	229	31	10
其他中医专科医院	105 045	6 345	1 451	204	124

2018 年全国中医医院收入与费用情况

	总收入（千元）	总费用/支出（千元）	收入支出差额（千元）	收入收益率（%）
总计	**381 554 226**	**375 119 298**	**6 434 928**	**1.69**
中医综合医院	**363 121 056**	**357 015 190**	**6 105 866**	**1.68**
中医专科医院	**18 433 170**	**18 104 108**	**329 062**	**1.79**
肛肠医院	1 410 242	1 689 197	-278 955	-19.78
骨伤医院	11 534 951	11 212 959	321 992	2.79
针灸医院	1 082 817	1 008 987	73 830	6.82
按摩医院	641 143	524 834	116 309	18.14
其他中医专科医院	3 764 017	3 668 131	95 886	2.55

2018 年全国中医医院收入情况

单位：千元

	总收入	其中：			
		医疗收入	财政补助收入	科教项目收入	其他收入
总计	**381 554 226**	**331 835 377**	**40 877 659**	**1 281 960**	**7 559 230**
中医综合医院	**363 121 056**	**314 896 062**	**39 806 200**	**1 254 896**	**7 163 898**
中医专科医院	**18 433 170**	**16 939 315**	**1 071 459**	**27 064**	**395 332**
肛肠医院	1 410 242	1 317 884	82 072	4 311	5 975
骨伤医院	11 534 951	10 740 401	467 976	5 833	320 741
针灸医院	1 082 817	939 361	115 981	3 708	23 767
按摩医院	641 143	365 090	257 012	461	18 580
其他中医专科医院	3 764 017	3 576 579	148 418	12 751	26 269

2018 年全国中医医院总收入中保险收入情况

单位：千元

	城镇职工基本医疗保险	城镇居民基本医疗保险	新型农村合作医疗补偿收入
总计	**76 495 153**	**42 239 219**	**18 142 951**
中医综合医院	**73 607 842**	**41 122 694**	**17 579 157**
中医专科医院	**2 887 311**	**1 116 525**	**563 794**
肛肠医院	173 724	109 700	28 335
骨伤医院	1 547 275	781 938	447 014
针灸医院	272 742	11 380	5 063
按摩医院	87 101	63 965	207
其他中医专科医院	806 469	149 542	83 175

2018 年全国中医医院总费用情况

单位：千元

	总费用/支出	其中：				
		医疗业务成本	财政项目补助支出	科教项目支出	管理费用	其他支出
总计	**375 119 298**	**305 836 515**	**19 484 468**	**995 433**	**42 672 222**	**6 130 660**
中医综合医院	**357 015 190**	**292 152 236**	**19 006 754**	**968 073**	**39 863 236**	**5 024 891**
中医专科医院	**18 104 108**	**13 684 279**	**477 714**	**27 360**	**2 808 986**	**1 105 769**
肛肠医院	1 689 197	929 394	22 714	2 773	329 078	405 238
骨伤医院	11 212 959	9 054 302	234 345	7 317	1 570 737	346 258
针灸医院	1 008 987	839 642	52 072	2 993	103 966	10 314
按摩医院	524 834	233 414	101 628	782	85 893	103 117
其他中医专科医院	3 668 131	2 627 527	66 955	13 495	719 312	240 842

2018 年全国中医医院资产情况

单位：千元

	总资产	流动资产	非流动资产	其中：		
				固定资产	在建工程	无形资产
总计	**462 238 827**	**209 232 840**	**253 005 987**	**165 450 025**	**72 800 084**	**6 096 367**
中医综合医院	**438 178 023**	**196 976 241**	**241 201 782**	**157 474 385**	**71 085 226**	**5 493 663**
中医专科医院	**24 060 804**	**12 256 599**	**11 804 205**	**7 975 640**	**1 714 858**	**602 704**
肛肠医院	1 370 331	623 353	746 978	411 266	207 569	15 489
骨伤医院	16 537 112	8 354 923	8 182 189	5 644 072	1 271 560	304 104
针灸医院	1 498 038	965 254	532 784	446 707	2 919	8 477
按摩医院	674 082	344 298	329 784	169 355	134 899	5 571
其他中医专科医院	3 981 241	1 968 771	2 012 470	1 304 240	97 911	269 063

2018 年全国中医医院负债与净资产情况

单位：千元

	负债	流动负债	非流动负债	净资产	其中：	
					事业基金	专用基金
总计	**243 500 900**	**182 153 661**	**61 347 239**	**218 737 927**	**100 990 967**	**28 301 631**
中医综合医院	**231 685 500**	**172 572 313**	**59 113 187**	**206 492 523**	**94 605 153**	**26 257 304**
中医专科医院	**11 815 400**	**9 581 348**	**2 234 052**	**12 245 404**	**6 385 814**	**2 044 327**
肛肠医院	776 740	745 277	31 463	593 591	349 187	114 129
骨伤医院	7 475 652	6 296 031	1 179 621	9 061 460	4 987 934	1 316 098
针灸医院	1 445 155	549 945	895 210	52 883	375 396	177 179
按摩医院	102 061	99 604	2 457	572 021	108 903	58 713
其他中医专科医院	2 015 792	1 890 491	125 301	1 965 449	564 394	378 208

2018 年民族医医院机构、床位数

	机构数（个）	编制床位（张）	实有床位（张）	其中：	
				特需服务床位	负压病房床位
总计	**312**	**40 105**	**38 917**	**305**	**334**
蒙医医院	108	18 624	18 043	53	150
藏医医院	112	9 690	7 680	157	175
维医医院	44	6 636	8 933	73	9
傣医医院	1	500	212	0	0
其他民族医医院	47	4 655	4 049	22	0

2018 年民族医医院人员数

单位：人

	在岗职工数	其中：			
		卫生技术人员	其他技术人员	管理人员	工勤技能人员
总计	**40 497**	**33 342**	**2 594**	**1 909**	**2 652**
蒙医医院	20 905	17 505	1 141	1 029	1 230
藏医医院	6 818	5 369	476	346	627
维医医院	7 863	6 396	683	239	545
傣医医院	297	261	1	25	10
其他民族医医院	4 614	3 811	293	270	240

2018年民族医医院卫生技术人员数（一）

单位：人

	卫生技术人员	执业医师	其中：中医类别	执业助理医师	其中：中医类别
总计	**33 342**	**10 979**	**6 757**	**1 812**	**1 134**
蒙医医院	17 505	6 093	3 469	566	303
藏医医院	5 369	2 117	1 649	624	445
维医医院	6 396	1 512	998	468	315
傣医医院	261	82	56	7	7
其他民族医医院	3 811	1 175	585	147	64

2018年民族医医院卫生技术人员数（二）

单位：人

	注册护士	其中：助产士	药师（士）	其中：	
				西药师（士）	中药师（士）
总计	**11 851**	**213**	**2 753**	**927**	**1 826**
蒙医医院	6 934	80	1 313	408	905
藏医医院	1 208	28	378	74	304
维医医院	2 148	50	723	228	495
傣医医院	107	4	15	5	10
其他民族医医院	1 454	51	324	212	112

2018年民族医医院卫生技术人员数（三）

单位：人

	检验技师（士）	影像技师（士）	其他卫生技术人员	其中：	
				见习医师	内：中医
总计	**1 023**	**638**	**4 286**	**1 112**	**402**
蒙医医院	529	337	1 733	552	122
藏医医院	115	99	828	154	19
维医医院	195	113	1 237	272	192
傣医医院	11	6	33	6	1
其他民族医医院	173	83	455	128	68

2018年民族医医院年内培训情况

单位：人

	参加政府举办的岗位培训人次数	接受继续医学教育人数	进修半年以上人数
总计	**13 925**	**17 084**	**688**
蒙医医院	1 788	11 604	353
藏医医院	10 917	1 790	103
维医医院	622	1 888	73
傣医医院	0	258	15
其他民族医医院	598	1 544	144

2018 年民族医医院机构、床位增减情况

	机构数（个）				床位数（张）			
	2017 年	2018 年	增减数	增减（%）	2017 年	2018 年	增减数	增减（%）
总计	**284**	**312**	**28**	**9.86**	**33 460**	**38 917**	**5 457**	**16.31**
蒙医医院	89	108	19	21.35	13 294	18 043	4 749	35.72
藏医医院	98	112	14	14.29	7 198	7 680	482	6.70
维医医院	45	44	-1	-2.22	8 958	8 933	-25	-0.28
傣医医院	1	1	0	0.00	214	212	-2	-0.93
其他民族医医院	51	47	-4	-7.84	3 796	4 049	253	6.66

2018 年民族医医院人员增减情况

单位：人

	2017 年	2018 年	增减数	增减（%）
总计	**33 099**	**40 497**	**7 398**	**22.35**
蒙医医院	16 202	20 905	4 703	29.03
藏医医院	5 613	6 818	1 205	21.47
维医医院	7 256	7 863	607	8.37
傣医医院	280	297	17	0.00
其他民族医医院	3 748	4 614	866	23.11

2018 年民族医医院房屋建筑面积情况

	年末房屋建筑面积（平方米）	其中：业务用房面积	业务用房中危房面积（平方米）	年末租房面积（平方米）	其中：业务用房面积	本年房屋租金（万元）
总计	**3 722 616**	**2 642 690**	**52 008**	**93 919**	**76 463**	**2 701**
蒙医医院	1 384 664	1 208 997	21 101	57 709	51 726	1 774
藏医医院	928 128	702 287	16 252	19 110	11 275	335
维医医院	986 742	511 066	13 332	1 159	0	10
傣医医院	18 225	15 283	0	0	0	0
其他民族医医院	404 857	205 057	1 323	15 941	13 462	582

2018 年民族医医院年内基本建设投资情况（一）

	本年批准基建项目（个）	批准基建项目建筑面积（平方米）	本年完成实际投资额（万元）	其中：		
				财政性投资	单位自有资金	银行贷款
总计	**22 038**	**521 666**	**41 224 162**	**41 188 771**	**29 921**	**0**
蒙医医院	22 006	221 132	33 214	16 307	16 757	0
藏医医院	12	47 706	19 682	13 360	1 202	0
维医医院	5	22 960	19 659	8 020	11 639	0
傣医医院	0	0	0	0	0	0
其他民族医医院	15	229 868	41 151 607	41 151 084	323	0

2018 年民族医医院年内基本建设投资情况（二）

	本年房屋竣工面积（平方米）	本年新增固定资产（万元）	本年因新扩建增加床位（张）
总计	**385 234**	**64 562**	**830**
蒙医医院	48 017	31 062	355
藏医医院	63 907	12 020	122
维医医院	78 172	10 726	240
傣医医院	0	0	0
其他民族医医院	195 138	10 754	113

2018 年民族医医院万元以上设备拥有情况

单位：台（套）

	万元以上设备总价值（万元）	万元以上设备台数			
		合计	10 万～49 万元	50 万～99 万元	100 万元以上
总计	**578 775**	**26 702**	**5 176**	**893**	**767**
蒙医医院	334 761	18 125	3 327	534	547
藏医医院	46 139	2 781	564	168	66
维医医院	137 589	2 219	432	101	56
傣医医院	4 588	241	45	6	8
其他民族医医院	55 698	3 336	808	84	90

2018 年民族医医院收入与费用情况

	总收入（千元）	总费用/支出（千元）	收入支出差额（千元）	收入收益率（%）
总计	**11 942 995**	**11 629 379**	**313 616**	**2. 63**
蒙医医院	6 562 949	6 423 085	139 864	2. 13
藏医医院	2 105 045	1 939 970	165 075	7. 84
维医医院	1 788 254	1 656 804	131 450	7. 35
傣医医院	122 853	145 327	-22 474	-18. 29
其他民族医医院	1 363 894	1 464 193	-100 299	-7. 35

2018 年民族医医院收入情况

单位：千元

	总收入	其中：			
		医疗收入	财政补助收入	科教项目收入	其他收入
总计	**11 942 995**	**7 727 790**	**3 794 099**	**41 392**	**379 714**
蒙医医院	6 562 949	4 718 953	1 719 635	17 385	106 976
藏医医院	2 105 045	1 129 936	917 316	11 455	46 338
维医医院	1 788 254	1 188 144	532 353	5 871	61 886
傣医医院	122 853	62 877	52 260	1 313	6 403
其他民族医医院	1 363 894	627 880	572 535	5 368	158 111

2018 年民族医医院总收入中保险收入情况

单位：千元

	城镇职工基本医疗保险	城镇居民基本医疗保险	新型农村合作医疗补偿收入
总计	**1 007 274**	**1 148 906**	**278 817**
蒙医医院	671 799	738 118	199 775
藏医医院	92 249	94 034	18 822
维医医院	134 781	222 275	6 861
傣医医院	38 065	12 354	0
其他民族医医院	70 380	82 125	53 359

2018 年民族医医院总费用情况

单位：千元

	总费用/支出	其中：				
		医疗业务成本	财政项目补助支出	科教项目支出	管理费用	其他支出
总计	**11 629 379**	**7 910 107**	**1 502 041**	**31 674**	**1 466 240**	**719 317**
蒙医医院	6 423 085	4 863 155	748 841	13 404	722 110	75 575
藏医医院	1 939 970	1 260 773	245 223	13 357	302 133	118 484
维医医院	1 656 804	1 125 889	142 419	1 676	276 872	109 948
傣医医院	145 327	73 765	54 537	881	12 274	3 870
其他民族医医院	1 464 193	586 525	311 021	2 356	152 851	411 440

2018 年民族医医院资产情况

单位：千元

	总资产	流动资产	非流动资产	其中：		
				固定资产	在建工程	无形资产
总计	**20 121 661**	**7 591 020**	**12 530 641**	**13 215 665**	**4 520 258**	**282 599**
蒙医医院	9 287 693	3 566 506	5 721 187	3 693 056	2 061 998	129 384
藏医医院	4 953 989	1 835 095	3 118 894	7 953 638	403 905	122 503
维医医院	2 649 916	886 612	1 763 304	1 034 508	694 908	16 186
傣医医院	48 360	25 038	23 322	18 172	3 850	1 300
其他民族医医院	3 181 703	1 277 769	1 903 934	516 291	1 355 597	13 226

2018 年民族医医院负债与净资产情况

单位：千元

	负债	流动负债	非流动负债	净资产	其中：	
					事业基金	专用基金
总计	**6 309 325**	**4 708 866**	**1 600 459**	**13 812 336**	**4 771 636**	**8 721 372**
蒙医医院	4 123 343	2 960 689	1 162 654	5 164 350	1 385 740	382 371
藏医医院	802 774	730 084	72 690	4 151 215	993 939	8 021 858
维医医院	494 319	434 741	59 578	2 155 597	758 649	234 202
傣医医院	13 782	13 782	0	34 578	10 882	8 397
其他民族医医院	875 107	569 570	305 537	2 306 596	1 622 426	74 544

2018 年各地区中医类医院机构、床位数

	机构数（个）	编制床位（张）	实有床位（张）	其中：特需服务床位	其中：负压病房床位
全国总计	**4 939**	**980 194**	**1 021 548**	**6 096**	**1 335**
北京市	201	28 566	24 867	270	86
天津市	58	9 889	9 645	251	5
河北省	284	42 116	51 351	101	40
山西省	242	21 560	21 044	167	38
内蒙古自治区	228	29 477	29 953	126	177
辽宁省	202	29 382	32 103	363	50
吉林省	121	18 267	19 782	184	0
黑龙江省	177	24 400	28 486	515	7
上海市	29	9 893	10 790	100	0
江苏省	175	54 501	54 907	347	110
浙江省	204	44 112	47 924	805	53
安徽省	137	35 998	37 568	100	103
福建省	92	22 132	22 117	203	1
江西省	117	30 120	31 389	128	1
山东省	323	61 513	66 994	336	19
河南省	327	84 076	74 080	546	30
湖北省	148	49 286	47 696	127	24
湖南省	214	53 312	60 393	237	319
广东省	184	57 785	56 377	107	33
广西壮族自治区	119	28 849	33 418	39	2
海南省	22	4 589	4 359	5	0
重庆市	163	27 146	31 880	57	5
四川省	300	69 762	70 312	271	6
贵州省	126	21 409	25 431	55	0
云南省	169	30 661	31 847	71	17
西藏自治区	39	2 380	2 327	14	1
陕西省	177	29 916	33 895	59	3
甘肃省	152	29 997	28 906	301	171
青海省	55	7 512	6 168	48	15
宁夏回族自治区	33	4 980	4 966	8	0
新疆维吾尔自治区	121	16 608	20 573	155	19

2018 年各地区中医类医院人员数

单位：人

	在岗职工数	其中：			
		卫生技术人员	其他技术人员	管理人员	工勤技能人员
全国总计	**1 169 359**	**988 203**	**48 506**	**49 355**	**83 295**
北京市	45 076	36 381	1 964	2 748	3 983
天津市	14 256	12 157	401	1 030	668
河北省	56 577	47 109	3 181	2 209	4 078
山西省	23 488	19 679	1 146	899	1 764
内蒙古自治区	32 236	27 002	1 582	1 585	2 067
辽宁省	31 152	25 472	1 651	1 691	2 338
吉林省	24 261	19 640	908	1 699	2 014
黑龙江省	29 043	23 714	836	1 870	2 623
上海市	16 786	14 370	982	843	591
江苏省	70 166	60 068	3 030	2 509	4 559
浙江省	63 587	53 522	2 719	2 165	5 181
安徽省	39 382	33 801	1 865	1 505	2 211
福建省	27 728	23 686	1 193	782	2 067
江西省	32 610	28 484	1 156	829	2 141
山东省	83 482	72 354	4 472	2 474	4 182
河南省	83 514	69 069	3 931	3 619	6 895
湖北省	47 648	41 440	1 788	2 070	2 350
湖南省	61 580	52 563	2 282	2 518	4 217
广东省	77 842	66 470	2 135	2 869	6 368
广西壮族自治区	44 962	37 547	1 519	1 757	4 139
海南省	6 208	5 104	234	232	638
重庆市	30 981	25 986	1 039	1 531	2 425
四川省	71 306	60 353	2 005	3 062	5 886
贵州省	26 920	23 036	1 303	1 068	1 513
云南省	31 707	27 425	1 340	851	2 091
西藏自治区	2 453	1 844	228	128	253
陕西省	41 439	35 373	444	2 894	2 728
甘肃省	20 968	18 210	804	622	1 332
青海省	5 603	4 575	454	197	377
宁夏回族自治区	5 874	4 977	325	221	351
新疆维吾尔自治区	20 524	16 792	1 589	878	1 265

2018年各地区中医类医院卫生技术人员数（一）

单位：人

	卫生技术人员	执业医师	其中：中医类别	执业助理医师	其中：中医类别
全国总计	**988 203**	**327 024**	**164 921**	**27 425**	**9 675**
北京市	36 381	14 431	8 912	646	331
天津市	12 157	5 160	2 972	134	46
河北省	47 109	17 557	7 715	2 504	654
山西省	19 679	6 991	3 507	691	289
内蒙古自治区	27 002	9 130	4 772	908	432
辽宁省	25 472	9 219	4 690	732	247
吉林省	19 640	7 259	4 129	538	163
黑龙江省	23 714	8 045	3 946	818	281
上海市	14 370	5 374	3 026	20	6
江苏省	60 068	21 731	9 978	588	145
浙江省	53 522	18 299	8 121	773	199
安徽省	33 801	10 674	5 542	693	200
福建省	23 686	7 821	4 223	398	79
江西省	28 484	9 290	4 248	680	209
山东省	72 354	24 830	11 451	2 282	964
河南省	69 069	21 292	11 332	3 366	1 188
湖北省	41 440	13 334	5 801	1 093	281
湖南省	52 563	16 859	8 331	2 252	674
广东省	66 470	20 895	11 330	1 422	460
广西壮族自治区	37 547	11 041	5 813	631	247
海南省	5 104	1 553	817	106	28
重庆市	25 986	7 847	3 498	784	297
四川省	60 353	19 651	9 554	1 106	498
贵州省	23 036	6 553	3 621	522	189
云南省	27 425	7 924	4 172	782	270
西藏自治区	1 844	816	675	309	230
陕西省	35 373	8 906	3 900	773	168
甘肃省	18 210	6 613	3 712	806	290
青海省	4 575	1 481	893	220	139
宁夏回族自治区	4 977	1 540	891	119	27
新疆维吾尔自治区	16 792	4 908	3 349	729	444

2018 年各地区中医类医院卫生技术人员数（二）

单位：人

	注册护士	其中：助产士	药师（士）	其中：西药师（士）	中药师（士）
全国总计	**438 590**	**9 211**	**69 573**	**33 235**	**36 338**
北京市	14 701	94	2 932	1 055	1 877
天津市	4 505	47	997	401	596
河北省	18 783	567	2 673	1 405	1 268
山西省	8 238	195	1 415	521	894
内蒙古自治区	11 129	139	2 031	767	1 264
辽宁省	10 790	106	1 965	746	1 219
吉林省	8 315	31	1 365	564	801
黑龙江省	9 490	77	1 944	728	1 216
上海市	6 377	84	1 200	486	714
江苏省	27 894	665	4 220	2 211	2 009
浙江省	23 617	543	4 314	2 323	1 991
安徽省	16 221	426	2 193	1 103	1 090
福建省	10 817	855	1 829	1 015	814
江西省	12 996	443	2 228	1 287	941
山东省	32 747	563	4 569	2 098	2 471
河南省	30 412	458	4 675	2 090	2 585
湖北省	19 500	514	3 020	1 355	1 665
湖南省	24 666	643	3 541	1 547	1 994
广东省	29 559	447	5 402	2 860	2 542
广西壮族自治区	17 887	622	2 658	1 582	1 076
海南省	2 414	132	407	266	141
重庆市	12 856	128	1 527	800	727
四川省	28 405	299	3 800	2 037	1 763
贵州省	10 535	441	1 172	614	558
云南省	12 530	142	1 649	872	777
西藏自治区	368	1	114	13	101
陕西省	15 713	173	2 216	984	1 232
甘肃省	7 011	192	1 134	508	626
青海省	1 474	24	435	165	270
宁夏回族自治区	2 145	34	502	248	254
新疆维吾尔自治区	6 495	126	1 446	584	862

2018年各地区中医类医院卫生技术人员数（三）

单位：人

	检验技师（士）	影像技师（士）	其他卫生技术人员	其中：	
				见习医师	内：中医
全国总计	**32 723**	**19 275**	**73 593**	**24 941**	**6 736**
北京市	1 146	595	1 930	449	269
天津市	422	133	806	252	40
河北省	1 533	964	3 095	679	299
山西省	727	372	1 245	298	112
内蒙古自治区	881	561	2 362	777	180
辽宁省	921	497	1 348	456	75
吉林省	632	454	1 077	336	136
黑龙江省	885	466	2 066	567	96
上海市	524	237	638	170	13
江苏省	1 857	826	2 952	921	328
浙江省	1 800	860	3 859	1 539	317
安徽省	1 103	851	2 066	769	275
福建省	802	403	1 616	603	135
江西省	1 177	610	1 503	570	150
山东省	2 203	1 284	4 439	1 461	364
河南省	2 223	1 913	5 188	1 768	457
湖北省	1 425	779	2 289	951	247
湖南省	1 585	1 197	2 463	719	249
广东省	1 973	896	6 323	1 660	230
广西壮族自治区	1 377	627	3 326	1 344	460
海南省	203	91	330	135	38
重庆市	812	457	1 703	685	111
四川省	2 067	1 039	4 285	1 429	265
贵州省	804	563	2 887	1 452	732
云南省	827	461	3 252	1 359	472
西藏自治区	24	22	191	5	3
陕西省	1 363	1 040	5 362	2 439	221
甘肃省	540	494	1 612	465	161
青海省	169	119	677	142	32
宁夏回族自治区	147	126	398	80	22
新疆维吾尔自治区	571	338	2 305	461	247

2018 年各地区中医类医院的机构、床位增减情况

	机构数（个）				床位数（张）			
	2017 年	2018 年	增减数	增减（%）	2017 年	2018 年	增减数	增减（%）
全国总计	**4 566**	**4 939**	**373**	**8.17**	**951 356**	**1 021 548**	**70 192**	**7.38**
北京市	205	201	-4	-1.95	24 746	24 867	121	0.49
天津市	54	58	4	7.41	9 296	9 645	349	3.75
河北省	258	284	26	10.08	46 573	51 351	4 778	10.26
山西省	239	242	3	1.26	19 881	21 044	1 163	5.85
内蒙古自治区	202	228	26	12.87	26 013	29 953	3 940	15.15
辽宁省	167	202	35	20.96	29 739	32 103	2 364	7.95
吉林省	99	121	22	22.22	17 625	19 782	2 157	12.24
黑龙江省	167	177	10	5.99	26 306	28 486	2 180	8.29
上海市	28	29	1	3.57	10 095	10 790	695	6.88
江苏省	153	175	22	14.38	52 466	54 907	2 441	4.65
浙江省	196	204	8	4.08	44 448	47 924	3 476	7.82
安徽省	131	137	6	4.58	34 950	37 568	2 618	7.49
福建省	91	92	1	1.10	21 442	22 117	675	3.15
江西省	115	117	2	1.74	29 448	31 389	1 941	6.59
山东省	300	323	23	7.67	64 803	66 994	2 191	3.38
河南省	293	327	34	11.60	66 015	74 080	8 065	12.22
湖北省	144	148	4	2.78	45 500	47 696	2 196	4.83
湖南省	176	214	38	21.59	56 010	60 393	4 383	7.83
广东省	179	184	5	2.79	53 009	56 377	3 368	6.35
广西壮族自治区	117	119	2	1.71	30 576	33 418	2 842	9.29
海南省	24	22	-2	-8.33	4 323	4 359	36	0.83
重庆市	124	163	39	31.45	27 140	31 880	4 740	17.46
四川省	283	300	17	6.01	66 128	70 312	4 184	6.33
贵州省	124	126	2	1.61	24 331	25 431	1 100	4.52
云南省	170	169	-1	-0.59	30 062	31 847	1 785	5.94
西藏自治区	30	39	9	30.00	1 916	2 327	411	21.45
陕西省	170	177	7	4.12	30 815	33 895	3 080	10.00
甘肃省	122	152	30	24.59	25 683	28 906	3 223	12.55
青海省	52	55	3	5.77	6 137	6 168	31	0.51
宁夏回族自治区	29	33	4	13.79	5 019	4 966	-53	-1.06
新疆维吾尔自治区	293	327	34	11.60	66 015	20 573	-288	12.22

2018年各地区中医类医院人员增减情况

单位：人

	2017年	2018年	增减数	增减（%）
全国总计	**1 094 773**	**1 169 359**	**74 586**	**6.81**
北京市	43 498	45 076	1 578	3.63
天津市	13 977	14 256	279	2.00
河北省	51 651	56 577	4 926	9.54
山西省	22 469	23 488	1 019	4.54
内蒙古自治区	29 235	32 236	3 001	10.27
辽宁省	29 127	31 152	2 025	6.95
吉林省	22 512	24 261	1 749	7.77
黑龙江省	28 542	29 043	501	1.76
上海市	16 134	16 786	652	4.04
江苏省	66 799	70 166	3 367	5.04
浙江省	60 337	63 587	3 250	5.39
安徽省	36 949	39 382	2 433	6.58
福建省	26 409	27 728	1 319	4.99
江西省	30 881	32 610	1 729	5.60
山东省	77 569	83 482	5 913	7.62
河南省	76 232	83 514	7 282	9.55
湖北省	45 931	47 648	1 717	3.74
湖南省	57 993	61 580	3 587	6.19
广东省	73 248	77 842	4 594	6.27
广西壮族自治区	42 092	44 962	2 870	6.82
海南省	6 139	6 208	69	1.12
重庆市	27 469	30 981	3 512	12.79
四川省	67 120	71 306	4 186	6.24
贵州省	24 406	26 920	2 514	10.30
云南省	29 444	31 707	2 263	7.69
西藏自治区	1 700	2 453	753	44.29
陕西省	38 013	41 439	3 426	9.01
甘肃省	18 541	20 968	2 427	13.09
青海省	4 860	5 603	743	15.29
宁夏回族自治区	5 331	5 874	543	10.19
新疆维吾尔自治区	20 165	20 524	359	1.78

2018 年各地区中医医院机构、床位数

	机构数（个）	编制床位（张）	实有床位（张）	其中：	
				特需服务床位	负压病房床位
全国总计	**3 977**	**839 268**	**872 052**	**4 753**	**836**
北京市	159	17 538	14 515	126	2
天津市	55	8 709	8 396	211	5
河北省	243	36 106	42 844	94	36
山西省	213	19 035	18 114	160	38
内蒙古自治区	117	11 332	11 525	53	7
辽宁省	186	26 801	29 357	301	50
吉林省	108	16 079	17 553	184	0
黑龙江省	161	23 114	27 184	505	7
上海市	19	5 872	6 164	29	0
江苏省	138	47 219	47 756	272	103
浙江省	171	36 708	40 173	684	39
安徽省	113	32 807	34 403	72	101
福建省	80	19 646	19 226	163	0
江西省	106	28 329	29 645	120	1
山东省	290	58 598	63 208	320	19
河南省	287	80 383	69 823	531	29
湖北省	123	41 932	41 190	67	23
湖南省	174	50 229	57 071	133	317
广东省	167	53 857	51 421	56	12
广西壮族自治区	96	23 161	27 021	33	2
海南省	17	4 134	3 913	0	0
重庆市	110	22 183	26 263	28	0
四川省	232	59 508	60 316	183	5
贵州省	97	18 510	21 976	52	0
云南省	141	28 534	29 832	66	17
西藏自治区	0	0	0	0	0
陕西省	163	27 510	31 400	59	2
甘肃省	109	25 691	24 816	166	11
青海省	14	3 047	2 549	0	0
宁夏回族自治区	26	4 320	4 509	3	0
新疆维吾尔自治区	62	8 376	9 889	82	10

2018 年各地区中医医院人员数

单位：人

	在岗职工数	其中：			
		卫生技术人员	其他技术人员	管理人员	工勤技能人员
全国总计	**998 777**	**846 105**	**62 957**	**40 312**	**71 574**
北京市	29 699	23 860	1 315	1 830	2 683
天津市	12 544	10 753	620	862	577
河北省	47 347	39 185	2 515	1 757	3 547
山西省	20 588	17 176	1 066	785	1 578
内蒙古自治区	12 139	10 054	726	572	889
辽宁省	27 982	22 892	1 195	1 544	2 103
吉林省	21 526	17 402	990	1 465	1 834
黑龙江省	28 063	22 895	2 011	1 821	2 561
上海市	10 049	8 537	454	502	376
江苏省	60 369	51 919	2 685	2 117	3 811
浙江省	54 076	45 530	3 519	1 729	4 490
安徽省	35 688	30 845	1 916	1 243	2 017
福建省	23 998	20 407	1 355	678	1 821
江西省	30 326	26 513	1 372	734	1 995
山东省	78 455	68 105	4 199	2 187	3 917
河南省	79 102	65 408	5 081	3 414	6 544
湖北省	40 606	35 379	2 095	1 562	2 072
湖南省	58 801	50 397	2 363	2 291	3 957
广东省	70 745	60 544	5 720	2 607	5 710
广西壮族自治区	35 848	30 093	2 718	1 251	3 351
海南省	5 573	4 612	260	195	551
重庆市	25 897	21 884	1 449	1 162	1 947
四川省	61 259	51 785	3 737	2 611	5 160
贵州省	23 087	19 820	2 533	838	1 311
云南省	29 661	25 676	3 092	758	1 965
西藏自治区	0	0	0	0	0
陕西省	38 391	32 870	5 187	2 553	2 558
甘肃省	17 769	15 429	1 263	465	1 182
青海省	2 811	2 451	298	56	134
宁夏回族自治区	5 412	4 601	386	177	314
新疆维吾尔自治区	10 966	9 083	837	546	619

2018 年各地区中医医院卫生技术人员数（一）

单位：人

	卫生技术人员	执业医师	其中：中医类别	执业助理医师	其中：中医类别
全国总计	**846 105**	**279 187**	**145 366**	**22 881**	**7 782**
北京市	23 860	9 731	6 903	460	262
天津市	10 753	4 624	2 810	132	46
河北省	39 185	14 597	6 636	2 265	588
山西省	17 176	6 180	3 247	623	266
内蒙古自治区	10 054	3 300	1 586	355	163
辽宁省	22 892	8 354	4 328	614	210
吉林省	17 402	6 428	3 721	480	150
黑龙江省	22 895	7 692	3 867	778	270
上海市	8 537	3 247	2 093	15	3
江苏省	51 919	18 782	9 172	463	122
浙江省	45 530	15 504	7 278	661	188
安徽省	30 845	9 765	5 148	616	183
福建省	20 407	6 807	3 997	357	71
江西省	26 513	8 673	4 056	634	202
山东省	68 105	23 444	10 923	2 135	914
河南省	65 408	20 175	10 943	3 006	1 066
湖北省	35 379	11 141	5 261	1 014	267
湖南省	50 397	16 226	8 121	2 007	628
广东省	60 544	18 870	10 484	1 350	427
广西壮族自治区	30 093	8 732	4 858	532	214
海南省	4 612	1 447	795	92	22
重庆市	21 884	6 776	3 182	532	204
四川省	51 785	16 655	8 437	913	400
贵州省	19 820	5 643	3 132	457	168
云南省	25 676	7 398	4 010	687	237
西藏自治区	0	0	0	0	0
陕西省	32 870	8 037	3 684	742	166
甘肃省	15 429	5 753	3 327	622	223
青海省	2 451	755	362	44	10
宁夏回族自治区	4 601	1 419	839	111	26
新疆维吾尔自治区	9 083	3 032	2 166	184	86

2018年各地区中医医院卫生技术人员数（二）　　单位：人

	注册护士	其中：助产士	药师（士）	其中：西药师（士）	中药师（士）
全国总计	**375 744**	**7 804**	**60 589**	**28 427**	**32 162**
北京市	9 033	15	2 162	630	1 532
天津市	3 935	31	934	359	575
河北省	15 366	528	2 311	1 152	1 159
山西省	7 054	166	1 302	446	856
内蒙古自治区	4 302	57	774	363	411
辽宁省	9 686	94	1 807	653	1 154
吉林省	7 298	25	1 239	499	740
黑龙江省	9 210	60	1 895	712	1 183
上海市	3 585	21	806	295	511
江苏省	23 990	548	3 742	1 901	1 841
浙江省	19 852	436	3 751	1 942	1 809
安徽省	14 697	349	2 053	1 018	1 035
福建省	9 181	817	1 644	884	760
江西省	12 055	402	2 102	1 210	892
山东省	30 769	533	4 287	1 903	2 384
河南省	28 744	440	4 479	1 992	2 487
湖北省	16 545	463	2 727	1 160	1 567
湖南省	23 743	619	3 407	1 474	1 933
广东省	26 953	388	5 027	2 618	2 409
广西壮族自治区	14 364	468	2 148	1 222	926
海南省	2 184	114	367	238	129
重庆市	10 741	102	1 320	665	655
四川省	24 402	215	3 367	1 784	1 583
贵州省	8 991	382	985	509	476
云南省	11 736	122	1 569	817	752
西藏自治区	0	0	0	0	0
陕西省	14 574	148	2 077	896	1 181
甘肃省	5 955	157	979	428	551
青海省	941	11	237	126	111
宁夏回族自治区	1 984	23	455	217	238
新疆维吾尔自治区	3 874	70	636	314	322

2018 年各地区中医医院卫生技术人员数（三）

单位：人

	检验技师（士）	影像技师（士）	其他卫生技术人员	其中：见习医师	内：中医
全国总计	**28 025**	**16 722**	**62 957**	**22 219**	**6 000**
北京市	753	406	1 315	315	216
天津市	381	127	620	234	38
河北省	1 292	839	2 515	653	281
山西省	625	326	1 066	251	90
内蒙古自治区	364	233	726	216	62
辽宁省	819	417	1 195	436	75
吉林省	557	410	990	299	119
黑龙江省	852	457	2 011	562	96
上海市	313	117	454	170	13
江苏省	1 572	685	2 685	815	296
浙江省	1 518	725	3 519	1 431	305
安徽省	1 013	785	1 916	724	258
福建省	705	358	1 355	477	126
江西省	1 102	575	1 372	531	145
山东省	2 048	1 223	4 199	1 442	360
河南省	2 114	1 809	5 081	1 738	448
湖北省	1 182	675	2 095	896	235
湖南省	1 508	1 143	2 363	679	247
广东省	1 796	828	5 720	1 549	224
广西壮族自治区	1 096	503	2 718	1 188	403
海南省	181	81	260	96	38
重庆市	689	377	1 449	577	94
四川省	1 794	917	3 737	1 304	244
贵州省	702	509	2 533	1 299	671
云南省	768	426	3 092	1 303	467
西藏自治区	0	0	0	0	0
陕西省	1 262	991	5 187	2 334	220
甘肃省	449	408	1 263	435	157
青海省	106	70	298	59	17
宁夏回族自治区	132	114	386	79	22
新疆维吾尔自治区	332	188	837	127	33

2018年各地区中医医院的机构、床位增减情况

	机构数（个）				床位数（张）			
	2017年	2018年	增减数	增减（%）	2017年	2018年	增减数	增减（%）
全国总计	**3 695**	**3 977**	**282**	**7.63**	**818 216**	**872 052**	**53 836**	**6.58**
北京市	161	159	-2	-1.24	14 514	14 515	1	0.01
天津市	51	55	4	7.84	8 026	8 396	370	4.61
河北省	218	243	25	11.47	38 809	42 844	4 035	10.40
山西省	213	213	0	0.00	17 329	18 114	785	4.53
内蒙古自治区	113	117	4	3.54	12 776	11 525	-1 251	-9.79
辽宁省	155	186	31	20.00	27 044	29 357	2 313	8.55
吉林省	87	108	21	24.14	15 035	17 553	2 518	16.75
黑龙江省	152	161	9	5.92	24 881	27 184	2 303	9.26
上海市	19	19	0	0.00	6 007	6 164	157	2.61
江苏省	121	138	17	14.05	45 572	47 756	2 184	4.79
浙江省	162	171	9	5.56	37 186	40 173	2 987	8.03
安徽省	107	113	6	5.61	32 263	34 403	2 140	6.63
福建省	80	80	0	0.00	18 586	19 226	640	3.44
江西省	104	106	2	1.92	28 044	29 645	1 601	5.71
山东省	263	290	27	10.27	60 883	63 208	2 325	3.82
河南省	257	287	30	11.67	63 144	69 823	6 679	10.58
湖北省	118	123	5	4.24	39 192	41 190	1 998	5.10
湖南省	144	174	30	20.83	53 385	57 071	3 686	6.90
广东省	163	167	4	2.45	49 349	51 421	2 072	4.20
广西壮族自治区	95	96	1	1.05	24 776	27 021	2 245	9.06
海南省	18	17	-1	-5.56	3 821	3 913	92	2.41
重庆市	92	110	18	19.57	23 162	26 263	3 101	13.39
四川省	222	232	10	4.50	56 721	60 316	3 595	6.34
贵州省	95	97	2	2.11	20 988	21 976	988	4.71
云南省	136	141	5	3.68	27 792	29 832	2 040	7.34
西藏自治区	0	0	0	—	0	0	0	—
陕西省	157	163	6	3.82	28 974	31 400	2 426	8.37
甘肃省	91	109	18	19.78	22 700	24 816	2 116	9.32
青海省	13	14	1	7.69	2 445	2 549	104	4.25
宁夏回族自治区	24	26	2	8.33	4 759	4 509	-250	-5.25
新疆维吾尔自治区	64	62	-2	-3.13	10 053	9 889	-164	-1.63

2018 年各地区中医医院人员增减情况

单位：人

	2017 年	2018 年	增减数	增减（%）
全国总计	**943 444**	**998 777**	**55 333**	**5.87**
北京市	28 913	29 699	786	2.72
天津市	12 228	12 544	316	2.58
河北省	43 146	47 347	4 201	9.74
山西省	19 837	20 588	751	3.79
内蒙古自治区	13 652	12 139	-1 513	-11.08
辽宁省	26 698	27 982	1 284	4.81
吉林省	19 161	21 526	2 365	12.34
黑龙江省	27 612	28 063	451	1.63
上海市	9 999	10 049	50	0.50
江苏省	57 592	60 369	2 777	4.82
浙江省	50 875	54 076	3 201	6.29
安徽省	33 745	35 688	1 943	5.76
福建省	22 870	23 998	1 128	4.93
江西省	28 837	30 326	1 489	5.16
山东省	72 737	78 455	5 718	7.86
河南省	73 150	79 102	5 952	8.14
湖北省	39 015	40 606	1 591	4.08
湖南省	55 629	58 801	3 172	5.70
广东省	67 589	70 745	3 156	4.67
广西壮族自治区	34 096	35 848	1 752	5.14
海南省	5 435	5 573	138	2.54
重庆市	23 836	25 897	2 061	8.65
四川省	57 683	61 259	3 576	6.20
贵州省	20 897	23 087	2 190	10.48
云南省	27 192	29 661	2 469	9.08
西藏自治区	0	0	0	—
陕西省	35 961	38 391	2 430	6.76
甘肃省	16 284	17 769	1 485	9.12
青海省	2 567	2 811	244	9.51
宁夏回族自治区	5 121	5 412	291	5.68
新疆维吾尔自治区	11 087	10 966	-121	-1.09

2018 年各地区中西医结合医院机构、床位数

	机构数（个）	编制床位（张）	实有床位（张）	其中：	
				特需服务床位	负压病房床位
全国总计	**650**	**100 821**	**110 579**	**1 038**	**165**
北京市	40	10 836	10 172	134	84
天津市	3	1 180	1 249	40	0
河北省	41	6 010	8 507	7	4
山西省	29	2 525	2 930	7	0
内蒙古自治区	16	963	1 851	20	20
辽宁省	15	2 281	2 446	62	0
吉林省	10	1 913	1 985	0	0
黑龙江省	11	955	951	10	0
上海市	10	4 021	4 626	71	0
江苏省	37	7 282	7 151	75	7
浙江省	33	7 404	7 751	121	14
安徽省	24	3 191	3 165	28	2
福建省	11	2 406	2 831	40	1
江西省	11	1 791	1 744	8	0
山东省	32	2 865	3 736	16	0
河南省	40	3 693	4 257	15	1
湖北省	23	6 854	6 126	60	1
湖南省	38	3 026	3 265	104	2
广东省	17	3 928	4 956	51	21
广西壮族自治区	18	4 678	5 277	6	0
海南省	5	455	446	5	0
重庆市	53	4 963	5 617	29	5
四川省	33	7 635	8 431	85	0
贵州省	20	2 364	2 806	3	0
云南省	24	1 407	1 643	5	0
西藏自治区	1	50	50	5	0
陕西省	14	2 406	2 495	0	1
甘肃省	27	2 675	2 951	20	2
青海省	5	196	226	6	0
宁夏回族自治区	4	320	270	5	0
新疆维吾尔自治区	5	548	668	0	0

2018 年各地区中西医结合医院人员数

单位：人

	在岗职工数	其中：			
		卫生技术人员	其他技术人员	管理人员	工勤技能人员
全国总计	**130 085**	**108 756**	**6 350**	**7 134**	**9 069**
北京市	14 977	12 251	608	883	1 252
天津市	1 712	1 404	186	168	91
河北省	9 230	7 924	580	452	531
山西省	2 900	2 503	179	114	186
内蒙古自治区	815	676	35	47	43
辽宁省	2 657	2 181	93	127	218
吉林省	2 551	2 083	75	217	173
黑龙江省	710	601	44	32	39
上海市	6 737	5 833	184	341	215
江苏省	9 797	8 149	267	392	748
浙江省	9 511	7 992	340	436	691
安徽省	3 694	2 956	150	262	194
福建省	3 687	3 240	258	102	244
江西省	2 284	1 971	131	95	146
山东省	4 947	4 184	234	274	263
河南省	4 412	3 661	107	205	351
湖北省	6 606	5 681	175	508	272
湖南省	2 734	2 131	99	223	256
广东省	7 097	5 926	603	262	658
广西壮族自治区	7 439	6 072	476	409	701
海南省	635	492	70	37	87
重庆市	5 084	4 102	254	369	478
四川省	8 624	7 393	250	382	607
贵州省	3 159	2 639	218	188	173
云南省	1 600	1 358	125	65	103
西藏自治区	12	12	1	0	0
陕西省	3 048	2 503	175	341	170
甘肃省	2 166	1 892	225	111	87
青海省	403	236	33	36	29
宁夏回族自治区	204	180	12	7	12
新疆维吾尔自治区	653	530	163	49	51

2018年各地区中西医结合医院卫生技术人员数（一）

单位：人

	卫生技术人员	执业医师	其中：中医类别	执业助理医师	其中：中医类别
全国总计	**108 756**	**36 858**	**12 798**	**2 732**	**759**
北京市	12 251	4 591	1 933	172	60
天津市	1 404	536	162	2	0
河北省	7 924	2 960	1 079	239	66
山西省	2 503	811	260	68	23
内蒙古自治区	676	179	45	57	11
辽宁省	2 181	713	229	96	21
吉林省	2 083	762	364	57	13
黑龙江省	601	273	59	29	8
上海市	5 833	2 127	933	5	3
江苏省	8 149	2 949	806	125	23
浙江省	7 992	2 795	843	112	11
安徽省	2 956	909	394	77	17
福建省	3 240	1 004	223	36	8
江西省	1 971	617	192	46	7
山东省	4 184	1 355	521	146	50
河南省	3 661	1 117	389	360	122
湖北省	5 681	2 082	511	69	11
湖南省	2 131	622	206	240	44
广东省	5 926	2 025	846	72	33
广西壮族自治区	6 072	1 845	691	67	17
海南省	492	106	22	14	6
重庆市	4 102	1 071	316	252	93
四川省	7 393	2 632	867	89	37
贵州省	2 639	787	422	53	20
云南省	1 358	389	78	73	16
西藏自治区	12	5	2	1	0
陕西省	2 503	869	216	31	2
甘肃省	1 892	488	125	100	22
青海省	236	65	12	15	5
宁夏回族自治区	180	55	13	7	0
新疆维吾尔自治区	530	119	39	22	10

2018 年各地区中西医结合医院卫生技术人员数（二）

单位：人

	注册护士	其中：助产士	药师（士）	其中：西药师（士）	中药师（士）
全国总计	**50 995**	**1 194**	**6 231**	**3 881**	**2 350**
北京市	5 571	79	743	413	330
天津市	570	16	63	42	21
河北省	3 417	39	362	253	109
山西省	1 184	29	113	75	38
内蒙古自治区	296	7	54	27	27
辽宁省	984	12	128	84	44
吉林省	970	6	107	53	54
黑龙江省	186	16	38	12	26
上海市	2 792	63	394	191	203
江苏省	3 904	117	478	310	168
浙江省	3 765	107	563	381	182
安徽省	1 524	77	140	85	55
福建省	1 619	33	184	131	53
江西省	941	41	126	77	49
山东省	1 964	30	274	189	85
河南省	1 668	18	196	98	98
湖北省	2 757	47	272	185	87
湖南省	910	24	132	73	59
广东省	2 606	59	375	242	133
广西壮族自治区	3 019	137	362	250	112
海南省	230	18	40	28	12
重庆市	2 115	26	207	135	72
四川省	3 719	72	378	228	150
贵州省	1 308	59	145	78	67
云南省	636	16	62	49	13
西藏自治区	3	0	0	0	0
陕西省	1 139	25	139	88	51
甘肃省	847	16	101	66	35
青海省	83	3	16	10	6
宁夏回族自治区	74	2	22	15	7
新疆维吾尔自治区	194	0	17	13	4

2018 年各地区中西医结合医院卫生技术人员数（三）

单位：人

	检验技师（士）	影像技师（士）	其他卫生技术人员	其中：	
				见习医师	内：中医
全国总计	**3 675**	**1 915**	**6 350**	**1 610**	**334**
北京市	386	180	608	134	53
天津市	41	6	186	18	2
河北省	241	125	580	26	18
山西省	102	46	179	47	22
内蒙古自治区	29	26	35	17	0
辽宁省	92	75	93	20	0
吉林省	70	42	75	33	16
黑龙江省	25	6	44	5	0
上海市	211	120	184	0	0
江苏省	285	141	267	106	32
浙江省	282	135	340	108	12
安徽省	90	66	150	45	17
福建省	96	43	258	126	9
江西省	75	35	131	39	5
山东省	152	59	234	19	4
河南省	109	104	107	30	9
湖北省	226	100	175	55	12
湖南省	75	53	99	39	2
广东省	177	68	603	111	6
广西壮族自治区	199	104	476	124	38
海南省	22	10	70	39	0
重庆市	123	80	254	108	17
四川省	235	90	250	41	9
贵州省	84	44	218	81	22
云南省	45	28	125	50	4
西藏自治区	1	1	1	0	0
陕西省	101	49	175	105	1
甘肃省	70	61	225	27	4
青海省	12	12	33	2	2
宁夏回族自治区	7	3	12	1	0
新疆维吾尔自治区	12	3	163	54	18

2018 年各地区中西医结合医院的机构、床位增减情况

	机构数（个）				床位数（张）			
	2017 年	2018 年	增减数	增减（%）	2017 年	2018 年	增减数	增减（%）
全国总计	**587**	**650**	**63**	**10.73**	**99 680**	**110 579**	**10 899**	**10.93**
北京市	42	40	-2	-4.76	10 052	10 172	120	1.19
天津市	3	3	0	0.00	1 270	1 249	-21	-1.65
河北省	40	41	1	2.50	7 764	8 507	743	9.57
山西省	26	29	3	11.54	2 552	2 930	378	14.81
内蒙古自治区	12	16	4	33.33	1 354	1 851	497	36.71
辽宁省	11	15	4	36.36	2 395	2 446	51	2.13
吉林省	9	10	1	11.11	2 453	1 985	-468	-19.08
黑龙江省	10	11	1	10.00	1 074	951	-123	-11.45
上海市	9	10	1	11.11	4 088	4 626	538	13.16
江苏省	32	37	5	15.63	6 894	7 151	257	3.73
浙江省	34	33	-1	-2.94	7 262	7 751	489	6.73
安徽省	24	24	0	0.00	2 687	3 165	478	17.79
福建省	10	11	1	10.00	2 796	2 831	35	1.25
江西省	11	11	0	0.00	1 404	1 744	340	24.22
山东省	35	32	-3	-8.57	3 826	3 736	-90	-2.35
河南省	36	40	4	11.11	2 871	4 257	1 386	48.28
湖北省	23	23	0	0.00	5 449	6 126	677	12.42
湖南省	28	38	10	35.71	2 499	3 265	766	30.65
广东省	16	17	1	6.25	3 660	4 956	1 296	35.41
广西壮族自治区	17	18	1	5.88	5 260	5 277	17	0.32
海南省	6	5	-1	-16.67	502	446	-56	-11.16
重庆市	32	53	21	65.63	3 978	5 617	1 639	41.20
四川省	29	33	4	13.79	8 035	8 431	396	4.93
贵州省	20	20	0	0.00	2 721	2 806	85	3.12
云南省	29	24	-5	-17.24	1 884	1 643	-241	-12.79
西藏自治区	1	1	0	0.00	50	50	0	0.00
陕西省	13	14	1	7.69	1 841	2 495	654	35.52
甘肃省	16	27	11	68.75	1 893	2 951	1 058	55.89
青海省	4	5	1	25.00	184	226	42	22.83
宁夏回族自治区	3	4	1	33.33	220	270	50	22.73
新疆维吾尔自治区	6	5	-1	-16.67	762	668	-94	-12.34

2018 年各地区中西医结合医院人员增减情况　　单位：人

	2017 年	2018 年	增减数	增减（%）
全国总计	**118 230**	**130 085**	**11 855**	**10.03**
北京市	14 200	14 977	777	5.47
天津市	1 749	1 712	−37	−2.12
河北省	8 505	9 230	725	8.52
山西省	2 632	2 900	268	10.18
内蒙古自治区	621	815	194	31.24
辽宁省	2 178	2 657	479	21.99
吉林省	3 187	2 551	−636	−19.96
黑龙江省	658	710	52	7.90
上海市	6 135	6 737	602	9.81
江苏省	9 207	9 797	590	6.41
浙江省	9 462	9 511	49	0.52
安徽省	3 204	3 694	490	15.29
福建省	3 498	3 687	189	5.40
江西省	2 044	2 284	240	11.74
山东省	4 740	4 947	207	4.37
河南省	3 082	4 412	1 330	43.15
湖北省	6 158	6 606	448	7.28
湖南省	2 284	2 734	450	19.70
广东省	5 659	7 097	1 438	25.41
广西壮族自治区	7 162	7 439	277	3.87
海南省	704	635	−69	−9.80
重庆市	3 633	5 084	1 451	39.94
四川省	8 119	8 624	505	6.22
贵州省	2 924	3 159	235	8.04
云南省	1 779	1 600	−179	−10.06
西藏自治区	12	12	0	0.00
陕西省	2 052	3 048	996	48.54
甘肃省	1 365	2 166	801	58.68
青海省	266	403	137	51.50
宁夏回族自治区	186	204	18	9.68
新疆维吾尔自治区	825	653	−172	−20.85

2018 年各地区民族医医院机构、床位数

	机构数（个）	编制床位（张）	实有床位（张）	其中：特需服务床位	负压病房床位
全国总计	**312**	**40 105**	**38 917**	**305**	**334**
北京市	2	192	180	10	0
内蒙古自治区	95	17 182	16 577	53	150
辽宁省	1	300	300	0	0
吉林省	3	275	244	0	0
黑龙江省	5	331	351	0	0
福建省	1	80	60	0	0
山东省	1	50	50	0	0
湖北省	2	500	380	0	0
湖南省	2	57	57	0	0
广西壮族自治区	5	1 010	1 120	0	0
四川省	35	2 619	1 565	3	1
贵州省	9	535	649	0	0
云南省	4	720	372	0	0
西藏自治区	38	2 330	2 277	9	1
甘肃省	16	1 631	1 139	115	158
青海省	36	4 269	3 393	42	15
宁夏回族自治区	3	340	187	0	0
新疆维吾尔自治区	54	7 684	10 016	73	9

2018 年各地区民族医医院人员数

单位：人

	在岗职工数	其中：卫生技术人员	其他技术人员	管理人员	工勤技能人员
全国总计	**40 497**	**33 342**	**4 286**	**1 909**	**2 652**
北京市	400	270	7	35	48
内蒙古自治区	19 282	16 272	1 601	966	1 135
辽宁省	513	399	60	20	17
吉林省	184	155	12	17	7
黑龙江省	270	218	11	17	23
福建省	43	39	3	2	2
山东省	80	65	6	13	2
湖北省	436	380	19	0	6
湖南省	45	35	1	4	4
广西壮族自治区	1 675	1 382	132	97	87
四川省	1 423	1 175	298	69	119
贵州省	674	577	136	42	29
云南省	446	391	35	28	23
西藏自治区	2 441	1 832	190	128	253
甘肃省	1 033	889	124	46	63
青海省	2 389	1 888	346	105	214
宁夏回族自治区	258	196	0	37	25
新疆维吾尔自治区	8 905	7 179	1 305	283	595

2018年各地区民族医医院卫生技术人员数（一）

单位：人

	卫生技术人员	执业医师	其中：中医类别	执业助理医师	其中：中医类别
全国总计	**33 342**	**10 979**	**6 757**	**1 812**	**1 134**
北京市	270	109	76	14	9
内蒙古自治区	16 272	5 651	3 141	496	258
辽宁省	399	152	133	22	16
吉林省	155	69	44	1	0
黑龙江省	218	80	20	11	3
福建省	39	10	3	5	0
山东省	65	31	7	1	0
湖北省	380	111	29	10	3
湖南省	35	11	4	5	2
广西壮族自治区	1 382	464	264	32	16
四川省	1 175	364	250	104	61
贵州省	577	123	67	12	1
云南省	391	137	84	22	17
西藏自治区	1 832	811	673	308	230
甘肃省	889	372	260	84	45
青海省	1 888	661	519	161	124
宁夏回族自治区	196	66	39	1	1
新疆维吾尔自治区	7 179	1 757	1 144	523	348

2018年各地区民族医医院卫生技术人员数（二）

单位：人

	注册护士	其中：助产士	药师（士）	其中：西药师（士）	中药师（士）
全国总计	**11 851**	**213**	**2 753**	**927**	**1 826**
北京市	97	0	27	12	15
内蒙古自治区	6 531	75	1 203	377	826
辽宁省	120	0	30	9	21
吉林省	47	0	19	12	7
黑龙江省	94	1	11	4	7
福建省	17	5	1	0	1
山东省	14	0	8	6	2
湖北省	198	4	21	10	11
湖南省	13	0	2	0	2
广西壮族自治区	504	17	148	110	38
四川省	284	12	55	25	30
贵州省	236	0	42	27	15
云南省	158	4	18	6	12
西藏自治区	365	1	114	13	101
甘肃省	209	19	54	14	40
青海省	450	10	182	29	153
宁夏回族自治区	87	9	25	16	9
新疆维吾尔自治区	2 427	56	793	257	536

2018 年各地区民族医医院卫生技术人员数（三）

单位：人

	检验技师（士）	影像技师（士）	其他卫生技术人员	其中：见习医师	内：中医
全国总计	**1 023**	**638**	**4 286**	**1 112**	**402**
北京市	7	9	7	0	0
内蒙古自治区	488	302	1 601	544	118
辽宁省	10	5	60	0	0
吉林省	5	2	12	4	1
黑龙江省	8	3	11	0	0
福建省	1	2	3	0	0
山东省	3	2	6	0	0
湖北省	17	4	19	0	0
湖南省	2	1	1	1	0
广西壮族自治区	82	20	132	32	19
四川省	38	32	298	84	12
贵州省	18	10	136	72	39
云南省	14	7	35	6	1
西藏自治区	23	21	190	5	3
甘肃省	21	25	124	3	0
青海省	51	37	346	81	13
宁夏回族自治区	8	9	0	0	0
新疆维吾尔自治区	227	147	1 305	280	196

2018 年各地区民族医医院的机构、床位增减情况

	机构数（个）				床位数（张）			
	2017 年	2018 年	增减数	增减（%）	2017 年	2018 年	增减数	增减（%）
全国总计	**284**	**312**	**28**	**9.86**	**33 460**	**38 917**	**5 457**	**16.31**
北京市	2	2	0	0.00	180	180	0	0.00
内蒙古自治区	77	95	18	23.38	11 883	16 577	4 694	39.50
辽宁省	1	1	0	0.00	300	300	0	0.00
吉林省	3	3	0	0.00	137	244	107	78.10
黑龙江省	5	5	0	0.00	351	351	0	0.00
福建省	1	1	0	0.00	60	60	0	0.00
山东省	2	1	-1	-50.00	94	50	-44	-46.81
湖北省	3	2	-1	-33.33	859	380	-479	-55.76
湖南省	4	2	-2	-50.00	126	57	-69	-54.76
广西壮族自治区	5	5	0	0.00	540	1 120	580	107.41
四川省	32	35	3	9.38	1 372	1 565	193	14.07
贵州省	9	9	0	0.00	622	649	27	4.34
云南省	5	4	-1	-20.00	386	372	-14	-3.63
西藏自治区	29	38	9	31.03	1 866	2 277	411	22.03
甘肃省	15	16	1	6.67	1 090	1 139	49	4.50
青海省	35	36	1	2.86	3 508	3 393	-115	-3.28
宁夏回族自治区	2	3	1	50.00	40	187	147	367.50
新疆维吾尔自治区	54	54	0	0.00	10 046	10 016	-30	-0.30

2018年各地区民族医医院人员增减情况

单位：人

	2017年	2018年	增减数	增减（%）
全国总计	**33 099**	**40 497**	**7 398**	**22.35**
北京市	385	400	15	3.90
内蒙古自治区	14 962	19 282	4 320	28.87
辽宁省	251	513	262	104.38
吉林省	164	184	20	12.20
黑龙江省	272	270	-2	-0.74
福建省	41	43	2	4.88
山东省	92	80	-12	-13.04
湖北省	758	436	-322	-42.48
湖南省	80	45	-35	-43.75
广西壮族自治区	834	1 675	841	100.84
四川省	1 318	1 423	105	7.97
贵州省	585	674	89	15.21
云南省	473	446	-27	-5.71
西藏自治区	1 688	2 441	753	44.61
甘肃省	892	1 033	141	15.81
青海省	2 027	2 389	362	17.86
宁夏回族自治区	24	258	234	975.00
新疆维吾尔自治区	8 253	8 905	652	7.90

2018年按床位数分组的中医类医院数情况（一）

单位：张

	总计	0～49	50～99	100～199	200～299
总计	**4 939**	**1 434**	**1 001**	**827**	**510**
中医医院	3 977	1 122	721	658	436
中西医结合医院	650	208	200	101	44
民族医医院	312	104	80	68	30

2018年按床位数分组的中医类医院数情况（二）

单位：张

	300～399	400～499	500～799	800及以上
总计	**323**	**275**	**375**	**194**
中医医院	290	244	341	165
中西医结合医院	19	28	25	25
民族医医院	14	3	9	4

2018 年按等级分组的中医类医院数情况

单位：个

	合计	中医医院	中西医结合医院	民族医医院
总计	**4 939**	**3 977**	**650**	**312**
三级	**549**	**448**	**72**	**29**
三级甲等	400	327	57	16
三级乙等	104	87	5	12
三级丙等	0	0	0	0
未评等次	45	34	10	1
二级	**2 136**	**1 848**	**135**	**153**
二级甲等	1 489	1 351	49	89
二级乙等	294	230	23	41
二级丙等	12	9	2	1
未评等次	341	258	61	22
一级	**1 142**	**873**	**213**	**56**
一级甲等	88	62	16	10
一级乙等	35	20	9	6
一级丙等	74	62	9	3
未评等次	945	729	179	37
其他	**1 112**	**808**	**230**	**74**

2018 年中医医院等级情况

单位：个

	合计	中医综合医院	中医专科医院	其中：肛肠医院	骨伤医院	针灸医院	按摩医院	其他中医专科医院
总计	**3 977**	**3 345**	**632**	**88**	**224**	**17**	**31**	**272**
三级	**448**	**418**	**30**	**6**	**16**	**3**	**0**	**5**
三级甲等	327	307	20	4	11	3	0	2
三级乙等	87	84	3	1	2	0	0	0
三级丙等	0	0	0	0	0	0	0	0
未评等次	34	27	7	1	3	0	0	3
二级	**1 848**	**1 722**	**126**	**22**	**60**	**0**	**6**	**38**
二级甲等	1 351	1 297	54	6	36	0	2	10
二级乙等	230	215	15	1	8	0	2	4
二级丙等	9	8	1	0	0	0	0	1
未评等次	258	202	56	15	16	0	2	23
一级	**873**	**672**	**201**	**34**	**58**	**6**	**13**	**90**
一级甲等	47	47	15	2	7	0	1	5
一级乙等	17	17	3	1	0	0	0	2
一级丙等	54	54	8	0	6	1	0	1
未评等次	554	554	175	31	45	5	12	82
其他	**808**	**533**	**275**	**26**	**90**	**8**	**12**	**139**

2018年民族医医院等级情况

单位：个

	合计	蒙医医院	藏医医院	维医医院	傣医医院	其他民族医医院
总计	**312**	**108**	**112**	**44**	**1**	**47**
三级	**29**	**19**	**6**	**2**	**0**	**2**
三级甲等	16	10	3	2	0	1
三级乙等	12	9	3	0	0	0
三级丙等	0	0	0	0	0	0
未评等次	1	0	0	0	0	1
二级	**153**	**61**	**48**	**28**	**1**	**15**
二级甲等	89	34	29	15	1	10
二级乙等	41	18	15	7	0	1
二级丙等	1	1	0	0	0	0
未评等次	22	8	4	6	0	4
一级	**56**	**16**	**19**	**12**	**0**	**9**
一级甲等	10	3	4	2	0	1
一级乙等	6	0	3	1	0	2
一级丙等	3	0	2	0	0	1
未评等次	37	13	10	9	0	5
其他	**74**	**12**	**39**	**2**	**0**	**21**

2018年各地区万人口中医类医院床位数及万人口全国中医执业（助理）医师数

地区	人口（万人）	床位数（张）	床位数/万人口（张）	全国位次	中医执业（助理）医师数（人）	中医执业（助理）医师数/万人口（人）	全国位次
全国总计	**139 538**	**1 021 548**	**7.32**	**—**	**575 454**	**4.12**	**—**
北京市	2 154	24 867	11.54	2	19 670	9.13	1
天津市	1 560	9 645	6.18	25	8 975	5.75	5
河北省	7 556	51 351	6.80	19	34 088	4.51	10
山西省	3 718	21 044	5.66	27	16 587	4.46	12
内蒙古自治区	2 534	29 953	11.82	1	15 554	6.14	4
辽宁省	4 359	32 103	7.36	14	15 998	3.67	21
吉林省	2 704	19 782	7.32	15	12 090	4.47	11
黑龙江省	3 773	28 486	7.55	13	11 803	3.13	27
上海市	2 424	10 790	4.45	31	8 952	3.69	20
江苏省	8 051	54 907	6.82	18	29 070	3.61	22
浙江省	5 737	47 924	8.35	9	28 858	5.03	9
安徽省	6 324	37 568	5.94	26	15 199	2.40	31
福建省	3 941	22 117	5.61	28	16 100	4.09	14
江西省	4 648	31 389	6.75	22	13 066	2.81	29
山东省	10 047	66 994	6.67	23	42 924	4.27	13
河南省	9 605	74 080	7.71	12	37 872	3.94	17
湖北省	5 917	47 696	8.06	11	18 586	3.14	26
湖南省	6 899	60 393	8.75	7	27 299	3.96	16
广东省	11 346	56 377	4.97	29	43 240	3.81	19
广西壮族自治区	4 926	33 418	6.78	20	17 042	3.46	24
海南省	934	4 359	4.67	30	2 334	2.50	30
重庆市	3 102	31 880	10.28	4	16 578	5.34	7
四川省	8 341	70 312	8.43	8	51 816	6.21	3
贵州省	3 600	25 431	7.06	17	12 086	3.36	25
云南省	4 830	31 847	6.59	24	13 654	2.83	28
西藏自治区	344	2 327	6.76	21	2 168	6.30	2
陕西省	3 864	33 895	8.77	6	14 872	3.85	18
甘肃省	2 637	28 906	10.96	3	14 267	5.41	6
青海省	603	6 168	10.23	5	3 077	5.10	8
宁夏回族自治区	688	4 966	7.22	16	2 771	4.03	15
新疆维吾尔自治区	2 487	20 573	8.27	10	8 858	3.56	23

2018年中医类医疗机构资源及服务占全国医疗资源及服务的比例

	机构数		中医执业（助理）医师		实有床位		诊疗量		出院人数	
	机构数（个）	占比（%）	人员数（人）	占比（%）	床位数（张）	占比（%）	人数（万人次）	占比（%）	人数（万人）	占比（%）
总计	**60 696**	**24.47**	**241 281**	**9.85**	**1 022 096**	**15.66**	**80 846.83**	**18.88**	**3 041.75**	**15.23**
中医类医院	4 939	14.96	174 596	8.50	1 021 548	15.67	63 052.65	17.63	3 041.04	15.24
中医类门诊部	2 958	13.67	14 054	12.05	548	8.65	2 820.99	20.77	0.71	5.85
中医类诊所	52 799	27.30	52 631	18.87	—	—	14 973.18	26.33	—	—

注：占比系中医类医院、门诊部、诊所分别占全国医院、门诊部、诊所的资源量及服务量的比

二、中医医疗机构运营与服务

2018年医疗卫生机构分科床位、门急诊人次及出院人数

科室名称	实有床位（张）	门急诊人次（人次）	出院人数（人）	构成（%）		
				实有床位	门急诊人次	出院人数
总计	**8 404 078**	**5 658 317 228**	**253 846 395**	**100.00**	**100.00**	**100.00**
中医合计	**1 219 457**	**885 058 222**	**35 555 381**	**14.51**	**15.64**	**14.01**
中医科	1 051 041	793 960 349	31 198 921	12.51	14.03	12.29
民族医学科	33 893	11 649 114	833 325	0.40	0.21	0.33
中西医结合科	134 523	79 448 759	3 523 135	1.60	1.40	1.39

2018年全国医院、中医类医院门诊服务情况（一）

	机构数（个）	总诊疗人次数（人次）					
		总计	其中：门急诊人次数				家庭卫生服务人次数
			合计	门诊人次数	急诊人次数		
					小计	死亡数	
医院	**33 009**	**3 577 375 208**	**3 495 477 846**	**3 166 524 795**	**328 953 051**	**264 598**	**4 720 880**
中医类医院	**4 939**	**630 526 519**	**613 546 032**	**568 670 802**	**44 875 230**	**28 905**	**1 082 178**
中医医院	3 977	548 404 757	534 262 877	495 958 551	38 304 326	23 746	613 980
中西医结合医院	650	68 210 337	66 092 449	60 166 579	5 925 870	4 421	418 377
民族医医院	312	13 911 425	13 190 706	12 545 672	645 034	738	49 821

2018年全国医院、中医类医院门诊服务情况（二）

	观察室留观病例		健康检查人次数（人次）	总诊疗人次中：预约诊疗人次数（人次）	急诊死亡率（%）	观察室病死率（%）	预约诊疗人次占总诊疗人次百分比（%）
	例数（例）	死亡人数（人）					
医院	**26 621 794**	**37 551**	**193 085 412**	**507 953 842**	**0.08**	**0.14**	**14.20**
中医类医院	**3 441 951**	**4 461**	**28 854 422**	**66 611 102**	**0.06**	**0.13**	**10.56**
中医医院	3 025 012	4 103	24 531 976	57 872 664	0.06	0.14	10.55
中西医结合医院	403 225	299	3 720 442	8 323 661	0.07	0.07	12.20
民族医医院	13 714	59	602 004	414 777	0.11	0.43	2.98

2018年全国医院、中医类医院住院服务情况（一）

单位：人

	入院人数	出院人数		转往基层医疗卫生机构
		总计	死亡人数	
医院	**200 169 464**	**199 579 566**	**890 896**	**1 606 587**
中医类医院	**30 505 267**	**30 410 418**	**122 111**	**259 280**
中医医院	26 689 218	26 612 919	100 368	238 760
中西医结合医院	2 890 507	2 879 720	19 244	9 774
民族医医院	925 542	917 779	2 499	10 746

2018年全国医院、中医类医院住院服务情况（二）

	住院病人手术人次数（人次）	每百门急诊的入院人数（人）	死亡率（%）	医院向基层医疗卫生机构转诊率（%）
医院	**58 602 601**	**5.73**	**0.45**	**0.80**
中医类医院	**6 643 929**	**4.97**	**0.40**	**0.85**
中医医院	5 683 307	5.00	0.38	0.90
中西医结合医院	868 445	4.37	0.67	0.34
民族医医院	92 177	7.02	0.27	1.17

2018年全国医院、中医类医院处方使用情况

	门诊处方（张）				
	总计	使用抗菌药物处方		中医处方数	
		小计	比例（%）	小计	比例（%）
医院	**—**	**—**	**12.78**	**—**	**18.95**
中医类医院	**566 164 755**	**53 146 945**	**9.39**	**287 026 728**	**50.70**
中医医院	495 594 189	45 571 709	9.20	259 950 456	52.45
中西医结合医院	58 639 696	6 896 491	11.76	21 902 224	37.35
民族医医院	11 930 870	678 745	5.69	5 174 048	43.37

2018 年全国医院、中医类医院病床使用情况（一）

	实有床位数（张）	实际开放总床日数（日）	平均开放病床数（张）	实际占用总床日数（日）	出院者占用总床日数（日）
医院	**6 519 749**	**2 264 527 244**	**6 204 184**	**1 907 159 567**	**1 849 537 784**
中医类医院	**1 021 548**	**356 022 503**	**975 404**	**298 191 899**	**292 156 565**
中医医院	872 052	305 414 213	836 751	258 820 079	253 339 456
中西医结合医院	110 579	37 489 688	102 711	29 975 681	29 819 983
民族医医院	38 917	13 118 602	35 941	9 396 139	8 997 126

2018 年全国医院、中医类医院病床使用情况（二）

	观察床数（张）	全年开设家庭病床总数（张）	病床周转次数（次）	病床工作日（日）	病床使用率（%）	出院者平均住院日（日）
医院	**247 652**	**453 451**	**32. 20**	**307. 40**	**84. 22**	**9. 30**
中医类医院	**33 818**	**93 966**	**31. 18**	**305. 71**	**83. 76**	**9. 61**
中医医院	29 083	71 610	31. 81	309. 32	84. 74	9. 52
中西医结合医院	3 751	7 075	28. 04	291. 84	79. 96	10. 36
民族医医院	984	15 281	25. 54	261. 43	71. 62	9. 80

2018 年全国医院、中医类医院医师工作效率

	医师人均全年担负		医师人均每日担负		医师人均年业务收入（元）
	诊疗人次（人次）	住院床日（日）	诊疗人次（人次）	住院床日（日）	
医院	**1 744. 10**	**929. 80**	**7. 00**	**2. 50**	**1 416 187. 40**
中医类医院	**1 779. 04**	**841. 60**	**7. 09**	**2. 31**	**1 127 423. 26**
中医医院	1 815. 23	857. 06	7. 23	2. 35	1 123 745. 53
中西医结合医院	1 729. 30	760. 59	6. 89	2. 08	1 318 207. 38
民族医医院	1 077. 72	726. 20	4. 29	1. 99	624 472. 99

2018 年分市、县中医类医院门诊服务情况（一）

	机构数（个）	总诊疗人次数（人次）					
		总计	其中：门急诊人次数				家庭卫生服务人次数
			合计	门诊人次数	急诊人次数		
					小计	死亡数	
总计	**4 939**	**630 526 519**	**613 546 032**	**568 670 802**	**44 875 230**	**28 905**	**1 082 178**
市	3 033	463 664 828	451 825 274	418 330 390	33 494 884	22 447	898 323
县	1 906	166 861 691	161 720 758	150 340 412	11 380 346	6 458	183 855

2018年分市、县中医类医院门诊服务情况（二）

	门急诊人次占总诊疗人次（%）	观察室		观察室病死率（%）	健康检查人次数（人次）	总诊疗人次中：预约诊疗人次数（人次）
		留观病例数	死亡人数			
总计	**97.31**	**3 441 951**	**4 461**	**0.13**	**28 854 422**	**66 611 102**
市	97.45	2 379 861	3 645	0.15	20 489 216	62 632 613
县	96.92	1 062 090	816	0.08	8 365 206	3 978 489

2018年分市、县中医类医院住院服务情况

	入院人数（人）	出院人数（人）				住院病人手术人次数（人次）	每百门急诊的入院人数（人）
		总计	转往基层医疗卫生机构	死亡	病死率（%）		
总计	**30 505 267**	**30 410 418**	**259 280**	**122 111**	**0.40**	**6 643 929**	**4.97**
市	18 225 449	18 180 914	159 218	94 669	0.52	4 665 867	4.03
县	12 279 818	12 229 504	100 062	27 442	0.22	1 978 062	7.59

2018年分市、县中医类医院处方使用情况

	门诊处方（张）				
	总计	使用抗菌药物处方数		中医处方数	
		小计	比例（%）	小计	比例（%）
总计	**566 164 755**	**53 146 945**	**9.39**	**287 026 728**	**50.70**
市	423 000 354	36 273 376	8.58	227 932 766	53.88
县	143 164 401	16 873 569	11.79	59 093 962	41.28

2018年分市、县中医类医院病床使用情况（一）

	编制床位（张）	实有床位数（张）	其中：		实际开放总床日数（日）	平均开放病床数（张）
			特需服务床位	负压病房床位		
总计	**980 194**	**1 021 548**	**6 096**	**1 335**	**356 022 503**	**975 404**
市	635 901	654 893	4 817	522	228 164 129	625 107
县	344 293	366 655	1 279	813	127 858 374	350 297

2018年分市、县中医类医院病床使用情况（二）

	实际占用总床日数（日）	出院者占用总床日数（日）	观察床数（张）	全年开设家庭病床总数（张）
总计	**298 191 899**	**292 156 565**	**33 818**	**93 966**
市	192 664 425	189 852 102	16 091	31 290
县	105 527 474	102 304 463	17 727	62 676

2018 年分市、县中医类医院病床使用情况（三）

	病床周转次数（次）	病床工作日（日）	病床使用率（%）	出院者平均住院日（日）
总计	**31.18**	**305.71**	**83.76**	**9.61**
市	29.08	308.21	84.44	10.44
县	34.91	301.25	82.53	8.37

2018 年分市、县中医类医院医师工作效率

	医师人均全年担负		医师人均每日担负	
	诊疗人次（人次）	住院床日（日）	诊疗人次（人次）	住院床日（日）
总计	**1 779.04**	**841.60**	**7.09**	**2.31**
市	1 902.15	790.61	7.58	2.17
县	1 508.03	953.85	6.01	2.61

2018 年全国卫生计生部门综合医院、政府办中医综合医院院均总收支情况

	机构数（个）	总收入（千元）	总支出（千元）
综合医院合计	**4 522**	**425 072.64**	**413 681.83**
部属	25	5 211 940.08	5 024 311.44
省属	243	1 938 859.31	1 877 420.51
地级市属	951	689 112.75	673 248.08
县级市属	1 474	241 332.35	237 849.23
县属	1 829	169 309.49	162 930.32
中医综合医院合计	**2 586**	**163 766.84**	**160 641.60**
部属	6	1 837 916.75	1 757 491.75
省属	90	1 322 426.26	1 287 936.89
地级市属	446	311 302.61	305 387.78
县级市属	700	131 692.93	130 906.96
县属	1 344	77 668.83	75 868.70

2018 年全国卫生计生部门综合医院、政府办中医综合医院院均总收入情况　单位：千元

	总收入	其中：			
		医疗收入	财政补助收入	科教项目收入	其他收入
综合医院合计	**425 072.64**	**377 648.80**	**36 172.97**	**2 080.19**	**9 170.67**
部属	5 211 940.08	4 653 828.96	228 202.60	131 268.56	198 639.96
省属	1 938 859.31	1 746 381.65	131 436.62	14 964.03	46 077.02
地级市属	689 112.75	619 224.58	56 210.97	2 115.74	11 561.47
县级市属	241 332.35	209 550.43	25 694.97	232.82	5 854.12
县属	169 309.49	147 212.42	18 916.90	72.94	3 107.24
中医综合医院合计	**163 766.84**	**141 058.27**	**18 811.96**	**580.67**	**3 315.94**
部属	1 837 916.75	1 646 235.50	104 797.75	63 073.00	23 810.50
省属	1 322 426.26	1 165 272.56	118 289.56	14 306.39	24 557.76
地级市属	311 302.61	269 411.16	36 056.42	479.89	5 355.14
县级市属	131 692.93	112 533.98	15 785.32	38.78	3 334.86
县属	77 668.83	65 534.32	10 477.83	16.69	1 639.99

2018年全国卫生计生部门综合医院、政府办中医综合医院院均医疗收入情况　单位：千元

	医疗收入	其中：	
		门诊收入	住院收入
综合医院合计	**377 648.80**	**120 824.46**	**256 824.34**
部属	4 653 828.96	1 612 472.52	3 041 356.44
省属	1 746 381.65	524 386.41	1 221 995.23
地级市属	619 224.58	193 925.67	425 298.91
县级市属	209 550.43	74 969.97	134 580.46
县属	147 212.42	45 763.51	101 448.91
中医综合医院合计	**141 058.27**	**56 761.76**	**84 296.51**
部属	1 646 235.50	1 168 654.00	477 581.50
省属	1 165 272.56	539 306.39	625 966.17
地级市属	269 411.16	110 481.78	158 929.38
县级市属	112 533.98	44 071.41	68 462.57
县属	65 534.32	21 258.83	44 275.49

2018年全国卫生计生部门综合医院、政府办中医综合医院院均门诊收入情况（一）　单位：千元

	门诊收入	内：			
		挂号收入	诊察收入	检查收入	化验收入
综合医院合计	**120 824.46**	**583.87**	**5 210.05**	**26 400.44**	**15 496.92**
部属	1 612 472.52	6 439.80	105 967.76	288 025.96	221 342.12
省属	524 386.41	3 944.43	23 783.05	103 858.35	66 366.54
地级市属	193 925.67	706.50	8 428.58	42 617.80	25 189.94
县级市属	74 969.97	277.19	3 072.73	16 944.53	9 775.91
县属	45 763.51	240.73	1 414.22	11 721.59	5 495.43
中医综合医院合计	**56 761.76**	**375.56**	**2 664.03**	**8 075.26**	**4 358.33**
部属	1 168 654.00	58.00	127 590.00	44 480.75	63 739.25
省属	539 306.39	6 864.50	28 114.06	50 848.06	36 407.85
地级市属	110 481.78	453.68	5 757.61	15 064.17	8 483.74
县级市属	44 071.41	222.08	1 660.92	7 421.43	3 776.67
县属	21 258.83	125.04	659.66	4 270.92	1 755.99

2018 年全国卫生计生部门综合医院、政府办中医综合医院院均门诊收入情况（二）　单位：千元

	内：				
	治疗收入	手术收入	卫生材料收入	药品收入	药事服务费收入
综合医院合计	**12 552.60**	**2 934.74**	**4 498.29**	**47 847.63**	**35.87**
部属	151 967.88	43 136.52	60 017.12	694 788.80	0.00
省属	51 882.33	15 494.73	20 479.73	215 712.08	4.28
地级市属	20 004.63	4 649.27	7 179.82	76 787.95	14.03
县级市属	8 171.13	1 584.91	2 691.89	28 690.66	44.08
县属	5 077.98	912.88	1 677.63	17 093.41	45.31
中医综合医院合计	**6 159.21**	**729.32**	**1 290.87**	**31 081.49**	**30.57**
部属	61 466.50	5 016.75	27 592.25	831 701.75	0.00
省属	50 901.31	5 525.96	9 017.11	339 264.15	68.54
地级市属	13 054.70	1 359.27	2 497.39	60 468.17	11.67
县级市属	5 312.58	677.69	1 135.06	21 565.77	22.45
县属	2 321.92	333.87	569.41	10 222.20	38.49

2018 年全国卫生计生部门综合医院、政府办中医综合医院院均住院收入情况（一）　单位：千元

	住院收入	内：				
		床位收入	诊察收入	检查收入	化验收入	治疗收入
综合医院合计	**256 824.34**	**9 120.39**	**3 703.43**	**24 826.34**	**31 619.87**	**33 351.32**
部属	3 041 356.44	80 474.24	41 829.00	239 871.80	278 976.72	297 513.32
省属	1 221 995.23	34 105.18	13 715.44	109 495.93	123 881.24	130 165.93
地级市属	425 298.91	14 959.91	6 200.66	43 681.88	53 362.27	57 525.59
县级市属	134 580.46	5 821.22	2 205.03	13 373.31	18 787.36	19 243.39
县属	101 448.91	4 448.12	1 761.22	10 063.79	15 017.72	15 677.93
中医综合医院合计	**84 296.51**	**3 689.42**	**1 700.88**	**7 289.76**	**10 103.32**	**16 350.70**
部属	477 581.50	14 196.75	24 508.75	26 639.00	64 430.25	47 957.00
省属	625 966.17	23 517.00	10 177.80	55 626.61	73 876.94	116 778.26
地级市属	158 929.38	7 145.81	3 326.44	13 625.97	18 143.69	32 568.01
县级市属	68 462.57	3 149.21	1 332.69	5 985.75	8 464.23	12 688.39
县属	44 275.49	2 012.98	950.13	3 807.95	5 454.35	8 790.61

2018 年全国卫生计生部门综合医院、政府办中医综合医院院均住院收入情况（二）　单位：千元

	内：				
	手术收入	护理收入	卫生材料收入	药品收入	药事服务费收入
综合医院合计	**19 177.43**	**7 895.37**	**52 390.54**	**70 865.64**	**27.00**
部属	279 868.84	51 894.80	919 074.08	805 327.92	0.00
省属	96 650.70	28 056.63	329 656.76	338 056.70	64.21
地级市属	30 811.05	12 859.55	83 558.09	117 075.48	26.07
县级市属	9 798.04	5 004.93	21 004.61	37 268.24	13.17
县属	6 831.00	4 363.61	12 794.98	28 376.87	34.06
中医综合医院合计	**4 794.79**	**2 860.50**	**10 656.43**	**25 279.52**	**30.86**
部属	7 667.00	8 311.50	130 210.25	149 352.00	0.00
省属	31 871.65	15 256.11	96 026.11	193 547.48	30.59
地级市属	8 940.53	4 919.33	21 894.06	45 684.58	27.62
县级市属	4 247.07	2 504.31	8 313.26	20 621.82	13.80
县属	2 607.57	1 854.98	4 212.01	13 486.34	40.93

2018 年全国卫生计生部门综合医院、政府办中医综合医院院均药品收入情况（一）　单位：千元

	药品收入合计	门诊收入中的药品收入	其中：		
			西药收入	中草药收入	中成药收入
综合医院合计	**118 713.27**	**47 847.63**	**38 071.23**	**2 245.11**	**7 531.29**
部属	1 500 116.72	694 788.80	574 991.36	22 059.68	97 737.76
省属	553 768.78	215 712.08	175 582.72	6 790.62	33 338.74
地级市属	193 863.43	76 787.95	59 793.52	3 782.55	13 211.89
县级市属	65 958.90	28 690.66	22 867.14	1 747.52	4 076.00
县属	45 470.28	17 093.41	13 420.94	971.97	2 700.50
中医综合医院合计	**56 361.01**	**31 081.49**	**11 563.03**	**13 252.00**	**6 266.46**
部属	981 053.75	831 701.75	154 142.00	455 479.00	222 080.75
省属	532 811.63	339 264.15	92 380.44	173 908.33	72 975.37
地级市属	106 152.75	60 468.17	21 665.37	25 862.48	12 940.32
县级市属	42 187.59	21 565.77	10 252.26	7 596.69	3 716.81
县属	23 708.54	10 222.20	5 028.45	3 422.13	1 771.63

2018 年全国卫生计生部门综合医院、政府办中医综合医院院均药品收入情况（二）

单位：千元

	住院收入中的药品收入	其中：			门诊和住院药品收入中：基本药物收入
		西药收入	中草药收入	中成药收入	
综合医院合计	**70 865.64**	**66 193.95**	**665.93**	**4 005.76**	**35 544.59**
部属	805 327.92	772 099.72	3 121.08	30 107.12	190 540.56
省属	338 056.70	321 258.41	1 355.57	15 442.72	89 997.78
地级市属	117 075.48	108 665.64	1 017.15	7 392.69	61 119.60
县级市属	37 268.24	34 485.73	507.92	2 274.59	26 330.34
县属	28 376.87	26 127.83	485.46	1 763.58	20 319.30
中医综合医院合计	**25 279.52**	**18 601.28**	**3 049.44**	**3 628.80**	**18 482.15**
部属	149 352.00	98 716.75	13 054.25	37 581.00	288 083.25
省属	193 547.48	137 765.70	24 510.11	31 271.67	57 888.48
地级市属	45 684.58	32 898.47	5 695.37	7 090.74	37 084.62
县级市属	20 621.82	15 776.11	2 327.30	2 518.41	16 467.08
县属	13 486.34	10 069.59	1 621.60	1 795.15	11 455.60

2018 年全国卫生计生部门综合医院、政府办中医综合医院院均财政补助收入情况

单位：千元

	财政补助收入	其中：		
		基本支出	项目支出	
			小计	基本建设资金
综合医院合计	**36 173.00**	**18 863.00**	**17 310.00**	**4 048.00**
部属	228 203.00	107 877.00	120 326.00	31 544.00
省属	131 437.00	55 896.00	75 540.00	12 307.00
地级市属	56 211.00	26 832.00	29 379.00	6 601.00
县级市属	25 695.00	15 108.00	10 587.00	2 667.00
县属	18 917.00	11 610.00	7 307.00	2 361.00
中医综合医院合计	**18 811.96**	**8 561.58**	**10 250.39**	**2 924.09**
部属	104 797.75	66 820.00	37 977.75	0.00
省属	118 289.56	38 716.19	79 573.37	18 366.11
地级市属	36 056.42	15 308.72	20 747.69	5 301.71
县级市属	15 785.32	7 879.33	7 905.99	2 325.32
县属	10 477.83	5 367.54	5 110.29	1 840.87

2018 年全国卫生计生部门综合医院、政府办中医综合医院院均总支出情况（一） 单位：千元

	总费用/支出	其中：医疗业务成本	财政项目补助支出	科教项目支出	管理费用	其他支出
综合医院合计	**413 682.00**	**351 372.00**	**16 288.00**	**1 497.00**	**41 061.00**	**3 463.00**
部属	5 024 311.00	4 361 463.00	126 393.00	95 270.00	403 355.00	37 830.00
省属	1 877 421.00	1 638 045.00	70 877.00	11 116.00	142 981.00	14 401.00
地级市属	673 248.00	571 372.00	28 303.00	1 401.00	67 436.00	4 736.00
县级市属	237 849.00	197 926.00	10 177.00	178.00	27 217.00	2 351.00
县属	162 930.00	134 886.00	6 208.00	50.00	20 011.00	1 775.00
中医综合医院合计	**160 641.60**	**132 311.39**	**8 983.20**	**446.76**	**17 492.44**	**1 407.81**
部属	1 757 491.75	1 558 247.00	43 825.50	42 699.25	105 553.50	7 166.50
省属	1 287 936.89	1 088 073.28	64 794.63	10 054.59	116 156.15	8 858.24
地级市属	305 387.78	251 305.64	18 069.02	434.30	33 739.07	1 839.75
县级市属	130 906.96	107 549.57	6 843.23	28.84	15 200.15	1 285.16
县属	75 868.70	60 996.16	4 755.25	61.33	9 082.49	973.47

2018 年全国卫生计生部门综合医院、政府办中医综合医院院均总支出情况（二） 单位：千元

	总费用/支出	总费用/支出中：人员经费	卫生材料费	药品费	
				小计	基本药物支出
综合医院合计	**413 682.00**	**351 372.00**	**16 288.00**	**1 497.00**	**41 061.00**
部属	5 024 311.00	4 361 463.00	126 393.00	95 270.00	403 355.00
省属	1 877 421.00	1 638 045.00	70 877.00	11 116.00	142 981.00
地级市属	673 248.00	571 372.00	28 303.00	1 401.00	67 436.00
县级市属	237 849.00	197 926.00	10 177.00	178.00	27 217.00
县属	162 930.00	134 886.00	6 208.00	50.00	20 011.00
中医综合医院合计	**160 641.60**	**56 254.15**	**18 759.16**	**51 986.13**	**13 212.08**
部属	1 757 491.75	458 015.25	218 401.25	883 173.75	159 700.75
省属	1 287 936.89	415 142.57	157 562.67	484 779.02	41 445.74
地级市属	305 387.78	109 716.66	36 934.13	97 948.44	25 700.30
县级市属	130 906.96	47 003.22	15 344.13	39 244.82	12 137.39
县属	75 868.70	27 447.33	8 080.52	22 079.29	8 384.89

2018 年全国卫生计生部门综合医院、政府办中医综合医院门诊患者负担情况 单位：元

	门诊病人次均诊疗费用	内：挂号费	药费	检查费	治疗费
综合医院合计	**271.40**	**1.30**	**107.50**	**59.30**	**28.20**
部属	506.50	2.00	218.20	90.50	47.70
省属	383.30	2.90	157.70	75.90	37.90
地级市属	281.70	1.00	111.50	61.90	29.10
县级市属	216.90	0.80	83.00	49.00	23.60
县属	191.70	1.00	71.60	49.10	21.30
中医综合医院合计	**244.71**	**1.76**	**132.17**	**34.82**	**27.37**
部属	593.31	0.03	411.34	24.74	41.78
省属	356.57	5.35	219.23	35.75	34.84
地级市属	262.80	1.17	141.05	35.65	30.83
县级市属	206.98	0.96	99.92	34.91	26.74
县属	167.96	1.03	80.79	33.75	18.35

2018 年全国卫生计生部门综合医院、政府办中医综合医院住院患者负担情况 单位：元

	住院病人人均住院费用	内：床位费	药费	检查费	治疗费	手术费	出院者日均住院费用
综合医院合计	**10 124.60**	**359.50**	**2 793.70**	**978.70**	**1 314.80**	**756.00**	**1 203.00**
部属	23 192.00	613.70	6 141.10	1 829.10	2 268.70	2 134.10	2 868.50
省属	18 014.60	502.80	4 983.60	1 614.20	1 918.90	1 424.80	2 039.10
地级市属	11 914.00	419.10	3 279.70	1 223.70	1 611.50	863.10	1 288.30
县级市属	7 445.10	322.00	2 061.70	739.80	1 064.60	542.00	907.90
县属	5 401.40	236.80	1 510.90	535.80	834.70	363.70	711.40
中医综合医院合计	7 801.07	338.99	2 307.74	669.55	1 506.23	447.32	7 801.07
部属	23 021.15	716.72	7 216.14	1 294.60	2 288.80	491.33	23 021.15
省属	14 315.87	540.19	4 342.31	1 239.84	2 737.09	738.69	14 315.87
地级市属	10 423.15	460.24	2 948.64	890.81	2 057.44	593.45	10 423.15
县级市属	6 839.24	312.44	2 024.73	593.19	1 261.31	440.51	6 839.24
县属	4 839.17	222.22	1 477.80	416.47	968.76	281.10	4 839.17

2018年全国卫生计生部门综合医院、政府办中医综合医院医师工作效率

	医师人均全年担负		医师人均每日担负		医师人均年业务收入（元）
	诊疗人次（人次）	住院床日（日）	诊疗人次（人次）	住院床日（日）	
综合医院合计	**1 927.20**	**937.40**	**7.70**	**2.60**	**1 634 959.10**
部属	2 533.20	845.70	10.10	2.30	3 702 919.30
省属	2 028.50	904.60	8.10	2.50	2 589 631.80
地级市属	1 881.30	913.20	7.50	2.50	1 692 035.70
县级市属	1 998.60	867.30	8.00	2.40	1 211 483.20
县属	1 773.30	1 077.70	7.10	3.00	1 093 518.20
中医综合医院合计	**1 866.30**	**870.25**	**7.44**	**2.38**	**1 176 099.86**
部属	3 851.43	491.02	15.34	1.35	3 285 092.60
省属	2 437.54	896.71	9.71	2.46	2 039 065.03
地级市属	1 961.10	827.66	7.81	2.27	1 299 898.43
县级市属	1 845.21	808.88	7.35	2.22	997 543.96
县属	1 524.47	954.50	6.07	2.62	811 130.23

2018年中医类医院分科床位、门急诊人次、出院人数

科室名称	实有床位（张）	门急诊人次（人次）	出院人数（人）	构成（%）		
				实有床位	门急诊人次	出院人数
总计	**1 021 548**	**613 546 032**	**30 410 418**	**100.00**	**100.00**	**100.00**
预防保健科	581	6 406 042	9 742	0.06	1.04	0.03
内科	341 155	189 832 468	10 785 296	33.40	30.94	35.47
外科	138 487	39 416 275	4 158 647	13.56	6.42	13.68
儿科	45 526	43 952 051	1 943 560	4.46	7.16	6.39
妇产科	70 689	51 651 217	2 525 825	6.92	8.42	8.31
眼科	12 839	12 286 390	496 342	1.26	2.00	1.63
耳鼻咽喉科	10 956	15 518 151	391 880	1.07	2.53	1.29
口腔科	1 340	13 084 747	26 140	0.13	2.13	0.09
皮肤科	8 973	25 512 924	224 145	0.88	4.16	0.74
肿瘤科	28 806	7 061 788	815 407	2.82	1.15	2.68
急诊医学科	14 506	40 067 781	471 956	1.42	6.53	1.55
康复医学科	50 404	10 373 107	1 024 155	4.93	1.69	3.37
骨伤科	134 548	46 058 352	3 525 200	13.17	7.51	11.59
肛肠科	31 886	7 083 752	856 166	3.12	1.15	2.82
针灸科	47 004	23 901 735	1 264 008	4.60	3.90	4.16
推拿科	15 430	10 900 107	357 619	1.51	1.78	1.18
蒙医学科	2 847	1 501 176	68 445	0.28	0.24	0.23
藏医学科	2 690	1 024 664	38 423	0.26	0.17	0.13
维吾尔医学科	1 298	122 524	23 651	0.13	0.02	0.08
傣医学科	27	4 721	885	0.00	0.00	0.00
彝医学科	2	78 890	12	0.00	0.01	0.00
其他民族医学科	1 830	1 653 511	36 480	0.18	0.27	0.12
中西医结合科	13 265	8 781 325	291 047	1.30	1.43	0.96
老年病科	20 948	6 669 444	563 692	2.05	1.09	1.85
其他	25 511	50 602 890	511 695	2.50	8.25	1.68

2018 年中医医院分科床位、门急诊人次、出院人数

科室名称	实有床位（张）	门急诊人次（人次）	出院人数（人）	构成（%）		
				实有床位	门急诊人次	出院人数
总计	**872 052**	**534 262 877**	**26 612 919**	**100.00**	**100.00**	**100.00**
预防保健科	258	5 391 649	3 912	0.03	1.01	0.01
内科	290 400	165 401 551	9 425 981	33.30	30.96	35.42
外科	115 244	32 331 314	3 552 100	13.22	6.05	13.35
儿科	40 853	39 393 398	1 779 678	4.68	7.37	6.69
妇产科	58 659	44 939 135	2 158 630	6.73	8.41	8.11
眼科	11 260	10 685 476	431 086	1.29	2.00	1.62
耳鼻咽喉科	9 645	13 681 922	346 983	1.11	2.56	1.30
口腔科	1 076	10 954 361	19 567	0.12	2.05	0.07
皮肤科	6 757	22 030 598	172 296	0.77	4.12	0.65
肿瘤科	24 776	6 451 579	718 541	2.84	1.21	2.70
急诊医学科	12 657	35 823 013	415 552	1.45	6.71	1.56
康复医学科	42 614	8 895 430	885 940	4.89	1.66	3.33
骨伤科	122 330	42 033 560	3 218 622	14.03	7.87	12.09
肛肠科	29 206	6 466 207	782 980	3.35	1.21	2.94
针灸科	44 386	22 302 645	1 208 859	5.09	4.17	4.54
推拿科	14 208	9 763 955	332 942	1.63	1.83	1.25
蒙医学科	247	76 954	5 479	0.03	0.01	0.02
藏医学科	2	4 519	430	0.00	0.00	0.00
维吾尔医学科	45	12 877	955	0.01	0.00	0.00
傣医学科	0	964	0	0.00	0.00	0.00
彝医学科	0	78 803	0	0.00	0.01	0.00
其他民族医学科	826	877 439	22 324	0.09	0.16	0.08
中西医结合科	9 835	7 553 480	231 294	1.13	1.41	0.87
老年病科	18 194	5 954 786	515 177	2.09	1.11	1.94
其他	18 574	43 157 262	383 591	2.13	8.08	1.44

2018年中西医结合医院分科床位、门急诊人次、出院人数

科室名称	实有床位（张）	门急诊人次（人次）	出院人数（人）	构成（%）		
				实有床位	门急诊人次	出院人数
总计	**110 579**	**66 092 449**	**2 879 720**	**100.00**	**100.00**	**100.00**
预防保健科	119	863 220	2 651	0.11	1.31	0.09
内科	40 027	21 081 093	1 062 375	36.20	31.90	36.89
外科	18 456	6 213 593	494 230	16.69	9.40	17.16
儿科	3 586	4 119 650	134 956	3.24	6.23	4.69
妇产科	8 602	5 765 951	278 716	7.78	8.72	9.68
眼科	1 342	1 450 824	57 203	1.21	2.20	1.99
耳鼻咽喉科	1 188	1 686 252	41 928	1.07	2.55	1.46
口腔科	250	1 887 646	6 099	0.23	2.86	0.21
皮肤科	866	2 972 051	18 911	0.78	4.50	0.66
肿瘤科	3 588	525 118	81 458	3.24	0.79	2.83
急诊医学科	1 006	3 402 738	30 453	0.91	5.15	1.06
康复医学科	5 434	1 115 213	89 264	4.91	1.69	3.10
骨伤科	10 411	3 625 018	266 676	9.41	5.48	9.26
肛肠科	2 273	557 626	65 526	2.06	0.84	2.28
针灸科	1 585	1 298 938	35 483	1.43	1.97	1.23
推拿科	796	1 042 775	17 871	0.72	1.58	0.62
蒙医学科	35	5	15	0.03	0.00	0.00
藏医学科	30	4 649	578	0.03	0.01	0.02
维吾尔医学科	0	0	0	0.00	0.00	0.00
傣医学科	0	0	0	0.00	0.00	0.00
彝医学科	0	0	0	0.00	0.00	0.00
其他民族医学科	100	25 569	395	0.09	0.04	0.01
中西医结合科	2 897	920 590	51 520	2.62	1.39	1.79
老年病科	2 462	667 301	41 953	2.23	1.01	1.46
其他	5 526	6 866 629	101 459	5.00	10.39	3.52

2018 年民族医医院分科床位、门急诊人次、出院人数

科室名称	实有床位（张）	门急诊人次（人次）	出院人数（人）	构成（%）		
				实有床位	门急诊人次	出院人数
总计	**38 917**	**13 190 706**	**917 779**	**100.00**	**100.00**	**100.00**
预防保健科	204	151 173	3 179	0.52	1.15	0.35
内科	10 728	3 349 824	296 940	27.57	25.40	32.35
外科	4 787	871 368	112 317	12.30	6.61	12.24
儿科	1 087	439 003	28 926	2.79	3.33	3.15
妇产科	3 428	946 131	88 479	8.81	7.17	9.64
眼科	237	150 090	8 053	0.61	1.14	0.88
耳鼻咽喉科	123	149 977	2 969	0.32	1.14	0.32
口腔科	14	242 740	474	0.04	1.84	0.05
皮肤科	1 350	510 275	32 938	3.47	3.87	3.59
肿瘤科	442	85 091	15 408	1.14	0.65	1.68
急诊医学科	843	842 030	25 951	2.17	6.38	2.83
康复医学科	2 356	362 464	48 951	6.05	2.75	5.33
骨伤科	1 807	399 774	39 902	4.64	3.03	4.35
肛肠科	407	59 919	7 660	1.05	0.45	0.83
针灸科	1 033	300 152	19 666	2.65	2.28	2.14
推拿科	426	93 377	6 806	1.09	0.71	0.74
蒙医学科	2 565	1 424 217	62 951	6.59	10.80	6.86
藏医学科	2 658	1 015 496	37 415	6.83	7.70	4.08
维吾尔医学科	1 253	109 647	22 696	3.22	0.83	2.47
傣医学科	27	3 757	885	0.07	0.03	0.10
彝医学科	2	87	12	0.01	0.00	0.00
其他民族医学科	904	750 503	13 761	2.32	5.69	1.50
中西医结合科	533	307 255	8 233	1.37	2.33	0.90
老年病科	292	47 357	6 562	0.75	0.36	0.71
其他	1 411	578 999	26 645	3.63	4.39	2.90

2018 年政府办中医类医院按地区分院均总收支情况

地区	机构数 (个)	总收入 (千元)	总支出 (千元)
全国总计	**2 598**	**160 899.39**	**157 888.02**
北京市	38	657 093.16	638 887.41
天津市	20	371 584.15	375 857.10
河北省	149	105 360.83	102 762.31
山西省	113	53 819.83	50 559.22
内蒙古自治区	112	69 168.01	69 366.93
辽宁省	69	110 822.36	111 162.27
吉林省	64	104 956.35	99 535.95
黑龙江省	93	80 770.07	80 848.80
上海市	24	703 100.65	705 454.87
江苏省	83	406 059.51	410 672.87
浙江省	95	310 993.48	311 959.71
安徽省	82	149 910.05	142 118.26
福建省	68	158 812.31	151 531.66
江西省	91	118 045.26	112 995.33
山东省	122	203 579.20	201 788.11
河南省	147	141 581.72	139 141.90
湖北省	90	175 533.30	169 475.07
湖南省	117	152 953.25	154 642.26
广东省	133	319 880.54	315 640.56
广西壮族自治区	101	146 512.29	148 624.01
海南省	16	148 390.44	143 618.94
重庆市	46	225 058.73	218 709.76
四川省	195	132 742.68	127 309.40
贵州省	67	119 695.77	113 226.45
云南省	104	91 785.69	89 885.77
西藏自治区	32	27 786.97	25 269.59
陕西省	111	93 899.14	90 347.23
甘肃省	87	75 525.30	68 089.52
青海省	42	47 754.63	42 022.80
宁夏回族自治区	17	91 777.65	84 885.35
新疆维吾尔自治区	70	101 322.03	97 327.64

2018年政府办中医类医院按地区分院均总收入情况（一）

地区	总收入（千元）	其中：			
		医疗收入	财政补助收入	科教项目收入	其他收入
全国总计	**160 899.39**	**137 600.53**	**19 366.49**	**583.53**	**3 348.85**
北京市	657 093.16	532 535.65	107 612.03	8 978.35	7 967.14
天津市	371 584.15	333 834.25	27 726.40	1 969.20	8 054.30
河北省	105 360.83	93 456.31	10 841.88	74.30	988.34
山西省	53 819.83	42 039.15	11 277.58	45.46	457.64
内蒙古自治区	69 168.01	49 191.81	18 865.09	112.41	998.69
辽宁省	110 822.36	101 476.84	8 025.55	194.79	1 125.18
吉林省	104 956.35	78 577.79	24 075.70	771.44	1 531.41
黑龙江省	80 770.07	65 105.60	14 691.13	112.77	860.56
上海市	703 100.65	591 742.87	74 701.96	14 856.70	21 799.13
江苏省	406 059.51	350 288.80	41 584.01	1 320.00	12 866.70
浙江省	310 993.48	272 294.86	28 707.71	238.41	9 752.50
安徽省	149 910.05	127 127.24	13 045.44	96.57	9 640.79
福建省	158 812.31	137 241.06	18 973.81	507.66	2 089.79
江西省	118 045.26	102 896.83	14 046.86	36.09	1 065.48
山东省	203 579.20	185 815.74	13 914.79	226.83	3 621.84
河南省	141 581.72	126 026.36	13 573.62	426.65	1 555.10
湖北省	175 533.30	158 211.42	14 472.52	85.74	2 763.61
湖南省	152 953.25	138 068.91	10 683.30	192.45	4 008.59
广东省	319 880.54	277 220.96	36 034.17	1 624.22	5 001.19
广西壮族自治区	146 512.29	125 209.77	16 709.92	171.54	4 421.06
海南省	148 390.44	102 054.38	45 328.75	226.13	781.19
重庆市	225 058.73	195 572.80	23 164.91	472.47	5 848.56
四川省	132 742.68	115 633.32	14 811.26	264.51	2 033.58
贵州省	119 695.77	97 724.86	17 568.06	38.39	4 364.45
云南省	91 785.69	74 223.66	15 449.80	325.25	1 786.97
西藏自治区	27 786.97	14 937.10	12 121.10	326.10	402.66
陕西省	93 899.14	77 491.25	15 455.59	92.81	859.48
甘肃省	75 525.30	60 851.34	13 702.13	91.20	880.63
青海省	47 754.63	27 480.48	18 232.05	69.60	1 972.50
宁夏回族自治区	91 777.65	66 258.06	22 886.47	247.76	2 385.35
新疆维吾尔自治区	101 322.03	82 941.86	15 655.59	150.03	2 574.56

2018年政府办中医类医院按地区分院均总收入情况（二）

地区	总收入（千元）	总收入中：		
		城镇职工基本医疗保险	城镇居民基本医疗保险	新型农村合作医疗补偿收入
全国总计	**160 899.39**	**33 280.91**	**17 054.56**	**7 104.25**
北京市	657 093.16	329 158.97	26 957.00	1 369.14
天津市	371 584.15	96 215.10	16 902.55	6.25
河北省	105 360.83	5 228.30	11 153.41	1 471.11
山西省	53 819.83	11 242.55	3 307.18	1 477.63
内蒙古自治区	69 168.01	5 098.04	6 216.15	2 204.92
辽宁省	110 822.36	28 912.15	4 188.19	14 697.18
吉林省	104 956.35	19 516.08	6 187.73	10 559.13
黑龙江省	80 770.07	14 142.37	8 076.86	4 006.46
上海市	703 100.65	284 171.04	19 865.65	0.00
江苏省	406 059.51	120 869.22	37 822.82	10 874.58
浙江省	310 993.48	65 421.87	32 300.19	13 961.98
安徽省	149 910.05	14 072.07	11 427.48	21 881.07
福建省	158 812.31	31 486.88	15 446.36	4 580.36
江西省	118 045.26	13 486.07	20 707.66	2 541.08
山东省	203 579.20	32 607.65	31 695.27	483.90
河南省	141 581.72	20 054.14	12 596.64	24 581.95
湖北省	175 533.30	41 763.83	37 291.46	5 785.63
湖南省	152 953.25	21 629.68	18 742.43	10 395.75
广东省	319 880.54	72 784.92	39 371.57	2 001.41
广西壮族自治区	146 512.29	19 064.54	15 823.78	4 607.55
海南省	148 390.44	19 595.44	3 879.75	9 054.31
重庆市	225 058.73	67 330.78	41 260.78	1 219.73
四川省	132 742.68	19 077.16	22 416.17	2 063.05
贵州省	119 695.77	9 830.33	3 950.88	20 294.67
云南省	91 785.69	12 992.95	19 544.55	1 425.29
西藏自治区	27 786.97	208.24	245.24	1.34
陕西省	93 899.14	12 289.63	4 254.73	16 826.36
甘肃省	75 525.30	3 849.25	4 990.63	8 657.47
青海省	47 754.63	1 341.75	2 137.60	3 524.73
宁夏回族自治区	91 777.65	8 609.94	10 995.35	0.29
新疆维吾尔自治区	101 322.03	25 373.44	6 040.91	439.13

2018年政府办中医类医院按地区分院均医疗收入情况

地区	医疗收入（千元）	其中：		门诊和住院药品收入中：基本药物收入（千元）
		门诊收入	住院收入	
全国总计	**137 600.53**	**54 718.43**	**82 882.10**	**17 753.45**
北京市	532 535.65	358 414.70	174 120.95	78 782.59
天津市	333 834.25	182 476.45	151 357.80	39 307.25
河北省	93 456.31	31 019.93	62 436.38	10 622.90
山西省	42 039.15	15 665.06	26 374.09	5 477.46
内蒙古自治区	49 191.81	18 241.76	30 950.05	8 095.45
辽宁省	101 476.84	39 690.07	61 786.76	11 044.31
吉林省	78 577.79	34 580.32	43 997.48	6 707.78
黑龙江省	65 105.60	25 920.55	39 185.05	5 104.84
上海市	591 742.87	354 246.48	237 496.39	84 507.52
江苏省	350 288.80	155 604.27	194 684.53	47 723.23
浙江省	272 294.86	134 473.44	137 821.41	45 658.74
安徽省	127 127.24	43 393.70	83 733.55	23 655.67
福建省	137 241.06	61 874.54	75 366.52	12 766.01
江西省	102 896.83	32 262.26	70 634.58	19 330.52
山东省	185 815.74	61 222.50	124 593.24	21 812.06
河南省	126 026.36	39 671.04	86 355.32	17 854.86
湖北省	158 211.42	53 226.99	104 984.43	20 425.04
湖南省	138 068.91	37 859.69	100 209.21	14 827.59
广东省	277 220.96	117 069.33	160 151.63	27 957.24
广西壮族自治区	125 209.77	37 839.89	87 369.89	13 262.26
海南省	102 054.38	37 715.25	64 339.13	8 174.44
重庆市	195 572.80	75 737.49	119 835.31	35 254.24
四川省	115 633.32	36 121.92	79 511.40	16 764.87
贵州省	97 724.86	32 075.64	65 649.23	6 015.33
云南省	74 223.66	24 067.74	50 155.92	8 202.20
西藏自治区	14 937.10	7 163.76	7 773.34	689.79
陕西省	77 491.25	25 513.95	51 977.30	10 554.86
甘肃省	60 851.34	18 007.79	42 843.55	8 957.60
青海省	27 480.48	9 519.88	17 960.60	2 698.73
宁夏回族自治区	66 258.06	29 242.59	37 015.47	8 346.24
新疆维吾尔自治区	82 941.86	22 959.93	59 981.93	5 406.80

2018年政府办中医类医院按地区分院均财政补助收入情况

地区	财政补助收入（千元）	其中：		
		基本支出	项目支出	
			小计	其中：基本建设资金
全国总计	**19 366.49**	**9 036.14**	**10 330.34**	**2 949.95**
北京市	107 612.03	48 506.81	59 105.22	13 667.68
天津市	27 726.40	20 128.95	7 597.45	265.00
河北省	10 841.88	3 079.97	7 761.92	2 207.42
山西省	11 277.58	5 126.15	6 151.43	1 274.91
内蒙古自治区	18 865.09	12 095.84	6 769.25	1 809.88
辽宁省	8 025.55	2 647.90	5 377.66	270.69
吉林省	24 075.70	12 893.24	11 182.46	4 175.98
黑龙江省	14 691.13	9 372.13	5 319.00	2 074.49
上海市	74 701.96	42 597.48	32 104.48	4 653.87
江苏省	41 584.01	14 779.66	26 804.35	8 398.93
浙江省	28 707.71	15 090.46	13 617.26	3 277.69
安徽省	13 045.44	6 457.74	6 587.70	2 052.83
福建省	18 973.81	5 704.91	13 268.90	4 921.96
江西省	14 046.86	8 906.11	5 140.74	874.54
山东省	13 914.79	7 334.59	6 580.20	2 434.76
河南省	13 573.62	4 444.63	9 128.99	3 015.66
湖北省	14 472.52	7 019.21	7 453.31	1 950.10
湖南省	10 683.30	4 995.37	5 687.93	2 558.74
广东省	36 034.17	12 106.88	23 927.28	5 086.70
广西壮族自治区	16 709.92	3 593.60	13 116.32	6 654.01
海南省	45 328.75	8 381.56	36 947.19	18 532.75
重庆市	23 164.91	7 943.64	15 221.27	7 377.02
四川省	14 811.26	4 850.53	9 960.73	2 474.51
贵州省	17 568.06	12 150.77	5 417.29	1 978.70
云南省	15 449.80	9 314.29	6 135.51	1 615.56
西藏自治区	12 121.10	8 815.34	3 305.76	14.93
陕西省	15 455.59	8 937.40	6 518.19	580.82
甘肃省	13 702.13	8 438.97	5 263.16	1 570.40
青海省	18 232.05	13 796.03	4 436.03	60.00
宁夏回族自治区	22 886.47	10 772.88	12 113.59	2 158.76
新疆维吾尔自治区	15 655.59	12 321.71	3 333.87	989.71

2018 年政府办中医类医院按地区分院均门诊收入情况

地区	门诊收入（千元）	内：检查收入	化验收入	药品收入	药事服务费收入
全国总计	**54 718.43**	**7 783.11**	**4 285.07**	**29 555.01**	**29.60**
北京市	358 414.70	21 850.81	24 947.30	229 984.41	0.00
天津市	182 476.45	10 395.00	12 338.05	108 278.75	47.35
河北省	31 019.93	5 989.00	2 482.82	16 269.93	7.69
山西省	15 665.06	2 207.02	1 034.79	9 282.40	87.78
内蒙古自治区	18 241.76	3 234.83	1 727.63	9 007.74	15.07
辽宁省	39 690.07	5 553.75	2 073.39	24 508.94	59.82
吉林省	34 580.32	5 268.70	2 570.02	17 414.33	0.00
黑龙江省	25 920.55	4 646.77	1 895.87	13 179.87	12.96
上海市	354 246.48	25 425.52	31 076.91	220 733.26	0.00
江苏省	155 604.27	21 108.46	12 339.14	80 352.60	53.11
浙江省	134 473.44	14 018.23	12 664.53	75 935.74	17.68
安徽省	43 393.70	8 170.22	3 390.87	22 387.88	28.28
福建省	61 874.54	11 035.25	5 930.28	27 724.13	117.06
江西省	32 262.26	5 408.80	2 548.17	17 025.94	23.08
山东省	61 222.50	11 077.98	4 832.34	32 269.76	35.10
河南省	39 671.04	7 080.66	2 704.03	21 837.62	36.88
湖北省	53 226.99	7 112.26	3 850.52	29 262.13	16.62
湖南省	37 859.69	7 861.85	2 520.75	18 492.85	42.21
广东省	117 069.33	17 580.94	10 013.70	59 507.75	11.75
广西壮族自治区	37 839.89	6 685.55	3 177.52	17 857.80	0.21
海南省	37 715.25	5 337.31	3 672.56	19 685.69	32.69
重庆市	75 737.49	10 995.80	4 517.78	40 164.51	0.00
四川省	36 121.92	6 873.33	2 810.99	16 595.61	31.70
贵州省	32 075.64	6 600.94	2 486.67	12 872.12	87.27
云南省	24 067.74	3 826.97	1 780.24	13 051.15	6.58
西藏自治区	7 163.76	399.24	247.52	5 383.59	0.00
陕西省	25 513.95	4 747.74	1 955.44	13 638.68	3.10
甘肃省	18 007.79	3 591.36	1 166.62	9 428.13	26.70
青海省	9 519.88	1 181.43	826.23	5 570.73	10.20
宁夏回族自治区	29 242.59	3 653.71	1 909.18	16 831.35	0.00
新疆维吾尔自治区	22 959.93	3 832.74	1 544.13	13 912.57	70.83

2018年政府办中医类医院按地区分院均住院收入情况

地区	住院收入（千元）	内：					
		床位收入	检查收入	化验收入	手术收入	药品收入	药事服务费收入
全国总计	**82 882.10**	**3 601.98**	**7 113.51**	**9 770.57**	**4 751.59**	**24 518.44**	**30.22**
北京市	174 120.95	7 106.68	12 626.32	22 524.03	2 948.35	53 922.65	0.00
天津市	151 357.80	9 792.40	8 122.10	20 209.05	7 635.80	45 350.55	0.60
河北省	62 436.38	2 582.88	6 443.92	7 316.54	2 529.02	21 840.63	2.13
山西省	26 374.09	965.21	2 658.27	3 184.92	930.58	8 493.01	23.69
内蒙古自治区	30 950.05	1 642.99	3 026.17	3 375.84	1 656.47	10 546.99	13.48
辽宁省	61 786.76	3 450.82	5 844.06	7 708.36	2 890.51	18 833.18	0.15
吉林省	43 997.48	2 547.35	3 126.00	4 373.57	1 891.05	15 751.49	0.05
黑龙江省	39 185.05	2 286.58	2 680.16	3 610.51	1 310.82	15 097.05	7.05
上海市	237 496.39	10 540.87	17 049.39	43 899.78	12 810.65	76 465.87	0.00
江苏省	194 684.53	8 738.78	15 659.10	23 887.76	10 507.34	67 448.55	17.16
浙江省	137 821.41	6 429.01	8 817.69	18 502.82	8 108.06	44 773.01	0.51
安徽省	83 733.55	4 369.76	7 137.85	9 897.04	4 828.01	23 473.66	74.49
福建省	75 366.52	3 224.52	7 137.64	7 412.13	6 188.75	17 092.16	24.63
江西省	70 634.58	2 434.22	4 824.27	8 298.66	5 029.84	22 913.81	65.67
山东省	124 593.24	6 156.35	10 169.53	13 218.97	9 100.27	37 563.51	7.29
河南省	86 355.32	2 786.10	8 092.66	7 704.81	5 210.82	27 064.29	66.12
湖北省	104 984.43	4 143.27	9 094.48	13 588.63	7 201.03	29 035.46	10.12
湖南省	100 209.21	4 209.62	7 684.61	11 505.03	6 571.13	29 816.31	93.81
广东省	160 151.63	6 821.75	14 405.00	17 747.42	12 583.15	36 551.61	9.47
广西壮族自治区	87 369.89	2 523.68	8 168.59	11 464.87	4 373.22	24 281.07	1.24
海南省	64 339.13	2 368.63	4 590.38	8 596.63	2 806.69	19 084.13	16.56
重庆市	119 835.31	8 035.27	10 613.20	14 026.36	4 629.04	35 669.20	166.62
四川省	79 511.40	3 048.54	7 692.13	8 943.88	4 229.81	21 993.31	18.83
贵州省	65 649.23	2 082.05	5 997.86	7 233.56	3 582.53	15 044.74	61.65
云南省	50 155.92	2 064.45	4 837.51	6 258.97	2 009.30	13 078.16	4.08
西藏自治区	7 773.34	775.93	703.14	417.38	299.55	2 091.55	4.48
陕西省	51 977.30	2 311.84	5 266.14	6 058.61	3 241.00	16 975.91	11.07
甘肃省	42 843.55	1 919.89	3 579.00	4 675.86	2 780.86	11 738.07	55.74
青海省	17 960.60	1 130.18	1 524.83	3 500.40	616.45	5 713.30	93.93
宁夏回族自治区	37 015.47	1 568.47	2 840.71	4 649.94	1 067.41	11 028.24	0.00
新疆维吾尔自治区	59 981.93	2 302.87	6 683.90	7 496.97	2 517.54	12 296.91	104.46

2018年政府办中医类医院按地区分院均药品收入情况（一）

地区	门诊收入中的药品收入（千元）	其中：		
		西药收入	中草药收入	中成药收入
全国总计	**29 555.01**	**11 378.99**	**12 116.00**	**6 060.02**
北京市	229 984.41	63 001.35	106 353.57	60 629.49
天津市	108 278.75	40 941.20	44 619.95	22 717.60
河北省	16 269.93	6 748.65	6 696.80	2 824.48
山西省	9 282.40	2 985.65	5 176.90	1 119.85
内蒙古自治区	9 007.74	3 564.35	4 273.67	1 169.72
辽宁省	24 508.94	5 914.16	12 201.69	6 393.09
吉林省	17 414.33	5 505.90	8 918.60	2 989.83
黑龙江省	13 179.87	2 667.44	7 537.05	2 975.37
上海市	220 733.26	59 627.52	116 364.61	44 741.13
江苏省	80 352.60	37 331.69	25 672.16	17 348.76
浙江省	75 935.74	34 786.66	31 480.59	9 668.50
安徽省	22 387.88	11 651.49	7 028.94	3 707.45
福建省	27 724.13	16 051.33	7 455.37	4 217.43
江西省	17 025.94	6 971.76	6 775.63	3 278.56
山东省	32 269.76	14 145.50	12 444.52	5 679.75
河南省	21 837.62	7 558.32	9 137.58	5 141.72
湖北省	29 262.13	11 170.29	13 829.51	4 262.33
湖南省	18 492.85	5 783.35	8 687.95	4 021.56
广东省	59 507.75	26 439.98	18 575.65	14 492.13
广西壮族自治区	17 857.80	7 206.71	6 566.69	4 084.40
海南省	19 685.69	9 376.44	6 485.25	3 824.00
重庆市	40 164.51	16 454.29	15 624.22	8 086.00
四川省	16 595.61	6 002.35	6 967.34	3 625.93
贵州省	12 872.12	5 365.94	5 536.79	1 969.39
云南省	13 051.15	4 866.65	5 532.28	2 652.22
西藏自治区	5 383.59	533.03	717.66	4 132.90
陕西省	13 638.68	5 487.63	5 103.56	3 047.49
甘肃省	9 428.13	3 690.98	3 720.69	2 016.46
青海省	5 570.73	1 267.88	3 494.00	808.85
宁夏回族自治区	16 831.35	5 363.59	8 510.94	2 956.82
新疆维吾尔自治区	13 912.57	5 946.19	4 605.17	3 361.21

2018年政府办中医类医院按地区分院均药品收入情况（二）

地区	住院收入中的药品收入（千元）	其中：		
		西药收入	中草药收入	中成药收入
全国总计	**24 518.44**	**18 145.09**	**2 895.31**	**3 478.04**
北京市	53 922.65	37 855.46	7 562.51	8 504.68
天津市	45 350.55	34 548.65	4 821.00	5 980.90
河北省	21 840.63	16 966.24	2 166.63	2 707.75
山西省	8 493.01	5 221.22	1 758.59	1 513.20
内蒙古自治区	10 546.99	7 355.03	1 623.24	1 568.72
辽宁省	18 833.18	12 516.21	2 856.25	3 460.72
吉林省	15 751.49	9 826.51	2 090.97	3 834.02
黑龙江省	15 097.05	10 225.37	2 246.14	2 625.54
上海市	76 465.87	55 736.52	4 230.26	16 499.09
江苏省	67 448.55	54 943.06	4 233.22	8 272.28
浙江省	44 773.01	39 607.67	3 266.70	1 898.64
安徽省	23 473.66	18 061.11	2 301.77	3 110.78
福建省	17 092.16	15 037.90	1 146.25	908.01
江西省	22 913.81	16 731.04	2 979.81	3 202.96
山东省	37 563.51	28 323.81	4 701.50	4 538.21
河南省	27 064.29	17 940.82	4 086.24	5 037.24
湖北省	29 035.46	22 171.89	3 660.43	3 203.13
湖南省	29 816.31	20 830.41	4 780.09	4 205.81
广东省	36 551.61	27 308.68	3 682.26	5 560.67
广西壮族自治区	24 281.07	17 375.34	3 142.34	3 763.39
海南省	19 084.13	13 957.88	2 306.75	2 819.50
重庆市	35 669.20	26 745.09	3 609.69	5 314.42
四川省	21 993.31	15 235.33	3 145.00	3 612.98
贵州省	15 044.74	11 544.59	2 285.91	1 214.24
云南省	13 078.16	9 015.40	1 590.09	2 472.67
西藏自治区	2 091.55	1 226.31	466.17	399.07
陕西省	16 975.91	13 152.21	1 328.64	2 495.06
甘肃省	11 738.07	8 303.85	1 295.59	2 138.63
青海省	5 713.30	3 569.53	1 071.18	1 072.60
宁夏回族自治区	11 028.24	6 582.65	2 079.88	2 365.71
新疆维吾尔自治区	12 296.91	6 718.83	3 323.77	2 254.31

2018年政府办中医类医院按地区分院均总支出情况（一）

地区	总费用/支出（千元）	其中：				
		医疗业务成本	财政项目补助支出	科教项目支出	管理费用	其他支出
全国总计	**157 888.02**	**129 567.88**	**9 163.53**	**445.33**	**17 083.66**	**1 627.63**
北京市	638 887.41	527 006.41	52 927.19	6 539.30	49 794.65	2 619.86
天津市	375 857.10	329 763.80	8 964.55	2 443.35	33 784.90	900.50
河北省	102 762.31	85 069.78	6 250.47	46.56	10 651.84	743.67
山西省	50 559.22	39 254.25	5 671.99	238.63	4 978.46	415.89
内蒙古自治区	69 366.93	53 534.11	7 227.85	46.92	7 773.99	784.06
辽宁省	111 162.27	95 315.57	4 668.15	179.03	10 451.27	548.25
吉林省	99 535.95	73 051.71	7 004.97	410.40	18 096.48	972.40
黑龙江省	80 848.80	63 400.35	5 141.82	147.99	11 746.27	412.36
上海市	705 454.87	607 191.48	34 382.91	11 243.17	43 233.35	9 403.96
江苏省	410 672.87	341 791.17	26 011.66	734.46	39 600.55	2 535.02
浙江省	311 959.71	264 853.60	12 756.99	225.69	28 047.62	6 075.81
安徽省	142 118.26	121 387.77	5 355.56	271.50	13 894.34	1 209.09
福建省	151 531.66	127 099.90	11 663.09	239.97	11 784.19	744.51
江西省	112 995.33	95 668.42	3 544.57	42.66	13 123.43	616.26
山东省	201 788.11	170 577.56	5 558.61	107.56	24 144.65	1 399.72
河南省	139 141.90	115 338.58	6 813.38	439.59	15 180.18	1 370.16
湖北省	169 475.07	141 698.92	7 076.42	46.94	19 442.01	1 210.77
湖南省	154 642.26	122 832.38	5 131.97	173.08	24 703.08	1 801.77
广东省	315 640.56	257 239.56	21 644.20	1 070.19	33 536.55	2 150.06
广西壮族自治区	148 624.01	112 068.54	13 292.30	82.12	17 552.56	5 628.49
海南省	143 618.94	93 299.06	35 330.19	160.69	14 404.50	424.50
重庆市	218 709.76	179 540.18	13 777.51	255.62	23 864.16	1 272.29
四川省	127 309.40	105 968.25	7 531.08	161.21	12 417.56	1 231.30
贵州省	113 226.45	90 013.97	4 420.92	15.03	15 782.11	2 994.42
云南省	89 885.77	71 366.75	6 851.73	167.35	10 546.88	953.06
西藏自治区	25 269.59	17 520.38	3 118.76	359.86	3 699.45	571.14
陕西省	90 347.23	73 617.08	4 415.25	62.50	11 481.12	771.27
甘肃省	68 089.52	53 679.66	3 901.63	419.14	9 352.76	736.33
青海省	42 022.80	31 336.13	3 081.13	77.83	6 405.23	1 122.50
宁夏回族自治区	84 885.35	64 559.47	10 912.29	47.00	8 752.59	614.00
新疆维吾尔自治区	97 327.64	74 302.59	3 688.69	99.89	16 933.13	2 303.36

2018年政府办中医类医院按地区分院均总支出情况（二）

地区	总费用/支出（千元）	总费用/支出中：			
		人员经费	卫生材料费	药品费	
				小计	基本药物支出
全国总计	**157 888.02**	**55 444.15**	**19 137.83**	**50 002.77**	**12 662.03**
北京市	638 887.41	200 945.38	69 906.41	260 430.32	64 060.97
天津市	375 857.10	140 700.00	37 635.80	141 650.55	23 900.35
河北省	102 762.31	28 491.74	11 703.48	35 432.12	4 228.93
山西省	50 559.22	15 986.06	4 529.02	15 847.90	3 203.28
内蒙古自治区	69 366.93	25 072.27	6 362.01	18 113.92	5 278.20
辽宁省	111 162.27	36 170.18	13 563.07	39 474.54	8 982.04
吉林省	99 535.95	35 620.92	9 263.94	30 307.71	5 229.16
黑龙江省	80 848.80	25 586.05	6 792.97	25 720.95	2 029.46
上海市	705 454.87	227 216.57	85 840.04	270 735.22	33 294.70
江苏省	410 672.87	137 438.25	55 251.47	139 424.80	35 686.57
浙江省	311 959.71	118 355.16	36 458.01	102 557.79	29 612.96
安徽省	142 118.26	54 699.09	15 740.20	43 814.48	14 926.68
福建省	151 531.66	55 249.25	24 547.52	42 022.27	10 047.75
江西省	112 995.33	39 899.21	14 653.68	36 178.67	11 815.22
山东省	201 788.11	69 596.21	24 687.92	65 849.43	16 663.64
河南省	139 141.90	44 176.55	17 621.73	45 725.14	10 819.52
湖北省	169 475.07	60 936.17	20 189.82	53 832.28	16 065.78
湖南省	154 642.26	57 324.14	17 188.97	42 621.74	10 285.31
广东省	315 640.56	111 112.47	46 906.98	92 842.85	28 172.66
广西壮族自治区	148 624.01	52 340.74	19 726.94	40 406.38	10 671.85
海南省	143 618.94	46 294.06	14 522.13	35 556.69	3 333.75
重庆市	218 709.76	79 953.20	24 304.38	71 941.71	29 738.20
四川省	127 309.40	46 712.65	17 298.60	36 249.12	12 393.15
贵州省	113 226.45	48 640.39	13 239.17	25 970.56	4 677.45
云南省	89 885.77	35 820.65	8 610.67	25 220.94	6 633.96
西藏自治区	25 269.59	10 571.86	660.31	5 018.24	232.52
陕西省	90 347.23	33 159.09	9 772.35	28 908.37	10 367.19
甘肃省	68 089.52	24 332.80	7 463.28	19 184.38	5 077.02
青海省	42 022.80	20 024.30	3 040.73	9 434.45	884.08
宁夏回族自治区	84 885.35	32 461.41	6 087.71	24 746.71	5 274.35
新疆维吾尔自治区	97 327.64	39 233.96	11 380.04	23 784.24	2 087.09

2018年政府办中医类医院按地区分院均总支出情况（三）

地区	人员经费（千元）	其中：基本工资	津贴补贴	奖金	绩效工资
全国总计	**55 444.15**	**9 852.42**	**3 472.43**	**5 207.52**	**16 758.33**
北京市	200 945.38	17 540.30	16 525.54	9 628.16	75 523.35
天津市	140 700.00	16 705.20	6 542.95	4 027.70	57 911.30
河北省	28 491.74	7 542.65	1 033.01	2 351.10	7 540.16
山西省	15 986.06	3 913.20	593.12	1 879.19	3 925.18
内蒙古自治区	25 072.27	6 593.32	3 401.14	2 238.77	5 720.80
辽宁省	36 170.18	8 895.57	4 085.99	344.00	6 504.70
吉林省	35 620.92	9 521.37	2 261.60	1 002.21	9 570.19
黑龙江省	25 586.05	8 108.52	4 148.99	894.48	4 040.89
上海市	227 216.57	24 897.43	6 906.96	23 933.87	89 458.91
江苏省	137 438.25	19 113.65	7 391.45	7 477.16	44 964.95
浙江省	118 355.16	15 097.97	630.51	7 711.06	47 994.57
安徽省	54 699.09	10 976.05	4 537.65	11 501.29	10 451.89
福建省	55 249.25	8 569.70	3 433.84	12 874.25	7 524.46
江西省	39 899.21	8 272.24	2 030.31	4 635.52	11 790.69
山东省	69 596.21	14 588.23	7 696.66	4 033.68	12 526.81
河南省	44 176.55	12 880.34	1 991.80	1 620.63	13 271.91
湖北省	60 936.17	12 488.97	3 767.83	4 686.94	23 347.31
湖南省	57 324.14	11 590.75	2 392.38	10 599.79	15 864.76
广东省	111 112.47	15 079.01	8 366.31	22 134.66	21 806.95
广西壮族自治区	52 340.74	11 677.21	1 791.85	3 125.33	18 463.32
海南省	46 294.06	9 346.75	6 969.69	664.81	13 175.19
重庆市	79 953.20	9 413.33	869.47	4 666.64	39 581.76
四川省	46 712.65	7 349.38	899.34	3 347.98	21 438.77
贵州省	48 640.39	7 978.73	3 917.71	7 667.32	11 348.15
云南省	35 820.65	5 601.46	3 420.41	676.89	10 437.40
西藏自治区	10 571.86	1 245.24	2 412.34	277.14	2 152.52
陕西省	33 159.09	7 191.46	2 284.52	4 139.87	8 675.55
甘肃省	24 332.80	5 361.82	2 898.53	658.83	6 343.44
青海省	20 024.30	3 440.60	4 691.43	1 225.55	3 875.13
宁夏回族自治区	32 461.41	7 313.82	3 629.88	4 384.94	6 763.59
新疆维吾尔自治区	39 233.96	6 160.36	4 227.03	3 093.90	14 540.10

2018 年政府办中医类医院按地区分院均医疗业务成本及管理费用情况

地区	医疗业务成本（千元）	其中：			管理费用（千元）	
		临床服务成本	医疗技术成本	医疗辅助成本	小计	离退休费
全国总计	**129 567.88**	**71 545.50**	**28 221.38**	**9 864.56**	**17 083.66**	**1 284.42**
北京市	527 006.41	314 352.92	161 334.14	39 685.78	49 794.65	5 715.59
天津市	329 763.80	163 253.75	82 262.55	16 731.15	33 784.90	1 809.00
河北省	85 069.78	40 711.29	11 313.99	7 057.64	10 651.84	188.32
山西省	39 254.25	15 089.15	8 242.36	2 672.30	4 978.46	481.02
内蒙古自治区	53 534.11	27 008.69	11 663.95	4 469.01	7 773.99	1 005.34
辽宁省	95 315.57	48 761.28	13 943.25	4 013.55	10 451.27	434.91
吉林省	73 051.71	36 418.87	12 701.44	13 655.24	18 096.48	5 277.75
黑龙江省	63 400.35	31 592.87	14 854.15	6 458.84	11 746.27	1 424.21
上海市	607 191.48	302 776.48	242 176.00	25 262.61	43 233.35	748.74
江苏省	341 791.17	197 884.55	78 167.23	24 392.10	39 600.55	1 848.11
浙江省	264 853.60	154 406.83	62 563.13	17 000.16	28 047.62	958.87
安徽省	121 387.77	65 284.02	16 496.22	8 398.66	13 894.34	1 064.26
福建省	127 099.90	64 880.48	54 359.67	6 926.88	11 784.19	679.58
江西省	95 668.42	52 507.40	17 801.18	8 410.40	13 123.43	1 606.58
山东省	170 577.56	100 619.55	26 840.49	10 524.25	24 144.65	1 506.25
河南省	115 338.58	63 480.14	19 478.98	6 400.18	15 180.18	809.32
湖北省	141 698.92	77 255.54	30 096.50	17 639.04	19 442.01	1 846.83
湖南省	122 832.38	67 532.44	27 266.89	11 117.30	24 703.08	1 277.87
广东省	257 239.56	140 562.69	36 654.91	15 689.09	33 536.55	5 602.27
广西壮族自治区	112 068.54	78 912.49	18 579.62	7 929.40	17 552.56	473.29
海南省	93 299.06	53 987.00	9 161.31	3 620.13	14 404.50	63.19
重庆市	179 540.18	114 336.13	35 251.27	26 841.64	23 864.16	1 477.76
四川省	105 968.25	63 591.91	32 388.75	9 987.59	12 417.56	251.32
贵州省	90 013.97	34 675.05	17 044.80	7 708.73	15 782.11	1 047.32
云南省	71 366.75	47 523.35	13 317.61	4 676.28	10 546.88	502.71
西藏自治区	17 520.38	4 709.52	4 740.41	1 820.59	3 699.45	5.66
陕西省	73 617.08	35 738.42	14 520.38	6 182.14	11 481.12	615.75
甘肃省	53 679.66	27 640.82	7 994.14	5 427.44	9 352.76	1 206.01
青海省	31 336.13	16 538.83	6 153.78	3 944.40	6 405.23	380.85
宁夏回族自治区	64 559.47	29 799.06	14 320.29	6 446.94	8 752.59	259.59
新疆维吾尔自治区	74 302.59	33 124.29	20 650.24	4 403.19	16 933.13	150.40

2018年政府办中医类医院按地区分门诊患者负担情况

地区	门诊病人次均诊疗费用（元）	内：挂号费	药费	检查费	治疗费
全国总计	**244.64**	**1.77**	**132.14**	**34.80**	**27.38**
北京市	488.83	0.72	313.67	29.80	38.18
天津市	332.63	0.71	197.38	18.95	35.44
河北省	208.08	1.50	109.14	40.17	20.64
山西省	223.14	0.66	132.22	31.44	19.48
内蒙古自治区	196.66	1.29	97.11	34.87	21.95
辽宁省	286.31	0.98	176.80	40.06	31.17
吉林省	238.26	1.92	119.99	36.30	35.27
黑龙江省	269.59	2.39	137.08	48.33	34.94
上海市	334.35	19.31	208.33	24.00	27.21
江苏省	270.90	0.22	139.89	36.75	28.67
浙江省	232.62	1.22	131.36	24.25	20.32
安徽省	208.27	0.56	107.45	39.21	22.93
福建省	238.63	0.02	106.92	42.56	28.22
江西省	225.28	2.59	118.89	37.77	24.31
山东省	248.42	0.98	130.94	44.95	27.13
河南省	176.23	0.74	97.01	31.45	20.21
湖北省	210.94	1.27	115.97	28.19	29.03
湖南省	246.77	3.38	120.54	51.24	25.50
广东省	259.76	0.06	132.04	39.01	36.62
广西壮族自治区	185.38	0.01	87.49	32.75	29.34
海南省	208.37	3.11	108.76	29.49	26.49
重庆市	278.90	0.00	147.91	40.49	35.94
四川省	193.95	2.12	89.11	36.90	26.38
贵州省	220.18	1.19	88.36	45.31	39.28
云南省	149.46	0.60	81.05	23.77	20.92
西藏自治区	173.61	7.20	130.47	9.68	9.55
陕西省	213.45	1.21	114.10	39.72	24.77
甘肃省	140.83	1.05	73.73	28.09	13.55
青海省	168.03	0.31	98.33	20.85	17.96
宁夏回族自治区	153.33	0.84	88.25	19.16	19.90
新疆维吾尔自治区	252.95	0.27	153.28	42.23	23.22

2018年政府办中医类医院按地区分住院患者负担情况

地区	住院病人人均住院费用（元）	内：床位费	药费	检查费	治疗费	手术费	出院者日均住院费用（元）
全国总计	**7 797.50**	**338.87**	**2 306.68**	**669.23**	**1 505.71**	**447.03**	**808.53**
北京市	19 381.75	791.06	6 002.24	1 405.46	2 584.89	328.19	1 314.99
天津市	13 749.36	889.54	4 119.65	737.81	2 252.14	693.64	1 256.80
河北省	6 780.33	280.49	2 371.80	699.78	1 148.01	274.64	750.88
山西省	7 804.88	285.64	2 513.34	786.66	1 844.67	275.39	685.70
内蒙古自治区	6 026.27	319.91	2 053.60	589.22	1 134.58	322.53	629.11
辽宁省	7 680.39	428.95	2 341.05	726.44	1 286.50	359.30	664.37
吉林省	7 049.48	408.15	2 523.78	500.86	1 328.78	302.99	626.89
黑龙江省	6 506.34	379.67	2 506.74	445.02	1 221.69	217.65	592.57
上海市	13 161.63	584.16	4 237.60	944.85	1 185.29	709.94	1 486.79
江苏省	10 126.31	454.54	3 508.27	814.49	1 160.43	546.53	1 085.13
浙江省	10 187.65	475.23	3 309.59	651.80	1 623.68	599.34	1 014.00
安徽省	5 928.30	309.38	1 661.93	505.36	1 171.01	341.82	645.31
福建省	8 538.72	365.33	1 936.47	808.67	1 500.49	701.16	923.98
江西省	6 879.15	237.07	2 231.59	469.84	1 165.91	489.86	739.03
山东省	8 177.79	404.08	2 465.52	667.49	1 527.71	597.30	875.72
河南省	7 022.19	226.56	2 200.80	658.07	1 417.45	423.73	669.48
湖北省	6 586.11	259.92	1 821.51	570.53	1 514.34	451.75	667.25
湖南省	6 770.00	284.40	2 014.35	519.16	1 304.85	443.94	726.37
广东省	11 737.39	499.96	2 678.84	1 055.73	2 403.63	922.21	1 295.59
广西壮族自治区	7 883.01	227.70	2 190.78	737.02	1 865.11	394.58	886.18
海南省	8 439.02	310.68	2 503.16	602.10	1 712.38	368.14	966.62
重庆市	7 187.82	481.96	2 139.47	636.59	1 619.19	277.65	759.47
四川省	7 589.49	290.99	2 099.30	734.23	1 599.20	403.74	735.70
贵州省	5 075.95	160.98	1 163.25	463.75	1 554.21	277.00	612.57
云南省	5 335.47	219.61	1 391.22	514.60	1 435.68	213.75	587.61
西藏自治区	6 639.97	662.80	1 786.60	600.62	1 499.23	255.88	554.16
陕西省	6 051.45	269.16	1 976.42	613.11	1 211.64	377.33	642.88
甘肃省	4 762.05	213.39	1 304.68	397.80	1 194.62	309.09	553.29
青海省	6 191.76	389.62	1 969.61	525.67	1 024.11	212.52	627.87
宁夏回族自治区	4 680.14	198.31	1 394.38	359.17	1 323.94	134.96	514.17
新疆维吾尔自治区	6 903.50	265.04	1 415.29	769.27	2 289.53	289.75	721.47

2018 年政府办中医类医院按地区分医院医师工作效率

地区	医师人均担负年诊疗人次（人次）	医师人均担负年住院床日（日）	医师人均每日担负诊疗人次（人次）	医师人均每日担负住院床日（日）
全国总计	**1 866.43**	**870.23**	**7.44**	**2.38**
北京市	3 049.22	508.15	12.15	1.39
天津市	2 552.74	570.19	10.17	1.56
河北省	1 303.63	751.35	5.19	2.06
山西省	1 228.92	682.81	4.90	1.87
内蒙古自治区	1 225.93	673.39	4.88	1.84
辽宁省	1 237.72	802.10	4.93	2.20
吉林省	1 302.63	637.47	5.19	1.75
黑龙江省	1 174.88	833.05	4.68	2.28
上海市	4 631.10	694.86	18.45	1.90
江苏省	2 452.51	769.29	9.77	2.11
浙江省	3 128.18	737.13	12.46	2.02
安徽省	1 664.39	1 053.13	6.63	2.89
福建省	2 313.25	740.34	9.22	2.03
江西省	1 414.35	976.18	5.63	2.67
山东省	1 274.56	749.67	5.08	2.05
河南省	1 661.89	972.95	6.62	2.67
湖北省	1 695.13	1 079.15	6.75	2.96
湖南省	1 033.52	955.04	4.12	2.62
广东省	2 735.70	761.58	10.90	2.09
广西壮族自治区	1 768.11	868.59	7.04	2.38
海南省	1 816.82	672.03	7.24	1.84
重庆市	1 850.11	1 083.64	7.37	2.97
四川省	1 896.95	1 120.96	7.56	3.07
贵州省	1 507.75	1 148.19	6.01	3.15
云南省	2 131.72	1 153.58	8.49	3.16
西藏自治区	1 178.96	463.76	4.70	1.27
陕西省	1 516.39	1 037.95	6.04	2.84
甘肃省	1 694.26	1 097.88	6.75	3.01
青海省	1 510.83	808.73	6.02	2.22
宁夏回族自治区	2 324.15	895.92	9.26	2.45
新疆维吾尔自治区	1 277.38	1 186.53	5.09	3.25

2018 年全国中医类医院中医特色指标

	机构数（个）	年内中医治未病服务人次数（人次）	院均年末开展中医医疗技术数（个）	年末中药制剂室面积（平方米）	院均年末中药制剂品种数（种）	年末 5000 元以上中医诊疗设备台数（台）
中医类医院	**4 939**	**20 155 791**	**35**	**949 234**	**85**	**194 904**
中医医院	3 977	17 313 955	37	754 774	77	173 113
中西医结合医院	650	1 830 290	27	49 732	124	15 599
民族医医院	312	1 011 546	26	144 728	112	6 192

2018 年全国中医类医院中医诊疗设备统计

单位：台/套

	电针治疗设备台数	中药熏洗设备台数	中医电疗设备台数	中医磁疗设备台数	中医康复训练设备台数	煎药机台（套）数
中医类医院	**20 654**	**15 430**	**38 343**	**14 892**	**34 944**	**17 895**
中医医院	18 136	13 434	33 661	13 201	30 321	16 075
中西医结合医院	1 645	1 194	3 587	1 148	3 516	1 345
民族医医院	873	802	1 095	543	1 107	475

2018 年全国中医医院中医特色指标

	机构数（个）	年内中医治未病服务人次数（人次）	院均年末开展中医医疗技术数（个）	年末中药制剂室面积（平方米）	院均年末中药制剂品种数（种）	年末 5000 元以上中医诊疗设备台数（台）
总计	**3 977**	**17 313 955**	**37**	**754 774**	**77**	**173 113**
中医综合医院	**3 345**	**16 419 566**	**39**	**693 862**	**83**	**162 616**
中医专科医院	**632**	**894 389**	**21**	**60 912**	**40**	**10 497**
肛肠医院	88	14 818	25	3 016	84	587
骨伤医院	224	374 374	23	29 856	18	5 978
针灸医院	17	119 624	44	272	15	688
按摩医院	31	222 664	26	0	2	505
其他中医专科医院	272	162 909	17	27 768	57	2 739

2018 年全国中医医院中医诊疗设备统计

单位：台/套

	电针治疗设备台数	中药熏洗设备台数	中医电疗设备台数	中医磁疗设备台数	中医康复训练设备台数	煎药机台（套）数
总计	**18 136**	**13 434**	**33 661**	**13 201**	**30 321**	**16 075**
中医综合医院	**16 935**	**12 082**	**31 014**	**12 363**	**28 477**	**15 202**
中医专科医院	**1 201**	**1 352**	**2 647**	**838**	**1 844**	**873**
肛肠医院	38	192	140	45	14	71
骨伤医院	701	849	1 514	537	1 102	330
针灸医院	31	33	187	70	120	55
按摩医院	60	43	138	24	113	8
其他中医专科医院	371	235	668	162	495	409

2018 年全国民族医医院中医特色指标

	机构数	年内中医治未病服务人次数（人次）	院均年末开展中医医疗技术数（个）	年末中药制剂室面积（平方米）	院均年末中药制剂品种数（种）	年末 5000 元以上中医诊疗设备台数（台）
总计	**312**	**1 011 546**	**26**	**144 728**	**112**	**6 192**
蒙医医院	108	425 039	31	50 327	107	2 768
藏医医院	112	283 044	19	65 619	150	923
维医医院	44	185 091	26	21 364	64	884
傣医医院	1	1 331	57	753	43	67
其他民族医医院	47	117 041	24	6 665	26	1 550

2018 年全国民族医医院中医诊疗设备统计

单位：台/套

	电针治疗设备台数	中药熏洗设备台数	中医电疗设备台数	中医磁疗设备台数	中医康复训练设备台数	煎药机台（套）数
总计	**873**	**802**	**1 095**	**543**	**1 107**	**475**
蒙医医院	455	299	546	302	589	178
藏医医院	152	255	172	61	130	67
维医医院	112	96	158	68	115	148
傣医医院	0	18	16	0	4	1
其他民族医医院	154	134	203	112	269	81

2018 年全国中医类门诊部、所服务提供情况

	机构数（个）	本年诊疗人次数（人次）	其中：出诊人次数	年末床位数（张）	本年出院人数（人）
合计	**55 757**	**177 941 788**	**5 923 822**	**548**	**7 112**
中医类门诊部	**2 958**	**28 209 939**	**3 559 755**	**548**	**7 112**
中医门诊部	2 495	25 048 278	3 352 410	423	6 214
中西医结合门诊部	436	3 099 941	206 624	112	898
民族医门诊部	27	61 720	721	13	0
中医类诊所	**52 799**	**149 731 849**	**2 364 067**	**0**	**0**
中医诊所	43 803	119 934 720	1 623 717	0	0
中西医结合诊所	8 388	28 568 756	692 077	0	0
民族医诊所	608	1 228 373	48 273	0	0

2018年全国中医类门诊部、所收入支出情况

	总收入（千元）			总支出（千元）		
	总额	其中：		总额	其中：	
		医疗收入	其中：药品收入		人员经费	药品支出
合计	**16 917 419**	**15 272 246**	**10 216 324**	**14 353 477**	**5 694 765**	**6 882 620**
中医类门诊部	**8 664 884**	**8 191 965**	**5 877 091**	**7 502 470**	**2 453 348**	**3 840 093**
中医门诊部	8 107 806	7 732 172	5 627 757	6 986 284	2 250 977	3 639 496
中西医结合门诊部	545 997	449 413	242 006	508 540	198 564	197 526
民族医门诊部	11 081	10 380	7 328	7 646	3 807	3 071
中医类诊所	**8 252 535**	**7 080 281**	**4 339 233**	**6 851 007**	**3 241 417**	**3 042 527**
中医诊所	6 802 782	5 875 569	3 586 686	5 669 050	2 677 717	2 497 102
中西医结合诊所	1 375 354	1 148 027	715 821	1 134 056	541 988	521 979
民族医诊所	74 399	56 685	36 726	47 901	21 712	23 446

2018年其他医疗卫生机构中医类医疗资源及服务量

	设有中医类临床科室的机构数（个）*	中医类临床科室床位数（张）	中医类执业（助理）医师数（人）	中药师（士）（人）	中医类临床科室门急诊人次数（万人次）	中医类临床科室出院人数（万人）
总计	**33 934**	**212 141**	**302 219**	**74 297**	**26 300.32**	**542.93**
综合医院	3 986	106 745	105 817	30 921	10 269.71	280.43
专科医院	245	18 112	20 528	5 314	682.75	33.23
社区卫生服务中心	3 630	11 316	31 737	8 137	5 767.88	18.50
社区卫生服务站	2 995	1 046	13 286	1 698	1 171.50	0.65
乡镇卫生院	13 835	71 148	78 229	19 434	7 323.38	205.34
专科疾病防治院（所、站）	29	226	1 023	401	30.92	0.26
妇幼保健院（所、站）	450	1 363	6 957	2 043	431.18	2.61
其他机构**	8 764	2 185	11 631	6 349	623.00	1.91

注：中医类临床科室包括中医科各专业、中西医结合科、民族医学科；下表同。

*本指标综合医院、专科医院统计范围为二级以上公立医院；社区卫生服务中心、社区卫生服务站、乡镇卫生院机构数不含分支机构；下表同。

**其他机构不含村卫生室；下表同。

2018年其他医疗卫生机构中医类医疗资源及服务量占同类机构资源及服务量百分比

	设有中医类临床科室的机构数占比（%）	中医类临床科室床位数占比（%）	中医类执业（助理）医师数占比（%）	中药师（士）占比（%）	中医类临床科室门急诊人次数占比（%）	中医类临床科室出院人数占比（%）
总计	**9.93**	**2.83**	**10.54**	**19.00**	**4.41**	**2.39**
综合医院	84.41	2.44	7.29	15.97	3.97	1.87
专科医院	23.69	1.72	8.43	15.78	1.92	1.76
社区卫生服务中心	54.67	5.41	19.72	25.92	9.03	5.46
社区卫生服务站	27.53	4.70	27.43	30.49	7.32	4.25
乡镇卫生院	39.14	5.33	16.33	25.10	6.56	5.16
专科疾病防治院（所、站）	2.86	0.55	6.66	15.11	1.41	0.55
妇幼保健院（所、站）	15.57	0.59	5.14	13.26	1.47	0.27
其他机构	—	—	—	—	—	—

2018年提供中医药服务基层医疗卫生机构及人员数

	机构总数（个）	提供中医药服务的基层医疗卫生机构		中医类执业（助理）医师		中药师（士）	
		机构数（个）	占比（%）	人数（人）	占比（%）	人数（人）	占比（%）
总计	**52 870**	**50 334**	**95.20**	**123 252**	**—**	**29 269**	**—**
社区卫生服务中心	6 640	6 540	98.40	31 737	19.72	8 137	25.92
社区卫生服务站	10 880	9 490	87.22	13 286	27.43	1 698	30.49
乡镇卫生院	35 350	34 304	97.04	78 229	16.33	19 434	25.10

注：本表不含分支机构；

2015年起按配备中医类别执业（助理）医师、有中草药收入、中医处方、开展中医医疗技术和中医药健康管理的社区卫生服务中心（站）、乡镇卫生院数统计；

中医类执业（助理）数占比、中药师（士）占比指占同类机构医师及药师数比例。

2018年提供中医药服务的村卫生室及人员数

	村卫生室中医诊疗量（万人次）	提供中医类医疗服务村卫生室*		执业（助理）医师数（人）	中医类执业(助理)数（人）	以中医、中西医结合或民族医为主的乡村医生	
		机构数（个）	占比（%）			人数（人）	占比（%）
村卫生室	6 8695.9	398 471	68.99	169 117	31 380	129 406	15.31

注：村卫生室数不含分支机构；

*2015年起按以中医、中西医结合、民族医为主、有中药柜、开展中医医疗技术和中医药健康管理的村卫生室统计。

三、中医教育

2018年全国高等中医药院校数及开设中医药专业的高等西医药院校、高等非医药院校机构数

单位：所

	高等中医药院校	设置中医药专业的高等西医药院校	设置中医药专业的高等非医药院校
总计	**43**	**123**	**179**
普通高等学校	**43**	**123**	**179**
其中：大学	21	26	79
学院	4	22	28
独立学院	8	6	4
高等专科学校	8	29	2
高等职业学校	2	40	66

2018年全国高等中医药院校统招研究生、本科、专科毕业、招生、在校学生数

	院校数（所）	毕业生数（人）	招生数（人）	在校学生数（人）	预计毕业生数（人）
高等中医药院校总计	**—**	**191 681**	**224 100**	**729 181**	**200 110**
博士生	20	1 169	2 005	5 795	2 219
硕士生	25	12 475	16 662	46 103	14 333
普通本科、专科生	43	101 267	106 396	430 691	105 492
成人本科、专科生	33	72 802	94 290	228 733	78 066
网络本科、专科生	1	3 968	4 747	17 859	—
其中：民族医院校	**—**	**1 247**	**2 207**	**7 335**	**1 477**
博士生	1	3	4	12	5
硕士生	1	30	37	91	26
普通本科、专科生	2	956	1 695	5 508	1 109
成人本科、专科生	2	258	471	1 724	337

2018 年全国高等中医药院校在职人员攻读硕士学位分专业（领域）学生数 单位：人

专业名称	授予学位数	招生数	在校学生数			
			合计	一年级	二年级	三年级及以上
攻读硕士学位人员	**198**	**0**	**508**	**0**	**19**	**489**
学术型学位	**190**	**0**	**438**	**0**	**19**	**419**
针灸推拿学	21	0	18	0	3	15
中西医结合基础	7	0	6	0	5	1
中西医结合临床	55	0	124	0	8	116
中药学学科	11	0	11	0	0	11
中医儿科学	0	0	2	0	0	2
中医妇科学	2	0	6	0	0	6
民族医学（含：藏医学、蒙医学等）	16	0	10	0	0	10
中医骨伤科学	8	0	3	0	1	2
中医基础理论	2	0	3	0	2	1
中医临床基础	1	0	0	0	0	0
中医内科学	13	0	19	0	0	19
中医外科学	7	0	2	0	0	2
中医五官科学	0	0	4	0	0	4
中医学学科	12	0	212	0	0	212
中医医史文献	0	0	2	0	0	2
护理学学科	2	0	0	0	0	0
计算机应用技术	5	0	0	0	0	0
生药学	0	0	1	0	0	1
药剂学	13	0	8	0	0	8
药理学	10	0	5	0	0	5
药物分析学	1	0	0	0	0	0
药物化学	1	0	0	0	0	0
药学学科	0	0	1	0	0	1
社会医学与卫生事业管理	3	0	1	0	0	1
康复医学与理疗学	0	0	0	0	0	0
专业型学位	**8**	**0**	**70**	**0**	**0**	**70**
临床医学	0	0	65	0	0	65
中医学	8	0	5	0	0	5

2018年全国高等中医药院校其他学生情况

	院校数（所）	结业生数（人）	注册学生数（人）
高等中医药院校总计	—	**26 860**	**5 909**
自考助学班	4	1 185	3 235
研究生课程进修班	2	671	1 700
普通预科生	17	0	974
进修及培训	19	25 004	0
其中：资格证书培训	9	11 344	0
岗位证书培训	3	2 072	0
其中：民族医院校	—	—	—
进修及培训	—	—	—

2018年全国高等西医药院校中医药专业研究生、本科、专科毕业、招生、在校学生数

	院校数（所）	毕业生数（人）	招生数（人）	在校学生数（人）	预计毕业生数（人）
设置中医药专业的高等西医药院校总计	—	**23 697**	**36 666**	**100 801**	**26 566**
博士生	11	66	88	311	130
硕士生	32	739	1 146	3 123	949
普通本科、专科生	115	16 590	25 892	78 057	18 856
成人本、专科生	51	6 302	9 540	19 310	6 631

2018年全国高等非医药院校中医药专业研究生、本科、专科毕业、招生、在校学生数

	机构数（所）	毕业生数（人）	招生数（人）	在校学生数（人）	预计毕业生数（人）
设置中医药专业的高等非医药院校、研究院所总计	—	**18 586**	**23 473**	**81 445**	**17 856**
博士生	15	97	113	369	163
硕士生	53	717	939	2 575	894
普通本科、专科生	141	9 176	15 148	49 323	12 140
成人本科、专科生	59	4 732	7 273	14 908	4 659
网络本科、专科生	1	3 864	0	14 270	—

2018 年全国高等中医药院校攻读博士学位分专业毕业、招生、在校学生数 单位：人

专业名称	毕业生数		招生数	在校学生数	预计毕业生数
	小计	其中：授学位			
攻读博士学位人员总计	**1 169**	**1 155**	**2 005**	**5 795**	**2 219**
学术型学位	**993**	**982**	**1 465**	**4 765**	**2 004**
针灸推拿学	124	126	177	596	262
中西医结合基础	66	53	92	295	113
中西医结合临床	112	116	151	534	218
中西医结合学科	11	10	27	87	30
中药学学科	233	233	374	1 100	436
中医儿科学	12	10	16	44	14
中医妇科学	31	31	42	173	72
中医骨伤科学	19	19	34	111	50
中医基础理论	32	34	59	202	88
中医临床基础	48	45	84	252	108
中医内科学	158	157	188	591	243
中医外科学	21	22	21	71	33
中医五官科学	7	7	4	27	16
中医学学科	44	44	66	206	80
中医医史文献	20	22	30	149	91
中医诊断学	17	16	31	88	34
民族医学（含：藏医学、蒙医学等）	9	9	10	41	21
方剂学	23	22	44	146	73
生药学	4	4	8	31	15
药物分析学	1	3	3	7	2
药物化学	0	2	0	1	1
药理学	1	3	2	4	1
心理学学科	0	2	0	2	1
临床医学学科	0	2	2	7	2
专业学位博士	**176**	**129**	**540**	**1 030**	**215**
临床医学	68	14	117	208	55
中医学	108	115	423	822	160

2018 年全国高等中医药院校攻读硕士学位分专业毕业、招生、在校学生数

单位：人

专业名称	毕业生数		招生数	在校学生数	预计毕业生数
	小计	其中：授学位			
攻读硕士学位人员总计	**12 475**	**12 208**	**16 662**	**46 103**	**14 333**
学术型学位	**4 556**	**4 507**	**5 554**	**15 837**	**5 020**
针灸推拿学	367	383	433	1 283	422
中国古典文献学	1	1	0	3	1
中西医结合基础	209	205	319	850	238
中西医结合临床	264	258	344	954	290
中西医结合学科	67	66	118	294	67
中药学学科	1 024	1 005	1 438	3 854	1 095
中医儿科学	31	31	32	98	39
中医妇科学	45	45	57	162	51
中医骨伤科学	64	64	86	251	77
中医基础理论	122	122	144	435	141
中医临床基础	195	195	184	547	179
中医内科学	256	250	335	933	302
中医外科学	35	35	56	163	53
中医五官科学	23	23	21	66	24
中医学学科	205	184	242	681	206
中医医史文献	80	82	110	297	98
中医诊断学	88	89	89	270	90
民族医学（含：藏医学、蒙医学等）	27	27	35	92	31
方剂学	97	97	124	345	101
肿瘤学	8	8	8	24	8
病理学与病理生理学	6	6	7	21	7
病原生物学	4	4	6	12	4
儿科学	1	1	4	7	1
耳鼻咽喉科学	1	1	2	6	2
发展与教育心理学	0	0	2	3	1
妇产科学	9	9	5	15	6
公共管理学科	1	1	0	3	3
管理科学与工程学科	12	12	13	37	12
护理学学科	100	100	107	356	113
基础医学学科	2	2	4	7	1
急诊医学	0	0	1	6	2
计算机科学与技术学科	2	2	5	10	2
计算机应用技术	1	1	2	6	0
精神病与精神卫生学	0	0	2	6	2
康复医学与理疗学	24	23	72	182	51
科学技术哲学	3	3	4	9	1
老年医学	6	6	2	6	1
临床检验诊断学	42	42	54	138	39

（续表）

专业名称	毕业生数		招生数	在校学生数	预计毕业生数
	小计	其中：授学位			
临床医学学科	7	7	3	12	5
麻醉学	10	9	14	34	9
马克思主义基本原理	2	2	2	6	3
马克思主义哲学	2	2	3	6	1
马克思主义中国化研究	5	5	13	30	8
免疫学	3	3	4	13	6
内科学	17	17	25	76	26
皮肤病与性病学	1	1	1	5	3
人体解剖与组织胚胎学	6	6	4	10	5
社会医学与卫生事业管理	132	132	120	406	162
神经病学	8	8	5	16	5
生物医学工程学科	2	2	2	14	5
基础心理学	0	0	1	2	0
生物化工	0	0	1	6	1
中国近现代史基本问题研究	0	0	1	1	0
生药学	102	102	94	286	109
思想政治教育	17	17	20	49	11
外科学	24	24	24	79	30
微生物与生化药学	41	39	59	139	31
眼科学	0	0	11	18	3
药剂学	221	219	189	605	230
药理学	150	148	151	446	150
药物分析学	157	155	135	433	165
药物化学	116	115	119	346	126
药学学科	81	81	51	253	118
影像医学与核医学	18	18	29	88	34
应用心理学	1	1	1	4	1
运动医学	6	6	5	17	7
口腔医学学科	5	5	0	5	5
专业学位硕士	**7 919**	**7 701**	**11 108**	**30 266**	**9 313**
翻译	9	9	18	46	16
工程	2	2	1	4	0
公共管理	11	11	66	121	17
公共卫生	7	7	23	59	16
汉语国际教育	11	10	8	15	7
护理	139	136	287	770	221
口腔医学	9	8	28	64	18
临床医学	3 949	3 834	2 021	6 857	2 756
药学	37	36	121	210	23
应用心理	11	11	23	44	15
中药学	135	133	417	1 217	508
中医学	3 599	3 504	8 095	20 859	5 716

2018 年全国高等中医药院校普通本科分专业毕业、招生、在校学生数

单位：人

专业名称	年制	毕业生数		招生数	在校学生数	预计毕业生数
		小计	其中：授学位			
本科总计	—	**71 384**	**70 190**	**76 103**	**333 124**	**73 575**
针灸推拿学	2	97	96	0	157	105
	3	515	514	0	1 961	560
	5	5 115	5 015	5 523	28 837	5 292
	6	24	23	0	32	32
中草药栽培与鉴定	4	269	260	352	1 073	208
中西医临床医学	3	42	42	0	220	95
	5	6 749	6 632	6 665	33 287	5 752
中药学类专业	4	0	0	409	655	0
新闻传播学类专业	4	0	0	29	102	18
中医儿科学	5	0	0	258	322	0
中药制药	2	0	0	0	126	25
	4	685	675	853	3 466	899
中药学	2	451	445	0	1 319	580
	4	3 750	3 686	3 510	13 974	3 607
	5	29	27	0	30	30
中药资源与开发	2	1	1	0	1	0
	4	779	765	740	3 023	741
中医学	2	144	144	0	256	152
	3	478	478	0	1 541	490
	5	14 472	14 116	13 941	68 973	14 394
	6	71	70	0	24	24
	8	0	0	60	60	0
中医学类专业	4	34	34	59	202	42
	5	131	127	464	1 306	140
	7	321	321	0	332	332
	8	0	0	149	624	0
壮医学	2	451	445	0	1 319	580
傣医学	5	0	0	30	154	27
藏药学	4	85	85	102	355	80
	5	65	50	70	369	109
藏医学	5	302	275	311	1 501	274
中医养生学	5	0	0	459	595	0
中医康复学	5	0	0	276	336	0
公共卫生与预防医学类专业	4	60	60	59	198	44
护理学	2	806	804	0	2 104	985
	3	29	28	0	115	31
	4	8 150	8 051	8 930	34 842	8 276
	5	85	85	20	124	60
助产学	4	0	0	157	220	0
儿科学	5	0	0	54	116	0
护理学类专业	4	403	401	437	1 665	399
医学技术类专业	4	0	0	136	290	36
康复物理治疗	4	0	0	116	121	0
康复作业治疗	4	0	0	59	59	0
康复治疗学	2	151	151	0	567	256
	4	1 942	1 912	2 767	10 900	2 404

（续表）

专业名称	年制	毕业生数		招生数	在校学生数	预计毕业生数
		小计	其中：授学位			
口腔医学	3	14	14	0	23	11
	5	225	221	243	1 255	211
口腔医学技术	4	0	0	149	325	32
临床药学	5	0	0	0	118	42
临床医学	2	64	64	0	126	66
	3	136	136	0	2	1
	5	2 782	2 757	2 859	14 342	2 858
食品卫生与营养学	2	1	1	0	8	7
	4	218	218	296	1 319	263
听力与言语康复学	4	106	97	219	712	144
卫生检验与检疫	2	3	3	0	4	4
	4	138	138	246	696	137
眼视光医学	4	0	0	59	224	58
	5	0	0	109	282	0
眼视光学	4	99	99	132	452	110
药事管理	4	148	148	192	699	144
药物分析	4	96	95	88	384	98
药物制剂	2	6	6	0	15	5
	4	1 242	1 218	1 199	4 769	1 140
药学类专业	4	0	0	116	235	0
	5	50	49	94	377	51
制药工程	2	41	41	0	92	47
	4	1 781	1 749	1 313	5 870	1 653
药学	2	282	281	0	962	383
	4	2 998	2 946	3 220	12 472	3 090
	5	0	0	23	23	0
医学检验技术	2	79	79	0	178	91
	4	1 245	1 240	1 726	6 328	1 469
医学实验技术	2	0	0	0	6	2
	4	160	158	266	754	92
医学影像技术	2	20	20	0	29	28
	4	197	196	636	2 224	415
	5	153	153	157	822	162
医学影像学	5	228	228	330	1 274	236
医学信息工程	4	392	382	947	3 050	630
预防医学	3	0	0	0	1	0
	4	0	0	37	110	0
	5	354	354	523	2 263	368
健康服务与管理	4	0	0	796	1 593	0
国际经济与贸易	2	95	87	0	141	67
	4	443	431	426	1 616	422
计算机科学与技术	2	80	80	0	204	141
	4	754	730	746	3 165	813
计算机类专业	4	0	0	118	119	0
公共事业管理	4	1 771	1 759	1 844	7 502	1 713
	5	0	0	9	14	0

（续表）

专业名称	年制	毕业生数		招生数	在校学生数	预计毕业生数
		小计	其中：授学位			
公共管理类专业	4	0	0	187	187	0
保险学	4	190	190	228	873	154
工商管理	2	3	3	0	5	3
	4	324	324	319	1 258	260
生物技术	4	301	298	422	1 575	338
生物科学	4	104	100	148	545	110
生物工程	4	232	227	229	1 086	332
生物工程类专业	4	50	50	65	224	50
生物医学工程	4	313	309	346	1 445	423
生物制药	4	137	137	378	1 361	270
生物信息学	4	0	0	0	133	49
食品科学与工程	4	334	329	208	1 012	361
食品科学与工程类专业	4	0	0	64	65	0
食品质量与安全	2	21	21	0	34	29
	4	408	404	359	1 763	538
市场营销	2	187	181	0	513	228
	4	1 623	1 599	1 545	6 099	1 687
法学	4	211	210	322	1 049	249
	5	0	0	5	5	0
电子商务	4	59	55	41	191	57
电子信息类专业	4	0	0	39	126	22
古典文献学	4	24	22	0	0	0
汉语国际教育	4	192	191	264	847	188
汉语言	4	34	34	45	157	36
汉语言文学	4	47	47	52	191	32
环境科学	4	0	0	0	37	37
劳动与社会保障	4	106	103	232	1 066	168
人力资源管理	4	63	62	60	212	41
软件工程	4	56	55	58	374	108
日语	4	47	46	55	207	46
社会工作	4	0	0	0	32	32
社会体育指导与管理	4	273	271	267	1 059	261
财务管理	4	0	0	0	97	0
数据科学与大数据技术	4	0	0	118	118	0
体育教育	4	238	237	262	1 029	261
文化产业管理	4	35	35	0	98	33
物流管理	4	122	122	69	466	145
信息管理与信息系统	4	654	652	568	2 493	728
音乐学	4	46	46	45	183	43
应用化学	4	52	52	44	226	64
英语	4	828	815	806	3 526	985
	5	143	133	1	116	77
商务英语	4	0	0	45	183	0
运动人体科学	4	59	59	103	370	49
运动康复	4	109	109	544	1 453	194
应用心理学	2	40	40	0	0	0
	4	1 021	1 009	1 299	4 814	1 126
物联网工程	4	0	0	60	186	0
传播学	4	0	0	28	28	0

2018年全国高等中医药院校普通专科分专业毕业、招生、在校学生数

单位：人

专业名称	年制	毕业生数	招生数	在校学生数	预计毕业生数
专科总计	—	**29 883**	**30 293**	**97 567**	**31 917**
中药生产与加工	3	40	102	242	35
药学类专业	3	67	96	184	56
健康管理	3	5	135	289	69
药品质量与安全	3	116	172	386	100
药品经营与管理	2	50	0	49	49
	3	290	555	1 634	459
药品生产技术	2	119	0	242	129
	3	271	437	1 339	382
金融管理	3	75	0	0	0
计算机信息管理	2	0	95	238	142
中药制药技术	3	106	63	64	1
软件技术	2	132	106	106	0
药物制剂技术	3	113	21	21	0
食品营养与卫生	3	1	0	0	0
公共事业类专业	3	0	0	2	2
市场营销	3	49	0	42	42
预防医学	3	0	57	57	0
临床医学	3	1 491	1 630	4 813	1 562
中医骨伤	3	491	816	2 077	501
中医学	3	3 759	4 272	12 634	3 938
藏医学	3	39	40	121	41
维医学	3	302	296	1 166	313
针灸推拿	2	50	0	0	0
	3	3 383	3 514	10 905	3 582
中医养生保健	3	0	304	594	124
中医康复技术	3	0	207	313	0
护理	2	3 984	0	7 406	4 285
	3	6 857	6 685	21 065	6 748
助产	2	291	0	649	335
	3	542	760	2 257	717
药学	2	275	0	669	298
	3	1 254	1 725	4 277	1 105
中药学	2	273	0	645	195
	3	1 351	2 211	5 810	1 697

（续表）

专业名称	年制	毕业生数	招生数	在校学生数	预计毕业生数
维药学	3	131	203	809	141
医学检验技术	2	117	0	410	202
	3	750	1 309	3 581	963
医学影像技术	2	0	0	27	0
	3	499	659	1 644	464
康复治疗技术	2	258	0	596	293
	3	891	1 738	4 252	1 091
口腔医学	3	384	392	1 261	459
口腔医学技术	3	36	156	463	135
医学营养	3	31	90	179	22
医学美容技术	2	0	0	33	17
	3	917	972	2 934	1 007
卫生检验与检疫技术	3	0	83	141	0
公共卫生管理	3	0	150	337	40
旅游管理	3	42	0	40	40
老年保健与管理	3	0	94	205	48
老年服务与管理	3	25	117	288	65
医疗设备应用技术	3	26	31	71	23

2018 年全国高等西医药院校攻读中医类博士学位分专业毕业、招生、在校学生数　单位：人

专业名称	毕业生数		招生数	在校学生数	预计毕业生数
	小计	其中：授学位			
攻读博士学位人员总计	**66**	**62**	**88**	**311**	**130**
学术型学位	**64**	**61**	**86**	**302**	**125**
中医诊断学	3	2	7	24	12
中西医结合基础	8	7	4	51	33
中西医结合临床	20	18	25	81	30
中西医结合学科	2	3	2	7	4
中药学学科	29	29	41	123	43
针灸推拿学	0	0	0	1	0
基础医学学科	2	2	7	15	3
专业学位	**2**	**1**	**2**	**9**	**5**
临床医学	0	0	2	4	1
中医学	2	1	0	5	4

2018 年全国高等西医药院校攻读中医类硕士学位分专业毕业、招生、在校学生数 单位：人

专业名称	毕业生数		招生数	在校学生数	预计毕业生数
	小计	其中：授学位			
攻读硕士学位人员总计	**739**	**745**	**1 146**	**3 123**	**949**
学术型学位	**489**	**479**	**510**	**1 562**	**520**
中医基础理论	5	5	8	17	4
中医临床基础	14	14	12	40	13
中医内科学	42	40	28	116	47
中医外科学	5	5	8	18	7
中医五官科学	0	0	0	0	0
中医医史文献	2	2	6	12	2
中医诊断学	7	7	1	7	3
中医妇科学	3	3	3	9	1
中医儿科学	0	0	0	0	0
针灸推拿学	30	29	15	54	16
中医骨伤科学	3	3	2	7	1
中西医结合基础	38	36	22	130	39
中西医结合临床	98	97	76	274	109
中西医结合学科	5	5	89	129	6
民族医学（含：藏医学、蒙医学等）	29	25	29	126	42
方剂学	4	3	5	11	1
中药学学科	204	205	199	596	226
临床医学学科	0	0	1	4	2
基础医学学科	0	0	6	12	1
专业学位	**250**	**266**	**636**	**1 561**	**429**
临床医学	34	32	25	52	17
中药学	155	151	260	614	165
中医学	61	83	351	895	247

2018年全国高等西医药院校普通本科中医药专业毕业、招生、在校学生数 单位：人

专业名称	年制	毕业生数		招生数	在校学生数	预计毕业生数
		小计	其中：授学位			
本科总计	—	**6 214**	**6 079**	**7 813**	**32 105**	**6 381**
中医学	2	2	2	0	3	3
	3	12	12	0	58	23
	5	1 675	1 665	1 950	9 009	1 816
中药学	2	24	23	0	188	62
	4	1 732	1 665	2 182	7 786	1 627
	5	63	60	33	190	63
中药制药	4	232	230	252	1 057	194
中药学类专业	4	0	0	429	431	0
中草药栽培与鉴定	4	0	0	111	166	55
中药资源与开发	4	337	329	291	1 086	182
针灸推拿学	2	10	8	0	0	0
	3	5	5	0	36	10
	5	609	589	1 006	3 894	718
中西医临床医学	3	23	22	0	67	25
	5	1 156	1 135	1 262	6 344	1 202
维医学	2	7	7	0	21	11
	5	61	72	30	332	87
蒙医学	3	2	2	0	30	4
	5	190	187	190	961	201
蒙药学	4	33	25	38	155	39
哈医学	5	0	5	0	110	22
回医学	5	0	0	0	27	0
护理学	4	41	36	39	154	37

2018年全国高等西医药院校普通专科中医药分专业毕业、招生、在校学生数 单位：人

专业名称	年制	毕业生数	招生数	在校学生数	预计毕业生数
专科总计	—	**10 376**	**18 079**	**45 952**	**12 475**
中医学	3	2 501	4 313	10 779	2 762
中医骨伤	3	266	365	919	264
中医康复技术	3	153	1 161	2 424	546
针灸推拿	2	2	0	57	23
	3	1 880	3 240	7 929	2 132
药学	3	60	0	0	0
中药学	2	623	0	1 102	525
	3	4 252	7 283	18 927	5 312
药学类专业	3	75	0	0	0
中医养生保健	3	0	727	1 055	145
蒙医学	3	29	116	342	109
药品生产技术	2	79	0	152	29
	3	334	186	1 080	398
药品制造类专业	3	0	76	76	0
药品质量与安全	3	9	81	182	47
中草药栽培技术	3	0	53	153	31
中药生产与加工	3	0	212	507	149
中药制药技术	2	0	31	30	0
	3	113	235	238	3

2018 年全国高等非医药类院校攻读博士学位中医药分专业毕业、招生、在校学生数 单位：人

专业名称	毕业生数		招生数	在校学生数	预计毕业生数
	小计	其中：授学位			
攻读博士学位人员总计	**97**	**91**	**113**	**369**	**163**
学术型学位	**93**	**86**	**113**	**369**	**163**
民族医学（含：藏医学、蒙医学等）	2	1	4	12	4
中西医结合基础	13	10	15	39	15
中西医结合临床	42	40	48	162	70
中西医结合学科	4	4	1	9	6
中药学学科	32	31	45	147	68
专业学位	**4**	**5**	**0**	**0**	**0**
临床医学	4	5	0	0	0

2018 年全国高等非医药类院校攻读硕士学位中医药分专业毕业、招生、在校学生数 单位：人

专业名称	毕业生数		招生数	在校学生数	预计毕业生数
	小计	其中：授学位			
攻读硕士学位人员总计	**717**	**708**	**939**	**2 575**	**894**
学术型学位	**387**	**381**	**418**	**1 342**	**480**
中医临床基础	1	1	2	6	2
中医内科学	9	10	12	35	8
中医骨伤科学	0	0	1	9	7
中医妇科学	2	2	2	6	2
中医诊断学	0	0	2	4	1
针灸推拿学	3	4	3	13	6
民族医学（含：藏医学、蒙医学等）	24	24	11	59	32
中西医结合基础	18	15	15	44	15
护理学学科	3	3	1	3	1
中西医结合临床	80	81	100	328	115
中西医结合学科	13	11	2	14	11
中药学学科	206	201	240	726	248
中医学学科	26	26	25	89	31
药学学科	2	3	2	6	1
专业学位	**330**	**327**	**521**	**1 233**	**414**
临床医学	100	98	43	156	58
中药学	166	165	274	588	226
中医学	64	64	204	489	130

2018 年全国高等非医药院校普通本科中医药专业毕业、招生、在校学生数

单位：人

专业名称	年制	毕业生数		招生数	在校学生数	预计毕业生数
		小计	其中：授学位			
本科总计	—	**4 758**	**4 691**	**5 692**	**24 665**	**5 383**
中医学	2	88	88	0	508	145
	3	144	143	0	480	256
	4	67	67	178	437	74
	5	1 220	1 206	1 287	6 355	1 290
中药学	2	73	73	0	164	78
	4	1 545	1 524	1 987	7 224	1 668
中药制药	4	0	0	110	234	40
中药资源与开发	4	360	356	487	1 785	334
中草药栽培与鉴定	2	21	21	0	121	36
	4	292	277	305	1 332	356
中西医临床医学	5	333	325	411	2 163	428
中医学类专业	5	0	0	39	78	39
针灸推拿学	2	0	0	0	49	0
	3	6	6	0	87	44
	5	286	282	326	1 610	284
蒙医学	3	3	3	0	9	0
	5	119	118	100	722	140
蒙药学	4	52	54	38	199	48
藏医学	5	119	118	189	690	90
藏药学	2	0	0	0	4	2
	4	30	30	35	133	31
傣医学	5	0	0	49	89	0
护理学	4	0	0	0	41	0
药学类专业	4	0	0	151	151	0

2018 年全国高等非医药院校普通专科中医药分专业毕业、招生、在校学生数

单位：人

专业名称	年制	毕业生数	招生数	在校学生数	预计毕业生数
专科总计	—	**4 418**	**9 456**	**24 658**	**6 757**
中医学	3	1 137	1 807	4 416	1 246
藏医学	3	0	48	113	28
藏药学	3	0	0	2	1
朝医学	3	0	34	34	0
蒙医学	2	0	0	1	1
	3	83	162	458	130
蒙药学	3	8	17	55	25
傣医学	3	41	23	90	42
针灸推拿	2	31	0	21	15
	3	876	939	2 998	1 064
中医骨伤	3	123	66	202	80
护理	3	0	0	16	15
康复治疗技术	3	21	99	270	83
中药学	2	244	81	1 182	615
	3	1 712	5 073	12 952	3 204
药学类专业	3	6	0	0	0
药学	3	0	22	22	0
中医康复技术	2	0	0	25	0
	3	0	310	408	2
中医养生保健	2	0	0	6	6
	3	136	775	1 387	200

2018 年全国高等中医药院校留学生基本情况

单位：人

项目	毕（结）业生数	授予学位数	招生数	在校学生数
总计	**1 793**	**846**	**2 638**	**8 325**
其中：女	990	459	1 139	3 883
分层次统计：				
博士	71	68	151	604
硕士	242	225	268	902
本科	610	553	1 492	6 049
专科	1	0	15	54
培训	869	0	712	716
分大洲统计：				
亚洲	1 282	689	2 070	6 390
非洲	53	28	136	763
欧洲	294	60	265	547
北美洲	139	49	130	459
南美洲	7	4	18	48
大洋洲	18	16	19	118
分资助类型统计：				
国际组织资助	0	0	0	0
中国政府资助	117	101	351	904
本国政府资助	1	1	0	9
学校间交换	13	0	1	33
自费	1 662	744	2 286	7 379

2018 年全国高等中医药院校教职工数

单位：人

	教职工数									另有其他人员				
	合计	校本部教职工					科研机构人员	校办企业职工	其他附设机构人员	合计	其中：			
		小计	专任教师	行政人员	教辅人员	工勤人员					聘请校外教师	离退休人员	附属中小学幼儿园教职工	集体所有制人员
总计	**48 331**	**40 528**	**29 709**	**5 561**	**3 678**	**1 580**	**520**	**322**	**6 961**	**24 705**	**8 502**	**16 181**	**0**	**22**
其中：女	27 479	22 050	16 610	2 810	2 322	308	274	113	5 042	12 648	3 846	8 796	0	6
聘任制	13 038	9 022	6 433	1 161	1 064	364	104	179	3 733	0	0	0	0	0
其中：女	8 170	5 146	3 655	701	707	83	48	76	2 900	0	0	0	0	0

2018年全国高等中医药院校教职工数（分职称）

单位：人

	教职工数								
	合计	校本部教职工					科研机构人员	校办企业职工	其他附设机构人员
		小计	专任教师	行政人员	教辅人员	工勤人员			
总计	**48 331**	**40 528**	**29 709**	**5 561**	**3 678**	**1 580**	**520**	**322**	**6 961**
正高级	6 104	5 760	5 294	346	108	12	74	8	262
副高级	11 716	11 000	9 463	799	668	70	120	17	579
中级	16 434	14 545	10 846	2 176	1 442	81	165	61	1 663
初级	8 331	4 994	2 859	1 110	938	87	57	34	3 246
无职称	5 746	4 229	1 247	1 130	522	1 330	104	202	1 211

2018年全国高等中医药院校聘任制教职工数（分职称）

单位：人

	合计	校本部教职工					科研机构人员	校办企业职工	其他附设机构人员
		小计	专任教师	行政人员	教辅人员	工勤人员			
总计	**13 038**	**9 022**	**6 433**	**1 161**	**1 064**	**364**	**104**	**179**	**3 733**
正高级	1 015	1 002	967	26	9	0	7	0	6
副高级	1 864	1 807	1 682	51	71	3	4	2	51
中级	3 682	3 096	2 424	312	351	9	10	26	550
初级	3 923	1 653	1 023	287	323	20	10	22	2 238
无职称	2 554	1 464	337	485	310	332	73	129	888

2018年全国高等中医药院校授课专任、聘请校外教师岗位分类情况

单位：人

	本年授课专任教师				本学年授课聘请校外教师			
	合计	公共课基础课	专业课		合计	公共课基础课	专业课	
			小计	其中：双师型			小计	其中：双师型
总计	**28 565**	**6 725**	**21 840**	**6 234**	**8 502**	**1 896**	**6 606**	**1 520**
其中：女	16 033	4 000	12 033	3 436	3 846	819	3 027	753
正高级	5 100	638	4 462	1 591	2 899	499	2 400	550
副高级	9 160	1 816	7 344	2 486	2 941	659	2 282	577
中级	10 563	3 156	7 407	2 157	2 116	514	1 602	393
初级	2 744	826	1 918	0	394	156	238	0
无职称	998	289	709	0	152	68	84	0

2018年全国高等中医药院校未授课专任教师情况

单位：人

	合计	进修	科研	病休	其他
总计	**1 144**	**217**	**132**	**29**	**766**
其中：女	577	106	74	22	375
正高级	194	35	30	3	126
副高级	303	56	33	9	205
中级	283	67	40	10	166
初级	115	31	3	6	75
无职称	249	28	26	1	194

2018 年全国高等中医药院校专任教师学历情况

单位：人

	总计	博士研究生	硕士研究生	本科	专科及以下
专任教师	**29 709**	**8 216**	**11 345**	**9 889**	**259**
其中：女	16 610	4 207	6 906	5 339	158
正高级	5 294	2 280	877	2 118	19
副高级	9 463	3 161	2 646	3 622	34
中级	10 846	2 272	5 487	2 981	106
初级	2 859	55	1 744	985	75
未定职级	1 247	448	591	183	25

2018 年全国高等中医药院校聘请校外教师学历情况

单位：人

	总计	博士研究生	硕士研究生	本科	专科及以下
聘请校外教师总计	**8 502**	**1 157**	**2 684**	**4 527**	**134**
其中：女	3 846	411	1 245	2 114	76
正高级	2 899	594	711	1 570	24
副高级	2 941	413	886	1 611	31
中级	2 116	133	835	1 079	69
初级	394	6	215	169	4
未定职级	152	11	37	98	6
聘请校外教师中：外教	90	35	31	23	1
其他高校	1 626	294	603	713	16

2018 年全国高等中医药院校专任教师按职称分年龄情况

单位：人

	合计	29 岁及以下	30～39 岁	40～49 岁	50～59 岁	60 岁及以上
总计	**29 709**	**2 646**	**12 263**	**8 933**	**5 361**	**506**
其中：女	16 610	1 827	7 360	4 812	2 430	181
正高级	5 294	0	141	1 760	2 955	438
副高级	9 463	3	2 538	4 868	1 997	57
中级	10 846	700	7 595	2 167	373	11
初级	2 859	1 167	1 557	109	26	0
未定职级	1 247	776	432	29	10	0

2018 年全国高等中医药院校专任教师按学历分年龄情况

单位：人

	合计	29 岁及以下	30～39 岁	40～49 岁	50～59 岁	60 岁及以上
总计	**29 709**	**2 646**	**12 263**	**8 933**	**5 361**	**506**
博士研究生	8 216	419	3 416	3 063	1 208	110
硕士研究生	11 345	1 539	6 209	2 685	820	92
本科	9 889	667	2 578	3 127	3 226	291
专科及以下	259	21	60	58	107	13

2018 年全国高等中医药院校专任教师所教专业情况

单位：人

	总计	哲学	经济学	法学	教育学	文学	历史学	理学	工学	农学	医学	管理学	艺术学
总计	**29 709**	**485**	**262**	**712**	**1 377**	**1 549**	**108**	**1 848**	**994**	**134**	**21 519**	**623**	**98**
正高级	5 294	50	16	42	76	65	14	218	62	22	4 663	63	3
副高级	9 463	150	70	155	360	367	31	585	266	37	7 232	196	14
中级	10 846	191	110	291	611	873	46	768	518	55	7 058	284	41
初级	2 859	52	57	173	256	202	14	153	104	6	1 749	62	31
无职称	1 247	42	9	51	74	42	3	124	44	14	817	18	9

2018 年全国高等中医药院校专任教师变动情况（一）

单位：人

	上学年初报表专任教师数	本学年初报表专任教师数	减少教师数					
			合计	自然减员	调出	校内变动	辞职	其他
专任教师总计	**29 339**	**29 709**	**1 535**	**399**	**171**	**461**	**276**	**228**
其中：女	16 326	16 610	821	205	76	271	138	131

2018 年全国高等中医药院校专任教师变动情况（二）

单位：人

	增加教师数							
	合计	录用毕业生			调入		校内变动	其他
		小计	其中：研究生		小计	其中：外校		
			小计	本校毕业				
专任教师总计	**1 905**	**935**	**828**	**151**	**337**	**246**	**559**	**74**
其中：女	1 105	562	492	92	182	128	328	33

2018 年全国高等中医药院校研究生指导教师情况（一）

单位：人

		合计	29 岁及以下	30～34 岁	35～39 岁	40～44 岁
总计		**15 485**	**3**	**142**	**1 263**	**2 583**
其中：女		6 171	1	58	624	1 216
分职称	正高级	9 481	2	21	113	691
	副高级	5 925	1	93	1 125	1 876
	中级	79	0	28	25	16
分指导关系	博士导师	969	0	1	10	35
	硕士导师	12 900	3	135	1 223	2 434
	博士、硕士导师	1 616	0	6	30	114

2018 年全国高等中医药院校研究生指导教师情况（二）

单位：人

		45～49 岁	50～54 岁	55～59 岁	60～64 岁	65 岁及以上
总计		**3 775**	**4 228**	**2 646**	**624**	**221**
其中：女		1 571	1 516	953	175	57
分职称	正高级	1 997	3 549	2 331	567	210
	副高级	1 772	679	311	57	11
	中级	6	0	4	0	0
分指导关系	博士导师	83	344	284	117	95
	硕士导师	3 440	3 379	1 876	330	80
	博士、硕士导师	252	505	486	177	46

2018 年全国高等中医药院校资产情况（一）

	占地面积（平方米）			图书（万册）		计算机数（台）	
	合计	其中：绿化用地面积	其中：运动场地面积	合计	当年新增	合计	教学用计算机数
学校产权	**26 668 315**	**7 947 552**	**2 074 716**	**3 814**	**155**	**129 404**	**91 984**
非学校产权	**5 410 856**	**629 441**	**197 638**	**176**	**6**	**2 985**	**2 327**
1. 独立使用	4 450 814	574 528	172 657	39	2	150	150
2. 共同使用	960 042	54 913	24 981	138	4	2 835	2 177

2018 年全国高等中医药院校资产情况（二）

	教室（间）		固定资产总值（万元）				
			合计	其中：教学、科研仪器设备资产		其中：信息化设备资产	
	合计	其中：网络多媒体教室		小计	当年新增	小计	其中软件
学校产权	**8 352**	**5 682**	**3 263 642.53**	**931 750.39**	**118 672.36**	**202 885.59**	**47 728.77**
非学校产权	**1 757**	**979**	**189 764.47**	**35 533.97**	**3 292.54**	**0.00**	**0.00**
1. 独立使用	1 507	792	86 136.12	4 338.31	1 945.72	0.00	0.00
2. 共同使用	250	187	103 628.35	31 195.66	1 346.82	0.00	0.00

2018年全国高等中医药院校信息化建设情况（一）

	网络信息点数（个）		上网课程数（门）	电子邮件系统用户数（个）
	合计	其中：无线接入		
合计	390 383	61 143	8 336	153 229

2018年全国高等中医药院校信息化建设情况（二）

管理信息系统数据总量（GB）	数字资源量				信息化培训人次（人次）	信息化工作人员数（人）
	电子图书（册）	电子期刊（册）	学位论文（册）	音视频（小时）		
377 539	49 696 872	65 043 537	120 986 188	2 349 955	10 021	609

2018年全国高等中医药院校房屋面积情况

单位：平方米

	学校产权建筑面积				正在施工面积	非学校产权建筑面积		
	合计	其中：				小计	独立使用	共同使用
		危房	当年新增	被外单位借用				
总计	**14 071 905**	**48 830**	**361 794**	**72 208**	**1 148 484**	**2 024 032**	**1 492 175**	**531 857**
一、教学科研及辅助用房	6 222 209	20 606	213 395	5 011	563 408	1 165 556	726 464	439 092
其中：教室	1 857 362	7 378	43 561	0	124 460	350 538	313 209	37 329
图书馆	832 128	0	43 192	0	106 138	96 545	78 296	18 248
实验室、实习场所	2 424 017	13 228	99 987	0	291 548	599 054	264 562	334 492
专用科研用房	506 016	0	0	5 011	5 500	6 014	2 814	3 200
体育馆	427 899	0	11 241	0	22 882	73 212	34 897	38 315
会堂	174 788	0	15 415	0	12 879	40 193	32 685	7 508
二、行政办公用房	784 614	9 918	11 324	0	63 781	86 794	80 711	6 082
三、生活用房	4 735 246	5 520	91 115	67 197	457 429	769 257	682 574	86 683
其中：学生宿舍（公寓）	3 724 025	0	34 706	62 366	370 767	676 792	606 803	69 989
学生食堂	499 425	0	1 158	0	58 686	55 748	42 026	13 722
教工宿舍（公寓）	230 292	2 761	54 900	0	0	24 719	23 849	870
教工食堂	14 250	0	0	0	1 393	3 041	939	2 102
生活福利及附属用房	267 254	2 759	351	4 831	26 583	8 956	8 956	0
四、教工住宅	1 631 869	12 786	45 960	0	0	0	0	0
五、其他用房	697 967	0	0	0	63 867	2 426	2 426	0

2018 年全国中等中医药院校数及开设中医药专业的中等西医药院校、中等非医药院校机构数

单位：所

	中等中医药院校	设置中医药专业的中等西医药院校	设置中医药专业的中等非医药院校
总计	**40**	**123**	**182**
其中：调整后中等职业学校	3	19	29
中等技术学校	21	74	37
成人中等专业学校	2	5	7
职业高中学校	5	10	59
附设中职班	8	12	44
其他机构	1	3	6

2018 年全国中等中医药学校按学生类别分毕业、招生、在校学生数

	学校数（所）	毕业生数（人）	招生数（人）	在校学生数（人）	预计毕业生数（人）
中等中医药学校总计	—	**40 650**	**31 524**	**104 725**	**34 360**
其中：民族医学校	3	418	237	721	313
调整后中职全日制学生	3	3 227	3 584	10 515	3 504
普通中专学生	28	36 104	25 597	87 537	29 918
成人中专全日制学生	5	265	156	636	341
成人中专非全日制学生	2	460	1 419	3 557	0
职业高中学生	6	594	768	2 480	597

2018 年全国中等中医药学校分专业毕业、招生、在校学生数

单位：人

专业名称	毕业生数	招生数	在校学生数					预计毕业生数
			小计	一年级	二年级	三年级	四年级及以上	
总计	**40 650**	**31 524**	**104 725**	**31 524**	**35 865**	**34 953**	**2 383**	**34 360**
藏医医疗与藏药	149	71	270	71	84	115	0	115
工艺美术	27	37	98	37	32	29	0	29
护理	17 901	10 825	37 873	10 825	12 524	13 171	1 353	12 609
会计	574	217	1 027	217	365	445	0	445
计算机网络技术	5	67	67	67	0	0	0	0
计算机应用	305	164	718	164	281	273	0	273
计算机与数码产品维修	39	0	33	0	0	33	0	33
卫生信息管理	20	85	85	85	0	0	0	0

（续表）

专业名称	毕业生数	招生数	在校学生数					预计毕业生数
			小计	一年级	二年级	三年级	四年级及以上	
康复技术	504	777	2 204	777	809	618	0	664
口腔修复工艺	70	103	231	103	70	58	0	62
美容美体	263	332	803	332	277	194	0	128
蒙医医疗与蒙药	42	0	50	0	50	0	0	0
农村医学	1 326	1 031	2 855	1 031	813	819	192	905
生物技术制药	0	0	0	0	0	0	0	0
数控技术应用	256	203	515	203	149	163	0	163
维医医疗与维药	50	45	119	45	74	0	0	74
学前教育	471	330	1 258	330	472	456	0	456
眼视光与配镜	19	0	35	0	20	15	0	15
药剂	4 574	3 127	11 002	3 127	4 000	3 875	0	3 538
药品食品检验	40	0	88	0	42	46	0	46
医学检验技术	571	416	1 273	416	402	455	0	493
医学影像技术	442	512	1 405	512	505	388	0	416
医药卫生类专业	707	444	1 224	444	334	446	0	446
营养与保健	0	828	2 771	828	1 925	18	0	18
老年人服务与管理	9	0	0	0	0	0	0	0
制药技术	122	77	99	77	0	22	0	22
中药	1 825	1 738	5 334	1 738	1 759	1 837	0	1 761
中药制药	395	285	1 351	285	576	490	0	490
中医	4 769	5 432	16 666	5 432	5 442	5 067	725	5 490
中医护理	1 333	611	3 210	611	690	1 909	0	1 909
中医康复保健	2 505	2 592	7 663	2 592	2 667	2 404	0	2 366
助产	1 337	1 175	4 398	1 175	1 503	1 607	113	1 394

2018 年全国中等西医药学校中医药专业按学生类别分毕业、招生、在校学生数

	学校数（所）	毕业生数（人）	招生数（人）	在校学生数（人）	预计毕业生数（人）
设置中医药专业的中等西医药学校总计	—	**11 625**	**14 035**	**39 250**	**12 811**
调整后中职全日制学生	23	2 034	2 904	7 524	2 036
调整后中职非全日制学生	1	51	0	146	65
普通中专学生	87	6 496	7 225	20 771	7 028
成人中专全日制学生	4	1 370	1 315	4 622	1 740
成人中专非全日制学生	6	453	944	2 416	995
职业高中学生	8	1 221	1 647	3 771	947

2018 年全国中等西医药学校中医药专业分专业毕业、招生、在校学生数

单位：人

专业名称	毕业生数	招生数	在校学生数					预计毕业生数
			小计	一年级	二年级	三年级	四年级及以上	
总计	**11 625**	**14 035**	**39 250**	**14 142**	**12 343**	**12 583**	**182**	**12 811**
中医	1 925	2 887	7 284	2 973	2 185	2 126	0	2 134
中医护理	947	1 166	3 582	1 166	1 192	1 224	0	1 224
中医康复保健	2 200	3 800	9 157	3 801	2 912	2 393	51	2 477
中药	4 311	4 244	12 684	4 244	3 994	4 350	96	4 470
中药制药	1 746	1 478	4 714	1 478	1 337	1 899	0	1 925
藏医医疗与藏药	37	0	165	0	85	45	35	35
蒙医医疗与蒙药	49	0	61	20	20	21	0	21
医药卫生类专业	134	210	635	210	215	210	0	210
康复技术	25	50	124	50	74	0	0	0
中草药种植	251	200	844	200	329	315	0	315

2018 年全国中等非医药学校中医药专业按学生类别分毕业、招生、在校学生数

	学校数（所）	毕业生数（人）	招生数（人）	在校学生数（人）	预计毕业生数（人）
设置中医药专业的中等非医药学校总计	—	**10 223**	**10 670**	**27 568**	**8 741**
调整后中职全日制学生	29	888	2 557	6 117	1 737
调整后中职非全日制学生	4	192	321	840	261
普通中专学生	69	5 284	3 691	9 057	2 785
成人中专全日制学生	6	159	69	189	61
成人中专非全日制学生	10	922	788	1 357	780
职业高中学生	70	2 778	3 244	10 008	3 117

2018 年全国中等非医药学校中医药专业分专业毕业、招生、在校学生数

单位：人

专业名称	毕业生数	招生数	在校学生数					预计毕业生数
			小计	一年级	二年级	三年级	四年级及以上	
总计	**10 223**	**10 670**	**27 568**	**10 669**	**8 658**	**8 187**	**54**	**8 741**
中医	1 065	936	2 851	936	939	976	0	960
中医护理	53	292	558	292	245	21	0	21
中医康复保健	1 723	3 454	8 293	3 456	2 705	2 132	0	2 134
中药	1 270	1 881	5 121	1 881	1 371	1 869	0	1 871
中药制药	2 992	935	2 807	935	1 003	869	0	921
藏医医疗与藏药	782	1 548	3 743	1 545	1 040	1 104	54	1 103
蒙医医疗与蒙药	51	178	441	178	201	62	0	62
中草药种植	2 287	1 446	3 754	1 446	1 154	1 154	0	1 669

2018 年全国中等中医药学校培训学生情况

单位：人次

	集中培训（班数）	培训时间（学时）：				结业生数：			
		合计	集中培训	远程培训	跟岗实践	合计	集中培训	远程培训	跟岗实践
总计	**6 481**	**381 988**	**379 006**	**0**	**2 982**	**21 606**	**18 462**	**0**	**3 144**
其中：少数民族	0	34 435	34 417	0	18	644	588	0	56
资格证书培训	0	153 117	151 305	0	1 812	12 505	9 439	0	3 066
岗位证书培训	0	406	406	0	0	406	406	0	0

2018 年全国中等中医药学校教职工数

单位：人

	教职工数								聘请校外教师
	合计	校本部教职工					校办企业职工	其他附设机构人员	
		小计	专任教师	行政人员	教辅人员	工勤人员			
总计	**3 894**	**3 874**	**2 771**	**519**	**213**	**371**	**20**	**0**	**1 113**
其中：女	2 138	2 126	1 623	237	126	140	12	0	686
聘任制	1 227	1 210	899	136	54	121	17	0	0
其中：女	648	636	467	85	31	53	12	0	0

2018 年全国中等中医药学校教职工数（分职称）

单位：人

	教职工数								聘请校外教师
	合计	校本部教职工					校办企业职工	其他附设机构人员	
		小计	专任教师	行政人员	教辅人员	工勤人员			
总计	**3 894**	**3 874**	**2 771**	**519**	**213**	**371**	**20**	**0**	**1 113**
正高级	79	79	60	18	1	0	0	0	258
副高级	705	705	629	58	18	0	0	0	235
中级	1 242	1 242	1 059	127	51	5	0	0	312
初级	879	877	713	85	56	23	2	0	190
无职称	989	971	310	231	87	343	18	0	118

2018 年全国中等中医药学校聘任制教职工数（分职称）

单位：人

	教职工数								聘请校外教师
	合计	校本部教职工					校办企业职工	其他附设机构人员	
		小计	专任教师	行政人员	教辅人员	工勤人员			
总计	**1 227**	**1 210**	**899**	**136**	**54**	**121**	**17**	**0**	**0**
正高级	6	6	5	1	0	0	0	0	0
副高级	156	156	154	2	0	0	0	0	0
中级	360	360	334	12	12	2	0	0	0
初级	293	291	256	14	11	10	2	0	0
无职称	412	397	150	107	31	109	15	0	0

2018 年全国中等中医药学校不同职称专任教师的学历构成

单位:%

	合计	博士	硕士	本科	专科及以下
总计	**100.00**	**0.22**	**12.23**	**78.74**	**8.81**
正高级	100.00	3.33	16.67	78.33	1.67
副高级	100.00	0.16	14.15	82.83	2.86
中级	100.00	0.19	14.35	78.28	7.18
初级	100.00	0.00	8.13	82.61	9.26
无职称	100.00	0.32	9.68	63.23	26.77
其中：实习指导课教师	100.00	0.00	0.00	60.92	39.08

2018年全国中等中医药学校不同职称专任教师的年龄构成

单位:%

	合计	29岁及以下	30~39岁	40~49岁	50~59岁	60岁及以上
总计	**100.00**	**18.80**	**40.92**	**27.35**	**12.49**	**0.43**
正高级	100.00	0.00	0.00	30.00	61.67	8.33
副高级	100.00	0.00	11.45	51.99	35.77	0.79
中级	100.00	2.55	56.37	33.62	7.46	0.00
初级	100.00	42.36	51.33	5.47	0.56	0.28
无职称	100.00	61.94	31.94	5.81	0.32	0.00

2018年全国中等中医药学校资产情况（一）

	占地面积（平方米）			图书（册）	
	合计	其中：绿化用地面积	其中：运动场地面积	合计	当年新增
学校产权	**2 257 516**	**497 690**	**293 075**	**2 130 368**	**42 873**
非学校产权	**615 570**	**90 605**	**118 478**	**21 091**	**0**
1. 独立使用	332 127	51 830	67 068	21 085	0
2. 共同使用	283 443	38 775	51 410	6	0

2018年全国中等中医药学校资产情况（二）

	计算机数（台）		固定资产总值（万元）		
				其中：教学、实习仪器设备资产值	
	合计	教学用	合计	小计	当年新增
学校产权	**13 237**	**11 244**	**206 027**	**37 699**	**5 154**
非学校产权	**960**	**865**	**9 733**	**1 934**	**0**
1. 独立使用	276	181	9 549	1 933	0
2. 共同使用	684	684	184	2	0

2018年全国中等中医药学校信息化建设情况

	网络信息点数（个）		上网课程数（门）	数据资源量				接受过信息技术相关培训的专任教师（人次）	信息化工作人员数（人）
	合计	其中：无线接入		电子图书（册）	电子期刊（册）	学位论文（册）	音视频（小时）		
合计	9 615	2 419	663	460 571	9 132	59	33 303	1 691	142

2018 年全国中等中医药学校房屋面积情况　　单位：平方米

	学校产权建筑面积				正在施工面积	非学校产权建筑面积		
	合计	其中：				小计	独立使用	共同使用
		危房	当年新增	被外单位借用				
总计	**1 239 978**	**0**	**41 007**	**0**	**27 878**	**299 786**	**185 091**	**114 695**
一、教学及辅助用房	617 696	0	24 955	0	27 878	165 451	97 471	67 979
其中：教室	307 596	0	11 942	0	0	77 158	45 011	32 147
图书馆	63 473	0	2 380	0	0	6 463	1 870	4 593
实验室、实习场所	189 653	0	10 633	0	27 878	66 292	39 996	26 296
体育馆	24 393	0	0	0	0	13 221	8 773	4 448
会堂	32 581	0	0	0	0	2 316	1 821	495
二、行政办公用房	67 690	0	0	0	0	7 268	5 131	2 137
三、生活用房	463 403	0	16 052	0	0	126 041	81 462	44 579
其中：学生宿舍（公寓）	340 227	0	12 318	0	0	100 323	63 950	36 373
学生食堂	71 972	0	3 423	0	0	22 056	13 850	8 206
教工宿舍（公寓）	20 085	0	0	0	0	1 353	1 353	0
教工食堂	4 754	0	0	0	0	0	0	0
生活福利及附属用房	26 365	0	310	0	0	2 308	2 308	0
四、教工住宅	75 160	0	0	0	0	0	0	0
五、其他用房	16 029	0	0	0	0	1 026	1 026	0

四、中医药科研

（一）科学研究与技术开发机构

2018 年科学研究与技术开发机构人员情况　　单位：人

	机构数（个）	从业人员	从业人员按工作性质分类			外聘的流动学者	招收的非本单位在读研究生	离退休人员总数
			从事科技活动人员	从事生产、经营活动人员	其他人员			
全国	**72**	**21 974**	**12 779**	**1 428**	**7 767**	**89**	**1 253**	**7 954**
其中：								
中医部委属科研机构	10	2 776	1 824	0	952	5	433	1 693
中医省属科研机构	42	15 264	9 162	1 137	4 965	72	795	5 545
中医地、市属科研机构	20	3 934	1 793	291	1 850	12	25	716

2018年科学研究与技术开发机构从事科技活动人员情况

单位：人

	从事科技活动人员	其中：女性	其中：科技管理人员	课题活动人员	科技服务人员
全国	**12 779**	**8 105**	**1 313**	**9 555**	**1 911**
其中：					
中医部委属科研机构	1 824	1 073	235	1 378	211
中医省属科研机构	9 162	5 870	827	6 875	1 460
中医地、市属科研机构	1 793	1 162	251	1 302	240

2018年科学研究与技术开发机构从事科技活动人员学历情况

单位：人

	合计	其中：博士毕业	硕士毕业	本科毕业	大专毕业
全国	**12 779**	**1 386**	**3 589**	**6 029**	**1 421**
其中：					
中医部委属科研机构	1 824	760	508	375	128
中医省属科研机构	9 162	603	2 888	4 473	927
中医地、市属科研机构	1 793	23	193	1 181	366

2018年科学研究与技术开发机构从事科技活动人员专业技术职称情况

单位：人

	合计	其中：高级职称	中级职称	初级职称	其他
全国	**12 779**	**4 014**	**3 725**	**4 129**	**911**
其中：					
中医部委属科研机构	1 824	841	628	252	103
专业技术人员分类比重（%）	100.00	46.11	34.43	13.82	5.65
中医省属科研机构	9 162	2 757	2 700	2 982	723
专业技术人员分类比重（%）	100.00	30.09	29.47	32.55	7.89
中医地、市属科研机构	1 793	416	397	895	85
专业技术人员分类比重（%）	100.00	23.20	22.14	49.92	4.74

2018年科学研究与技术开发机构人员流动情况（一）

单位：人

	本年新增人员	应届高校毕业生	招聘的其他人员	招聘的其他人员主要来源						其他新增人员
				其中：来自研究院所	来自企业		来自高等学校	来自国外	来自政府部门	
					人数	其中：外资或合资企业				
全国	**1 816**	**607**	**522**	**32**	**105**	**5**	**343**	**5**	**6**	**687**
其中：										
中医部委属科研机构	149	102	30	11	14	0	1	4	0	17
中医省属科研机构	1 347	333	487	21	91	5	337	1	6	527
中医地、市属科研机构	320	172	5	0	0	0	5	0	0	143

2018 年科学研究与技术开发机构人员流动情况（二）

单位：人

	本年减少人员	离退休人员	离开本单位的人员	离开本单位的人员中：流向研究院所	流向企业：人数	流向企业：其中：外资或合资企业	流向高等学校	出国	流向政府部门	其他减少人员	本年不在岗人员
全国	**1 591**	**387**	**387**	**33**	**15**	**2**	**18**	**2**	**20**	**817**	**53**
其中：											
中医部委属科研机构	129	64	19	14	3	0	0	2	0	46	9
中医省属科研机构	1 304	259	308	5	11	2	16	0	20	737	22
中医地、市属科研机构	158	64	60	14	1	0	2	0	0	34	22

2018 年科学研究与技术开发机构经常费收入情况（一）

单位：千元

	本年收入总额＊	科技活动收入：合计	科技活动收入：其中：政府资金	科技活动收入：其中：非政府资金	生产、经营活动收入	其他收入：合计	其他收入：其中：用于离退休人员的政府拨款	用于科技活动的借贷款
全国	**11 871 859**	**3 251 785**	**2 910 579**	**341 206**	**1 206 212**	**7 413 862**	**552 502**	**100 000**
其中：								
中医部委属科研机构	3 262 660	988 610	878 115	110 495	0	2 274 050	466 545	0
中医省属科研机构	7 339 425	1 934 509	1 705 115	229 394	1 010 567	4 394 349	67 094	65 000
中医地、市属科研机构	1 269 774	328 666	327 349	1 317	195 645	745 463	18 863	35 000

注：不含代管经费和转拨外单位经费。

2018 年科学研究与技术开发机构经常费收入情况（二）

单位：千元

	政府资金：合计	政府资金：其中：财政拨款	政府资金：其中：承担政府科研项目收入	政府资金：其中：其他	全部政府资金中：来自地方政府的资金	非政府资金：合计	非政府资金：其中：技术性收入：合计	非政府资金：其中：技术性收入：其中：来自企业	非政府资金：其中：国外资金
全国	**2 910 579**	**2 302 644**	**597 844**	**10 091**	**1 803 879**	**341 206**	**225 780**	**141 148**	**0**
其中：									
中医部委属科研机构	878 115	601 109	268 759	8 247	41 734	110 495	103 840	70 243	0
中医省属科研机构	1 705 115	1 383 944	320 618	553	1 456 664	229 394	120 623	70 905	0
中医地、市属科研机构	327 349	317 591	8 467	1 291	305 481	1 317	1 317	0	0

2018年科学研究与技术开发机构经常费支出情况（一）

单位：千元

	本年内部支出	内部支出按支出的活动性质分						
		科技活动支出				生产经营活动支出		其他支出*
		合计	其中：人员费	设备购置费	其他日常支出	合计	其中经营税金	
全国	**11 311 470**	**3 655 858**	**1 699 197**	**451 866**	**1 504 795**	**1 330 626**	**291**	**6 324 986**
其中：								
中医部委属科研机构	3 169 056	1 083 495	398 203	130 636	554 656	0	0	2 085 561
中医省属科研机构	6 904 927	2 059 181	993 128	275 383	790 670	1 203 814	265	3 641 932
中医地、市属科研机构	1 237 487	513 182	307 866	45 847	159 469	126 812	26	597 493

注：其他支出含医疗、工程设计、教学培训等活动支出。

2018年科学研究与技术开发机构经常费支出情况（二）

单位：千元

	本年内部支出	内部支出按支出的经济性质和具体用途分				本年外部支出	
		工资福利支出	对个人和家庭补助	商品和服务支出	其他	合计	其中：科技活动经费外部支出
全国	**11 311 470**	**3 627 668**	**331 094**	**5 111 038**	**2 241 670**	**48 351**	**48 351**
其中：							
中医部委属科研机构	3 169 056	700 639	141 543	646 711	1 680 163	40 168	40 168
中医省属科研机构	6 904 927	2 392 133	154 092	2 392 133	154 092	4 029 684	329 018
中医地、市属科研机构	1 237 487	534 896	35 459	534 896	35 459	434 643	232 489

2018年科学研究与技术开发机构基本建设情况（一）

单位：千元

	基本建设投资实际完成额				
	合计	按用途分：科研仪器设备	科研土建工程	生产经营土建与设备	生活土建与设备
全国	**618 328**	**131 688**	**150 222**	**252 376**	**84 042**
其中：					
中医部委属科研机构	174 783	56 528	21 521	12 889	83 845
中医省属科研机构	323 787	68 402	56 061	199 127	197
中医地、市属科研机构	119 758	6 758	72 640	40 360	0

2018年科学研究与技术开发机构基本建设情况（二）

单位：千元

	科研基建				
	合计	按来源分			
		政府资金	企业资金	事业单位资金	其他资金
全国	**281 910**	**215 391**	**0**	**66 359**	**160**
其中：					
中医部委属科研机构	78 049	77 366	0	683	0
中医省属科研机构	124 463	59 808	0	64 655	0
中医地、市属科研机构	79 398	78 217	0	1 021	160

2018年科学研究与技术开发机构资产与负债情况

单位：千元

	资产总计	其中1：存货	其中2：年末固定资产原价				负债合计
			合计	其中：			
				科研房屋建筑物	科研仪器设备		
					合计	其中：进口	
全国	**16 169 462**	**766 017**	**9 576 736**	**2 079 143**	**3 378 077**	**808 823**	**5 163 489**
其中：							
中医部委属科研机构	5 299 676	142 964	2 698 566	529 589	1 038 279	410 233	1 952 266
中医省属科研机构	8 842 026	559 184	5 282 648	742 104	1 873 648	345 121	2 481 791
中医地、市属科研机构	2 027 760	63 869	1 595 522	807 450	466 150	53 469	729 432

2018年科学研究与技术开发机构在研课题情况（一）

单位：个

	课题数合计	其中：		基础研究	其中：		应用研究	其中：	
		当年开题	当年完成		当年开题	当年完成		当年开题	当年完成
全国	**3 471**	**1 283**	**1 150**	**869**	**322**	**260**	**1 490**	**460**	**506**
其中：									
中医部委属科研机构	931	267	421	295	107	95	394	69	216
中医省属科研机构	2 419	982	712	554	211	164	1 030	369	283
中医地、市属科研机构	121	34	17	20	4	1	66	22	7

2018年科学研究与技术开发机构在研课题情况（二）

单位：个

	试验发展	其中：		研究与发展成果应用	其中：		科技服务	其中：	
		当年开题	当年完成		当年开题	当年完成		当年开题	当年完成
全国	**813**	**370**	**266**	**144**	**64**	**50**	**155**	**67**	**68**
其中：									
中医部委属科研机构	176	68	79	45	11	18	21	12	13
中医省属科研机构	610	297	181	95	52	30	130	53	54
中医地、市属科研机构	27	5	6	4	1	2	4	2	1

2018 年科学研究与技术开发机构课题经费内部支出情况 单位：千元

	合计	基础研究	应用研究	试验发展	研究与试验发展成果应用	科技服务
全国	**1 512 524**	**309 440**	**632 176**	**443 796**	**66 610**	**60 503**
其中：						
中医部委属科研机构	486 698	181 075	155 101	127 200	18 608	4 714
中医省属科研机构	958 793	124 270	439 129	295 517	44 711	55 166
中医地、市属科研机构	67 034	4 095	37 947	21 079	3 290	623

2018 年科学研究与技术开发机构课题折合工作量统计 单位：人年

	合计	基础研究	应用研究	试验发展	研究与试验发展成果应用	科技服务
全国	**6 412**	**1 540**	**2 739**	**1 594**	**250**	**290**
其中：						
中医部委属科研机构	1 469	517	630	237	58	26
中医省属科研机构	4 546	985	1 880	1 253	175	253
中医地、市属科研机构	396	38	228	103	16	11

2018 年科学研究与技术开发机构 R&D 课题来源 单位：个

	合计	国家科技项目	地方科技项目	企业委托科技项目	自选科技项目	国际合作科技项目	其他科技项目
全国	**3 172**	**725**	**1 727**	**265**	**225**	**3**	**227**
其中：							
中医部委属科研机构	865	460	117	77	62	3	146
中医省属科研机构	2 194	262	1 515	188	156	0	73
中医地、市属科研机构	113	3	95	0	7	0	8

2018 年科学研究与技术开发机构 R&D 人员情况 单位：人

	R&D人员合计	其中：女性	按学历分				按工作量分	
			博士毕业	硕士毕业	本科毕业	其他	R&D 全时人员	R&D 非全时人员
全国	**9 408**	**5 422**	**1 334**	**3 291**	**3 669**	**1 114**	**5 090**	**4 318**
其中：								
中医部委属科研机构	1 814	1 127	750	540	425	99	1 464	350
中医省属科研机构	7 070	4 063	565	2 616	2 891	998	3 259	3 811
中医地、市属科研机构	524	232	19	135	353	17	367	157

2018 年科学研究与技术开发机构 R&D 工作量情况

单位：人年

	R&D 人员折合全时工作量	R&D 研究人员折合全时工作量
全国	**7 286**	**4 247**
其中：		
中医部委属科研机构	1 474	1 204
中医省属科研机构	5 365	2 727
中医地、市属科研机构	447	316

2018 年科学研究与技术开发机构 R&D 经费

单位：千元

	R&D 经费内部支出			R&D 经费外部支出				
					其中：			
	合计	R&D 经常费支出	R&D 基本建设费	合计	对国内科研机构支出	对国内高等学校支出	对国内企业支出	对境外机构支出
全国	**2 225 527**	**2 101 753**	**123 774**	**40 563**	**34 856**	**1 110**	**4 597**	**0**
其中：								
中医部委属科研机构	728 757	709 362	19 395	34 456	34 456	0	0	0
中医省属科研机构	1 378 144	1 293 927	84 217	5 507	0	1 110	4 397	0
中医地、市属科研机构	118 626	98 464	20 162	600	400	0	200	0

2018 年科学研究与技术开发机构 R&D 经常费支出明细（一）

单位：千元

	合计	按费用类别分			按活动类型分		
		人员费	设备购置费	其他	基础研究	应用研究	试验发展
全国	**2 101 753**	**1 045 587**	**210 596**	**845 570**	**468 762**	**922 088**	**710 903**
其中：							
中医部委属科研机构	709 362	318 249	77 174	313 939	247 359	242 467	219 536
中医省属科研机构	1 293 927	673 892	120 115	499 920	216 500	618 784	458 643
中医地、市属科研机构	98 464	53 446	13 307	31 711	4 903	60 837	32 724

2018 年科学研究与技术开发机构 R&D 经常费支出明细（二）

单位：千元

	按经费来源分				
	政府资金	企业资金	事业单位资金	国外资金	其他资金
全国	**1 509 381**	**134 538**	**454 077**	**973**	**1 509 381**
其中：					
中医部委属科研机构	452 619	75 934	178 498	973	1 338
中医省属科研机构	980 049	58 604	253 828	0	1 446
中医地、市属科研机构	76 713	0	21 751	0	0

2018 年科学研究与技术开发机构 R&D 基本建设费明细

单位：千元

	合计	按费用类别分		按经费来源分				
		仪器设备费	土建费	政府资金	企业资金	事业单位资金	国外资金	其他资金
全国	**123 774**	**44 831**	**78 943**	**87 846**	**0**	**35 928**	**0**	**0**
其中：								
中医部委属科研机构	19 395	683	18 712	18 712	0	683	0	0
中医省属科研机构	84 217	37 676	46 541	48 972	0	35 245	0	0
中医地、市属科研机构	20 162	6 472	13 690	20 162	0	0	0	0

2018 年科学研究与技术开发机构科技成果情况（一）

	科技论文与科技著作		
	发表科技论文（篇）		出版科技著作（种）
	合计	其中：国外发表	
全国	**5 729**	**945**	**277**
其中：			
中医部委属科研机构	1 970	585	107
中医省属科研机构	3 345	353	159
中医地、市属科研机构	414	7	11

2018 年科学研究与技术开发机构科技成果情况（二）

	专利							
	专利申请受理数（件）		专利授权数（件）			有效发明专利数（件）	专利所有权转让及许可数（件）	专利所有权转让与许可收入（千元）
	件数	其中：发明专利	件数	其中：发明专利	其中：国外授权			
全国	**403**	**279**	**259**	**169**	**0**	**1 170**	**19**	**1 477**
其中：								
中医部委属科研机构	86	84	55	52	0	365	11	1 277
中医省属科研机构	300	186	197	115	0	782	6	200
中医地、市属科研机构	17	9	7	2	0	23	2	0

2018 年科学研究与技术开发机构科技成果情况（三）

	其他产出				
	形成国家或行业标准数（项）	集成电路布图设计登记数（件）	植物新品种权授予数（项）	软件著作权数（件）	新药证书数（件）
全国	**51**	**0**	**0**	**24**	**4**
其中：					
中医部委属科研机构	12	0	0	11	0
中医省属科研机构	39	0	0	13	4
中医地、市属科研机构	0	0	0	0	0

2018 年科学研究与技术开发机构对外科技服务活动情况 单位：人年

	工作量合计	科技成果的示范性推广工作	为用户提供可行性报告、技术方案、建议及进行技术论证等技术咨询工作	为社会和公众提供的测试、标准化、计量、计算、质量和专利服务	科技信息文献服务	其他科技服务活动	科技培训工作
全国	**2 029**	**603**	**228**	**330**	**172**	**299**	**315**
其中：							
中医部委属科研机构	365	22	75	128	4	74	51
中医省属科研机构	1 492	491	150	201	161	204	215
中医地、市属科研机构	172	90	3	1	7	21	49

2018 年科学研究与技术开发机构重点发展学科情况 单位：个

	重点学科数合计	其中：							
		基础医学其他学科	内科学	药物化学	中医学	民族医学	中西医结合医学	中药学	中医学与中药学其他学科
全国	**172**	**1**	**2**	**4**	**67**	**0**	**5**	**66**	**6**
其中：									
中医部委属科研机构	43	1	0	1	21	0	1	15	0
中医省属科研机构	118	0	2	3	39	0	4	50	5
中医地、市属科研机构	11	0	0	0	7	0	0	1	1

（二）科学技术信息和文献机构

2018 年科学技术信息和文献机构人员情况 单位：人

机构数	从业人员	从业人员按工作性质分类			外聘的流动学者	招收的非本单位在读研究生	离退休人员总数
		从事科技活动人员	从事生产、经营活动人员	其他人员			
2	144	144	0	0	6	21	137

2018 年科学技术信息和文献机构从事科技活动人员情况 单位：人

从事科技活动人员	其中：女性	其中：		
		科技管理人员	课题活动人员	科技服务人员
144	101	7	131	6

2018 年科学技术信息和文献机构从事科技活动人员学历情况 单位：人

合计	博士毕业	硕士毕业	本科毕业	大专毕业
144	52	56	26	4

2018 年科学技术信息和文献机构从事科技活动人员专业技术职称情况 单位：人

合计	高级职称	中级职称	初级职称	其他
144	65	49	22	8

2018 年科学技术信息和文献机构人员流动情况（一） 单位：人

<table>
<tr><td rowspan="4">本年新增人员</td><td rowspan="4">应届高校毕业生</td><td rowspan="4">招聘的其他人员</td><td colspan="6">招聘的其他人员主要来源</td><td rowspan="4">其他新增人员</td></tr>
<tr><td colspan="6">其中：</td></tr>
<tr><td rowspan="2">来自研究院所</td><td colspan="2">来自企业</td><td rowspan="2">来自高等学校</td><td rowspan="2">来自国外</td><td rowspan="2">来自政府部门</td></tr>
<tr><td>人数</td><td>其中：外资或合资企业</td></tr>
<tr><td>4</td><td>4</td><td>0</td><td>0</td><td>0</td><td>0</td><td>0</td><td>0</td><td>0</td><td>0</td></tr>
</table>

2018 年科学技术信息和文献机构人员流动情况（二） 单位：人

<table>
<tr><td rowspan="4">本年减少人员</td><td rowspan="4">离退休人员</td><td rowspan="4">离开本单位的人员</td><td colspan="6">离开本单位的人员</td><td rowspan="4">其他减少人员</td><td rowspan="4">本年不在岗人员</td></tr>
<tr><td colspan="6">其中：</td></tr>
<tr><td rowspan="2">流向研究院所</td><td colspan="2">流向企业</td><td rowspan="2">流向高等学校</td><td rowspan="2">出国</td><td rowspan="2">流向政府部门</td></tr>
<tr><td>人数</td><td>其中：外资或合资企业</td></tr>
<tr><td>4</td><td>4</td><td>0</td><td>0</td><td>0</td><td>0</td><td>0</td><td>0</td><td>0</td><td>0</td><td>1</td></tr>
</table>

2018 年科学技术信息和文献机构经常费收入情况（一） 单位：千元

<table>
<tr><td rowspan="3">本年收入总额</td><td colspan="3">科技活动收入</td><td rowspan="3">生产、经营活动收入</td><td colspan="2">其他收入</td><td rowspan="3">用于科技活动的借贷款</td></tr>
<tr><td rowspan="2">合计</td><td colspan="2">其中：</td><td rowspan="2">合计</td><td>其中：</td></tr>
<tr><td>政府资金</td><td>非政府资金</td><td>用于离退休人员的政府拨款</td></tr>
<tr><td>82 531</td><td>73 663</td><td>60 504</td><td>13 159</td><td>0</td><td>8 868</td><td>8 656</td><td>0</td></tr>
</table>

2018 年科学技术信息和文献机构经常费收入情况（二） 单位：千元

<table>
<tr><td colspan="5">政府资金</td><td colspan="4">非政府资金</td></tr>
<tr><td rowspan="4">合计</td><td colspan="3">其中：</td><td rowspan="4">全部政府资金中：来自地方政府的资金</td><td rowspan="4">合计</td><td colspan="2">其中：</td><td rowspan="4">国外资金</td></tr>
<tr><td rowspan="3">财政拨款</td><td rowspan="3">承担政府科研项目收入</td><td rowspan="3">其他</td><td colspan="2">技术性收入</td></tr>
<tr><td rowspan="2">合计</td><td>其中：</td></tr>
<tr><td>来自企业</td></tr>
<tr><td>60 504</td><td>49 638</td><td>10 866</td><td>0</td><td>0</td><td>13 159</td><td>10 321</td><td>0</td><td>0</td></tr>
</table>

2018 年科学技术信息和文献机构经常费支出情况（一）

单位：千元

本年内部支出	内部支出按支出的活动性质分						
	科技活动支出				生产、经营活动支出		其他支出
	合计	其中：			合计	其中：经营税金	
		人员费	设备购置费	其他日常支出			
79 502	70 846	25 364	3 636	41 846	0	0	8 656

2018 年科学技术信息和文献机构经常费支出情况（二）

单位：千元

本年内部支出	内部支出按支出的经济性质和具体用途分				本年外部支出	
	工资福利支出	对个人和家庭补助	商品和服务支出	其他	合计	其中：科技活动经费外部支出
79 502	23 983	23 983	8 688	11 168	0	0

2018 年科学技术信息和文献机构基本建设情况

单位：千元

基本建设投资实际完成额					科研基建				
合计	按用途分				合计	按来源分			
	科研仪器设备	科研土建工程	生产经营土建与设备	生活土建与设备		政府资金	企业资金	事业单位资金	其他资金
0	0	0	0	0	0	0	0	0	0

2018 年科学技术信息和文献机构资产与负债情况

单位：千元

资产总计	其中 1：存货	其中 2：年末固定资产原价				负债合计
		合计	其中：			
			科研房屋建筑物	科研仪器设备		
				合计	其中：进口	
235 755	0	205 409	61 287	68 924	0	78 447

2018 年科学技术信息和文献机构在研课题情况（一）

单位：个

课题数合计	其中：		基础研究	其中：		应用研究	其中：	
	当年开题	当年完成		当年开题	当年完成		当年开题	当年完成
110	53	38	10	4	1	11	7	1

2018 年科学技术信息和文献机构在研课题情况（二）

单位：个

试验发展	其中：		研究与试验发展成果应用	其中：		科技服务	其中：	
	当年开题	当年完成		当年开题	当年完成		当年开题	当年完成
18	8	7	28	11	7	43	23	22

2018年科学技术信息和文献机构课题经费内部支出情况

单位：千元

合计	基础研究	应用研究	试验发展	研究与试验发展成果应用	科技服务
21 162	2 266	4 086	3 764	4 706	6 340

2018年科学技术信息和文献机构课题折合工作量统计

单位：人年

合计	基础研究	应用研究	试验发展	研究与试验发展成果应用	科技服务
96	36	14	10	15	22

2018年科学技术信息和文献机构R&D课题来源

单位：个

合计数	国家科技项目	地方科技项目	企业委托科技项目	自选科技项目	国际合作科技项目	其他科技项目
39	17	2	0	6	0	14

2018年科学技术信息和文献机构R&D人员情况

单位：人

R&D人员合计	其中：	按学历分				按工作量分	
	女性	博士毕业	硕士毕业	本科毕业	其他	R&D全时人员	R&D非全时人员
75	51	33	28	14	0	30	45

2018年科学技术信息和文献机构R&D工作量情况

单位：人年

R&D人员折合全时工作量	R&D研究人员折合全时工作量
60	49

2018年科学技术信息和文献机构R&D经费

单位：千元

R&D经费内部支出			R&D经费外部支出				
合计	R&D经常费支出	R&D基本建设费	合计	其中：对国内科研机构支出	对国内高等学校支出	对国内企业支出	对境外机构支出
13 889	13 889	0	0	0	0	0	0

2018年科学技术信息和文献机构R&D经常费支出明细

单位：千元

R&D经常费支出											
合计	按费用类别分			按经费来源分					按活动类型分		
	人员费	设备购置费	其他	政府资金	企业资金	事业单位资金	国外资金	其他资金	基础研究	应用研究	试验发展
13 889	10 652	273	2 964	13 889	0	0	0	0	6 039	4 086	3 764

2018 年科学技术信息和文献机构 R&D 基本建设费明细

单位：千元

R&D 基本建设费							
合计	按费用类别分		按经费来源分				
	仪器设备费	土建费	政府资金	企业资金	事业单位资金	国外资金	其他资金
0	0	0	0	0	0	0	0

2018 年科学技术信息和文献机构科技成果情况（一）

科技论文与科技著作		
发表科技论文（篇）		出版科技著作（种）
篇数	其中：国外发表	
85	5	11

2018 年科学技术信息和文献机构科技成果情况（二）

专利							
专利申请受理数（件）		专利授权数（件）			有效发明专利数（件）	专利所有权转让及许可数（件）	专利所有权转让与许可收入（千元）
件数	其中：发明专利	件数	其中：发明专利	其中：国外授权			
1	1	1	1	0	1	0	0

2018 年科学技术信息和文献机构科技成果情况（三）

其他产出				
形成国家或行业标准数（项）	集成电路布图设计登记数（件）	植物新品种权授予数（项）	软件著作权数（件）	新药证书数（件）
0	0	0	7	0

2018 年科学技术信息和文献机构对外科技服务活动情况

单位：人年

合计	科技成果的示范性推广工作	为用户提供可行性报告、技术方案、建议及进行技术论证等技术咨询工作	地形、地质和水文考察、天文、气象和地震的日常观察	为社会和公众提供的测试、标准化、计量、计算、质量和专利服务	科技信息文献服务	其他科技服务活动	科技培训工作
63	5	10	0	0	10	0	8

2018 年科学技术信息和文献机构馆藏累计情况

图书、资料（册）	其中：		期刊（种）	其中：	缩微制品（张）	音像制品（张）	电子期刊（种）
	外文会议录	外文科技报告		外文原版期刊			
295 834	0	0	1 213	324	430	950	0

2018 年科学技术信息和文献机构引进国外数据库情况

书目文摘型			全文文献型			数值型			多媒体型		
数量（个）	数据记录量总量（万条）	数据记录量当年更新量（万条）	数量（个）	数据记录量总量（万条）	数据记录量当年更新量（万条）	数量（个）	数据记录量总量（万条）	数据记录量当年更新量（万条）	数量（个）	数据记录量总量（万条）	数据记录量当年更新量（万条）
2	20 000	2 000	5	40 000	4 000	0	0	0	0	0	0

2018 年科学技术信息和文献机构引进国内数据库情况

书目文摘型			全文文献型			数值型			多媒体型		
数量（个）	数据记录量总量（万条）	数据记录量当年更新量（万条）	数量（个）	数据记录量总量（万条）	数据记录量当年更新量（万条）	数量（个）	数据记录量总量（万条）	数据记录量当年更新量（万条）	数量（个）	数据记录量总量（万条）	数据记录量当年更新量（万条）
4	50 000	3 000	11	100 808	6 000	0	0	0	0	0	0

2018 年科学技术信息和文献机构自建数据库情况

书目文摘型			全文文献型			数值型			多媒体型		
数量（个）	数据记录量总量（万条）	数据记录量当年更新量（万条）	数量（个）	数据记录量总量（万条）	数据记录量当年更新量（万条）	数量（个）	数据记录量总量（万条）	数据记录量当年更新量（万条）	数量（个）	数据记录量总量（万条）	数据记录量当年更新量（万条）
1	170	13	1	1	0	0	0	0	0	0	0

2018 年科学技术信息和文献机构计算机有关设备情况

单位：台

计算机有关设备	其中：					复印机	摄、录像机	印刷设备
	大、中型机	小型机	微机	终端	扫描设备			
973	0	18	875	0	62	19	18	0

2018 年科学技术信息和文献机构网络情况

自建网络（个）		对外联网网上用户数（个）			
网络数	网上用户数	DIALOG	STN	OCLC	INTERNET
2	128	0	0	0	1 012

2018 年科学技术信息和文献机构信息服务情况

阅览（人次）	外借		资料复制（千页）	读者咨询（人次）	缩微制作（张）	课题检索（个）	查新（项）	专题咨询服务（次）	信息分析研究报告（篇）
	人次	册次							
1 621	1 179	2 788	0	100	2 000	24	281	5	10

2018 年科学技术信息和文献机构文献服务情况

文献信息加工		声像制作（部）	翻译（万字）		出版印刷			
文摘（篇）	数据库数据加工（条）		中译外	外译中	图书、资料（万字）	连续出版物（万字）	其中：电子版（种）	科技报告（种）
30 000	60 000	21	0	4	0	657	4	0

2018 年科学技术信息和文献机构电子信息利用情况（一）

数据库检索			网络信息检索			电子期刊利用		
次数（次）	机 时（小时）	信息量（兆字节）	次数（次）	机时（小时）	信息量（兆字节）	次数（次）	机时（小时）	信息量（兆字节）
4 115 000	15 872	52 918	12 700	2 080	151 110 000	8 752 463	2 080	899 401

2018 年科学技术信息和文献机构电子信息利用情况（二）

从网上获得信息			向网上发布信息		
次 数（次）	机 时（小时）	信息量（兆字节）	次 数（次）	机 时（小时）	信息量（兆字节）
12 700	2 080	151 110 000	80	8 760	1 600 000

（三）R&D 活动单位

2018 年 R&D 活动单位人员情况

单位：人

机构数	从业人员	从业人员按工作性质分类			外聘的流动学者	招收的非本单位在读研究生	离退休人员总数
		从事科技活动人员	从事生产、经营活动人员	其他人员			
10	1 217	561	28	628	91	70	657

2018 年 R&D 活动单位从事科技活动人员情况

单位：人

从事科技活动人员	其中：女性	其中：		
		科技管理人员	课题活动人员	科技服务人员
561	285	65	323	173

2018 年 R&D 活动单位从事科技活动人员学历情况

单位：人

合计	博士毕业	硕士毕业	本科毕业	大专毕业
561	157	126	233	44

2018 年 R&D 活动单位从事科技活动人员专业技术职称情况 单位：人

合计	高级职称	中级职称	初级职称	其他
561	199	159	54	149

2018 年 R&D 活动单位人员流动情况（一） 单位：人

本年新增人员	应届高校毕业生	招聘的其他人员	招聘的其他人员主要来源						其他新增人员
			其中：						
			来自研究院所	来自企业		来自高等学校	来自国外	来自政府部门	
				人数	其中：外资或合资企业				
0	0	0	0	0	0	0	0	0	0

2018 年 R&D 活动单位人员流动情况（二） 单位：人

本年减少人员	离退休人员	离开本单位的人员	离开本单位的人员						其他减少人员	本年不在岗人员
			其中：							
			流向研究院所	流向企业		流向高等学校	出国	流向政府部门		
				人数	其中：外资或合资企业					
0	0	0	0	0	0	0	0	0	0	0

2018 年 R&D 活动单位经常费收入情况（一） 单位：千元

本年收入总额	科技活动收入			生产、经营活动收入	其他收入		用于科技活动的借贷款
	合计	其中：			合计	其中：用于离退休人员的政府拨款	
		政府资金	非政府资金				
2 293 018	145 436	111 611	3 3825	6 245	2 141 337	40 689	0

2018 年 R&D 活动单位经常费收入情况（二） 单位：千元

政府资金					非政府资金			
合计	其中：			全部政府资金中：来自地方政府的资金	合计	其中：		国外资金
	财政拨款	承担政府科研项目收入	其他			技术性收入		
						合计	其中：来自企业	
111 611	67 986	37 154	6 471	48 159	33 825	33 785	20 155	0

2018 年 R&D 活动单位经常费支出情况（一） 单位：千元

本年内部支出	内部支出按支出的活动性质分						
	科技活动支出				生产、经营活动支出		其他支出
	合计	其中：			合计	其中：经营税金	
		人员费	设备购置费	其他日常支出			
2 132 589	276 767	107 469	42 144	127 154	15 202	254	1 840 620

2018 年 R&D 活动单位经常费支出情况（二）

单位：千元

本年内部支出	内部支出按支出的经济性质和具体用途分				本年外部支出	
	工资福利支出	对个人和家庭补助	商品和服务支出	其他	合计	其中：科技活动经费外部支出
2 132 589	465 284	71 930	1 543 449	51 926	1 090	1 090

2018 年 R&D 活动单位基本建设情况

单位：千元

基本建设投资实际完成额					科研基建				
合计	按用途分				合计	按来源分			
	科研仪器设备	科研土建工程	生产经营土建与设备	生活土建与设备		政府资金	企业资金	事业单位资金	其他资金
34 954	27 781	235	6 938	0	28 016	9 619	6	18 391	0

2018 年 R&D 活动单位资产与负债情况

单位：千元

资产总计	其中 1：存货	其中 2：年末固定资产原价				负债合计
		合计	其中：			
			科研房屋建筑物	科研仪器设备		
				合计	其中：进口	
1 656 330	55 734	1 320 926	80 182	133 909	14 663	423 174

2018 年 R&D 活动单位在研课题情况（一）

单位：个

课题数合计	其中：		基础研究	其中：		应用研究	其中：	
	当年开题	当年完成		当年开题	当年完成		当年开题	当年完成
204	49	65	109	18	49	47	14	1

2018 年 R&D 活动单位在研课题情况（二）

单位：个

试验发展	其中：		研究与试验发展成果应用	其中：		科技服务	其中：	
	当年开题	当年完成		当年开题	当年完成		当年开题	当年完成
34	8	9	2	0	1	12	9	5

2018 年 R&D 活动单位课题经费内部支出情况

单位：千元

合计	基础研究	应用研究	试验发展	研究与试验发展成果应用	科技服务
33 294	15 095	8 532	2 588	4 558	2 520

2018 年 R&D 活动单位课题折合工作量统计

单位：人年

合计	基础研究	应用研究	试验发展	研究与试验发展成果应用	科技服务
314	51	189	33	15	25

2018 年 R&D 活动单位 R&D 人员情况

单位：人

R&D 人员合计	其中：	按学历分				按工作量分	
	女性	博士毕业	硕士毕业	本科毕业	其他	R&D 全时人员	R&D 非全时人员
484	252	147	109	206	22	320	164

2018 年 R&D 活动单位 R&D 工作量情况

单位：人年

R&D 人员折合全时工作量	R&D 研究人员折合全时工作量
360	149

2018 年 R&D 活动单位 R&D 经费

单位：千元

R&D 经费内部支出			R&D 经费外部支出				
合计	R&D 经常费支出	R&D 基本建设费	合计	其中：对国内科研机构支出	对国内高等学校支出	对国内企业支出	对境外机构支出
99 765	89 990	9 775	857	0	857	0	0

2018 年 R&D 活动单位 R&D 经常费支出明细

单位：千元

R&D 经常费支出											
合计	按费用类别分			按经费来源分					按活动类型分		
	人员费	设备购置费	其他	政府资金	企业资金	事业单位资金	国外资金	其他资金	基础研究	应用研究	试验发展
89 990	69 205	1 892	18 893	80 218	1 215	4 367	0	4 190	52 004	35 524	2 462

2018 年 R&D 活动单位 R&D 基本建设费明细

单位：千元

R&D 基本建设费							
合计	按费用类别分		按经费来源分				
	仪器设备费	土建费	政府资金	企业资金	事业单位资金	国外资金	其他资金
9 775	9 540	235	9 619	6	150	0	0

2018 年 R&D 活动单位科技成果情况（一）

科技论文与科技著作		
发表科技论文（篇）		出版科技著作（种）
篇数	其中：国外发表	
598	177	52

2018 年 R&D 活动单位科技成果情况（二）

专利							
专利申请受理数（件）		专利授权数（件）			有效发明专利数（件）	专利所有权转让及许可数（件）	专利所有权转让与许可收入（千元）
件数	其中：发明专利	件数	其中：发明专利	其中：国外授权			
20	18	14	7	1	33	0	0

2018 年 R&D 活动单位科技成果情况（三）

其他产出				
形成国家或行业标准数（项）	集成电路布图设计登记数（件）	植物新品种权授予数（项）	软件著作权数（件）	新药证书数（件）
0	0	0	9	0

2018 年 R&D 活动单位对外科技服务活动情况 单位：人年

合计	科技成果的示范性推广工作	为用户提供可行性报告、技术方案、建议及进行技术论证等技术咨询工作	地形、地质和水文考察、天文、气象和地震的日常观察	为社会和公众提供的测试、标准化、计量、计算、质量和专利服务	科技信息文献服务	其他科技服务活动	科技培训工作
236	6	5	0	2	44	69	105

（四）县属研究与开发机构

2018 年县属研究与开发机构人员情况 单位：人

机构数	从业人员	从业人员按工作性质分类			外聘的流动学者	招收的非本单位在读研究生	离退休人员总数
		从事科技活动人员	从事生产、经营活动人员	其他人员			
11	488	177	40	271	3	0	63

2018 年县属研究与开发机构从事科技活动人员情况 单位：人

从事科技活动人员	其中：女性	其中：		
		科技管理人员	课题活动人员	科技服务人员
177	77	66	75	36

2018 年县属研究与开发机构从事科技活动人员学历情况 单位：人

合计	博士毕业	硕士毕业	本科毕业	大专毕业
177	3	15	73	59

2018 年县属研究与开发机构从事科技活动人员专业技术职称情况 单位：人

合计	高级职称	中级职称	初级职称	其他
177	37	78	51	11

2018年县属研究与开发机构经常费收入情况（一）

单位：千元

本年收入总额	科技活动收入			生产、经营活动收入	其他收入		用于科技活动的借贷款
	合计	其中：政府资金	其中：非政府资金		合计	其中：用于离退休人员的政府拨款	
145 856	23 183	16 309	6 874	35 000	87 673	323	0

2018年县属研究与开发机构经常费收入情况（二）

单位：千元

政府资金					非政府资金			
合计	其中：财政拨款	其中：承担政府科研项目收入	其中：其他	全部政府资金中：来自地方政府的资金	合计	其中：技术性收入 合计	其中：技术性收入 其中：来自企业	国外资金
16 309	15 256	308	745	13 322	6 874	5 961	560	0

2018年县属研究与开发机构经常费支出情况（一）

单位：千元

本年内部支出	内部支出按支出的活动性质分						
	科技活动支出				生产、经营活动支出		其他支出
	合计	其中：人员费	其中：设备购置费	其中：其他日常支出	合计	其中：经营税金	
56 390	26 029	18 678	2 006	5 345	29 486	0	875

2018年县属研究与开发机构经常费支出情况（二）

单位：千元

本年内部支出	内部支出按支出的经济性质和具体用途分				本年外部支出	
	工资福利支出	对个人和家庭补助	商品和服务支出	其他	合计	其中：科技活动经费外部支出
56 390	26 180	2 686	26 773	751	208	208

2018年县属研究与开发机构基本建设情况

单位：千元

基本建设投资实际完成额					科研基建				
合计	按用途分：科研仪器设备	按用途分：科研土建工程	按用途分：生产经营土建与设备	按用途分：生活土建与设备	合计	按来源分：政府资金	按来源分：企业资金	按来源分：事业单位资金	按来源分：其他资金
1 687	1 587	100	0	0	1 687	0	0	1 687	0

2018 年县属研究与开发机构资产与负债情况

单位：千元

<table>
<tr><th rowspan="4">资产总计</th><th rowspan="4">其中1：存货</th><th colspan="4">其中2：年末固定资产原价</th><th rowspan="4">负债合计</th></tr>
<tr><th rowspan="3">合计</th><th colspan="3">其中：</th></tr>
<tr><th rowspan="2">科研房屋建筑物</th><th colspan="2">科研仪器设备</th></tr>
<tr><th>合计</th><th>其中：进口</th></tr>
<tr><td>247 332</td><td>7 357</td><td>204 780</td><td>97 043</td><td>100 865</td><td>50 036</td><td>86 060</td></tr>
</table>

2018 年县属研究与开发机构在研课题情况（一）

单位：个

课题数合计	其中：		基础研究	其中：		应用研究	其中：	
	当年开题	当年完成		当年开题	当年完成		当年开题	当年完成
20	0	0	0	0	0	5	0	0

2018 年县属研究与开发机构在研课题情况（二）

单位：个

试验发展	其中：		研究与试验发展成果应用	其中：		科技服务	其中：	
	当年开题	当年完成		当年开题	当年完成		当年开题	当年完成
13	0	0	0	0	0	2	0	0

2018 年县属研究与开发机构课题经费内部支出情况

单位：千元

合计	基础研究	应用研究	试验发展	研究与试验发展成果应用	科技服务
6 302	0	709	3 783	0	1 810

2018 年县属研究与开发机构课题折合工作量统计

单位：人年

合计	基础研究	应用研究	试验发展	研究与试验发展成果应用	科技服务
91	0	12	44	0	34

2018 年县属研究与开发机构 R&D 课题来源

单位：个

合计数	国家科技项目	地方科技项目	企业委托科技项目	自选科技项目	国际合作科技项目	其他科技项目
18	0	17	0	1	0	0

2018 年县属研究与开发机构 R&D 人员情况

单位：人

<table>
<tr><th rowspan="2">R&D 人员合计</th><th>其中：</th><th colspan="4">按学历分</th><th colspan="2">按工作量分</th></tr>
<tr><th>女性</th><th>博士毕业</th><th>硕士毕业</th><th>本科毕业</th><th>其他</th><th>R&D 全时人员</th><th>R&D 非全时人员</th></tr>
<tr><td>97</td><td>46</td><td>3</td><td>11</td><td>31</td><td>52</td><td>56</td><td>41</td></tr>
</table>

2018 年县属研究与开发机构 R&D 工作量情况

单位：人年

R&D 人员折合全时工作量	R&D 研究人员折合全时工作量
73	39

2018 年县属研究与开发机构 R&D 经费

单位：千元

R&D 经费内部支出			R&D 经费外部支出				
合计	R&D 经常费支出	R&D 基本建设费	合计	其中：对国内科研机构支出	对国内高等学校支出	对国内企业支出	对境外机构支出
10 789	9 541	1 248	0	0	0	0	0

2018 年县属研究与开发机构 R&D 经常费支出明细

单位：千元

R&D 经常费支出											
合计	按费用类别分			按经费来源分					按活动类型分		
	人员费	设备购置费	其他	政府资金	企业资金	事业单位资金	国外资金	其他资金	基础研究	应用研究	试验发展
9 541	7 970	1 305	266	4 515	0	5 026	0	0	0	2 695	6 846

2018 年县属研究与开发机构 R&D 基本建设费明细

单位：千元

R&D 基本建设费							
合计	按费用类别分		按经费来源分				
	仪器设备费	土建费	政府资金	企业资金	事业单位资金	国外资金	其他资金
1 248	1 148	100	0	0	1 248	0	0

2018 年县属研究与开发机构科技成果情况（一）

科技论文与科技著作		
发表科技论文（篇）		出版科技著作（种）
篇数	其中：国外发表	
43	0	0

2018 年县属研究与开发机构科技成果情况（二）

专利							
专利申请受理数（件）		专利授权数（件）			有效发明专利数（件）	专利所有权转让及许可数（件）	专利所有权转让与许可收入（千元）
件数	其中：发明专利	件数	其中：发明专利	其中：国外授权			
1	1	0	0	0	0	0	0

2018 年县属研究与开发机构科技成果情况（三）

其他产出				
形成国家或行业标准数（项）	集成电路布图设计登记数（件）	植物新品种权授予数（项）	软件著作权数（件）	新药证书数（件）
0	0	0	0	0

2018 年县属研究与开发机构对外科技服务活动情况 单位：人年

合计	科技成果的示范性推广工作	为用户提供可行性报告、技术方案、建议及进行技术论证等技术咨询工作	地形、地质和水文考察、天文、气象和地震的日常观察	为社会和公众提供的测试、标准化、计量、计算、质量和专利服务	科技信息文献服务	其他科技服务活动	科技培训工作
197	127	0	0	0	7	36	21

五、中医财政拨款

2018 年国家财政支出及卫生健康部门医疗卫生财政拨款情况 单位：亿元

项目	绝对数	占国家财政支出比重（%）
国家财政支出	**220 906. 10**	**100. 00**
其中：医疗卫生	15 699. 70	7. 11
卫生健康部门财政拨款	7 876. 72	3. 57
其中：医疗卫生	7 045. 89	3. 19
中医机构财政拨款	504. 45	0. 23
其中：医疗卫生	455. 45	0. 21

2018 年卫生健康部门财政拨款按功能分类情况 单位：万元

项目	卫生健康部门财政拨款	中医机构财政拨款	中医机构所占比例（%）
合计	**78 767 193. 90**	**5 044 544. 63**	**6. 40**
一般公共服务	133 159. 45	7 180. 26	5. 39
公共安全	6 286. 83	55. 42	0. 88
教育	865 276. 07	6 887. 50	0. 80
科学技术	1 018 668. 41	56 383. 44	5. 54
文化体育与传媒	711. 74	53. 70	7. 54
社会保障和就业	3 444 025. 43	261 671. 99	7. 60
社会保险基金支出	67 656. 69	1 759. 67	2. 60
卫生健康支出	70 458 924. 41	4 554 505. 18	6. 46
城乡社区	892 181. 03	49 837. 96	5. 59
其他支出	1 880 303. 84	106 209. 50	5. 65

2018 年卫生健康部门医疗卫生财政拨款按功能分类情况 单位：万元

项目	卫生健康部门财政拨款	中医机构财政拨款	中医机构所占比例（%）
医疗卫生	**70 458 924. 41**	**4 554 505. 18**	**6. 46**
医疗卫生管理事务	5 423 547. 27	17 421. 43	0. 32
公立医院	23 031 945. 79	3 943 562. 20	17. 12
基层医疗卫生机构	15 099 860. 22	27 676. 90	0. 18
公共卫生	17 284 334. 83	90 772. 12	0. 53
基本医疗保险基金补助	602 213. 92	775. 29	0. 13
中医药	405 009. 13	216 364. 30	53. 42
食品和药品监督管理事务	29 883. 63	62. 90	0. 21
其他医疗卫生支出	8 582 129. 61	257 870. 05	3. 00

2018年卫生健康部门医疗卫生财政拨款分省一览表

单位：万元

地区	卫生健康部门财政拨款	中医机构财政拨款	中医机构所占比例（%）
卫健委汇总	**70 458 924.41**	**4 554 505.18**	**6.46**
北京市	3 124 189.36	233 043.19	7.46
天津市	871 710.98	39 775.56	4.56
河北省	2 514 553.35	157 064.29	6.25
山西省	1 744 070.97	141 800.64	8.13
内蒙古自治区	1 599 356.95	205 273.36	12.83
辽宁省	1 481 979.12	49 242.19	3.32
吉林省	1 589 306.90	255 956.87	16.10
黑龙江省	1 423 819.32	117 163.71	8.23
上海市	2 782 329.04	86 926.66	3.12
江苏省	4 345 330.75	367 696.01	8.46
浙江省	3 436 148.03	239 287.82	6.96
安徽省	2 207 337.99	100 734.96	4.56
福建省	2 180 910.94	94 777.07	4.35
江西省	2 027 475.53	134 754.82	6.65
山东省	3 599 364.27	155 641.16	4.32
河南省	2 879 474.26	205 849.58	7.15
湖北省	2 160 307.66	116 913.14	5.41
湖南省	2 330 574.27	118 591.78	5.09
广东省	7 280 759.77	425 520.75	5.84
广西壮族自治区	2 031 333.68	161 192.93	7.94
海南省	706 798.94	46 437.77	6.57
重庆市	1 416 185.03	82 342.00	5.81
四川省	3 854 767.07	231 371.57	6.00
贵州省	2 617 053.25	118 170.11	4.52
云南省	2 186 135.18	140 074.68	6.41
西藏自治区	650 594.93	19 657.62	3.02
陕西省	2 026 132.29	167 550.48	8.27
甘肃省	1 378 855.09	117 460.24	8.52
青海省	721 493.53	55 491.09	7.69
宁夏回族自治区	465 578.64	36 265.85	7.79
新疆维吾尔自治区	1 747 638.64	579.32	0.03
新疆生产建设兵团	284 948.58	100 256.47	35.18
卫健委直属单位	733 121.89	0.00	—
国家中医药管理局	59 288.20	31 641.51	53.37

2018年中医机构医疗卫生财政拨款按功能分类分省一览表（一）

单位：万元

地区	医疗卫生合计	医疗卫生管理事务	公立医院	基层医疗卫生机构	公共卫生
卫健委汇总	**4 554 505.18**	**17 421.43**	**3 943 562.20**	**27 676.90**	**90 772.12**
北京市	233 043.19	188.14	208 165.19	333.61	593.42
天津市	39 775.56	44.96	31 415.99	654.99	2 011.70
河北省	157 064.29	3 081.75	146 020.53	557.38	1 311.92
山西省	141 800.64	113.12	114 985.79	694.75	2 379.46
内蒙古自治区	205 273.36	521.25	178 280.05	7 656.71	1 412.88
辽宁省	49 242.19	96.59	46 998.76	100.44	860.54
吉林省	255 956.87	611.24	214 178.44	1 876.96	4 711.20
黑龙江省	117 163.71	19.60	114 236.48	0.00	374.41
上海市	86 926.66	0.00	74 115.42	0.00	80.73
江苏省	367 696.01	769.84	322 007.95	668.34	2 666.88
浙江省	239 287.82	2 173.92	201 025.29	4 188.14	6 094.91
安徽省	100 734.96	90.03	95 663.08	0.00	1 120.42
福建省	94 777.07	473.07	81 809.07	424.58	769.31
江西省	134 754.82	196.91	123 922.74	239.42	5 238.81
山东省	155 641.16	111.60	146 078.50	566.77	3 893.22
河南省	205 849.58	50.30	189 521.60	116.07	3 462.86
湖北省	116 913.14	512.14	108 117.48	660.01	3 166.67
湖南省	118 591.78	1 006.85	98 485.20	163.83	6 410.75
广东省	425 520.75	3 886.03	339 033.33	2 991.46	2 113.50
广西壮族自治区	161 192.93	454.78	137 093.02	491.34	7 490.32
海南省	46 437.77	168.71	41 046.37	15.68	807.07
重庆市	82 342.00	314.96	62 613.43	764.63	7 435.10
四川省	231 371.57	1 839.75	163 323.18	2 321.74	7 142.41
贵州省	118 170.11	245.53	95 771.92	83.08	2 551.84
云南省	140 074.68	117.75	119 230.76	1 390.66	4 839.48
西藏自治区	19 657.62	0.00	16 618.22	0.00	10.00
陕西省	167 550.48	0.00	156 872.33	244.46	2 425.65
甘肃省	117 460.24	285.05	110 025.08	321.08	1 400.24
青海省	55 491.09	3.00	52 125.06	0.00	673.26
宁夏回族自治区	36 265.85	44.55	29 559.84	84.37	5 662.75
新疆维吾尔自治区	579.32	0.00	579.32	0.00	0.00
新疆生产建设兵团	100 256.47	0.00	93 219.38	66.40	1 660.43
国家中医药管理局	31 641.51	0.00	31 423.39	0.00	0.00

2018年中医机构医疗卫生财政拨款按功能分类分省一览表（二） 单位：万元

地区	基本医疗保险基金补助	中医药	其中：		食品和药品监督管理事务	其他医疗卫生支出
			中医（民族医）药专项	其他中医药支出		
卫健委汇总	**775.29**	**216 364.30**	**171 617.02**	**44 747.27**	**62.90**	**257 870.05**
北京市	0.00	12 078.37	11 093.05	985.31	0.00	11 684.46
天津市	0.00	1 808.40	1 808.40	0.00	0.00	3 839.51
河北省	28.15	4 883.12	1 937.42	2 945.71	0.00	1 181.43
山西省	51.96	4 475.31	4 342.07	133.24	0.00	19 100.25
内蒙古自治区	316.84	2 284.54	2 135.51	149.03	0.00	14 801.09
辽宁省	0.00	201.84	201.84	0.00	0.00	984.02
吉林省	4.26	2 416.00	2 416.00	0.00	0.00	32 158.77
黑龙江省	0.00	1 303.12	1 303.12	0.00	0.00	1 230.09
上海市	0.00	5 674.97	20.38	5 654.59	0.00	7 055.53
江苏省	0.00	18 761.85	16 052.26	2 709.59	10.30	22 810.84
浙江省	0.00	5 259.12	4 059.12	1 200.00	10.62	20 535.82
安徽省	0.00	2 828.75	2 413.93	414.82	0.00	1 032.69
福建省	0.00	5 246.92	3 962.65	1 284.27	9.00	6 045.13
江西省	17.71	3 801.46	3 711.74	89.72	0.00	1 337.79
山东省	0.00	1 609.62	1 305.96	303.66	4.40	3 377.06
河南省	0.00	9 308.97	9 169.87	139.10	0.00	3 389.78
湖北省	9.69	1 196.43	1 091.43	105.00	0.00	3 250.72
湖南省	0.00	4 757.21	4 088.89	668.32	0.00	7 767.94
广东省	71.76	69 358.25	53 206.35	16 151.90	0.00	8 066.41
广西壮族自治区	0.00	11 958.63	10 404.27	1 554.36	0.80	3 704.03
海南省	0.00	2 083.56	2 083.56	0.00	0.00	2 316.39
重庆市	0.00	4 099.04	4 029.04	70.00	0.00	7 114.83
四川省	0.00	20 821.27	13 238.77	7 582.50	0.00	35 923.22
贵州省	0.06	753.81	753.81	0.00	27.78	18 736.09
云南省	54.93	8 140.77	7 809.55	331.22	0.00	6 300.32
西藏自治区	0.00	3 029.40	3 029.40	0.00	0.00	0.00
陕西省	0.00	2 067.62	260.00	1 807.62	0.00	5 940.41
甘肃省	15.76	2 485.20	2 371.50	113.70	0.00	2 927.84
青海省	61.83	1 724.04	1 724.04	0.00	0.00	903.90
宁夏回族自治区	20.44	405.49	270.00	135.49	0.00	488.41
新疆维吾尔自治区	0.00	0.00	0.00	0.00	0.00	0.00
新疆生产建设兵团	121.90	1 323.08	1 323.08	0.00	0.00	3 865.27
国家中医药管理局	0.00	218.12	0.00	218.12	0.00	0.00

附录

一、国外中医药发展

【印度针灸协会举办国际针灸研修会】　印度时间2018年2月24日，由印度针灸协会主办的国际针灸研修会闭幕，中国驻孟买总领事郑曦原应邀作为嘉宾出席并致辞。数十位来自印度和马来西亚、新加坡、印度尼西亚、巴林等国的针灸医生和学者参加。郑曦原在致辞中表示，针灸、中药和阿育吠陀等中印传统医学既是治病救人的技艺，也是两国古老文明的体现；看到这么多来自各国的医生研习这门古老而神奇的技能，使之焕发生机，令人倍感亲切和振奋；柯棣华、巴苏华等印度医生在中华民族生死存亡之际与中国人民并肩战斗，期待与会学者将他们伟大的国际主义精神传承下去，以针灸为桥梁，为促进各国人民的友好事业作出新贡献。印度针灸协会秘书长柯塔礼表示，印度针灸协会对中国和中国人民深怀友好之情，特别是老一辈会员中有不少人访问过中国，有的还在中国接受过培训。这是友谊的火种，星星之火可以燎原，印度针灸协会有信心在新的历史时期继续传承柯棣华和巴苏华精神，为促进中印友谊作出更大贡献。

（中国侨网）

【纪念柯棣华诞辰108周年针灸研讨会在印度举行】　2018年10月10日，印度哈里亚纳邦帕尼帕特市举办以“针灸打造健康生活”为主题的研讨会，以纪念印度援华医疗队柯棣华大夫诞辰108周年。与会嘉宾围绕中国针灸在印度现状、在印度认可针灸地位的重要性，以及针灸治疗某些疾病的疗效进行专业研讨。研讨开始前，与会嘉宾还向柯棣华画像献花表达敬意。（新华网）

【2018泰国卓越中医师培训项目启动】　2018年5月25日，2018年泰国卓越中医师培训项目在泰国卫生部启动，来自泰国各地的50余名中医师参加为期1周的培训。此次培训活动由泰国卫生部中医执业管理委员会、泰国东方大学孔子学院、泰国中医师总会和中国温州医科大学联合举办，旨在提高泰国执业中医师的临床技能，让更多泰国民众能亲身体验中医疗效。2018年是泰国中医合法化的第18个年头，在泰国具有中医执业资格证的中医师约有1000名，有9所大学开设中医专业。（中国新闻网）

【尼泊尔举办中华文化讲堂——中医针灸讲座暨展示】　2018年12月11日，中华文化讲堂——中医针灸讲座暨展示活动在尼泊尔首都加德举行。活动由尼泊尔中国文化中心、中外文化交流中心联合主办，中国中医科学院针灸研究所副所长荣培晶主讲。尼泊尔副总理首席顾问凯瑞、尼泊尔中国文化中心主任、中外文化交流中心交流与合作三处处长及尼泊尔当地医学从业者、研究者等共约100人出席该活动。凯瑞回顾了尼泊尔本土医学的发展情况，以及同中国、印度的医学交流情况。他说，中医有着独具特色的治疗理念与治疗手段，也日渐成为尼泊尔民众就医的一个常见选项。本次讲座，可以加深尼泊尔本土从业者对针灸的理解。凯瑞指出，尼泊尔政府鼓励有关医疗机构在中医方面增强与中方的合作交流，以造福民众的身体健康。荣培晶图文并茂地向听众讲解了针灸的基本知识，并就具体病证同尼泊尔医学从业者们进行交流。（张晨翼）

【针灸等项目被列入美国有待评估的替代性疗法】　美国东部时间2018年10月24日，美国总统特朗普签署了H.R.6法案（Support for Patients and Communities Act，支持患者和社区法案）。该法案旨在寻找治疗疼痛的替代性药物和疗法，遏制阿片类止痛药物泛滥。在H.R.6法案中，针灸、医疗按摩、综合疼痛治疗项目等皆被列入有待评估的替代性疗法。被确认的替代性药物和疗法费用由联邦保险覆盖。

（中国中医药报）

【美国针灸师数量20年增长257%】　美国加利福尼亚州立大学等机构研究人员在新一期美国《医学补充疗法》杂志上发表的论文表示，美国50个州中的47个州，还有华盛顿特区都已通过立法让针灸合法化。在实践上，针灸已在美国快速发展。《医学补充疗法》所刊登的研究数据显示，截至2018年1月1日，美国有执照的针灸师数量比1998年增长257%，达37886名，相当于每10万美国人中有11.63名针灸师。针灸师数量名列前茅的州包括加利福尼亚州、纽约州和佛罗里达州等。在美国还有62个经认可的在办针灸学校，共开展了100个项目。

（新华网）

【“一带一路”中俄中医药国际论坛】　莫斯科时间2018年8月25日，由俄罗斯中医药专家学会主办的“一带一路”中俄中医药国际论坛在俄罗斯莫斯科举行。俄罗斯中医药专家学会是唯一一家经俄罗斯司法部批准注册，并在中国驻俄罗斯使馆登记备案的中医药非营利组织。学会的工作重心是为中医药在俄罗斯传播发展创造条件、提供便利，传播中医药知识及文化。2015年5月8～10日，中国国家主席习近平在访问俄罗斯期间，两国签署了能源、交通、金融、健康等领域多项合作文件，而以健康为标志的中国中医药成为俄罗斯国家卫生部一直关注的重点。本次大会共邀请中俄两国200多位专家和学者出席，旨在增进中医药团体间的了解与合作，促进中医药学与世界各种医药学的交流与合作。（搜狐健康）

二、2018年度发文目录

（一）2018年国家中医药管理局联合印发文件

【2018年国家中医药管理局部分联合印发文件一览表】

文号	文件名称	发文日期
国中医药办医政发〔2018〕3号	关于开展重大疑难疾病中西医临床协作试点工作的通知	2月28日
国中医药办医政发〔2018〕4号	关于公布2017年全国综合医院、专科医院、妇幼保健院中医药工作示范单位名单的通知	3月9日
国卫办医函〔2018〕298号	关于开展纪念2018年5·12国际护士节暨《护士条例》实施十周年活动的通知	5月3日
国卫医发〔2018〕10号	关于公布第一批罕见病目录的通知	5月11日
国卫基层发〔2018〕18号	关于做好2018年国家基本公共卫生服务项目工作的通知	6月13日
国卫规划发〔2018〕22号	关于深入开展"互联网+医疗健康"便民惠民活动的通知	7月10日
国中医药医政发〔2018〕15号	关于加强新时代少数民族医药工作的若干意见	7月12日
国卫办医发〔2018〕14号	关于印发医疗机构处方审核规范的通知	7月17日
国卫医发〔2018〕25号	关于印发互联网诊疗管理办法（试行）等3个文件的通知	7月17日
国中医药科技发〔2018〕10号	关于印发《关于加强中医药健康服务科技创新的指导意见》的通知	7月19日
国卫医发〔2018〕21号	关于印发加强和完善麻醉医疗服务意见的通知	8月8日
国卫基层函〔2018〕195号	关于开展"优质服务基层行"活动的通知	8月22日
国卫医发〔2018〕16号	关于开展儿童白血病救治管理工作的通知	8月23日
国卫医发〔2018〕34号	关于学习贯彻习近平总书记重要指示精神进一步加强医务人员队伍建设的通知	8月24日
国中医药科技发〔2018〕11号	关于印发《关于加强中医医疗器械科技创新的指导意见》的通知	8月30日
国卫办医函〔2018〕757号	关于开展2018年"服务百姓健康行动"全国大型义诊活动周的通知	9月3日
国卫办医函〔2018〕798号	关于做好《医疗纠纷预防和处理条例》贯彻实施工作的通知	9月13日
教高〔2018〕4号	关于加强医教协同实施卓越医生教育培养计划2.0的意见	9月17日
发改财金〔2018〕1399号	关于印发《关于对严重危害正常医疗秩序的失信行为责任人实施联合惩戒合作备忘录》的通知	9月25日
国卫基层发〔2018〕35号	关于规范家庭医生签约服务管理的指导意见	9月29日
国卫医发〔2018〕37号	关于印发全面提升县级医院综合能力工作方案（2018~2020年）的通知	10月16日
国卫办医发〔2018〕29号	关于优化医疗机构和医护人员准入服务的通知	11月9日
国卫办医函〔2018〕1019号	关于印发流行性感冒诊疗方案（2018年版修订版）的通知	11月19日
国卫办医函〔2018〕1020号	关于进一步加强流行性感冒医疗工作的通知	11月19日

（续表）

文号	文件名称	发文日期
国卫医发〔2018〕45号	关于加快药学服务高质量发展的意见	11月21日
国卫体改发〔2018〕50号	关于开展建立健全现代医院管理制度试点的通知	12月5日
国中医药办规财发〔2018〕11号	关于印发中药材产业扶贫行动分工实施方案的通知	12月14日
发改财金〔2018〕1862号	关于印发《关于对统计领域严重失信企业及其有关人员开展联合惩戒的合作备忘录（修订版）》的通知	12月17日
国卫体改发〔2018〕53号	关于印发加快落实仿制药供应保障及使用政策工作方案的通知	12月18日
农农发〔2018〕4号	关于印发《全国道地药材生产基地建设规划（2018～2025年）》的通知	12月18日

（二）2018年国家中医药管理局印发文件

【2018年国家中医药管理局部分印发文件一览表】

文号	文件名称	发文日期
国中医药办发〔2018〕2号	关于印发《2018年中医药工作要点》的通知	1月20日
国中医药办医政发〔2018〕1号	关于印发建立现代医院管理制度指导意见责任分工的通知	1月23日
国中医药人教发〔2018〕5号	关于深化中医药师承教育的指导意见	2月14日
国中医药人教发〔2018〕6号	关于印发《国医大师、全国名中医学术传承管理暂行办法》的通知	2月14日
国中医药办医政发〔2018〕6号	关于印发三级中医骨伤医院评审标准（2018年版）等有关文件的通知	2月24日
国中医药规财发〔2018〕7号	关于印发国家中医药管理局内部审计工作暂行办法的通知	3月6日
国中医药法监发〔2018〕8号	关于贯彻落实国家机关"谁执法谁普法"普法责任制的实施意见	4月8日
国中医药科技发〔2018〕9号	关于发布《古代经典名方目录（第一批）》的通知	4月13日
国中医药人教发〔2018〕12号	关于印发《中医药传承与创新"百千万"人才工程（岐黄工程）——国家中医药领军人才支持计划》的通知	6月4日
国中医药办发〔2018〕18号	关于印发《国家中医药管理局工作规则》的通知	12月18日

中国中医科学院广安门医院

中国中医科学院广安门医院是国家中医药管理局直属的三级甲等中医医院，始建于1955年，是中央干部保健基地、北京奥运会和残奥会定点医院、医保A类定点医院、全国文明单位、首都文明单位标兵、中央国家机关文明单位标兵、ISO 9001质量管理认证单位，获英国保柏集团质量认可、中央国家机关“五一”劳动集体奖。2011年托管成立广安门医院南区。

广安门医院现有临床科室30个，医技科室9个，研究室15个，三级实验室5个，国家临床重点专科6个，国家中医药管理局重点专科16个、重点学科12个；职工1553人，卫生技术人员1377人，正副主任医师、教授、研究员394人，博士、硕士567人；国医大师3人，全国名中医1人，首都国医名师12人，国家有突出贡献的专家11人，中国中医科学院首席研究员16人，第五届中央保健会诊专家13人，岐黄学者5人，享受国务院政府特殊津贴专家52人。

全院年门诊量470万人次，其中本部年门诊量290万人次、南区年门诊量180万人次；开放病床650张，在研课题258项，科研总经费1.6亿元，年发表论文800篇，获得国家科技进步奖14项。

广安门医院擅长治疗恶性肿瘤、肾病、心脑血管病、糖尿病、风湿病等重大疾病及各种常见病。其中肿瘤科年门诊量26万人次，开放床位110张；心血管科年门诊量15万人次，开放床位38张；内分泌科年门诊量16万人次，开放床位45张；针灸科年门诊量30万人次，开放床位57张。

医院积极响应国家精准扶贫、健康扶贫战略部署，组建14人的国家中医医疗队，参加2018年“服务百姓健康行动”全国大型义诊活动，在甘肃省临夏回族自治州辗转多地进行义诊、健康宣教、查房指导、疑难病例会诊、技术管理培训，服务人数超过3000人，发放健康宣教资料2600余份；组建三批医疗队，16名专家奔赴山西省五寨县中医院开展临床诊疗、教学培训、重点学科建设等技术援助活动，服务500余人；组建6人医疗队在内蒙古自治区巴林右旗开展大型义诊和教学活动，接诊患者700余人次。

医院被国务院中央办公厅、国家发展改革委、国家卫生健康委、国家中医药管理局确定为区域医疗中心，开展重点疾病的研究与治疗，重点专科风湿病科、肛肠科、内分泌科、皮肤科、针灸科和肿瘤科成为区域中医（专科）诊疗中心入选项目。

医院充分利用“互联网+”，创建远程会诊中心，5个科室实现了对国内外近30家医疗机构的远程互联，完成远程会诊近百例。特别是中医国际远程会诊及转诊系统获2018年第五届京交会模式创新服务示范案例奖。医院与ViewSend ICT株式会社签署的“《重大疾病治疗暨康复战略合作协议》远程会诊”项目被纳入第一届中日第三方市场合作论坛成果。

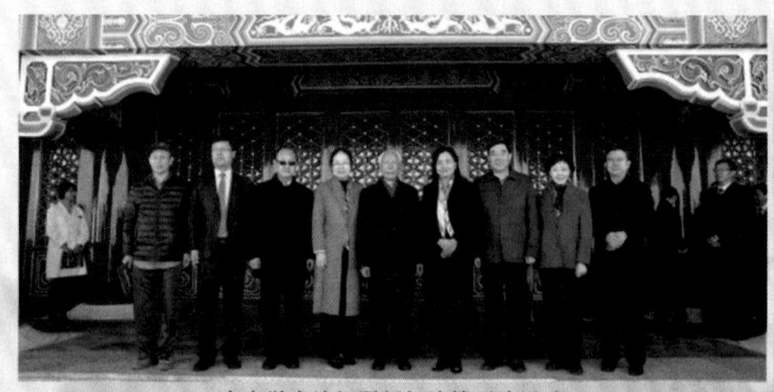

广安学术论坛暨新门诊楼开诊活动

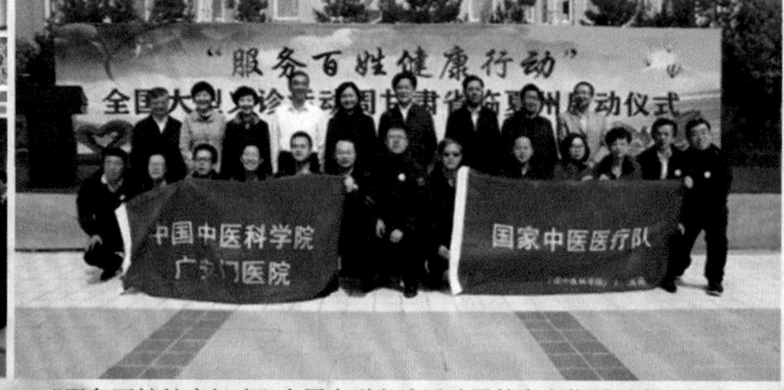

“服务百姓健康行动”全国大型义诊活动周甘肃省临夏州启动仪式

医院新门诊楼投入使用，举行广安学术论坛暨新门诊楼开诊活动，同时举办以“精诚服务百姓　助力健康中国”为主题的义诊咨询活动，肿瘤科、心血管科及内分泌科的专家团队为600余名患者提供健康指导。新门诊楼的建成使用，使医院的硬件条件大幅改善，受基础条件制约的业务得到进一步发展，医院学科专科建设、医疗服务、临床科研能力等方面步入快速发展轨道。

江苏省中医药研究院

中国中医科学院江苏分院暨江苏省中医药研究院（江苏省中西医结合医院），始建于 1958 年，有职工 1352 人，编制床位 1500 张，一级专科 16 个，二级专科 32 个，是国家中医药传承创新工程项目库和国家中医临床研究基地项目建设单位。江苏省人民政府重大民生工程外科病房暨转化医学综合楼投入建设。2019 年研究院被评为江苏省文明单位。

研究院有国家药物临床试验机构 15 个，I 期临床试验研究室，全国名老中医师带徒导师、江苏省国医名师、省名中医、省名中西医结合专家近 30 名，正副教授、主任医师、研究员 300 余名，博士、硕士研究生导师 70 名，享受政府特殊津贴专家 11 名，国家优秀青年基金获得者、国家卫生健康委和省突出贡献专家、省"333 人才工程"、省六大人才高峰项目、省双创人才、省卫生领军人才、省卫生拔尖人才、省科教强卫人才 40 余名；建立国家级和省级名老中医工作室 7 个，国家、省级中医师承指导老师 7 名，培养学术传承和优秀中医临床研修人才 26 名。

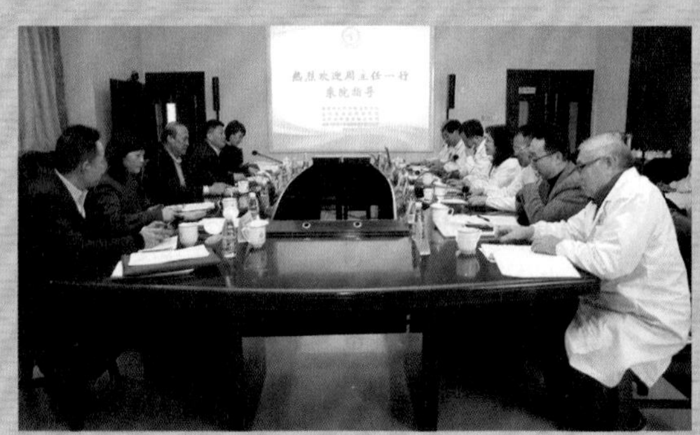

江苏省人大常委会科教文卫委周琪主任来院开展立法调研

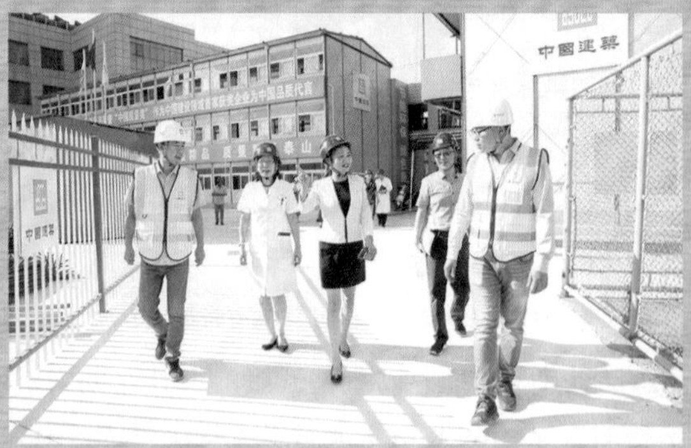

江苏省卫生健康委朱岷副主任来院安全防控视察

研究院以高质量完成两大项目建设为契机和抓手，主动融入新医改，加强协同创新，大力推进产学研一体化发展，强化科技成果的转化和运用，为群众提供全方位全周期的中医药服务；学习贯彻十九大精神、中医药法和全国中医药大会精神，传承发展中医药事业；坚持以保障人民健康为中心，传承精华、守正创新，攻坚克难完成院中心工作和重点任务，加快推进单位高质量稳步发展。

建立健全现代医院管理制度，加快构建新时期现代医院治理体系，确保重大项目建设稳步推进。以作为建立健全现代医院管理制度试点单位为契机，切实把制度建设作为推进院重大项目和重要任务建设的重要抓手，加快推进院高质量发展。广泛开展高层次的国际交流与合作，初步确定"江苏省中医药研究院中医特色生物样本资源库"建设方案，初步搭建科技协作平台，牵头成立中医肿瘤临床研究协作组（CMOCTG），成为中国中医药循证医学中心联盟单位。2019 年医院与内蒙古自治区中医院、新疆伊犁州中医院、武进区中医院牵手成为战略合作伙伴，携手推进民族医药和江苏名医流派的传承和研究。

深入推进科研管理改革，坚持协同创新，不断扩大研究院“第一名片”效应。推动“科技改革30条”相关政策落地，出台院“科技改革30条”实施细则和操作办法，充分调动科研人员积极性。制订研究院科技发展三年规划，明确“坚持传承创新、坚持质量优先、坚持需求导向、坚持人才引领”的建设目标。构建并完善国家级、省部级(厅局级)、院级三级科技平台框架，完善中药研究所、中西医结合研究所、转化医学研究所的建设方案。研究院2019年共中标项目114项，获江苏医学科技一等奖1项、二等奖1项、三等奖1项，江苏省新技术引进一等奖1项、二等奖1项。

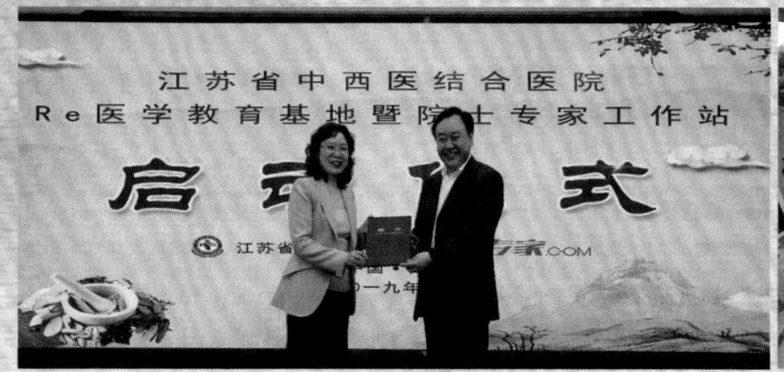

江苏省中西医结合医院Re医学教育基地暨院士专家工作站启动仪式

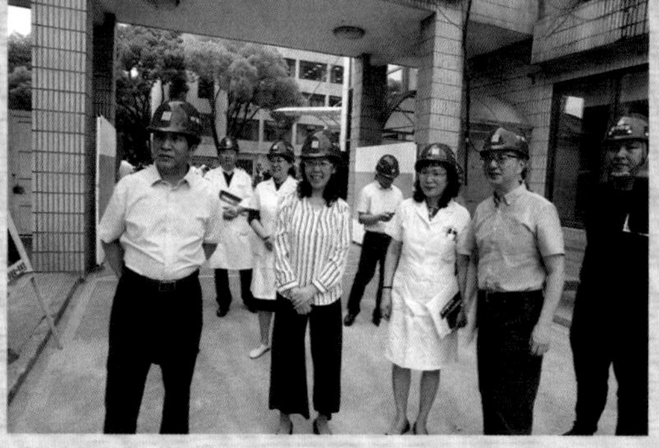
陈星莺副省长来院调研重大风险防范化解工作

发挥中西医结合特色优势，持续提升医疗服务能力水平，不断满足人民群众中医药健康新需求。研究院坚持以学科群建设为抓手，大力发展核心技术，彰显专病优势，在甲状腺疾病学科群、消化道早期肿瘤学科群、脊柱退行性变中西医结合学科群等方面优势明显；研发转让肠泰颗粒、消瘤胶囊等多项医院制剂；脊柱微创复合手术室投入使用，中西医结合治疗脊柱退行性变优势明显；国家中医药管理局“糖尿病高血压分级诊疗试点工作”持续推进，瘿病重大疑难疾病中西医结合治疗项目取得成果，获批建设江苏省瘿病中医诊疗中心。

加强平台建设，提升应急救援能力水平。研究院制订《完善医院急救能力高质量发展实施方案》；胸痛中心通过南京市验收，获批江苏省区域胸痛中心；启动创伤中心建设，120急救分站即将建设完成。

强化医疗质量控制，持续改善医疗服务。以落实18项医疗质量安全核心制度为主要任务，建立健全质控体系，持续改进医疗服务质量。升级优化门急诊服务，完善“一站式”服务功能。以慢病复诊、体验推送等为试点，进一步做好“互联网+医疗”，推动智慧医院建设。医院“医护APP”项目被选为2019中国智慧健康医疗创新成果，“AI在线改善医疗服务”特色做法也被《中国中医药报》刊登。坚持公立公益性，做好援疆援外及医联体工作。2019年7月，6名援外队员奔赴圭亚那和马耳他，工作成绩突出，相关事迹被中央电视台《朝闻天下》《华人世界》栏目，以及中国国际广播电台、学习强国、人民网、《扬子晚报》等先后宣传报道。首家“Re医学教育基地院士专家工作站”获得优秀等级，为探索搭建中医药信息数据支撑，培养一支高、精、尖中医药人才队伍创造有利条件。

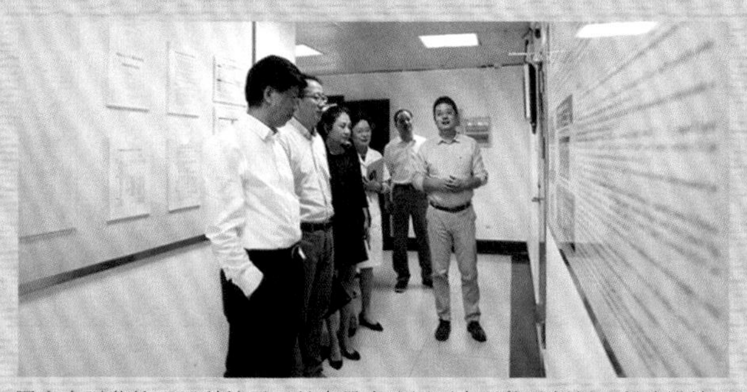
国家中医药管理局科技司司长李昱来院调研中医传承创新工程建设情况

研究院以党的建设为引领，厚植大医精诚文化根基，凝心聚力推进单位高质量发展，充分发挥院党委把方向、管大局、作决策、促改革、保落实的领导作用，紧扣“围绕业务抓党建，抓好党建促工作”思路，扎实推进党建工作，为全院各项工作的顺利开展和目标任务的实现提供坚强保障。

陕西中医药大学附属医院

——中西医融合发展 锚定守正创新“良方”

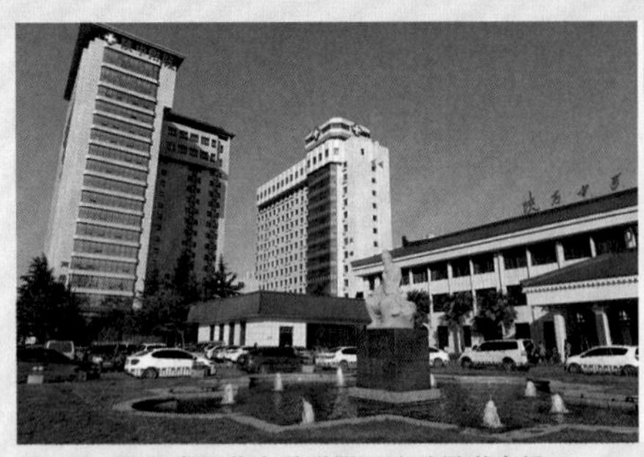

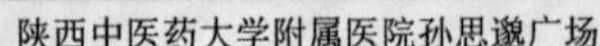

陕西中医药大学附属医院孙思邈广场

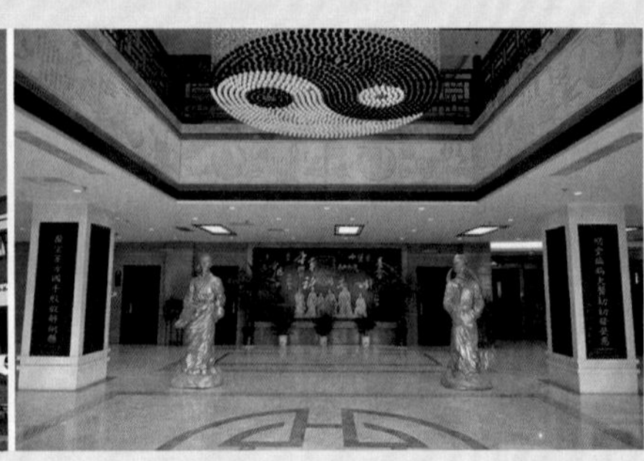

陕西中医药大学附属医院名医馆

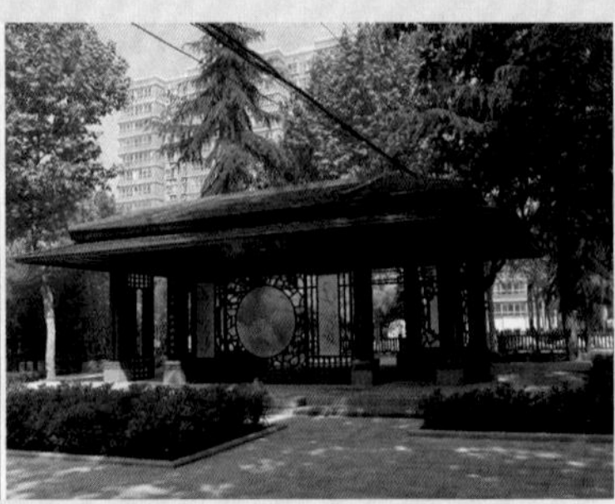

陕西中医药大学附属医院疗养区

陕西中医药大学附属医院建于1940年，占地156亩，开放床位2200张，设有临床科室52个，医技科室13个，专科专病门诊112个，是国家“七五”期间重点建设的7所中医学院附属医院之一。陕西中医药大学附属医院作为西北地区的三级甲等中医医院，始终将发掘中医药精华，推进中医药文化传承与发展作为医院发展的核心工作。医院融中医诊疗、养生保健、经验传承、学术研究、中医药文化展示为一体，拥有各级医疗、教学、科研平台40个，国家级、省级重点专(学)科37个，脑病、消化、肿瘤、外科4个国家级区域诊疗中心。中医生殖医学中心成为国家重大疑难疾病中西医临床协作试点牵头单位，在宣传、教育、推广、传承、对外交流等方面独树一帜，形成“院有特色、科有特术、人有特长、名医辈出、人才济济、名科林立”的良好局面。

在先后获批国家首批中医药传承创新工程重点中医医院建设单位、国家中医临床研究基地、陕西省临床医学研究中心——中医脑病临床研究中心后，医院并未止步于此，院领导班子高瞻远瞩，积极抢抓“一带一路”倡议机遇期，2018年，中国-瑞士(日内瓦)中医药中心建设项目的正式启动宣布医院发展的步履正式跨出国门。

/// 文化育人 环境熏陶

步入陕西中医药大学附属医院，药王孙思邈的雕像端坐院中，文化广场的《国医赋》、中医药文化长廊、中医药知识宣传橱窗等映入眼帘。以秦汉文化为设计背景的医院，每个角落都充满了浓郁的中医药文化气息，在“大健康”理念下，人与自然、环境、健康在此和谐统一。医院坚持“中医立院、人才强院、管理精院、人文兴院”的发展战略，坚持“以病人为中心、以职工为核心”的工作理念，不断加强内涵建设，坚持以服务树形象、以体验树口碑、以特色树品牌，不断提高临床疗效，充分发挥大学附属医院医、教、研协同发展的优势，以深厚的中医药文化底蕴和鲜明的中医特色为建设健康陕西作出突出贡献。

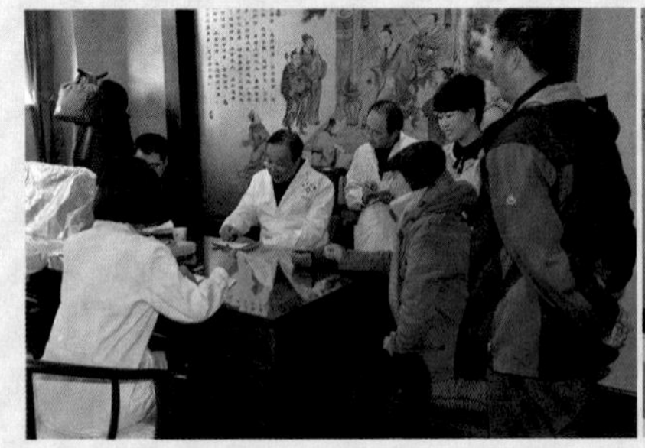

国医大师张学文教授为患者诊治

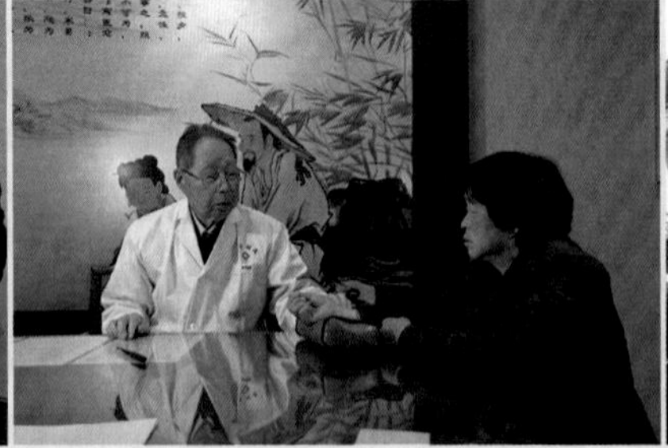

国医大师郭诚杰教授为患者诊治

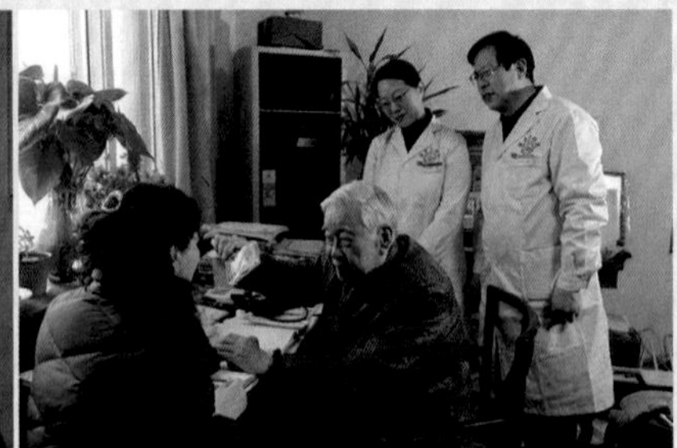

国医大师雷忠义教授为患者诊治

/// 薪火相传 展示特色

陕西中医药大学附属医院多年来始终坚持文化强院战略，着力构建医院文化的精神坐标，将“精诚仁和继承创新”的院训作为一种理念贯穿医院工作和全体教职员工日常行为之中，塑造一支德艺双馨的医护队伍，成就一批德才兼备的学科学术带头人。85岁高龄的国医大师张学文教授仍坚持每周五天门诊，悉心为慕名前来的患者诊病。“权威专家亲诊、辨证沟通认真、治疗方案确切、全程服务温馨”是每位在院医生的辨证施治准则。

建院近 80 载，医院人才辈出，拥有以国医大师张学文教授、郭诚杰教授、雷忠义教授等为代表的国家级、省级名老中医 50 位；国家级、省级名老中医药专家学术经验继承工作指导老师 43 名；传承博士后导师、兼职博士生导师、硕士生导师 211 名；高级专业技术职称专家 300 余名；享受国务院政府特殊津贴、突出贡献专家 23 名；陕西省教学名师、三秦学者岗位特聘教授 5 名。

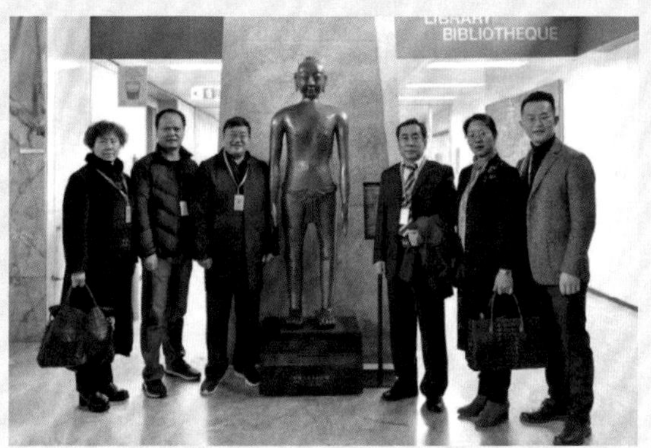

中国 - 瑞士中医药中心(日内瓦)成立

医院注重加强党的建设和党对医院各项工作的领导，不断深入发掘中医药宝库中的精华，推进产学研一体化，结合西医先进诊疗手段，在实践中找出问题，刺破痛点、难点，总结经验，实现创新。守正，理论求诸典、经验求诸师。创新，专长求诸野、特技求诸新。陕西中医药大学附属医院始终坚持中西医并重，遵循中医药发展规律，充分发挥中医药在防病治病中的独特优势和作用，打造中医药和西医药相互补充，将现代医学中先进的诊疗手段合理采纳和利用，不断挖掘中西医结合的当代医学内涵和临床价值。凝练出专科优势病种 114 个，开展中医特色疗法 117 种，有院内特色制剂 68 种。

/// 优化服务　延伸拓展

医院把职工的思想统一到“以病人为中心”的服务理念和举措上来，不断完善《医院服务行为规范》，制定优质服务 10 项举措；畅通“急救绿色通道”，针对“候药难、煎药难、煎药品质保障难”的“三难”问题，引入中药快递业务；配制中药养生饮免费让患者品饮，定期举办“健康大讲堂”，各病区举办健康知识讲座，根据疾病特点自创保健操。

医院认真贯彻分级诊疗政策，积极探索多种形式的医联体模式，努力践行大型公立医院的使命与担当。为打通基层群众就医“痛点”，实现“保基本”和“强基层”目标，陕西中医药大学附属医院多措并举，贡献医联体建设的“陕西智慧”。医院根据自身医疗资源配置现状，兼顾已形成的合作关系基础，与基层医疗卫生机构开展基础型医联体合作及实质型医联体合作。定期或不定期派遣专家开展查房、义诊、科普讲座等活动。科室与科室结对子，医院驻派科室专家担任科主任，从临床业务、医疗质量的控制、管理和运营方面实现共享资源、共同发展。

医院已签订基础型医联体协议 130 家，定期或不定期派遣科室骨干前往医联体成员单位，受益患者 1500 余人次；实现危急重症患者会诊 80 余次，受益医护人员 500 余人。

医院改变以往“单兵作战”诊治为“协同配合”的个体化诊治，实施多学科诊疗模式，加强团队协作，集中所有相关领域最高水平的专业意见，服务链条充分延伸，为患者提供标准化个体化治疗方案，让患者成为最大的受益者，不用重复挂号，不用在各科室的不同意见中左右为难。

/// 守正创新　未来可期

随着生活水平的提高，人们对健康的关注和要求也越来越高，各种健康知识和养生理念如潮涌来，获取正确的健康指导很关键。医院加强治未病宣教指导，加强健康保健理念的传输，将以往从治疗为主的医疗模式转向预防为主的健康医疗模式。

未来医院将更加注重医养结合，利用医疗、生活、康复、养护、养老等综合一体的发展模式，逐渐从医疗型向医疗、预防、保健型转化，使医院从治疗服务扩大到预防服务，从技术服务扩大到社会服务，从生理服务扩大到心理服务；分阶段全面提升中医药服务能力，形成集中医药医疗、养生保健、康复养老的一体化发展模式，中医药和西医药相互补充、协调发展的中国特色卫生健康发展模式，为人民群众提供质优价廉的中医医疗保障服务，形成具有自身特色的中医药品牌，为实现中华民族伟大复兴的中国梦注入源源不断的健康动力。

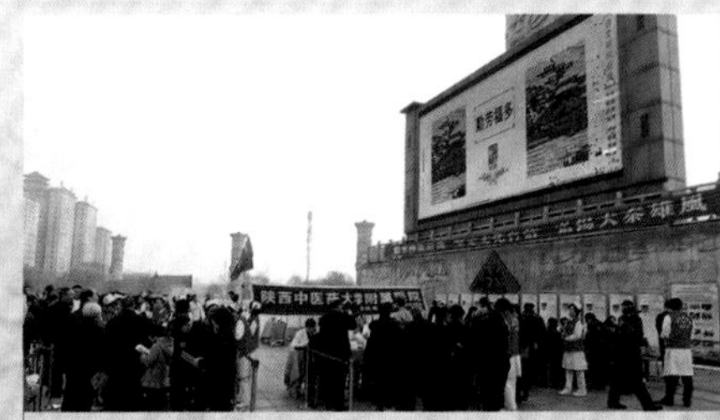
陕西中医药大学附属医院举办大型义诊活动

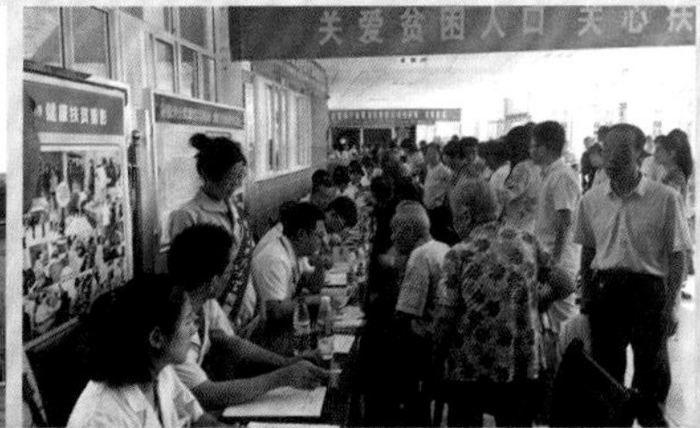
陕西中医药大学附属医院在医联体合作单位义诊

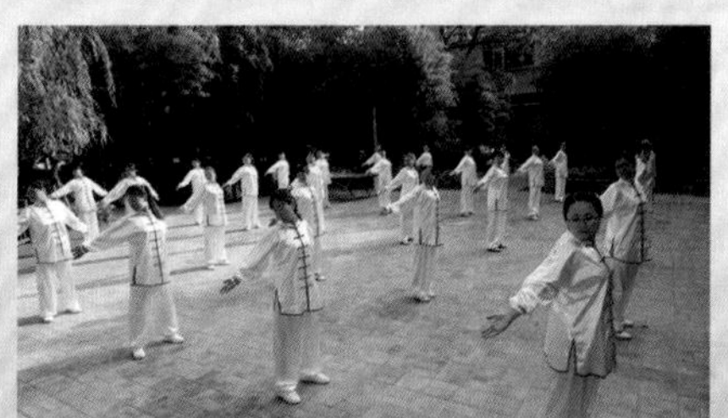
护理人员演示八段锦养生操

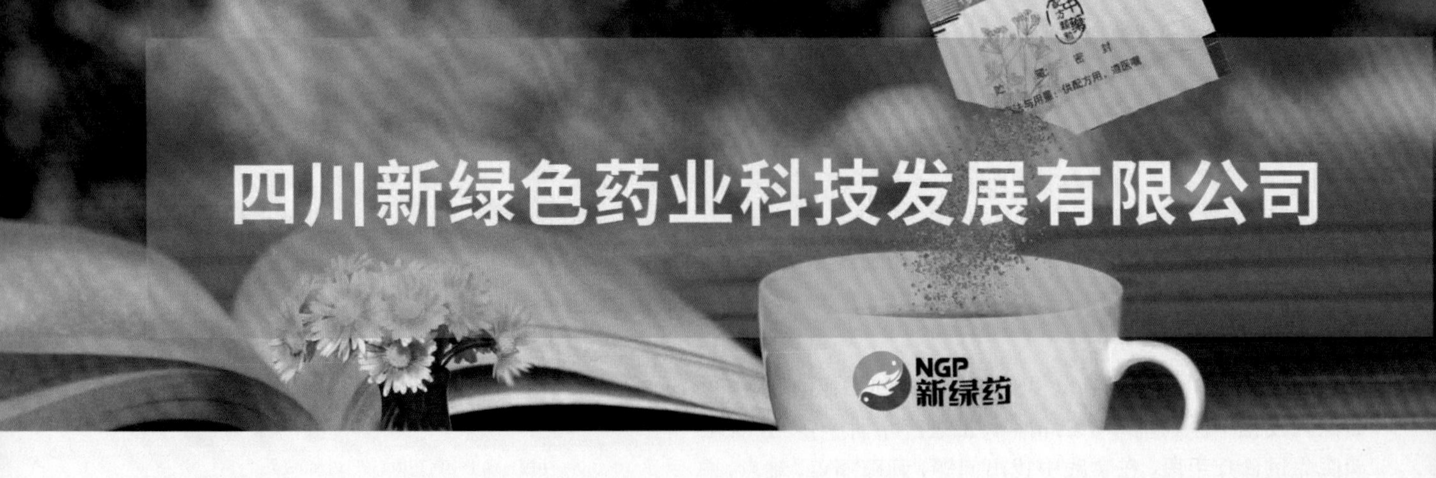
四川新绿色药业科技发展有限公司
NGP
新绿药

概况

四川新绿色药业科技发展有限公司（简称新绿色药业）成立于2009年，主要从事以中药配方颗粒为主，涵盖中药饮片、多种中药剂型及中药大健康产品的研发、生产和经营。企业注册资金约人民币7.6亿元，现有员工3000余人。

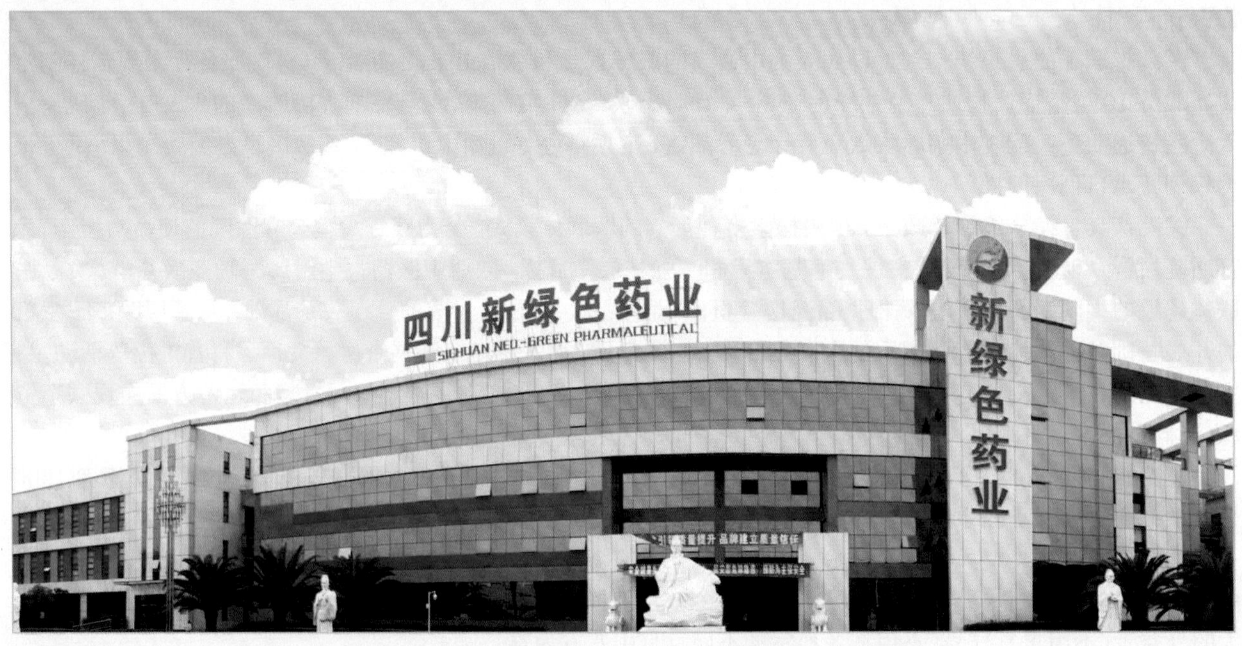

荣誉

新绿色药业是国家药品监督管理局批准成立的中药配方颗粒试点生产企业，是国家企业技术中心、国家高新技术企业、国家农业产业化经营重点龙头企业，是2018年四川省中医药“三个一批”（扶持一批重点企业、扶持一批重点产品、扶持一批重点基地）中的重点企业。新绿色药业拥有国家级中药配方颗粒质量与疗效评价重点研究室，是四川省中药配方颗粒研制技术工程实验室、四川省中药配方颗粒工程技术研究中心、四川省川芎工程技术研究中心，同时建成博士后创新实践基地，是行业内为数不多拥有博士后流动站的企业。

生产

新绿色药业的中药配方颗粒产业园区占地255亩，是目前全亚洲规模较大、技术水平较高的配方颗粒生产基地，拥有750余味中药配方颗粒的生产工艺和质量标准，生产品种数量及产能居行业前列。2018年开工建设的三期工厂“现代中药高技术产业化基地项目”，占地近600亩，将打造成全球质量优、智能化程度高、规模大的中药配方颗粒生产基地。近年来公司积极布局全国投资战略，2019年拟在全国投资建设10余个配方颗粒生产基地，目前在重庆巴南区、云南腾冲、安徽亳州、江西南昌的项目已经开工建设。

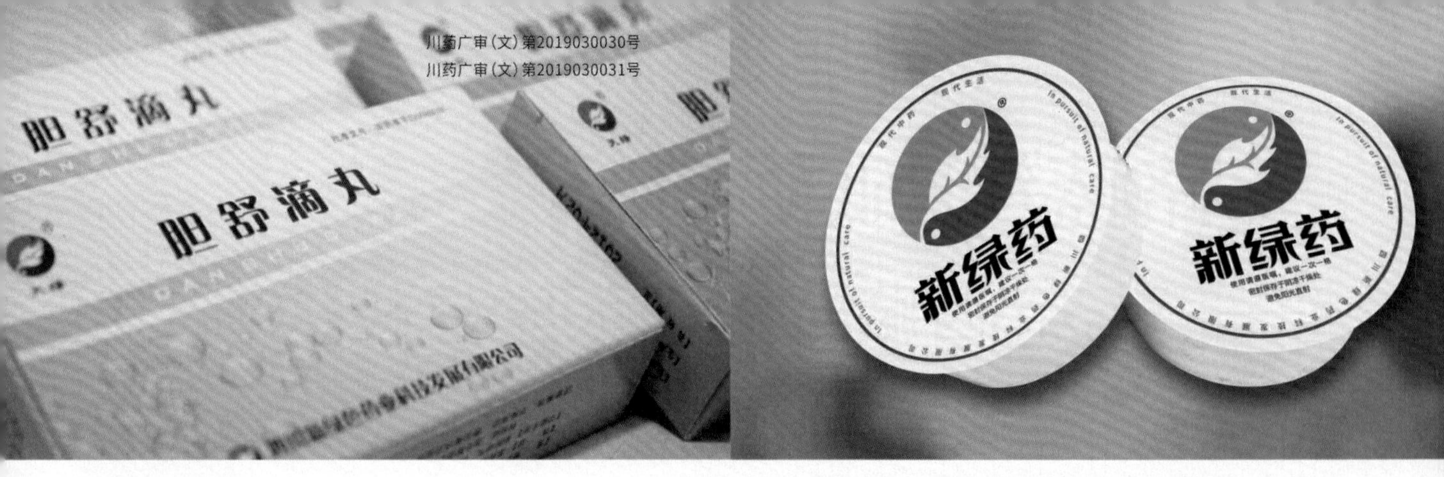

销售

新绿色药业多年来一直坚持科技引领、创新驱动与四化建设（产业化、标准化、现代化、国际化）的经营理念，保持着领先的市场份额及市场增长率，销售服务网点辐射全国，产品远销20余个海外国家。自2013年始，新绿色药业销售收入连续5年保持40%以上的复合增速，税收同步增长，销售增速居行业前列。

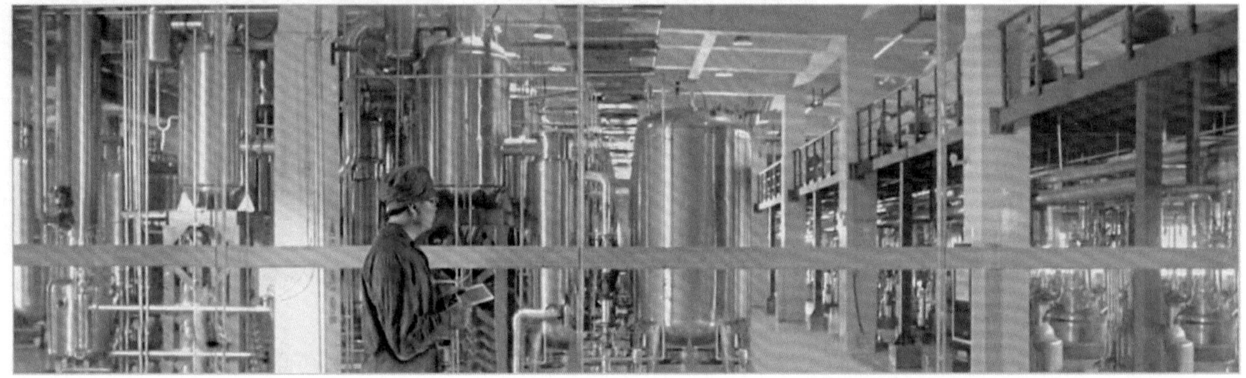

核心优势

新绿色药业始终坚持走自主研发之路,不断提升企业核心竞争力。公司实现了从中药材GAP种植、中药饮片GMP生产、中药配方颗粒研发及GMP生产，到智能中药房自主研发的中药配方颗粒全产业链质量管控企业。公司也是应用全产业链建设模式开展产业精准扶贫的中药配方颗粒生产企业。

公司洞察中医药发展趋势，开展两化融化、智能制造，在行业内实现“中药配方颗粒智能中药房”的自主研发，其计量准确、安全快捷，实现了高效的处方管理，极大地推动了医院传统中药房的变革。公司自主研发的流动（应急）中药房，具有节省空间、机动性强、药品储存齐全、能独立工作等突出优势，广泛用于送医下乡、野战医院、应急救灾、突发公共卫生事件等领域，具有极强的社会价值和特殊的历史意义。

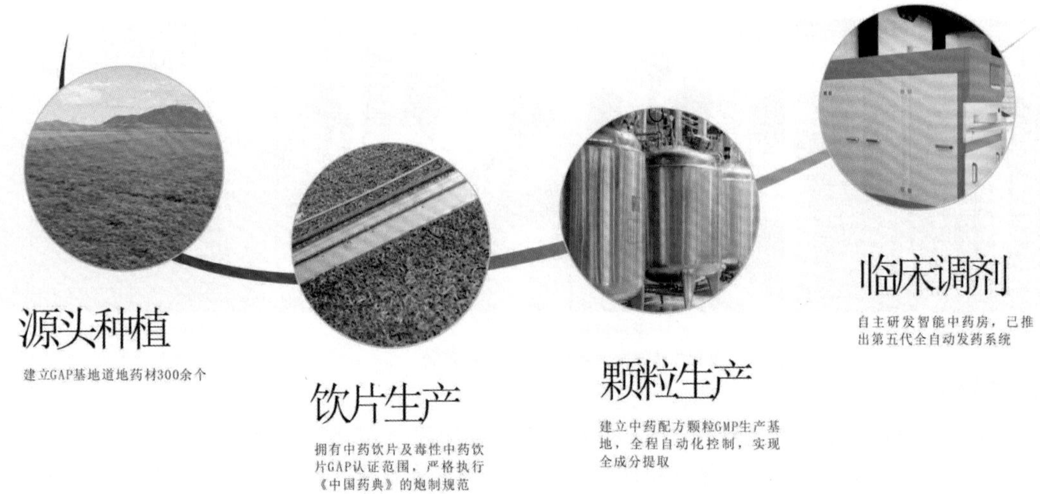
源头种植
建立GAP基地道地药材300余个
饮片生产
拥有中药饮片及毒性中药饮片GAP认证范围，严格执行《中国药典》的炮制规范
颗粒生产
建立中药配方颗粒GMP生产基地，全程自动化控制，实现全成分提取
临床调剂
自主研发智能中药房，已推出第五代全自动发药系统

筚路蓝缕　砥砺前行
——纪念西藏藏医药大学建校 30 周年

2019 年是西藏藏医药大学建校 30 周年。这是在党和政府的正确领导下披荆斩棘、奋勇拼搏的 30 年，是在社会主义办学方向的科学指引下秉承传统、开拓创新的 30 年，是在社会各界大力支持下奠基铸魂、筑梦雪域的 30 年。30 年来，藏医药人守正笃实、久久为功，开辟了藏医药高等教育现代化发展的光明大道，使拥有 3800 多年的中华传统文化瑰宝藏医药学焕发出更加绚丽的光芒。

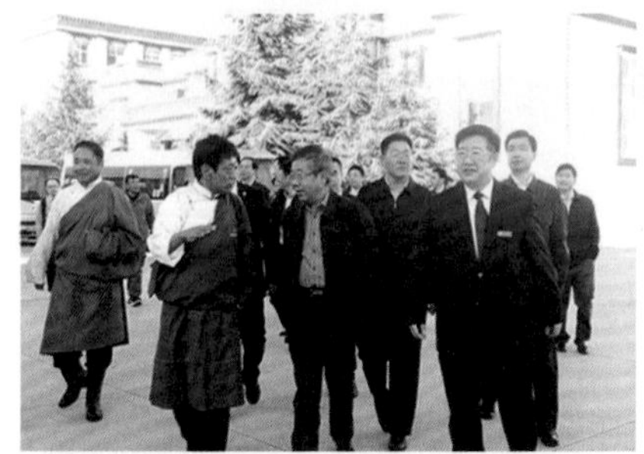
教育部部长陈宝生在西藏藏医药大学调研

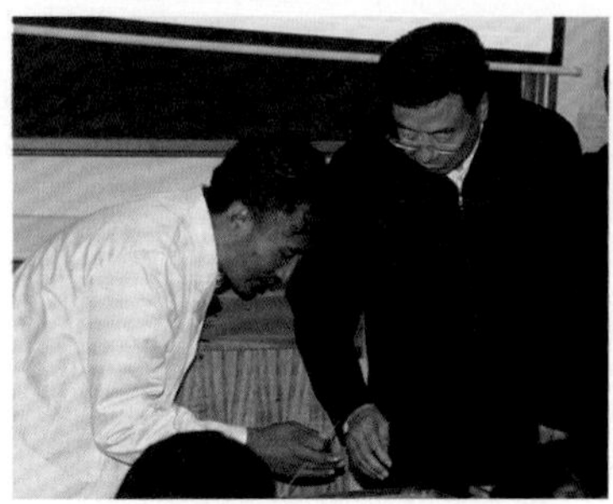
西藏自治区党委书记吴英杰在西藏藏医药大学考察调研

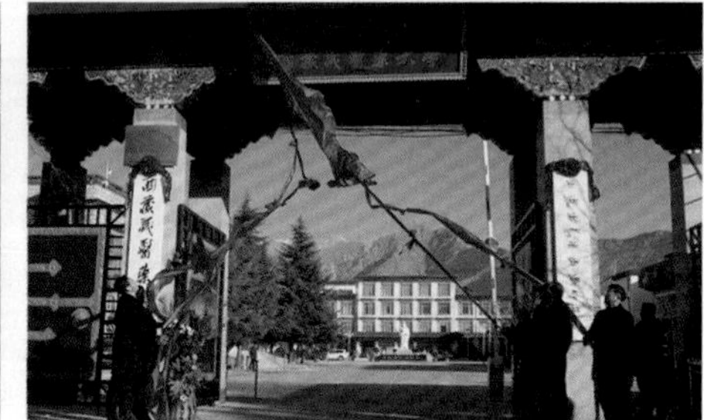
西藏藏医药大学挂牌仪式

30 年铿锵足迹

2018 年 12 月 28 日，西藏藏医药大学正式挂牌，西藏藏医学院成为历史，藏医药高等教育开启新篇章。2018 年 12 月 10 日，学校在拉萨市教育城举办新校区奠基仪式；2019 年 6 月 28 日，举行新校区开工仪式。到 2021 年，一所现代与传统交相辉映的藏医药高等教育学府将矗立在雪域高原、世界东方。

西藏藏医药大学是一所独立设置的藏医药高等学府。1989 年 9 月，在西藏大学藏医系和西藏自治区藏医学校的基础上，西藏大学藏医学院正式挂牌成立，藏医药高等教育进入新时期；1993 年 2 月，药王山藏医学院独立设置，藏医药教育开始列入国家高等教育序列；2001 年 7 月，正式更名为西藏藏医学院；2016 年 6 月，学校成为西藏自治区人民政府与国家中医药管理局共建高校；2019 年 9 月，获批中医学博士后科研流动站。

30 年披荆斩棘，西藏藏医药大学从无到有、从小到大、从弱到强，形成了从专科到本科、从硕士到博士完整的藏医药高等教育体系。学校 1998 年获批“民族医学(藏医)硕士点”，2014 年新增“临床医学硕士专业学位授权点”，2018 年新增“藏药学硕士学位授权单位”，硕士研究生教育不断拓展。2004 年学校与北京中医药大学联合培养藏医学博士研究生；2018 年获批博士学位授予单位，2019 年招收首届 9 名博士研究生，藏医药高等教育跨入了高端发展的新时代。

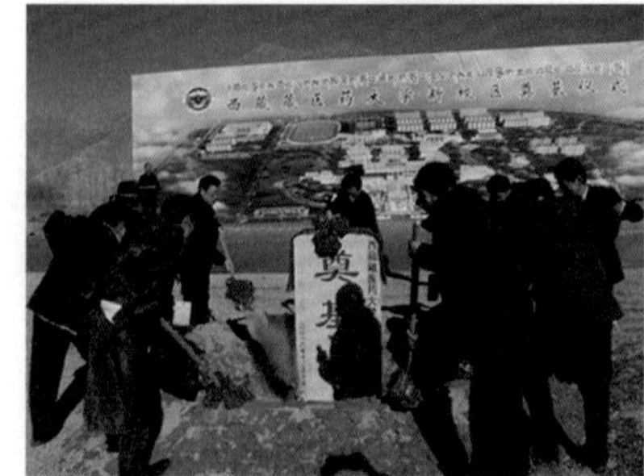
西藏藏医药大学新校区奠基仪式

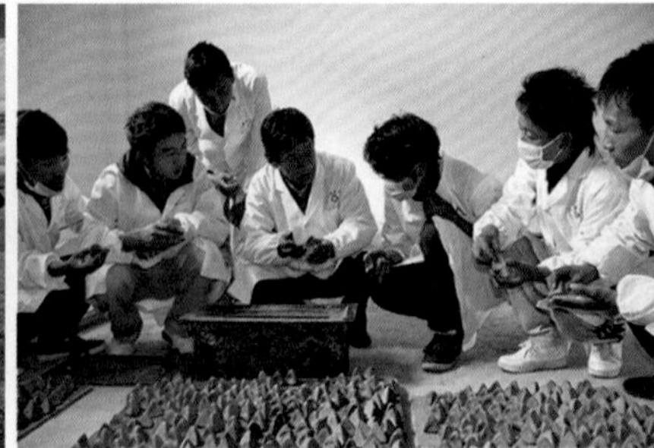
学校校长尼玛次仁
进行“传统藏药炮制工艺”实践教学

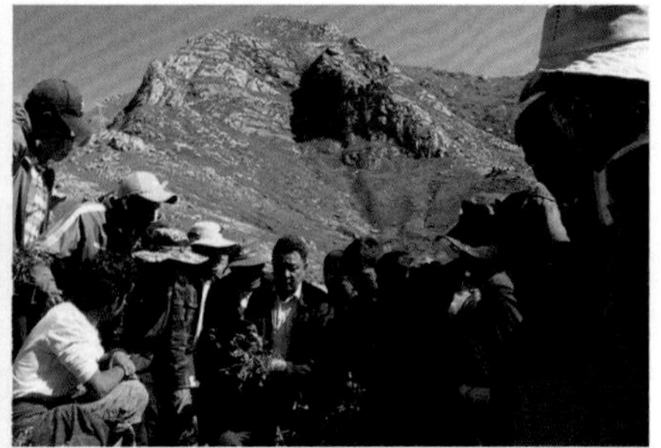
学校副校长米玛
带领学生在野外开展采药认药实践教学

30 年守正创新

30 年砥砺奋进，学校始终坚持“秉承传统、开拓创新”的办学理念，取得一系列重大成果。

学科专业日趋合理。建校 30 年来，从建校初期的 1 个藏医学专业发展到目前藏医学、藏药学、护理学、市场

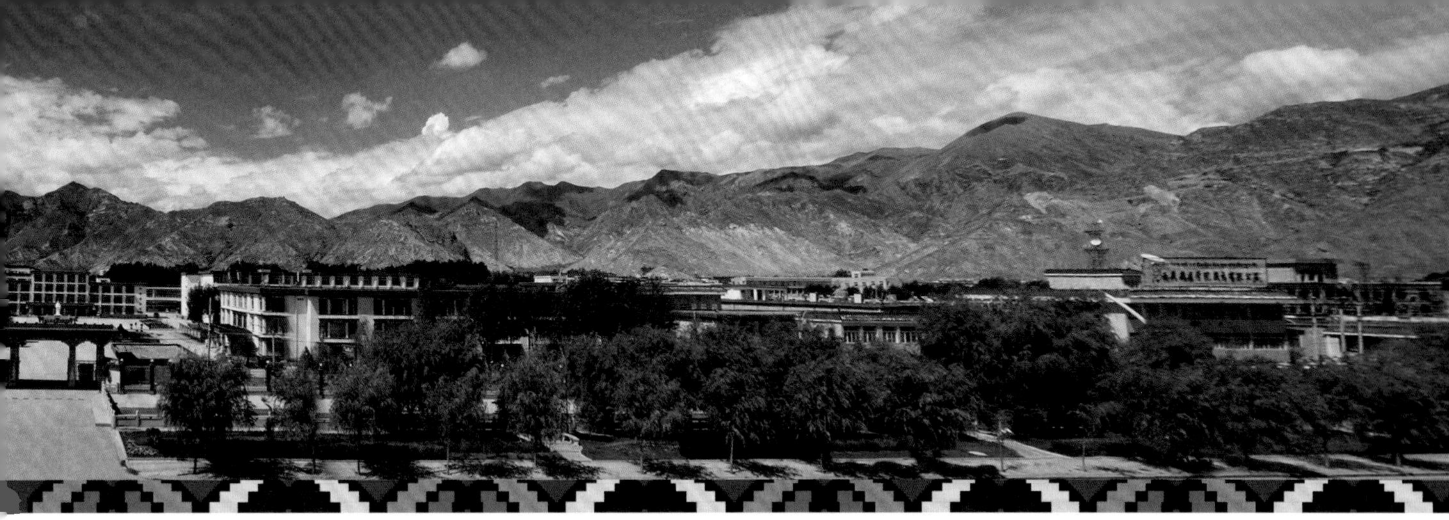

营销 4 个本科专业、2 大学科门类，其中藏医学和藏药学是教育部优势特色专业建设点。自治区级精品课程有藏医人体学、藏药植物学、藏医药理学等 8 门，校级精品课程有藏医内科学、藏医外治学、藏医外伤学等 10 门，校内在线开放课程有藏医诊断学、藏医泻下疗法、藏医经验纪要 3 门。

教学改革稳步推进。建校 30 年来，学校改变了以单一的《四部医典》为教材的局面，1990 年编写 24 本藏医本科现代教学专用教材，1993 年编写《藏医专业本科教学大纲》，2004 年编写藏药专业本科教材，2007 年被国家中医药管理局立项为“21 世纪藏药专业本科规划教材 ”。学校承担“ 构建传统与现代相结合的藏医药现代高等教育体系与人才培养模式实验区 ”项目建设，获得自治区级以上各类教学成果奖 12 项。

科学研究不断突破。建校 30 年来，学校承担了包括“863”计划、“973”计划、国家自然基金、国家社科基金在内的各类国家级项目 56 项，出版各类图书 45 部(套)，获得包括国家科学技术进步奖在内的省部级以上奖项 28 项。《四部医典大详解》荣获国家科技进步二等奖、第 13 届国家图书奖、西藏自治区科技进步一等奖、自治区科技进步突出贡献奖等；《藏医药古籍影印珍本(30 卷)》和《传统藏药炮制技艺规范性研究》分别荣获西藏自治区科技进步一等奖和二等奖。“ 藏医水银提炼法 ”“ 藏药仁青常觉配伍技艺 ”“ 藏医外治疗法 ”等项目被国务院批准为非物质文化保护遗产。建成藏医药基础实验室、藏医药与高原生物省部共建实验室、传统藏药炮制及质量控制实验室、藏医药省部共建协同创新中心 4 个科研基地。

30 年砥砺奋进

建校 30 年来，学校形成了以立德树人为根本任务，以教学为中心，以科研为重点，以社会服务为依托，以藏医药文化传承为载体，教研医产协调发展的办学思路。

党的领导是根本保证。建校 30 年来，在党中央的高度关怀下，在区党委的悉心指导下，学校始终坚持党的领导，认真贯彻党的教育方针政策，坚持社会主义正确办学方向，确保学校在反分裂斗争中的一个又一个胜利，保证学校始终沿着科学道路奋力前进。

特色立校是重要基础。建校 30 年来，学校始终坚持以特色办学，凭特色育人，在保持藏医药文化特点和优势的前提下，遵循现代高等教育发展的基本规律，闯出一条具有浓郁民族文化特点和本校特色的办学路子，使得传统藏医药文化在现代教育体制下熠熠生辉。

合作交流是动力源泉。学校在办学过程中，积极与区内外、国内外高校开展交流与合作，与北京中医药大学、江西中医药大学、哈尔滨医科大学和中国药科大学等兄弟院校建立对口援助关系；先后派遣专家赴港澳台地区，以及美国、英国等 30 多个国家讲学交流，有效推动学校的改革与发展。

在中国特色社会主义新时代，学校将坚定不移地在党的领导下，坚持社会主义办学方向，开拓藏医药高等教育新境界，为推进藏医药高等教育、推动西藏社会的长足发展和长治久安、实现中华民族伟大复兴的中国梦、助推人类健康事业的发展作出新的更大贡献。

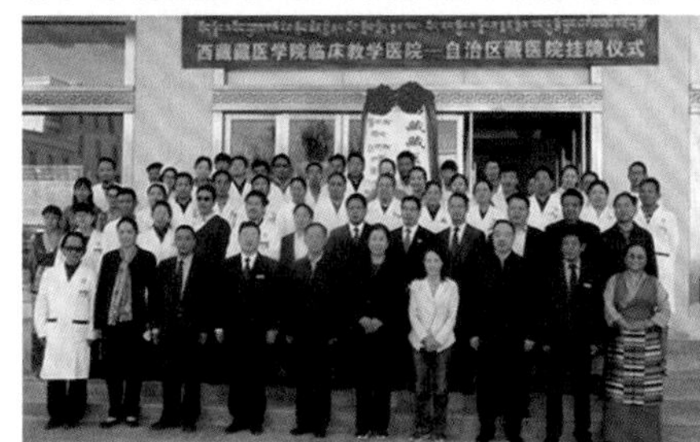

西藏藏医药学院临床教学医院——自治区藏医院挂牌仪式

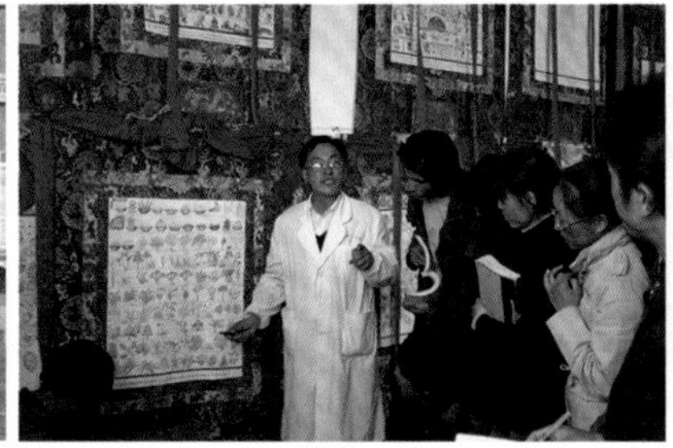

唐卡特色教学

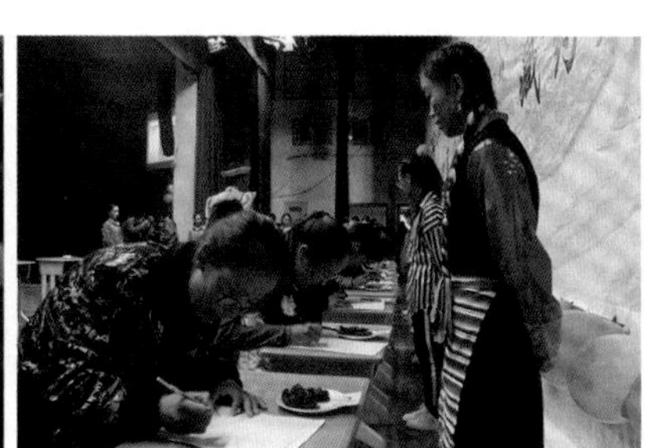

学校举办“ 甘露宝瓶 ”藏药知识竞赛

薪火相传 砥砺前行
蓬勃发展的大连医科大学中西医结合学科

杏林先锋传薪火，甲子耕耘谱华章

大连医科大学中西医结合学科创建于 1958 年，具有悠久的历史，是我国中西医结合的重要发祥地之一。1958 年，为响应毛泽东主席西学中号召，大连医科大学（当时为大连医学院）在著名外科学家陈荣殿教授的带领下，与中医学教研室主任曹仲和教授等人共同开展中西医结合治疗急腹症的研究，并于 1961 年出版中西医结合外科专著《新急腹症学》。

栉风沐雨 60 年，几代中西医结合人砥砺奋进，落实党中央、国务院对中医药工作的决策部署，学科建设始终以特色为引领，在继承中发展、在发展中结合、在结合中创新，坚持中西医并重，传承发展中医药事业。在大学党委领导下，在学科带头人尚东教授带领下，大连医科大学中西医结合人秉承“精诚大医、融汇中西”的精神，锐意进取，携手前行，学科各项事业蓬勃发展，已形成中西医结合治疗急腹症及胃肠功能障碍、肿瘤疾病、神经及代谢性疾病、难治性创面及皮肤病、中药物质基础研究 5 个有明显竞争优势和特色的研究方向。

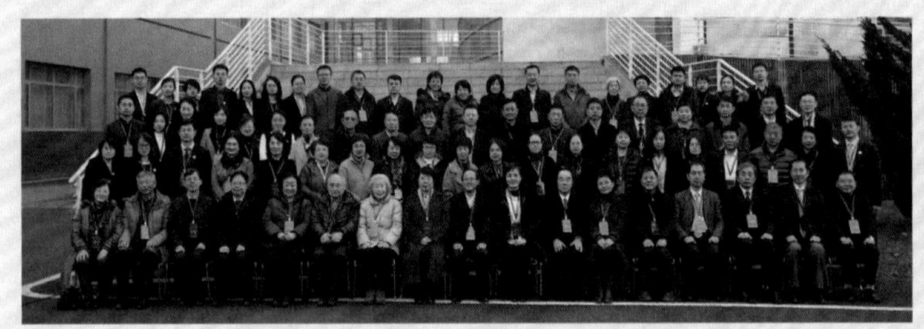

2018 年 12 月 22 日，中国•大连第四届中西医结合高峰论坛暨大连医科大学中西医结合学科创建 60 周年庆祝大会合影

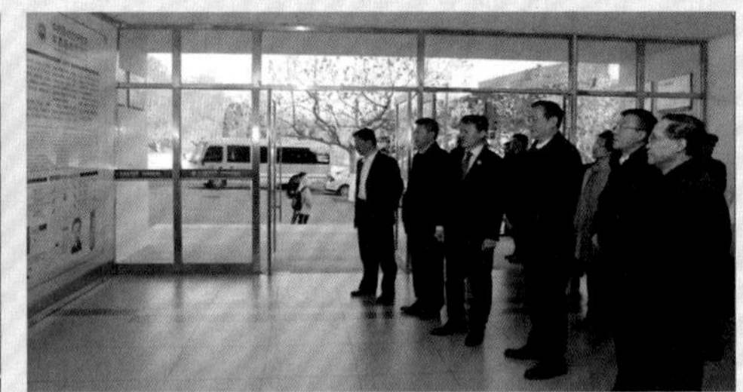

辽宁省副省长王明玉调研中西医结合学科

承典塑新建学科，力行致远求发展

中西医结合学科为一级学科博士点，辽宁省一流学科；有国家重点学科 1 个，博士后流动站 1 个，国家中医药管理局重点学科 2 个，省部级重点实验室 4 个，辽宁省一级重点学科 1 个、二级重点学科 2 个；在教育部第四轮学科评估中位于 B+，全国并列第六位，在综合性大学中排名全国第二位；在 2019 软科“中国最好学科排名”蝉联全国第五，位于前 8%。

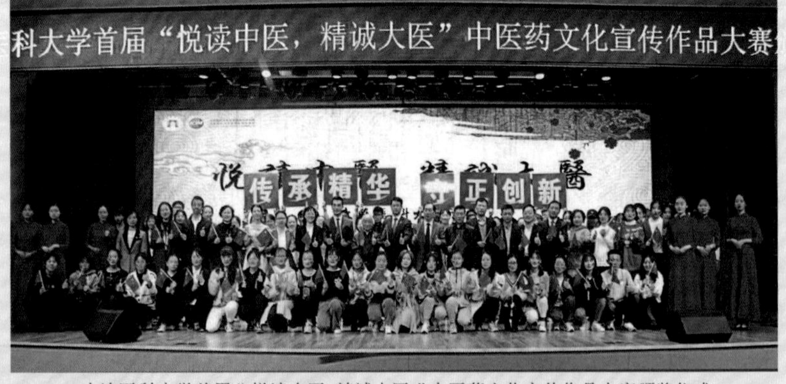

大连医科大学首届“悦读中医，精诚大医”中医药文化宣传作品大赛颁奖仪式

中西医结合急腹症外科为国家区域专科诊疗中心，以中西医结合微创治疗胆胰疾病为特色，创立 SELECT 多镜组合中西医结合微创技术体系，构建中西医结合微创外科治疗胆胰疾病一站式平台，制定专科疾病诊疗标准 5 项，自主研发中药颗粒制剂 3 种，并实现成果转化，成果推广至省内外 20 余家医院，救治患者 3 万余名；学科依托五谷虫生物清创技术治疗慢性创面产学研转化平台，开发出中药五谷虫相关系列产品；学科建有中西医结合治疗神经疾病国家级科研平台；在中国中西医结合学会指导下，设立中国中西医结合学会－大连医科大学学科发展共建办公室，全面促进大连医科大学中西医结合学科发展。

砥砺求索创新篇，犁得沃土结硕果

师资队伍

学科拥有众多国内知名专家和优秀人才，其中国家百千万人才工程人选、国家万人计划人选、国家优秀青年等国家级人才 10 人次；历届国务院学位委员会中西医结合学科评议组成员 3 人，国家自然科学基金医学科学部专家评审组专家 2 人；学科顾问白长川教授获全国中医药杰出贡献奖。

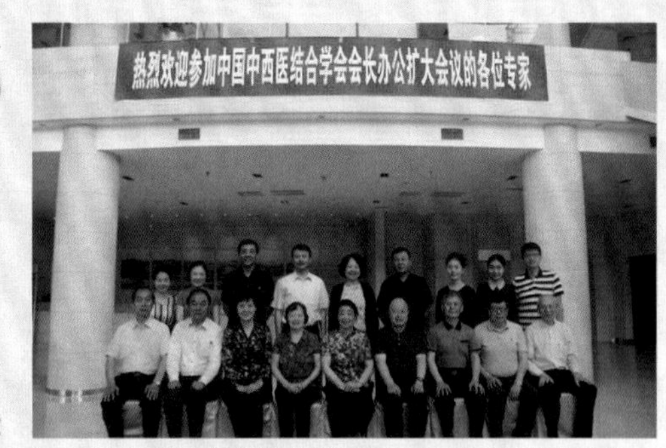

大连医科大学中西医结合学科承办中西医结合学会会长办公扩大会议

科学与教学研究

近 5 年学科获得各类科研课题 120 余项，其中国家自然科学基金重点项目 1 项，国家重点研发计划 1 项，“973”项目子课题 2 项，国家自然科学基金 46 项；发表学术论文 400 余篇，其中 SCI 收录 200 余篇，影响因子 10 分以上的文章 8 篇；获得各级科研奖励 20 余项，其中教育部高校科研成果科技进步二等奖 1 项、辽宁省人民政府科技进步一等奖 1 项、中国中西医结合学会科技进步二等奖 2 项，国家教学成果二等奖 1 项，辽宁省高校教学成果一、二、三等奖共 5 项，“ 中医药社杯 ”教学基本功竞赛二等奖 2 项。

人才培养

实施中西医临床本科 - 硕士 - 博士 - 博士后的金字塔式人才培养体系。中西医临床医学专业为辽宁省一流本科专业、黄大年式中西医结合教学团队。为全面推进“ 双万计划 ”建设，不断深化教学改革，创新人才培养模式，更好地适应专业人才培养要求，以立德树人为本，施行双导师制，进行精英式教育。

本科生 3 年考研率平均为 56%，学生以优异成绩考取北京中医药大学、上海中医药大学、复旦大学、北京大学等国内一流院校；获大学生创新创业训练计划国家、省级项目 10 项；获“ 挑战杯 ”大学生课外学术科技作品国家奖、省级特等奖等。

风正扬帆正当时，借力发展再攀登

中西结合一甲子，杏林风雨六十年。大连医科大学中西医结合学科发展的 60 年是中西医结合人百折不挠、矢志奋斗的 60 年，是中西医结合人不忘初心、上下求索的 60 年。大连医科大学中西医结合人将认真贯彻党的十九大报告中提出的“ 坚持中西医并重，传承发展中医药事业 ”的精神，全面落实习近平总书记作出的“ 传承精华，守正创新 ”的指示精神，在国家大力支持、发展中医药事业的大政方针下，坚定不移地坚持中西医结合发展建设之路。

大连医科大学中西医结合学科以建设国家一流学科为目标，以对接国家和辽宁重大发展战略需求为导向，依托国家重点学科和省一流学科高端学术平台，集中优势，按照大学党委制定的学科发展战略，突出优势，彰显特色，全力推进“ 以中西医结合学科为牵动的医学临床学科群 ”建设，协调推进产、教、学、研、用、智一体化深度融合；多方合作共建“ 大数据 + 人工智能 ”中医智库、“ 互联网 + 医疗健康 ”平台，为全民健康做好服务，为西学中人才培养奠定基础；积极参与“ 一带一路 ”建设，开展国际合作办学项目，为中西医结合人才走向国际创造条件。

雄关漫道真如铁，而今迈步从头越，大连医科大学中西医结合学科将凝心聚力，开拓前行，努力打造国家一流学科，为“ 双一流 ”建设，为全面服务东北振兴、服务健康辽宁，为实现“ 健康中国 ”战略作出贡献。

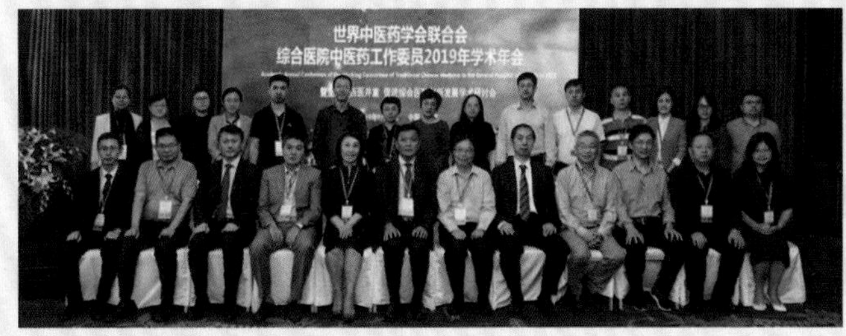

大连医科大学中西医结合学科承办世界中医药学会联合会综合医院中医药工作委员 2019 年学术年会

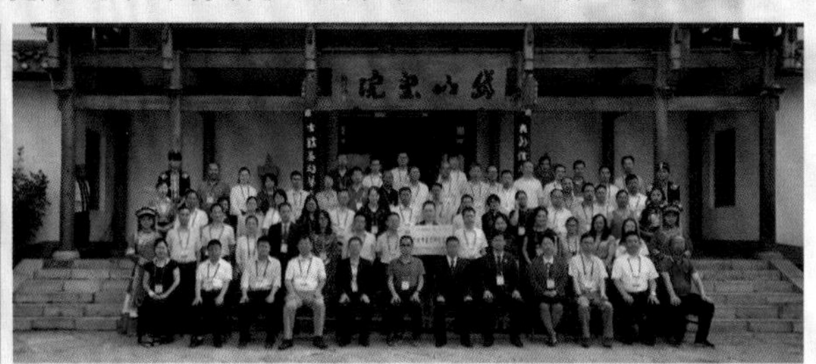

大连医科大学中西医结合学科举办中国凉都 · 民族医药发展高峰论坛，对口支援六盘水

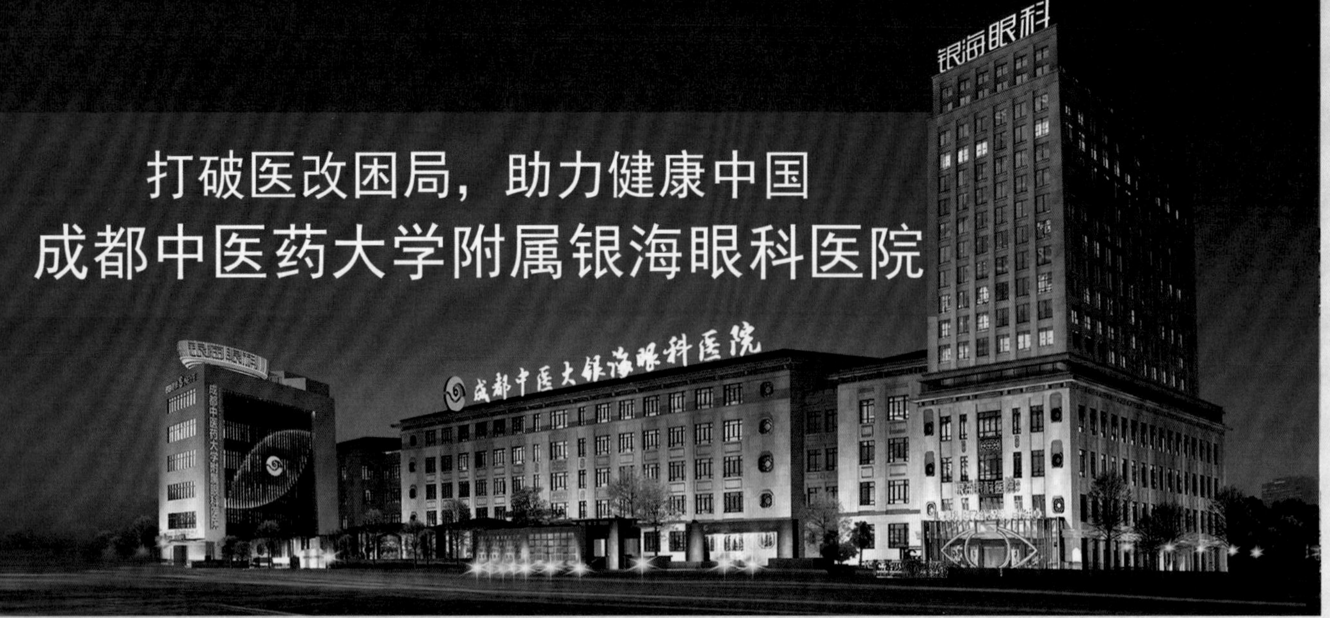

打破医改困局，助力健康中国
成都中医药大学附属银海眼科医院

成都中医大银海眼科医院二期于 2019 年 10 月 16 日正式对外开放

成都中医大银海眼科医院与成都中医药大学眼科学院实行院院合一统一管理，是集医、教、研三位于一体的研究型大型专科医院。医院坐落于蓉城府河之滨的星辉西路，按国家三级甲等专科医院标准建设，配备世界先进的眼科专业设备。医院各专业领域学术技术带头人由国医大师、全国杰出专业技术人才、学者担任，以一流技术、一流设备、一流疗效、一流环境、一流服务面向广大眼病患者。

践行使命与担当，眼健康工程实施初见成效

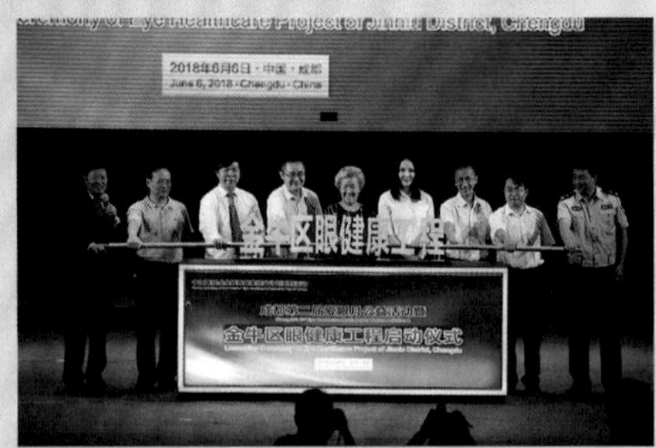

金牛区眼健康工程启动仪式

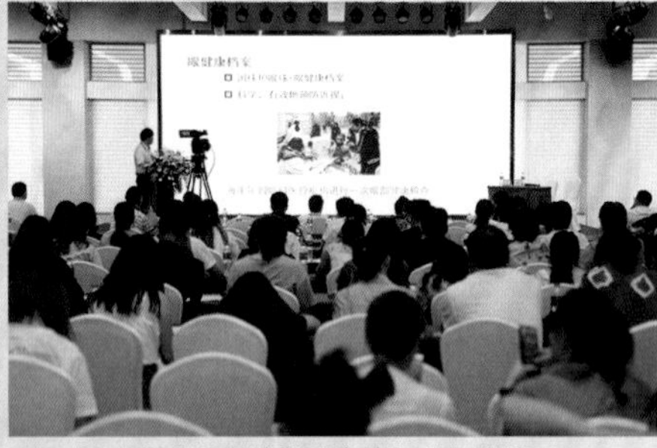

首届“ 近视防控天府论坛 ”在蓉召开

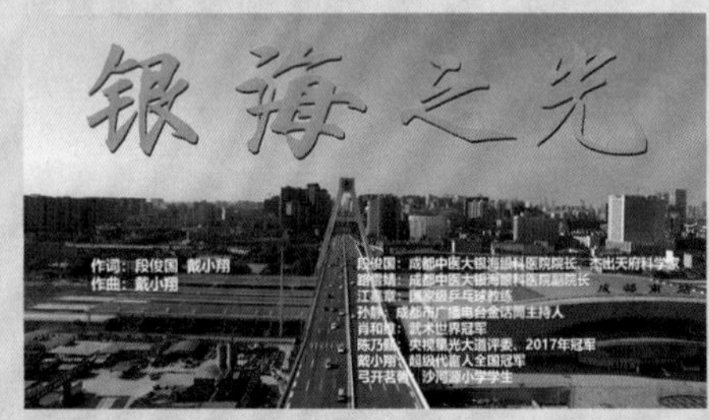

《银海之光》MV

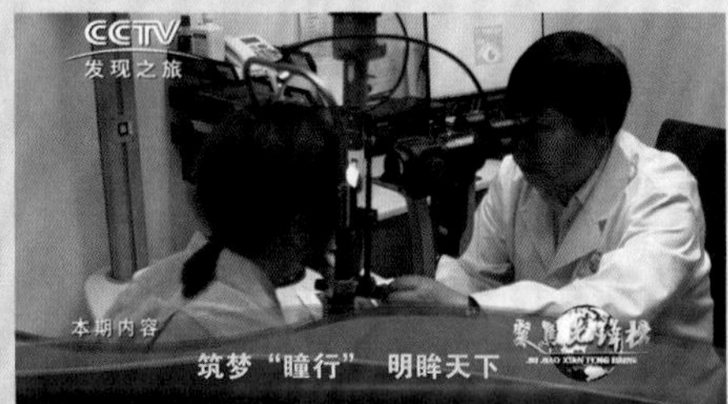

央视《聚焦先锋榜》栏目专题播放金牛银海模式

银海眼科医院自创办开始就一直为保护人们的视力和提升眼健康水平而积极努力着，认真践行健康中国战略，始终坚持医疗卫生机构的公益性，大力开展医疗下基层、进学校、进社区等活动，得到广大人民群众的信任。2019 年，银海眼科医院与四川省科技馆启动眼健康科普教育计划，设立四川科技馆眼科门诊，将科普教育常态化；承办首届近视防控天府论坛，围绕全国近视防控事业发展现状与环境展开精彩的分享和讨论；创新发布爱眼护眼原创歌曲《银海之光》，以轻松愉悦的形式帮助孩子们养成用眼好习惯；运用中医近视防控原理，与新希望乳业联合创新研制推出“ 养眼 ”青少年牛奶。

2019 年 10 月，中央电视台《聚焦先锋榜》栏目专题播放医院眼健康工程——金牛银海模式。银海眼科医院作为金牛区眼健康工程的参与和定点实施单位，眼健康科普及建档工作覆盖四川省 60 余所中小学及幼儿园，包括学生、老师、家长等共计建档 10 万余人，眼健康工程实施初见成效。

国务院办公厅对国务院第六次大督查发现的典型经验做法进行通报表扬，四川省有两项经验做法“ 上榜 ”，“ 四川省探索职务科技成果权属改革打通科技与经济结合通道 ”是其中之一。2019 年 11 月 19 日，教育部在全国各省（区、市）扎实推进综合防控儿童青少年近视工作中点赞“ 眼健康工程 ”，强调要突出试点带动，强化示范引领作用。

>>> 扎实推进产教融合，谱写新篇章

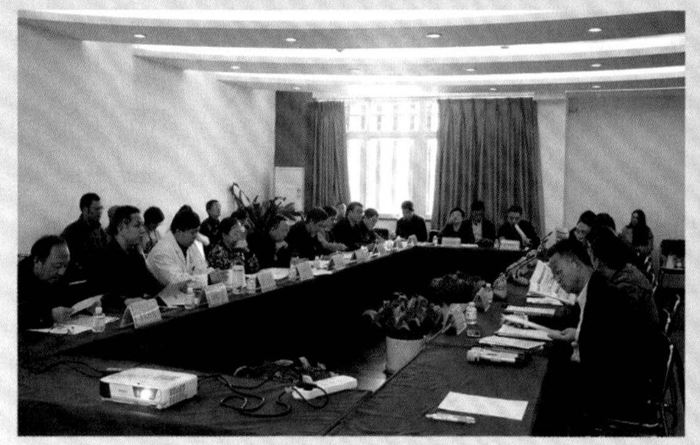
四川省职务科技成果权属混合所有制改革试点落实情况座谈会在银海眼科医院召开

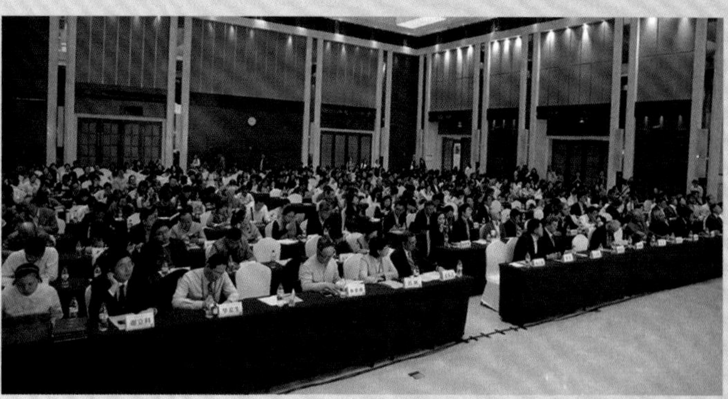
中医药产教融合促进委员会眼科专业委员会成立大会暨首届学术年会

2019年10月，中医药产教融合促进委员会眼科专业委员会成立大会在成都举行，段俊国院长当选为首届主任委员。眼科专业委员会将充分发挥各成员单位与委员的作用，搭建国际一流的产教融合创新平台，推动健康中国战略，促进视觉健康中国行动。段俊国认为，产教融合战略是一个国家战略，我国只有4万眼科医生，但是眼科医生的需求是40万，产教融合将有效促进眼科人才的培养，提升我国眼健康管理水平。

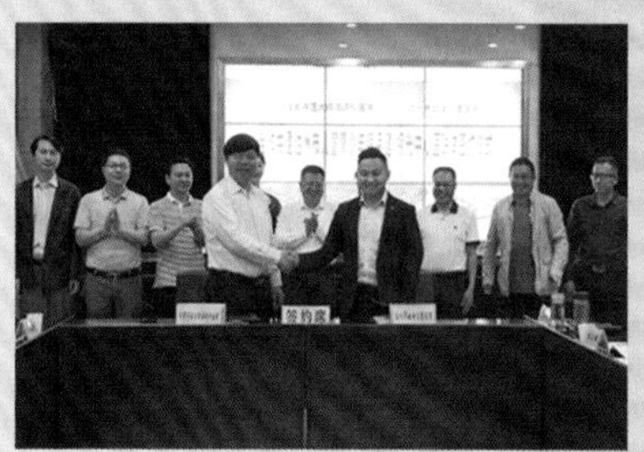
医联体建设成效显著

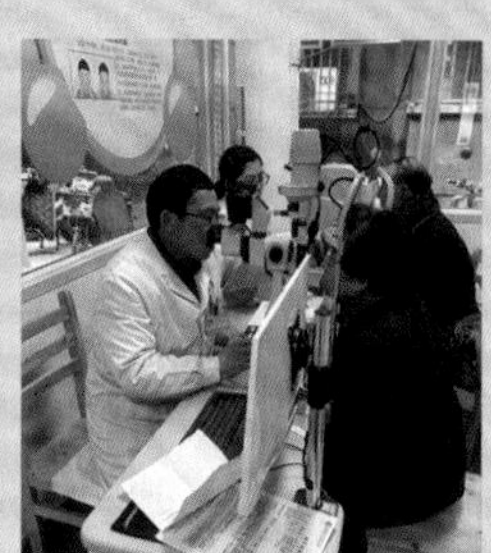
社区居民在眼健康管理室进行眼健康检查

银海眼科医院主导推广的产教融合模式在全省推广，在地市州和县建立6家紧密型眼科医联体，在金牛区全区14家社区卫生服务中心建立眼健康管理室，实现社区居民眼健康全覆盖。通过四级眼健康诊治防控体系，使各级眼健康管理水平和诊治水平得到较大提高。在产业纵深孵化方面，银海眼科医院联合上海创瑞投资集团成立创瑞银海医疗产业孵化器。孵化器力争通过5年时间建设一个以眼健康为主的大健康产业生态圈，带动和聚集相关产业达到100亿。

>>> 打破医改困局，布局全国走向世界

医院的创建并非偶然，这是顺应新时期医改的结果。2015年，《中华人民共和国促进科技成果转化法》出台，支持科技成果自主确权与科技人员持股，让拥有创业之心的段俊国院长迎来了前所未有的机遇，他的“视神经保护”专利的评估价值高达2063万元，社会资本以5∶1的比例进行配股。多家上市企业入股，成立以混合所有制为载体的银海眼科医院。银海眼科医院作为混合所有制医院引入社会资本，可以引入更好的管理模式、体制与机制，其运用创新模式，积极履行社会职责，不仅获得各级政府的支持，更得到社会的认可。

“我们力争通过10年的努力，在省会城市、直辖市建立银海眼科分院10家以上，形成地市县紧密型眼科专科医联体100个以上，在县（区）建立眼视光门诊和社区眼健康管理室1000个以上，形成以中医、中西医结合为特色的眼病防治与视觉保健全国网络。截至目前，医院从考察城市中甄选出贵阳、长沙、重庆等地开展分院建设的初期筹建工作。”谈及医院未来的发展，段俊国院长充满了信心。

目之所及，心之所往，银海眼科正紧紧围绕“不忘初心，永远奋斗，创建中国眼科新中心”的伟大目标稳步前行，通过在成都构建一个集医疗、新药研发、医疗设备研发、企业孵化加速、专业教育及科技中介服务于一体的、覆盖全产业链的综合产业园区，为更多的眼病患者带来光明，为眼与视觉健康事业的发展做出积极贡献，为全社会、全人类做好服务。

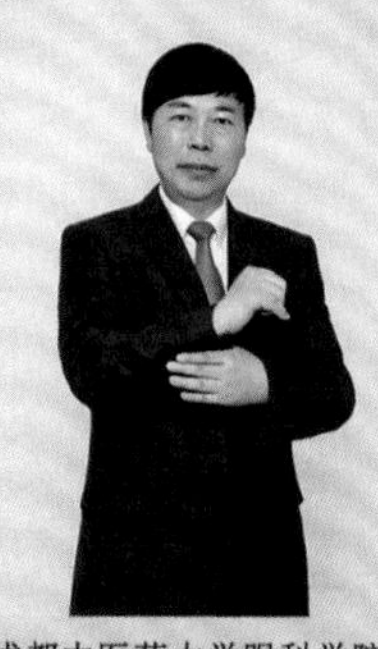
成都中医药大学眼科学院附属银海眼科医院党委书记、院长段俊国教授

中医药传承与创新“百千万”人才工程岐黄学者——北京中医药大学 高思华

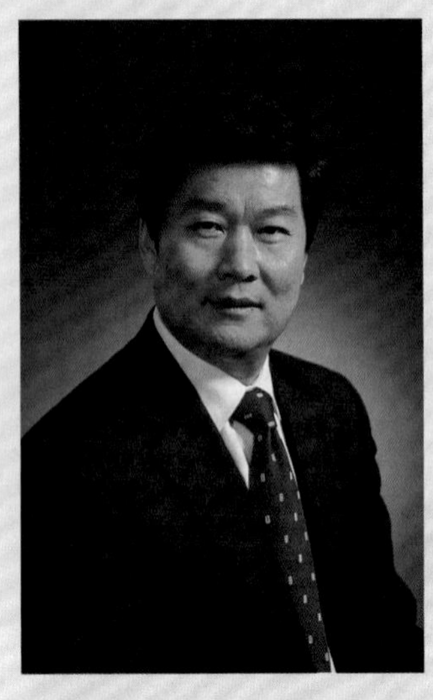

高思华简介

高思华，男，1957年7月出生，医学博士，博士研究生导师，北京中医药大学首席专家，二级教授，主任医师，国家“973”计划中医药专项首席科学家，全国老中医药专家学术经验继承工作指导老师，国家科技奖评审专家，澳门行政区科技奖评审委员，国家药品监督管理局中药新药审评专家、保健食品审评专家，中央保健会诊专家，中华中医药学会首席健康科普专家，享受国务院政府特殊津贴。

学习及工作经历

1978年大学毕业于山东中医学院，先后考取我国首届中医学专业硕士和博士学位研究生，师从著名中医学家张珍玉教授和方药中教授，先后留学日本和英国；历任中国中医研究院研究生部主任，中国中医研究院副院长，国家中医药管理局科技教育司司长、科技司司长，北京中医药大学校长；现任北京中医药大学糖尿病研究中心主任。

学术任职

曾任全国中医标准化技术委员会（SAC/TC 478）副主任委员，第二届中医药学名词审定委员会副主任委员，第一届教育部医学教育认证专家委员会委员，教育部科技委医学学部委员，教育部高等教育中西医结合专业教学指导委员会主任委员，全国高等中医药教育教材建设指导委员会副主任委员等职；现任国家中医药管理局中医药重点学科建设专家委员会副主任委员，全国临床医学(中医学)、中药学专业学位研究生教育指导委员会副主任委员，中国中西医结合学会副会长、内分泌专业委员会名誉主任委员，中国老年保健医学研究会副会长，中国药膳研究会副会长、慢病调养专业委员会主任委员，世界中医药学会联合会糖尿病分会、内科分会、音乐疗法专业委员会副会长，中华中医药学会顾问、糖尿病分会名誉主任委员，美国内分泌学会会员等职。

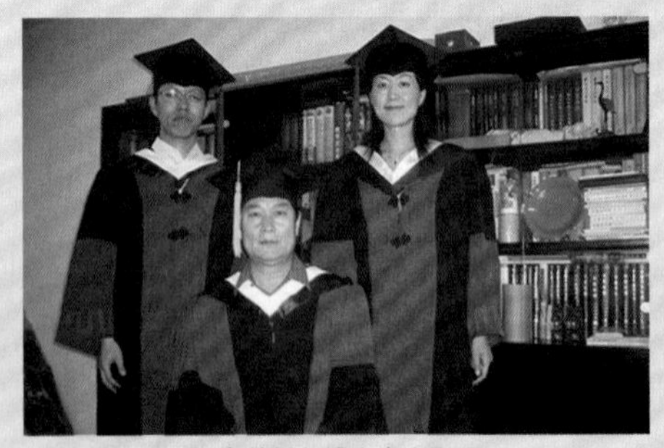

高教授与博士生合影

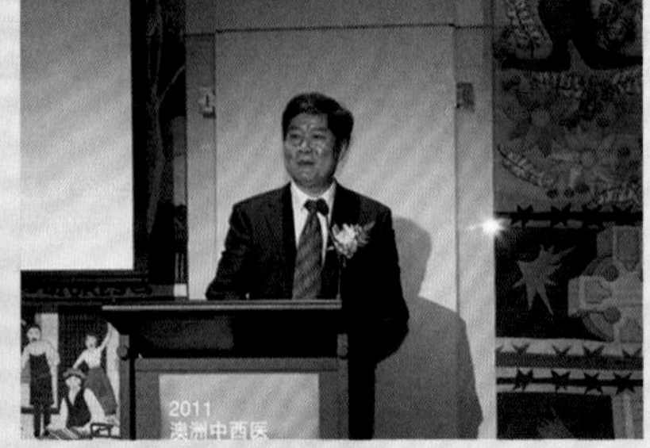

高教授在2011澳洲中西医结合国际研讨会上演讲

主要学术贡献

1. 科学诠释阴阳五行学说的科学内涵

对阴阳五行学说形成的环境基础、形成过程及其科学实质进行深入研究，论证提出阴阳五行学说是黄河中下游流域的气候变化规律及其与之相应的物候变化等自然规律的总结升华，论证其科学本质。纠正既往对这一古代自然观的错误认识，从而为中医学思维模式的科学性正了名。高思华教授也多次应邀在境内外多所大学和国内的相关学术会议上发表演讲，得到业界的广泛赞同，提出的学术观点被编入国家高等中医药院校“十一五”“十二五”和“十三五”规划教材《中医基础理论》中，在全国20多所中医药院校运用。

2. 创立立足肝脾肾辨证论治糖尿病的新理论和新方法

在总结多年临床心得的基础上，以中西医结合理论为指导，创新提出“肝脾肾三脏同治”的辨证治疗糖尿病新理论，构建了根据肝脾肾发病的主次先后及兼夹证的轻重缓急辨证治疗2型糖尿病的新模式；创立立足肝脾肾辨证防治糖尿病的系列方药、心理疏导、运动调养、音乐调养、饮食调养等的全方位调养原则和方法；主持完成多项国家级、省部级系列课题研究，证实了此观点的科学性，更新发展了中医学防治糖尿病的理论认识并推动临床疗效的提高。研究成果获得省部级科学技术奖一等奖、国家科技进步二等奖各1项。

3. 科学诠释“ 肺与大肠相表里 ”理论

明确提出“ 肺与大肠相表里 ”并不在于表示肺和大肠孰主表孰主里的里外深浅的解剖位置关系，而是在于说明肺与大肠的“ 互为表里 ”，即是在生理和病理上的“ 相互表征 ”，是肺与大肠在生理上相辅相成、病理上相互影响、治疗上相得益彰的相互为用的紧密关系；带领研究团队从组织同源、炎症串扰、淋巴循环、神经肽调节、肠道微生态等角度，部分证实了肺与大肠生理、病理上的内在特异性联络途径；阐明了“ 肺病治肠 ”“ 肠病治肺 ”及“ 肺肠同治 ”治疗理念的科学内涵及运用原则，拓展了肺肠难治性疾病的治疗新思路，提升了其对临床的指导价值。研究成果获得省部级科学技术一等奖。

4. 为运气学说正本清源

对运气学说及其临床运用进行系统而深入的研究，厘清运气学说与五运六气的关系，指出王冰、刘温舒、张景岳等历代医家对运气模式的谬解，先后发表《运气学说的形成及基本内涵》《如何随天地气化之理诊断疾病》《如何随天地气化之理治疗疾病》等学术文章，并一直担任研究生该门课程的主讲教授，多次应邀在相关学术会议上做学术报告。研究成果获省部级科学技术三等奖。

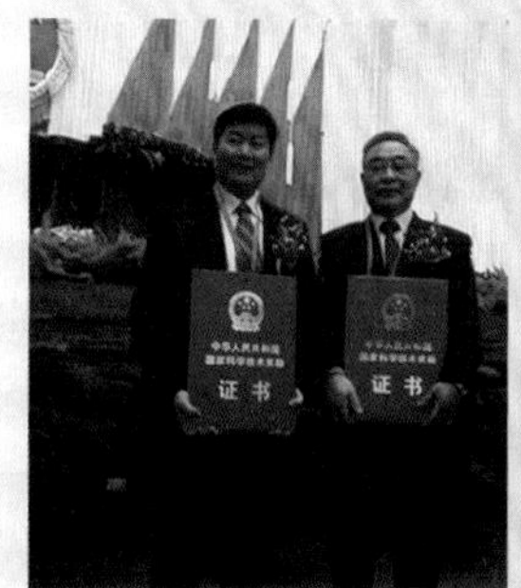
证书
证书
高教授获国家科技进步二等奖

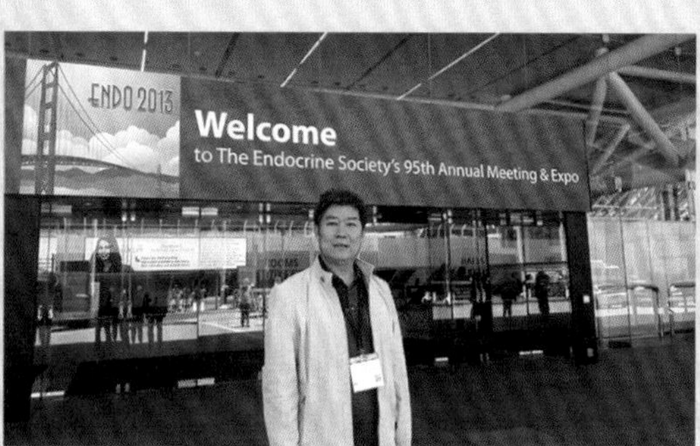
ENDO 2013
Welcome
to The Endocrine Society's 95th Annual Meeting & Expo
高教授参加国际内分泌大会

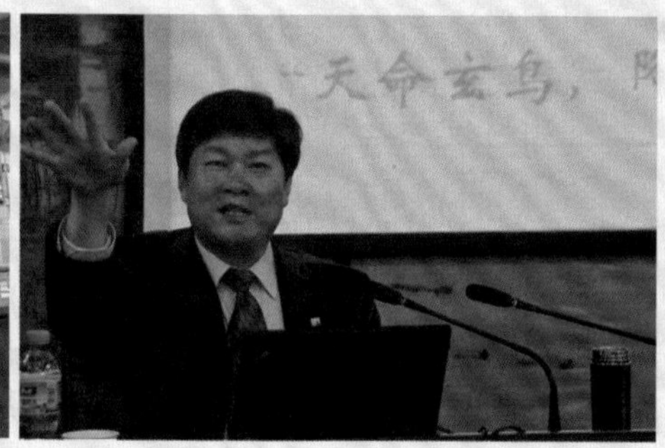
高教授在湖北中医药大学做讲座

其他方面贡献

1. 中医药科学研究、学科建设方面

作为首席科学家主持完成国家“973”计划中医药专项 1 项；作为课题组长，主持完成国家级、省部级和校企联合项目等 10 余项科研课题；研究成果先后获得国家科技进步二等奖 1 项、教学成果二等奖 1 项，省部级科学技术一等奖 2 项、二等奖 2 项、三等奖 2 项，省部级教学成果一等奖 1 项、校级教学成果特等奖 1 项、一等奖 1 项。高思华教授担任北京中医药大学中医基础理论重点学科带头人，所带领的学科在 2012 年度全国学科建设考评中被评为第一名。

2. 高等中医药教育和人才培养方面

先后指导硕士研究生多名、博士研究生 23 名、博士后 10 名，带徒 4 名；担任北京中医药大学校长期间，提出创建“ 有特色、高水平、世界知名的研究型大学 ”的办学理念，推行院校教育与师承教育相结合的符合中医药人才成长规律的学制、课程体系和培养模式等一系列教学改革，引领大学得到快速发展。大学的学风、教风、校风和人才培养质量得到社会各界的广泛认可。

3. 临床方面

从事中医临床工作 40 余年，医德医风高尚，擅长治疗内科、妇科疾病，尤其擅长糖尿病、甲状腺疾病、月经不调、内分泌失调、肿瘤等；多次应邀赴日本、澳大利亚、新加坡、泰国、美国、德国、法国、英国等国家，以及我国香港、澳门等地区治病和讲学；被中央保健委员会遴选为中央保健会诊专家。

4. 学术成就方面

以第一作者和通讯作者发表学术论文 134 篇，其中 SCI 收录 34 篇；主编学术及科普著作 10 余部；担任《北京中医药大学学报》《北京中医药》《中成药》《世界中医药》等杂志编委会副主编。

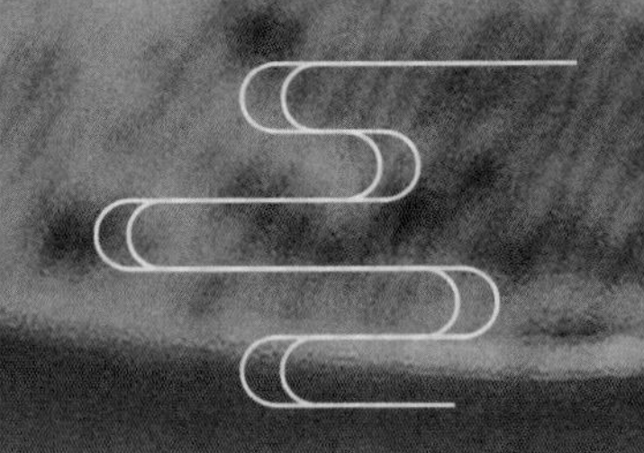

中国中医科学院岐黄学者刘保延团队

刘保延，中共党员，现任中国中医科学院中医药数据中心主任，国家中医药管理局中医临床疗效评价重点研究室主任，中国中医科学院首席研究员，博士研究生导师，国际欧亚科学院院士，国家中医药领军人才支持计划岐黄学者；兼任世界针灸学会联合会主席，中国针灸学会会长等；致力于中医临床疗效评价方法及中医药大数据利用的研究，探索创立符合中医药特点的临床研究模式，并建成中医临床科研信息一体化技术平台，创建中医药数据中心，开展一系列具有国际影响力的高水平临床评价研究；主持国家级科研项目 20 余项，发表论文 195 篇，SCI 论文 38 篇；获国家科技进步奖 4 项，省部级一等奖 6 项；取得专利与软件著作权 33 项。

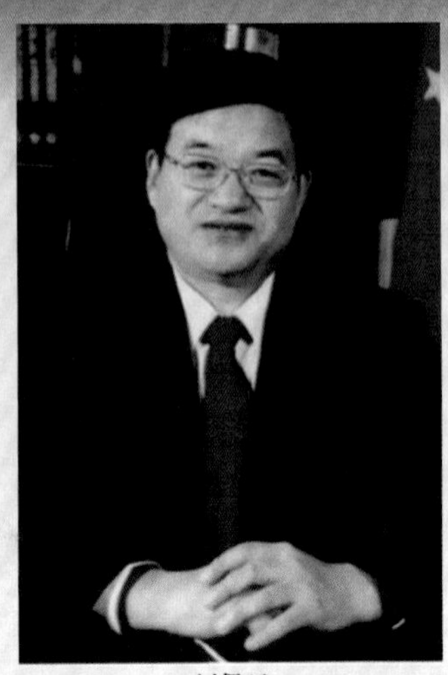

刘保延

以刘保延教授为带头人的团队现有成员 46 人，其中正高级职称 4 人，副高级职称 8 人，中级职称 6 人，博硕士研究生及外聘人员 28 人，学历以博士为主，是一支由临床、统计、数据挖掘与计算机等多学科人员组成的专业化科研团队。

创建中国中医科学院中医药数据中心，引领行业大数据汇交

刘保延首席研究员带领的团队重视中医药领域的信息化建设，创建中国中医科学院中医药数据中心，主要任务是研究实施中医药数据的采集、存储、汇交、共享、分析和应用等，为中医临床诊疗、科研与管理提供决策技术与支撑。中心设有数据资源室、挖掘统计室、标准规范室、软件工程室、云平台运维室、综合服务室，工作人员共 25 人，其中高级职称 11 人，博士 16 人。构建的中医临床科研信息共享系统在 2009 年获得国家科技进步二等奖，已推广实施到 16 家国家中医临床研究基地和 6 家国家中医药管理局直属直管医院。建立中医临床术语字典 18.9 万，制定了一套中医临床科研信息共享标准体系。获得软件著作权 12 项，发明专利 40 余项。拥有 70 余套高性能服务器、PB 级存储和 30 余台安全设备，具有符合等保三级要求的安全体系。在机房硬件设备建设基础上部署的中医智慧云平台，可根据对象提供不同服务：中医监管云为中医药管理部门人员提供服务，中医临床云为中医临床及科研机构提供服务，中医健康云为公众人员提供中医药健康知识服务。

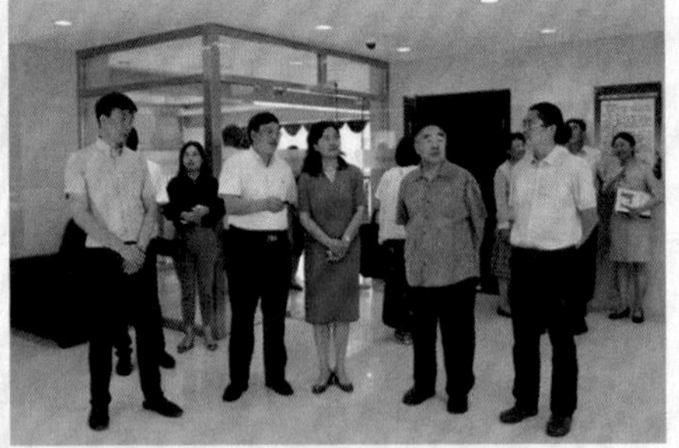

国家中医药管理局书记余艳红参观数据中心

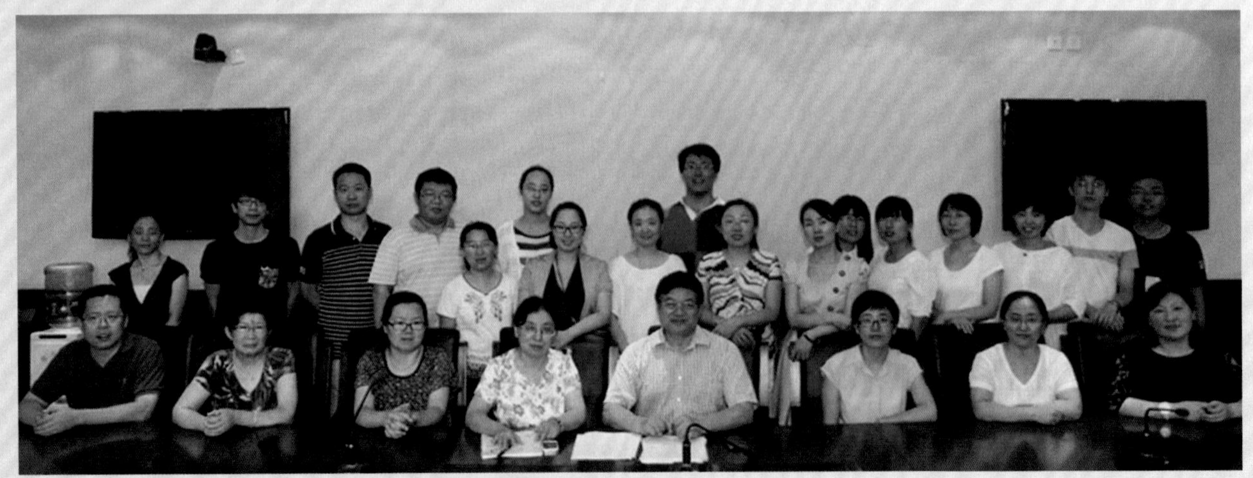

临床评价中心团队成员合影

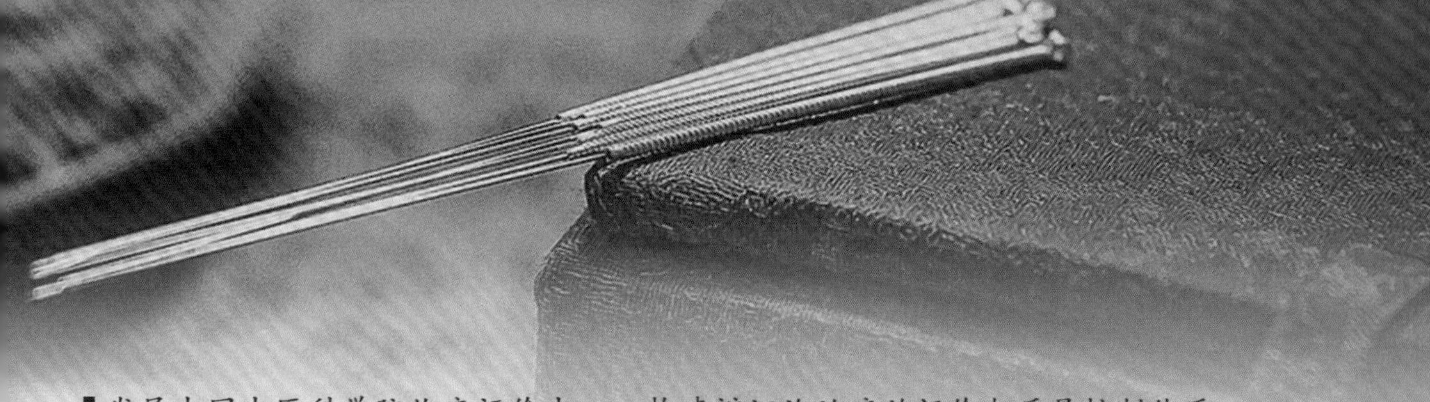

发展中国中医科学院临床评价中心，构建辨证论治疗效评价与质量控制体系

团队以揭示中医药疗效评价的原理和方法为使命，并于2000年成立中国中医科学院临床评价中心，经院科技体制改革后，并入中医临床基础医学研究所，成为一个多学科交叉的临床研究中心。中心的研究目标和任务是客观评价中医药有效性和安全性，并建立科学的辨证论治评价方法和可靠的质量保证体系。围绕中医药临床评价的原理、方法、技术平台构建，着力解决临床研究中的共性、关键问题，建立中医临床评价的应用技术体系，承担国家“973”“863”、国家自然科学基金、科技部、国家中医药管理局、北京市科委的临床评价科研项目10余项，取得国家级、省部级科技奖励4项，发表有关论文80余篇。15年来，在应用循证医学、临床流行病学的方法，规范中医药临床研究设计与发表等方面发挥了引领作用，为中医药行业临床科研项目提供中央随机、数据管理、质量控制等技术支撑200余项，提高了行业内临床研究的质量和水平。中心于2001年加入中国循证医学教育部网上合作中心，2005年加入国际临床流行病学组织，成立中国中医科学院临床流行病学组，是国内和国际均有一定影响力的中医临床评价团队。中心实行小核心、大网络的工作机制，团队建设注重多学科交叉科研人员的引进和有机配合。主持的“十二五”科技支撑计划项目，开展了中国针灸方案治疗难治性便秘、女性压力性尿失禁等11项临床研究，结果先后在《Annals of Internal Medicine》(IF16.44)、《Journal of the American Medical Association(JAMA)》(IF44.4)上发表，在国内引起强烈反响。

重视针灸标准化建设，将中国针灸沿着“一带一路”传播到世界各地

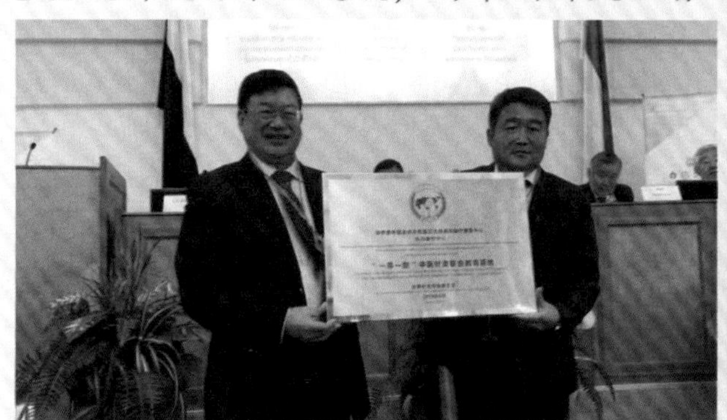

世界针灸学会联合会“一带一路”国际组织传承教育基地
在俄罗斯布里亚特共和国卫生部临床医疗康复“东方医疗中心”授牌

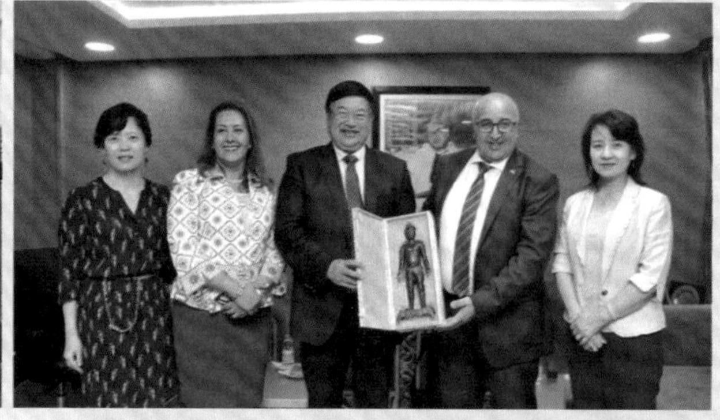

刘保延教授为带头人的团队向摩洛哥穆罕默德五世大学赠送针灸铜人

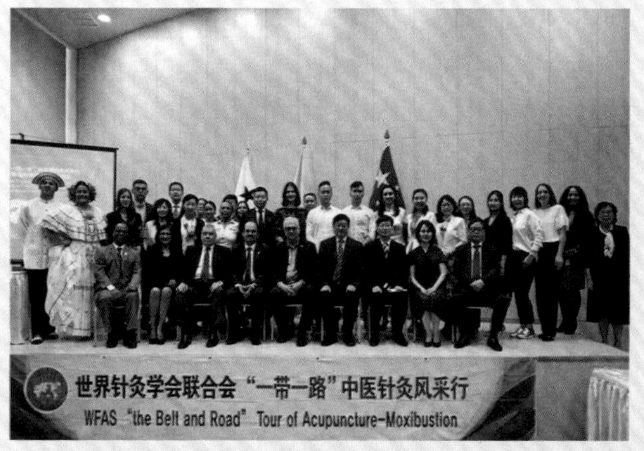

由世界针灸学会联合会主办的“一带一路”中医药针灸风采行巴拿马站暨
2019巴拿马中医针灸论坛召开

刘保延首席研究员作为世界针灸学会联合会主席，利用“一带一路”沿线60多个国家和地区拥有的240多家团体会员的资源优势，瞄准针灸标准化、国际化的大目标，响应《中医药“一带一路”发展规划(2016～2020年)》，弘扬“中医针灸”这一世界非物质文化遗产对世界人民健康的贡献，近3年在“一带一路”沿线国家和地区举办了系列中医针灸文化活动，通过高层互动、学术交流、培训教育、义诊咨询和文化展览等多种方式，为中外各国传统医学领域合作铺路搭桥，为中医针灸学术繁荣增添活力，足迹踏遍35个国家和地区，极大地推进了中医针灸在“一带一路”沿线国家的影响力。

成都中医药大学
——岐黄学者梁繁荣

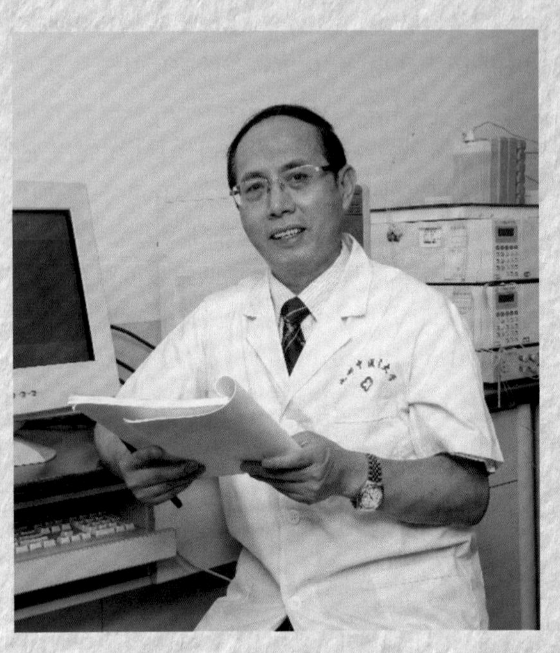

梁繁荣，成都中医药大学首席教授，博士研究生导师，针灸推拿学国家重点学科带头人，2 项国家“973”计划项目首席科学家，国家自然科学基金重大项目主持人，享受国务院政府特殊津贴专家，全国中医药杰出贡献奖获得者，全国优秀科技工作者，国家中医药传承与创新“ 百千万 ”人才工程岐黄学者，国家“ 万人计划 ”教学名师，全国名老中医药专家学术经验继承工作指导教师，“ 四川省万人计划 ”天府杰出科学家，四川省有突出贡献优秀专家，四川省学术和技术带头人，第三届四川省十大名中医；任世界针灸学会联合会副主席，世界中医药学会联合会标准化分会副会长，世界中医药学会联合会中医国际传播委员会副会长，中国医师协会整合医学专业委员会副主任委员，四川省针灸学会会长，《中国针灸》杂志编委会副主任委员，四川省科学技术顾问团成员，四川省人民政府决策咨询委员会委员，国家科技奖励评审专家，国家自然基金终审专家。

两项国家“973”计划项目首席科学家

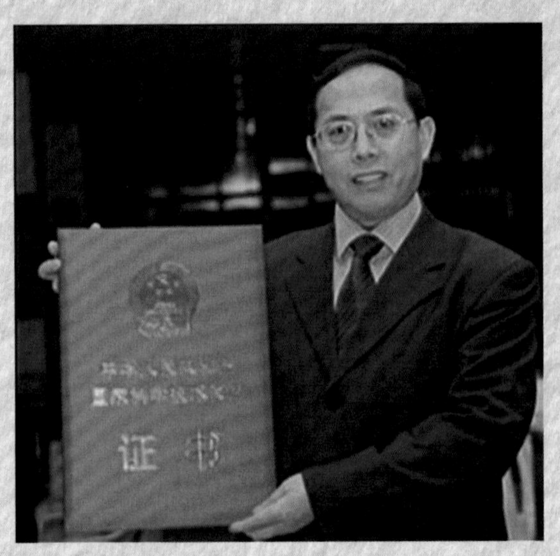

作为全国优秀科技工作者，梁繁荣教授先后主持两项国家重点基础研究“973”计划项目、国家自然科学基金重大项目、重点项目等各级课题 45 项，在针灸经穴效应研究等方面做出突出成绩：在国际上系统证实了经穴效应存在特异性，并发现其具有相对性、循经性、持续性和条件性等规律；发现经穴效应特异性与穴位状态有关，与穴位局部肥大细胞脱颗粒有关，与穴位局部组胺、腺苷等含量增高有关；发现针刺穴位信号的中枢整合及对疾病关键代谢产物的影响具有显著的靶向特征等。梁繁荣教授荣获国家科学技术进步二等奖 1 项，省部级科技进步一等奖 6 项、二等奖 6 项；发表核心期刊论文 450 余篇，其中 SCI 论文 133 篇，IF 大于 10 的 6 篇，最高影响因子 20.773；获得授权发明专利 18 项，实用新型专利 20 项，计算机软件著作权 2 项；客观回答了国际学术界对针灸穴位特异性的质疑，对针灸国际化发展产生深远影响；荣获 2017 年 BMJ 杰出研究成就奖、世界中医药学会联合会中医药国际贡献二等奖，为国际公认的针灸研究领域领军人物之一。

国家“万人计划”教学名师

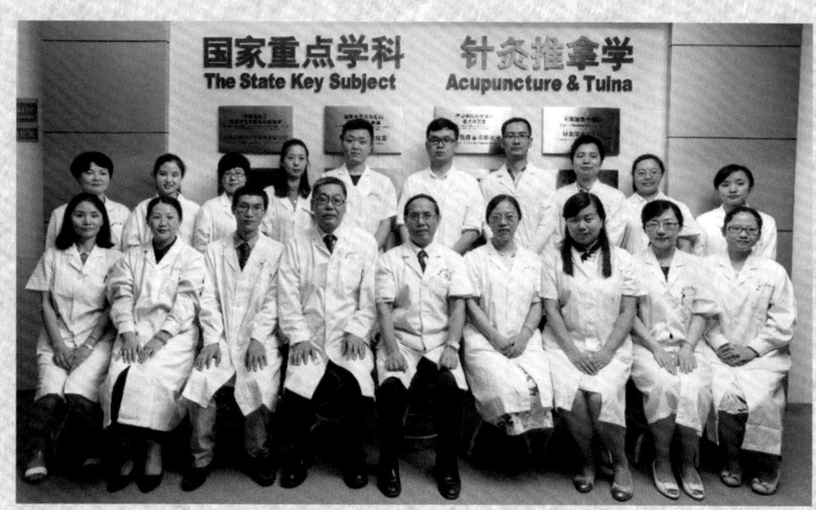

作为国家“万人计划”教学名师，梁繁荣教授主编国家级规划教材 12 部、学术专著 12 部，获国家教学成果二等奖 1 项、四川省教学成果一等奖 6 项，培养博硕士研究生 150 余人，其中获全国百篇优秀博士论文奖 1 人；所带领的研究团队获世界针灸学会联合会“天圣铜人”奖（全球仅 2 个），使成都针灸研究团队成为国内一流的针灸研究团队。梁繁荣教授作为《针灸学》国家级教学团队负责人，《针灸学》国家级精品课程负责人，国家重点学科针灸推拿学学科带头人，主持教改课题 13 项，其中国家级 4 项、省部级 8 项。他始终倡导开展教育教学改革，带领团队改革课程体系、优化教学手段、提高教学质量。作为青年教师学术导师，他一直关心青年人的成长成才，以身作则引导他们爱岗敬业、不断进步，为我国针灸界培养了一大批优秀人才，包括国家“万人计划”领军人才、科技部中青年科技创新领军人才、教育部新世纪优秀人才、全国高等中医药院校“优秀青年中医”等国家级人才 20 多人次。

四川省第三届十大名中医

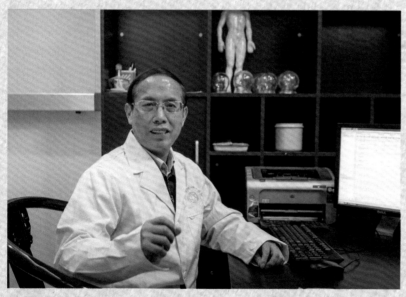

梁繁荣教授从事针灸临床工作 40 余年，医德高尚，仁心仁术，全心全意为病人解除病痛，成为四川省第三届十大名中医，创新性提出“以经络辨证为主线，部位辨证为重点”的针灸辨证施治体系。他创建了敏化穴位配伍理论和十大特色针法：导气通经针法治疗痛痹，疏肝安神针法治疗失眠，健脾和胃针法治疗胃肠病，温督振阳针法治疗痿证，调经理血针法治疗妇科病，息风止痉针法治疗惊风，培土生金针法治疗慢阻肺，刺络拔罐法治疗带状疱疹后遗痛，清热利湿针法治疗湿疹，颈部排针法治疗吞咽障碍，补肾调经法治疗不孕症等，广泛应用于多种疑难杂症，提高了针灸临床疗效。基于经穴效应特异性研究成果，梁繁荣教授创建了针灸临床辨证施治新体系，广泛应用于多种疑难杂症的治疗；运用大数据分布式存储、计算、分析和服务技术方法，创建并完善了基于“云服务器 + 终端”大数据服务模式的“循证针灸临床诊疗决策支持平台”，并将其植入硬件设备，研发了集针灸大数据支撑与临床经穴诊断治疗于一体的“智能化循证针灸诊疗仪”，提高了针灸临床疗效和临床服务能力。

黑龙江中医药大学岐黄学者匡海学

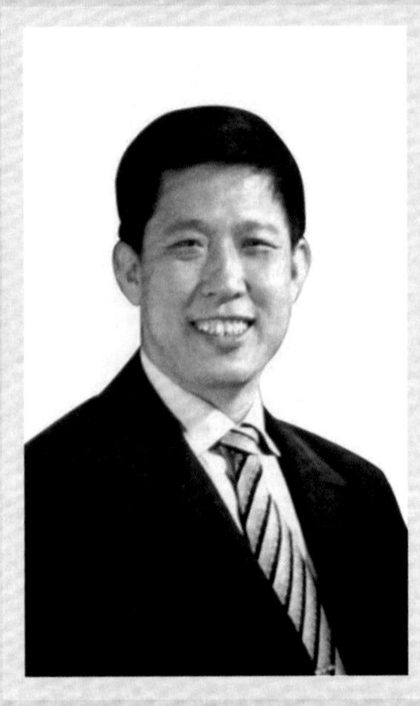

匡海学，男，1955 年生，药学博士，黑龙江中医药大学二级教授、博士研究生导师；教育部普通高等学校国家教学名师，全国中医药高等学校教学名师，国家“973”计划项目首席科学家，全国优秀科技工作者，岐黄学者，第六批全国老中医药专家学术经验继承工作指导教师，享受国务院政府特殊津贴；现任国务院学位委员会学科评议组中药学科召集人，教育部高等学校中药学类专业教学指导委员会主任委员，世界中医药学会联合会中药化学专业委员会会长，中国药典第八届至第十一届委员会委员，国家一级学科重点学科、国家博士授权一级学科及全国第四轮学科评估 A+ 学科黑龙江中医药大学中药学科带头人；长期从事中药药性理论、中药药效物质基础与中药创新药物研究，研究成果获国家科技进步二等奖 2 项（第一完成人）、部省级科学技术一等奖 5 项（第一完成人 4 项）、二等奖 11 项，发表论文约 400 篇（SCI 论文 150 余篇）；获国家发明专利授权 13 项，主持研发新药 5 种；获国家教学成果一等奖 1 项、二等奖 3 项，指导的博士论文获国务院学位委员会、教育部全国优秀博士学位论文 2 篇。

创新中药性味理论，阐明中药寒热四性本质

匡海学教授通过长期、大量的深入研究，发现中药寒热药性的生物学规律，阐明中药寒热四性本质，创新中药性味理论。他带领研究团队证明：中药（包括中药组分或化合物）同时具有性与味；中药的五味是中药对机体物质代谢组合或与能量代谢组合影响的总结与分类，个体中药的药味与药物的具体功效相关，具有个体中药的特殊性；中药的寒热温凉四性是药物通过不同途径以主要影响机体的能量代谢为特征的、可影响药物疗效发挥或副作用发生的一类生物学效应；对机体能量代谢呈促进作用的中药具温热性，呈抑制作用的中药具寒凉性，对机体能量代谢无明显改变的中药具平性；测定药物对机体的能量代谢、物质代谢的影响可评价归属其寒热药性；中药性味物质基础是可拆分、可组合的，药味与药性（气）均具有非线性加和性。同时，基本阐明了四性与五味的关系，实现了中药药性理论关键科学问题的重大突破，具重大科学意义和应用价值。

构建中药寒热药性研究与评价新方法与新模式

匡海学教授提出中药性味可拆分、可组合的研究新方法，凝练一组与中药药性理论研究相关的新概念，建立包括基于系统生物学方法在内的中药寒热药性评价方法，构建出中药性味理论研究新模式，解决建立适于中药复杂体系与特点的，能对中药性味、归经及功效等科学内涵进行解析的有效途径及方法。采用这一研究模式，阐明 20 余种传统中药（多数为复合药味中药）各自不同药味的物质基础、不同性味组分或性味拆分组分的寒热药性，阐明各中药内部性味精细结构，发现部分中药的新性味。

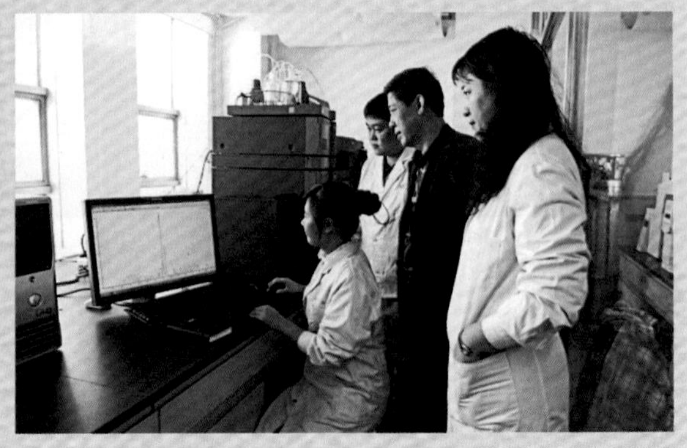

倡导中药性味功效关联物质基础研究新思路

匡海学教授形成并倡导有别于天然药物化学的、基于中药药性理论的中药性味功效关联物质基础研究新思路，取得一系列极有价值的成果，发现一批具有重要应用价值的中药性味功效物质基础。如阐明麻黄中的酸性多糖类是其苦味物质基础，呈凉性，具较强免疫抑制和抗炎作用，为麻黄治疗过敏性哮喘、类风湿性关节炎以及慢性肾炎等自身免疫性疾病的性味功效物质基础；发现洋金花不仅味辛，还具苦味，其苦味物质基础是醉茄内酯类和黄酮类化合物，具寒性，是治疗银屑病的物质基础，并从中分离、确定 61 种化合物（25 种为新化合物），基本阐明了作用机理。

匡海学教授已从 35 科 70 余种中药中分离鉴定 2000 余种化合物，其中新化合物约 200 种，阐明了这些中药功效的科学内涵，具有重要科学意义和应用价值。

学科建设成效显著，中药学人才培养硕果累累

在学科建设等方面，匡海学教授带领的黑龙江中医药大学中药学科，相继获得中药学博士一级学科授权点及博士后流动站，依次被确定为黑龙江省和国家一级学科重点学科，并在第四次全国学科评估中被评为 A+ 学科。

匡海学教授长期从事中药学人才培养工作，作为中药化学教研室主任、课程组负责人、团队带头人，本科《中药化学》课程被评为国家精品课程，中药化学教学团队获“国家级教学团队”称号，他也成为“十五”以来历版国家本科规划教材《中药化学》的主编和研究生规划教材《中药化学专论》的主编。作为研究生导师，他共培养硕士研究生 125 名、博士研究生 54 名，指导的博士论文获教育部、国务院学位委员会全国优秀博士学位论文 2 篇。

作为教育部中药学类专业教育指导委员会主任委员，匡海学教授组织制定本科中药学类专业教学质量国家标准，开展本科中药学专业认证，提出中药学人才培养应坚持“中医药思维和科学思维培养并重”和“传承有特色、创新有基础、服务有能力”的原则等，得到全国认可和推广，为规范专业建设、深化教学改革、提高中药学人才培养质量作出积极贡献。

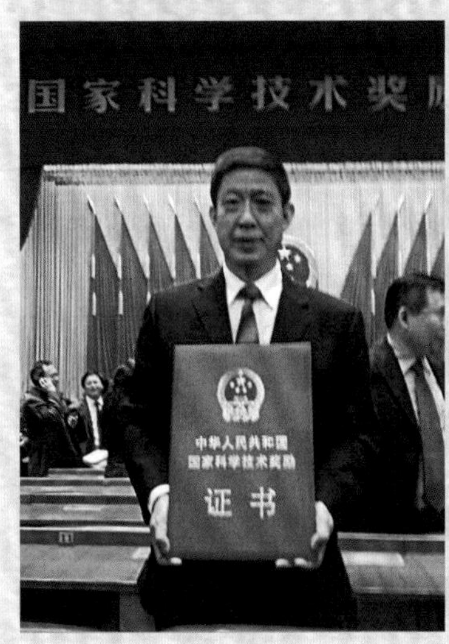

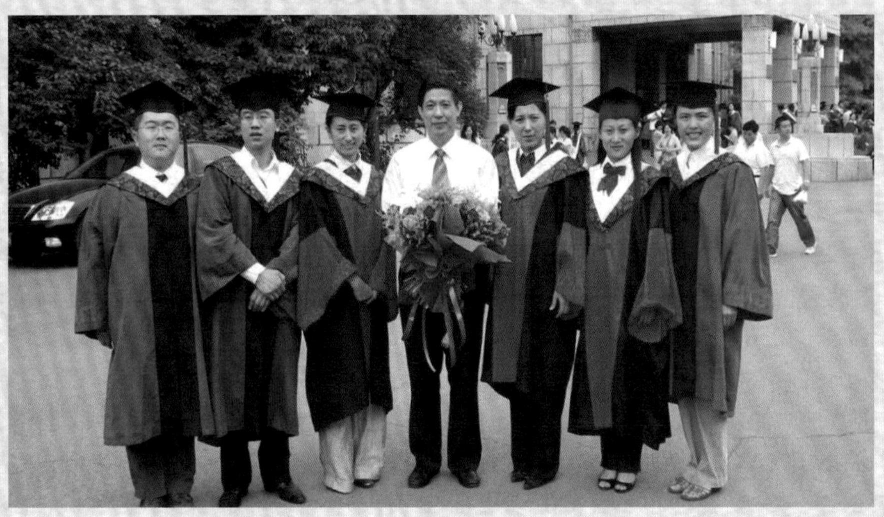

广东省代谢病中西医结合研究中心

广东省代谢病中西医结合研究中心前身为1990年成立的广东药学院中西医结合研究室，2007年建成中医药研究院，2009年成为国家中医药管理局以研究者创新理论命名的高脂血症“调肝降脂”重点研究室和脂代谢三级实验室，2011年成为广东省代谢性疾病中医药防治重点实验室，2014年获广东省委省人民政府批准，建成“广东省代谢病中西医结合研究中心”，成为中医与西医相结合、临床与基础相结合、预防与治疗相结合、研究与开发相结合的“四位一体”糖脂代谢性疾病综合研究的学术高地、人才高地、医疗高地，后又成为国家中医药管理局中医药防治代谢性疾病国际合作基地。经过30余年建设，在中心主任郭姣教授提出的“顶天立地做科研”“名利不争、学术不让”“共容、共为、共享、共进”等理念引领下，聚集了包括国家中医药领军人才岐黄学者、国家创新争先奖获得者、何梁何利奖获得者、吴阶平医药创新奖获得者、国家优秀青年、教育部新世纪优秀人才、珠江学者等在内的一批高层次人才，形成了一支多学科交叉、科技攻关能力强、敢于迎难而上的创新科研团队。建成国家中医药管理局中西医结合基础优秀重点学科，也是广东省中西医结合攀峰重点学科，该学科2018、2019连续两年在软科“中国最好学科排名”位列全国第三（前5%）。

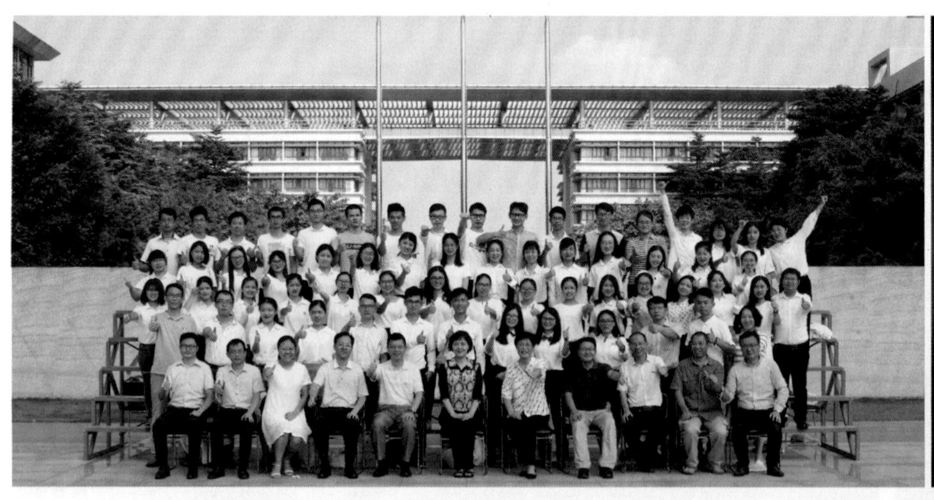

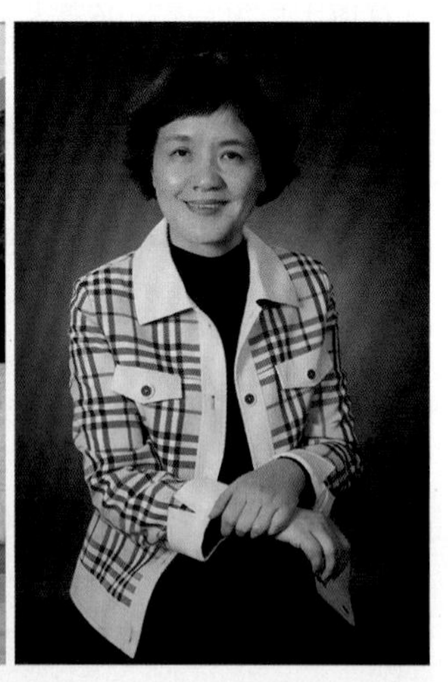

中心主任郭姣教授率团队聚焦糖脂代谢性疾病中西医结合研究30余年，坚持以临床重大疾病防治为核心，研究的关键科学问题源于临床，研究成果又服务于临床。在长期临床实践中郭姣教授发现，2型糖尿病、高脂血症、脂肪肝及动脉粥样硬化性心脑血管病等糖脂代谢性疾病常并发或伴发，存在多器官、多系统损害，综合达标率低。2008年，她率先领导团队开展多中心临床流行病学调查，发现高脂血症合并糖尿病、高血压等其他疾病者占84.2%。认为此类疾病存在关联的致病因素、分子机制，研发相应的治疗方案和药物是解决这一难题的关键。在中医整体观指导下，经过文献研究、理论探源、证候流调、方药实证等反复研究，她提出“糖脂代谢病（Glucolipid Metabolic Disorders，GLMD）”新理念，创新性将高脂血症、糖尿病、脂肪肝、动脉硬化性心脑血管病等作为整体认识和治疗。明确提出GLMD是一种以糖、脂代谢紊乱为特征，由遗传、环境、精神等多种因素参与的疾病，以神经内分泌失调、胰岛素抵抗、氧化应激、慢性炎症、肠道菌群失调为共同核心病机，以高血糖、血脂失调、脂肪肝、超重、高血压、动脉粥样硬化等单一或合并出现为主要临床表现，需要从整体上进行综合一体化防控。PubMed、CNKI等检索显示，关于糖脂代谢病的创新性研究报道均为郭姣教授团队提出和完成。2015年，她主导来自美国、加拿大等12个国家和地区近200名专家，形成糖脂代谢病综合防控“广州共识”。糖脂代谢病创新理念被国家统编教材《中医药学概论》等收录。

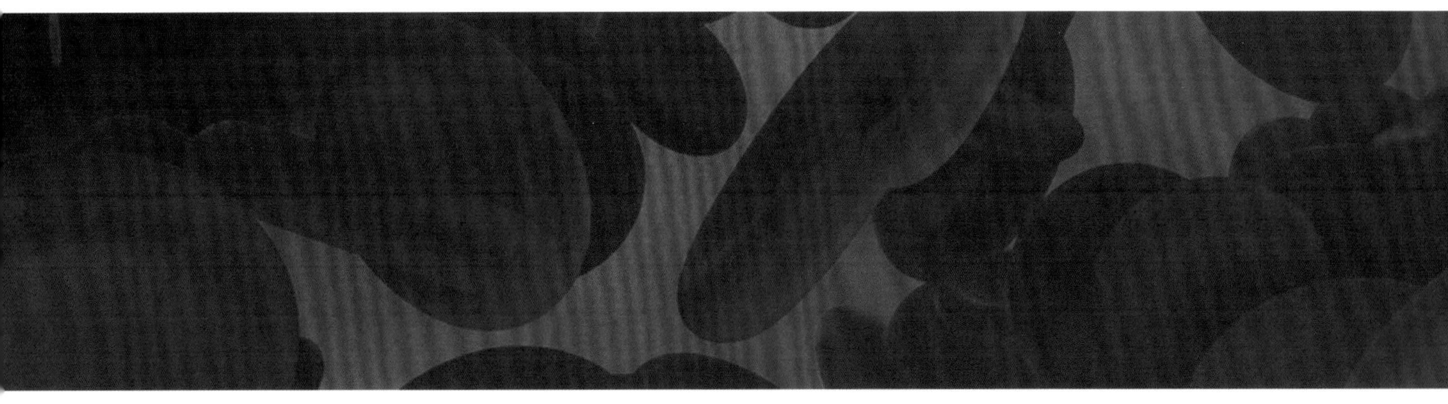

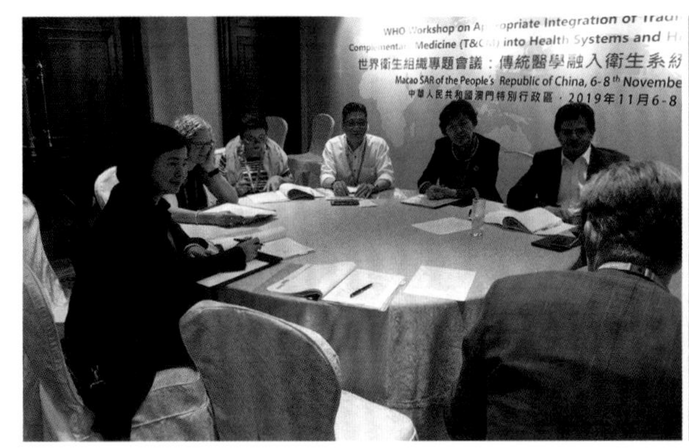

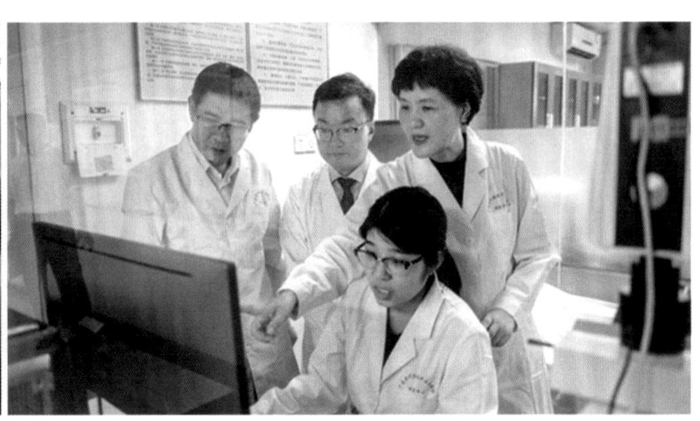

突破传统中医多从脾肾论治，发现糖脂代谢病多见与“肝”相关的证候，加入“调肝”药物能显著提高临床疗效，明确了“肝”在糖脂代谢病中的核心作用，创新性提出糖脂代谢病枢纽肝代谢稳态调节系统发病新机制。中医学肝主疏泄，具有调畅气机升降出入，促进脾胃运化和肾的气化等功能；现代医学认为肝直接代谢糖、脂、蛋白质等基本营养物质，同时分泌多种激素间接调控糖脂代谢，二者关系密切，存在共通性，形成肝代谢稳态调节系统。进一步提出“调肝启枢化浊”综合一体化防控新策略，通过调达肝气，开启中焦脾胃功能，使气机升降有序，运化正常，化解祛除体内的湿痰瘀热诸浊。现代医学认为糖脂代谢紊乱的病理变化及其产物如高血糖、高血脂、非酒精性脂肪肝、动脉粥样斑块等均归属于“浊”的范畴。2017 年国家自然科学基金委邀请郭姣起草第 177 期双清论坛主题，她提出的“中西医结合防治代谢性疾病的机制研究”成为国家自然科学基金重点项目指南（H29）。调肝启枢化浊相关研究先后获得 2016、2019 年国家自然科学基金重点项目资助。调肝启枢化浊法防治糖脂代谢紊乱性疾病基础与应用研究获国家科技进步二等奖。

构建“早期预警、综合防控、临床分期、辨病辨证、临床疗效评价”五位一体的糖脂代谢病综合诊疗新模式。该诊疗模式在多家医疗机构推广应用，提高了综合疗效和患者满意度，成为国家中医药管理局中医诊疗模式创新试点单位，也是代谢病防控创新模式。2016 年代谢病中心临床部成立集中医科、内分泌科、心血管科、营养科等多科室为一体的联合门诊，使糖脂代谢病患者能得到一站式诊疗。2019 年牵头制定并发布糖脂代谢病国际诊疗标准——《糖脂代谢病中西医结合诊疗技术规范》。

建立“临床 - 理论 - 药效 - 机制 - 药学 - 临床”创新中药系统研发模式，阐明系列糖脂代谢病创新药物的物质基础与作用机制，获欧美发明专利、国际专利合作协定(PCT)、国家发明专利授权 35 项。研发的创新中药具有多环节、多靶点起效和整体、异病同治的作用优势与特色，药效媲美主流化学药，没有肝肾损害、停药后反跳等不足，综合效果更优，已纳入医保目录，成为糖脂代谢病综合防控的范例。

30 余年来，郭姣教授带领团队瞄准国家重大战略需求和国际学术前沿，在糖脂代谢病领域磨砥刻厉，潜心攻关。作为首席科学家，2018 年郭姣教授主持国家重点研发计划中医药现代化重点专项，开展糖脂代谢性疾病湿热证系统研究；承担省部级以上项目 48 项；在 Hepatology 等重要期刊发表论文 378 篇，其中 SCI 100 余篇，被权威期刊《Gastroenterology》和哈佛大学学者等引用 1500 余次；主编著作、教材 21 部；以第一完成人获国家科技进步二等奖 1 项，省部级科技一等奖 5 项；获全国创新争先奖、何梁何利奖、吴阶平医药创新奖。郭姣教授的研究不仅实现了糖脂代谢病综合防治的突破，更有望减少糖脂代谢病及其相关心脑血管病的发病率及致残、致死率，有效改善民众健康。

中医药传承与创新“百千万”人才工程岐黄学者
河南中医药大学 李建生

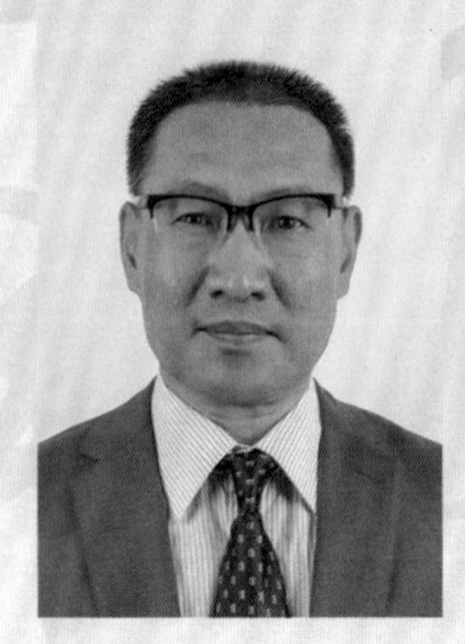

李建生，男，医学博士，博士研究生导师，二级教授，主任医师；从事医教研一线工作 38 年，对中医药防治慢性阻塞性肺疾病（慢阻肺）、社区获得性肺炎(CAP)、特发性肺纤维化(IPF)等进行了创新性工作；获国家科技进步二等奖 2 项、省部级一等奖 4 项；发明专利和出版专著 22 项，获中药新药临床研究批件 2 项；为慢阻肺国家中医临床研究基地学术带头人、国家“万人计划”人才、岐黄学者、全国老中医药专家学术经验继承工作指导老师、吴阶平医药创新奖获得者、呼吸疾病中医药防治省部共建协同创新中心主任；培养研究生 153 名，其中有享受国务院政府特殊津贴专家、百千万人才工程国家级人选、国家卫生健康委有突出贡献中青年专家、岐黄学者及国家科技支撑计划、重点研发计划负责人等 12 人。

一、挖掘肺系病文献数据，完善中医肺病理论

1. 建立具有检索、共享、知识挖掘功能的中医肺病文献数据库。应用神经网络、决策树、隐结构模型、关联规则分析等方法技术，完成慢阻肺、咳嗽等 5 种疾病的病机、证、方药规律等挖掘。

2. 发掘肺系病的病机理论和辨证规律，建立、完善中医肺病理论体系。①提出慢阻肺主要病机为“正虚积损”，辨证为三类十证。确立调补肺肾、清化宣降的治则及系列方药。稳定期调补肺肾（补肺方、补肺健脾方、补肺益肾方、益气滋肾方）佐以化痰活血，急性加重期清化宣降（散寒化饮方、清热化痰方、通塞颗粒、燥湿化痰方等）佐以解毒活血，急性加重危险窗期扶正祛邪并重（益气温肺方、扶正清化方、扶正燥化方等）。②提出老年 CAP 主要病机为“衰老积损、热毒损肺”，辨证为三类八证。确立了扶正、清化、宣降的治则。实证类祛邪为要，在辨治基础上注重宣降、解毒、扶正；正虚邪恋类扶正为主佐以祛邪。建立重症肺炎痰热壅肺（或兼腑实肺闭）的清肺解毒化痰方、痰湿阻肺的燥湿化痰泻肺方、热陷心包的清心开窍方等；正虚邪恋类肺脾气虚兼痰湿未尽的补肺健脾化痰方、气阴两虚兼痰热未清的益气养阴清肺方等。③提出支气管扩张症主要病机为“痰瘀毒痹积损，正虚邪实间杂”，辨证为三类五证。祛邪扶正大法体现于补益、清化、消托，祛邪者当分痰热、痰浊、瘀血并注重浊毒；扶正者当益气养阴或补益肺脾。建立的诊疗方案为肺（脾）气虚、痰浊阻肺的补肺化痰方，气阴两虚、痰热壅肺的益肺清化方。

3. 基于以病统证，注重以证统病、异病类证类治方法。提出肺系病辨证八纲、25 种证候。在异病同证同治法则下，根据异病同证中存在病因、病位、病性、病势、程度、主症、兼症等差异，提出类证类治。提出肺系病的类证类治纲要，阐释了风寒证、肺热证、痰热证、肺气虚证、阳气虚证、气阴两虚证的类证类治及方药应用。

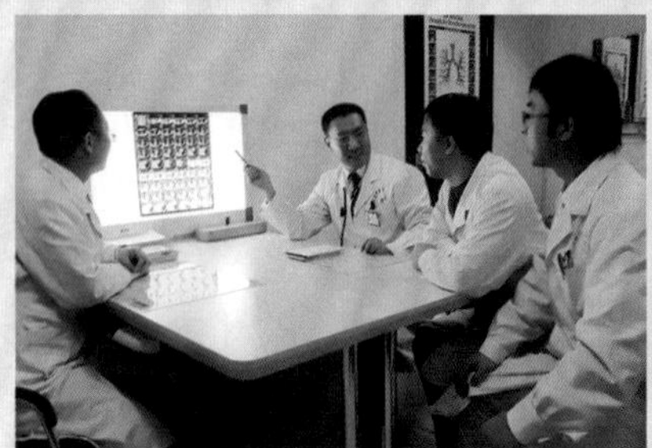

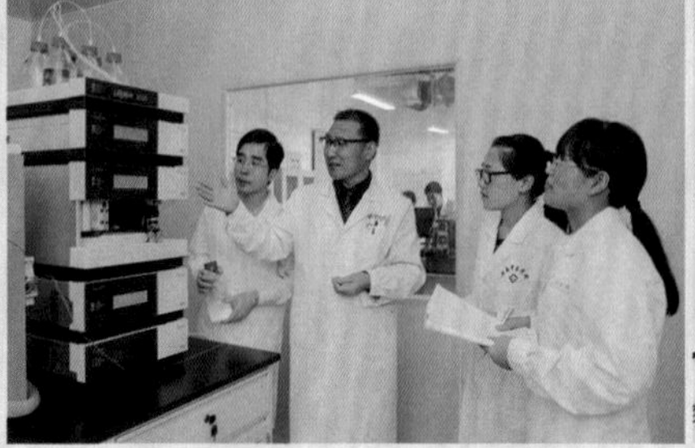

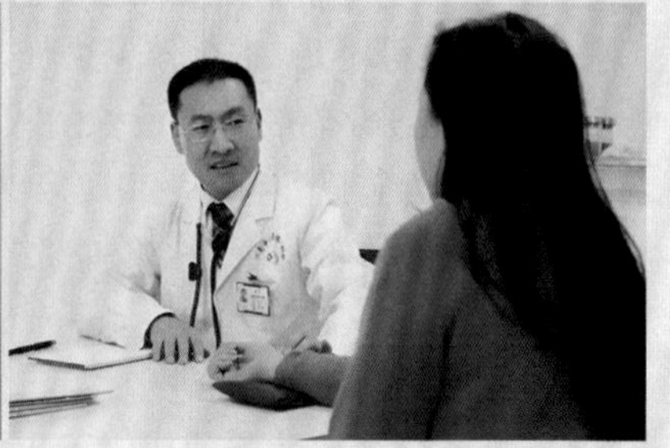

二、建立肺系病16项辨证标准及诊疗指南，并推广应用

缺乏循证、科学的辨证标准和诊疗指南是制约中医诊治水平提高的关键。基于病证结合模式，提出研制思路并确立5个关键环节及方法技术。牵头研制感冒、急性气管－支气管炎、支气管哮喘、CAP、支气管扩张症、慢阻肺、慢性呼吸衰竭、慢性肺源性心脏病、IPF等10项辨证标准，普通感冒、急性气管－支气管炎、CAP、慢阻肺、慢性肺源性心脏病等6项诊疗、康复指南，推动了呼吸疾病诊疗水平的提高。

三、创建肺系病系列诊疗方案并转化，丰富诊疗体系

研究制订慢阻肺分期分级的诊疗方案：轻度、中度中医诊疗方案，重度、极重度中西医结合诊疗方案，以及慢阻肺急性加重危险窗(AECOPD-RW)概念及中西医结合序贯诊疗方案，并被纳入《慢性阻塞性肺疾病中医诊疗指南》。建立了老年CAP中西医结合诊疗方案，提出清化扶正的治疗原则及方药，被纳入《社区获得性肺炎中医诊疗指南》。提出IPF补润化消的治则，建立辨治方案(阴虚内热证的养清抗纤方、肺气虚证的保肺化纤方、肺肾气虚证的金水缓纤方)，该方案能够减少急性加重次数，改善呼吸困难等症状，提高生存质量。

四、建立慢阻肺中医康复技术

一是基于中医传统功法，结合慢阻肺特点，创建呼吸导引技术，被2019慢阻肺全球创议(GOLD)引用；二是基于中医“冬病夏治”“内病外治”理论，形成舒肺贴技术。两项技术均被纳入《慢性阻塞性肺疾病中医康复指南》。

五、建立评价方法与工具，为评价中医疗效提供科学支撑

围绕慢阻肺等疾病，提出病证结合疗效评价模式及方法。一是建立临床疗效评价方法及关键技术，疗效评价体系、多指标R值综合评价法、基于倾向性评分和疾病风险评分的混杂因素控制模型等。二是建立凸显中医药疗效优势的5个测评工具：慢阻肺患者报告结局量表、疗效满意度问卷，肺炎患者报告结局量表、疗效满意度问卷及医生报告结局量表。适用于中医、西医和中西医结合的疗效评价。

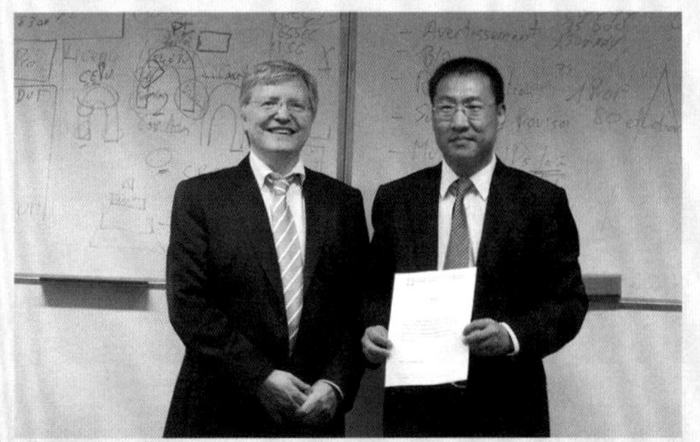

六、建立呼吸疾病实验平台，研发新药

李教授团队建立了慢阻肺稳定期、急性加重期、AECOPD-RW及肺纤维化大鼠、小鼠模型；建立了肺泡上皮细胞、气道上皮细胞、成纤维细胞等系列炎症反应、纤维化模型，采用系统药理学、分子生物学等方法揭示了中药作用机制与物质基础及配伍规律；优化了治疗慢阻肺、老年肺炎、肺纤维化等系列处方成为医疗机构制剂，其中2个获得临床研究批件并与有关企业开展合作研发。

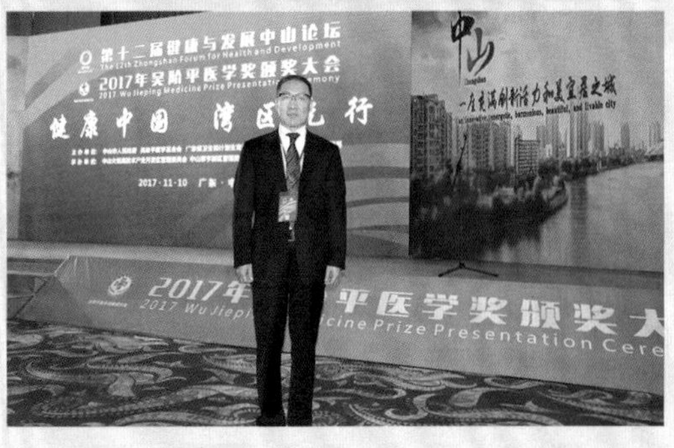

湖北中医药大学岐黄学者王平

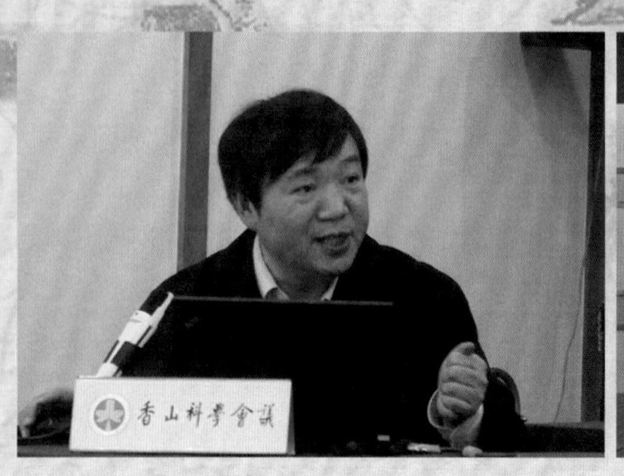

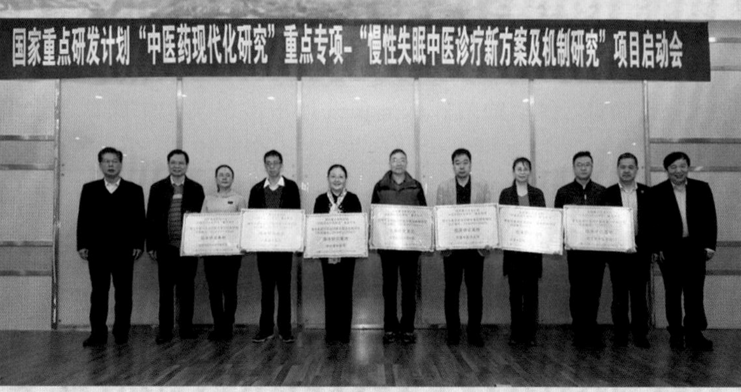

薪火相传育英才，求实创新济苍生

王平，二级教授，中医内科主任医师，博士研究生导师，博士后合作导师，享受国务院政府特殊津贴专家，岐黄学者；现任湖北中医药大学副校长、党委常委，湖北中医药大学老年医学研究所所长，国家中医药管理局老年性痴呆（醒脑益智）重点研究室主任，国家中医药管理局和湖北省优势重点学科中医基础理论（内经）学科带头人，老年病中药新产品湖北省协同创新中心主任；兼任教育部高等学校中医学类专业教学指导委员会委员、教育部中医药专业学位研究生教学指导委员会委员，中华中医药学会内经学分会、老年病分会副主任委员，世界中医药学会联合会李时珍医药研究与应用专业委员会会长，国家科技专家库入选专家，国家科技奖评审专家，国家自然科学基金评审专家等职务。

溯源经典，格物明理谱新篇

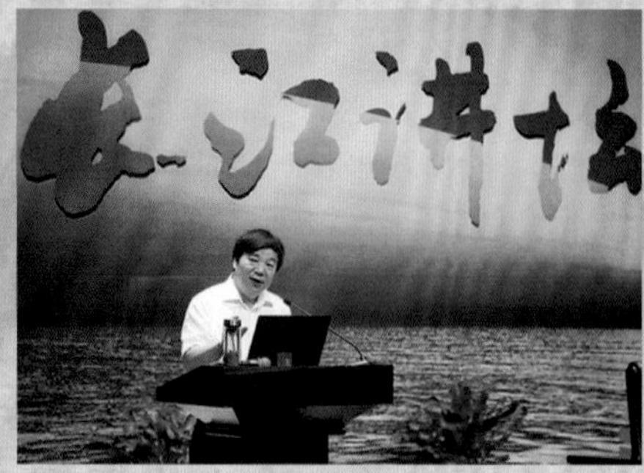

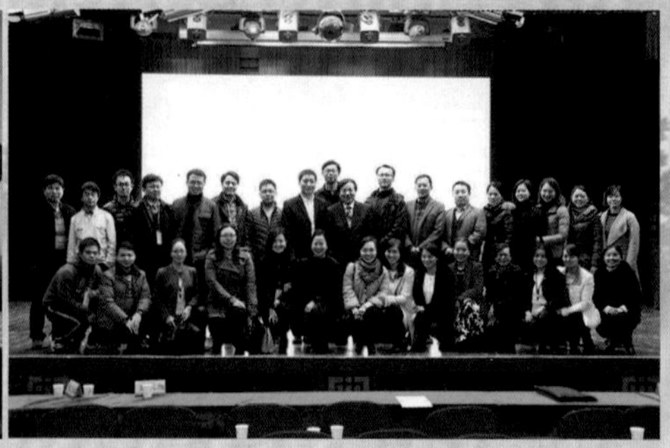

读经典、做临床是中医临床人才成长的必由之路。王平教授先后师从陈如泉、张六通、邱幸凡等全国名老中医，十分重视中医经典理论对临床的指导作用，引领学科成员围绕《黄帝内经》衰老、病因病机及治则治法等相关理论，在中医经典理论的传承与创新工作中取得成绩；担任国家精品视频公开课《黄帝内经养生学概论》负责人，主编《中医基础理论》《黄帝内经理论与实践》《内经选读》《中医元气论》《李时珍医药选读》《本草纲目新编》《Yellow Emperor's Canon of Medicine》等教材及专著12部；带领"中医基础理论与内经学教学团队"荣获湖北省高等学校教学团队；牵头成立世界中医药学会联合会李时珍医药研究与应用专业委员会并当选首任会长；主持教学研究成果"格物明理，求实创新，多元化培养中医药大健康产业人才的研究与实践"获湖北省人民政府教学成果一等奖。

立德树人，精诚授业育桃李

王平教授 2010 年赴日本信州大学从事老年医学领域的访问研究，其团队汇聚了国内外知名高校的博士、博士后和访问学者，且多具有海外留学经历，其中含教育部霍英东教育基金会高等院校优秀青年教师奖获得者 1 人、楚天学子 2 人，形成了一支以中医经典为主，中医老年病、神经药理等多学科协同创新的研究团队；先后培养博士后 12 人、博士研究生 37 人、硕士研究生 42 人、教改实验班本科生 23 人；参与教学成果获国家教学成果一等奖 1 项，指导学生获得教育部"全国百名研究生党员标兵"、中华中医药学会优秀论文一等奖、"岐黄杯第九届全国中医药博士生优秀论文评选活动"优秀论文一等奖各 1 人，湖北省优秀硕士论文奖 2 人，湖北省优秀学士论文奖 3 人。

躬耕临床，厚德精医济苍生

王平教授坚持临床工作 30 余年，精于中医内科疑难杂病，尤擅失眠、健忘、体虚的防治，多年的临床积累使王平教授悟出"元气损伤、痰瘀阻络"是老年病、慢性疾病的基本病机，"培元固本、化痰祛瘀通络"是防治老年病、慢性疾病的特色治法；提出"元气亏虚、髓海不足、脑失所养""阴阳失调、元气亏虚、神机失用"是痴呆、失眠的主要病因病机；进一步开展"补肾化痰、培元固本、醒脑益智""调理阴阳、宁神为先、多法联用、综合调理"防治痴呆、失眠的科研及临床工作。王平教授作为湖北省中医药学会老年医学专业委员会主任委员，主持建立记忆与睡眠中医药研究中心、中医药防治老年病临床服务能力推广示范中心，并与湖北省中医院共建国家中医药管理局脑病、老年病重点专科；获评第六批全国老中医药专家学术经验继承工作指导老师、湖北首届医学领军人才、湖北中医名师。

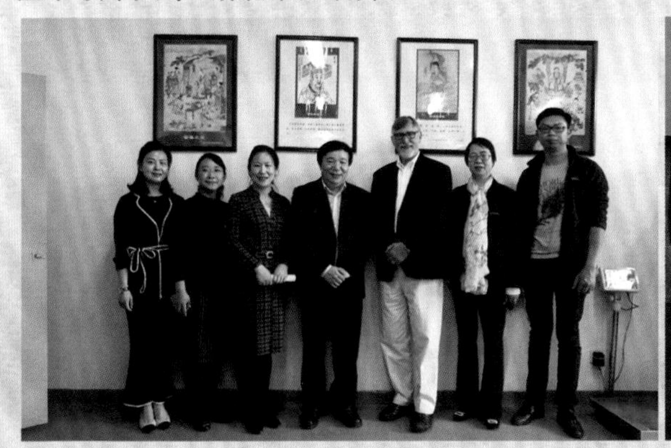

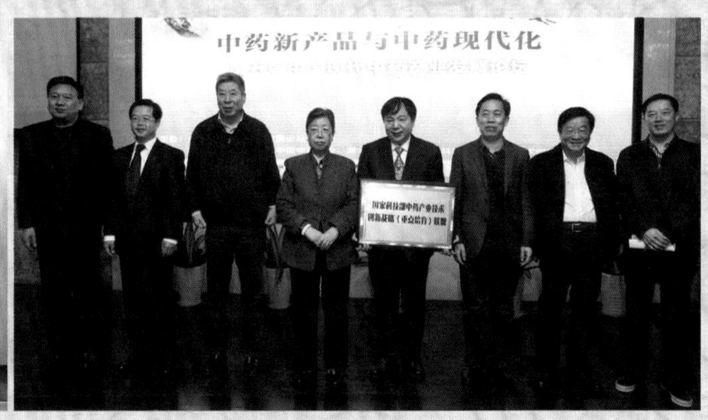

医药并重，协同创新谋发展

王平教授长期致力于中医药延缓衰老、脑病及老年病防治与中药新产品开发研究，是科技部 2018 年重点研发计划"中医药现代化研究"重点专项"慢性失眠中医诊疗新方案及机制研究"首席科学家，主持并完成国家自然科学基金重点项目"补肾化痰益智法对 Alzheimer 病 Aβ 级联损伤的作用及机制研究"等重大课题的研究。研究成果获湖北省人民政府科技进步一等奖 2 项、二等奖 3 项，中国中西医结合学会科技进步一等奖 1 项等。面向中药产业和人口老龄化等重大需求，王平教授联合中国中医科学院中药研究所、澳门大学国家中药质量控制重点研究室等单位，重点围绕老年痴呆防治中药、脑卒中防治中药、老年健康保健产品"两药一品"，开展协同创新研究。此外，还牵头成立科技部中药产业技术创新战略联盟(重点培育)，组织承担湖北省重大科技专项"茯苓等 6 种优势中药材 GAP 技术升级及产业链构建"，并担任全国第四次中药资源普查湖北省试点区工作项目负责人及专家组组长。因其在科研方面的突出成绩，先后被国家中医药管理局评为"中医药科技管理工作优秀工作者"，被中华中医药学会评为"中华中医药科技之星"等荣誉称号。

河南中医药大学第一附属医院 岐黄学者王新志

王新志，二级教授，主任医师，博士研究生导师，享受国务院政府特殊津贴专家，中医药传承与创新“百千万”人才工程（岐黄工程）岐黄学者，第五批全国老中医药专家学术经验继承工作指导老师，首批全国优秀中医临床人才，首届中国百名杰出青年中医，河南省首批名中医，河南省优秀专家，河南省跨世纪学科和技术带头人，河南省中医“112 人才工程”学术带头人。王新志教授自幼喜爱医学，跟师于原河南中医学院本草方剂教研室主任阎基巩老中医学习中医学基础知识，为之后医学之路奠定了扎实的中医基本功；1974 年参加工作，从事基层医疗工作，工作孜孜不倦；1983 年于河南中医学院毕业后，时常听取国医大师张磊，以及李修五、秦进修、袁海波、郑绍周等著名老中医的教诲，对中医知识又有进一步认识；1996 年先后跟师于王永炎院士及刘渡舟、焦树德、印会合等国家名老中医，汲取各家之见，进一步深化了对中医学理论的认识，为其学术思想的形成、发展奠定了良好的根基；现为河南中医药大学脑病学科学术带头人、河南中医药大学第一附属医院脑病医院院长，兼任世界中医药学会联合会脑病专业委员会副会长、中华中医药学会脑病分会副主任委员、中国中药协会脑病药物研究专业委员会副主任委员、河南省中医药学会脑病专业委员会主任委员。

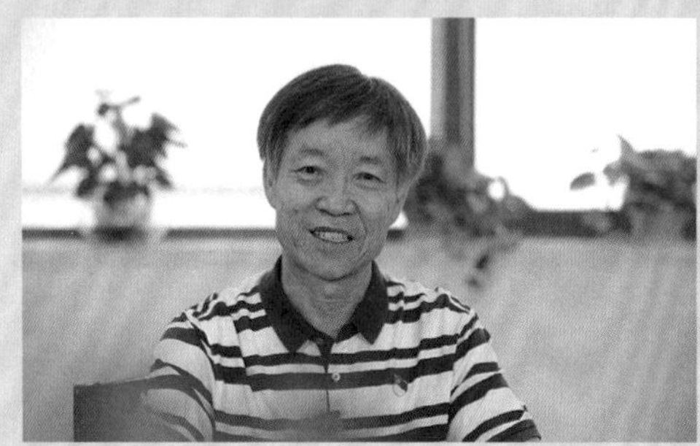

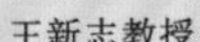
王新志教授

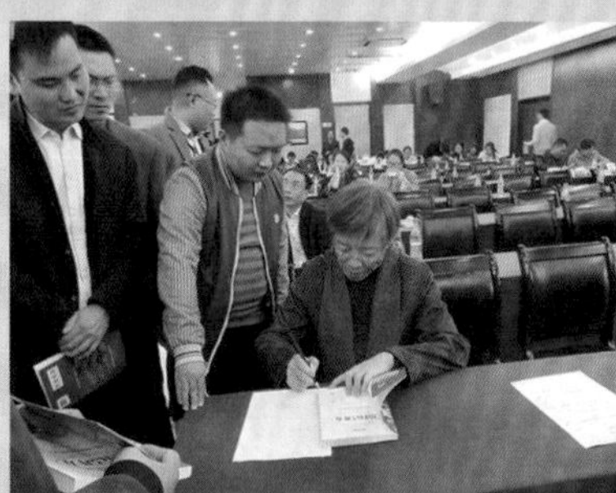
王新志教授为弟子签名赠书

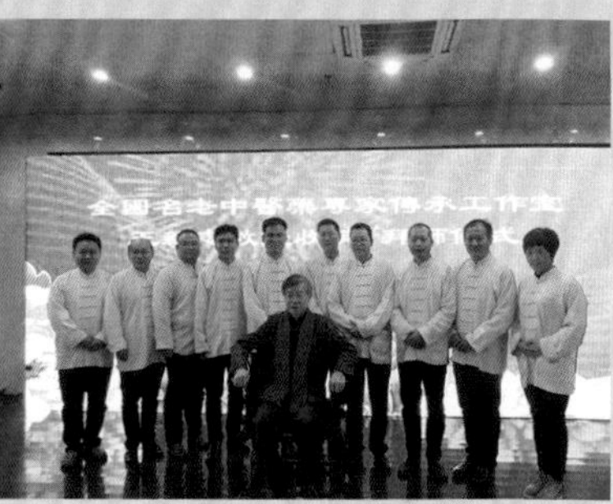
王新志教授与弟子合影

医风高洁　勤于奉献

王新志教授一直以“诚以待人、严以律己、广施仁爱”作为做人、行医的原则。在王教授心目中，病人永远是第一位的。生活中，一年 365 天，上班有点、下班没点、医院和家两点一线的生活已成常态。即便是在出差路上或下班时间，咨询病情的电话也常常不停。王新志教授常说：“病人的生命重于一切，尤其是脑出血、大面积脑梗死患者，要管理病人的呼吸道、消化道，还要管理病人的血糖、血脂、血压，稍有疏忽，有时候一口痰照顾不好，就足以要病人的性命。医生的职责使命光荣、责任如山。从医者最宝贵的就是治疗经验，而这些经验来之于民，所以服务于民就是对医者的基本要求，也是对社会的最大奉献。”

熟读经典　中西兼用

王教授认为读经典与临证二者缺一不可，中医、西医应兼顾而并用，提倡中西并用、内外结合的教学、临床理念，在此基础上，主要有以下成果：①开发中风星蒌通腑胶囊、中风七虫益髓胶囊、中风龟羚熄风胶囊等中风系列中成药，提出中风恢复期当心脑与肾同治、标本虚实兼顾、血脉结合共调；②在河南省开展并推广颅内

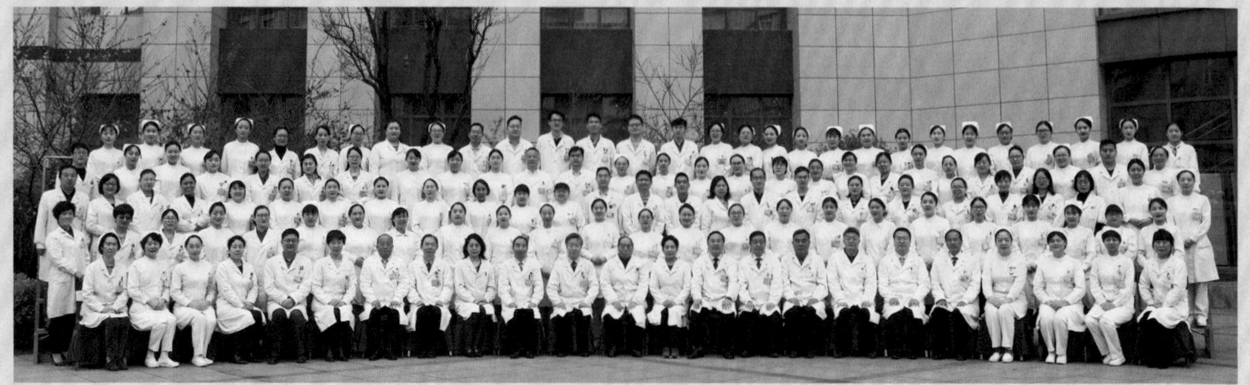
王新志教授带领下的医、教、研团队

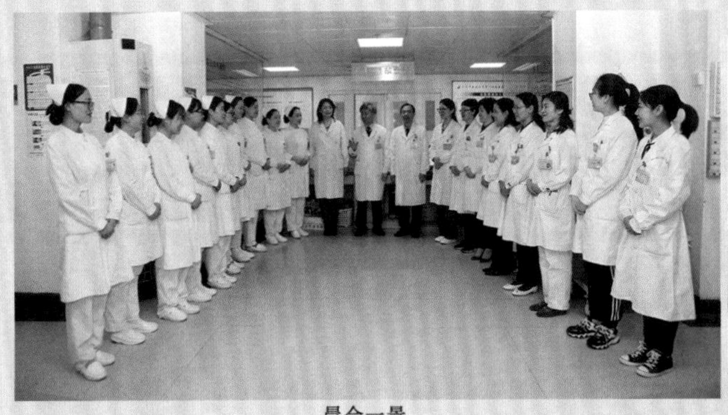
晨会一景

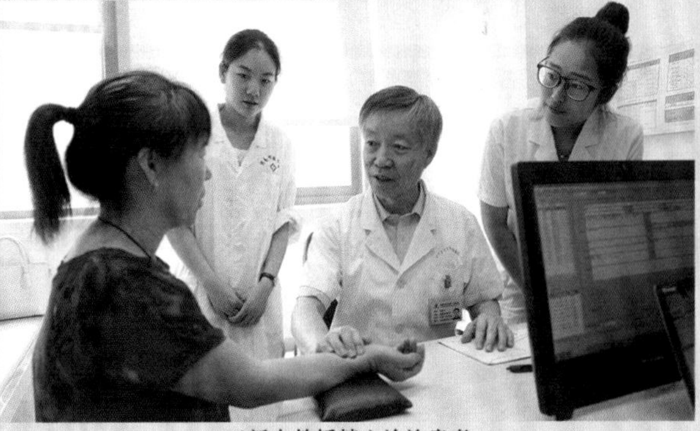
王新志教授精心诊治患者

血肿微创清除术，成为国家卫生健康委员会全国脑血管病防治办公室颅内血肿微创清除术指导专家，并获得原河南省卫生计生委员会新技术新项目科技推广二等奖；③运用系列中药配合颅内血肿微创清除术治疗大、中量脑出血；④较早开展颈动脉支架置入术围手术期中药干预；⑤提出通腑化痰、培土生金等法治疗卒中后相关肺炎的学术观点；⑥针药并用治疗真、假性球麻痹引起的吞咽困难；⑦提出补肾益气活血疗法治疗大面积脑梗死，并结合现代科学方法评估侧支循环的新思路、新方法；⑧提出用诃黎勒散治疗中风通腑后“中风坏症”的经验；⑨提出温阳法及“姜红酊”涂抹等疗法治疗中风后手足肿胀和瘫痪侧感觉障碍的新思路；⑩提出“无郁不作眩”的眩晕病诊疗观点；⑪提出五脏六腑均是情志靶器官学说，并对郁证进行临床辨证分型；⑫提出“胃不和则卧不安，卧不安胃也不和”的观点；⑬提出“上病下取、脑病‘胃’治”学术观点。

引领学科　成绩斐然

在王新志教授带领下，河南中医药大学第一附属医院脑病科申报并成为国家中医药管理局重点专科、重点学科，原卫生部国家临床重点专科，相继成为河南省中医脑病诊疗中心及国家中医脑病区域诊疗中心建设单位，并被遴选为国家中医药管理局重点病种眩晕病全国协作组组长单位及国家中医药管理局脑病重点专科协作组共同组长单位。王新志教授还按照国家中医药管理局医政司要求和工作部署，主持制订《国家眩晕中医临床路径》和《眩晕中医临床路径管理试点工作实施方案》，并在全国推广实施。

勇于探索　敢于创新

王新志教授先后主持、参与10余项国家及省级科研课题，获成果奖多项。其牵头研制开发的中药新药“中风星蒌通腑胶囊”项目先后中标国家中医药管理局新药基金资助项目、河南省“八五”“九五”“十五”科技攻关项目及科技部重大创制新药项目，获河南省科技进步二、三等奖各1项，获国家药品监督管理局临床试验批件（批准号为2004L00335）。

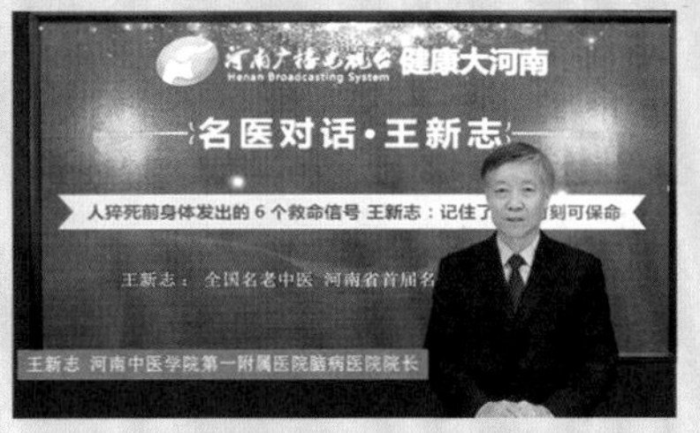

王新志教授参加河南广播电视台
健康大河南《名医对话》栏目

著书立作　笔耕不辍

王教授善于学习、总结、再学习。具备了一个学科学术带头人实力的他深有体会地说：“一个专业的学术带头人，最重要的是要有自己的想法，能创新理论，想要给后人留下一些宝贵的东西，就要在专业里留下足迹、留下脚印。”多年来他笔耕不辍，主编《中华实用中风病大全》《中风脑病诊疗全书》等10余部著作。其中《中华实用中风病大全》由人民卫生出版社出版，时任卫生部部长陈敏章亲自为其题写书名，全国脑血管病防治办公室主任王文志教授、中国中医科学院名誉院长王永炎院士称其为该领域内的宏篇巨著，并获得河南省教育委员会科技进步一等奖、黄河中医药一等奖、河南省科技进步三等奖。另外，王教授在各级各类期刊上发表论文200余篇。

诲人不倦　桃李成林

王教授长期在临床一线从事脑梗死、脑出血等脑系疾病的医疗工作，使大批病人摆脱了瘫痪、植物人及死神的困扰，治病救人的同时不忘教书育人。王教授自1998年被河南中医药大学遴选为硕士研究生导师至今，已招生22届，共计70余人；2002年被中国中医科学院遴选为博士研究生导师，开始招收博士研究生，2012年被遴选为河南中医药大学首批博士研究生导师，至今已培养博士5人、博士后1人。他作为第五批全国老中医药专家学术经验继承工作指导老师，已培养师承博士2人；作为全国名老中医药专家传承工作室指导老师，收徒20余人；作为河南省首批中医药青苗人才项目指导老师，培养青苗人才项目继承人3人。

平乐郭氏正骨流派

简介

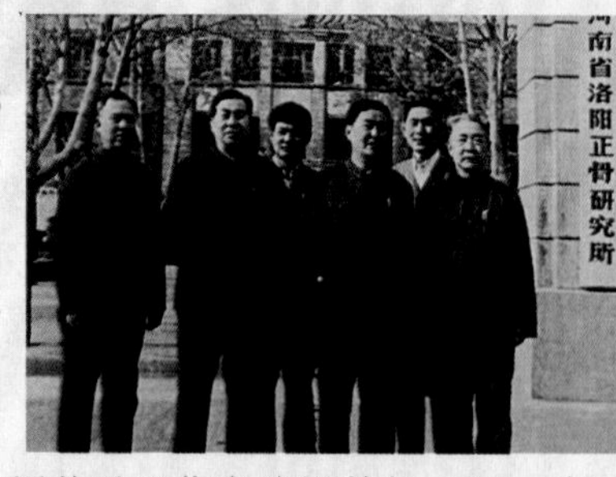

河南省洛阳正骨研究所

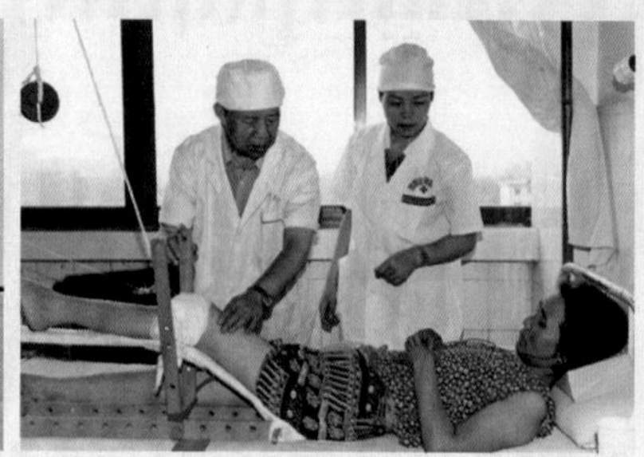

平乐郭氏正骨起源于洛阳市孟津县平乐村郭氏家族，历经 220 余年，世传 8 代，是一个理论体系完整、学术内涵和诊疗经验丰富翔实的中医骨伤科学术流派。2008 年“ 平乐郭氏正骨法 ”被国务院收录至国家第一批非物质文化遗产保护名录；2013 年“ 平乐郭氏正骨流派 ”被国家中医药管理局批准为国家第一批中医流派传承工作室建设单位；2018 年 9 月河南省洛阳正骨医院、河南中医药大学、洛阳市人民政府、河南省中医管理局四方合作共建“ 河南中医药大学洛阳平乐正骨学院 ”，并于 2019 年开始招生；2019 年 6 月“ 平乐郭氏正骨法 ”入选文化和旅游部国家级非物质文化遗产代表性项目保护实践优秀案例。自 2013 年“ 平乐郭氏正骨 ”流派被国家中医药管理局批准成为国家第一批中医流派传承工作室建设单位以来，举办“ 平乐郭氏正骨 ”流派学术年会 5 次，国家级、省级中医药继续教育项目 29 次，建立流派传承二级工作站 16 所。

主要代表性传承人

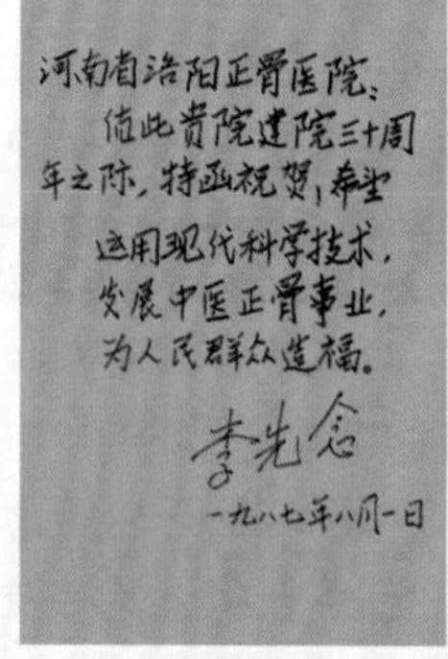

第一代创始人： 郭祥泰 | 郭祥泰，生卒不详，字致和，清代乾隆及嘉庆年间人。他不仅创立了独树一帜的正骨医术，更树立了“ 富贵贫贱一以待之 ”的家族医风。

第二代传承人： 郭树信 | 郭树信（1820—1889），字敦甫。他将毕生医术尽数写入《郭氏家训》，传给长子郭贯田，为平乐郭氏正骨的传承奠定了基础。

第三代传承人： 郭贯田 | 郭贯田，生卒不详，字寸耕，号心灰。郭贯田子承父业，乃晚清时代的正骨大师。他医术精湛，曾为河南知府文悌之子和清廷贝勒（皇族）疗伤，被赏赐五品衔位。

第四代传承人： 郭聘三 | 郭聘三（1865—1929），字礼尹。他提出内外用药，动静结合的理论，为平乐郭氏正骨体系的形成奠定了理论基础。他对人体全身骨骼进行了整体系统的研究，亲自绘制人体骨骼结构图。

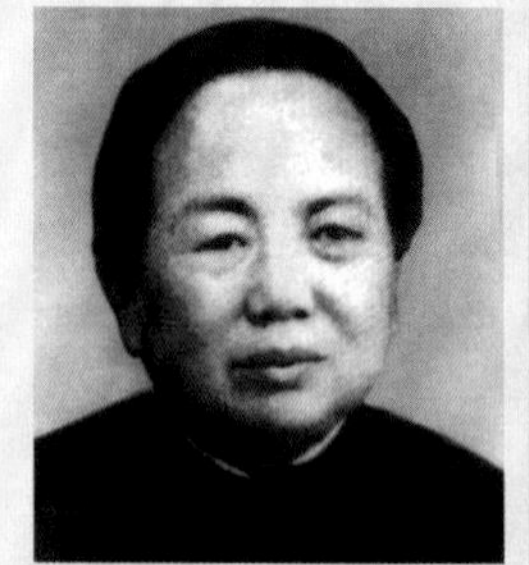

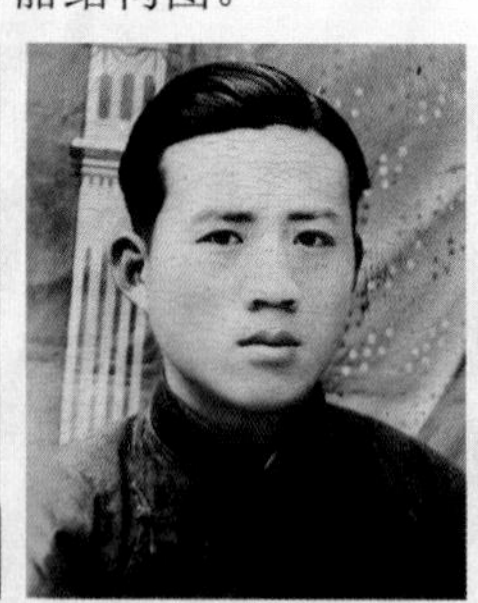

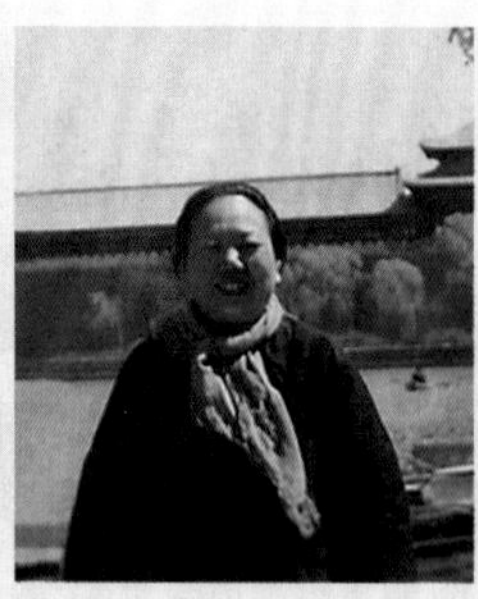

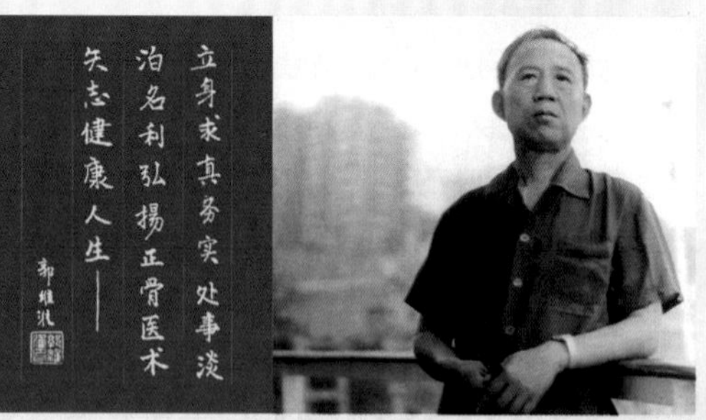

立身求真务实 处事淡
泊名利 弘扬正骨医术
矢志健康人生——
郭维淮

第五代传承人： 郭景星、高云峰 | 郭景星（1895—1950），字灿若，中医正骨的一代宗师。他在前辈手法的基础上，总结出“ 辨证、定槎、压棉、缚理、拔伸、砌砖、托拿、推按 ”正骨八法。1950 年病逝后，其妻高云峰继承了平乐正骨医术，并把它进一步发展完善。

高云峰（1906—1976），平乐郭氏正骨第五代传人，现代中国骨伤教育的奠基人和开拓者。1952 年第五代传人高云峰将家传秘方“ 展筋丹 ”“ 接骨丹 ”公之于世。1955 年，高云峰受到毛主席、周总理接见，并勉励她“ 多带徒弟，好好为人民健康服务 ”。1956 年，高云峰创建洛阳专区正骨医院［现河南省洛阳正骨医院（河南省骨科医院）］；1958 年创办河南平乐正骨学院，该学院被学术界誉为中医骨伤科的“ 黄埔军校 ”；1959 年建立河南省平乐正骨研究所（现河南省正骨研究院），使平乐正骨于 20 世纪 50 年代末就形成了医教研产一体化的现代化发展雏形。

第五代传承人： 郭春园 | 郭春园（1924—2007），我国著名的中医骨科专家，深圳平乐骨伤科医院创始人及郑州市骨科医院创始人之一，撰写专著《平乐郭氏正骨法》。

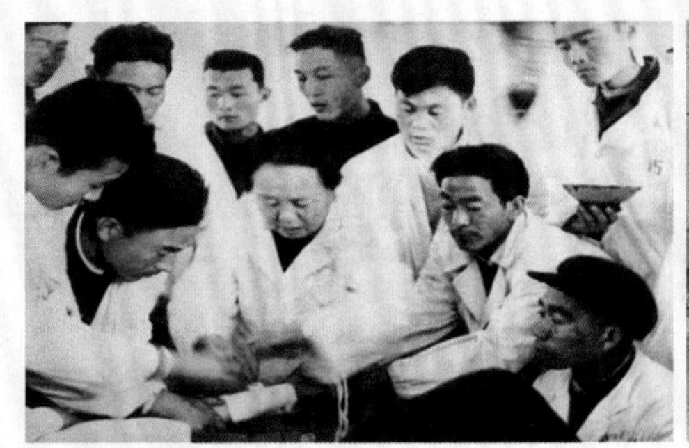
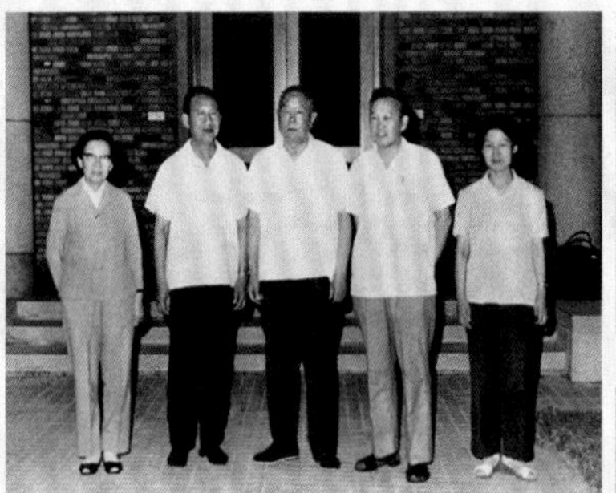
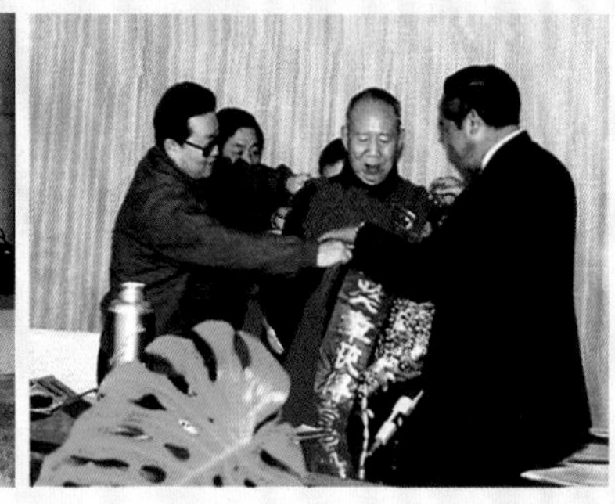

第六代传承人： 郭维淮 | 郭维淮(1929—2016)，平乐正骨集大成者，获得“白求恩奖章”、全国中医药杰出贡献奖，非物质文化遗产“中医正骨法”国家级代表性传承人。在郭维淮先生的带领及全体平乐正骨人的共同努力下，河南省洛阳正骨医院已发展成为具有核定床位 3150 张，两地、五址，拥有多个国家重点学科和重点专科的大型综合骨伤专科医学机构。平乐郭氏正骨由私人专有技术成为国家财富，由民间知识上升为独特的学科体系，成为我国中医骨伤科重要的学术流派。

第七代传承人： 郭艳锦、郭艳幸 | 郭艳锦(1949—)，主任中医师，国家级非物质文化遗产“平乐郭氏正骨法”国家级代表性传承人，全国名老中医药专家学术经验继承人，第五批全国老中医药专家学术经验继承工作指导老师，先后发表学术论文数十篇，获科技成果奖 8 项，指导、参与、撰写学术专著 21 部。

郭艳幸(1959—)，国家二级主任中医师，教授，博士研究生导师，博士后指导老师，享受国务院政府特殊津贴专家；河南省名中医，河南省中医临床学科领军人才培育对象，河南省骨关节病防治创新型科技团队首席专家与负责人，洛阳市科技创新领军人才，洛阳市特级名医，学术带头人，国家“十二五”重点专科学术带头人，非物质文化遗产“平乐郭氏正骨法”国家级代表性传承人；先后发表学术论文 150 余篇，出版专著 27 部；主持承担地厅级以上科研项目 6 项，获得省部级科技成果 6 项，地厅级科技成果 24 项，国家发明专利 6 项，实用新型专利 9 项；培养硕士研究生 30 余名、博士研究生 3 名、博士后 3 名。

第八代传承人： 郭珈宜、郭马珑、崔宏勋 | 郭珈宜(1970—)，主任中医师，教授，“平乐郭氏正骨”学术流派负责人、全国老中医药专家学术经验继承人，国家级非物质文化遗产“平乐郭氏正骨法”国家级代表性传承人，洛阳市优秀专家；现任河南省洛阳正骨医院(河南省骨科医院)骨关节病非手术疗法研究治疗中心主任，平乐正骨研究室主任，中华中医药学会骨伤科分会副主任委员，世界中医药学会联合会骨关节疾病专业委员会副会长，中国中医药研究促进会骨与关节专业委员会副主任委员等职；发表论文 60 余篇，出版专著 22 部；获得地厅级以上科技成果奖 9 项，国家发明专利 1 项，实用新型专利 9 项。

郭马珑(1976—)，主任医师，教授，国医大师韦贵康弟子，师从中国中医科学院首席研究员孙树椿教授；现任中华中医药学会骨伤分会青年委员，中国康复协会肢残委员会委员，河南省中西医结合骨伤委员会委员；发表 SCI 论文 4 篇，专著 10 余部，国家级论文 20 余篇，科研成果 4 项。

崔宏勋(1973—)，主任医师，教授，名老中医药专家学术经验继承人，全国中医药骨干创新人才，河南省首届中医药拔尖人才，洛阳市第三届特级名医；获得省厅级科研成果 9 项，发表论文 30 余篇，其中 SCI 论文 4 篇，中华系列 2 篇；出版专著 10 部，发明专利 1 项，实用新型专利 4 项。

平乐正骨学院毕业生代表

韦贵康、丁锷、宋贵杰、王荣慈、周林宽、吕凤祥、王继先、许鸿照、吴乃凤、张正运、陶有略、祝波、王新政、孟宪杰、张传礼、李金铭、毛天东、闻善乐、张天健、郭德荣、王克祥、段庚臣、周福贻、江正玉、许根朝、李贵、田培久、张利。

平乐郭氏正骨流派特色

第六代传人郭维淮认真系统地总结出平乐正骨的“气血辨证”理论以及“三原则”“四方法”，并在骨伤科用药上，总结出了“破、活、补”三期用药原则；第七代传人郭艳锦、郭艳幸在继承基础上，将平乐正骨学术思想扩展为“七原则”“六方法”，并构建平乐正骨“平衡理论”。“七原则”即平衡为纲、整体辨证、内外兼治、筋骨并重、动静互补、防治结合、医患合作；“六方法”即诊断方法、治伤手法、固定方法、药物疗法、功能疗法、养骨方法。平乐正骨平衡理论即气血共调平衡论、筋骨互用平衡论、动静互补平衡论、五脏协调平衡论、形神统一平衡论、天人合一平衡论、标本兼治平衡论、膳食平衡论和起居有常平衡论。

平乐郭氏正骨流派代表性论著

《简明正骨》《平乐郭氏正骨法》《平乐正骨》《平乐正骨郭维淮》《实用正骨学》《腕关节损伤》《肘关节损伤》《中医骨伤科学》《中国骨伤科学 · 诊断学》《平乐正骨系列丛书》等。

蒙医五疗温针流派传承工作室

蒙医五疗温针流派是以寒病热治、热病泻治思想为主的蒙医传统学派之一。蒙医五疗术是蒙医外治疗法的统称，内涵很多，主要包括蒙医放血、针刺（温针、火针、干针）、灸疗、涂擦推拿、敷疗、药浴等疗法。

据《黄帝内经》记载："北方者，天地所闭藏之域也。其地高陵居，风寒冰冽。其民乐野处而乳食，脏寒生满病，其治宜灸焫。故灸焫者，亦从北方来。"《魏书》载："乌恒鲜卑人，知以艾灸，或烧石自熨，烧地卧上，或疼痛处放血用这些方法来治病。"著名藏医学家在《宇妥·元丹贡布传记》中有"蒙古地区善用引病外除之放血疗法"之记载。《蒙古秘史》中也有民间广泛流传的"瑟必苏"疗法和烙疗的记载。

16～19世纪末，是蒙医五疗近现代快速发展期。《四部甘露》《蒙药正典》《诊脉概要》《珊瑚验方》《蒙医金匮》等总结蒙医五疗理论及操作技术的经典著作都是在这个时期撰写成书的。这些著作的问世标志着蒙医五疗已初具规范。特别是著名蒙医学家占布拉道尔吉所著的《蒙药正典》第四部中，用4幅人体穴位图记载说明了300多个放血、针刺、灸疗穴位及其取穴方法和针刺、放血、灸疗等疗法的适应证、禁忌证等。书中还描绘了银针、放血器常用器具形状及用途。《蒙药正典》以手抄本形式广为流传，为蒙医温针流派发展奠定了基础。吉格木德丹森扎木苏撰著的《观者之喜》、罗布桑楚木勒撰著的《蒙医药选编》、金巴撰著的《临证医药鉴》等书籍中用大幅篇章记载着蒙医多种传统疗法，并对针刺手法、方向及深度做了详细的标注，而且增加了很多新的穴位，进一步发展了蒙医五疗学术思想，为临床和教学提供了可靠依据。

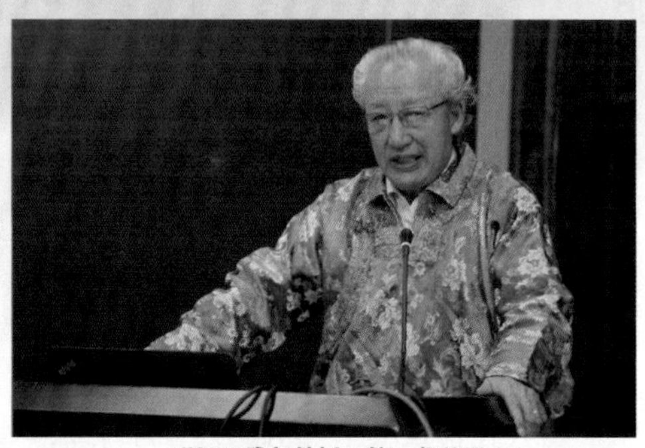

明根巴雅尔教授（第二代传承人）

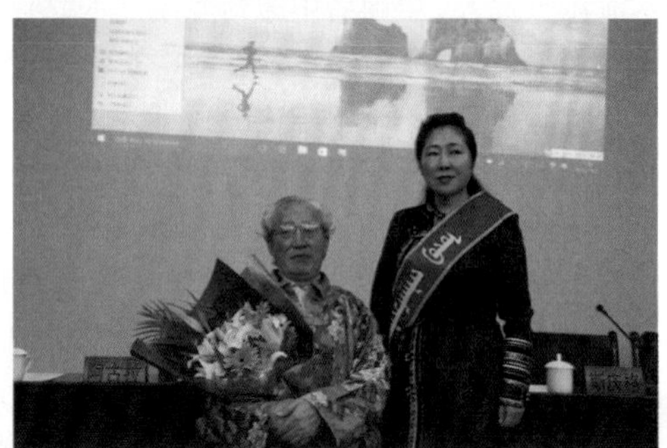

二代传承人明根巴雅尔与三代传承人乌兰书记（教授）合影

20世纪之前，主要以曼巴扎仓师带徒方式传承蒙医五疗学。20世纪50年代末，蒙医五疗传承教育被搬上大学殿堂，从此蒙医五疗进入稳定有序的发展阶段，开展了较为正规的理论教学和临床实践工作。该流派第一代传承人罗布桑沙达日布出师于著名蒙医学家罗丹云登，精通蒙医五疗，长期投身于蒙医五疗临床工作，于1952年在乌兰察布盟察右中旗组建以五疗为主的蒙医医院，大力开展蒙医温针、放血等疗法。罗布桑沙达日布教授在内蒙古医学院从教期间，第二代传承人明安巴雅尔教授帮助其整理、翻译文献资料，深受罗布桑沙达日布教授学术影响，后拜罗布桑沙达日布为师，传承了蒙医温针学术思想。第三代传承人乌兰教授实习期间跟随带教老师明根巴雅尔教授，不仅系统传承了蒙医温针学术思想，而且深受启发。踏上工作岗位后，年仅26岁的乌兰医生，大胆接受内蒙古中蒙医医院领导的重托，承担起组建全区第一个蒙医五疗科的重任。在乌兰主任的不懈努力和院所领导的支持鼓励下，古老神奇的蒙医五疗在内蒙古中蒙医医院开花结果。

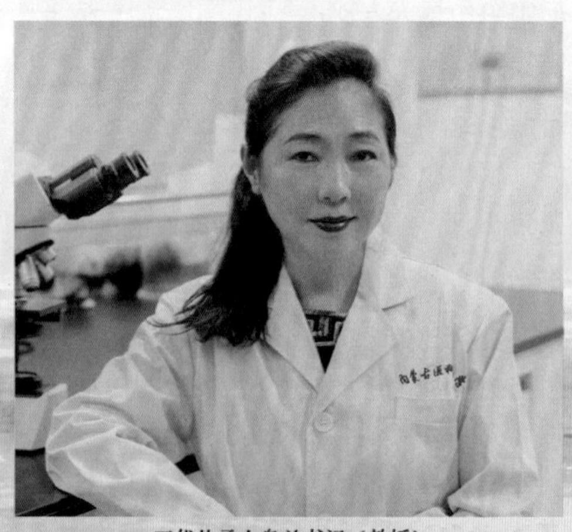

三代传承人乌兰书记（教授）

乌兰主任带领全科人员应用蒙医五疗在治疗常见病、多发病和疑难病方面取得了可喜的成绩，特别是在治疗脑血管疾病(脑出血、脑梗死)、颈椎病、腰椎间盘突出症、急慢性腰扭挫伤、膝关节骨性关节炎、周围性面神经麻痹方面进行了多方面的探索，拓宽了蒙医五疗适应证；在针灸手法与理论方面进行大胆的尝试，发现新穴位，创立新针法——窜针治疗腰椎间盘突出症；开展蒙医五疗器具规范化研究，改良蒙医温针(银针)制作工艺；通过科研创新与现代科技相结合，开发能够突出蒙医特色的含药器械——五疗灯，获内蒙古自治区医学会科学技术二等奖，为蒙医五疗增添了新的生机，使蒙医五疗温针流派发扬光大。2009 年，蒙医温针被评为国家级非物质文化遗产，乌兰教授被评为国家级代表性传承人。

代表性传承人之一的姚哈斯主任从第三代传承人乌兰院长的手中接过发展蒙医五疗温针流派工作室的重任，把五疗科建设成为“十二五”国家临床重点专科、国家中医药管理局第一批重点研究室“重点疗术研究室”建设单位、内蒙古自治区“草原英才”创新创业团队。

工作室组织编写萨病(中风)恢复期、腰椎间盘突出症、颈椎病、膝关节骨性关节炎、周围性面神经麻痹等优势病种诊疗规范，并完成“萨病(中风)恢复期诊疗方案”验证工作，在此基础上牵头开展萨病(中风)、腰椎间盘突出症的临床路径制定工作；承担国家级课题 8 项、自治区级课题 6 项；主持完成国家“十二五”科技支撑项目 1 项、国家中医药管理局标准化项目及省级该学科领域科研项目 8 项，其中 2 项获内蒙古自治区人民政府科技进步三等奖，1 项获内蒙古自治区医学会科学技术二等奖，6 项国家中医药管理局适宜推广技术被内蒙古自治区科委及药检局鉴定，1 项被推荐为自治区推广项目，获得专利 3 项和成果 4 项。

蒙医五疗温针流派学术思想是以“三根七素平衡理论”和“蒙医整体观”为指导，根据“脑－白脉调控理论”指导下的腧穴与脏器、器官、肢体之间的表里关系，遵循寒病热治、热病泻治、寒热平调、引病除外(即祛除病气、病血，引出协日乌素、脓液、血肿)的治疗原则，选择相应的穴位施以温针治疗或温穿刺治疗。

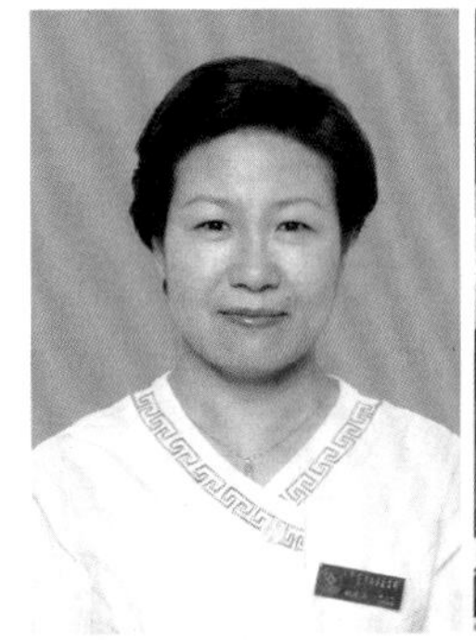

姚哈斯主任
(蒙医温针流派第四代传承人)

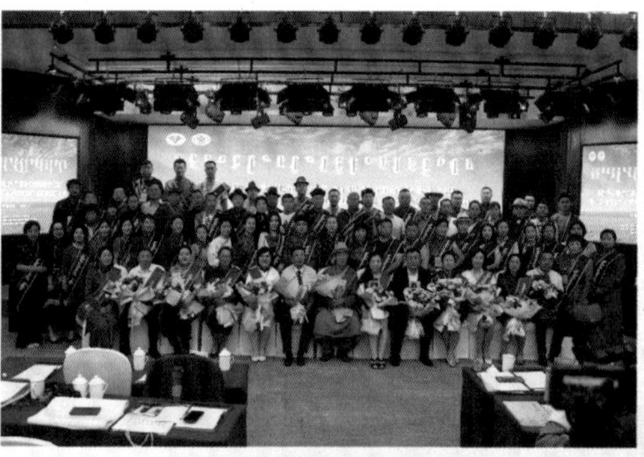

参会领导及传承人合影

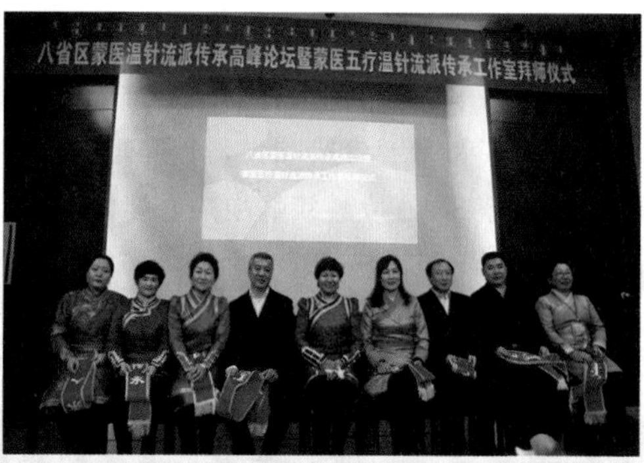

八省区蒙医温针流派传承高峰论坛暨蒙医五疗温针流派传承工作室拜师仪式

近 20 年来，通过集中培训、进修带教、适宜技术推广培训等多种形式，将该流派学术思想大力推广，发扬于全区各级蒙医医疗机构及蒙古民族居住的 8 省区乃至蒙古、俄罗斯等国家。工作室为全区基层医疗单位、医学院校及蒙古国各种医疗机构培养学员 800 余名，成为名副其实的全区蒙医五疗培训基地，改变了一部分蒙医针灸医师借用中医经络学说为指导的习惯。突出“蒙医整体观－腧穴与脏器、器官、肢体之间有表里关系”及“辨证施治－时辰用药”等理论的特色，带动了全区蒙医医疗机构五疗科的建立与有序发展。该科于 2013 年 12 月 22 日组织召开蒙医五疗温针流派传承工作室启动会议，讨论通过成立项目领导小组和专家指导小组、财务分管小组，并与传承流派工作室二级工作站负责人签订协作及传承人认定协议。2013 ～ 2015 年，工作室走访多家蒙医医院及寺庙，通过调研梳理学术流派传承脉络及分支发展情况，建立二级工作站及示范门诊等。2015 年 10 月，召开蒙医温针流派工作室拜师仪式暨八省区蒙医温针流派传承高峰论坛，姚哈斯主任作了蒙医温针流派工作室汇报及《蒙医温针治疗学古今对照分析》讲座，乌兰院长作了《蓬勃发展的蒙医药》讲座。

韩延华名老中医工作室

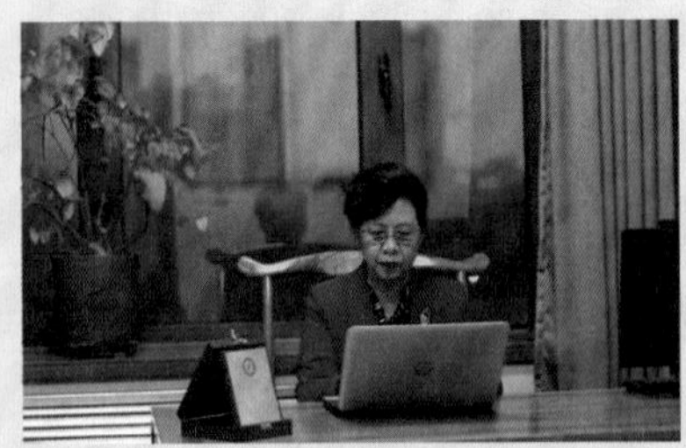

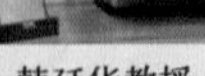

韩延华教授

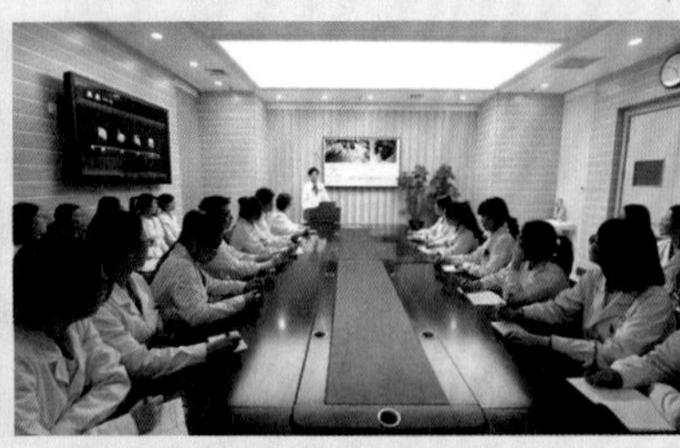

韩延华教授在传授临证经验

韩延华，二级教授，黑龙江中医药大学博士研究生导师、附属第一医院妇科原副主任；黑龙江省名中医，首届龙江名医，第五、六批全国老中医药专家学术经验继承工作指导老师，享受国务院政府特殊津贴；全国首批中医学术流派“龙江韩氏妇科流派传承工作室”项目负责人，教育部及国家中医药管理局重点学科学术带头人；中华中医药学会第五届委员会理事、中医妇科分会第四届和第五届委员会副主任委员及第六届顾问，世界中医药学会联合会生殖医学专业委员会副会长，中国中西医结合学会生殖医学专业委员会常务理事，中国中医药研究促进会中医流派分会、妇科流派分会副会长，哈尔滨市非物质文化遗产专家组委会评委。

医学源流

韩延华出生于中医世家，幼时正值其父个体业医，在治病救人、医典药香的环境下耳濡目染，对中医产生了浓郁的兴趣。《雷公炮制药性赋》《濒湖脉学》等书在她童年时即可熟读成诵。她12岁起随父侍诊，1968年响应国家号召到嫩江门鲁河五七干校卫生所行医，返城后每天随父亲临诊抄方。父亲常教导她学医既要继承家学，也要旁通诸家，于是她拜妇科名医魏景阳和内科主任聂永春为师。桃李年华进入医学院校接受系统的医学教育，工作数年后在职攻读大学本科，1985年考取中医妇科学研究生，1988年获硕士学位，1991被遴选为全国首届名老中医药专家韩百灵学术继承人，1994年出师并获得首届高徒奖。

学术经验

韩延华教授临证48年，从临床延伸到教学、科研，形成医、教、研并重的发展方向。学术上继承韩百灵教授学术思想，并针对女性生理病理特点和现代女性面临的工作、环境、精神等变化，提出“肝主冲任”的理论，强调调整肝脏功能失调在女性疾病中的重要性，揭示肝与冲任二脉在经络循行、功能及用药方面密不可分的关系。临证提倡广开思路，多向思维，治疗妇科病倡导“天人相应”“病症结合”。自创延灵丹、妇炎灵、内异止痛汤、消抗灵等方剂。在多囊卵巢综合征、子宫内膜异位症、卵巢早衰、不孕症、复发性流产等方面有着丰富经验。

学术研究

自20世纪80年代，韩延华教授便十分重视科研工作，先后主持参与国家中医药管理局中医药标准化项目、国家中医临床研究基地项目及省科技攻关项目多项，获省部级科学技术一等奖2项、二等奖4项，厅局级奖10余项，获国家级发明专利1项，编写出版著作40余部，由她牵头主编的《妇科名家诊治多囊卵巢综合征临证经验》获中华中医药学会学术著作三等奖和上海中医药科技著作奖；发表论文150余篇；培养硕、博士研究生及高徒百余人。

团队建设

韩延华既是韩百灵名医工作室负责人，又是龙江韩氏妇科流派项目负责人，对工作室的传承建设有着丰富的经验。龙江韩氏流派和韩延华名老中医工作室共建，多元化人员组合，对于促进医疗、科研、教学并行发展起着重要的作用。工作室成立以来，制订优势病种诊疗方案5个，在流派内及科室推行实施，推广应用到各个二级工作站；多次举办国际及国内学术会议，还受邀到欧洲、日本等国家以及港澳台地区进行学术讲座。

工作目标

工作室把习近平总书记“传承精华，守正创新”作为宗旨，在传承中求发展，保持中医药特长与优势，为中医药事业发展助力。

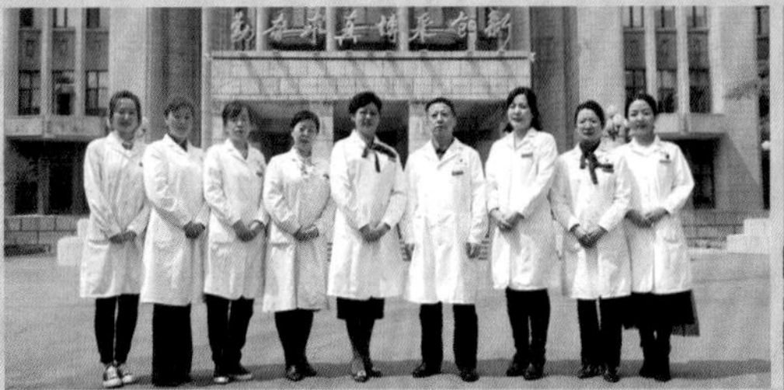

韩延华工作室团队主要人员

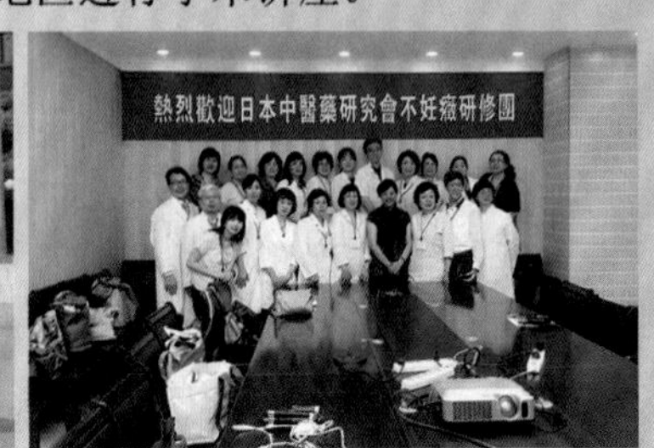

韩延华教授为日本研修团讲课

龙江韩氏妇科流派工作室

龙江韩氏妇科流派是全国首批中医学术流派传承建设单位，2016 年通过验收，2019 年再次启动流派二期建设。韩氏妇科传承发展近 200 年，经过几代人的努力，已经繁枝硕果，成为近代医学史上具有一定影响的中医妇科学术流派。

龙江韩氏妇科起源于先祖韩儒林，自幼拜师学艺，行医故里。第二代传人韩殿一（韩儒林之子），得于家传，善治妇人病，发明儿茶溃疡散。第三代传人韩秀实、韩百灵（韩殿一之子）继祖业，拜名师，医文相长，弱冠之年悬壶济世。韩百灵是韩氏妇科代表性传承人，1930 年来哈尔滨投奔兄长韩秀实，二人在哈尔滨道外小六道街“ 同顺堂 ”个体业医。

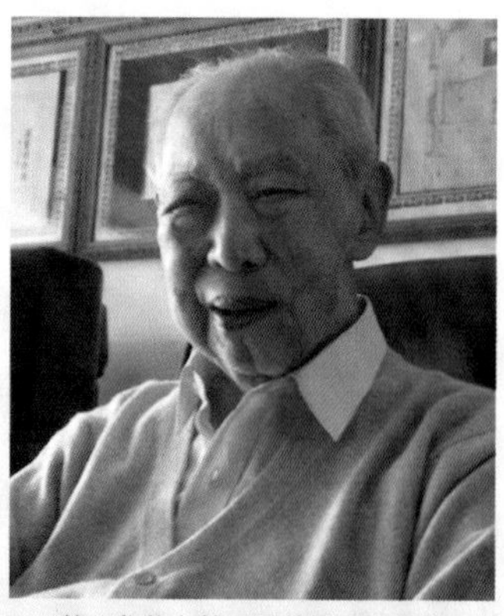
第三代传人韩百灵教授百岁照片

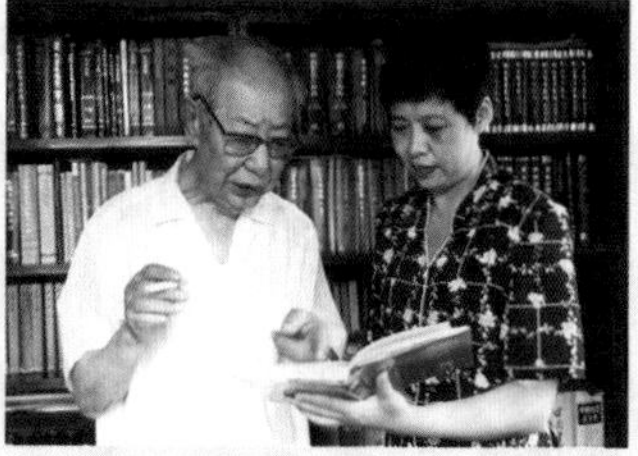
第四代代表性传人韩延华教授与韩百灵教授合影

韩百灵 1934 年自设“ 百灵诊所 ”，1937 年与高仲山等人创立哈尔滨汉医学研究会、中医卫生机构、滨江省汉医会等医学团体，1948 年在中医学校任教。他是龙江中医妇科流派的创始人，也是龙江医派的主要奠基人之一，先后担任哈尔滨市中医工会常务部长、主任委员，哈尔滨市医联执行委员、常务理事、监察部长，黑龙江省、哈尔滨市中医学会副主任委员、妇科分会主任委员，中华中医药学会终生理事，黑龙江省第四、五、六届政协委员，哈尔滨市人大代表等职务；1977 年被评为全国第一批中医教授，获得中医妇科博士学位授予权，国家重点学科《中医妇科学》学科带头人。国医大师张琪教授称他为“ 一代宗师，妇科南针 ”。中国科学院王永炎院士誉其为“ 苍生大医，吾辈良师 ”。

韩百灵教授临床上精于妇科，创立“ 肝肾学说 ”理论，指出妇人以肝肾为本，以精血为用，丰富和发展了中医妇科学的理论内涵，自创经验方 50 余首。其代表性方剂“ 育阴汤 ”“ 调肝汤 ”被国家规划教材《中医妇科学》多版收录，并纳入执业医师考试试题。韩百灵教授 1983 年获黑龙江省人民政府科技进步奖；编写出版《百灵妇科》《百灵论文集》等专著；1991 年被评为第一批全国老中医药专家学术经验继承工作指导老师，继承人韩延华、韩延博均以优异的成绩出师。他的业绩被载入《世界名人录》《当代名人》等书中。

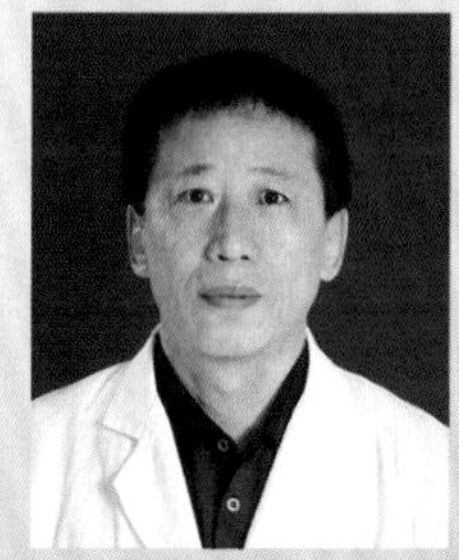
第四代传人韩延博

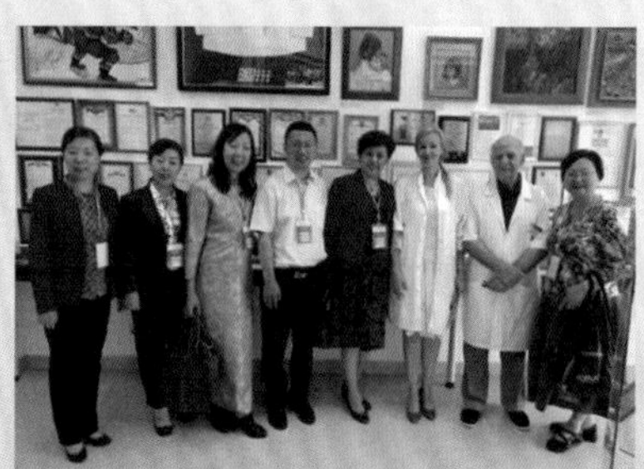
龙江韩氏妇科于俄罗斯举办学术会议

第四代传承人有韩延春、韩延芳、韩延华、韩延博。韩延华为代表性传人，集家传、师承和院校教育于一身，是龙江韩氏妇科流派传承工作室项目负责人。龙江韩氏妇科流派不仅注重家族的传承，同时也扩大吸收外姓传承人。团队内除了有韩氏家族传承人韩延华、韩延博、韩亚光、韩晗、韩亚鹏、朱小琳、冯博懿外，还有姓氏外重点培养的主要传承人刘丽、张跃辉、匡洪影、胥风华等，后备传承人沈文娟、常慧、马红丽、丛静等。团队有博士研究生导师 4 人、龙江学者 2 人、博士后 7 人、博士 8 人、硕士 4 人，是一支可持续发展的优秀流派团队。韩氏妇科流派在韩延华的带领下，精心潜研韩氏学术思想，将韩氏流派学术与重点学科整合，以流派带动学科的发展。韩式妇科流派在全国多个省市设立分工作站 7 个，多次到全国各地进行学术经验交流，传播韩氏学术经验；组建龙江韩氏妇科流派跨世纪展厅，展示龙江韩氏妇科的发展历程。2019 年，龙江韩氏妇科诊疗法获评黑龙江省非物质文化遗产，印证了龙江韩氏妇科传承发展的特色与价值。

六代人艰辛努力，书写出韩氏妇科的灿烂与辉煌。相信龙江韩氏妇科在后辈的接力传承下，定会坚定不移地传承岐黄精华，守正创新，再创辉煌！

杏林春暖弘医堂，橘井泉香世代传
——黔贵丁氏妇科流派简介

黔贵丁氏妇科流派是2012年12月国家中医药管理局首批64家中医流派，也是全国十大中医妇科流派之一。《丁氏妇科中医诊疗法》已获贵阳市及贵州省非物质文化遗产保护项目。

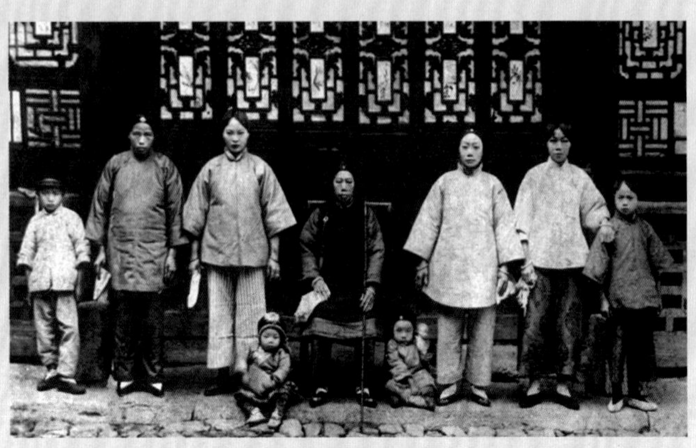

丁松龄药号部分成员合影，左四幼儿为第九代传人丁启后教授，左一为丁启后胞兄第九代传人丁律修

丁氏妇科流派已历经近300年历史，11代相传。清乾隆年间，江西水旱成灾，饥亘绵延，饿殍遍野，朝廷下诏受灾者迁徙云贵。始祖丁信忠在灾难面前选择从江西抚州府临川县带着一家西迁逃难。他挑着能装200味中药的檀木药箱沿途行医，先至湖南辰州暂驻，后溯沅江、舞阳河，西上至贵州省瓮安县草塘镇定居。瓮安草塘古镇是有千年历史的丰饶之地，早在殷、周就有南夷之民于此世息，至清时，已为西南商贾云集重镇。久而厚重的历史积淀令始祖丁信忠于此安居乐业，仍以医药为生。丁信忠以己之勤、精之术、美之誉融于古镇草塘。从此一个中医世家、一个中医妇科传承流派就此开启。

在草塘古镇丁氏又历经三代行医，第五代传人丁可能生于清朝嘉庆道光年间。丁可能创建“丁松龄药号”。药号的创建，标志着丁氏中医世家繁荣兴旺，从形式到内容保障了丁氏中医，丁氏妇科能以家传形式世代相传。药号牢记祖训，乐善好施，以医德高尚，医术精湛闻名邻近县镇，方圆百里。丁松龄药号至今保存完好，2001年被瓮安县政府公布为“县级文物保护单位”。

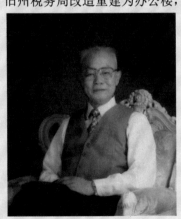

第九代传人丁启后(右二)带第十代传人丁丽仙(左一)临床

丁可能还在有着悠久历史文化的黔东商业文化重镇贵州黄平旧州开设丁氏“济生堂药号”。丁可能有儿子6个，二子和五子专门经管该药号。济生堂药号为150年老字号，以擅治妇科、内科、儿科病而闻名。最后掌门人叫丁希涛，中华人民共和国成立后为黄平旧州镇中医院老中医(2003年病故)，其小儿子丁庆和承袭医术。济生堂药号旧址后被旧州税务局改造重建为办公楼，已不复存在。

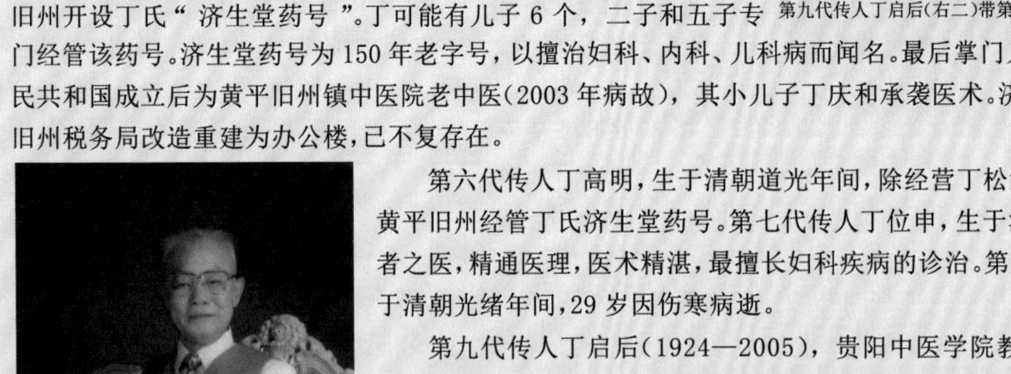

丁氏妇科第九代传人丁启后

第六代传人丁高明，生于清朝道光年间，除经营丁松龄药号，还在贵州省黄平旧州经管丁氏济生堂药号。第七代传人丁位申，生于清朝同治年间，为仁者之医，精通医理，医术精湛，最擅长妇科疾病的诊治。第八代传人丁希远，生于清朝光绪年间，29岁因伤寒病逝。

第九代传人丁启后(1924—2005)，贵阳中医学院教授，著名中医妇科专家、中药学专家、中医教育家、首批国家级名老中医。丁启后幼承家训，14岁从医。他临床68年，执教近40年，师承留日学者、擅长中医妇科及中药学研究的中医大家王聘贤先生多年；曾任贵阳中医学院中药教研室主任、药学系副主任，贵州省中医药学会常务理事，贵州省人大第六届委员、第七届及第八届常务委员。他是丁氏妇科承前启后、弘扬发展最关键的人物。

第十代传人丁丽仙，贵州中医药大学教授，主任医师，博士研究生导师，全国老中医药专家学术经验继承工作指导老师，省级名中医，中医妇科名师；曾担任中华中医药学会妇科分会副主任委员、中华中医药学会妇科分会学术顾问；现任中国中医药研究促进会妇科流派分会副会长，贵州省中医药学会妇科分会主任委员，中国民族医药学会妇科分会、世界中医药学会联合会生殖专业委员会、世界中医药学会联合会名医传承工作委员会等6个学会常务理事，为贵州省中医妇科领军人。丁丽仙培养了丁氏妇科传承梯队，并在省内外建立丁氏妇科8个流派工作站，坚持不懈为丁氏妇科的学术经验传承弘扬和推广应用做了大量工作，四出国门传播中医药文化；曾获国家发明专利1项、省级科技成果三等奖4项、第二届中西医结合贡献奖及教学奖多项；主持完成国家级和省厅级课题10余项；主编《丁启后妇科经验》《丁氏妇科传承集锦》《中西医结合妇产科学》，整理、出版中医大家王聘贤先生遗著《伤寒论考评》，参编专著10余部，发表学术论文70余篇。

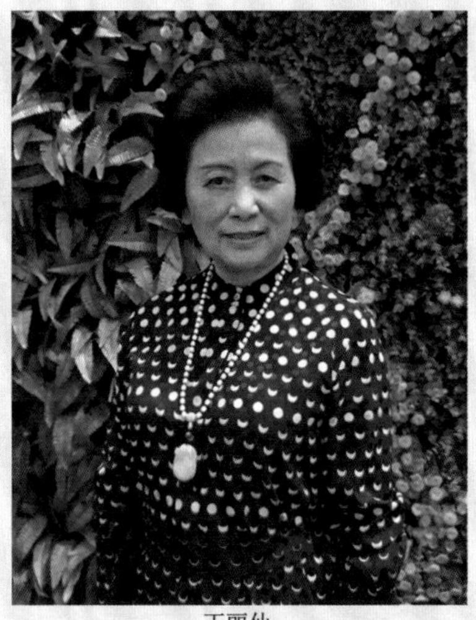
丁丽仙

数百年来，丁氏妇科以内治法为基本诊疗技术，并结合中医外治法治病为特色。内治法凝练了丁氏妇科滋阴养血六法、解郁化滞五法、治崩五法、助孕六法、安胎五法、痛经四法、调更四法、闭经五法、临证思辨八法等。建立绝经综合征、痛经、助孕保胎、盆腔炎性疾病后遗症、有排卵功血、宫内节育器不良反应等优势病种。外治技法中，丁氏妇科验方妇人止痛散，外敷治疗妇人痛症、癥瘕、不孕。创丁氏妇科盆炎清灌肠剂中药导肠法治疗盆腔炎性疾病后遗症及痛证（获国家发明专利，省药监局院内制剂批文）。

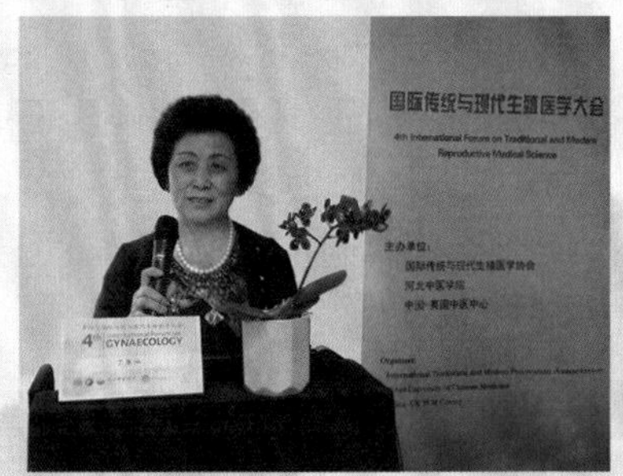

丁丽仙在英国曼彻斯特中医中心作讲座

丁氏妇科认为“肾阴肝血”乃为经、带、胎、产、乳重要的物质基础，“伤阴耗血”乃为妇女患病的基本病因，“滋养肝肾，固护阴血”乃为治疗妇科疾病的基本法则。又“肝主疏泄”与女性生理特点关系密切，肝之疏泄失常为妇女发病重要因素，“解郁化滞”乃为妇科治病的要法。丁氏妇科宗前贤、继家学、汇恩师，总结妇科临证经验，精辟提出妇人“留得一分阴血，尚存一分生机”及“祛除一分郁滞，调和一分血气”的学术思想，是对女性生理、病理的基本认识，也是指导妇科疾病论治的基本观点。“阴血留存论”“解郁化滞论”及与之相关的辨证体系为丁氏妇科的学术精华。

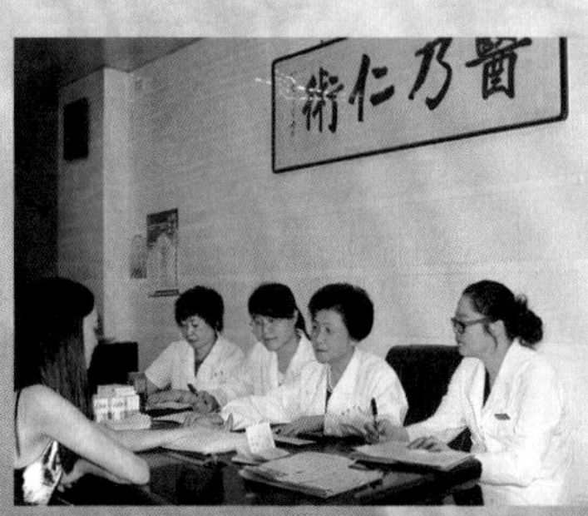

丁丽仙（右二）临床带教流派传承人

丁氏妇科流派历经近300年，11代相传，坚守的是精神和信念，传承的是医德和医术。丁氏妇科流派传承历史悠久，流派特色鲜明，体现祖孙相教、父子相承、兄弟相学、师承相授、世代业医的“家族链”，同时又打破传统，拜异姓为师，也体现家族传授与院校教育互补，传统与现代师承方式并存。丁氏妇科流派医德高尚，医技精湛，热心教育，杏林满园，名医辈出，声誉黔中大地。北京中医大家萧承悰教授谓之“西南边陲明珠”。

作者：丁丽仙

姚派醫風

云南昆明姚氏妇科流派传承工作室

医学是伴随着人类活动而产生的文明，彩云之南就是华夏大地最早显现人类活动的地方，虽远离中原，却也孕育了古滇文明、南诏文化，还造就了颇具地方特色的“姚氏医学流派”，妇科一直是传承主线之一。2012 年 11 月云南昆明姚氏妇科流派成为全国十大妇科流派之一。

《昆明县志 · 艺术列传》记载，姚氏医学始祖姚方奇，自乾隆年间创立流派至今已近 260 年，传承八代，名医辈出。以一至五代计，姚氏行医者 12 位，每一位均为鹊起一方之名医。医药皆精，广泛涉及内、妇、儿科，伤寒、温病、时病、杂病、本草均通，各具特色。

第五代传承人姚贞白，为“云南四大名医”之一，早年擅治时令病，晚年更精于内妇诸疾，提出了“以阴阳气血为整体，以气化原理为辨证线索，因人、因地、因时制宜”的流派学术思想，乃姚氏医学集大成者。

第六代主要传承人姚克敏承启先贤、博采众长，又创造性地提出了“以血为本，以气为动”的证治纲领；倡导“女子多郁火，气结百病生”之病因病机论；根据妇女在青春期、育龄期、更年期脏腑、气血的变化特点，制定出了女子三期治肝法、女子三期补肾法。

有别于传统妇科重在“补肾益精”之理法框架，姚氏妇科特别强调机体气化功能，辨证首重肝脾冲任，并提出“运转机枢”的治法总旨，使姚氏中医妇科诊疗体系更具特色。

2012 年，姚氏妇科遴选为国家中医药管理局第一批全国中医学术流派传承工作室，建设单位落户圣爱中医馆。至此，流派与民营医疗机构的联合在国家级项目建设中有了一次重大的突破，使历史传统中就存在的中医流派与商业运营相辅相成的良性循环模式得到很好的拓展。

已成立 15 年的圣爱中医馆，是一家集中医文化、中医医疗、中医养生、中医教育、中医研究、中医科技、中医养老、中药产业为一体的集团化连锁中医医疗机构，在云南、湖北、江苏、四川、重庆建设 36 家中医馆和养生堂，汇聚全国 900 余位名老中医专家、1300 多位医务工作者，每年为超过 200 万的百姓提供中医药健康服务。

经过 3 年的建设，“姚氏妇科”在云南、江苏、四川、重庆、湖北，以及美国迈阿密、新加坡等地，建有 25 个示范门诊 / 工作站，梳理出 8 代清晰的传承脉络，完成流派内代表性传承人 - 主要传承人 - 后备传承人 50 余人的人才梯队建设。其中嫡传弟子姚济白、姚佩兰为第七代主要传承人。第七代主要传承人徐涟、林莉获“云南省荣誉名中医”称号；王寅获“云南省名中医”称号。出版流派学术专著《姚贞白医案》《姚克敏妇科经验研究》《姚氏妇科流派医文集萃》《克难 · 敏行》4 部，科研孵化出五子益冲丸、归芪补血调经颗粒、益肾醒精丸、益肾除湿丸、芪玉安泰丸、毓麟达生丸、调经养容丸等专方专药，年均 20 余万百姓受益。

2014 年 10 月 31 日，“姚氏中医妇科疗法”进入昆明西山区非物质文化遗产保护名录，传承人姚克敏、徐涟荣获“非物质文化遗产保护名录‘姚氏中医妇科疗法’项目西山区代表性传承人”称号。2016 年，“云南昆明姚氏妇科流派传承工作室”通过国家验收。同年，“姚氏中医妇科疗法”被列入昆明市第四批市级非物质文化遗产名录，2017 年名列云南省第四批非物质文化遗产保护名录。2019 年，姚氏妇科再次入选第二轮国家中医药管理局第二批建设。姚氏妇科再次携手建设单位圣爱中医馆，提炼出卵巢早衰、慢性盆腔炎等优势病种的诊疗特色技艺，非遗保护单位圣爱中医馆预计投入 3000 万元用于院内制剂及中药新药的研究开发。

歧黄之道源远流长，中医文化博大精深！姚氏妇科将依托建设单位圣爱中医馆，通过企业化运作，以战略定位将姚氏妇科流派打造成为一个有深厚历史文化沉淀、特色学术思想体系、独特专方专病临床系统的中医流派，积极探索民营企业建设中医学术流派的新模式！

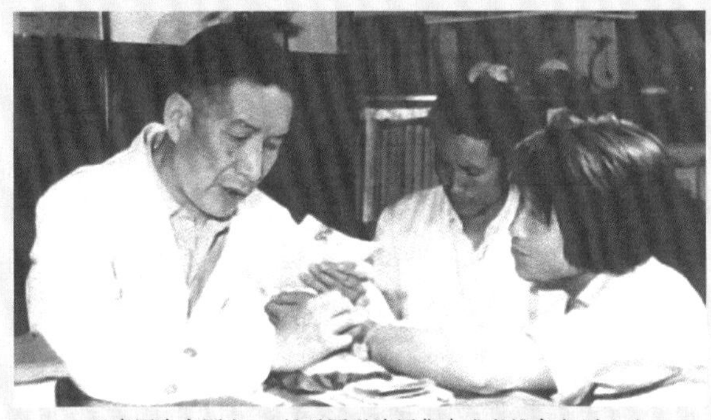

云南四大名医之一、姚氏医学流派集大成者姚贞白（左一）

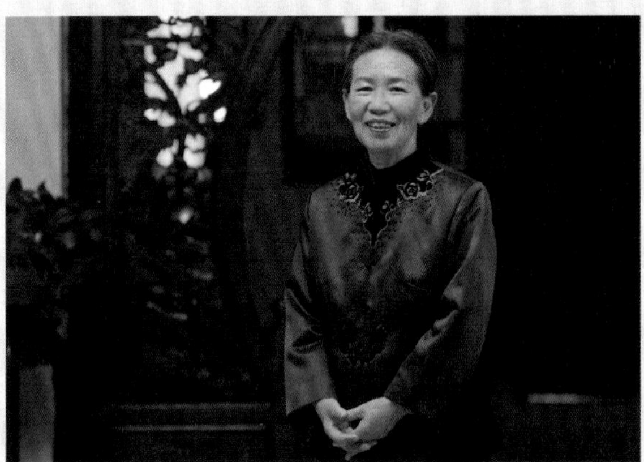

云南姚氏医学流派第六代主要传承人、姚氏妇科掌门人姚克敏

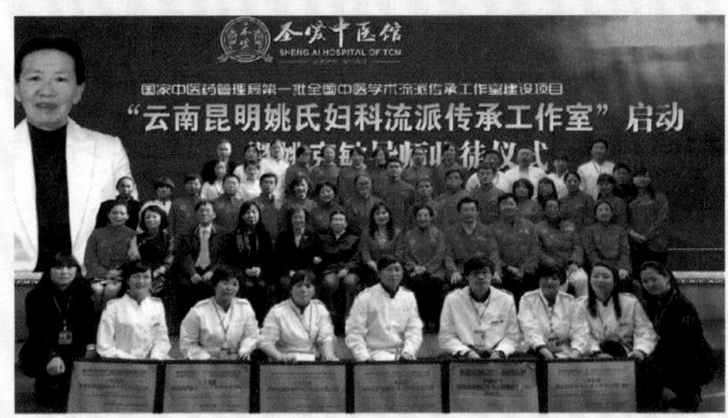

2013 年 3 月 9 日，国家中医药管理局第一批全国中医学术流派传承工作室“云南昆明姚氏妇科流派传承工作室”启动

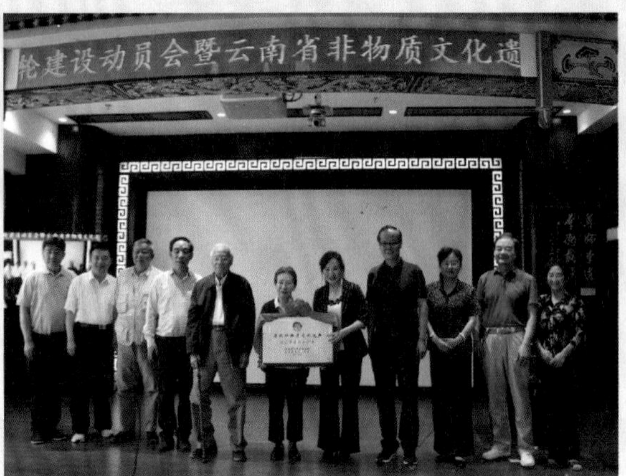

2019 年 6 月 20 日，第二轮项目建设动员会暨云南省非物质文化遗产项目“姚氏中医妇科疗法”推广会

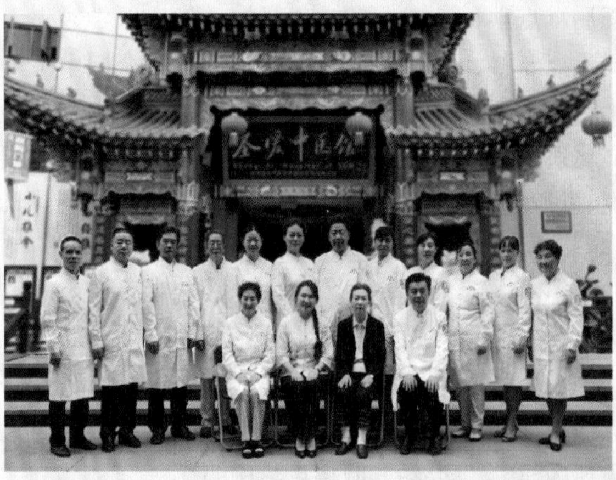

姚氏妇科掌门人姚克敏主任携传人们与圣爱中医院董事长刘琼合影

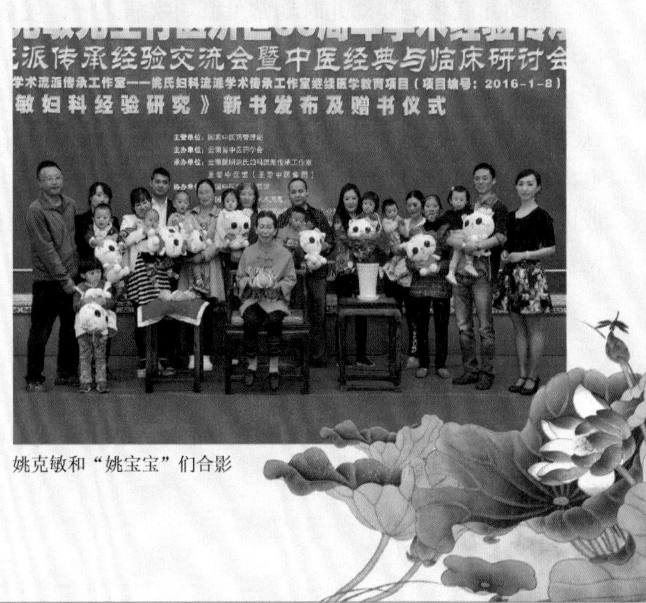

姚克敏和“姚宝宝”们合影

上海市顾氏外科流派传承工作室

顾氏外科是我国著名的中医外科世家，作为海派中医的杰出代表，至今已逾150余年历史。经过七代人的努力，顾氏外科已形成疮疡、乳腺、皮肤、肛肠、急腹症等极具中医特色和优势的中医外科学术体系，成为国内具有完整传统中医外科学术体系和建制的临床学科。自20世纪80年代起，先后被列为国家级重点学科、国家中医药管理局重点学科、上海市重点学科、上海市医学领先专业重点学科，原卫生部国家临床重点专科、国家中医药管理局重点专科、上海市临床医学中心，以及全国中医学术流派传承工作室第一轮、第二轮建设单位，拥有全国名老中医药专家传承工作室5个。"顾氏外科疗法"入选第三批上海市非物质文化遗产名录及第四批国家级非物质文化遗产代表性项目名录。顾氏外科的优势病种主要有：糖尿病性足病、下肢溃疡、难愈性窦瘘、浆细胞性乳腺炎、乳腺癌、急性乳腺炎、湿疹、银屑病、复杂性肛瘘、炎症性肠病、急性胆囊炎、急性胆管炎、肝胆管结石。近年来，随着疾病谱的改变，优势病种新增婴幼儿肛瘘及便秘。

婴幼儿肛瘘

顾氏外科第四代传人、上海市名中医陆金根教授在中医药治疗肛肠良性疾病领域有着很大影响，创立"隧道式拖线法"治疗复杂性肛瘘，后将该法拓展于婴幼儿复杂性肛瘘治疗，体现了"中医微创"治疗理念，并在长三角地区建立"婴幼儿肛瘘诊治中心"。

婴幼儿肛瘘是婴幼儿时期常见肛周疾病之一，发病率约为0.5%～4.1%，表现为肛门周围可见1个或多个溃口，与肛门相通，伴肿痛溃脓反复不愈。其中出生6个月内的患儿约占婴幼儿肛瘘患者的66.7%，男女比例19:1。由于患儿无法清晰表述，该病极易被家长忽视，单根瘘管可逐渐发展为多根瘘管，甚至形成环绕肛周的"蹄铁型"肛瘘，故婴幼儿肛瘘的严重程度并不比成人轻。在疾病发作初期若治疗及时，少数患儿可随年龄增长而自愈，但反复发作迁延不愈者则需行有效手术根治。临床上不少患儿长期局部肿痛，虽多次切开引流，仍反复不愈，或因手术不当造成肛门功能受损，出现排便失禁，从而给患儿身心带来痛苦。不仅如此，患儿因肛周感染无法正常免疫接种影响生长发育，并导致延误入学教育，成为一人得病拖累全家的难题。

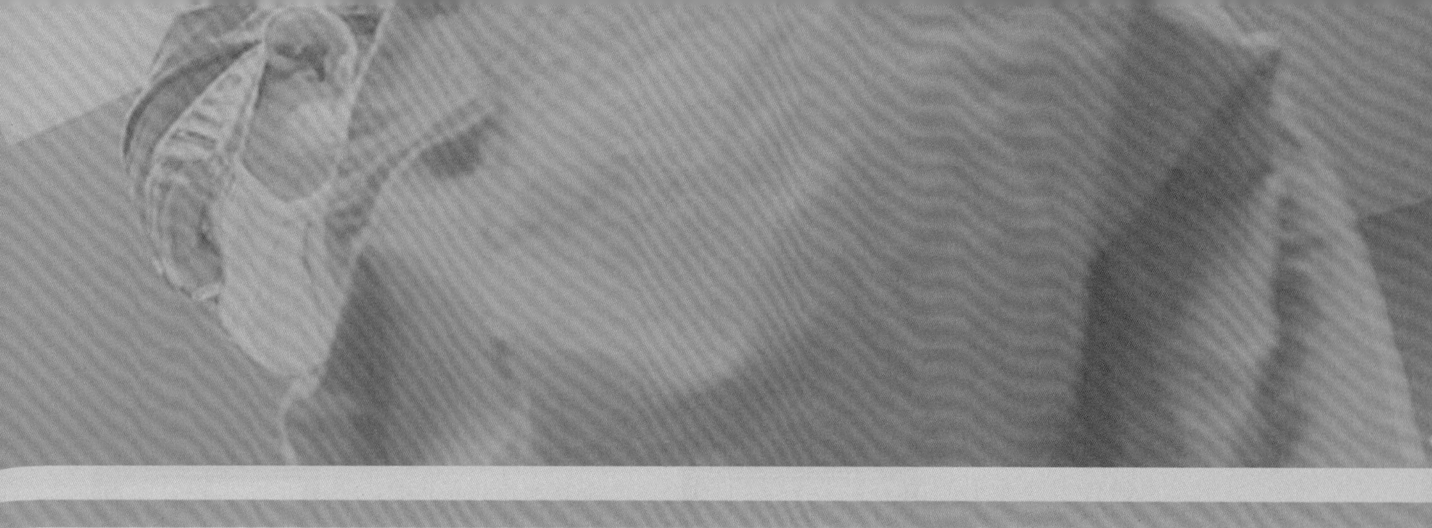

陆金根教授并不同意婴幼儿肛瘘保守治疗的观点，他认为婴幼儿肛瘘患儿应该早发现、早治疗，通过积极有效治疗可获得彻底治愈。近 20 年来，团队采用顾氏外科特色疗法已治疗 967 例婴幼儿肛瘘，结合术前精准影像学检查，术中精细手术操作，术后轻柔到位的换药，联合多种中药外用制剂，使婴幼儿肛瘘的一次性手术治愈率良好，经长期随访观察所有患儿控便良好，均无肛门功能影响。

他有感于部分家庭因贫困而延误患儿治疗，导致病情加重。为引起社会对该病的重视，由顾氏外科婴幼儿肛瘘团队牵头，上海市慈善基金会“美滋润心”关爱儿童慈善基金与上海中医药大学附属龙华医院共同设立婴幼儿肛瘘治疗专项基金，担起普及“小儿肛瘘”诊治、科普的重任，并给予部分困难家庭实质性帮助，希望为幼小患者共同营造一个安心、诚心、爱心的医疗环境，还其一个真实的，健康欢乐的童年。

便秘

便秘是临床常见疾病或症状。陆金根教授倡导“益气养阴”法治疗慢性便秘，针对结肠慢传输伴直肠前突的混合型便秘，单纯中药治疗不能获得满意疗效，他主导“内外合治、择机而施”的治疗原则，采用“益气养阴中药联合绑缚术”治疗该病。

陆金根教授认为结肠慢传输型便秘患者，多由素体阴虚、津液不足，或热病之后、津液耗伤，或年老阴血不足，或过食辛辣厚味、醇酒炙煿等耗伤津液，导致气虚而致肠道推动无力、阴虚而致肠道失养发为便秘。而出口梗阻便秘中直肠前突患者多由于排便习惯不良、临厕努责，或妇女多产、会阴产伤及年老身体机能渐衰导致正常解剖结构改变，直肠前壁和阴道后壁突入阴道，造成排便困难。患者的直肠阴道隔薄弱，直肠前壁发生突入亦是“虚”的表现。陆金根教授认为这是两虚相加导致便秘更应“内外合治”。临床治疗首先应予中药口服治疗，该病“本虚标实”，内治当从虚论治。辨证为“气阴不足，肺气失宣”，施治总则是“益气养阴，宣肺清化”，拟“益气开秘方”，方由生黄芪、生白术、生地、当归、炒枳实、桔梗、制首乌组成。方中重用生黄芪补气，重用生白术健脾益气，生地滋阴清热、生津润燥，当归补血养血，制首乌滋补肝肾养精生血，桔梗提壶揭盖宣畅肺气，枳实下气除满。如患者直肠前突症状明显，需要手助排便时应考虑联合手术治疗。临床不能将局限“中医治疗”简单列为内治而放弃必要外治；一旦手术纠正直肠前突解剖结构异常，就可以有效治疗直肠前突所致的出口梗阻便秘。但是要严格掌握手术治疗的指征，术中操作要精准。陆金根教授依据中医“绑缚疗法”原理，经肛门将前突的直肠前壁黏膜采用纵行绑缚加固，手术采用俯卧折刀位，可将阴道后壁向直肠方向顶起，既便于连续缝合，又可防止伤及阴道。缝合线多采用可吸收线，缝合深度必须达到肌层，才能起到加固薄弱之处的效果。

扶阳学术流派工作室

流派传承

扶阳学术流派工作室是全国首批中医学术流派工作室之一，历经 200 余年流派传承脉络，迄今已传承 6 代。

学术流派传承起源于清代，创始人刘止唐，四川双流人，著有《槐轩全书》，汇通三家，昌明先后天学说，重视乾元一气，强调坎离交济，提出太极在中，奠定了中医扶阳流派的哲学基础。

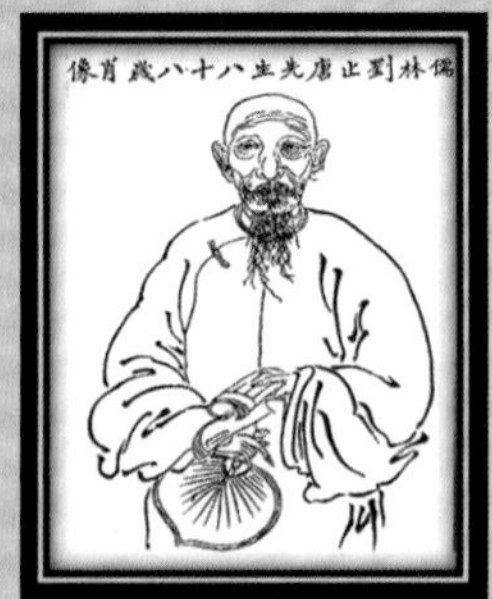

郑钦安师从刘止唐，明坎中真阳，乃人身立命之根，治病立法，重在扶阳，处方遣药，善使姜桂附，有“火神”之誉，著有《医理真传》《医法圆通》《伤寒恒论》，晚年设席课徒。

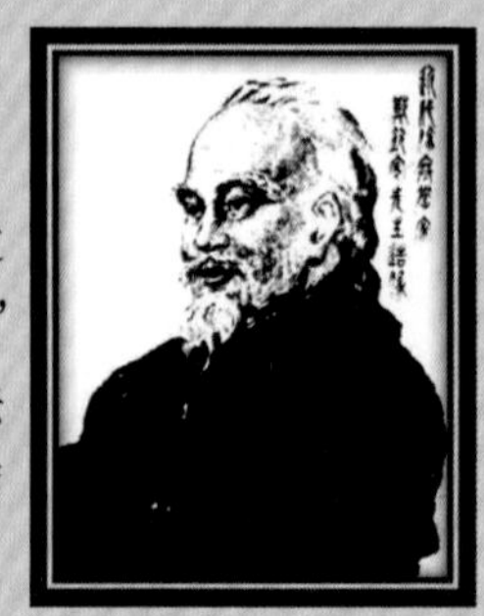

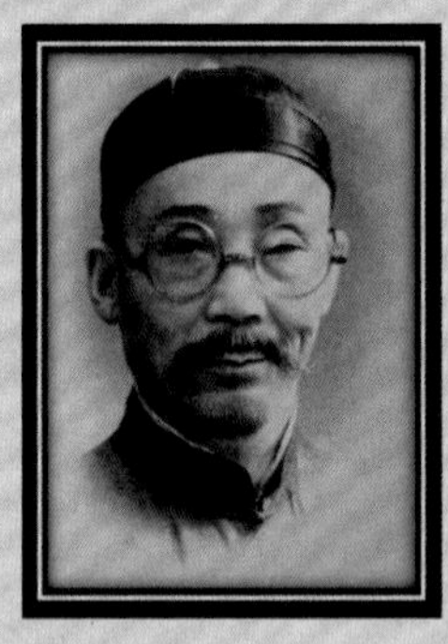

卢铸之拜师郑钦安，强调“阳主阴从”，重视坎中之阳；人生立命在于以火立极，治病立法在于以火消阴；病在阳者，扶阳抑阴，病在阴者，用阳化阴。他著有《郑钦安先生医书集注》《本经药物阐述》《卢氏临证实验录》，并于光绪末年起于成都创办“卢氏扶阳医馆”及“扶阳讲坛”。

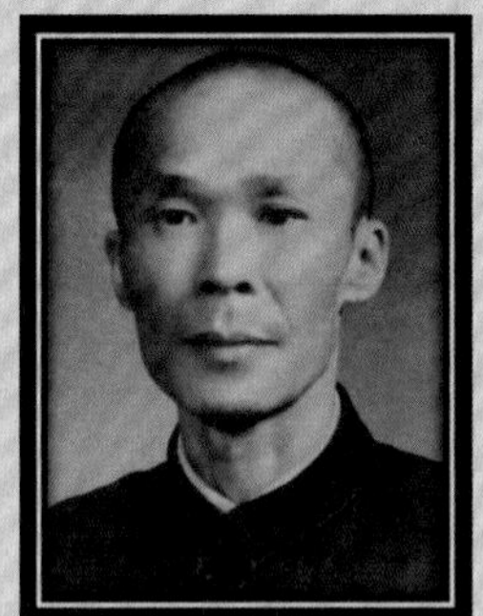

卢铸之长子卢永定，亦号“火神”，幼承庭训，学术上一承父教，善用辛温扶阳，60 余年医道，临证尤精脉法，世尊“医林圣手”；著有《卢氏医学心法（续）》《卢氏临证实验录（续）》。

卢崇汉，成都中医药大学教授，师从祖父卢铸之、伯父卢永定，临证善用姜桂附起沉疴大疾，深得扶阳三昧，亦有“火神”之名，明确提出“阳主阴从观”，凝练总结桂枝、四逆二法，著《扶阳讲记》《扶阳论坛》（共六辑）等著作，为国内中医界扶阳学派的领军人物。

唐农，中医扶阳学派卢门传承弟子，中医扶阳流派传承工作室主任，任第十二、十三届全国人大代表，广西中医药大学校长，教授，博士研究生导师，创立人体阴阳本体结构理论，基于此提出中医理论体系支撑的“三论七法”；为广西壮族自治区优秀专家、全国老中医药专家学术经验继承工作指导老师、广西名中医等；获国家级教学成果二等奖 1 项，广西科技进步一等奖、二等奖各 1 项；2019 年被认定为广西医学领军人才。

刘力红，广西中医药大学教授，现任北京同有三和中医药发展基金会理事长；师承卢崇汉教授，学术上倡导扶阳及“三和理念”，从中国文化的源头上厘清了流派传承中关于立极的问题；获“世界杰出华人奖”；出版学术专著《思考中医》，力倡中医，必重经典，必归本原；在《中国中医药报》发表《历经百年的钦安卢氏医学》一文，对钦安卢氏医学流派百年来的发展进行总结和梳理。

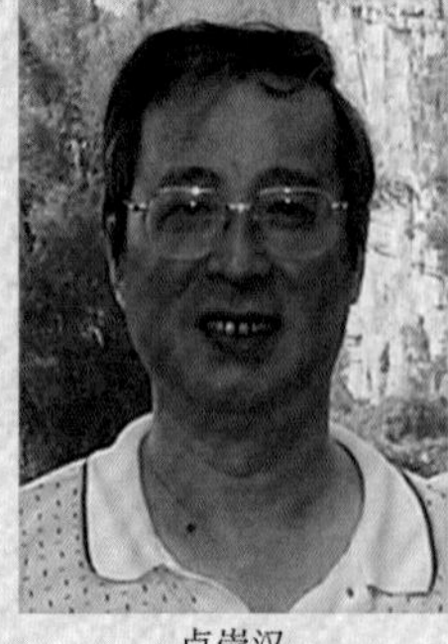
卢崇汉

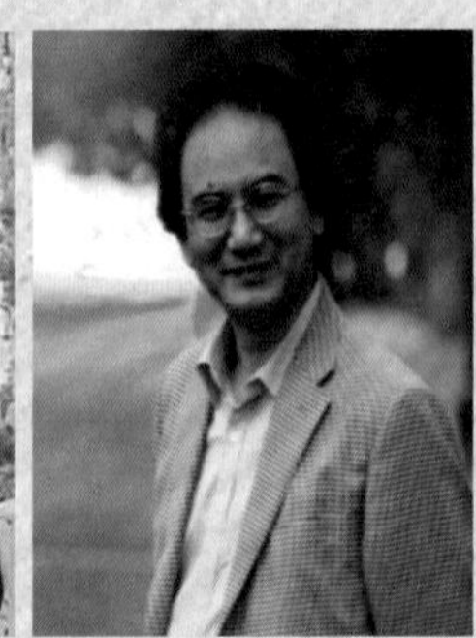
唐农

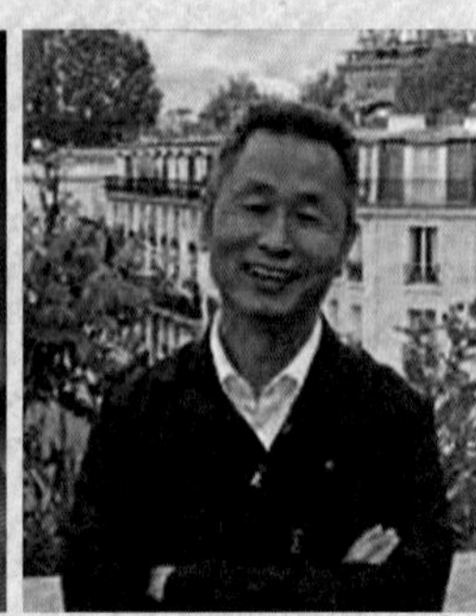
刘力红

流派独特经验及特色诊疗技术

（一）在临证中注重立法，以扶阳为核心，遵循“病在阳者扶阳抑阴，病在阴者用阳化阴”的原则，以六经辨证为路径，以归根复命为旨归，以“观其脉证，知犯何逆，随证治之”为方针，临床上善用姜桂附等辛温扶阳药物解决内外妇儿各科常见病、多发病、疑难病。

（二）提炼总结出桂枝法、四逆法两大临床应用之法，被誉为人体生命的归根复命之法，临证时可灵活进退出入调治内外妇儿各科疾病。

（三）在专科专病方面总结出运用扶阳泻浊法治疗慢性肾功能衰竭，运用扶阳法治疗中风病的三焦次第疗法，运用温阳益气法治疗冠心病，运用扶阳法治疗痛经、不孕症等临床各科疾病的经验。

流派学术成果

扶阳学术流派工作室主编并出版《扶阳讲记》《扶阳论坛》（共六辑）等流派学术专著7部，在业界具有广泛影响力。唐农教授发表学术论文《论人体阴阳的本体结构及由此对桂枝汤与四逆汤的基本解》《中医作为真正意义上的自然医学的钩玄》《论“生命以火立极”及其原理上的两个必然推衍》《论作为中医学理论原理支撑的六大基本原则》等论文，揭示人体内阳外阴的本体结构，明晰中医辨证论治的实质，阐述仲景钦安卢氏医学“生命以火立极”的理论内核。刘力红教授发表《中医——尚礼的医学》一文，提出中医就是通过补、泻两法来实现机体内在和外在的一致性、整体性，并根据《素问·阴阳离合论》所言“阳予之正”，指出阳是一致性、整体性的主导因素。

扶阳学术流派传承工作室举办6届扶阳论坛，以扶阳为主题的交流大会，由扶阳大家亲临论坛，讲解临床体悟，解答听众疑惑。

人才培养

流派的人才培养由卢崇汉教授以传统师承模式培养主要传承人唐农教授、刘力红教授，为仲景钦安卢氏医学的教育传承和人才培养工作奠定了坚实的基础。流派主要传承人在院校教育模式内，融入师承元素，实行临床门诊带教制度，培养流派后备传承人100余人。

流派示范门诊及传承工作站建设情况

流派设有成都卢火神扶阳中医馆、广西中医药大学第一附属医院示范门诊、南宁同有三和中医门诊部3个示范门诊。

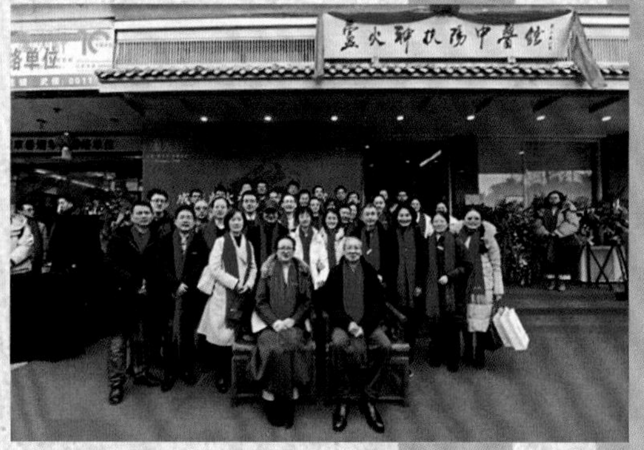

成都卢火神扶阳中医馆为卢崇汉教授的临床基地，年门诊量约7800人次，应用扶阳法（包括桂枝法、四逆法等）处理如肿瘤、血液病、慢性肾病、类风湿性关节炎、系统性红斑狼疮等疑难重症。广西中医药大学第一附属医院示范门诊为唐农教授、刘布谷教授的临床基地，年门诊量约6700余人次，应用扶阳法治疗慢性肾病、脾胃病、肝病、脑病、肿瘤等疾病。南宁同有三和中医门诊部为刘力红教授、赵琳副教授及后备传承人的临床基地，应用扶阳法处理如脾胃病、月经不调、不孕不育等临床常见病以及肿瘤、慢性肾病、肝病等疑难杂症，年门诊量超过30000人次。

扶阳学术流派工作室将继续致力于传承扶阳理念，凝练学术思想，提高临床疗效，将流派的学术特色发扬光大，造福广大患者。

云南吴佩衡扶阳学术流派传承工作室

云南吴佩衡扶阳学术流派传承工作室 2013 年 1 月被评定为国家中医药管理局第一批全国中医学术流派传承工作室建设项目，2016年12月通过验收。工作室以“四平台，一基地”为建设目标：学术整理，构建文献研究与数字化平台；团队建设，构建传承与人才培养平台；产学研结合，构建科技协同创新平台；开放合作，构建对外宣传与交流平台；打造扶阳流派继承与创新基地。构建符合中医药流派传承特点、有利于中医药特色优势发挥的多种运行机制、组织模式，以及符合中医药科学研究特点的微观科研机制。

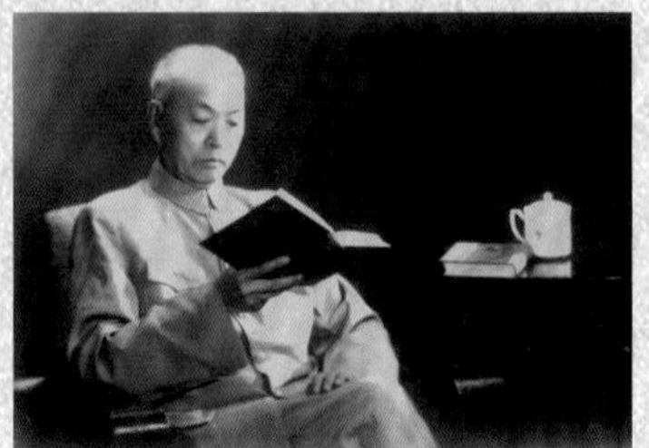
吴佩衡

流派历史沿革及特色

扶阳学派，是以郑钦安为开山宗师，理论上推崇阳气，临床上强调温扶阳气，以擅用附子、干姜、肉桂等辛热药物，达到温扶阳气，祛病强身作用而著称的医学流派，具有十分鲜明的学术特色。“扶阳”从广义来说，是对维护人体阳气功能具有普遍指导意义的原则和理念；从狭义角度来讲，“扶阳”特指以运用温热药物为主，或以其他各种手段和方法达到扶助阳气作用的治疗方法。中医扶阳学术理论肇端于先秦，发扬于汉代张仲景，光大于金元明清易水、温补诸家，王叔和、韩祗和、许叔微、成无己、张介宾、张璐、柯琴、徐大椿、尤怡等前辈先贤在扶阳理论方面皆有建树，至晚清郑钦安先生，蔚为大观，以鲜明的扶阳风骨名于当世。

郑钦安云：“余学医于止唐刘太老夫子，指示《黄帝内经》《周易》太极。仲景立方立法之旨，余沉潜于斯，二十余载，始知人身阴阳合一之道，仲景立方垂法之美”。扶阳学派学术上以《易经》《内经》为宗，“人与天地相参，与日月相应也”“洞明阴阳之理”“病情变化非一端能尽，万变万化，不越阴阳两法”。临床上则“用仲景之法”，用药多为附子、干姜、肉桂等，用方则多为四逆汤、白通汤、麻黄附子细辛汤等。百余年来代有传人，其代表人物如云南吴佩衡，上海祝味菊，四川范中林、唐步祺、卢崇汉等，驰誉医林，屡起重症、大症，对扶阳学派的传播发展起到了极大的促进作用。

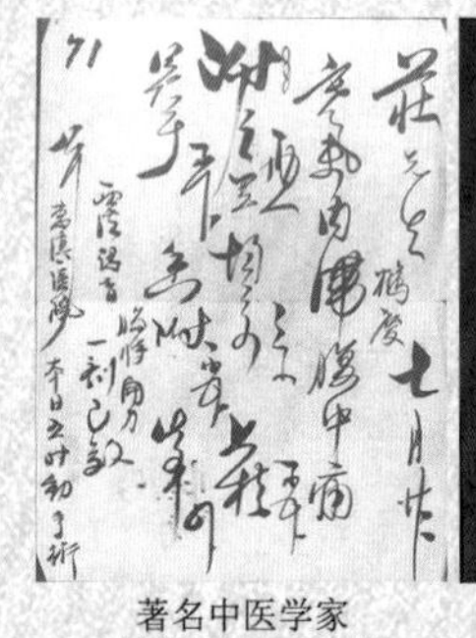
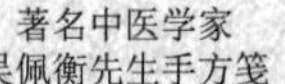
著名中医学家
吴佩衡先生手方笺

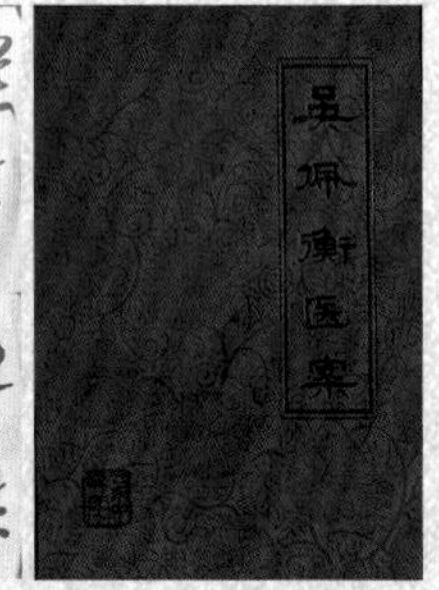

吴佩衡医案

扶阳学派在郑钦安、吴佩衡、祝味菊、范中林、唐步祺、卢崇汉等医家的发挥下，逐渐形成“一源多流、流派纷呈”的格局，云南吴佩衡先生是其中杰出的代表，擅用大剂附子治疗阳虚阴寒等证，屡起沉疴，世誉“吴附子”，其扶阳学术思想受到海内外学者的推崇，广泛用于内、外、妇、儿等常见病及疑难危重病的诊治，历经五代传承，逐步形成了云南独特的扶阳学术流派。

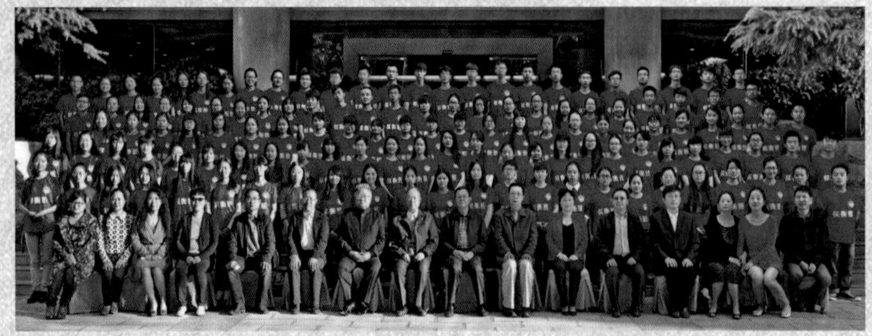
2005 年 10 月 23 日，云南中医学院佩衡班

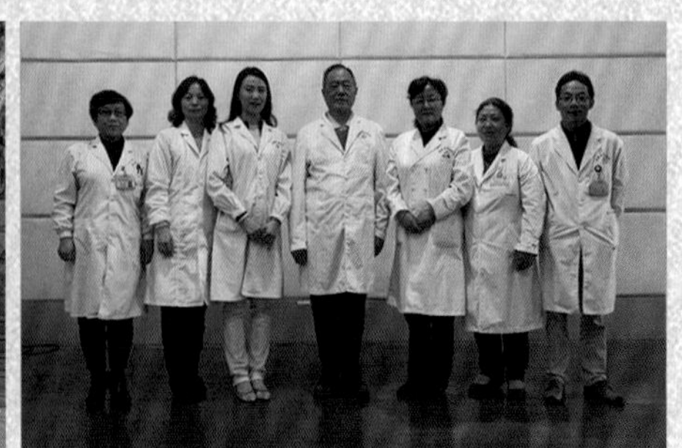
吴佩衡与师承人员合影

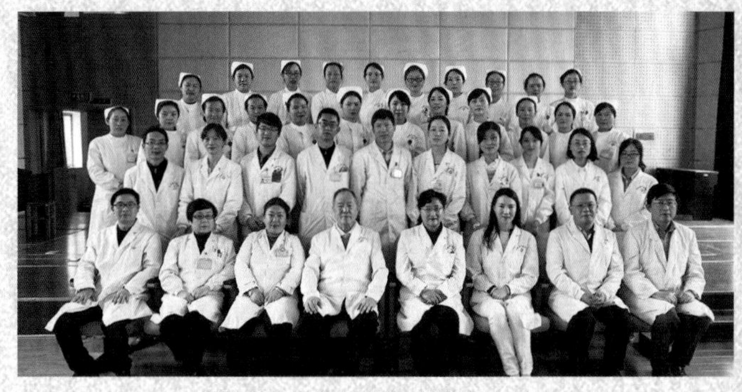

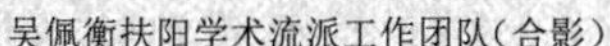

吴佩衡扶阳学术流派工作团队（合影）

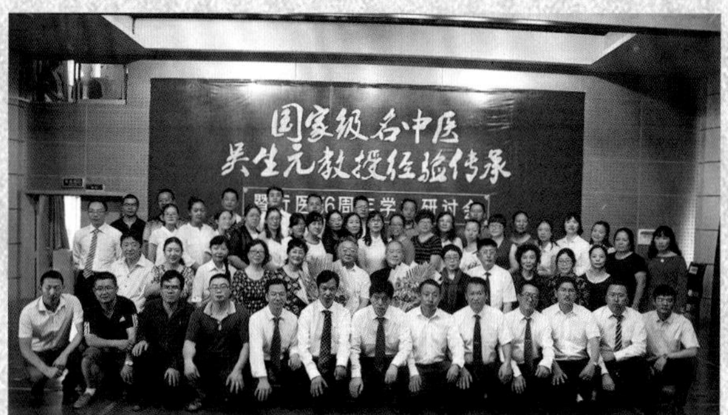

国家级名中医吴生元教授经验传承

流派主要传承人名录

第一代流派创始人：吴佩衡（云南四大名医之首）。

第二代代表性传承人：吴生元（云南省国医名师）。

主要传承人有吴少衡、陈菊仙、吴元坤、吴元惠、吴培元。

第三代代表性传承人：吴荣祖（云南省名中医）、彭江云（云岭名医、云南省名中医）。

主要传承人有吴华、吴荣忠、吴咏昕、吴洋、肖泓、顾树华、顾树祥、陈艳林、赵常国。

第四代传承人：李兆福、姜莉云、吴文笛、吴晶金、吴麟梓、狄朋桃、刘维超、顾然、顾玲丽、粟荣、李玲玉、周唯践等。

第五代传承人：陈永健、段荔等。

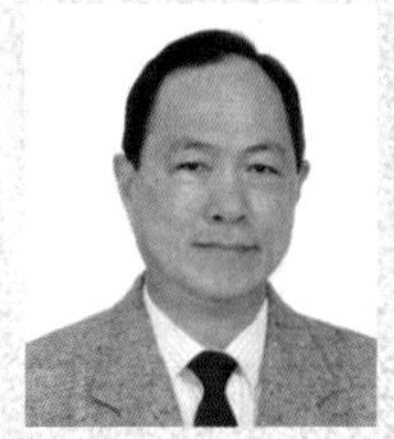

吴生元

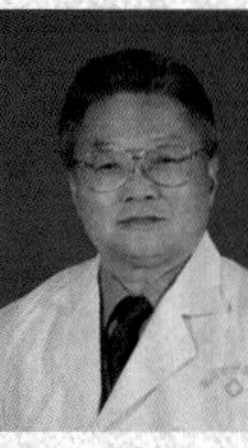

吴荣祖

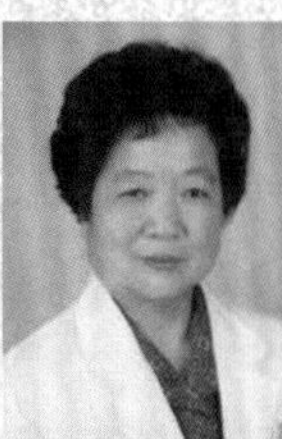

吴华

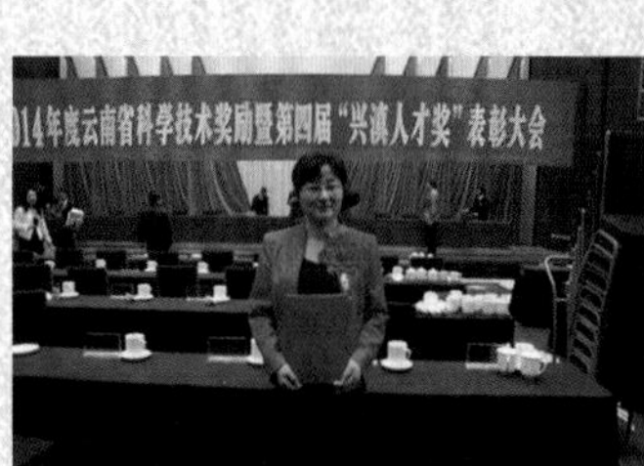

彭江云

新增流派传承人 54 名：

王寅、汤小虎、张晓琳、周青、郑德勇、曲源、段萍、郭进正、张颖、区培英、何丽超、钟慧、杨智先、孙承赛、刘宇、杨天明、刘子谋、高继红、罗顺芳、黄雪花、陶成亮、刘俊承、陈富红、文超、卞秀娟、杨政、卢兴华、王卓、王晓东、李宁、盖沂超、方永顺、韩先平、江永梅、李学英、梁玉凤、龙庆表、魏敞明、杨钰波、张大贵、张静、王莎莎、周文书、李梅、莱芳、张玉清、李叶萍、沈天学、字德玉、魏靠成、周惠珍、陶键、杨建勇、霍玉军。

流派传承工作室二级工作站及示范门诊

二级工作站 11 个：云南中医学院基础医学院、昆明市中医医院、曲靖市中医院、昭通市中医院、大理市中医院、临沧市中医医院、普洱市中医医院、贵州毕节市中医医院、腾冲市中医医院、楚雄州中医医院、开远市中医医院。

流派示范门诊 22 个：云南省中医医院设立吴生元教授、彭江云教授流派示范门诊，昆明市中医院设立吴荣祖教授流派示范门诊，圣爱中医馆吴华、顾树华主任医师流派示范门诊，以及昭通市中医医院、镇雄县中医院、大理白族自治州中医医院、宾川县中医院、南涧县中医医院、临沧市中医医院、凤庆县中医医院、永德县中医院、曲靖市中医院、罗平县中医医院、贵州毕节市中医院、普洱市中医医院、宁洱县中医医院、景东县中医医院、楚雄州中医医院、开远市中医医院、龙陵县中医医院设立的示范门诊。

科研、出版论著、获奖情况

流派传承工作室围绕吴佩衡扶阳学术思想与经验总结，院内制剂研发及古今扶阳学派主要人物学术思想及经验研究，取得丰硕成果。工作室研制院内制剂 4 种；承担各级科研课题 110 余项，其中国家级 8 项、省部级 20 项、厅级 20 余项；发表学术论文 600 余篇；出版专著 20 余部。工作室获各级科研成果奖 12 项，如 2014 年“温阳通络法治疗类风湿关节炎的研究及临床应用”获得云南省科技进步奖一等奖，2015 年“桂枝复方配伍规律及其临床应用”获得云南省科技进步奖三等奖，2017 年“温阳通络法治疗类风湿关节炎的研究及临床应用”获中华中医药学会科学技术奖二等奖；获云南省卫生科技成果和高等教育教学成果奖 6 项，国家发明专利 3 项。

辽宁中医药大学附属医院张静生

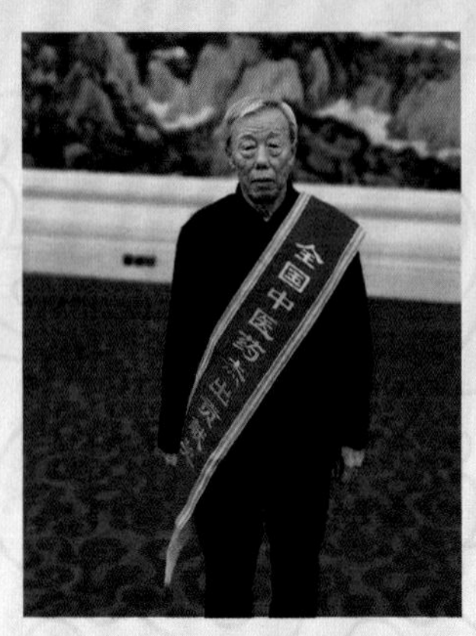

张静生，男，中共党员，1941 年出生于辽宁沈阳，1967 年毕业于辽宁中医学院中医医疗专业，1968 年开始从事中医药临床工作；主任中医师、二级教授、博士研究生导师；原辽宁省中医药研究院副院长，辽宁中医药大学附属医院副院长；享受国务院政府特殊津贴，辽宁省名中医，辽宁中医大师，全国名老中医药专家传承工作室建设项目专家，全国优秀中医临床人才研修项目指导老师，第四、五、六批全国老中医药专家学术经验继承工作指导老师；2017 年获“全国名中医”荣誉称号，2019 年获“全国中医药杰出贡献奖”。

年逾古稀，业绩斐然

张静生教授从事医史文献、基础及临床研究、医疗、研究生培养及管理工作 51 年。他早期承担原卫生部古籍整理任务，完成《刘纯医学全集》等 10 部古医籍点校整理任务，《刘纯医学全集》由人民卫生出版社出版，荣获国家新闻出版署颁发的全国中医古籍整理丛书奖；主持参编《伤寒论方证研究》《急救广生集》《中医非药物疗法》3 部著作；发表论文 70 余篇；发明专利 2 项，“一种治疗冠心病的中成药及其生产方法（ZL 200410020644.3）”“一种治疗重症肌无力的中药及其生产方法（ZL 200610047921.9）”；先后承担国家自然基金、科技部新药基金、国家中医药管理局项目、“十一五”重大疑难病科技支撑计划课题 5 项，辽宁省科技厅、辽宁省教育厅省级课题 10 项；获辽宁省科技进步一等奖 2 项、二等奖 5 项、三等奖 2 项，其中科技部“十一五”重大疑难病支撑课题“补脾益肾法治疗重症肌无力的临床疗效评价研究”获辽宁省科技进步一等奖。在全国省级中医院建立 SPF 级动物实验室，完善临床药理实验基地；完成与北京、上海、广州 3 所中医药大学联合培养博士研究生任务，并为医院申请到中西医结合博士点。

爱岗敬业，仁心仁术

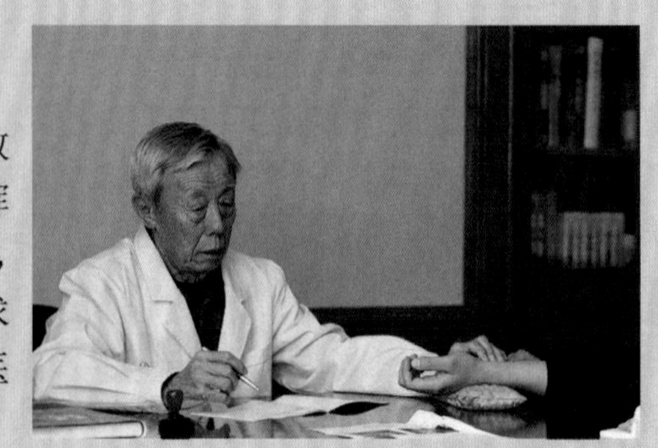

张静生教授长期工作在临床一线，在担任副院长等行政职务期间仍坚持出诊；治病善用经方、名方、小方，充分发挥中医药“简、便、廉”特色；诊治范围广泛，含内、妇、儿疾病，尤善治疗多种疑难杂病；始终坚持以患者为本，患者慕名求医，日均诊治 40 余人，多者达 80 余人，经常免费为患者送医送药。

严谨求实，大道至简

张静生教授学术上主张读经典、学各家、做临床，要求对《内经》熟读精研，强调《伤寒论》《金匮要略》《温病条辨》是临床辨证论治根基，主张辨证与辨病相结合，强调治病求本，注重脾胃阳气和肝肾阴精在疾病中的作用，主张从气、痰、瘀入手治疗疑难病及老年病。他提出气虚、血瘀、痰浊为动脉硬化、冠心病的中医病机，形成益气养阴、化痰祛瘀之治疗原则，研制了治疗冠心病的中成药冠心康颗粒。提出脾肾两虚是贯穿重症肌无力病程始终的根本病机，研发具有补益脾肾、强肌健力之功的复方黄杞颗粒治疗重症肌无力，为中医药防治重症肌无力提供了新方法，经本领域许贤豪等专家评审，该成果在辽宁、上海、广州等地应用。

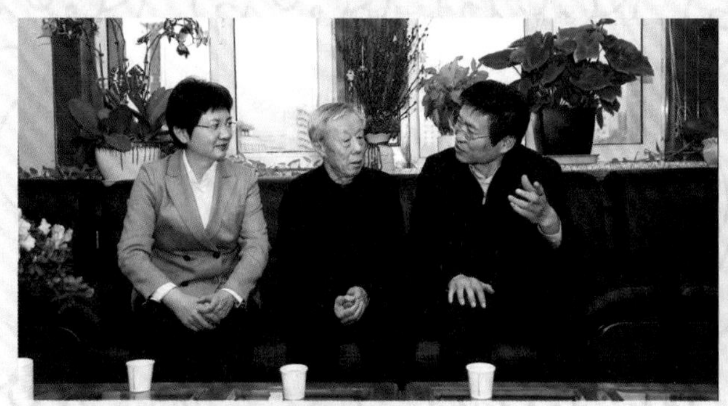

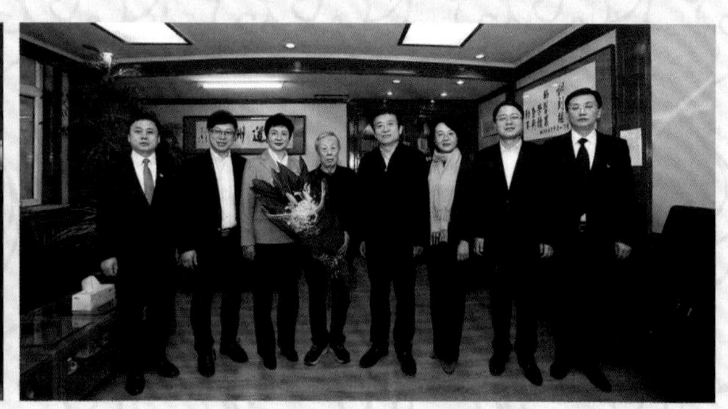

大医精诚，薪火相传

张静生教授一直致力于培养热爱、钻研中医的年轻中医师，掀起医院钻研中医经典的热潮，注重医德医风，以“大医精诚”为准则要求自己和学生，强调做“苍生大医”，不做“含灵巨贼”。他培养博、硕士研究生、全国优秀中医临床人才项目学员、全国老中医药专家学术经验继承人近百名，培养省、市级名中医十余名，这些人均已成为临床各科业务骨干。“做苍生大医，为人民服务”是张静生教授的座右铭；培养高水平中医人才，使中医药事业薪火相传、生生不息是张静生教授的目标；把中医传承下去、发扬光大是张静生教授坚守的初心和毕生的追求。

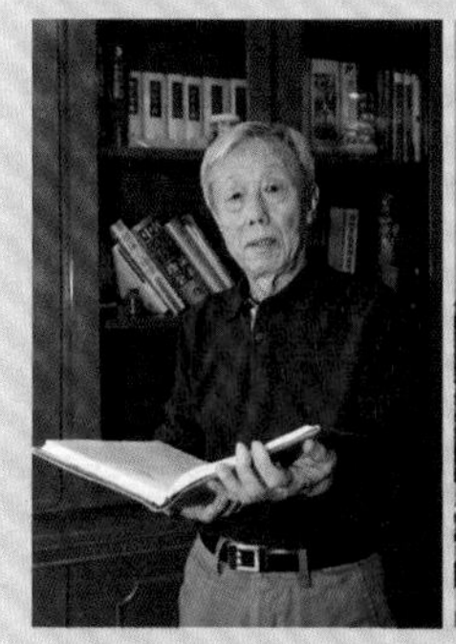

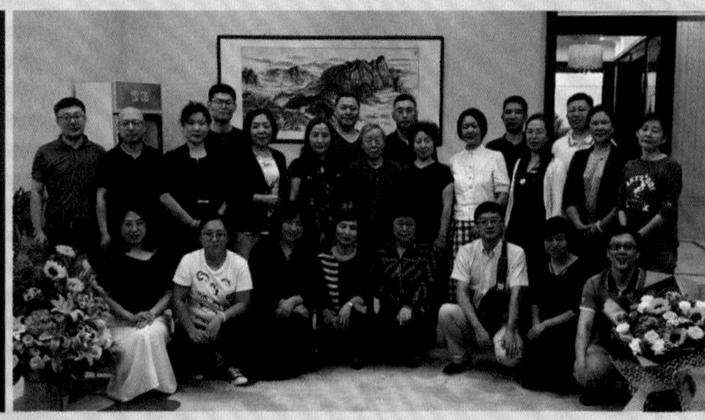

欧阳惠卿全国名中医传承工作室

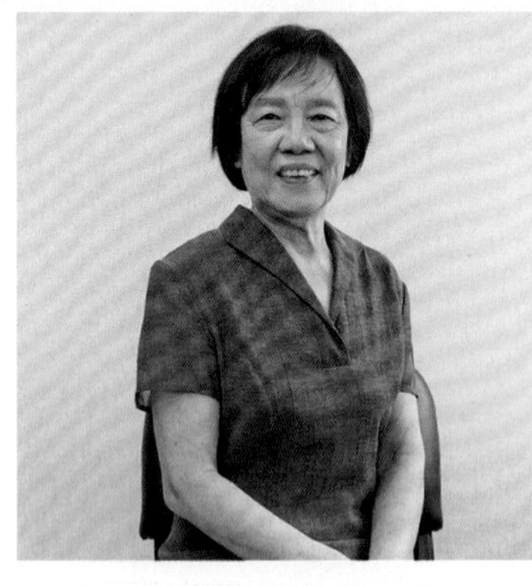

简介

欧阳惠卿教授，首届全国名中医，1964年毕业于广州中医学院，留校工作52年，师从罗元恺教授，1993年被评为广东省名中医；第二代学科带头人，博士研究生导师，第三批全国老中医药专家学术经验继承工作指导老师，博士后合作教授；2013年国家中医药管理局批准设立欧阳惠卿全国名老中医药专家传承工作室，2015年成为广东省首批名中医传承导师，2016年被评为“羊城好医生”，2017年被评为“羊城名医”，2018年国家中医药管理局设立欧阳惠卿全国名中医传承工作室；现为广东省中医药学会终身理事、广东省中医药学会妇科专业委员会顾问、中华中医药学会妇科分会委员会顾问。

影响力

欧阳教授平生勤于研读，思维活跃而独到，既精通医理，亦擅长临床，成就突出，淡泊名利，享誉国内外，曾被英国和香港地区邀请长驻当地临床带教。如今她古稀之年仍坚守临床一线，亲自带徒指导，诊后用业余时间学习，砥砺研修。她善治不孕和棘手妇科疑难症，把治愈患者作为她最大的幸福和乐趣。由此几十年来，教授往往是家族几代人、一地区数个家庭的健康守护神，影响深远，其非本地就诊病患达80%。

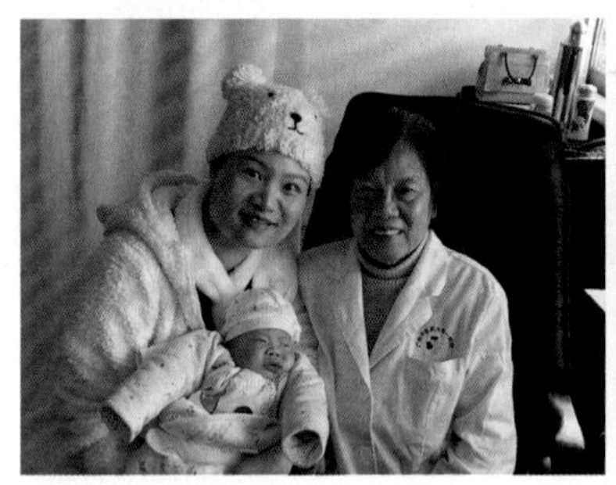

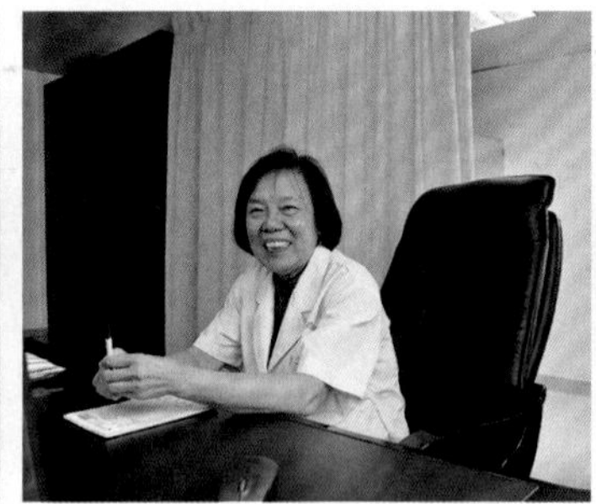

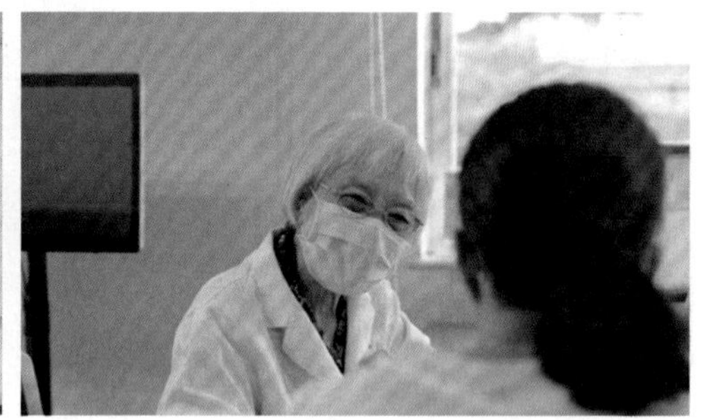

学术思想

从20世纪80年代至今，欧阳教授就一直从事崩漏、子宫内膜异位症和不孕症的基础和临床研究：注重祛瘀不伤正、止血不留瘀，强调固本调周的重要性；较早期就运用补肾活血法与中药调周疗法相结合，全面了解个体疾病发病的内在和外在因素；充分实践中医辨证辨病的特色，关注病人证候和心理的变化，结合岭南历史人文思维，遵循岭南地域和人群体质特点，拟方治法灵活独到，顾及全面，对难治性不孕和子宫内膜异位症相关性疾病有独到见解。

欧阳教授对于《中医妇科学》课程建设作出很大贡献：主编的“十五”规划教材《中医妇科学》（人民卫生出版社，2002年）2006年获全国医学院校优秀教材一等奖；参与1974年版、1978年版、1996年版本科教材的编写，并担任1996年版规划教材副主编；主编或副主编《实用中医妇科学》《中医临床诊疗常规》《妇女病自然饮食疗法》等著作7部，发表论文多篇。

学科及团队建设

欧阳教授秉承罗元恺教育和学术思想，为广州中医药大学妇科学第二代学科带头人。1980～1997年，欧阳惠卿担任中医妇科学教研室第二任主任，成为中医妇科学学科专业建设的承担者；期间带领科室人员从科、教、研扎扎实实逐步建设，培养了一大批科室管理者和技术骨干。广州中医药大学第一附属医院妇产科病床数达190张，为全国三级甲等中医院。广州中医药大学妇科学在学科建设、专科建设、课程建设、教学团队4个方面均进入国家级行列，这些都离不开欧阳教授一直不懈的努力与贡献。

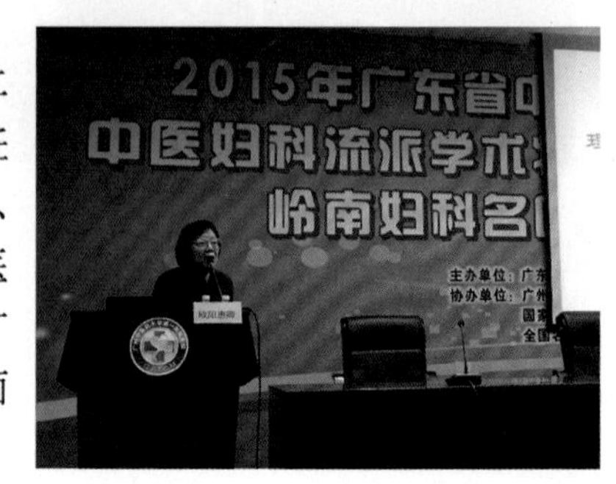

她以发展的眼光看待学科的未来与建设，培养第三代学科带头人和各个研究方向的学术带头人，长期坚持人才培养和学科建设，缔造强大临床、科研和教学团队，使中医妇科得到持续的发展。欧阳教授从20世纪90年代中期就重点培养罗颂平教授作为第三代国家重点学科中医妇科学学科带头人。作为罗颂平的博士研究生导师，她不仅在学术研究方面悉心指导，还从学科与专科的管理、医教研工作的协调组织等方面进行辅导，并支持罗颂平出国研修。作为第三批全国老中医药专家学术经验继承工作指导老师，其学术继承人李坤寅教授为广州中医药大学第三附属医院院长和博士研究生导师；许丽绵教授在全国中医妇科专业委员会担任要职。广东省第一批中医师承的学术继承人黄洁明副教授、冯倩怡医师完成跟师。欧阳教授至今仍为医院专家咨询组成员，继续为中医妇科学的学科和专科发展出谋献策。欧阳教授是中医妇科学领域较早承担研究生教育教学的硕士、博士研究生导师，培养硕士研究生10人，博士研究生8人，博士后1人。

在罗元恺教授的支持下，1984年，欧阳惠卿带领中医妇科团队创建妇科实验室。欧阳惠卿作为创建中医妇科实验室的开荒者，承先启后，学贯中西，创立中医妇科学实验平台，倡导中医妇科的应用基础研究，开启病证结合新模式，引导学科建设不断走上新台阶。

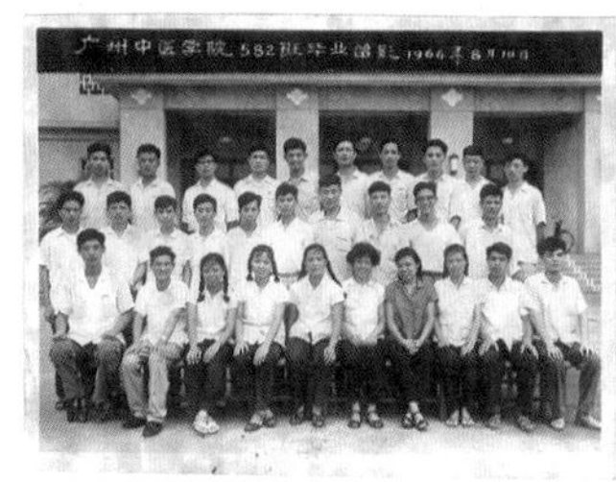

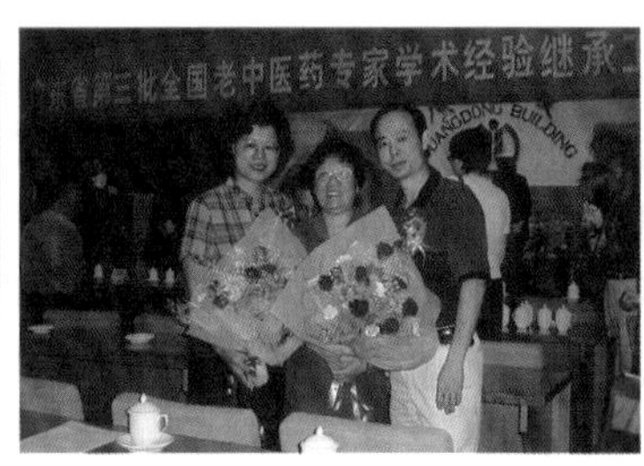

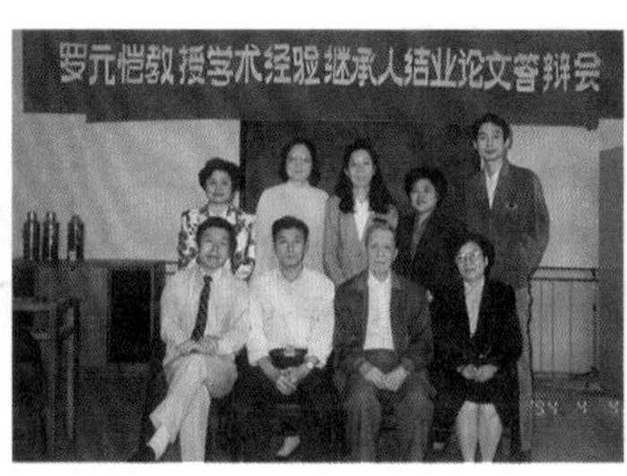

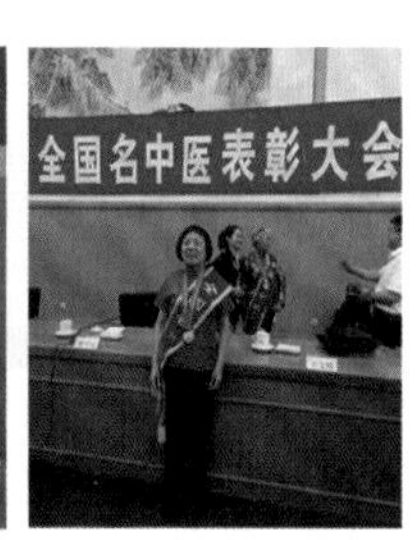

工作室简介

2013年，国家中医药管理局批准成立欧阳惠卿全国名老中医药专家传承工作室，并通过验收。2017年国家中医药管理局继续建设欧阳惠卿全国名中医传承工作室。广州中医药大学第一临床医学院冼绍祥院长、妇儿中心主任罗颂平教授亲自为工作室部署指导工作。

工作室结合现代科技大数据理念和人工智能思维，进行基于全国名中医欧阳惠卿教授病案管理的妇科常见病数据库建设与研究，整理收集临床医案和修复原始手稿上百篇，发表名老中医药专家学术思想相关论文近10篇，培养人才10人，建立欧阳惠卿工作室广州中医药大学第二临床医学院、广州中医药大学第三临床医学院及天津中医药大学第一附属医院3个分工作站，定期举办国家级学术经验研讨班，围绕欧阳惠卿教授学术思想开展学术思想交流研讨、病案讨论、中医医案评价等。

工作室系统整理、继承、推广欧阳惠卿教授学术观点和临床经验，围绕欧阳惠卿教授学术经验开展学习交流、病案讨论、中医医案评价等活动，接受外单位进修人员学习，举办国家级中医药继续教育项目，探索欧阳惠卿学术经验传承及推广的有效方法和创新模式，培养一批高层次的中医妇科学人才，促进中医妇科事业发展。工作室通过临床研究总结，结合欧阳惠卿教授传承指导和现代科研分析，逐步探索形成有效的中医临床科研方法，建立中医临床科研一体化机制，提升中医临床医生的诊疗水平和临床科研能力，促进中医临床和科研人才的培养。

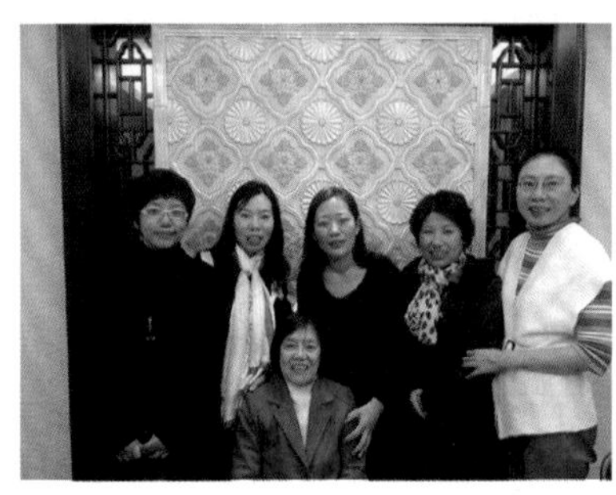
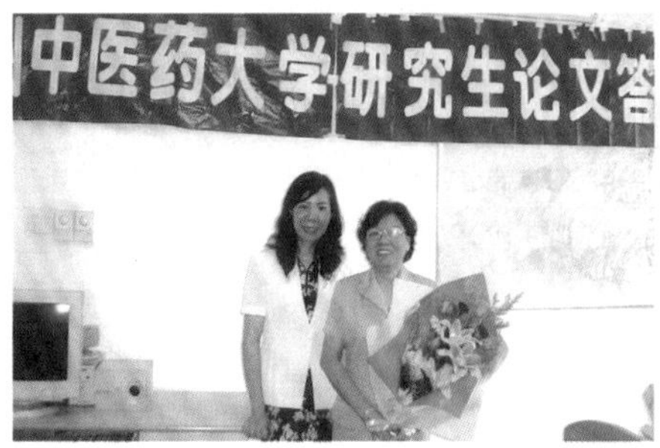

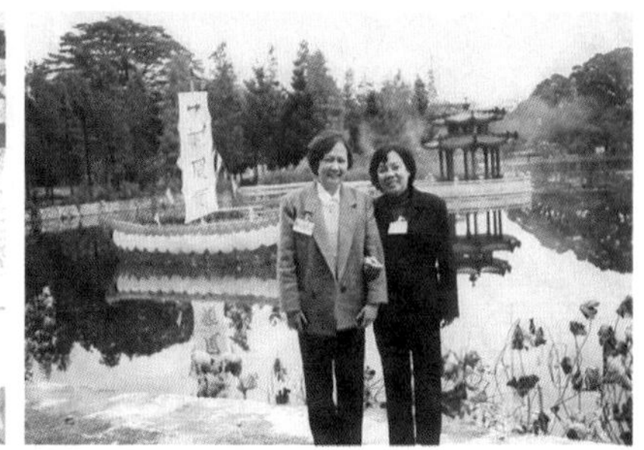

河南中医药大学第一附属医院 丁樱全国名中医传承工作室

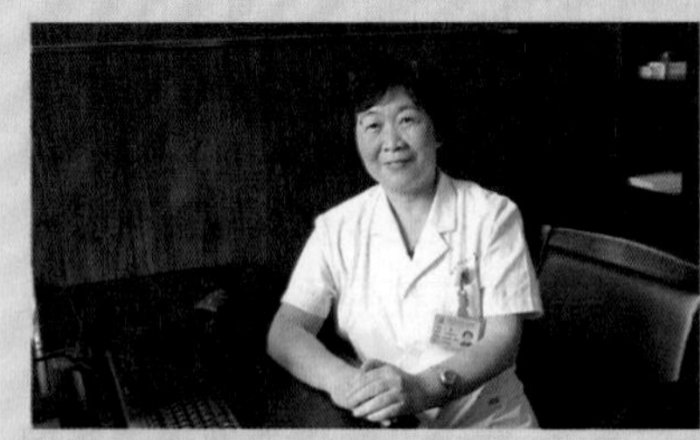

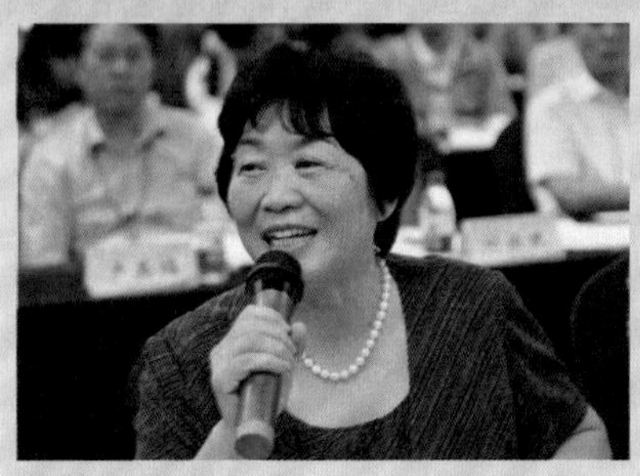

一、个人简介

丁樱，1951 年 2 月出生，江苏南京人，二级教授，主任医师，博士研究生导师，河南中医药大学儿科研究所所长，河南中医药大学第一附属医院儿科终身教授、终身名誉主任、儿科学学科学术带头人，儿科医院原院长；首批全国名中医，中医药高等学校教学名师，第四批、第六批全国老中医药专家学术经验继承工作指导老师，第二批国家名老中医传承工作室专家，享受国务院政府特殊津贴专家；获得全国卫生系统先进工作者，全国师德师风先进个人，河南省优秀专家等荣誉；兼任中国民族医药学会儿科分会会长，中华中医药学会儿童紫癜、肾病协同创新共同体主席，世界中医药学会联合会儿科分会副会长，中华中医药学会儿科专业委员会名誉副主任委员，国家儿童用药专家委员会专家，国家中医住院医师临床规范化培训专家，国家中医临床重点专科协作组大组长，河南省中医、中西医结合学会儿科分会主任委员等社会职务。

二、学术成就

(一)潜心学术，硕果累累

丁樱教授潜心学术，对中医儿科中的关键临床问题开展多项研究：①针对小儿肾病反复发作的难点深入研究，提出“本虚标实”与“扶正祛邪，序贯辨治”“扶正祛邪，健脾补肾与清热化瘀并用”等学术观点，提高长期缓解率；②将小儿肾病“标本”辨证分型体系写入全国高等中医药院校规划本科及研究生教材在全国传播，教材沿用至今；③开创河南省中医儿科肾病专科；④拟订小儿肾病及紫癜性肾炎中医综合诊疗方案及疗效评价标准在全国推广；⑤主持制定小儿紫癜、佝偻病、痢疾 3 种疾病的国家临床指南；⑥在我国中医儿科界开展肾活检穿刺及病理技术为中医临床服务；⑦在国内学术界较早把雷公藤疗法应用于儿科肾病领域，提出雷公藤多苷儿科临床应用的新剂量，并在国内推广使用；⑧在国内中医儿科领域开展中药减毒增效的系列研究；⑨研制的院内制剂“清热止血”“肾必宁”“梅连止泻”颗粒在临床中广泛应用；⑩主持科研课题 24 项，其中国家“十一五”“十二五”科技支撑计划重大课题和国家自然基金课题 4 项、省部级课题 18 项、厅级课题 2 项；获国家中医药管理局及河南省科技进步奖 15 项，其中作为第一主持人的 6 项；编写专著 25 部，发表学术论文 233 篇，其中核心期刊 65 篇。

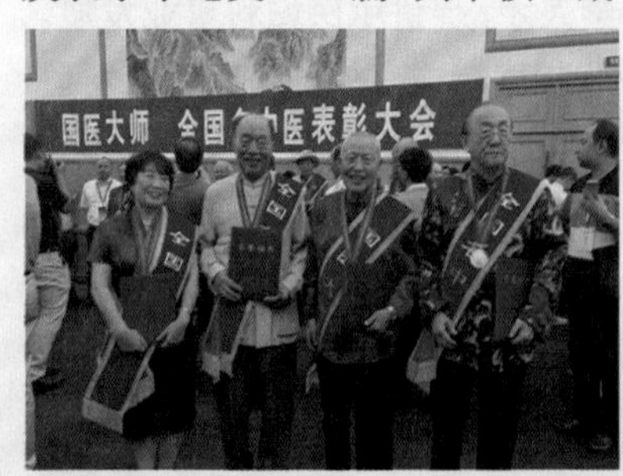

丁樱与国医大师张磊(左三)，全国名中医崔公让(左二)、毛德西(左四)合影

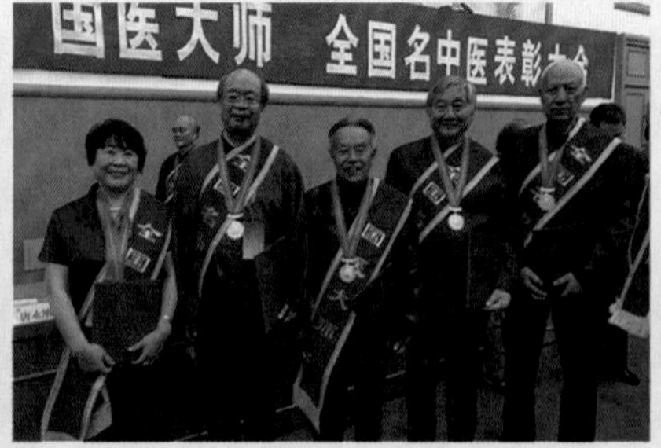

丁樱与国医大师王烈(左三)，全国名中医张士卿(左二)、汪受传(左四)、贾六金(左五)合影

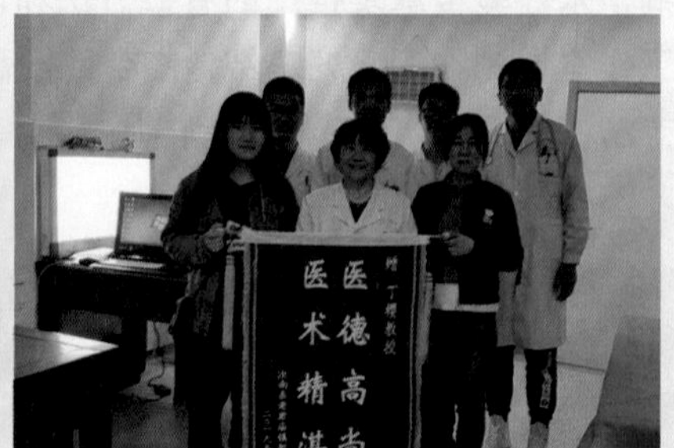

患者在门诊向丁樱教授赠送锦旗

(二)传承育人，享誉国内

丁樱教授在中医儿科领域开展了卓有成效的临床及学术经验传承工作，国内有多所高校附属医院和省市医院的中医儿科医师跟师进修学习；承担青年医师及儿科硕士、博士研究生的临床带教；亲自组织并带领各级医师查房、急危重症疑难病讨论、业务学习，为中医儿科培养了大量人才。在她培养的 14 名博士研究生、70

名硕士研究生及 31 名师承临床医生中，半数以上成为高校或医疗单位的学术骨干。丁樱教授 10 余年先后被国内外多所高校及学术会议邀请，讲学百余次，其学术业绩在全国产生了较大影响。

（三）热心公益，克己奉公

丁樱教授多次参与国家抗震救灾活动。非典时期，她身处一线；2008 年汶川地震、2013 年雅安地震，在多次赈灾捐款活动中，丁教授带头捐款数额在医院中排在前列，还积极组织人员前往灾区义诊援助。

她积极组织并参与基层讲座，多次深入新疆、宁夏、四川等中西部省份及其他贫困地区进行学术交流，为当地基层医生培训，以带动基层医疗人才的培养及发展。仅 2017 ～ 2018 年，丁教授带领全国及本省儿科专家下基层就有近 10 次。2016 年 8 月，丁樱教授利用周末时间到对口援疆单位——哈密地区第二人民医院开展“援疆医学论坛”，做了题为“儿科重点专科建设的思路与措施”的学术报告。她的精彩演讲，对当地医院领导和干部职工转变观念，更新理念，加强学科建设，培养团队发展等方面产生了深远影响。

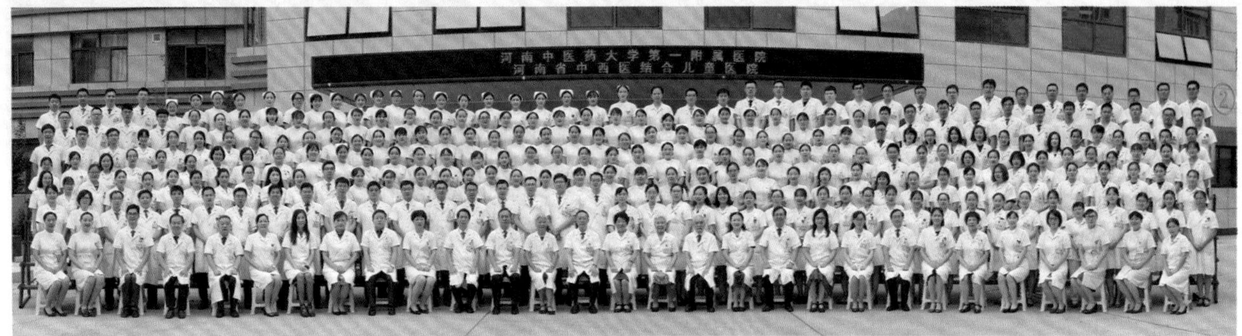

河南中医药大学第一附属医院（河南省中西医结合儿童医院）合影

（四）精勤不倦，廉洁行医

丁樱教授始终工作在临床第一线，以高尚的医德和丰富的临床经验赢得患者的信赖。2018 年 10 月，逢母校 60 岁校庆之日，丁樱教授个人向学校捐款 60 万元，建立“丁樱奖学金”基金以勉励莘莘学子，希望通过设立奖学金的方式，使更多家庭贫困但品学兼优的学生得到资助，同时也激励更多的学生勇攀知识高峰、献身中医儿科事业。

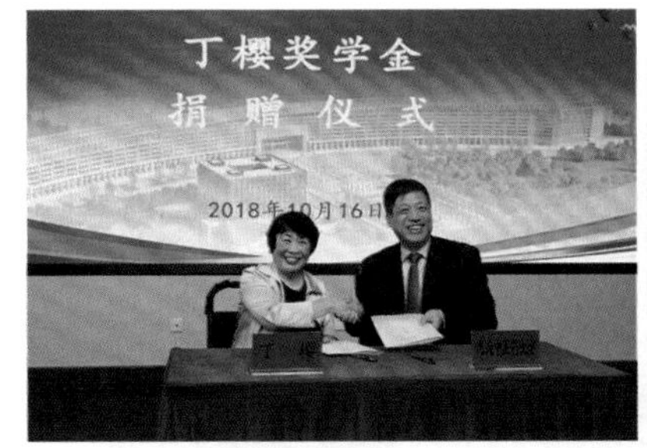

在丁樱奖学金捐赠仪式上丁樱与河南中医药大学许二平校长合影

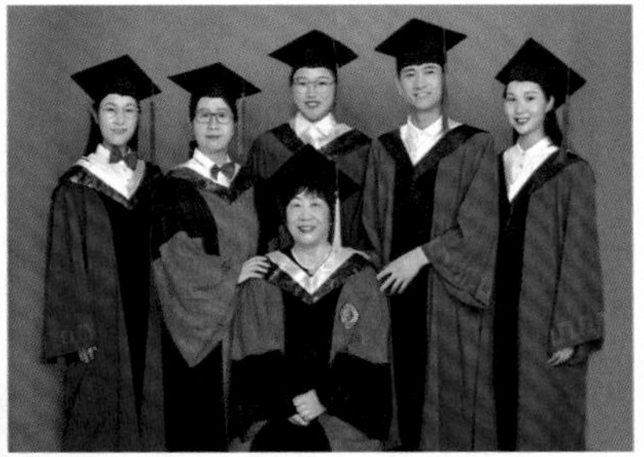
博士、硕士研究生毕业纪念照

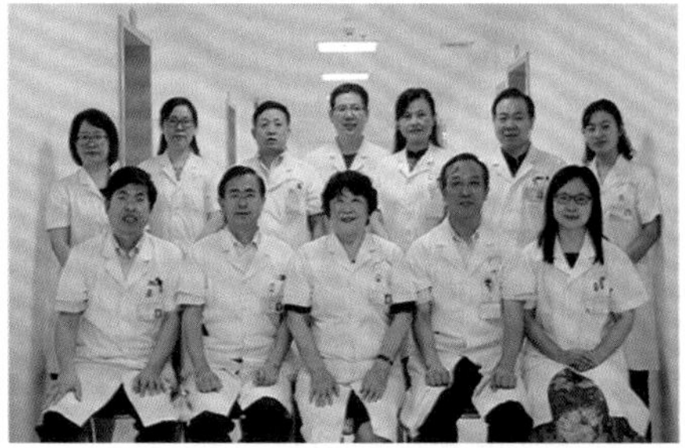
丁樱全国名老中医药专家团队照

（五）带领团队，成为名科

丁樱教授坚持突出中医传承和特色，快速发展，使中医儿科临床规模、专业特色、业务水平、年业务量、业务收入等在国内同行业中稳居前列，先后成为国家临床重点专科（中医专业），国家中医药管理局中医药重点学科、重点专科，河南省重点学科、重点中医专科。2015 年被批准成立河南省中西医结合儿童医院，2016 年被河南省政府批准为河南省建设国家儿童（中医）区域医疗中心建设主体单位，国家中医药管理局首批全国中医儿科会诊中心。2018 年，医院与复旦大学附属儿科医院签署合作协议，正式挂牌“复旦大学附属儿科医院协作医院”，并被国家中医药管理局确定为“国家中医儿童区域医疗中心建设单位”。

2018 年 6 月，国家中医药管理局组织开展第三届国医大师传承工作室及全国名中医传承工作室项目，河南中医药大学第一附属医院儿科团队成立丁樱名医工作室，进行名老中医经验挖掘，全面深入整理、继承、推广全国名中医丁樱教授的学术思想和临床经验，建立全国名中医丁樱教授学术经验传承推广平台，以培养高层次中医药传承人才，推进中医药的传承与发展。此外，丁樱教授还成立“丁樱劳模工作室”团队，以“传承劳模精神，搭建临床科研平台，提高临床疗效，服务社会”为目的，积极整合有效资源，开展科研协作，培育创新人才，引领医疗、科研教学的发展。

河南中医药大学第一附属医院
全国名中医崔公让

个人简介　学术成就

崔公让，男，1938 年生，汉族，河南郾城人，河南中医药大学第一附属医院主任医师、教授、硕士研究生导师，出身中医世家，1959 年 7 月开始从事中医药临床工作，1962 年毕业于河南中医学院学徒班，师承中原名家张望之、司万青等教授。

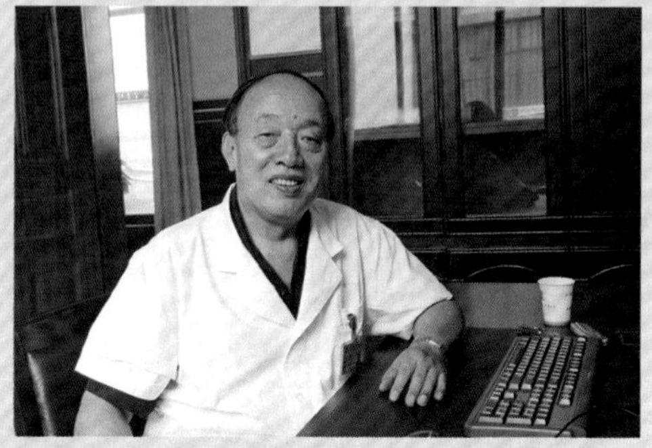

崔公让教授是首届全国名中医，第二批、第四批全国老中医药专家学术经验继承工作指导老师，国家“十一五”“十二五”科技支撑“名老中医学术思想、经验传承研究”项目指导老师，1992 年起享受国务院政府特殊津贴，2008 年获“河南省中医事业终身成就奖”，2017 年获首届“全国名中医”“河南中医外科学会终身成就奖”，2019 年获中国中西医结合学会周围血管疾病专业委员会“终身成就奖”；先后担任中国中西医结合学会理事、周围血管疾病专业委员会主任委员，中华中医药学会外科专业委员会顾问，河南省中医外科专业委员会名誉主任委员，《中国中西医结合外科杂志》编辑部副主任，《世界中医药杂志》编委会顾问等；主要编著有《脱疽》《动脉硬化闭塞症》《中西医结合周围血管疾病诊疗丛书》《不可不知的中华文化饮食与健康》《崔公让临证经验辑要》等 10 余部；发表《周围血管疾病与微量元素锌、铜、铁关系的研究》《动脉硬化闭塞症中西医结合诊疗的可行性与必要性》等论文 70 余篇。

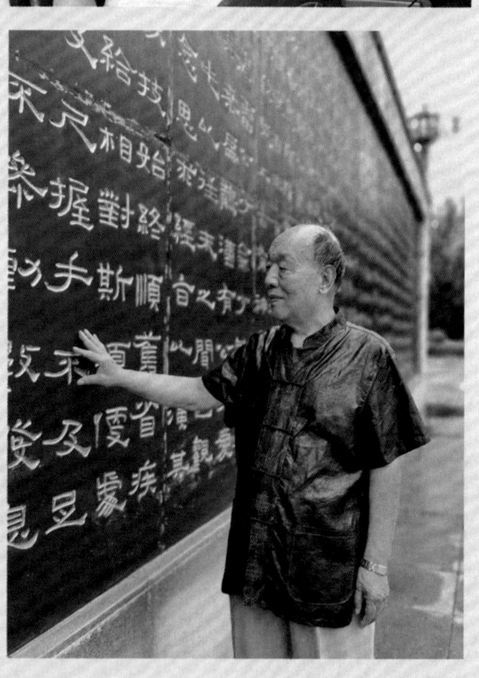

崔公让教授 1978 年主持“中医药治疗血栓闭塞性脉管炎临床研究”获原卫生部科技奖二等奖、河南省重大科技奖；1992 年主持原河南省卫生厅项目“周围血管疾病与微量元素关系的研究”获河南省教育委员会科技进步二等奖、河南省科技进步三等奖；2003 年主持河南省教育厅项目“药物注射硬化复合手术疗法治疗下肢静脉曲张的实验与临床研究”获河南省教育厅科技成果二等奖。

勤于临床　承继创新

1962 年冬，一名脉管炎患者“请您以革命的名义替我们患者想想办法吧”的哀求坚定了崔老从事周围血管病的决心。自此以后，崔老苦心钻研，从设立 5 张床位的“脉管炎专科”发展到 1972 年的河南省周围血管病专科。1973 年，在原河南省卫生厅组织下，崔老主办脉管炎诊疗学习班，使河南省的脉管炎防治工作走在了国内前列。

崔老在承继古人智慧的基础上，总结出了一套独具特色、行之有效的治疗周围血管病的理法方药，研发“通脉丸”“补气活血通脉丸”“抗绿生肌散”“仲景药霜”等制剂 10 余种。在对周围血管病诊疗上，提出遵循《黄帝内经》“病在脉，调之血；病在血，调之络”的内治法则，形成“治瘀贯穿周围血管疾病的始末”的学术思想。外治方面，创立“控制感染，由湿转干，分离坏死，促使愈合”的脱疽外科处理 16 字方针，以及“蚕食”“鲸吞”的坏

疽处理规范。针对糖尿病足，提出“控制血糖是根本，改善循环是关键，营养神经是基础，控制感染极重要”的治疗原则。

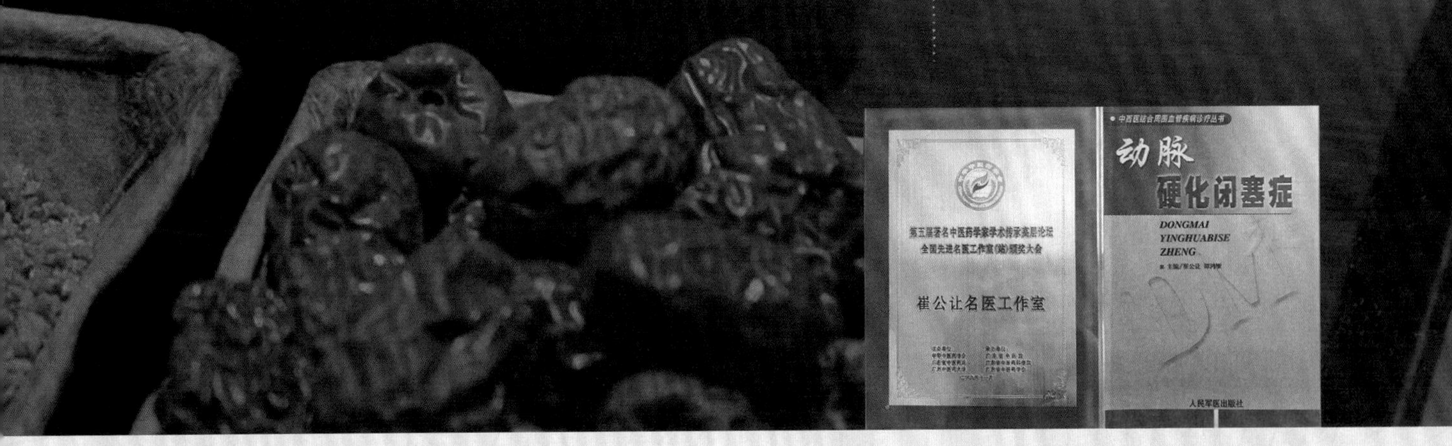

在崔老的带领下，周围血管科早已发展成为河南中医学院周围血管病研究所、河南省中医周围血管病诊疗中心、国家中医药管理局重点专科，成为全国性中西医结合周围血管病诊疗基地。

十年主委　扬帆起航

崔老作为中西医结合周围血管领域的先行者和领导者之一，先后担任学会副主任委员、主任委员、名誉主任委员 28 年，为学会和专业的发展注入极大的心血。1999 年，崔老被推举为中国中西医结合学会周围血管病专业委员会主任委员，十年间先后组织国内学术交流会 12 次，学会专家委员发展到 200 余人。学会联合《中西医结合外科杂志》组织周围血管病专家论坛 6 次，和王嘉桔、尚德俊教授主编《中西医结合周围血管疾病诊疗丛书》6 部，制定《糖尿病肢体闭塞症的临床诊疗标准》，使我国糖尿病足防治走向规范化。

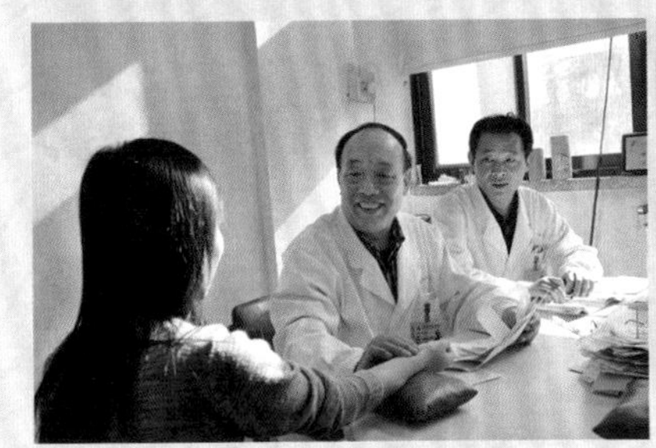

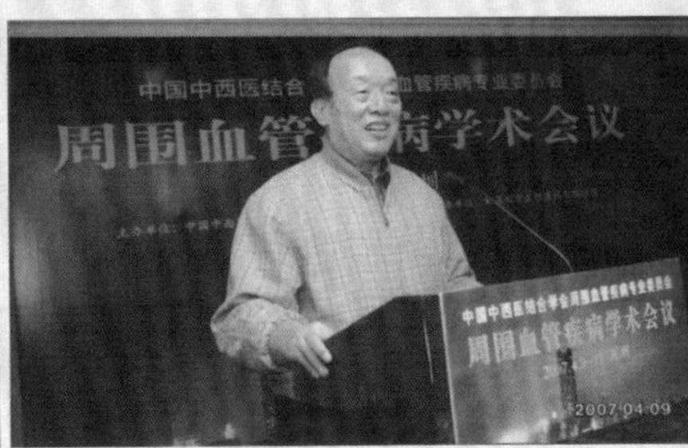

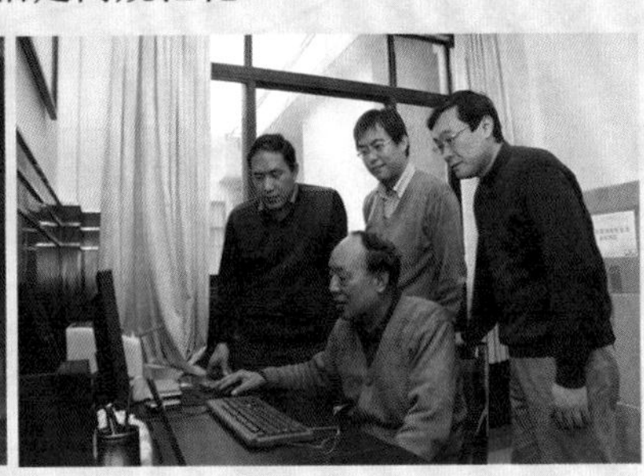

老骥伏枥　桃李不言

“莫道桑榆晚，为霞尚满天”，崔老退休返聘 20 余年来，坚持每周 4 个门诊，年门诊量 1 万余人次。在诊治慢性疼痛领域深耕厚植，经弟子们总结报道的独特治疗方法 20 余种，如“观手指诊痛风”检查技术、针灸快速镇痛技术、外治颈肩腰腿痛技术、三叉神经中药贴敷技术等，制定下肢瘀积性皮炎的诊治规范，研制双峰软膏 、黄金酒、三叉神经药膜、生肌白玉膏等外用药。

崔老开展科普讲座、仲景学堂，宣讲中华文化，积极传播治未病养生知识，出版《不可不知的中华饮食文化与健康》，被评为国家新闻出版总署、全国老龄工作委员会办公室优秀出版物。

崔老重视中医后继人才的培养，提倡院校教育与师承相结合，担任国家中医药管理局师承工作指导老师、全国中医临床优秀人才指导老师、河南省中医管理局继承型高级中医人才指导老师、河南中医药大学导师、仲景学院导师等。

崔公让名医传承工作室成立于 2008 年，2009 年获得第五届著名中医药学家学术传承高层论坛颁发的“全国先进名医工作室”奖，2010 年成为首批国家中医药管理局全国名老中医药专家崔公让传承工作室。传承团队成员 160 余人，培养学术继承人 3 人，传承弟子 18 人，研究生、进修生、实习生数千人。桃李不言，下自成蹊。

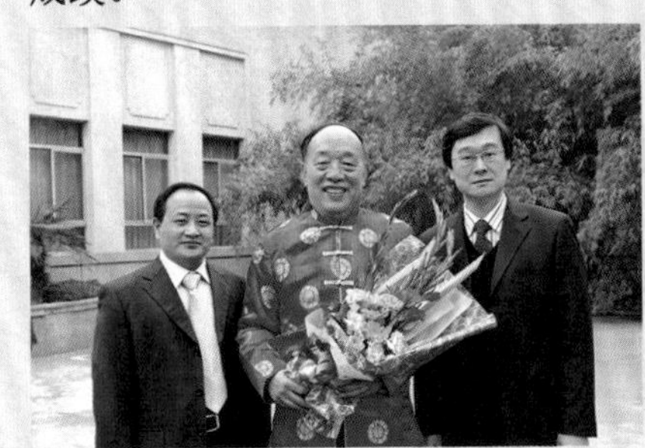

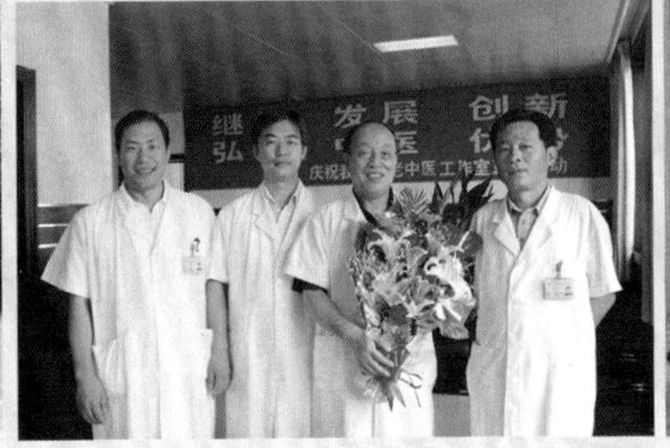

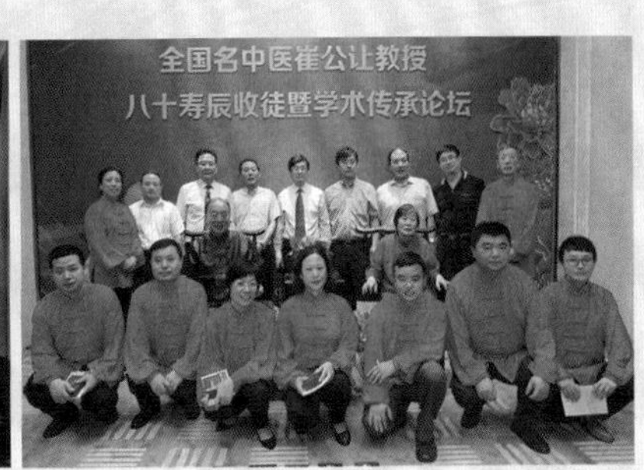

福建中医药大学附属第二人民医院
杜建全国名中医传承工作室

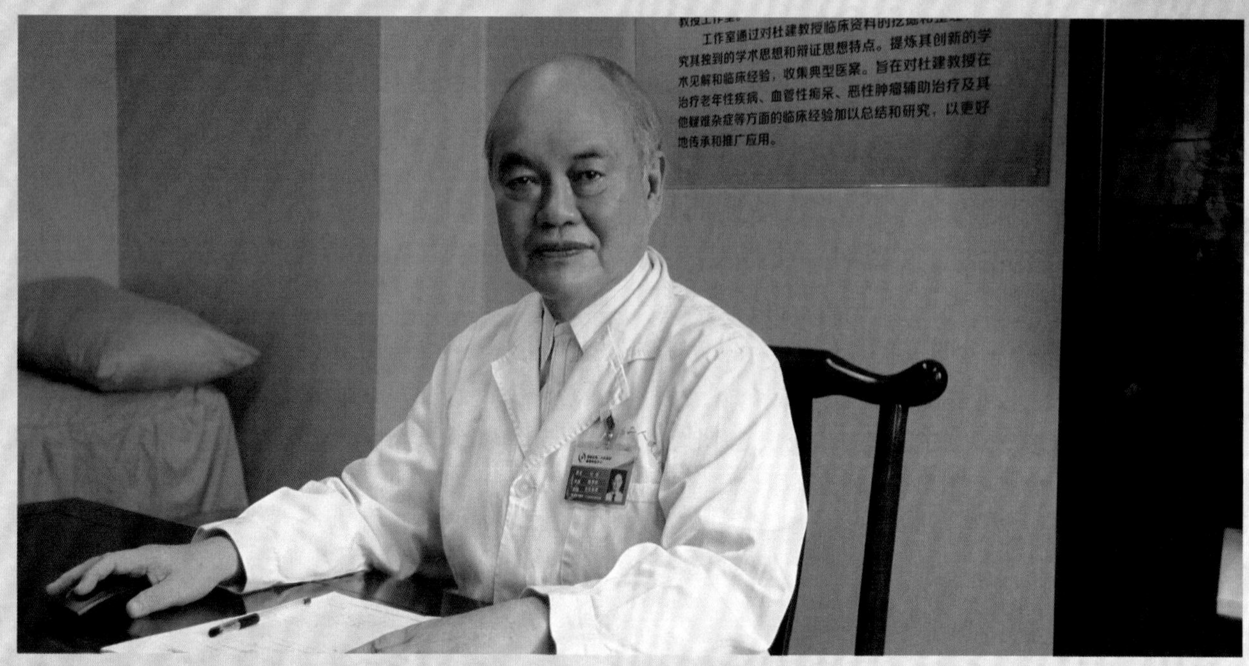
工作室通过对杜建教授临床资料的
究其独到的学术思想和辩证思想特点。提炼其创新的学
术见解和临床经验，收集典型医案。旨在对杜建教授在
治疗老年性疾病、血管性痴呆、恶性肿瘤辅助治疗及其
他疑难杂症等方面的临床经验加以总结和研究，以更好
地传承和推广应用。

杜建全国名中医传承工作室是 2018 年基于国家中医药管理局建设项目支持，在杜建全国名老中医药专家传承工作室基础上，依托福建省第二人民医院建设并进一步提升、完善，传承杜建教授学术思想，集“临床、科研、教学”为一体的中医工作室。工作室包含福建省中医（特需）营养门诊及福建杜建老年病流派传承工作室。工作室成员 20 人，其中高级职称 10 人，博士 5 人。杜建教授为学术带头人，沈双宏副教授为工作室负责人。

杜建全国名中医简介

杜建，全国名中医，教授，主任医师，博士研究生导师及博士后合作导师，福建中医学院（现福建中医药大学）原院长；曾任福建中西医结合研究院常务副院长、福建省第二人民医院院长、中华中医药学会理事、中国中西医结合学会常务理事、中国医师协会中西医结合医师分会第三届肿瘤病学专业委员会指导委员会副主任委员、福建省中医药学会副会长、福建省医学会副会长等；福建名医，福建省优秀专家，福建省优秀教师，从事临床、教学和科研 50 余年，享受国务院政府特殊津贴，第三、四、六批全国老中医药专家学术经验继承工作指导老师；获卢嘉锡优秀导师奖，中国中西医结合学会科学技术一等奖、二等奖及三等奖，中国中西医结合学会第二届中西医结合贡献奖，日本 AHCC 贡献奖，福建省教学成果一等奖，福建省科学技术一等奖，福建省专利三等奖等。

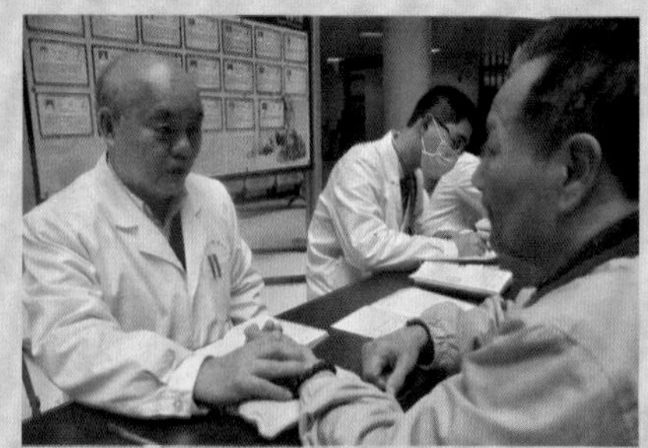

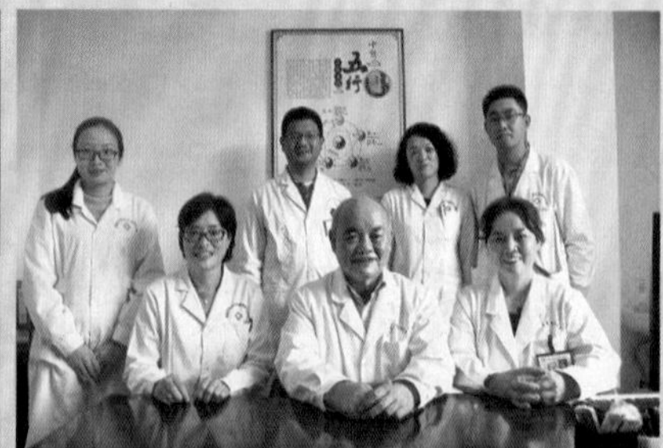

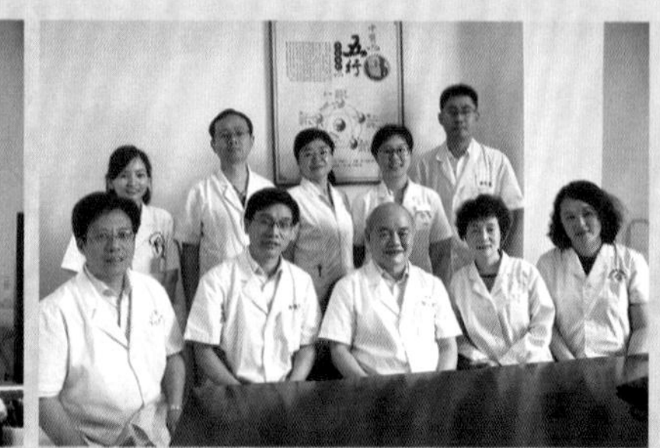

杜建名老中医药专家学术思想与临床经验

杜建教授阐发温病理论，依据“热、毒、瘀、虚”的思路治疗老年病，以“补虚不留邪、祛邪不伤正”的原则指导临床；在温病“瘥后防复”理论指导下，病后营养补充注重食物的“四气五味”，并根据国家卫生健康委颁布的药食同源食材进行灵活搭配，以进食益气健脾、养阴滋肾、凉润清热的食物为宜，以免过用滋腻、温补导致疾病复发；提出“血管性痴呆多虚多瘀，以肾虚血瘀为常见证型”，制定“补肾健脾，养血活血”法则（已收录教材），创制中药复方康欣胶囊；应用卫气营血辨证制定“益气养阴，清热解毒”法则，创制芪灵扶正清解颗粒辅助治疗肿瘤放、化疗后出现的正虚邪实；重视应用传统中医理论和现代营养学指导药食两用的中药和食物进行合理组方食用，以提高患者免疫力，改善生活质量和预后；应用“滋阴潜阳，补肾泻肝”法创制复方龙葵胶囊治疗高血压；善治不明发热，以清热解毒、甘温益气法分别治疗不同病机的发热；补肾养血法治疗帕金森病，分“寒、热、虚、实”加减，控制、延缓疾病发展。杜建教授的学术思想与临床经验收录于《老年病论治：杜建临证经验集粹》《杜建学术思想与临床经验》《杜建教授治疗肿瘤经验集萃》等专著。

工作室建设成果

在杜建教授的指导下开设中医（特需）营养门诊，这是福建省贯彻中医治未病理念与营养学相结合来指导患者健康营养饮食管理的门诊。营养门诊以《国民营养计划（2017 ～ 2030 年）》为纲领，以中医治未病思想为基础，在杜建教授的学术经验指导下，结合营养测评、膳食评价、体成分分析及中医特色体检等方法，发挥中医药特色优势。营养门诊在辨识人体体质基础上，根据季节、地域及食物性味等特性，开展如中药汤剂、茶疗、食疗、药膳、营养配餐等特色方法，制订综合性、个体化食治方案，以指导患者饮食管理来调理身体，运用药食同源的食物以达养生保健作用，指导正确的中医饮食观，达到无病预防，强身健体，已病调理，促进康复的目的。营养门诊通过多种形式促进传统食养知识传播，推动传统食养与现代营养学的融合。

在《黄帝内经》“五谷为养，五果为助，五畜为益，五菜为充”的理论指导下，营养门诊以食物的“四气五味”为依据，合理、丰富地搭配食物，把食物当作治病的药，以食补、食治解决营养缺陷引起的疾病，提高人体正气及瘥后防复；以“祛寒、清热、补虚、泻实”为基本治法，结合四季“春生夏长，秋收冬藏”的特点辨证施膳。对慢性疾病如糖尿病、高血压病、高脂血症、痛风、肿瘤及老年人、儿童、孕妇、肥胖、亚健康等人群进行独具中医特色的饮食指导，提升居民食养素养，践行中医药治未病健康工程。该门诊成立一年多来已先后接诊近 1000 余人，为亚健康人群、肿瘤、慢性病及各年龄段患者提供中医特色的营养方案，获得广大患者好评。

2018 年 5 月 11 ～ 13 日，杜建教授带领工作室成员，参加福建省中医药学会药膳分会主办的省级中医药继续教育项目《品茶烹膳 助力健康》及药膳分会第 12 次学术会议，并进行关于《营养与肿瘤防治》的学术报告，从中医学及营养学角度，阐述健康饮食与药膳对防治肿瘤的效用，促进中医药健康养生文化及营养学的普及。

2018 年 7 月，杜建教授应福建省科协、老区科协、扶贫办及老区办的邀请，到福建省三明市宁化县进行健康扶贫活动，为革命老区的患者义诊，并做中医与营养的相关讲座，为老区人民带去中医健康和营养学知识，传播正确的中医养生理念，切实落实健康中国行动。

2018 年 12 月 23 日，杜建教授带领中医（特需）营养门诊医师及营养师，在福建省第三人民医院义诊，为患者免费进行中医诊疗及中医营养膳食指导，制订个性化食疗、食养方案，推动中医药与中医营养知识的传播。

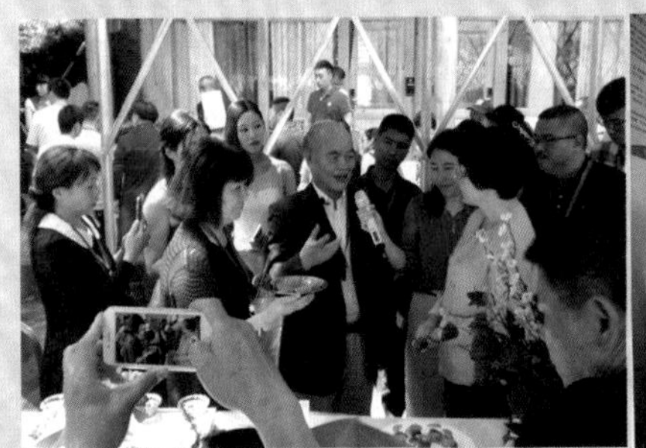

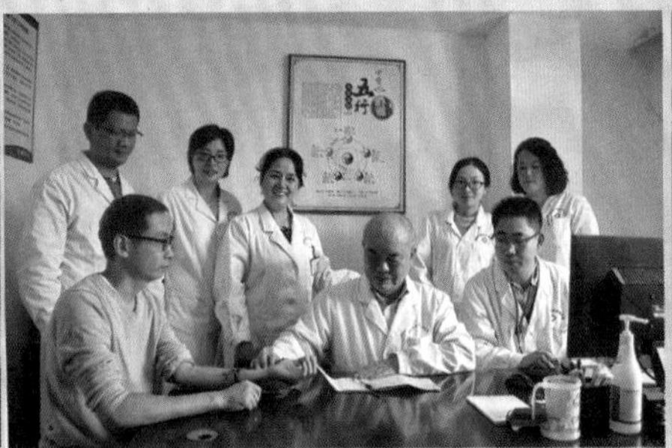

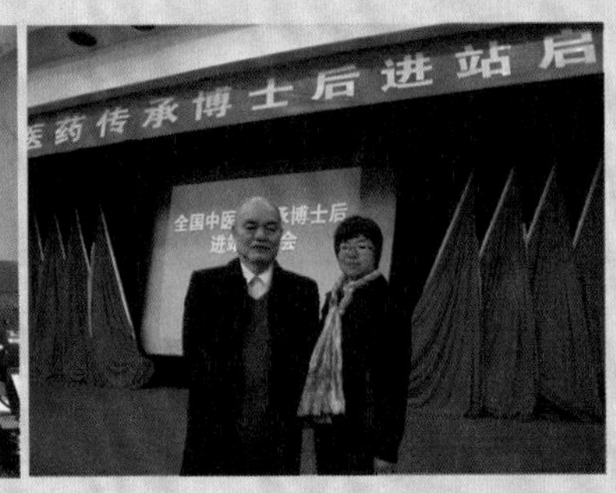

大连市中医医院
白长川全国名中医工作室

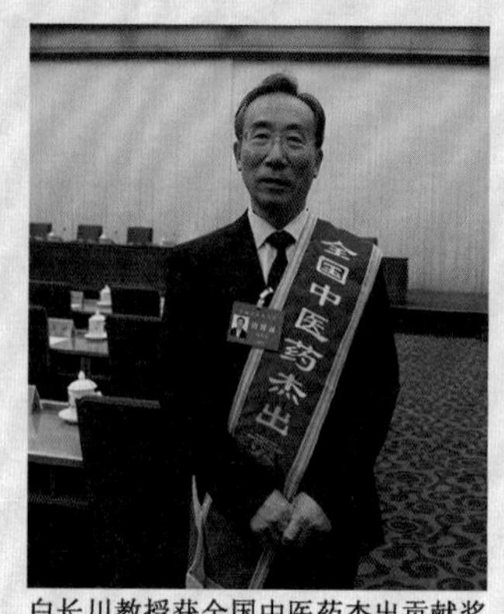

白长川教授获全国中医药杰出贡献奖

白长川，男，1944 年出生；“ 全国中医药杰出贡献奖 ”获得者，首届百名全国名中医，辽宁中医大师，全国第三、四、六批老中医药专家学术经验继承工作指导老师，国家中医药管理局优秀中医临床人才研修项目授课及临床指导专家，全国名中医传承工作室建设项目专家；辽宁中医药大学教授、中医经典临床研究所所长、研究生导师，北京中医药大学客座教授、校外导师，大连医科大学顾问教授、中西医结合研究院名誉院长，黑龙江、长春中医药大学教授，大连市中医医院名誉院长；辽宁省中医药学会副会长，大连市中医药学会会长，中国中西医结合学会眩晕病专业委员会特聘学术顾问，台湾中医临床医学会永久学术顾问，《环球中医药杂志》顾问。

白教授潜心临床教学科研 57 年，始终坚持将“ 哲眼看中医，慧根悟临床，临床读经典 ”理念贯穿教育、临床、传承的全过程；发表论文 160 余篇，主持和参与科研课题 10 余项，获得国家专利 3 项，获得省、市科技进步奖多项；主编和参编《脾胃新论》《外感热病发微》《神经外科危重症中西医结合治疗》《伤寒论古今研究》《伤寒论纲要》《伤寒论方证证治准绳》《金匮要略表解》《消化疾病药膳治疗学》《实用功能性胃肠病诊治》等 17 部著作。

白教授善治脾胃，针对现代人脾胃病多食滞、酒滞、气滞，提出“ 滞伤脾胃，百病由生 ”的辨治新观，和胃用通降，治脾用“ 七运 ”，即健运、通运、升运、疏运、温运、滋运、和运；“ 和胃汤对胃排空的临床及实验室研究 ”获得大连市人民政府科技进步一等奖；2005 年申报大连市科委科技计划项目“ 中药胃动力新药‘和胃汤’的生物活性物质及药理作用研究 ”，2007 年申报大连市科委科技计划项目“‘和胃汤’对胃排空的影响临床及实验室研究——‘和胃汤’合剂胃动力有效成分及作用机制研究 ”；研发的胃动颗粒取得国家专利证书（专利名称：一种治疗胃肠动力障碍性疾病的中药制剂，专利号：ZL2013 1 0017627.3）；与天津药物研究院合作，研发报批国家新药。

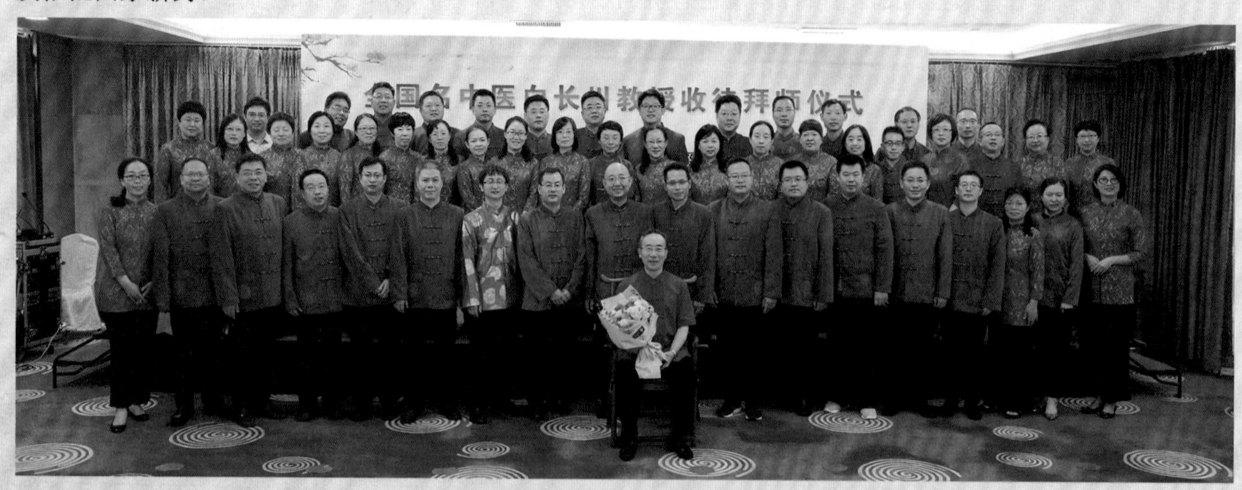
全国名中医白长川教授收徒拜师仪式

白教授善治急危重症和临床疑难杂病，尤其善治外感热病，提出“三纲脏腑定位，二化气血定性，四期虚实定势”寒温融合治疗热性病；提出“阳生血长、温肾助孕”理论，治疗黄体功能不全性不孕症；提出“引经方”概念，总结出200余首方剂，120味中药，结合现代医学，总结出中医“部位用方”规律，形成自己独特的引经方体系，发表论文《白长川主任医师妙用消化系统引经方浅析》；开展“智能中医”研究，与加拿大圣西维尔大学人工智能研究团队深入合作，推动“智能中医”国际化认证和临床应用，研究成果在国际上受到广泛认可与高度评价，被《Journal of Network and Computer Applications》录用，先后发表国际论文3篇。

白教授高度重视中医学术传承，认真完成全国名老中医药专家和全国名中医传承工作室的学术经验继承指导工作，在指导学生和拜师弟子中，10余人获得省名医称号，2人成为全国老中医药专家学术经验继承工作指导老师，国家第四批优秀人才拜师弟子60余人。白教授作为国家中医药管理局全国中医优秀人才研修项目授课专家，积极在优秀中医临床人才培训班授课带教；2018年被辽宁中医药大学聘为中医经典临床研究所所长、辽宁省中医药大学附属第二医院首席专家，进行查房会诊及科研教学。

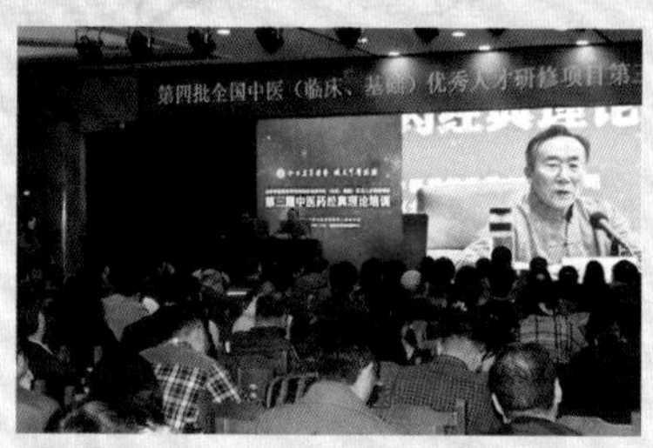

第四批全国中医（临床、基础）优秀人才研修项目第三届中医药经典理论培训

白教授积极投身“一带一路”倡议以及东西部扶贫协作和对口支援事业，为俄罗斯、哈萨克斯坦、塔吉克斯坦、爱尔兰、韩国、马来西亚、美国、加拿大、印度、澳大利亚、新西兰、日本、南非等国家，以及我国港澳台地区的患者进行治疗。在贵州六盘水建立中医传承工作室，为当地培养中医药临床人才。

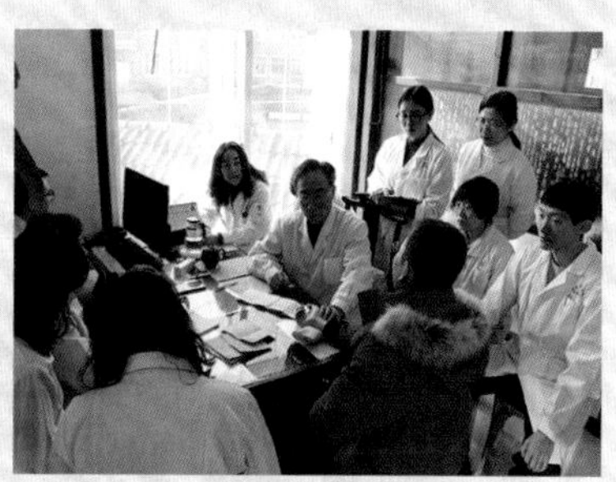

白教授临床带教

白教授以“崇德尚医”为座右铭，以患者为中心，廉洁行医，坚持“爱心融于工作，健康融于生活”的理念，日门诊量超过100人。他还经常被请到各大医院ICU病房进行会诊，得到中西医同行和群众的公认。2006年白教授被评为“辽宁省科教文卫十大新闻人物”。其事迹多次被国内外媒体报道，中央电视台国际频道节目就曾做专题播放。

白教授累计诊治患者50余万人次，抢救危重急难患者上千例，查房和带教查房近万次，累计带学生300余人，为地方政府建言献策若干次，被采纳5次，参与地方病、重特大疾病、传染病防治10余次，义诊千余次，为社区作健康报告150多场，发表科普文章100余篇，在国内外授课和作专题讲座100余场次，为推动中医药事业发展作出了突出贡献，深受国内外专家学者和广大人民群众的尊重、喜爱和欢迎。

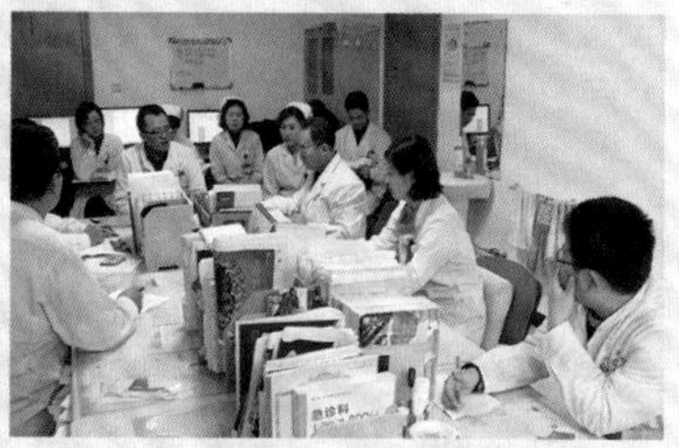

白教授会诊

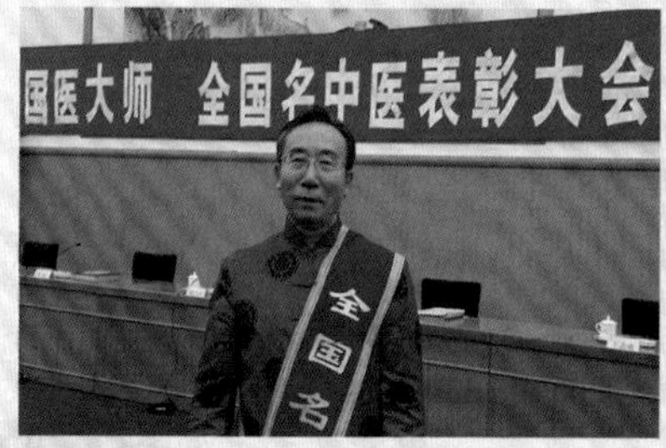

国医大师、全国名中医表彰大会

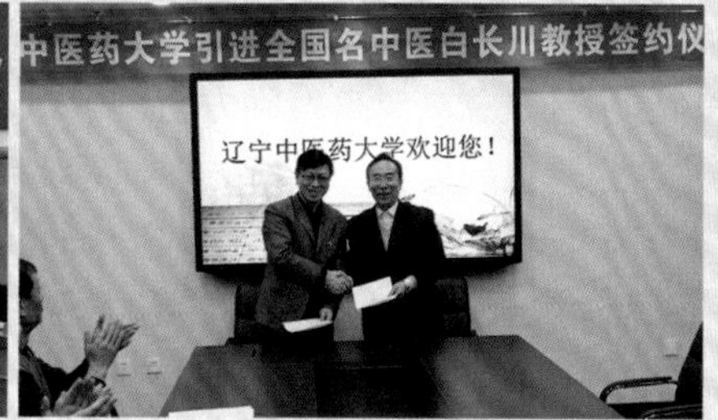

辽宁中医药大学引进全国名中医白长川教授签约仪式

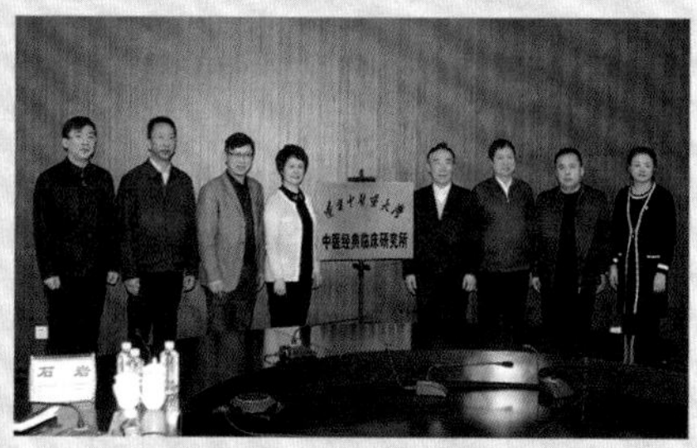

辽宁中医药大学中医经典临床研究所揭牌仪式

杨骏全国名老中医药专家传承工作室

杨骏，1958 年生，安徽合肥人，教授、主任医师、博士研究生导师，国家中医药管理局针灸重点学科带头人，安徽省第五批 115 团队“ 针灸治疗疑难病症 ”团队带头人，安徽省学术和技术带头人，安徽省江淮名医，安徽省名中医，第五、六批全国老中医药专家学术经验继承工作指导老师，享受国务院政府、安徽省人民政府特殊津贴专家。

杨骏教授曾先后担任安徽中医药大学第一、第二附属医院院长，现任安徽省中医药科学院临床分院学术院长，兼任中国针灸学会常务理事、中国针灸学会针灸装备设施工作委员会主任委员、中国针灸学会临床分会副主任委员、中国针灸学会脑病专业委员会副主任委员、中华中医药学会理事、中国医院协会常务理事、安徽省针灸学会理事长、安徽中医药学会副理事长，是《中国针灸》《世界中医药杂志》《中医药临床》等杂志编委、副主编，美国大西洋中医学院、荷兰华佗中医学院客座教授及博士研究生导师，湖北中医药大学、南京中医药大学兼职博士研究生导师。

杨骏教授从事中医临床工作 40 余年，擅长针灸与中药结合治疗神经系统疾病、运动系统疾病和疑难杂病等；承担国家科技支撑计划、“ 十二五 ”项目、国家自然科学基金、国家中医药管理局项目、安徽省自然科学基金、安徽省科技攻关项目等课题近 20 项；获安徽省人民政府、中华中医药学会、中国针灸学会等部门科技进步一、二、三等奖 10 余项；在国内外专业期刊发表学术论文 100 余篇，出版专著 10 余部，多次担任国家统编教材《针灸治疗学》主编。作为客座教授，杨骏教授曾多次应邀赴欧洲、美洲、澳洲、非洲近 50 个国家从事针灸讲学和临床指导，为针灸学的发展及走向世界作出了重要贡献。

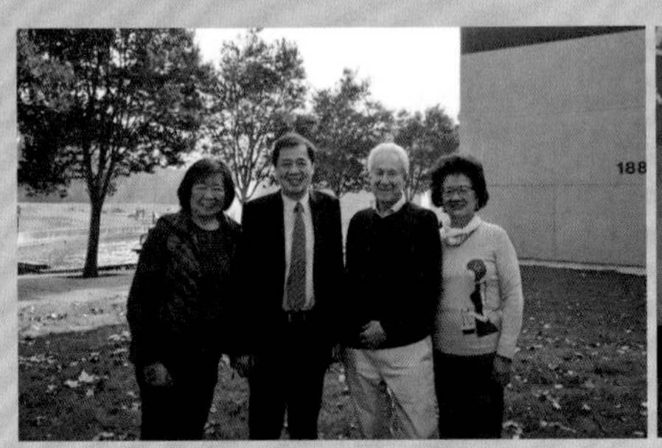
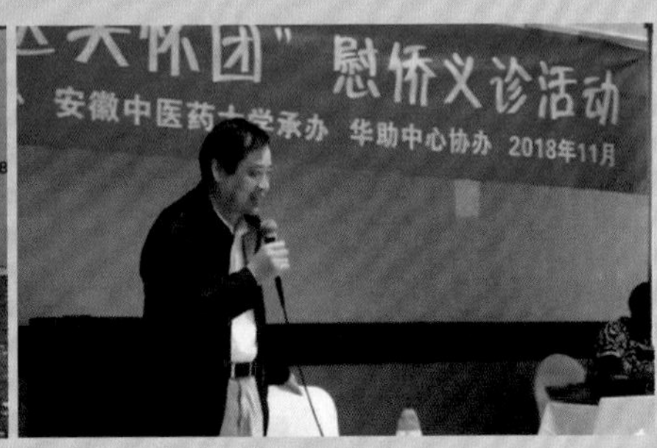

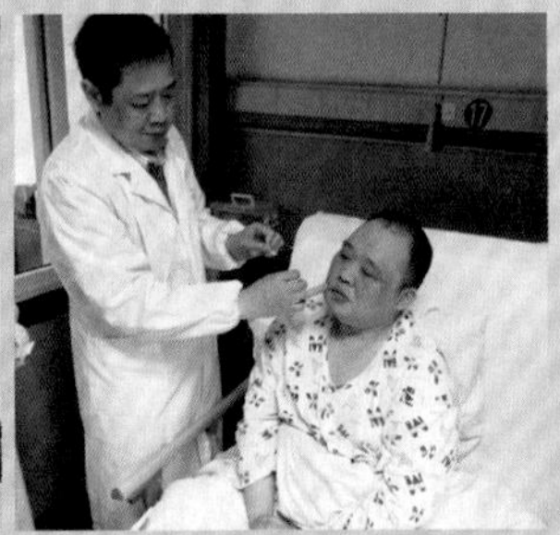

一、理论研究贡献

20 世纪 80 年代，杨骏教授任教于安徽中医学院（现安徽中医药大学），并潜心中医文献的研究，对《黄帝内经》及其注本，晋唐宋元明清时期的重要医学著作都深入研读、用心思考、缜密分析、严谨考据，在经络体系、腧穴相关知识、针法灸法等针灸相关理论方面有着独到见解，提出“ 痛属针感 ”“ 虚证刺络论 ”“ 八纲理论 ”等学术观点，丰富了“ 热证可灸 ”理论。杨骏教授不断学习，了解相关知识的现代进展，融会贯通，对针灸内涵和外延重新认识，提出针灸临床科研发展方向。

杨骏教授带领团队以针灸临床及其作用机制研究为科研方向，从针灸治疗周围性面瘫、血管性痴呆等疾病着手，参与和主持国家“973”专项和国家自然科学基金多项。研究以针灸疗效为基础，通过对“ 面口合谷收 ”经典理论内涵的研究，探讨“ 体表 - 体表 ”联系的机理，发现空间相距遥远的手部（合谷穴区）和面部在大脑皮层特异性联系和在疾病状态下的功能重组，对针灸远端穴位取效的生物学机制产生重大影响。通过针灸治疗血管性痴呆的临床研究，总结提出血管保护及促血管生成修复是治疗血管性痴呆核心的血管通调机制，在此基础上运用辨经刺井针法和化瘀通络灸法提高针灸治疗血管性痴呆的效果。

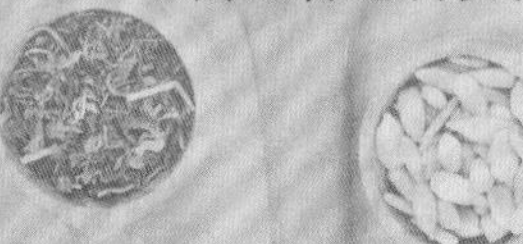

二、临床研究贡献

杨骏教授在诊疗中，以整体观念和辨证论治为基础，以“调神”为重要原则，“杂合以治”为手段，强调针灸专业诊断，针刺手法因病因证灵活调整，重视规范化与个性化的统一，灵活地将中医针灸理论与现代医学理论有机结合，用于临床思维中；对多种疾病（周围性面瘫、血管性痴呆、膝骨性关节炎、过敏性鼻炎等）均有研究。

学术著作代表：

1. 针灸治疗学（“十二五”高等中医药院校教材）
2. 针灸临床技能实训（高等中医药院校教材）
3. 针灸治疗学
4. 中华人民共和国国家标准——针灸技术操作规范－第1部分：艾灸
5. 针灸推拿学高级教程

发表论文代表：

1. 痛属针感论
2. 同一穴位进针深浅与八纲辨证关系初探
3. 虚证刺络论
4. 创建特色辨证体系，提高针灸诊疗能力
5. 针灸研究应依从于临床实践
6. Prolonged Repeated Acupuncture Stimulation Induces Habituation Effects in Pain-related Brain Areas
7. Brain Responses to Acupuncture Are Probably Dependent on the Brain Functional Status

三、传承梯队

工作室负责人袁爱红，针灸学博士，中西医结合学博士后，主任医师，硕士研究生导师，第五批全国老中医药专家学术经验继承人，安徽省针灸学会副主任委员。

工作室原有人员18人，其中主任医师1人，副主任医师8人，主治医师7人，住院医师2人。自建立泾县医院及亳州市华佗中医院名老中医传承工作室以来，工作室队伍不断扩大，现有成员36人。

团队积极进行更深层次的学术研究。工作室人员整理、收集杨骏名老中医药专家医案（教案）、技术专长等相关资料，形成电子版资料库，上传至全国名老中医药专家传承工作室信息网络平台；不断总结杨骏教授的学术思想，诊疗经验，发表学术论文20余篇，有科研课题4项，获得科研奖励3项。

团队积极开展广泛的学术交流与合作。工作室通过多次开展全国继续教育班、承办安徽省针灸会议等形式，提高安徽针灸在全国的影响力。杨骏教授团队与美国大西洋中医学院、佛罗里达脑病中心、韩国庆熙大学、德国孔子学院等国外院校均有学术交流与合作，并有希腊、德国、美国、俄罗斯、瑞士等国学者到医院与工作室团队交流学习。

团队积极推广杨骏教授针灸临床经验和技术。团队先后在亳州和泾县建立名老中医工作室，扩大工作室在安徽地区的影响力，并发挥引领带头作用；定期前往亳州及泾县医院进行经验及技术的传播，使杨骏教授的经验及技术得到有效推广，对安徽针灸的发展有着积极影响，同时也充分展示了杨骏教授团队的凝聚力，为更多的病患带来福音。

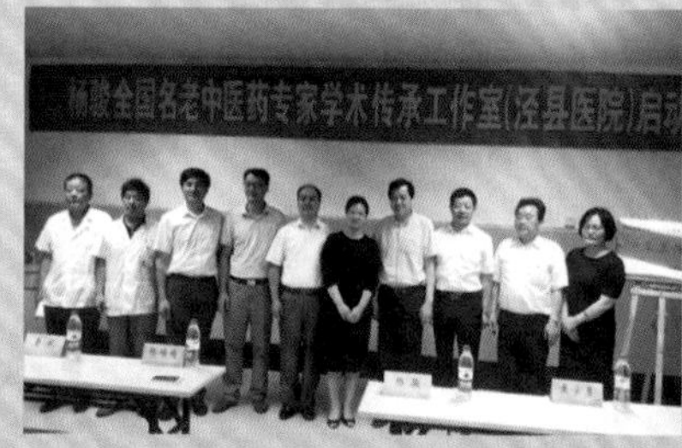

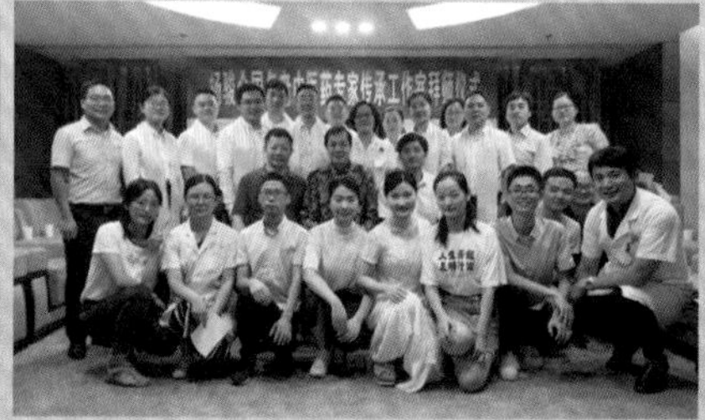

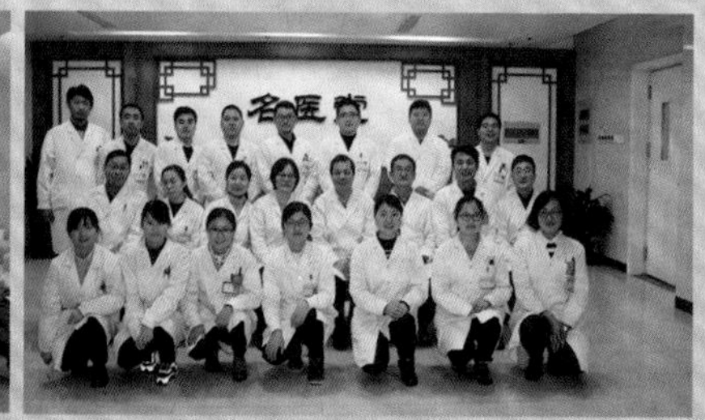

胡玉荃名老中医药专家传承工作室

胡玉荃教授简介

胡玉荃，1938 年生，河南中医药大学教授，主任医师；自毕业即投身杏林，迄今已 60 余载；曾任河南中医学院第一附属医院妇科主任、教研室主任，是河南中医妇科学会的主要创建者之一。胡教授有着深厚的理论基础，丰富的临证经验和严谨的治学态度，善取诸家之长，衷中参西，耄耋之年仍坚持工作在临床一线；擅长诊治月经不调、痛经、习惯性流产、不孕症等常见病，对子宫内膜异位症、产后杂病等妇科疑难病证亦有着丰富的治疗经验；曾获国家卫生健康委“全国卫生文明先进工作者”称号；为第四批全国老中医药专家学术经验继承工作指导老师，胡玉荃名医工作室指导老师，仲景书院国医导师；研制妇科中成药院内制剂 6 个，撰写著作 7 部，先后发表论文 50 余篇；获河南省科技进步二等奖、厅级科技成果二等奖各 1 项；研制的通胞系列合剂作为院内制剂应用于临床近 30 年，治疗急慢性盆腔痛、盆腔包块、痛经等。

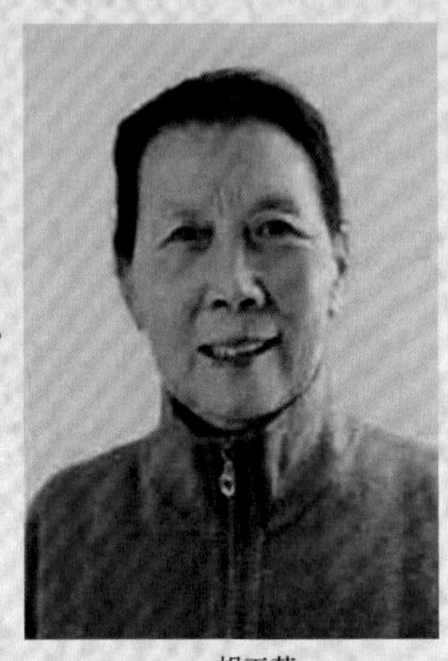
胡玉荃

勤研岐黄，笃学不倦

胡玉荃教授曾师从河南妇、儿科名中医郑颉云教授，毕业后仍然勤学不辍，先后向吕承全教授学习治肝调肾之道，向王寿亭主任学习四君子汤、四物汤灵活辨证运用要旨，向李雅言学习妇人补血、调肝、养肾之理等；20 世纪 70 年代赴北京师从我国妇科泰斗林巧稚教授学习现代医学知识和技术。即使现在胡教授年过八旬，仍然保持着与时俱进的钻研精神，不断了解和学习中西医前沿进展，让自己在医学的潮流中永不落伍。

仁术救厄，精医济世

胡玉荃多次到缺医少药、条件艰苦的偏远地区行医磨炼。不管救灾还是下乡医疗，她都积极参加，从平原到山区，河南广大农村都留下了她的足迹。1960 年登封诊治浮肿病、1964 年夏邑水灾区防疫、1965 年南阳下乡义诊、1969 年在禹县应对各种传染病……胡教授不怕苦不怕累，充分发挥中医药、针灸等在急诊抢救中的特色优势，积累了大量疑难病例和技术经验。

胡老虽已 82 岁高龄，但仍坚持工作在临床一线，每周 4 ～ 5 个半天的门诊。求医者众多，她体谅患者痛苦和不易，总是提前半个多小时到诊室应诊，还常加班加点，先患者之忧而忧，后病人之乐而乐，实为精诚大医！专业上胡老始终对自己严格要求，一丝不苟，她常说：我们面对的是生命，患者信任我们，把生命托付给我们，我们要为病人考虑多一些、想得远一些，不断地学习和提高诊疗技能，才能对得起医生这份职业。

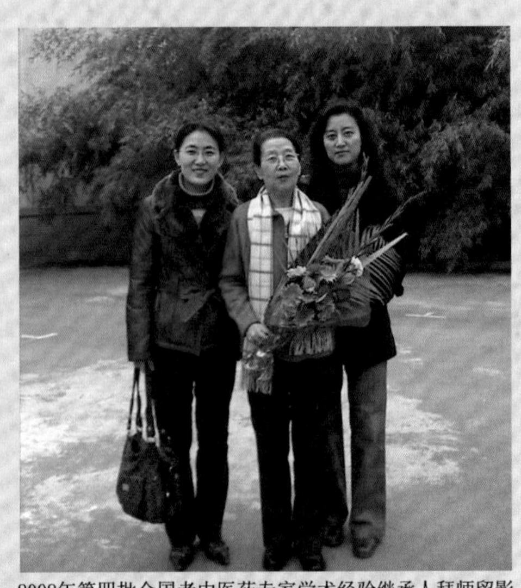
2008年第四批全国老中医药专家学术经验继承人拜师留影

寄望后学，薪火相传

从医60余载，胡教授始终牢记自己为医的初衷：要以仁心待病患，以仁术救贫厄，以仁德教后学，做一个对社会、对国家有用的人，实现人生的价值。胡教授一直坚持战斗在临床、教学、科研一线，脚下丈量着医院课堂的小范围，心中装着医疗事业发展的大格局，为中医妇科人才的培养呕心沥血，兢兢业业。她对中医后辈寄予厚望，诲人不倦，毫无保留。她常讲：传承发展中医必须要多读经典、精读经典、感悟经典，这是基础，是根本，可借圣人之“得”，丰今日之医库；还必须多临床、勤实践、善总结，这是发展之关键。

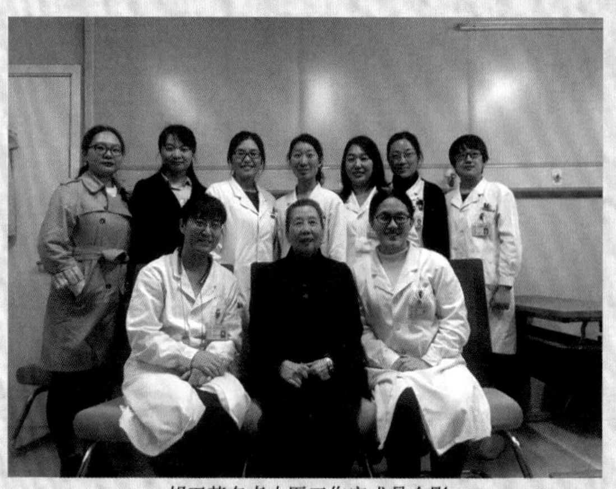
胡玉荃名老中医工作室成员合影

胡教授2005年作为医院传承工作指导老师，2008年被国家中医药管理局确定为第四批全国老中医药专家学术经验继承工作指导老师及合作博士研究生导师，还先后被聘为国家中医妇科专业优秀骨干培养指导老师、河南省重点中医专（学）科带头人培养对象指导老师、第四批全国优秀中医临床人才研修指导老师，2016年被授予“仲景书院国医导师”称号，国家中医药管理局批准建立胡玉荃全国名老中医工作室。通过临床带教、典籍研读、病案讨论、文化学习、专题讲座等方式培养了若干有志于中医妇科事业的各级医师。她不顾年事已高，认真备课，为仲景书院学员、省内中医传承人员、胡玉荃传承工作室人员等倾囊传授宝贵经验，为中医人才的传承工作不遗余力！

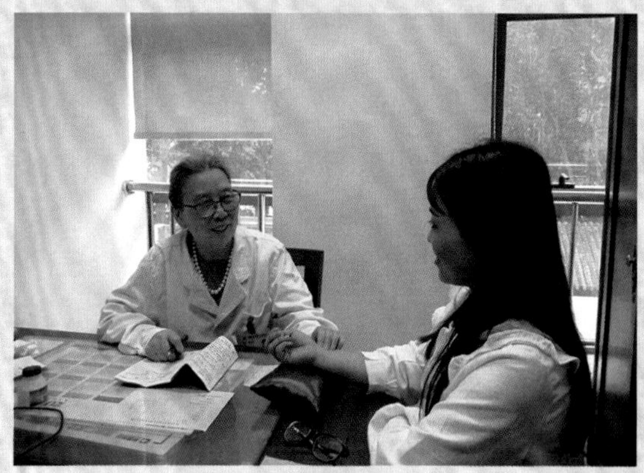
胡教授坐诊中

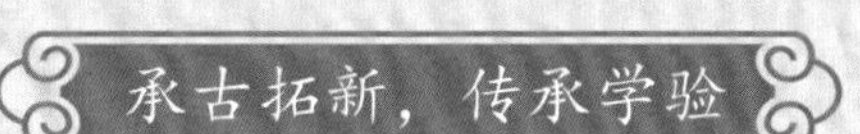
承古拓新，传承学验

胡教授勤于总结，善于探索，承古拓新，在临床实践中逐渐形成了从病因病机、辨证到确立治则治法，颇具特色的扶正祛邪、防治结合的妇科诊疗思想。认为妇人以气血为根本，血不足而气非有余；妇人病主责肝脾肾，病机核心为“郁、瘀、湿、热、虚”；辨治妇科病首重脏腑，调理气血为要，致“和”为贵；调经须顺生理，分段周期调治；重视正气作用，强调扶正培元；主张“中医为体，西医为用”；积极倡导治未病。胡教授还毫无保留地将其临证经验悉数传授给继承人和后学者，并通过各种形式广为传播，希望惠及更多患者。她亲自主审继承人整理撰写的《胡玉荃妇科临证精粹》一书，精益求精。其临证经验和学术思想还陆续被《妇科名家诊治多囊卵巢综合征临证经验》《名老中医之路》《河南省名中医学术经验荟萃》收录，使越来越多的人从中受益。

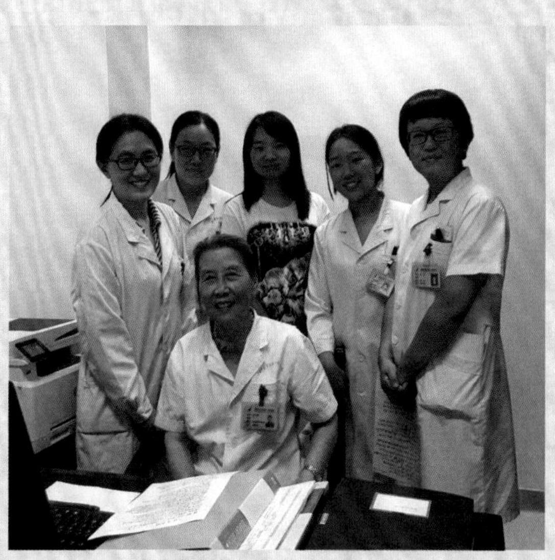
胡玉荃名老中医工作室成员合影

沈阳市中医院
周跃群主任中医师

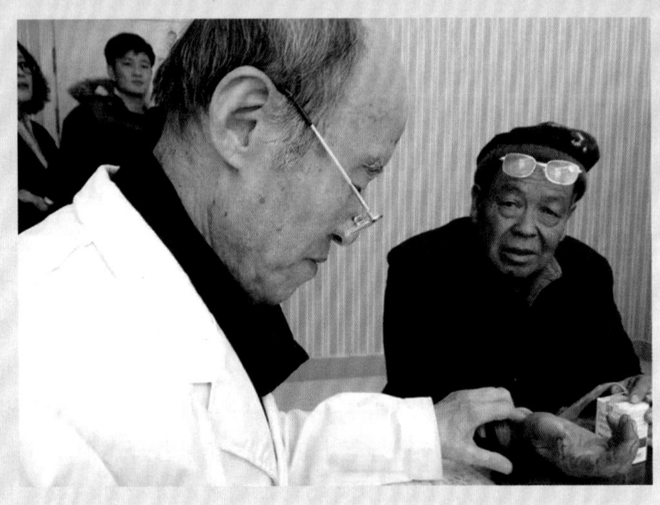

周跃群，男，1940 年 3 月生，中共党员，主任中医师。周跃群主任 1962 年毕业于辽宁省本溪市中医学校 4 年制专科，1963 年拜辽宁省名中医赵从周为师学习 3 年，1977 ～ 1979 年于中国医科大学附属第一医院进修学习；是享受国务院政府特殊津贴专家，辽宁省名中医；历任中华中医药学会内科脑病专业委员会副主任委员，中华中医药学会养生专业委员会副主任委员，辽宁省中西医结合学会活血化瘀专业委员会主任委员，第二、三、五届全国老中医药专家学术经验继承工作指导老师。2019 年，周跃群全国名老中医药专家传承工作室列为国家中医药管理局建设项目。

周跃群主任长期从事中西医结合心脑血管疾病临床防治工作，积累丰富的临床经验，研发国家级新药 3 个：①大川芎口服液，1992 年研发成功，由辽宁东方人药业股份有限公司生产；②消栓通颗粒，1986 年研发成功，由辽宁鞍山第三制药厂生产；③益心复脉颗粒，1985 年研发成功，由天士力药业股份有限公司生产。

周跃群主任在应用血瘀理论和活血化瘀方法防治心脑血管疾病方面积累了丰富的经验。“中西医结合对脑血瘀证诊断与治疗研究”1990 年获辽宁省科技进步三等奖；“新药大川芎口服液开发研究”1996 年获辽宁省科技进步三等奖。周跃群主任中医师长期担任本溪市中心医院中医科主任，2003 年科室被评为辽宁省重点专科。他同时担任本溪市中医药科技研究所所长，血液流变学实验室 2004 年被国家中医药管理局评为国家二级科研实验室。

周跃群主任在临床上总结经验，以虚立论，主张治病必求“虚”之本，“虚”是致病的根本，并且应用血瘀理论认识和治疗疾病，提出有病便有瘀的学术观点。

肾虚的治疗。由于肾不仅是先天之本，更重要的是肾主藏精。临床上周跃群主任用滋补肾精的中药组成处方，主要有女贞子、桑椹、枸杞子、生地黄、熟地黄、山萸肉等，适合 40 岁以上中老年人服用，具有补肾健脑，轻身延年的功能。

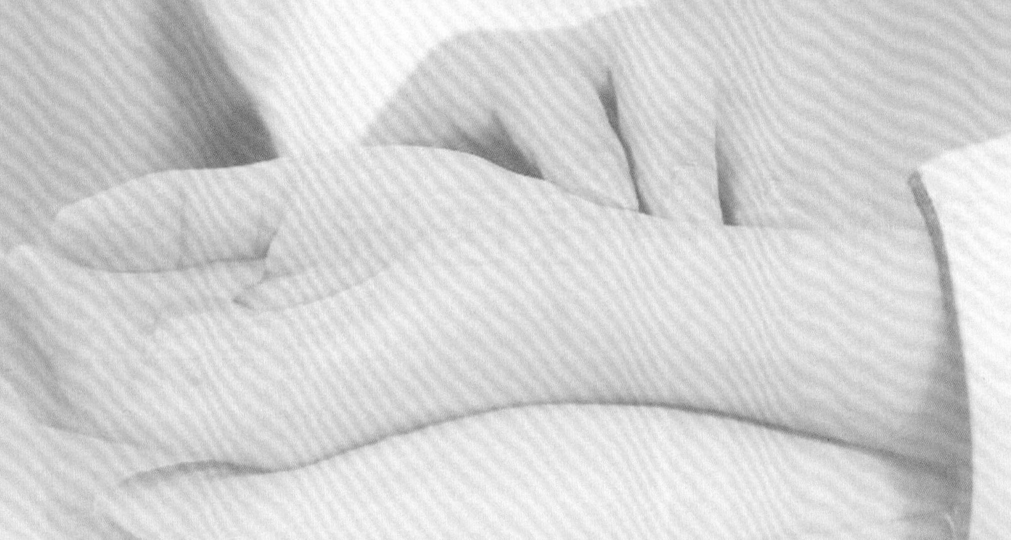

心气虚的治疗。周跃群主任治疗心气虚证选用其研发的国家级新药益心复脉颗粒为组方原则，药用人参、黄芪、党参、麦冬、丹参、川芎、当归等加减。对于重症患者党参可加至 50 克，黄芪可加至 100 克，疗程以 1 ～ 2 个月为宜。

血瘀证的治疗。通常脑梗塞的患者在发病之前，都有一些中风先兆。此时如果进行治疗，能有效预防脑梗死的发病。大川芎口服液由川芎和天麻构成，广泛应用于临床加减治疗。临床上针对冠心病、心绞痛、心肌供血不足的患者，周跃群主任应用多年研究的宽胸化瘀汤，用宽胸理气、活血化瘀的药物治疗。

我国肝炎的发病率居高不下，其中以甲型病毒性肝炎和乙型病毒性肝炎最为常见。周跃群主任通过 60 年的研究治疗，积累了丰富的临床经验。甲型病毒性肝炎临床发病多见黄疸，饮食不振，体虚乏力，多以急性发病，治疗上选用茵陈蒿汤加减。一般服药 1 ～ 2 个月，黄疸消失，肝功能恢复正常后即可停药。乙型病毒性肝炎多无黄疸，症状为精神不振，食欲下降，脘腹胀满，体虚乏力，大便稀薄。经乙肝病毒、肝功能、肝脏彩超等检查可确诊。处方选用黄芪、白术、甘草、丹参、女贞子、苦参、白花蛇舌草、叶下珠、郁金、柴胡等。每月复查。如果用药治疗后，病人自觉症状好转，甚至消失，肝功能损伤渐渐恢复，乙肝病毒量下降，需要继续服用至肝功能恢复正常，血液中乙肝病毒 DNA 转阴。服药后有些患者转氨酶会升高，这是抗病毒治疗后的反应，一般可继续坚持治疗，直至乙肝病毒 DNA 转阴，肝功能恢复正常。新药回肝康颗粒正在临床前试验阶段，主治慢性乙型肝炎、乙型肝炎病毒携带者、早期肝硬化等。周跃群主任研发 10 余种院内制剂，其中清脑降压汤用于高血压病的治疗；舒胃颗粒有疏肝理气、健脾和胃功能，主治中医肝气犯胃导致的胃脘痛。

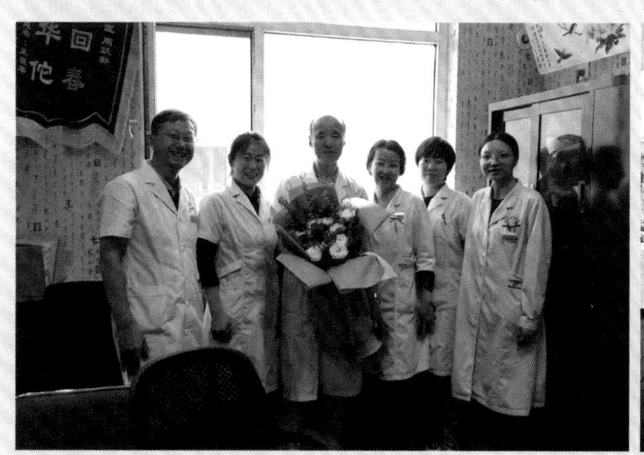

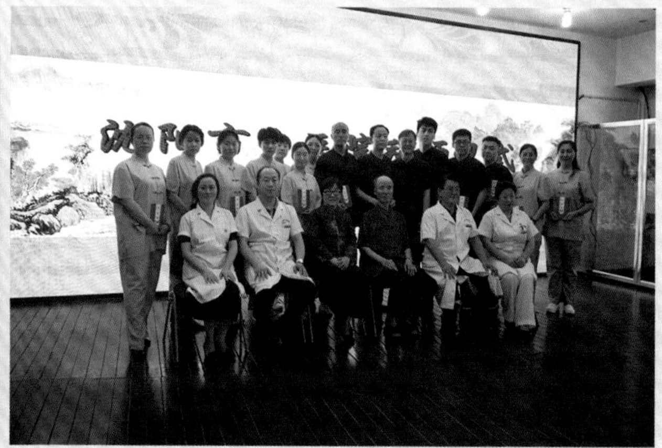

苏州市中医医院

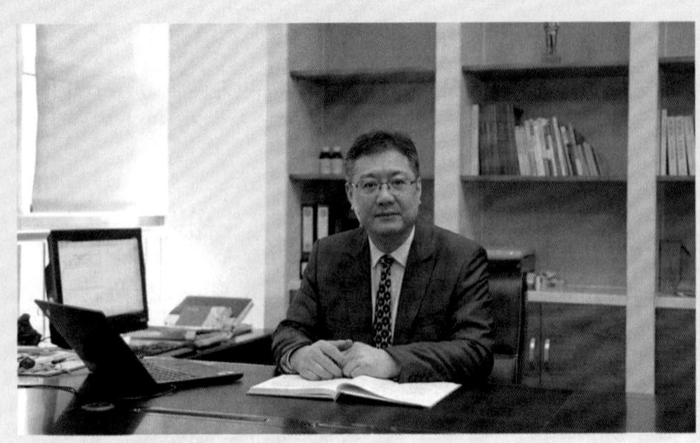

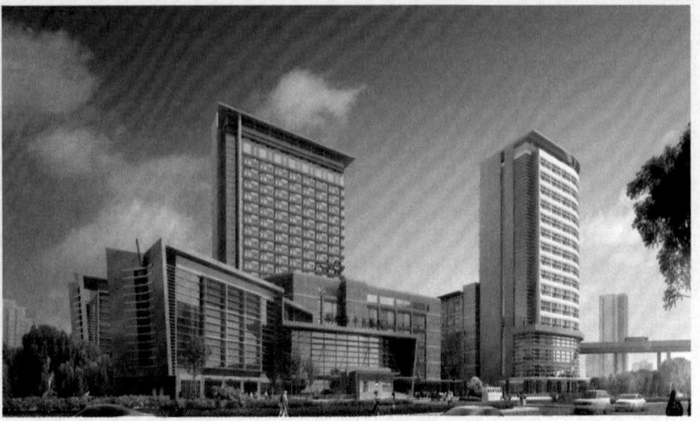

苏州是吴门医派的发祥地，人文荟萃，名医辈出，吴门医派对中医学的发展作出了不可磨灭的贡献。肩负着传承吴门医派历史重任的苏州市中医医院创建于 1956 年，经过 60 多年的发展，成为一所医疗、教学、科研相结合的综合性中医医院，全国示范中医医院，三级甲等中医院，南京中医药大学苏州附属医院，上海中医药大学、安徽中医药大学联合培养研究生基地，国家药品临床研究基地单位。苏州市吴门医派研究院、苏州市中医学会、苏州市中西医结合学会、苏州中医药博物馆设于该院。

医院开设临床及医技科室 40 余个，其中国家中医药管理局临床重点专科 2 个——骨伤科、脾胃病科（消化科），国家卫生健康委临床重点专科建设单位 1 个——骨伤科，国家中医药管理局临床重点专科建设项目 1 个——妇科（生殖医学科），国家中医药管理局临床重点专科培育项目 1 个——临床药学，江苏省中医药管理局临床重点专科 3 个——肺病科（呼吸科）、肿瘤科、肛肠科，苏州市中医临床重点专科 5 个——心血管内科、针灸科、泌尿外科、风湿科、肾病科，江苏省中医药管理局、江苏省"十二五"中医药重点学科 2 个——骨伤科、妇科，苏州市医学重点学科 5 个——心血管内科、内分泌科、风湿科、肾病科、脑病科，国家中医药科研二级实验室 1 个——中药临床药学实验室。中医特色显著的重点专科专病不仅受到苏州地区广大群众的欢迎，而且还在省内以及周边省、市产生广泛的影响。

医院拥有国家中医药管理局名中医工作室 3 个和吴门医派杂病流派工作室 1 个；有职工 1358 名，其中博士学历 23 名，硕士学历 299 名，正副高级职称 216 名，中级职称 435 名，博士研究生导师 7 名，硕士研究生导师 28 名；拥有享受国务院政府特殊津贴专家 3 名、全国老中医药专家学术经验继承工作指导老师 2 名、江苏省老中医药专家学术经验继承工作指导老师 1 名、江苏省名老中医 4 名、江苏省"333 工程"培养对象 8 名、江苏省有突出贡献中青年专家 3 名、江苏省中医药领军人才 1 名、江苏省科教强卫工程青年医学人才 9 名、第三批江苏省中医临床优秀人才项目 2 名、苏州市姑苏卫生领军人才 1 名、苏州市姑苏卫生重点人才 4 名、苏州市姑苏青年拔尖人才 4 名、二级正高级职称专家 2 名。一大批杰出人才以其精湛的医术，高尚的医德，继承发扬了吴门医派的文化特色和医学人文精神，树立起医院的品牌形象。

在苏州市委、市人民政府以及市卫生健康委等部门的领导和支持下，2010 年底苏州市中医医院整体搬迁至沧浪新城，新医院于 2011 年初正式启用。新中医院总投资 5.16 亿元，占地面积 60 亩，总建筑面积 8.90 万平方米，开放床位 810 张，医疗设备先进。至 2014 年，医院年门急诊量达 159 万人次以上，远超预期门诊容量。2015 年 11 月，根据《苏州市医疗卫生设施布局专项规划（2011 ～ 2020）》，苏州市人民政府同意苏州市中医医院开展二期建设项目，规划用地面积 4562 平方米，总建筑面积约为 8.65 万平方米，新增床位 500 张。建成后，医院总床位达到 1300 张，二期项目投资估算约 6.22 亿元，2020 年底投入使用。

苏州市中医医院将一如既往地坚持为广大市民提供中医及中西医结合的基本医疗服务和急诊、急救服务，并开展以中医中药为主的调养、康复和以中医传统特色疗法为手段的特需医疗服务，以满足广大市民的不同需求。在新的征程中，苏州市中医医院全体医务人员将继承和发扬吴门医派学术精华和文化特色，坚持以病人为中心，以一流的技术、一流的服务，为人民的健康事业作出更大贡献。

龚正丰全国名老中医药专家传承工作室

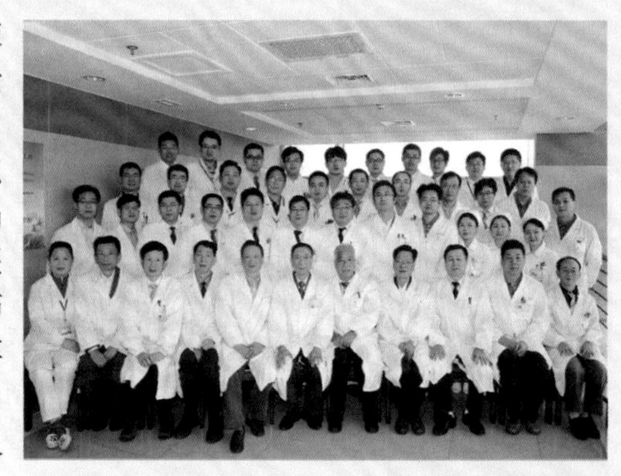

龚正丰全国名老中医药专家传承工作室成立于 2011 年，依托苏州市中医医院骨伤科为建设平台，主要进行龚正丰全国名老中医学术经验与吴门医派葛氏伤科正骨手法的传承与推广工作。工作室建设平台苏州市中医医院骨伤科是国家卫生健康委重点临床专科、国家中医药管理局重点临床专科、国家中医药管理局重点学科成员单位、江苏省中医药管理局重点学科、苏州市中医骨伤科临床诊疗中心、苏州市创伤中心（骨伤），也是上海中医药大学和南京中医药大学硕士学位授权点学科、南京中医药大学博士学位授权点学科、国家药物临床验证机构单位。骨伤科分为脊、关节、创伤 3 个亚专科，核定床位 150 张，年门诊量超过 20 万人次，住院 4000 余人次。

何焕荣全国名老中医药专家传承工作室

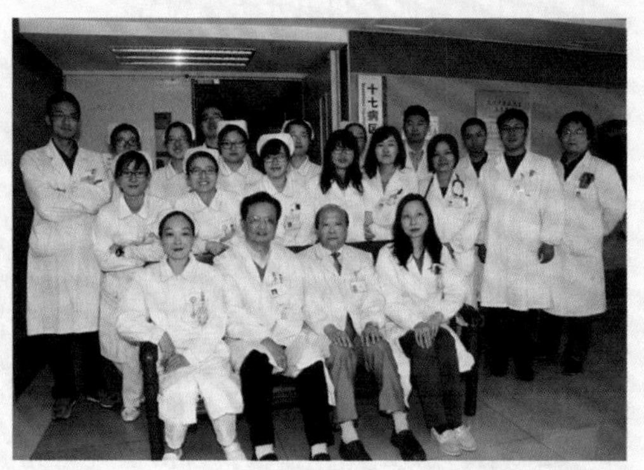

何焕荣全国名老中医药专家传承工作室成立于 2013 年，依托苏州市中医医院呼吸内科（肺病科）为建设平台，主要进行全国名老中医何焕荣学术经验与吴门医派传承推广，以及人才培养及学术交流工作。何焕荣教授，享受国务院政府特殊津贴专家，南京中医药大学附属医院教授，上海中医药大学硕士研究生导师；江苏省中医学会肺系专业委员会名誉主任委员，苏州市中医学会名誉会长，苏州市中医学会呼吸组主任委员；从事中医内科临床 40 余年，有扎实的理论基础和丰富的临床经验。他继承“吴门医派”学术思想，从 20 世纪 70 年代开始就从事温热病的研究，在集各名家之长和不断总结经验中逐步形成自己的学术风格。

任光荣全国名老中医药专家传承工作室

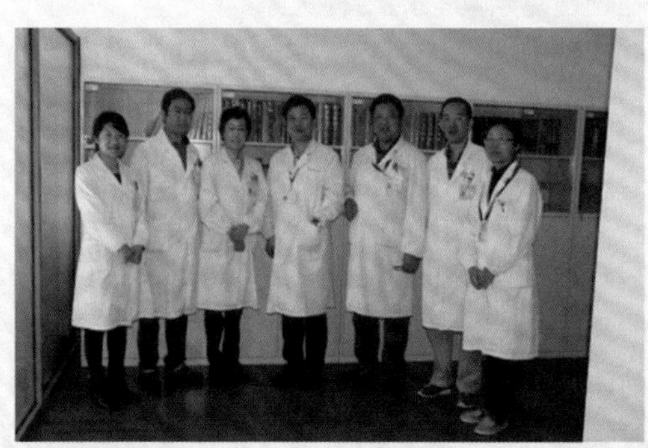

任光荣全国名老中医药专家传承工作室成立于 2011 年，依托苏州市中医医院脾胃科建设平台，主要进行任光荣全国名老中医学术经验与吴门医派脾胃病的传承与推广工作，建设周期 2011 ～ 2014 年，2015 年通过国家中医药管理局验收并授牌。工作室建设平台苏州市中医医院脾胃科是国家中医药管理局全国重点临床专科、苏州市中医脾胃病临床诊疗中心，也是南京中医药大学和上海中医药大学硕士学位授权点、南京中医药大学博士学位授权点；核定床位 49 张，年门诊量超过 7.6 万人次，住院人数近 3000 人次。

吴门医派杂病流派传承工作室

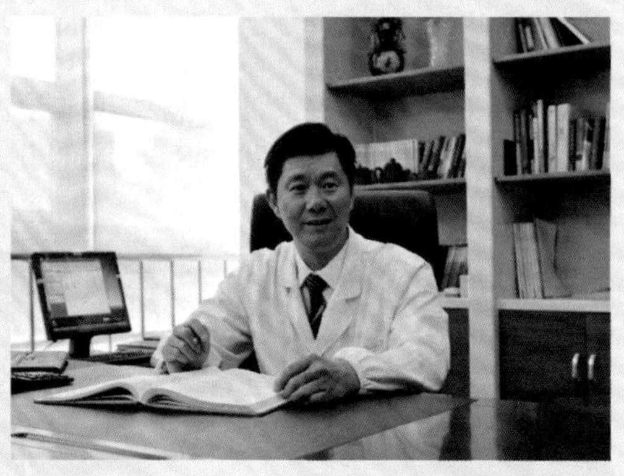

吴门医派杂病流派传承工作室是国家中医药管理局 2012 年 11 月公布的第一批 64 家全国中医学术流派传承工作室之一，是国家级中医流派传承建设单位，工作室建设依托吴门医派传承地——苏州市中医医院。工作室负责人葛惠男教授，为南京中医药大学博士研究生导师，苏州市中医医院原院长、书记。吴门医派是一个非常重要的学术流派，以清代叶天士为杰出代表，其确立的温病学说的理论体系，对中医学的发展作出了卓越的贡献。清代乾隆名医唐大烈将苏州地区 31 位医家的医论杂著汇编成《吴医汇讲》11 卷，使“吴医”广传天下，最终形成了具有特定名称、独具特色、深具国内外影响力的学术流派——吴门医派。

常州市中医医院——申春悌全国名中医工作室

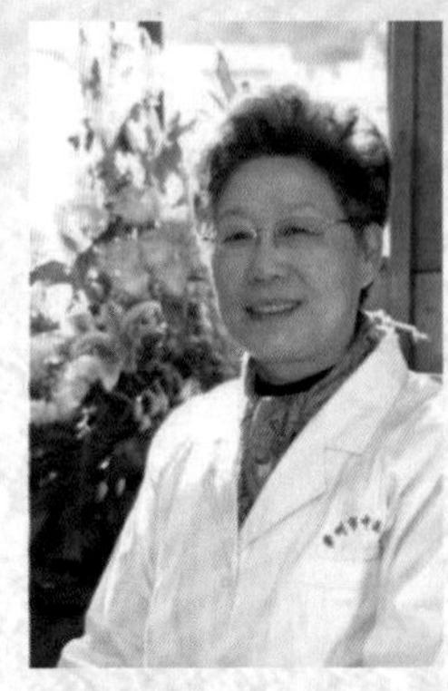

申春悌，女，1949 年 2 月出生，江苏常州人，中共、农工党员，主任中医师，南京中医药大学教授，硕士、博士研究生导师，中国中医科学院特聘研究员；第五批全国老中医药专家学术经验继承工作指导老师，全国中医药传承博士后合作导师，全国名老中医药专家传承工作室导师，江苏省名中医；1968 年起先后师从王肯堂后裔王莲荪、儒林妇科名家马步云学习中医，1975 年毕业于南京中医学院中医系，进入常州市中医医院工作至今，长期跟随孟河医派传人徐迪华教授，深得费氏治病精髓。

申教授历任世界中医药学会联合会临床数据监查工作委员会会长、中国中药协会中药注射剂安全有效性评价专业委员会副主任委员、江苏省中医药学会内科专业委员会副主任委员、江苏省中西医结合学会呼吸病专业委员会副主任委员、常州市中医药学会副会长、孟河医学研究会副会长、常州市中医药研究所副所长、常州市中医医院副院长、常州市政协常委、农工民主党常州市委副主任委员；为科技部中医药科技评审专家，国家中医药管理局科技评审专家，国家自然科学基金委员会评审专家，国家药品监督管理局新药审评委员会评审专家，国家科学技术奖励评审专家，江苏省中医药科技评审专家，兼任山东省、浙江省中医药科技评审专家；获江苏省有突出贡献的优秀中青年专家、江苏省优秀科技工作者、江苏省优秀知识分子等称号。

申教授学术思想

(1) 精血同源论。20 世纪 80 年代，提出中医肾虚和红细胞刚性相关的假说，认为肾虚证的治疗，除传统的补肾调阴阳外，同时应给予补气化瘀之品。

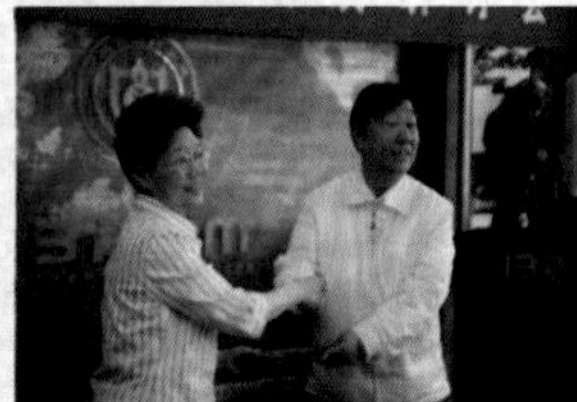

2009 年 5 月 12 日
王永炎院士为申教授颁发中国中医科学院特聘研究员聘书

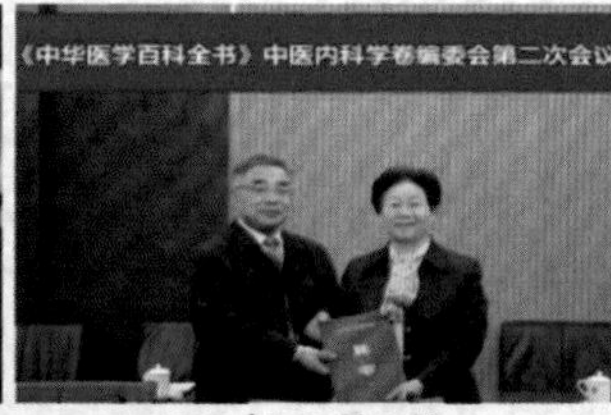

2012 年 12 月 1 日
张伯礼院士为申教授颁发中医学百科全书内科学编委聘书

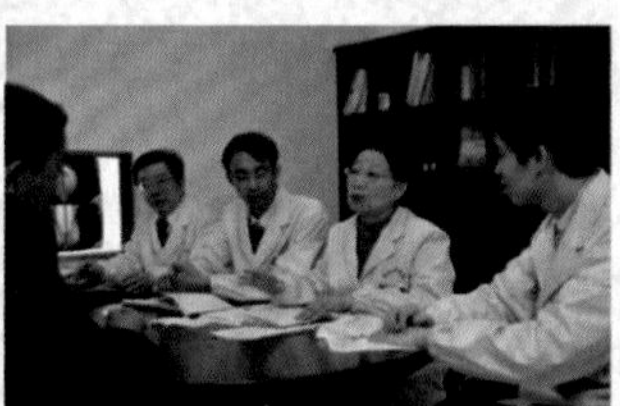

申教授为弟子现场传授临床诊疗经验

(2)病证动态结构论。在传统辨证理论的基础上，从临床实践入手，吸纳现代医学的知识和方法，将临床流行病学、循证医学引入中医辨证研究中，致力现代医学疾病和中医证候分类之间关系的研究，认为疾病与证候之间是一种复杂动态的结构关系。

(3)传承孟河医派，创临界辨证，提出“病 - 证 - 型 - 治”的临界辨证诊疗新模式。

申春悌老师为江苏省中药剂型改革定向科研学科基地负责人，长期致力于中医临床科研工作，取得丰硕成果：先后主持国家级、省部级、市级项目 20 余项，获各级成果奖 14 项次、新药证书 1 项、新药临床批件 2 项、专利 3 项；刊登论文 123 篇，编写专著 5 部，其中“中医中风先兆症临床流行病学调查及证候学研究”获中华中医药学会科技进步三等奖、“中医血液流变学疗法防治心脑血管病的临床与实验研究”“中医中风病高危因素的观察”获江苏省中医药科技进步一等奖、“中风病诊断标准的研究”获北京市科技进步二等奖、“肥儿消化散的研究”获江苏省政府科技进步三等奖、“中医脏腑辨证研究”获江苏省政府科技进步四等奖；国家“八五”攻关项目“香通片的研制”获国家食品药品监督管理局临床新药证书，国家自然基金重点项目“证的应用基础研究”国家验收 A 级；参与的国家重点研究发展计划(“973”计划)“证候规范与辨证方法体系的研究”子课题“高血压病中医证候要素的研究”通过国家验收；为 2018 年 11 月 6 日国家药品监督管理局发布的《证候类中药新药临床研究技术指导原则》的主要执笔者。

申春悌教授医德高尚，医术精湛，虽年逾古稀，仍坚持每日门诊，年诊治 8000 余人次，而且定期进病房查房；带徒教授，笔耕不辍，先后培养医学硕士、博士和中医继承人 40 余人。国家中医药管理局建有“申春悌全国名中医传承工作室”。

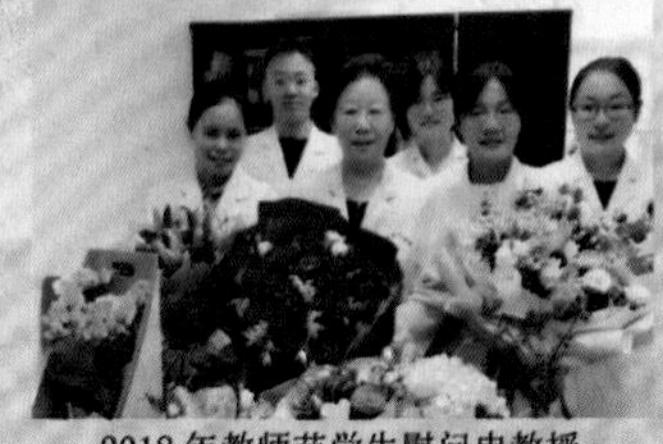

2018 年教师节学生慰问申教授

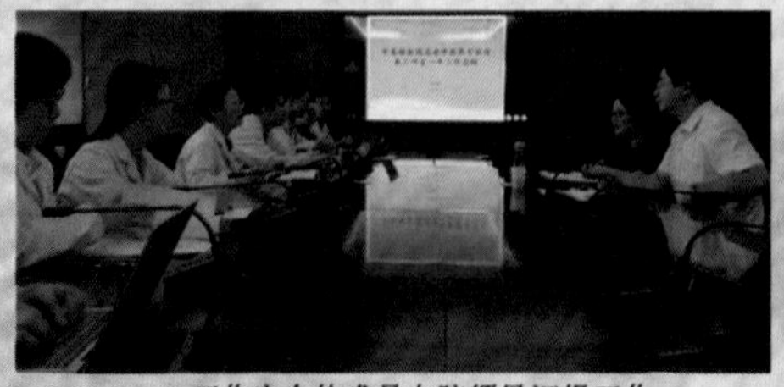

工作室全体成员向院领导汇报工作

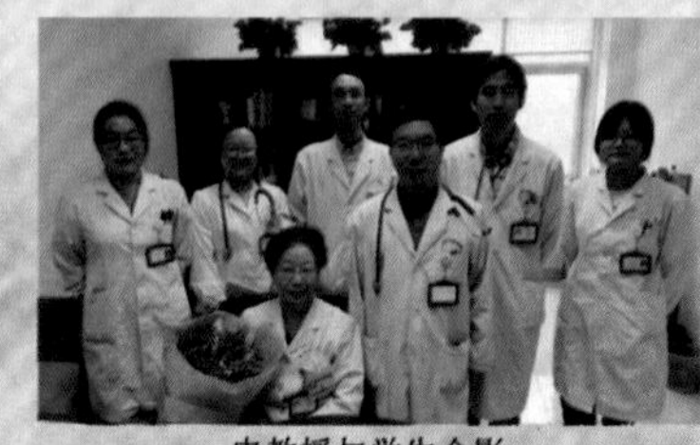

申教授与学生合影

常州市中医医院——周玉祥全国名中医工作室

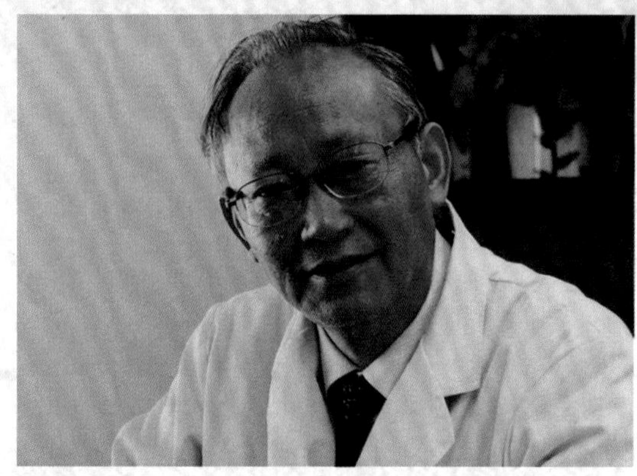

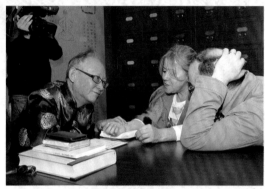

周玉祥临床诊治患者

周玉祥，1947 年 10 月生，江苏常州人，教授，主任中医师；1970 年毕业于南京中医学院医疗系，曾在建湖县沙庄公社卫生院及盐城地区卫校任职；1985 年毕业于上海中医药大学中医外科学肛肠专业，获医学硕士学位，师从全国名老中医闻茂康老先生。周玉祥主任中医师 1995 年被评为常州市名中医；1996 年初赴阿联酋中国医疗中心、协和中国医疗中心工作两年半，传播中医药文化；2002 年被原江苏省卫生厅、江苏省中医药局评为江苏省名中医；2003 年被聘为南京中医药大学硕士研究生导师；2002 年 11 月被原人事部、原卫生部、国家中医药管理局确定为第三批全国老中医药专家学术经验继承工作指导老师；2011 年 8 月国家中医药管理局批准确定成立周玉祥全国名中医工作室。周教授曾任中华中医药学会肛肠分会委员，江苏省中医药学会肛肠分会副主任委员、常务委员，常州市中医药学会肛肠学组主任委员，江苏省及常州市医疗事故技术鉴定专家等职。

主要学术贡献

周玉祥主任从事中医临床工作 49 年，撰写论文 26 篇，发表在国家级和省级杂志 16 篇，在国家级、省级专业学术会议做大会交流 10 篇，译文 5 篇；获 2002 年常州市优秀科技论文奖，2009 年中华中医药学会新中国成立 60 周年全国中医药科普著作三等奖；撰写专著《痔与肛瘘中医治疗》《两顾堂师带徒讲稿》，入编《江苏当代名中医临证精萃》等书。

主要学术思想

经过长期临床工作并结合详细研读《内经》《难经》等古典医籍，周玉祥主任提出“魄门辨治必先通且畅”的学术观点。“魄门”者，肛门是也。“通且畅”，是其诊察辨治要点。

魄门不通之因，或因气虚，或是阴虚，或气滞，或湿热，或血瘀，或肾衰，或实热，或宿便，甚或痈疡创伤，皆可导致。治疗上除积粪宿便及实热者当处重剂取泻用以急下存阴外，余当仔细辨其病机，调其阴阳，补其气血，除其湿热，愈其创伤，务令通达，耐心治疗，复其生机为要。

魄门不畅之因，亦可因于气虚乏力，阴虚肠道干涸，气滞推动迟缓，湿热痰凝阻滞气机，血脉瘀滞肠道营养供应不济，或肾衰动力不足火不生土，亦有因创伤久延枢机不利所致。总体是正虚邪实，当补虚为首要，缓慢图治，万不可图一时之快，重创其正。

学术传承

2011 年 8 月，国家中医药管理局批准成立周玉祥全国名中医工作室，经过 8 年建设，培养全国老中医带徒 1 名、省老中医药专家学术经验继承人 2 名、优秀临床人才 2 名，完成省中医药局科研项目 2 项、学术经验继承相关论文 14 篇。

工作室总结周玉祥名老中医治疗经验，主要有中医中药治疗顽固性便秘、溻痒洗用于肛门湿疹和肛门瘙痒症、坐浴加中药口服治疗肛门痛和不明原因的肛门下坠；整理并制订专科 6 大优势病种诊疗方案，包括便秘、混合痔、直肠炎、肛门湿疹、肛门直肠痛、肛裂。

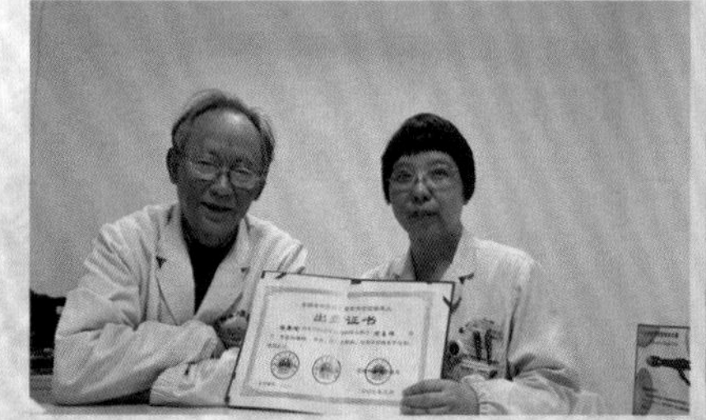

全国第三批老中医药专家学术继承人出师

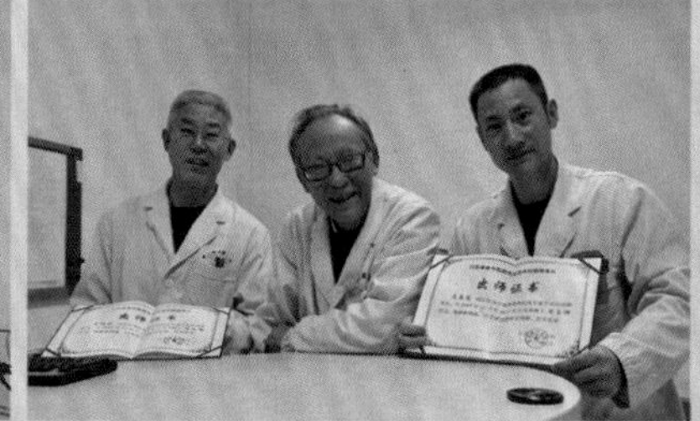

省级师带徒出师

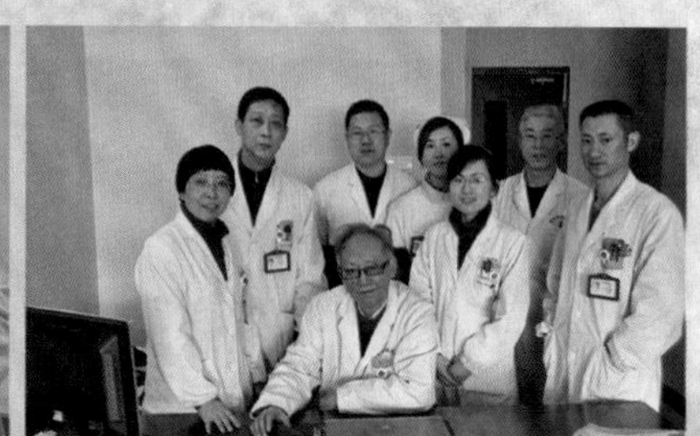

周玉祥全国名老中医药专家传承工作室骨干成员合影

成都中医药大学附属医院(四川省中医院)

成都中医药大学附属医院（四川省中医院）创建于 1957 年，是国家中医临床研究（糖尿病）基地、国家中药临床试验研究(GCP)中心、国家中医药传承创新基地、国家中医药高级人才培养基地和国家中医药国际合作基地，是我国中西部地区中医药特色突出、临床学科门类齐全、自主创新能力较强、区域影响力明显、综合实力雄厚的中医医疗中心、科教中心和治未病中心。

成都中医药大学附属医院（四川省中医院）作为成都中医药大学临床医学院，承担本科生、中医学(5+3一体化)、中医学(九年制)、研究生、留学生和住院医师规范化培训等教学工作；拥有 2 个国家级重点学科(中医五官科学、中医妇科学)，13 个国家中医药管理局重点学科，1 个国家级实验教学示范中心(中医学)，2 个国家级特色专业(中医学、中西医临床)，2 个一级博士授位点(中医学、中西医结合)，3 个博士后流动站(中医内科学、中医急诊学、中医眼科学)，7 个博士授位点，20 个硕士授位点。

医院占地面积 7 万平方米，建筑面积 16 万平方米，是集医疗、教学、科研、养生、保健、康复“六位一体”的三级甲等中医院；有编制病床 3000 张，临床科室 43 个，医技科室 11 个，中医特色病区 38 个，开展中医诊疗技术项目 82 项；建立智慧药房，通过“互联网+”实现在线预约挂号、缴费、查询检查结果、中药代煎及配送，使患者就医更加方便。

医院专科优势特色突出，有国家区域(中医)专科(妇科、肛肠科、重症医学科、内分泌科、眼科)诊疗中心 5 个，国家卫生健康委临床重点专科(中医专业)6 个，国家中医药管理局重点专科 13 个；是全国中医眼病医疗中心、全国中医急症医疗中心、国家中医药管理局中医中西医结合急诊临床基地和感染病临床基地、中华医学会心衰中心。

医院大力实施科教兴院战略，有国家药物临床试验机构专业 21 个，三级科研实验室 1 个，二级实验室 3 个，财政部中央与地方共建实验室 2 个，省级重点实验室 1 个，省级科普基地 1 个。5 年来，医院承担国家重大专项、攻关计划、支撑计划、“863”计划、国家自然科学基金等国家级、省部级、厅局级科研项目 414 项，其中高质量完成“973”计划项目、国家自然基金重大研究计划等；获得国家自然科学基金 54 项，省、市级以上科技进步奖 19 项、专利 59 项；发表学术论文 3089 篇，SCI 收录期刊及核心期刊论文 817 篇；培育省级科研创新团队 7 个，有力推动了医院向研究型医院转变。

医院人才队伍建设成效显著。医院在岗职工 2269 人，其中高级职称 390 人、国医大师 3 人、全国名中医 2 人、全国中医药类高等学校教学名师 1 人、享受国务院政府特殊津贴专家 46 人、国务院学位委员会中医中药学科评议组成员 1 人、国家新药评审专家 16 人、国家有突出贡献中青年科学技术管理专家 2 人、博士研究生导师 50 人、硕士研究生导师 230 人，造就了一支技术力量雄厚、实力强大的医教研人才队伍。

医院以重点专科群为依托，向医联体成员、对口援助单位辐射延伸。成都中医药大学附属医院与 58 家医院建立协作关系，辐射四川、重庆、山西、广西、陕西等省；牵头组建内分泌科、重症医学科、眼科、妇科等多个西部专科医疗联盟，康复科、老年科在四川省内牵头组建专科联盟。

随着中医药“一带一路”国际化传播与推广的不断深入，医院对外交流与合作取得了进一步发展，先后为 30 多个国家和地区培养了 5000 多名中医药、针灸、推拿专业人才，获批成立国家中医药管理局中医药国际合作基地(四川)。近年分别在黑山共和国首都波德哥里察、德国巴伐利亚州里德林市、白俄罗斯戈梅利州成立分院。2017 年中国一黑山中医药中心挂牌运营，成为欧洲第二所中医药中心。

医院先后获得全国示范中医院、全国卫生系统行业作风建设先进集体、全国医药卫生系统先进集体、全国中医药应急工作先进集体等一系列荣誉。“不忘初心，牢记使命”，成都中医药大学附属医院(四川省中医院)始终坚持公益方向，朝着建设全国一流、国际知名、现代化综合性中医院而努力奋斗。

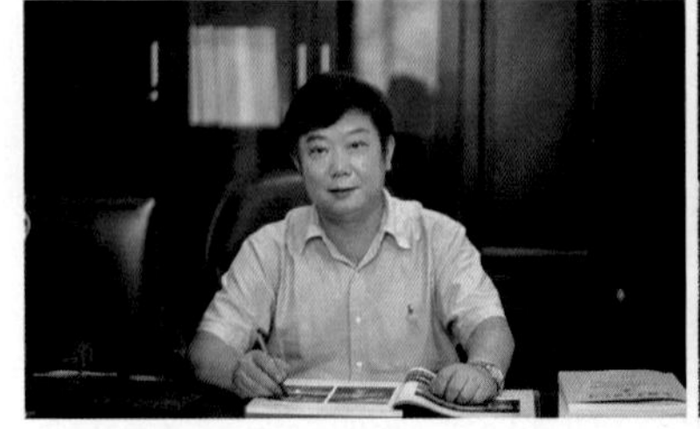

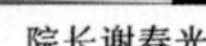

院长谢春光

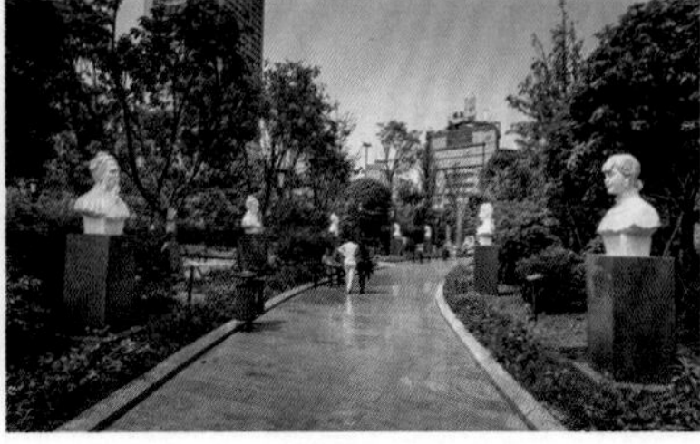

蜀医长廊

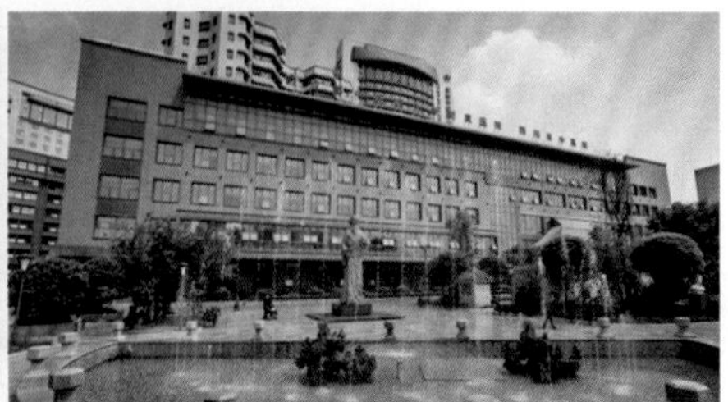

中医药文化广场喷泉

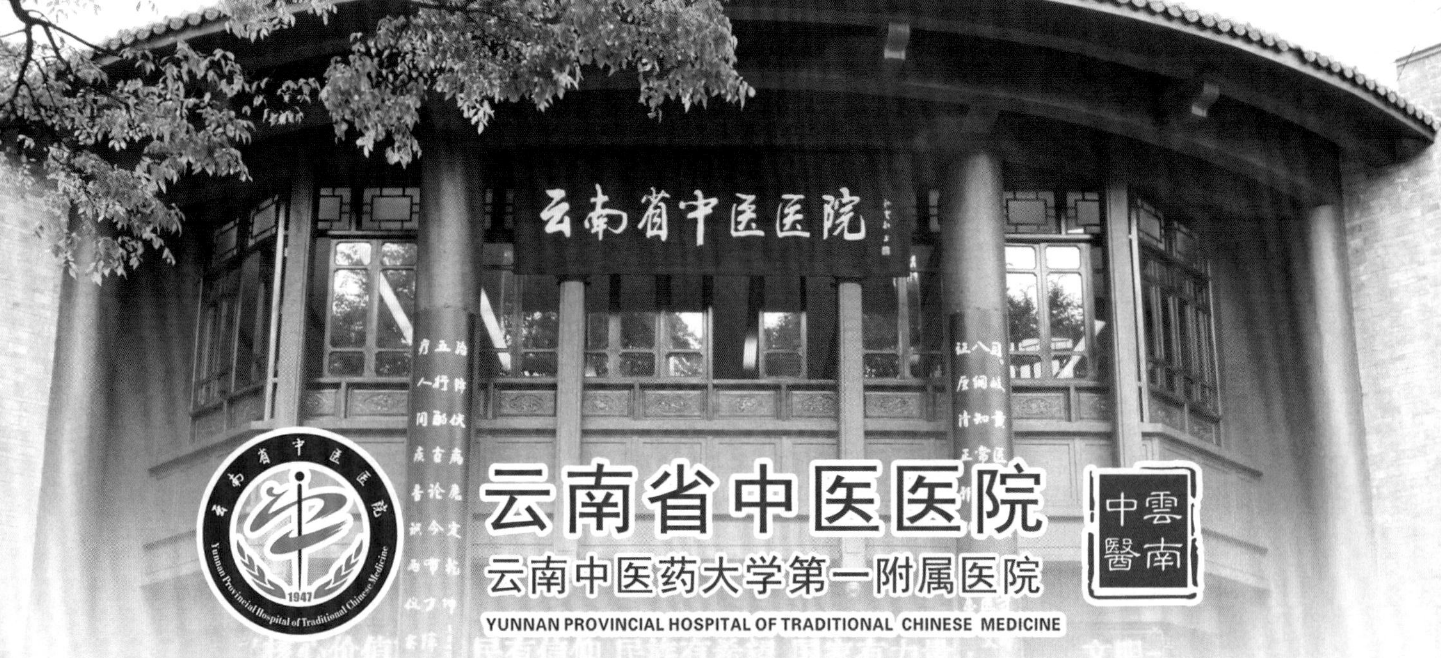

云南省中医医院暨云南中医药大学第一附属医院，是云南省省级三级甲等中医医院，云南省中医名院，也是集云南省 125 家省、州(市)、县(区)中医院和相关单位为一体的云南省中医医疗集团总医院。医院有光华和滇池两个院区，实行云南省中医医院、云南中医药大学第一附属医院、云南中医药大学第一临床医学院、云南省中医医疗集团总医院、云南省针灸推拿康复医院、云南省中医皮肤病专科医院六块牌子一套班子的管理运行模式。

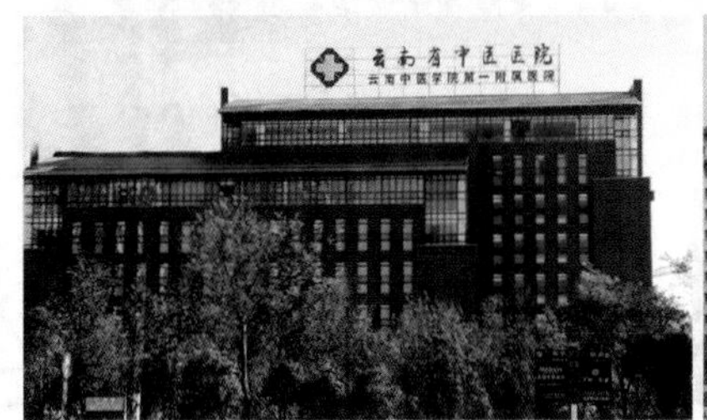

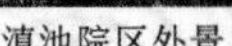
滇池院区外景

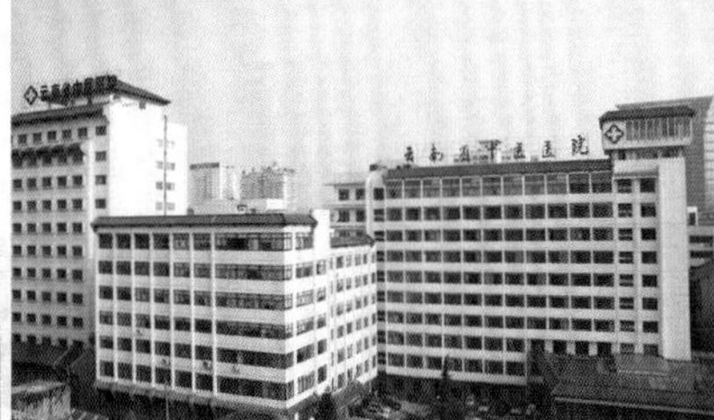
医院外景全貌

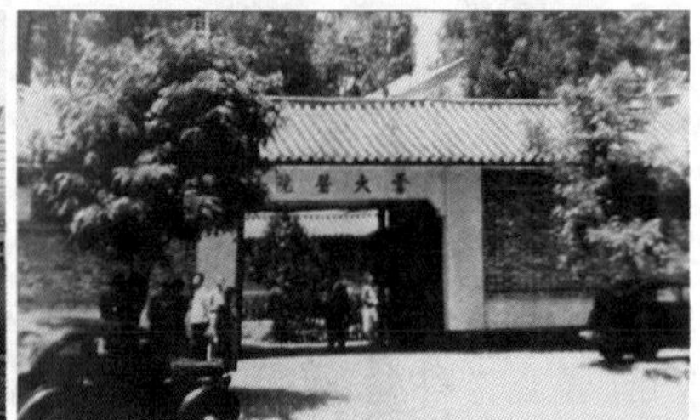
云南省中医医院前身—— 云南大学医学院附设医院

云南省中医医院滇池院区项目是云南省“ 十一五 ”规划的重大基础设施建设项目之一，以建立云南面向东南亚、南亚开放的中医药临床基地的方式纳入云南省医疗卫生建设规划中，规划病床 2000 张。滇池院区一期设有临床医技科室 21 个，覆盖医院现有的 4 个国家临床重点专科、10 个国家中医药管理局重点专科和 9 个重点学科。滇池院区为南市区的居民带来更加优质、便捷的医疗服务，同时也将在教学、医疗、科研方面为中医药事业发展树立起新的标杆，更好辐射全省中医药事业发展，更广泛地造福各族人民的健康。

医院两个院区开放床位 1355 张，在岗职工 1498 人，其中卫生技术人员 1302 人。医院共有临床及医技科室 35 个，中医药健康服务中心 1 个，教研室 9 个，社区门诊部 1 个和中药制剂中心 1 个。

医院有国家级、省级、院级名医 74 人，其中全国名中医 1 人、云岭学者 1 人、云南省万人计划名医 9 人、青年拔尖人才 2 人；有传承博士后导师 1 人、博士研究生导师 11 人、硕士研究生导师 128 人、省级中医药领军人才 2 人、省级中医药学科带头人 5 人；有建成和在建的国家临床重点专科 4 个，国家中医药管理局重点学科 10 个、重点专科 10 个、重点研究室 1 个，国家级名医工作室 14 个，全国中医学术流派传承工作室 1 个，全国首批名老中医药专家博士后传承工作站 1 个。

医院紧扣特色强院、技术兴院、人才立院、开放活院、文化铸院的发展思路，坚持核心竞争力战略、患者至上服务战略、创新发展战略三大发展战略，坚持走跨越发展道路，取得良好的成绩：获得云南省科技进步一等奖 2 项，中华中医药学会科学技术二等奖 1 项，省级科技进步三等奖 3 项，厅级科技成果奖 32 项(一等奖 1 项、二等奖 3 项、三等奖 28 项)。医院是云南省省级博士后科研工作站，职工发表 SCI 论文 33 篇。

医院是国家中医临床研究基地建设单位、国家药物临床试验机构、国家中药现代化科技产业(云南)基地、中药新药 GCP 中心及国家中医药国际合作基地、中医药文化建设示范单位、中医药标准研究推广基地建设单位、国家中医住院医师规范化培训基地、全国城市社区中医药知识与技能培训示范基地。

医院现已发展成为人才荟萃，技术力量雄厚，科室齐全，设备先进，中医、中西医诊疗体系完备，能够为广大人民群众提供不同层次的中医、西医、中西医结合医疗保健服务的云南省大型综合性中医医院。

贵阳中医学院第一附属医院

贵阳中医学院第一附属医院成立于 1956 年，为贵州省规模较大的集医疗、教学、科研为一体的三级甲等中医医院，曾荣获“全国卫生计生系统先进集体”“全国中医药文化宣传教育基地”“贵州省医德医风示范医院”“贵州省群众最满意医疗卫生单位”等荣誉称号。

医院占地面积 42 亩，总建筑面积近 6 万平方米。全院在岗职工 1400 余名，其中专业技术人员 1000 余名；拥有国医大师 1 名，全国名中医 3 名，贵州省名中医 29 名；享受国务院政府特殊津贴专家 1 名，省政府特殊津贴专家 2 名，省管专家 2 名；拥有全国优秀中医临床研修人才 4 名，贵州省百层次创新人才 1 名，千层次创新人才 13 名；拥有全国老中医药专家学术经验继承工作指导老师 20 名，师承博士后导师 1 名、博士研究生导师 10 名、硕士研究生导师 60 余名，博士后 2 名、博士 46 名、硕士 291 名；拥有核磁共振、DSA 血管造影机、多层双螺旋 CT、DR、检验流水线、全自动中药智能抓药系统等大型仪器设备。全院编制床位 1490 张，有临床、医技科室 30 余个，年门诊 80 余万人次，年出院 4.5 万余人次，年手术 1.4 万余人次。

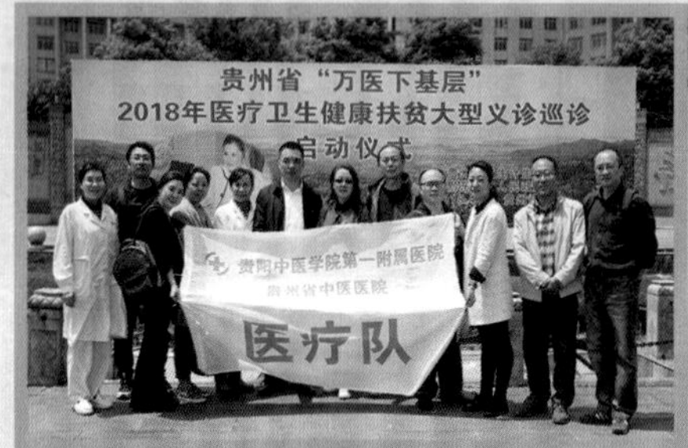

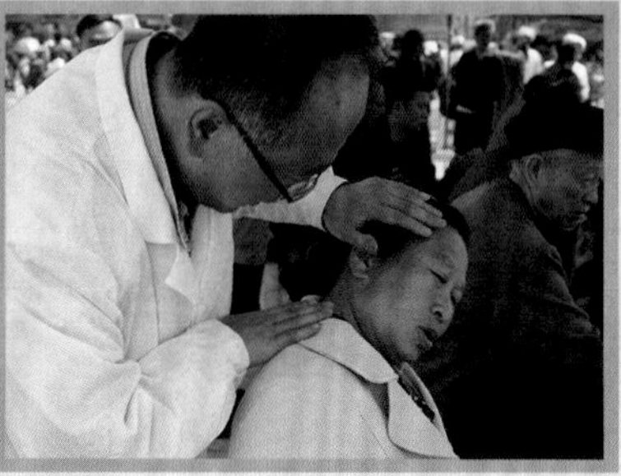
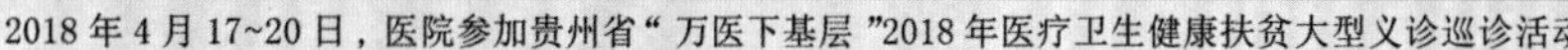
2018 年 4 月 17~20 日，医院参加贵州省“万医下基层”2018 年医疗卫生健康扶贫大型义诊巡诊活动

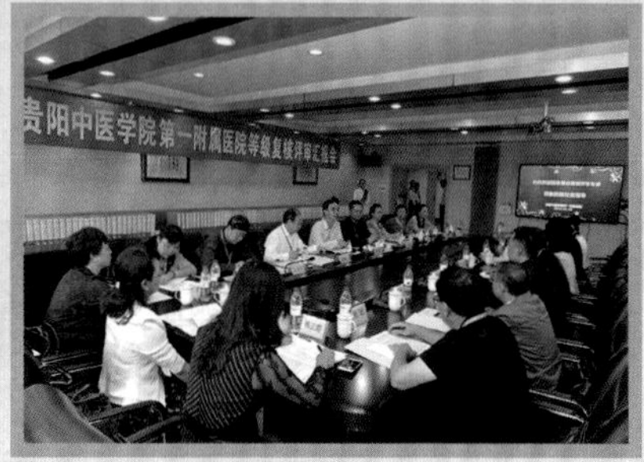
2018 年 9 月 20~21 日
医院通过三级甲等医院等级复核

医院学科门类齐全，中医特色优势突出，人才结构合理，医疗设备先进，拥有省级专科医院 4 个，国医大师诊疗中心 1 个，省级诊疗中心 2 个，国医大师工作室 1 个，全国名中医工作室 3 个，全国名老中医药专家传承工作室 14 个，中医学术流派传承工作室 1 个，卫生健康委临床重点专科 4 个，国家中医药管理局重点学科 9 个、重点专科 7 个、区域中医诊疗中心培育单位 2 个，省中医药管理局重点学科 3 个、重点专科 15 个。医院获批成立“国家食品药品监督管理局临床药物试验机构”，是国家中医药管理局“苗医苗药治疗慢性疼痛重点研究室”项目建设单位和“中医住院医师（全科医生）规范化培训基地”，贵州省“中医全科医生转岗培训基地”、贵州省“继续医学教育基地”。中国工程院院士石学敏工作站、国医大师夏桂成工作站、国医大师张大宁工作站也分别在贵阳中医学院第一附属医院建立。2017 年医院挂牌成立“贵州省苗医医院”。

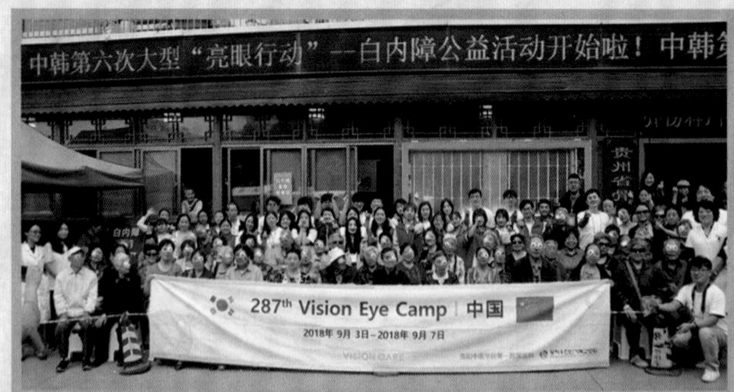

2018 年 8 月 13 日，医院与韩国公益组织 Vision Care 联合举办
中韩第六次大型白内障公益活动“亮眼行动”

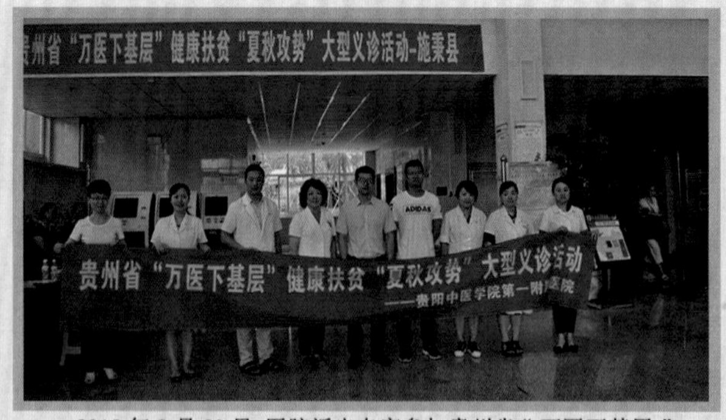

2018 年 8 月 29 日，医院派出专家参加贵州省“万医下基层”
健康扶贫“夏秋攻势”大型义诊活动

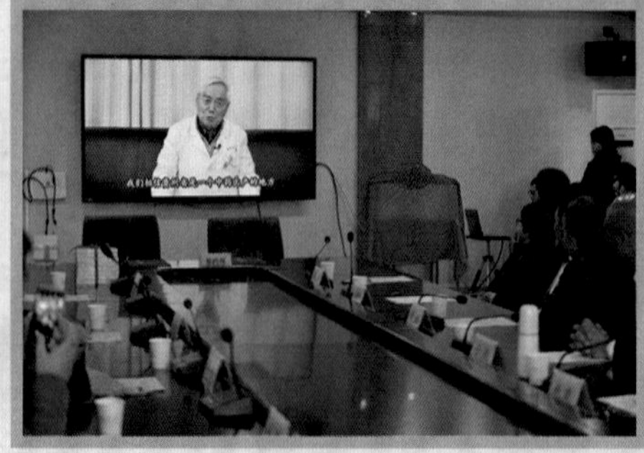
2018 年 11 月 22 日，江苏省中医院国医大师夏桂成
贵州省工作站在贵阳中医学院第一附属医院建立

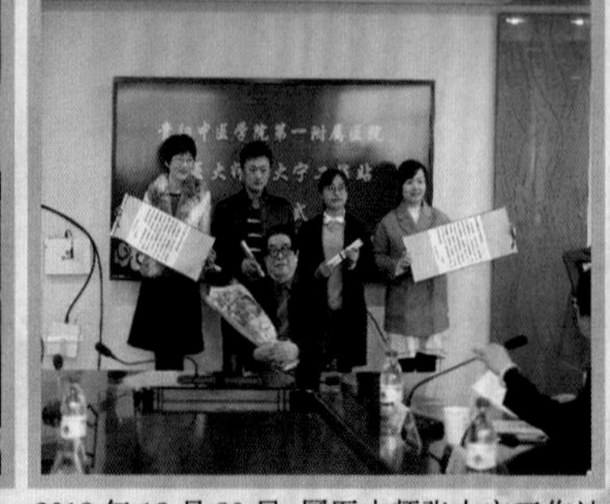
2018 年 12 月 20 日，国医大师张大宁工作站
落户贵阳中医学院第一附属医院

医院树立“人才强院、科技兴院、特色立院、文化塑院”战略思路，秉诚“穷医道精髓，献仁术爱心”院训，坚持中医办院方向，以病人为中心，不断提高医疗服务质量，努力建设中医药特色鲜明的现代化大型综合性中医医院，为人民群众提供优质、高效、安全、可及的中医药医疗卫生服务。

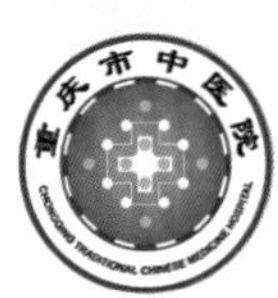

重庆市中医院

Chongqing Hospital of Traditional Chinese Medicine

重庆市中医院是重庆市规模较大、实力较强，集医疗、教学、科研、公益4项中心职能于一体的大型三级甲等中医龙头医院，是原卫生部国际紧急救援中心网络医院、国家爱婴医院、国家药物临床试验机构、北京中医药大学非直属附属医院、成都中医药大学附属重庆中医院和第四临床医学院、首批国家中医药传承创新工程重点中医医院建设单位。医院荣登香港艾力彼“中国医院竞争力中医医院100强”排行榜第13位，位居西部前列。

医院现分江北区南桥寺院部和渝中区道门口院部，占地173亩，建筑面积近20万平方米；编制床位2500张，开放床位3000张，临床科室32个，医技科室10个；2018年门诊量205万人次，年出院病人6.8万人次；有国家临床重点专科5个，国家中医药管理局重点建设学科1个、重点专科11个，国家中医药管理局重点研究室1个，重庆市重点实验室2个、二级实验室2个，原卫生部诊断鉴定机构1个，重庆市市级临床重点专科1个，重庆市医学重点学科1个，重庆市中医药重点学(专)科16个，重庆市中西医结合医疗中心3个，重庆市医疗质量控制中心2个，院内研究所3个，是中国-新加坡中医药国际合作基地(重庆)、国家区域中医(专科)诊疗中心(皮肤、针灸)、重庆市中医特色诊疗工程技术中心、重庆市院士专家工作站、国家级和重庆市博士后科研工作站(针灸、皮肤)、中医药传承博士后工作站、重庆市中医护理临床技术指导中心、重庆市皮肤病临床医学研究中心。医院设有中国中医药文献检索中心重庆分中心、全国针灸临床中心重庆分中心，办有《中国中医急症》杂志。重庆市中医药学会、重庆市中西医结合学会、重庆市针灸学会和重庆市中医药行业协会均挂靠在医院。

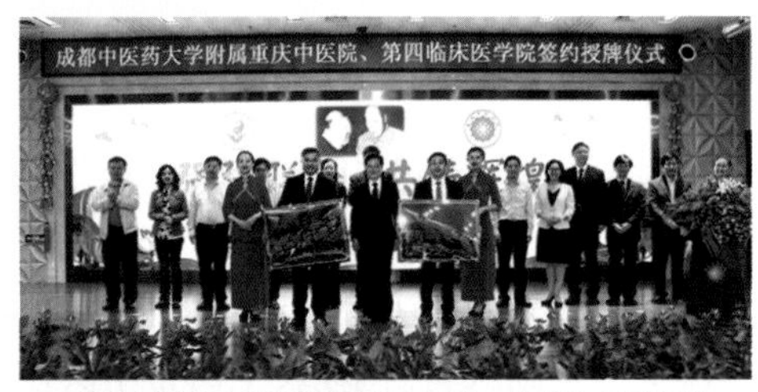

成都中医药大学附属重庆中医院、第四临床医学院签约授牌仪式

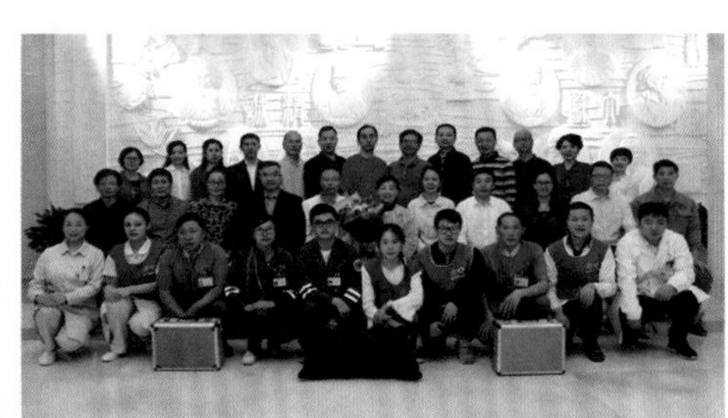

医院三期工程住院部C幢顺利搬迁投用

中国共产党重庆市中医院第一次代表大会

医院现有在岗职工3700余人，其中高级职称440余人、国医大师2人、首届全国名中医1人、重庆市首席医学专家3人、全国名老中医药专家传承工作室专家11人、享受国务院政府特殊津贴专家7人、首批重庆市医学领军人才1人、重庆市学术技术带头人及后备人选17人、市级名中医30人、国家和省级师带徒导师16人、重庆市高端后备人才7人、硕博士830余人、博士和硕士研究生导师68人。

医院拥有医用直线加速器、大型数控放疗系统、1.5T核磁共振(3台)、64排128层及16排螺旋CT(共3台)、X射线血管造影系统、直接数字化放射成像系统、乳腺X射线摄影系统、全自动生化免疫流水线等大型医疗设备200余台，医疗设备总值5亿多元。

医院先后获国家各级科技成果奖130多项，其中“一种治疗更年期综合征的中药复方制剂及制备方法”获中华中医药学会科技发明一等奖。医院研制了参麦注射液、丹桃合剂、降糖丸、更年宁心胶囊等多个国家新药，获得国家药品监督管理局生产批文的院内制剂228种，承担国家级、省部级、重庆市卫生健康委建设项目和科研项目350多个。

医院先后荣获全国五一劳动奖状、全国创先争优先进基层党组织、全国文明单位、全国精神文明建设先进单位、全国青年文明号、全国卫生系统先进集体、全国人文爱心医院、重庆市园林式单位等荣誉100多项。医院创先争优工作得到各级领导的充分肯定，2010年12月6日，时任中共中央政治局常委、中央书记处书记、国家副主席习近平视察重庆市中医院，勉励医院继续努力，把工作做得更好。

上海市光华中西医结合医院

上海市光华中西医结合医院是一所以关节病中西医结合诊治为特色的三级甲等专科医院。医院成立于1958年，2013年7月成立上海市中医药研究院中西医结合关节炎研究所，2017年3月成为上海中医药大学附属医院，2017年4月正式更名为上海市光华中西医结合医院（上海市光华医院）。

医院有2个院区，分别坐落于上海市西区的新华路和延安西路上，周围环境幽静、交通方便。院内科室齐全，开放床位450张，拥有关节内一科、关节内二科、关节外科、关节矫形外科、脊柱外科、风湿病科、痛风科、脊柱康复科和关节康复科等关节专科。关节病床位370张，占全院总床位的82%。医院有在职职工510人，其中医务人员430人，包括正副主任医师45人，硕、博士学位117人，硕、博士研究生导师30人，兼职教授4人，享受国务院政府特殊津贴专家1人（截止到2019年4月）。医疗设备齐全精良，拥有全身核磁共振仪、四肢关节成像仪、16排CT、流式细胞仪、双能X线骨质疏松检测系统等先进检测仪器，有力地推动了业务发展，增强了医院的核心竞争力。

医院以中西医结合诊治类风湿关节炎和其他各类关节病而闻名。在关节病诊断方面，医院拥有关节超声、关节核磁共振等先进诊断仪器，开展抗CCP抗体、HLA-B27、GPI抗原、类风湿因子滴度等检测项目；开展个体化用药相关基因检测分析，科学指导正确选择药物种类，避免不良反应。医院类风湿关节炎实验室还开展了骨质疏松检测、抗核抗体线性免疫分析等项目。在关节外科手术方面，医院开展髋、膝、肘、踝、肩等人工关节置换术和关节镜微创手术。在关节内科诊治方面，医院擅长类风湿关节炎、强直性脊柱炎、骨关节炎、痛风性关节炎、系统性红斑狼疮、混合结缔组织病、多发性肌炎等疾病的诊治。医院在中医治疗关节病方面开展了药浴、自制中药外敷等特殊治疗，拥有蛇制剂、问荆合剂、舒筋合剂等自制制剂，创新了中西医结合治疗关节病的方法，提出了中西医结合综合治疗关节病的新理念。

经过多年的努力，医院成为国家中医药管理局第三批重点中西医结合医院、国家药物临床试验基地、上海市中医药研究院中西医结合关节炎研究所、上海市免疫研究所类风湿关节炎临床科研基地、上海市中医住院医师规范化培训基地、上海中医药大学临床医学专业学位实践基地、上海市传统医学示范中心建设单位、上海市治未病预防保健达标建设单位、上海市护理达标建设单位、香港浸会大学中医药学院骨关节转化医院研究所临床基地（筹）、安徽中医学院和蚌埠医学院的教学医院。专科专病项目有：国家区域中医诊疗中心（风湿病）、国家中医药管理局"十二五"风湿科重点专科、上海市"十三五"中西医结合关节病重点专科、上海市中医临床关节病基地、上海市中医优势专科（骨伤科、康复科）、长宁区名科（关节内科、骨伤科、康复科）、长宁区人工膝关节置换优势专科、关节病康复特色专科、关节镜临床技术特色专科、骨质疏松优势专病、中西医结合干眼病专病、痛风优势专病、银屑病关节炎重点专科、强直性脊柱炎特色专科和关节病个体化精准治疗临床实验室，逐步形成专业人员集聚，技术力量雄厚的关节病专科品牌。

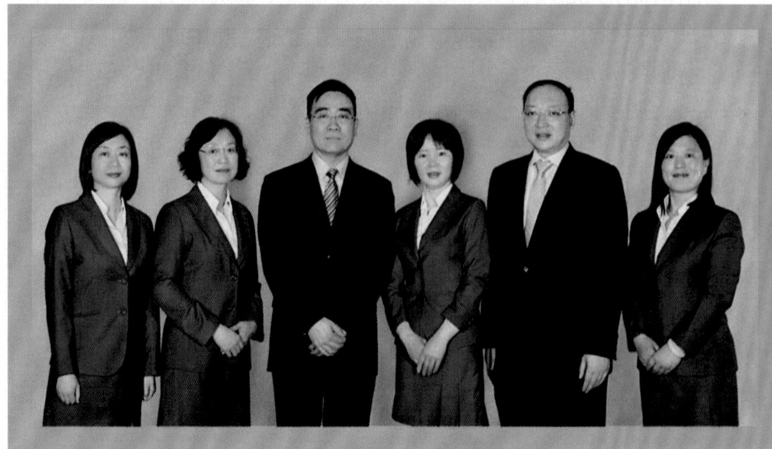

医院秉承"传承、创新、和谐、发展"的宗旨，坚持"以病人为中心，实现科学发展；以员工为根本，建设和谐医院"的理念，肩负着"我们能够为关节病患者提供一流的医疗保健技术和优质服务，我们的服务将使关节病患者、医院员工和整个社会受益"的使命，为"建设关节病特色鲜明的全国一流、世界知名的中西医结合医院"而努力。

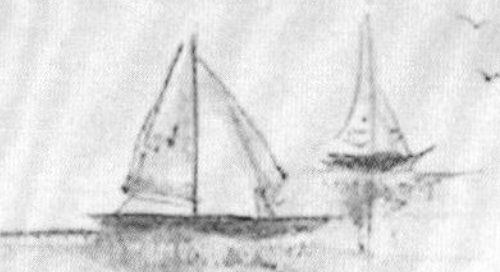

安徽中医药大学

安徽中医药大学创建于1959年，其前身为1952年创立的安徽省中医进修班(学校)。1959年，安徽省人民政府正式批准成立安徽中医学院；1970年，安徽中医学院并入安徽医学院；1975年，教育部批准恢复安徽中医学院；2000年，安徽省医药学校并入安徽中医学院；2011年，安徽省人民政府批准在安徽中医学院的基础上组建成立安徽省中医药科学院。2013年，学校更名为安徽中医药大学，是一所以中医药学科专业为特色的省属重点大学、国家中医临床研究基地、国家中药现代化科技产业(安徽)基地、国家中医药国际合作基地、国家药品临床研究基地、安徽省“地方特色高水平大学”建设高校。2018年，学校在校生共有14134人，其中博士研究生、硕士研究生1376人。

学校共有教职工3000余人(含附属医院)，其中副高级以上职称人员500余人、国医大师2人、全国中医药高等学校教学名师2人、全国名中医3人、岐黄学者2人、安徽省中医药领军人才11人、博士研究生导师31人、硕士研究生导师487人；享受国务院政府特殊津贴专家18人、安徽省人民政府特殊津贴专家9人；安徽省学术与技术带头人、后备人才25人；全国名老中医药专家学术经验继承工作指导老师26人。

学校设有16个二级学院(部)(含3所直属附属医院)、5所非直属附属医院；有本科专业24个，其中教育部高等学校特色专业5个，列入一本招生专业20个；有一级学科博士学位授予点3个，一级学科硕士学位授予点5个，二级学科硕士学位授予点25个，硕士专业学位授权点5个；有安徽省国内一流学科奖补资金项目(B类)1个，安徽省高峰学科建设计划项目1个，安徽省高峰学科建设计划项目1个，国家中医药管理局重点学科17个，省级B类重点学科11个；有国家卫生健康委国家临床重点专科7个，国家中医药管理局重点建设专科21个，安徽省中医药重点专科25个；建有教育部重点实验室1个，国家级、省级实验室10个，省级以上科技创新平台10个，省级以上工程技术中心16个。

学校现有国家级教学团队2个，省级教学团队14个，国家级精品课程1门，国家级精品资源共享课程1门，省级精品课程16门，省级精品资源共享课程24门，省级精品开放课程10个，国家级实验教学示范中心2个，国家级专业综合改革试点项目1个，国家级卓越医生(中医)教育培养计划2个；2018年获省级质量工程项目83项，国家级教学成果一等奖1项。

学校组织申报各级各类项目450余项，立项292项，其中国家重点研发计划中医药现代化重点专项合作项目2项，中央本级重大增减支项目2项，教育部人文社会科学研究项目1项，国家自然科学基金项目22项；获安徽省科学技术奖二等奖3项、三等奖4项，安徽省社科奖三等奖1项；获专利授权8项；完成安徽省市各级专利申请定额资助的申请工作；发表SCI论文115篇。

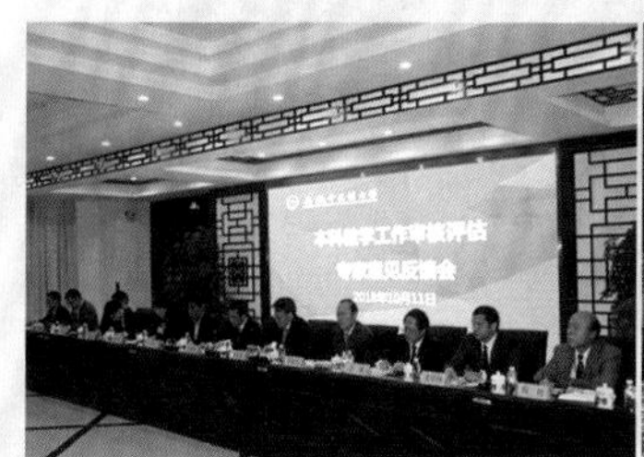

学校举行本科教学工作审核评估专家意见反馈会

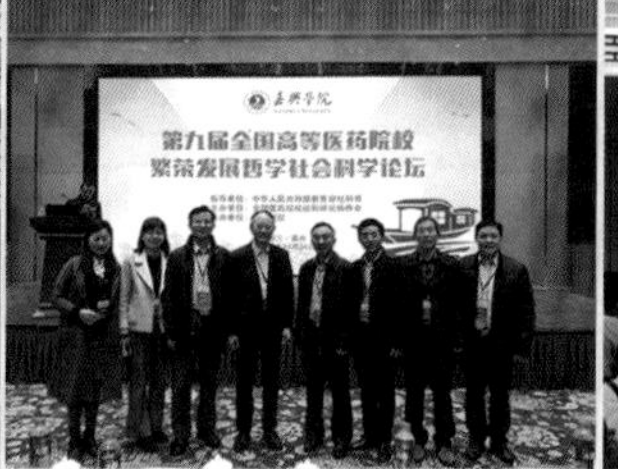

校党委书记王先俊带队参加第九届全国高等医药院校繁荣发展哲学社会科学论坛

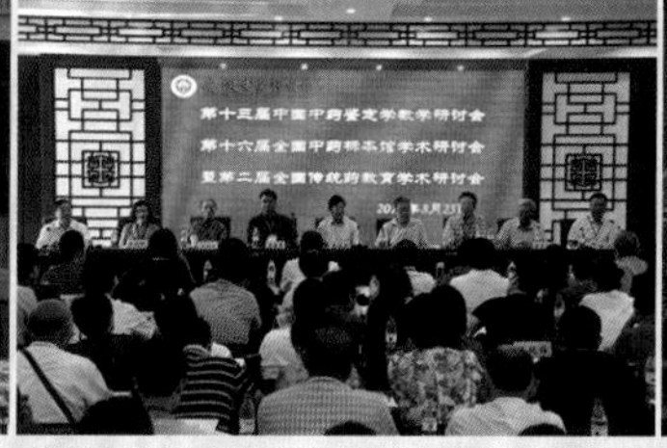

校长彭代银出席第十三届中国中药鉴定学教学研讨会、第十六届全国中药标本馆学术研讨会暨第二届全国传统药教育学术研讨会

学校参与主办第十届养生大会

学校与黄山、亳州、六安、桐城、庐江、绩溪、舒城、太和等10余个市县人民政府签订全面合作协议，与华润三九、江苏康缘、亿帆鑫富、海南海力、广州一方、安徽济人药业等国内知名中医药企业签订战略合作协议，建有亳州济人药业等40余个产学研合作基地。第一、二临床医学院不断推进中医药传承创新工程重点中医医院项目库建设。

学校与美国、澳大利亚等19个国家和地区的50个医疗和教育机构建立了友好合作关系，与希腊美国大学就师生互换及学术文化交流达成共识，与雅典医疗集团商讨共建雅典中医中心等事宜，与德国汉堡大学中医药中心开展中药临床研究；获批“中医药针灸临床研究国际合作基地(安徽)”项目，与国外有关机构合作，开展中医药相关领域的研究。

面向未来，学校将进一步坚定中医信念，弘扬中医精神，秉承“至精至诚、惟是惟新”的理念，实施“质量立校、人才兴校、科技强校、特色弘校、文化塑校、和谐融校”的办学方略，围绕特色，强化优势，提升质量，着力培育“精诚是新”的中医药人才，构筑安徽中医药协同创新高地，弘扬“北华佗南新安”中医药文化，引领安徽中医药事业产业发展，建成富有特色、卓有贡献、高水平、有影响的安徽中医药大学，为建设美好安徽、服务人民大众健康作出更大贡献。

青海大学藏医学院

青海大学藏医学院始建于 1987 年，前身为青海藏医学院。1995 年青海藏医学院与青海医学院整合。2004 年，青海医学院与原青海大学整合，组建新的青海大学，青海藏医学院更名为青海大学藏医学院。2016 年，青海大学藏医学院正式升格成为二级学院，直属青海大学管理。

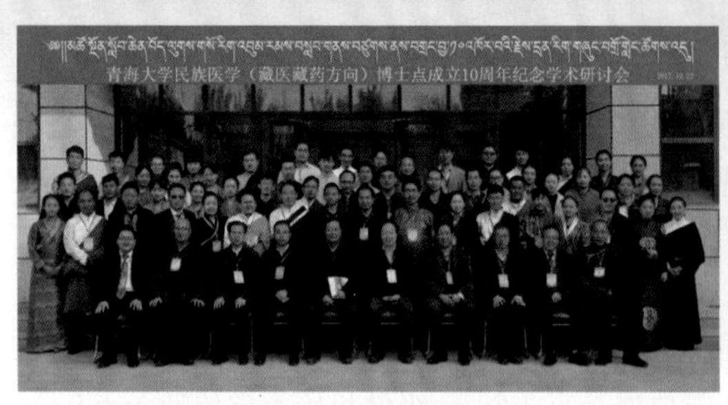

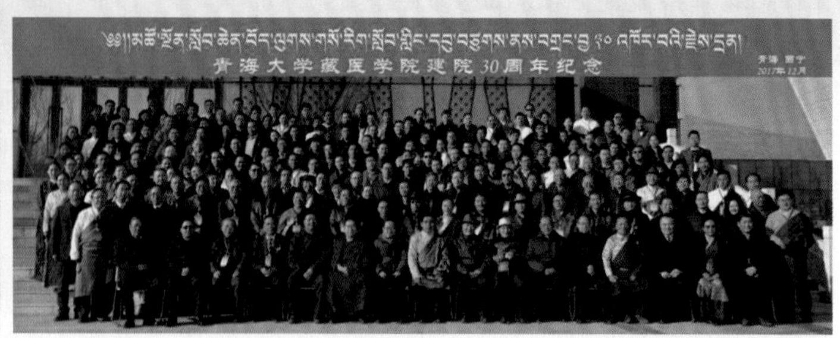

一、学科建设

1992 年，学院开始招生藏医学专业三年制专科。1995 年获批藏医学专业本科，先后设置藏药学、藏西医结合、藏医药卫生事业管理和藏医护理学等本科专业。2000 年，获得硕士学位授予权。2006 年，获得民族医学(藏医藏药方向)博士学位授予权，实现了青海省高等教育博士点零的突破。2007 年，藏医学被确定为省级重点学科。2009 年，获批国家级藏医药学实验教学示范中心。2010 年，分别获批国家级藏医药学教学团队和国家级特色专业建设点；“创新藏区藏医药人才培养模式”被纳入国家教育体制改革试点项目。2016 年，正式招收藏医学硕士研究生学历留学生。2018 年，藏医药学列入青海省“国内一流学科”建设计划。2019 年获批“中医药高层次人才培养基地”。

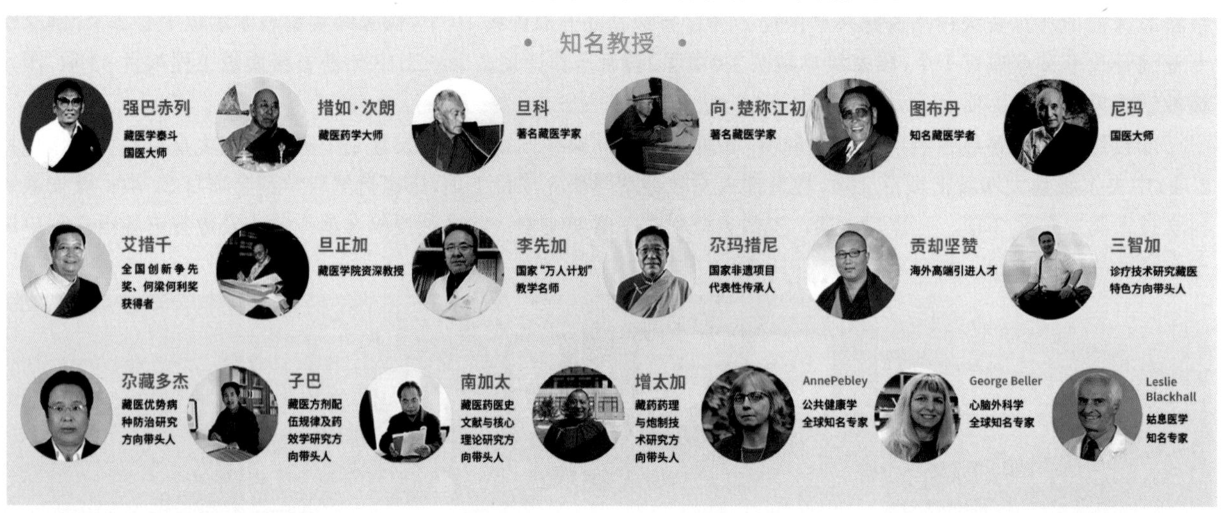
• 知名教授 •
强巴赤列
藏医学泰斗
国医大师
措如·次朗
藏医药学大师
旦科
著名藏医学家
向·楚称江初
著名藏医学家
图布丹
知名藏医学者
尼玛
国医大师
艾措千
全国创新争先奖、何梁何利奖获得者
旦正加
藏医学院资深教授
李先加
国家“万人计划”教学名师
尕玛措尼
国家非遗项目代表性传承人
贡却坚赞
海外高端引进人才
三智加
诊疗技术研究藏医特色方向带头人
尕藏多杰
藏医优势病种防治研究方向带头人
子巴
藏医方剂配伍规律及药效学研究方向带头人
南加太
藏医药医史文献与核心理论研究方向带头人
增太加
藏药药理与炮制技术研究方向带头人
AnnePebley
公共健康学
全球知名专家
George Beller
心脑外科学
全球知名专家
Leslie Blackhall
姑息医学
知名专家

二、人才培养

学院有在校生 1100 人，其中本专科生 1025 人、硕士研究生 57 人、博士研究生 18 人；累计培养各层次、各专业(方向)学生 3000 多人，其中硕士研究生 103 人、博士研究生 23 人、留学生 66 人。各层次毕业生主要分布到青海、西藏、甘肃、四川、云南、内蒙古、北京等省(区、市)，其中很多人才已成为支撑藏医药事业发展的骨干和中坚力量。

三、科技创新

按照“建设世界一流藏医药学科”要求，学院联合企业、研究院等多家单位共同打造“藏医药航空母舰”，建立青海企业国家重点实验室。重点实验室下设的藏医药基础研究基地和藏药资源研究基地落地青海大学藏医学院。建立国家级藏医药实验教学示范中心、青海大学藏医药研究中心，获批青海省“高端创新人才——藏药防治重大疾病研究创新团队”。近 5 年来，藏医学院共获批科研项目 45 项，总经费 1075 万元，其中国家级项目 13 项、省部级项目 17 项；发表论文 200 余篇，出版著作 33 部，获得国家级奖励 6 项、省部级奖励 4 项。

四、对外交流

学院以藏医药教育、医疗、科研、产业和文化传承“五位一体”资源为主要平台，先后打造美国阿如拉藏医健康文化中心、日本阿如拉藏医药研究中心，与美国加州大学洛杉矶分校、美国象雄国际学院、日本同志社大学、弗吉尼亚大学和斯坦福大学建立长期合作伙伴关系，与西藏藏医学院、北京中医药大学、成都中医药大学建立学术互助关系，开创“W+2+5+3”的藏医药对外交流合作新模式，获批建设藏医药国际合作基地(青海)，对扩大青海大学国际声誉、传播我国藏医药学优秀传统文化起到极大的推动和促进作用。

江苏省连云港中医药高等职业技术学校

【概况】学校创建于1958年，占地468亩，校舍总建筑面积15.5万平方米(含在建)，教学仪器设备总值约6617万元；教职工322人，其中具有博士、硕士学位124人，教授、副教授等高级职称教职工99人；在籍学生6774人；开设中药学、药学、药品经营与管理、药品生产技术、药品质量与安全、中药制药技术、护理、助产、康复治疗技术、中医康复技术10个五年制高职专业，护理、农村医学2个中职专业。2018年，学校先后被评为江苏省职业学校德育工作先进校、省职业学校教学管理30强、省模范职工之家、省高等职业院校技能大赛先进单位、省联合学院教科研先进集体、市卫生计生工作绩效管理优良单位等。

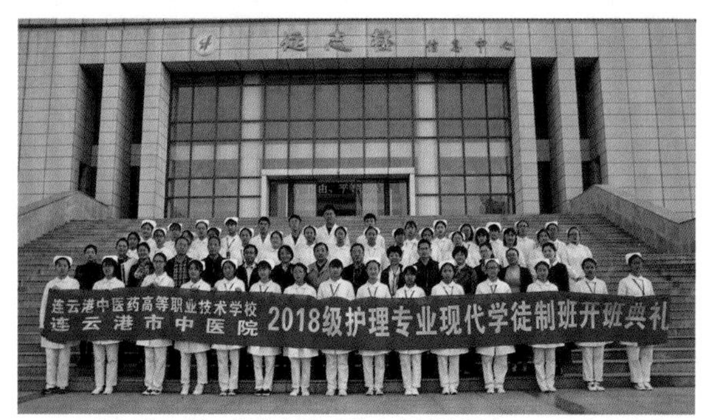

2018年10月31日，学校与连云港市中医院举办2018级护理专业现代学徒制班开班典礼

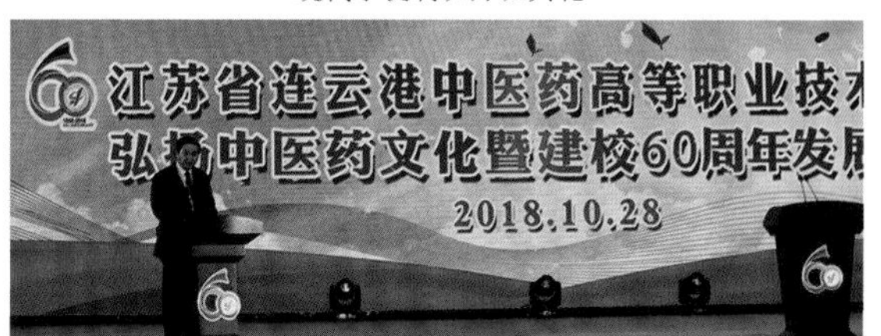

2018年10月28日，学校召开弘扬中医药文化暨建校60周年发展大会

【弘扬中医药文化暨建校60周年发展大会】

按照“隆重、热烈、务实、节俭”的原则，学校举办弘扬中医药文化暨建校60周年发展大会，开展学术沙龙、校友事迹讲座、办学成果展、师生文艺演出、校友捐赠等一系列庆祝活动；编撰《校志》《校友风采录》等一批专题文献材料，编印《砥砺奋进六十载，杏林芬芳春满园》宣传画册，拍摄《春华秋实一甲子，薪火相传铸辉煌》宣传片。

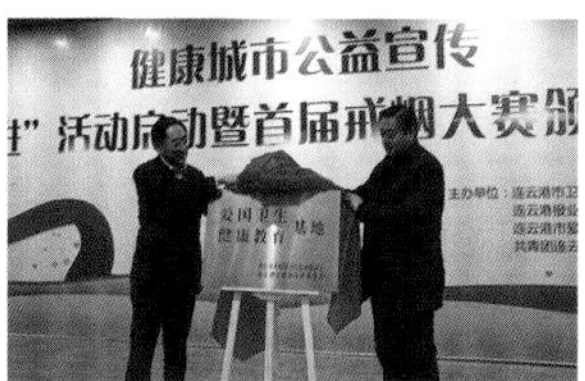

2018年12月17日，健康城市公益宣传“五进”活动启动暨首届戒烟大赛颁奖仪式在学校举行

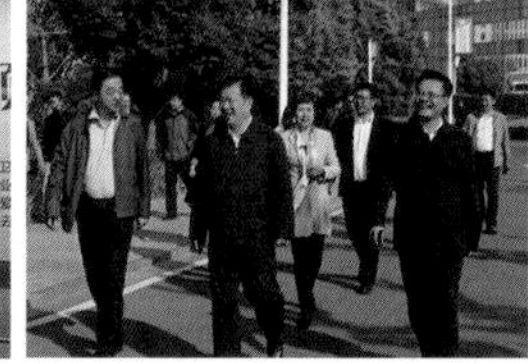
2018年10月12日，连云港市市委副书记、代市长方伟(前左二)来学校调研指导

【国际交流与合作】2018年，台湾辅英科技大学医学健康学院郭诗宪博士及该校护理专业11名学生来学校进行短期交流访问。马耳他国家地中海地区中医中心董事会主席布苏蒂尔应邀来学校进行短期访问，深度领略了中医药文化的博大精深。韩玮老师被选派为中国第十三期援马耳他医疗队的翻译，出色地完成了为期一年的援外任务。

【专业建设】牵头组织省中等职业学校学业水平考试中药类、康复类专业考纲及技能考点建设标准开发工作，申报开设五年制高职中医康复技术、中药制药技术专业。2018年，学校药品生产技术专业群被评为省职业学校现代化专业群，中药学专业实训基地被评为省职业学校现代化实训基地，创建医药专业学院被评为市级特色专业学院。

【人才队伍】2018年，引进新教师11人，18人获省教育厅高校教师资格，1人被评为江苏高校“青蓝工程”优秀青年骨干教师培养对象，1人被评为江苏省第五期“333工程”第三层次培养对象中青年学术技术带头人，1人被评为省联合学院专业带头人，1人荣获连云港市高校教师名师奖。田友清药学工作室被列入省职业教育名师工作室建设名单。

【教科研工作】教师主编、参编省级以上规划教材42部，发表论文155篇(含SCI文章5篇、核心期刊11篇)，获发明或实用新型专利4项，立项国家中医药管理局课题2项、省联合学院课题4项、市级课题6项、企业委托横向技术服务课题研究2项，获上级总资助课题经费44500元。2018年，学校获省联合学院教科研先进集体称号，并有3人被评为教科研先进个人，获市教育局科学研究成果一等奖1项。学校1人获“连云港市第四届青年科技奖提名奖”，1人获市科协“学会工作奉献奖”，1人获“《江苏省社会科学普及促进条例》实施工作成绩显著个人”称号，89名副高级以上职称教职工申报成为连云港市科企联盟专家库成员。

【招生工作】2018年，学校招生总数为1484人(含高职1111人、中职373人)，新生报到1478人，报到率99.60%，圆满完成年度招生计划。毕业生就业率98.56%、对口就业率92%、用人单位综合满意度99.15%。

【校企合作】2018年，学校与连云港市妇幼保健医院联合开设妇保院助产班，与连云港市第二人民医院联合开设二院班，与连云港市中医院联合开设中医院现代学徒制合作班，护理专业被评为市级产教融合现代学徒制项目。学校积极与企业开展订单式人才培养，与江苏正大天晴药业联合开办天晴制药生产班。

撰稿人：卞宝瑞 江漾　　联系电话：18795558889 15150995159

绵阳市中医医院蒲辅周班

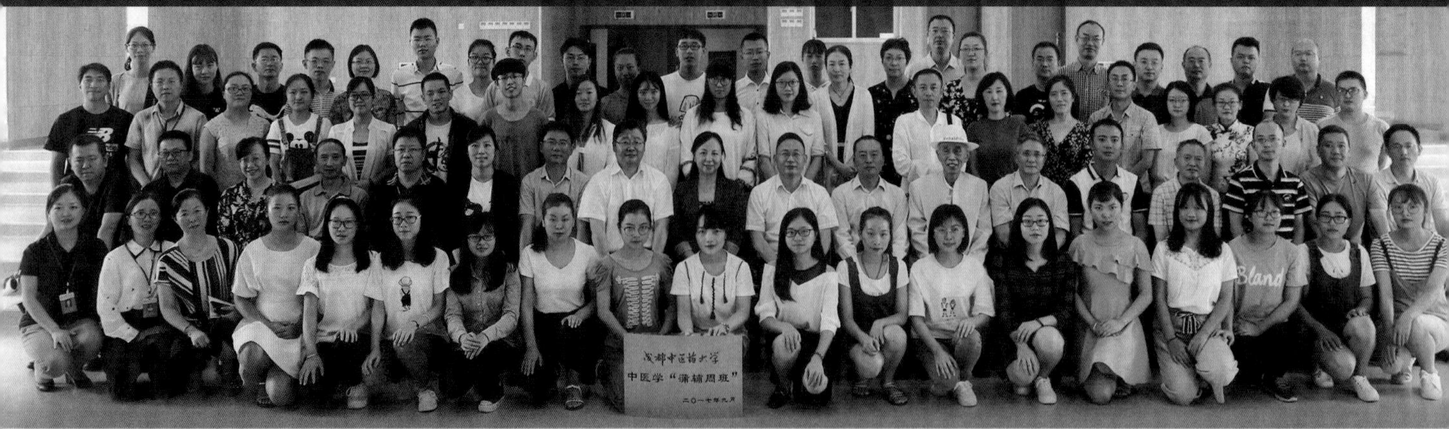

绵阳市中医医院蒲辅周班，是成都中医药大学 2017 年开始在绵阳开办的中医专业临床教学一体化班，注重理论与实践结合，鼓励学生参与科研，强化医学人文关怀理念，不断提升学生综合素质。为了体现绵阳特色，班级以"蒲辅周班"命名。蒲辅周先生是现代中医学家，四川绵阳梓潼人，长期从事中医临床、教学和科研工作，精于内、妇、儿科，尤擅治热病。蒲老融伤寒、温病学说于一体，经方、时方合宜而施，为丰富、发展中医临床医学作出了宝贵的贡献。蒲辅周班为了弘扬蒲老"辅助贫弱、周济病人"大医精神，培养新时代的中医优秀人才。

一、办班宗旨

弘扬大医之德，培养岐黄新人。

二、师资队伍

现有在岗职工 1000 余名，其中专业技术人员 900 余名，博士、硕士研究生学历 120 余名，高级职称 170 余名；博士研究生导师 1 人，硕士研究生导师 13 人；享受国务院政府特殊津贴专家 3 人，国家级老中医药专家学术经验继承工作指导老师 6 人，四川省学术技术带头人 2 人，四川省卫生计生领军人才 1 人，四川省第一届、第二届十大名中医各 1 人，四川省名中医 15 人。强大的师资队伍为保证教学质量、培养中医新人提供了有力的保障。医院每年通过鼓励医护人员考取高校教师资格证培养"双师型"人才和"送出去、请进来、院内自培"的方式不断提升教师授课带教水平，形成一支业务能力强、教学水平高的优秀师资队伍。

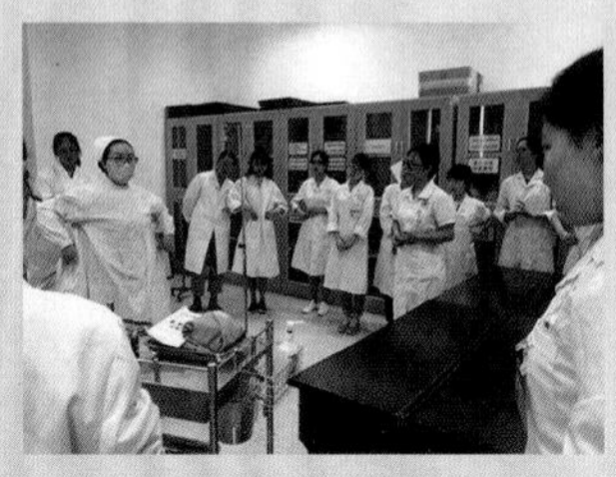

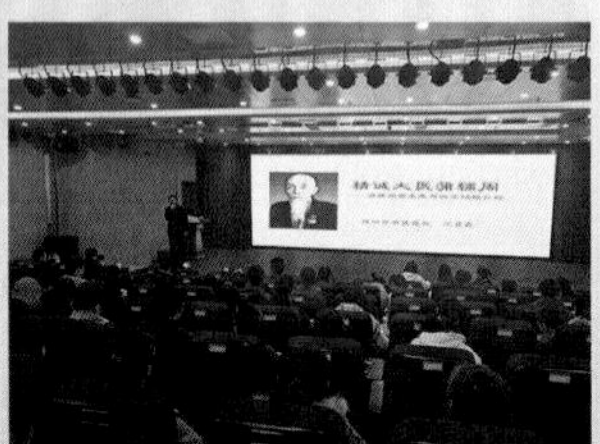

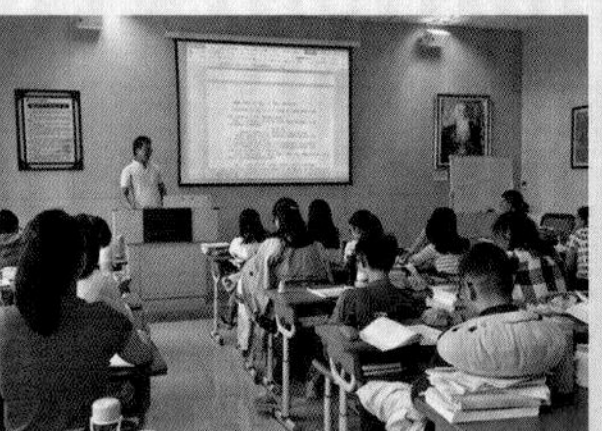

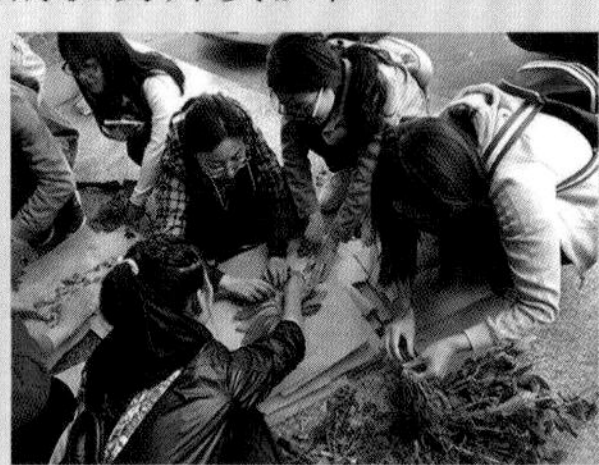

三、临床实践

医院开放床位 1078 张，开设临床医技科室及专病专科 50 余个，脾胃病科、针灸科、眼科为国家级重点专科，肺病科、骨伤科、心血管病科、老年病科为省级重点专科，儿科、康复科、内分泌科、肛肠科、普外科、泌尿外科、放射科为市级重点专科。医院发挥临床优势，密切医教协同，每周安排临床见习，各科室安排专人进行带教；任课老师利用周末分组带领学生见习，熟悉各种专科检查；制订规范的实习计划，严格实习生日常管理和临床培训，不断强化学生对课本知识和临床操作技能的掌握。

四、学术传承

通过"师带徒"的方式传承中医学术，是培养中医新人的一种重要模式。医院在认真做好学生规定教学工作基础上，在全院范围按照 1∶3 的师生比选聘德才兼备的临床骨干作为学业指导老师。明确老师职责，通过建立微信、QQ 群，学生和老师每周至少见面 1 次，见习期间跟随学业指导老师临床或门诊等方式，对学生的中医思维形成、专业能力提升、未来职业规划等方面都起到了积极作用。

五、特色教学

医院根据中医学的专业特点和当前社会对学生综合能力的需要，精心设计自选课，全面提升学生综合素质。开展蒲辅周学术思想讲座、中国传统文化讲授、音乐书画鉴赏、野外采药、观摩中药加工炮制、参观红色基地、参加各种文体兴趣小组等活动。

福建中医药大学附属晋江市中医院

福建中医药大学附属晋江市中医院建于 1984 年，是县级三级甲等中医医院。新一轮医药卫生体制改革实施以来，晋江市中医院通过改革内部运行机制，围绕“急诊急、门诊快、病区质、检查准、取药便、疗效佳、费用低”的医疗服务目标，构建现代医院管理体系，逐步实现现代医院管理，促进医教研同步发展，形成自己的服务特色，借助平台建设，推动学科发展。

医院致力于积极探索实施分级诊疗就医新模式，整合医共体区域内的公立、民营医院和社区诊所，建立医共体，牵手 13 家基层医疗机构、民营医院，辐射 147 个社区卫生服务站及乡村诊所，共建心电诊断中心、影像诊断中心、病理检验中心、慢病管理中心、消毒洗涤中心、远程会诊中心、临床模拟实训中心七大共享中心。以信息系统、互联网、大数据为支撑，建立乡村一体化建设，为基层百姓提供权威健康管理服务，打造更加高效的健康医疗服务共同体平台，完善区域内卫生平台。2019 年 5 月 17 日，国家中医药管理局医政司副司长陆建伟一行来晋调研县级中医医院参与医共体建设情况，实地调研了晋江市中医院、紫帽镇园坂村卫生所、晋江市中医院紫帽园区，听取晋江市中医院医共体建设情况汇报。晋江市中医院与紫帽镇卫生院组建紧密型医共体，实行人、财、物等统筹统一管理，并将服务延伸至村级，真正实现“市、镇、村”三级服务的统筹、统一管理。

晋江市中医院作为晋江市三大医共体牵头医院之一，发挥着中医药龙头医院的辐射带动作用，将优质的中医药资源下沉到基层，辐射带动 6 家基层医疗卫生机构，并对于推动三大医共体良性竞争，可持续发展起着重要作用。2019 年 6 月 1 日，国家中医药管理局局长于文明一行赴晋江市中医院围绕“中医药在深化医改和健康建设中发挥作用的情况”进行调研。晋江市中医院作为晋江全市卫生健康系统“医共体”项目的重要组成部分，自推广紧密型“医共体”模式以来，总体运行状态良好，通过优质医疗资源下沉，引导基层患者到院区就诊，将公共卫生和医疗服务有机结合，让群众在家门口就能享受到市直医疗卫生单位优质的医疗服务。于文明对晋江市中医院在中医药发展以及医共体建设方面所做的工作表示赞赏，并强调要充分发挥中医学科内涵和特色优势，与西医体系优势互补，回归公益性；同时要坚持暖心服务理念，持续提升中医药服务质量，弘扬传统中医文化，努力满足群众健康需求。

晋江市中医院在服务医改、服务“健康晋江”建设过程中发挥了重要作用，秉着为“健康晋江”而服务的理念，着力将晋江市中医院医共体打造成更加紧密的服务共同体、利益共同体、责任共同体、发展共同体即命运共同体。

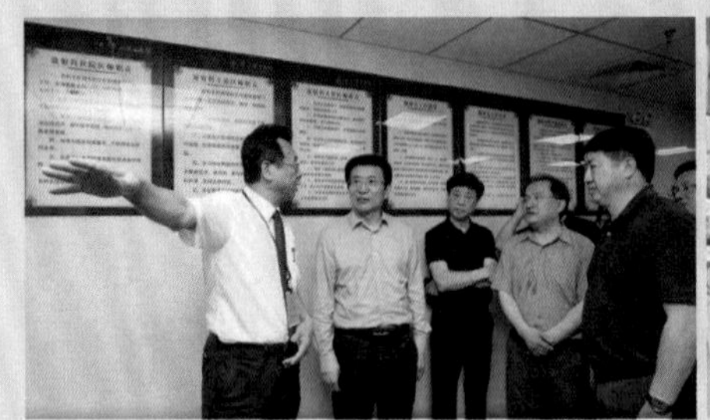
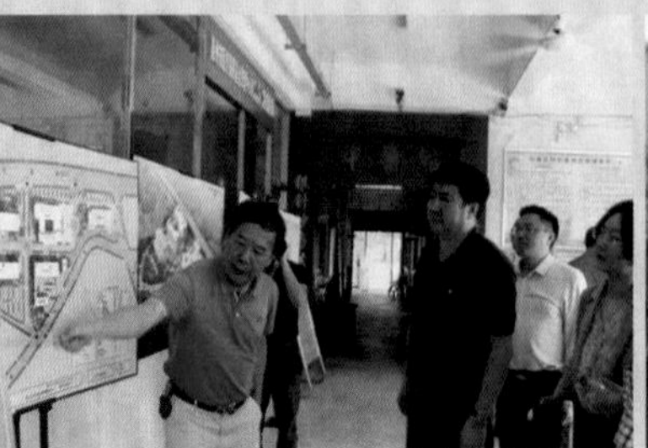
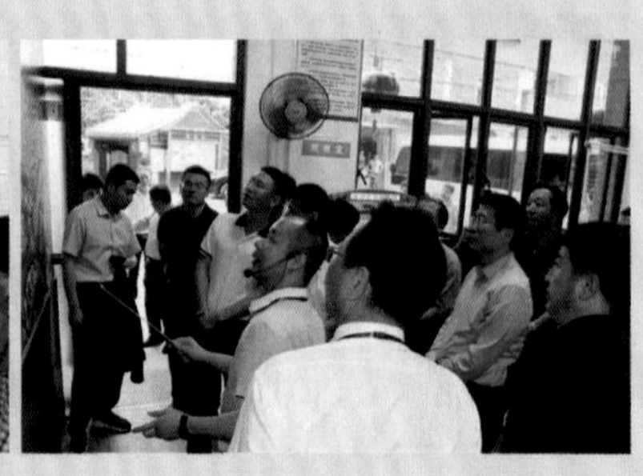

海城市正骨医院

辽宁省海城市正骨医院是以收治各类骨伤疾患为主的三级甲等中医专科医院，始建于 1956 年，占地面积 7414 平方米，建筑面积 4.4 万平方米；是长春中医药大学、辽宁中医药大学教学医院，辽宁省红十字(会)冠名医疗机构，辽宁省社会基本医疗保险和新型农村合作医疗定点医院，辽宁省交通创伤海城急救中心；拥有国家中医药管理局重点专科，承担全市“120”急救任务。“海城苏氏正骨”被列为第四批国家级非物质文化遗产代表性名录，荣获第二批“辽宁老字号”称号。“苏氏正骨法”是国家卫生健康委“十年百项成果推广计划”之一。

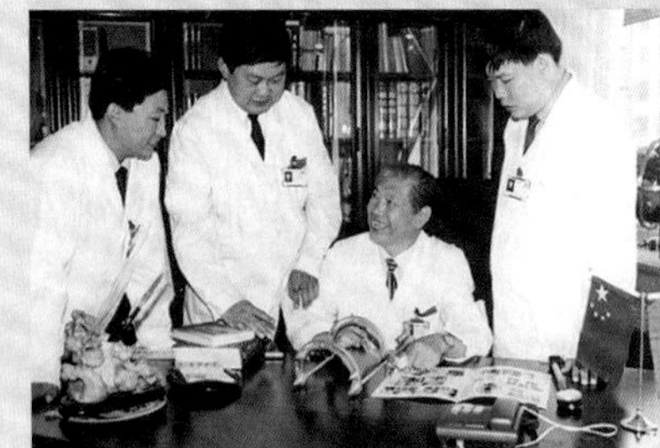

薪火相传

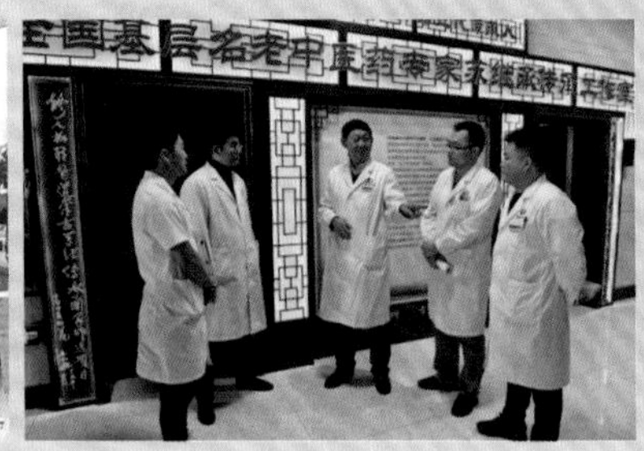

海城市正骨医院董事长、“海城苏氏正骨”非物质文化遗产项目代表性传承人苏继承(中)分享临床经验

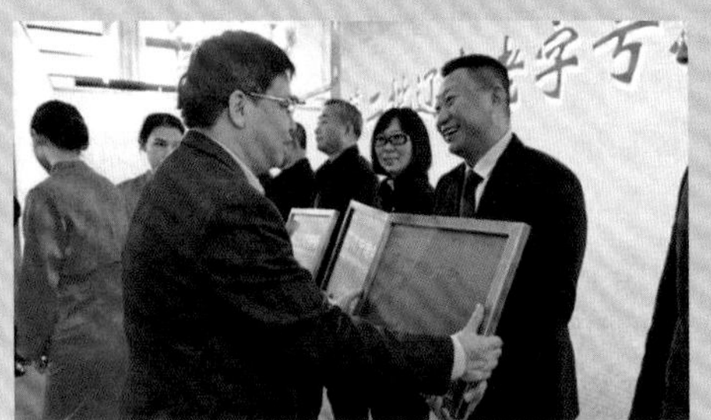

海城市正骨医院荣获第二批“辽宁老字号”称号，图为授牌仪式现场

医院有职工 788 人，其中主任医师 78 人、硕士研究生导师 4 人、骨伤博士后 1 人、全国名中医 2 人、辽宁省名中医 2 人、鞍山市名中医 6 人；开放病床 600 张，设有骨关节科、老年骨伤病科、膝痹病科、小儿骨科、脊柱科、创伤骨科、创伤手外科、正骨科、康复推拿科、中医治未病等特色优势科室。老年骨折病科为国家级重点专科，脊柱科为鞍山市重点学科，膝痹病科为辽宁省“十三五”重点专科；拥有各类大型检查设备，以及内科、外科、妇儿科、血管外科、超声介入科等辅助科室，拥有通过卫生部临床检验室间质量评价的先进检验室和省级重点实验室，是一座集医、教、研为一体的大专科小综合、传统与现代医学相结合的医院。

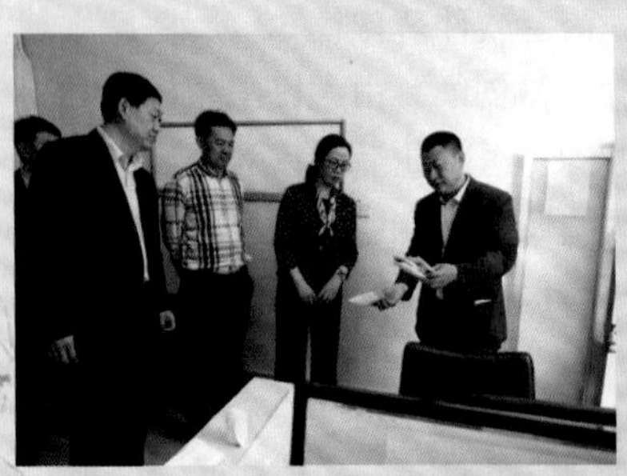

辽宁省文化和旅游厅领导来医院调研“海城苏氏正骨”非物质文化遗产保护工作情况

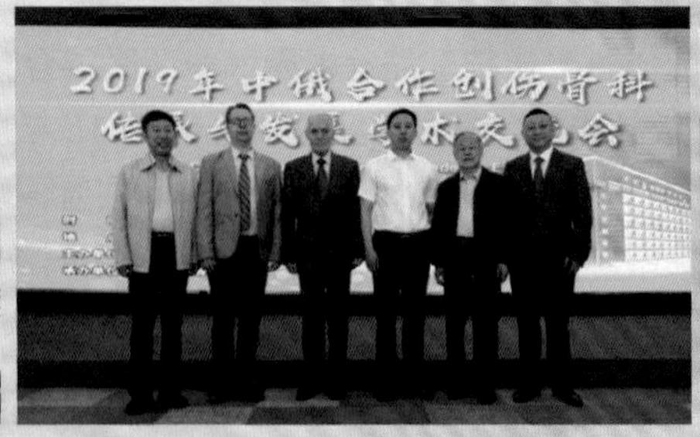

2019 年 6 月 15 日，由海城市正骨医院承办的 2019 年中俄合作创伤骨科传承与发展学术交流会在辽宁鞍山举行

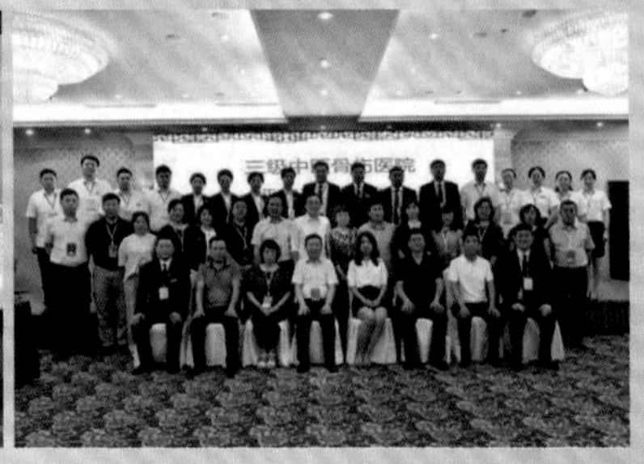

2019 年 7 月 12 日，海城市正骨医院完成辽宁省三级中医骨伤医院评审迎检工作

西藏山南市藏医医院

西藏山南市藏医医院成立于 1982 年，始终致力于藏医药的传承、保护、发扬、发展。经过 30 余年的不懈努力，医院从一个单一的藏医门诊发展成为集藏医医疗、预防、保健、康复、教学、科研、文化、生产和销售藏药为一体的综合性三级甲等藏医医院。医院先后被列为国家级第二批重点民族医院建设单位、国家中医药文化建设示范医院、国家中医药管理局“十二五”重点专科建设单位、国家中医药管理局藏医药适宜技术推广应用项目承担单位、国家和自治区级非物质文化遗产保护单位、国家中医药管理局临床重点专科建设单位、国家中医药管理局“十二五”重点学科建设单位、国家中医药管理局中药炮制继续教育基地、国家中医药管理局第一批中医临床研究基地科研协作单位、中医药传承创新工程重点中医医院建设单位、西藏藏医学院附属医院、国家第二批藏医住院医师和全科医生规范化培训基地；先后荣获全国民族团结进步模范单位、全国卫生系统先进集体、全国巾帼文明荣誉称号、第五届全国文明单位、西藏自治区先进集体、自治区级“青年文明号”单位、山南市民主评议行风满意单位等。医院拥有国家级名中医 1 名，享受国务院政府特殊津贴专家 2 名，藏医研究生导师 5 名，西藏自治区名藏医 4 名，国家级（藏医尿诊技术、藏药浴）非物质文化遗产传承人 12 名；拥有国家级重点专科 3 个（藏医脾胃、预防保健、脑病），国家级临床重点专科 1 个（藏医脾胃），国家级重点学科 1 个（藏医内科学）。

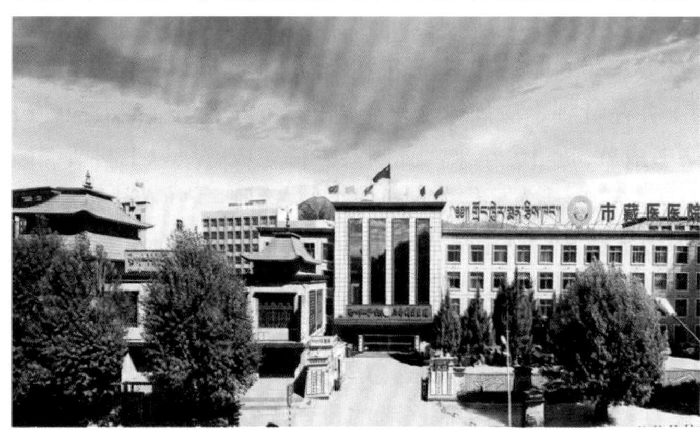

■■ 重大项目落地显效

总投资 600 万元的藏药浴非物质文化遗产传习基地项目全部竣工并通过验收。国家总投资 1 亿元的山南市藏医医院藏医药传承创新工程项目于 2019 年 10 月 12 日正式动工。总投资 8000 万元的山南市藏医医院制剂室异地新建项目（其中国家投资 1500 万元）于 2020 年开工。

■■ 服务能力显著提升

2019 年医院共为 108603 人次提供门诊诊疗服务，比 2018 年增加 12.5%；为 4511 人次提供住院诊疗服务，比 2018 年增加 4.9%。

■■ 中心工作成效显著

一是综合能力不断提升，通过藏湘两地专家和藏西医结合深度融合，优势互补、通力协作等形式，拓展服务项目。二是科研能力不断加强，2019 年医院 9 项课题被国家中医药管理局、文化部、自治区科技厅、自治区藏医药管理局等立项。藏医古代经典名方目录整理研究项目于 2019 年 8 月 29 日完成 5 省藏区相关藏医药专家组成的项目审定会议，由医院最终遴选的 34 首古代藏药经典名方全部通过审定并向国家中医药管理局申报审批。藏医正骨疗法等 3 项 2017 和 2018 年市级科技课题结题并通过验收。藏医卡擦尔药临床使用指南等 4 项局级科研课题期满结题。三是在山南市委市人民政府的高度重视和市国有资产监督管理局的有力指导下，医院积极响应自治区人民政府关于区内国有藏药企业整合重组成立西藏藏药集团的号召，医院下属雍布拉康藏药厂（不含医院制剂室）将以入股形式参与西藏甘露藏药集团，成为旗下山南子公司，医院成为新成立西藏甘露藏药集团山南子公司股东。四是 2019 年继续在全区 7 个地市藏医医院设立博士工作点，为藏医药高端人才培养、藏医药科研、藏医传承创新等注入强劲动力。

黑龙江省中医药科学院
岐黄学者王顺

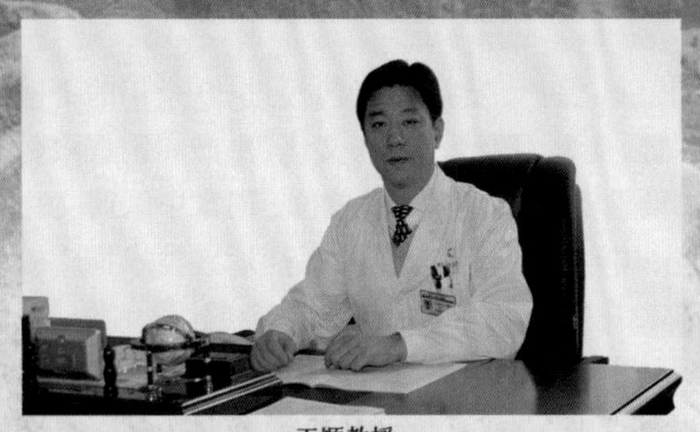

王顺教授

王顺，中共党员，临床医学博士、博士后、二级教授、主任医师、博士研究生导师；现任黑龙江省中医药科学院院长，国家临床重点专科、国家中医药管理局重点专（学）科带头人，国家区域诊疗中心东北地区针灸负责人，国家中医药管理局重大疑难疾病中西医临床协作项目负责人，国家中医药管理局中医药循证能力建设项目负责人；享受国务院政府特殊津贴专家，黑龙江省名中医，省优秀中青年专家，德艺双馨省级名医，省首届龙江名医，黑龙江省政协委员，哈尔滨市人大代表；先后荣获全国优秀医院院长、中华中医药学会优秀管理人才奖、全国五一劳动奖章、黑龙江省五四青年奖章、黑龙江省青年科技奖，并当选全国第七届科学技术大会代表。

王顺常说：“如果你选择了神圣的中医事业，就要毕生与学习和科研相伴，才能不负初心、不枉使命。”他师古不泥，提出调神畅情理论治疗各种疑难杂症，并在针刺手法规律性研究、经穴特异性与临床效应性研究、针药结合治疗临床疑难疾病研究等方面取得诸多成就。近 10 年来，王顺共主持完成省级以上科研课题 15 项，荣获省科技进步二等奖 7 项，国家发明专利 1 项，制定国家标准 2 项，研制出面瘫胶囊、川菊止痛胶囊、丹芪中风水丸等中药制剂应用于临床；科研成果“透穴刺法治疗中风后小脑共济失调的临床研究与评价”已成为国家百项诊疗技术推广项目，并制作成教学光盘在国内外公开发行；出版学术专著 10 部，发表学术论文 90 余篇，培养博硕士研究生 50 余名。

“让中医这个老祖宗给我们留下的宝贵遗产，能够为更多的人群造福，是每个中医人的职责所在。”他从医 30 年来，以德立身，泽己及人，诊治患者 50 余万人次，践行了中医医者的责任。多年来他走基层、下农村、精准扶贫、帮扶义诊，发挥龙头作用和辐射作用，牵头成立黑龙江省中医医疗联合体，帮扶全省 93 家地市级、县级中医院以及乡镇卫生院、社区卫生院，用脚下的泥土最好地诠释了“让中医药技术造福基层百姓”的初心。

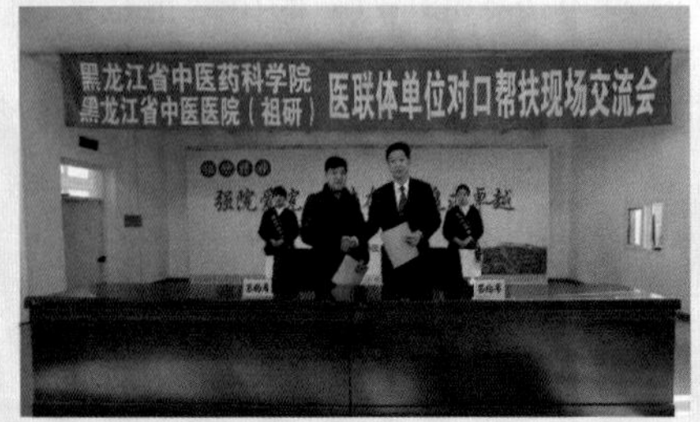

黑龙江省中医药科学院与医联体成员单位签订帮扶协议

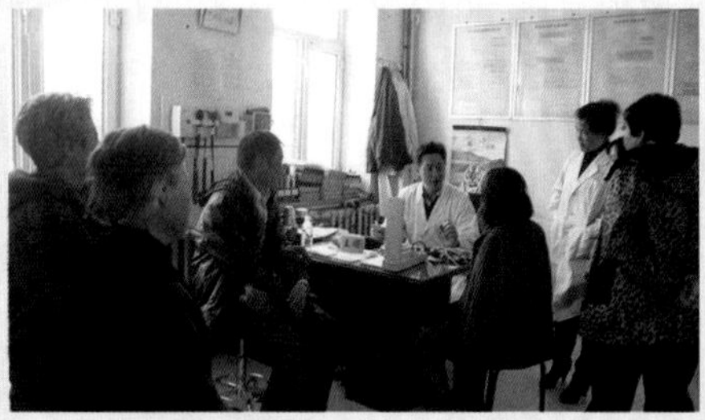

王顺为五常沙河子镇卫生院的农民患者义诊

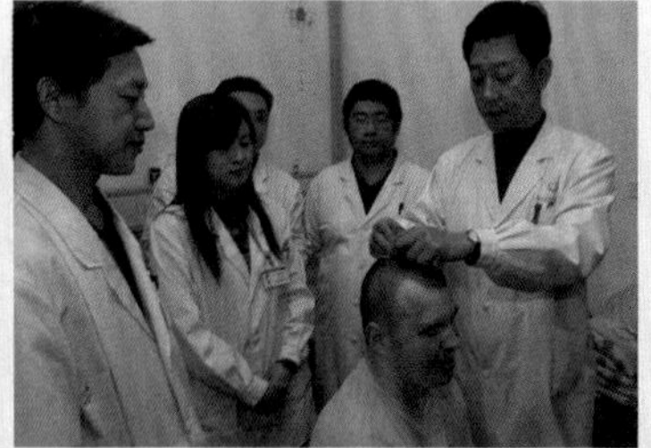

王顺团队诊治患者

“中医文化需要代代传承，中医事业更需要与时俱进。”作为黑龙江省中医药科学院第一任院长，他提出“一体两翼”“四位一体”和“突特色、贯中西、强创新”的发展思路。首先就是建平台，针对医疗科研短板，筑巢引凤，守好中医本源，先后筹建总院、香安院区，并建设全科医师培训基地、实验动物中心、国医堂、腹膜透析中心、治未病中心、体检中心、临床心理中心。同时，在大健康理念的引导下，他积极实施创新驱动战略，拓展“药食同源”大健康产业，将 16 种大健康系列产品推向市场，有效地解决了核心产品——酵豆系列研发成果的转化难题，为中医药健康产业与生态农业、功能性农业有机结合提供了强有力的科技支撑。

黑龙江省中医药科学院在王顺院长的带领下稳步发展，医院建筑面积由 5 万平方米增加到 11 万平方米，床位数由 1000 张增加到 1800 张。医院共获省科技进步奖 33 项，转让新品种 12 个，承担省级以上科研课题 134 项，其中国家重大新药创制项目 3 项。使祖研“老字号”以 2 个国家区域诊疗中心、1 个帕金森氏病国家重大疑难病试点、4 个国家临床重点专科、16 个国家中医药重点学科和重点专科、11 个省级领军人才梯队，成为引领黑龙江省中医事业发展的“旗舰”。

福建中医药大学
李灿东教授团队—— 国家岐黄学者工作室介绍

挚爱中医，身心俱在——李灿东教授简介

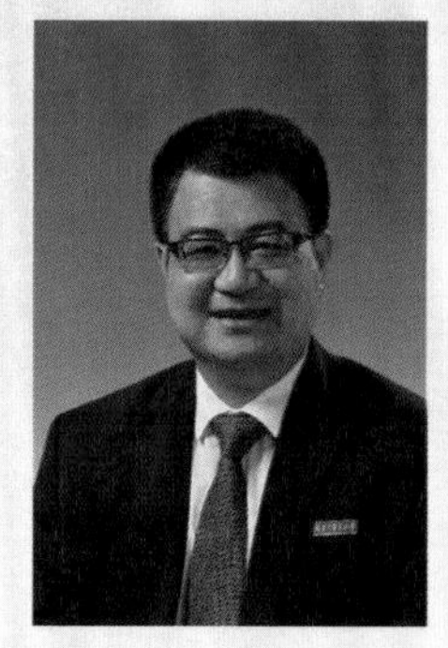

李灿东，教授，医学博士，博士研究生导师；中华中医药学会中医诊断分会主任委员、世界中医药学会联合会中医健康管理专业委员会会长，入选国家中医药领军人才支持计划岐黄学者，《中医诊断学》国家级教学团队负责人，《中医诊断学》国家级精品共享课负责人，《中医诊断学》国家级规划教材主编，第六批全国老中医药专家学术经验继承工作指导老师，第二届“全国百名杰出青年中医”，中华中医药学会中医健康科普首席专家，被授予“国家有突出贡献中青年专家”荣誉称号，享受国务院政府特殊津贴，国家级百千万人才工程人选，教育部中医学类教育指导委员会副主任委员，世界卫生组织ICD-11项目专家组成员，福建省中医健康管理（治未病）联盟学术带头人。

嘉言懿行，把握健康状态

双向思维，五辨肯綮

李灿东教授团队长期从事中医诊断学教学、科研和中医健康管理研究，临床中注重中医思维，传承中医正向诊断疾病思维，拓展反向误诊思维，强化临床技能实操，编写关于反向误诊思维的书籍《中医误诊学》，创立“五辨”诊疗体系，并将其写入国家“十三五”规划教材《中医诊断学》，从“辨症、辨证、辨病、辨人、辨机”整体的中医思维认识患者的健康状态，丰富和完善了中医学理论体系。

状态医学，健康执本

随着医学模式从“疾病医学”向“健康医学”转变，李灿东教授团队在承担“973”项目课题、“十二五”支撑项目课题、国家自然科学基金重点项目等基础上，创新性地提出“中医状态学”概念。李灿东教授认为状态是健康认知的逻辑起点，把传统对疾病的诊断拓展到对生命全过程健康状态的辨识和把握，以状态为核心构建中医健康医学的理论体系，建立四诊信息采集、筛选、分类和标记、模型识别、状态辨识、风险预警、干预治疗、效果评价为一体的方法学和技术平台，从系统、整体、动态和个性化的视角诠释了中医健康的科学内涵，正式出版《中医状态学》《中医健康管理学》2部专著。

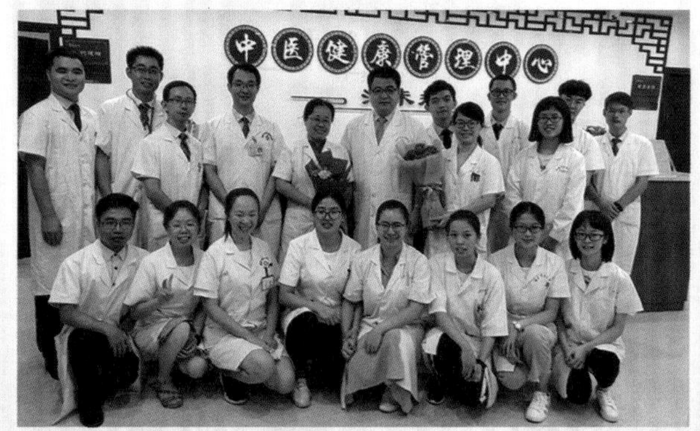

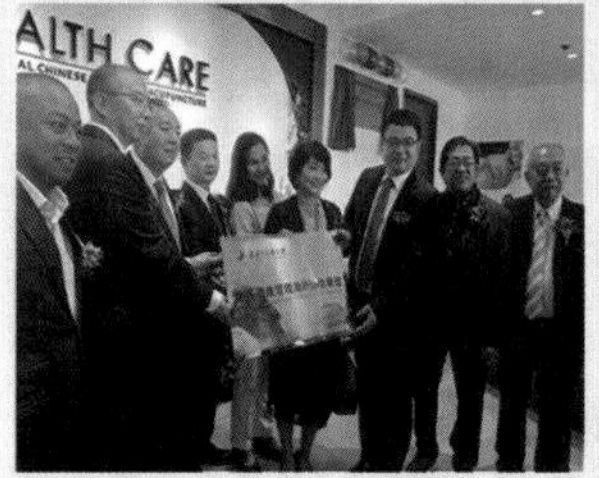

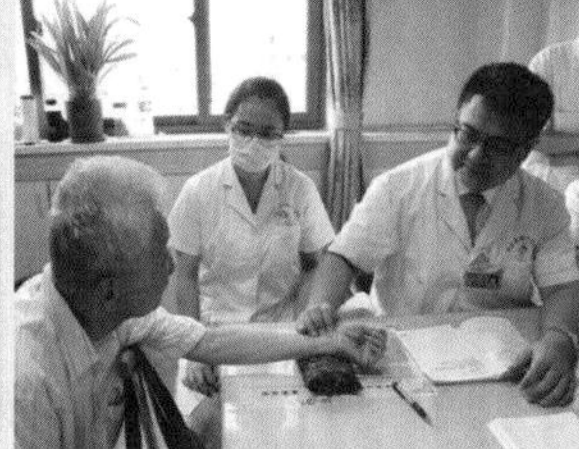

人工智能，辐射引领

李灿东教授团队牵头制定中医健康管理的国际标准和国家标准，从理论体系、方法系统、评价标准、服务模式、技术设备等方面为治未病健康工程提供理论和技术支撑，应用系统科学原理，结合人工智能和大数据技术，形成了以“太医院”+全科医学+互联网的“越人健康管理模式”并落地示范，为中医健康管理服务走入千家万户提供新模式，相关成果有“中医健康管理太空舱”“电子鼻”“健康家宝”等，形成专利12项，在治未病研究和中医健康管理服务领域得到广泛应用。

医者仁心，岐黄精诚传薪

望闻问切，春风和气，辨证论治，执笔方成，治学严谨，精心育人，是李灿东教授临诊常态。他坚持“医乃仁术，医者仁心”的理念，在临床上辨证精准，用药轻灵，四两拨千斤。李灿东教授开创了独具特色的痰证及郁证基础与临床研究平台，坚持本科教学第一线，积极探索教育教学改革和中医药人才培养模式改革，致力于中医文化和中医科普宣传，先后到31所高校和20多个国家和地区讲学，被聘为中华中医药学会健康科普首席专家和9所中医院校的客座教授，获得全国首届中医药科普“金话筒奖”，所著《身在中医》获得中华中医药学会科学技术一等奖，2019年9月获教育部科学技术进步奖（科普奖）二等奖，主讲的《中医健康理念》入选教育部首批精品视频公开课。

江西中医药大学 ——岐黄学者刘红宁

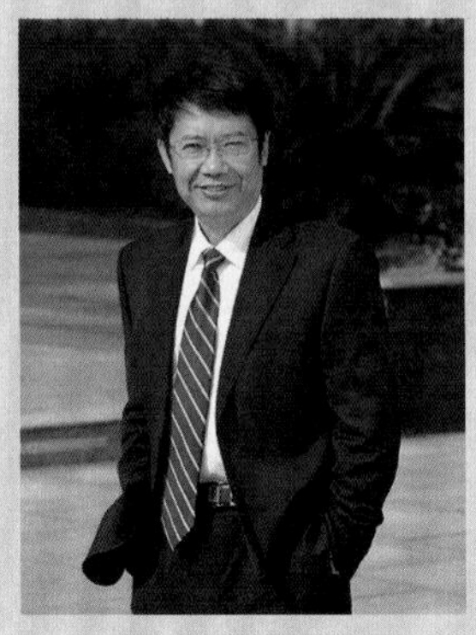

刘红宁，中共党员，博士，教授，博士研究生导师，享受国务院政府特殊津贴专家，“全国中医药杰出贡献奖”获得者，中医药传承与创新“百千万”人才工程(岐黄工程)岐黄学者，“赣鄱英才555工程”领军人才，江西中医药大学原党委书记现任江西中医药大学首席教授、高等研究院院长、院士工作站执行站长，兼任世界中医药学会联合会中药药剂专业委员会会长、教育部高等学校中药学类专业教学指导委员会副主任等；获得省级以上奖励23项，其中国家级教学成果一等奖2项、二等奖1项，省级科技进步一等奖1项，省级教学成果一等奖6项。

【主要学术思想】

(一)中药制剂领域

刘红宁教授团队针对中药固体制剂设计缺乏有效的理论指导、制造过程缺乏精准的评价与控制、制剂质量不稳定、顺应性差，制药装备能耗高、成本高、生产效率低等共性问题，以“提质、增效、绿色、升级”为目标，历经14年学科联合攻关，研制了大规格中药片剂高速压片技术与大容量大规格中药片剂包衣技术。从设计、工艺、装备和质控等方面建立了系统解决方案，形成了干燥、粒子设计、大片高速压片、大容量包衣、胶囊填充、矫味(掩味)、防潮等技术体系，研制了系列制药设备，解决了中药固体制剂制造的关键共性问题。刘红宁教授团队承担的“中药大片、异形片为核心的中药片剂现代产业化关键技术”研究项目获江西省科技进步一等奖1项，江西省科技进步二等奖4项，中华中医药学会、中国中西医结合学会科学技术二等奖各1项；发表论文127篇，他引936次，发明专利25项。

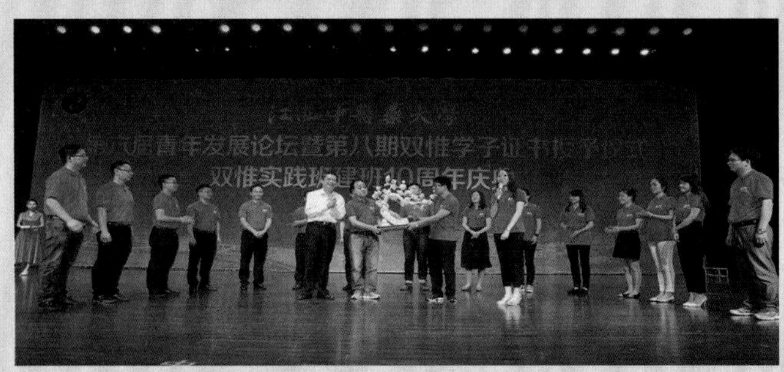

2016年，双惟实践班第一批毕业生给班主任刘红宁教授赠送寓意丰富的“树根雕”，寓意双惟精神永远是他们的根

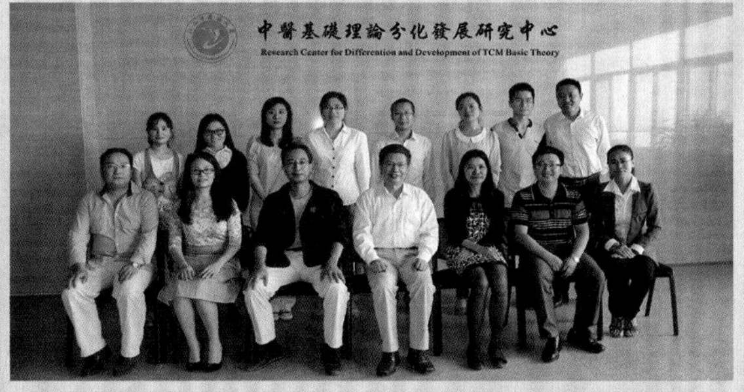

江西中医药大学中医基础理论分化发展研究中心全体人员合影

(二)素质教育领域

刘红宁教授一直致力于素质教育与人才培养模式的探索。在“基础素质”理论的指导下，形成“教无类、学为先、重激励、育特长、促实践、有思想”的教育理念，以身心素质、思想素质、学习能力、思维能力为培养内容，以激励机制、内化机制、保障机制、评价机制为培养路径的中医药人才双惟实践培养模式。于2006年9月创办基于校训“惟学、惟人、求强、求精”的“双惟”实践班。刘红宁及其“双惟”实践团队，先后获得国家级教学成果一等奖、全国高校德育创新发展研究成果一等奖、江西省教学成果一等奖等省级以上奖励13项，在《中国高等教育》等刊物上发表学术论文63篇。“双惟”实践模式得到中央电视台、《人民日报》等20多家主流媒体的关注与报道。2018年，刘教授荣获江西省第二届感动江西教育年度人物。2019年，刘教授入选全国教书育人楷模候选人。

(三)中药药性领域

刘红宁教授团队运用代谢物组学建立了寒热药性标志物的判别方法，运用能量代谢效应建立中药寒热药性与能量相关的决策树差别模式。研究结果显示，中药寒、热药性的判别通路或模式与能量代谢存在着极为密切的关系，为中药寒热药性研究提供了一种可借鉴的研究模式，为中医病因病机研究提供了一种新的技术方法和手段。该研究领域中，刘红宁教授团队获批“973”计划项目1项，国家自然科学基金项目18项，省自然科学基金项目12项；发表SCI论文13篇，EI论文12篇，中文期刊论文70余篇；培养博士研究生9名，硕士研究生63名，江西省主要学科学术和技术带头人2名，江西省“百千万”人才工程人选2名，江西省中青年骨干教师5名。

中国中医科学院岐黄学者马堃

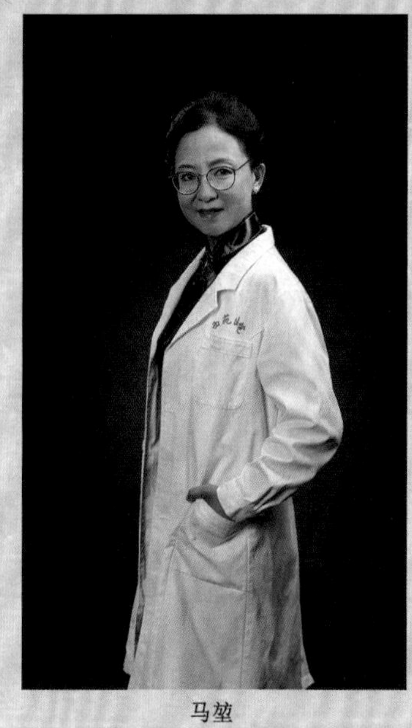
马堃

一、简介

马堃主任医师，1962年出生，女，回族，中医妇科学博士，中药学博士后；博士研究生导师，博士后合作导师；二级研究员，享受国务院政府特殊津贴，岐黄学者，全国优秀中医临床人才；现任和曾任中国中医药信息学会妇科分会会长、中国民族医药学会妇科分会执行会长、中国中西医结合学会生殖医学专业委员会副主任委员、中国中医药研究促进会妇产科与辅助生殖专业委员会副主任委员、中国中医药研究促进会妇科流派分会副会长；承担国家级、省部级课题26项；获得中华中医药学会一等奖1项、中国博士后科学基金1项、中国中西医结合学会科学技术三等奖1项、中国中西医结合学会妇产科专业委员会学术论文一等奖1项、中国中医科学院科学技术三等奖4项；论文《中医药防治盆腔炎性疾病优势与证据研究进展》被2018年《中国中医药年鉴（学术卷）》引用；为2009年和2010年两次夏季达沃斯中医药论坛特约嘉宾；完成国家级继续教育项目授课和各种公益及科普讲座130余次；培养硕士博士研究生和传承人21名。

二、师承

马堃老师1989年9月在西苑医院跟随孙立华研究员攻读硕士研究生，至今仍是北京中医药薪火传承“3+3”孙立华名老中医工作室负责人；1994年9月跟随傅方珍主任医师，在西苑医院攻读博士研究生，跟师直至2001年4月恩师去世；2004年12月进入中国中医科学院中药学博士后流动站，跟随李连达院士，从事中药材及中成药的安全性研究；2009年11月8日至今，拜师北京中医药大学肖承悰教授研究中医药在妇科疑难疾病和从事妇科行业学术交流工作等；2012年8月入选第三批全国优秀中医临床人才，拜师王永炎院士、肖承悰教授、蔡连香研究员。

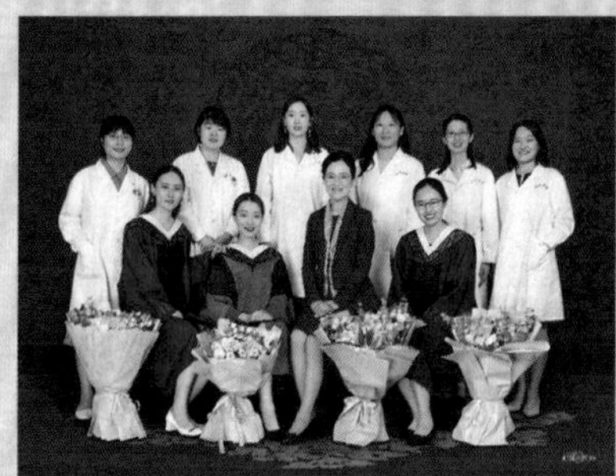
马堃与毕业研究生合影

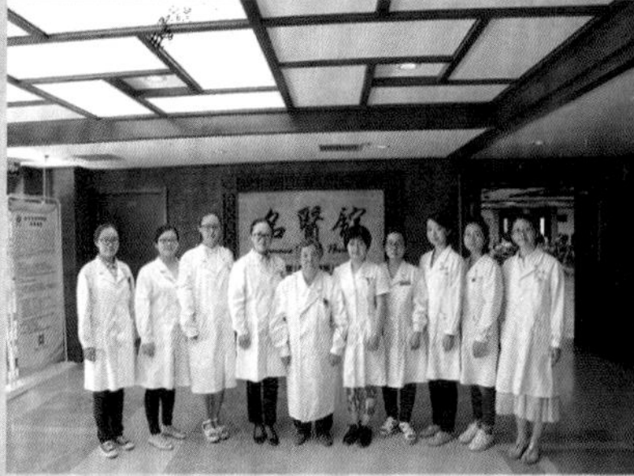

马堃与研究团队合影

三、主要学术观点及影响力

学术观点： 马堃老师自1985年从事妇科临床、科研、教学和管理工作，提出“益气养阴、化瘀止血法治疗异常子宫出血”“补肾为主，兼以活血为原则治疗女性排卵障碍性不孕不育”“养心安神、补肾疏肝健脾法治疗更年期综合征”等学术观点；系统研究“肾虚血瘀”病理机制，科学阐述“肾主生殖”中医经典理论。诊治中，重视“辨病与辨证相结合”，既明确了疾病的诊断，又突出了“整体观念-辨证论治”和“异病同治”中医药优势特色，避免和减轻西药不良反应；节省用药、化验的经济成本，发挥中医药诊疗的特点，获得良好的社会和经济效益。

影响力： 通过三代人的系统临床研究，形成院内制剂“固经冲剂”“调经助卵丹”，提高临床疗效，为新药研发奠定了基础；获得省部级奖7项；在核心期刊发表文章90余篇，3篇入选F5000论文，1篇论文被2018年《中国中医药年鉴（学术卷）》引用。

中医药传承与创新“百千万”人才工程岐黄学者——北京中医药大学 张冰

张冰，女，1959年8月出生，北京中医药大学二级教授，主任医师，博士研究生导师，国家中医药管理局重点学科临床中药学学科带头人，中医药传承与创新“百千万”人才工程岐黄学者，国家“万人计划”领军人才教学名师，全国中医药高等教育教学名师，第六批全国老中医药专家学术经验继承工作指导老师，全国优秀科技工作者，首都劳动奖章获得者，享受国务院政府特殊津贴，兼任中国民族医药学会信息与大数据分会会长、世界中医药学会联合会临床用药安全研究专业委员会副会长、中华中医药学会中药基础理论分会副主任委员等职务30余项。

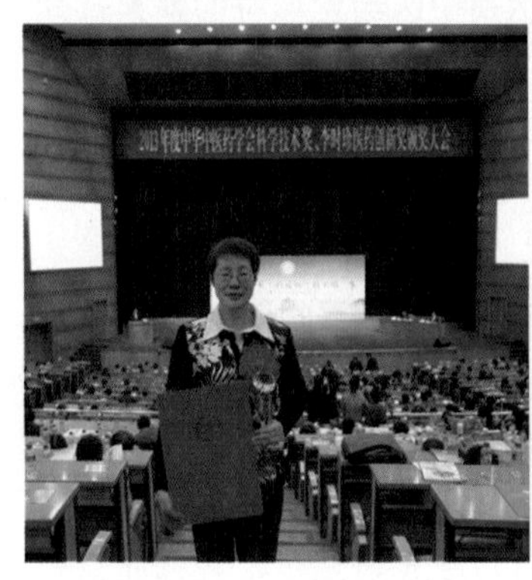
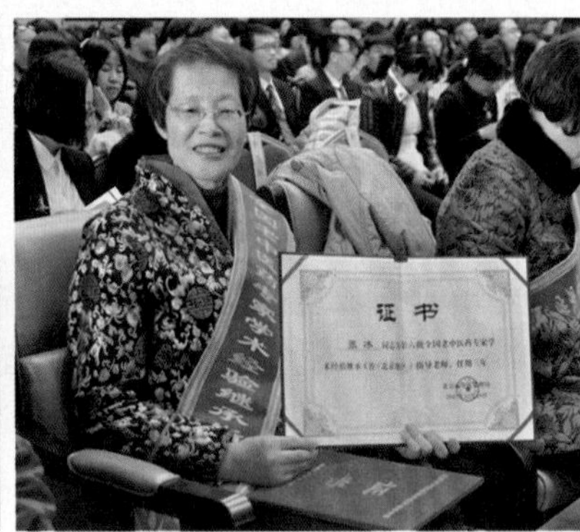

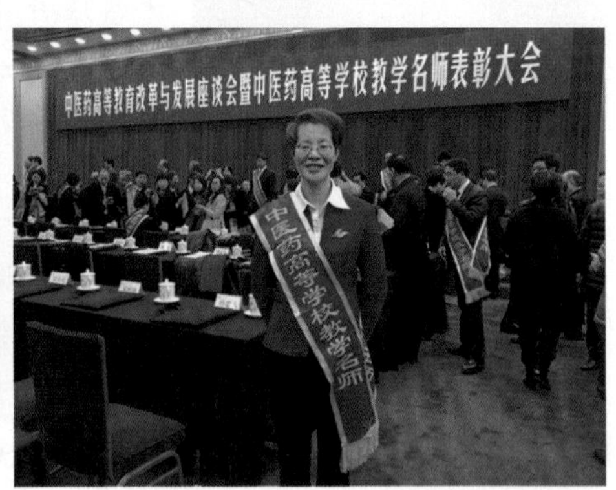

厚传承、融医药、重安全

张冰教授师从国医大师颜正华，始终以严谨求实的精神坚守在临床、教学、科研一线。在36年的临床中医药实践中，张冰教授以中医药交融为特点，挖掘孟河及其传人颜正华用药思想，形成以“巧用多效、慎用毒烈、杜绝药物伤害”为特色的孟河京派学术传承；根据中药药性，创新性建立“识毒－用毒－防毒－解毒”的中药药物警戒体系，服务精准用药；积累防治消化、变态反应及代谢性疾病经验，形成独特的诊疗优势，在健脾祛湿中药防治高尿酸血症及其难治性继发病等方面尤具心得，年门诊量4000人次左右。

培育栋梁、服务社会、传承发扬

作为国家中医药管理局首批临床中药学学科带头人，张冰教授为多个专业、不同层次的本科生、研究生、执业医师、执业药师教授10余门课程，为中医药事业育才逾万人；先后主持国家“973”、科技支撑、国家重大新药创制、教育部等各级课题60余项，发表论文400余篇，发明专利3项；积极将科研成果引入课堂，主编国家及行业规划教材、北京市精品教材及著述50余部，获教学、科研类奖励40余项。

张冰教授主讲的国家精品在线开放课程《中药安全用药导论》，在线学习人数超过6万人；主讲国家药品监督管理局执业药师ALP计划课程，国家卫生健康委、中华中医药学会“春播行动”课程，受益26个省市4万余执业医师、药师、基层医生；与北京市中医管理局共建“颜正华临床中药学科服务基地”18家，指导临床合理用药，降低了临床不良反应发生率。张冰教授还受邀为世界卫生组织（WHO）、东盟、国际药学联合会（FIP）、澳大利亚等国家或国际组织做主题讲座，参与起草WHO《WHO Guideline on Basic Training and Safety in Pharmacy in Chinese Medicine》，推动中医药国内外传承发扬，学术影响广泛。

山东中医药大学附属医院
岐黄学者连方

连方，1957 年生，女，汉族，山东威海荣成人，山东中医药大学附属医院中西医结合生殖与遗传中心教授、主任医师；师承国医大师夏桂成，全国名中医孙宁铨、田代华；2002 年起任妇科教研室主任，山东中医药大学附属医院妇二科（中西医结合生殖与遗传中心）主任；2000 年起享受国务院政府特殊津贴，2013 年获山东省名中医荣誉称号，后获全国卫生计生系统先进工作者称号；任中国中医药研究促进会妇产科与辅助生育专业委员会主任委员，中华中医药学会妇科专业委员会副主任委员，中华中医药学会生殖医学分会副主任委员，中国中西医结合学会妇产科专业委员会副主任委员，第九届全国人大代表，山东省政协常委。

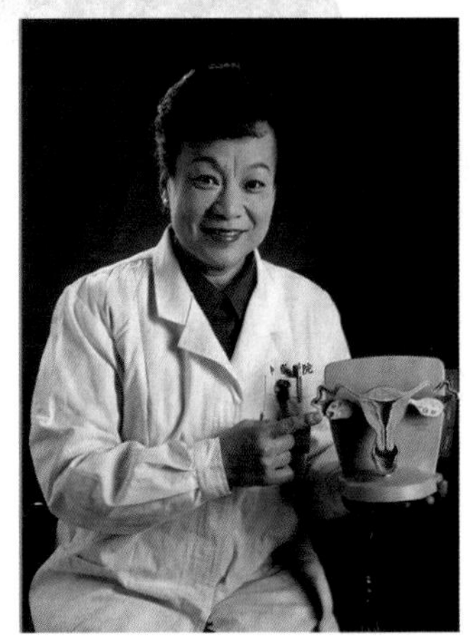

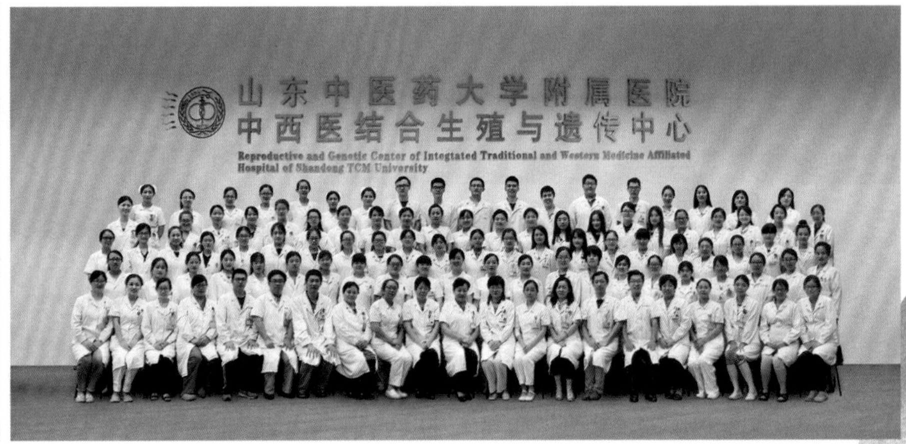

连教授从医 44 年以来，致力于中医妇科、生殖医学的临床及科研工作，1989 年在国内开展“活血祛瘀中药与导管扩通术治疗输卵管阻塞的临床与实验研究”，开创了中西医结合输卵管介入治疗新技术。1995 年，连教授带领团队开展宫腔内夫精人工授精技术，研究中医药在该技术治疗过程中的应用。经过十几年的努力，团队初步完成将传统“调经种子”理论与生殖医学专业知识的融合，具备向高新生殖技术领域攻关的基础，为我国中医药在人类辅助生殖领域的研究搭建了平台。连教授带领的科室于 2009 年 10 月获得原卫生部“体外受精 - 胚胎移植及其衍生技术”项目的试运行与正式运行。

总结归纳连教授的学术经验，主要有 4 个方面：从中医药提高卵细胞质量及子宫内膜容受性角度，丰富与发展了“肾主生殖”理论；提出“卵巢为奇恒之脏，与子宫相表里”学说，并完善了卵巢与子宫表里对应的脏腑理论；形成中药“八期调周”疗法；提出子宫内膜异位症的主要病机为“血瘀蕴毒”理论。

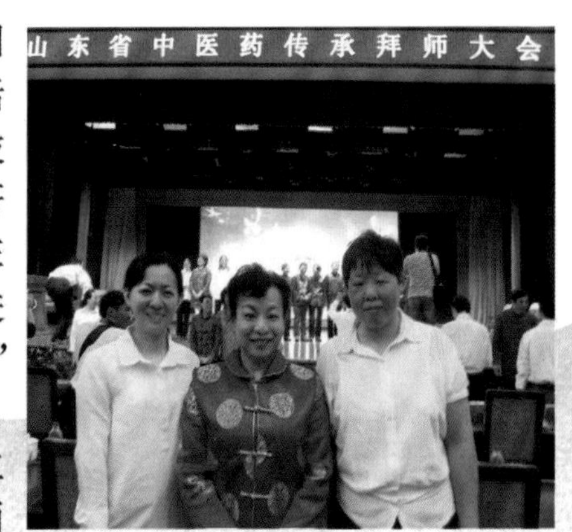

在上述理论及学术经验的指导下，连教授主持立项并完成国家和山东省自然基金等科研课题 17 项，其中“导管扩张术和活血祛瘀中药治疗输卵管阻塞的临床与实验研究”获山东省科技进步二等奖，“二至天癸颗粒提高卵细胞质量与相关基因的研究”获 2008 年中华中医药学会科学技术进步二等奖，“补肾在体外受精 - 胚胎移植技术中的应用”获 2012 年山东省科技进步二等奖，“中医药在辅助生殖技术中的基础与临床转化研究”2015 年获妇幼健康科技奖科技成果一等奖；发表论文 200 余篇，获批专利 3 项；主编人民卫生出版社精品图书《中西医结合生殖医学》，规划教材《中医妇科学》《中西医结合妇产科学》《中西医结合妇产科临床研究》；培养硕士博士、研究生 150 余名，学术经验继承人 4 名。

上海中医药大学附属龙华医院
岐黄学者方邦江

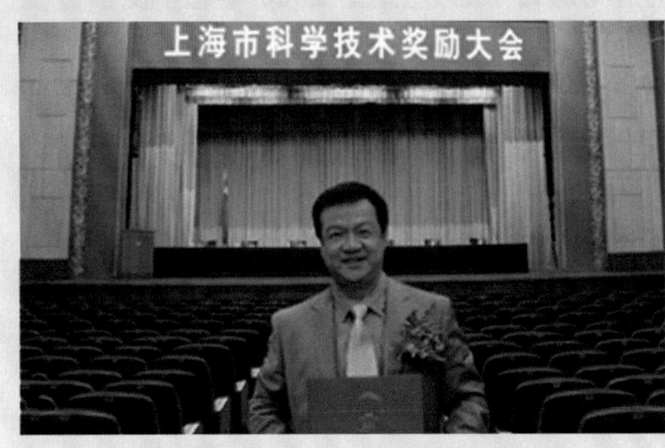

2016 年 4 月 18 日，方邦江教授获 2015 年度上海市科学技术进步一等奖

方邦江，中共党员，医学博士（博士后），二级教授，主任医师，博士研究生导师，博士后导师；1983 年大学毕业，2005 年博士后出站，先后师从国医大师朱良春、晁恩祥、沈宝藩教授，全国首批名中医陈如泉、陈绍宏教授，著名海派中医“ 顾氏外科 ”传人上海市名老中医朱培庭教授等；现任上海中医药大学附属龙华医院急诊医学科主任、中医急诊教研室主任、中医急诊研究室主任，先后在江苏、浙江、湖北、河南、四川等 10 余个省市医学院校和医院担任特聘教授或建立工作室；兼任世界中医药学会联合会急症专业委员会会长，中国急诊专科医联体副主席兼中国中医急诊专科医联体主席，国家中医药管理局重点临床专科急诊协作组组长，中华中医药学会急诊分会副主任委员，中国中西医结合学会重症、急救专业委员会副主任委员，中华医学会急诊分会全国常委兼重症学组副组长，中国医师协会急诊分会全国常委兼中西医结合急救医学专业委员会主任委员，上海市中医药学会急诊分会主任委员，上海市医学会急诊分会副主任委员，上海市中医系统急诊与重症医学质控中心主任，上海市中医急救技术培训中心主任，中国中西医结合学会急救医学继续教育基地主任等；先后获得“ 中国急诊医师中坚 ”“ 优秀共产党员 ”等荣誉称号，2017 年被评为湖北省“ 楚天学者 ”，2018 年被评为国家中医药管理局“ 岐黄学者（临床型）”。

方邦江教授临床始终聚焦具有中医特色诊疗优势的重症感染、重症脑病和重症肺病，形成了丰富的临床经验。方教授针对危急重症，打破“ 急则治其标，缓则治其本 ”传统学术理论，提出“ 急则亦可治其本 ”的“ 急性虚证 ”理论和“ 从肠论治 ”早期截断逆转治疗“ 脓毒症 ”防治新策略，其“ 基于截断扭转策略的中医药治疗脓毒症循证评价及效应机制研究 ”获国家重点研发计划支持，相关学术思想和诊疗技术纳入国家级指南和全国高等中医药院校规划教材；成果获得上海市科技进步一等奖、教育部科技进步二等奖等国家级、省部级以上奖励 10 余项；承担国家重点研发计划、国家自然科学基金等国家级、省部级以上科研课题 20 余项；先后培养博士后、博硕士研究生、海外留学生 50 余人并成为全国各大中、西医院的学术骨干和学科带头人；发表学术论文 300 余篇，主编学术著作 6 部，主编全国本科生、研究生、规培生教材 8 部，发明专利 6 项；牵头制订“ 喘证 ”“ 风温肺热病 ”国家中医药管理局中医诊疗方案和临床路径 2 个，全国中、西医专家共识“ 脓毒症 ”“ 急性脑梗死 ”等 9 个。

在方邦江教授的领导下，上海中医药大学附属龙华医院急诊医学科 2008 年被批准为全国中医急诊临床基地，2011 年成为首批国家重点临床专科，2012 年成为国家中医药管理局重点学科，2016 年成为上海市重要薄弱学科，2018 年成为国家区域诊疗中心和上海市重点临床专科，2018 年被评为中国中医医院最佳研究型专科急诊科，是中国中医急诊专科医联体主席和国家中医药管理局重点临床专科急诊协作组组长单位，在“ 脑复苏 ”“ 耐药菌感染 ”“ 急腹症 ”等方面具有显著中医特色和优势，学科被授予“ 上海市工人先锋号 ”等多种荣誉称号，受到国内外急救同行广泛认同。

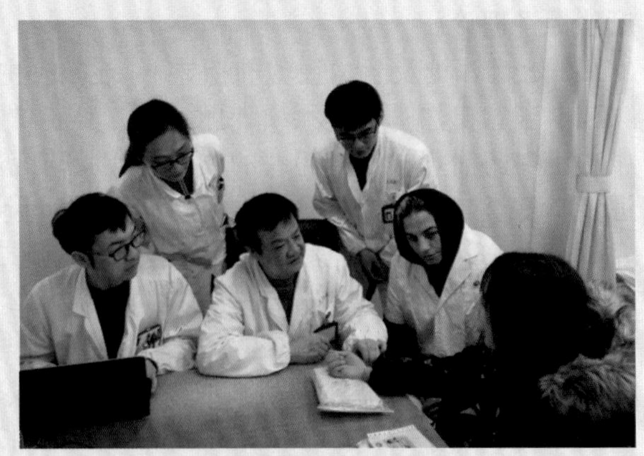
方邦江教授指导学生临证

长春中医药大学

——岐黄针医团队

团队带头人——王富春教授

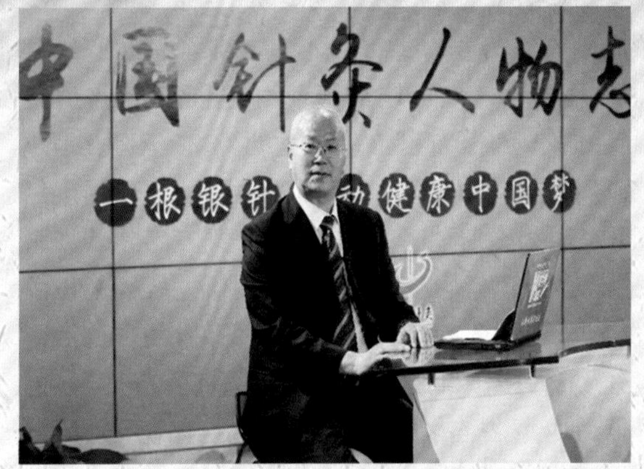

王富春，中共党员，长春中医药大学针灸推拿研究所所长，长春中医药大学附属医院针灸临床中心主任，二级教授，博士研究生导师；国家中医药领军人才支持计划“ 岐黄学者 ”，第六批全国老中医药专家学术经验继承工作指导老师，长白山学者特聘教授，国家中医药管理局重点学科带头人，全国优秀教师；中国针灸学会穴位贴敷专业委员会主任委员，世界中医药学会联合会手法专业委员会副主任委员及外治方法技术专业委员会副主任委员，吉林省针灸学会会长；发表学术论文 300 余篇，出版学术著作 160 余部。

以王富春教授为首的岐黄针医团队有成员 54 人，其中正高级职称 12 人、副高级职称 26 人、中级职称 16 人，学历层次以博士为主，形成了一支高水平的针灸学科团队。

团队科学研究基地——针灸推拿研究所

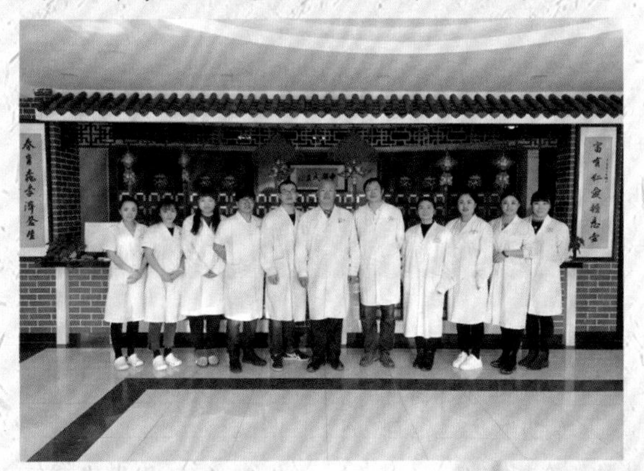

长春中医药大学针灸推拿研究所作为岐黄针医团队的重要科研平台，是集科研、教学、医疗为一体的综合性研究机构，总面积约900平方米，总投资近5000万元人民币。团队研究方向主要包括：腧穴配伍理论与机制研究、针灸推拿治疗中枢神经系统疾病的机制研究、针灸推拿对细胞能量代谢调节效应的研究、针灸推拿手法量效关系研究等，涵括中医针灸推拿学、神经生物学、分子生物学及影像学等学科领域，建立了一套完整的用于开展针灸推拿作用效应机制研究的生物学技术平台。近年来，团队依托该科研平台，与国内外多所著名大学或研究机构进行长期合作，如哈佛医学院、悉尼科技大学、荷兰莱顿大学、香港浸会大学、中国中医科学院针灸研究所、湖南中医药大学、山东大学齐鲁医院、吉林大学中日联谊医院等，承担国家重大基础研究“973”计划项目 1 项、国家自然科学基金项目 8 项、省部级科研课题 20 余项，获得国家级及省部级科技奖励 20 余项。

团队临床实践基地—— 针灸临床中心

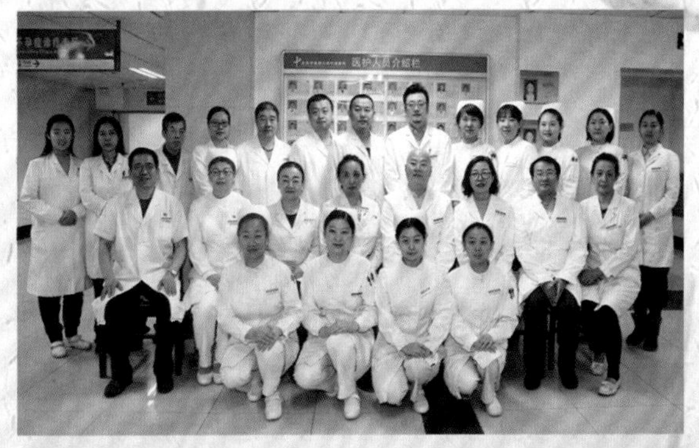

长春中医药大学附属医院针灸临床中心是岐黄针医团队的主要实践基地。针灸临床中心下设针灸门诊和针灸疗区两部分。秉承“ 专病专治，确有所长 ”的理念，门诊被分为头面病、颈肩病、疼痛病、腰腿病、中风抑郁、月经病、乳腺病、风湿痹痛、胃肠病、失眠头痛病、脱发肥胖病 11 个针灸专病诊室。为了发扬中医药传统诊疗技术，门诊设有 4 个特色治疗室，包括特色灸法治疗室、穴位贴敷治疗室、理疗室、中药塌渍治疗室。团队主要研究方向为特定穴的临床应用，治疗范围包括：颈肩腰腿痛，失眠，面瘫，中风，三叉神经痛，高血压，胃肠病，月经病，耳聋，耳鸣，肥胖症，内分泌失调，疲劳综合征，更年期综合征，荨麻疹，带状疱疹，强直性脊柱炎，压力性尿失禁，小儿遗尿，脱发，骨性关节炎，韧带、软组织损伤等百余种疾病。团队成员还擅长雷火灸疗法，平衡针疗法，药罐、药袋疗法，刃针微创疗法治，浮针疗法，针刺运动疗法，穴位贴敷疗法，腹针疗法，督灸、脐灸等纯中医特色疗法。

内蒙古自治区国际蒙医医院
岐黄学者纳顺达来

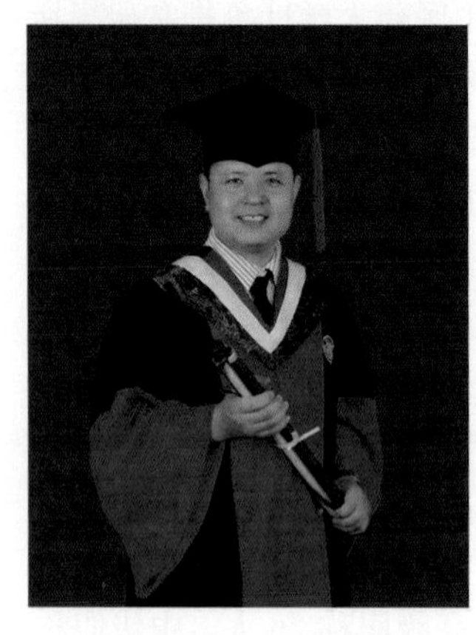

纳顺达来，男，1971 年生，内蒙古鄂尔多斯人；蒙医学专业、西医学心血管专业双学位博士，享受国务院政府特殊津贴专家，岐黄学者，内蒙古自治区突出贡献专家，内蒙古自治区“草原英才”，内蒙古自治区新世纪“321 人才工程”第一层次人选，国医大师吉格木德教授学术经验继承人，国家中医药管理局重点蒙医心血管专科和内蒙古自治区领先学科学术带头人；现任内蒙古国际蒙医医院心脏病科主任，内蒙古自治区蒙医心血管疾病临床医学研究中心主任，主任医师，硕士研究生导师；担任中国民族医药学会心血管分会副会长，内蒙古自治区蒙医药学会心脏病专业委员会主任委员，中国民族医药学会蒙医药分会理事，内蒙古自治区蒙医药学会常务理事，内蒙古自治区中医药学会络病分会秘书长，《中国民族医药杂志》《中国蒙医药》杂志编委。

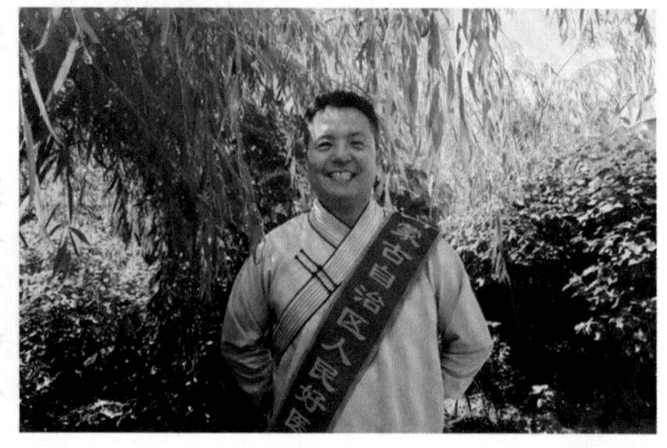

纳顺达来从事蒙医临床工作 23 年，积累了丰富的临床经验，并具有良好的医德医风和全心全意为患者服务的精神，主要学术思想为创新 3 种心血管疾病的蒙医特色诊疗方法：①提出蒙医治疗缓慢性心律失常的“滋心、补肾、升脉”辨证论治体系，研制蒙医治疗缓慢性心律失常的专科制剂甘露升脉丸；②创新蒙医特色疗法“脉泻疗法”，研制治疗慢性心力衰竭的新型脉泻制剂甘露养心丸；③提出基于蒙医“损伤热”理论治疗心脏冠脉支架植入术的辨证论治体系，研制专科制剂甘露润脉丸。

纳顺达来开展蒙医心脏支架植入术、起搏器植入术、先心病封堵术，开拓了传统蒙医疗法与现代科学技术优势互补的治疗心血管疾病新领域、新疗法；主持国家级和自治区级科研项目 10 余项，牵头制订《蒙医心刺痛诊疗方案》《蒙医心悸症诊疗方案》等优势病种的诊疗方案，完成《蒙医心刺痛诊疗指南》《蒙医心悸症诊疗指南》，对蒙医学心血管疾病诊疗规范化，以及临床疗效的提升起到了积极作用；主编的国家中医药管理局项目《脉诊概要研究》获 2018 年度内蒙古自治区蒙医药学会学术著作三等奖；担任副主编参与编写《国医大师巴·吉格木德学术著作选集》，担任编委编写《蒙医病证诊断疗效标准》《蒙古学百科全书 · 医学卷》《世界传统医学肿瘤学》《中国历代少数民族英才传》等著作；发表国际、国家级、省级论文近 50 篇，其中论文《Risk factors for the development of essential hypertension in a Mongolian population of China:a case-control study》被 SCI 收录。《蒙医脉诊的历代研究与现状》获 2001 年“伊希巴拉珠尔”铜奖。论文《论国医大师吉格木德教授学术思想》获得 2015 年首届“中国 - 蒙古国博览会”国际蒙医药学术论坛二等奖。纳顺达来先后获得蒙医药优秀传承奖、首届内蒙古自治区人民好医生、蒙古国功勋医生、内蒙古自治区住院医师优秀带教老师、医院十佳医生、医院先进工作者等荣誉。

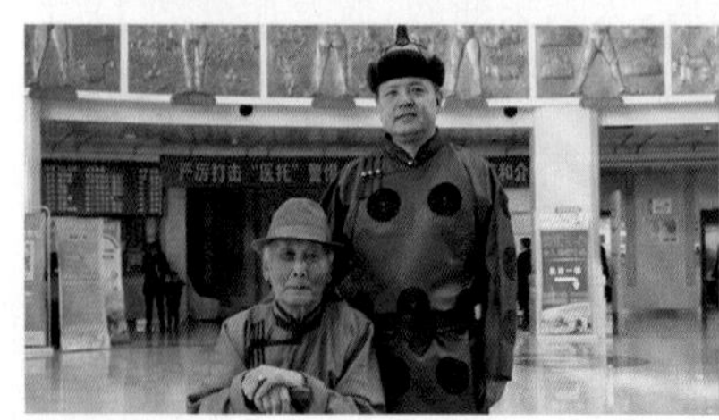

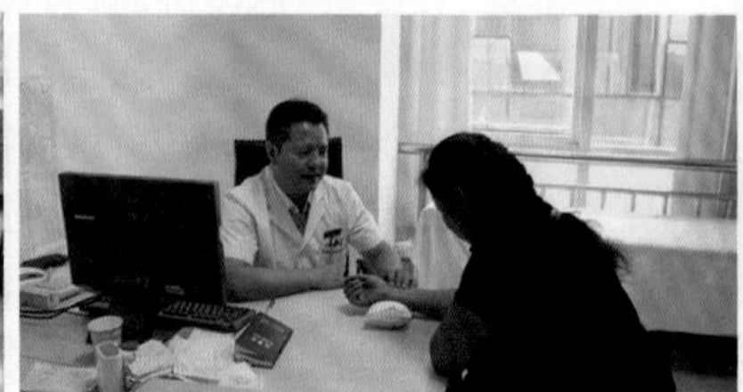

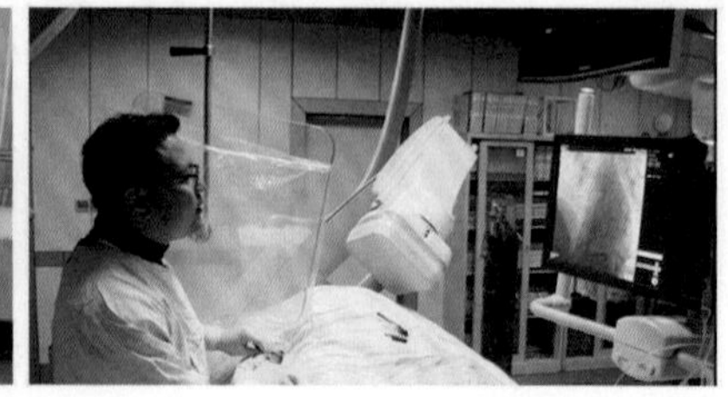

浙江中医药大学附属第二医院
范永升全国名老中医药专家传承工作室

工作室基本情况

范永升全国名老中医药专家传承工作室 2011 年获国家中医药管理局专项支持，在浙江中医药大学附属第二医院建设。工作室包括临床经验示诊室、示教观摩室、图书资料室等，设备设施齐全。工作室团队成员 27 人，包括主任医师 9 人，副主任医师 6 人，主治医师 8 人，博硕士研究生 26 人，其中全国名老中医药专家学术经验继承人 7 人，全国中医优秀人才 2 人。工作室始终秉承“传承，包容，仁爱，团结”的理念与文化内涵，以风湿病中医药防治为重点，传承与创新相结合，辨病与辨证相结合，衷中参西，重点培养具有中医思维和创新能力的高素质中医临床人才。

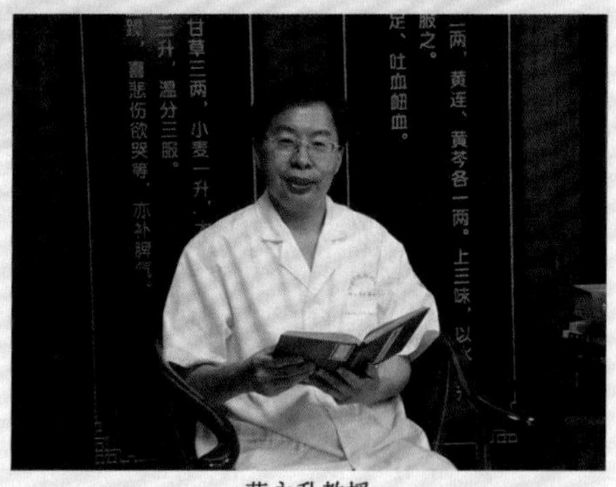

范永升教授

工作室学术导师简介

范永升，中共党员，博士，教授，主任中医师，博士研究生导师；国家“973”首席科学家，浙江省特级专家，国务院政府特殊津贴获得者，第四、五、六批全国老中医药专家学术经验继承工作指导老师，浙江省“151 人才工程”第一层次人员，首届全国名中医；第二届教育部高等学校中医学专业教学指导委员会副主任委员，国家中医药支撑计划专家委员会委员，第五届中华中医药学会常务理事，世界中医药学会联合会风湿病专业委员会理事会副会长，浙江省中医药学会副会长，中国中西医结合学会风湿病专业委员会主任委员；国家重点学科中医临床基础学科带头人。

范教授从事中医痹病学的临床及科研工作 40 余年，1988 ～ 1990 年由教育部公派赴日本国立佐贺医科大学留学，专攻风湿免疫病研究；临床擅长中西医结合治疗风湿免疫性疾病，其中以“解毒祛瘀滋阴法”治疗系统性红斑狼疮（SLE）尤为突出，既能提高临床疗效，又能明显减轻激素、免疫抑制剂的不良反应，有效防治骨质疏松、感染、高脂血症、高血压等并发症。在此基础上，范教授又创造性地提出“二型九证法”诊治 SLE，针对激素不良反应又提出了“三位一体激素减副法”，为临床诊治 SLE 提供了可供参考的临床范式；先后承担国家“973”计划 1 项，科技部“十五”“十一五”重大项目各 1 项，国家自然科学基金课题等省部级以上课题 10 余项；在国内外刊物上发表学术论文 60 余篇，出版著作 10 余种，获国家科技进步二等奖 1 项，浙江省科学技术一等奖、二等奖各 1 项，国家教学成果二等奖 1 项，获行业标准 1 项，发明专利 5 项。

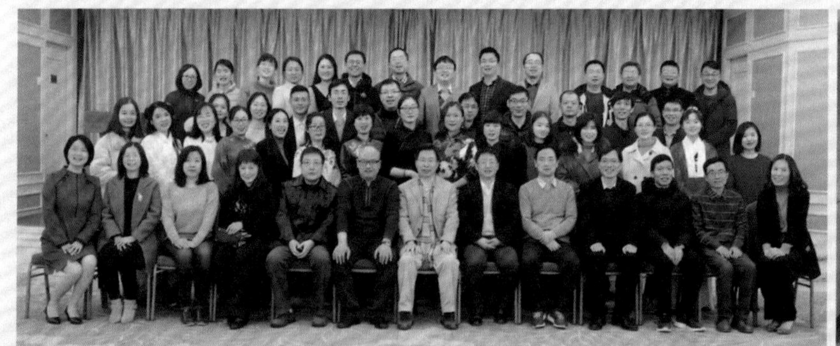

2019 年 1 月，工作室成员在浙江杭州合影留念

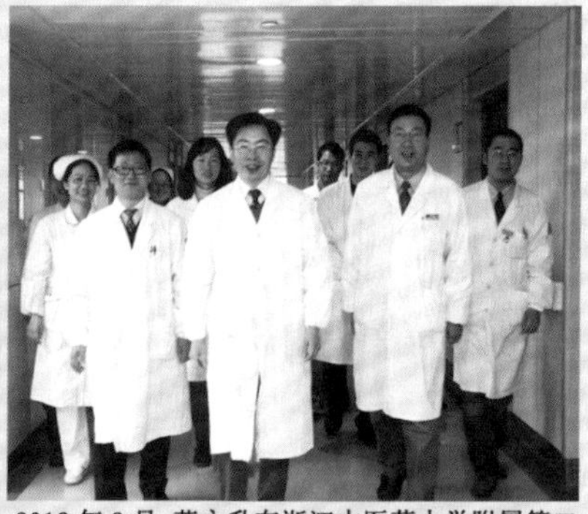

2012 年 2 月，范永升在浙江中医药大学附属第二医院风湿科病房查房

名老中医学术经验继承成果

工作室获得总结范永升名老中医学术经验的相关课题 5 项，承接北京中医药大学牵头的科技部项目子课题 1 项，在核心期刊发表范永升名老中医学术经验 50 余篇，培养研究生 50 余人；整理医案并上传至全国老中医药专家传承工作室信息网络平台 124 条，诊疗方案 6 条（阴阳毒、尪痹、燥痹、皮痹、大偻、狐惑病），收集电子处方 2000 余张，为深入挖掘范永升教授学术思想、诊疗技能及临床经验提供了重要的资料来源。

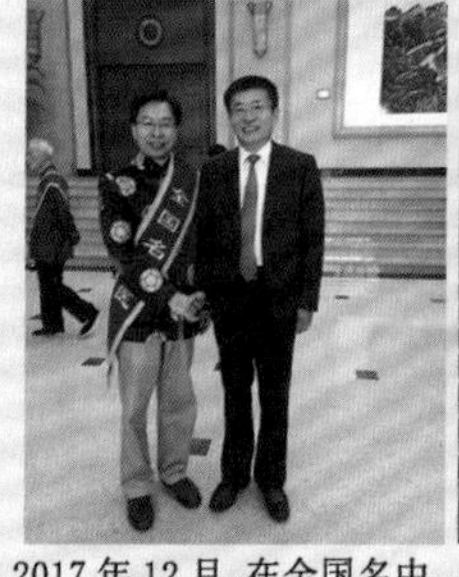

2017 年 12 月，在全国名中医表彰会上范永升与现任国家中医药管理局局长于文明合影

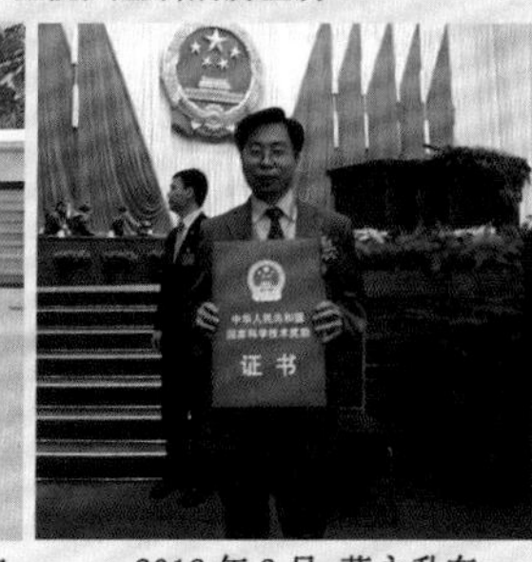

2012 年 2 月，范永升在北京人民大会堂参加国家科技进步奖颁奖大会

上海中医药大学附属曙光医院
严世芸全国名老中医传承工作室

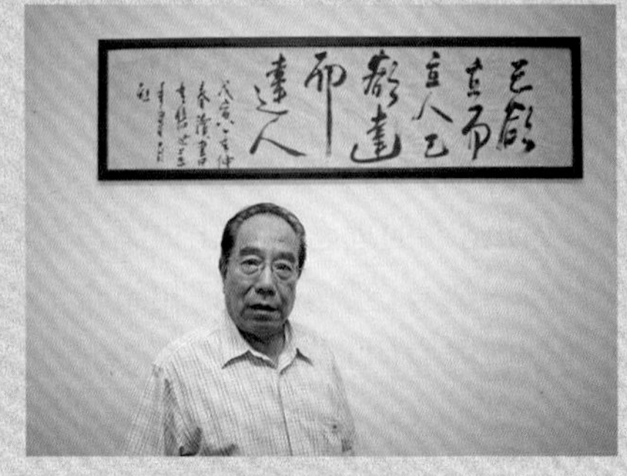

严世芸教授出生于中医世家，家学渊博，为上海中医药大学终身教授、博士研究生导师，首届全国名中医，全国名老中医药专家学术经验继承工作指导老师，上海市中医药学会原会长，中华中医药学会原副会长，第六届全国高校名师，上海市文史馆馆员。他从医从教55年，历年主持的课题20余项，主编专著和教材25部，撰写论文70余篇，多次获得国家级、市级奖项，在全国产生了广泛的影响。

自2011年严世芸全国名老中医传承工作室成立以来，在严教授的指导下，工作室团队全体工作人员不懈努力、锐意进取，致力于中医内科的临床、科研和人才培养，先后培养博士研究生30余名、博士后4名、西学中高级班2名、名中医经验师承班10名。他们中的大部分已成为中医专业的业务骨干、学科带头人和领军人才。2009年荣获全国首届先进名医工作室。工作室主要成员结构稳定、梯队合理、布局科学，专业配置符合要求，有科学完善的传承培养模式。建设周期内，工作室团队成员成功申请26项课题，多名传承人完成学历和职称的提升；发表学术专著6部，核心期刊论文论著35篇，SCI论文2篇，CSSIC论文1篇；发明专利成果7项；获得国家级荣誉3项，上海市荣誉4项。

严世芸教授临床实践50余年，潜心于中医各家学说研究，学术造诣深厚，认为来源于中国传统哲学原理的"和"是中医学界值得深入探讨研究的一个重要学术问题，可以说"和"是中医学的核心准则之一。严教授认为，"和"不仅指导中医生理观，同时也贯穿病理和治疗原则中。"和"的本意是指保持和恢复人体的自身调节机制，使阴阳、营卫、气血、津液、脏腑等系统功能协调而维持正常的生理活动，且贯穿理、法、方、药的全过程，即不和则病，病则治，治则和，和则寿。

严世芸教授主编《中国医籍通考》《中医学术发展史》《三国两晋南北朝医学总集》《实用中医内科学》；担任《辞海》副主编。从1995年始，他主持创建了中医"藏象辨证论治理论体系"，对传统辨证方法进行创新、发展和提升；编撰《中医藏象辨证论治学》，为中医辨证论治实现规范化、标准化的目标及中医走向国际奠定临床辨证的方法学基础。

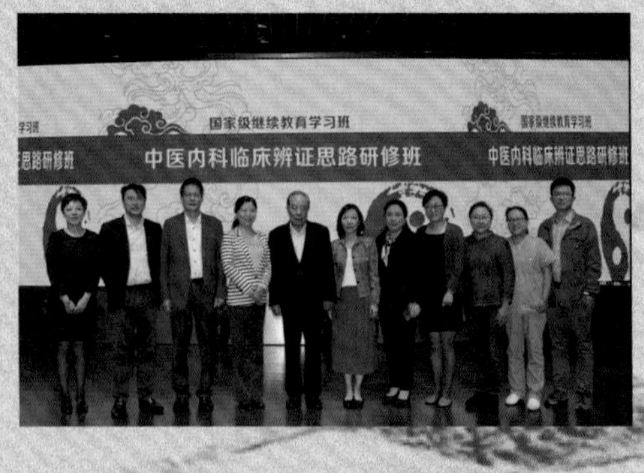

严世芸教授不仅是临床大家，亦是一位教育大师。任大学校长期间，他围绕构建中医药创新人才培养体系，在全国高等医学教育中率先全面推行了学分制教育管理制度；研究和实践了高等中医人才"早临床、多临床、反复临床"的培养制度，提高学生的临床实践能力；引入本科生导师制，把高等教育和师承教育结合起来，这一做法延续至今，成为中医教育界的共识；主动与各类综合性大学联合办学、办专业，多学科交叉融合地培养中医药创新人才；积极开展课程体系和教学内容改革，形成了内涵清晰、科学合理的新的中医基础课程体系。

近年来，严世芸教授致力于中医学术流派传承工作，积极探索高层次的中医流派传承人才模式。作为海派中医学术流派项目的专家组组长、丁氏内科流派代表传承人，严世芸教授对海派中医学术流派的整体建设提出了前瞻性的建议，出版丁氏内科流派系列丛书，不遗余力地弘扬国粹、发展中医、推动中医传承。

新疆医科大学中医学院
周铭心全国名中医传承工作室

一、工作室基本情况

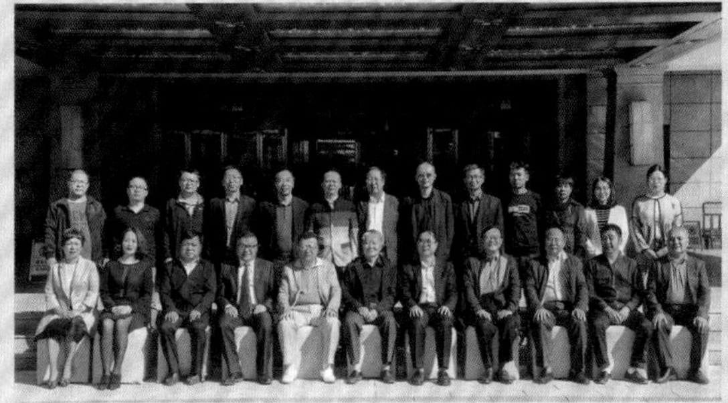
工作室成员合影

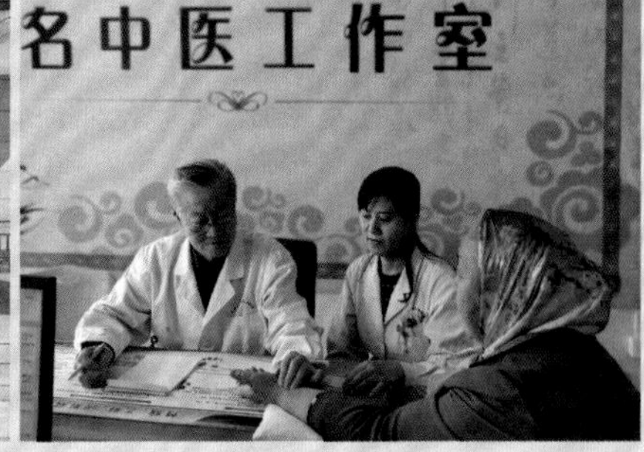

临床诊病

周铭心全国名中医传承工作室成立于 2018 年，获得国家中医药管理局专项建设立项，新疆医科大学中医学院全面组织实施，新疆维吾尔自治区中医医院、新疆医科大学第一附属医院和乌鲁木齐市中医医院等多家临床单位参与其中。工作室团队成员 31 人，其中教授及主任医师 8 人、博士 9 人、名医传承导师 1 人。工作室坚持"扎根边疆，弘扬中医"理念，坚持传承创新相结合，系统整理周铭心教授学术思想，尤其在中医内科、妇科疑难杂病和新疆多发疾病、西北燥证的诊治与研究中有独到辨证见解和论治策略，其中"旁治法""证势""病机本末"等辨证论治思想最具特色，凝练疏风强卫、驰张罢极、排闼宗阳、习尚破立、节律服药等治策与治法。

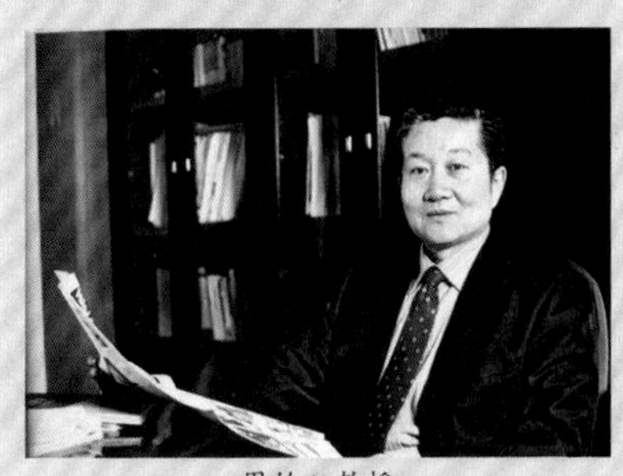
周铭心教授

二、工作室学术导师简介

周铭心，1948 年出生，新疆医科大学中医学院主任医师、教授，博士研究生导师，享受国务院政府特殊津贴专家，首届全国名中医，首届新疆中医民族医名医；1975 年毕业于北京中医学院，1978 ～ 1981 年攻读于中国中医研究院首届研究生班；第四批、第六批全国老中医药专家学术经验继承工作指导老师，第一批全国中医药传承博士后合作导师，国家中医药管理局名老中医药专家工作室项目专家；曾任新疆医科大学副校长兼中医学院院长，中华中医药学会第四届常务理事，中华中医药学会方剂专业委员会副主任委员，中华中医药学会体质学分会副主任委员；现任中华中医药学会顾问，新疆中医药学会会长，《新疆中医药》主编。

周铭心教授学医期间，曾受教于国内诸多中医名家，而以师从钱伯煊、王绵之、方药中等中医耄宿时间较久，获益良深；其后有幸成为第一批全国老中医药专家张绚邦教授学术继承人，得其亲授，尤为术业根基。

周铭心教授已从事临床、教学、科研工作 44 年，开启中医时间医学、方剂计量学、西北燥证等研究领域；主持完成国家自然科学基金项目 4 项，自治区自然科学基金项目 2 项；获自治区科学技术进步二等奖、三等奖共 4 项；主要专著有《中医时间医学》《中医脾病临床实践》《西北燥证诊治与研究》《汶阳艺医》《杏林品题》等；发表学术论文 180 余篇；出版由徒生所编《周铭心学术思想与临证经验集》。

三、名老中医学术经验继承的成果

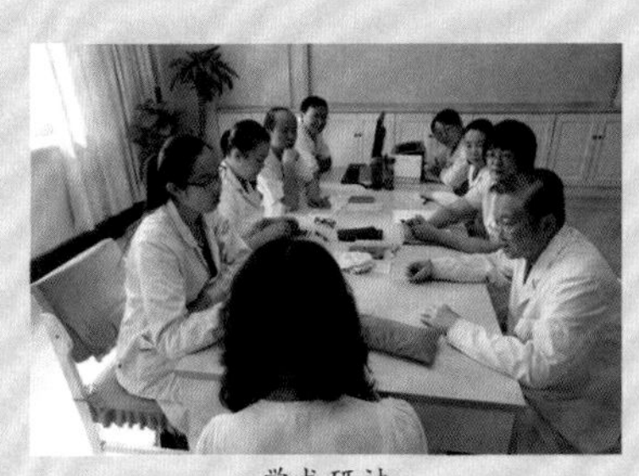
学术研讨

周铭心教授积极倡导、参与新疆中医药传承教育，带教第四批、第六批全国老中医药专家学术继承人 4 名，带教国家中医药管理局周铭心名医工作室徒生 10 名，指导国家中医药管理局第三批优秀中医临床研修人才 7 名，培养第一批全国中医药传承博士后研究生 1 名，培养博士研究生 18 名、硕士研究生 42 名。工作室成立以来，积极组织和参与全国、全疆各类学术研讨会 4 次，临床学术专题讲座 4 次，传承周铭心教授学术思想和临床经验，近千人获益，为推进新疆中医药的发展起到了积极作用。

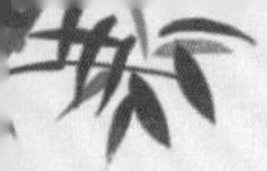
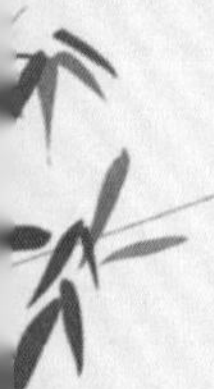

黑龙江中医药大学附属第一医院
—— 全国名中医李延

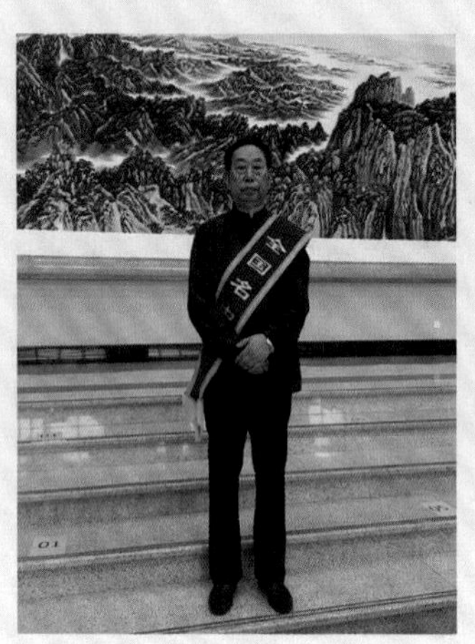

李延，1942 年生，黑龙江省富锦人，中共党员，主任医师，教授，博士研究生导师，全国名中医，黑龙江省名老中医，“龙江名医”，享受国务院政府特殊津贴，1963 年跟随名医赵正元学习；历任黑龙江中医药大学附属第一医院、附属第二医院院长，全国中西医结合学会肝病委员会常务委员，黑龙江省中西医结合学会肝病学会主任委员，第三、四、六批全国老中医药专家学术经验继承工作指导老师；先后被评为全国卫生系统先进工作者，全国卫生系统行风建设先进工作者，黑龙江省卫生系统先进工作者。2012 年，成立全国名老中医药专家传承工作室。

李延教授提出运用益气活血、化瘀降浊之法治疗冠心病、心绞痛，同时对肝病主张补肾健脾、疏肝柔肝并用，为治疗肝病提出了新的思路。

在长期读书临证中，李延教授不断积累总结临床经验，读书重视读经典，经典是中医的灵魂，是中医的根本和基石。临证必须把握辨证施治，辨证施治是中医的精髓，辨证就要明确病性，就要辨清脏腑，找到病位；施治就要审证求因，就要药物－病证－用量相应。鉴于久病多瘀，怪病多痰，奇病多累心神的认识，常以治神、治痰、治瘀三法对疑、难、重症等疾病进行治疗，同时善于把辨证、辨病与经验用药融为一体，多以精方为主，药味少，疗效好。

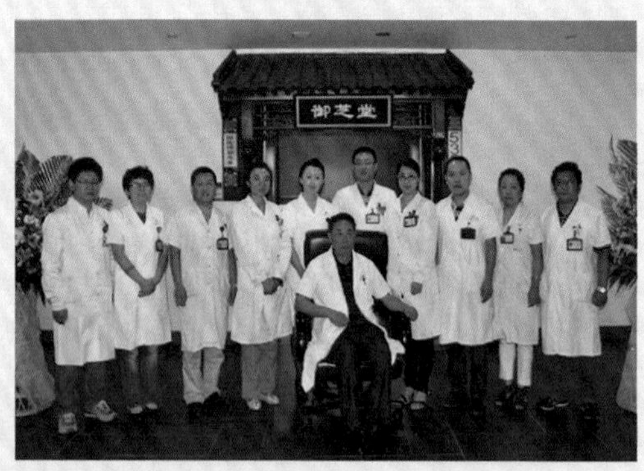

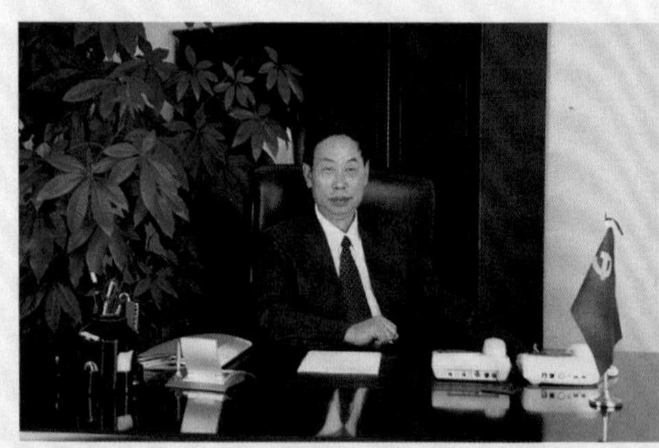

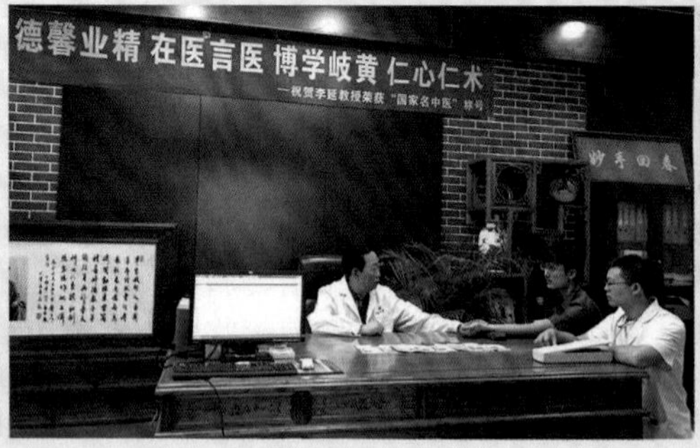

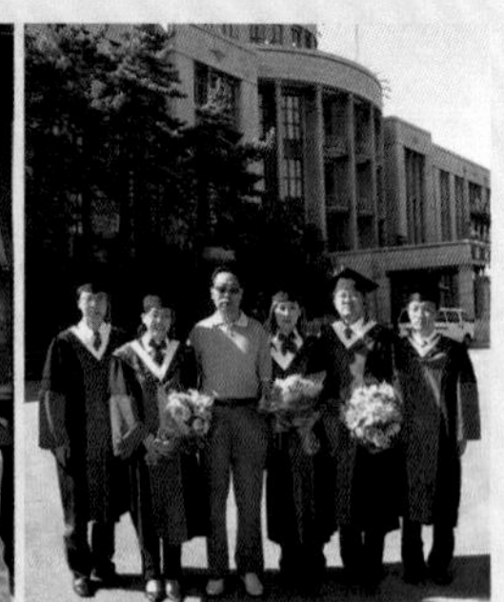

李延教授先后编著《李延临床医案选》《在医言医》《中医诊断学》《李延学术经验集》《经方钩玄》等著作 10 部，发表论文 40 余篇；多次承担黑龙江省自然科学基金和省中医药管理局科研课题，获黑龙江省科学进步三等奖 5 项，哈尔滨市政府三等奖 2 项，厅局级成果奖 10 项；热心从事教学工作，共培养博士研究生 15 人，硕士研究生 58 人，培养高徒 6 人。他的学生已有 7 人被评为黑龙江省名中医。

他深知征程无穷期，不用扬鞭自奋蹄！李延教授现仍坚持在医疗教学一线，坚持出诊，培养学生，为继承发扬中医事业竭尽余力。

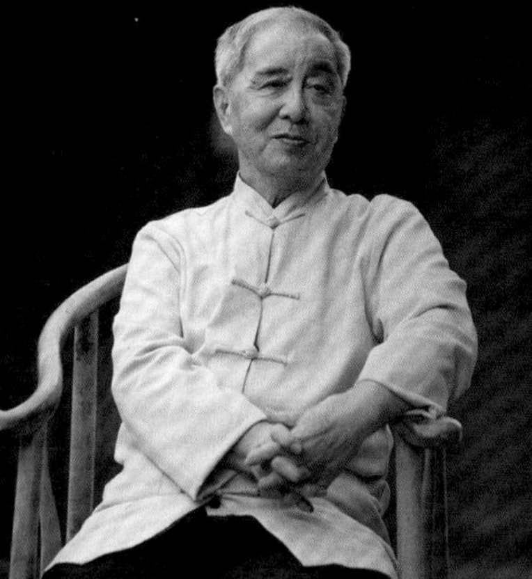

湖南中医药大学第一附属医院
王行宽全国名中医传承工作室

王行宽，男，汉族，中共党员，主任医师，教授，博士研究生导师；1939年3月1日出生于江苏省镇江市，1965年7月毕业于南京中医学院（现南京中医药大学）医疗系（6年制），毕业后分配至湖南中医学院（现湖南中医药大学）第一附属医院工作至今；为湖南中医药大学第一附属医院首届终身教授、内科学术带头人，享受国务院政府特殊津贴专家，湖南省首届名中医，首届全国名中医，全国第二、三、四、五、六批老中医药专家学术经验继承工作指导老师，全国名老中医药专家传承工作室指导专家，国家食品药品监督管理局药品审评专家等。

临床实践

王行宽教授从事医疗、教学、科研工作54年，曾先后担任医院门诊部主任、急诊科主任、医院业务副院长、内科教研室及大内科主任，期间始终坚持一线的查房、会诊、门诊及抢救工作；工作54年来坚持全年出满勤，现年已八旬的他仍坚持每周一到周五全天门诊，年门诊量9000余人次。他处处以病家为重，时时为患者着想，把济世活人之术作为积德行善之业；虽已到颐养天年之时，仍每天坚持门诊第一线，满负荷、超负荷地诊治病人，多次被医院评为“专家门诊人次第一名”。

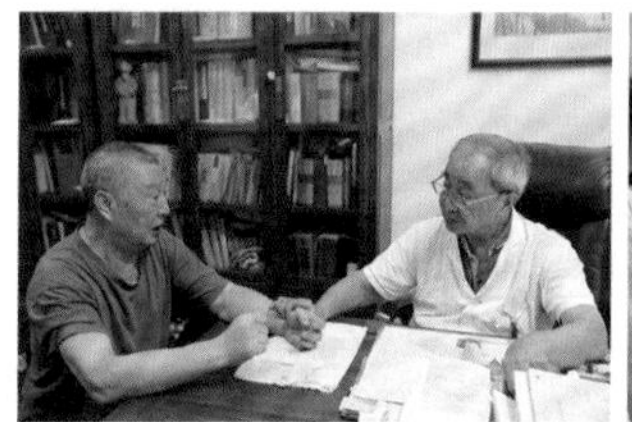

王行宽门诊

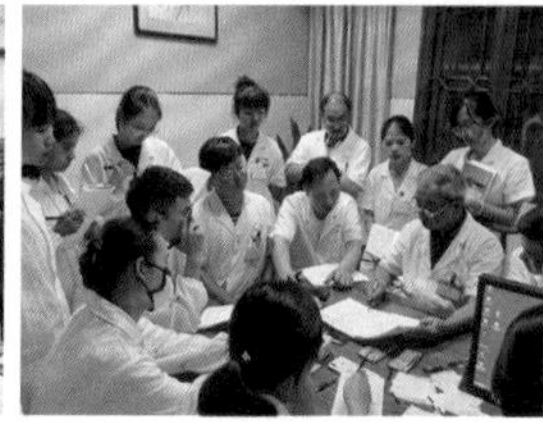

王行宽诊间为跟诊学员讲授、分析病案

学术科研成就

王行宽精通中医学，旁谙西医内科学，师古不泥古，刻意创新。通过数十年的临床实践及教学，他已形成自己独特的学术思想及特色，即“杂病治肝，多脏调燮，微观辨证，疏通督脉”；擅长心脑、脾胃疾病，急危重症及疑难杂症的治疗，其立论多具创见，治法颇具特色，根据脏腑生化制约的相关性，对于慢性疾病及疑难杂病擅长综合分析，多脏调燮，习用隔一脏、隔二脏乃至隔三脏疗法，尤倡“杂病治肝”。数十年来坚持临证亲自撰写规范的并具有中医传统特色的病案。王行宽对胸痹心痛的治疗，认为其病位应在心络，病机为心气营亏虚为本，脂浊痰瘀互结、肝气郁滞、心络经隧狭隘不畅为标，治宜补气和营、豁痰化瘀、疏肝通络；创立“心痛治肝，肝心并治”的诊疗特色，倡导“偏治法”及“双治法”；研制心痛灵Ⅰ、Ⅱ号治疗冠心病心绞痛；发表学术论文90余篇，主编、参编著作12部，主持省、厅级科研课题7项，获省、厅级科研奖6项，获省科技进步二等奖1项。

学术传承

王行宽十分重视教学工作，为教书育人作出较大贡献，培养硕博士研究生及学术继承人50余人，多次获中医药传承贡献奖。其中指导硕士研究生21人，博士研究生13人，传承带教学徒10人，全国优秀中医临床人才4人，跨世纪人才班7人，带教的实习生、进修及规培学员不计其数。培养的学生中绝大部分人员分别担任科主任、学术带头人、技术骨干。他们都秉承着王教授的医德医风，不断弘扬着中医文化精华，业已成为推动中医事业发展的一支生力军。

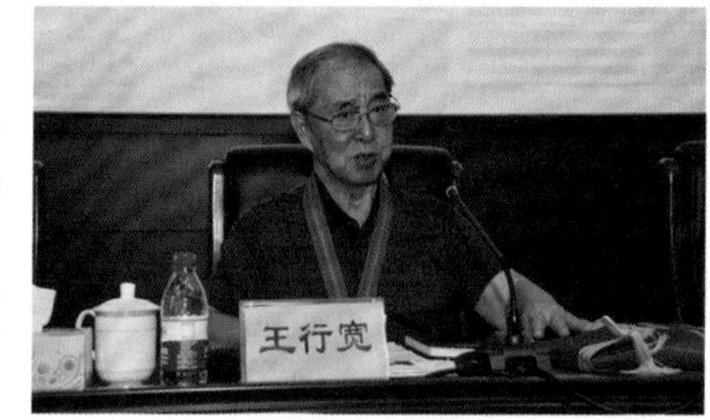

王行宽教授学术讲座

医德医风

王行宽注重“万事德为先”“百业术为重”，在为人、学问上均以“大医”标准要求自己，努力争取德术并重。其医德医术常常赢得患者及家属的赞扬，也获得了上级部门的肯定，多次被评为优秀共产党员、先进工作者、医德标兵、党员示范岗等荣誉。

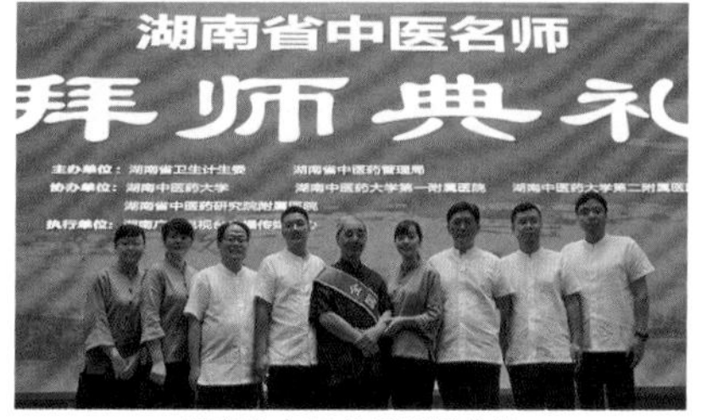

湖南省中医名师拜师典礼

广东省第二中医院（广东省中医药工程技术研究院）
邱健行全国名老中医药专家传承工作室

一、工作室概况

邱健行全国名老中医药专家传承工作室成立于 2010 年，由国家中医药管理局确立，旨在传承、创新与研究邱健行名中医学术思想及临床经验等，更好地推广于临床，并对研究资料进行系统整理，实现资源共享，培养高层次中医临床人才。工作室包括邱健行名中医临床诊查室、专家示教观摩室、专家资料阅读室。工作室设备齐全，环境优雅，充分体现中医传统文化及中医药特色元素。工作室人员梯队合理，包括高级职称 9 名、中级职称 3 名，其中 5 名为邱健行名中医学术思想继承人。

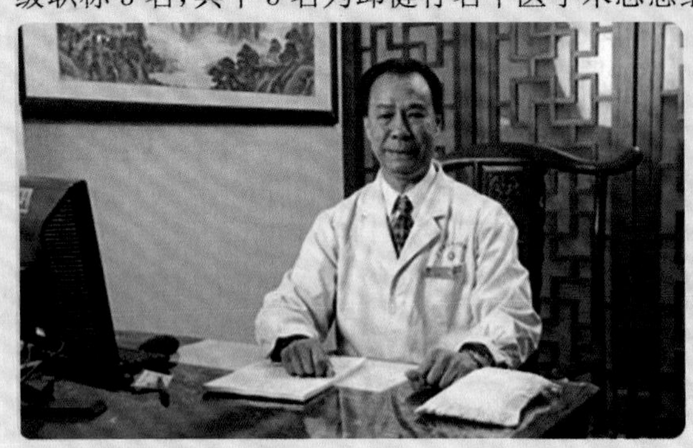

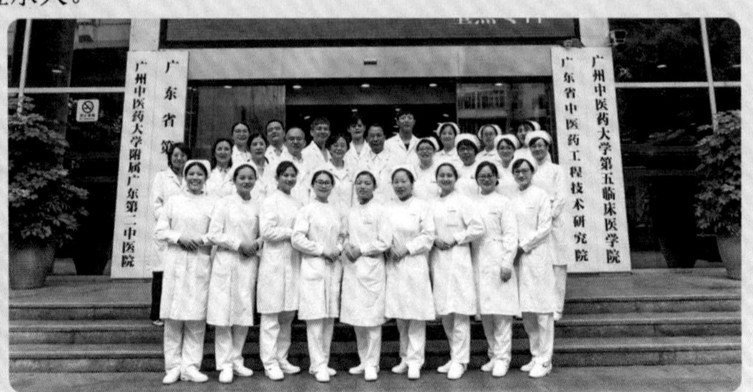

二、邱健行全国名中医简介

邱健行教授，全国名中医，全国第二、三、四、六批老中医药专家学术经验继承工作指导老师，主任中医师，广州中医药大学教授；曾任全国中医药学会理事、内科分会常务委员、血证专业委员会副主任委员，广东省中医药学会常务理事，广东省内科专业委员会副主任委员，第九届全国人民代表大会主席团成员；现任广东省老教授协会副会长；擅长治疗急慢性胃炎、消化性溃疡、肠易激综合征、炎症性肠病、慢性乙型肝炎、肝硬化、急慢性胆囊炎、胆石症、上消化道出血，并对再生障碍性贫血、原发性血小板减少性紫癜、月经过多等血证，以及顽固性咳嗽、失眠、眩晕等内科疑难杂病有丰富的临床经验。

三、邱健行名中医学术思想

1. 创立岭南脾胃论，临证擅长“疏、通、清、调”，结合岭南地域、气候、饮食习惯、人群体质及发病特点，用于治疗胃肠、肝胆系疾病。

2. 提倡“治胃不忘调肝、治肠当要理脾、实脾可以疗肝”的脏腑相关思想，解决胃肠肝胆疾病。

3. 发现“验咽知胃肠”系统诊断方法，认为“唇比舌迟，舌比喉迟”，通过验喉，见微知著，能更快更准地掌握胃肠情况，补充望舌之不足。

4. 创立“五虎汤”治疗慢性乙型肝炎制成院内制剂调肝胶囊。

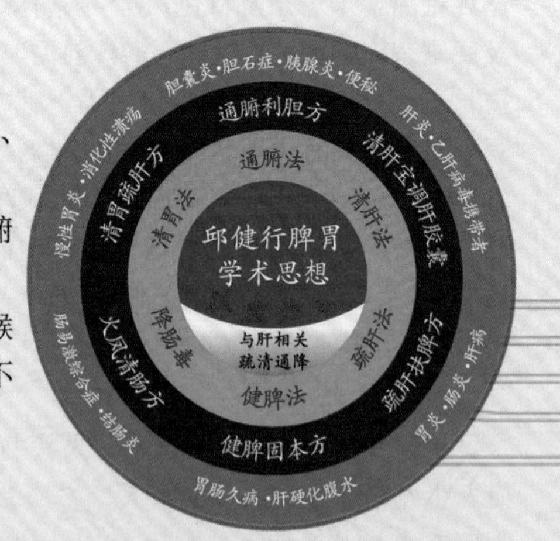

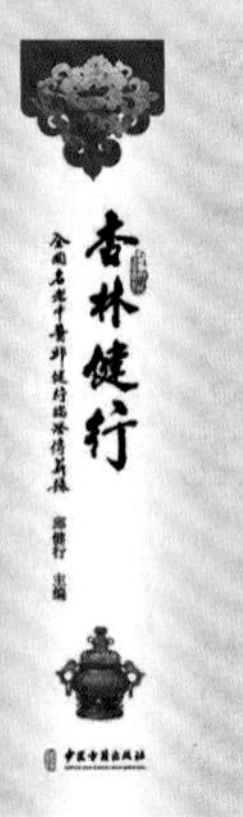

四、工作室建设成果

工作室通过收集医案、论文、论著及病历材料等，原汁原味系统整理及总结邱健行全国名中医学术思想及临床经验，收集门诊病历资料 10000 余份，整理医案 1000 余例，制定优势病种（胃痛、胃疡、血证、肝硬化）4 个，出版专著 7 部。工作室建成工作室网站及公众号，在国内核心期刊发表多篇高水平文章，宣传邱健行全国名中医学术思想，向广大患者科普中医药防治消化系统疾病知识，以提高广大医务工作者中医临床水平及服务能力为己任，成为培养高层次中医临床人才的示范基地。

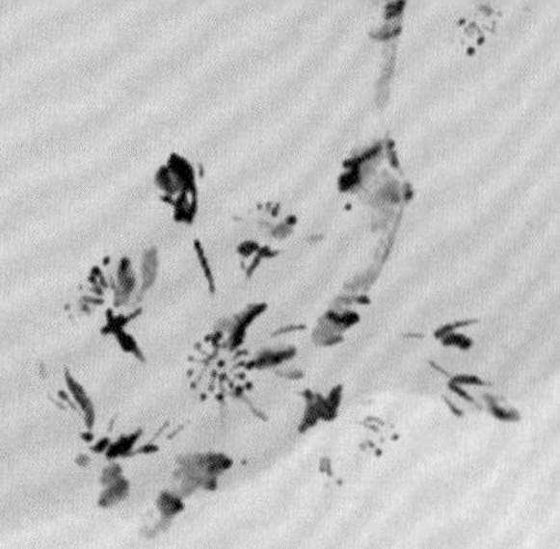

中医大业　薪火相传
天津市陈宝贵劳模创新工作室

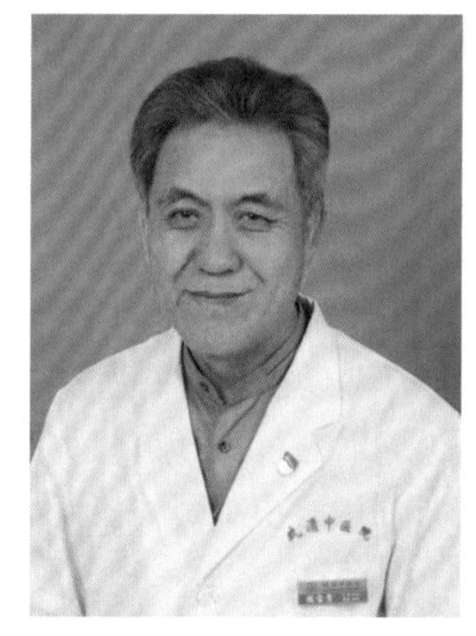

天津市陈宝贵劳模创新工作室坐落于天津中医药大学附属武清中医院。在导师陈宝贵教授的带领下，工作室学生认真总结研究陈宝贵名老中医善治常见病、疑难病的诊疗经验和学术思想，走中西医融合科研之路，不断培养创新型中医人才，为中医药事业的传承与创新贡献力量。

陈宝贵，男，1949 年生，天津武清人，中共党员；现为天津市武清区中医医院名誉院长，主任医师，天津中医药大学教授、博士研究生导师，享受国务院政府特殊津贴专家，全国首届名中医，全国最美中医，天津市首届名中医，第三、四批全国老中医药专家学术经验继承工作指导老师，全国名老中医传承工作室指导老师，全国基层名中医工作室指导老师，中国中医科学院中医药传承博士后合作导师；获全国劳动模范、全国五一劳动奖章、天津市最具影响力劳动模范。

潜心临床　著书立说

在多年的临床实践中，陈宝贵形成了独特的诊病思路，擅长治疗中医内科疾病及各种疑难杂症，对于脾胃病和老年脑病有独到的见解及治疗方法：创立“脑病从神论治”的思想体系，指导老年脑病的预防和治疗；创制“回神颗粒”预防、治疗老年痴呆及缺血性脑损伤，应用于脑外伤围手术期，降低死亡率、致残率；提出“重建脾胃生理功能”的学术思想，创“治胃九法”，治疗萎缩性胃炎癌前病变。这些学术思想也通过工作室成员进行不断总结、继承和发扬。在陈宝贵的带领下，陈宝贵劳模创新工作室被评为全国名老中医传承工作室、全国基层名中医工作室建设单位、天津市名中医工作室、武清区名医工作室、博士后科研工作站。

中西汇通　薪火相传

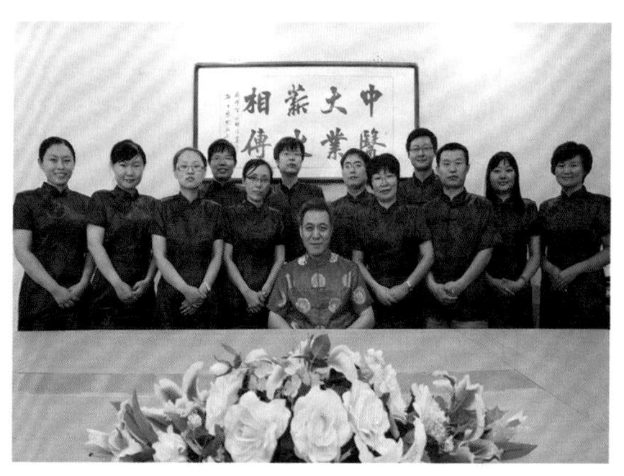

陈宝贵劳模创新工作室非常注重中医师承教育，采取中医传统“师带徒”形式；整理柳学洙老师的《医林锥指》一书，由中国中医药出版社出版；带领工作室成员致力于张锡纯中西医汇通流派的研究与传承工作，形成学术传承谱系；先后培养硕士、博士、博士后及继承人 51 人，指导学生总结老师临证经验，整理《张锡纯用药心解》《陈宝贵医案选萃》等书籍 7 部，发表名老中医学术思想传承及相关论文 200 余篇，在《中国中医药报》发表学术流派传承经验 105 篇。经过工作室全体成员的努力，在名老中医学术思想传承工作中，已经积累有价值的文字资料 100 多万字。

胸怀大局　服务基层

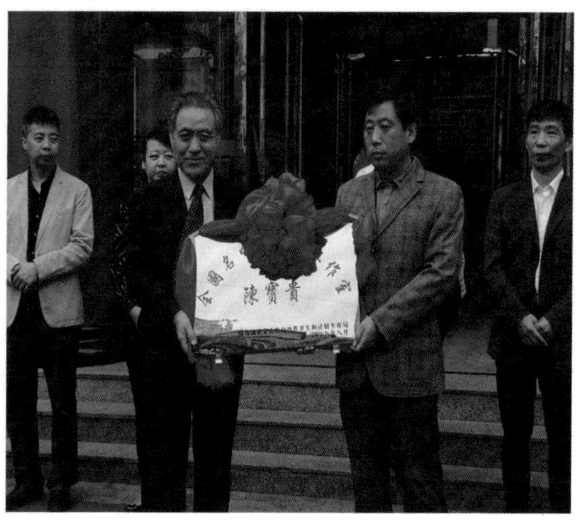

陈宝贵带领工作室成员始终不忘为基层服务，开展下基层义诊骑行活动，多次巡诊武清区曹子里医院、武清区梅厂医院、武清区豆张庄卫生院、武清区黄花店卫生室、武清区灰锅口卫生室等基层医院，为乡镇医院和卫生室的医生解决临床实际问题，向广大乡镇百姓传播卫生科普知识；在云南西双版纳州傣医院、承德市围场县中医院、深圳市罗湖区中医院、甘肃省泾川县中医院建立“全国名中医陈宝贵传承工作室”，招收医师作为学术继承人；组织名中医工作室成员到沂蒙山区转林新村进行送医下乡义诊活动。

大医精诚，薪火相传。陈宝贵带领劳模创新工作室成员始终扎根基层，心系中医事业的传承与发展，用孜孜不倦、执着追求的精神，书写着岐黄传人的无悔篇章！

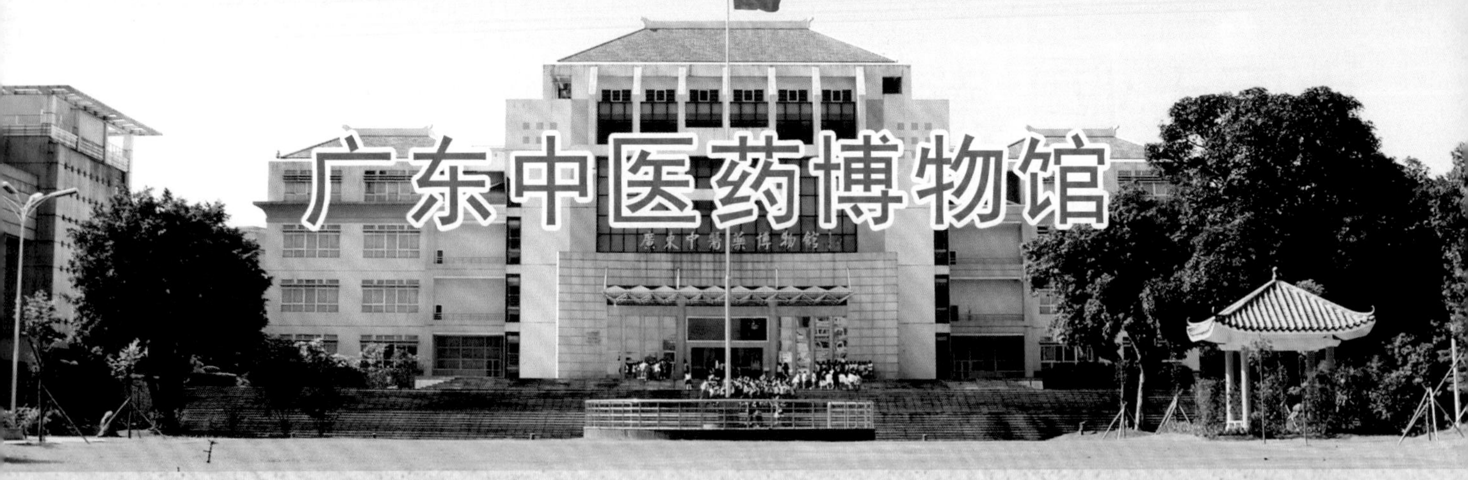

广东中医药博物馆位于广州中医药大学大学城校区内，直属于广州中医药大学，为中医药综合类国家二级博物馆，先后获评全国中医药文化宣传教育基地、全国科普教育基地、全国中小学研学生实践教育基地、广东省中医药文化养生旅游示范基地、广东省中医药文化国际传播示范基地等 30 余项。博物馆室内展厅有医史馆、中药馆、岭南中草药液浸标本墙以及科普互动体验区等，面积 8000 余平方米；室外展区有中草药种植园、岭南名医壁、中医药文化广场等，是华南地区较大的中医药博物馆，被誉为“岭南一馆”。

广东中医药博物馆充分发挥收藏、研究、展示及教育四大基本功能，致力于中医药文化研究和科普宣教，开展中医药文物和文献资料收集、整理、典藏及开发利用，进行中药标本采集、制作和展示研究，开展中医药（医史）文化研究、科技成果展览、科普教育及对外宣传与学术交流。

广东中医药博物馆现有馆藏文物万余件，其中 5931 件文物收入国家文物数据库，CCTV4《国宝档案》栏目连续播出 13 集《国宝档案·养生系列》介绍相关的重要馆藏文物。商·“疾”字甲骨片、明·北齐洛阳龙门石窟药方洞拓片、清·广彩描金十二生肖图瓷药瓶、清·王晋绘名医叶天士遗像镜片等独家馆藏珍贵文物是研究中国传统医药文化的重要载体。

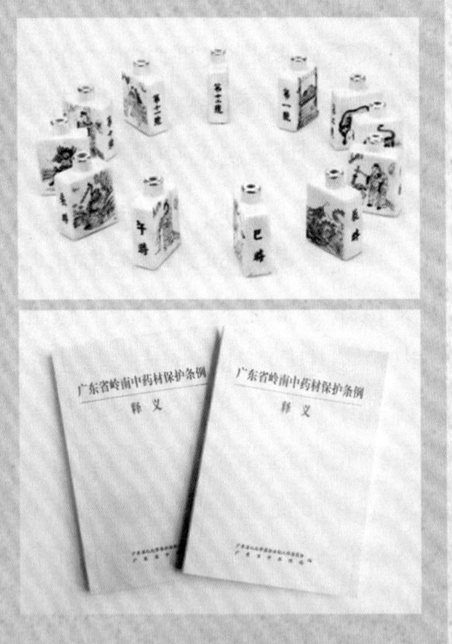

广东中医药博物馆在中药材保护方面，收藏野山参、华南虎等各类标本 2000 余种，拥有全国较大的中药原色浸制标本墙，被誉为“中药水晶宫”。室外中草药种植园区“药王山”和“时珍山”，面积达 55000 余平方米，种植生药 2000 余种。积极开展岭南中药材文化保护，通过开设“岭南中医药文化”微信公众号、举办广东省岭南中药材保护研讨会暨岭南中药材保护品种展、开发文创产品等形式，广泛地宣传和普及岭南中药材保护。

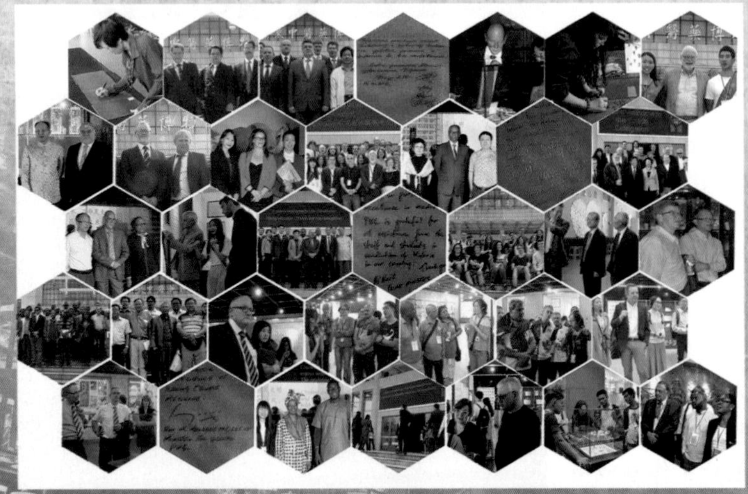

在中医药文化宣教方面，专设中医药科普宣教部，通过形式多样的“走出去-请进来”科普宣教方式，在文博、科技、旅游、社教、教育等领域，面向全社会，开展了 2000 多场中医药科普宣教活动，先后接待科摩罗总统艾哈迈德·阿卜杜拉·穆罕默德·桑比、巴布亚新几内亚（巴新）总理彼得·奥尼尔、国家副主席王岐山等国内外领导人，活动惠及全球 90 多个国家，得到社会的一致认可，成为我国面向海内外传播中医药文化的重要窗口。

继往开来　再创辉煌

陈李济迈向 420 年新台阶

陈李济是我国中药行业的老字号之一，国家认定的“中华老字号”企业，吉尼斯世界纪录认证的“全球最长寿药厂”，陈李济传统中药文化被列入国家级非物质文化遗产名录。2018 年，陈李济建设陈李济中药文化园，丰富了原有的陈李济中药博物馆、传统工艺生产车间等参观交流平台，形成了一个更加全面系统的中医药文化宣传教育基地。

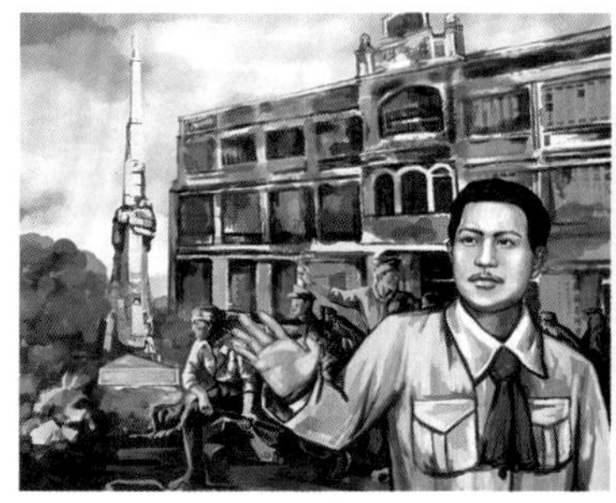
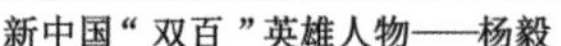
新中国“双百”英雄人物——杨殷

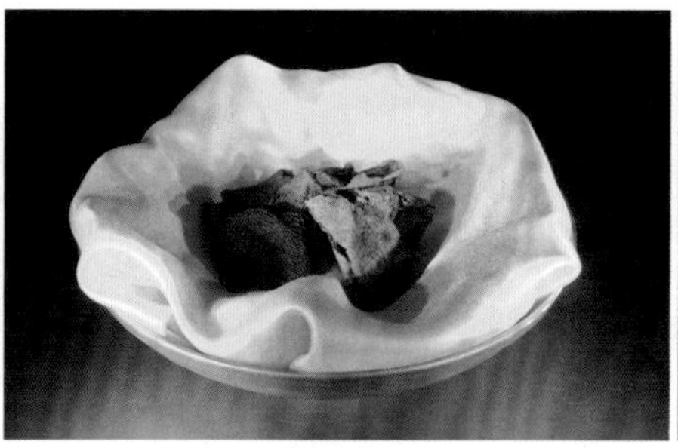
陈李济中药博物馆典藏的百年陈皮

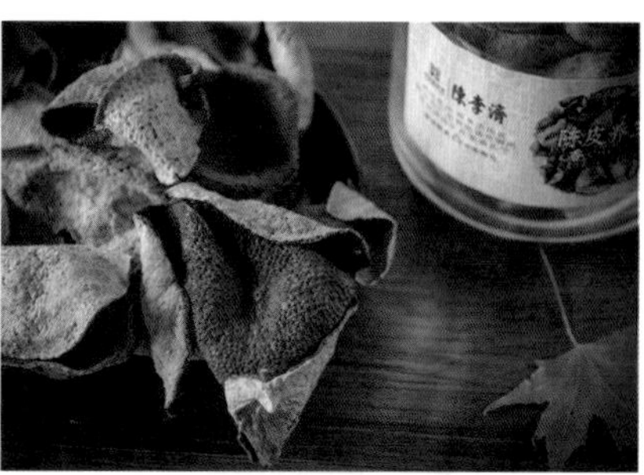
陈李济陈皮大健康产业

陈李济的创立，可追溯到明朝万历年间一个拾金不昧的故事。公元 1600 年岁末，广东南海县药医李昇佐在码头拾获一包银两，原银奉还给药商陈体全，陈体全感其诚信，便拿出一半银两投资李昇佐的中草药店，两人签下 16 字合伙文书：“本钱各出，利益均沾，同心济世，长发其祥。”并将店号定名为“陈李济”，寓意“陈李合作，同心济世”。诚信结缘的创业故事，奠定了陈李济作为一家药企最根本的“诚信”和“济世”理念，多年来一直为陈李济人津津乐道。陈李济在其基础上也发展衍生出独特的“济之道”文化，在精神层面引领陈李济人开拓创新，锐意进取。

经过时间的沉淀，陈李济以“济之道”为核心形成了五大文化特色：合作济世的创业文化、创制蜡丸的兴业文化、古方正药的守业文化、百年陈皮的精业文化、红色血脉的敬业文化。2019 年是新中国成立 70 周年，是陈李济伟大革命先驱杨殷烈士牺牲 90 周年，也是陈李济大力弘扬“爱国奉献、爱岗敬业”红色精神的一年。杨殷“用生命捍卫信仰”，为革命献出生命；爱国人士、李家第七代后人李朗如大公无私，主动参加公私合营，一元钱将企业捐献给国家。在陈李济涌现出来的大批先进员工、劳动模范，也都在岗位上兢兢业业，为企业奉献一生。陈李济 400 余年的历史经过千锤百炼形成文化输出，为陈李济在市场上占据了重要的一席之地，陈李济在不断发展的同时，企业文化也在不断地深化和升华，反哺企业生产经营，助力开拓中药时代的新纪元。

在时代发展的浪潮中，陈李济作为一个传统的中华老字号企业，在企业战略发展和规划上，明确提出走聚焦发展、品牌专业化和精细化的路线。在大南药板块，陈李济的产品梯队完善、品牌资源丰富，尤其是在对症的名优中成药领域，陈李济将打造成为骨科痛症类的龙头品牌；在大健康板块，陈李济以“百年秘制工艺陈皮”作为产品开发突破口，采用先进的科研技术和市场推广模式，打造适合大众的健康养生产品。

陈李济的种种举措，为传统中医药行业的复兴与传承做出了表率，更是与时俱进、不断创新的自我尝试，为整个医药行业树立了信心。近年来，国家明确提出“着力推动中医药振兴发展”，陈李济紧紧抓牢时代机遇。2018 年，陈李济实现了产值突破，企业销售总额超过 6 亿元，其名优产品舒筋健腰丸、壮腰健肾丸销售规模均超过亿元。

中医药文化是中国古代科学的瑰宝，是中华民族几千年健康养生理念及其实践经验的结晶。未来，陈李济将以大南药和大健康两大产业为驱动力，把“陈李济”打造成“全国性知名品牌”，努力发展成为集中成药、保健品、食品于一体的“大中药”企业，强化中医药治未病理念，使中药更加现代化、国际化、科普化、大众化，真正为人类健康作出更多贡献！

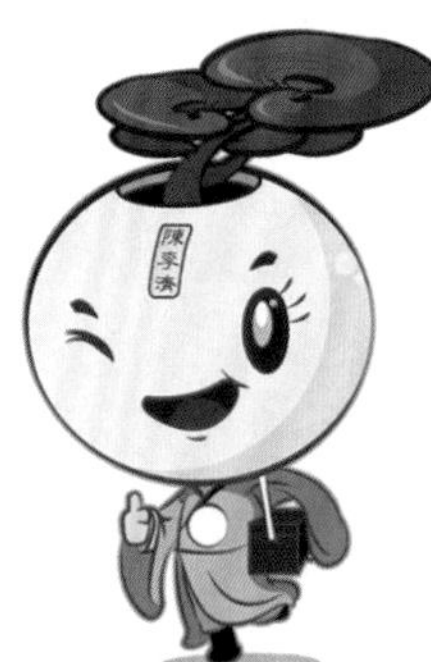
陈李济蜡丸形象——长生

山东省中医药博物馆

山东省中医药博物馆由山东省中医药管理局于 2015 年 3 月批复成立(鲁中医药字〔2015〕2 号)，坐落于风景秀丽的长清大学科技园山东中医药大学校内，是集中医药历史文化实物、中药材标本、人体科学标本收藏陈列、教育研究于一体的综合性博物馆。

博物馆现有展区面积近 9000 平方米，其中独立单体位于大学中兴中路东侧，椭圆形建筑，共 4 层，总建筑面积 4617 平方米，另有室外中草药种植园区“百草园”占地 4000 余平方米。博物馆馆藏医史文物 1000 余件，中药标本 2000 多种、8 千多瓶(份)，室外药圃栽种中草药 1000 多种。

山东省中医药博物馆突出鲜明的齐鲁中医药文化和实践特色，以“儒家文化”“扁鹊故里”“针灸发源地”3 张齐鲁名片为核心，开辟有中医馆、中药馆、养生馆和人体生命科学馆等室内展区和科普互动区。

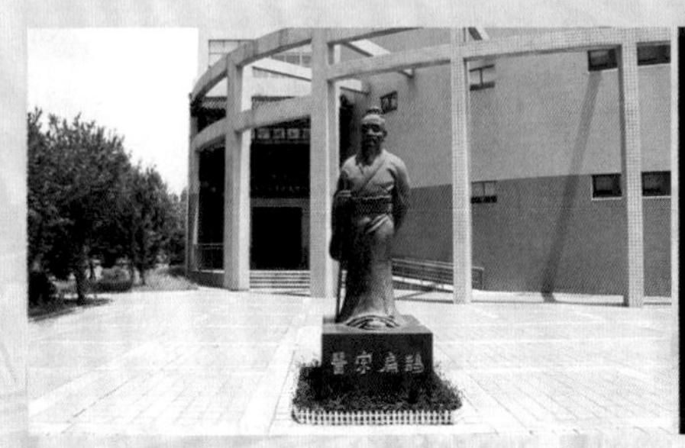

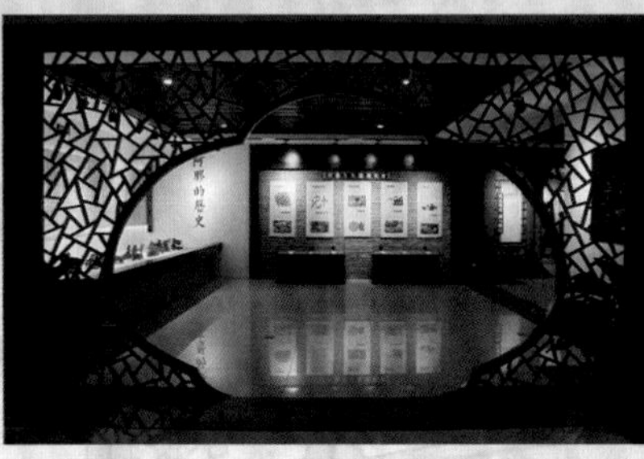
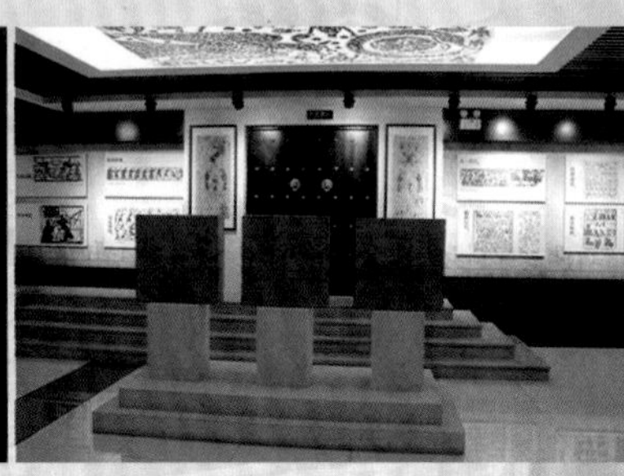

一楼是中医馆，设有齐鲁文化概论、齐鲁文化与中医学、医家之祖秦越人、外治与针灸之源、汉画像石与生命文化、儒学与中医发展、齐鲁医家与医籍、上医国手刘惠民、齐鲁道地药材、宏济堂 10 个展区，各展区主要展示、收藏、研究具有山东特色的中医药历史、文化相关的实物史料。

二楼是中药馆，有中药标本生态园景观、中药起源与发展、全国道地药材、中药商品与市场文化、海洋药物、山东道地药材、中药腊叶标本、中药炮制饮片、方剂组方、中成药、中药伪品、药用植物浸制标本、贵重中药标本 13 个展区，和 1 个包括中药鉴定、中药炮制、腊叶标本制作的中药互动体验区。

三楼是校史馆、贝壳馆和内经养生馆。日月盈昃，春华秋实。山东中医药大学校史馆包括学校概况、泽润杏林、岁月流金、耕耘化育、“八老”和国医大师、科苑求真、德育建设、人才工作、国际交流与合作、校友风采、附属医院、历任党政主要领导 12 个展区组成。贝壳馆是以贝壳为主题，集科普、展览为一体的展馆，馆内收藏有精心选自世界各地、具有代表性的贝壳和珊瑚 300 多种、2000 多件，还展有鲸鱼骨、海龟、玳瑁、砗磲等大型展品。生生不息为天地之大德。德配天地，莫如贵生、养生。注重养生是中医的一个特色，内经养生馆最具特色的是讲“养身之道”，共包括生气通天、法于阴阳、藏气法时、司岁备物、道法自然、起居有常、和调静脉、从容人事、谨和无味、恬淡虚无、和于术数、不妄作劳、四气调神、形与神俱、德全不危等十几个模块进行系统的展示和解释。

四楼是生命科学馆，设有生命之源、生命之美、生命之本、生命之光、生命之河、生命之惑和生命之脉 7 个标本展区和 1 个交互活动区，有标本 650 余件，其中大型人体全身标本 11 件，并有大量器官和人体系统标本、病理和医疗操作展示标本等。

山东省中医药博物馆是中华中医药知识宝库的一个缩影，也是高水平、极具齐鲁特色的科普文化宣传教育基地。

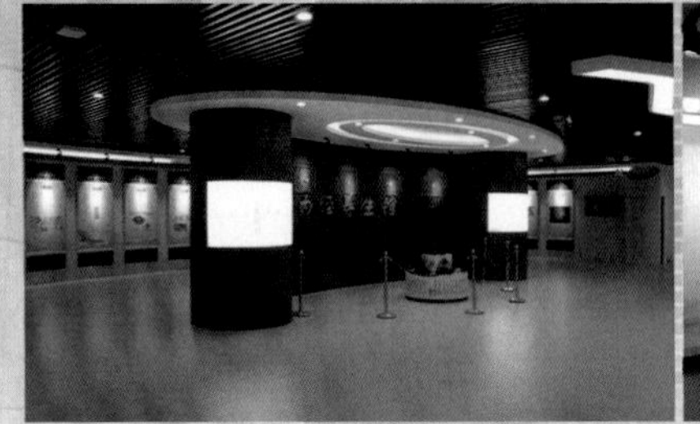
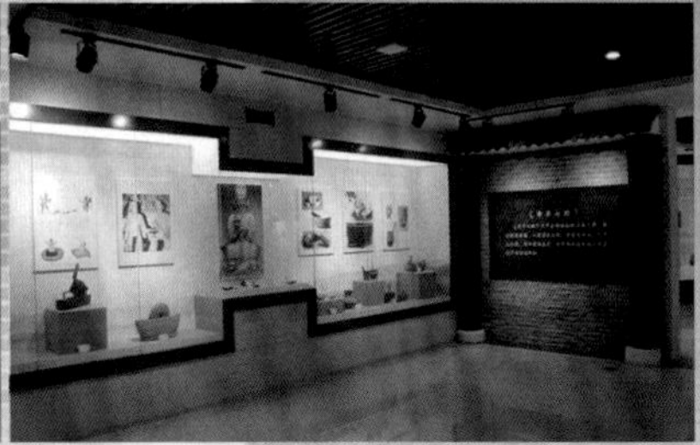
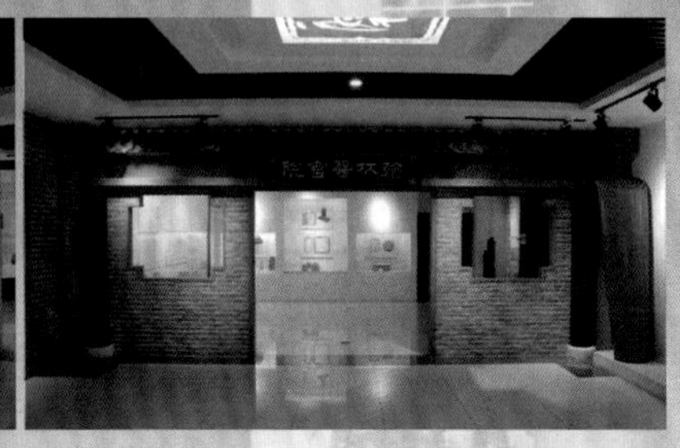

山东省中医药文化博物馆

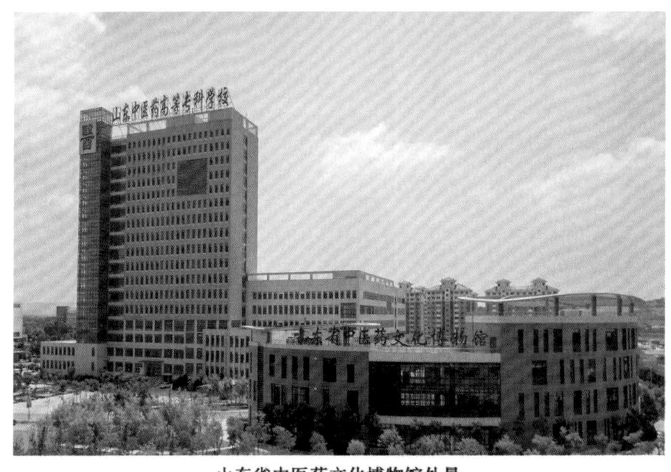

山东省中医药文化博物馆外景

山东省中医药文化博物馆直属于山东中医药高等专科学校，博物馆总建筑面积 5500 余平方米，由中医药史馆、中医药专题馆、中药标本馆、生命科学馆、校史纪念馆、中药超市和鉴定中心六馆一厅组成。博物馆馆藏文物 2200 余件，古籍 600 余套，字画 100 余幅，中药标本 10000 余种，人体标本 300 余套。丰富的文物、古籍、字画及各类标本馆藏，形成了系统、有序、完整的展览陈列。布展集思想性、科学性、教育性与艺术性、观赏性、趣味性于一体，将丰富的传统中医药文化与现代中医药发展成果结合，从不同的方面展示出中医药的特色文化内涵。

博物馆每年开放 200 天以上，接待观众 2 万人次以上，社会团体 100 团次以上。博物馆发挥社会公益性、文化承载性、科研便利性和地域吸引性的优势，以弘扬中医药文化为目标，广泛开展丰富多彩的中医药文化宣传教育活动，传承“大医精诚”精神，大力弘扬师德与医德精神，推动中医药事业的蓬勃发展。博物馆开设“杏林讲坛”“博物馆影院”“综合实践课堂”等特色项目，拍摄中医药文化宣传片，开发中医药文化创意产品，出版《山东省中医药文化博物馆馆藏珍品》，面向社会大众宣传中医药文化，积极主动开发特色课程，服务中小学研学教育。博物馆组建杏林青春宣教团，进行专项培养，发挥博物馆育人作用，提升大学生人文修养。同时，博物馆也注重与兄弟院校和博物馆交流，促进彼此发展，并为外籍华人、留学生提供学习和交流平台，打造中医药文化国际交流基地，扩大了中医药文化的国际影响力。

博物馆受到国家、省、市各级中医药管理部门、地方政府及广大群众的普遍认可，切实发挥优势，落实基地责任，成为普及中医药知识、弘扬中医药文化、培养医学人才、繁荣祖国医药事业的重要窗口。随着博物馆对社会影响的不断扩大，吸引了越来越多的社会关注，受到《中国中医药报》《齐鲁晚报》《人口健康报》《烟台晚报》《今日牟平》、烟台及牟平电视台等多家媒体的广泛报道。

2018 年博物馆所获荣誉

2018 年 1 月 12 日，博物馆荣获“山东省首批中医药健康旅游示范基地创建单位”。

2018 年 1 月 22 日，博物馆被山东省总工会等 8 个部门联合授予“山东省创新型班组”，同时荣获“山东省工人先锋号”荣誉称号。

2018 年 4 月 16 日，博物馆挂牌“山东省中小学生研学实践教育活动行走齐鲁资源单位”。

2018 年 4 月 28 日，博物馆荣获“山东省高校思想政治工作十大建设计划重点项目”校园文化品牌项目。

2018 年 6 月 6 日，博物馆被国家中医药管理局确定为“全国中医药文化宣传教育基地”。

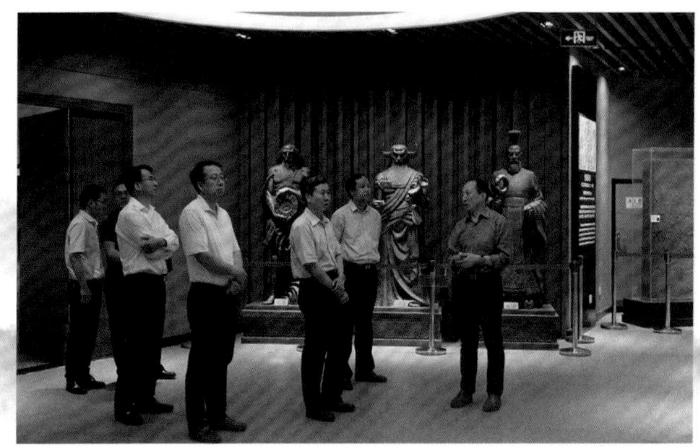

2018 年 5 月 30 日，国家中医药管理局副局长王志勇（右三）参观博物馆

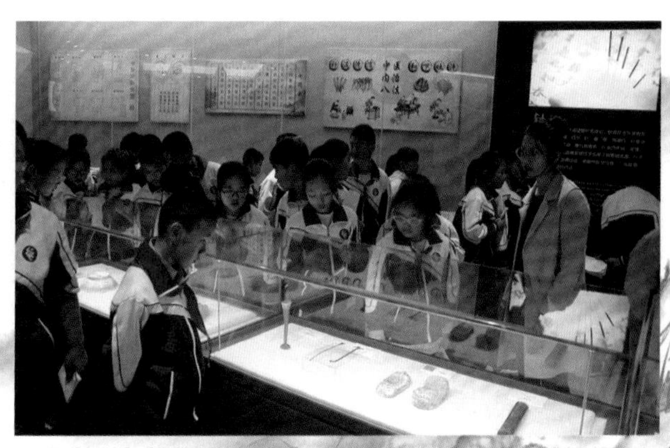

2018 年 4 月，牟平区实验小学在山东省中医药文化博物馆组织研学活动

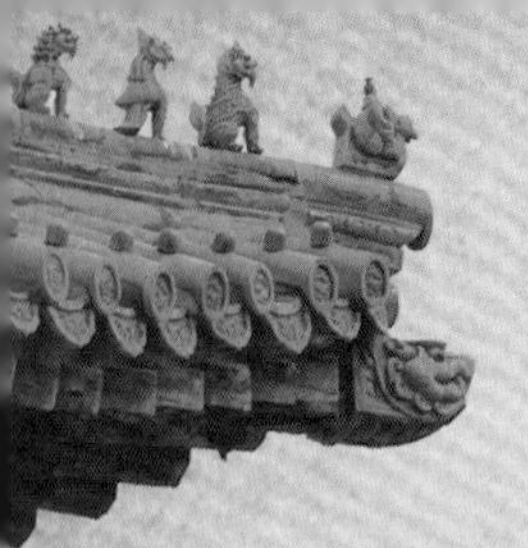

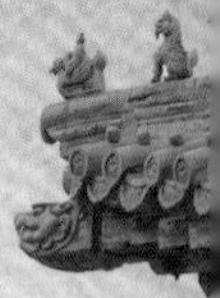

湛江中医药博物馆

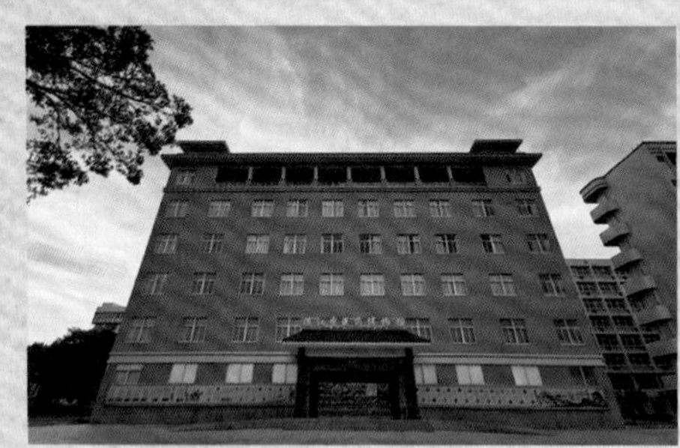

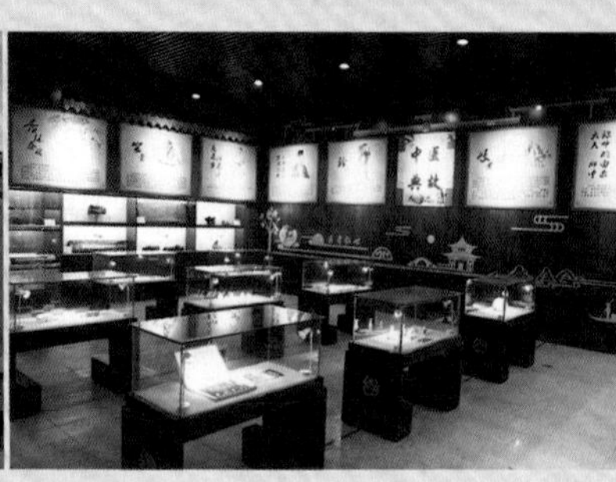

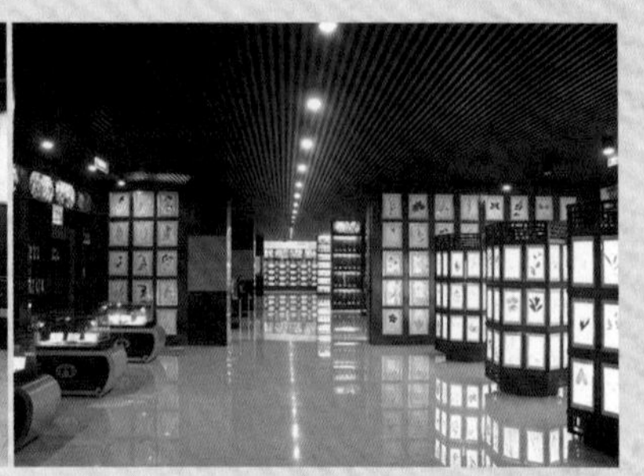

湛江中医药博物馆坐落于美丽的南海之滨广东省湛江市，位于湛江中医学校内。湛江中医学校是国家级重点中等职业学校、广东省示范性中等职业学校、国家中医药管理局局级重点中医药学校。2007 年 8 月中共湛江市委、湛江市人民政府在关于贯彻《中共广东省委、广东省人民政府关于建设中医药强省的决定》的实施意见中提出：在湛江中医学校筹建湛江中医药博物馆。2014 年学校在上级部门的支持下多方筹集资金，在综合楼一、二层建设湛江中医药博物馆，2015 年 5 月建成并投入使用。博物馆先后被评为湛江市中小学研学旅行基地、湛江社区大学健康养生学院、广东省科普教育基地、广东省中医药文化宣传教育基地、全国中医药文化宣传教育基地。

博物馆馆藏中医药文化器具和中药材标本 3000 余件，在博物馆周围，配有中医药文化宣传长廊、中医药适宜技术推广示教室和 30 多亩的药园，种植名贵木本药材及中草药 360 余种，动静结合，相得益彰，整个环境充满浓郁的中医药文化氛围，让来访者在举手投足间都能感受到中医药文化的博大精深。

湛江中医药博物馆的建设与展示，体现了坚持从实际出发，坚持为教学教育服务，坚持弘扬传统中医药文化的初心和宗旨，重点突出岭南中医药文化和实践教学特色。展馆分两层布展：一层展厅为中医主题区，设有名医主题墙、生态园、中药炮制场景、养生标本、中医发展史、中医典故、中医常用器具、中医适宜技术体验、模拟中药房、岭南名医 10 个展示区，呈现中医理论阴阳起源、神农尝百草、仲景问病、葛洪炼药、药材饮片来源、适宜技术展示、岭南名医事迹等史料。二层展厅为中药主题区，设有全国药材资源分布沙盘、中医药养生文化长廊、岭南药材资源分布沙盘、名贵药材、南海海洋生物药、矿物药、腊叶标本、中药浸制标本、十八反、十九畏、妊娠禁忌用药、方剂 12 个展示区。其中，共收藏腊叶标本 400 余种，药用植物浸制标本 360 余种，全国道地药材标本 300 余种和岭南道地药材 100 余种，名贵药材标本 50 种，南海常见的海洋标本 100 余种。配备的多媒体教学查询系统图文并茂，极大地方便和丰富了该校和当地中小学生的第二课堂实践活动。

湛江中医药博物馆每周星期一至星期六面向学校和社会开放，每年开放 40 周。博物馆已接待国内外参观人数超过 40000 人次，是目前粤西地区规模较大、展品较多的中医药博物馆，已成为湛江市向社会宣传中医药文化知识、加强中医药文化对外交流展示的重要窗口。

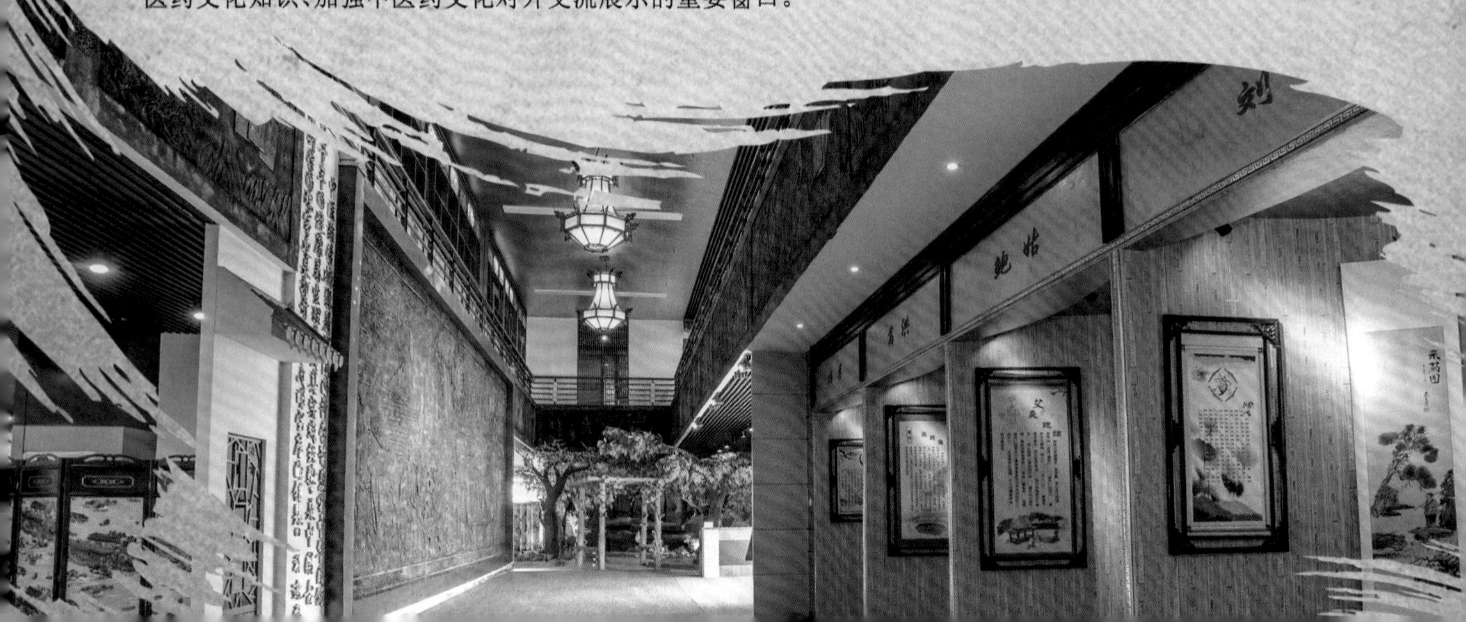

广西壮族自治区药用植物园

广西壮族自治区药用植物园（广西壮族自治区药用植物研究所、中国医学科学院药用植物研究所广西分所）位于南宁市兴宁区厢竹大道88号，占地面积202公顷，创建于1959年，是广西壮族自治区卫生健康委直属的从事药用动植物资源收集、保存、展示、科普教育，特色中药资源、民族药资源产品开发，中药材产品质量检测技术与标准研究，中药材产品质量标准起草及检测服务的公益性事业单位。广西壮族自治区药用植物园（以下简称“药园”）被誉为“立体的《本草纲目》”，2011年以物种保存数量最多和保存面积最大获得“最大的药用植物园”吉尼斯世界纪录认证。

药园组织机构设有行政管理、业务管理、科研、产业四大体系。行政管理体系设有党政办公室等职能部门7个；业务管理部门设有科研部等职能部门4个；科研体系设有西南濒危药材资源开发国家工程实验室、广西药用植物资源保护与遗传改良重点研究室、广西中药材良种繁育工程技术研究中心、广西中药材产品质量监督检验站和广西中药材标本馆 5 个职能部门，实验室占地面积约 2 万平方米，大型仪器设备近 100 台（套）；产业部门设有南宁杏林景观工程有限责任公司等企业4个。

截至2018年底，药园全员职工309人，其中博士研究生40人，在读博士12人，在站博士后4人，硕士研究生93人；正高级职称7人、副高级职称37人；享受国务院政府特殊津贴专家4人，第一批广西高层次人才认定为B层次人才2人、D层次人才1人，自治区八桂学者1人、八桂青年学者1人，广西第三批特聘专家1人、自治区优秀专家1人，广西“新世纪十百千人才工程”第二层次人选5人，“西部之光”访问学者8人，客座教授20余人。药园聘请中国工程院院士担任顾问，形成了专业结构较为合理、科技创新能力强、特色鲜明的科研团队，先后获得第五届全国专业技术人才先进集体、全国卫生计生系统先进集体、自治区优秀人才小高地等多项荣誉。

药园长期致力于药用植物资源的搜集保护，截至2018年底，共保存药用植物11260种，馆藏腊叶标本近20万份。作为第四次全国中药资源普查广西试点工作牵头单位之一，药园积极组织开展广西中药资源普查工作。通过普查，基本摸清广西中药资源家底，中药资源总数达到7088种。2018年底，广西药用植物园建设的国家中医药管理局“十二五”重点学科——“药用植物保育学”验收通过并被评为优秀。

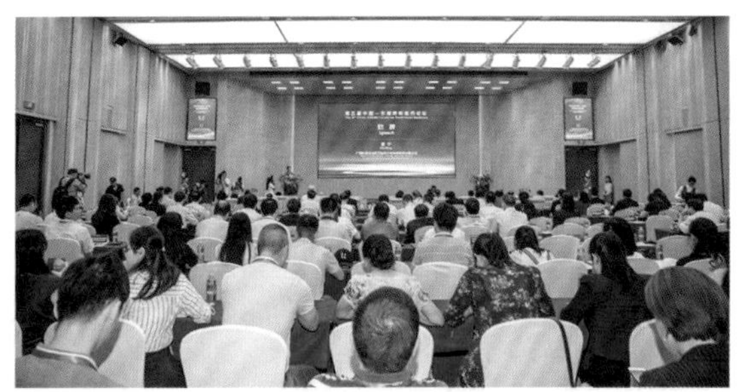

2018年9月19~20日，由国家卫生健康委、国家中医药管理局等主办的第五届中国－东盟传统医药论坛在广西南宁召开

2018年，药园贯彻落实中央深入实施创新驱动发展战略，药用植物 4.0 研究计划获得自治区科技厅立项。药园强化基础研究，实现前瞻性研发，拉开了药园保育学理论指导实践的帷幕。全年新增立项课题30项，科研经费3500多万元，再创新高。药园持续推进中医药传承创新项目建设，加强与“一带一路”沿线国家研究机构和企业交流合作，为实现国家药用资源战略保护、引领东盟区域药用资源深度开发、助推中医药国际化服务而努力。

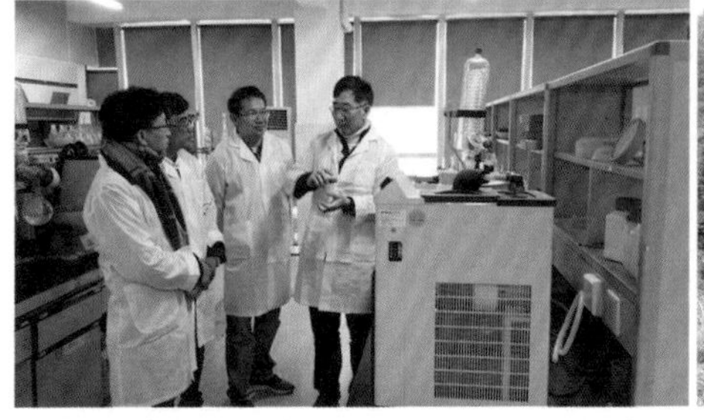

广西壮族自治区卫生健康委党组成员、广西药用植物园主任缪剑华与老挝专家进行交流

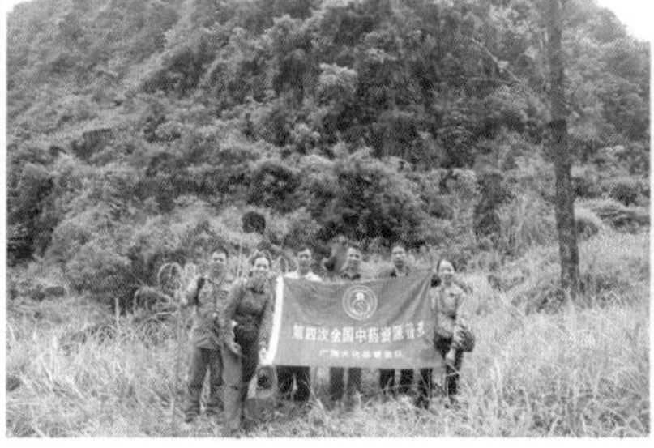

广西药用植物园派员对自治区内药用植物进行摸底排查

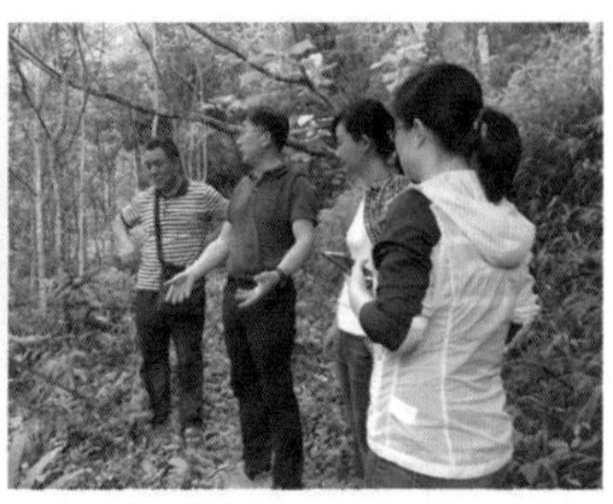

广西壮族自治区卫生健康委党组成员、广西药用植物园主任缪剑华，广西药用植物园副主任谷筱玉以及科技特派员林伟在隆安县上孟村进行中药材产业扶贫工作指导

重庆市药物种植研究所

重庆市药物种植研究所始建于 1937 年，是我国较早的药用植物研究机构、专业从事中药材栽培研究的公益一类科研事业单位、全国中医药健康旅游示范基地、国家 3A 级景区、重庆市科普教育基地和重庆市研学旅游示范基地，隶属重庆市科技局；现有“ 一所三基地 ”，占地 3000 余亩，标本馆收藏腊叶标本 30 余万份、生药标本 5000 余种，建有我国较早的药用植物园并收集保存 2000 余种药用植物；拥有国家级基地 2 个（国家中医药优势特色教育培训基地、全国中医药文化宣传教育基地），国家中医药管理局重点学科 2 个（药用植物学、中药资源学），市级重点实验室 2 个（中药材良种选育实验室、特色生物资源研究与利用川渝共建重点实验室），药用动物养殖场 2 个，工程中心 2 个（重庆市中药良种选育与评价工程技术研究中心、重庆市道地药材规范化生产工程技术研究中心），博士后科研工作站 1 个，院士工作站 1 个。

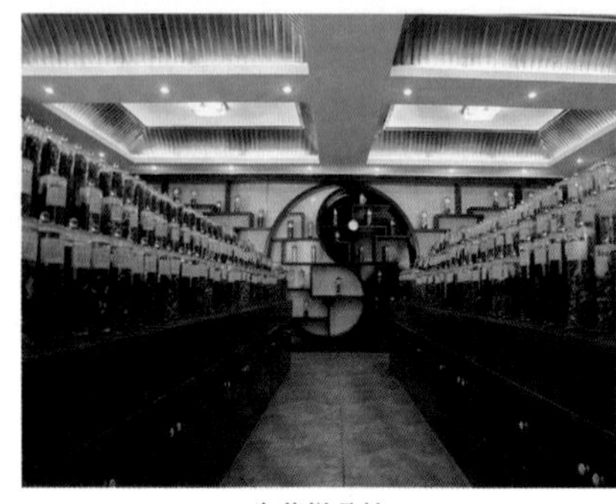
生药样品馆

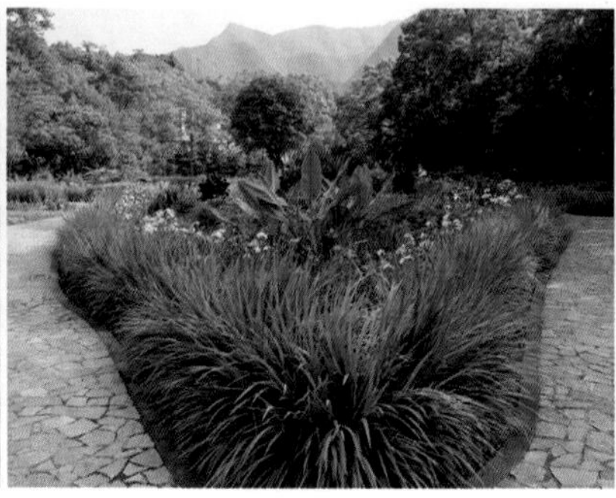
药用植物园

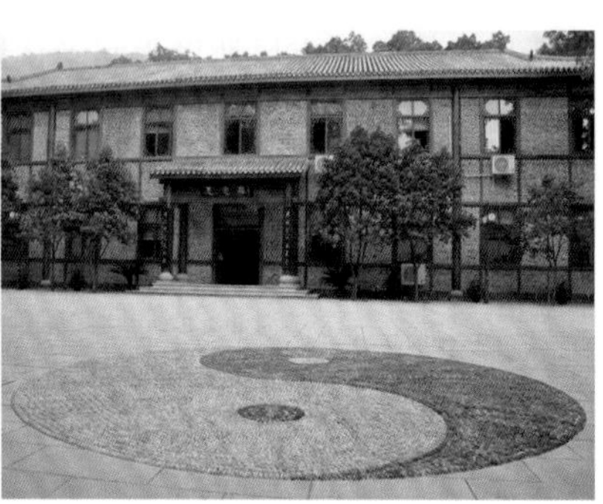
中医药文化广场

80 多年来，重庆市药物种植研究所累计开展各级各类科研项目 400 余项，获得各级各类科技成果奖 170 余项（次），其中国家级成果奖 4 项（次）、省部级成果奖 50 余项（次）；创造研究活麝取香、蜜环菌伴栽天麻等先进技术；成功进行天麻、黄连、白术等 200 余种中药材野生变家种及林麝、梅花鹿、斑蝥等 50 余种药用动物养殖研究；取得灵芝、茯苓、雷丸、猪苓等 10 余种药用菌生产育种的成熟技术；完成保鲜天麻、天麻配制酒、黄精饮料、药香植物皂，以及丸剂、片剂、粉剂等健康产品的研发。

重庆市药物种植研究所将秉承“ 积爱成福，经药济世 ”的核心价值观，以“ 不忘初心、济人利物、再创辉煌 ”为总体目标，以“ 科研立所，人才兴所，产业强所 ”为发展道路，建设以中药资源和药用植物栽培研究为重点，药用菌类研究和药用动物研究为特色，中药生物应用技术研究和产业发展为保障的新型研究机构。

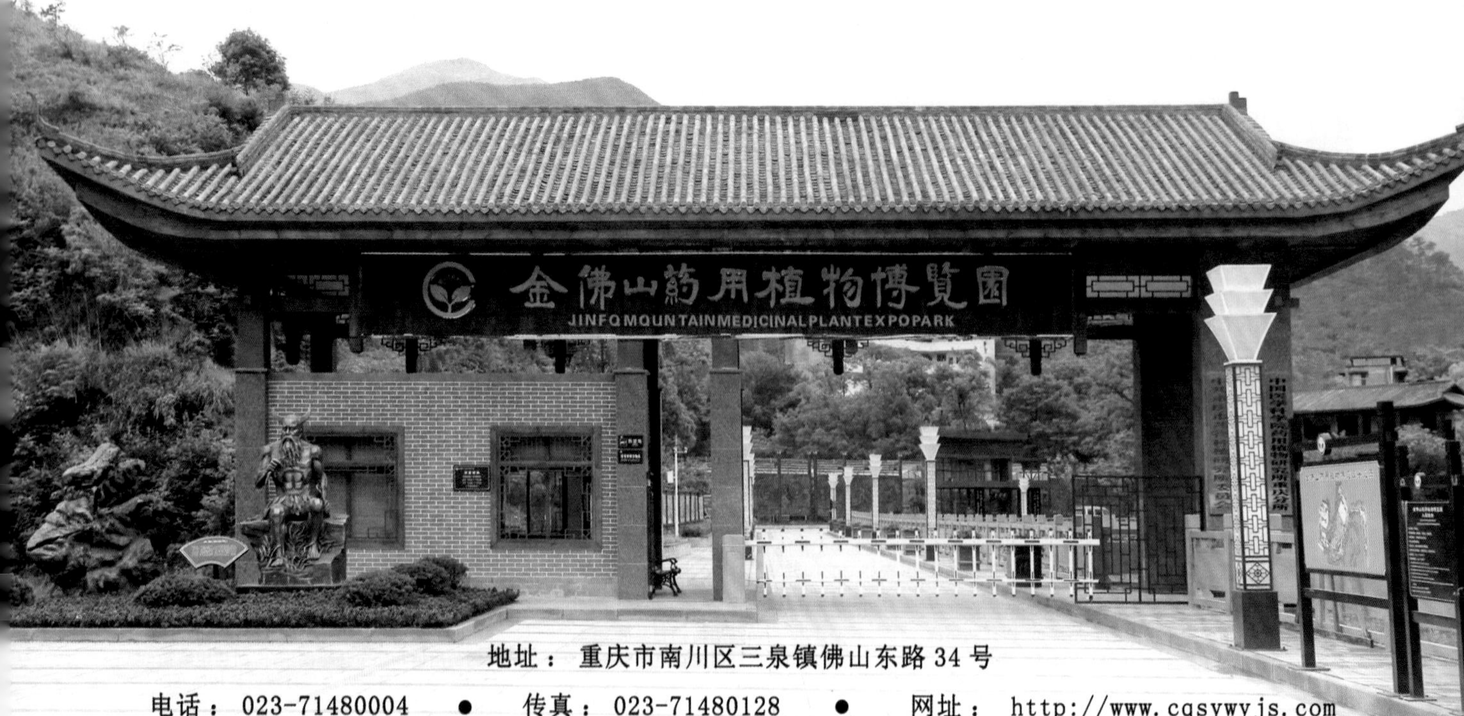

地址： 重庆市南川区三泉镇佛山东路 34 号

电话： 023-71480004 ● 传真： 023-71480128 ● 网址： http://www.cqsywyjs.com

济南宏济堂博物馆

济南宏济堂博物馆位于济南市槐荫区五里沟街道经二路 281 号，收藏原宏济堂总店、第一支店、第二支店的牌匾、旧家具、书籍、题字、装饰木雕、药材标本，以及其他在中医药历史发展中有重要意义的用具、药方、药材，是山东省集道地药材销售、传统中医验方治疗、传统中药养生、中医药知识普及、中医药古籍文物展示、中医药历史文化介绍于一体的博物馆，融中医文化于百姓生活中。

博物馆整体建筑始建于 1920 年，2008 年进行整体平移保护。现存建筑由南面临街主楼与北面附楼围合成四合院落，坐北面南，占地面积 361 平方米，是一座典型的中西合璧式建筑，具有典型的济南近代商埠建筑特征，见证了济南中医药历史发展的历程。

博物馆隶属乐家老铺宏济堂，其前身为清政府的山东官药局，1907 年北京同仁堂乐镜宇先生斥巨资购得山东官药局承授权，更名为“乐家老铺宏济堂”，取“宏仁广布，济世养生，堂正天下”之意。电视连续剧《大宅门》真实地反映了这一过程。

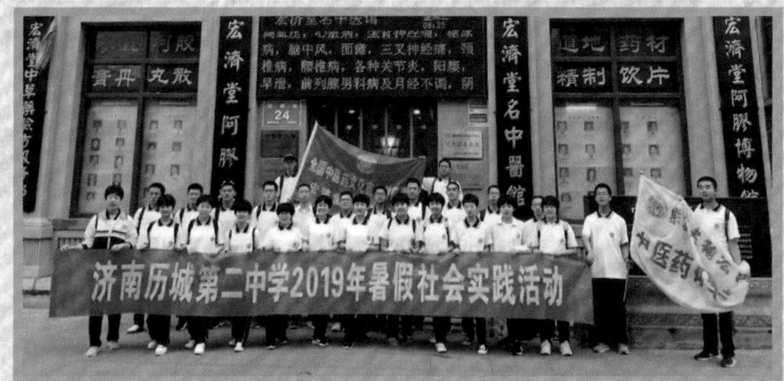

济南历城第二中学2019年暑假社会实践活动

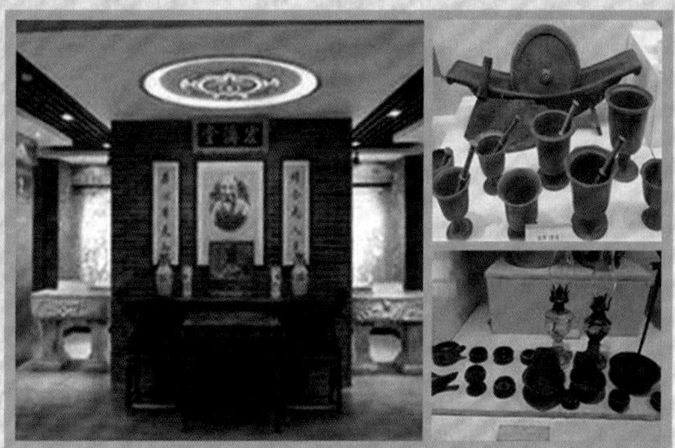
博物馆部分展品

博物馆 2013 年被山东省文物局授予第四批文物保护单位“宏济堂西记”；2017 年获批山东省中医药文化宣传教育基地；2018 年获批全国中医药文化宣传教育基地。

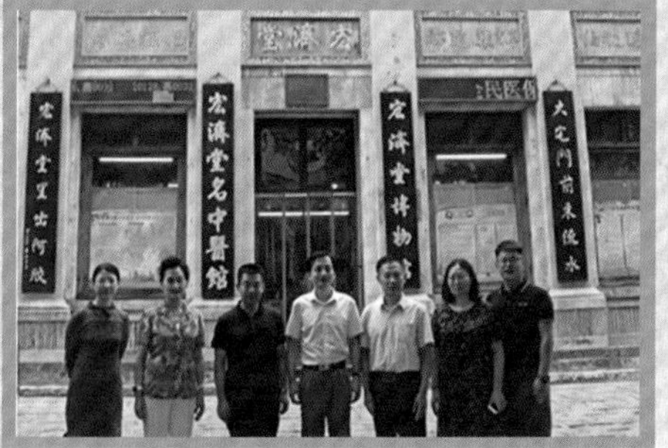

国家文化和旅游局非遗司副司长胡雁莅临指导

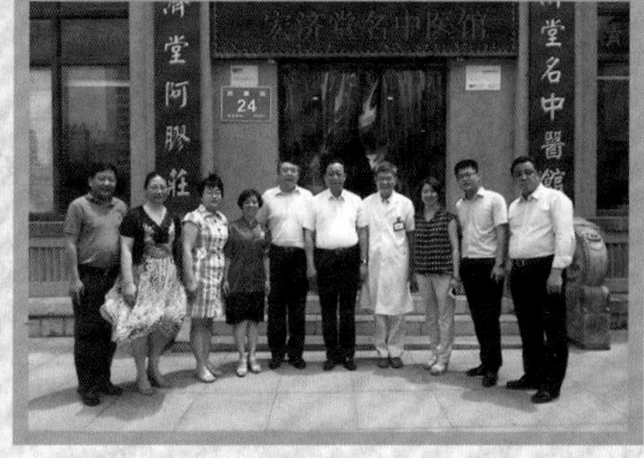

国家中医药管理局原局长王国强莅临指导

作为全国中医药文化宣传教育基地，宏济堂肩负着弘扬中医药文化、发展中医药事业的使命，承担着普及中医药文化知识，传播中医药健康理念的责任：①宏济堂 2018 年、2019 年连续两年参加政府组织的“中医中药中国行”健康义诊活动；联合兴业银行、齐鲁晚报齐鲁壹家开展义诊进社区活动，累计义诊社区近百个；②与山东网络广播电视台合作录制《中医说》《有么别有病》等电视节目；③每年接待中医药文化研学游中小学生万余人，研学游活动围绕宏济堂历史文化、中医药常识、中医药历史人物及典故、传统手工加工炮制技艺（蜜丸、香包）制作开展，内容丰富、中医药氛围浓郁，充分发挥基地宣传教育的功能；④每年端午节开展“宏济堂中医药文化”节活动，结合节日特色开展名医义诊、中药辨识、加工炮制技艺展示、包粽子、画额等活动。

加强基地与社会大众的互动交流，扩大宏济堂中医药文化的社会影响力，推动齐鲁中医药文化传承传播，塑造具有中医药特色的文化品牌是宏济堂未来发展的方向和目标。

三晋王氏妇科流派传承工作室

全国首批三晋王氏妇科流派起源于北宋，历时千年，相传 29 代人，历史上名医辈出，享誉三晋及周边诸省。王氏妇科堂号“广济堂”。王氏妇科流派精于治疗妇科经、带、胎、产、杂病，历代传人治学严谨，品德高尚，医技精湛，堪为后世医学界之楷模。

王氏妇科流派传承工作室通过国家中医药管理局选拔，为首批 64 家学术流派传承工作室之一，于 2013 年 1 月在晋中市中医院成立。三晋王氏妇科流派是全国十大妇科流派之一，也是受国家级非物质文化遗产保护的中医妇科项目。三晋王氏妇科流派传承工作室进入第二轮项目建设，也是国家级重点专科妇科项目。

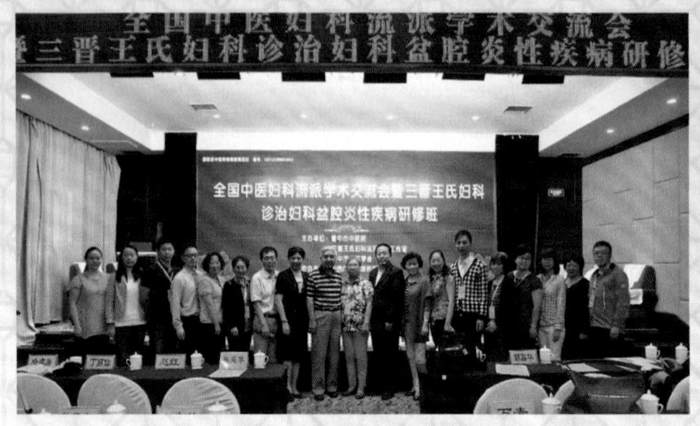

全国中医妇科流派学术交流会暨三晋王氏妇科诊治妇科盆腔炎性疾病研修班

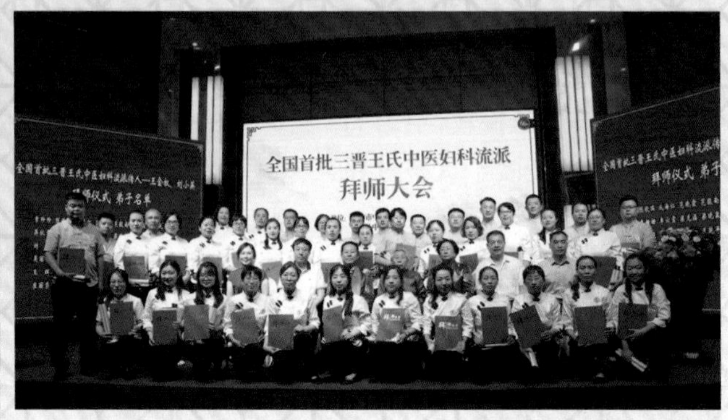

全国首批三晋王氏妇科流派工作室举行拜师大会时合影留念

项目负责人由晋中市中医院副院长、国家级非物质文化遗产“道虎壁”王氏妇科第 28 代省级代表性传承人、国家级重点专科晋中市中医院妇科学科带头人、第六批全国老中医药专家学术经验继承工作指导老师、山西省名中医、省级优秀专家、三晋英才高端领军人才、山西中医药大学教授、硕士研究生导师王金权担任。工作室着重挖掘、整理、传承、弘扬王氏中医妇科学术流派的学术思想和技术，突出以学术流派的理论、观点和医疗实践中具体技术方法与方药运用为重点，始终以传承历代王氏名家学术经验为己任，增强学术内涵建设，注重历代王氏中医名家的经验研究与传承工作；主编参编医学专著 16 部，发表系列论文 50 多篇；撰写学术思想、临证经验等研究报告，收集并保存了丰富的病历资料和影像资料，培育了一批新的学术传承人才。

三晋王氏妇科流派创建三晋王氏妇科流派传承展示馆 1 个、三晋王氏妇科流派传承工作室 1 个、三晋王氏妇科流派二级传承工作站 8 个、三晋王氏妇科流派示范门诊 8 个，培养传承弟子 55 名，制订三晋王氏妇科特色诊疗技术推广应用方案 5 个。王氏妇科流派传承工作室团队现有人员 57 人，其中代表性传承人 3 人，主要传承人 5 人，后备传承人 52 人；发表三晋王氏妇科学术论文 50 多篇，其中核心期刊 15 篇；开发三晋王氏妇科流派院内制剂 2 种，获国家专利 2 项，建设网站 1 个，启动科研项目 9 项；举办三晋王氏妇科流派全国中医妇科学术交流大会 3 次，三晋王氏妇科流派拜师大会 1 次，省市三晋王氏妇科流派学术交流会议 4 次；制作三晋王氏妇科流派传人王金权影视专题片 3 部，整理三晋王氏妇科历史遗著 390 多部，购置流派工作室参考资料 400 余部，并做好王氏妇科流派传承方法及特色的研究。

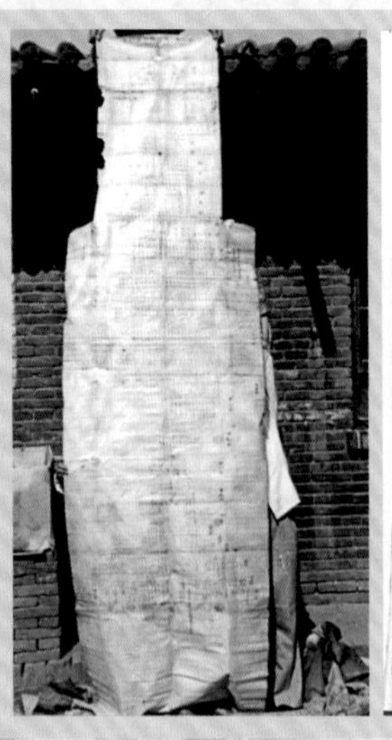

全国首批三晋王氏妇科流派珍藏 700 多年的家谱

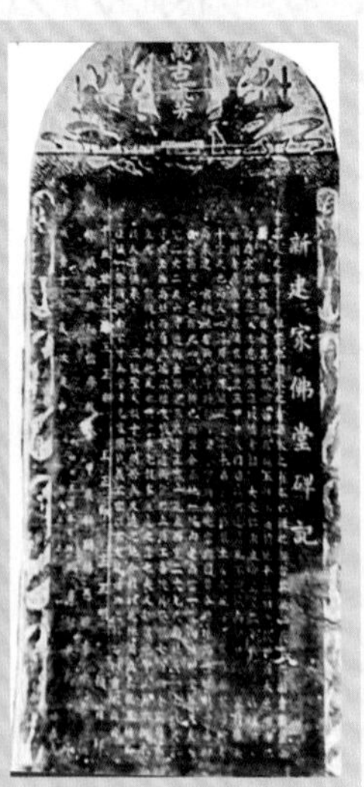

全国首批三晋王氏妇科流派珍藏 700 多年的石碑

广东省第二中医院（广东省中医药工程技术研究院）王清海全国名老中医药专家传承工作室

一、工作室概况

王清海全国名老中医药专家传承工作室成立于2017年，设立在广东省第二中医院（广东省中医药工程技术研究院），工作室主要包括临床经验示教诊室、专家示教观摩室、专家资料室（阅览室）等，设备齐全，充分体现中国传统文化和中医药特色元素。工作室人员梯队合理，有高级职称8名、中级职称2名、初级职称2名，其中博士研究生学历5人，硕士研究生学历7人。成员中有5人为王清海教授学术思想继承人，其余人员均为王清海教授培养的博士、硕士研究生或长期跟随王清海教授学习人员。

二、工作室学术导师简介

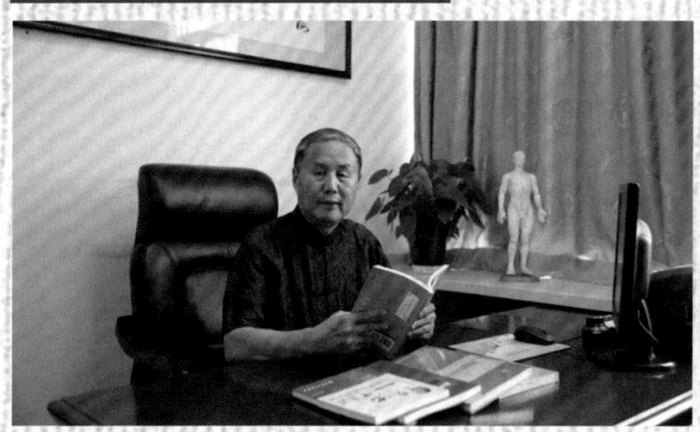

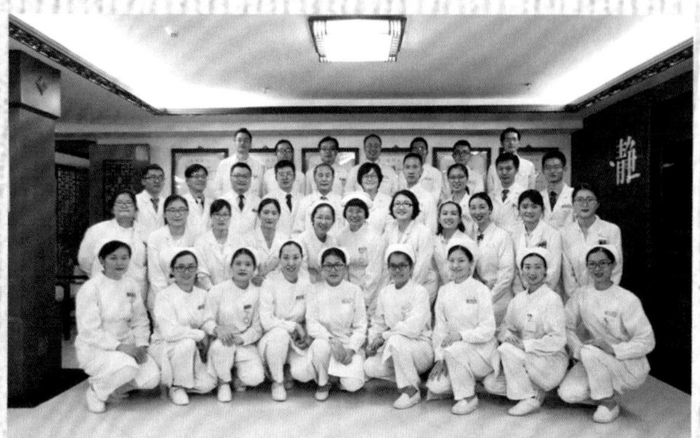

王清海为主任中医师、广东省名中医、广州中医药大学博士研究生导师，享受国务院政府特殊津贴专家，首届邓铁涛中医医学奖获得者，全国第四、五批老中医药专家学术经验继承工作指导老师，全国优秀中医临床人才（第一批），全国名老中医药传承工作室专家，中国民族医药学会心血管专业委员会常务理事，广东省中西医结合学会高血压专业委员会主任委员，广东省中医药学会心血管病专业委员会副主任委员，国家自然基金评审专家；曾任广东省第二中医院、广东省中医药工作技术研究院、广州中医药大学第五临床医学院副院长；现为国家中医药管理局重点学科中医心病学和重点专科心血管专科学术带头人。

王教授先后师从国医大师邓铁涛教授和国医大师张学文教授，从事心血管病中医临床研究近40年，在中医药治疗高血压、冠心病、心力衰竭等方面经验丰富，创立高血压“脉胀理论”及血脉辨证法；出版专著4部，发表专业论文40余篇，发明治疗高血压、冠心病、心衰的中药制剂4种，承担省部级项目10余项，获省部级以上科技进步奖4项，举办国家级中医药继续教育项目“全国高血压中医临床研究进展学习班”9期，获发明专利1项。

三、王清海教授主要学术思想

1. 创立心系疾病的学术思想，根据老年心血管病的发病规律和岭南地理、气候和生活习惯等特点，创新性提出中医药治疗心系疾病的学术思想。

2. 创立高血压“脉胀理论”和“血脉辨证”新方法，解决制约中医药治疗高血压的重大理论难题，在行业内产生较大影响，在广东省内得到普遍推广应用，在全国形成较大影响。

3. 创立温阳通脉法治疗冠心病的理论，为创建岭南心系疾病温通学派奠定基础。

4. 创立补心泻肺法治疗慢性心力竭，提出心气虚，肺水郁是慢性心衰的基本病机，补心气、泻肺水是基本治法。

四、工作室建设成果

工作室通过收集医案、论文、论著、病历资料等，系统梳理总结王清海教授的主要学术思想和临床经验，现已收集门诊病历2500余份，整理医案100余例，制定优势病种诊疗方案4个；建立工作室网站，成立王清海教授全国名老中医药工作室公众号，每周发刊一次；进行王清海教授学术思想宣传，向广大患者朋友科普中医药防治心脑血管疾病知识；举办大型义诊活动，惠及民众，受到广大患者的欢迎和称赞。

泉州市中医院
刘德桓全国名老中医药专家传承工作室

工作室简介

刘德桓全国名老中医药专家传承工作室于2018年7月成立，依托福建省泉州市中医院心病科、脑病科，以师承的形式开展工作。工作室以叶靖主任医师为负责人组建传承工作室团队，对工作室的建设、学术传承及日常管理等工作进行统筹管理；收集刘德桓教授历年发表的学术论文与临床资料，跟随临床记录其临床病案和部分影像资料，开展学术经验交流与讨论，举办经典理论提高班；整理发表刘德桓学术思想与临床经验相关论文，开展刘德桓学术思想相关课题的研究；接受多批次外单位医务人员进修学习。2018年6月，福建省卫生计生委批准建立福建省名中医刘德桓传承工作室；2018年7月，国家中医药管理局批准建立全国名老中医药专家刘德桓传承工作室。

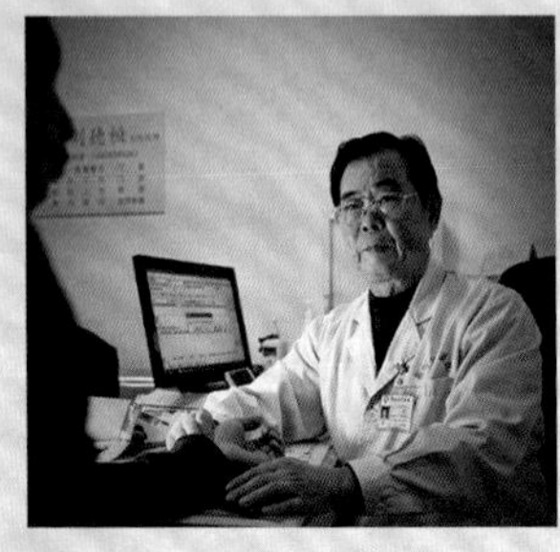
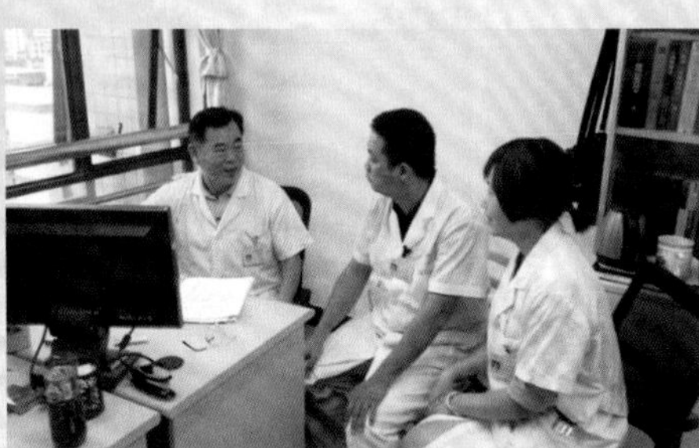
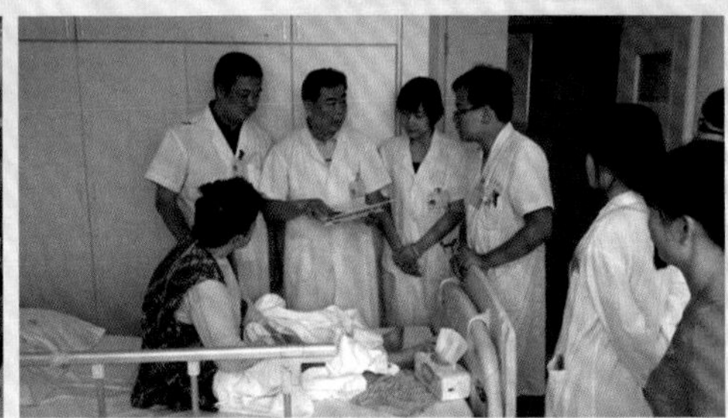

刘德桓教授简介

刘德桓，主任医师，福建中医药大学教授、硕士研究生导师，全国第五批老中医药专家学术经验继承工作指导老师，福建省名中医；兼任中华中医药学会心病分会常务委员、内科分会委员、继续教育分会委员，福建省中医药学会理事，福建省中医药学会内科分会、心病分会副主任委员，福建省中西医结合学会虚证与老年病分会副主任委员，泉州市中医药科学学会联合体执行主席，泉州市中医药学会第五届和第六届理事长、第七届理事会监事长。

刘教授从事中医内科临床工作40余年，中医基础理论扎实，临床经验丰富，擅长运用中医中药治疗高血压病、冠心病、中风病、心肌病、心律失常、心力衰竭、痴呆等心脑血管疾病及男性不育等；经过长期临床实践和理论研究，总结出化瘀浊益肝肾的学术思想，用于指导临床、教学和科研工作；研制治疗中风的中风康复丸、中风再造丸，治疗老年性痴呆的健脑合剂，治疗冠心病心绞痛的贝母参七粉，治疗高血压的瘀浊清颗粒，治疗男性不育的补肾育麟汤在临床上广泛应用；先后主持国家中医药管理局、省市级中医药重点课题20余项，其中获福建省科学进步三等奖1项，泉州市人民政府科技进步二等奖2项，泉州市人民政府科技进步三等奖12项，获福建省青年中医科技优秀奖；发表学术论文70余篇，主编专著2本、协编4本（其中副主编2本）；获泉州市十佳医生、中国百名杰出青年中医（银奖）、福建省第二届名中医等荣誉；培养硕士研究生13名，学术经验继承人3名；受邀到全国各地学术会议上讲学交流数十次，在泉州市老年大学养生讲堂上授课。

刘德桓学术思想和临床经验

刘德桓教授传承闽南名医张志豪、蔡友敬等中医名家学术经验，提出“化瘀浊益肝肾”的学术思想，临床上在辨证论治的基础上强调“痰致瘀”的病因病机及“肝肾”功能的调理，重视改善患者生活质量。刘教授潜心方药，独具匠心，创拟新方，多有发挥，每于临证，常起沉疴顽疾。由其负责的“化瘀浊益肝肾治疗老年血管性痴呆临床研究”获福建省科学进步三等奖，“化瘀浊益肝肾治疗血管性痴呆临床研究”获泉州市人民政府科技进步二等奖，“化瘀浊益肝肾法对原发性高血压患者生活质量的影响：随机双盲对照研究”及“瘀浊清颗粒对高血压患者性功能影响的临床与试验研究”获得泉州市人民政府科技进步三等奖。

贵州中医药大学
邱德文全国名老中医药专家传承工作室

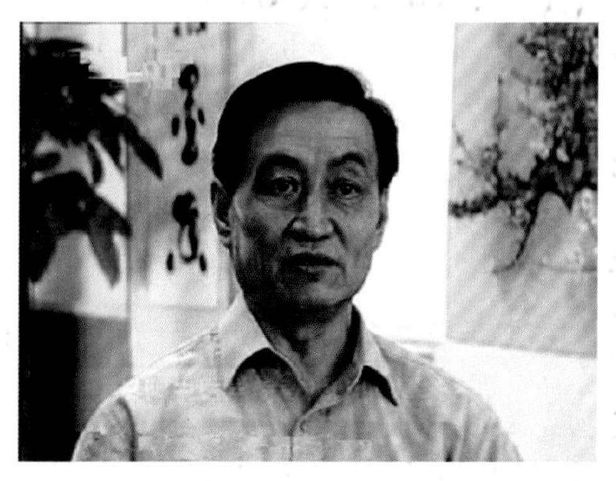

邱德文（1942—2017），男，四川眉山人，中共党员；1980年毕业于中国中医研究院，硕士研究生学历，享受国务院政府特殊津贴；曾任贵阳中医学院副院长、教授、硕士研究生导师、学报主编，中国中医研究院博士研究生导师，第三批全国老中医药专家学术经验继承工作指导老师，全国中医药高等教育学会理事，全国中医眼科专业委员会委员，全国方剂专业委员会副主任委员，全国中药委员会委员，贵州省中医药学会副会长，贵州省中医多学科研究会理事长，《中国中医基础医学杂志》《中国实验方剂学杂志》《中国中医眼科杂志》编委。

主要学术著作

邱老主编学术专著《中医治法学》《本草纲目彩色药图》《中国名老中医药专家学术经验集（1～5卷）》《中国常用中草药彩色图谱》《中医经典著作思路与方法研究》《中医方法学概论》《中华本草·苗药卷》等40余部，主编西北、西南地区中医药院校《方剂学》《科研思路与方法》等教材，发表学术论文100余篇。

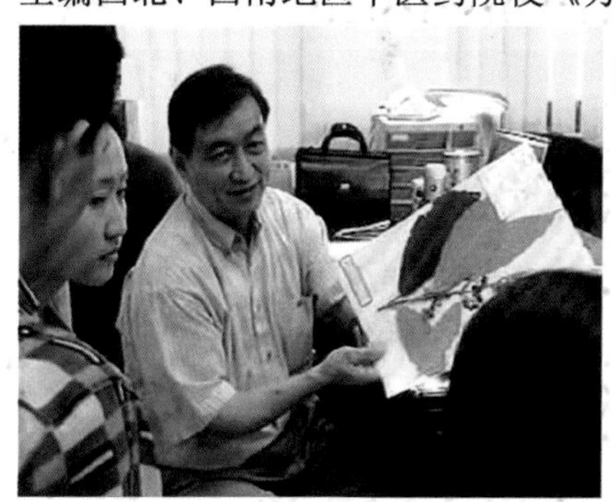

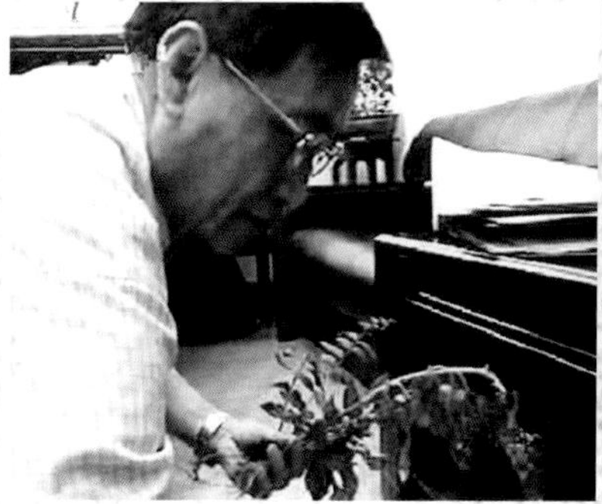

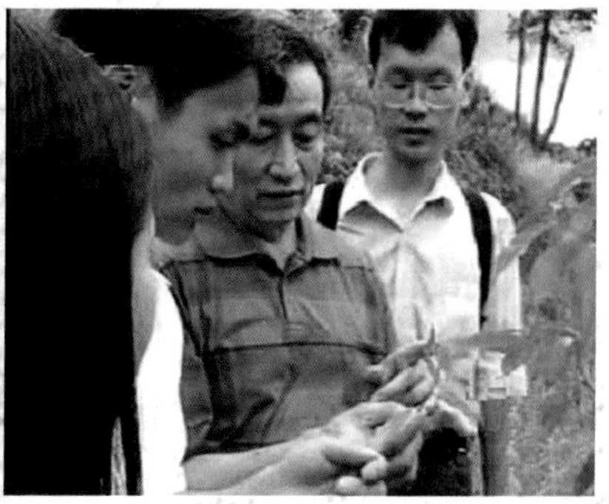

主要科研成果及获得荣誉

邱老获得贵州省部级科技进步二等奖2项，贵州省科技进步三等奖3项，贵州省科技进步四等奖2项，贵州省医药科技进步一等奖3项，贵阳市科技进步二等奖1项，第十二届中国图书奖1项，全国优秀图书二等奖1项，中华中医药学会科技奖学术著作二等奖1项，国家级教学成果二等奖1项，贵州省高等教育教学成果一等奖1项；主持国家自然基金课题“付罐增加药物透皮率的研究”等多项课题，完成原卫生部、国家中医药管理局“七五”“八五”“九五”重点课题“红眼消眼药水的研制与临床观察”“防治冠心病、心绞痛中草药大果木姜子研究”“米槁心乐滴丸的研究”；获得贵州省优秀卫生科技工作者、贵州省卫生科技先进个人等多项殊荣。

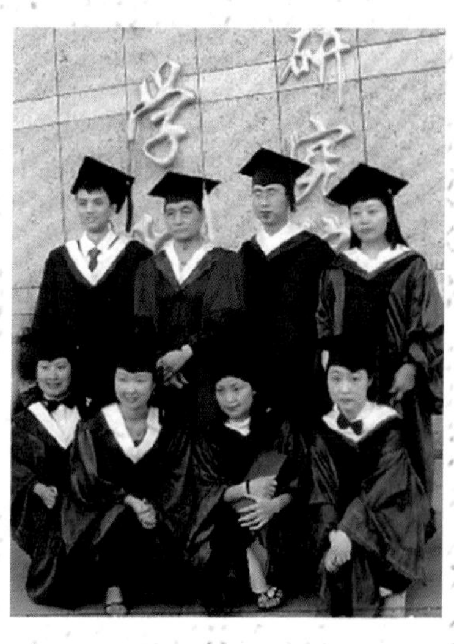

邱老长期致力于中医方剂学、苗药研究与开发、中医眼科学的教学与科研工作，教学成绩斐然，桃李满天下，培养硕士研究生31名，博士研究生2名，全国名老中医师带徒2名，学生遍布全国各中医药大学、中医药研究院。

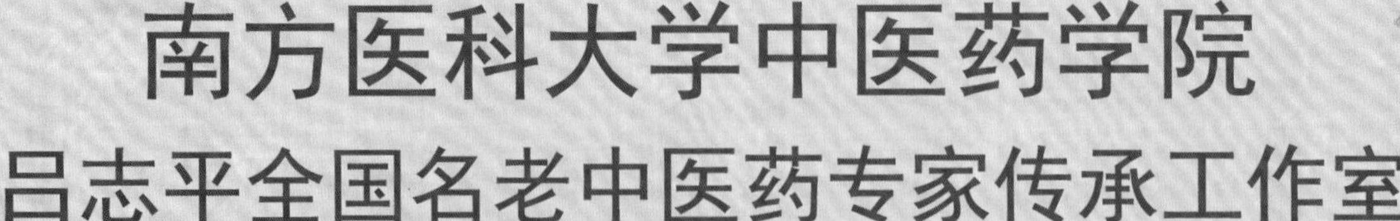

南方医科大学中医药学院

吕志平全国名老中医药专家传承工作室

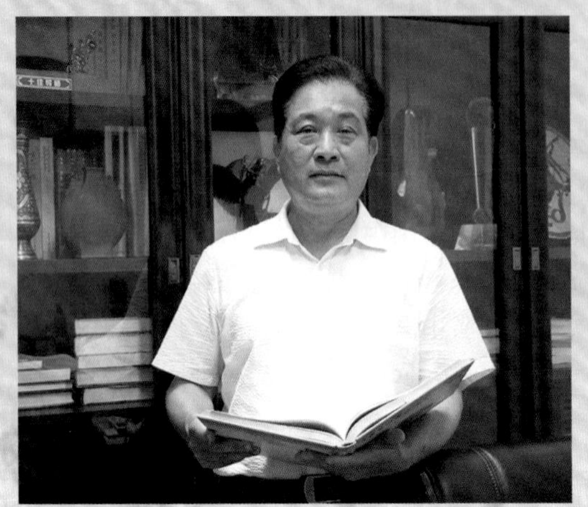

吕志平全国名老中医药专家传承工作室在广东省遴选推荐的基础上，经国家中医药管理局审核于2016年批准成立。

吕志平，1956年生，教授、主任医师、博士研究生导师；南方医科大学中医药学院院长，国家级中医教学名师，全国名老中医药专家传承工作室专家，第五批、第六批全国老中医药专家学术经验继承工作指导老师，广东省名中医，享受国务院政府特殊津贴，教育部重点学科中西医结合临床医学学科带头人，教育部中西医结合教学团队带头人，教育部高等学校中医教学指导委员会委员，中国中西医结合学会常务理事，中西医结合学会科研院所工作委员会副主任委员，中国中西医结合学会教育工作委员会副主任委员，中华中医药学会常务理事，中华中医药学会基础理论专业委员会副主任委员；先后主主持各类课题20余项，其中国家自然科学基金重点课题1项，面上项目6项；获中国中西医结合学会科学技术一等奖1项，省部科技进步二等奖5项，第二届邓铁涛中医医学奖，国家发明专利2项；主编规划教材4部，发表论文200余篇，SCI收录11篇，其中1篇论文2014年在美国《Hepatology》上发表。

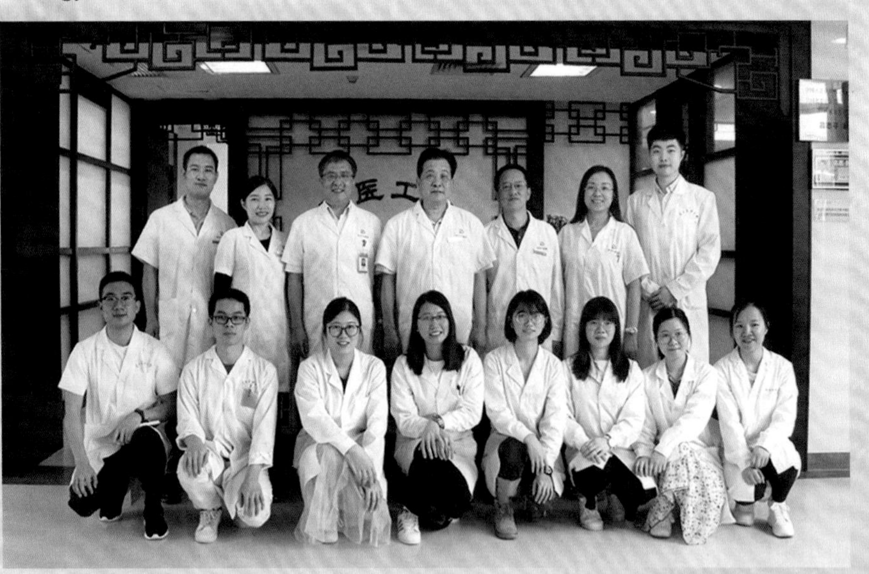

吕志平教授长期从事中医临床工作，负责南方医科大学南方医院和中西医结合医院肝胆病专科，在医疗实践中，强调以人为本、德术兼施，灵活运用中西医结合方法，治疗肝胆病、脾胃病、抑郁症等，临床经验丰富，形成了自己的学术思想。工作室成立后，继往开来，不断探索创新，开展一系列传承研究工作。吕志平教授认为，肝位中焦，主疏泄、调气机，为气机之中枢，血之运行、津液输布、脾胃升降、胆汁排泄、肺之肃降、腑气畅通均与气机密切相关，故肝气条达，关乎脏腑调和，气血津液运行输布，水谷纳化、排泄。临床治病，疏肝理气是重要治法。岭南为多湿多热之地，病毒性肝炎及其他肝病诊治应结合岭南地理特点，分期分证、审因论治。吕志平教授认为肝炎后肝纤维化的病机关键是肝郁脾虚、湿热内阻挟瘀毒，提出隐证型患者肝组织呈现出由轻微病变至肝硬化的系列肝病谱同样存在治疗必要性的观点，为防治肝纤维化提供临床依据。

工作室成立以来，建立了高质量的学科梯队，近年来培养中医学术经验继承人4名，研究生68名(博士研究生28名、博士后3名)。培养的博士、硕士研究生被各地科研院校、医院等单位录用，输出了大量的中医药人才，为中医药的传承与发展作出了卓越的贡献。

罗仁全国名老中医药专家传承工作室

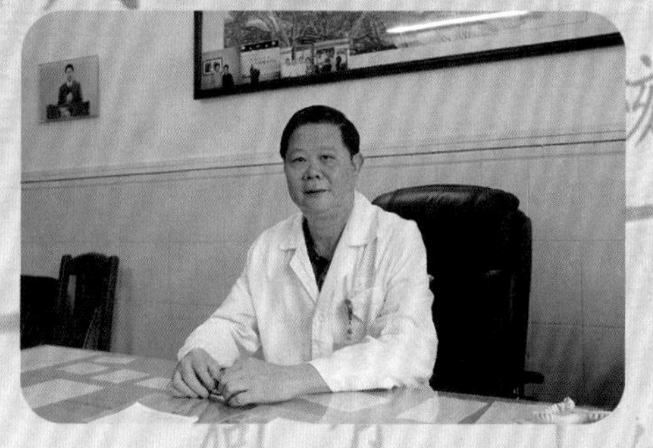

罗仁，男，1952 年 8 月生，广东兴宁人，南方医科大学二级教授，广东省名中医，主任医师，博士研究生导师，博士后合作导师，国家中医药管理局第五批全国老中医药专家学术经验继承工作指导老师；曾受聘为世界中医药学会联合会中医肾病学会副会长，中华中医药学会亚健康分会副主任委员，广东省综合医院中医专业委员会主任委员，广东省中医药学会亚健康专业委员会主任委员。

大道无术，上工养生治未病

罗教授自 2003 年开始亚健康防治的研究，在他的积极倡导和参与下，于 2004 年成立中华中医药学会亚健康分会，并担任副主任委员；2005 年广东省中医亚健康专业委员会成立，罗教授任常务副主任委员，参与制订《亚健康中医临床指南》，其中，罗教授主持制定的“亚健康诊断标准”编入新世纪全国高等中医药院校规划教材《病理生理学》。

多年来，罗教授带领其团队，根据中医治未病思想，结合中医药学、流行病学、分子生物学、系统生物学等学科，在国内开展亚健康状态防治工作，以及中医肾病、糖尿病肾病等的基础和临床研究，先后承担国家“863”计划、国家自然科学基金广东省联合重点项目、国家自然科学基金等课题 37 项；获军队科技进步奖 10 项，发明专利 10 项；研制防治亚建康的中药复方制剂、凉茶、养生酒等。罗教授出版专著 43 部，发表论文 300 余篇，进行亚健康科普讲座 260 场，听众超过 5 万人次；先后获得全军优秀教师（2004 年）、广东省教学名师（2008 年）、全国优秀中医健康信使（2012 年）、中国中医药科学普及金话筒奖（2012 年）、中国医药发展奖临床医药研究奖突出成就奖（2016 年）、“敬佑生命 2017 荣耀医者”——中华医药贡献奖（2017 年）等。2018 年，国家中医药管理局批准成立罗仁全国名老中医药专家传承工作室。

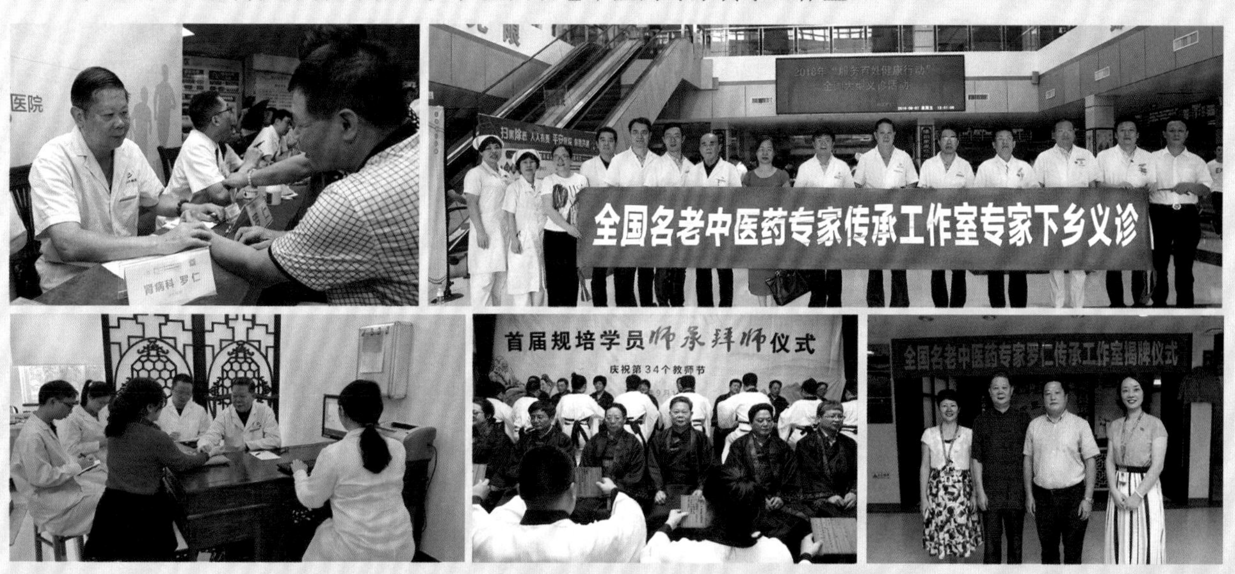

大医有情，春风化雨育桃李

罗教授肩负传道、授业、解惑的重任，从事高校教学科研工作 43 年来，主讲《中医内科学》《基础中医学》《中医养生学》等课程，重视教学改革，因材施教，注重学生中医思维的培养。罗教授以其对做学问的严谨态度和对科研的热爱深深地影响着学生，现已培养硕士研究生 36 人，博士研究生 40 人，博士后 5 人，师承制学生 5 人，师带徒学生 3 人，有高素质的学术继承人和良好的学术梯队。

罗教授立德树人，言传身教，重视学术传承和交流，为培养中医药人才、促进中医药事业的传承和发展作出贡献。

李世增全国名老中医药专家传承工作室

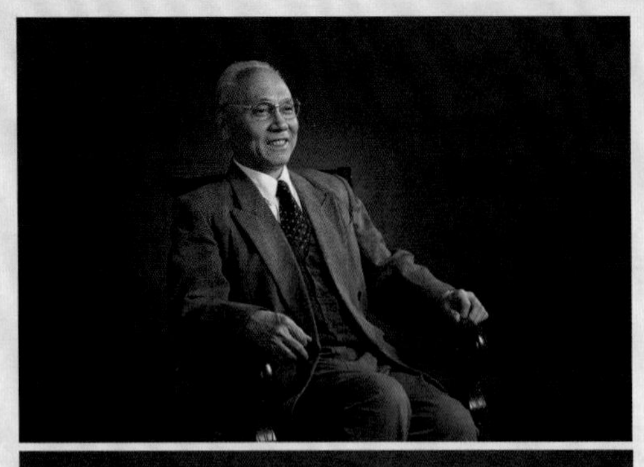

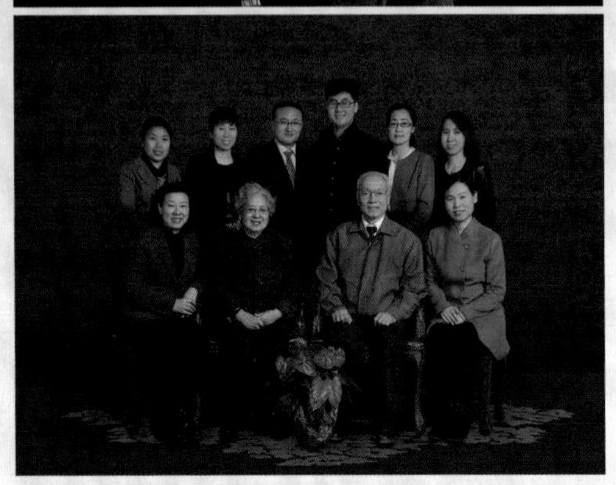

李世增，男，1940 年 3 月生，北京人，中共党员；出生于中医世家，三世行医，1966 年毕业于北京中医学院（现北京中医药大学）中医专业；首都医科大学教授、博士研究生导师、全国及北京市老中医药专家学术经验继承工作指导老师、首都国医名师。

○ 教学管理，教书育人

1980 ～ 2000 年，李世增教授于北京联合大学中医药学院工作，从事教务处工作 19 年，注重教学管理改革及中医人才质量的提高；坚持教学一线工作，主讲《温病学》《温病条辨》等课程，具有丰富的教学经验；注重教学方法改革，“温病课课堂讨论式教学的尝试”获北京市优秀教学成果奖；研发《中医题库软件温病题库》获得北京市科技进步三等奖。

李世增教授作为中医药传承专家，继续为中医药人才的传承作出贡献；重视高校承载的人才培养任务，积极参与学院本科生教学及临床带教工作；继续临床带徒，以身示教，注重徒弟医德、医术、医风并进培养，为建立中医思维模式、传承中医药心法、掌握中医学术精髓起到重要的作用。

○ 精心临证，中西结合

1966 ～ 1967 年，李世增教授参加北京医疗队，至湖北监利、洪湖地区进行流脑防治，后奔赴甘肃敦煌地区参与农村医疗工作，之后在内蒙古乌达矿区从事中西医结合医疗工作 12 年。丰富的中西医结合的医疗实践经历，使他在坚持中医特色的基础上主张中西医结合，提倡在中医四诊的基础上增加“验诊”的“五诊诊病”思维。善治内科疑难杂症，尤其是脾胃病、心肺系病、肝胆病；对成人亚健康状态的调治有独特的辨识与疗效，注重未病先防，对预防、治未病、养生有独到的思维和见解。

从事中医诊疗工作 50 余年来，以“仁心”“仁术”严格要求自己，认真热情地对待患者，忠诚地对待病人，始终牢记忠诚于学术的真理，坚持以“继承弘扬中医，忠心为民”为己任，在临床诊疗工作中不断探索实践，创护心、清肝、醒脾的“新三宝”思想，温、清、和、补、化五法并用治疗慢性脾胃病，形成结合脏腑虚实用药法则以祛脂治疗高脂血症等学术思想及诊疗经验，为丰富祖国的中医药事业作出贡献。

○ 重视科研，成果显著

李世增教授积极进行多项科研课题研究，获得院、校、市等不同级别多项奖励；完成北京市中医药薪火传承“3+3”工程项目——李世增名老中医工作站建设，正进行李世增全国名老中医药专家传承工作室的建设工作，注重应用现代信息及数据挖掘手段，结合现代研发技术，申报并获批局级以上科研课题 6 项，授权专利 1 项，发表期刊论文 30 余篇，获优秀论文奖 3 次。

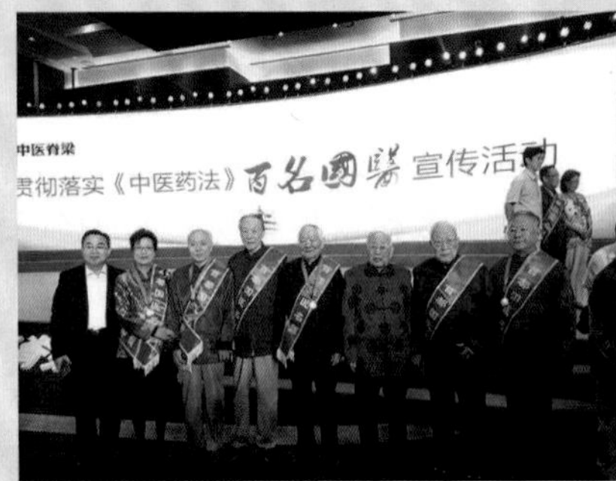

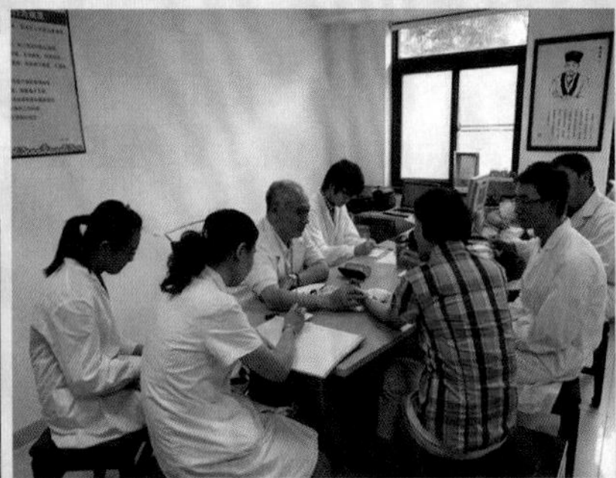

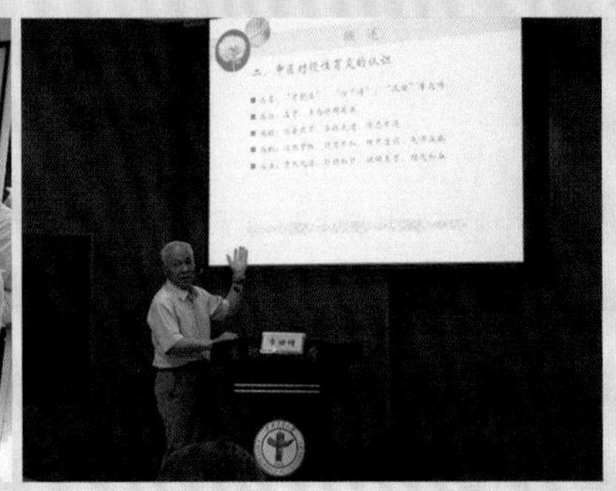

闫慧敏全国名老中医药专家传承工作室

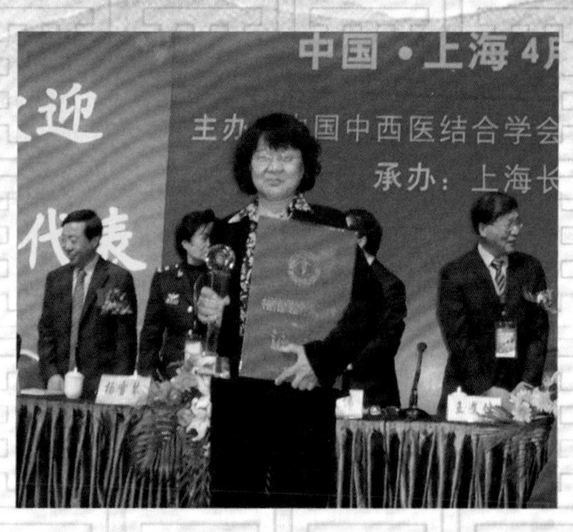

闫慧敏教授1975年毕业于北京中医药大学，近40年来从事中医儿科及中西医结合诊治小儿疾病的临床、科研与教学工作，中医根底深厚，知识渊博，治学严谨，医德高尚，勇于创新，在医、教、研各方面成绩卓著。

闫慧敏教授1990年正式拜刘韵远先生为师，跟师学习，对刘老的学术经验进行全面系统的总结，1994年以优秀的成绩结业出师。在数十年的临床工作中，闫老师系统传承和发扬刘韵远、王鹏飞、裴学义、陈昭定等老专家的学术思想和临床经验，并结合现代医学的发展和当代社会环境的变迁，于1990年创建北京儿童医院胃镜室，对小儿胃镜特点及胃肠道疾病临床宏观辨证与镜下微观辨证作了深入研究。

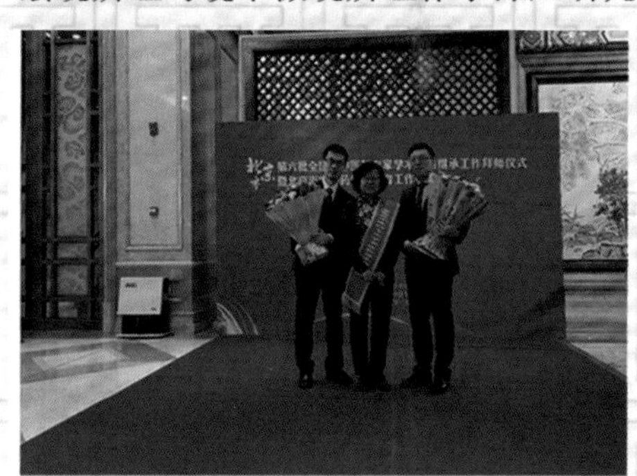

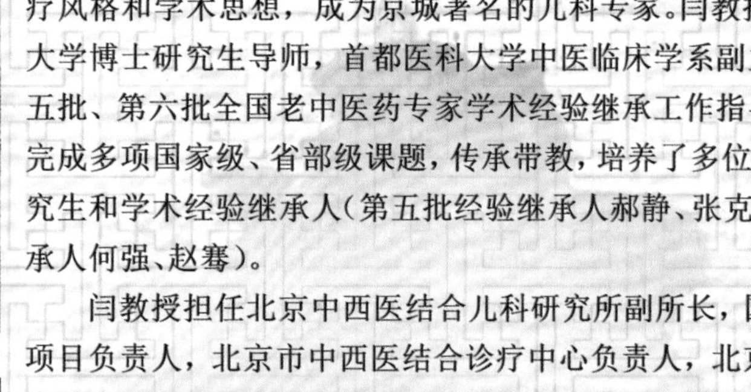

闫慧敏教授在临床实践中不断创新探索，逐渐形成了自己的诊疗风格和学术思想，成为京城著名的儿科专家。闫教授为首都医科大学博士研究生导师，首都医科大学中医临床学系副主任委员，第五批、第六批全国老中医药专家学术经验继承工作指导老师，主持完成多项国家级、省部级课题，传承带教，培养了多位硕士、博士研究生和学术经验继承人（第五批经验继承人郝静、张克青，第六批继承人何强、赵骞）。

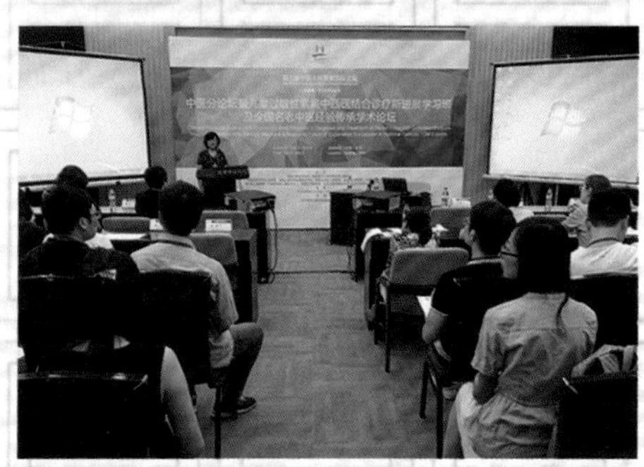

闫教授担任北京中西医结合儿科研究所副所长，国家重点专科项目负责人，北京市中西医结合诊疗中心负责人，北京市小儿脾胃病重点学科负责人，世界中医药学会联合会儿科分会副会长，世界中医药学会联合会中药上市后再评价专业委员会常务理事，中华中医药学会儿科分会第三、四、五届副主任委员，中华中医药高等教育学会儿科分会副理事长，北京中西医结合学会儿科分会主任委员，北京中医学会儿科分会副主任委员，中华中医药学会科学技术奖评审专家，中华医学会科学技术奖评审专家，北京市高级职称评审委员会委员等；发表论文50余篇，SCI文章10余篇；主编或参编多部著作，获科技成果奖8项，获得“中华中医药学会儿科突出贡献奖”等荣誉称号。

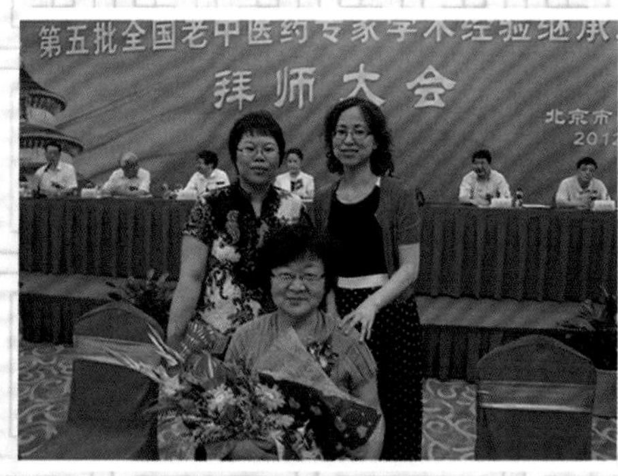

闫慧敏教授遵古而不泥古，拓宽中西医结合诊治小儿常见病之路，汇通中西，治疗小儿多种常见病及疑难杂症。2017年成立闫慧敏全国名老中医药专家传承工作室，积极整理归纳临床病历，总结闫慧敏教授学术观点和临床经验，开展多项科研研究，以及院内制剂痰喘宁合剂（根据闫教授方所制）的临床药理实验，每年举办1～2次经典传承继续教育学习班等，以更好继承闫慧敏教授的学术经验，培养多名高层次中医药人才，促进中医儿科事业的蓬勃发展。

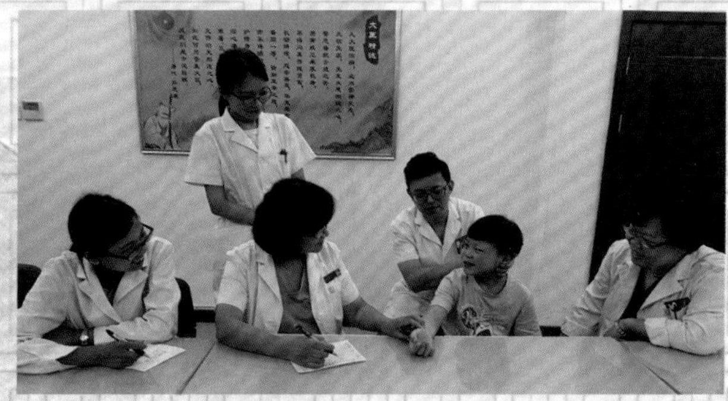

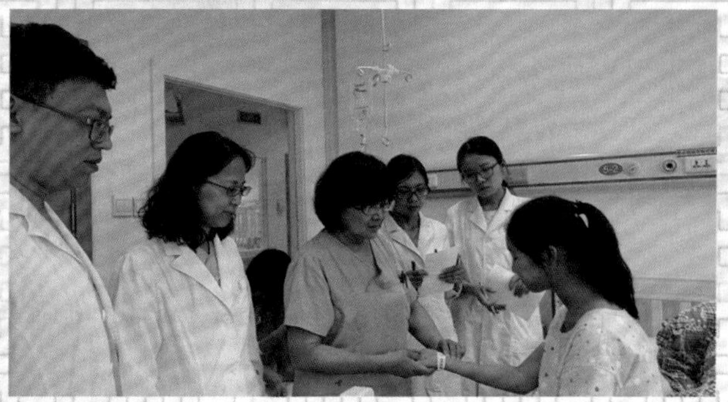

首都医科大学宣武医院高利

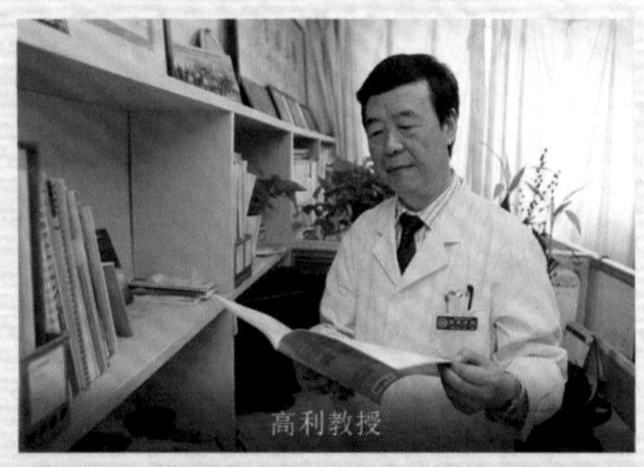
高利教授

高利，男，1952 年出生于北京；1969 ～ 1970 年进行医学理论培训后，一直从事基层医疗工作；1972 年 4 月～ 1975 年 12 月就读于北京第二医学院，毕业后在宣武医院从事神经内科临床工作；1986 年 6 月～ 1988 年 10 月脱产到北京联合大学中医药学院学习中医理论；20 世纪 80 年代末期，担任中国科学院陈可冀院士和宣武医院神经内科孟家眉教授的学术通讯员。受先辈影响，高利教授坚持扎根临床，精研学术，成为我国著名的中西医结合神经病学专家。

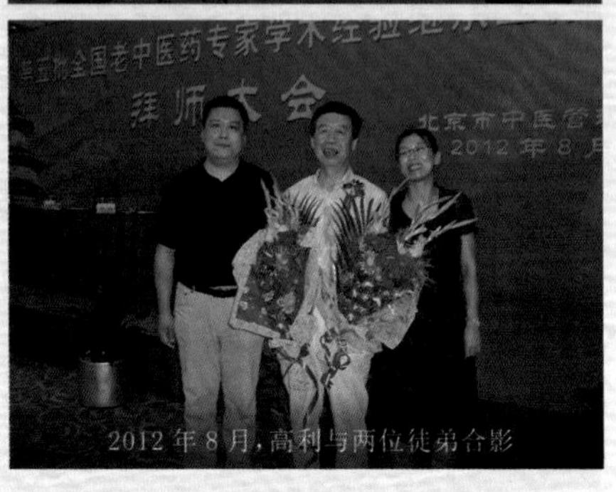
2012 年 8 月，高利与两位徒弟合影

高利现任首都医科大学教授、博士研究生导师，北京市中西医结合神经病学研究所常务副所长，第四批北京市级中医药专家学术经验继承工作指导老师，第五批、第六批全国老中医药专家学术经验继承工作指导老师；兼任中国中西医结合学会常务理事，中国中西医结合学会神经科专业委员会原副主任委员，北京中西医结合学会常务理事，北京中西医结合学会神经科专业委员会名誉主任委员，北京中西医结合学会卒中专业委员会主任委员；2016 年获得人力资源和社会保障部等五部委联合颁发的“ 为培养中医药人才做出贡献 ”证书，2017 年被中央人民广播电台授予“ 大国名医 ”称号。

高利教授注重文化自信，推崇自主知识创新，用中西医结合的方法治愈众多国内外患者，吸引国内外代表团前来学术交流；发现国人胃肠道疾病与脑血管病的相关性，报道介入检查治疗对血管内膜的损伤机制，研发出针对性中药方剂；临床倡导脑血管病从痰论治，使国内脑干梗死闭锁综合征患者获得新生，使原发性和脑动脉支架后闭塞患者获得再通；发现并报道脑血管病的舌像不对称性特点；脑梗死急性期四型分法被青岛市人力资源和社会保障局批准在当地成立工作站。

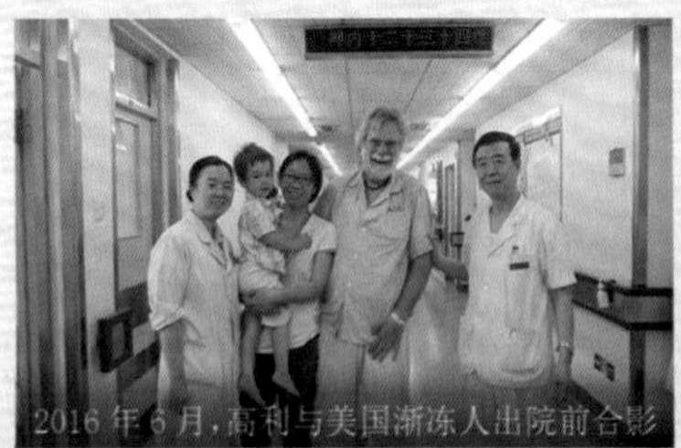
2016 年 6 月，高利与美国渐冻人出院前合影

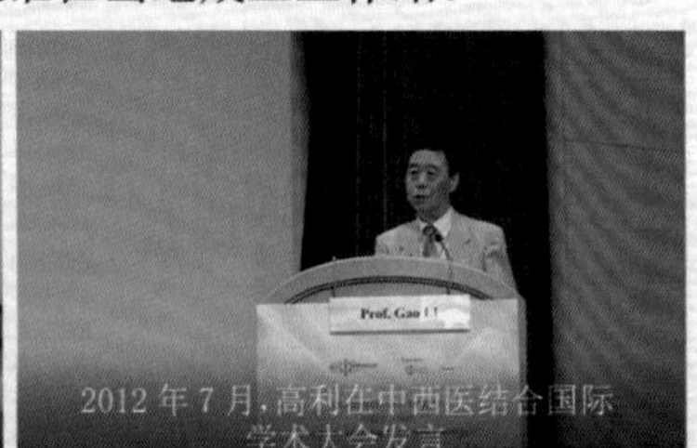
2012 年 7 月，高利在中西医结合国际学术大会发言

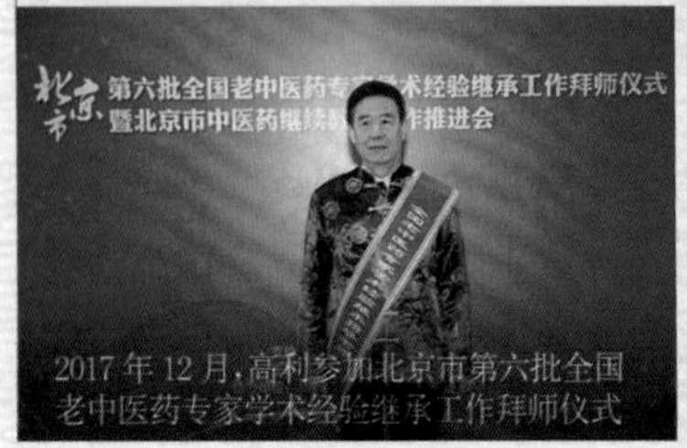

2017 年 12 月，高利参加北京市第六批全国老中医药专家学术经验继承工作拜师仪式

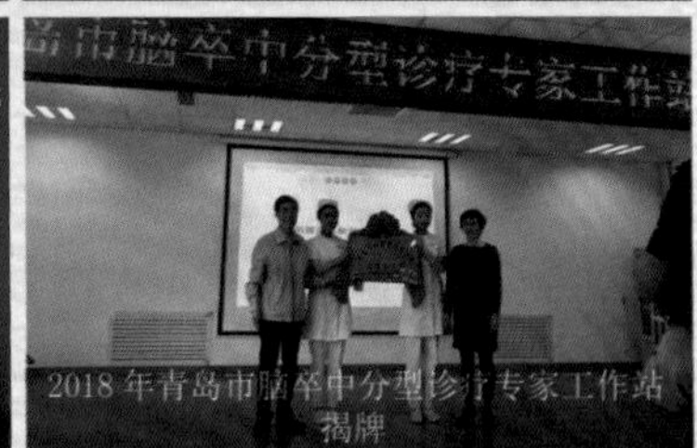
2018 年青岛市脑卒中分型诊疗专家工作站揭牌

高利教授主持的“ 中药定眩汤治疗椎基底动脉供血不全临床研究 ”1994 获北京市中医管理局科技成果一等奖；“ 缺血性中风中药注射剂合理使用的临床研究 ”2009 年获中国中西医结合学会科学技术二等奖；作为主要参研的“ 中风病急性期辨证论治综合治疗方案临床研究与评价 ”课题 2005 年获中华中医药学会科技进步二等奖，2006 年获教育部科技成果一等奖；主编的学术专著《中西医结合望诊启迪》2018 年被评为中国医界好书，主编的《高利教授现代保健养生系列丛书》2018 年获中国中西医结合学会科普奖。高利教授牵头撰写的《高血压性脑出血急性期中西医结合诊疗专家共识》2016 年在中国全科医学杂志发表后，其分型方法被王新志教授主编、王永炎院士主审的《中风脑病诊疗全书》收录；牵头撰写的《慢性脑缺血中西医结合诊疗专家共识》2018 年 10 月在中国中西医结合杂志发表后受到广泛关注，2019 年安排 8 场全国巡讲。

高利工作室培养国家级、市级师承人员、访问学者和学科骨干 10 余名，大多学员获得博士或硕士学位；培养首都医科大学硕士研究生 10 余名，均已成为医院的科室骨干；培养来自全国的进修人员 60 余名，使他们成为医院的科室负责人或学科骨干。

撰稿人：首都医科大学宣武医院神经内科曲淼（高利工作室负责人）
电子邮箱：qumiao@xwhosp.org

山东省立医院
李克勤全国名老中医药专家传承工作室

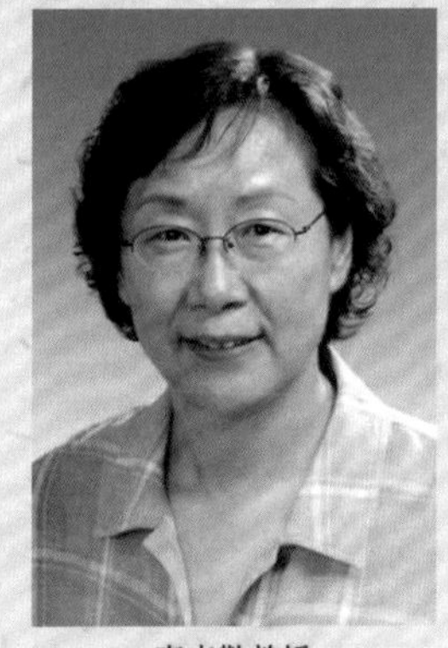

李克勤教授

2018 年 8 月，山东省立医院获批国家中医药管理局建设项目“ 李克勤全国名老中医药专家传承工作室 ”。

李克勤教授，女，1951 年出生，中共党员，山东莱阳人，山东省名中医，第五批全国老中医药专家学术经验继承工作指导老师；1978 年毕业于山东中医学院，同年进入山东省立医院中医科工作至今；2002 年受聘为山东大学教授，同年被评为山东大学优秀研究生导师；2004 年受聘为山东中医药大学教授；2011 年获山东省卫生厅“ 两好一满意 ”示范标兵，荣立三等功，同年获中国中西医结合学会第二届中西医结合贡献奖；先后担任山东中医药学会不孕不育专业委员会副主任委员、山东中西医结合学会妇产科专业委员会副主任委员、山东中西医结合学会生殖医学专业委员会副主任委员。

李教授从事中医临床、教学、科研 40 余载，医理娴熟，学验俱丰，擅长中西医结合治疗不孕症、多囊卵巢综合征、复发性流产，尤其对药流、人流后宫内残留、胎盘植入等有较深入的研究，对体外受精 - 胚胎移植的中医药辅助治疗具有丰富的临床经验。李教授治学严谨，谦虚好学，精研经典，博览群书，勤求古训，博采众长，对技术精益求精，医术精湛，认为中医临床的关键是疗效，只有疗效才是中医立身之本。

总结李教授的学术思想主要为：①推崇阴阳理论，重视滋阴。在滋阴的同时，注重清热、活血。临床擅长以“ 滋阴养卵 ”提高取卵率，以“ 滋阴养膜 ”改善子宫内膜容受性，提高胚胎反复种植失败再移植的临床妊娠率。②善用活血化瘀，不论是宫内残留还是胎盘植入，甚至输卵管因素不孕症，均以活血逐瘀、通络为主，“ 宫清血自宁，络通孕育凝 ”。李教授认为妇科疾病可分为虚实两类，从繁至简，指出疾病分“ 有余 ”和“ 不足 ”，有余则“ 攻 ”“ 泄 ”“ 疏 ”，不足则“ 滋 ”“ 补 ”“ 调 ”，把复杂的病因病机简单化，便于认识疾病的本质，确立治则治法。③辨病辨证，紧密结合。借助西医学的诊断技术，明确诊断，判断预后，以防误诊漏诊，运用中医药理论辨证施治。④博采众长，勇于创新。提出胎盘植入失败的原因乃冲任损伤或不足，瘀血阻滞，化热伤阴，治疗应以扶正祛邪为原则，以化瘀软坚、滋阴清热为治法。清热既清虚热，亦清热毒。

李教授 1999 年主持课题“ 逐瘀清宫冲剂治疗药物流产后出血时间过长的研究 ”获山东省科学技术进步三等奖，为国内较早研究中药治疗药物流产后宫内残留的课题；2011 年主持课题“ 逐盘颗粒对植入性胎盘 MTX 灭活后子宫复旧影响的临床及实验研究 ”获山东省科学技术进步奖二等奖；获批专利 1 项；主编著作《月经病现代中西医诊疗》，发表论文 20 余篇；培养研究生 4 名，培养学术继承人 4 名。

李克勤全国名老中医药专家传承工作室团队由中青年学术骨干、博士后、全国优秀中医临床人才等人员组成，已经形成不同层次，年龄、学术结构合理的工作团队。团队成员注重总结和传承名老中医的学术思想及临证经验，通过学术会议、继续教育、学术讲座、专著论文等形式，开展名老中医学术思想与临床经验的传承工作，旨在实现“ 弘扬国粹，薪火传承 ”。

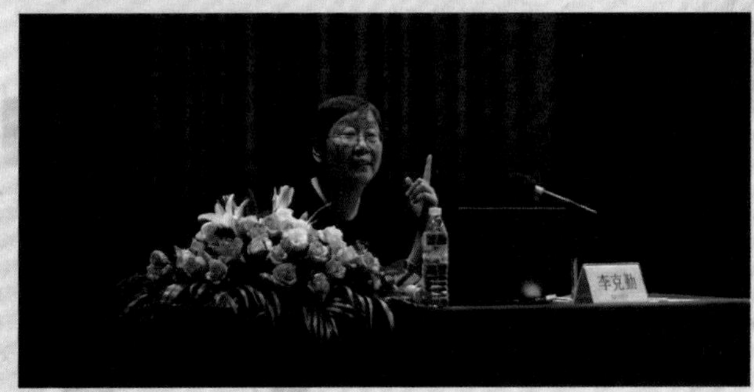

2019 年 6 月 23 日，全国名老中医药专家李克勤学术经验传承学习班在山东济南举办，图为李克勤教授现场授课

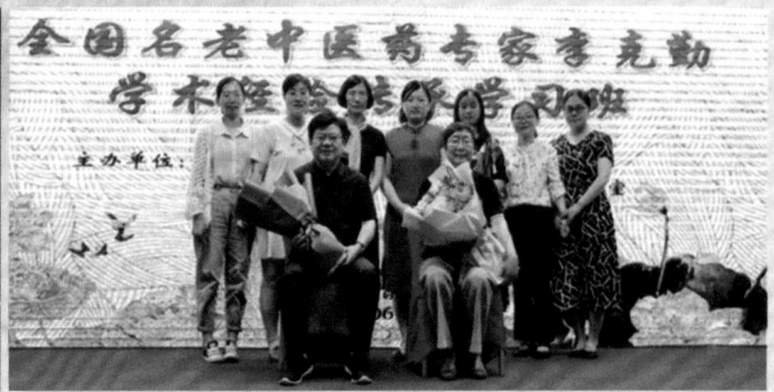

2019 年 6 月 23 日，全国名老中医药专家李克勤学术经验传承学习班在山东济南举办，图为李克勤教授与学员合影

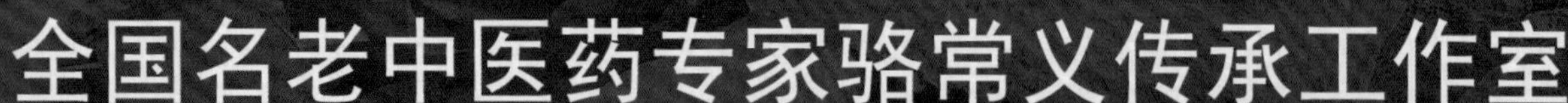

全国名老中医药专家骆常义传承工作室

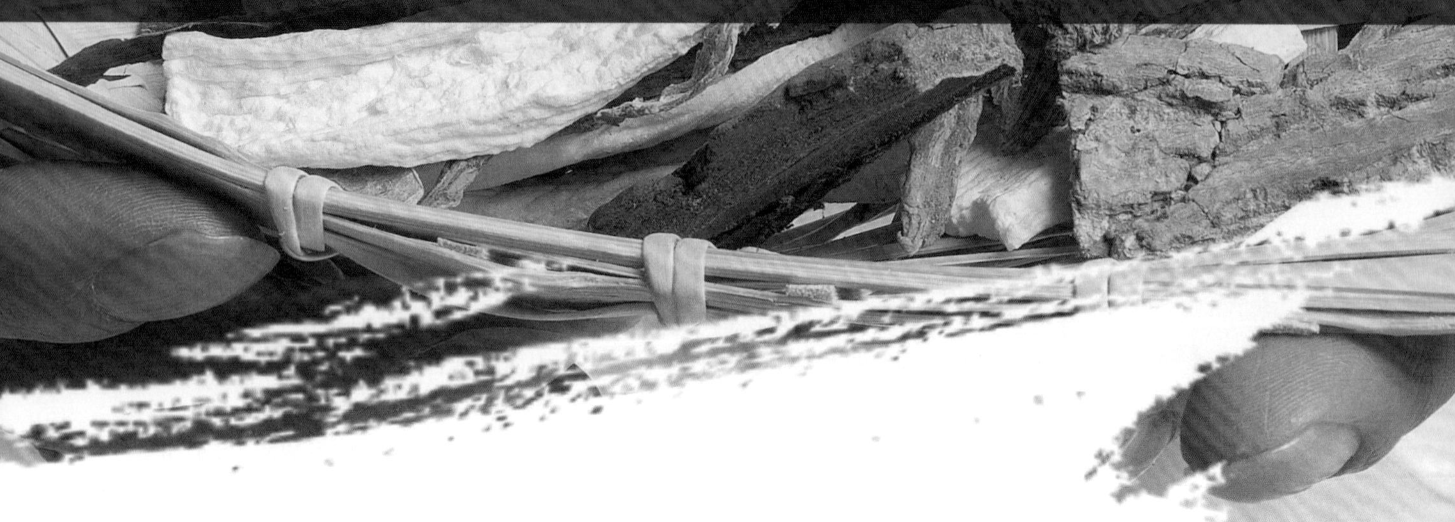

全国名老中医药专家骆常义传承工作室是国家中医药管理局 2019 年 5 月批准的全国名老中医药专家传承工作室建设项目，依托重庆三峡中心医院。该项目团队成员 13 名，名老中医药专家 1 名，项目负责人 1 名，秘书 1 名，高级职称 2 名，中级职称 4 名，初级职称 6 名，硕士 8 名，本科 4 名。

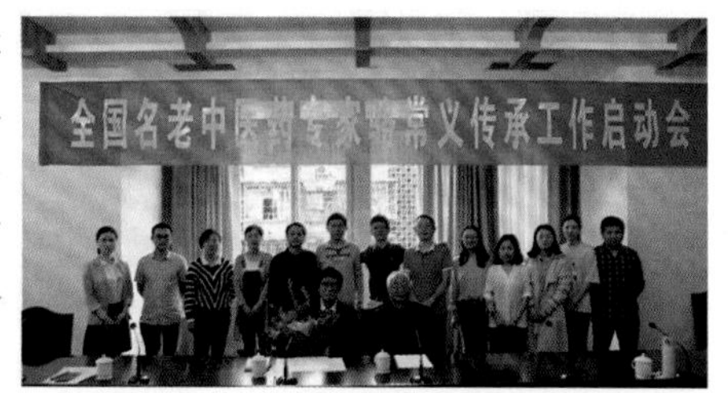

骆常义，1948 年 10 月出生，1975 年毕业于成都中医药大学，主任中医师；重庆市首批名中医，全国第三、四批老中医药专家学术经验继承工作指导老师，重庆市第二批老中医药专家学术经验继承工作指导老师，2019 年全国名老中医药专家传承工作室指导老师；曾任重庆市中医药高级技术职称评委，重庆市中医学会理事，万州区中医学会副会长、内妇儿专委会理事，万州区学术技术带头人。

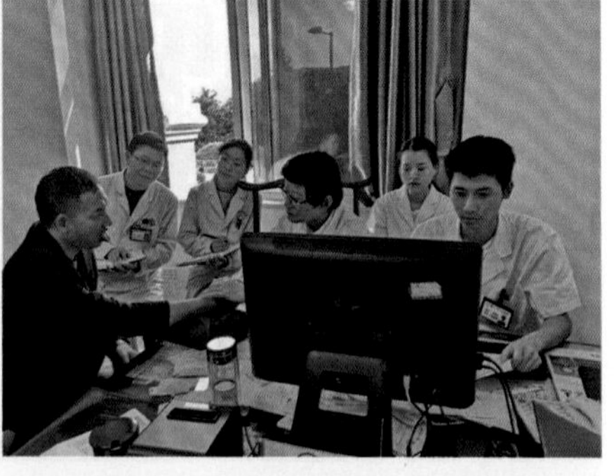

骆老师大学时期先后蒙受彭履祥、冉品珍、凌一揆、郭子光、刘敏如等名师的指教，受益良多；1984 年在进修提高班学习期间又得到曾天传、彭宪彰、王再谟等名师的教诲，受益殊深；1991 年师从全国首批老中医药专家学术经验继承工作指导老师龚去非先生，尽得真传。

骆老师临床 40 多年来，致力于中医临床、教学、科研工作，学验俱丰；潜心研究脾胃病的调理和方药的临床运用，擅长中医内妇儿科常见病的诊治，尤其擅长脾胃病、慢性肝病、肾病、月经病、咳喘病、心脑血管病、风湿病、皮肤瘙痒病等；以通立论，善用通降，强调症病结合、寒温并用、专病专药，善用虫类药、神药并治，形成独具特色的学术经验及医疗风格；发表学术论文 128 篇，主编《中医临床家龚去非》，参编《中医名医特技集成》《中国当代名医医案精华》《重庆名医名方》《巴渝国医传承》等 8 部专著，荣获科技成果奖 2 项。

团队将在骆常义老专家的指导下，建立经验继承网络平台，进行数据挖掘，及时上传信息；以跟师出诊、教学查房、讲座、总结典型医案等形式继承骆老技术专长；通过发表论文、出版专著和继续教育等方式推广其学术经验，实现中医药理论的继承和创新。

宁夏固原市中医医院
孙希圣全国名老中医药专家传承工作室

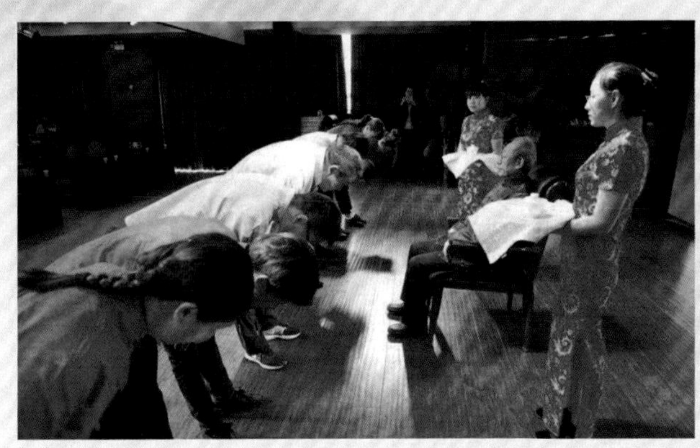

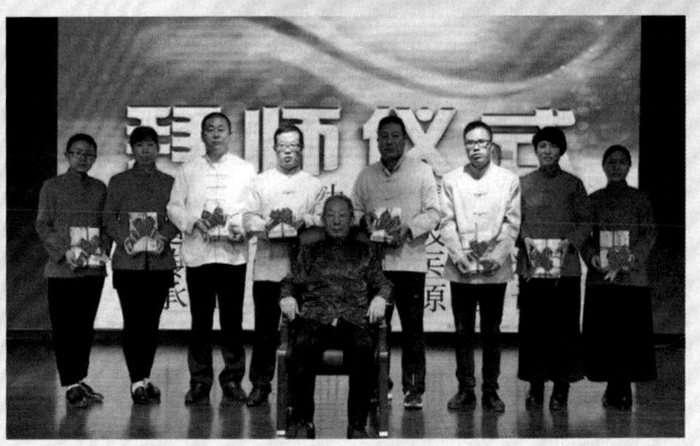

孙希圣，中医世家第四代传人，从医 50 年，大学本科学历，中医主任医师；20 世纪 70 年代在宁夏第二人民医院中医科从事中医专业；20 世纪 80 年代到北京中医学院和国医大学研究生班进修学习，得到杂病名师董建华、印会河，伤寒名师刘渡舟，温病名师赵绍琴及多位内经名医亲授真传；1982 年调入固原市中医医院，2006 年退休后返聘至今；曾任固原市中医医院内科主任、固原市中医药研究所业务副所长等职务；为宁夏回族自治区卫生健康委批准的“自治区第二批中医药专家经验传承指导老师”，并被自治区政府授予“自治区名中医”称号；2016 年被国家中医药管理局评为“全国名老中医药专家传承工作室”专家；《固原医药·中医学术经验汇编》编审、中国医促会中医药发展研究会专家委员、宁夏文化人协会常务理事；获得“中国当代名医”“中华医学精英”“中国(医学界)杰出人物”等荣誉称号；业绩被《中国名医列传》《中国名人录》《中国名人辞典》收编。孙老师为人正直，礼诚仁义，谙熟经典，文撷博采，学验俱丰，医术精湛，医德高尚，治学严谨，曾多次获得先进奖或优秀共产党员奖，在当地广播电台、报刊、电视台多次采访报道孙老师的业绩。工作室成员 8 人，其中高级职称 3 人、中级职称 3 人、初级职称 2 人，出版继承经验著作 3 册。

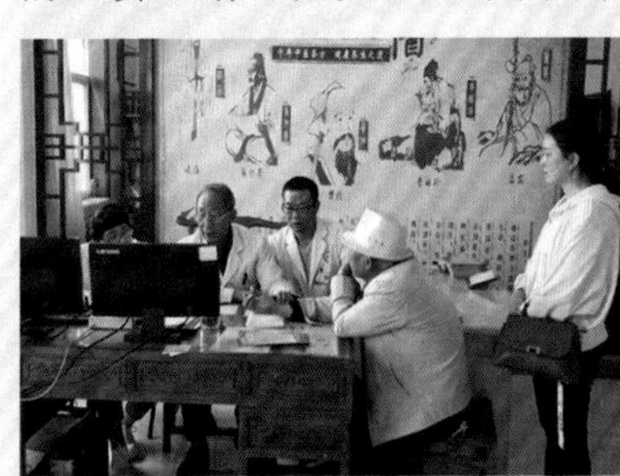

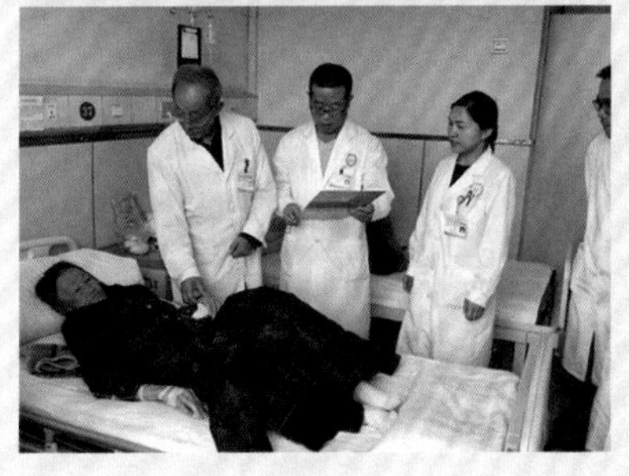

孙老师擅长治疗脾胃肝胆病、肺病、泌尿生殖病、气血病、肿瘤等疾病。孙老师在学术上探究中医各家学说，法刘河间主火、张景岳扶阳、朱丹溪滋肾、李东垣理脾，以及历代名家之所长，取长舍短，吸其精华，参以己意，在国内外发表科研论文 40 余篇，其中获奖 6 篇；医学著作有《孙希圣医论医话选编》《孙希圣临证心得实录》《中医辨证论治四维辨证法心得精讲》。

孙老师的学术思想体系是：①善于运用天人相应的系统论，以脏象经络为核心理论的整体观念，把人的生理、心理、环境，人与社会、自然的天人相应的系统论综合在一起，形成“天人相应”“心身统一”的整体统一观；②形成以“天、地、人、时间”四维辨证法的辨证论治思想和“谨察阴阳所在而调之，以平为期”的学术体系；③认识到“百病皆生于气”，治气必须分阴阳寒热虚实的“一元论”思想；④认识到心、肝、脾、肺、肾每脏中各有五脏，如“治脾胃以安五脏”“五脏皆能令人咳，非独肺也”；⑤看病强调多因素的相互联系，注重辨证及整体效果。

安阳市中医院
杨之藻全国名老中医药专家传承工作室

工作室概况

杨之藻名老中医药专家传承工作室成立于 2002 年 10 月，2018 年被国家中医药管理局遴选为全国名老中医药专家传承工作室。工作室致力于中医药及传统疗法，尤其是中药煮散剂治疗小儿常见病、疑难杂病的研究，出版论著 1 部，科研成果获地厅级科技进步奖 2 项，发表师承论文近 20 篇，培养学术继承人 17 人。

导师简介

杨之藻，1942 年生，男，汉族，河北省成安县人，主任中医师，第三批全国老中医药专家学术经验继承工作指导老师，国家中医药管理局杨之藻全国名老中医药专家传承工作室指导老师，河南省中医事业终身成就奖获得者，河南中医药大学兼职教授。杨之藻教授 1959 年参加工作，1961 ～ 1966 年拜河南省儿科名医王瑞五为师学习，先后任安阳市中医院儿科主任、副院长，为全国著名儿科专家，中药煮散剂临床应用方面专家。

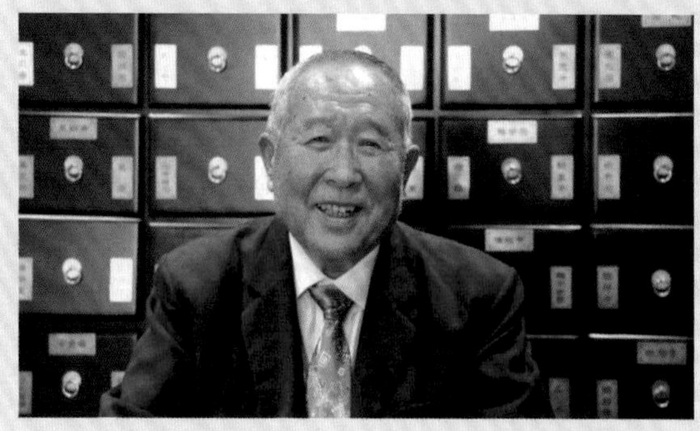

导师学术及临床研究撷要

杨之藻教授从事中医儿科临床工作 50 余年，潜心研究小儿疾病的发病规律及论治方法，在中药煮散剂治疗儿科病证方面积累了丰富的经验。其论治咳嗽，认为其发病外感者多属风热，内伤者多为痰湿；论治泄泻，强调利湿为第一要务，在此基础上加用清热、消导、健脾、温肾之品，且不忌收涩，救急治疗，保津留人；治疗紫癜病，强调清热解表与凉血解毒并重；治疗顿咳病，研制以猪胆汁、大蒜、黄连、百部为主要药物的顿咳散；辨治毛细支气管炎，认为其多属痰湿内蕴，研制以川贝母、葶苈子、厚朴、陈皮为主要药物的病肺清口服液。杨之藻教授倡导使用中药煮散剂，认为中药煮散剂具有汤剂药物吸收快，取效迅速的优势，同时煎煮时间短，服药量少，最适宜在儿科使用；研制儿科散剂处方 20 余个，散剂处方配伍强调少而精，治疗取效后中病即止，以免损伤正气；研制的病肺清口服液治疗小儿病毒性肺炎获地厅级科技进步奖。

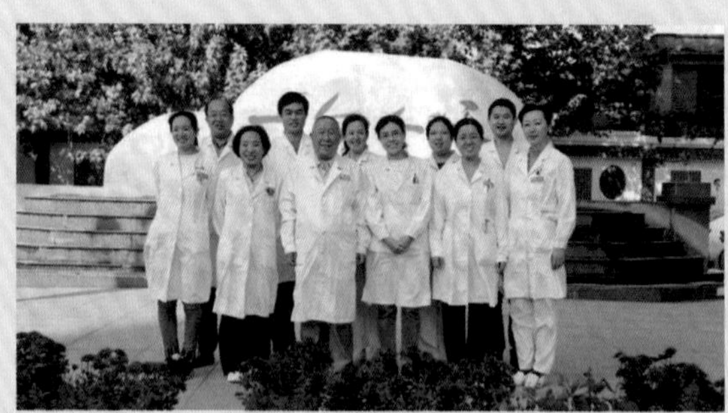

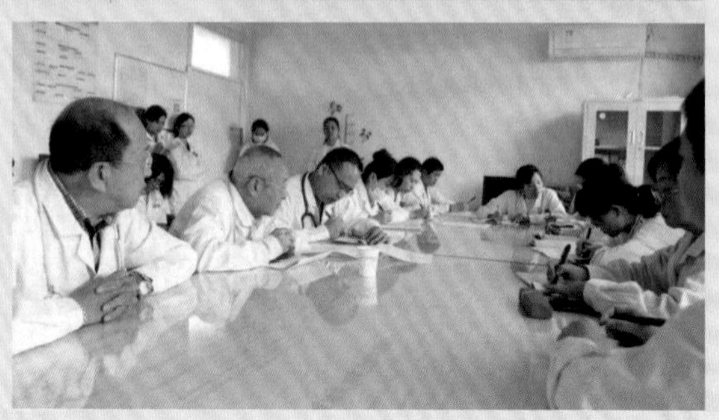

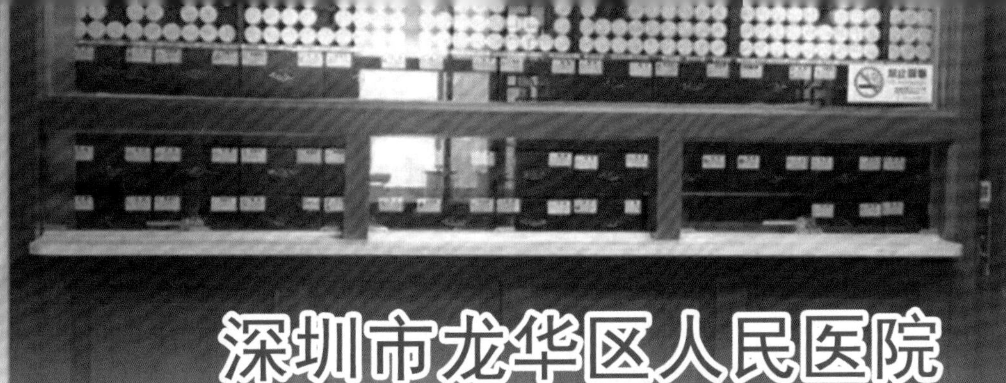

深圳市龙华区人民医院清湖社区健康服务中心

深圳市龙华区人民医院清湖社区健康服务中心（以下简称中心）以中医药为特色，以基本医疗、基本公卫、家庭医生为落脚点，以中医药文化为载体，打造一个以健康为中心，集预防、医疗、科普、教育、养生为一体的全人、全周期、全维度的健康综合体。

建立中医 + 全科模式。中医将治未病放在较高的位置，这与社区卫生服务中心通过健康教育、健康促进、健康素养以培养社区人群养成良好的健康行为方式达到预防疾病的目的相吻合。中心以中医为特色，将中医与社区全科诊疗相结合，共有医师 10 名，其中中医师 7 名，西医师 3 名（参与中医相关培训），能提供针灸、拔罐、刮痧、艾灸、推拿、熏蒸等 16 种中医药服务及现代诊疗服务。

创建中医 - 全科 - 专科 - 全科模式。中心与深圳市中医院、中山大学附属第一医院、暨南大学附属第一医院等三级甲等医院合作，专科医生定期到中心坐诊并以师带徒的方式临床带教 3 ～ 5 名中医全科医生，提升全科中医生诊疗能力。做到社区能解决的问题在社区全部解决，全科不能解决的问题转至专科诊治，专科诊治后转全科治疗，真正做到对患者疾病的预警、发生、发展、治疗及预后、康复、养生的一站式管理。

创建中医药管理 + 动态血压 + 家庭血压 + 诊室血压四维立体的高血压管理模式。设置慢病精细化管理门诊，引进 24 小时动态血压监测仪，并将中医药管理服务引入高血压管理。2019 年 3 月，中心创建慢病精细化门诊，高血压患者就诊率逐步增加，患者满意度逐步提升。此模式处于摸索阶段，需要在心脑血管疾病等慢病管理工作中日趋完善，真正做到医防结合，减少心血管意外的发生，减少家庭负担、社会医疗负担，共建和谐社会。

创建科教 - 养生为一体的健康体系。中心设有全科医学中医技能培训中心、龙华区基层中医药展览厅、龙华区中医图书馆。其中培训中心负责龙华区中医师的理论及临床培训考核，每年不定期开展培训。展览厅、图书馆不定期免费向市民开放，接待市民 500 余人次。中心定期至周边幼儿园、学校、工厂及事业单位开展健康知识讲座及中医养生讲座。2018 年中心共举办健康讲座 28 场，其中中医养生讲座 14 场，观众涵盖周边中小学生、机关单位工作人员、厂区工人、小区居民等，在社区范围内形成了良好的中医药文化氛围，努力为创建健康素养示范区贡献力量。

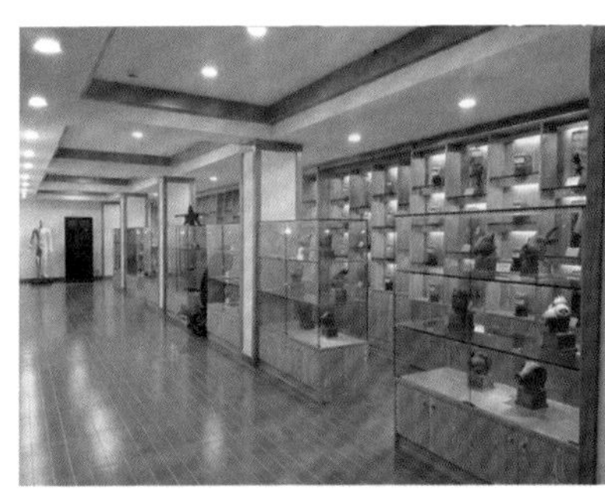

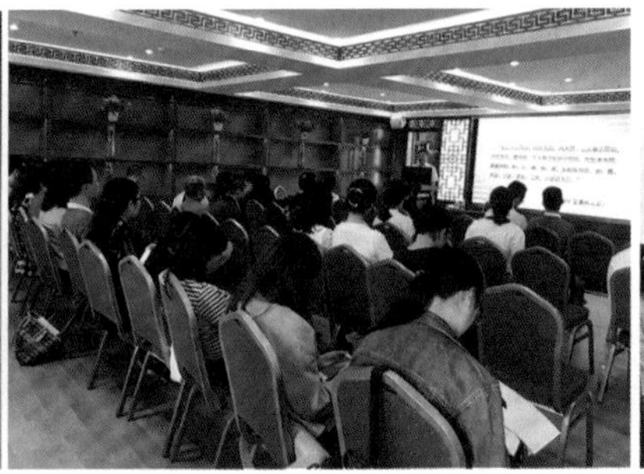

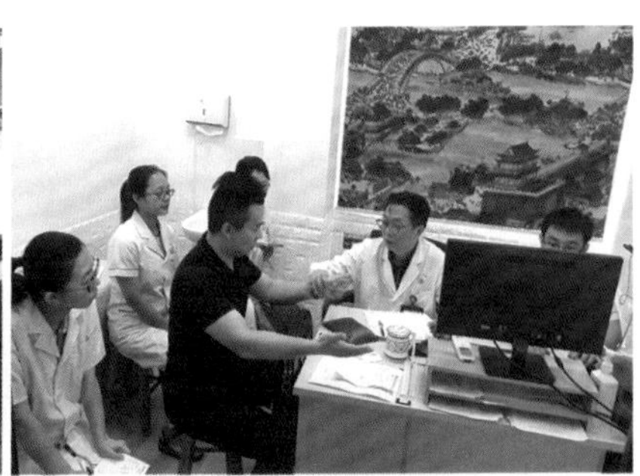

创建中医药文化社区。中心为就诊居民提供四季防感茶、降脂茶，定期开展膏方节，为居民免费提供健脾膏、阿胶糕、养颜美容膏等。中医图书馆及中医展览厅免费开放，居民可借阅中医书籍，预约中心讲解员讲解中医文化，免费体验中医适宜技术。让就诊居民在喝着养生茶、吃着养生膏、看着中医科普读物的同时感受中医文化的魅力，学会各种健康保健知识。

春华秋实三十载，修业亲仁济苍生

福建省安溪县中医院工作纪实

安溪县中医院依山傍水，矗立在晋江源蓝溪之畔，省级森林公园、国家 AAA 级旅游区凤山之麓，始建于 1985 年，是一所融医、教、研、康复、预防保健和中医药文化传播为一体的综合性三级中医医院；是福建中医药大学附属人民医院安溪分院，福建中医药大学教学医院，福建省卫生系统先进集体。作为全县中医药服务龙头单位，安溪县中医院连续三届荣获“全国基层中医药工作先进单位”荣誉称号。2018 年，安溪县中医院通过“全国基层中医药工作先进单位”评审。

医院占地面积 13 亩，建筑面积 33100 平方米，编制床位 600 张，现有职工总数 545 人，泉州市第四层次高级人才 9 人，高级职称 60 余人，省级基层名老中医药专家学术经验继承工作指导老师 4 人，全国基层优秀名中医 1 人。医院设置内、外、妇、儿等一级临床科室 12 个，有全国中医特色专科小儿脑瘫专科，省级中医重点专科培育项目老年病科，省级中医特色专科脑病科、心病科、针灸科和老年病科，市级中医重点专科针灸推拿科，县级重点专科肛肠科和康复科；配置进口飞利浦 1.5T 磁共振、飞利浦 Q5 彩超、豪洛捷三维乳腺钼靶、超声骨密度仪、GE 螺旋 CT、DR 影像、宫腹腔镜系统、徕卡显微镜等先进诊疗设备，更有神经功能重建系统、平衡评定及训练系统等全套现代化顶尖康复设备。

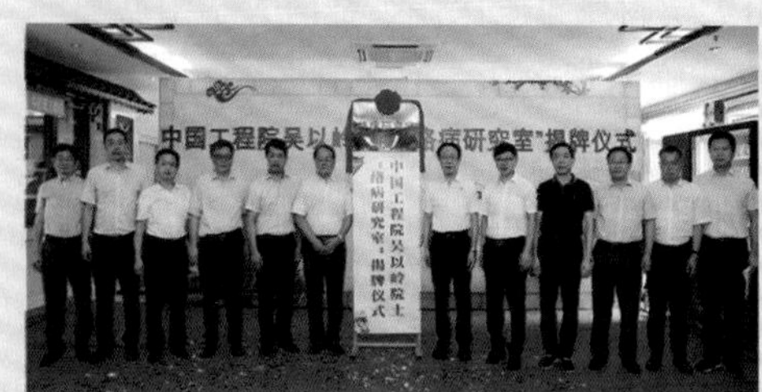

中国工程院吴以岭院士“络病研究室”揭牌仪式

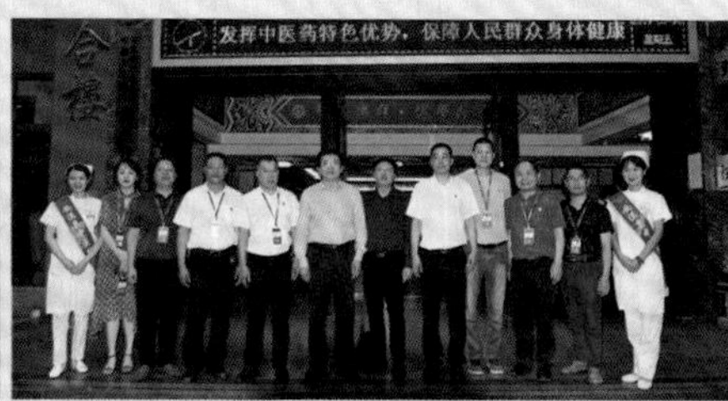

国家中医药管理局局长于文明莅临医院调研观摩

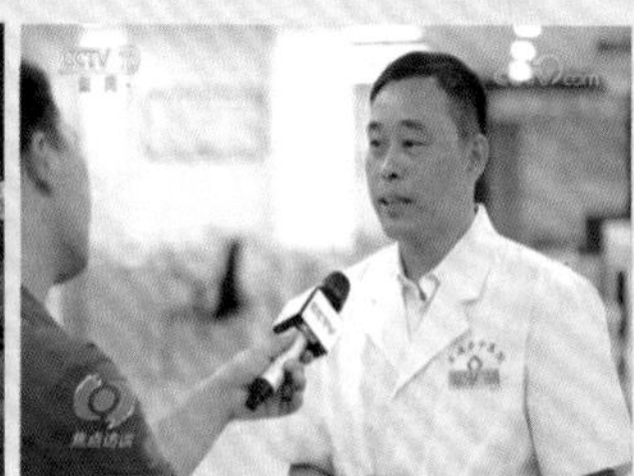

“联盟＋共享”新医改模式在《焦点访谈》播出

古人云“三十而立”，历经 35 载的安溪县中医院正值而立之年。在习近平新时代中国特色社会主义思想的引领下，在县委县人民政府的坚强领导下，安溪县中医院以群众需求为出发点，围绕茶乡医疗发展大局，传承发展中医药，坚持中西医并重，积极探索县域医共体建设新模式，通过搭建 1 个平台（中医联盟），做到 4 个共享（药房共享、人才共享、信息共享、文化共享），实现 3 个提升（提升全县中医药服务能力、提升县域内就诊率、提升全县患者满意度）。医院设立名医工作室 2 间，柔性引进国务院特殊津贴专家杨叔禹教授、陆军军医大学第三附属医院神经外科许民辉教授等省内外名医专家 10 余名，建成中国工程院吴以岭院士“络病研究室”；扎实推进以“做有人情味的医者，让暖心服务触手可及”为主题的暖心服务行动，作为代表在全市“暖心服务”启动视频会议上做表态发言，“先诊疗后付费”一站式服务及“黎明服务”“夜间超声”“午间美肤”“夜间美容”等一系列深入人心的暖心举措，深得患者及家属的认可、点赞。

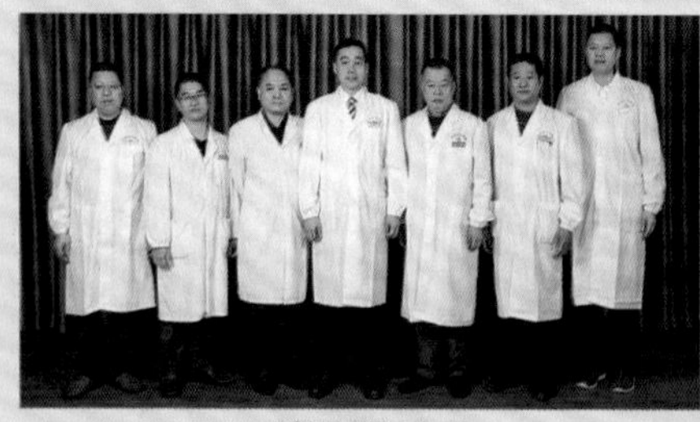

现任院领导合影

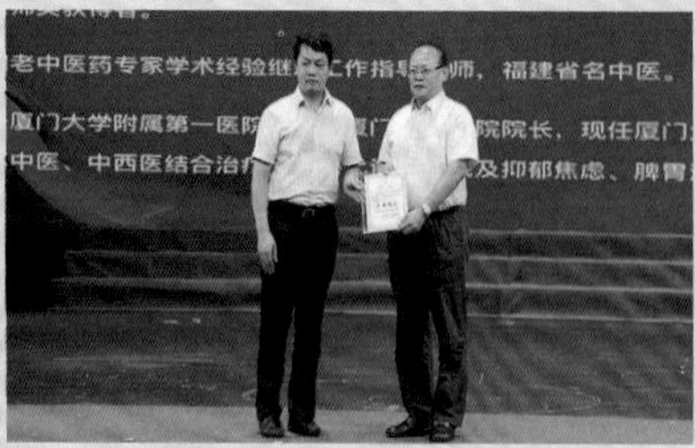

聘任国务院特殊津贴专家杨叔禹教授为安溪县中医院名誉院长

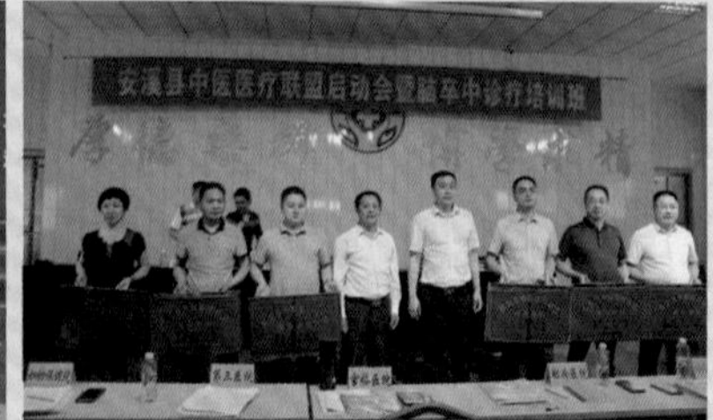

安溪县中医医疗联盟启动会暨脑卒中诊疗培训班

30 余载，耕耘不辍。在历代中医院人的团结奋斗下，中医院从租用场地筹建中医门诊部已建设成现代化三级中医医院。近年来，医院的“中医联盟”“共享药房”“暖心服务”等先进工作经验和做法获省电视台、《福建卫生报》、市电视台、《泉州晚报》、安溪电视台、《安溪报》等媒体宣传推介，并深受国家的肯定。2019 年 5 月，国家中医药管理局局长于文明莅临医院调研观摩，高度赞许医院的中医药发展模式。

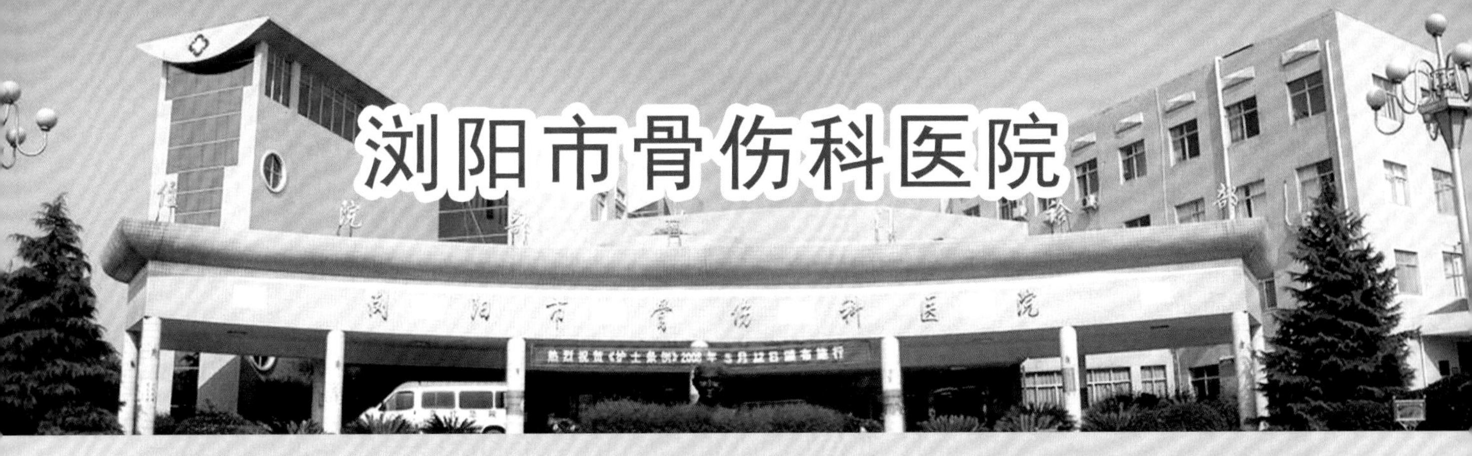

医院简介

浏阳市骨伤科医院成立于 1957 年，是一所集公共卫生、综合医疗、中医骨伤科为一体的专科医院，2018 年通过二级甲等中医骨伤医院验收。医院占地面积 6.5 万平方米，总建筑面积 5 万平方米，拥有在职职工 420 人（高级职称 27 人、中级职称 109 人、初级职称 223 人），开放骨伤科病室 6 个，床位 547 张，手术室 12 间，平均每天骨科手术 60 余台。江氏正骨始终秉承“大医精诚，医者仁心”的中医服务理念，遵循先中后西、能中不西、中西结合的治疗原则，充分发挥简、效、廉、验、安的中医特色。2014 年医院中医骨伤科申报为长沙市重点专科；2015 年认定江林为非物质文化遗产项目江氏正骨术市级代表性传承人，社港江氏正骨术被湖南省中医药管理局评定为“湖南省中医药专场绝技”项目；2016 年江氏正骨术申报湖南省非物质文化遗产。

社港江氏正骨术历史沿革

社港江氏正骨术起源于清代末期，历经 4 代相传，迄今已逾百年历史。先祖江丕佑（1873—1944 年），为江氏骨科创始人，武术功夫炉火纯青，其接骨更是手到病除，在平浏一带，家喻户晓；第二代传人江述吾（1911—1986 年）浏阳县骨伤科医院医师，使江氏正骨术的发展更加系统化、专业化；第三代传人长子江富昌、次子江林、幼子江晓三兄弟各在江氏正骨术的传承发展上有特色；第四代传人江涛等人的开拓创新，使江氏正骨术传承不衰。

社港江氏正骨术三大治疗特色

1. 手法正骨。手法正骨为江氏正骨术核心之一，它以闭合治疗为前提，以整复手法、夹板固定、练功活动、外敷药治疗为基础，治疗月骨脱位合并舟骨骨折、桡骨远端陈旧性骨折、肱骨髁上陈旧性骨折、肩关节陈旧性脱位、肩关节脱位合并肱骨外科颈骨折、髋关节脱位、胫腓骨远端陈旧性骨折、距骨脱位等。

2. 微创正骨。微创正骨是以小切口、手法闭合复位、外固定为基本治疗原则，将中医传统治疗模式与现代西医科学技术相结合的正骨方法。应用尺骨鹰嘴牵引架治疗肱骨髁上骨折、肘牵引架治疗肘关节僵硬等；闭合复位克氏针固定治疗指骨、跖骨、掌骨、趾骨骨折等；关节镜治疗腕、膝、肩、肘、髋、腰椎部位的骨折病变；外支架固定治疗胫骨骨折、肱骨骨折、桡骨远端粉碎骨折等。

3. 中药正骨。药物疗法是治疗骨伤科疾病的一种重要方法。人体是一个统一的整体，其正常生命活动依赖于气血、营卫、脏腑、经络等维持。在气血精液分布学说理论体系指导下，运用中药辨证论治解决骨伤疑难杂症的治疗，如治疗骨结核、骨质疏松、骨髓炎、骨不连、脂肪液化、皮肤坏死及骨折围手术期等。

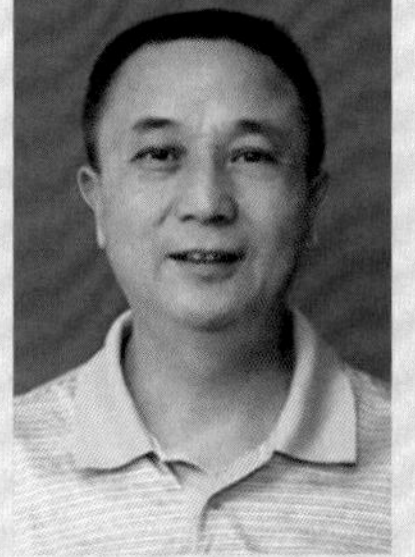

代表性传承人江林简介

江林，男，1952 年 9 月生，中医骨伤科主任医师，江氏正骨第三代传承人，非物质文化遗产江氏正骨术市级代表性传承人；现为浏阳市骨伤科医院名誉院长，湖南省中医学会第六届骨伤科专业委员会顾问，第三届世界中医药学会联合会骨伤科专业委员会常务理事；曾获“全国卫生文明先进工作者”“全国卫生系统道德模范”“全国医药卫生系统创先争优活动先进个人”“全国中医药杰出贡献奖”“湖南省农村名中医”等称号或奖励，享受国务院政府特殊津贴；发明专利 3 项，发表论文 17 篇。

研制院内制剂 3 个：丹芍治伤丸（专利号：ZL 2009 1 0305388.5）、活血治伤散（专利号：ZL 2009 1 0043659.4）、治伤药液（专利号：ZL 2009 1 0306605.2）。

负责科研项目 2 个：活血治伤散对于骨折治疗的疗效观察、江氏正骨学术思想及临床经验整理

肥城市中医医院
全国基层名老中医药专家尚海峰

个人简介

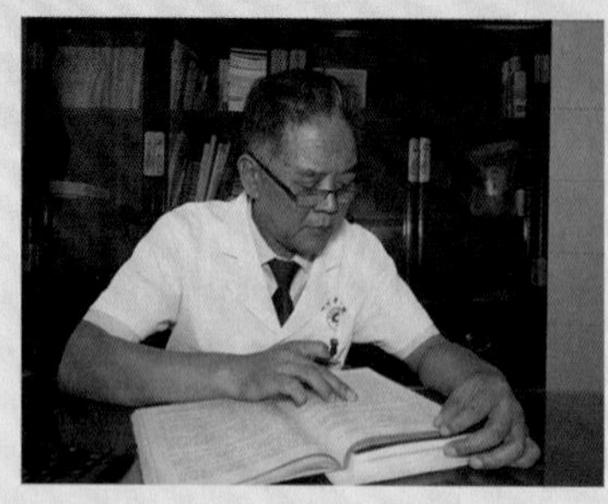

尚海峰，主任医师，副院长，梁氏正骨传人；全国基层名老中医药专家，山东省名老中医药专家，山东省五级师承导师，山东中医药大学兼职教授，泰安市泰山骨伤研究所所长；中华医学会会员，中国人才研究会骨伤人才分会山东学术委员会副主任委员，山东中西医结合学会第 1 ～ 3 届委员，山东骨伤学会创伤委员会副主任委员，《中医正骨》杂志社编委；擅长中西医结合治疗各种骨伤骨病，尤擅长中药治疗股骨头坏死以及中医传统手法；获泰安市科技进步奖。

工作室基本情况

尚海峰全国基层名老中医药专家传承工作室自 2016 年 12 月成立以来，严格按照国家中医药管理局人事教育司、山东省中医药管理局的相关要求，传承全国基层名老中医药专家临床经验，探索全国基层名老中医传承经验，培养优秀学术继承人，开展了相关基础设施建设、医案积累、诊疗方案制订、学术继承人培养等工作。工作室团队拥有学术继承人 6 名，重点指导的乡镇卫生院医师 2 名，重点指导的乡村医生 2 名。

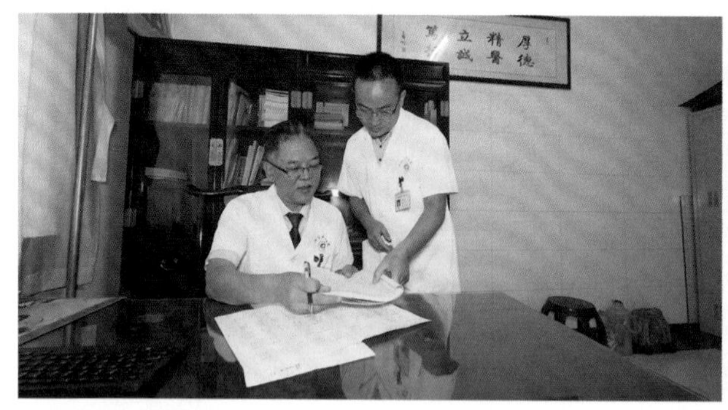

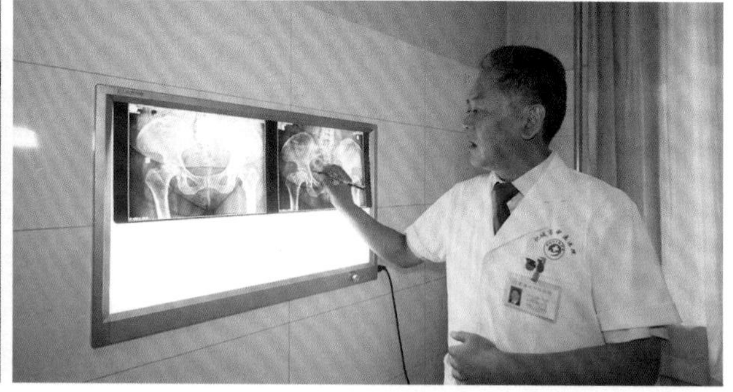

学术特色

尚海峰主任医师为梁氏正骨第七代传人。从事中医骨伤 30 余年，治学严谨，重视实践，不尚玄谈，提倡“习医之道，重在实用”。在多年的临床实践中遵古而不泥古，并善于吸收现代医学的先进理论，广收博采，走中西医结合之路，使“梁氏正骨”不断在实践中发扬光大，主张整体观念指导下的辨证论治，重气血、脾胃、肝肾。诊察认真仔细，触摸轻巧，整复稳准，反对粗暴，固定牢固，不固定关节，在不破坏固定的前提下进行肢体训练，用药讲究，筋骨并重，内外用药至骨折愈合，解除固定后配合中药熏洗进行功能锻炼。

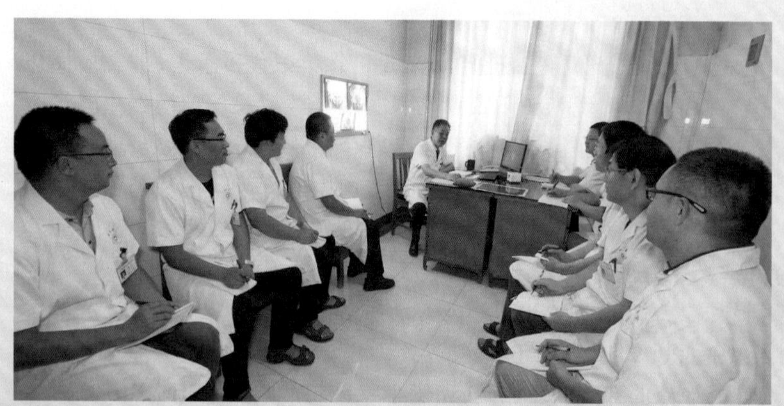

中医传承发展

工作室自成立以来，严格按照师承带教要求，突出中医特色，以山东省非物质文化遗产肥城市梁氏正骨为载体，突出中医特色。尚海峰主任医师治学严谨，毫无保留地带教青年医师和学生。尚海峰主任医师学术思想及经验的传承工作开展以来，大大促进了医院骨伤科救治水平的提升。

余姚市中医医院
马伟明全国基层名老中医药专家传承工作室

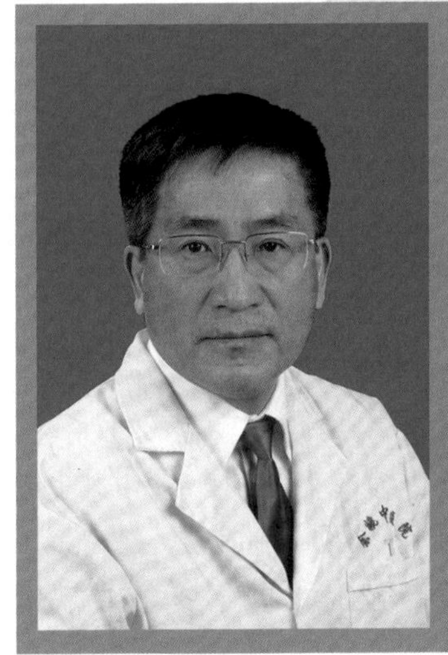

马伟明，男，1957 年生，浙江余姚人，毕业于浙江医科大学；1975 年参加工作，2003 年获浙江中医药大学硕士学位，2004 年晋升为主任中医师；任中华中医药学会脾胃病分会委员，中华中医药学会内科分会委员，浙江中医药大学兼职教授，浙江省中医药学会脾胃病分会常务委员，宁波市中医药学会副会长，余姚市中医学会会长；2009 年被评为宁波市名中医、浙江省基层名中医、全国基层优秀中医，2014 年被评为浙江省名中医，2016 年被评为全国基层名老中医药专家传承工作室建设项目专家，2017 年被评为第六批全国老中医药专家学术经验继承工作指导老师。

工作室自成立以来开展了制度建设、传承建设等工作，全面挖掘、整理、继承和发扬马伟明老中医学术思想、临证经验和诊疗特色，培养一大批中医药人才。工作室有浙江省基层名中医 1 名，浙江省医坛新秀培养对象 1 名，宁波市领军和拔尖人才 2 名。

【医学传承】

马教授师承全国老中医药专家学术经验继承工作指导老师王晖、徐珊主任中医师，从事中医临床、教学、科研 30 多年，皓首不倦地学习中西医基础知识，熟读中医经典，钻研专业技术；培养学术继承人 20 余名，其中浙江省基层名中医培养对象 1 名，浙江省医坛新秀培养对象 1 名，宁波市名中医学术经验继承人 5 名，余姚市优秀中青年人才 2 名。

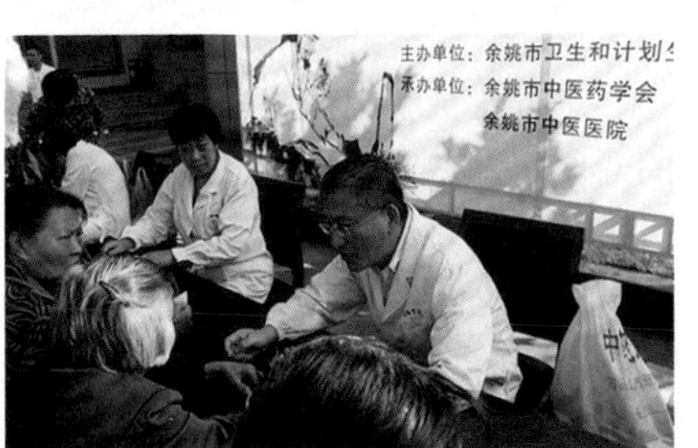

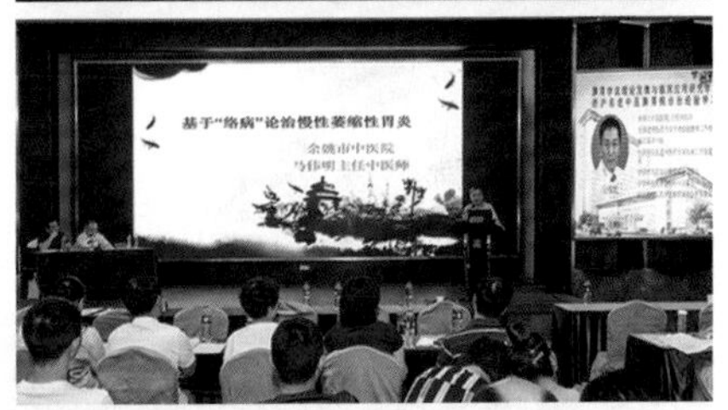

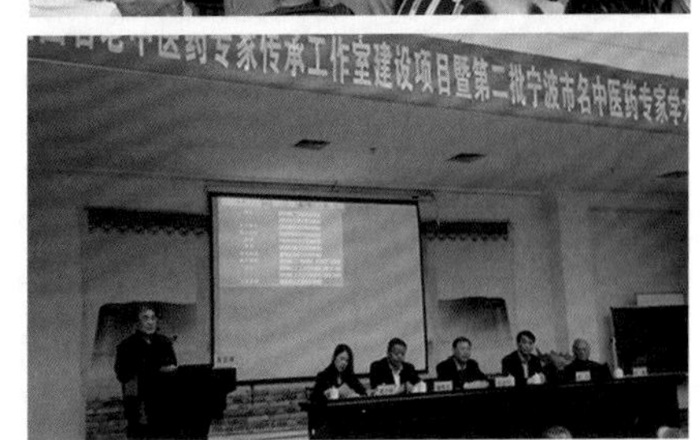

【学术研究】

马教授以慢性萎缩性胃炎伴癌前病变、功能性胃肠病、肝病、糖尿病、终末期肾病等为研究重点方向，从脾胃病角度研究中医药诊治的作用机制和临床疗效；开展多项课题，主持并参与厅局级课题 9 项、市级课题 6 项，“ 红藤愈萎养胃汤治疗慢性萎缩性胃炎研究 ”“ 瘦素、胰岛素样生长因子 Ⅰ 与阴虚热盛、气阴两虚型 2 型糖尿病的关系 ”“ 转化生长因子 β 1 及受体与肝胃不和、瘀毒内阻型胃癌关系的研究 ”获浙江省中医药科学技术三等奖；在各级各类杂志发表论文 30 余篇，其中 Ⅰ 类杂志发表 5 篇，获宁波市自然学科优秀论文奖 1 篇；编写《中医脾胃肝胆病验案》《企业家常见病中医药防治指南》《护肤养颜中药》著作 3 部。

【学术思想】

从医 30 年来，马教授经过从师学习、领悟中医经典和临床摸索，对祖国医学既有传承又有创新发扬，提出“ 百病始于气，治病独言气 ”的观念，确立“ 治气 ”为纲贯穿治病始终的原则，尤其脾胃位居中州，一升一降，维系着全身气机，为气机之枢纽，脾胃病治气尤为紧要。调中焦脾胃之气病，虽有寒热虚实之分，但久之虚实夹杂寒热互结，确定“ 和法为先 ”的学术思想，寒温并用、补泻共施，形成独特的中医治疗体系。

经过多年的临床经验积累与研究，马教授认为胃黏膜变异之本为脾虚气弱，其标为胃热瘀毒，多因患者饮食不节，日久而致脾气虚弱，水湿不运受胃热熏蒸而酿成毒，热毒互结，脉络瘀滞而成本病。然究其证，本虽虚，其象不彰；标之实，瘀热湿毒盛。故治之宜重治其标，兼以顾本，可用红藤愈萎养胃汤治疗。针对非酒精性肝病，马教授在朱丹溪“ 六郁 ”理论基础上提出“ 气郁为首，六郁相因为病 ”的病机，创制解郁消脂方治疗该病。

济南市章丘区中医医院

牛俐全国基层名老中医药专家传承工作室

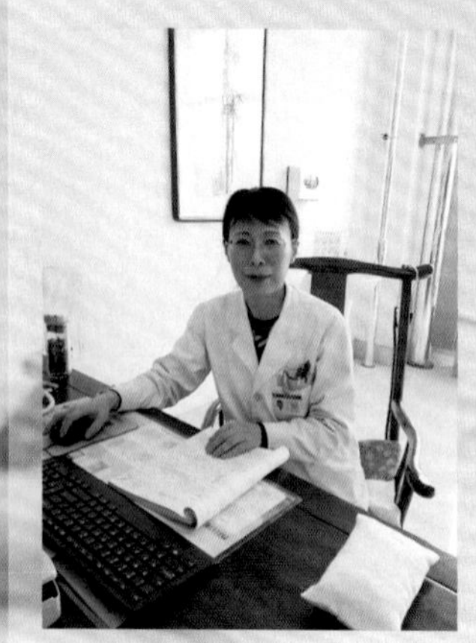

牛俐，1986年毕业于山东中医药大学，主任医师、教授；全国基层名老中医药专家，山东省名中医药专家，山东省中医重点专科脑病科学科带头人，山东省五级中医药师承教育项目指导老师，济南市优秀青年名中医，济南市名中医"薪火传承工程"指导老师，章丘市第八批、第九批专业技术拔尖人才，章丘市百脉人才特聘专家，章丘市中医医院脑病专业首席专家；中华中医药学会脑病专业委员会委员，中国老年医学学会神经医学分会第一届委员会委员、中西医结合工作组副组长，山东中医药学会脑病专业委员会常务委员，山东省脑血管病防治协会脑血管病规范化诊疗与质量控制专业委员会常委，济南市中医药协会副会长，济南市中医脑病质量控制中心主任，济南市第十五、十六、十七届人大代表。

牛教授从事中医脑病专业临床、教学、科研工作30余年，具有丰富的临床、带教及科学研究经验，有较高的专业学术造诣。她先后在省级以上学术杂志发表学术论文20余篇，承担科研课题6项，其中获济南市科技进步奖三等奖3项，济南市发明奖三等奖1项，国家发明专利1项，国家实用新型专利5项，章丘市科技进步奖三等奖3项。牛教授经过30多年的临床积累，充分发掘中国医药的精髓，擅于运用中西医结合的方法，通过内服、外洗及外敷等给药途径，治疗中风病（脑梗死、脑出血）、失眠、郁证、头痛、头晕等脑病（神经内科疾病）。

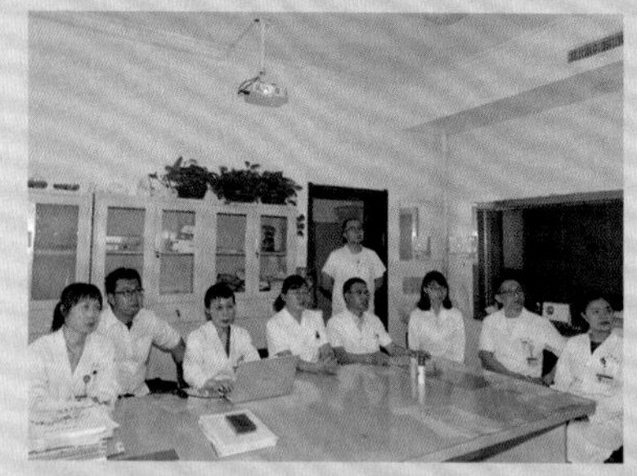

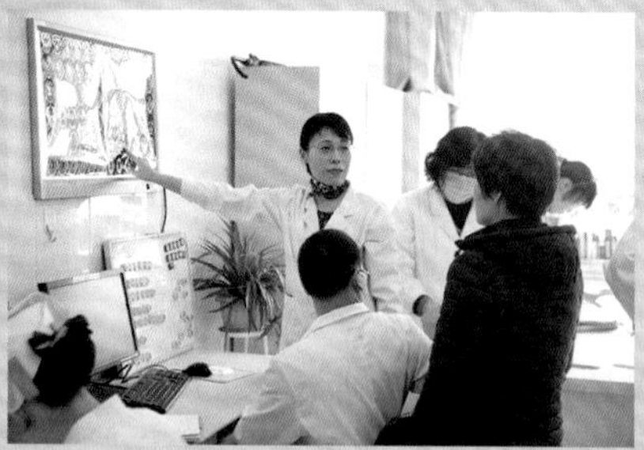

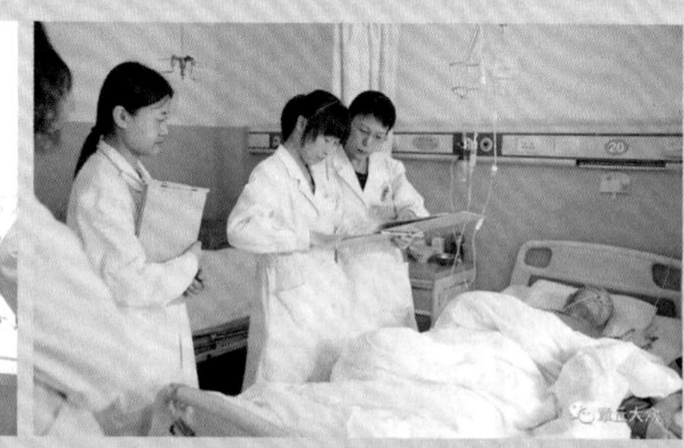

牛俐全国基层名老中医药专家传承工作室自2018年8月成立，严格按照国家中医药管理局人事教育司、山东省中医药管理局相关要求，以传承基层名老中医药专家临床经验、培养基层中医药人才为载体，开展相关基础建设，整理总结提炼老中医专家临床经验，举办学术交流活动，培养学术继承人。工作室与基层卫生院建立对口指导联系，建立相应的工作站，开展诊疗、带教工作，传承基层老中医专家学术经验，培养基层中医药人才，提升基层中医药服务能力，满足人民群众对中医药服务的需求。工作室团队拥有学术继承人9名，分布章丘区4家医院。

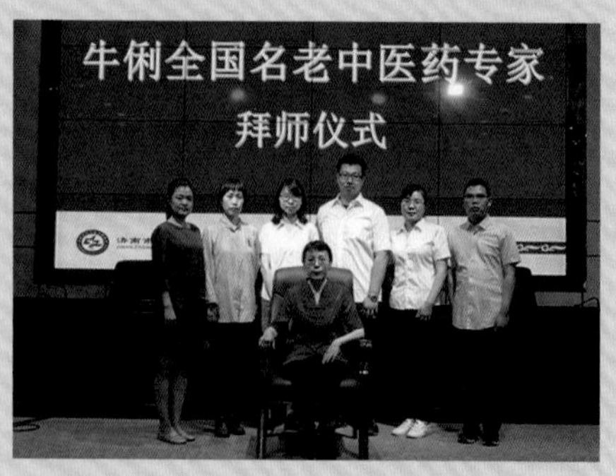

工作室先后承担国家中医药管理局中医师带徒带教项目1期，山东省及济南市中医师带徒带教项目2期，严格按照师承带教要求，传承中医经典、经方、经验，发扬光大中医学。牛俐作为中医脑病学科带头人，严格认真带教，立足于高尚的医德及精湛的医术传承，在日常专家门诊及病房查房工作中，言传身教，毫无保留地带教青年医师，助其茁壮成长，将脑病科创建为山东省中医重点专科，济南市重点临床专业，带动了章丘区中医医院脑病专业的发展，在中医脑病领域占据了较高的地位。

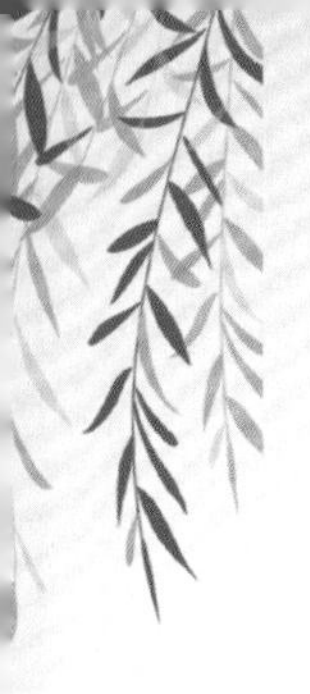

瑞昌市中医院
李汉穆全国基层名老中医药专家传承工作室

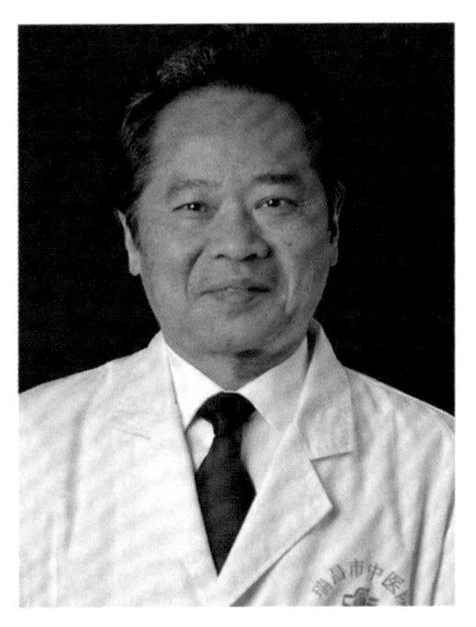

李汉穆，1957 年生，江西省瑞昌市人，毕业于江西中医学院，副主任中医师，任全国卫生产业协会治未病分会常务理事，中华全国中医外科学会委员，中国中西医结合创面及组织修复专业委员会委员，江西省中医外科分会第七届、第八届副主任委员，江西省研究型医院中医外科分会第一届副主任委员，江西省中医外科分会第九届委员会技术顾问。

[医学传承]

李老师从事中医临床、教学、科研近 40 年，前 10 年从事中医内妇儿科临床，此后主要从事中医外科(含肛肠、疮疡皮肤、男性病)，为全科类别中医临床专家，有在培学术传承人 7 人。

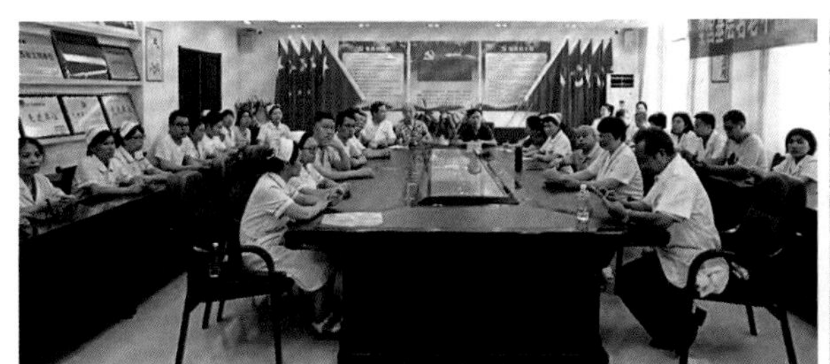

李老师在全国基层名老中医药专家李汉穆《奇应疗法》培训班上作学术报告

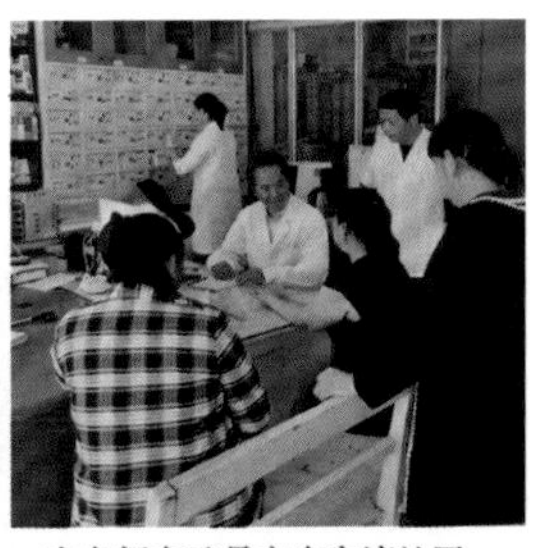

李老师在瑞昌市李家湾社区卫生服务站坐诊

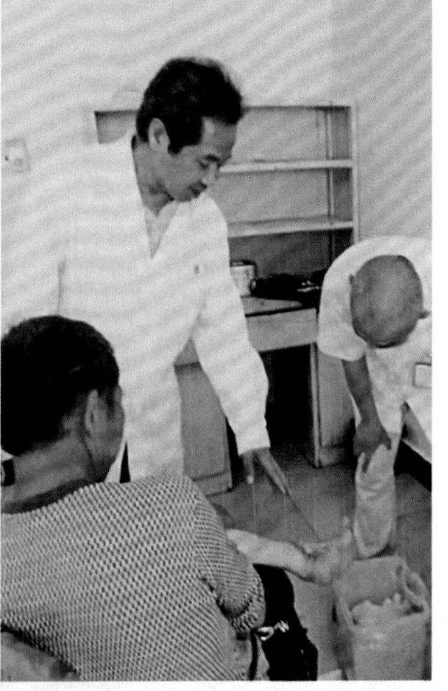

李老师在瑞昌市洪下乡卫生院指导临床工作

[主要研究]

李老师临床上对中医外科顽疾“三炎”即骨髓炎、慢性结肠炎、前列腺(结石)炎及性功能障碍、不育症、性病、皮肤疮疡、痔疮等有一定治疗经验，特别是对难愈性创伤(顽固性溃疡)、脱发、痛风等有所研究。自创“奇应疗法”，可以治疗中医外科疮疡、糖尿病足、蛇虫咬伤等疾患。

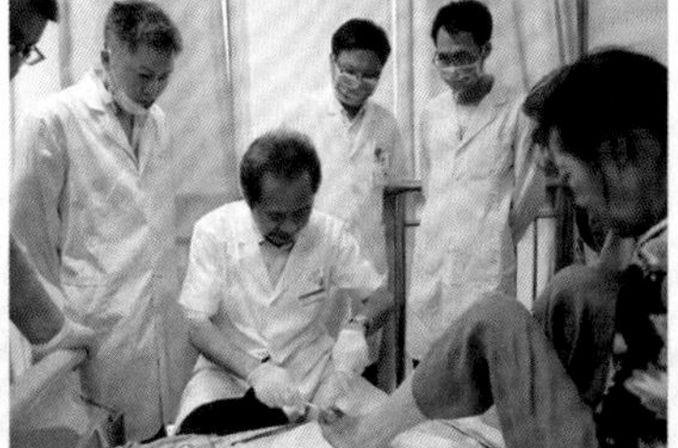

李老师为糖尿病足患者治疗

[学术思想]

奇应疗法系使用“奇应膏+奇应油”，必要时结合刮、扒、转等手法，用于中医外科临床，能使炎性组织肿痛快速消退、溃疡创面高效修复的一种外治系列方法。临床上用于治疗顽固难愈性疾患。奇应疗法中使用的奇应膏，打破传统熬膏及现代调膏的常规方法，具有软、硬膏药的优点，集中了软膏、硬膏在剂型方面的功能，通常称之为“韧膏”，具有和营消肿、箍围搜毒、排脓生肌、敛创完皮的功能。

感谢以下单位
对《中国中医药年鉴（行政卷）》的支持

中国中医科学院
中国中医科学院中药研究所
中国中医科学院广安门医院
北京中医药大学
首都医科大学
首都医科大学宣武医院
首都医科大学附属北京儿童医院
天津市武清区中医医院
晋中市中医院
内蒙古自治区国际蒙医医院
辽宁中医药大学附属医院
沈阳市中医院
大连医科大学
大连市中医医院
海城市正骨医院
长春中医药大学
黑龙江省中医药科学院
黑龙江中医药大学
黑龙江中医药大学附属第一医院
上海中医药大学附属龙华医院
上海中医药大学附属曙光医院
上海市光华中西医结合医院
江苏省中西医结合医院
苏州市中医医院
江苏省连云港中医药高等职业技术学校
常州市中医医院
浙江中医药大学附属第二医院
余姚市中医医院
安徽中医药大学
安徽中医药大学第一附属医院
福建中医药大学
福建中医药大学附属第二人民医院
泉州市正骨医院
泉州市中医院
晋江市中医院
安溪县中医院
江西中医药大学
瑞昌市中医院
山东中医药大学（山东省中医药博物馆）
山东中医药大学附属医院（山东省中医院）
山东中医药高等专科学校
山东宏济堂制药集团股份有限公司（济南宏济堂博物馆）
山东省立医院
济南市章丘区中医医院
肥城市中医医院
河南中医药大学
河南中医药大学第一附属医院
河南省洛阳正骨医院（河南省骨科医院）
安阳市中医院
湖北中医药大学
湖南中医药大学第一附属医院
湖南省浏阳市骨伤科医院
广东省第二中医院
广东药科大学
南方医科大学中西医结合医院
南方医科大学中医药学院
广州中医药大学（广东中医药博物馆）
广州中医药大学第一附属医院
广州白云山陈李济药厂有限公司
深圳平乐骨伤科医院（深圳市坪山区中医院）
深圳市龙华区人民医院
湛江中医学校(湛江中医药博物馆)
广西中医药大学附属第一医院
广西壮族自治区药用植物园
重庆市中医院
重庆三峡中心医院
重庆市药物种植研究所
四川新绿色药业科技发展股份有限公司
成都中医药大学
成都中医药大学附属医院（四川省中医院）
成都中医大银海眼科医院股份有限公司
绵阳市中医医院
贵州中医药大学
贵州中医药大学第一附属医院
云南省中医医院
昆明圣爱中医馆有限公司
西藏藏医药大学
西藏山南市藏医医院
青海大学藏医学院
宁夏固原市中医医院
陕西中医药大学附属医院
新疆医科大学

（以上排名不分先后）

《中国中医药年鉴（行政卷）》

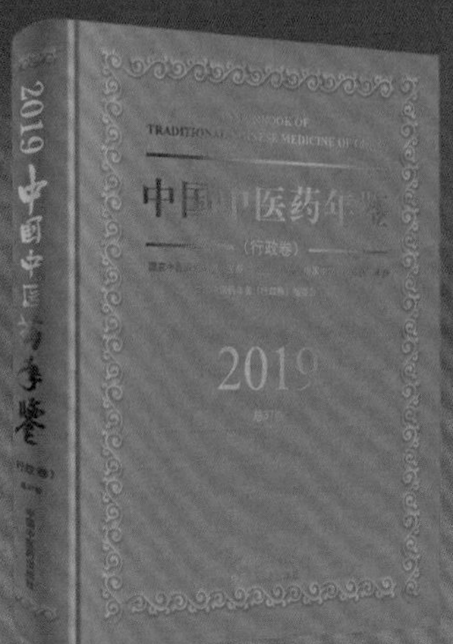

《中国中医药年鉴（行政卷）》是由国家中医药管理局主办，综合反映上一年中医药工作各方面情况、进展、成就的史料性工具书。2019 卷分为 10 个篇目：重要文选、大事记、专题工作、国家中医药工作、地方中医药工作、港澳台地区中医药工作、直属单位及社会组织、机构与人物、统计资料、附录。

《中国中医药年鉴（行政卷）》一直力求站在中医药事业发展前沿，追踪和汇集中医药发展的最新动态、最佳成果，紧扣时代脉搏，大力宣传国家的中医药政策，热情讴歌中医药事业取得的伟大成就。37 年来我国中医药事业的重要事件、重要法规等都在书中得到了反映，成为各级中医药工作人员案头必备的工具书，成为广大读者了解中医药最信赖的载体之一。

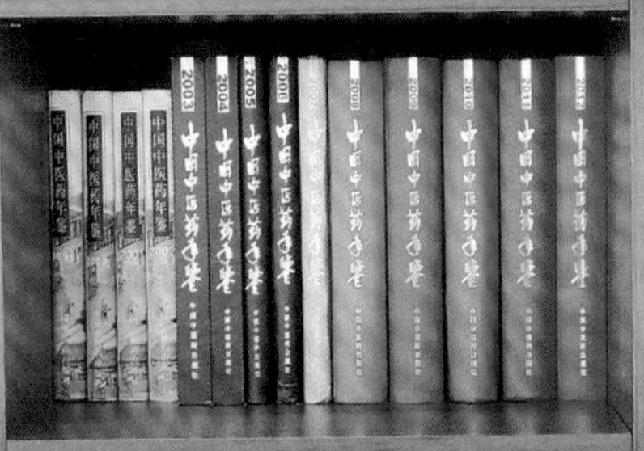

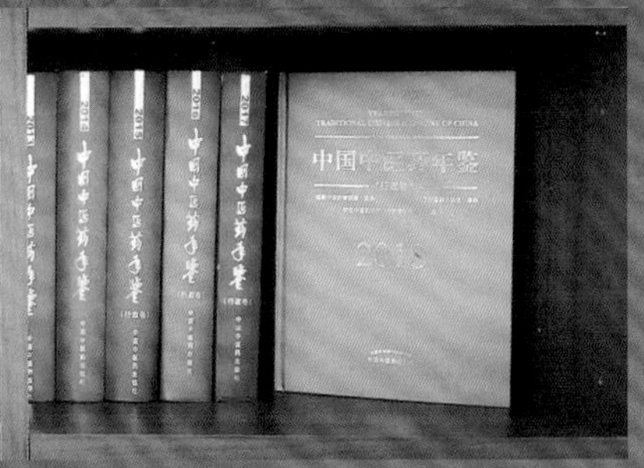

关注获得更多资讯

详情请咨询年鉴编辑部

咨询电话：010-64405719-377

邮　　箱：zgzyynj@163.com